HANDBUCH DER INNEREN MEDIZIN

BEGRÜNDET VON

L. MOHR UND **R. STAEHELIN**

VIERTE AUFLAGE

HERAUSGEGEBEN VON

G. v. BERGMANN
MÜNCHEN

W. FREY
BERN

H. SCHWIEGK
MARBURG/LAHN

SECHSTER BAND

KONSTITUTION · ALLERGISCHE KRANKHEITEN
KRANKHEITEN DER KNOCHEN, GELENKE UND
MUSKELN · KRANKHEITEN AUS ÄUSSEREN PHYSIKA-
LISCHEN URSACHEN · ERNÄHRUNGSKRANKHEITEN
VITAMINE UND VITAMINKRANKHEITEN

ERSTER TEIL

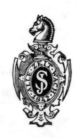

SPRINGER-VERLAG BERLIN HEIDELBERG GMBH 1954

KONSTITUTION
ALLERGISCHE KRANKHEITEN
KRANKHEITEN DER KNOCHEN, GELENKE UND MUSKELN

BEARBEITET VON

F. CURTIUS · H. KÄMMERER · R. SCHOEN
W. TISCHENDORF

MIT 466 ZUM TEIL FARBIGEN ABBILDUNGEN

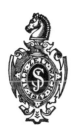

SPRINGER-VERLAG BERLIN HEIDELBERG GMBH 1954

ISBN 978-3-662-41772-0   ISBN 978-3-662-41919-9 (eBook)
DOI 10.1007/978-3-662-41919-9

Inhaltsverzeichnis.

Seite

Konstitution. Von Professor Dr. F. Curtius-Lübeck. Mit 221 Abbildungen 1

I. Geschichtliche und begriffliche Grundlagen 1
  1. Einleitung 1
  2. Geschichtliches 2
  3. Konstitutionsbegriff und Aufgaben der Konstitutionsforschung 5
    a) Konstitutionslehre oder Konstitutionspathologie? 6
    b) Individuelle und typologische Konstitutionslehre 8
    c) Ist Konstitution ein morphologischer oder physiologischer Begriff? 10
    d) Konstitution und Rasse 11
    e) Phänotypischer Charakter des Konstitutionsbegriffs 13
    f) Bedeutet Konstitution einen Dauerzustand? 18
    g) Die Bedeutung des Ganzen und seiner Teile für den Konstitutionsbegriff 19
    h) Zusammenfassung 22
    i) Abgrenzung der Konstitutionslehre von Anthropologie und Vererbungs-
      forschung 23
  4. Der Dispositionsbegriff 24
  5. Variabilität und Norm 28
  6. Entstehung und Gestaltung der Konstitution 32
    a) Erblichkeit 32
    b) Umwelt 37

II. Erscheinungsformen und Typologie der Konstitution 55
  1. Morphologie der Konstitution 55
    a) Normale Varianten des Gesamtorganismus 55
      α) Mikroskopische Befunde 55
      β) Makroskopische Befunde: Der Körperbau 56
        Allgemeines. Geschichtliches S. 56. — Methodik der Typendiagnose
        S. 61. — Schilderung der Kretschmer-Typen S. 66. — Altersvaria-
        bilität der Habitustypen S. 80. — Habitustypologie der Frau S. 84. —
        Erblichkeit S. 87. — Die inneren Organisationsverhältnisse der Habitus-
        typen S. 90. — Beziehungen von Habitus und funktionellem Verhalten
        S. 94. — Habitus und Blutdrüsensystem S. 98. — Stoffwechsel-physio-
        logisch begründete Konstitutionstypologie S. 100. — Habitus und Krank-
        heitsdisposition S. 104.
    b) Normale Varianten umschriebener Art 114
    c) Pathologische Varianten des Gesamtorganismus 117
      α) Pathologische Steigerungen der normalen Habitusvarianten 118
      β) Allgemeine Entwicklungshemmung. Der Kümmerwuchs 133
        Infantilismus S. 133.
    d) Pathologische Varianten umschriebener Art 144
      α) Systemkrankheiten 145
        Arterielles System S. 145. — Arteriosklerose S. 146. — Status vari-
        cosus (Systemanomalie der Venen) S. 148. — Systemkrankheiten des
        Skelets S. 152. — Systemkrankheiten des Nervensystems S. 154. —
        Status thymicolymphaticus S. 155. — Die Keimblattheorie der System-
        krankheiten S. 157.
      β) Die Organdisposition 162
      γ) Entwicklungsstörungen als Ausdruck abnormer Konstitution:
        Die „Degenerationszeichen" 163

Seite

  2. Die Physiologie der Konstitution 187
       a) Vegetatives Nervensystem 188
          α) Die Vagotoniker 192
          β) Die Vasolabilen. — Das vegetativ-endokrine Syndrom der Frau. . . 199
          γ) Korrelationsbiologische Begründung der vegetativen Übererregbarkeit 213
       b) Allergische Diathese 216
       c) Blutdrüsensystem 218
       d) Stoffwechsel. 232
          Arthritismus S. 238.
       e) Immunbiologie. Infektionsdisposition 246
       f) Cerebrospinales Nervensystem und Psyche 258
          Motorik S. 258. — Psychische Konstitutionstypen S. 269. — Neuro-
          psychopathische Konstitution S. 272.
  3. Die konstitutionelle Beurteilung der Gesamtperson 280
       a) Einleitung 280
       b) Korrelationen 281
       c) Nicht lokalisierbare Eigenschaften der Konstitution 290
          Pigmentierung S. 290. — Altern S. 292.
 III. Die konstitutionelle Disposition zu Erkrankungen 297
 IV. Methodik der Konstitutionsforschung und Konstitutionsdiagnostik . . . 298
  V. Konstitutionstherapie 311
       Literatur 317

Allergische Krankheiten. Von Professor Dr. Hugo Kämmerer-München. Mit 17 Abbildungen 338
  A. Allgemeiner Teil 338
    I. Grundlagen der Allergie 338
       Begriff der Allergie S. 338. — Die anaphylaktischen Antigene S. 340. —
       Forsmann-Antigen und Haptene S. 341. — Der anaphylaktische Meer-
       schweinchenversuch S. 343. — Schocksymptome S. 344. — Histamin, Cholin,
       Heparin S. 346. — Physikalische Deutung, Wesen und Sitz der anaphylak-
       tischen Reaktion S. 348.
       Prüfung an überlebenden Organen (Schultz-Dalescher Versuch) 349
       Der anaphylaktische Antikörper S. 350. — Passive Anaphylaxie S. 353. —
       Inverse Anaphylaxie S. 354. — Prausnitz-Küstnersche Reaktion und Cocas
       Atopielehre S. 354. — Blockierende Antikörper S. 356. — Lokale Anaphylaxie
       und Arthussches Phänomen S. 359. — Auffassungen und Namengebungen
       von Rössle S. 360. — Sog. hämorrhagische Allergie. — Sanarelli-Shwartz-
       mannsches Phänomen S. 362. — Antianaphylaxie und Desensibilisierung
       S. 363. — „Maskierte" oder „potentielle" Allergie S. 364. — Vererbung der
       experimentellen Anaphylaxie S. 365.
   II. Allergische Diathese und allergische Disposition 366
       Begriffsbildung und Begründung S. 366.
       1. Zur Vererbung allergischer Krankheiten bzw. der allergischen Diathese 371
          Heufieber S. 372. — Bronchialasthma S. 372. — Migräne S. 372. —
          Alimentäre und Arneimittelallergien S. 373. — Serumkrankheit S. 373. —
          Hautkrankheiten S. 373. — Beziehungen zum sog. Arthritismus S. 374.
       2. Klima und Wetter 374
  III. Allgemeine Diagnostik 378
       Fragebogen für allergische Kranke 379
       Die Eosinophilie bei Anaphylaxie und Allergie S. 381. — Leukopenischer
       Index S. 384. — Allergische Testungen S. 385. — Allergenextrakte S. 389. —
       Extraktbereitung S. 390. — Prausnitz-Küstnersche Reaktion S. 393. —
       Zur Bewertung der Testungsergebnisse S. 394.
       Allergene und Allergengruppen 395
       Luftallergene S. 396. — Nahrungsmittelallergie, Suchkost, Eliminations-
       diäten, Mehlallergie S. 397. — Insektenallergie S. 401. — Tabakallergie
       S. 404. — Bakterielle Allergie S. 404. — Allergie bei infektiösen Erkran-
       kungen S. 407. — Vaccinegewinnung S. 410. — Vaccinebereitung S. 411. —
       Schimmelpilzallergie S. 412. — Allergie gegen Arzneimittel und andere Chemi-
       kalien, Gewerbeallergie S. 413. — Serumkrankheit S. 426.

Seite

IV. Allgemeine Therapie 428
    Medikamentöse Therapie S. 428. — Behandlung mit Antihistaminpräparaten S. 430. — Diättherapie S. 436.

    Diät für Allergiekranke (nach FUNK) 436
    Therapie des allergischen Zustandes S. 437. — Spezifische Desensibilisierung S. 437. — Skeptophylaktische Desensibilisierung S. 439.

    Neuere Präparate der unspezifischen Reizkörpertherapie 442
    Anwendung von ACTH und Cortison bei Allergien S. 443.

B. Spezieller Teil 448

  I. Allergische Erkrankungen der Respirationsschleimhäute und der Conjunctiva 448
    1. Allergische Rhinitis und Pharyngo-Sinuisitis 448
    2. Heufieber 451
      Extraktbereitung S. 456. — Therapie S. 457.
    3. Asthma bronchiale 462
      Pathogenese S. 462. — Konstitution S. 463. — Bedeutung des Klimas und Wetters S. 470. — Therapie S. 473.
    4. Das eosinophile Lungeninfiltrat 492
    5. Allergische Bronchitis 495
    6. Conjunctivitis und Keratitis allergica 496

  II. Allergische Erkrankungen der Haut 497
    1. Urticaria 497
      Therapie S. 499.
    2. Ekzem, Neurodermitis, Dermitis und sonstige Hautkrankheiten . . . 500
      Therapie S. 503. — Exantheme bei Tierärzten S. 504.
    3. Angioneurotisches Ödem (QUINCKE) 505
    4. Physikalische Allergie (Kälte- und Hitzeurticaria, Urticaria factitia) . . 507
      Therapie S. 509.

  III. Allergische Erkrankungen des Magen-Darmkanals und der Leber 510
    1. Ulcus ventriculi 515
    2. Darmerkrankungen 516
    3. Colica mucosa und Colitis ulcerosa 517
    4. Appendicitis 520
    5. Leber und Gallenblase 520
    6. Pankreaserkrankungen 525
    7. Wurmkrankheiten 526
      Ascaris lumbricoides S. 526. — Echinokokkenerkrankungen S. 528. — Trichinose S. 529. — Bandwürmer S. 530. — Oxyuren S. 530.

  IV. Allergische Erkrankungen des Herz- und Gefäßsystems 530
    1. Allergischer Kreislaufschock 531
    2. Allergische Gefäßstörungen 533
      Periarteriitis nodosa S. 536. — Endarteriitis obliterans S. 540. — Purpura Schönlein-Henoch (hämorrhagische Capillartoxikose) S. 541. — Phlebitis, Thrombose und Thrombophlebitis S. 543.
    3. Allergische Erkrankungen des Herzens 544
      Angina pectoris S. 544. — Paroxysmale Tachykardie S. 545.

  V. Nierenkrankheiten 547
    Diffuse hämatogene Glomerulonephritis 547
    Herdnephritis S. 552. — Nephrose S. 553. — Schwangerschaftsniere S. 555. — Arteriolosklerotische Schrumpfniere S. 556. — Maligne Sklerose S. 556.

  VI. Allergie bei rheumatischen Erkrankungen und Gicht 559
    Arthrosis deformans S. 564. — Therapie der Gelenkerkrankungen S. 567.
    Gicht und Allergie 570
    Wein und Gicht S. 573.

Seite

VII. Allergische Erkrankungen des Blutes 574
    1. Eosinophile Zellen S. 576. — 2. Neutrophil granulierte Leukocyten,
    allergische Leukopenie und Agranulocytose S. 576. — 3. Thrombocyten,
    Thrombopenien S. 579. — 4. Erythrocyten S. 580. — Anaemia perniciosa
    und symptomatische perniziöse Anämien S. 592. — Schwere Knochenmarks-
    schäden: Hämorrhagische Aleukie, Panmyelophthise S. 592. — Leukämien
    S. 593. — Lymphogranulomatose (Lymphogranuloma malignum) S. 593. —
    Boecksche Erkrankung (Lymphogranuloma benignum) S. 594.
VIII. Nervenkrankheiten und Allergie 595
    1. Allgemeines über Allergie und Nervensystem 595
    2. Das Nervengewebe als Schockorgan 606
    3. Neuritis und Polyneuritis 606
    4. Toxische Neuritiden 611
        Die seröse Neuroradikulomyelitis S. 612.
    5. Chorea minor 612
    6. Multiple Sklerose, disseminierte und diffuse Entmarkungsencephalo-
        myelitis 613
    7. Allergische Meningitis 616
    8. Migräne 617
    9. Schwindelzustände und Menièrescher Symptomenkomplex 625
    10. Epilepsie 627
    11. Psychosen und Allergie, spezifische und unspezifische Anergie bei meta-
        luischen Erkrankungen 633
    Schlußwort 635
Literatur 635

Krankheiten der Knochen, Gelenke und Muskeln. Von Professor Dr. R. Schoen-
Göttingen und Professor Dr. W. Tischendorf-Hannover. Mit 228 Abbildungen   . 647
    I. Anatomische und physiologische Vorbemerkungen zum Verständnis der
    Pathogenese der Krankheiten des Skelet- und Bewegungsapparates . . . 647
    1. Entwicklung und funktionelle Morphologie des Knochens, der Gelenke und
        der Muskeln 647
        a) Knorpelgewebe 648
        b) Knochen und Knochenbildung 649
        c) Störungen des Gleichgewichtes zwischen Knochenaufbau und -abbau
            (Osteosklerose und Osteoporose) 650
        d) Muskelgewebe 652
        e) Gelenke 653
    2. Entwicklung des Skeletsystems unter Berücksichtigung der Entwicklung
        des Markraumes und des Knochenmarks 655
    II. Hereditäre und anlagemäßige Störungen der Entwicklung und Differenzie-
    rung des Skeletes unter besonderer Berücksichtigung der Anlage und Aus-
    bildung von Knochenkernen und Epiphysen 655
    1. Angeborene enchondrale Ossifikationsstörungen (polytope erbliche enchon-
        drale Dysostosen) 658
        a) Anlagemäßiger Miß- und Zwergwuchs (Nanosomia primordialis) . . 658
        b) Chondrodystrophie 659
        c) Chondrodystrophia calcificans congenita 660
        d) Die Kaschin-Becksche Krankheit 661
        e) Angeborene Dysplasie der Hüfte und der Wirbelsäule sowie Erbleiden
            der Gelenke 662
        f) Angeborene Kyphosen und Adoleszentenkyphose (Scheuermannsche
            Krankheit) 663
        g) Calvésche Krankheit 664
        h) Morquiosche Krankheit und Calvé-Legg-Perthessche Krankheit . . 664
    2. Dysostosis multiplex (Pfaundler-Hurlersche Krankheit) 666
    3. Lokale Skelet- und Knochenmißbildungen 666
        a) Dysostosis cleidocranialis 666
        b) Kurzgliedrigkeit, Spalthand, Humero-Radialsyndrom, multiple ange-
            borene Gelenkstarre, Syndaktylie, Madelungsche Deformität . . 667
        c) Fehlbildungen der Wirbelsäule (Kranial- und Caudalvariation, Hals-
            rippen und Klippel-Feilsches Syndrom) 668
        d) Status Bonnevie-Ullrich 672
        e) Arthro-Onychodysplasie 672
        f) Arachnodaktylie (Marfan-Syndrom) und andere Mißbildungen . . . 672

Inhaltsverzeichnis.

Seite

4. Begleitende Ossifikationsstörungen bei verschiedenen Krankheiten (Myositis ossificans, LAWRENCE-MOON-BIEDL-BARDET-Syndrom, Status dysraphicus, GÄNSSLEN- und CURTIUSsches Syndrom, Akrocephalosyndaktylie) 672
5. Krankheiten der Handwurzelknochen und der epiphysären Randleisten (Os lunatum, Os naviculare, Os triquetrum, KIENBÖCKsche Krankheit, SCHLATTERsche Krankheit, SCHEUERMANNsche Krankheit) 673
6. Ossifikationsstörungen bei Nerven- und Stoffwechselkrankheiten (Wachstumsstörungen bei Diabetes mellitus, bei nutritiven Schäden und Infektionskrankheiten) 675
7. Akromegaloide Wuchsstörungen [Hemihyperplasie, partieller Riesenwuchs und akromegaloide Osteose (Hyperostosis generalisata mit Pachydermie, UEHLINGER)] 676

III. Osteoblasten und Osteoclasten 682

IV. Phosphatasen (Phosphorylasen) im Stoffwechsel der Knochen, Muskeln und Gelenke 687
1. Die Phosphatasen (alkalische und saure Phosphatase) 687
2. Phosphataseaktivität und ihr Nachweis 688
3. Darm- und Leberzellphosphatase 690
4. Phosphatase und Vitamine 691
5. Phosphatase und ihre Aktivatoren Magnesium und Mangan 691
6. Phosphatasen und Hormone 691
7. Phosphatase bei Prostatageschwülsten und bei anderen Tumoren sowie deren Skeletmetastasen 692
8. Phosphatasen im Knochen- und Muskelstoffwechsel 694
9. Phosphatasen und Knochenkrankheiten 694

V. Cholinesterase und Anticholinesterase 695

VI. Muskelstoffwechsel 697

VII. Ektopische Ossifikation 699
1. Myositis (Myopathia) ossificans progressiva und andere selbständige Formen ektopischer Ossifikation 700
2. Systematisierte Muskelverkalkungen 702
3. Myopathia lipofibrocalcaria 702
4. Kalkgicht 703
5. Calcinosis interstitialis universalis 703
6. STURGE-WEBERsche Krankheit 704
7. Neuropathische und traumatische Muskelverknöcherungen 705
8. Verkalkungen von Schleimbeuteln 705
9. Verknöcherungen in Sehnen und Fascien (Spornbildungen) 706

VIII. Hyaluronidase und Grundsubstanz von Geweben, insbesondere von Gelenken 706

IX. Hormone und innersekretorisch bedingte Krankheiten des Skeletsystems und des kollagenen Gewebes 711
1. Hypophysäre Wachstumshormone 712
2. Gonadotrope Hormone und Skeletbildung 713
3. Adrenocorticotropes Hypophysenhormon (ACTH) und Hormone der Nebennierenrinde 714
4. Klinische Erscheinungen hormonaler Wachstumsstörungen 718
   a) Hypophysärer Riesenwuchs, Akromegalie, Morbus Cushing, Hyperostosis frontalis interna 718
   b) N-Hypercorticismus (mit Pubertas praecox) und Zwergwuchs . . . 723
   c) Eunuchoider Hochwuchs 723
   d) Innersekretorisch bedingter Zwergwuchs 724
      α) Hypophysärer Zwergwuchs S. 724. — β) MORGAGNI-TURNER-Syndrom S. 726. — γ) Heredo-degenerativer Zwergwuchs (HANHART) S. 726. — δ) Nebennierenrinden-Zwergwuchs (LUCKE) S. 726. — ε) Thyreogener Zwergwuchs und Störungen der Skeletentwicklung beim Myxödem S. 726. — ζ) Dyscerebraler Zwergwuchs S. 727. — η) Rachitischer Zwergwuchs S. 728.

Seite

    e) Nebenschilddrüse und Skeletbildung 728
        α) Hyperparathyreoidismus (mit und ohne Skeletveränderung)
        S. 729. — β) Skelet, Calcium-. Strontium- und Phosphorstoffwechsel,
        Nieren, Glandulae parathyreoideae und Vitamin D S. 730. — γ) Primärer
        Hyperparathyreoidismus S. 732. — δ) Sekundärer Hyperparathyreo-
        idismus und renale Ostitis fibrosa S. 733. — ε) Renale Acidose vom
        FANCONI-Typ einschließlich Amindiabetes und Cystinosis (LIGNACsche
        Krankheit) S. 737. — ζ) Ostitis fibrosa generalisata (v. RECKLINGHAUSEN)
        S. 739. — η) Pseudohypoparathyreoidismus S. 742.
  X. Calciprive Osteopathien (Osteomalacie und Osteoporose) 742
     1. LOOSER-MILKMANsche Umbauzonen und Ermüdungsbrüche 743
     2. Ursachen der Osteomalacie 747
        a) Vitamin D-Mangel 747
        b) Chronische Steatorrhoe 748
        c) Renale Acidose 748
        d) Schwangerschaftsosteomalacie 750
        e) Knochenerweichung bei Lichtmangel 750
        f) Osteomalacie bei Geschwulstkranken 750
        g) Osteomalacie mit paroxysmaler hypokaliämischer Muskellähmung . . 750
        h) Alimentäre und Hungerosteomalacie 752
     3. Osteoporose und ihre Ursachen 753
        a) Inaktivitätsatrophie des Skelets 753
        b) Unter- und Mangelernährung 753
        c) Mangel an Vitamin C 754
        d) Präklimakterische Osteoporose 754
        e) Osteoporose bei Morbus Cushing 754
        f) Idiopathische Osteoporose 754
        g) Osteogenesis imperfecta 755
        h) Osteoporose bei hämatopoetischen Reaktionen und Hämoblastomen . 755
        i) Hepatogene Osteoporosen 755
     4. Die klinischen Erscheinungen der calcipriven Osteopathien 755
 XI. Adaptationssyndrom (SELYE), Adaptationskrankheiten und ihre Beziehungen
     zu Krankheiten der Knochen, Gelenke und Muskeln 757
XII. Zentrales Nervensystem und Störungen der Verknöcherungen 762
     1. Das SUDECK-Syndrom 763
     2. Artikulogene Muskelatrophie (traumatisches Syndrom, Schulter-Hand-
        Syndrom, DUPLAY-Syndrom, Periarthritis humeroscapularis und DUPUY-
        TRENsche Kontraktur) 766
     3. Neuropathische Gelenk- und Knochenkrankheiten (Tabes, Syringomyelie,
        Lepra und Diabetes mellitus) 768
     4. Osteofibrosis deformans juvenilis UEHLINGER [polyostotische fibröse Dys-
        plasie JAFFE-LICHTENSTEIN, Osteodystrophia fibrosa unilateralis (BORAK
        und DOLL, GOLDHAMER), Ostitis fibrosa disseminata (ALBRIGHT), Cyto-
        fibromatose des Skeletes (KIENBÖCK) oder halbseitige RECKLINGHAUSEN-
        sche Krankheit] 770
     5. Neurofibromatosis 772
XIII. Funktionelle Beziehungen zwischen Knochenmark und Knochen (Osteoporose,
     Osteosklerose, hämatische Dysplasie, myelogene Osteopathie und osteogene
     Myelopathie einschließlich Skeletveränderungen bei Blutkrankheiten) . . . 774
     1. Allgemeines zum Begriff der myelogenen Osteopathie 774
     2. Hämolytische Syndrome, hämatische Dysplasien und ihre Beziehungen
        zum Skeletsystem 776
     3. Porotische und sklerotische Skeletveränderungen bei leukämischen Hämo-
        blastosen und Osteomyelosklerose 780
     4. Marmorknochenkrankheit (ALBERS-SCHÖNBERG) 786
     5. Melorheostose (Osteosis eburnisans monomelica) und CAFFEY-SMITH-
        Syndrom 790
     6. Allgemeine Knochen- und Knochenmarkmetastasierung einschließlich der
        Skeletveränderungen infolge Wucherung sarkomatöser Hämoblastome
        [Lymphogranulomatose, Lymphosarkomatose und großfollikuläre Lymph-
        adenopathie (BRILL-SYMMERS)] 791
     7. Lokalisierte herdförmige Osteosklerose, Osteomyelitis, lokale Zirkulations-
        störungen (einschließlich Skeletveränderungen bei Caissonarbeitern),
        endangitische Osteomyelosklerose, toxische Schädigungen und Knochen-
        infarkt 800

Seite

8. Knochenkrankheiten bei „spezifischer Osteomyelitis" 803
   a) Knochenkrankheit bei Typhus, Brucellosis und Pilzkrankheiten (Sporo-
      trichose, Coccidiomykose, Aktinomykose, Cryptokokkose) 803
   b) Luische Knochen- und Gelenkkrankheiten einschließlich eitriger Ge-
      lenkentzündung (z. B. Pocken) 805
   c) Knochentuberkulose und tuberkulöse Gelenkveränderungen 809
   d) Ostitis multiplex cystoides, BESNIER-BOECK-SCHAUMANNsche Krank-
      heit, Sarkoidosis. 810
   e) Echinokokken im Knochen 812
   f) REITERsche Krankheit 812
9. Skeletveränderungen bei toxischen Schädigungen (Phosphor, Blei, Strontium, Cadmium, Fluor, Kryolith, Wismut, Schiefer u. a.) 813
10. Ostéoarthropathie hypertrophiante pneumique. 815
XIV. Osteogenesis imperfecta congenita und tarda 818
XV. Ostitis deformans Paget 823
XVI. Die Knochengeschwülste 832
   1. Klinische Diagnostik der Knochengeschwülste 832
   2. Gutartige Knochengeschwülste (Fibrom, Lipom, Hämangiom, Chondrom) 834
   3. OLLIERsche Chondromatose 836
   4. Osteose und Exostosen 838
   5. Odontogene Geschwülste 840
   6. Osteoclastome 841
   7. Bösartige Knochengeschwülste 842
      a) Chondromyxosarkom 844
      b) Osteoblastisches Sarkom 844
      c) Chondroplastisches Sarkom 844
      d) Osteolytisches Sarkom 844
      e) Sekundäre osteogene Sarkome (z. B. PAGETsche Knochenkrankheit,
         Knochensarkom der Leuchtziffermaler [Strahlensarkom]) 845
      f) Parostale Sarkome. 846
   8. EWING- und Retothel-Sarkom 846
   9. Plasmocytom (plasmacelluläres Myelom) 849
   10. Therapie der Knochengeschwülste 854
XVII. Knochenschädigungen aus äußerer Ursache 856
   1. Die Einwirkung der Röntgenstrahlung auf Knochen 856
   2. Ultraschall und Skeletsystem 857
   3. Knochen- und Gelenkschädigungen bei Arbeiten mit Preßluftwerkzeugen 858
   4. Mechanische Knochenschädigung und Druckatrophie 860
XVIII. Speicherungskrankheiten (Reticulose, Lipoidose und Xanthomatosen) . . . 860
   1. Allgemeine Übersicht über Lipoidgranulomatosen und Skeletveränderungen 860
      Speicherungskrankheiten 862
   2. Lipoidgranulom- und Xanthomzellen 862
   3. Eosinophiles Knochengranulom 864
   4. CHRISTIAN-SCHÜLLER-HANDsche Krankheit 866
   5. Lipocalcinogranulomatose (TEUTSCHLÄNDER) 868
   6. GAUCHERsche Krankheit 869
   7. Dysostosis multiplex (PFAUNDLER-HURLER) 870
XIX. Osteoarthrosis deformans 871
XX. Spondylosis deformans und Osteochondrosis der Wirbelsäule einschließlich der
    Bandscheibendegeneration (Discusprolaps) und der Verletzungsfolgen . . . 877
XXI. Krankheiten der Muskulatur 886
   1. Allgemeine Übersicht über Krankheiten der Muskulatur und des Muskel-
      stoffwechsels einschließlich der Mißbildungen 886
   2. Störungen des Kreislaufes und ihre Auswirkungen auf die Muskulatur . 887
   3. Muskelhypertrophie 887
   4. Muskelatrophie 888
      a) Inaktivitätsatrophie 888
      b) Neurale Muskelatrophie 888
   5. Degenerativer Muskelschwund 889
      a) Wachsartige Degeneration (ZENKER) 889
      b) Fischfleischartige Muskeldegeneration und Myoglobinurie bzw. Myo-
         porphyrie 890
      c) Das myorenale Syndrom 892

Seite

6. Crush-Syndrom und traumatischer Schock   893
7. Muskelschädigung durch Starkstromverbrennung   894
8. Lokale Muskelentzündungen, Tuberkulose, Lues, Rotz und parasitäre
   Myositis   895
9. Myositis acuta epidemica (Bornholmsche Krankheit)   896
10. Diffuse rheumatische Muskelentzündung, Myeogelosen und fibrilläre
    Muskelzuckungen   897
11. Fibrositis und Panniculitis (CHRISTIAN-WEBERsche Krankheit)   897
12. Das myalgische Syndrom   900
13. Vorwiegend erblich auftretende neuromuskuläre Krankheiten   902
14. Senile „Myasthenie" (Krankheiten des muskulo-artikulären Gewebes) .   905
15. Dystrophia musculorum progressiva (ERB) und Kreatinstoffwechsel . .   905
16. Geschwülste der Muskeln, Fascien und Gelenkkapseln   907

XXII. Rheumatische und rheumatoide Krankheiten   907
   1. Der akute Gelenkrheumatismus (Polyarthritis rheumatica acuta) . . .   907
      a) Vorkommen, Umweltfaktoren und Verbreitung   910
      b) Symptomatologie   912
         α) Vorkrankheit   912
         β) Zweite Krankheit = akuter Gelenkrheumatismus   914
            Fieber S. 915. — Schweiße S. 916. — Gelenke S. 916. — Haut
            S. 918. — Herz S. 920. — Seröse Häute S. 923. — Lunge S. 924. —
            Leber S. 924. — Pankreas S. 925. — Magen und Darm S. 925. —
            Milz S. 925. — Nieren S. 925. — Gefäße S. 926. — Nervensystem
            S. 927. — Augen S. 930. — Blut S. 930.
      c) Verlauf   934
      d) Diagnose und Differentialdiagnose   935
      e) Prognose   938
      f) Therapie   939
      g) Prophylaxe   948
   2. Definition des entzündlichen Rheumatismus   949
      a) Wesen der rheumatischen Entzündung und Pathogenese   949
      b) Humorales Rheumasyndrom   952
   3. Rheumatismus als Anpassungsschaden, Kollagenosen   958
   4. Herdinfektion und Rheumatismus   961
   5. Allgemeine Therapie des chronischen entzündlichen Rheumatismus . .   964
   6. Chronisch-rheumatoide Krankheiten   969
      a) Primär-chronische Polyarthritis (rheumatoide Arthritis)   970
         α) Symptomatologie und Verlauf   970
         β) Diagnose   977
         γ) Prognose und Therapie   977
         δ) Pathogenese der primär-chronischen Polyarthritis   978
      b) Sekundär-chronische Polyarthritis   978
      c) STILL-, FELTY- und SJÖGREN-Syndrom sowie WHIPPLEsche Krankheit   980
         α) STILLsche Krankheit   980
         β) FELTY-Syndrom   981
         γ) SJÖGREN-Syndrom   983
         δ) WHIPPLEsche Krankheit   984
      d) Rheumatismus nodosus, Hygromatosis (Sehnenscheidenhygrome) und
         entzündliche Tendovaginitis   984
      e) Arthritis (Arthrosis) mutilans (main et pied en lorgnette, Fernrohrfinger)
         und Akroosteolysis   986
      f) BECHTEREW-STRÜMPELL-MARIEsche Krankheit (Spondylitis ankylo-
         poetica, rheumatoide Spondylitis, Spondylose rhizomélique   989
   7. Kollagenkrankheiten (außer Rheumatismus)   994
      a) Lupus erythematodes (erythematosus) acutus und LIBMAN-SACKS-
         Syndrom   994
      b) Sklerodermie   996
      c) Dermatomyositis   998
   8. Arthropathien bei Stoffwechselkrankheiten 1002
      a) Arthritis urica (Gicht) 1002
      b) Ochronose (Alkaptonurie) 1005

Literatur 1005

Konstitution.

Von

F. Curtius.

Mit 221 Abbildungen.

I. Geschichtliche und begriffliche Grundlagen.

1. Einleitung.

Es ist ein eigenartiges psychologisches Gesetz, das sich in Politik und Kunst ebenso wie auch in der Behandlung wissenschaftlicher Fragen immer wieder aufs neue störend bemerkbar macht, daß es nämlich vielen Menschen, besonders unter dem Eindruck neu auftauchender Gesichtspunkte, unmöglich ist, der Tatsache Rechnung zu tragen, daß alles Sein und Geschehen eine polare Anordnung zeigt. Mit dem Auftauchen der Bakteriologie schien die Konstitutionslehre erledigt: Die „Ursachen" der wichtigsten Krankheiten waren in den zahlreichen, scharf definierten Mikroorganismen gefunden, und es schien überflüssig, daneben noch die dunklen Begriffe der Konstitution und Disposition zu verwenden. Es war die Zeit, in der COHNHEIM den Ausspruch tat: „Tuberkulös wird jeder, in dessen Körper sich das tuberkulöse Virus etabliert", derselbe Autor, in dessen berühmter „allgemeiner Pathologie" das Wort Konstitution überhaupt nicht erwähnt wird. Andere Forscher, wie BAUMGARTEN und BEHRING, haben sich gleichsinnig geäußert. Demgegenüber erhob R. VIRCHOW 1880 seine Stimme, um den einseitigen „Infektionisten" den Kampf anzusagen. Das Verdienst, am planmäßigsten und deshalb erfolgreichsten gegen den kritiklosen „Bakteriologismus" Front gemacht und den Ausbau einer modernen Konstitutionslehre gefördert zu haben, gebührt aber ROSENBACH, HUEPPE, GOTTSTEIN und F. MARTIUS. Vor allem dieser hat in verschiedenen Werken, besonders dem 1914 erschienenen „Konstitution und Vererbung in ihren Beziehungen zur Pathologie" der modernen Konstitutionslehre einen gewaltigen Antrieb gegeben. Wie der Titel zeigt, hatte er schon klar erkannt, daß nur mit Hilfe der Vererbungsforschung eine wissenschaftlich tragbare, von naturphilosophischer Krasenmythologie befreite Konstitutionswissenschaft entstehen könne. Wir hatten in den letzten 30 Jahren Gelegenheit zu beobachten, wie die Ergebnisse der modernen experimentellen Genetik, vor allem von MORGAN und JOHANNSEN, in die medizinische Konstitutionslehre eindrangen und ihr damit exakte Grundlagen und Fragestellungen geschaffen wurden.

Dieselben, wie auch die ihr zu verdankenden Ergebnisse, scheinen aber an manchen Autoren spurlos vorübergezogen zu sein, denn wiederum, wie um die Jahrhundertwende, macht sich jenes eingangs genannte psychologische Gesetz geltend. Auch diesmal wird die unikausale Omnipotenz eines exogenen Prinzips als Dogma verkündet, und zwar die *Psychogenese*. So lesen wir in der von einschlägigen Kreisen ziemlich allgemein als unbedingt verbindlich erklärten „Psychosomatic Medicine" von WEISS und ENGLISH (2. A. 1949): "Constitution is a relatively fixed and unchanging factor and can usually be regarded as only of theoretical importance in the individual case. Second, constitution is in most cases a small component in personality formation when compared with the importance of the impact of experiences on the individual". Dementsprechend wird die Konstitution in dem 800 Seiten starken Buch nicht mehr erwähnt. Diese überraschend enge Betrachtungsweise hat in Kreisen der Anhänger Schule gemacht. So werden wir 1951 von D. Wyss dahingehend belehrt, daß „der Anspruch auf Kausalität durch Einführung der Konstitution nicht erfüllt wird. Wir sehen deshalb in ihm sowohl ein Ausweichen vor der Rolle psychologischer Faktoren . . . als auch eine Resignation, die funktionelle Kreislaufschwäche (gemeint ist die erbkonstitutionelle Vasolabilität Ref.) naturwissenschaftlich noch irgendwie fassen zu können."

2. Geschichtliches.

Vor 30—40 Jahren hätten die genannten Autoren mit ihrer skeptischen Beurteilung der Konstitutionslehre eine gewisse Berechtigung gehabt. Denn damals bedeutete das Wort Konstitution sehr oft nichts anderes als ein asylum ignorantiae. So schreibt v. Hayek 1921 mit Recht: „Vor kurzem waren diese Begriffe (Disposition und Konstitution, Ref.) noch inhaltsarme, vielfach mißbräuchliche Schlagworte, sprachliche Verständigungsbegriffe für ungeklärte Verhältnisse der Krankheitsentwicklung." Ullrich (1935) erinnert daran, daß es bis zum Kongreß für innere Medizin von 1911, auf dem bekanntlich die Konstitutionsfrage ernstlich in Angriff genommen wurde, fast verpönt gewesen sei, „von der Konstitution als einem nicht exakt meßbaren Krankheitsfaktor zu sprechen". Rudolf Virchow[1] nannte dagegen schon die Erforschung der Individualität „eine letzte Aufgabe der wahren Naturforschung" und L. Krehl hat einmal geäußert: „Konstitutionslehre treiben ist eine Aufgabe von noch weiterer Größe und verwickelterer Art als Physiologie und Pathologie pflegen." Es ist so, wie Richard Koch sagte: „Sobald sich ein gedanklich geschulter Arzt mit dem Problem der Krankheitsentstehung befaßte, konnte er den Begriff der Krankheitsanlage nicht umgehen."

Demnach verwundert es nicht, daß wir den Konstitutionsgedanken, wenn auch unter verschiedenartigen Bezeichnungen, bis in die älteste Medizin verfolgen können: von der Physis der Hippokratiker, die besagte, daß jeder Mensch „seine eigene Natur hat" und die in dem individuellen Mischungsverhältnis der 4 Kardinalsäfte, der gelben und schwarzen Galle, des Schleimes und Blutes begründet sein sollte, der daraus entspringenden Humoraltypologie des Galen und der mittelalterlichen Heilkunde, dem „Archeus" bzw. dem „Ens naturale" und den „tartarischen Krankheiten" des Paracelsus, dem Status laxus (schlaffe Faser) und strictus (straffe Faser) im solidarpathologischen System der Methodiker, bis in die romantische Medizin sehen wir diese Bemühungen um die Erfassung besonderer Reaktionsformen in körperlicher und seelischer Hinsicht: diese letzteren fanden bekanntlich ihren Ausdruck in den 4 Temperamenten des Phlegmatikers, Sanguinikers, Melancholikers und Cholerikers. Neben diesen humoralpathologischen Gesichtspunkten spielten bis in die neuere Zeit morphologische Gedankengänge trotz des Aufkommens dieser Forschungsrichtung im 16. Jahrhundert (Vesalius) nur eine geringe Rolle in den Bestrebungen um die Schaffung einer Konstitutionstypologie. War doch noch die romantische Medizin ihrer ganzen Einstellung nach durchaus in antik-mittelalterlichen Spekulationen nach Art der Krasenlehre befangen, was sich naturgemäß gerade auf einem konkret so schwierig faßbaren Gebiete wie dem der Konstitutionslehre auswirken mußte.

---

[1] Vgl. auch R. Rössle: Rudolf Virchow und die Konstitutionspathologie. Münch. med. Wschr. 1921.

Einen wertvollen Überblick über die einschlägigen Anschauungen dieser Epoche vermittelt die aus dem DIEPGENschen Institut hervorgegangene Studie K. WOLFFs „zur Lehre von der Konstitution in der vitalistischen Medizin", aus der andererseits — wie auch der Verfasser hervorhebt — manche richtigen Vorahnungen uns heute durchaus geläufiger Anschauungen zu entnehmen sind. So hat z. B. F. A. B. PUCHELT (1784—1856) unter seinen 6 verschiedenen Konstitutionsformen unter anderem in der „ganglionös-nervösen Konstitution" offensichtlich so ziemlich das gesehen, was wir „vegetative Labilität" nennen. In seiner „venösen Konstitution" — der er besonders eingehende Studien widmete — hat er den Systemcharakter der Phlebektasien (entsprechend unserem Status varicosus) durchaus richtig erfaßt und damit einen wesentlich größeren Scharfblick gezeigt als spätere, rein lokalistisch-mechanistisch eingestellte Epochen. PUCHELT hat ferner, ebenso wie manche seiner Zeitgenossen, auch den Gedanken der Organ- bzw. Systemdisposition richtig konzipiert (DIEPGEN, WOLFF).

Freilich wurde bei dem damaligen Stande der medizinischen Kenntnisse und dem Vorherrschen spekulativer Elemente induktiv gewonnenes Erfahrungswissen von vielen haltlosen Hypothesen überwuchert.

Wesentlich strenger im gedanklichen Aufbau, fester begründet auf sachliche Unterlagen und dementsprechend fruchtbarer für Theorie und Praxis sind dagegen die konstitutionspathologischen Auffassungen LOTZEs (1848) und HENLEs (1853): Die Ablehnung des ontologischen Krankheitsbegriffs, die Auffassung der Krankheit als eines Vorgangs, nicht eines Zustandes, die Erkenntnis von der Relativität der Krankheitsursache und die energische Betonung von der ausschlaggebenden Bedeutung der Konstitution haben noch heute volle Geltung (Näheres bei P. DIEPGEN 1926).

Trotz dieser verheißungsvollen Ansätze machten sich nur wenige Jahre später Bestrebungen geltend, die zwar einerseits große Fortschritte brachten, aber andererseits der Entwicklung der Konstitutionslehre abträglich waren. So schreibt WUNDERLICH im 1. Band des Arch. f. Heilk. (1860):

„Als vor einem halben Jahrhundert die Theoretiker der Schulen in sublimen und fundamentlosen Hypothesen über die allgemeinen Verhältnisse des kranken Organismus sich verflüchtigten, da entwickelte sich und reifte bei nüchternen und praktisch denkenden Ärzten die Überzeugung, daß vor allem anderen erst die wirklichen Veränderungen der Einzelteile gekannt sein müssen, wenn eine Einsicht in die Erkrankungen gewonnen werden sollte."

Mit dieser Wendung zum Lokalisationsgedanken — dem sich allerdings ein scharfsinniger Denker wie LOTZE noch 1848 energisch widersetzt hatte — war naturgemäß eine entschiedene Abkehr von den Gesamtorganismus ins Auge fassenden Bestrebungen verbunden. Der Konstitutionsgedanke erfuhr eine Verflachung und Entstellung, die von der zwar naiven, aber in ihrer Grundauffassung genialen und tiefen hippokratisch-galenischen Konzeption weit entfernt war.

„Der Konstitutionsbegriff hat während der lokalistischen, anatomischen Periode der Medizin seine Bedeutung als individuelle Verfassung, die zu bestimmten Erkrankungen disponiert, verloren und war zur Bezeichnung solcher Zustände benutzt worden, bei denen das lokalistische Prinzip, die Absicht, einen begrenzten Sitz einer Erkrankung zu suchen, versagte. Man trennt von der Erkrankung der Organe einige Erkrankungen ab, die man als konstitutionell bezeichnet, z. B. Stoffwechselkrankheiten, Blutkrankheiten. Was man unter diesem Kapitel abhandelte, hing sehr von dem jeweiligen Stand der Kenntnisse ab" (RICHARD KOCH 1920).

So kam es, daß man selbst Infektionskrankheiten (Exantheme, Syphilis) zu den „konstitutionellen Krankheiten" rechnete (NIEMEYER 1865), eine Anschauung, die bekanntlich bis vor kurzer Zeit in dem Begriff der „konstitutionellen Syphilis" fortgelebt hat. Daß der gleiche Autor auch den Skorbut hier aufführte, kann noch eher verständlich erscheinen, wenn auch die Abhängigkeit der Erkrankung von Ernährungseinflüssen schon längst bekannt war. Ein hervorragendes Beispiel für den damaligen Stand der Konstitutionspathologie ist das 1893 erschienene „Lehrbuch der Konstitutionskrankheiten" von A. Hoffmann, in welchem unter Stoffwechselkrankheiten unter anderem der Morbus Addisonii behandelt wird. Hier zeigt sich, wie vorher bei dem Skorbut, eine wichtige Tatsache: überall da, wo es im Zuge der Forschung gelang, eine Erkrankung, die bisher als „konstitutionell" bezeichnet wurde, ätiologisch eindeutig zu definieren, verzichtete man mit Recht auf jene Bezeichnung. Das Buch Hoffmanns ist weiterhin bemerkenswert wegen seiner Unfruchtbarkeit und Flachheit im Hinblick auf eine allgemeinere theoretische Grundlegung der Konstitutionspathologie. Vom Konstitutionsbegriff, von der Typologie der Konstitution, von ihren Beziehungen zur Ursachenlehre, insbesondere zu Krankheitsdispositionen und zur Psychologie findet sich kein Wort. Die sog. „Konstitutionskrankheiten" waren zu einem Sammelbecken nicht lokalisierbarer „Allgemeinkrankheiten" geworden. Die Unfruchtbarkeit des Begriffs „konstitutionelle Fettsucht" hat Glatzel[1] überzeugend dargetan. So wie dort gezeigt wurde, ist es dringend empfehlenswert, den Begriff „konstitutionelle" Krankheiten möglichst einzuschränken, da er in diesem Zusammenhang keinerlei Ordnungswert besitzt. Der Konstitutionsbegriff wurde am Ende des 19. Jahrhunderts, wenigstens in Deutschland, als ein notwendiges Übel empfunden, nicht wie in der antiken und auch späteren Medizin als ein Grundpfeiler der ganzen Krankheitslehre, insbesondere der gesamten Therapie, wie das schon Wunderlich in seinem genannten Aufsatz mit nachdrücklichem Ernst gefordert hatte, und wie es der im Kampfe gegen eine mechanische und gedankenlose Medizin so hochverdiente O. Rosenbach um die Jahrhundertwende ausgedrückt hatte: „Alle Phasen ... in der Geschichte der Therapie hängen direkt oder indirekt mit der systembildenden Auffassung von der Konstitution zusammen."

So ist es bei aller dankbaren Anerkennung dessen, was die pathologische Anatomie der Klinik geschenkt hat, doch unverkennbar, daß der extrem einseitige Lokalisationsgedanke zu Irrwegen führen mußte. So schildert etwa Diepgen (1926) die bekannte positive Einstellung Virchows zur Lokalisationslehre: „Aber schon 1854[2] will er alles lokalisieren: die Degenerationen, die Entzündungen, die Neurosen und das Fieber, ja sogar die Krasen. Alles hat seinen Ort, seinen anatomischen, spezifischen Sitz." Es ist demnach nicht verwunderlich, wenn zur gleichen Zeit ein anderer bedeutender Forscher, der Virchow in seiner denkerischen Leistung zweifellos überlegen war, Lotze (1848), den Lokalisationsgedanken als Wesensmerkmal der Krankheit ablehnt. Charakteristisch ist es weiterhin, daß Virchow den modernen ganzheitspathologischen Errungenschaften der Medizin, die er noch erlebte (Hormon- und Immunitätslehre), im Jahre 1895 „mit äußerster Zurückhaltung" begegnet ist (Diepgen 1926).

War schon das morphologisch-lokalisatorische Prinzip der Förderung des Konstitutionsgedankens abträglich — daß sich morphologische Forschung und konstitutionspathologische Gedankengänge vereinigen lassen, zeigt andererseits die Krasenlehre eines Rokitansky oder die Drei-Stadienlehre K. E. Rankes — so hat dann (wie eingangs geschildert) die bakteriologische Forschung der Entwicklung der Konstitutionslehre sehr geschadet.

Diese flüchtige Skizze kann das Studium genauerer Darstellungen der Geschichte der Konstitutionslehre keinesfalls ersetzen. Ich verweise auf das genannte Buch von Martius, ferner auf Rich. Koch, P. Diepgen (1926, 1933 und 1939),

---

[1] Glatzel: In diesem Handbuch, 3. Aufl., Bd VI/1, S. 514 und 613—615.
[2] Virchows Arch. 6 (1854).

H. Günther, M. v. Pfaundler (besonders 1938), J. Schumacher, Neuburger, E. Wieland, J. Bartel (1911). Einen ausgezeichneten kurzen Abriß der alten Temperamentenlehren gab J. Henle (1876). Einige Hinweise — allerdings vorwiegend hinsichtlich der Physiognomik — finden sich auch bei Kloos.

Im übrigen werden auch in der folgenden Darstellung historische Hinweise erforderlich sein, da nur mit ihrer Hilfe ein tiefer dringendes Verständnis dieser oft ziemlich verwickelten Fragen möglich ist, wie gleich bei der Analyse des Konstitutionsbegriffs zu zeigen sein wird.

3. Konstitutionsbegriff und Aufgaben der Konstitutionsforschung.

Manche Autoren haben zum Ausdruck gebracht, daß sie von einer theoretischen Festlegung des Konstitutionsbegriffs nicht viel halten, der eine spricht von dem unerquicklichen papiernen Streit, ein anderer belächelt ironisch den Tintenstrom, der schon um dies Thema geflossen sei. Es wurden konkrete Untersuchungen gefordert, der Worte seien nun genug gefallen. Diese Äußerungen haben gewiß manches für sich, vor allem da, wo es sich um die gar nicht seltenen Konstruktionen mancher sog. Theoretiker handelt, auf die man ein Wort Wunderlichs anwenden möchte:

„Schlimm sind nur die reinen Bücherärzte, welche, ohne etwas von Kranken zu sehen, von ihren Theorien aus die Praxis zu hofmeistern suchen."

Eine wirklich allgemein verbindliche Definition des Konstitutionsbegriffes besitzen wir bis heute nicht, wenn auch zuzugeben ist, daß die meisten von denen, die es im wesentlichen angeht, d. h. Kliniker und Pathologen, sich im großen und ganzen darüber im klaren sind, was unter Konstitution zu verstehen sei. Diese Übereinstimmung ist aber so oberflächlich und unscharf, daß mit Recht immer wieder über die allgemeine Begriffsverwirrung geklagt wird. Man kann also nicht umhin, vor allem anderen in die eingehende Erörterung begrifflicher und terminologischer Fragen einzutreten.

Man liest oft, der Konstitutionsbegriff entspringe dem praktisch ärztlichen Bedürfnis, er sei geprägt zum Gebrauch am Krankenbett, zum Ausbau der Prognostik usw. Dementsprechend erhoffte man von den an Einzelfällen gewonnenen „Erfahrungen" und „Eindrücken" eine Förderung dieses Wissensgebietes, was sich aber nicht bestätigt hat. „Sich bei der gewöhnlichen Anschauung, bei der sog. Erfahrung, zu beruhigen, zeigt einen Mangel an wissenschaftlichem Sinn an, der den Zugang zur Erkenntnis des Gegenstandes bis zur Vereitelung aller aufgewandten Mühen zu versperren droht" (Lasson). Die Konstitutionslehre, insbesondere die Konstitutionspathologie, kann vielmehr nur im Rahmen einer exakten, auf große Beobachtungsreihen gestützten ätiologischen Krankheitsforschung gefördert werden[1]. Dabei hat sich oft genug ergeben, daß die Konstitutionslehre der gebende oder jedenfalls der anregende Teil gewesen ist und zwar gerade da, wo es galt, durch begriffliche

---

[1] Es ist demnach schwer verständlich, wenn Klare in einem programmatischen Aufruf sagte: „Weder das Tierexperiment noch die klinische Forschung können ihn (den Zweig der Konstitutionsforschung, der sich mit der Beziehung Konstitution/Krankheit beschäftigt. Ref.) befruchten. Einzig der praktische Arzt kann uns hier weiterhelfen." (Dtsch. med. Wschr. 1943 I, 281. — Vgl. hierzu auch unsere späteren Bemerkungen auf S. 302.)

Zur Bedeutung des Experiments für die Konstitutionsforschung seien hier unter vielen anderen Beispielen nur die wertvollen langjährigen Versuchsreihen Kisskalts zur exakten Bestimmung des Dispositionsbegriffes, Landauers Forschungen über das Krüpergen — sie sind grundlegend für die Frage der multiplen Abartungen — oder Nachtsheims Untersuchungen über vergleichende experimentelle Vererbungs- und Konstitutionspathologie der Warmblüter erwähnt. Wollte man als Gegenbeweis der Klareschen Behauptung alle Beiträge nennen, die die klinische Forschung zur Konstitutionslehre beigesteuert hat, so würde das viel zu weit führen. Ich nenne nur einige markante Namen: W. Albrecht, J. Bauer, K. H. Bauer, Biedl, Bleuler, Brauer, Brugsch, Charcot, Dawidenkow, Doxiades, H. Eckhardt, Franceschetti, W. A. Freund, Griesinger, H. Günther, Hanhart, His, Hufeland, E. Kahn, Kehrer, Kraepelin, F. Kraus, Krehl, Kretschmer, Kühne, J. Lange, Martius, P. Mathes, Moebius, Morawitz, Moro, Panse, v. Pfaundler, O. Rosenbach, J. H. Schultz, Siemens, T. Sjögren, B. Sjövall, Stiller, von den Velden, Weitz, Wieland, C. A. Wunderlich.

Klarheit und theoretische Besinnung über tote Punkte in der Weiterentwicklung der Pathologie hinwegzukommen. Ich erinnere in dieser Beziehung außer an die Schriften von Martius an F. W. Benekes erste exakte Bemühungen um eine wissenschaftliche Korrelationspathologie, an v. Hansemanns und Tendeloos pathologisch-anatomische und Birnbaums psychiatrisch-klinische Forschungen im Sinne einer konditionalen Ursachenlehre.

Wie schon einleitend gesagt wurde: im Verlauf theoretischer Besinnung, nicht dunkelintuitiver Eindrücke hat die moderne Konstitutionslehre ihre fruchtbarsten Anregungen empfangen, ganz zu schweigen von dem einzigartigen Gewinn, den die Konstitutionslehre von der experimentellen Genetik gezogen hat. Es trifft also durchaus zu, wenn L. R. Grote schon 1921 sagen konnte, daß „der Inhalt der Konstitutionswissenschaft ein durchaus exakter und mit wissenschaftlichen Methoden erkennbarer geworden ist". Allerdings: „Eine möglichst klare Vorstellung der Begriffe ist dabei das unumgänglich Notwendige, wenn nicht wieder alle Grenzen niedergerissen und das Dunkel der Unklarheit entstehen soll" (Naegeli 1927); es ist nötig, daß „durch klare Fassung der Begriffe den bisher nur allzu häufigen Mißverständnissen vorgebeugt wird" (Hanhart 1924). Wie wichtig diese Forderungen sind, zeigt ein Blick auf solche Veröffentlichungen, die ohne exakte begriffliche und methodische Grundlagen der Förderung der Konstitutionslehre eher abträglich sind[1]. Wenn wir uns auf den Standpunkt stellen, „daß es einen festen Konstitutionsbegriff niemals geben wird" (Frieboes), so erklären wir damit gleichzeitig den Verzicht auf jede wissenschaftliche Konstitutionslehre. Wohl hat Richard Koch vielleicht recht mit seiner Feststellung, daß wahrscheinlich jeder Konstitutionsbegriff gewisse Widersprüche enthalten werde; er bringt dies damit in Zusammenhang, daß die Elemente eines ätiologischen Konstitutionsbegriffs, nämlich Krankheitsbedingung — im Sinne der heute allein vertretbaren konditionalen Ursachenlehre — und Anlage Gebilde des fiktiven Denkens seien. Hier handelt es sich aber um Schwierigkeiten, die letzten Endes jeder theoretischen Fassung empirischer Tatbestände innewohnen.

Im großen und ganzen schwebt — wie erwähnt — den meisten etwas ziemlich Ähnliches vor, wenn von Konstitution die Rede ist, was zunächst ganz grob und unverbindlich etwa folgendermaßen bezeichnet werden kann: Die Individualität eines Lebewesens, insbesondere seine besondere Reaktionsweise auf endogene (z. B. hormonale) und exogene Reize (Ernährung, Infektionen, Traumen usw.).

Bei der Aufgabe, einen möglichst scharfen Konstitutionsbegriff herauszuarbeiten, kann man zweckmäßigerweise vom Negativen ausgehen, d. h. feststellen, welche Attribute, die der Konstitution zugedacht wurden, mit Bestimmtheit abgelehnt werden müssen. Oben (S. 3) war davon die Rede, daß man „Konstitutionskrankheit" mit „Allgemeinkrankheit" identifizierte, und zwar zur Zeit der Blüte lokalistischer Medizin. Für Rudolf Virchow ist eine Krankheit dann konstitutionell, wenn es sich um eine „allgemeine, dem ganzen Organismus inhärente Veränderung auf längere Zeit" handelt. Diese Fassung ist nach Roessle, dessen grundlegendem Aufsatz über „Rudolf Virchow und die Konstitutionspathologie" (1921) sie entnommen wurde, nicht mehr haltbar, weil es genügend länger dauernde Allgemeinkrankheiten gibt, die nicht als „konstitutionell" in diesem Sinne bezeichnet werden können, z. B. chronische Allgemeininfektionen. Weiterhin spricht nach Roessle gegen eine derartige Definition die Tatsache der Zusammensetzung der Gesamtkonstitution aus „Partialkonstitutionen". Ähnlich lautet die Kritik der Virchowschen Begriffsbestimmung durch Askanazy.

a) Konstitutionslehre oder Konstitutionspathologie?

Eine weitere grundsätzliche Vorfrage ist die, *ob sich die Konstitutionswissenschaft nur mit krankhaften Lebenserscheinungen* zu befassen hat, wie v. Verschuer anzunehmen scheint, wenn er schreibt: „Ein Konstitutionsbegriff ohne Beziehung zur Pathologie würde schemenhaft und unbrauchbar sein. Der Konstitutionsbegriff ist also ein Begriff der allgemeinen Pathologie, ein Hilfsbegriff

---

[1] Ich verweise z. B. auf mein Referat in der Dtsch. med. Wschr. **1940 II**, 1433.

des ärztlichen Denkens." Dieser Standpunkt wird damit begründet, daß man den Konstitutionsbegriff nicht „der Wertbeziehung zur Widerstandskraft des Körpers . . . entkleiden" könne. Eine derart ausgesprochen ärztliche Ausrichtung des Konstitutionsbegriffs erscheint ursprünglich nicht gegeben: die individuelle Reaktionsweise eines Menschen in morphologischer und funktioneller Hinsicht — und dazu gehört natürlich seine Widerstandskraft — oder in einem Wort ausgedrückt, seine Individualität oder Eigenart, ist in gesunden wie in kranken Tagen wirksam; daß das Letztere, d. h. die eigentliche Konstitutionspathologie bisher vorwiegend bearbeitet wurde, ist nur in äußeren Umständen begründet. Tatsächlich begegnen wir aber dem Konstitutionsbegriff auch auf vielen Gebieten normaler Lebensäußerung. Hier sei nur ganz kurz verwiesen auf die Beziehungen der Konstitution zu Begabung, Berufseignung und Berufsneigung[1], zur Eignungsbeurteilung für Sport (HOSKE, HERXHEIMER, HERING, KOHLRAUSCH, STUHL u. a.), Arbeitsdienst (SCHUSTER) und Heeresdienst (GERLACH 1937 und 1942) sowie umgekehrt die Beeinflussung der Angehörigen verschiedener Körperbautypen durch diese Betätigungen (Weiteres Schrifttum im Handbuch der Erbbiologie, ferner bei RAUTMANN 1924 und 1926, A. ARNOLD u. a.). Schließlich ist bekannt, daß Konstitutionsforschung und Versicherungsmedizin in enger Beziehung stehen, daß der Versicherungsarzt die Aufgabe hat, „ein Urteil darüber abzugeben, wie lange der zu Versichernde, also meist ein im gewöhnlichen Sinne gesunder Mensch, voraussichtlich leben wird". Die Lebensprognose gründet sich bekanntlich auf sorgfältige, außerordentlich große Statistiken; sie „berücksichtigen außer Alter, Geschlecht . . . Beruf . . . Lebensweise ganz besonders die Familiengeschichte und den gesamten Habitus des Antragstellers, d. h. also . . . die Erblichkeitsverhältnisse und die Konstitution" (F. WIETHOLD).

Bekanntlich sind die Grenzen zwischen Gesundheit und Krankheit durchaus fließend. So verwundert es nicht, wenn für SALGE die kindlichen „Konstitutionsanomalien" vielfach nichts anderes darstellen als besonders stark ausgeprägte Normaleigenschaften.

Daneben sprechen auch theoretische Überlegungen gegen eine Beschränkung der Konstitutionslehre auf Krankhaftes, denn „eine der Voraussetzungen zu einer Konstitutionspathologie ist die Schaffung einer ‚Konstitutionsanatomie und Konstitutionsphysiologie' . . .", deren „Ziele unendlich weitgesteckte" sind (R. ROESSLE 1934). Ähnliches hatte wohl schon MARTIUS im Auge, wenn er 1914 schrieb: „Den Physiologen und Anatomen interessieren die Konstitution und ihre Gesetze an sich", um dann allerdings weniger treffend fortzufahren: „den Arzt erst in ihrem Verhältnis zur Krankheitsentstehung". Gewiß beschäftigt sich der Arzt mit der pathogenetischen Bedeutung der Konstitution; ohne die Kenntnis normaler Variabilität wird er aber hier wie auf anderen Gebieten wenig Erfolge erringen. Auch andere Pathologen haben sich im Sinne ROESSLES geäußert, z. B. HART und N. PH. TENDELOO; dieser schreibt:

„Die Eigenschaften des Ganzen, des Organismus, stellen, gleichgültig, ob sie normal oder abnorm sind, eine Konstellation von Faktoren dar, welche die Leistungsfähigkeit und Widerstandsfähigkeit des Organismus, seine Empfindlichkeit gegen bestimmte Schädlichkeiten und die Art seiner durch sie erfolgenden seelischen und stofflichen Veränderungen bedingen. Diese Konstellation sämtlicher Eigenschaften des Ganzen nennen wir seine Konstitution." Nach HART (1922) ist es „ein weitverbreiteter Fehler, das Konstitutions- und Dispositionsproblem nur unter dem Gesichtspunkte der Pathologie zu betrachten".

Ebenso stellt der Hygieniker MAX RUBNER in einer Untersuchung über den Konstitutionsbegriff fest: „Konstitution ist auch ein Begriff für die Gesundheitslehre weit umfassender geistiger und körperlicher Eigenschaften." Wenn

---

[1] Vgl. dazu JUST sowie KROH: Handbuch der Erbbiologie, Bd. V/1. Berlin 1939.

wir in die ersten Anfänge der Konstitutionslehre zurückgehen, begegnen wir der gleichen Auffassung, was am besten darin zum Ausdruck kommt, daß Hippokrates den Dyskrasien als den fehlerhaften Mischungen der Körpersäfte die Eukrasie, den Zustand normaler Säftemischung gegenüberstellte.

b) Individuelle und typologische Konstitutionslehre.

Oben wurde das Individuelle als Hauptcharakteristikum eines vorläufigen Konstitutionsbegriffes bezeichnet. Führende Pathologen und Kliniker sind sich hierin einig: *„Reden wir von der Konstitution ohne weiteres, so meinen wir die Konstitution eines Individuums"* (Tendeloo 1929). Für Fr. v. Müller (1920) ist Konstitution die Beschaffenheit der „ganzen Person in ihrer individuellen Eigenart". Daraus wurde schon 1871 von Hartmann und seither wiederholt auch von anderen Autoren der an sich berechtigte Schluß gezogen, daß es so viele Konstitutionen gebe wie Menschen. Gelegentlich führte diese Erkenntnis zu der Annahme, daß es angesichts dieser unendlichen Vielgestaltigkeit der Einzelkonstitutionen unmöglich sei, eine wissenschaftliche Konstitutionslehre zu entwickeln. Es ist wohl aus dieser methodischen Schwierigkeit zu verstehen, daß ganz vereinzelt der Individualitäts- oder Personalstandpunkt in der Bildung des Konstitutionsbegriffs aufgegeben wurde. So von B. Stoerk, der Konstitution definiert als „die ... Beschaffenheit bestimmter Gruppen von Menschen, die ... sowohl in ihrer Entwicklung als auch im Kampf ums Dasein ein typisches Verhalten aufweisen". „Die Personen fügen sich wieder zu Ganzheiten höherer Ordnung zusammen in *Gemeinschaftskonstitutionen"* (Saller). Ähnliche Gedankengänge dürften O. v. Verschuer geleitet haben, wenn er mit einer mir nicht recht verständlichen Erklärung jenen personal-individuellen Konstitutionsbegriff direkt ablehnt:

„Wenn vielfach geglaubt wird, daß das Bestreben der Konstitutionslehre sei, durch Erfassung der Konstitution einen Begriff von der individuellen Persönlichkeit zu bekommen, so beruht dies auf einer Verwechslung von Begriff und Realität."

Angesichts der grundsätzlichen Wichtigkeit dieser Frage — sie ist der Angelpunkt konstitutionsbiologischer Methodologie — ist es zweckmäßig festzustellen, ob und in welcher Weise andere Autoren in ihren Konstitutionsdefinitionen der Individualität Raum gegeben haben. Wir werden dabei sehen: „Das Wort Konstitution wurde von jeher so gebraucht, daß damit etwas für das Individuum Charakteristisches und aus seinem innersten Wesen Entspringendes gemeint war" (E. Kretschmer 1935). So ist die Konstitution für Carus die „Besonderheit der menschlichen Individualität", für Wunderlich das Ergebnis der Geschichte eines Individuums, für W. Albrecht „die Eigenart der Persönlichkeit", für M. Rubner „die individuelle Eigenart", für Schubert und Pickhan „die ... Individualität des Organismus", für E. Hanhart (1924) „die Gesamtheit der in einem Individuum gelegenen reaktiven Möglichkeiten", für Tandler die Summe der „individuell varianten ... Eigenschaften des Individuums"; K. H. Bauer nennt die Konstitution eines Menschen die Erscheinungsform seiner gesamten psychophysischen Persönlichkeit. Der Erbbiologe A. Kühn spricht von der „Gesamtverfassung eines jeden Einzelwesens", die sich „in seiner besonderen Gestaltung ausspricht". Auch Lotze, Gigon, F. Kraus und Roessle bezeichnen die Konstitution als das dem Einzelindividuum „Eigentümliche". Biedl spricht von der „besonderen Reaktionsweise der Einzelpersonen", C. Oehme von dem, „was dem einzelnen Menschen eigen ist". Für W. Schulz ist Konstitution derjenige Anteil des menschlichen Organismus, in dem sich seine „Einzigartigkeit" offenbart. „Man muß sich stets darüber klar sein, daß die Konstitution des

Menschen das Individuelle an ihm darstellt, seine Persönlichkeit ausdrückt, die, von eineiigen Zwillingen abgesehen, in dieser Form bei keinem anderen Menschen vorkommt" (W. BERBLINGER 1936). Nach GROTE (1930) hat die Konstitutionslehre als „ausgesprochenes Ziel die wissenschaftliche Begreifung der Einzelperson". Nach all dem ist es selbstverständlich, daß auch die ärztliche Praxis feststellt: „Die Erfahrung am Krankenbett zwingt uns in jedem Einzelfalle, einen ganz individuellen Faktor mit in Rechnung zu ziehen: die Konstitution des Kranken" (CHVOSTEK 1912).

Wir sehen demnach, daß Kliniker, Anatomen, Pathologen, Hygieniker und Genetiker in durchaus gleichsinniger Weise das individuelle Moment in den Mittelpunkt ihrer Konstitutionsdefinitionen stellen. Dies möge zum Schluß noch einmal an einem vor über 100 Jahren geprägten und meines Erachtens noch heute voll gültigen Satze veranschaulicht werden:

„Es soll . . . der Ausdruck Konstitution in der Regel nichts anderes bedeuten, als individuelle Konstitution, d. h. die Beschaffenheit des Körpers, die dem einzelnen Individuum außer den Eigenschaften zukommt, die es als Individuum derselben Tierart und von dem nämlichen Alter und Geschlecht mit anderen gemeinschaftlich besitzt" (BAUMGÄRTNER 1837).

GROTE dürfte demnach recht haben mit seiner Feststellung:

„Die Konstitutionspathologie (bzw. die gesamte Konstitutionslehre, Ref.) hat als Aufgabe die Erforschung des Individuums" (1922) oder noch schärfer in rein pathogenetischem Sinne gemeint, die Aufgabe „den Einzelfall einer persönlichen Erkrankung zu begreifen" (1921).

Es war oben die Rede von den methodischen Schwierigkeiten, welche aus der Unübersehbarkeit zahlloser Einzelpersonen erwachsen; jedoch es gibt „doch unzweifelhaft mehr oder minder sinnfällige und wichtige gemeinsame Merkmale und Züge, Übereinstimmungen gewisser Partialkonstitutionen und Differenzen anderer, die eine Gruppierung sowohl der innerhalb der normalen Variationsbreite sich bewegenden als auch der ausgesprochen anormalen Gesamtkonstitutionen gestatten" (J. BAUER). Eine so verstandene Konstitutionslehre kann allerdings, wie LIPSCHÜTZ richtig betont hat, nichts anderes sein, als eine Systematisierung, denn sie ist nur in der Lage, Kollektivurteile abzugeben, jedoch keine Individualurteile (HUECK).

Diese kollektivistisch-schematisierende Konstitutionsforschung verdankt ihre Entstehung aber nicht allein methodischen Schwierigkeiten in der Erfassung des Individuums, vielmehr auch einer Anschauung, die wohl zuerst bei CARUS deutlichen Ausdruck gefunden hat, wenn er betont, „wie sehr ein einziger Typus einer Persönlichkeit jedesmal durch *alle* Bildungen und *alle* Verhältnisse derselben durchgreifen müsse, dergestalt, daß stets ein Teil gewissermaßen maßgebend werde für alle anderen". Auch KRETSCHMER, ein besonders energischer Vorkämpfer dieses Forschungsprinzips, spricht von den „den ganzen Menschen nach Soma und Psyche umfassenden und die wirklichen biologischen Zusammenhänge treffenden Konstitutionstypen". Überzeugte Konstitutionstypologen wollen nach Möglichkeit sämtliche bei *dem* Astheniker, *dem* Vagotoniker, *dem* Allergiker usw. festzustellenden Erscheinungen auf ein einheitliches Entwicklungs-, Struktur- und Funktionsprinzip zurückführen. So konnte beispielsweise auf Grund präexistenter Vorstellungen die Irrlehre entstehen, daß Menschen mit Varizen meist leptosom, wenn nicht gar asthenisch seien; daß Lebercirrhotiker mit ihrer angeblichen fibrösen Diathese vorzugsweise untersetzt gebaute Menschen mit „straffer Faser" darstellen, daß schizothyme Leptosome meist auch Vagotoniker seien usw. Als geradezu karikaturistische Übertreibung dieses Vereinheitlichungsprinzips sei auf die später (S. 285) mitgeteilten Hypothesen SCHAERs verwiesen.

Die kollektivistische Konstitutionsforschung ist besonders da unentbehrlich, wo es gilt, korrelationsbiologische Regelhaftigkeiten zu ermitteln, z. B. bezüglich der Beziehungen von Habitus oder Geschlecht und Morbidität, von Habitus und Lebensprognose (Lebensversicherungsstatistik) usw.

Die Individualkonstitution ist dagegen „etwas, was ganz außerhalb des Typus selbst liegt. Daher möchte man zunächst die Aufstellung von Typen als dem Wesen der Konstitution widersprechend ablehnen. Die individuelle Konstitution entspricht eben keinem Typus" (BERBLINGER 1936).

Die Außerachtlassung dieser Gesichtspunkte, die Tatsache, daß der Gegensatz beider Betrachtungsweisen zwar erkannt, aber daraus keine begrifflichen und methodischen Folgerungen gezogen wurden, hat zu vielen Irrwegen und fehlerhaften Anschauungen geführt. Die scheinbare Antinomie löst sich jedoch auf, wenn man scharf unterscheidet zwischen zwei nach Fragestellung, Wesen und Methodik ganz verschiedenen Richtungen: der *typologischen* und der *individualbiologischen Konstitutionslehre* (CURTIUS 1939). Nur der letzteren ist es vergönnt, der Kernfrage nach der Sonderartung eines Einzelmenschen näherzutreten. Nach programmatischen Mitteilungen (1934, 1939) hoffe ich, bald eine monographische Darstellung dieses Forschungsgebietes in seiner Anwendung auf die Krankheitslehre geben zu können. Daß eine derartige Ergänzung der bisherigen Konstitutionslehre einem dringenden Bedürfnis entgegenkommt, mag daraus erhellen, daß auch ein typologisch eingestellter Forscher wie TH. BRUGSCH zu einer „beinah erschütternd resignierten Abkehr von der Typenpathologie unserer Konstitutionswissenschaft" gekommen ist (L. R. GROTE). Auch auf psychologischem, psychopathologischem und kriminalbiologischem Gebiet wird die Ersetzung oder mindestens Ergänzung des bisher geläufigen Typenschematismus durch eine sorgfältige Analyse des Einzelfalles gefordert (A. SCHNEIDER, K. SCHNEIDER, ZURUKZOGLU u. a.). L. R. GROTE stellte mit Recht fest, „daß die Konstitutionspathologie kaum erst den Versuch gemacht hat, zu einer Pathologie der Individualität vorzudringen, sondern daß sie eine Systemisierung der Pathologie von Individuengruppen versucht".

Die folgende Darstellung beschränkt sich dagegen traditionsgemäß im wesentlichen auf die Erörterung jener Tatsachen und Probleme, die sich auf die *Konstitution von Menschengruppen* beziehen. Man kann nämlich „nicht allein von einer konstitutionellen Besonderheit eines Individuums, sondern auch (eines Körperbautyps, Ref.), einer Art, einer Rasse, auch einer bestimmten Entwicklungsstufe sprechen" (v. PFAUNDLER 1931). Nach SALLER umfaßte „schon bei Hippokrates der Konstitutionsbegriff die Konstitution des Individuums, des Volkes, des Landes", allerdings aber auch „der herrschenden Krankheiten, der Jahreszeiten, der Atmosphäre".

c) Ist Konstitution ein morphologischer oder physiologischer Begriff?

Man hat viel darüber debattiert, ob es sich bei der Konstitution *mehr um einen morphologischen oder einen physiologischen Begriff* handle. Nach dem Vorstehenden kann es kaum zweifelhaft sein, daß die Aufstellung einer derartigen Alternative zwecklos ist. Die Eigenart eines Organismus drückt sich gleichermaßen in Form und Funktion aus; beide sind selbstverständlich auch für seine Leistungs- und Widerstandsfähigkeit verantwortlich und vor allem: die Trennung von Form und Funktion ist ja nur eine künstliche, unserem begrenzten Vorstellungsvermögen angepaßte Betrachtungsweise der Lebensvorgänge. Wenn wir ein morphologisches Kennzeichen der Konstitution feststellen, wissen wir nicht, welche funktionellen Vorgänge mit ihm korrelativ verknüpft sind; man denke etwa an die Beziehungen von Turmschädel und hämolytischem Ikterus oder von

Dystrophia adiposogenitalis, Pigmentdegeneration der Retina und Hexadaktylie einerseits, Schwachsinn andererseits (BARDET-BIEDL-Syndrom). Die Konstitutionsanalyse muß sich zunächst an das relativ Stabile, Meßbare halten, ehe sie dazu übergeht, eine vorwiegend funktionelle Konstitutionstypologie auszubauen; sonst geraten wir in ein Labyrinth sich widersprechender Teilbefunde, wie später am Beispiel der Asthenie näher auseinandergesetzt werden soll. Zudem birgt die Überbetonung des Funktionellen die große Gefahr in sich, daß unklar-vitalistische Gesichtspunkte in die Konstitutionslehre hineingetragen werden, was ihrer Entwicklung zu einer exakten Disziplin kaum förderlich sein dürfte. Wenn FRIEBOES vor wenigen Jahren angibt, er denke sich sinnbildhaft die Konstitution so enstanden, ,,wie eine mit unendlich mannigfaltigem Mosaik von Farbtupfen bedeckte Scheibe, aus der die Rotationsmaschine, im Menschen die Lebenskraft, eine bestimmte Gesamtfarbennuance, charakteristisch für jedes einzelne Individuum, schafft", so werden wir erinnert an die 1865 gegebene Konstitutionsdefinition LEBERTs: ,,Die Summe der Kraft der Organe und Funktionen bildet den freilich vagen Begriff der Konstitution." Es ist sicherlich kein Zufall, daß sich auch FRIEBOES bezüglich der Gewinnung eines brauchbaren Konstitutionsbegriffs äußerst skeptisch geäußert hat. Wir schließen uns also durchaus den Autoren an, die Morphologisches und Funktionelles als gleichwertige Elemente jedes Konstitutionsbegriffs betrachten (BORCHARDT, V. EICKSTEDT, TANDLER, BIRCH-HIRSCHFELD, GIGON, GROTE u. a.).

«Ce qui est réel, c'est le changement continuel de forme: la forme n'est qu'un instantané pris sur une transition» (H. BERGSON).

,,In Wirklichkeit sind Form und Funktion nicht voneinander zu trennen, Formen sind — für unseren menschlichen Maßstab — lang ausgedehnte, langsame, Funktionen dagegen vorübergehende, rasche Abläufe. Es gibt keine selbständige Form oder Struktur und keinen selbständigen Prozeß, beide sind nur Glieder von ganzheitserhaltenden, funktionellen Systemen" (M. CLARA 1940).

,,Wir kennen also in der Natur nicht Funktionen *und* Strukturen — das sind Denkgebilde —, sondern ausschließlich *Funktionsstrukturen*, also tatsächliche Vorkommen" (F. HARTMANN 1931). Struktur und Funktion gehören zusammen ,,wie Stoff und Kraft, Leib und Seele" (O. HERTWIG, nach JUL. SCHULZ).

d) Konstitution und Rasse.

Eine weitere Vorfrage zur Abgrenzung des Konstitutionsbegriffs, die vor einigen Jahren zu einem ziemlich umfangreichen Schrifttum führte, scheint heute zu einem gewissen Abschluß gekommen zu sein, diejenige nach den *Beziehungen von Konstitution und Rasse*. Wir können deshalb auf zusammenfassende Darstellungen des Gebietes hinweisen (KRETSCHMER 1940, SALLER, A. ARNOLD, V. LEBZELTER, in diesen Arbeiten weiteres Schrifttum) und uns damit begnügen, den heute wohl allgemein vertretenen Standpunkt kurz wiederzugeben:

,,Eine Identität der Konstitutionstypen (gemeint sind hier nur Habitustypen, Ref.) mit bestimmten Rassetypen kann nicht in Frage kommen. Dagegen können in bestimmten Rassen und Volksstämmen bestimmte Konstitutionsgruppen stärker oder schwächer hervortreten" (KRETSCHMER 1940).

Die grundsätzlich gleichsinnige Typenvariabilität ist für die verschiedenen deutschen Stämme (HENCKEL, V. ROHDEN u. a.), für Japan (SAZA, IKEMI, SUGIHARA, BÄLZ: er unterschied einen feinen, schmalen und einen großen, derben Typus) sowie für Indien bzw. China (V. EICKSTEDT) nachgewiesen worden. Es besteht also kein Zweifel darüber, daß es sich um eine die gesamte Menschheit betreffende Gesetzmäßigkeit handelt, daß 3 Grundtypen des Habitus — und wahrscheinlich auch entsprechende, mehr oder weniger polar angeordnete Funktionstypen — bestehen, ein untersetzt-breiter, ein hochgewachsen-schlanker und ein muskulös-athletischer Typ. Auch WEIDENREICH kam in seinen Untersuchungen über Rasse und Körperbau zum Ergebnis, daß sich der Schmal- wie der Breitwuchstyp bei allen Rassen nachweisen lasse. Dabei ist aber zu berücksichtigen, daß sich „nicht alle Konstitutionstypen bei allen Rassen durch die gleichen Merkmale kennzeichnen lassen" (Saller 1930).

Die folgenden Abbildungen belegen die innerhalb einer Fremdrasse vorhandene Habitusvariabilität (Abb. 1 und 2).

Die Frage, ob man die spezifischen *Rassenmerkmale* eines Menschen seiner *Konstitution einordnen soll oder nicht,* scheint letzten Endes Geschmackssache.

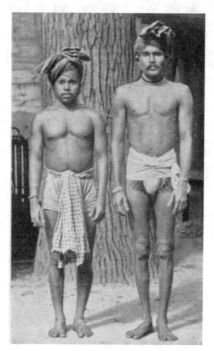 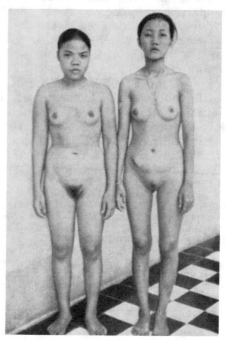

Abb. 1. Breit- und Langwuchs bei Angehörigen   Abb. 2. Breit- und Langwuchs bei Cochinchinesinnen
derselben indischen (Gujerati-)Kaste.   aus Pnom-Penh.   (Nach v. Eickstedt.)
(Nach v. Eickstedt.)

Jene oben zitierte Definition Baumgärtners (1837, vgl. S. 9), der die Art-, Alters- und Geschlechtskennzeichen als das Typische, Gleichartige der Konstitution als dem Variablen, Individuellen gegenüberstellte, ist wohl als Vorläufer von Tandlers Begriffsbestimmung anzusehen, der ebenfalls die „Art- und Rassenqualitäten" von der individuellen Konstitution abziehen will. Man kann nicht umhin, dieser Festlegung eine gewisse Folgerichtigkeit zuzuerkennen, da Konstitution ja tatsächlich das Besondere der Einzelpersonen (bzw. einer Gruppe ähnlicher Einzelpersonen) innerhalb einer nach Rasse, Alter und Geschlecht homogenen Population bedeuten soll. Denkt man aber die Folgerungen eines derartig eingeengten Konstitutionsbegriffs weiter, so ergeben sich derartige Unstimmigkeiten, daß die Ablehnung der Baumgärtner-Tandlerschen Fassung geboten erscheint. Zunächst ist ja klar, daß die Rassenmerkmale selbst einer hochgradigen Variabilität unterworfen sind und demnach für die Kennzeichnung der Eigenart, d. h. der Konstitution des Einzelmenschen von größter Bedeutung sein können, auch im Hinblick auf Krankheitsdispositionen. So sind besonders pigmentarme, aber noch nicht albinotische Angehörige der nordischen Rasse gegenüber Sonnenbestrahlung wesentlich empfindlicher als dunklere. Die rassen-physiologische Steatopygie der Hottentottenfrauen kann sich im Rahmen einer allgemeinen Lipomatose als schwerer Gesundheitsschaden auswirken, während sie bei geringer Ausprägung pathogenetisch bedeutungslos ist.

Gleiches gilt von Alters- und Geschlechtsdispositionen: die erhöhte Anfällig-keit von Frauen zur Zeit der Menstruation, die besondere Morbidität von Schwan-gerschaft und Wochenbett können doch unmöglich von der Analyse der Indivi-dualkonstitution ausgeschlossen werden, da auch sie — wie alle biologischen Gegebenheiten — einer enormen Variabilität unterworfen sind. Vor allem aber ist es der später eingehend zu besprechende Ganzheitscharakter der Konstitution, der es uns, wie der Mehrzahl der Autoren unmöglich macht, der BAUMGÄRTNER-TANDLERschen Fassung zu folgen. Die Eigenart eines Menschen, seine besondere Reaktionsweise, insbesondere seine Erkrankungsbereitschaft, sein Temperament, kurz seine persönliche Konstitution, ist ein unteilbar Ganzes, aus dem wir ohne biologisch untragbaren Schematismus nichts herauslösen können, zumal nichts von derart zentraler Bedeutung wie Rasse, Alter und Geschlecht. Ein recht einleuchtendes System dieser Beziehungen verdanken wir SALLER (1930). In den Merkmalen, welche die Gesamtmenschheit als Art, d. h. als Fortpflanzungs-gemeinschaft, kennzeichnen, stimmen wir alle überein. Rasse ist „beim Menschen eine Kombination erblicher Merkmale von bestimmter Variabilität, die unter geographisch bedingter Isolation in Erscheinung getreten ist und durch die sich die Träger der einen Rasse von den Trägern anderer Rassen unterscheiden". „Die Rassenkonstitution umfaßt die Merkmale der Gesamtkonstitution des Einzelindividuums, in denen es sich mit anderen Individuen seiner Gruppe geographisch von den Individuen einer zweiten Gruppe unterscheidet." Durch die Namen Rassenschläge, Gautypen, Familientypen usw. werden noch kleinere, nach geographischem Bezirk und Kreis der Merkmale enger umgrenzte Gruppen innerhalb einer Rasse zusammengefaßt. „Die Individualkonstitution (im engeren Sinne) umfaßt dann den Teil des Individuums, der nach Abzug seiner Art- und Rassenmerkmale übrigbleibt." SALLER ist sich selbst aber klar darüber, daß dieser eingeengte Begriff der Individualkonstitution aus den oben genannten Gründen nicht lebensfähig ist. Zweifellos ist es aber zweckmäßig, diese verschie-denen Elemente der Konstitution auseinanderzuhalten, da es im Einzelfall sehr wohl möglich sein kann, eine individuelle Reaktionsweise mit den rassischen Elementen der Person in Zusammenhang zu bringen. Dabei werden wir aller-dings naive Ausdrücke wie „afrikanische Konstitution" (NAEGELI 1927) zu ver-meiden haben; es sei nur daran erinnert, welche verschiedenartigen Rassen den schwarzen Erdteil bewohnen, so etwa Semiten, Nubier, die Mischrasse der Abes-sinier, die eigenartigen, mongoloide Züge tragenden Buschmänner, die rein Negriden usw. Das allgemeinbiologisch so hochinteressante Rassenmoment kann und muß für die Konstitutionsforschung nur in strengem Anschluß an die wissen-schaftliche Anthropologie fruchtbar gemacht werden.

e) Phänotypischer Charakter des Konstitutionsbegriffs.

Eine Kernfrage der theoretischen Konstitutionslehre ist die, *ob das Genom (die Summe der Erbanlagen) oder die Peristase* (wie man die Summe aller vom Moment der Befruchtung an einwirkenden Umweltfaktoren im weitesten Sinne genannt hat) *oder beide Kräftegruppen gemeinsam das Wesen der* Konstitution bestimmen. Geht man unvoreingenommen von dem Streit der Meinungen an die Frage heran, so dürfte sich die letztgenannte Auffassung am meisten empfehlen. Die Eigenart eines Organismus, die besondere Form seiner Reizbeantwortung,

auch seiner morphologischen Gestaltung, seine spezifische embryonale und post-
embryonale Entwicklung werden naturgemäß zunächst von dem Genom (Genotypus) bestimmt; nicht nur die Bildung eines art- und rassengemäßen Organismus,
auch seine durch Stammes- und Sippenzugehörigkeit bedingten physischen
und psychischen Besonderheiten sind bis zu einem kaum vorstellbaren Ausmaß
erbbedingt. Ein Blick auf ein eineiiges Zwillingspaar zeigt das zur Genüge. Die
gleichen Untersuchungsobjekte demonstrieren aber aufs Deutlichste, daß neben
dem Erblichen auch noch andere Kräfte am Werke gewesen sind, um das gegenwärtige Erscheinungsbild (Phänotypus) zu prägen, da die beiden Zwillings-
partner neben zahlreichen Ähnlichkeiten auch eine ganze Reihe von Unähnlich-
keiten auf körperlichem wie seelischem Gebiet aufweisen. Diese zweite Kräfte-
gruppe entspricht der Peristase. Sei es nun, daß sie in grob mechanischer Weise
die Entwicklung des einen Paarlings beeinträchtigt hat, sei es, daß sie in einer
für uns nicht analysierbaren Weise die feineren und feinsten ontogenetischen
und auch nachgeburtlichen Entwicklungs-, Reifungs- und sonstigen Lebensvorgänge beeinflußt und so dazu führt, daß sich der gleiche Genbestand beider
Partner nicht bei beiden in gleicher Weise phänotypisch manifestieren konnte.
Bekanntlich sind all diese Fragen in den letzten Jahren Gegenstand eifriger
Forschung gewesen und wiederholt in größeren Darstellungen zusammenfassend
geschildert worden (vgl. besonders N. W. Timoféeff-Ressowsky 1940 im
Handbuch der Erbbiologie). Jene nicht durch Definitionen „mit vielen Wenn
und Aber" (v. Pfaundler) entstellte Konstitutionsauffassung, die Genom und
Peristase als Konstitutionsbildner anerkennt, hat schon vor Jahrzehnten in
bedeutenden Ärzten Gestalt gewonnen. So ist für C. A. Wunderlich (1852)
„die Körperkonstitution der Inbegriff der gesamten Organisationsverhältnisse.
Sie ist das Resultat der leiblichen Geschichte des Individuums von seiner Entstehung an. Daher können auf ihre Eigentümlichkeit die verschiedensten Verhältnisse und Teile von Einfluß sein: Angeborene, durch Gewohnheit erworbene
oder durch Krankheit hervorgerufene Besonderheiten, Blutbeschaffenheit wie
Festteile, Ernährung wie Nervenfunktion, äußere Einwirkungen wie innere
Anlagen."

. Es ist wohl als Reaktion auf jene eingangs kurz erwähnte bakteriologische
Ära am Ende des 19. Jahrhunderts zu betrachten, daß die wiederaufblühende
Konstitutionslehre gegenüber der Überbetonung der exogenen Krankheitsursachen
in durchaus berechtigter Weise die Erblichkeit in den Vordergrund rückte,
aber, wie so oft in der Geschichte der Medizin, nun ihrerseits ins andere Extrem
fiel und der Peristase jede Bedeutung für die Konstitutionsgestaltung absprach.
So kam es zu jener immer wieder zitierten, viel umstrittenen Konstitutionsdefinition des Anatomen Tandler (1913):

> Die Konstitution umfaßt für ihn die im Moment der Befruchtung bestimmten indi-
> viduellen Eigenschaften des Somas. „Die Konstitution in diesem Sinne verstanden ist
> deshalb eine am Individuum selbst unabänderliche und direkten, auf das Soma desselben
> einwirkenden Reizen nicht mehr zugänglich, sie ist das somatische Fatum des Individuums."

„Was an einem Individuum durch Milieueinflüsse geändert werden kann, ist
niemals seine Konstitution, sondern seine Kondition", wie Tandler die Summe
der peristatischen Modifikationen nennt. Auch Tandler hat wie die meisten
Schöpfer von Konstitutionsdefinitionen seinen Vorläufer, nämlich den Pathologen Ph. K. Hartmann, der 1823 lehrte, „daß das Maß der Lebenskraft, die
jeder Organismus mitbekommt, mit der Zeugung entschieden ist und während
der ganzen Dauer des Lebens erhalten bleibt" (nach Diepgen). Diese Tandler-
sche Identifizierung von Konstitution und Genotyp hat bis in die neueste Zeit
ihre Anhänger gefunden wie J. Bauer, F. v. Müller, C. Oehme, C. Hart,

E. KRETSCHMER u. a. JUL. BAUER, der den TANDLERschen Standpunkt besonders eifrig vertreten hat, dürfte sich jedoch im Irrtum befinden, wenn er 1929 meint, „mit Genugtuung feststellen" zu können, „daß der von uns gebrauchte Konstitutionsbegriff im Sinne des Genotypus sich als der weitaus zweckmäßigere und brauchbarere erwiesen hat und heute von der Mehrzahl der Autoren . . . angewendet wird". Die Dinge liegen gerade umgekehrt. Die meisten Forscher haben sich jenen oben zitierten Standpunkt WUNDERLICHS zu eigen gemacht, der Erbliches und Peristatisches in der Konstitution verkörpert sieht, ich nenne unter anderem K. H. BAUER, v. BERGMANN 1926, BORCHARDT, BRUGSCH, CURTIUS und KORKHAUS, v. EICKSTEDT, GIGON, HIS, HUECK, JAENSCH, JUST, KRAUS, KREHL, KRONFELD, KÜHN, LUBARSCH, MARCHAND, v. PFAUNDLER, ROESSLE, v. ROHDEN, RUBNER, SALLER, SIEMENS, SZABO[1].

Bemerkenswert ist nach v. PFAUNDLER, daß verschiedene Autoren den genotypischen Konstitutionsbegriff später wieder verlassen haben (TOENIESSEN, HOFFMANN, KAHN); hier wären auch YLPPÖ und seine Schule zu nennen (vgl. BRANDER 1938, S. 51). Auch E. KRETSCHMER, der 1922 unter Konstitution alle Eigenschaften eines Individuums verstand, die „genotypisch verankert sind", 1936 diejenigen, „die ihren Schwerpunkt in der Anlage haben, die im Kern erbmäßig bedingt sind", betont in der gleichen Abhandlung, daß man „praktisch" den Konstitutionsbegriff „nicht im Sinne einer rein genotypischen Bedingtheit, die es nicht gibt, aber auch nicht unter wahlloser Einbeziehung jedes beliebigen Zufallserwerbs von außen" zu bestimmen habe. So könne man „einen reinen Milieuerwerb, wie etwa einen amputierten Arm, nicht in den Begriff der Konstitution aufnehmen". Hierzu ist zu bemerken, daß eine Armamputation durchaus in der Lage ist, die Konstitution eines Menschen grundlegend abzuändern, z. B. infolge unerträglicher, zum Morphinismus führender Neurinomschmerzen. Die Konstitutionsumwandlung infolge Beinamputation (Fettsucht, relative Herzinsuffizienz usw.) ist jedem Internisten und auch den Betroffenen selbst eine bekannte Erscheinung. Beinamputierte zeigen infolge starken Schwitzens und Erkältungsneigung eine erhöhte Disposition für Lungentuberkulose; allerdings vorwiegend dann, wenn schon früher Veranlagung zu Katarrhen bestand (PIETSCH). Auf diese Fragen komme ich nochmals kurz zurück (S. 37 f.).

M. v. PFAUNDLER hat klar auseinandergesetzt, daß, im Gegensatz zur TANDLER-BAUERschen These, die Merkmale des Individuums „im Momente der Befruchtung" niemals festgelegt sind. Der Genotypus sei nicht Träger von Qualitäten des Organismus, sondern er bedeute nur eine Summe von Entwicklungs- und Reaktionsmöglichkeiten, einen gewissen, übrigens noch abänderlichen Rahmen für die Körperverfassung. „Körperliche Eigenschaften ergeben sich erst durch die Ausgestaltung, die die Erbmasse in der Umwelt und durch sie erfährt, so wie eine Münze erst durch die Prägung aus einem Metallstück zu dem wird, was sie uns bedeutet." Wir sehen hier in etwas anderer Fassung genau die gleichen Feststellungen, die den Inhalt jener oben erwähnten Konstitutionsdefinition des Genetikers A. KÜHN ausmachen (S. 8) und dürfen uns ohne Zögern der Anschauung je eines führenden Klinikers bzw. Biologen anschließen.

---

[1] Es ist deshalb überraschend, wenn G. KLOOS noch 1951 den TANDLERschen genotypischen Konstitutionsbegriff als maßgebend bezeichnet. Daß dem Autor das neuere Schrifttum nicht bekannt sein dürfte, ergibt sich auch aus seiner Behauptung, der Konstitutionsbegriff sei „immer eine mehr oder weniger subjektive Schöpfung" und habe „oft nur vergängliche Geltung". Die Physiognomik hält KLOOS für den „wichtigsten Teil . . . der wissenschaftlichen Konstitutionslehre"! Auf welchen logisch-begrifflichen Grundlagen KLOOS selbst aufbaut, zeigt seine Unterscheidung einer „erbbiologischen", „medizinischen" und „physiognomischen Richtung" der Konstitutionsforschung. Die Unhaltbarkeit dieser Unterscheidung liegt klar zutage.

Welche Unklarheiten hier herrschen, zeigt die Bemerkung Hanses, der Begriff Konstitution decke sich „weitgehend mit dem Erbgepräge oder Genotypus". Wenige Zeilen später heißt es dagegen bei dem gleichen Autor: „Im Gegensatz zum Erbgepräge ist die Konstitution wandelbar." Ähnlich lesen wir bei Kutschera, die Konstitution sei gleich der Summe der durch das Keimplasma übertragenen Eigenschaften. Später heißt es jedoch, unter Konstitution müsse die gesamte Körperverfassung, also auch die sog. Kondition verstanden werden.

Die praktische Verwendung des Konstitutionsbegriffs lehrt überdies immer wieder, daß die — wie gesagt, heute ziemlich vereinzelten — Vertreter einer genotypischen Konstitutionsdefinition um die Anerkennung des peristatischen Moments nicht herumkommen. Wenn sich z. B. nach J. Bauer (1921) die individuelle „Körperverfassung" zusammensetzt „aus den durch das Keimplasma übertragenen ... Eigenschaften" und aus „den mannigfachen intra- und extrauterinen Akquisitionen, Beeinflussungen und Anpassungen des Organismus", so wird ohne weiteres deutlich, daß er genau dasselbe meint wie die Mehrzahl aller anderen Konstitutionsforscher, nur mit dem Unterschied, daß er das, was jene Konstitution nennen, als Körperverfassung bezeichnet, die sich auch bei ihm aus genotypisch und peristatisch bedingten Elementen zusammensetzt. Zahllose Debatten gehen somit gar nicht um begriffliche, sondern um rein terminologische Fragen, wie Hammar schon 1916 sehr richtig betont hat. Es besteht aber kein Anlaß, das Wort Konstitution im Sinne der phänotypischen Gesamtverfassung aufzugeben, da es seit Jahrzehnten in diesem Sinne eingebürgert ist und sich als zweckmäßig erwiesen hat. Wenn wir die praktisch gar nicht durchzuführende Annahme machten, daß die individuelle Besonderheit eines Organismus allein durch seinen Erbanlagenbestand bestimmt werde, so wäre das Wort Konstitution überflüssig und wir könnten uns auf das Wort Genotypus beschränken. Auch J. Bauers Ausführungen über die „neuropathische Konstitutionsanomalie" zeigen die inneren Widersprüche eines rein genotypischen Konstitutionsbegriffs. Die die Neuropathie charakterisierende generelle „reizbare Schwäche" des Nervensystems soll nach Bauer „nicht immer als Ausdruck einer Konstitutionsanomalie anzusehen" sein, „sondern nicht selten durch konditionelle Momente erworben werden" können, was zu einer „nicht konstitutionellen Neuropathie" führe. Diese schwierig verklausulierten Definitionen werden überflüssig, wenn man das, was Bauer meint und was auch der allgemeinen klinischen Erfahrung entspricht, in die folgende einfache Aussage kleidet: Die Erregbarkeit des Nervensystems ist teils abhängig von der erblich bedingten Reaktionsnorm, teils von peristatischen Einwirkungen verschiedenster Art. Menschen, die eine überdurchschnittliche Erregbarkeit des Nervensystems zeigen, nennen wir neuropathisch oder Träger einer „neuropathischen Konstitution" (vgl. dazu auch S. 272). Die ununterbrochene Umgestaltung des Organismus durch physiologische und pathologische Einwirkungen, die zwar zweifellos meist, aber nicht ausnahmslos — etwa bei schweren mechanischen, thermischen oder aktinischen Traumen, einer Milzbrandinfektion usw. — nach der erblich vorgezeichneten Reaktionsnorm verläuft und für alle weiteren Lebensäußerungen von einem gewissen Einfluß ist, führt uns also zwangsläufig zu einem Konstitutionsbegriff, der sich „durchaus an den Phänotypus" anknüpft (M. v. Pfaundler).

Es ist demnach verständlich, wenn manche Autoren Phänotyp, d. h. aktuelles psychophysisches Erscheinungsbild und Konstitution als identisch erklärt haben (K. H. Bauer, A. Kühn, Saller, Borchardt, v. Eickstedt, Johannsen, Garrod). Auch die oben gegebene Konstitutionsdefinition Wunderlichs gehört wohl hierher (S. 4). Es ist nicht ganz leicht, in dieser Frage eine Entscheidung zu treffen. Mit allgemeinen Redewendungen vom praktisch-ärztlichen Charakter des Konstitutionsbegriffs kommt man nicht weiter. Immerhin wird man doch zweckmäßig, wenn auch nicht unbedingt notwendig, von der Pathologie ausgehen müssen, um eine Grundlage zu finden. Es ist wohl kaum ein Zufall, daß sich unter den eben genannten Autoren 4 Nichtpathologen befinden, nämlich 2 Experimentalgenetiker und 2 Anthropologen, d. h. Forscher, die nicht täglich die ätiologische Problematik erleben, die ja, wie wir sahen, der Ausgangspunkt der Konstitutionsforschung gewesen ist. Ich möchte glauben, daß die Identifikation von Phänotyp und Konstitution trotzdem nicht falsch ist, nur muß ihre Anwendung beschränkt bleiben auf den Bereich des Normalen, in dem, wie oben gezeigt wurde, das Konstitutionsprinzip ja ebenso gültig ist wie im Bereich des Krankhaften. Hier ist aber, wie schon wiederholt betont wurde, ein Wertgesichtspunkt unentbehrlich. Mir scheint, daß ROESSLE (1934) am klarsten ausgedrückt hat, wie wir in diesem Punkte zu einer befriedigenden Begriffsklärung kommen. Eine Eigenschaft besitzt, wie er ausführt, nur dann konstitutionellen Charakter, wenn sie „den Organismus in seiner Reaktivität" beeinflußt. Ein amputiertes Fingerglied beeinflußt die Konstitution nicht, auch eine Hasenscharte ist — trotz ihres oft erblichen Charakters — nur insoweit als konstitutionell zu bezeichnen, als sie „einen Einfluß auf den Organismus hat". Nach erfolgreicher, die normale Funktion voll wiederherstellender Operation würde sie, vorausgesetzt, daß sie keine psychische Alteration ihres Trägers bedingt, ihren konstitutionellen Charakter verlieren können, wenn sie einen solchen vorher gehabt hat. „Mithin ist auch nicht jede Mißbildung, bloß weil sie angeboren ist, konstitutionell, sondern nur, wenn sie im pathologischen Sinn dynamisch ist" (R. ROESSLE 1934). Aus diesen Überlegungen ergibt sich demnach: „Nicht die genetische Seite einer Eigenschaft, sondern ihre Beziehung zum Organismus entscheidet über ihren konstitutionellen Charakter" (ROESSLE).

Verwandte Gedankengänge haben auch SZABÓ bei der Aufstellung seines Konstitutionsbegriffs geleitet (1937). Er will nur diejenigen Gene, „die an dem Individuum tatsächlich eine sichtbare Gestaltung erfahren", und nur diejenigen peristatisch bedingten Merkmale, „die tatsächlich zu Eigenschaften des Individuums geworden sind", als konstitutionell bedeutungsvoll anerkennen. „Konstitution bezeichnet also einen komplexen Begriff, der aus einem Teil des Genotypus und aus einem Teil des Paratypus (= Peristase, Ref.) zusammengesetzt ist." Demgegenüber sind nach SZABÓ diejenigen Gene, die „latent geblieben sind, sei es als einzelrecessive oder als hypostatische Gene, oder weil der Zeitpunkt ihrer äußerlichen Gestaltung noch nicht gekommen ist", von der Konstitution des betreffenden Individuums auszuschließen. Diese Definition ist aus den verschiedensten Gründen nicht haltbar. So weisen SCHUBERT und PICKHAN im Anschluß an TIMOFÉEFF-RESSOVSKY darauf hin, daß „recessive Mutationen, die sich erscheinungsbildlich nicht äußern können, auch in heterozygotem Zustande einen Einfluß auf die Vitalität im Sinne einer Herabsetzung ausüben können". MOHR teilt eine von MULLER stammende Einteilung der Mutationen mit, aus der hervorgeht, daß kontinuierliche Übergänge bestehen zwischen solchen Mutationen, die somatisch nicht erkennbare, nur physiologisch wirksame Veränderungen hervorrufen (z. B. Modifikationsfaktoren), und solchen, die auffällige, konstante Merkmale bedingen und deshalb das Instrumentarium der klassischen Kreuzungsanalyse darstellen. Es ist demnach klar, daß die von SZABÓ angenommene Einteilung der Gene in „latente" konstitutionell indifferente und manifeste „konstitutionell wirksame" hinfällig wird, ganz abgesehen davon, daß die komplizierte SZABÓsche Formulierung praktisch kaum anwendbar sein dürfte.

Bezüglich der oben erwähnten Anschauung Roessles wird man sich klar sein müssen, daß eine derartige Abgrenzung indifferent-phänotypischer und dispositionell bedeutungsvoller, konstitutioneller Eigenschaften nicht immer leicht ist und von dem Stande unserer Kenntnisse abhängt, vor allem in bezug auf die noch so weitgehend unerforschten Korrelationen innerhalb des Organismus. Die Wertbeurteilung ist hier häufig eine mißliche Angelegenheit; so macht Askanazy darauf aufmerksam, daß gerade junge Menschen mit „kräftiger Konstitution" der Grippe von 1918 vorzugsweise zum Opfer fielen.

f) Bedeutet Konstitution einen Dauerzustand?

Viele Konstitutionsdefinitionen legen besonderes Gewicht auf die Feststellung, daß es sich um einen *Dauerzustand* handle. Als erster hat sich wohl J. Henle (1846) in diesem Sinne geäußert, wenn er die Konstitution als „eine besondere Art der Anlage" bezeichnet, „welche jedenfalls dauernd und meist angeboren ist". Von neueren Autoren nenne ich Lenz (1934): „Die Verfassung des Organismus, soweit sie dauernd ist und nicht oder nur schwer geändert werden kann", ferner E. Fischer (1930): „Das mindestens auf lange Dauer Gleichbleibende der Reaktionsart und sie bedingender Zustände eines Menschen" nenne man Konstitution. Auch für v. Verschuer ist Konstitution „die relativ konstante Verfassung des Körpers hinsichtlich seiner Widerstandskraft". Ähnlich hatte sich auch A. Gigon geäußert (1923). Begegnen wir bereits in diesen Fassungen einer Relativierung, so spricht Siebeck (1936) ausdrücklich von der „relativ dauernden, wenngleich schwankenden und wechselnden ... Eigentümlichkeit einer Person". Es dürfte einleuchten, daß wir ein Kriterium, das mit derartigen Vorbehalten behaftet ist, nicht als integrierenden Bestandteil, geschweige denn im Sinne von Henle und Lenz gar als eigentliches Wesensmerkmal des Konstitutionsbegriffs bezeichnen können. Tatsächlich ist ja die individuelle Verfassung eines Lebewesens vom Augenblick der Befruchtung an unzähligen Abänderungen unterworfen, die teils genotypisch vorgezeichnet (Alterskonstitutionen), teils vorwiegend peristatisch bedingt sind. Dem hatte schon der hervorragende Leipziger Kliniker E. Wagner in seiner an Beobachtungen und Gedanken reichen Arbeit über „die Krankheitsanlage" Rechnung getragen, wenn er schrieb: „Die Veränderung der Körperkonstitution im Laufe des Lebens spielt beim Menschen wie beim Tier eine ebenso große Rolle als die Vererbung" (1888). Daher muß das konstitutionelle Verhalten des Organismus „als eine ständig anders zu wertende variable und komplexe Größe gelten" (C. Hart 1922). Es soll nicht geleugnet werden, daß gewisse Merkmale des Organismus, wie z. B. Blutgruppe, Blutfaktor, Papillarlinien während des ganzen Lebens unverändert bleiben — aber gerade diese Dinge sind konstitutionell, d. h. in bezug auf die individuelle Reaktivität von ganz untergeordneter Bedeutung, insbesondere zeigen sie keinerlei gesicherte Wechselbeziehungen zur Morbidität (vgl. S. 105, 285 und 286)[1]. Dies hat Burkhardt auch für den anthropologisch so wichtigen Längen-Breiten-Index des Kopfes festgestellt. So haben sich mit Recht verschiedene Autoren dagegen ausgesprochen, das Merkmal absoluter oder relativer Konstanz in die Konstitutionsdefinition einzubeziehen. M. v. Pfaundler schreibt 1931: „Ob solche Konzession an bestehende Sprachgebräuche oder richtiger an geläufige Denkfehler zweckmäßig ist, möchte ich bezweifeln. Wer wollte die verlangte Mindestdauer einer Konstitutionsänderung nach Tagen, Wochen usw.

---

[1] Nach den Untersuchungen Weidenreichs und anderer Autoren (vgl. H. Moritz 1947, S. 22) bestehen zwischen Leptosomen und Pyknikern keine verwertbaren Häufigkeitsunterschiede von Haut- und Haarfarbe.

abgrenzen und begründen, an die Reversibilität quantitative Maßstäbe anlegen, ohne sich in Willkür und Inkonsequenzen zu verstricken?" Auch ASKANAZY, RICHARD KOCH, TENDELOO (1919) u. a. haben auf den ständigen Wechsel in der Konstitution eines Organismus hingewiesen, dieser Autor betont, daß „rasch sich einstellende und sogar rasch vorübergehende Einwirkungen die Konstitution mehr oder weniger eingreifend ändern" können. ROESSLE (1921) nennt Konstitution ausdrücklich „die jeweilige ... Verfassung des Körpers", ebenso TENDELOO „die Konstellation sämtlicher Eigenschaften des Ganzen in dem Augenblick, in dem wir es betrachten". Zur Illustration der weitgehenden Modifikabilität der Konstitution mögen auch die späteren Ausführungen (und Abbildungen) über die Bedeutung der Umwelt für die Konstitutionsgestaltung dienen.

g) Die Bedeutung des Ganzen und seiner Teile für den Konstitutionsbegriff.

Wir kommen damit zu der oben schon gelegentlich kurz erwähnten Frage nach dem *Verhältnis des Ganzen und seiner Teile zum Konstitutionsbegriff.* TENDELOO nennt in seiner allgemeinen Pathologie „konstitutionell jede Eigenschaft, die dem Ganzen zukommt". Andere Forscher haben sich ähnlich ausgedrückt, z. B. BOGOMOLEZ sowie SALTYKOW: „Der Organismus besitzt nur eine Gesamtkonstitution" (1929). HART hielt es für möglich, daß allen Zellen eines Organismus eine individuell variable „Lebensenergie" innewohnt, was etwa aus der Tatsache familiärer Lang- und Kurzlebigkeit zu entnehmen sei. Hier wäre auch daran zu erinnern, daß sämtliche Zellen des Metazoenorganismus den gleichen Genbestand in sich tragen, eine Tatsache, die angesichts der außerordentlichen morpho-physiologischen Differenziertheit der verschiedenen Gewebe leicht übersehen wird. MORAWITZ wird auf Grund „künstlerisch"-ärztlicher Intuition „am Krankenbett immer wieder zur Annahme generalisierter konstitutioneller Eigentümlichkeiten" gedrängt und erinnert an die auf diesem Boden erwachsenen genialen Konzeptionen der Wiener und Pariser Klinik. Vorwegnehmend sei vermerkt, daß ein Hauptergebnis dieser klinischen Forschungen, der Begriff des Arthritismus, durch neueste korrelations-statistische Auswertung unserer planmäßigen Reihenuntersuchungen auch seine exakte Bestätigung gefunden hat (CATSCH 1941, vgl. S. 239). Für MORAWITZ ist es „sicher ..., daß es Variationen gibt, die nicht auf ein Organ beschränkt zu sein brauchen, sondern viele Systeme, vielleicht den ganzen Menschen betreffen und unter Umständen Krankheitsbereitschaften darstellen"; sie erscheinen HIS so wichtig, daß er sie, allerdings mit der vorerst gebotenen Zurückhaltung, in seine Konstitutionsdefinition aufnimmt (1925): „Die Summe der Lebenseigenschaften sowohl der einzelnen Organe (Partial- oder Organkonstitution) als auch vielleicht gemeinsamer Eigenschaften aller Bestandteile eines Individuums". Für BRUGSCH ist Konstitution „die in psychophysiologischer Beziehung zur Einheit geschlossene Ganzheit eines bestimmten vitalen Systems ..."

Man könnte vermuten, daß eine derartige Betonung des Ganzheitscharakters der Konstitution mit der Tatsache in Widerspruch steht, daß jeder Mensch ein außerordentlich starkes Erbgemisch darstellt, was naturgemäß besonders bei Rassenkreuzungen zum Ausdruck kommen müßte. Für mechanistisch-atomistisch eingestellte Forscher wie etwa O. NAEGELI (1927) stellen derartige Bastarde „ein großes körperliches und geistiges Mosaik" dar. Demgegenüber verweist der Anthropologe E. v. EICKSTEDT gerade auch bei Bastardierungen auf die Wirkung der biologischen Ganzheitsgesetze, die seiner Ansicht nach in hormonalen Proportionsfaktoren und Harmonisationen bestehen und als übergeordnete erbbedingte Kräfte die Ausbildung eines geregelten Gesamtorganismus leiten sollen.

„Auch Bastardierung sprengt keineswegs die Persönlichkeit und Individualität auf, wie fern sich immer die Rassen stehen mögen" (v. Eickstedt). Ebenso stellt Rodenwaldt auf Grund seiner Mestizenstudien fest, „daß auch bei Rassenkreuzungen die Speciesharmonie unerschüttert bleibt . . ., daß eine tiefere Erschütterung der Konstitution durch Bastardierung beim Menschen nicht stattfindet."[1] Was hier für die Großbastardierung Rassenfremder gesagt wurde, gilt auch für die alltägliche Kleinbastardierung, die bei jeder Zeugung zustande kommt und demnach für die Konstitutionsanalyse von erheblicher Bedeutung ist. K. Saller hat das sehr klar zum Ausdruck gebracht. Wie er ausführt, stellen die Wachstumskorrelationen der Organe, ferner Art, Verlauf und Tempo der Entwicklung die wesentlichen, erbbedingten „inneren Bedingungen" der Ontogenese dar. „Durch diese inneren Faktoren und ihre unlösbaren Zusammenhänge wird das menschliche Individuum und mit ihm die Konstitution zu einer Einheit, wenn auch die erblichen Grundlagen der Konstitution uneinheitlich und in ihrem Erbgang zunächst vielfach voneinander unabhängig erscheinen." Hatte die oben erwähnte Vermutung Harts einen etwas bedenklich vitalistischen Anstrich, so kennt die experimentelle Genetik doch Tatsachen, die in gleiche Richtung weisen. Es handelt sich um die von Stubbe zusammenfassend geschilderten „vitalitätsvermindernden Mutationen" von Tieren und Pflanzen, die sehr häufig auch eine allgemeine „Konstitutionsschwäche" bedingen. So gelang es A. Kühn und seinen Mitarbeitern unter anderem eine schwarzschuppige Mutation der Mehlmotte Ephestia Kühniella zu züchten, die eine gegenüber den Normaltieren um 20% verminderte Lebensfähigkeit zeigte (Kühn 1935, S. 56f., daselbst weitere Beispiele sowie weiter unten S. 34). Sehr interessant im Hinblick auf erbbedingte, allgemeine Konstitutionsanomalien ist weiterhin die Tatsache, „daß die Vitalität einer bestimmten Genmutation durch eine andere bedeutend beeinflußt werden kann" (Stubbe). Ganz analoge experimentelle Befunde an Säugetieren teilt W. F. Reinig mit (1937), und zwar Giftigkeit sonst harmloser Pflanzen bzw. Schädigung durch Sonnenbestrahlung sowie auch Fälle „allgemeiner Entwicklungshemmung" bei albinotischen Tieren. Bekanntlich ist auch der Albinismus des Menschen mit einer allgemeinen Konstitutionsschwäche verknüpft. Auf diese Fragen soll später noch genauer eingegangen werden.

Wir dürfen demnach nicht allein auf Grund der vorerwähnten klinischen Eindrücke, sondern auch an Hand anthropologischer und experimentell-biologischer Tatsachen feststellen, daß, entsprechend den alten, in ihrer Form allerdings nicht haltbaren Vorstellungen, Eigenschaften des Gesamtorganismus, die allen seinen Zellen gemeinsam sind, sehr wohl der Konstitution eines Lebewesens ihren Stempel aufdrücken können. Nun wurde aber andererseits festgestellt, „daß die Konstitution nicht bloß eine allgemeine, dem ganzen Körper zukommende Eigenschaft ist, sondern daß jedes Organ seine besondere Verfassung hat. So wird es begreiflich, daß die Konstitutionskraft des Gesamtorganismus aus der variablen Verfassung der Einzelorgane sich zusammensetzt und demnach selbst eine variable Größe darstellt" (Martius 1914). Diese Tatsache des Zusammengesetztseins (constituere) aus Einzelelementen („*Partialkonstitutionen*") ist eine bis in die antike Humoralpathologie zurückreichende Wesenserkenntnis der Konstitution. Zur Erfassung der Gesamtkonstitution eines Organismus, „des Systems höchster Ordnung . . . gehört die der einzelnen Teilsysteme" (W. Hueck 1922), ein solches Teilsystem stelle z. B. das der sog. Stützsubstanzen dar. Man kann den Begriff der Partialkonstitution mit Saller auch in Beziehung setzen zur systematischen Gruppenzugehörigkeit des betreffenden Lebewesens

---

[1] Interessante Angaben über die *rassisch kompliziert* zusammengesetzten Aberdeen-Rinder stammen von Kronacher. Zit. bei Hildebrandt.

und als Artkonstitution den bei allen Einzelindividuen einer Art gleichen Zentralteil der Gesamtkonstitution bezeichnen, an den sich die übrigen „Partialkonstitutionen" angliedern (vgl. hierzu auch S. 13).

Aber bei aller methodisch notwendigen analytischen Zergliederung der Konstitution nach anthropologischen, anatomischen, physiologischen und psychologischen Gesichtspunkten wird man sich stets darüber klar bleiben müssen, daß es sich um eine dem wirklichen Leben in seiner organismischen Einheit wesensfremde Abstraktion handelt. „Die Kategorie vom Ganzen und Stück, wie sie für das Unlebendige gilt, ist auf das Leben ... überhaupt nicht anwendbar" (G. Simmel 1918). Außer der Eigenartigkeit jedes Gewebes und Organs liegt „auch der gegenseitige Konnex der Gewebe und Organe, ihre wechselseitige Koordination und Regulation in der individuellen Konstitution begründet" (Jul. Bauer 1921). Auch der Tierzüchter C. Kronacher nennt unter den wichtigsten Fragen der Konstitutionsforschung die folgenden:

„Wie ist der individuelle Körper in seinen einzelnen Teilen beschaffen, wie sind diese Teile funktionell voneinander abhängig, und wie kommt diese Abhängigkeit zustande, wie ordnet sich das einzelne zum Ganzen?"[1]

Es ist deshalb verständlich, wenn H. Günther die folgende, allerdings etwas farblose und abstrakte Konstitutionsdefinition gewählt hat: „Konstitution ist die Ordnung der den lebenden Organismus darstellenden und bestimmenden Summe der inneren Faktoren." In diesem Satz kommt zum Ausdruck, daß Konstitution mehr bedeutet als die Summe der „Partialkonstitutionen", daß vielmehr gerade die Art des Verknüpftseins der morphologischen und funktionellen Einzelelemente, die Besonderheiten im Ablauf funktioneller Wechselbeziehungen — etwa des Blutdrüsensystems auf der einen, des Habitus bzw. des Zentralnervensystems auf der anderen Seite — das Wesen der Konstitution ausmachen, wie unter anderem Grote schon 1921 betont hat. Das ganzheitliche Moment will auch W. Jaensch zum Ausdruck bringen, wenn er die Konstitution als „Struktursystem" bezeichnet (1938). Ferner ist besonders Tendeloos oben zitierte Konstitutionsdefinition, als einer bestimmten „Konstellation" der Einzelelemente, geeignet zu zeigen, was hier gemeint ist: Weniger wichtig als die „besondere Verfassung" jedes einzelnen Organs (Martius) ist eben jene innere, für das Einzelindividuum charakteristische Art der wechselseitigen Beziehungen.

Der Begriff Partialkonstitution widerspricht dem Wesen dessen, was wir unter Konstitution verstehen. Wenn eine gestalthafte Verflechtung zu einheitlichem Form- und Funktionszusammenhang des Organismus und die besondere Art seines Zusammengesetztseins (constituere) das Wesen seiner konstitutionellen Eigenart ausmachen, so ist es offenbar widersinnig, dieses unteilbar Ganze atomistisch in diskrete Teile, die sog. „Partialkonstitutionen" zu zerlegen, deren Summe „die Konstitutionskraft" des Gesamtorganismus ergeben soll. Der Begriff der Partialkonstitutionen erscheint deshalb recht unzweckmäßig und ist nach Möglichkeit zu ersetzen durch einen anderen, z. B. den der Bestandteile, Elemente bzw. Einzeleigenschaften der Konstitution oder etwas Ähnliches. Daß man bei der Konstitutionsanalyse nur mit derartigen Elementen, z. B. dem Habitus, dem vegetativen Nervensystem, einer spezifischen erblichen Infektionsresistenz arbeiten kann, ist klar. Man wird aber dabei stets auf die korrelative Beziehung zu anderen Elementen stoßen und eine isolierende, monosymptomatische Konstitutionsbetrachtung zu vermeiden haben, wenn man den tatsächlichen Verhältnissen einigermaßen gerecht werden will. Auf die Bedeutung einer derart

---

[1] Einen guten Überblick über die Geschichte der biologischen Ganzheitslehre gibt Arm. Müller: Das Individualitätsproblem und die Subordination der Organe.

ganzheitlichen und die Fehlerquellen einer monosymptomatischen Erbpatho-
logie habe ich nach gleichsinnigen Mahnungen von Roessle und Kehrer seit
Jahren wiederholt hingewiesen und neuerdings scheinen diese Bemühungen ein
Echo gefunden zu haben, wie etwa aus der wertvollen Darstellung der körperlichen
Mißbildungen durch H. Eckhardt in Gütts Handbuch der Erbkrankheiten
hervorgeht (1940).

h) Zusammenfassung.

Auf Grund der vorstehenden Feststellungen sind wir nun in der Lage, den
Konstitutionsbegriff zu umreißen, wie er sich nach sorgfältiger Analyse seiner
geschichtlichen Entwicklung und seiner entscheidenden Wesenszüge darstellt.

Es hatte sich ergeben, daß Konstitution die persönliche, einmalige Besonderheit oder auch kurz die psychophysische Individualität oder Eigenart eines Menschen bedeutet (Individualkonstitution) und, daß die gruppenmäßige Zusammenfassung ähnlich konstituierter Menschen (zu Konstitutionstypen) nur einen
Notbehelf, eine Fiktion darstellt, notwendig einmal, um eine Vorordnung der
Einzelindividuen zu treffen, des weiteren um Fragen zu lösen, die nur massen-
statistisch angegangen werden können. Das letzte Ziel der Konstitutionsforschung
ist und bleibt aber zweifellos stets die Individualbeurteilung, und zwar gesunder
wie kranker Menschen. Weiter hatte sich ergeben, daß Rassen-, Geschlechts- und
Altersmerkmale aus der Konstitution nicht herausgelöst werden können, ohne
die Ganzheit und Unteilbarkeit des Organismus zu zerstören, wenn ihnen auch
gegenüber der Individualkonstitution im engeren Sinne eine gewisse Selbständigkeit zukommt.

Es hatte sich ferner gezeigt, daß die Tatsache der Ganzheit, der unlösbaren
Verknüpfung aller morphologischen und funktionellen Elemente des Organismus
sowie deren regulatorische Steuerung gerade auch für die Individualität von
großer Wichtigkeit sind und daß deshalb zahlreiche Forscher den Ganzheitscharakter als bedeutungsvollste Wesenseigenschaft der Konstitution bezeichnet
haben; weiterhin, daß experimentell-genetische wie auch klinische Tatsachen
dieser Auffassung eine starke Stütze geben. Erweist sich auch die Zerlegung
der Konstitutionseinheit des Organismus in „Partialkonstitutionen" — besser
Elemente, Bestandteile — als notwendiges Prinzip der analytischen Methode,
so muß man sich doch des fiktiven Charakters eines derartigen Vorgehens stets
bewußt bleiben, um nicht in eine mechanistische Atomisierung der Lebensvorgänge zurückzufallen.

Schon aus dieser ganzheitlichen Auffassung der Konstitution, die nur als
der — sich stets wandelnde — Aktualzustand des Organismus erfaßt werden
kann, ergibt sich eindeutig, daß für uns wie die Mehrzahl der Autoren Konstitution Ererbtes und Peristatisches in sich schließt, d. h. also nur phänotypisch
verstanden werden kann. Eine völlige Identifizierung von Konstitution und
gegenwärtigem Erscheinungsbild ist aber — wenn überhaupt — nur für den
Normbereich durchführbar, während konstitutionspathologisch nur solche
phänotypischen Eigenschaften von Bedeutung sind, die für den Organismus in
seiner Reaktivität Bedeutung besitzen (R. Roessle 1934).

Von einer Identifizierung von Rasse und Konstitution kann gar keine Rede
sein, ebensowenig wie von „Konstitutionskrankheit" und Allgemeinkrankheit.
Es ist auch nicht möglich, die Anwendung des Konstitutionsbegriffs auf krankhafte Lebensvorgänge zu beschränken, da die Erscheinungen der individuellen
Variabilität selbstverständlich für Normales wie für Abnormes gelten und weil
sich andererseits eine feststehende Grenze zwischen diesen beiden Bereichen
gar nicht ziehen läßt. Sie läßt sich ebensowenig ziehen zwischen morphologischen

und physiologischen Merkmalen der Person: die Frage, ob bei der Konstitutionsanalyse mehr diese oder jene Seite zu bevorzugen sei, ist deshalb im Ansatz verfehlt.

Zusammenfassend möge noch einmal folgende Begriffsbestimmung gegeben werden: *Unter Konstitution (genauer Individualkonstitution) eines Lebewesens verstehen wir seine persönliche Besonderheit in Bau und Funktion, die normale und krankhafte, sowie auch Rassen-, Alters- und Geschlechtseigenschaften umfaßt. Die Konstitution kann nicht mit dem Genom identifiziert werden, da sie durchaus wandelbar und deshalb auch nur für den Zeitpunkt der Untersuchung bestimmbar ist. Trotz dieses umfassenden Charakters ist aber Konstitution nicht identisch mit Phänotyp, da nur diejenigen Eigenschaften konstitutionsbestimmend sind, die die Reaktivität beeinflussen, insbesondere dann, wenn sie mit dem Gesamtorganismus in Beziehung stehen.*

i) Abgrenzung der Konstitutionslehre von Anthropologie und Vererbungsforschung.

Schon oben war wiederholt die Rede von *Aufgaben und Umgrenzung der Konstitutionsforschung.* Hierzu sei abschließend noch folgendes bemerkt: Konstitutionslehre deckt sich nicht mit *Anthropologie* — der „Wissenschaft von den Verschiedenheiten des gesunden Menschen" (v. EICKSTEDT) —, wenn auch mancherlei Überschneidungen gegeben sind. Wir nannten schon die konstitutionspathologische Bedeutungslosigkeit mehrerer Merkmale, die wichtigste Kennzeichen der Rassendiagnostik sind (S. 18). Wenn aber andererseits J. BAUER (1929) den Standpunkt vertritt, die Konstitutionsforschung könne auf die nur anthropologisch interessierende Kollektivmaßlehre verzichten, so können wir ihm nicht beipflichten. Die deskriptive Habitusdiagnostik bedarf wegen ihres subjektiven Charakters der Ergänzung durch die Anthropometrie. Die so gewonnenen Befunde müssen dann summierend-statistisch bearbeitet werden, um zu konstitutionellen Gesetzmäßigkeiten, z. B. in der Frage Habitus und Morbidität oder Habitus und Blutgruppen, vorzudringen.

Über die Beziehungen von *Konstitutions- und Vererbungsforschung* sind, entsprechend den oben wiedergegebenen Anschauungen über den Konstitutionsbegriff, die Ansichten geteilt. Für manche, heute allerdings vereinzelte Autoren sind beide Disziplinen identisch: „Konstitutionspathologie ist angewandte Genetik oder die klinische Betrachtungsweise der Genetik" (J. BAUER 1932). Ebenso W. ENKE (1940): Die „Konstitutionsbiologie" habe „die Forschungsaufgabe, erbmäßig bedingte Einzelmerkmale ... zu erfassen, soweit sie aus der äußeren Erscheinung des Menschen erkennbar sind". Einer derartigen Auffassung der Konstitutionslehre können wir schon deshalb nicht zustimmen, weil, genau wie oben in bezug auf die Anthropologie besprochen, auch hier zahlreiche „erbmäßig bedingte Einzelmerkmale" zu nennen sind, die wohl für den Humangenetiker interessant, für den Konstitutionsforscher aber völlig bedeutungslos sind. NAEGELI nennt als Beispiele weiße Haarbüschel, angewachsene Ohrläppchen, hängende Unterlippe, denen man noch Zahnfarbe, mediane Zungenfurche und manches andere hinzufügen könnte. Es sei z. B. auch an die mühevollen Untersuchungen QUELPRUDs über die Vererbung der Einzelmerkmale der Ohrmuschel erinnert. Sie sind wichtig, weil sie uns an einem gut zu übersehenden Außenmerkmal Kenntnisse über Anzahl, Erbgang und Manifestation der wirksamen Gene vermitteln, weiterhin für die Praxis der Vaterschafts- und Zwillingsdiagnostik; für die Konstitutionslehre haben diese Dinge aber keine oder nur ganz untergeordnete Bedeutung. So sagen uns derartige erbliche Kleinmerkmale nicht das Geringste aus über die psychophysische Gesamtverfassung eines Menschen. Die Versuche, aus anthropometrischen Einzelheiten, z. B. dem medialen Augenabstand (Draper) bestimmte Krankheitsdispositionen ablesen zu wollen, müssen als gescheitert betrachtet werden. Andererseits ist das Gebiet der Korrelationslehre (Kraus' Syzygiologie) für die Konstitutionsforschung von zentraler Bedeutung, während entsprechende Methoden der isolierenden Verfolgung bestimmter Einzelmerkmale, worin sich ein großer Teil der Vererbungsforschung — zum Teil allerdings auch nicht zu ihrem eigenen Vorteil — erschöpft, eher hinderlich sind. Manche konstitutionspathologisch äußerst wichtige Fragen haben für die Vererbungsforschung kein Interesse und sind mit erbbiologischen Methoden nicht angreifbar: z. B. die vegetative Labilität während der Menstruation oder nach Infektionskrankheiten, die jahreszeitlichen Schwankungen bestimmter Krankheiten (Tetanie, Ulcus usw.), die Umstimmungen des Organismus durch exogene Krankheitsprozesse (Kastration, Entzündungen usw.), bestimmte Ernährungsschäden u. v. a. mehr. Roessle betont (1934), daß es nötig sei „zwischen Konstitutionslehre und Vererbungslehre eine scharfe Grenze zu ziehen", und begründet dies hauptsächlich mit der früher (S. 18f.) eingehend erörterten Modifikabilität der Konstitution. (Wenn Roessle bemerkt, daß nicht die „Konstitutionslehre ein Teil der Vererbungslehre", sondern umgekehrt „die Vererbungslehre ein Teil der Konstitutionslehre" sei, so geht er allerdings meines Erachtens hier etwas zu weit.) Diese, von uns durchaus geteilte Anschauung bedarf nach unseren obigen Ausführungen keiner weiteren Begründung mehr.

4. Der Dispositionsbegriff.

Es scheint zwar, daß Disposition = Bereitschaft zu einer bestimmten Erkrankung — in diesem, auf das Pathologische begrenzten Sinne soll das Wort hier mit den meisten Autoren gebraucht werden — etwas einigermaßen Einfaches und Umschriebenes bedeutet. Es wird sich aber gleich zeigen, daß dem nicht so ist. Schon die Frage des Verhältnisses von Konstitution und Disposition wird verschieden beantwortet. Einige wollen zwischen beiden Begriffen keine scharfe Grenze ziehen, was jedoch von der Mehrzahl der Autoren abgelehnt wird, da der Begriff Konstitution ja zweifellos weit mehr umfaßt als Krankheitsbereitschaften (Askanazy, Hanhart, v. Pfaundler u. a.). Disposition und Konstitution sind zwei grundsätzlich verschiedene Dinge: jene bedeutet eine spezifische Krankheitsbereitschaft, diese die besondere Konstellation charakteristischer Eigenschaften eines Individuums, nicht etwa die Summe mehrerer Krankheitsbereitschaften. Aus diesem Grunde ist die Definition von Lenz (1927) durchaus abwegig und nichtssagend: „Wenn sich eine Anfälligkeit nur auf einzelne Krankheiten bezieht, so spricht man nicht von Konstitutionsschwäche, sondern von Disposition." Wielands 1908 geäußerter Vorschlag, den Begriff der Konstitution ganz zu ersetzen durch den der Disposition, muß aus der damaligen Lage verstanden werden; dem Konstitutionsbegriff haftete noch eine weit größere Unklarheit an als heute, und der methodische Aufschwung der modernen Konstitutionslehre durch anthropologische Habitusdiagnostik, Vererbungsforschung und Korrelationsstatistik war noch nicht erfolgt. Darin ist allerdings Wieland noch heute zuzustimmen, daß der Dispositionsbegriff wesentlich umschriebener und handlicher ist als der Konstitutionsbegriff und daß wir jenen überall da, wo es möglich erscheint, bevorzugen sollen. Dispositionen sind, wie verschiedene Autoren mit Recht betonen, Bereitschaften, die in der Gesamtkonstitution ihres Trägers verwurzelt sind (Borchardt, Tandler, v. Pfaundler, Gottstein, Stiller u. a.) — man denke etwa an die Disposition des Asthenikers zu Tuberkulose und Magengeschwür, des Pyknikers zu chronischen Gelenk-erkrankungen und Arteriosklerose. Wie diese Zusammenhänge verstanden werden müssen — vgl. auch die späteren Ausführungen über Habitus und Krankheitsdisposition S. 104 f. — ist freilich noch recht dunkel. Wesentlich mehr als die Feststellung ROKITANSKYS, daß nicht allein der Körperbau, sondern „die eigentümliche Gesamtorganisation, die besondere Anomalie der Vegetation" das dispositionell Ausschlaggebende sei, läßt sich wohl auch heute nicht sagen.

Man hat das Wort Disposition auch auf Krankheitsbedingungen ausgedehnt, die außerhalb des Organismus liegen und von Berufsdispositionen, exogenen Lokaldispositionen (z. B. Klimaeinflüssen) usw. gesprochen. Diese Ausweitung des Begriffs erscheint unzweckmäßig, könnte man doch dann auch die Gelegenheit zum Kontakt mit einem Bacillus auf eine besondere exogene „Disposition" zurückführen, was sich doch kaum empfehlen dürfte. Die von außen stammenden Krankheitsbedingungen, denen der Organismus ausgesetzt ist, bezeichnet man vielmehr nach wie vor zweckmäßig mit dem diesen Tatbestand unmittelbar wiedergebenden Worte *Exposition*. Gerade das möglichst scharfe Auseinanderhalten von Exposition und Disposition ist für die ätiologische Analyse besonders wichtig, wie etwa aus den Erörterungen über die Entstehung der Lungentuberkulose hervorgeht. Von älteren Autoren wie CORNET und TENDELOO wurde den Anhängern einer erblichen Tuberkulosedisposition der Vorwurf gemacht, daß sie die familiäre Exposition nicht genügend berücksichtigt hätten, und auch heute ist diese Frage noch nicht zur Ruhe gekommen, wie aus der Kritik hervorgeht, die ROESSLE (1940) an den Ergebnissen der zwillingspathologischen Tuberkulosestudien DIEHLs und v. VERSCHUERs geübt hat.

Über das *Wesen der Disposition* hat WIELAND folgende Vorstellungen geäußert. Es ist nicht so, daß beliebige Zellen auf beliebige Reize beliebig reagieren, sondern daß bestimmte Zellen auf jeden differenten Reiz jedesmal durch einen genau entsprechenden spezifischen Gegenreiz antworten. Man muß deshalb im Innern bestimmter Zellen sehr komplex gebaute reizempfängliche Bestandteile annehmen und ferner, daß an der Bildung des entstandenen Gegenreizes oder Abwehrproduktes spezifische Stoffe beteiligt sind, die in der Zelle bereits vorgebildet waren. Die Disposition ist also ein positiver, in Bau und Funktion bestimmter Zellen begründeter Zustand.

Ebenso definierte ORTH die Krankheitsdisposition als „einen Körperzustand, eine Eigenschaft des Baues, der chemischen Zusammensetzung und der Tätigkeit der Körpergewebe". Es ist deshalb zweifellos richtig und allgemein-pathologisch höchst bedeutsam, wenn HUEPPE feststellt, daß die Spezifität der Reaktion, d. h. die Eigenart der Krankheit, nicht allein abhängig sei vom spezifischen Reiz, sondern auch von der spezifisch gebauten, empfänglichen Körperzelle. Eine weitere Eigenschaft, die WIELAND der Disposition zubilligt, daß sie im Gegensatz zu der Immunität ihrem eigentlichen Wesen nach etwas Bleibendes sei, kann nicht als allgemeingültig anerkannt werden. Wir kennen doch zweifellos auch Dispositionsschwankungen, die mit Immunität im gewöhnlichen Sinne nichts zu tun haben, z. B. solche infolge endokriner Umstimmungen (Pubertät, Menstruation, Gravidität, Klimakterium, Altersdispositionen) oder auf Grund des Auftretens bzw. der wechselnden Lage von Stoffwechselerkrankungen (Diabetes, Fettsucht). Verschiedene Autoren haben ausdrücklich auf den Wechsel der Krankheitsdispositionen hingewiesen (J. FLEISCHER, HUECK, HUEPPE). Die mehrfach erörterte Frage, ob Disposition im Sinne der obigen Ausführungen etwas Celluläres oder Humorales sei, scheint mir genau so unbiologisch wie die früher besprochene Alternative der morphologischen oder physiologischen Konstitutionsbestimmung.

Genau wie bei der Gesamtkonstitution kann man auch eine Art-, Rassen-, Geschlechts- und Altersdisposition unterscheiden. Es handelt sich aber hier nicht um die den Gesamtorganismus betreffende Abstimmung, sondern eben um eine ganz spezifische Überempfindlichkeit gegenüber bestimmten Umweltreizen. Unsere noch recht dürftigen Kenntnisse über Rassendisposition werden in dem Sammelwerk von Schottky besprochen. Bezüglich der Altersdisposition und Geschlechtsdisposition sei auf spezielle Zusammenfassungen von Hanhart (1939) bzw. Günther (1932) verwiesen.

Eine neuere, sehr exakte Analyse der *Sexualdisposition der Diathesen* stammt ebenfalls von dem verdienten Konstitutionsforscher H. Günther (1949) und hat „Geschlechtsunterschiede ergeben, die bisher in der klinischen Medizin nicht bekannt waren oder nicht genügend beachtet wurden". So standen in einer Schrifttumsstatistik Günthers 1562 männlichen nur 81 weibliche Gichtkranke gegenüber. Unter 4387 Heuschnupfenkranken waren 2794 (64%) männlichen Geschlechts. Auch Pentosurie, Cystinurie, Alkaptonurie, Urolithiasis und Bronchialasthma wurden bei Männern wesentlich häufiger festgestellt als bei Frauen. Bei Frauen besteht dagegen eine erheblich erhöhte Disposition bezüglich Migräne, Cholelithiasis, Lipodystrophie.

Weitere einschlägige Tatsachen sind der recht anschaulichen graphischen Darstellung von Draper, Dupertuis und Caughey zu entnehmen (Abb. 195, S. 232).

Die Disposition kann ererbt sein, z. B. die erhöhte Neigung zur Gallensteinbildung beim familiären hämolytischen Ikterus. Häufig ist die Disposition auch erworben, so z. B. die zur Besiedlung der Herzklappen mit Streptococcus viridans bei alten polyarthritischen Klappenfehlern. Über experimentelle Befunde zur Frage erworbener Dispositionen macht Wieland einige Mitteilungen.

Sehen wir uns im Schrifttum nach brauchbaren *Definitionen des Dispositionsbegriffs* um, so wäre diejenige von Roessle (1919) zu nennen:

„Das Wort Disposition besagt, daß ein Organismus oder ein Teil desselben der Gefahr der Erkrankung in der oder jener Weise stärker ausgesetzt ist." Vielleicht noch schärfer ist die Definition Tendeloos (1919): Disposition bedeutet „eine für eine bestimmte schädliche Einwirkung günstige Konstellation innerer, physikalischer und chemischer Faktoren, d. h. von Eigenschaften des Organismus, eines Organs, einer Zelle."

In beiden Definitionen kommt, im Sinne der obigen Ausführungen, deutlich zum Ausdruck, daß es sich, wie erwähnt, bei der Disposition im Gegensatz zur Exposition um eine Eigenschaft des Organismus, nicht der Umwelt handelt.

Es bleibt noch eine terminologische Bemerkung zum Worte *Diathese*, das griechisch dasselbe bedeutet wie lateinisch Disposition. Demnach ist es durchaus berechtigt, wenn die Worte von manchen Autoren als Synonyma gebraucht werden. Praktisch hat sich aber nun einmal der vorzugsweise Gebrauch des Wortes Diathese für bestimmte Zustände herausgebildet: man spricht von allergischer, exsudativer, spasmophiler Diathese usw., könnte aber genau ebensogut in all diesen Fällen von Disposition sprechen. Für His sind Diathesen solche Dispositionen, in denen „physiologische Reize eine abnorme Reaktion auslösen", für Hueck (1937) bedeutet Disposition Krankheitsbereitschaft im allgemeinen „und man mag mit Diathese ... eine bestimmte Form dieser Krankheitsbereitschaft herausheben". M. v. Pfaundler verdanken wir eine historische Untersuchung über den Namen und Begriff Diathese, die für die zukünftige Forschung als Richtschnur dienen sollte.

Schließlich sei noch die Bedeutung eines Wortes besprochen, das einerseits im einschlägigen Schrifttum viel verwandt wird, andererseits in geradezu paradigmatischer Weise zeigt, welche Unklarheiten und Gegensätzlichkeiten in der Terminologie der Konstitutionslehre herrschen. „Das Wort *Anlage* ist ein sehr unbestimmter Begriff, mit welchem sich bei unrichtigem Gebrauch nur zu leicht Verwirrung anrichten läßt" (O. HERTWIG 1912). Der Entwicklungsphysiologe und Embryologe versteht unter Anlagen die in einem bestimmten Körperteil eines Keimlings enthaltenen Entwicklungspotenzen, die er im natürlichen Verbande auf operativem Wege an beliebige Stellen verpflanzen kann. Es handelt sich zwar um etwas meist nicht Sichtbares ("virtuelle Anlagen"), aber um eine durchaus materiell faßbare Gegebenheit (vgl. SPEMANN 1925). In grob morphologischem Sinne gebraucht J. BECKER das Wort, wenn er von den histologisch sichtbaren "Fettanlagen" in der fetalen Haut spricht, ebenso O. ULLRICH, der aus dem Vorliegen leerer Neurogliafelder in gewissen Hirnnervenkernen schließt, "daß hier eine Anlage vorhanden war, aber zugrunde gegangen sein muß". Andere wieder nennen die (Krankheits-) Anlagen "funktionelle, wahrscheinlich spezifische Eigenschaften unserer Körperzellen" (WIELAND, zit. nach MARTIUS 1914, S. 32). Die Verwaschenheit und Komplexheit des Begriffs der Krankheitsanlage habe ich an anderer Stelle eingehend besprochen (CURTIUS 1938). Am abwegigsten dürfte in dieser Richtung eine Formulierung O. NAEGELIs sein (1927, S. 12 u. 13), der meint, die individuell wechselnden, oft rudimentär ausgeprägten Syndrome des Arthritismus sprächen dafür, "daß es sich nicht um eine bestimmte Krankheit, sondern eine Krankheitsanlage handelt", während sich doch alle sonstigen Konstitutionspathologen wenigstens darin einig sind, daß unter Krankheitsanlage eben nur das Angelegte, Potentielle, nicht die, wenn auch noch so schwach ausgeprägte Krankheit selbst zu verstehen sei. In diesem Sinne ist es verständlich, wenn von verschiedenen Autoren Krankheitsanlage und Krankheitsdisposition als synonyme Begriffe gebraucht werden (HENLE, ASKANAZY, GROTE, WIELAND, RICHARD KOCH u. a.). Es ist aber schon deshalb zweckmäßig, das so unklare und viel mißbrauchte Wort Anlage zugunsten des Wortes Disposition fallen zu lassen, weil wir doch im allgemeinen gewohnt sind, mit Anlage etwas Ererbtes zu bezeichnen, während die genannten Autoren zum Teil ausdrücklich unter Krankheitsanlage auch erworbene Dispositionen verstehen. Noch unbrauchbarer wird die Identifizierung von Anlage und Disposition, wenn man unter letzterer "nicht die enge ... Bezeichnung von Krankheitsdisposition, sondern die allgemeine Bezeichnung für Anlage, sei sie gut oder schlecht" versteht (A. GIGON 1923). In dieser Fassung verlieren beide schon an sich recht schwankenden Begriffe jede Prägnanz und praktische Brauchbarkeit. Tatsächlich wird das Wort Anlage schlechthin meist für Erbanlage gebraucht, sei es im Sinne des Gesamtgenoms oder eines einzelnen Gens. Aus diesem und den vorerwähnten Gründen wird man deshalb auch hier auf das Wort am besten ganz verzichten, es sei denn, daß ausdrücklich vermerkt wird, was im Einzelfall gemeint ist. Ganz abwegig ist schließlich die gelegentliche Identifizierung von Anlage und Konstitution (BIRCH-HIRSCHFELD: Konstitution = "Gesamtanlage des Körpers" usw.). Schon MARTIUS hatte darauf hingewiesen, wie sehr "das logische Verhältnis zwischen Anlage und Konstitution schwankt" (1914, S. 38). Eine Gleichsetzung erscheint schon deshalb ausgeschlossen, weil damit die falsche Vorstellung des rein genotypischen Charakters der Konstitution erweckt werden könnte.

In ähnlicher Weise ließe sich zeigen, daß auch andere viel gebrauchte Worte, z. B. "*endogen*", wegen der Unklarheit, mit der sie behaftet sind, am besten aus dem wissenschaftlichen Sprachgebrauch zu streichen sind. Jedenfalls darf das Wort nicht, wie oft geschieht, im Sinne von "erblich" gebraucht werden, sondern nur im Sinne eines innerhalb des Körpers sich abspielenden Vorgangs, wie etwa von GUTZEIT und LEHMANN, wenn sie feststellen, daß "sowohl exogen als auch endogen entstandene Magenentzündungen keine Beziehungen zu genotypischen Anlagen zu haben" brauchen.

Es dürfte somit deutlich geworden sein, wie wichtig eine begriffliche und terminologische Reinigung der Konstitutionslehre ist. Erst dann, wenn diese Erkenntnis in weitere Kreise der wissenschaftlichen Medizin eindringt, werden wir befreit sein von jenen meist so unfruchtbaren Diskussionen, die ein hauptsächliches Manifestationsgebiet dafür darstellen, was Bleuler in scharfer aber treffender Weise als den Autismus im ärztlichen Denken bezeichnet hat.

5. Variabilität und Norm.

Variabilität nennen wir die Eigenschaft rassengleicher Individuen (auch solcher mit völlig gleichem Erbgefüge), als Ganzes wie in bezug auf ihre Einzeleigenschaften geringere oder größere Unterschiede aufzuweisen, die um einen gewissen Mittelwert schwanken. Da diese Unterschiede die individuelle Ausprägung der Einzelwesen, d. h. ihre Konstitution bedingen, ist die Variationslehre ein Grundpfeiler der Konstitutionsforschung. Von der biologischen Variabilität im weiteren Wortsinne, die zur Aufstellung der Begriffe Klasse, Ordnung, Gattung, Art und Rasse geführt hat und Sache der biologischen Systematik ist, kann hier nicht gesprochen werden. Einen kritischen Überblick der heutigen Problemlage vermittelt H. Nachtsheim in seinem Handbuchbeitrag über die „allgemeinen Grundlagen der Rassenbildung" (1940), dessen wesentlichstes Ergebnis in der Feststellung der Relativität des Art- und Rassenbegriffes gegeben sein dürfte. „Rassen und Arten sind, um mit Dobzhansky (1939) zu sprechen, keine statischen Einheiten, sondern Stadien in einem Prozeß, nicht das Sein ist an ihnen das Wesentliche, sondern das Werden" (Nachtsheim).

Bei den Unterschieden dieser systematischen Gruppen sehen wir vorwiegend erbliche Faktoren wirksam, wenn auch Umweltelemente wie Isolation und Auslese beteiligt sind.

„Die in der Natur vorhandenen Differenzen zwischen Geschwistern und Artgenossen sind meist nur Gemengsel, sie beruhen zum Teil auf Unterschieden der Erbfaktoren und zum Teil auf Unterschieden der Situation, also auf persönlich erworbenen und nichterblichen Vorteilen bzw. Nachteilen etwa infolge ungleicher Ernährung usw. " (W. Zimmermann 1938).

Die letztgenannten peristatischen Momente führen zu den Abänderungen des Arttypus, die wir als Modifikationen bezeichnen. Ein Teil der erblichen Unterschiede zwischen artgleichen Organismen ist auf plötzliche Genänderungen zurückzuführen, die ihrerseits wieder in feinsten, zuweilen objektiv faßbaren Änderungen des Chromosomenaufbaus beruhen. „Der Vorgang, der zu einer Genänderung, zur Entstehung eines neuen Grundunterschiedes führt, heißt Genmutation", auch „Genovariation" (Stubbe 1938; daselbst nähere Einzelheiten über diese Fragen). Die Mutation ist eine „plötzliche Änderung mendelnder Erbeinheiten" (Timoféeff-Ressovsky 1940). Diese mutative Erbvariabilität bedingt viele Unterschiede zwischen rassengleichen Sippen, unter anderen diejenigen, welche durch Erbkrankheiten bedingt sind. Die Erbvariabilität innerhalb von Sippen und Familien ist dagegen meist auf die sog. Kombination (Mixovariation) zurückzuführen. Sie beruht darauf, daß bei der geschlechtlichen Fortpflanzung beide Eltern meist starke Erbunterschiede aufweisen, so daß bei der Zeugung Neukombinationen von Genen entstehen, die zu entsprechenden neuen Phänotypen, d. h. auch wieder zu Variabilitätserscheinungen führen.

Es wäre nun naturgemäß sehr erwünscht, wenn bei der Analyse der phänotypischen Variabilität die erblichen und peristatischen Faktoren getrennt werden könnten. Dies ist auch bis zu einem gewissen Grade möglich. So können seltene, mutativ entstandene Merkmale, seien sie nun phänotypisch zusammengesetzter (z. B. das Bardet-Biedl-Syndrom) oder relativ einfacher Art (z. B. die Brachymesophalangie), leicht auf ein entsprechendes Gen mit charakteristischem Erbgang zurückgeführt werden. Bei den meisten Eigenschaften, gleichgültig ob morphologischer (z. B. Körpergröße, Längenbreitenindex des Kopfes) oder physiologischer Art (z. B. Blutdruck) ist dies aber nicht möglich und zwar deshalb, weil diese Merkmale innerhalb einer Gruppe Gleichrassiger kontinuierlich von niedrigen zu hohen, sowie von normalen zu abnormen Werten ansteigen (sog. fluktuierende Variabilität). Eine strenge Differenzierung zwischen Genom- und Peristasewirkung ist deshalb nur dort durchführbar, wo es sich um völlig erbgleiche Individuen handelt, die beim Menschen nur in den eineiigen Zwillingen gegeben sind. Dies erklärt die methodische Bedeutung der Zwillingsforschung (vgl. S. 14). Ihre Anwendungsmöglichkeit ist aber aus den verschiedensten Gründen beschränkt. Man wird deshalb beim Kollektivstudium der meisten Variabilitätserscheinungen des Menschen und auch vieler anderer Organismen auf eine Differenzierung in Genotyp und Peristase verzichten und die Variabilität als Gesamtausdruck des unteilbaren komplexen Phänotyps angehen müssen.

Um so wichtiger ist eine genaue Bearbeitung dieser Fragen. Deshalb ist die Variationslehre von den verschiedensten Seiten zu einer mathematisch faßbaren Disziplin der exakten Biologie ausgebaut worden. Ihre Bedeutung für unser Gebiet wird von H. RAUTMANN so hoch eingeschätzt, daß er geradezu das Wort Konstitutionsforschung durch das Wort Variationsforschung ersetzen möchte, während von anderer Seite mit Recht darauf hingewiesen wurde, daß man nicht die ganze Konstitutionslehre durch die Brille der Variationslehre sehen dürfe (BORCHARDT u. a.).

In dem oben (S. 20 und 21) besprochenen Sinne ist es auch bei der Analyse der Variabilität unmöglich, den Gesamtorganismus als Ausgangspunkt zu wählen, da sich seine komplexe, aus morphologischen und funktionellen Eigenschaften zusammengesetzte Vielfalt einer zahlenmäßigen Behandlung entzieht und vor allem deshalb, weil die Einzeleigenschaften einen ganz verschieden hohen Variabilitätsgrad besitzen. Man denke etwa an jene artspezifischen Merkmale, die nur so selten Plus- oder Minusvarianten aufweisen, daß sie keinen Gegenstand der Variabilitätsanalyse von Rassengenossen darstellen (z. B. Anzahl der Gliedmaßen, der Finger, der Augen). Abweichungen vom Arttyp, die sich auf derartige Merkmale beziehen, fallen außerhalb der durchschnittlichen Variabilität, es sind keine Varianten, sondern Mißbildungen.

Allerdings wird man sich darüber klar sein müssen, daß — genau wie bei Art und Rasse — „die Übergänge zwischen der Norm und Abnormität, dieser und der Mißbildung und schließlich der Monstrosität fließende" sind, wie H. ECKHARDT ausführt, auf dessen Erörterungen über den Mißbildungsbegriff hingewiesen sei. Hier wäre ferner die vergleichende Variationsforschung der Anatomen (LUBOSCH, BLUNTSCHLI u. a.), die „anatomische Individualitätsforschung" (BLUNTSCHLI) zu erwähnen. So interessant deren Ergebnisse für theoretische Morphologie und Phylogenese auch sein mögen, so wenig unmittelbare Bedeutung haben sie doch für die Konstitutionslehre erlangt.

Ob man bei der Variabilitätsanalyse außer Gleichgeschlechtlichkeit und Gleichaltrigkeit auch noch „Normalität" der auf ein bestimmtes Merkmal zu untersuchenden Menschengruppe verlangen soll, hängt davon ab, ob man die krankhaften Lebenserscheinungen mit einbeziehen will oder nicht. In letzterem Fall sind „Individuen, die einen abnormen oder krankhaften Eindruck machen, auszuschließen" (BORCHARDT). In dieser allgemeinen Fassung können wir allerdings mit diesen Begriffen nicht viel anfangen, wie besonders RAUTMANN (1926) betont hat. „Aber es steht ja andererseits — wie er ausführt — dem Bestreben

keinerlei praktische Schwierigkeit entgegen, beispielsweise den Kollektivgegenstand, in dem die Herzgrößen kreislaufgesunder junger Männer vereinigt werden
sollen, in der Weise einheitlich abzugrenzen, daß wir hierbei die Herzgrößen
derjenigen ausscheiden, deren Blutdruck und Ruhepulszahl einen gewissen zahlenmäßigen Wert über- oder unterschreitet, bei denen Geräusche über dem Herzen
vorhanden waren, eine bestimmten Anforderungen gegenüber .unzureichende
körperliche Leistungsfähigkeit bestand u. ä. m. Nur dürfen hierbei natürlich
nicht solche Herzgrößenwerte ausgeschieden werden, die uns etwa außerordentlich hoch oder klein erscheinen, deren Träger aber im übrigen allen Bedingungen
genügen." Ordnet man die bei der Untersuchung einer genügend großen homogenen Menschengruppe für ein bestimmtes Merkmal gewonnenen Werte in einer
Reihe an, so ergibt sich beispielsweise folgendes Bild:

Tabelle 1. *Körpergröße von 1000 Soldaten nach* QUETELET aus JOHANNSEN.

Körpergröße in engl. Zoll . .	60	61	62	63	64	65	66	67	68	69	70	71	72	73	74	75
Anzahl	2	2	20	48	75	117	134	157	140	121	80	57	26	13	5	3

Es zeigt sich also, daß sich die individuellen Größenmaße recht symmetrisch
zu beiden Seiten des häufigsten mittleren Größenmaßes anordnen. Noch deutlicher wird dies Verhalten bei der graphischen Wiedergabe derartiger Beobachtungsreihen in Form der bekannten Variationskurven (Treppenkurven, Variationskurven), die, wie auch die Zahlenreihen, eine auffallende Übereinstimmung
mit Zahlenreihen zeigen, die nach der Binomialformel NEWTONS $(a + b)^n$ gebildet
sind, wenn a und $b = 1$ gesetzt werden. So ergibt sich z. B.

$$(a + b)^4 = 1 + 4 + 6 + 4 + 1;$$
$$(a + b)^{10} = 1 + 10 + 45 + 120 + 210 + 252 + 210 + 120 + 45 + 10 + 1.$$

Wir begegnen also hier wieder der symmetrischen Verteilung der Zahlen zu
beiden Seiten des mittleren Wertes, entsprechend dem Verhalten der oben wieder-
gegebenen Variationsreihe eines biologischen Merkmals (QUETELETsches Gesetz).
Bezüglich der nicht seltenen Abweichungen von diesem Gesetz bei biologischen
Objekten sei auf spezielle Darstellungen verwiesen (H. GÜNTHER, JOHANNSEN,
KOLLER). Daselbst finden sich auch genauere Angaben über die verschiedenen
Arten biologischer Variabilität (ganze oder diskrete Varianten, Klassenvarianten)
und weitere Einzelheiten.

Die Gegenüberstellung der reellen Beobachtungsreihen eines biologischen
Merkmals mit der zugehörigen idealen Binomialkurve zeigt das Ausmaß der
Übereinstimmung der tatsächlichen und der theoretisch zu erwartenden Ver-
teilungskurve.

Wichtiger als eine derartige graphische Bewertung der gewonnenen Variationsreihe ist ihre rechnerische Analyse. Der als arithmetisches Mittel aller Einzelwerte
bzw. Einzelklassen gefundene Durchschnittswert *(Mittelwert = M)* charakterisiert eine Verteilung noch nicht genügend, da hier selbstverständlich „die sehr
verschiedene Häufigkeit des Vorkommens der einzelnen Befunde in keiner Weise
hinreichend zum Ausdruck" kommt (RAUTMANN 1926). Als grobes Maß der
Variabilität verwandte man unter anderem die *Variationsweite*; in einer größeren
Reihe von Hirngewichten wird sie durch die Extremzahlen 1075 und 1775 bzw.
deren Differenz 700 angegeben. Dies Maß ist jedoch wegen seiner Ungenauigkeit
nicht verwendbar. Man benutzt deshalb als Variabilitätsmaß meist die sog.
Standardabweichung oder Streuung (σ). Als Beispiel diene die Berechnung der
Streuung des Erkrankungsalters von 31 Hebephrenen nach BR. SCHULZ (Tabelle 2).

Das mittlere Erkrankungsalter (M) beträgt 22,2 Jahre. Die Erkrankungsalter wurden in Variantenklassen zu je einem Jahrfünft aufgeteilt unter der Annahme, daß die in einer Klasse enthaltenen Personen jeweils im mittleren Alter der Klasse erkranken, d. h. die Fälle der Gruppe 16.—20. Jahr mit 18, die der Gruppe 21—25. Jahr mit 23 Jahren usw.; für die erste Klasse wird das 13. Jahr als Erkrankungsalter angenommen. Für jede Klasse wird nun die Abweichung vom mittleren Erkrankungsalter des Gesamtmaterials (22,2 Jahre) festgestellt (Spalte 4 der Tabelle 2). Von jeder dieser Abweichungen (α oder D) wird das Quadrat

Tabelle 2. *Berechnung der Streuung (σ) des Erkrankungsalters von 31 Hebephrenen nach* Br. Schulz.

Erkrankungs-jahrfünft	Angenommenes Erkrankungs-jahr	Zahl der Erkrankten	Abweichung (α) der ange-nommenen Erkrankungs-alter vom mittleren Er-krankungsalter 22,2 Jahre	Quadrat der Abweichung (α^2)	$p \cdot \alpha^2$
vor 16	13	1	— 9,2 Jahre	84,64	84,64
16—20	18	13	— 4,2 Jahre	17,64	229,32
21—25	23	10	+ 0,8 Jahre	0,64	6,40
26—30	28	4	+ 5,8 Jahre	33,64	134,56
31—35	33	3	+ 10,8 Jahre	116,64	349,92
Summe		31			804,84

berechnet und mit der Anzahl (p) der in der betreffenden Klasse enthaltenen Personen (Spalte 3 der Tabelle 2) multipliziert. All diese Produkte (letzte Spalte von Tabelle 2) werden summiert: $\Sigma p\alpha^2 = 804,84$ und durch $n = 31$, d. h. die Gesamtzahl der Erkrankten dividiert. Das Quadrat der Streuung beträgt also 25,9. Die Streuung σ selbst ist gleich $\pm \sqrt{25,9} = \pm 5,1$.

Die Streuung σ ist also die Quadratwurzel des durchschnittlichen Quadrats aller Abweichungen einer Variantenreihe vom Mittelwert oder $\sigma = \pm \sqrt{\dfrac{\Sigma p\alpha^2}{n}}$.

Über sonstige Variabilitätsmaße wie den Variabilitätskoeffizienten, über den dichtesten Wert der Variationskurve, der bei symmetrischer Anordnung — die bei biologischen Objekten recht selten ist — mit dem Mittelwert zusammen-fällt, und die genauere Begründung der ganzen biologischen Variationsstatistik muß auf die Darstellungen von Günther, Johannsen, Rautmann, Koller und Mittmann verwiesen werden.

Ein Hauptziel der Variationsstatistik besteht in der zahlenmäßigen *Festlegung des Normbegriffes*. Es ist hier wieder ähnlich wie mit dem Konstitutionsbegriff: jeder Arzt, ja auch viele Laien besitzen eine recht genaue Vorstellung von dem, was abnorm ist, vor allem dann, wenn es sich um extreme Abweichungen handelt. „So nennen wir ohne Zögern die Körperlänge eines Menschen abnorm, wenn sie 2 m übertrifft oder nicht 1 m beträgt. Die normale Körperlänge anzugeben, vermögen wir jedoch nicht" (Tendeloo 1919). Dies hängt mit der eben genauer geschilderten Variabilität der menschlichen Einzeleigenschaften zusammen. Es lag daher nahe, den Normbereich mit Hilfe variationsstatistischer Methoden abzugrenzen.

So betrachtet J. Bauer „als Grenzwert zwischen Norm und Anomalie jene Punkte der Variationskurve, welche nach oben und unten von zusammen bloß 4,5% der Population überschritten werden. Angenommen also, wir hätten es mit Merkmalen mit sog. fluktuieren-der Variabilität zu tun, wie z. B. Körpergröße, Brustumfang, Pigmentgehalt der Haare, relativem Lymphocytenverhältnis im Blut, Gehalt an Harnsäure im Blut usw., so würden jene Werte noch in den Bereich der Norm fallen, welche bei 95,5% der Bevölkerung vor-kommen; die bei den restlichen 4,5% sich findenden extremen Varianten nach oben und nach unten — selbstverständlich bei gesunden Menschen — wären als anormal zu betrachten, ihre Träger demnach mit einem Degenerationszeichen behaftet."

Während also bei Bauer die Fälle außerhalb der Norm 4,5% des Gesamtmaterials ausmachen, kommt Rautmann zu einem wesentlich engeren Normbereich: außerhalb der Norm liegen bei ihm 31,7% der Fälle. Recht kompliziert gestaltet sich Günthers Normierungsmethode, die eine Modifikation der Galtonschen Methode der Anwendung der Summenkurven darstellt. Die Verschiedenheit in der Auffassung der statistischen Norm haben Kadanoff zu neuen Untersuchungen veranlaßt, die ihn zum Ergebnis führten, daß jedes Merkmal seine eigenen Normgrenzen, seine „Verteilungsindividualität" besitzt. Bezüglich all dieser Fragen muß auf die Originalarbeiten verwiesen werden. Auch Burkhardt weist darauf hin, daß innerhalb einer aus verschiedenen Rassen- und Konstitutionstypen gemischten Propulation jeder dieser Typen „für alle charakteristischen Merkmale seine eigene Norm innerhalb einer entsprechenden Variationsbreite hat. Die Ableitung von Normen aus einem konstitutionell-rassischen Gemisch bedeutet eine Abstraktion, denn es sind darin verschiedene Werte aufgegangen, von denen jeder für seine Art durchaus typisch und normal sein kann."

Eines steht jedenfalls fest, daß die Festlegung eines scharfen statistischen Normbegriffes, der auf Besonderheiten der Verteilungskurve aufgebaut ist, eine Fiktion bedeutet und in der biologischen Wirklichkeit keine Entsprechung besitzt. Ricker hält den Normbegriff wegen seiner Verwaschenheit für logisch unbrauchbar. Auch andere Autoren haben sich, unter Betonung der Subjektivität von Normurteilen, ähnlich geäußert (Saller, Mainzer). Normal ist, das ist letzten Endes der Sinn vieler mühevollen und spitzfindigen Berechnungen und Definitionen, dasjenige, was am häufigsten vorkommt. „Häufig" und „selten" sind aber relative Begriffe oder, mit anderen Worten, der Bereich des Normalen geht kontinuierlich in denjenigen des Abnormen über, wie ja auch zwischen Krankheit und Gesundheit keine scharfen Grenzen bestehen. Der „typische Normalmensch", der „homme moyen" Quetelets, der „ideale Normotypus der Population" (Brugsch 1922) existiert nicht, wie von verschiedenen Forschern, unter anderen Martius und W. Roux, betont wurde. „Es war wohl ein Fehler, daß eine Zeitlang in der Medizin mit dieser Norm als etwas Realem gerechnet wurde" (Roux). Wichtig ist es, beim Normbegriff die Beziehung zu der besonderen Individualität, die charakterisiert werden soll, sowie zur Umwelt nicht außer acht zu lassen. Letzteres kommt in v. Pfaundlers Definition zum Ausdruck (1931): wir nennen die Konstitution „eines Individuums dann normal, wenn sie an die gegebene natürliche Umwelt voll angepaßt ist, somit die Erhaltung des Lebens möglichst gewährleistet (maximale Erhaltungswahrscheinlichkeit)." Das individuelle Moment in der Festlegung der Norm hat vom klinischen Standpunkt aus besonders L. R. Grote betont. Die Errechnung der statistischen Norm könne dem Arzt niemals prognostische Handhaben für die Beurteilung des Einzelmenschen bieten, bei dem es vielmehr darauf ankomme, festzustellen, ob seine tatsächlich vorhandene Verfassung den Anforderungen seiner besonderen Umwelt gewachsen sei. Diesen persönlichen Normbegriff, gegen den von verschiedenen Seiten (Borchardt, v. Pfaundler) Bedenken erhoben wurden, nennt Grote Responsivität. Irresponsivität ist für Grote „identisch mit Krankheit".

6. Entstehung und Gestaltung der Konstitution.
a) Erblichkeit.

Wenn uns heute die grundlegende Bedeutung der Erbforschung für die Konstitutionslehre eine Selbstverständlichkeit ist, so darf nicht vergessen werden, daß diese Erkenntnis gegen starke Widerstände anzukämpfen hatte. „Daß die

MENDELschen Vererbungsgesetze auf den Menschen keine volle Anwendung
finden können" (BERNH. ASCHNER 1924), wird heute immer noch von einzelnen
Autoren behauptet (vgl. entsprechende Stimmen aus Amerika, über die J.BAUER
1932 berichtete, sowie P. MOLLARET 1939), dürfte aber keiner besonderen Wider-
legung mehr bedürfen, denn nichts muß *„als so sicherer Tatbestand bezeichnet
werden wie die Gültigkeit dieser Gesetze im Gesamtbereich der menschlichen Erscheinungen"* (G. JUST 1940)[1]. Auch ASCHNERs weitere Behauptung, daß „das,
was wir mit eigenen Augen am Habitus des vor uns stehenden Kranken sehen,
uns mehr sagt als sein ganzer Stammbaum und seine ganze Ahnentafel", sowie,
daß bei der Konstitutionsanalyse „die Hereditätsanamnese nur ganz nebenher,
wenn überhaupt, eine Rolle spiele", ist durch unzählige Gegenbeweise der erbpathologischen Forschung eindeutig widerlegt. Es ist dies die gleiche Einstellung,
die aus MOSKOWICZ' Ratschlag spricht, der Konstitutionspathologe solle sich
nicht mehr mit Familienforschung befassen und aus der programmatischen
Äußerung von BRUGSCH und LEWY, die Konstitutionsforschung müsse „aus den
Fesseln der Erbbiologie befreit werden".

Selbst MARTIUS, der fest überzeugt war von der zentralen Bedeutung der
Erblichkeit für die Konstitutionsgestaltung, konnte 1914 folgende Sätze
schreiben:

„Man bemüht sich jetzt, auf statistischem Wege den Nachweis zu erbringen, daß die
variablen Merkmale ‚mendeln‘, um sie als vererbbar anerkennen zu können. Dieses Nachweises bedarf es nicht erst."

Diese Worte sind aus der damals erst zögernd in die Medizin eindringenden
und oft noch recht kritiklos angewandten Vererbungslehre verständlich; heute
haben sie nur noch historisches Interesse. Denn der Nachweis eines klaren
monomeren Erbganges bedeutet für uns die Erkenntnis, daß ein bestimmtes
Merkmal oder auch ein Merkmalskomplex erbbedingt und auf die Einwirkung
eines Genpaares zurückzuführen ist. Welch gewaltigen Fortschritt bedeutete
diese Erkenntnis für die Biologie des Menschen, da sie doch aufräumte mit
vielen unwahrscheinlichen Umwelthypothesen. O. NAEGELI (1935) nennt in
diesem Zusammenhang die hämolytische Anämie, die früher auf Tuberkulose
oder Lues, die Chlorose, die unter anderem auf das Schnüren oder auf psychische
Traumen, die angeborene Hüftverrenkung, die auf Amnionenge, den hypophysären Zwergwuchs, der auf geophysische Einwirkungen, die Otosklerose,
die auf Lues zurückgeführt wurden. Den angeborenen Klumpfuß wollte F. LANGE
noch 1928 in rund 80% der Fälle auf intrauterinen Raummangel zurückführen,
während wir heute wissen, daß derartige Faktoren nur ganz ausnahmsweise
wirksam sind (nach H. ECKHARDT 1940). LUBARSCH meinte 1915, wenn ein
Asthmabacillus oder ein Asthmagift entdeckt würden, „fiele der Begriff der
asthmatischen Konstitution in sich zusammen"! Als Kuriosum seien schließlich
noch erwähnt die in einer Arbeit NONNEs aus dem Jahre 1891 zu findenden
Angaben über das „Versehen" Schwangerer als angeblicher Ursache der erblichen Elephantiasis (MILROYs Ödem). Diese Liste ließe sich um Hunderte
von Beispielen vermehren. Bei der Frage der sog. Keimschädigung werden
wir nochmals auf die frühere Überschätzung exogener Momente zurückzukommen haben.

Was die möglichst reinliche Scheidung von Genom- und Peristasewirkung
für die Konstitutionsforschung bedeutet, bedarf kaum weiterer Ausführungen.
Ich nenne nur die Gestaltung des Habitus in ihrer früher oft überschätzten
Abhängigkeit von Ernährungs- und Infektionsschäden (angebliche Häufigkeit

---

[1] Vom Verfasser hervorgehoben.

der Asthenie infolge Tuberkulose) auf der einen und ihrer — wie besonders
Zwillingsuntersuchungen erwiesenh aben — weitgehenden Erbbedingtheit auf
der anderen Seite.

So klar für uns die Notwendigkeit einer erbbiologischen Konstitutionsanalyse,
so schwierig ist andererseits die Lösung dieser Aufgabe. Wenn wir oben eingehend auseinandersetzten, daß Konstitution persönliche Eigenart eines Menschen
bedeutet, so ist klar, daß dieses komplexe Gefüge nicht auf eine einfache erbbiologische Formel gebracht werden kann. Der Einzelmensch ist, wie auch schon
betont wurde, genetisch gesehen das Ergebnis komplizierter Bastardierung.
Sein Erscheinungsbild kann nur Schritt für Schritt durch die genealogische
Bearbeitung der Einzelmerkmale in seine erblichen Komponenten zerlegt werden.
Und doch kann die Aufgabe ,,nicht etwa darin gesehen werden, durch die Zusammenfassung der Ergebnisse über zahlreiche *einzeln* gesondert vererbbare
Eigenschaften sozusagen addierend das zu erhalten, was über die Erbgrundlagen
der gesamten Person auszusagen wäre" (Just 1940). Das Ziel besteht vielmehr
in der erb- und entwicklungsbiologischen Aufklärung des ,,Gefügecharakters der
menschlichen Individualität".

Der erbbiologischen Untersuchung der Konstitution sind demnach gegenüber
dem Gesamtgebiet der Humangenetik umschriebene Aufgaben zugewiesen.
Während diese alle isolierbaren morphologischen, physiologischen und psychischen
Merkmale daraufhin untersucht, ob und in welchem Ausmaße sie erbbedingt
dem und, bejahendenfalls, welchem Erbgang sie folgen, hat die Konstitutionsforschung eine bestimmte Auswahl zu treffen, die sich danach richtet, ob das
betreffende Merkmal dem Phänotyp in seiner Gesamtheit seinen Stempel auf-
prägt. Dies trifft naturgemäß vorwiegend für Eigenschaften zu, die in einem
Merkmalskomplex, einem Syndrom bestehen, welches sich aus mehreren korrelativ verknüpften phänotypischen Einzelmerkmalen zusammensetzt.

Derartige Syndrome betreffen Normales wie Abnormes, Morphologisches
wie Funktionelles und Psychisches[1]. Ich nenne beispielsweise den leptosomen,
pyknischen und athletischen Habitus, oder — schon ins Pathologische hinein-
reichend — den Habitus asthenicus bzw. den auch das ganze Stoffwechsel-
geschehen und das Psychische umfassenden Komplex der Asthenie. Auch rein
funktionelle Syndrome wie die allergische bzw. vegetative Übererregbarkeit sind
hier zu erwähnen, insofern sie die Reaktionsform, insbesondere die Krankheitsbereitschaft eines Menschen entscheidend bestimmen, ohne allerdings im äußeren
Habitus deutlichen Ausdruck zu finden.

Es gibt weiterhin die Gesamtkonstitution nachhaltig beeinflussende Syndrome, die im äußeren Körperbau deutlichen Ausdruck finden (vgl. die Beispiele
S. 137) und die sich meist auf ein pleiotropes Genpaar zurückführen lassen.
Das gleiche gilt vielleicht auch für die Asthenie (vgl. Curtius-Schlotter-Scholz
1938, S. 76; Claussen 1939), den pyknischen, leptosomen und athletischen Habitus
(vgl. Curtius-Schlotter-Scholz 1938, S. 75, 77).

Die Bedingtheit von Symptomenkomplexen, die den ganzen Organismus
betreffen und seine Gesamterscheinung weitgehend bestimmen, durch ein einziges
Genpaar ist der experimentellen Genetik als sog. *pleiotrope oder polytrope Genwirkung* wohlbekannt. So wirkt ein Gen bei der Mehlmotte Ephestia Kühniella
auf die Färbung der Augen, der Haut, des Hodens und die Lebensdauer (A. Kühn),
das dominante, homozygot letale Krüpergen des Haushuhns verursacht Chondrodystrophie, Schädelverkürzung, schwere Augenmißbildungen und hochgradige
Entwicklungshemmung (W. Landauer); letzteres trifft auch zu für das

---

[1] Zur Erblichkeit des Psychischen vgl. S. 271.

homozygote PELGER-Gen des Kaninchens (H. KLEIN, Institut NACHTSHEIM).
Ein besonders „schönes Beispiel für ein monomer bedingtes, aus zahlreichen
Symptomen zusammengesetztes Syndrom", die sog. Dysosteogenesis (Gen
„grauletal") wurde nach NACHTSHEIM (1940) von GRÜNEBERG bei der Hausmaus
festgestellt. Die folgende Tabelle 3 zeigt anschaulich, wie weit verzweigt die

Tabelle 3. *Übersicht über die Wirkung des Gens „grauletal" bei der Hausmaus
nach* GRÜNEBERG. (AUS NACHTSHEIM.)

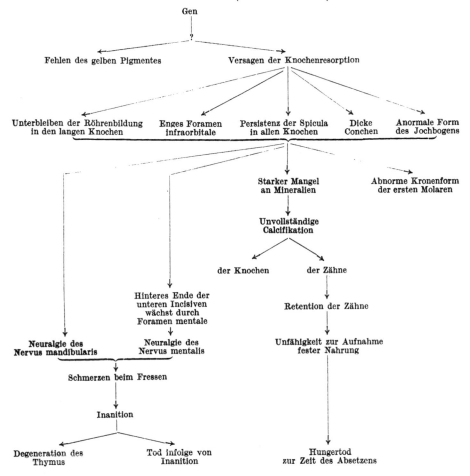

Auswirkungen dieser einen Erbanlage sind und wie man sich ähnliche pleiotrope
Genwirkungen beim Menschen vorzustellen hat.

Konstitutionsbiologisch besonders wichtig ist bei all diesen — und vielen
anderen — monomeren Mutationen der experimentellen Tiergenetik, daß sie
neben dem morphologischen Syndrom (das allerdings wieder phänotypisch in
weiten Grenzen variiert[1]) auf die Vitalität, d. h. die Gesamtkonstitution, insbesondere den Entwicklungsgrad einwirken (vgl. hierzu auch S. 137).

Es ergibt sich also die für die erbbiologische Konstitutionsanalyse wichtige
Tatsache, daß sehr wesentliche konstitutionsbestimmende Allgemeinsyndrome

---

[1] Vgl. hierzu S. 289.

genetisch einfach bedingt sein können, was auch Just 1940 betont hat. Er erwähnt als weiteres Beispiel die von Stockard durchgeführten Hundekreuzungen, welche „die wiederum sehr einfachen Mendelgrundlagen der Vererbung von Rassecharakteren des körperlichen Gesamthabitus" ergeben hatten.

Bei all diesen konstitutionswesentlichen phänotypischen Eigenschaften, den verbreiteten Syndromen, der genetisch wohl auch relativ einfachen Verknüpfung physischer, funktioneller und psychischer Merkmale zu einem bestimmten Konstitutionstyp (vgl. unseren Arthritikerstammbaum auf S. 242) und ähnlichem handelt es sich offensichtlich um Korrelationserscheinungen, die ja auch, um mit Just (1936) zu sprechen, für die „Verfugung" der Einzelkomponenten und Teilprozesse des Organismus, „also für einen nicht unwesentlichen Teil des eigentlichen Ganzheitsproblems der phänotypischen Person" verantwortlich sind.

Wir sahen, daß die Korrelation der phänotypischen Merkmale zum Teil auf Pleiotropie der betreffenden Erbanlagen beruht, die, wenn auch in sehr verschiedenem Ausmaße, jedem Gen zukommt, denn: „Sobald man die Abhängigkeit der Merkmalsausbildung von einzelnen Genen genauer prüfte, stellte sich heraus, daß es ein seltener Sonderfall ist, wenn ein Gen sich nur in der Ausbildung eines einzelnen Merkmals auswirkt. In den meisten Fällen greift eine durch das Kreuzungsexperiment isolierbare Erbanlage in zahlreiche Entwicklungsvorgänge mehr oder weniger stark ein" (A. Kühn 1935). Die außerordentliche Bedeutung dieser Erkenntnis erhellt aus den Worten T. G. Morgans: „Perhaps the most significant fact, that a study of the mutant genes of Drosophila has brought to light, relates to the manifold effects produced by each gene." Ein weiteres Erklärungsprinzip für die genetischen Korrelationen des Organismus ist die Tatsache, „daß nie ein Merkmal von einem einzigen Gen bestimmt wird, sondern stets die Zusammenwirkung einer ganzen Reihe von Genen zur Voraussetzung hat" (Polygenie, Kühn). Dazu kommt weiterhin das Prinzip „sammelnder" (M. v. Pfaundler) bzw. „übergeordneter" Gene (E. Fischer), die die Auswirkung zahlreicher anderer Gene in eine bestimmte Richtung drängen. Dieser Autor fand z. B. mit seiner Schülerin M. Frede, daß ein einziges Genpaar ein gleichsinniges Variieren der Wirbelsäule sowie der ihr segmental zugeordneten Nervenplexus und Rückenmuskeln bedingt. Ob man nicht allerdings derartige Feststellungen dem klaren Begriff der Pleiotropie unterordnen kann, bleibe dahingestellt. Just hält es für möglich, „daß die genetische Grundlage der großen Konstitutionskreise in dem unterschiedlichen Besitz sammelnder Gene gegeben ist". Wie dem auch sei, wir besitzen jedenfalls schon jetzt eine Reihe experimentell gewonnener Einsichten in Entstehung und Aufbau des Organismus als „eines in sich geschlossenen Ganzen, bei dem alle Teile sich untereinander in Beziehung finden" (Alverdes), und damit in die erbbiologischen Quellen der Konstitutionsgestaltung. Die konstitutionsbiologisch besonders bedeutsame Quintessenz dieser allgemein-genetischen Tatsachen ist diejenige, daß das Genom keine Summe isolierter Gene darstellt (Morgan, Johannsen, Kühn u. a.). „Es kann gar nichts Mißverständlicheres geben, als wenn man, wozu eine rein morphologische Chromosomanschauung leicht verführt, den Organismus als ein reines Aggregat von Anlagen ansieht, die Merkmale haben nicht additive, sondern konstitutive Eigenschaften" (K. Spiro).

Allerdings werden wir uns stets darüber im klaren sein müssen, daß das letzte Ziel jeder Konstitutionsforschung, die analytische Beurteilung der Konstitution eines Einzelmenschen, immer nur auf individualpathologischem bzw. individualbiologischem Wege möglich sein wird. Dieser Weg besteht in der zergliedernden Aufbaubetrachtung der betreffenden Einzelperson im Sinne

erbbiologischer Strukturanalyse; Ziele und Methoden einer derartigen Forschungsrichtung habe ich früher eingehend geschildert (1934 und 1939). Im übrigen
muß wegen weiterer Fragen aus der Humangenetik auf die besonderen Hand-
und Lehrbücher verwiesen werden (Gütt, Just u. a.).

b) Umwelt[1].

Genau wie in genetisch-mendelistischer Beziehung macht der Mensch selbstverständlich auch in seiner Umweltbeeinflußbarkeit (Modifikabilität) keine Ausnahme von den sonstigen Lebewesen, speziell den Tieren. „Nicht nur das Angeborene, auch das Erworbene ist der Mensch" (Goethe, zit. nach G. Simmel
1918). „Wie sehr die Faktoren der Umwelt auf die Gestaltung des Tierkörpers
von Einfluß sind, weiß der Tierzüchter aus der alltäglichen Erfahrung", schreibt
Nachtsheim 1940 und belegt diese Feststellung mit zahlreichen Beispielen, die
den Einfluß von Ernährung und sonstigen Zuchtbedingungen veranschaulichen.
Im ganzen gesehen ist jedoch, wie A. Kühn (1934) betont, die Modifikabilität
des Menschen gegenüber derjenigen mancher Tiere relativ gering. Der Autor
meint hier allerdings vorwiegend jene gewaltigen Abänderungen des gewöhnlichen Rassetyps wie beispielsweise die ernährungsbedingte Entstehung einer
Bienenkönigin.

Die Umweltabhängigkeit des menschlichen Phänotyps kommt natürlich
besonders auf charakterologischem und sozialem Gebiet zum Ausdruck: „In
jedem Menschen schlummern unzählige Möglichkeiten, ein anderer zu werden,
als er tatsächlich geworden ist. Dasselbe Kind im perikleischen Athen, im mittelalterlichen Nürnberg oder im modernen Paris aufgezogen, würde, selbst bei
Unveränderlichkeit seines ‚Charakters‘, drei Erscheinungen von unermeßlicher
Unterschiedenheit ergeben haben" (G. Simmel 1918).

Wir haben beim Menschen nach v. Pfaundler (1931), auf dessen Ausführungen verwiesen sei, eine pränatale, natale und postnatale Exposition zu unterscheiden. E. Fischer hat die Vermutung geäußert, daß die den *Fetus* während
„sensibler Perioden" treffenden Einwirkungen besonders starke und nachhaltige
Änderungen seiner Konstitution bewirken. Schlagende Beweise für die Einwirkung intrauteriner Schädigungen sind jene enormen Diskordanzgrade bei
EZ mit der Entwicklung eines Fetus papyraceus nur bei einem Partner.

Bei der sog. *Frucht- bzw. Keimschädigung* durch toxische, infektiöse und
sonstige Noxen, die den Fetus bzw. schon die Keimzellen der Erzeuger treffen,
handelt es sich um ein äußerst problematisches Gebiet (Näheres bei Borchardt
1930, S. 90—98, der den Dingen noch äußerst unkritisch gegenübersteht, und
bei Eckhardt 1940, S. 165f.). Bezüglich der Keimzellenschädigung durch
Alkoholismus haben die experimentellen Untersuchungen, die von P. Hertwig
neuerdings (1940) zusammenfassend besprochen wurden, zu keinem positiven
Ergebnis geführt, insofern sich zeigte, „daß bisher eine mutationsauslösende
Wirkung des Alkohols und damit die Entstehung neuer Erbkrankheiten durch
Alkoholmißbrauch nicht nachgewiesen wurde". Dem entsprechen die verwertbaren Ergebnisse genealogischer Untersuchungen in Trinkerfamilien (M. Bleuler, Brugger, Panse, Pohlisch u. a.). Es handelt sich dabei weniger um die
uns hier nur sekundär interessierende Frage der Mutationsauslösung, als um die
der phänotypischen Fruchtschädigung. Die Untersuchungen von Autoren,
welche eine solche Schädigung nachgewiesen haben wollen, halten methodischer

---

[1] Vgl. auch die eingehenden Darstellungen von R. Michels über den „Einfluß des Milieus
auf die Person" (1929) und F. Giese über „die kosmischen Einflüsse auf die Person" (1929);
ferner Herm. Weber: „Der gegenwärtige Stand der deutschen ökologischen Forschung".
Forsch. u. Fortschr. **1942**, Nr 13/14.

Kritik nicht stand, wie E. Scholz auf meine Veranlassung an den Arbeiten
Gabriels gezeigt hat. Meggendorfer kommt in der neuesten zusammenfassenden Darstellung dieser Fragen zum Ergebnis, „daß bisher kein Beweis für die
Neuentstehung von krankhaften und minderwertigen Erbanlagen durch dauernden Alkoholmißbrauch vorliegt" und — wie ergänzend hinzugefügt sei — auch
kein Beweis für eine phänotypische (Frucht-) Schädigung der Trinkerkinder,
oder mit anderen Worten für eine ungünstige Beeinflussung ihrer Konstitution
durch den elterlichen Alkoholismus. M. Staemmler hat die Beziehungen
zwischen „Keimdrüsen und Umwelt" auf breiter Grundlage unter vorwiegend
histologischen Gesichtspunkten kritisch besprochen (1943).

Auch elterlicher Morphinismus führt zu keiner Keim- bzw. Fruchtschädigung
(Pohlisch 1934).

Ebenso negativ sind die Ergebnisse kritischer Untersuchungen hinsichtlich
der „Keim- bzw. Fruchtschädigung" durch elterliche *Syphilis*, sofern man
darunter die Entstehung einer unterwertigen Konstitution bzw. sogar eine
Mutationsauslösung versteht und sich nicht auf die erhöhte Sterblichkeit von
Syphilitikerkindern beschränkt. Diese ist zweifellos gegeben, wie etwa folgende
vergleichende Untersuchung von Curtius, Schlotter und Scholz zeigt:

Tabelle 4.

Auf 100 überlebende Jährlinge kommen		
Tabes-nachkommen in %	Paralytiker-nachkommen in %	Durch-schnitt in %
Totgeburten . . 5,3	6,7	3,3
Unter 1 Jahr Verstorbene . 20,4	33,5	9,9

Die gleichen Autoren konnten dagegen bei gründlichen
vergleichenden Untersuchungen, unter Berücksichtigung
der notwendigen statistischen
Kautelen, „keine Anhalts-
punkte für die Annahme einer
allgemein - degenerativen syphilitischen Keimschädigung
gewinnen". Auf alle Anomalien, von denen behauptet
wurde, daß sie auf elterliche Syphilis zurückzuführen seien, kann hier nicht
eingegangen werden. Nur der Schwachsinn sei erwähnt, bei dessen Entstehung,
im Gegensatz zu vielseitigen Behauptungen, die angeborene Syphilis nur eine
ganz untergeordnete Rolle spielt (Streicher, Kellner, Clemenz, Brückner,
Rautenberg, Hübner, Spitzer, Plaut, Curtius-Schlotter-Scholz; hier die
Zitate, ferner Brugger, Hecker, Juda, Pleger, zit. bei Brugger[1]).

Zusammenfassend ist festzustellen, daß toxische und infektiöse Einwirkungen
auf den Fetus zwar zu einer erhöhten Sterblichkeit der Kinder führen können
(Syphilis), daß aber weder eine Erbänderung, noch eine unklare „degenerative"
phänotypische Konstitutionsänderung der lebend Geborenen nachweisbar ist.
Die heute relativ seltene Lues congenita ist eine intrauterin erworbene Infektionskrankheit, die sich wesensmäßig nicht von der extrauterin erworbenen
Syphilis unterscheidet und wie diese und jede andere Infektionskrankheit auch
dauernde Konstitutionsänderungen bewirken kann; auf diese Dinge kommen wir
weiter unten noch zurück.

Unter den *natalen Umweltschäden* besitzt die Frühgeburt besondere Bedeutung,
wie vor allem Ylppö (1919) und sein Schüler Brander festgestellt haben.
Daß es sich bei der „Frühgeburtenkonstitution" (Doxiades) um einen Dauerschaden handelt, zeigen Befunde von Schiötz und Sunde, die bei rund 64%
von 8—14jährigen Frühgeborenen ein unternormales Körpergewicht, bei rund
59% eine unternormale Körperlänge feststellen konnten (zit. nach Brander

---

[1] Brugger: Handbuch der Erbbiologie, Bd. V/2, S. 706/707.

1938). Daß das Untergewicht mit der Frühgeburt zusammenhängt, geht besonders aus Zwillingsuntersuchungen hervor, die gezeigt haben, daß der bei der Geburt kleinere EZ-Partner auffallend häufig auch in späteren Jahren in seiner Körpergröße zurückbleibt. Der untergewichtige EZ-Partner scheint nicht selten auch anfälliger, z. B. für Rachitis, akute Infektionen usw. und soll öfters auch intellektuell unterwertig sein (Näheres bei BRANDER)[1].

Postnatale Konstitutionsänderungen werden hauptsächlich durch Klima, Ernährung, die Art der Betätigung und durch Erkrankungen bewirkt.

Klimatische Faktoren wirken sich bekanntlich in den verschiedensten Richtungen konstitutionsändernd aus; erwähnt seien hier nur das Absinken des Grundumsatzes bei Europäern in den Tropen (DE ALMEIDA), gleichsinnige Beobachtungen in China (KILBORN und BENEDICT), die Vorverlegung der Menarche auf das 10.—11. Lebensjahr bei europäischen Mädchen in den Tropen (GROBER), ferner „der Verlust der Resistenz gegen Erkältungskrankheiten im Tropenklima" (nach GROTE 1921). Des weiteren sind hier die jahreszeitlichen Resistenzschwankungen des Menschen zu nennen (vgl. FR. E. KOCH, W. AMELUNG u. a.).

Die modifizierende Einwirkung der *Ernährung* beginnt wohl schon im Mutterleibe, erreicht aber hier bekanntlich niemals jene Ausmaße wie während des postnatalen Lebens. „Das Wachstum des Kindes wird durch schlechte Nahrung nicht gehemmt, die Frucht deckt ihr Wachstum aus dem Leibesbestand der Mutter" (M. RUBNER 1930). Die Abhängigkeit der Säuglingskonstitution von der Ernährung ist allgemein bekannt. LEDERER hat diese Fragen vom pädiatrisch-konstitutionspathologischen Standpunkt aus sehr eingehend erörtert. ULLRICH meint:

„In kaum einem anderen Kapitel der Krankheitslehre erfordert die Prognose und Therapie in jedem Einzelfall so eingehende Berücksichtigung konstitutioneller Faktoren als bei den Ernährungsstörungen des Säuglings."

Im Verlauf neuerer Untersuchungen über das Spätschicksal von Pädatrophikern kommt LANGE-COSACK in Übereinstimmung mit BLÜHDORN und LOHMANN „zum Ergebnis, daß sich eine nachteilige Einwirkung der chronischen Ernährungsstörung im Säuglingsalter auf die spätere körperliche Entwicklung nicht feststellen läßt". Relativ viele, nämlich 19,3% seiner Probanden, waren schwachsinnig, was sich jedoch nur zum Teil unmittelbar auf die durchgemachte Pädatrophie zurückführen ließ. Auch das spätere Kindesalter ist noch durch eine erhebliche Tropholabilität ausgezeichnet, die bei länger anhaltenden Schäden zu erheblichen Konstitutionsänderungen mit Verschlechterung der Dispositionslage, vor allem hinsichtlich der Infektionsresistenz, führen kann. Dies zeigen besonders eindrucksvoll vergleichende Untersuchungen von Anstaltskindern, wie sie Z. ERIKSON an der v. PFAUNDLERschen Klinik durchgeführt hat. Zu entsprechenden Beobachtungen bei Erwachsenen hat die Hungerblockade Deutschlands während des ersten Weltkrieges geführt (Näheres bei F. KRAUS 1925). In seinen, auf bestimmte Gewebsarten gerichteten Untersuchungen konnte PEISER zeigen, „in wie weitgehendem Maße die Funktion des chromaffinen Gewebes unter der Wirkung der Kriegs- und Nachkriegszeit gelitten hat und wie mangelhafte Ernährung auf die Nebennierenrinde wirkt, zeigt der Lipoidschwund mit seinem höchsten Grade bei der sog. Ödemkrankheit" (HART 1923). SCHÖNHOLZ berichtete über die starke Zunahme von Wehenschwäche und atonischen Geburtsblutungen infolge der Hungerblockade des ersten Weltkrieges und der Nachkriegszeit. Aber auch während normaler Zeiten läßt sich mittels des Vergleichs verschiedener sozialer Schichten der Einfluß der Umwelt auf die

---

[1] Einen neuen instruktiven Beitrag zu dieser Frage veröffentlichte kürzlich mein Mitarbeiter W. KÄRST (Ärztl. Wschr. 1952, 747).

Entwicklung und Gestaltung des Körperbaues feststellen, wie E. Schlesinger bei Kindern und Jugendlichen zahlenmäßig zeigen konnte.

Eine zusammenfassende Darstellung des Einflusses, den Hunger bzw. Unterernährung auf die Reaktion auf Arzneimittel, die Widerstandskraft gegenüber Infektionen, die Durchlässigkeit von Schleimhäuten für Mikroorganismen, den

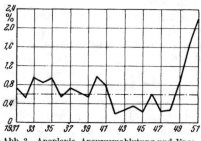

Ausfall anaphylaktischer Reaktionen ausüben, findet sich in Morgulis' Buch über Hunger und Unterernährung (1923). Schließlich seien hier noch mit freundlicher Erlaubnis des Autors die von Appel aus der Kieler Medizinischen Universitätsklinik jüngst mitgeteilten interessanten Ergebnisse über den Zusammenhang von Ernährung und Gefäßerkrankungen angeführt. Die vorwiegend arteriosklerotisch bedingten Erkrankungen (Encephalomalacie, Apoplexie, Aneurysmablutung) zeigten eine sehr ausgeprägte Abnahme in den Kriegs-

Abb. 3. Apoplexie, Aneurysmablutung und Encephalomalacie von 1931—1949 im Krankengut der Medizinischen Universitätsklinik Kiel. (Nach Appel.)

und Nachkriegsjahren. Von 1949 an kam es dagegen zu einem sehr steilen Anstieg. 1950 wurden 500% mehr derartiger Kranker beobachtet als im Durchschnitt zwischen 1942 und 1948 (Abb. 3).

Daß diese Unterschiede nicht mit der wachsenden Überalterung der Bevölkerung, sondern wesentlich mehr mit der Menge des Fleischverzehrs zusammen-

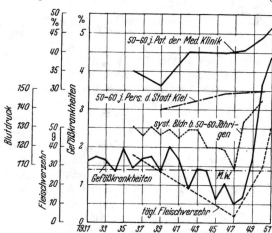

hängen, zeigt die nebenstehende Abb. 4. Hier ist auch ein deutlicher Parallelismus zwischen Fleischverzehr und Blutdruckhöhe ersichtlich.

Die Korrelation zwischen Fleischverzehr, Blutdruckhöhe und der Häufigkeit degenerativer Gefäßkrankheiten gibt somit, wie Appel betont, einen erneuten Hinweis für die Richtigkeit des im Schrifttum immer wieder betonten Einflusses des Eiweiß- und Fettverzehrs auf die Entwicklung der Arteriolo- und Arteriosklerose. Welch bedeutenden Einfluß der seinerzeit führende Ernährungsphysiologe M. Rubner der Ernährung für die Konstitutionsgestaltung zu-

Abb. 4. Parallelismus zwischen Fleischverzehr, Blutdruckhöhe und degenerativen Gefäßerkrankungen im Krankengut der Medizinischen Universitätsklinik Kiel. (Nach Appel.)

erkannte, geht daraus hervor, daß er dieser Frage eine besondere Schrift gewidmet hat. Er kommt dabei zu dem Schluß, daß Nahrungsänderung nicht nur eine Abänderung des Intermediärstoffwechsels, „sondern eine Umgestaltung der ganzen Persönlichkeit" hervorrufen kann.

„Die Ernährung kann also häufiger als man denkt zur Ursache abnormer Dauererscheinungen des Menschen werden, die leicht, manchmal auch erst nach längerer Zeit, reparabel werden, also unter der Erscheinung einer veränderten Konstitution uns entgegentreten. Sie braucht nicht eine grob anatomisch nachweisbare Veränderung zu sein, sondern kann anscheinend nur funktionell in die Erscheinung treten und auf geänderte Reizbarkeit in gesteigertem oder dämpfendem Sinne zurückzuführen sein" (Rubner).

Es ist demnach kein Wunder, wenn sich RUBNER als überzeugter Anhänger eines phänotypisch orientierten Konstitutionsbegriffes bekannt hat (vgl. S. 15). BIELING hat zusammenfassend berichtet über zahlreiche experimentelle Befunde von Resistenzverminderung infolge von Hungern, Avitaminose, künstlichen Infektionen. Es kommt dabei zu Zerstörung der natürlichen Resistenz, Verminderung der Immunkörper- und Antikörperbildung.

Neuerdings hat R. ABDERHALDEN „die Abhängigkeit der Reaktionsweise des Organismus von der Art der aufgenommenen Nahrung" zusammenfassend besprochen und gezeigt, „daß die Art der Ernährung, d. h. ihre Zusammensetzung die Reaktionsweise des Organismus gegenüber irgendwelchen exogenen Einwirkungen, seien sie nun toxischer, medikamentöser, physikalischer oder sonstiger Art, in tiefgehender Weise beeinflußt. Je nach dem Verhältnis, in dem die Nahrungsstoffe, Eiweiß, Fett, Kohlehydrate, die einzelnen Mineralstoffe, die Vitamine sowie noch unbekannte Verbindungen in der Kost enthalten sind, reagiert der Körper auf denselben Reiz in ganz verschiedener Weise." R. ABDERHALDEN will auch die Zunahme vieler Krankheiten in letzter Zeit, jahreszeitliche und örtliche Schwankungen der Morbidität usw. im wesentlichen auf Ernährungsverhältnisse zurückführen. Daß man sich aber auch auf diesem Gebiete vor Überspannungen eines Prinzips zu hüten hat, zeigen etwa die zum mindesten fragwürdigen Angaben v. HANSEMANNs, daß die Darmlänge der Deutschen durch die reichliche Pflanzennahrung der letzten Jahrzehnte um einige Zentimeter zugenommen habe (zit. nach HABERLAND 1921), konnte doch APOSTOLAKIS zeigen, daß die „Länge des Darmes durchaus nicht mit der bekannten allgemeinen Regel übereinstimmt, nach der die Länge des gesamten Darmes hauptsächlich von der Art der Ernährung", insbesondere vorwiegend pflanzlicher Ernährung abhängt.

Den extremsten Standpunkt in der Bewertung von Ernährungsfaktoren für die Konstitutionsgestaltung nimmt KATASE ein, der aus Tierversuchen den Schluß zieht, „daß die Hauptursache der Entstehung abnormer Konstitutionen beim Menschen in der Aufnahme von unharmonisch zusammengesetzter Nahrung zu sehen ist und daher erworbener Natur sein muß." Weder die experimentellen Befunde noch die sonstigen Erörterungen KATASEs sind geeignet, diese kühne These zu stützen. Von den letzteren sei nur die irrtümliche Behauptung genannt, daß Konstitutionsabwegigkeiten bei freilebenden Tieren nicht vorkämen (zu erinnern ist dagegen an Albinismus, Dackelbeinigkeit bei Feldhasen, Angorahaar bei Wildkaninchen[1]), ferner die höchstens durch ein großes Zahlenmaterial zu beweisende, in sich unwahrscheinliche Angabe, daß auf dem Lande erzeugte Kinder eines Elternpaares eine andere Konstitution haben sollen als die später in der Großstadt erzeugten Kinder.

Auch auf dem Gebiete akuter Ernährungsstörungen muß stets das erbkonstitutionelle Moment gebührend berücksichtigt werden, wie z. B. aus den Untersuchungen LANGE-COSACKS über Pädatrophie hervorgeht. Er berichtet (1939. S. 58f.) von 2 Mädchen, die beide „bei zuverlässiger Pflege und bei quantitativ und qualitativ einwandfreier künstlicher Ernährung atrophisch geworden sind". Die „Familienanamnese gibt den Schlüssel zu dem klinischen Bild, das bei den beiden verwandten Kindern (Basen, Ref.) recht ähnlich ist". Nur die gleichmäßige Berücksichtigung der erblichen und peristatischen Faktoren kann vor ätiologisch einseitiger Betrachtungsweise schützen.

Der erste wie der zweite Weltkrieg lieferten zahllose Beispiele tiefgreifender Konstitutionsumwandlung infolge Unterernährung und sonstiger Umweltschäden.

---

[1] Die beiden letztgenannten Beispiele verdanke ich Herrn Prof. NACHTSHEIM.

Soweit die gesetzten Schäden nicht zum Tode bzw. schwerem Siechtum — vor allem an Tuberkulose — führten, waren sie oft rückbildungsfähig, vor allem bei der sog. Dystrophie (vgl. Berning). Daß es aber auch hier zur Entwicklung von Dauerschäden kam, zeigt beispielsweise folgende Beobachtung (Abb. 5):

Erste kurze Beobachtung in unserer Klinik *Oktober 1950*: Gesichtsschwellung, Anacidität, Anämie (60% Hb), RR. 100/70, 95/65. 1945—1948 russische Gefangenschaft. Schwere Arbeit. Sehr dürftige Ernährung, von der sie sich noch möglichst viel für 2 Kinder absparte. Außerdem während der Gefangenschaft noch Scharlach und 1 Partus durchgemacht. Wegen dieser Befunde und der dreijährigen Gefangenschaft in Ostpreußen damalige Diagnose (in Übereinstimmung mit anderen Gutachtern): *Eiweißmangelschaden.* Patientin hatte damals das gleiche Aussehen wie ödematöse Heimkehrer. Dringender Rat zur stationären Behandlung. Derselbe wird aber erst befolgt im

Februar 1951. Klagen: ständige Müdigkeit und Schlappheit; Frieren. Gesichtsschwellung (vgl. Abb. 5c), ständige Heiserkeit, trockener Rachen. Typischer Befund eines *Myxödems* (Bradykardie, Grundumsatz — 22%).

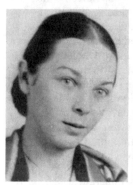 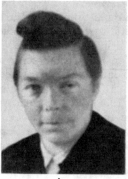 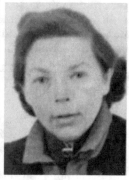 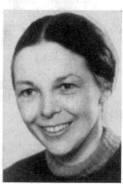

a   b   c   d

Abb. 5a—d. Entstehung eines Myxödems infolge von Dystrophie. a 1943. b Sommer 1945 in Gefangenschaft (Ostpreußen). c 1948; 35 Jahre. 1 Jahr nach Gefangenschaft. d 1951; 2 Monate nach Entlassung aus Krankenhaus Ost (Myxödembehandlung!).

Dezember 1951. Nachuntersuchung: Magensäurewerte jetzt normal (+ 44/60). Hb 80%. Ery 3,7 Mill. Ohne Durchführung der verordneten Dauermedikation von Thyreoidin kommt es bei Patient'n immer erneut zu Myxödembildung, wie wir selbst eindeutig beobachten.

Die Patientin kam also mit einem sicheren Eiweißmangelschaden aus der Gefangenschaft zurück. Ein Teil der Symptome (Anacidität, Anämie, Hypotonie) bildete sich zurück. Dagegen bestanden klinisch die Zeichen eines Myxödems fort. Die klinische Verwandtschaft beider Zustandsbilder ist bekannt: „Die Dystrophie zeigt viele hypothyreotische Züge" (Berning).

Von verschiedenen Seiten wurde auf den endokrinen Charakter mancher Dystrophiesymptome hingewiesen (Störungen des Wasserhaushaltes, der Potenz, Senkung des Grundumsatzes).

Pathologisch-anatomische Blutdrüsenveränderungen bei Dystrophikern fanden Uehlinger an der Hypophyse, Lubarsch, Prym, Jaffé, Sternberg an den Nebennieren, Stefko an den Keimdrüsen[1].

Sind die innersekretorischen Schäden der Dystrophiker im allgemeinen auch rückbildungsfähig, so werden doch auch Dauerschäden beschrieben, so von Berning ebenfalls ein Fall von Myxödem. Angesichts der Seltenheit solcher Vorkommnisse muß aber eine besondere Beschaffenheit der Individualkonstitution angenommen werden, der wir auch sonst bei der Myxödementstehung mehrfach begegnet sind. Im vorgenannten Falle kam sie im Sinne allgemeiner hypophysärer Stigmatisierung darin zum Ausdruck, daß die Kranke angab (und mit Bildern belegte), mit 12—13 Jahren auffällig fettleibig gewesen zu sein ebenso wie ihr Bruder.

---

[1] Sämtliche Autoren zit. nach Berning (1949).

Die durch Alter und schwere, generalisierte Arteriosklerose in Verbindung mit sonstigen konstellativen Faktoren[1] bedingte Umwandlung des Ernährungs- und Kräftezustandes zeigt Abb. 6a—c. Meinte zu seiner Frau: „Schau mal, wie ich aussehe! Gandhi ist gar nichts dagegen!" Es handelt sich um einen jetzt 70jährigen Postamtmann a. D. von 166 cm bei 43 kg, der 1944 und wahrscheinlich auch 1950 einen Herzinfarkt erlitt (jetzt noch im Elektrokardiogramm Restbefunde neben Zeichen von Myokardschaden) und seitdem an Angina pectoris sowie nie wieder zurückkehrendem Gefühl voller Gesundheit und Leistungsfähigkeit leidet. Libido und Potenz seit der Flucht erloschen. In den letzten Jahren kamen noch eine erhebliche Verstärkung der von jeher bestehenden Obstipation und Appetitlosigkeit hinzu. Einlieferung unter dem durchaus berechtigten Verdacht einer malignen Neubildung (aus dem Brief des einweisenden Arztes: „Ich halte seinen Zustand für infaust"), der sich bei mehrfacher eingehender klinischer Untersuchung *nicht* bestätigte. Dem entsprach auch die während eines mehrwöchigen Klinikaufenthaltes erzielte Gewichtszunahme von 13 Pfund. Es handelt sich um die Kombination einer seit der Jugend bestehenden Vagotonie (schon damals Obstipation, Hypotension — früher gelegentlich 80 mm Hg! — ,ständige Bradykardie zwischen 50—60,

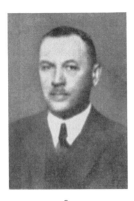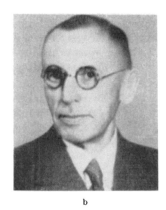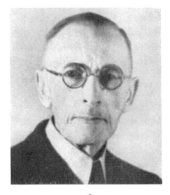

a   b   c

Abb. 6a—c. Arteriosklerotische und altersbedingte Kachexie. a) 1937, 56jährig; b) 1945, 64jährig; c) 1951, 70jährig.

1937 Ulcus duodeni) mit starker Nosophobie — nach Angabe der Frau von jeher „großer Hypochonder"; bei der kleinsten Krankheit schon übertrieben ängstlich — und wohl auch dadurch bedingter Appetitlosigkeit. Patient — ein extrem pflichtbewußter, pedantischer Mensch[2] (früher Kassenrevisor!) — leidet auch sehr unter der erzwungenen Untätigkeit.

Handelte es sich bei den vorstehenden Erörterungen meist um einzeln greifbare Einwirkungen der Peristase, so stehen dem schwer zu analysierende Abwandlungen von Populationen und Rassen gegenüber, die man unter dem Begriff der „Plastizität der menschlichen Typen" (BOAS) zusammengefaßt hat. K. SALLER hat diesem Gebiet eine wertvolle zusammenfassende Darstellung gewidmet und kommt zum Ergebnis, daß für die gefundenen Modifikationen (Verrundung der Kopfform, Zunahme der Körpergröße usw.) vorwiegend Ernährungsveränderungen verantwortlich zu machen seien, die auf dem Wege über das Blutdrüsensystem wirksam würden. Jedenfalls kann nach SALLER an dem Dogma der absoluten Rassenkonstanz nicht mehr festgehalten werden.

Die Einwirkungen des *Berufs* auf die menschliche Konstitution kommen unter anderem in der bekanntlich sehr verschiedenen Morbidität und Mortalität verschiedener Berufsgruppen zum Ausdruck. Ich erinnere an die konstitutionsverschlechternde Einwirkung solcher Berufe, die mit einem Überangebot calorisch hochwertiger Nahrung und oft auch von Alkohol verbunden sind (Bäcker,

---

[1] Die Mitwirkung von Flucht und Wechsel im Berufsleben rechtfertigen die Einordnung des Falles an dieser Stelle.
[2] Bekanntlich soll dieser charakterologische Typus bei chronisch obstipierten Männern häufig gefunden werden.

Metzger, Köche, Gastwirte usw., vgl. die Beispiele S. 67 und 71), an die Folgen dauernder Allergeneinwirkung (Bäcker- und Fellfärberasthma usw.). Die Prägung von Habitus, Psychomotorik und psychischem Wesen durch den Beruf hat v. Eickstedt anschaulich geschildert (1938, S. 100 f.).

Am wichtigsten für die Konstitutions-, besonders die Habitusgestaltung, dürften die Entwicklungsjahre sein; man hat hier unterschieden zwischen „Reizberufen" (Bauarbeiter, Gärtner, Schmied usw.), die konstitutionsfördernd und „Reizmangelberufen" (Kaufmann, Friseur, Schuhmacher usw.), die umgekehrt wirksam sind (L. Schmidt). Morphogenetische oder besser morphoplastische Einwirkungen dieser Art dürfen aber nicht überschätzt werden. Burkhardt kommt bei gründlichen konstitutions-anatomischen Untersuchungen zum Ergebnis, „daß Beruf und Stand nicht die entscheidende Rolle" bei der Habitusgestaltung spielen. Dem entsprechen auch die Ergebnisse von Lehmann und Szakall, die mit Hilfe anthropometrischer und funktioneller Messungen die körperliche Entwicklung von Lehrlingen aus verschiedenen Berufsgruppen verfolgten. Sie fanden, daß der „Grundtypus erbbedingt" ist und demgegenüber die modifizierenden Einflüsse des Berufes stark in den Hintergrund treten.

Am eindruckvollsten tritt uns die Beeinflussung des Körperbaus durch Leibesübungen entgegen, wie A. Arnold nachweisen konnte. Als Hauptergebnis seiner Untersuchungen stellt er fest, „daß auch der erwachsene junge Körper durch planmäßige, mannigfache Leibesübungen im günstigen Sinne weitgehend beeinflußt werden kann, indem die Breiten- und Umfangsentwicklung erheblich gesteigert wird. Besonders stark ist, ähnlich wie bei den Jugendlichen, der Wachstumsreiz für Schulterbreite und Brustumfang." In der folgenden Tabelle 5 ist zu sehen, daß die Verteilung der Habitustypen unter Turnlehrern vor und nach Durchführung eines Ausbildungsganges große Verschiedenheiten im Sinne körperlicher Ertüchtigung aufweist. Inwieweit es sich hier tatsächlich nur um die Veränderung der Körperbauproportionen und nicht ebensosehr um Änderungen des Ernährungszustandes handelt, bleibe dahingestellt. Die Einwirkung der sportlichen Durchbildung auf die Konstitution ist jedenfalls sichergestellt.

Tabelle 5. *Habitus und Leibesübungen.* (Nach A. Arnold.)

	Leptosome %	Muskuläre %	Pykniker %	Gesamt-prozentzahl der reinen Typen
Turnlehrer A zu Beginn des Lehrgangs	2,76	31,04	1,38	35,18
Turnlehrer A am Ende des Lehrgangs	—	52,41	0,69	53,10
Turnlehrer B zu Beginn des Lehrgangs	2,97	30,20	0,99	34,16
Turnlehrer B am Ende des Lehrgangs	0,99	50,50	0,50	51,99

Des weiteren haben Bach, Ewig, Kohlrausch und Mallwitz, Saller (1929), E. Schlesinger (1933) die Beeinflussung des Körperbaus, H. Herxheimer diejenige der Herzgröße durch Sport bearbeitet.

Gerlach hat interessante Untersuchungsergebnisse über die weitgehende Einwirkung des Heeresdienstes auf die Körperformung mitgeteilt. Der Wehrdienst ist nach Gerlach „der wichtigste und nachhaltigste (peristatische) Reiz, der den jungen Mann trifft". Im einzelnen ergab sich, daß nicht die Körpergröße, wohl aber das Gewicht stark beeinflußt wird; das letztere nimmt bei Leptosomen zu, bei Eurysomen ab. Diese Gewichtsabnahme wird aber zum Teil durch Vermehrung des Muskel- und Knochengewebes wieder ausgeglichen. Die Gewichtszunahme der Leptosomen soll bedingt sein „durch Vermehrung des leistungssteigernden Muskel- und Knochengewebes bei gleichzeitiger Abnahme des hemmenden Körperfettes". Der Brustumfang wächst, der Bauchumfang nimmt ab. Die Muskulatur — gemessen am Wadenumfang — nimmt zu. Die Vitalkapazität steigt im allgemeinen wesentlich an. KAUP- und ROHRER-Index steigen bei den Leptosomen an, bei den Eurysomen fallen sie ab.

„Alles was an Milieueinflüssen, an *Krankheiten* und Schädigungen, Infektionen und Vergiftungen an den Menschen herantritt, erwirbt ihm Zustandsänderungen, Änderungen seiner Reagibilität, arbeitet an seiner Konstitution. Bei jedem Auftreten krankhafter Erscheinungen ist die Konstitution beteiligt, und mit dieser Erkrankung ändert sich möglicherweise wieder die Konstitution" (RICH. KOCH).

Wollte man diese Seite exogener Konstitutionsänderung anschneiden, so müßte demnach hier die ganze Pathologie zur Sprache kommen. Ich beschränke mich darauf, einige besonders markante Beispiele *krankheitsbedingter Konstitutionsänderungen* in Erinnerung zu bringen, wie die psychophysische Umwälzung bei Postencephalitikern oder nach Kastration (vgl. S. 234), die in erstaunlicher Weise reparablen Veränderungen bei erworbenem Myxödem, den Abbau und unter Umständen die weitgehende Restitution (Malariakur) der Gesamtpersönlichkeit beim Paralytiker. Allerdings gibt es auch hier wieder problematische Zusammenhänge, z. B. die angebliche Umstimmung der Reaktionsweise des Gesamtorganismus durch orale Herdinfekte (NETTER).

Als Beispiel eines wohl im wesentlichen krankheitsbedingten Konstitutionsunterschiedes bei eineiigen Zwillingen diene folgende Beobachtung (Abb. 7). Der Tabiker (E.) wiegt fast 15 kg weniger als der gesunde, bzw. vielleicht auch rudimentär tabische Zwillingsbruder.

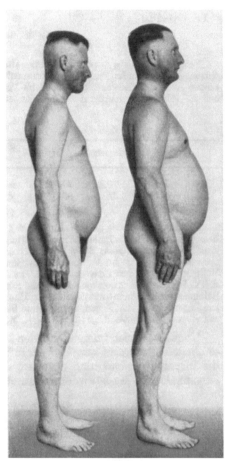

Abb. 7. Eineiige Zwillinge. Starker Unterschied des Ernährungszustandes. Der tabische Zwilling wiegt fast 15 kg weniger als sein Bruder [1].

Hochgradige Ähnlichkeit in bezug auf die Kopfhaare (Ansatz, Form, Dichte, Farbe — beide SCHULTZ Nr. 5), die Körperbehaarung, Form und Farbe der Augenbrauen und Wimpern, Bartwuchs, Irisfarbe (SCHULTZ Nr. 1a bei beiden), Iriszeichnung, Sommersprossen (bei beiden besonders im Nacken), Pigmentnaevi (bei beiden kaum vorhanden), fehlende Keratosis pilaris, Form von Tragus, Antitragus, Incisura intertragica (bei beiden 30°, spitz zulaufend), Helix, Ohrläppchen, Gesamtform des Ohres, Größe (bei beiden 5,5 cm) und Form des Mundes, der Lippen (bei beiden vorstehende Oberlippe), Form des Kinns, der Zunge (bei beiden Medianfurche), des Genitales, der Fingerlinien (s. Tabelle 6).

Bei H. rechts in der Peripherie temporal alter chorioiditischer Herd [2].

---

[1] Für Anfertigung der Photos bin ich Frau BRIGITTE KOCH, Fräulein CHRISTA HENSEL sowie Fräulein CHARLOTTE TEIK zu herzlichem Dank verpflichtet, desgleichen Herrn Dr. H. FEIEREIS für wertvolle Hilfeleistung.
[2] Die Augenbefunde verdanke ich der Liebenswürdigkeit von Herrn Prof. Dr. VOGELSANG, Berlin.

Tabelle 6.

	Individueller quantitativer Wert	Variabilitäts- breite	Radiale Differenz	Ulnare Differenz	Individueller Formindex	
					nach Bonnevie	nach Geipel
H.	17,5	4—30	26	12	89,1	96,5
E.	18,8	4—30	26	11	99,7	105,5

Beide Blutgruppe A.

Bei E. beiderseits sehr ausgedehnte alte chorioretinitische Veränderungen. Bei beiden chronische Entzündungen der Nasennebenhöhlen, bei H. aber bedeutend stärker (eitriges Sekret in beiden Nasenseiten, deutliche Polypenbildung, Verlegung der Nasenatmung) als bei E. (Muschelschleimhaut beiderseits etwas polypös verdickt).

Tabelle 7.

	Körper- größe	Gewicht	Brust- umfang	Ernährungs- zustand
H.	165	76,4	97/190	reichlich
E.	164	61,3	88/81	dürftig

H. machte mehrmals Gonorrhoe und einmal Ulcus molle, keine sichere Lues durch. Da er aber längere Zeit in den Tropen und sexuell rege tätig war, besteht auch bei ihm trotz negativer Seroreaktionen die Möglichkeit einer durchgemachten Lues. Beide Pupillen sind entrundet, unvollständige reflektorische Pupillenstarre beiderseits.

E. erwarb eine Lues und machte bisher 4 Kuren durch. Er klagte seit dem 34. Lebensjahr über rheumatische Schmerzen in der Gesäß-Oberschenkelgegend. Es besteht bei ihm eine deutliche Tabes dorsalis: Beide Pupillen entrundet, Miosis, LR fehlt vollständig. CR beiderseits (+). Leichte Innenohrschwerhörigkeit beiderseits. Vestibularis bei beiden intakt[1]. Völliges Fehlen der PSR und ASR, mäßige Hypotonie der Beine, geringe Ataxie bei KHV. Romberg: Schwanken. Deutliche Sensibilitätsstörungen, Hypästhesie für Berührung, Schmerz und Temperatur, besonders an Unterschenkeln und Füßen. Ausgesprochene Störung des Lagesinnes in den Zehen, angedeutete Schwellenlabilität ebenda und Störung des Zahlenschreibens. Blut: Wa.R. ∅, Kahn ++, MKR. ++.

Handelte es sich im vorstehenden Beispiel um eine Konstitutionsumwandlung infolge eines exquisit chronischen Infektionsspätschadens (,,Metalues"!), so soll die folgende Beobachtung erweisen, daß auch akute Infektionen schwere und langanhaltende Konstitutionsumwandlungen bewirken können.

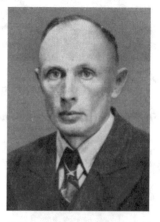

Abb. 8. Vor der Typhus-Erkrankung, 1945, 44 Jahre. (Text S. 49.)

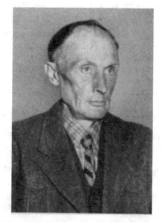

Abb. 9. 14 Monate nach Krankenhausentlassung, 1951, 50 Jahre. (Text S. 49.)

---

[1] Die otologischen Befunde verdanke ich der Liebenswürdigkeit von Herrn Prof. Dr. Barth, früher HNO-Klinik der Charité.

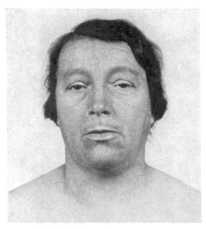

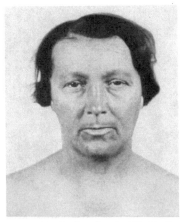

Abb. 10. 44jährige Frau. Myxödem. Befund am 19. 9. 40: Gesicht gequollen, Nasolabialfalten verstrichen. Starke Müdigkeit und psychomotorische Verlangsamung, Frösteln. Gewicht 81,3 kg, Puls um 55. G.U. —28%. Typisches Myxödem-EKG. (Vgl. Abb. 12.) (Text S. 49.)

Abb. 11. Dieselbe Kranke wie Abb. 10. Befund am 14. 1. 41 nach Schilddrüsenbehandlung: Subjektives Wohlbefinden. Gesichtsschwellung verschwunden. Gewicht 78,4 kg. Puls 72. G.U. +5,3%. EKG normal. (Vgl. Abb. 13.)

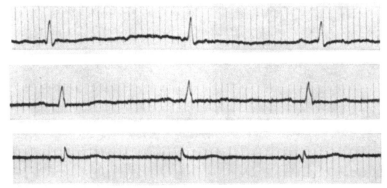

Abb. 12. Typisches Myxödem-EKG: Niederspannung, Abflachung von T. (Vgl. Abb. 10.)

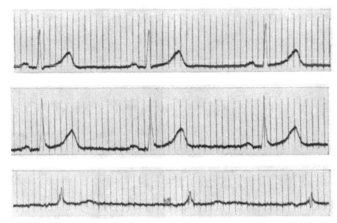

Abb. 13. EKG der gleichen Kranken nach Schilddrüsenbehandlung. Normale Spannung. Gut ausgebildete T-Zacken. (Vgl. Abb. 11.)

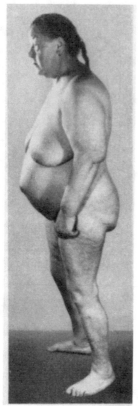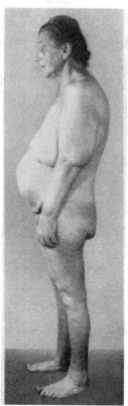

Abb. 14. 67jährige Frau mit typischem Myxödem, vor und nach klinischer Behandlung.
Gewichtsabnahme 17,5 kg. (Text S. 49.)

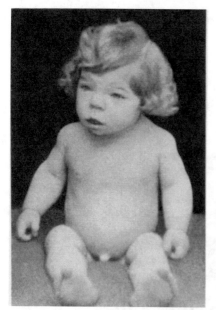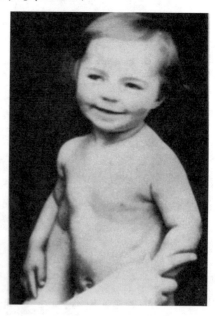

Abb. 15. Kindliches Myxödem. 2³/₄jähriges
Mädchen, vor der Behandlung mit Thyreoidin.
(Text S. 49.)

Abb. 16. Dasselbe Kind
14 Tage nach Behandlungsbeginn. (Vgl. Abb. 15.)

Wilh. La., geb. 1901 (Abb. 8 und 9). 18. 4. bis 5. 8. 50 wegen schwerstem, längere Zeit lebensbedrohenden *Typhus* in unserer Klinik behandelt. Komplikationen: Myokarditis, ausgedehnter Absceß des Gesäßes. Auf Krankheitshöhe 178 cm, 46 kg (!).

Bei Entlassung 62,4 kg. Noch sehr geschwächt. Erst 15. 11. 50 wieder fähig, als landwirtschaftlicher Arbeiter tätig zu sein. Aber lange nicht mehr so leistungsfähig wie früher: Säcketragen ist ihm z. B. nicht mehr möglich, kann sich wegen großer Müdigkeit und Schlappheit nur mit Mühe tagsüber auf den Beinen halten. Nach stärkeren Anstrengungen ausgedehnte Crampi. Abends oft Beinödeme. Früheres Durchschnittsgewicht in leichter Kleidung etwa 74 kg, jetzt (Nachuntersuchung Januar 1952 zwecks Begutachtung) 60,2 kg ohne Kleidung. Kaum Körperfett. RR 130/90 (Puls 80), nach Aufstehen 120/90 (Puls 92). Kleine, wahrscheinlich typhöse Osteomyelitis re. Ulna. Übriger eingehender klinischer und Röntgenbefund vollständig o. B. Auch nach chirurgischer Ansicht ist es unwahrscheinlich, daß die Kachexie auf der geringen Osteomyelitis beruht. Beurteilung: Schwere körperliche Arbeit kann La. zur Zeit nicht verrichten. MdE 40%.

Die Umwandlung der psychophysischen Gesamtkonstitution im Gefolge von Myxödembehandlung zeigen die vorstehenden Beispiele (Abb. 10—14).

Umgekehrt ergibt die folgende, auch für Konstitutionsdiagnose, Konstitutionstherapie und endokrine Genese des Kümmerwuchses aufschlußreiche Beobachtung, daß mit Einsetzen der Thyreoidinbehandlung zwar auch ein prompter Erfolg eintrat (Abb. 15 und 16), daß aber die schwere, endokrin bedingte

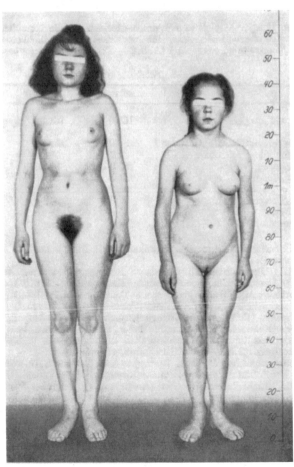

Abb. 17. Kümmerwuchs als Folge kindlichen Myxödems. 14¹/₂jährig. Körpergröße 143 cm.
(Vgl. Abb. 15 und 16; Text S. 50.)

Entwicklungshemmung nur sehr unvollständig beeinflußt werden konnte, weil die Behandlung zu spät einsetzte: der mit etwa 1 Jahr in Rückgang der psychischen und motorischen Leistungen (Verlust des schon erlernten Gehens usw.) sowie Verschlechterung des Allgemeinbefindens (Appetitlosigkeit usw.) zum Ausdruck kommende Hypothyreoidismus war erst vom dritten Arzt richtig erkannt worden. Die irreparable, auf das zu späte Einsetzen der Hormontherapie zurückzuführende Entwicklungshemmung äußert sich in Kleinwuchs, infantilem Thoraxbau (fast fehlende Taille), fehlenden Menses und Debilität (Abb. 17)[1].

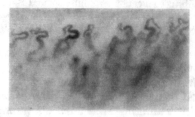 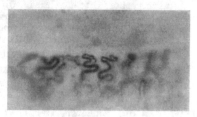

Abb. 18.   Abb. 19.

Abb. 18 u. 19. „Archicapilläre Hemmung" bei dem 14¹/₂jährigen Mädchen (Abb. 17)
als Folge kindlichen Myxödems. (Vgl. Abb. 15 und 16.)

Im folgenden Beispiel handelt es sich um die fortschreitende Konstitutionsverschlechterung im Sinne zunehmenden physischen und psychischen Persönlichkeitsverfalles.

Alfred Gr., geboren 1888, Schlächter (Abb. 20—22). Zunächst eine vergleichende Tabelle der Maße:

Tabelle 8.

	28. 6. 1938	4. 6. 1940	8. 2. 1943
Körpergröße	163,0	161,0	153,1
Gewicht	73,9	68,3	64,5
Höhe des oberen Brustbeinrandes	136,0	135,0	126,4
Symphysenhöhe	82,7	78,2	73,1
Schulterbreite	37,0	36,5	37,0
Distantia cristarum	31,5	28,0	28,0
Hüftumfang	95,0	87,0	91,0
Mittlerer Thoraxumfang	99,0	94,0	97,0
Schädelbreite	15,0	—	15,4
Schädellänge	18,0	—	18,4

1908 akute Polyarthritis rheumatica (Krankenblatt!). 1908 Schanker. Mehrere Sublimatkuren (Krankenblatt).

1915 im Felde Ohnmachtsanfall. Lazarett: Refl. Pupillenstarre. Anisokorie. Silbenstolpern. Mäßige Demenz. Diagnose: Paralyse (Krankenblatt). 1916 Entlassung.

Seit 1929 fortlaufend in Beobachtung der I. Medizinischen Poliklinik. Trinker (Trinkerheilstätte ohne wesentlichen Erfolg). Haltlos. Verwahrlost. In Nachkriegszeit Malaria- und Pyriferkuren. Später (1932) erneute Erregungszustände mit Bedrohung der Frau wegen paranoider Eifersuchtsideen. Glaubt sich im Felde, sieht Franzosen, kommandiert. Erneut psychiatrische Heilanstalt: zeitlich nicht, örtlich leidlich orientiert. Merkfähigkeit mäßig gestört. Silbenstolpern. Keine wesentliche Intelligenzstörung.

Auf Malariakur subjektiv gebessert. Ausgesprochene Tabes mit Anisokorie, refl. Pupillenstarre, Reflex-, Sensibilitäts-, Blasen-, Potenzstörungen, Magenkrisen. Liquor (1935) ohne gröberen Befund. Erhebliche Aortitis luica (Aneurysma?). Anginöse Zustände. Wiederholt schlaganfallartige Erscheinungen. Seit 1932 allmählich zunehmende schwere Arthropathie, erst des rechten, dann auch des linken Knies (Abb. 21 und 22). Doppelseitiger Schienenhülsenapparat. Patient nimmt trotz ausreichender Ernährung (Beruf!) zunehmend an Gewicht, Kraft und Leistungsfähigkeit ab. Auch psychisch wird er auffälliger ohne grobe Störung. Die schon vorher vermerkte Distanzlosigkeit und plumpe Vertraulichkeit nimmt zu. Die

---

[1] Eine eingehende Erörterung derartiger Fälle infantiler A- bzw. Hypothyreose, ferner des endemischen Kretinismus findet sich in der auch das ganze Schrifttum erschöpfenden Monographie von E. Wieland (1940).

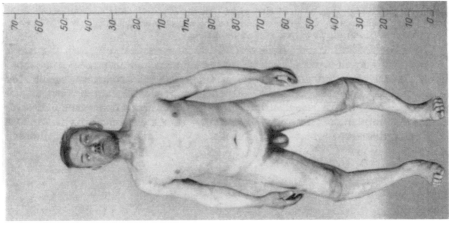

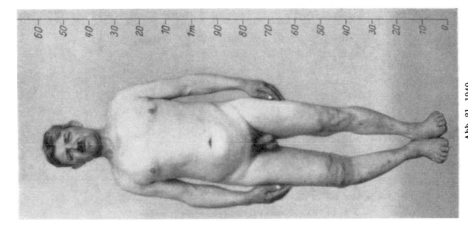

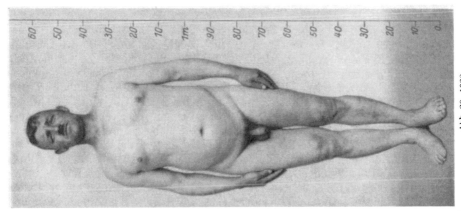

Abb. 20. 1938.

Abb. 21. 1940.

Abb. 22. 1943.

Abb. 20—22. Fortschreitende Konstitutionsverschlechterung bei mangelhaft ausgeheilter Tabo-Paralyse mit schwerer Arthropathie der Kniegelenke.
Habitusumwandlung, Kachexie.

häuslichen Schwierigkeiten steigern sich mehr und mehr. Noch jetzt aber beruflich tätig. *Beurteilung: Zunehmender körperlicher und seelischer Persönlichkeitsverfall bei Tabo-Paralyse mit schwerer, schnell fortschreitender Arthropathie.*

Unter dem Einfluß der Kriegs- und Nachkriegsernährung hat die senile Osteoporose, vor allem der Wirbelsäule, zugenommen und zu erheblichen sekundären Habitusveränderungen geführt, wie bei der nachstehend abgebildeten 73jährigen Frau Bertha Gr., die — neben den seit 15 Jahren bestehenden Schmerzen im linken Kniegelenk infolge mäßiger Arthrosis deformans und einer Arthrosis deformans des rechten Hüftgelenks — eine erhebliche Kyphoskoliose der Brustwirbelsäule sowie starke Verminderung des Kalkgehaltes zeigt. Einzelne

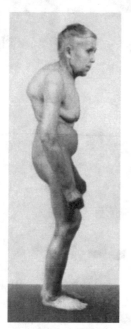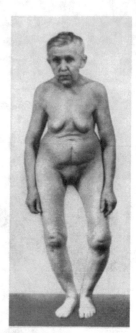

Abb. 23. Habitusveränderung infolge seniler Osteoporose.

angedeutete Fischwirbelbildungen. Körpergröße 136 cm (!), Gewicht 45 kg. Etwa seit 1949 heftige Rückenschmerzen und ständig zunehmende Rückenverkrümmung. Auf Bettruhe, Lebertran, Vigantol, Vogan. Kalzan wesentliche Besserung.

Hier möge noch ein weiteres Beispiel postnatalen krankheitsbedingten Skeletumbaues Platz finden, das weiterhin deutlich zeigt, wie im Sinne des Circulus vitiosus die Skeletabwandlung wiederum die Grundkrankheit und somit auch die Gesamtkonstitution ungünstig beeinflußt. Es handelt sich um die sog. *mediale Flankenbrust* oder „*Pseudorachitis asthmatica*", wie J. Brock diesen Befund treffend bezeichnet hat. Unser Fall (Abb. 24) betrifft einen 36jährigen Angestellten, der von frühester Kindheit an an einem recht erheblichen Dauerasthma leidet (die eingehende Krankengeschichte habe ich unter ganz anderen Gesichtspunkten in „Die Heilkunst", 1952, H. 2 mitgeteilt). Zeitweise ist der Zustand sehr quälend und hat zu einem jahrelangen Ephedrinmißbrauch geführt.

Brock fand die Pseudorachitis asthmatica bei 27% der Kinder mit Asthmabeginn in den ersten Lebensjahren, dagegen nur bei 7,5% derjenigen mit späterem Beginn des Leidens. Unter 900 Kindern eines Dürrheimer Kinderheims war der

Befund 11mal so häufig bei Asthmatikern als bei den anderen Erholungsuchenden. Es handelt sich nach BROCK um die Wirkung der immer wiederholten krampfhaften Inspirationsstellung auf den kindlichen Thorax, wobei allerdings auch eine gewisse Disposition des Skelets vorausgesetzt werden muß, da ja nur ein gutes Viertel der Frühasthmatiker die Thoraxdeformierung (die ich auch sonst schon mehrfach beobachtete) erwirbt. Die Rachitis spielt jedoch hierbei nur eine ganz untergeordnete Rolle: unter 34 verwertbaren Fällen BROCKs ließen sich nur 4mal Rachitiszeichen nachweisen.

Ein letztes Beispiel von krankheitsbedingter, vorwiegend das Skelet betreffender Konstitutionsumwandlung, die ebenfalls in früher Jugend begann, aber bis ins Alter hinein fortschreitet, zeigt die folgende Beobachtung:

Paul Gie., Schneider, geboren 1876. Die Mutter hatte auch einen großen Kopf; schon mit 20 Jahren war der Kopf des Patienten abnorm gestaltet. Beim Militär mußte der Helm umgeformt werden. Kopfumfang: 1896 57 cm, 1928 62 cm, 1941 66 cm. (vgl. Abb. 25—28). Mit 24 Jahren mehrere Monate in Irrenanstalt wegen (hypochondrischer) Depression [1].

Auf sonstige Ursachen peristatischer Konstitutionsänderung wie soziale Einflüsse, Überanstrengungen, körperliche und seelische Traumen, Vergiftungen, Erkältungsschäden usw. kann im Rahmen dieser kurzen Übersicht nicht mehr eingegangen werden.

Es muß jedoch noch darauf hingewiesen werden, daß eine reinliche Scheidung der einzelnen peristatischen Momente häufig nicht gelingt, zumal da, wo man zur Gewinnung exakter, fehlerkritisch gesicherter Zahlen massenstatistische Methoden anwendet. Auf diesem Wege hat besonders v. VER

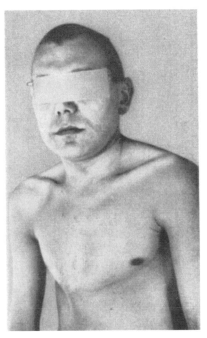

Abb. 24. „Pseudorachitis asthmatica" (BROCK) als Folge krankheitsbedingten Skeletumbaus. (Text S. 52.)

SCHUER gesicherte Ergebnisse erzielt durch Vergleich unausgelesener Reihen von EZ und ZZ. Dabei konnte er den ja auch schon aus klinischen Beobachtungen wahrscheinlichen Nachweis erbringen, daß verschiedene Habitusmerkmale eine verschieden starke Modifikabilität besitzen. Sehr anschaulich zeigt dies der Vergleich der Variationskurven von Körpergröße und Körpergewicht von EZ (Abb. 29).

„Die beiden Kurven sind Variationskurven aller eineiigen Zwillingsindividuen, nur sind die Körpergrößen und -gewichte nicht als absolute Maße genommen, sondern jedesmal in Prozent des mittleren Wertes des betreffenden Zwillingspaares umgerechnet worden. Die Zwillingspaare (n = Anzahl derselben) wurden nach der Größe des Unterschiedes in Variationsklassen eingeteilt; die Häufigkeit dieser Variationsklassen ist für 100 Zwillingspaare angegeben. Die Zwillingspaare, von welchen beide Paarlinge die gleiche Größe und das gleiche Gewicht haben, befinden sich in der Variationsklasse 0 (Mittel = Gipfel der Kurve). Je größer der Unterschied zwischen den Paarlingen ist, desto weiter entfernt von der Mittellinie kommt das betreffende Zwillingspaar zu liegen. Aus dem Verlauf der Kurven sieht man deutlich, daß die Körpergröße wenig (peristatisch) variiert: die Mehrzahl aller Paare liegt nahe der Nullinie, größere Differenzen sind sehr selten — während das Körpergewicht stark variiert: größere Unterschiede sind eine ziemlich häufige Erscheinung" (v. VERSCHUER).

[1] Eine halluzinatorische Psychose bei erblichem M. Paget beschrieben neuerdings ASCHNER, HURST und ROIZIN. Weitere einschlägige Mitteilungen in dem Übersichtsreferat von STEMMERMANN (1952).

Fassen wir die vorstehend skizzierten Tatsachen zusammen, so sehen wir unsere frühere Feststellung (S. 13 f.) bestätigt, daß das Konstitutionsprinzip nur dann fruchtbar erforscht werden kann, wenn die Umwelt mit genau der gleichen Gründlichkeit berücksichtigt wird wie die erbliche Veranlagung. Genom und Peristase schaffen den Phänotyp und sind demnach auch in

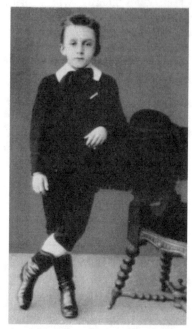

Abb. 25. Paul G., 10jährig (vgl. Text S. 53).

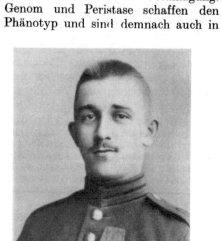

Abb. 26. Paul G., 20jährig (vgl. Text).

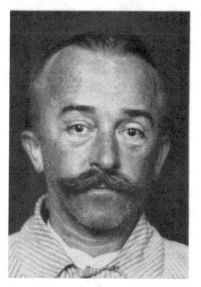

Abb. 27. Paul G., 52jährig.
Beginnende PAGETsche Krankheit.

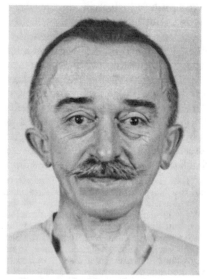

Abb. 28. Paul G., 64jährig.
Ausgebildete PAGETsche Krankheit.

gleicher Weise verantwortlich für den die Sonderprägung des Menschen bestimmenden Teil des Phänotyps, die Konstitution. Das Wort des HIPPOKRATES: „Die Konstitution ist nur einmal da, sie kann nicht umlernen oder sich ändern" können wir, im Gegensatz zu früheren Autoren, nicht mehr als Grundlage unserer Konstitutionsauffassung anerkennen.

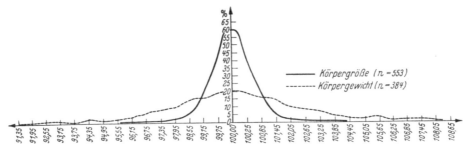

Abb. 29. Variationskurven von Körpergröße und -gewicht bei EZ. (Nach v. VERSCHUER.)

II. Erscheinungsformen und Typologie der Konstitution.

Wenn im folgenden die Erscheinungsformen der Konstitution dargestellt werden sollen, so muß ganz kurz an einiges Grundsätzliche erinnert werden, das bereits im allgemeinen Teil zur Sprache kam. Die Zerlegung des Organismus in Eigenschaftsgruppen widerspricht naturgemäß seinem Ganzheitscharakter (S. 19). Aus methodischen Gründen ist aber ein derartiges analytisches Vorgehen unerläßlich, wenn die Darstellung nicht in feuilletonistische Phrasen abgleiten soll, wie das manche neueren Veröffentlichungen über Konstitutionsfragen gezeigt haben. Die analytische Methode darf allerdings niemals den Blick auf das Ganze verlieren, mit anderen Worten, sie muß korrelationsbiologisch unterbaut sein. Die Ansätze zu einer Betrachtung der Gesamtkonstitution werden am Schlusse zusammenfassend besprochen werden (S. 280). Voller Widersprüche ist die Zweiteilung des Stoffes in ein morphologisches und ein physiologisches Gebiet, da es sich ja tatsächlich nur um fiktive Grenzziehungen handelt (vgl. S. 10). Wir werden auch hier versuchen, die zahllosen Wechselbeziehungen zu berücksichtigen.

Schließlich ist für die Darstellung einer speziellen Konstitutionslehre von entscheidender Bedeutung jene oben (S. 8) eingehend erörterte Gegenüberstellung der Erforschung der Individualkonstitution und des Konstitutionstyps.

Wenn oben ausgeführt wurde, warum wir mit der überwiegenden Mehrzahl aller Forscher in jenem das entscheidende Hauptziel der Konstitutionslehre erblicken (S. 8), so zeigt doch die systematische Schilderung der speziellen Konstitutionslehre deutlich, daß wir uns diesem Ziel nur nach gründlichster Behandlung der Typologie annähern können. Es ist schlechterdings unmöglich, die individuelle Variabilität dadurch wiederzugeben, daß man in biographischer Form die Konstitutionsanalyse zahlloser Einzelindividuen aneinanderreiht. Vielmehr werden wir zunächst und hauptsächlich typische Reaktions- und Gestaltungsweisen von *Individuengruppen* darzustellen haben, deren Kenntnis uns dann dazu befähigen soll, die Besonderheiten der Einzelperson zu verstehen. Durch kasuistische Beispiele wird diese Gegensätzlichkeit und gleichzeitige wechselseitige Bezogenheit von Typus und Individuum veranschaulicht werden.

1. Morphologie der Konstitution.

a) Normale Varianten des Gesamtorganismus.

α) Mikroskopische Befunde.

Wenn es auch naheliegend erscheinen könnte, die morphologische Konstitutionsanalyse cellularbiologisch zu begründen — nach LUBOSCH „offenbart sich das Individuelle bereits in den Mikroproportionen der Gewebszellen" —, so ist dieser Weg meines Wissens doch nur ganz vereinzelt beschritten worden. v. D. MALSBURG hat versucht, mit Hilfe der Bestimmung von Größe und Form der Zellen bzw. der Kernplasmarelation Arten, Rassen und Individuen als grob-, zart- und feinzellig zu unterscheiden. Als Ziel schwebte ihm vor, auf diesem

Wege zu einer Beurteilung der Gesamtkonstitution zu gelangen. Nach dem
Bericht Selahattins, eines Schülers von Kronacher, hat dieser Weg jedoch zu
keinem brauchbaren Ergebnis geführt.

β) Makroskopische Befunde: Der Körperbau.

Allgemeines. Geschichtliches. Für viele ältere Autoren waren Konstitution
und Habitus identische Begriffe. Heute begegnen wir in manchen konstitutionspathologisch interessierten klinischen Kreisen einer weitgehenden Abkehr von
der Habitusdiagnostik (Jahn, Bickenbach u. a.) und der Behauptung, daß in
erster Linie subjektive und objektive Leistungsfähigkeit sowie funktionelles Verhalten für die Beurteilung der Konstitution entscheidend seien, während dem
Körperbau nur eine untergeordnete Bedeutung zukomme. Auch ältere Internisten wie Martius und F. v. Müller haben sich gleichsinnig geäußert. All
diese Forscher kamen allerdings zu ihrer Anschauung ohne eigene planmäßige
anthropometrisch-korrelationsbiologische Studien, vielmehr nur auf Grund klinischer Eindrücke. „Daß die anthropometrische Methodik in der Konstitutionsforschung an Geltung verloren hat, kommt in einigen neueren Schriften allgemein
zum Ausdruck. W. Jaensch hat in seinen Untersuchungen zur Konstitutionsmedizin auf Anthropometrie verzichtet. Er läßt dem Intuitiven die alleinige
Entscheidung bei derartigen Beobachtungen" (L. Burkhardt 1939).

Aus unseren obigen Erörterungen über die Bewertung von Form und Funktion (S. 10) und über das ganzheitliche Gefüge des Organismus (S. 19f.) geht
schon hervor, daß die Konstitutionsbeurteilung Morphologie und Physiologie
gleichermaßen berücksichtigen muß. Die individuelle Verfassung eines Menschen
ist selbstverständlich niemals mit seiner Körperbaubeschreibung erschöpfend
geschildert, diese liefert uns aber den festen Ausgangspunkt und die beste Möglichkeit massenstatistischer Typenbegründung. Es sei nur daran erinnert, daß
eine der bedeutendsten Schöpfungen der heutigen Konstitutionslehre, das
Kretschmersche psychophysische System, auf dem Grundpfeiler der Habitusdiagnostik errichtet wurde. Dies war nur möglich, weil Größe und Proportionen
des Körpers, die Modellierung der Körperoberfläche, Fett- und Wassergehalt des
Integuments, Behaarung, Durchblutung u. v. a. m. ein getreuer Spiegel der Vorgänge sind, die sich im Gesamtorganismus abspielen, was ja auch in der oft
ausschlaggebenden Bedeutung der Habitusbeurteilung für die Blutdrüsendia-
gnostik zum Ausdruck kommt.

Aber auch auf sonstigen Gebieten der erbbiologisch fundierten Konstitutionsforschung ist die Habitusdiagnostik von entscheidender Bedeutung. Der klinisch
erfahrene Konstitutionsforscher kann auf den ersten Blick aus dem Gesamthabitus zahlreiche charakteristische Syndrome diagnostizieren, wie später (S. 302)
an verschiedenen Beispielen gezeigt wird.

Eine Kritik an der einseitigen Habitusüberbewertung, der wir — neben ent-
sprechender Unterschätzung des Erbmomentes — in neuerer Zeit noch bei
Bernh. Aschner und Th. Brugsch begegnen, war aber zweifellos nötig[1]. Auch
Anthropologen wie E. v. Eickstedt haben sich in diesem Sinne ausgesprochen.
und Jul. Bauer betont sehr richtig, daß die Habitusdiagnostik nur einen kleinen
Teil der Konstitutionslehre darstelle.

---

[1] Noch 1942 schreibt Saltykow in einer auch sonst durchaus abwegigen Arbeit (Z.
menschl. Vererbgslehre **26**), der Konstitutionsbegriff sei ihm „gleichbedeutend mit demjenigen des Körperbaus"! Die Absurdität eines solchen Standpunktes erhellt ohne weiteres.
wenn beispielsweise an klinisch so feststehende Begriffe wie exsudative, allergische und
angiospastische Diathese sowie Vagotonie bzw. hyperthyreotische Konstitution erinnert wird.

Zahllose Kontroversen sind darauf zurückzuführen, daß die Habitustypen „bei den verschiedenen Beschreibern oft stark interferieren" (M. v. PFAUNDLER), daß „die Deutung der Typen dem subjektiven Ermessen weitesten Spielraum

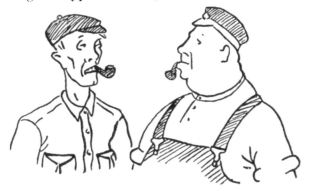

Abb. 30. Astheniker und Pykniker in der Karikatur. (Aus einer illustrierten Zeitschrift.)

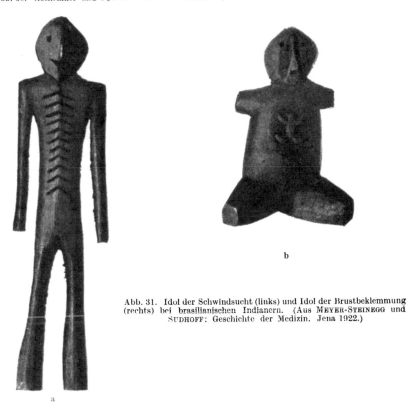

b

Abb. 31. Idol der Schwindsucht (links) und Idol der Brustbeklemmung (rechts) bei brasilianischen Indianern. (Aus MEYER-STEINEGG und SUDHOFF: Geschichte der Medizin. Jena 1922.)

a

läßt" (L. BORCHARDT, ähnlich E. SCHLESINGER 1933), vor allem insofern, als atypische Formen in unbiologischem Schematismus in Systeme eingezwängt wurden.

Als allgemein anerkannte Haupttatsache kann heute gelten, daß zwei polare Grundtypen existieren, der lange schmale Habitus (Längstyp, Longitypus) auf der einen, der kurze, breite Habitus (Quertyp, Brachytypus) auf der anderen

Seite. Die beiden Typen sind dem Naturvolk wie dem zeitgenössischen Karikaturisten gleich bekannt, wie die Abb. 30 und 31 zeigen sollen.

Häufig wurde den beiden genannten Typen noch ein mittlerer, oft als muskulär oder normal gekennzeichneter Übergangstyp beigeordnet. v. Rohden hat diese Verhältnisse in einer historischen Tabelle (S. 9) übersichtlich zusammengestellt. Die Tabelle ist in mehrfacher Hinsicht lehrreich. Sie zeigt zunächst, daß nur ein verhältnismäßig kleiner Teil der Autoren unvoreingenommen an das Studium der Körperbautypologie herangegangen ist, wie z. B. die unter Nr. 10, 14, 18, 20 und 26 Genannten. Diese sahen ihre Aufgabe lediglich darin, kurze, klare Bezeichnungen für die besonderen Proportionsverhältnisse des menschlichen Körpers zu schaffen. Bei den meisten anderen Verfassern sind dagegen vorgefaßte Anschauungen über die Wechselbeziehungen zwischen Körperbau und Gesamtorganisation für die Wahl ihrer Terminologie, ihr Forschungsprogramm und damit, unvermeidlicherweise, auch für die Ergebnisse bestimmend gewesen. Diese Anschauungen — Grote spricht bezeichnend von aprioristischen Synthesen — entstammen teils dem Bereich des Psychologischen (vgl. Nr. 4 und 9). teils dem des Physiologischen (cephaler, cerebraler, digestiver, respiratorischer, Ernährungstyp, katabolischer Biotypus, hypotonische Konstitution usw., vgl. Nr. 3, 5, 6, 12, 15, 21). Andere Autoren nehmen von vornherein gesicherte Wechselbeziehungen zwischen Habitus und Krankheitsdisposition als gegeben an, was in Ausdrücken wie Habitus phthisicus, apoplecticus, arthriticus, carcinomatöse Konstitution, Epitheliopathen(!), T-Typ (d. h. Tetanietyp) usw. zum Ausdruck kommt. Ganz verstiegen-hypothetische Bezeichnungen wie die des carnivoren Typs oder der (phylogenetisch gedachten) „Zukunftsform" tragen ohne weiteres den Stempel der Abwegigkeit. Jedoch auch die vorstehenden korrelations-hypothetischen Typenaufstellungen haben sich großenteils als unfruchtbar erwiesen, wenn ihnen auch teilweise nicht abgesprochen werden kann. daß sie den Niederschlag alten wertvollen ärztlichen Erfahrungsgutes darstellen.

An eine wissenschaftlich einwandfreie Habitustypologie sind folgende Forderungen zu stellen:

1. Die Begründung auf reine Beschreibung. Die Ausschaltung jeder vorgefaßten Bedeutungsinhalte.

2. Die eindeutige Kennzeichnung der reinen oder Grundtypen.

3. Die Möglichkeit, ideal proportionierte „Normale" in einer Sondergruppe unterzubringen.

4. Die Eignung der Grund- und Mischtypen zu anthropometrischer und massenstatistischer Bearbeitung.

5. Die Nachweisbarkeit der Grundtypen bei verschiedenen Rassen.

Sehen wir uns die Typologien der Tabelle v. Rohdens daraufhin an, inwieweit sie den aufgestellten Forderungen entsprechen, so müssen die meisten Systeme ausscheiden, da sie, wie oben erörtert, der ersten und wichtigsten unserer Bedingungen nicht entsprechen. Trotzdem sollen die Sigaud-Typen — die ja, wie die Tabelle zeigt, tatsächlich auf Restan zurückgehen, der offenbar seinerseits auf der alten, nach Fervers vorplatonischen Typisierung in Schädel-, Brust- und Bauchmenschen fußt — kurz besprochen werden, da sie merkwürdigerweise bis in die jüngste Zeit in Hand- und Lehrbüchern einen breiten Raum einnehmen. Die Restan-Sigaud-Typen sind in ihrer naiven Terminologie ein Schulbeispiel für die Unbrauchbarkeit aprioristischer Systeme. Die Beziehungen des „cerebralen" Typs zum Gehirn bzw. zu einer besonders hohen psychiatrisch-neurologischen Krankheitsanfälligkeit sind durchaus unbewiesen, ebenso die des „respiratorischen" Typs zu Lungenkrankheiten und des „digestiven Typs" zu Verdauungskrankheiten.

Tabelle 9. *Historische Übersicht über die Methodik der konstitutionellen Typologie.* (Nach v. ROHDEN.)

Autoren	I. Schmale Typen	II. Mittlere Typen	III. Breite Typen
1. Alte Inder	Gazellen	Hirschkühe	Elefantenkühe
2. Alte Ärzte seit HIPPOKRATES	Habitus phthisicus		Habitus apoplecticus
3. HALLÉ (1797), Franzose	Kephaler Typ	Muskulärer Typ	Abdominaler Typ
4. WALKER (1823), Engländer	Mentaler Typ (Minerva)	Bewegungstyp (Diana)	Ernährungstyp (Venus)
5. RESTAN (1826), Franzose	Type cérébral (respiratoire)	Type musculaire	Type digestiv
6. CARUS (1856), Deutscher	Cerebrale, sensible, asthenische Konstitution	Athletische Konstitution (bei CARUS noch nicht von I getrennt)	Plethorische Konstitution mit bevorzugter Entwicklung der Ernährungsorgane
7. A. DE GIOVANNI (1877), Italiener	Phthisischer oder langliniger Habitus	Athletischer oder thorakaler Habitus	Plethorischer oder abdominaler Habitus
8. BENEKE (1878), Deutscher	Skrofulöse, phthisische Konstitution	Normale Konstitution	Carcinomatös-rachitische Konstitution
9. HUTER (1880), Deutscher	Empfindungsnaturell	Bewegungsnaturell	Ernährungsnaturell
10. MANOUVRIER (1902), Franzose	Makroskeler Typ	Mesoskeler Typ	Brachyskeler Typ
11. STILLER (1907), Deutscher	Asthenischer, atonischer Habitus		Apoplektischer, arthritischer, hypertonischer Habitus
12. SIGAUD (1908), Franzose	Type respiratoire (cérébral)	Type musculaire	Type digestiv
13. VIOLA (1909), Italiener	Longitypus, mikrosplanchnischer Typ	Normotypus, normo-splanchnischer Typ	Brachytypus, makrosplanchnischer Typ
14. STERN (1912), Deutscher	Hochwuchs		Breitwuchs
15. TANDLER (1913), Deutscher	Hypotonische Konstitution	Normaltonische Konstitution	Hypertonische Konstitution
16. BRYANT (1913), Amerikaner	Carnivorer Typ	Normaler Typ	Herbivorer Typ
17. MILLS (1917), Amerikaner	Hyposthenisch	Sthenisch	Hypersthenisch
18. BRUGSCH (1918), Deutscher	Engbrüstig	Normalbrüstig	Weitbrüstig
19. BAUER (1919), Deutscher	Asthenischer Habitus	Athletisch	Arthritischer Habitus
20. KRETSCHMER (1921), Deutscher	Leptosom		Pyknisch
21. PENDE (1922), Italiener	Katabolischer, hypovegetativer Biotypus		Anabolischer, hypervegetativer Biotypus
22. HELLPACH (1922), Deutscher	Fränkisches Gesicht		Schwäbisches Gesicht
23. DAVENPORT (1923), Amerikaner	Slender biotype (schlank, dünn)	Medium biotype	Fleshy biotype (dick, fett)
24. STOCKARD (1923), Amerikaner	Längstyp, linearer Typ		Quertyp, lateraler Typ
25. BEAN (1923), Amerikaner	Hyperontomorpher Typ (Epitheliopathen)		Meso-ontomorpher Typ (Mesodermopathen)
26. ASCHNER (1924), Deutscher	Schmale Individuen	Mittlere Individuen	Breite Individuen
27. MATHES (1924), Deutscher	Zukunftsform		Jugendform
28. JAENSCH (1924), Deutscher	T-Typ (tetanoid)		B-Typ (basedowoid)
29. MACAULIFFE (1925)	Type plat		Type rond
30. FRIEDENTHAL (1925), Deutscher	Hirtentypus	Jägertypus	Bauerntypus
31. WEIDENREICH (1927), Deutscher	Leptosom		Eurysom
32. BOUNAK, Russe	Stenoplastischer Typ	Mesoplastischer Typ	Euryplastischer Typ
33. GALANT (1927), Russe	Stenosome Gruppe	Mesosome Gruppe	Megalosome Gruppe
34. RAUTMANN (1928), Deutscher	Hyposthenisch oder leptosom	Mesosthenisch oder mesosom	Hypersthenisch oder pyknosom

„Die Vorwegnahme der klinischen Bindung des morphologischen Typs liegt bei diesem System zu sehr auf der Hand, als daß man es als leitendes Prinzip zur Aufklärung somatologischer Fragen in der Pathogenese brauchen könnte" (L. R. Grote).

Die Sigaud-Typen erfüllen weiterhin in keiner Weise die oben aufgestellten Forderungen 2 und 4. Der cerebrale Typ mit besonders entwickelter Stirngegend[1], der respiratorische Typ mit besonders entwickeltem Mittelgesicht und der digestive Typ mit besonders entwickeltem Untergesicht, das sind keine eindeutig klar erkennbaren Kennzeichnungen, die jedem geschulten Beobachter nach einiger Übung die Diagnose der Grundtypen gestatteten, auch wenn man die weiteren, von Sigaud und seinen Schülern angegebenen Kriterien mit heranzieht. Wie sich z. B. die Rumpfform des Cerebralen (grazil gebauter schwächlicher Körper)

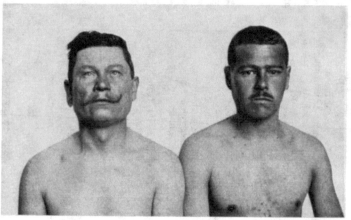

Abb. 32. Sigauds „digestiver" Typ (links) und „muskulärer" Typ. (Nach J. Bauer.)

von der des Respiratorikers (langer, magerer Brustkorb mit spitzem Rippenwinkel) unterscheiden lassen soll, bleibt unklar.

Aus derartigen Gründen haben sich mit Recht verschiedene kritische Autoren gegen die Verwertbarkeit der Sigaud-Typen ausgesprochen (Brugsch, Gigon. F. v. Müller, Edm. Nobel und Mitarbeiter, Rautmann, v. Rohden, Weidenreich u. a.).

Auf die Beziehungen der Sigaud-Typen zu den Kretschmer-Typen soll hier nicht näher eingegangen werden (vgl. dazu Catsch 1941, S. 101). Nur dies sei bemerkt, daß der Typus muscularis nicht mit dem klassischen Athletiker identifiziert werden darf, wie ein Blick auf die obige Abb. 32 und auf einen klassischen Athletiker (Abb. 55, 56, 126) sofort zeigt.

Die Verwaschenheit und mangelnde Präzision kommt auch in anderen Habitussystemen zum Ausdruck, wie beispielsweise demjenigen von R. Stern (1912). Mit Merkmalen wie „plumpen Schlüsselbeinen, flachem und breitem Sternum, ganz leichtem Fettansatz, ziemlich stark erektiler Mamille, etwas stärkerer Muskelbildung" usw. läßt sich praktisch nichts anfangen, wie Curtius, Schlotter und Scholz im Rahmen einer eingehenden Kritik R. Sterns genauer auseinandergesetzt haben.

Für die Habitustypisierung sind am wichtigsten die Proportionen des Skelets. vor allem die wechselseitigen Verhältnisse von Rumpf, Gliedern, Schulter-Hüftbreite und Brustumfang; die Formverhältnisse des Kopfes scheinen uns weniger charakteristisch, jedenfalls halten wir nicht, wie Hanhart (1924) meint.

[1] Als Beispiel eines „cerebralen" Typs diene Abb. 124. S. 151.

„Kopfform und Physiognomie" für die „wichtigsten Kriterien" der Diagnose des Pyknikers. Um diesen Eindruck objektiv nachzuprüfen, verglichen wir die in den 3 anthropologischen Normen (von vorne, Profil, Halbprofil) aufgenommenen Kopfaufnahmen von 138 Erwachsenen (91 ♂, 47 ♀) mit der am nackten Körper gestellten Diagnose des Gesamthabitus. Die nach den KRETSCHMERschen Gesichtspunkten (breite Schildform des Gesichts beim Pykniker, Winkelprofil beim Leptosomen, derber Hochkopf beim Athletiker usw.) gestellte Habitusdiagnose aus der Kopf- und Gesichtsform stimmte in 97 Fällen (70,3%) mit derjenigen aus dem Gesamthabitus überein, in 41 Fällen (29,6%) dagegen nicht.

FRIEDMANN sowie J. ZENNECK wollen mehr oder weniger gesetzmäßige Beziehungen zwischen Gesamthabitus und Handbau festgestellt haben, während SALTYKOW der Hand- und Fußform für die Habitusdiagnostik keine wesentliche Bedeutung zuerkennt. In zweiter Linie sind für die Körperbaudiagnose Lipophilie des Unterhautgewebes, Muskelrelief und sonstige Weichteilmerkmale, Behaarung usw. zu berücksichtigen.

Gewisse Einzelmerkmale, auf die von manchen Autoren großer Wert gelegt wird, wie der Abstand der inneren Augenwinkel, die Dimensionen der Fingernägel und der Mundhöhle (DRAPER), die Beschaffenheit des Fingernagelgliedes (STRANSKY), die Costa decima fluctuans (nach STILLER charakteristisch für den Habitus asthenicus), bogenförmig verlaufende Augenbrauen und große Ohrmuscheln (nach J. BAUER bei SIGAUDs Typus cerebralis) u. v. a. sind teils wieder zu uncharakteristisch, teils in ihren Beziehungen zum Gesamthabitus oder zu einer besonderen Morbidität ihrer Träger noch zu unerforscht, um wesentliche praktische Bedeutung zu besitzen.

„Wenn irgendwo, so gilt in der Körperbaulehre die allgemeine diagnostische Regel, nicht das Einzelsymptom zu pressen, sondern den Blick immer auf das Gesamtbild zu richten" (KRETSCHMER).

Von allen Habitussystemen erfreut sich dasjenige KRETSCHMERs der weitesten Anwendung und das mit gutem Recht. Die *Grundtypen* KRETSCHMERs, der Astheniker, der Pykniker (früher Arthritiker bzw. Apoplektiker) und der Athletiker, sind zwar nicht neu. KRETSCHMER gebührt aber das Verdienst, die Typenschilderung besonders sorgfältig und folgerichtig durchgeführt, sie von manchen jener oben genannten aprioristischen Attribute befreit und eine große Zahl späterer Autoren zur Nachprüfung (und damit meist auch Bestätigung) angeregt zu haben. Es war ferner sehr zweckmäßig, daß KRETSCHMER von dem ausgesprochenen Astheniker, der als pathologische Variante bezeichnet werden muß (vgl. unten S. 118 f.), den noch dem Normbereich angehörigen Schlankwüchsigen (Leptosomen) abgegrenzt hat.

Vor der Schilderung der KRETSCHMER-Typen müssen einige kurze Bemerkungen über die **Methodik der Typendiagnose** eingeschaltet werden. Zu eingehenderem Studium sei auf die Monographien und sonstigen Arbeiten von MARTIN, v. ROHDEN, PLATTNER und v. EICKSTEDT, sowie auf eine unsere eigenen Erfahrungen umfassende Veröffentlichung von CATSCH verwiesen.

Als vor etwa 30 Jahren kurz nacheinander BRUGSCH und KRETSCHMER ihre Körperbaustudien veröffentlichten, wurde viel darüber diskutiert, ob die Habitusdiagnose in vorwiegend intuitiv-künstlerischer Weise auf den visuellen Gesamteindruck oder auf indexmäßig ausgewertete Anthropometrie zu begründen sei. Es steht fest, daß zunächst der Gesamteindruck entscheidet und, daß es, allerdings nur nach sorgfältiger Anleitung und Übung, bei reinen Typen und auch bei einem erheblichen Teil der Mischfälle gelingt, auf diesem Wege zu einer klaren Diagnose zu kommen. Trotzdem muß der visuelle Gesamteindruck durch Messungen ergänzt werden, weil man erst auf diesem Wege zu Zahlen gelangt, die eine massenstatistische Bearbeitung gestatten und die es bei den zahlreichen atypischen Übergangsfällen ermöglichen, die visuelle Diagnose entscheidend zu ergänzen. Auch für die Untersuchung des Erbgangs von Körperbauformen, ihrer Korrelation zu Krankheitsdispositionen (vgl. CATSCH 1941) und funktionellen Befunden sowie für manche anderen Fragestellungen der exakten Körperbauforschung ist die Anthropometrie unentbehrlich, wie wir in Übereinstimmung mit BRUGSCH, BURKHARDT, KRETSCHMER, RAUTMANN, v. ROHDEN, PLATTNER u. v. a. m. im Gegensatz zu J. BAUER (1929) sowie W. JAENSCH (vgl. S. 56) feststellen müssen. Ich möchte vermuten, daß BAUERs negative Stellungnahme teilweise darauf zurückzuführen ist, daß er sich bei eigenen korrelationspathologischen Untersuchungen der, wie wir sahen, durchaus uncharakteristischen und wertlosen, rein visuell erfaßten SIGAUD-Typen bedient hat und deshalb zu fraglichen bzw. durch neuere, exakte Untersuchungen (E. KAUFMANN, CATSCH) meiner früheren Berliner Abteilung teilweise widerlegten Folgerungen kam, ganz ebenso wie R. STERN, der seine Untersuchungen über Körperbau und Tabesdisposition ebenfalls mit einem völlig unbrauchbaren, rein visuell arbeitenden Typensystem durchführte (vgl. CURTIUS, SCHLOTTER und SCHOLZ).

„Das Maximum sicherer Empirie erhalten wir nur durch ein inniges Ineinandergreifen metrischer und deskriptiver Methodik in der Typendiagnose" (KRETSCHMER). „Lebendige Typen müssen beobachtet und dann mit der Zahl, mit der Statistik bewiesen werden" (v. EICKSTEDT).

Mit Recht wurde — wie schon kurz erwähnt — wiederholt auf die starken Unstimmigkeiten in der visuellen Typendiagnostik verschiedener Autoren hingewiesen. „Was der eine Untersucher leptosom nennt, nennt der andere athletisch, was der eine athletisch nennt, heißt der andere pyknisch" (HAAG 1937). CATSCH hat diese Fragen unter Beibringung der Zahlen verschiedener Untersucher besprochen. Man muß sich, um dieser Schwierigkeit zu entgehen, mit aller möglichen Exaktheit dem Verfahren v. ROHDENs anschließen, welches auf der Überlegung beruht, „daß maßgebend für die Beurteilung der Häufigkeitsbeziehungen der Konstitutionstypen nur *die* Formen sein können, deren Diagnose nach einheitlichen Gesichtspunkten bei allen Untersuchern erfolgt ist und daher als völlig gesichert angenommen werden kann. Diese Voraussetzung wird aber in den meisten Fällen nur für die primären Grundtypen erfüllt sein. Bei der Diagnose der sekundären und tertiären Formen (d. h. der Mischformen der Grundtypen, Ref.) spielt das subjektive Moment eine zu bedeutende Rolle, als daß eine gleichartige Bewertung hier vorausgesetzt werden könnte." Gerade bei der Diagnostik dieser Mischformen wird die indexmäßige Auswertung der anthropometrisch gewonnenen Zahlen wertvolle Dienste leisten. Macht man sich diese vielfältig bewährten Grundsätze v. ROHDENs zu eigen und wirft man einen Blick auf unsere Habitusbilder und Maßtabellen, so werden Behauptungen wie die mancher Skeptiker (ROST-MARCHIONINI, SALLER), daß es keine reinen Körperbauformen gebe, gegenstandslos. Man muß eben nur nicht glauben, jeden Menschen einem der klassischen Grundtypen einordnen zu können.

Über die *Wahl der Hauptmaße* herrscht ziemliche Übereinstimmung. Neben Körpergröße und Nacktgewicht sind Schulterbreite, mittlerer Brustumfang, Höhe des oberen Brustbeinrandes und des oberen Symphysenrandes über dem Boden, Hüftumfang, Beckenbreite die wichtigsten. Bei besonderen Fragestellungen müssen diese Maße durch weitere Messungen ergänzt werden.

Wesentlich umstrittener ist die Bedeutung der zahlreichen *Indices*, die den Körperbau formelmäßig in einer Zahl widerspiegeln sollen. Ohne auf eine Diskussion aller Indices einzugehen, beschränke ich mich hier auf die Angabe derjenigen, die sich uns praktisch bewährt haben. Von grundsätzlicher Bedeutung ist die Einsicht, daß es nicht möglich ist, „die komplizierte Körperbauproblematik auf eine einzige Formel zu bringen" (v. ROHDEN); dies gilt besonders für die — noch heute vielfach geübte — isolierte Anwendung solcher Indices, die wie der PIGNETsche und der ROHRERsche weitgehend vom gegenwärtigen Ernährungszustand bestimmt werden und deshalb für diesen, nicht aber für die vorwiegend erblich gegebene Statur eines Menschen oder einer Menschengruppe charakteristisch sind. Um den Ausbau einer „mehrdimensionalen" Indexdiagnostik[1] hat sich besonders PLATTNER mit seinem „Indexspektrum" verdient gemacht. Diese vergleichende Bewertung mehrerer Indices schafft — im Zusammenhang mit der visuellen Gesamtschau — meist die Möglichkeit, zu einer befriedigenden Diagnose zu gelangen.

Wir verwenden — im wesentlichen im Anschluß an PLATTNER — folgende Indices:

1. Brustumfangsymphysenhöhenindex:
$$J = \frac{\text{Brustumfang} \times 100}{\text{Symphysenhöhe}},$$

2. Brustumfangrumpflängenindex:
$$J = \frac{\text{Brustumfang} \times 100}{\text{Rumpflänge}},$$

3. Akromiocristalindex (Schulter-Beckenbreitenindex):
$$J = \frac{\text{Beckenbreite} \times 100}{\text{Schulterbreite}},$$

4. Brustschulterindex nach KRETSCHMER:
$$J = \frac{\text{Schulterbreite} \times 100}{\text{Brustumfang}},$$

5. Körperbauindex nach PLATTNER:
$$J = \frac{\text{Symphysenhöhe} \times 100}{\text{Brustumfang} \times \text{Rumpflänge}} \times 100.$$

Tabelle 10. *Indexwerte für die drei primären Habitusformen.*

Index		Leptosome	Athletiker	Pykniker
Brustumfangsymphysenhöhenindex.	♂	91—103	103—119	113—135
	♀	90—102	102—110	113—134
Brustumfangrumpflängenindex . .	♂	155—175	180—206	182—206
	♀	156—176	182—201	180—209
Akromiocristalindex	♂	70—83	64—74	74—84
	♀	74—86	64—74	78—88
Brustschulterindex	♂	42—46	41—44	36—40
	♀	41—46	39—43	35—39
Körperbauindex nach PLATTNER . .	♂	1,8—2,1	1,6—1,9	1,3—1,7
	♀	1,9—2,2	1,9—2,1	1,4—1,7

Aus der vorstehenden Tabelle sind die Verteilungen innerhalb der einfachen mittleren Abweichung σ zu entnehmen, wie sie für die drei primären Habitusformen charakteristisch sind (nach CATSCH 1941).

Außerdem haben sich uns folgende Indices bewährt:

6. Proportioneller Brustumfang:
$$J = \frac{\text{Brustumfang} \times 100}{\text{Körpergröße}},$$

Engbrüstige . . . . x—50,9
Normalbrüstige. . . 51—55,9
Weitbrüstige . . . 56—x

7. Nach PLATTNER (I) das Verhältnis von Brustumfang (*a*): Hüftumfang (*b*): Symphysenhöhe (*c*). Für die einzelnen Habitusformen sollen folgende Verhältnisse charakteristisch sein:

Leptosome . . . $= a < b < c$
Athletiker . . . $= a > b > c$
Pykniker . . . $= a > b > c$

---

[1] Das Wort „mehrdimensional" ist hier im Sinne des Ausdrucks „mehrdimensionale Diagnostik" (KRETSCHMER) gemeint.

8. Nach Plattner (II) das Verhältnis der Werte:

a) $\dfrac{\text{Brustumfang} \times 100}{\text{Rumpflänge}}$,

b) $\dfrac{\text{Schulterbreite} \times 100}{\text{Rumpflänge}}$,

c) Akromiocristalindex.

Für die einzelnen Habitusformen sollen folgende Verhältnisse charakteristisch sein:

Leptosome . . . $= a < b < c$
Athletiker . . . $= a > b > c$
Pykniker . . . $= a > b < c$

Von dem Wert a muß zuvor 100 abgezogen werden, z. B. ist statt 180 80 einzusetzen.

Unter Berücksichtigung der obigen Kritik können auch gegebenenfalls Rohrer- und Pignet-Index Verwendung finden, zumal Catsch (1941) zwischen diesen beiden Indices und dem proportionellen Brustumfang einerseits, dem wertvollen Körperbauindex Plattners andererseits eine eindeutige hohe Korrelation errechnen konnte.

9. Rohrer-Index:
(Körpergewicht in g, Körpergröße in cm)

$$ J = \frac{\text{Körpergewicht (in g)} \times 100}{\text{Körpergröße (in cm)}^3}, $$

Leptosome . . . . x—1,28
Athletiker . . . . 1,28—1,49
Pykniker . . . 1,47—x

10. Pignet-Index:
(Körpergewicht in kg, Körpergröße in cm)
$J =$ Körpergröße $-$ (Brustumfang $+$ Körpergewicht).
Nach unseren eigenen Befunden gilt:
Leptosome . . +10 bis +60
Athletiker . . −10 bis +10
Pykniker . . . + 1 bis −50

Die relativ gute Verwertbarkeit des Rohrer-Index im Vergleich mit beschreibender Körperbaudiagnostik zeigt die folgende Tabelle. Sie bezieht sich auf 994 gesunde Mädchen, die E. Haas auf meine Veranlassung untersuchte (vgl. S. 99).

Tabelle 11.

Rohrer-Index	Leptosome	Mesosome	Pykniker
0,9—1,0	1	—	—
1,0—1,1	33	—	—
1,1—1,2	121	14	—
1,2—1,3	132	109	—
1,3—1,4	29	201	23
1,4—1,5	2	83	98
1,5—1,6	—	18	67
1,6—1,7	—	—	25
1,7—1,8	—	—	12
1,8—1,9	—	—	6
1,9—2,0	—	—·	2

An den unten wiedergegebenen Einzelfällen kann sich der Leser von der Brauchbarkeit des von uns verwendeten Indexspektrums überzeugen.

H. Günther hat 1950 über einen „Formindex" zur Beurteilung des Körperbaues berichtet, der aus dem Verhältnis von Brustumfang zur Oberlänge und der relativen Rumpflänge berechnet wird und unabhängig vom Geschlecht sein soll. Mit Hilfe des Index kommt Günther zur Unterscheidung des regelrecht proportionierten (mesosomen), des engrumpfigen (stenosomen) und des weitrumpfigen (plathosomen) Typs.

Von Stöhr ist ein metrisches Verfahren angegeben und von Catsch an Hand eines etwa 600 Personen umfassenden Beobachtungsgutes einer Nachprüfung unterzogen worden. Von der Erfahrung ausgehend, daß zur eindeutigen Kennzeichnung eines Habitustyps stets die Verwendung *mehrerer* Indices erforderlich ist, kann jedes Individuum als ein Punkt in einem dreidimensionalen Koordinatensystem gedeutet werden, dessen Koordinaten irgendwelche Indices darstellen sollen. Legt man durch den dreidimensionalen Raum eine schräge Ebene, so gelangt man zu einem sog. „projektiven" Koordinatensystem (Dreieckskoordinaten) und damit zu einer anschaulicheren Darstellung. Bei Wahl geeigneter entsprechender Indices als Koordinaten ist zu erwarten, daß Individuen mit gleichem bzw. ähnlichem Verhältnis der 3 Indices zueinander, d. h. mit gleicher Körperbauform, typische und voneinander unterschiedliche Flächenbezirke in dem Dreieckskoordinatensystem einnehmen werden. Die Untersuchungen von

CATSCH ergaben nun, daß dies tatsächlich der Fall ist, und daß es mit Hilfe des von STÖHR angegebenen Verfahrens möglich ist, die drei primären Habitustypen sowie — erstmalig — die Gruppe der Mesosomen sowohl bei Männern als auch bei Frauen mit praktisch ausreichender Trennschärfe voneinander abzugrenzen (Abb. 33). Im Falle der sekundären Mischfälle gelingt es zwar nicht, sie 100%ig von den übrigen Habitustypen abzugrenzen; das neue Verfahren stellt aber insofern auch hier einen wesentlichen Fortschritt dar, als es zeigt, daß auch den — bisher bei anthropometrischen Untersuchungen nicht genügend berücksichtigten — Mischfällen ein typischer Verteilungsbezirk zukommt. Betreffs Einzelheiten sei auf die Originalarbeiten verwiesen.

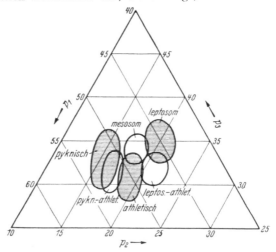

Abb. 33. Verteilung der Habitustypen im Dreieckskoordinatensystem beim Mann nach der Methode von STÖHR.
Die einzelnen Koordinaten bedeuten:

$$p_1 = \frac{a_1}{a_1+a_2+a_3} \cdot 100, \quad p_2 = \frac{a_2}{a_1+a_2+a_3} \cdot 100,$$
$$p_3 = \frac{a_3}{a_1+a_2+a_3} \cdot 100.$$

Die Verteilung ist durch die einfachen Sigmen (σ mittlere Abweichung) wiedergegeben[1]. (Nach A. CATSCH 1941.)

In sorgfältigen Untersuchungen hat W. SELBERG (1951) den Nachweis erbracht, daß sich die KRETSCHMERsche Habitustypologie einschließlich der indexmäßigen Auswertung auch an der Leiche erfolgreich durchführen läßt.

Schon zu Beginn dieses Abschnitts wiesen wir (wie bereits 1944) auf die Grenzen und Fehlerquellen der bisherigen Körperbauforschung hin. In den letzten Jahren hat besonders W. H. SHELDON (1940[2]) betont, daß nur ein kleiner Teil der Fälle in die Typenschemen der Konstitutionslehre eingeordnet werden könne, und daß es sehr unbefriedigend sei, die übrigen Fälle als „Mischungen" der ausgeprägten Formen anzusprechen. Das „Typische" bedeute nicht die Regel, sondern die Ausnahme. Typen sind keine Realitäten, sondern Gestaltbilder, die nur in den seltenen extremen Endpolen zu deutlichem Ausdruck gelangen. Jedes Individuum stellt eine Mischung des schlank-, des breitwüchsigen und des athletischen Typus dar. SHELDON bevorzugt die Ausdrücke *Endomorphie* (Vorherrschaft weicher Rundheit), *Mesomorphie* (Vorherrschaft von Muskeln und Knochen) und *Ektomorphie* (Vorherrschaft des Linearen und Fragilen). Das individuelle Mischungsverhältnis dieser Komponenten und deren jeweiliger Ausprägungsgrad werden nun formelmäßig erfaßt. „An die Stelle der Frage, ob ein individueller Fall mehr ein dieser oder jener Typ sei, tritt die Frage, mit welchen Anteilen sich in ihm die 3 Grundkomponenten zur individuellen Mischung vereinigen", wie P. HELWIG in einem sehr klaren kritischen Referat ausführt.

Auch K. L. SCHMITZ (1950) geht von dem Gedanken aus, daß die 3 Grundprinzipien des Körperbaus bei dem Einzelindividuum zusammenwirken, ferner,

---

[1] a_1 = Brustumfangsymphysenhöhenindex; a_2 = Brustschulterindex; a_3 = Akromiocristalindex.
[2] Die SHELDONschen Untersuchungen sind erst nach dem Kriege in Deutschland bekanntgeworden.

daß Körper nur mit Körpern verglichen werden können. Die drei gemessenen Körperachsen werden in Form eines Prismas zueinander in Beziehung gesetzt und (ähnlich wie bei SHELDON) der jeweilige Mengenanteil an Leptosomie, Pyknosomie und Athletosomie ermittelt. Der so gewonnene konstitutionsbiometrische Typus ist ausdrückbar in Promillen der geschlechts- und altersspezifischen Norm.

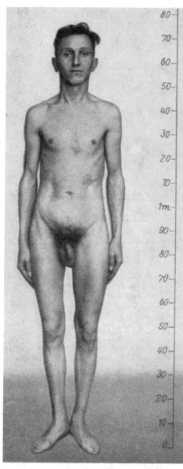

Abb. 34. 40jähriger Leptosomer. Gewicht 53,7 kg, Körpergröße 169,5 cm.

Es bleibt abzuwarten, inwieweit sich die neuen Verfahren in der Praxis durchsetzen und die bisherige streng typologische Methodik verdrängen werden. Sicher ist, daß *beide* Betrachtungsweisen ihre Berechtigung haben. Bei der Ermittlung korrelationspathologischer Regeln scheint mir zunächst noch das typologische Verfahren im Sinne KRETSCHMERs am zweckmäßigsten. Andererseits ist unverkennbar, daß die sog. „Mischtypen" und „Legierungen" wesentlich wirklichkeitsfremder sind als eine Kennzeichnung im Sinne der Systeme von SHELDON bzw. vielleicht auch von K. L. SCHMITZ.

Anschließend sei nun in kurzen Zügen eine beschreibende **Schilderung der KRETSCHMER-Typen** gegeben, wobei wir im wesentlichen der Originalschilderung des Verfassers folgen werden.

Der *Leptosome* ist mager, schlank, mittel-, häufig übermittelgroß — die Leptosomen GERLACH-LÜNEBURGs waren z. B. im Durchschnitt 5 cm größer als die Eurysomen (Pykniker) —, im Verhältnis zur Körpergröße untergewichtig wegen einer allgemein sehr geringen Fett- und Muskelentwicklung, von schmalem, flachem, langem Thorax mit spitzem Rippenwinkel. Die Glieder sind lang, muskelarm, knochenschlank, der Hals relativ lang und dünn (Abb. 34). Das Gesicht zeigt zuweilen die Form des Winkelprofils.

Die ausgesprochene asthenische Variante des leptosomen Körperbaues wird später eingehend besprochen (S. 118f.).

PLATTNER II	1 (53) < 69,5 < 78,2	leptosom
PLATTNER-Körperbauindex	1,95	leptosom
ROHRER	1,10	leptosom
Brustumfangsymphysenhöhenindex	95,00	leptosom
Brustschulterindex	45,30	leptosom
Akromiocristalindex	78,20	leptosom-pyknisch
Proportioneller Brustumfang	48,40	engbrüstig
PIGNET-Index	+ 33,50	leptosom

Der *Pykniker* ist mittelgroß, von gedrungener Figur mit kurzem Hals, tiefem gewölbtem Brustkorb mit breitem Rippenwinkel, mit Neigung zu Fettansatz, besonders am Bauch. Diese Lipophilie kommt meist erst um das 30.—40. Lebensjahr zum Ausdruck. Jugendliche Fettleibige gehören häufiger in das Gebiet der Hypophysenstörungen (Dystrophia adiposogenitalis). Die Glieder sind relativ grazil und muskelarm. Im Gegensatz zum Athletiker ist der Thorax walzenförmig.

„Das Verhältnis der mäßigen Schulterbreite zu dem großen Brustumfang wie 36,9:94,5 unterscheidet sich in präziser Weise von den entsprechenden Proportionen des Athletikers, wo die mächtig beherrschende Schulterbreite dem Brustumfang sich unterordnet (39,1:91,7)" (KRETSCHMER).

Die typische Konfiguration des Pyknikerthorax in Zusammenhang mit dem sekundären Thoraxumbau infolge Zwerchfellhochstandes (Mastfettsucht) zeigt der folgende Patient (Abb. 36):

46jähriger Schlächtermeister. Der Leib sei „zu fett und voll". Öfters Nasenbluten. Sehr schlechter Schlaf. Nykturie. Starke Atemnot beim Treppensteigen. Ißt angeblich wenig (?), aber sehr reichlich Fleisch. Ehefrau auch ziemlich dick. Vater Trinker. † 48jährig an Delirium in Nervenklinik, war auch sehr dick (Gewicht 110 kg, Größe etwa 168 cm). Größe 168 cm, Gewicht 93,2 kg, Brustumfang 107 cm. Pyknisch. Fettsucht. Sehr großer Rippenwinkel. — Schon beim Ausziehen dyspnoisch. Leichte Lippencyanose. RR 180/120. Puls 90. EKG: Deutlicher Linkstyp ohne sichere Zeichen von Linkshypertrophie. Röntgen: Beiderseits Zwerchfellhochstand. Herz quergelagert, aber auch nach links verbreitert, leicht aortenkonfiguriert (Abb. 37). WaR. negativ. Urin o. B.

Beurteilung: „Plethoriker". Berufliche Mastfettsucht bei pyknischem Körperbau. Damit zusammenhängende Thorax- und Herzkonfiguration sowie mäßig dekompensierter Hypertonus.

Der nachfolgend abgebildete 60jährige Mann (Abb. 38 a und b) war von jeher

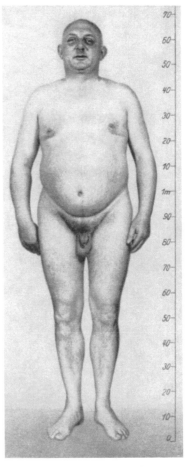

Abb. 36. Pykniker mit Mastfettsucht.
Körpergröße 168 cm.
(Vgl. Abb. 37.)

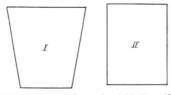

Abb. 35. Rumpfschema des Athletikers (*I*)
und des Pyknikers (*II*)
(nach v. ROHDEN).

untersetzt und rundlich, was das folgende Bild aus dem 22. Lebensjahr zeigt (Abb. 39). Dasselbe geht ferner aus der folgenden Tabelle hervor, die sich auf die Militärakten stützt:

Tabelle 12.

Jahr	Alter	Körpergröße	Körpergewicht	Brustumfang	Proportioneller Brustumfang	ROHRER-Index
1917	42	156,5	61,0	92/88	57,4 = weitbrüstig	1,59 = pyknisch
1926	51	157,0	64,0			1,65 = pyknisch
1927	52	157,0	71,5			1,84 = pyknisch
1935	60	157,0	76,0	104/100	65,0 = weitbrüstig	1,96 = pyknisch

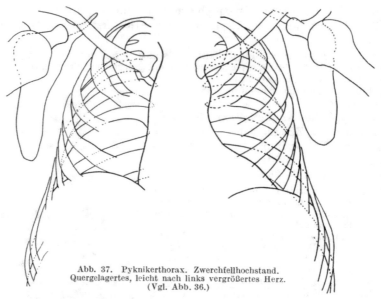

Abb. 37. Pyknikerthorax. Zwerchfellhochstand.
Quergelagertes, leicht nach links vergrößertes Herz.
(Vgl. Abb. 36.)

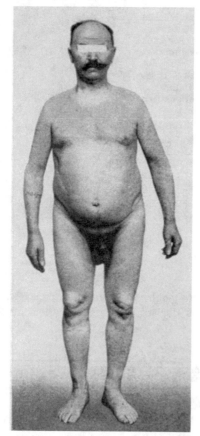 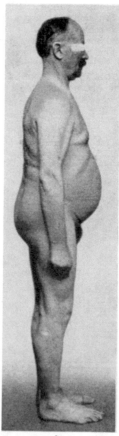

a   b

Abb. 38 a u. b. 60jähriger Pykniker. Körpergröße 157 cm.

Auch die übrigen Indices vom Jahre 1935 ergeben, entsprechend der Inspektion (Abb. 38a und b), klar pyknische Werte:

Brustschulterindex	37,2	pyknisch
Akromiocristalindex	89,1	leptosom oder pyknisch
Brustumfangsymphysenhöhenindex	146	pyknisch
Proportioneller Brustumfang . .	65	weitbrüstig
PLATTNER-Index	1,19	pyknisch
PLATTNER II	1 (76) > 65,5 < 89,1	pyknisch
ROHRER	1,96	pyknisch
PIGNET	−0,21	pyknisch

Der Mann leidet an einer leichten stationären Tabes (Näheres bei CURTIUS, SCHLOTTER
und SCHOLZ, S. 38/39). RR 160/95. Aorta elongiert. Psychisch: jovial, freundlich, gesellig,
gemütlich. Das rosenumkränzte Jugend-
bild symbolisiert die heiter-lebensbeja-
hende Grundstimmung. Hat gerne Bier
getrunken.

Weit verbreitet ist der Irrtum,
die Diagnose des Pyknikers stütze
sich nur auf den Fettansatz. Nach
KRETSCHMER ist dagegen der Ske-
letbau das Bezeichnende, und zwar
soll es sich speziell um die Massen-
verhältnisse des Schädel-, Gesichts-
und Handskelets handeln. Für uns
hat sich die von KRETSCHMER weiterhin erwähnte „Brust- Schulter-
Halsproportion" wesentlich mehr
bewährt.

LEDERER hat darauf hingewiesen, daß schon bei Säuglingen die
Habitusdiagnose nicht allein auf
den Ernährungszustand gegründet
werden dürfe; er bringt Beispiele
magerer „Digestiver" (d. h. Pykniker) und fetter „Cerebraler" (d. h.
Leptosomer).

Unter Berücksichtigung der
vorgenannten Bauprinzipien läßt
sich mittels der deskriptiven und
der messenden Methodik der pyk-

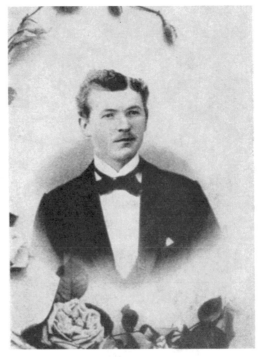

Abb. 39. Derselbe wie in Abb. 38 im Alter von 22 Jahren.

nische Körperbau häufig schon bei Jugendlichen erkennen, die noch keinerlei
durch Fettanlagerung bedingte Übergewichtigkeit zeigen. Dies möge an folgendem Beispiel veranschaulicht werden (gesunder Beamter, Vaterschaftsgut-
achten, Abb. 40 und 41):

PLATTNER I	99 > 92 > 85,5	(athletisch)-pyknisch
PLATTNER II	1 (87) > 70 < 71	pyknisch
PLATTNER-Körperbauindex . . .	1,64	pyknisch oder athletisch
ROHRER	1,44	athletisch
Brustumfangsymphysenhöhenindex	115	pyknisch oder athletisch
Brustschulterindex	37,5	pyknisch
Akromiocristalindex	71	athletisch oder leptosom
Proportioneller Brustumfang . . .	58	weitbrüstig
Relative Armlänge	43,3	kurzarmig
Relative Beinlänge	55,2	langbeinig

Als individuelle Besonderheiten finden sich relativ lange Beine (relative Beinlänge nach BRUGSCH 55,2 = langbeinig) und Genua valga. Deskriptiv sind die Charakteristika des Pyknikers gegeben: kurzer Hals, breiter, walzenförmiger Thorax, relativ schlanke Glieder, geringe Muskelentwicklung, relativ großer Kopf „mit weichem, breitem Gesichtsschnitt", flache Fünfecksform des Gesichts. Wie man sieht, führt die metrische Analyse des Indexspektrums ebenfalls mit überwiegender Wahrscheinlichkeit zur Diagnose des Pyknikers. Dem Mann kann für die 40er bis 50er Jahre fast mit Sicherheit ein erheblicher Fettansatz

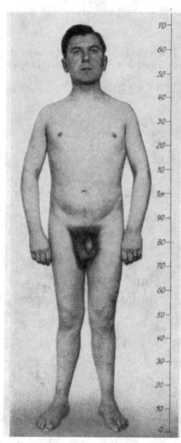

und die Entwicklung einer plethorisch-emphysematösen Thoraxkonfiguration vorausgesagt werden. Der — infolge fehlenden Fettansatzes — noch „athletische" ROHRER-Index wird dann ebenfalls einen „pyknischen" Wert annehmen.

Bei anderen jugendlichen Pyknikern läßt sich neben der charakteristischen Skeletproportionierung schon die beginnende Verfettung nachweisen.

Dies zeigt die folgende Beobachtung eines 24jährigen Mannes, der uns wegen Ohnmachtsanfällen und häufiger Kopfschmerzen aufsuchte (Abb. 42):

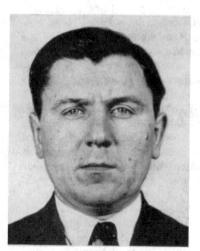

Abb. 40. Jugendlicher Pykniker.
Körpergröße 170 cm.

Abb. 41. Jugendlicher Pykniker mit weichem, breitem Gesichtsschnitt. Flache Fünfecksform des Gesichts.

Reichliches Essen und Trinken werden zugegeben. Objektiv fand sich bei stationärer Beobachtung eine 2 Querfinger überragende Leber mit Urobilinurie, Gingivitis, zeitweise etwas hoher Nüchternblutzucker (127 mg-%) und wiederholt alimentäre Glykosurie bei normalem Verlauf der Zuckerbelastungskurve, geringe spezifisch-dynamische Nahrungswirkung (höchster Anstieg auf +13% des G.U.), quergelagertes Herz, im EKG Zeichen eines Myokardschadens, nämlich niedriges T_1 und T_2, zeitweise geringe Hypertension (140/90), mäßige Retention im Trinkversuch (580 Gesamtausscheidung nach 1000 Tee). Andeutung einer Polyglobulie (5,22 Mill. Erythrocyten, 105% Hämoglobin). Körperbaulich handelt es sich um einen charakteristisch gedrungenen Breitwuchstyp mit relativ großem Kopf, breiter Schildform des Gesichts, kurzem Hals, walzenförmigem, tiefem Thorax, Fettansatz, muskelarmen Gliedmaßen. Das Indexspektrum ergibt wieder eine volle Bestätigung der Aspektdiagnose:

Proportioneller Brustumfang . . . 62,50 　　　　weitbrüstig
Brustumfangsymphysenhöhenindex 140,50 　　　pyknisch
Brustschulterindex . . . . . . 39,70 　　　　　pyknisch

Akromiocristalindex 80,00   pyknisch oder leptosom
Plattner-Körperbauindex . . . 1,29   pyknisch
Rohrer-Index 2,02   pyknisch
Pignet-Index 26,00   pyknisch
Plattner II . . . . 1 (81) > 72,5 < 80,0 pyknisch
Plattner I 101   > 100 > 76 pyknisch

Aus Abbildungen des Patienten geht hervor, daß er mit 7 Jahren noch schmal und grazil war, während mit 13 Jahren bereits der stämmig untersetzte Körperbau zum Ausdruck

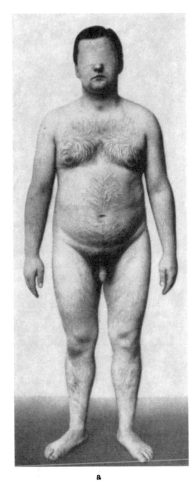 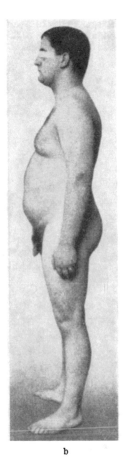

a   b

Abb. 42 a u. b. Jugendlicher Pykniker mit latentem Diabetes und geringer Hypertension. Körpergröße 157,5 cm.

kommt. Daß derselbe hauptsächlich auf erblicher Veranlagung beruht, zeigen die Bilder der Eltern (Abb. 43 und 44).

Man könnte vermuten, daß es sich hier um die Folgen familiärer Vielesserei handelt; daß dem nicht so ist, geht aus dem deutlich leptosomen Körperbau des einzigen Bruders hervor, der unter den gleichen Umweltbedingungen wie der Patient aufgewachsen ist (Abb. 45).

Auch bei dem 37jährigen Fleischer der Abb. 46, einem Pykniker mit Mastfettsucht (auch bei der Ehefrau), handelt es sich um einen typischen Vertreter dieses Konstitutionstyps.

Größe 163, Gewicht 87. Brustumfang 104,5. Hypertension von 185/130, ausgesprochener Linkstyp des EKG. Leichte Herzinsuffizienz, öfters Schwindel. Leichter Diabetes.

Bemerkenswert ist, daß beim 20jährigen eine Cholecystektomie wegen Cholelithiasis durchgeführt wurde. Reichlicher Biergenuß. Vater starb 70jährig an Schlaganfall.

Das letzte Beispiel eines jugendlichen Pyknikers — mit leicht athletischen Zügen — zeigt — neben einem gleichaltrigen Leptosomen — Abb. 47.

38jähriger Fliesenleger. Sucht uns auf wegen Dysbasia intermittens. Starker Zigarettenraucher. Keine Arteriosklerose. Blutdruck normal. Fehlender Puls der Dorsalis pedis beiderseits. Capillarmikroskopisch stark spastisches Bild (nirgends sichtbare Strömung). EKG o. B. Wa.R. ⊘. Körpergröße 160,8, Gewicht 67,8.

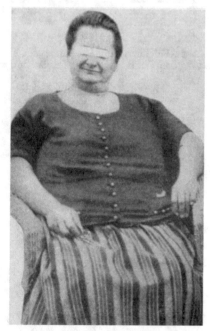

Abb. 44. Mutter des jugendlichen Pyknikers. (Vgl. Abb. 42a u. b.)

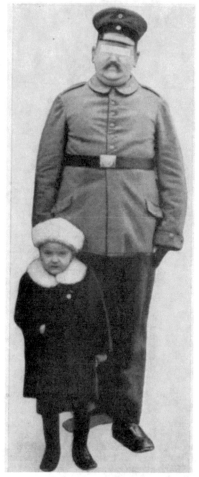

Abb. 43. Vater des jugendlichen Pyknikers. (Vgl. Abb. 42a u. b.)

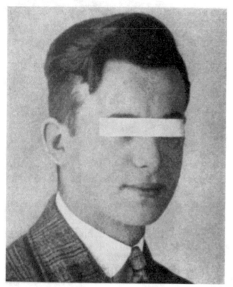

Abb. 45. Bruder des jugendlichen Pyknikers. (Vgl. Abb. 42—44.)

Die Indexwerte entsprechen vorwiegend dem pyknischen Körperbau:

PLATTNER I . . . . 101 > 92 > 78 pyknisch
PLATTNER II . . . . 1 (90) > 73 > 68 athletisch

Plattner-Körperbauindex	1,48	pyknisch
Rohrer	1,65	pyknisch
Brustumfangsymphysenhöhenindex	128	pyknisch
Brustschulterindex	38,6	pyknisch
Akromiocristalindex	68	athletisch
Proportioneller Brustumfang . . .	53	normalbrüstig

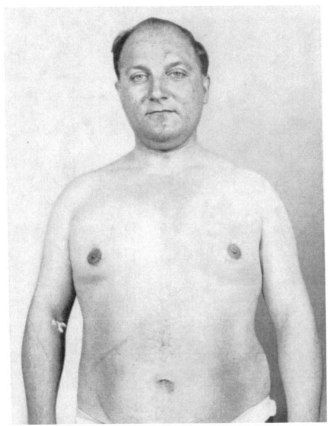

Abb. 46. 37jähriger Pykniker. Hypertension. Leichte Herzinsuffizienz. Leichter Diabetes. Cholelithiasis.
(Text S. 71.)

Schließlich sei noch eine 19jährige Pyknika mit leicht athletischen Zügen abgebildet (vgl. Abb. 48).

Größe 154,3, Gewicht 65,1, Brustumfang 80, proportioneller Brustumfang 63 (weitbrüstig), Rohrer-Index 1,65. Die 45jährige Mutter (Abb. 49) zeigt einen ähnlichen Körperbau (Größe 148, Gewicht 67,5).

Kann somit, wie die Abb. 40, 42, 46, 47, 48 sowie die zugehörigen Index-spektren zeigen, die Diagnose des Pyknikers schon in der Jugend vor dem Eintritt der Verfettung gestellt werden, so andererseits auch im Alter nach dem Ver-schwinden der Körperfülle. Dies zeigen die folgenden Bilder (Abb. 50—52) bei einem typischen Pykniker vor und nach einer erheblichen, teils durch senile Kachexie — die hierdurch bedingte Verwischung des pyknischen Typs hat auch Kretschmer hervorgehoben —, teils durch Tabes bedingten Gewichtsabnahme von 30 Pfund. Trotzdem der Patient bei einer Körpergröße von 174,4 cm nur noch ein Gewicht von 69,3 kg aufweist, läßt sich die auf den älteren Bildern deutlich pyknische Konfiguration noch klar erkennen aus dem kurzen Hals, dem breiten walzenförmigen Thorax, den grazilen Gliedmaßen.

Rautmann (1933) konnte mittels exakter anthropometrischer Untersuchungen genaue Belege für differenziertere Wachstumskorrelationen innerhalb der Grundtypen des Körperbaues liefern. Entsprechend älteren Befunden Livis (1896) fand

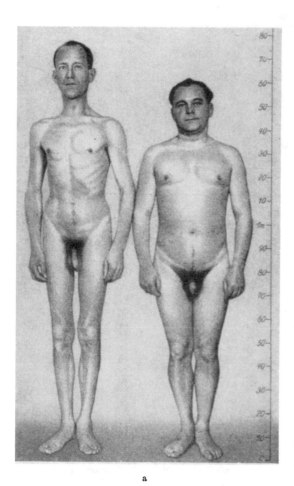 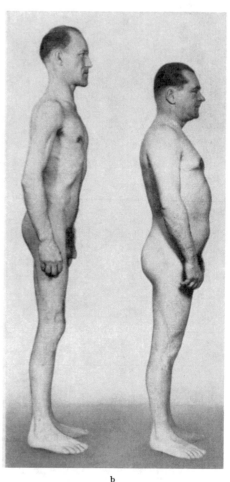

a   b

Abb. 47a u. b (Text S. 72). Jugendlicher Pykniker mit Dysbasia intermittens (Bürgersche Krankheit?). Körpergröße 160,8 cm. Daneben Astheniker. Bemerkenswert die charakteristischen Haltungsunterschiede: der Astheniker steif, verkrampft, der Pykniker locker in sich ruhend. Vgl. auch die entsprechenden Verschiedenheiten des Gesichtsausdrucks. (Vgl. dazu S. 258.)

auch Rautmann, „daß Großwüchsigkeit, langes Gesicht, Adlernase einerseits und Kleinwüchsigkeit, größerer Brustumfang, breites Gesicht, Stumpfnase andererseits in einem engeren Zusammenhang stehen". Die Körpergrößenunterschiede der verschiedenen Typen waren allerdings in Rautmanns Untersuchungen recht gering, so daß er gesicherte Wechselbeziehungen von Größe und Habitus für unwahrscheinlich hält. Bei Leptosomen bestanden durchschnittlich kleinerer Kopfumfang, geringere Kopfbreite und -länge, schmaleres Gesicht und schmalere Nase als bei Pyknikern, bei denen im Verhältnis zu ihrer Körpergröße ein großer

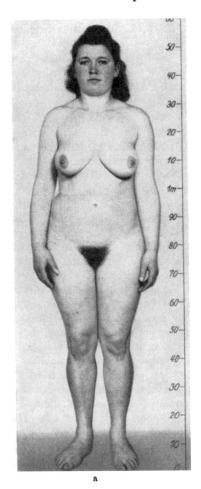
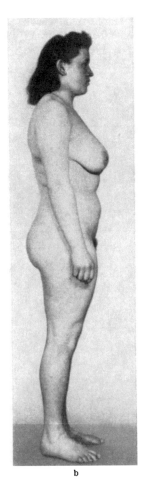

a

b

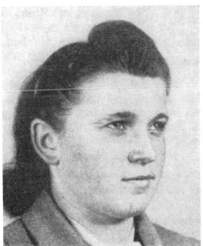

c

Abb. 48 a—c. Jugendliche Pyknika (Text S. 73).

Brustumfang festgestellt wurde. Leptosome hatten durchschnittlich einen um 4 cm kleineren Oberarmumfang als Pykniker.

Oben wurde festgestellt, daß die beiden gegensätzlichen Haupttypen des Körperbaus, der Lang- und der Breitwüchsige, die wesentlichste Grundlage der ganzen Habitustypologie darstellen.

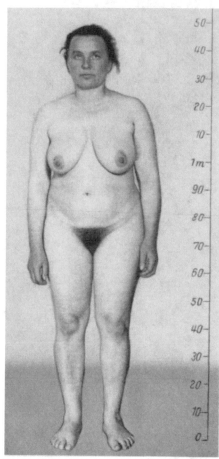

Abb. 49. Mutter der jugendlichen Pyknika (Abb. 48).

Es war nun schon verschiedentlich die Rede von einer dritten Körperbauform, dem Athletiker. Man hat die Aufstellung einer besonderen athletischen Körperbauform bemängelt mit der Begründung, es handele sich hier um „das, was man einen normalen Menschen nennen muß" (BRUGSCH). um einen „intermediate" (PEARL). „Normal" sind aber auch Leptosome und Pykniker. KRETSCHMER schreibt mit Recht: „Wir fangen unseren drei Haupttypen gegenüber mit dem Urteil ‚normal' und ‚abnorm' nicht viel an." Wenn normal „ideal proportioniert" bedeuten soll, so verstehen wir darunter mit RAUTMANN u. a. solche Menschen, die sich weder dem Typ des Lang- bzw. Breitwuchses, noch dem des ausgesprochen muskelkräftigen Athletikers einfügen lassen; mit RAUTMANN nennen wir diese Personen *Mesosome*. Die kritische Durchmusterung einer größeren Menschengruppe führt nämlich stets zur Feststellung, daß ein erheblicher Teil einer der 3 Grundformen KRETSCHMERs nicht zugeordnet werden kann. Dies vermerken MOELLENHOFF bei 50%, v. VERSCHUER bei 90% ihres Beobachtungsgutes (Studenten). ARNOLD fand unter Studenten und Turnlehrern nur 21% „reine Typen", v. ROHDEN in Mitteldeutschland nur etwa 10% „absolut reine" KRETSCHMER-Typen. Das gleiche gilt auch für andere Körperbautypologien: J. BAUER stellte unter 2010 poliklinischen Patienten in Wien die reinen SIGAUD-Typen in 34,8% fest, von den Norditalienern, die VIOLA untersuchte, ließen sich nur 50% in sein Körperbauschema einordnen.

Diese Gruppe der nicht primär Einzuordnenden setzt sich nun zusammen

1. aus den oben erwähnten ideal proportionierten *Mesosomen*,

2. aus den *Mischformen* der 3 KRETSCHMER-Typen („sekundäre Habitustypen" v. ROHDENs),

3. aus einer relativ kleinen Gruppe Kümmer- und Mißwüchsiger, wie Endokrinopathen, Rachitikern, Personen mit Systemanomalien des Skelets usw. Diese Personen, auf die wir später noch zurückkommen werden, faßt KRETSCHMER zur Sammelgruppe der *Dysplastiker* zusammen.

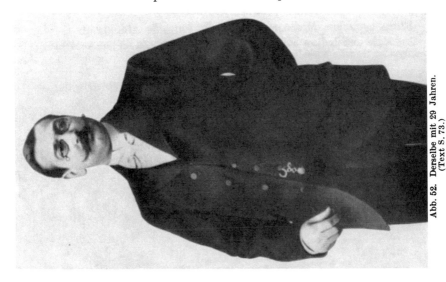

Abb. 52. Derselbe mit 29 Jahren.
(Text S. 73.)

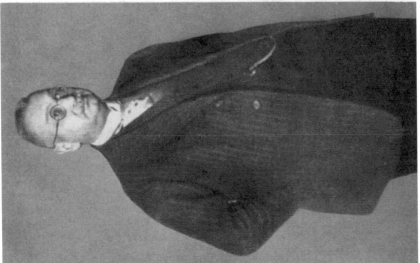

Abb. 51. Derselbe vor seiner Abmagerung, 60jährig.
(Text S. 73.)

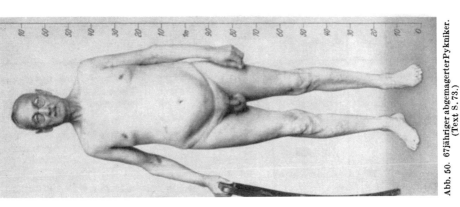

Abb. 50. 67jähriger abgemagerter Pykniker.
(Text S. 73.)

Einen typischen Mesosomen zeigt die folgende Abbildung.

Die Maße und Indices auf Grund von Militärakten und Eigenuntersuchung (1935) sind in folgender Tabelle enthalten:

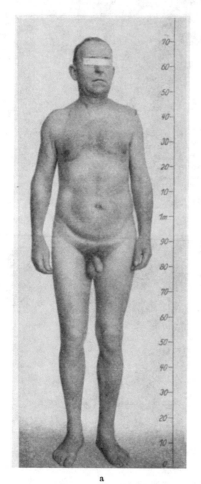 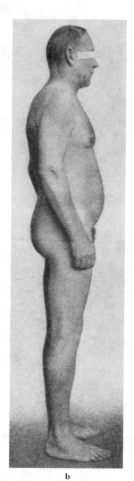

a   b

Abb. 53 a u. b. Mesosomer, 53jährig.

Tabelle 13.

Jahr	Alter	Größe	Gewicht	Thorax	ROHRER-Index	Proportioneller Brustumfang	PIGNET-Index	Bemerkungen
1902	20	171,5	70,5	94/88	1,40 athletisch	53,0 normalbrüstig	+ 10 leptosom-athletisch	Brust breit, gut gewölbt, Muskulatur kräftig
1915	33	170	77,0	—	1,57 pyknisch	—	—	—
1933	51	170	68,0	—	1,39 athletisch	—	· ·	Guter Allgemeinzustand
1935	53	171	65,0	100/95	1,29 athletisch	57,0 weitbrüstig	+ 9 athletisch	Mesosom mit athl. Einschlag

Wie man den Abbildungen und Indices entnehmen kann, sind athletische Züge vorhanden. Von einem klassischen Athletiker, wie ihn die Abb. 55, 56a zeigen, kann aber keinesfalls gesprochen werden: dazu ist das Becken relativ zu breit, der Schultergürtel relativ zu schmal, die Muskelentwicklung, besonders an Schultern, Oberarmen und Oberschenkeln nicht kräftig genug.

Auch die Vergleichspersonen der Abb. 91, 95, 111 und 112 zeigen typisch mesosomen Körperbau, desgl. Abb. 83, S. 116.

Wir kommen nun zur Besprechung des *Athletikers* und haben dabei noch die Auffassung zu widerlegen, daß es sich bei dieser Habitusform nicht um eine primär anlagemäßige (d. h. im wesentlichen erbliche) Variante, sondern um das Ergebnis starker sportlicher Betätigung handle [1].

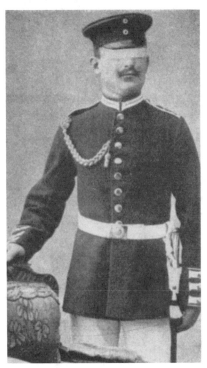

Abb. 54. Derselbe wie Abb. 53a u. b
mit 21 Jahren.

Daß dies nicht der Fall ist, geht unter anderem daraus hervor, daß nur ein kleiner Bruchteil aller Sportler athletisch gebaut ist, daß umgekehrt viele Athletiker niemals regelmäßig Sport betrieben haben (so auch der Idealathletiker unserer Abb. 55), daß erfahrungsgemäß eine so grundlegende Umwandelbarkeit der ganzen Skeletproportionen, wie sie von einer derartigen Auffassung vorausgesetzt wird, gar nicht existiert, sowie schließlich, daß der athletische Habitus weitgehend erbbedingt ist (Abb. 67).

Der *Athletiker* ist meist mittelgroß. Die mittlere Körpergröße von 30 klassischen männlichen Athletikern, die K. Bohm an unserer Klinik untersuchte (vgl. S. 130), betrug 170 cm. Die Extremwerte betrugen 158 und 187 cm, nur 3 der Männer waren über 175 cm groß. Er ist ferner von besonders breiten, ausladenden Schultern, stattlichem Brustkorb, straffem Bauch und jener oben schematisch wiedergegebenen trapezförmig nach unten sich verjüngenden Rumpfform (Abb. 35). Dementsprechend scheint das Becken relativ sehr schmal. Dies ist ein besonders wichtiger Gegensatz zu dem ja ebenfalls weitbrüstigen Pykniker und unter anderem ein entscheidendes Argument gegen die Zusammenfassung der Pykniker und Athletiker zu einer Gruppe der „Stheniker" (M. Schwarz). Die kräftige Muskulatur tritt plastisch hervor, besonders in der Schulter- und Oberarmgegend. Der Knochenbau ist relativ derb, die Fettentwicklung gering. Im 4. Jahrzehnt kommt es allerdings häufig zu Fettanhäufungen an Bauch, Nacken usw. Es ist dies der Typ des plethorisch-adipösen ehemaligen Ringers oder Boxers (vgl. unsere Abb. 56a und b).

Einen klassischen Athletiker meiner Beobachtung zeigt Abb. 55.

Plattner-Körperbauindex . . .	1,54	pyknisch
Akromiocristalindex	69,00	athletisch
Brustschulterindex	41,40	athletisch
Proportioneller Brustumfang . . .	58,90	weitbrüstig
Brustumfangsymphysenhöhenindex	121,00	pyknisch
Plattner I	1 (91) > 79 > 69	athletisch

[1] Die neuerlichen Bestrebungen, die athletische Körperform ihrer Selbständigkeit zu entkleiden, hat Weissenfeld mit Recht bekämpft.

Um eine Vorstellung von der *Häufigkeit der verschiedenen* Kretschmer-*Typen* zu vermitteln, seien unsere Befunde bei 1961 selbst untersuchten Personen mitgeteilt (nach Catsch 1941; daselbst Angaben über den Altersaufbau[1]).

Tabelle 14. *Häufigkeit der Habitustypen bei Männern und Frauen (in Prozenten).*

Habitus	δ $p \pm m$		φ $p \pm m$		Differenz	$m_{diff.}$
Leptosom	26,6 ⎱	38,2 ± 1,58	27,1 ⎱	30,2 ⊣ 1,43	8,0	2,13
Leptosom-athletisch . .	11,3 ⎰		3,1 ⎰			
Mesosom		14,1 ± 1,13		23,1 ⊣ 1,32	9,0	1,79
Athletisch		13,4 ± 1,12		1,8 ⊣ 0,42	11,6	1,19
Pyknisch-athletisch . .	9,4 ⎱	25,5 ± 1,42	3,8 ⎱	36,2 ⊣ 1,50	10,6	2,06
Pyknisch	16,1 ⎰		32,4 ⎰			
Dysplastisch		1,9 ± 0,45		3,0 ⊣ 0,53	1,1	0,69
Kindlich		6,9 ± 0,83		5,5 ⊣ 0,71	1,4	1,09

Die Habitusforschung hat sich noch mit einer Reihe weiterer Fragen auseinanderzusetzen, die kurz gestreift werden sollen.

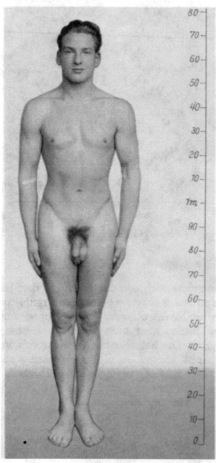

Abb. 55. 20jähriger Athletiker. Körpergröße 172,2 cm, Plattner-Index 1,54.

Es handelt sich zunächst um das viel erörterte Problem der **Altersvariabilität der Habitustypen,** den sog. „Habituswechsel". Wir konnten oben an Hand konkreter Einzelfälle des pyknischen Formenkreises zeigen, daß der charakteristische Bauplan des Körpers schon bei jüngeren Menschen vorhanden ist. Das gleiche gilt für Leptosome und Athletiker. Einschlägige Beispiele mit Maßen und Photographien aus verschiedenen Altersperioden haben Curtius, Schlotter und Scholz veröffentlicht. Man kann es heute mit Kretschmer, v. Rohden, Plattner, Hueck-Emmerich, Catsch u. a. als erwiesen betrachten, daß die Regel der relativen Habituskonstanz allgemeine Geltung besitzt.

Selbstverständlich soll das nicht heißen, daß das Lebensalter ohne Einfluß auf die Habitusprägung ist. Um das 30. Lebensjahr beginnt bekanntlich eine Veränderung der Rumpfform durch Hebung der Rippen mit Vergrößerung des Rippenwinkels und des Sternovertebraldurchmessers. Dementsprechend findet Borchardt für die obere Normgrenze des relativen Brustumfanges folgende Werte:

bei 25jährigen Männern 55
bei 30—40jährigen Männern . . . 56,5
bei 50jährigen Männern 60

[1] Vgl. die ergänzenden stoffwechselchemischen, klinischen und physiologischen Angaben über Athletiker S. 130—133.

Die entsprechenden Verhältnisse werden von BRUGSCH, PLATTNER und FERRANINI (1930, S. 46f.) eingehend behandelt. Dieser hebt außer den genannten Veränderungen die Abnahme von Körpergröße, Stammlänge und Körpergewicht sowie die Herabsetzung der vegetativen Erregbarkeit im Alter hervor. „Junge, sehnig-schlanke Individuen, welche ein vorwiegend leptosomes Aussehen

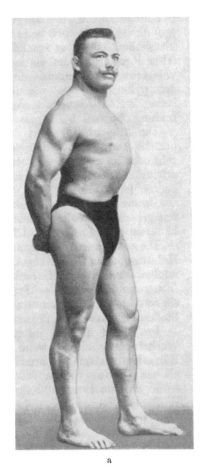 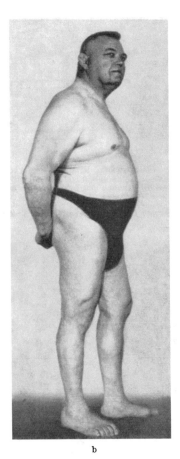

a   b

Abb. 56 a u. b. a 28jähriger Berufsringer. Klassischer athletischer Körperbau („Derbathletiker"). b Derselbe wie a 63jährig. Abänderung des Körperbaubildes in Richtung auf den pyknischen Habitus: Vertiefung und Starre des Thorax, Verbreiterung des Rippenwinkels, Fettansatz, besonders an Schultern, Oberarmen, Hüften, Bauch. Verschwinden des früher besonders starken Muskelreliefs (Text s. S. 81—82).

zeigen, können mit fortschreitendem Alter einen recht kräftigen, muskulären Körperbau bekommen, so daß sie bei der Körperbaudiagnose nicht mehr dem leptosomen, sondern dem muskulären Typus zugezählt werden" (PLATTNER). Aus einem ausgesprochen Leptosomen oder gar Astheniker, wie ihn unsere Abb. 34, 61, 69, 85—88 darstellen, wird aber niemals ein ausgesprochener Athletiker (vgl. unsere Abb. 55 und 56). Von einem eigentlichen Altersumbau des Habitus kann also, wie PLATTNER richtig bemerkt, weder bei der relativen Zunahme des pyknischen noch des muskulären Habitus gesprochen werden, es handelt sich vielmehr darum, daß der charakteristische Habitus eines Menschen in verschiedenen

Lebensaltern verschieden gut zum Ausdruck kommt bzw. daß bei den ja so häufigen Mischtypen in jüngeren Jahren die eine, in älteren Jahren die andere

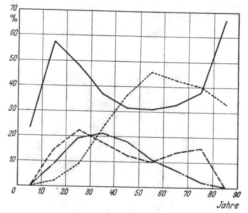

Abb. 57. Altersverteilung der Habitustypen beim Mann.
——————— leptosom und leptosom-athletisch,
········· pyknisch und pyknisch-athletisch,
— — — mesosom,
—·—·— athletisch.
Eigenes Beobachtungsgut. (Nach CATSCH.)

Komponente mehr hervortritt. So hat PLATTNER darauf hingewiesen, daß bei pyknisch-athletischen Mischformen mit zunehmendem Alter das pyknische Element in den Vordergrund tritt. Aber auch beim reinen, klassischen Athletiker kommt es im Alter durch Thoraxumbau und Fettanlagerung zu einer Annäherung an den pyknischen Typ, wie die vorstehenden Abbildungen zeigen (Abbildung 56a und b).

Die Altersabhängigkeit der Typendiagnosen nach KRETSCHMER geht aus unseren von CATSCH bearbeiteten Beobachtungen deutlich hervor (Abb. 57).

Unsere Befunde bei *Frauen* zeigten grundsätzlich die gleichen Verhältnisse (vgl. CATSCH, S. 112).

Die gewaltigen Abänderungen des Habitus und der Gesamtkonstitution infolge endokriner Erkrankungen (Kastration, Adenom des Hypophysenvorderlappens) werden an anderen Stellen besprochen (S. 129 und 234).

Das Kind besitzt infolge der Wachstumsverhältnisse seine **eigene Körperbautypologie,** zu deren Kenntnis besonders auf die wertvollen Forschungen EUG. SCHLESINGERs sowie W. ZELLERs verwiesen sei (weiteres Schrifttum bei BROCK 1932). ZELLER unterscheidet eine Kleinkind-, Schulkind- und Pubertätsform und zeigt deren charakteristische Merkmale auf. Nur der Kenner dieser Entwicklungsstufen des Körperbaues kann schon bei Kindern und Jugendlichen den Versuch einer Habitusdiagnose im Sinne KRETSCHMERs machen. Wenn auch manche Autoren schon bei Kindern und sogar Säuglingen den endgültigen Habitus feststellen wollen (LEDERER, SIGAUD, A. WETZEL u. a., vgl. S. 89), so mag daran einiges Richtige sein:

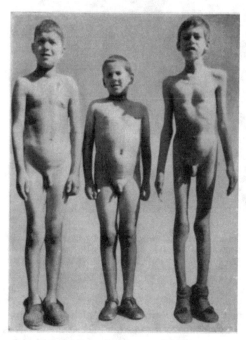

Abb. 58. Drei Konstitutionstypen: a normosomer muskulärer Typ; b eurysomer pyknischer Typ; c leptosomer Typ mit Trichterbrust. (Nach GLANZMANN.)

exaktes Beweismaterial liegt jedoch nicht vor. Durchaus abwegig sind jedenfalls verallgemeinernde Behauptungen wie diejenige von LENZ (1936): „Kleine Kinder zeigen mehr pyknischen Körperbau und zyklothyme Seelenverfassung". Extreme

Körperbauformen lassen sich öfters schon recht frühzeitig erkennen. Dies zeigt sehr schön die obige, GLANZMANN entnommene Abb. 58. Ferner sei noch folgende Eigenbeobachtung einer jugendlichen Asthenika hinzugefügt:

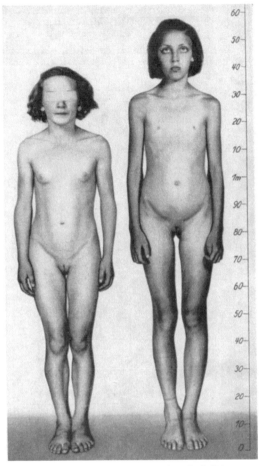

Hochaufgeschossenes 10½jähriges Mädchen der Abb. 59 im Vergleich zu einer untersetzt gebauten Gleichaltrigen. Mit einem Jahr exsudative Diathese (Landkartenzunge), als Kleinkind weiterhin Rachitis mit dickem Bauch, 4jährig Otitis media und Adenotomie wegen entsprechender Beschwerden und häufiger Erkältungen. Infektionsanfälligkeit (Ziegenpeter, Masern, Keuchhusten, Röteln, Windpocken). Urticaria. Viel kalte Hände und Füße (Capillaren leicht spastisch). Der Schmalwuchs entwickelte sich etwa vom 3.—4. Lebensjahr an. Vorher eher rundlich. Ist von jeher die Größte in der Klasse. Neuropathisch: vom 1. bis 8. Lebensjahr trotz Pappmanschetten onaniert. Dauernd Streitigkeiten mit anderen Kindern. In der Schule indolent, stumpf, fahrig. Schreibt z. B. ein Wort auf einer Seite orthographisch in 4facher Weise. Sitzengeblieben. Sehr tüchtig in Leichtathletik. Internistisch: leichter Exophthalmus, keine Zeichen von Thyreotoxikose. „B-Typ". Spuren von Eiweiß, sonst einschließlich Röntgenaufnahme des Thorax o. B.[1] Tonsillen groß, zerklüftet. Geringe Unterkieferdrüsen. **Habitus:** langer, schlanker Hals, Rippenwinkel 60°. Thorax auffallend flach, relativ schmal. Fehlender Schenkelschluß. Schlanke Finger, nicht überstreckbar. Scapulla scaphoidea.

Körpergröße 156,3 (Alterssoll nach v. PIRQUET 135), Gewicht 37,5.

Abb. 59. 10½jährige Asthenika neben gleichaltrigem Vergleichskind.

Index spektrum:

ROHRER-Index	0,98		leptosom
Proportioneller Brustumfang	41,50		engbrüstig
PIGNET-Index	+52,80		leptosom
Brustumfangsymphysenhöhenindex	78,90		leptosom
Akromiocristalindex	73,00		leptosom oder athletisch
Brustschulterindex	50,00		leptosom
PLATTNER-Körperbauindex	2,82		leptosom
PLATTNER I	65	< 77,5 < 82,6	leptosom
PLATTNER II	1 (44)	< 72 < 73	leptosom

Eine zweite, 12jährige Asthenika zeigen die beiden folgenden Abbildungen (Abb. 60a und b).

PLATTNER I	64	< 70,5 < 74,7	leptosom
PLATTNER II	1 (34)	< 65 < 72,8	leptosom
Körperbauindex (PLATTNER)	2,44		leptosom

---

[1] 13jährig, wahrscheinlich tuberkulöses Infiltrat im rechten Unterfeld. Auch Menarche mit 13 Jahren.

Rohrer-Index	1,08	leptosom
Brustumfangsymphysenhöhenindex	85,5	leptosom
Brustschulterindex (Kretschmer)	48,5	leptosom
Akromiocristalindex	72,5	leptosom
Brustumfangrumpflängenindex . .	134	leptosom
Proportioneller Brustumfang . . .	43,1	engbrüstig
Pignet-Index	+51,7	leptosom

Thorax flach, Sternum eingedellt. Rippenwinkel spitz. Hatte Masern, Ziegenpeter, Windpocken, Otitis media. Öfters Angina. Tonsillen groß, zerklüftet. Viel kalte Hände

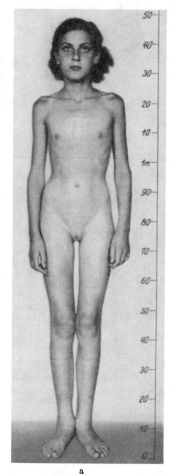 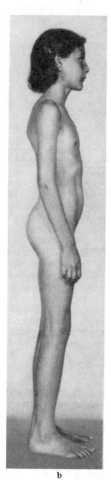

a   b
Abb. 60a u. b. 12jährige Asthenika (Text s. S. 83).

und Füße. Letztere schon erfroren. Capillarmikroskopisch kein pathologischer Befund. Intern bei eingehender Untersuchung o. B. außer Eosinophilie von 12%. Ablatio retinae mit Foramenbildung bei 9 Uhr. Persistierende Arteria hyaloidea, Strangbildung bei 9 Uhr neben dem Foramen (im Sinne einer Mißbildung).

Die **Habitustypologie der Frau** kann nur kurz berührt werden. So sicher es ist, daß sich die klassischen Kretschmer-Typen auch beim weiblichen Geschlecht nachweisen lassen — vgl. unsere Häufigkeitsbefunde in Tabelle 14 —. so bestehen doch in zahlreichen Fällen große Schwierigkeiten, die auch von Kretschmer selbst, dessen Untersuchungen sich vorwiegend auf Männer beziehen, betont wurden. Deshalb wollen manche Autoren auf die für den Mann gültigen Kriterien der Skeletproportionen, des Muskelreliefs usw. ganz verzichten und die beim weiblichen Geschlecht ja besonders markante Fettverteilung zur Typenbildung heranziehen. So unterscheidet Škerlj den Typus femininus normalis, subtrochantericus, superior, inferior, extremitalis und juvenilis. Auch J. Bauer, der die Nichtverwertbarkeit der Sigaud-Typen für die Typologie der Frau betonte, bewertet die Art der Fettverteilung und spricht von Bauchtyp, Reithosentyp, Ober- bzw. Unterkörpertyp. E. Gläsmer unterscheidet einen hypoplastischen Typ, der dem männlichen Leptosomen, einen euplastischen Typ, der dem Pykniker, und einen hyperplastischen, der dem Athletiker entsprechen soll. Nach den wiedergegebenen Abbildungen würden eher die Entsprechungen euplastisch-mesosom und hyperplastisch-pyknisch zutreffen. Sonstige Einteilungsversuche von Pende, Mathes und Galant haben noch weniger Überzeugungskraft. Bei v. Eickstedt finden sich zahlreiche weitere Schrifttumshinweise (1938, S. 782). So erweist sich doch die Kretschmer-Typologie auch für die Frau am zweckmäßigsten, wie Kretschmers Schüler Kühnel in planmäßigen Untersuchungen nachweisen konnte. „Allerdings sind bei beiden Geschlechtern weitgehende Unterschiede in bezug auf die Häufigkeit der einzelnen Körperbauformen festzustellen. Die Differenzen sind auf Einflüsse des endokrinen Systems und der Gestationsperioden zurückzuführen. Martin, Weidenreich u. a. haben darauf hingewiesen, daß die Frau infolge der ihr eigenen starken Entwicklung des Unterhautfettes und der speziellen Entwicklung der Geschlechtsorgane zu stärkerer Breitenentwicklung, d. h. Pyknosomie neigt als der Mann. Weiterhin bleibt das Muskelrelief auch bei Frauen, die ihren Körper und speziell die Muskulatur stark trainieren, nur angedeutet und erreicht fast nie die dem Manne eigene starke Ausprägung. Dementsprechend wurden auch bei Untersuchungen an einem größeren Beobachtungsgut (Perelmann und Blinkow, Kühnel) geschlechtsbedingte Unterschiede der Häufigkeitswerte für die einzelnen Habitustypen festgestellt" (Catsch 1941).

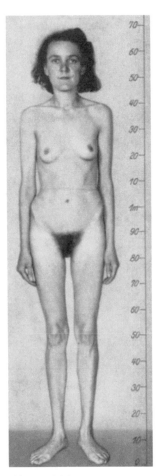

Abb. 61. 26jährige Asthenika mit vegetativer Labilität und Dysmenorrhoe.

Die Verwertbarkeit der Kretschmerschen Typeneinteilung für die Frau konnte auch Catsch an unserem 1021 Frauen umfassenden Beobachtungsgut bestätigen (vgl. Tabelle 14).

Nachdem oben Pyknikerinnen und kindliche Asthenikerinnen abgebildet wurden, soll in folgendem Beispiel auch noch eine erwachsene Asthenika wiedergegeben werden (Abb. 61):

26jährige Haustochter. Schlechter Appetit. Menarche 13jährig. Starke Dysmenorrhoe. Muß stets 1 Tag liegen. Mäßige Obstipation. Viel kalte Hände. Von jeher sehr schlank. Gewicht ziemlich konstant. Sehr viel müde, auch morgens nach dem Aufstehen, trotz ausreichenden Nachtschlafes. Geht schon um 20,30 Uhr zu Bett.

Asthenika. Thorax flach, schmal. Rippenwinkel 40⁰(!). Mammae hypoplastisch. Sehr mager, ganz leichte Struma. Keine Zeichen von Thyreotoxikose. G.U. —10%. Auffallend schlanke, kühle, cyanotische Finger — an Arachnodaktylie erinnernd. Fehlender Schenkelschluß. Muskulatur äußerst dürftig. Händetremor. Mäßige Dermographie. Seborrh e. Mittelständiges Tropfenherz (Rö.). Capillarmikroskopisch mäßiger spastisch-atonischer Symptomenkomplex. Intern sonst bei eingehender Untersuchung o. B.

Körpergröße 168,3, Gewicht 51,2. Brustumfang 68.

Plattner I	68,0	< 80,0 · 85,6	leptosom
Plattner II	1 (39)	< 71,8 · 80,1	leptosom
Plattner III	2,58		leptosom
Rohrer	1,18		leptosom
Plattner IV	79,5		leptosom
Kretschmer	51,5		leptosom
Akromiocristalindex	80,0		leptosom
Proportioneller Brustumfang . . .	41,5		schmalbrüstig

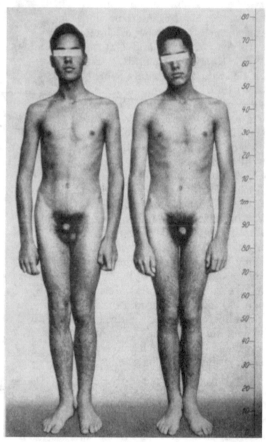

Abb. 62. Gleicher leptosom-athletischer Körperbau bei 17jährigen EZ.

	I.	II.
Größe	177,6	176,4
Höhe des oberen Brustbeinrandes	144,3	142,5
Symphysenhöhe	91,4	89,5
Mittlerer Brustumfang	86	87
Kopflänge	19,2	19,4
Kopfbreite	14,8	14,4
Ohrhöhe des Kopfes	12,2	12,4
Morphologische Gesichtshöhe	12,1	12,0
Horizontalumfang des Kopfes	56,5	56,5

Bei der polysymptomatischen Ähnlichkeitsdiagnose hochgradige Übereinstimmung in allen Merkmalen.

Quantitative Fingerlinienbefunde:

Individueller quantitativer Wert	5	4,1
Variationsbreite	10—0	10—0
Radiale Differenz	10	10
Ulnare Differenz	8	6
Individueller Formindex nach BONNEVIE . . .	84,9	83,3
Individueller Formindex nach GEIPEL	90,1	89,7

Die — relativ seltene — ausgesprochene *Asthenie* der Frau kann sich zu einem ernsten Berufs- und Lebensproblem gestalten wie bei der folgenden Patientin, die ich wegen wiederholter Krankmeldung 1945 vertrauensärztlich zu beurteilen hatte:

Annem. K., 21jährige Schneiderin. Seit Monaten anhaltende Kopf- und Rückenschmerzen, zeitweise Erbrechen. Große Stimmungslabilität, depressive Züge. 3 Wochen in einer Nervenklinik erfolglos mit intravenösen Kalkspritzen behandelt. Menstruation unregelmäßig. Starke Dysmenorrhoe und Vasolabilität.

Ausgesprochen asthenischer Habitus. 173 cm, 49 kg in leichter Kleidung. Brustumfang 71,5 cm. Rippenwinkel spitz. Thorax schmal, flach, Hals lang, schlank. Dürftiger Ernährungszustand. Proportioneller Brustumfang 41, PIGNET-Index 52,4, ROHRER-Index 0,94. Spastische Pseudoanämie (Hb 90%, Erythro 4,6 Mill.). SR 8 mm. RR 120/90. Puls 80/min. Auch sonst, einschließlich Röntgen Magen und Lungen o. B.

Patientin wurde als arbeitsfähig bezeichnet, aber mit der dringenden Empfehlung von Umschulung in einen geeigneten Beruf bzw. — falls nicht durchführbar — von Heimarbeit im Rahmen der konstitutionell gegebenen Möglichkeit. Das 9stündige Sitzen in der Schneiderei ist in diesem Fall ausgesprochen ungünstig. 1952 Nachuntersuchung: Auf damals erfolgte Verkürzung der Arbeitszeit Befinden etwas gebessert. Aber nach wie vor sehr leistungsschwach, viel Magenbeschwerden. 1948 Heirat. 1 Partus. Aussehen und Gewicht (um 45 bis 50 kg) unverändert — Vater Astheniker, Mutter leptosom, früher mehrfach Magengeschwüre, jetzt noch Hyperaciditätsbeschwerden. Ein Bruder Astheniker, kürzlich Magenresektion wegen Ulcus.

Die meisten Autoren stimmen darin überein, daß für die charakteristische Ausprägung des Habitus die **Erblichkeit** von ausschlaggebender Bedeutung ist, wenn auch einschlägige Untersuchungen noch relativ selten sind[1].

Am exaktesten sind die morphologisch-genetischen Untersuchungen O. v. VERSCHUERS an ein- und zweieiigen Zwillingen, aus denen klar hervorgeht, daß die Partner eines EZ-Paares in bezug auf einzelne Körpermaße durchschnittlich wesentlich weniger voneinander abweichen als ZZ-Partner. Damit ist die große Bedeutung der Erbveranlagung für die Habitusgestaltung bewiesen.

Größere Untersuchungen an Zwillingspaaren über das entsprechende Verhalten des Gesamthabitus und seine indexmäßige Auswertung, die zweifellos von großem Interesse wären, liegen meines Wissens noch nicht vor.

---

[1] Auf CONRADS vorwiegend hypothetische Erörterungen über den „Konstitutionstypus als genetisches Problem" (Berlin 1941) kann hier nicht eingegangen werden, da die Diskussion einen unverhältnismäßig breiten Raum einnehmen würde. Es ist bedauerlich, daß der Verf. laut persönlicher Mitteilung sein früheres Forschungsgebiet und damit die Möglichkeit einer sachlichen Begründung seiner spekulativ gewonnenen Anschauungen aufgegeben hat. Zahlreiche Referenten haben zu CONRADS Hypothesen kritisch Stellung genommen. [HARRASSER: Arch. Rassenbiol. **35** (1942); H. MARX: Kongreßbl. inn. Med. **109**, 337 (1942); STUMPFL: Nervenarzt **1942**, 91; THUMS: Dtsch. med. Wschr. **1941 II**, 1131; F. WEISSENFELD: Z. Neur. **174** (1942); E. J. HEUSCHER: Zbl. Neurol. **105**, 409 (1949).] Es ist überhaupt eine mißliche Sache, wenn auf konstitutions- und erbbiologischem Gebie e phylogenetische Hypothesen unsere Wissenslücken ausfüllen sollen. Dies hat an Hand sehr sorgfältiger Untersuchungen vor kurzem ALFR. REITER bezüglich der ROSENBERGschen Hypothese über die Onto- und Phylogenese der menschlichen Wirbelsäule dargetan. So scheint es auch wenig förderlich, wenn LUCIA GRAF die Akromegalie als einen Rückschlag in phylogenetische Frühstadien deuten will.

Tabelle 15. *Die Variabilität der anthropologischen Maße bei Zwillingen.*
(Nach O. v. Verschuer.)

Nr. (nach Martin)	Maß	Eineiige Zwillinge		Gleichgeschlechtliche zweieiige Zwillinge	
		n	$\varepsilon_E \pm f_\varepsilon$	n	$\varepsilon_Z \pm f_\varepsilon$
1	Körpergröße	91	$0,62 \pm 0,05$	43	$1,55 \pm 0,17$
a	Länge der vorderen Rumpfwand . . .	80	$0,93 \pm 0,07$	34	$1,80 \pm 0,22$
35	Breite zwischen den Akromien	87	$0,77 \pm 0,06$	40	$2,03 \pm 0,23$
40	Breite zwischen den Darmbeinkämmen .	83	$1,19 \pm 0,09$	38	$2,19 \pm 0,25$
b	Länge des rechten Armes	88	$0,59 \pm 0,04$	40	$2,04 \pm 0,23$
e	Länge der rechten Hand	87	$0,63 \pm 0,05$	42	$1,73 \pm 0,19$
52	Breite der rechten Hand	77	$0,69 \pm 0,06$	41	$1,70 \pm 0,19$
f	Länge des rechten Beines	80	$0,70 \pm 0,06$	38	$1,67 \pm 0,19$
58	Länge des rechten Fußes	85	$0,75 \pm 0,06$	40	$1,95 \pm 0,22$
59	Breite des rechten Fußes	69	$0,43 \pm 0,04$	40	$1,95 \pm 0,22$

Erläuterung: n Anzahl der Zwillingspaare; ε_E mittlere prozentuale Abweichung der eineiigen Zwillinge; ε_Z mittlere prozentuale Abweichung der zweieiigen Zwillinge; f_ε mittlerer Fehler der mittleren prozentualen Abweichung.

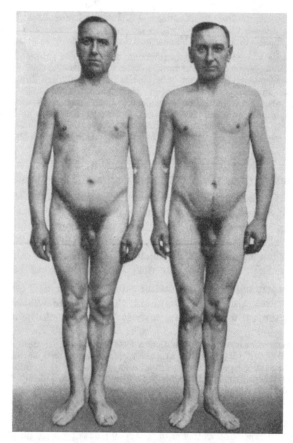

Abb. 63. Gleicher pyknischer Körperbau bei 40jährigen EZ (Text s. S. 89).

Einige Zwillingsbefunde mögen die weitgehende Erbbedingtheit des Körperbaus veranschaulichen (Abb. 62).

Die Abb. 63 zeigt gleichsinnigen pyknischen Körperbau bei EZ.

Gegenüber diesen durchaus gleichsinnigen Körperbaubildern bei EZ zeigt das folgende ZZ-Paar ein ganz verschiedenes Verhalten: der eine ist athletisch, der andere leptosom (Abb. 66).

Auch die Genealogie zeigt die weitgehende Erbbedingtheit von Habitustypen, wie uns hunderte eigener Erfahrungen gezeigt haben. Als Beispiele seien die folgenden Beobachtungen nach CURTIUS, SCHLOTTER und SCHOLZ wiedergegeben[1]:

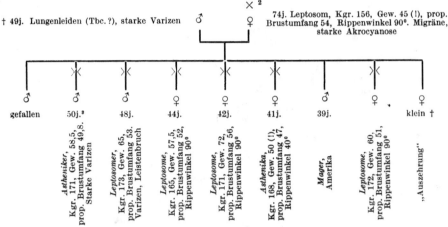

Abb. 64. Stammtafel 1: Vererbung des leptosom-asthenischen Körperbaus. (Nach CURTIUS, SCHLOTTER und SCHOLZ.)

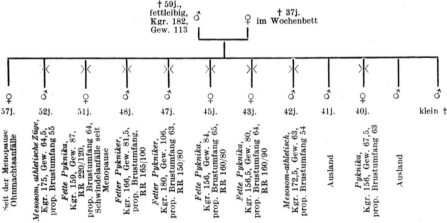

Abb. 65. Stammtafel 2: Vererbung des pyknischen Körperbaus. (Nach CURTIUS, SCHLOTTER und SCHOLZ.)

Die Untersuchungen DAVENPORTs beziehen sich nur auf die Vererbung der Körpergröße. Die Untersuchungen SCHLEGELs betreffen die Familien von 7 Asthenikern[4]. Unter den 80 mehr als 18 Jahre alten Geschwistern von 23

[1] Vgl. auch die auf S. 71 und 72 dargestellte Pyknikerfamilie.

[2] × = selbst untersucht.

[3] Vgl. die den Patienten darstellende Abb. 125.

[4] Genauere erbanamnestische Angaben über die Eltern von 18 asthenischen Säuglingen (12mal war mindestens ein Elter ebenfalls asthenisch) macht A. WETZEL (Klinik v. PFAUNDLER). In 10 der 18 Fälle bestanden „bei den Eltern" funktionelle Magenbeschwerden im Sinne einer Gastrosukkorrhoe.

primären und sekundären Asthenieprobanden fand er 21 weitere Astheniker. Aus diesen Befunden und denjenigen bei den Eltern schließt er auf die einfach dominante Vererbung des leptosom-asthenischen Körperbaues. Die Anlage soll starken Manifestationsschwankungen unterworfen sein. Eine von W. Abel stammende neuere zusammenfassende Darstellung der „Vererbung normaler morphologischer Eigenschaften des Menschen" betrifft vorwiegend Einzelmerkmale und zeigt somit ebenfalls die Notwendigkeit der weiteren Erforschung der Erbbiologie des Gesamthabitus. Wenn J. Lange 1939 schreibt:

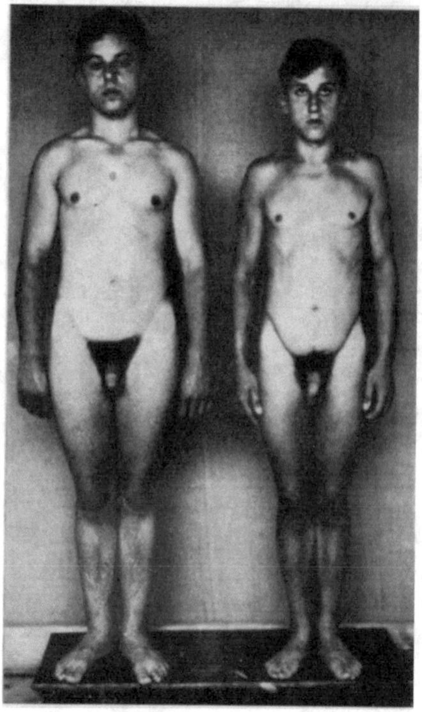

Abb. 66. Verschiedener (athletischer bzw. leptosomer) Körperbau bei ZZ (Text s. S. 89).

„Für die Erblichkeit des Körperbautyps gibt es brauchbare Untersuchungen nicht", so ist diese Feststellung jedenfalls in bezug auf die nicht asthenisch-leptosomen Habitusformen noch heute weitgehend berechtigt.

Bisher beschäftigte uns ausschließlich der äußere Körperbau, wie er durch Skeletproportionen, Muskelrelief und Fettanlagerung bestimmt wird. Kretschmer hat auch sonstige Außenmerkmale in seine Symptomatologie einbezogen, so Kopf- und Barthaare sowie die Haut, die beim Leptosomen als schlaff, beim Athletiker als straff. beim Pykniker als weich und anliegend geschildert wird. O. Schallwegg hat gründliche vergleichend histologisch-anthropometrische Untersuchungen über die Hautbeschaffenheit der verschiedenen Körperbautypen veröffentlicht mit dem Hauptergebnis, daß bei den Asthenikern Verdünnung der Haut, des Epithels und Coriums, geringere Zahl von Muskelbündeln und Haaren, schnellere und stärkere Abnahme und Abschilferung der Hornschicht, schnellere Papillen- und Epidermiszapfenatrophie

sowie eine frühzeitigere Abnahme der in der Jugend reichlicheren elastischen Fasern vorliegt. Die Pykniker verhielten sich im ganzen gegensätzlich. Die Arbeit enthält weiterhin wertvolle Angaben über die Abhängigkeit der Hautbeschaffenheit von Geschlecht und Alter. J. Tillner fand keine Korrelationen zwischen Körperbautypen und Papillarlinienmustern. Bestimmte Beziehungen zwischen Komplexion und Kretschmer-Typen bestehen nicht (Welz, vgl. S. 291). Die übertriebene Bewertung der Komplexion für die Habitusbeurteilung (Bernh. Aschner, Klare) ist durch keine verwertbaren Korrelationsbefunde begründet.

Die älteren Anschauungen über **die inneren Organisationsverhältnisse der Habitustypen** sind vorwiegend hypothetischer Natur. Bei den Zuordnungen Leptosomie-Typus mikrosplanchnicus (Viola) und Pyknosomie-Typus makrosplanchnicus handelte es sich vorwiegend um Vermutungen. Die genauen Organmessungen Benekes können deshalb nicht weiterhelfen, weil sie nicht in genügende Beziehung zum äußeren Habitus gesetzt wurden. Staub hat nicht selten kleine hypoplastische Herzen (vgl. hierzu S. 146) bei kräftigen, wohlproportionierten Menschen gefunden. Röntgenuntersuchungen W. R. Mills, die die Beziehungen des Körperbaus zu den inneren Organen betreffen, sind mir leider nicht zugänglich gewesen. Die weitgehende Abhängigkeit der Topographie des Duodenums von Körperbau und Körperfülle wird durch die folgenden,

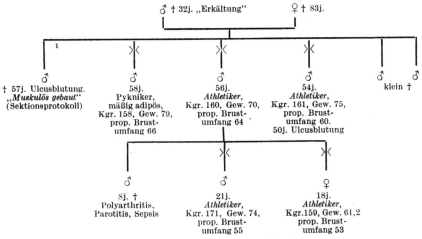

Abb. 67. Stammtafel 3: Vererbung des athletischen Körperbaus.
(Nach Curtius, Schlotter und Scholz) (Text s. S. 89).

Alb. Köhler entnommenen Abbildungen veranschaulicht (Abb. 70a und b). Bekannt ist die Häufigkeit eines ptotischen Magens bei Asthenikern (vgl. Abb. 69), ebenso wie diejenige eines schmalen, median gestellten „Tropfenherzens"(F. Kraus). Ptose der Gallenblase bei Asthenie bildet Teschendorf ab (Abb. 68). Den Zwerchfellhochstand eines fetten Pyknikers zeigt Abb. 37. Apostolakis stellte fest, „daß die Länge des Gesamtdarmes nicht von der Körpergröße oder der Länge des Rumpfes abhängt". Dem entsprechen die Ergebnisse vergleichender Organmessungen bei Personen verschiedener Körperlänge, die unter Roessles Leitung durchgeführt und auf Grund der Originallisten von J. Kaup rechnerisch ausgewertet wurden (1926). Es ergab sich hierbei, daß das Gewicht der Innenorgane von der Körperlänge nur sehr wenig beeinflußt wird.

Tabelle 16. *Innenorgangewichte nach Größenklassen* (nach Kaup).

Organe	Mittleres Gewicht	Größenklassen				Zunahme in %
		163	168	173	178	9,2
Gehirn	1408 (232)	1370,4 (74)	1410,6 (75)	1426,4 (62)	1437 (21)	4,9
Nebennieren	14,4 (310)	14,2 (74)	14,4 (114)	14,4 (88)	15,0 (34)	5,6
Leber	1727 (122)	1669 (33)	1691 (44)	1694 (34)	1730 (11)	3,9
Nieren	301,3 (135)	295 (42)	304,4 (72)	301 (41)	300 (10)	1,8
Milz	155 (126)	155,1 (35)	132,9 (45)	156,0 (38)	167 (8)	7,7

[1] = Arztbericht, Krankenblatt.

Die Zunahme der Organgewichte schwankt bei allen Organen im Mittel nur um etwa 5% statt um 20—30%, wie beim Vorliegen einer geometrischen Ähnlichkeit der Individuen anzunehmen wäre, wobei die Gewichte wie die dritten Potenzen der Lineardimensionen, also auch der Körperlänge, von Längenklasse zu Längenklasse ansteigen müßten, wie Kaup ausführt, um dann fortzufahren: „Genauer wäre eine Gegenüberstellung der Längenklassen mit

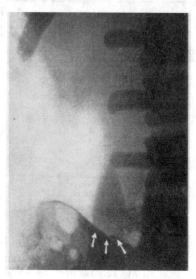

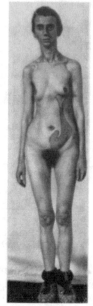

Abb. 68. Ptose der Gallenblase bei asthenischem Habitus. (Nach Teschendorf.)

Abb. 69. Habitus asthenicus mit Ptose des Magens. (Nach G. Katsch.)

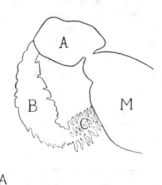

Abb. 70 A u. B. A Normales Duodenum einer dünnen Frau. B Profilansicht eines normalen Duodenum bei einem über 200 Pfd. schweren Mann. (Nach Alban Köhler.)

den Kubikwurzeln der Organgewichte. Denn in dieser Weise sind lineare Maße in Vergleich gesetzt."

Die Linearmaße von Gehirn, Leber, Nieren und Milz bleiben, wie man sieht, innerhalb der 4 Längenklassen nahezu unverändert. Es ergibt sich somit, daß die lebenswichtigen Innenorgane innerhalb der gewöhnlichen Längenvariabilität nur sehr wenig beeinflußt werden (Kaup). Ähnlich waren die Ergebnisse für die Abhängigkeit der Organgewichte vom Körpergewicht. Nur die Milz zeigte eine gleichsinnige Zunahme.

Tabelle 17. (Nach KAUP.)

Organe in Kubikwurzelwerten	Größenklassen der Länge				Zunahme in %
	163	168	173	178	9,2
Gehirn	11,11	11,21	11,26	11,28	1,6
Leber	11,86	11,91	11,92	12,0	1,2
Nieren	6,66	6,73	6,70	6,69	0,6
Milz	5,37	5,10	5,38	5,51	2,5

Im Gegensatz zu den erstgenannten Ergebnissen der ROESSLE-KAUPschen Untersuchungen zeigten das Herz und die Blutdrüsen (Hoden, Schilddrüse, Pankreas) ein deutlich gleichsinniges Variieren im Sinne der Körperlänge. Bei den Nebennieren — über die spezielle Untersuchungen aus ROESSLEs Institut von SCHILF durchgeführt wurden — liegen die Verhältnisse jedoch anders.

PEARL und Mitarbeiter untersuchten das Gewicht endokriner Organe bei 1272 Sektionsfällen. Die durchschnittliche Menge der Blutdrüsen (Nebennieren, Schild- und Nebenschilddrüse, Hypophyse, Epiphyse, Keimdrüsen) je Kilogramm des Körpergewichts war bei Asthenikern größer als bei Pyknikern. Bei dem Thymus verhielt es sich umgekehrt. Auch SELBERG fand neuerdings an 673 Leichen die Blutdrüsengewichte der Leptosomen relativ höher als diejenigen der Pykniker. Mit Ausnahme der Hypophyse waren die Blutdrüsen der weiblichen kleiner als diejenigen der männlichen Leichen.

Im Bestreben der „objektiven Darstellung der Relationen, die zwischen den einzelnen Eigenschaften eines Organismus vorhanden sind", hat RAUTMANN wertvolle Untersuchungen über die „korrelative Variabilität" der Herzgröße durchgeführt. Daß die Herzgröße des Menschen vom Körpergewicht durchschnittlich am stärksten abhängt, weniger von seinem Brustumfang und seiner Körpergröße, war bekannt. Mit Hilfe der vergleichenden Korrelationsberechnung konnte RAUTMANN das verschiedene Abhängigkeitsverhältnis zwischen der Herzgröße und den drei anderen Faktoren zahlenmäßig festlegen.

Die Korrelationskoeffizienten betragen: für Herzgröße/Körpergewicht $+ 0,49$, für Herzgröße/Brustumfang $+ 0,28$, für Herzgröße/Körpergröße $+ 0,16$. Es wäre sehr wertvoll, wenn diese Untersuchungen auch auf die primären Habitustypen ausgedehnt würden.

Einen wertvollen Fortschritt der konstitutionsanatomischen Forschung stellen die sorgfältigen Untersuchungen W. SELBERGs (1951) dar. Mittels genauer Anthropometrie, makroskopisch und mikroskopisch anatomischer Befunderhebung und kritisch statistischer Aufbereitung kam SELBERG u. a. zu folgenden Ergebnissen: Unter Berücksichtigung von Geschlecht, Körpergewicht und Körperbautyp können bei Kreislaufgesunden für jede Leiche die individuell adäquaten Werte von Herzgewicht und Aortenweite mit recht großer Genauigkeit bestimmt werden. Summativ gewonnene Durchschnittswerte der Lehrbücher sind dagegen nicht verwertbar. Für die Grundformen des Körperbaus ergaben sich charakteristische, statistisch weitgehend gesicherte Unterschiede, welche die großen Schwankungen der genannten Grundmaße der Kreislauforgane an einem undifferenzierten Sektionsgut im wesentlichen bedingen: Pykniker haben relativ weite Aorten und relativ kleine Herzen, Leptosome relativ enge Aorten und relativ große Herzen. Beim Gesunden bestehen Beziehungen zwischen Herzgröße, Aortenweite und Ausbildung der Skeletmuskulatur.

Einiges ist bekannt über die Beziehungen von Körperbau und Schleimhautbeschaffenheit. M. SCHWARZ fand bei Asthenikern eine dünne, zarte, blasse Nasenschleimhaut sowie vorwiegend weiche und zerklüftete Tonsillen, bei

„Sthenikern" (unter denen er Pykniker und Athletiker zusammenfaßt) eine dicke, derbe, gut durchblutete Nasenschleimhaut und eher derbe, auch kleine und an der Oberfläche glatte Tonsillen (nach W. Albrecht 1940 und M. Schwarz). Dazu passen nur teilweise die Angaben von Hueck und Emmerich: „Solche Typen mit übermäßig starker Hyperplasie der Tonsillen, der Zungenbalgdrüsen und der Neigung zu Lymphdrüsenvergrößerung, Typen mit dicker, etwas öde-matöser Haut scheinen uns beim pyknischen Typ sehr viel öfter vorzukommen als beim asthenischen." Mit Recht stellen die Verfasser jedoch fest, daß sich der Lymphatismus mit keiner der 3 Hauptkörperbauformen Kretschmers deckt.

Damit sind unsere Kenntnisse über Körperbau und Organisation schon so ziemlich erschöpft.

Etwas umfangreicher, aber auch noch keineswegs genügend sind die Befunde über **Beziehungen von Habitus und funktionellem Verhalten**[1]. Es handelt sich teils um die Feststellung von Einzelbeziehungen, teils um den Versuch, das funktionelle Verhalten des Gesamtorganismus unter konstitutionsbiologischen Gesichtspunkten zu analysieren. Von jenen erstgenannten Befunden sei folgendes erwähnt. Bonorino will gefunden haben, daß Astheniker zu Achylie und Sub-acidität, die Vertreter der übrigen Habitusformen zu Superacidität neigen. Nach M. Masslow sollen Astheniker einen fermentreichen Magen-, dagegen einen fermentarmen Duodenalsaft sezernieren. Weiter seien kräftige Amylolyse und große Alkalireserve für sie charakteristisch. Der Arthritiker (= Pykniker) soll einen hypaciden, fermentarmen Magensaft haben. Ob diese in sich nicht sehr wahrscheinlichen und widerspruchsvollen Angaben zu Recht bestehen, müßten eingehende Nachprüfungen erweisen, zumal Aleksandrov keinerlei feste Be-ziehungen der genannten Art feststellen konnte. Nach Perémy soll die endogene Harnsäureausscheidung bei Leptosomen und Athletikern größer sein als bei Pyknikern. Hirsch' Zuckerbelastungsversuche mit dem Ergebnis einer dia-betoiden Kurve bei Pyknikern und dem Auftreten einer starken hypoglykämischen Nachschwankung bei Leptosomen passen gut zu entsprechenden klinischen Befunden (vgl. z. B. unseren Fall S. 71) und zu den Stoffwechselbefunden Jahns bei Asthenikern. Auch Untersuchungen Malls über die Reaktion des Kohlenhydratstoffwechsels auf das thyreotrope Vorderlappenhormon Elityran fügen sich gut ein. Bei Pyknikern fand er eine Tendenz zur Erhöhung, bei Lepto-somen zur Senkung des Blutzuckerspiegels.

Kuras untersuchte die Blutdruckreaktion auf intravenöse Sympatolgaben bei einigen Leptosomen, Athletikern und Pyknikern. Leptosome zeigen steilen Anstieg und langes „Nachschleppen". Die Kurve des Athletikers ist im Anstieg gleich, erreicht jedoch schneller den Ruhewert. Den langsamsten Anstieg zeigt die Kurve des Pyknikers; dabei beträgt die maximale Steigerung kaum die Hälfte derjenigen des Leptosomen. Aus seinen Befunden schließt Kuras beim Pykniker auf einen hohen, beim Leptosomen auf einen niedrigen Sympathico-tonus, wofür jedoch keine sonstigen klinischen Anhaltspunkte mitgeteilt werden. Die Befunde Kuras' stehen in einigem Widerspruch zu denjenigen, die Hertz mittels Adrenalinproben bei den Körperbautypen gewonnen hat. Hertz fand „fließende Übergänge" in den Reaktionen der einzelnen Körperbaugruppen, wenn auch gewisse Charakteristika der einzelnen Habitusformen vorhanden waren. Bezüglich der vago- bzw. sympathicotonischen Reaktionsweise zeigten die 3 Gruppen keine Unterschiede. Die von Kuras gegebene Deutung dieser Unter-schiede gegenüber seinen Befunden ist nicht recht überzeugend. Man muß vielmehr bei all diesen Versuchen pharmakologischer Konstitutionsdiagnostik

---

[1] Vgl. die ergänzenden stoffwechselchemischen, klinischen und psychologischen Angaben über Athletiker S. 130—133.

auf die große Fragwürdigkeit der gewonnenen Ergebnisse hinweisen, die später (S. 190) eingehender besprochen wird.

Von FROWEIN und HARRER wurden die Untersuchungen mit gleicher Versuchsanordnung an Hirnverletzten wiederholt. Dabei kamen trotz schwerer Hirnschädigung die konstitutionstypischen Unterschiede infolge erhöhter Reizempfindlichkeit noch stärker zum Ausdruck.

Ebenso fand EHRMINGER bei Belastungsversuchen mit Adrenalin, daß sowohl Blutzucker- wie Blutdruck- und Pulszahlenkurve einheitlich bei Pyknikern träger und niedriger verliefen als bei Leptosomen. Als Erklärung dieser Kurven wird bei Pyknikern ein erhöhter Sympathicotonus mit niedrigem Potentialgefälle, und bei den Leptosomen umgekehrt ein niedriger Sympathicotonus bei großem Potentialgefälle herausgestellt.

WINKLER prüfte die Reaktionsweise der Habitustypen auf Insulin, indem er einmal experimentell Belastungsversuche mit Blutzuckerbestimmungen machte, und zum anderen die Insulintoleranz beim therapeutischen Insulinschock an Hand eines großen Zahlenmaterials statistisch nach Konstitutionstyp und vergleichsweise nach Körpergewicht, Lebensalter und Geschlecht auswertete. Auf Belastung mit 15 E Insulin erfolgte bei Leptosomen und Athletikern ein langsames Absinken des Blutzuckers auf Werte, die mehrere Stunden beibehalten wurden, während bei Pyknikern schon nach 1 Stunde eine kräftige Gegenregulation einsetzte. Dem entspricht als Ergebnis der statistischen Untersuchungen über die erste Schockdosis eine wesentlich größere Insulintoleranz der Pykniker gegenüber den Leptosomen und Dysplastikern. Auch hierfür wird die kräftigere und rasch verfügbare Sympathicusfunktion der Pykniker als Ursache angeführt.

Neuerdings untersuchte MALL den intermediären Eiweißstoffwechsel bei den Habitustypen. Im Vorversuch ergab die Erfragung der spezifischen Appetenz bei den Pyknikern einen hohen Eiweißbedarf und relativ geringe Neigung für Fett. Die Leptosomen verhielten sich umgekehrt, während die Athletiker entsprechend ihrem vermehrten Bedarf an Muskelbrennstoff vor allem Kohlenhydrate verlangten. Auch bei der Prüfung der antitryptischen Kraft des Blutes fanden sich Unterschiede bei den gesunden Habitusvarianten.

An größeren Untersuchungsserien fand MALL u. a. bei den Leptosomen eine höhere Gesamtzahl der Leukocyten, was auf Unterschiede im Verhalten des Organismus auf die Infektionsabwehr hinweisen soll, derart, daß die Infektionsabwehr der Leptosomen mehr cellulär, die der Pykniker mehr humoral zu denken sei. Unterstützt wurden diese Anschauungen durch Belastungsversuche mit kleinen Pyrifergaben, die HIRSCHMANN und MALL durchführten. Leptosome und Athletiker zeigten dabei stärkere Temperatur- und Leukocytenreaktionen als Pykniker. Auch die Änderung der Zahl der Lymphocyten und Segmentkernigen nach Belastung mit 50 mg Percorten (MALL und MUTH) ergaben fehlerkritisch gesicherte Unterschiede. Hierbei reagierten die Pykniker stärker als die Leptosomen.

Bezüglich der Beziehungen von Körperbau und vegetativer Labilität hat sich auf Grund klinischer Eindrücke die Ansicht gebildet, daß die derart Behafteten meist Leptosome seien (EPPINGER und HESS, v. BERGMANN, SIEBECK, WESTPHAL). Dem entsprechen auch manche eigenen kasuistischen Befunde [1]. Im Gegensatz hierzu steht BORCHARDTs, allerdings unbefriedigende Identifizierung von Pyknosomie und „Status irritabilis" (vgl. S. 245), der durch erhöhte Reizbarkeit und Erregbarkeit aller Organe gekennzeichnet sein soll. Auch sonst gibt es hier viele Widersprüche. Während nach CASTELLINO sowie ORATOR und PÖCH die „Megalosplanchniker" (Pykniker) als vagotonisch, die „Mikrosplanchniker" (Leptosome) als sympathicotonisch geschildert werden, identifiziert

---

[1] Vgl. die Fälle S. 193, Nr. 1; S. 194, Nr. 4; S. 195, Nr. 5.

Tschernoroutzky die Vagotoniker mit den Lepto-, die Sympathicotoniker mit den Pyknosomen, was den oben genannten Befunden von Kuras entsprechen würde. Weitere Schrifttumsangaben finden sich bei Catsch und Ostrowsky (1942), die erstmals exakte, an genügend großem Beobachtungsgut — 1961 Fälle unserer Abteilung — angestellte Untersuchungen zu dieser Frage durchgeführt haben, und zwar im wesentlichen mit dem negativen Ergebnis, daß sich Zeichen vegetativer Übererregbarkeit bei den verschiedenen Körperbauformen in ziemlich gleichmäßiger Verteilung finden. An einem anderen Beobachtungsgut, nämlich 200 Ulcuskranken, die E. Kaufmann auf meine Veranlassung eingehend konstitutionspathologisch untersuchte, konnte dagegen eine gleichsinnige überdurchschnittliche Erhöhung des Anteils von Vagotonikern und Leptosomen nachgewiesen werden (vgl. S. 111). O. Bayer untersuchte 47 den verschiedenen Körpertypen angehörende Männer mittels hämodynamischer, elektrokardiographischer und kymographischer Methoden sowie der Venendruck- und Muskelinnendruckmessung unter verschiedenen Bedingungen. Deutliche Unterschiede ergaben sich erst bei stärkerer Belastung, und zwar hauptsächlich in dem Sinne, daß „Hyperplastisch-Leptomorphe" sowie „Hyperplastisch-Pyknomorphe" ein günstiges, „Hypoplastisch-Leptomorphe"(Astheniker) dagegen ein ungünstiges Kreislaufverhalten aufwiesen. Die letztgenannten Befunde erklären nach Bayer die allgemeine Leistungsschwäche dieses Konstitutionstyps, sollen denselben aber andererseits vor späteren Kreislaufkrankheiten schützen, die häufiger beim Pykniker auftreten.

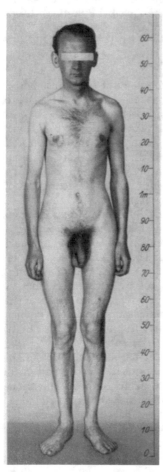

Abb. 71. Vegetativ und psychisch labiler, graziler Astheniker.

Unter Jugendlichen will Schlesinger in Reihenuntersuchungen vegetative Labilität häufiger bei Asthenikern als bei Pyknikern gefunden haben. Mir scheint allerdings auch im allgemeinen leptosomer bzw. asthenischer Habitus die Manifestation vegetativer Labilität zu fördern, wie die später genannten Beispiele (S. 193f.) sowie besonders deutlich die folgende Beobachtung zeigen:

Paul X., 23 Jahre. Musiker. Von klein an sehr zart. Hatte zahlreiche Kinderkrankheiten, unter anderem Scharlach und Diphtherie, ferner Gelbsucht. Wegen „Herzfehlers" vom Schwimmunterricht befreit. „Alle naselang" Anginen. Klagen: Nach Anstrengungen, ferner nach zu wenig Schlaf (Beruf!) Herzklopfen, Puls bis 130. Keine Atemnot. Seit Jahren plötzliche *Anfälle von vorübergehender Sehstörung* (nur schwarze Punkte). Dauer bis 1/2 Minute. Dabei starke, nicht halbseitige Kopfschmerzen ohne Erbrechen oder Übelkeit. Seit der Kindheit *chronische Magenbeschwerden*. Erbrechen nach Fett, häufig Übelkeit und krampfartige Magenschmerzen, unabhängig vom Essen, jedoch stark abhängig von Erregungen. Mußte wegen der Krämpfe einmal Wehrmachtstournee im Ausland nach 4 Tagen abbrechen. Stuhlverstopfung, gelegentlich auch Durchfälle. Öfters Schwindel. Sehr nervös, leicht erregbar. Kann sich aber stark beherrschen. Aus einem Brief des Patienten: „Es gibt Menschen, zu denen auch ich gehöre, die mit allen möglichen versteckten körperlichen Schäden zu kämpfen haben, keinen davon merken lassen. Zur Lösung der ihnen gestellten Aufgaben müssen sie bis an die Grenze der Leistungsfähigkeit gehen. Das kann nur mit großer Energie und außerordentlichem Willen geschafft werden und gerade dieser Wille wird von Herrn Dr. X. Y. angezweifelt." Patient mußte wegen stärkster Beschwerden nach körperlicher Anstrengung aus dem RAD. entlassen werden mit der Diagnose „nervöser Magen" bzw. „Konstitutionelle Asthenie, die sich sowohl auf körperlichem, wie auf seelischem Gebiet äußert. Es ist glaubhaft, daß ihn die Strapazen des RAD. außerordentlich mitnehmen. Ist für den eigentlichen Arbeitsdienst nicht geeignet."

Schwester 17jährig † an Lungentuberkulose, war sehr zart, von gleichem Körperbau wie Patient. Letzteres gilt auch vom *Vater*, der ebenfalls ein „schweres nervöses Magenleiden" hat und nur 164 cm groß und 44 kg schwer ist. Dauernd schlapp. Zeitweise sehr erregt. Nur beschränkt arbeitsfähig. Röntgenologisch niemals Ulcus nachgewiesen (eingehende Krankengeschichte liegt vor). *Mutter* etwa 146 cm groß, sehr zart und infektionsanfällig (Anginen, Erkältungen, Gelenkrheumatismus), viel schlapp, sehr erregbar. Lebende 23jährige Schwester

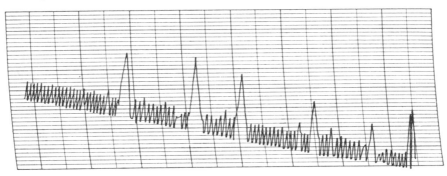

Abb. 72. Starke Unregelmäßigkeit der Atmungskurve bei dem vegetativ, besonders vagotonisch labilen Astheniker [1] (vgl. Abb. 71).

o. B. (157,2 cm, 51 kg, Thorax 73,5, mesosom mit leicht leptosomem Einschlag). Stets gesund. Bruder der Mutter 22jährig † an Lungentuberkulose.

Befund. 164,4 cm, 46,7 kg. Thorax 81. Indices: PLATTNER I II III und IV, ROHRER, KRETSCHMER, Akromiocristalindex und proportioneller Brustumfang (49) ergeben asthenische Werte.

Asthenischer Habitus, rachitische Schmelzhypoplasien. Tonsillen stark hypertrophisch, Herz klein, sonst Thorax Rö. o. B. Puls im Liegen 60, im Stehen 88[2]. Dabei starke respiratorische Arrythmie. Viel kalte Hände und Füße. Capillarmikroskopisch mäßige Angiospasmen.

Rö. Magen 10. 3. 39: ziemlich schwere Gastroduodenitis: Magen schlaff, starke Ptose, Nüchternsekret, „Pylorus überhaupt nicht richtig geschlossen". Starke Schleimhautschummerung des Magens. Stark vermehrtes Sekret im Duodenum und oberen Dünndarm und gleichsinnige Schleimhautveränderungen wie im Magen. Für Ulcus kein Anhalt.

19. 6. 39 (nach Therapie, Rauchabstinenz): Schleimhaut o. B. Kein Nüchternsekret. (Beide Untersuchungen von Doz. Dr. B. KOMMERELL). Zur Zeit keine subjektiven Magenbeschwerden. 6. 6. 41 bei erneuten starken Magenbeschwerden ziemlich viel Nüchternsekret. Schleimhautfalten wieder etwas verbreitert. Langer, tiefstehender Magen. Sonst intern und neurologisch bei eingehender Untersuchung o. B. (auch EKG, Magensaft, G.U., Blutstatus usw.).

Diagnose: Graziler Astheniker. Vegetative Labilität (Migräne mit starkem Flimmerskotom, schwere rezidivierende Gastritis, Obstipation, Vasomotorenlabilität). Psychasthenie.

Der vorstehende Fall dient zugleich als Beispiel der — erblichen — grazilen Konstitution, die man mit SALTYKOW von der Asthenie abtrennen kann. Die betreffenden Personen sind nach SALTYKOW untermittelgroß, leptosom, ihr

---

[1] Störungen des Atmungsrhythmus, die sich auf der Kurve in rasch aufeinanderfolgenden Inspirationen, unvollkommenen Exspirationen und Atempausen zu erkennen geben und bei bloßer Inspektion nicht wahrgenommen werden können, beschreiben EPPINGER und HESS als charakteristisch für Vagotoniker. Es dürfte sich jedoch um eine psychogene Störung handeln. Die Kurve soll als Illustration der psychischen Labilität bei vegetativ Übererregbaren dienen.

[2] Dieses Symptom, wie bekanntlich auch die verstärkte respiratorische Arrythmie, wird von EPPINGER und HESS als charakteristisch für Vagotoniker bezeichnet.

Rumpf ist lang, der Brustumfang steht unter dem Mittel. Das Becken ist relativ
eng. Die Unterlänge ist relativ gering, der Kopf oft relativ groß.

Vielleicht ist manches von den später (s. S. 113) mitgeteilten ungünstigen
Einwirkungen der Leptosomie auf den Krankheitsverlauf auf ähnliche patho-
genetisch-dispositionelle Momente zurückzuführen.

Man hat derartige Personen wie den geschilderten grazilen Astheniker auch
als „Hypoplastiker" bezeichnet. Kretschmer nennt „asthenisch nur das
gehemmte Dickenwachstum . . ., hypoplastisch die generelle Unterentwicklung
von Körper und Körperteilen, besonders mit Einschluß des Längenwachstums".
Diese Definition hat — wenn man ihrer auch in der Alltagspraxis zunächst schwer
ganz wird entraten können — doch etwas recht Mißliches an sich wegen der
Verschwommenheit der Abgrenzung. Den Hypo- oder gar den sog. „Hyper"-
plasiebegriff zum Kriterium pathogenetisch weitgreifender Theorienbildung zu
machen, wie das noch jüngst wieder geschehen ist, halte ich jedenfalls für recht
problematisch.

Verschiedene Autoren haben sich mit den Beziehungen zwischen Habitus
bzw. einzelnen Körpermaßen und *Vitalkapazität* beschäftigt, unter anderem
H. Günther, der zwischen Lungenkapazität und Körpergröße, Körpergewicht,
Stammlänge sowie Brustumfang durchgehend recht erhebliche Korrelationen
feststellte. Der Korrelationsindex beträgt durchschnittlich $+0,5$. Ein von
Günther aufgestellter „konstitutioneller Index der Lungenkapazität" soll die
Beziehungen der individuellen Variabilität der Lungenkapazität zum Körper-
bau ausdrücken: $J = \dfrac{100 \sqrt[3]{C}}{L}$; ($C$ = Lungenkapazität, L = Körpergröße). Das
arithmetische Mittel beträgt für erwachsene Deutsche 93, die Streuung $\pm 4,38$.
Der Index scheint während des individuellen Lebens relativ konstant zu bleiben.
Nachprüfungen Grimms zufolge ist der Index „ein zur Herausarbeitung von
alters-, sozial- und berufstypischen Unterschieden, ebenso wie von Geschlechts-
unterschieden sehr gut geeignetes funktionelles Merkmal".

Auch Tschernoroutzky hat Vitalkapazität und Körpergröße, ferner Vitalkapazität und Körpergewicht in indexmäßige Beziehungen gesetzt, wobei er
besonders die Verschiedenheiten beider Geschlechter berücksichtigte; es ergab
sich, daß Atmungsfunktion und Körperbau zweifellose Beziehungen besitzen.
Weiteres Schrifttum zu dieser Frage findet sich bei v. Eickstedt (1938, S. 792)
und Groos, der die Zusammenhänge von Vitalkapazität und Körpergröße
untersucht hat.

Schlegel fand bei Asthenikern die Durchschnittswerte der Muskelchronaxie
unter denjenigen von Athletikern liegend, gibt jedoch an, daß es sich um „relativ
geringe und wenig fixierte Abweichungen" handele. Mittels des F. Langeschen
Nachströmungsversuches konnte er weiterhin bei 21 Asthenikern, im Gegensatz
zu Vergleichspersonen, eine Übererregbarkeit des Gefäßsystems feststellen. „Die
Einzelergebnisse sind aber auch bei diesem Versuch so schwankend, daß sie
sich nicht zu vergleichender Prüfung in einem Familienkreise eignen."

Sehr hypothetisch sind die von einigen Autoren geäußerten Anschauungen
über **Habitus und Blutdrüsensystem**[1]. Pende nimmt im Anschluß an Viola bei
den Breitgebauten eine Hypo-, bei den Langgebauten eine Hyperfunktion der
Schilddrüse an. Wenn v. Eickstedt sich ihm anschließend Bezeichnungen
wie „unterthyreotische Breitform" mit Beziehungen zum pyknischen Habitus,
„unterpluriglanduläre Magerform" mit Beziehungen zum „sehnig leptosomen"
Habitus, „überparathyreoidale(?)[2] Grobform" mit Beziehungen zum „weich-

---

[1] Vgl. hierzu auch den späteren Abschnitt über das Blutdrüsensystem (S. 218).

[2] Das Fragezeichen stammt vom Verfasser.

athletischen" Habitus, „unterthymöse (?)[1] Urform" mit Beziehungen zum „derb-
athletischen" Habitus einführt, so kann hierin, auch in der zurückhaltenden
Formulierung des Autors, nicht einmal eine zweckmäßige Arbeitshypothese
gesehen werden, vielmehr eine Nomenklatur, die Kausalzusammenhänge vortäuscht, die vom klinischen bzw. physiologischen, d. h. hier entscheidenden
Standpunkte aus, größtenteils durchaus unwahrscheinlich sind. Ebenso unbegründet erscheint CASTALDIs Versuch, den Breitbau mit einer Überfunktion
des Vagus, den Langbau mit einer solchen des Sympathicus in Zusammenhang
zu bringen.

Derartige Hypothesenbildungen sind wohl auch der Grund für terminologische
Verwirrungen, die in der Konstitutionstypologie häufig sind. Wenn v. EICK-
STEDT — übrigens in völligem Gegensatz zu seiner eben erwähnten Äußerung —
den Pykniker für identisch mit dem B-Typus erklärt[2], andererseits GUTZEIT und
LEHMANN äußern, es handle sich bei den B- und T-Typen JAENSCHs um Menschen,
„die sich nicht in die KRETSCHMERschen Konstitutionen einordnen lassen", so
ist beides irrtümlich. Der B-Typ (abgekürzt von Basedow) ist identisch mit
der altbekannten hyperthyreotischen Konstitution und bezeichnet lebhafte,
hypermotorische Menschen mit leichtem Exophthalmus, Glanzauge usw. Diese
Menschen sind häufig leptosom — vgl. hierzu R. v. HOESSLIN, STRAUSS —, sie
können aber auch einem anderen Körperbautyp angehören, genau wie ja etwa
Magengeschwür und Migräne bzw. die zu beiden disponierende angiospastische
Diathese eine gewisse, aber keineswegs 100%ige Beziehung zum Schlankwuchs
haben (vgl. unser 1943 von E. KAUFMANN veröffentlichtes Beobachtungsgut).
Die körperbauliche Einordnung eines Menschen betrifft *eine* Seite seines Er-
scheinungsbildes, die endokrine Reaktionslage, der Stoffwechseltyp usw. eine
andere, die funktionelle. Nur im Verlauf einer mehrdimensionalen Analyse gelingt
es, die Individualkonstitution eines Menschen zu beschreiben; es ist unmöglich,
einen Menschen durch ein Typensystem allein genügend zu charakterisieren.

Die wenigen tatsächlichen Angaben über Körperbau und endokrines System
zeigen ein recht loses Abhängigkeitsverhältnis. So konnte E. SCHLESINGER
keinen Zusammenhang zwischen Kropf und Körperbau bei Jugendlichen feststellen. Dem entspricht es bis zu einem gewissen Grade, daß HÖJER in Schweden
keine Unterschiede der Kropfhäufigkeit bei Schweden, Finnen und Lappen
beobachtete. PFLÜGER fand dagegen bei 9541 Freiburger Schulkindern, daß
große Schilddrüse mit stärkerem Längenwachstum verbunden war. Ähnliche
Ergebnisse hatten HOLMGREN, SCHIÖTZ (zit. nach RAUTMANN 1933). Entgegen
dem von NEURATH aufgestellten „Wachstumsgesetz" konnte E. HAAS, die auf
meine Veranlassung 994 junge Mädchen daraufhin untersucht hat, nur eine
sehr geringe Korrelation zwischen Körpergröße und Menarchealter feststellen;
der Korrelationsindex betrug nur $+ 0,092 \pm 0,031$. E. HAAS fand auch keine
Korrelation zwischen Körpergröße und Habitus einerseits, Behaarung andererseits. Die Angabe GIGONS (1923), daß Frauen mit zartem Skelet „sehr oft"
starke, Frauen mit kräftigem Skelet sehr oft geringe Entwicklung der Brustdrüsen
zeigen sollen, ist zahlenmäßig nicht belegt. Da im allgemeinen Pyknikerinnen
zu geringerer Körpergröße und stärkerem Fettansatz neigen, ist ein derartiger
Zusammenhang immerhin möglich. Wichtig sind HOFSTÄTTERs Angaben über
den Zusammenhang von Körperbau und pathologischer Amenorrhoe. Unter den
betreffenden Kranken fand er 65% Leptosome (bei $^3/_4$ derselben Heilung), 20%
Pyknikerinnen und 15% Dysplastikerinnen. Bei fetten Pyknikerinnen waren

---

[1] Das Fragezeichen stammt vom Verfasser.
[2] Der Fehler dürfte auf die S. 59 wiedergegebene, auch von v. EICKSTEDT verwertete
Tabelle v. ROHDENS zurückzuführen sein.

die Heilungsaussichten schlecht. Weitere Untersuchungen auf diesem Gebiet scheinen sehr wünschenswert. Rautmann konnte in seinem Handbuchbeitrag über innere Sekretion und menschliche Wuchsform auch keine sicheren Zusammenhänge aufweisen, abgesehen von denjenigen, die sich auf ausgesprochen pathologischem Gebiet bewegen (Akromegalie, Kastration usw.). Borchardt (1926) ist durchaus recht zu geben, wenn er trotz gelegentlicher hypogenitaler und hypoadrenaler Erscheinungen bei Asthenikern (vgl. S. 118) folgenden Rat gibt: „Man wird gut tun, nicht zu kritiklos solche Habitusveränderungen ausschließlich auf Blutdrüsenanomalien zurückzuführen, da das wesentlichste ätiologische Moment hier sicher wo anders liegt." Auch bei der Entstehung des pyknischen Habitus spielen nach Borchardt „die Blutdrüsen nur eine untergeordnete Rolle". Auch Hanhart hat sich (1940) gegen eine Überwertung des endokrinen Systems für die Habitusentwicklung ausgesprochen.

Wie oben erwähnt, haben sich einige Forscher bemüht, eine den *Gesamtorganismus* umfassende, vorwiegend **stoffwechsel-physiologisch** begründete, aber letzten Endes an den körperbaulichen Konstitutionsbegriffen orientierte **Konstitutionstypologie** aufzubauen. Nachdem schon frühere Autoren (Grotel, Mjassnikow, Tschelzow, Tschernoroutzky: zit. nach Catsch 1941) Untersuchungen über die Stoffwechselverhältnisse bei verschiedenen Körperbauformen durchgeführt haben (vgl. auch die obigen Angaben über Körperbau und funktionelles Verhalten), bemühten sich neuerdings D. Jahn sowie O. Bickenbach um diese Fragen. Die Autoren, vor allem Jahn, gingen allerdings nicht von den charakteristischen Habitusformen aus, sondern von der Leistungsfähigkeit ihrer Versuchspersonen. Jahn stellte den Begriff der „klinischen Asthenie" auf, der leistungsschwache, leicht ermüdende, über habituelle Kopfschmerzen, Übelkeit, Herzklopfen, Obstipation, Verstimmungen klagende, vasolabile Menschen mit Schweißneigung, häufig auch mit Bradykardie, Hypotension und Akrocyanose umfaßt, die zwar oft, aber durchaus nicht regelmäßig, dem asthenischen, vielmehr auch dem dysplastischen, selten dem pyknischen Körperbautyp angehören. „Wir sprechen von Asthenie im klinischen Sinne und bezeichnen damit die Schwäche oder die Zustände der Erschöpfung, über die der Patient klagt." Es leuchtet ohne weiteres ein, daß durch dieses methodische Vorgehen die Verwertbarkeit der Jahnschen Ergebnisse stark eingeschränkt wird, da sein Personenkreis ja im wesentlichen dem der vegetativ, besonders vagotonisch Stigmatisierten, nicht aber dem entspricht, was nun einmal mit Habitus asthenicus bezeichnet wird[1]. Des weiteren können postinfektiöse Schwächezustände und andere rein exogene Störungen zu genau dem gleichen Symptomenkomplex führen. Jahn selbst weist darauf hin, daß seine Stoffwechselasthenie durch seelische Erregungen hervorgerufen werden kann. Wie neuerdings von physiologischer Seite hervorgehoben wird (v. Muralt, vgl. unten S. 296), sind abnorme Ermüdbarkeit und Leistungsschwäche in sehr vielen Fällen vorwiegend psychogener Natur, dem entsprechen zahllose alltägliche Erfahrungen aus der Sprechstunde des Allgemeinpraktikers und Internisten. Die Wandelbarkeit und ätiologische Uneinheitlichkeit dieser vieldeutigen „klinischen Asthenie" geht unter anderem daraus hervor, daß das Syndrom nach Schlegels Befunden bei ein und derselben Person nach einiger Zeit ganz verschwinden kann.

„Der Ausfall des Arbeitsversuches ist eine augenblickliche und bis zu einem gewissen Grade auch augenblicksgebundene Antwort des Organismus und entsprechend zu bewerten.

---

[1] Gleichsinnig sind die Bedenken, welche A. Wetzel aus der Pfaundlerschen Kinderklinik äußerte: „Was Göppert und Langstein als Asthenie bezeichnen, bezieht sich auf eine funktionelle Schwäche und Ermüdbarkeit älterer Kinder und hat keinen Bezug auf die Semiotik dieser Konstitutionsabwegigkeit."

Der Habitus asthenicus scheint eine genetische Einheit, während der JAHNsche Symptomen-komplex Asthenie in seiner weitesten Fassung durch die verschiedensten Umweltwirkungen auslösbar und somit erblich zusammengesetzter Natur ist" (SCHLEGEL).

SCHLEGEL fand die „Stoffwechselasthenie" nur bei 7 von 12 Habitusasthe-nikern bzw. Leptosomen. Ein weiteres methodisches Bedenken richtet sich gegen JAHNs Befunde insofern, als sie hauptsächlich an Schizophrenen, Epi-leptikern und Psychasthenikern gewonnen wurden; SCHLEGEL, der — wie gesagt — die JAHNschen Befunde nur bei einem Teil seiner Habitusastheniker nachweisen konnte, erinnert daran, „daß es sich bei den JAHNschen Versuchs-personen überwiegend um Menschen gehandelt hat, die durch irgendwelche stärkeren Beschwerden mit der Klinik in Berührung kamen", während seine eigenen Versuche durchweg Personen betrafen, „die nur nach dem äußeren Habitus asthenicus aus der Gesamtheit einiger Altersjahrgänge herausgelesen wurden."

JAHN findet bei seinen Stoffwechselasthenikern eine Steigerung der auch normalerweise vorhandenen Überkompensationsleistungen des Organismus auf funktionelle Beanspruchung. Im Arbeitsversuch kommt diese Regulations-störung, die vor allem das Säure-Basenverhältnis und in zweiter Linie auch den Kohlenhydratstoffwechsel betrifft, in folgenden Befunden zum Ausdruck: die CO_2-Abatmung durch die Lungen, die Salzsäureproduktion durch den Magen sind gesteigert, zugleich findet nach kurzem Anstieg ein rascher Sturz der Blut-milchsäure und oft auch ein bis zu hypoglykämischen Werten verstärktes Ab-sinken des Blutzuckers statt. Um eine überstarke Alkalose infolge der starken Säureabgabe zu vermeiden, werden vermehrt alkalische Phosphate mit dem Urin ausgeschieden. Der Grundumsatz soll erniedrigt, der Blutjodgehalt erhöht sein. JAHN erörtert die Beziehungen seiner Asthenie zur Neuropathie, zur Hyper-thyreose und zu allergischen Vorgängen, die dadurch in den Blickkreis gerückt würden, weil sie bekanntlich weitgehende Parallelen zur experimentellen Histamin-wirkung aufweisen und weil diese wieder zu einem dem stoffwechsel-asthenischen Syndrom ähnlichen Wirkungsbild führen soll. Was JAHNs theoretische Begrün-dung seiner Stoffwechselasthenie betrifft, so trägt sie zweifellos in vielen Punkten noch durchaus hypothetischen Charakter, so etwa, wenn die Schilddrüsenver-größerung bei der Asthenie bei niederem Grundumsatz als Kompensations-vorgang infolge einer Minderung der Hormonwirkung durch die Entsäuerung gedeutet wird. Auch ist als wesentlich zu betonen, daß sich beim Astheniker keinerlei Stoffwechselveränderungen als spezifisch nachweisen lassen, die nicht auch beim gesunden Menschen beobachtet werden können.

Angesichts der grundsätzlichen Bedeutung dieser Fragen auf der einen, der erheblichen methodischen Bedenken auf der anderen Seite veranlaßte ich Herrn Dr. F. GRÜHN zu Nachuntersuchungen[1]. Er hat inzwischen über 130 reine Vertreter primärer Habitustypen entsprechend den JAHNschen Richtlinien während und nach körperlicher Arbeit stoffwechselphysiologisch untersucht. Die Versuchsreihe ist noch nicht abgeschlossen. Schon jetzt kann aber gesagt werden, daß sich *zwischen den einzelnen Körperbautypen keine signifikanten Unterschiede in den Stoffwechselreaktionen* ergeben haben. Insbesondere ist das Syndrom der überkompensierenden Entsäuerung, das nach JAHN den Kernpunkt der „asthenischen Stoffwechselstörung" darstellt, bei Asthenikern keineswegs am ausgeprägtesten, und ist auch nicht bei solchen Personen verstärkt vorhanden, die auf Grund ihrer Beschwerden unter den JAHNschen Begriff der sog. „klini-schen Asthenie" fallen. Vielmehr ist eine vermehrte CO_2-Abatmung mit dadurch bedingtem Anstieg des respiratorischen Quotienten auf Werte um und über 1,0

---

[1] Der Deutschen Forschungsgemeinschaft danken wir sehr für die wertvolle Unterstützung.

sowie die Sekretion eines saueren Magensaftes bei allen Typen die physiologische Reaktion auf körperliche Arbeit, die dann stets von einer gleichzeitig schon einsetzenden, aber wesentlich länger anhaltenden kompensierenden Alkalurie gefolgt wird. Die individuellen Schwankungen in dem Ausmaß dieser Stoffwechselreaktionen sind von zahlreichen Faktoren abhängig, unter denen aber, wie gesagt, der Körperbautyp keine maßgebende Rolle zu spielen scheint.

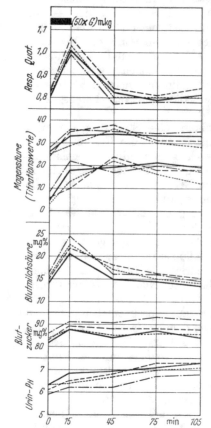

Abb. 73. Stoffwechselreaktionen auf Körperbelastung (50 m Treppensteigen) im Durchschnitt bei je 20 Asthenikern (——), Leptosomen (----), Pyknikern (·-·-·) und Athletikern (····).

Zu ganz entsprechenden Ergebnissen gelangten wir bei eingehenden Stoffwechselbelastungsproben und Funktionsprüfungen des vegetativen Nervensystems, die wir bei Frauen mit vasomotorischer Vasolabilität im Rahmen einer Ovarialinsuffizienz (VES) durchführten (vgl. S. 199 bzw. Curtius und Krüger 1953).

In Abb. 73 ist auszugsweise aus unseren Untersuchungen das Verhalten von respiratorischen Quotienten, Acidität des Magensaftes, Urin-p_H, Blutmilchsäure und Blutzucker vor und nach Körperarbeit in Durchschnittskurven von je 20 Asthenikern, Leptosomen, Pyknikern und Athletikern (ausnahmslos Männer) dargestellt. Die Belastung erfolgte durch Stufensteigen auf insgesamt 50 m Höhe, so daß die geleistete Arbeit, ausgedrückt in Meterkilogramm, entsprechend dem Körpergewicht variierte. Die weitgehende Übereinstimmung der Durchschnittskurven bei den einzelnen Körperbautypen ist so offensichtlich, daß sich die Angabe des mittleren Fehlers erübrigen würde. Trotzdem haben wir ihn für den durch die Belastung bedingten Anstieg von respiratorischen Quotienten, Blutmilchsäure und Urin-p_H beigefügt. Ob ein Unterschied zwischen den entsprechenden Meßreihen besteht, läßt sich durch Bildung des Quotienten $\dfrac{D}{e_{(D)}}$ beurteilen, wobei D die Differenz der Mittelwerte und $e_{(D)} \pm \sqrt{M_1^2 + M_2^2}$ (also die Wurzel aus der Summe der Quadrate der mittleren Fehler) ist. Da $\dfrac{D}{e_{(D)}}$ in jedem Falle kleiner als 2 ist, *läßt sich kein Unterschied zwischen den Meßreihen der einzelnen Körperbautypen nachweisen* [1].

Jahn hat aus seinen zu wenig umfangreichen und fehlerkritisch nicht gesicherten Ergebnissen weittragende Schlußfolgerungen gezogen: die von ihm als feststehend angesehene „asthenische" Stoffwechselstruktur soll im Gegensatz stehen zu der des Pyknikers. So „können funktionelle Eigenarten festgelegt werden, die in der Konstitution begründet sind". Mit seinen Forschungen glaubte Jahn einen wichtigen Schlüssel zum Verständnis der Schizophrenie-

---

[1] Die Korrektheit der fehlerkritischen Beurteilung unserer Ergebnisse wurde von Herrn Prof. Dr. K. Freudenberg-Berlin, dem auch die Kurven vorgelegen haben, bestätigt. Wir danken ihm auch an dieser Stelle bestens.

Pathogenese gewonnen zu haben. Diese Hypothesen wurden seinerzeit von
BUMKE mit großer Begeisterung aufgenommen, gefördert und weitergesponnen,
unter anderem dahingehend, daß JAHNs „klinische Asthenie" vielleicht identisch
sei mit dem Schizoid. BUMKE vertrat die Ansicht, daß die JAHNschen
Befunde geeignet seien, die Pathogenese der endogenen Psychosen auf völlig
neue pathophysiologische Grundlagen zu stellen. Er versprach sich als Frucht
dieser Studien sogar neue erbdiagnostische und eugenische Richtlinien. Auch
BERINGER schloß sich diesem Optimismus an und sprach von dem „funktions-
physiologisch (?) exakt faßbaren Typus der Stoffwechselasthenie". Auch LUXEN-
BURGER sprach 1930 von den „für die Pathophysiologie der Schizophrenie grundlegenden Forschungen von JAHN und GREVING", welche „es erlauben, die Geisteskrankheit Schizophrenie als eine Erkrankung aufzufassen, die nicht auf das
Gehirn beschränkt ist und dort nicht zuerst entsteht". Diesem Optimismus
stand seinerzeit (1938) schon KLÄSI skeptisch gegenüber, und EWALD kommt
1948 zum Ergebnis, daß die (so begeistert begrüßten) endokrinologischen und
Stoffwechseluntersuchungen nichts Wesentliches zur Frage der Psychoseent-
stehung beigetragen hätten. Durchaus gleichsinnig äußerte sich ein anderer
führender Psychiater, KURT SCHNEIDER: objektive Organveränderungen seien
bei den endogenen Psychosen zwar dringend zu vermuten, jedoch bisher nicht
nachgewiesen. Von den JAHNschen Stoffwechseluntersuchungen bei Schizophrenen sagt K. SCHNEIDER, sie seien „steckengeblieben" und hätten zu keinem
verwertbaren Ergebnis geführt. Verwertbare Bestätigungen durch Nachuntersucher seien auch ausgeblieben.

Nach dem oben kurz referierten Ergebnis der SCHLEGELschen und vor allem
der umfangreichen GRÜHNschen Untersuchungen muß festgestellt werden, daß
diese Ernüchterung auf seiten der Psychiatrie auch insofern begründet ist, als
auch die Stoffwechselforschung stärkste Zweifel an den weittragenden Deutungen
hegen muß, welche JAHN seinen Befunden gegeben hat.

Auch O. BICKENBACH hat sich um die physiologischen Vorgänge bei Asthenikern
bemüht, daneben aber auch „Athleten" und „Normale" untersucht[1]. Auch für
ihn ist die Körperbautypologie nur von nebensächlichem Interesse. Ob es sich
etwa bei seinen Athleten wirklich um Athletiker im Sinne KRETSCHMERs handelt,
wie sie z. B. durch unsere Abb. 55 und 56 wiedergegeben werden, läßt sich
aus der kurzen Bemerkung, daß die betreffenden Personen dem SIGAUDschen
Type musculaire entsprachen (vgl. dazu S. 60), nicht entnehmen. BICKENBACH,
der hauptsächlich die Blutkreislauf- und Atmungskorrelationen studierte, fand,
daß der Athletiker seine „durch die Größe der Körperoberfläche definierte
aktive Körpersubstanz in der Ruhe stärker durchblutet als der Astheniker".
Die zirkulierende Blutmenge ist bei diesem vermindert, die Kreislaufzeit verlängert, die Atmung oberflächlich und beschleunigt. Der Kreislauf des Asthenikers
arbeitet unökonomisch und auf einem ständig erhöhten Niveau, insofern er im Vergleich mit dem Athleten „eine relativ kleinere Blutmenge durch ein größeres
Minutenvolumen häufiger umtreibt". In diesen Verhältnissen sieht BICKENBACH
die verminderte Anpassungsbreite und Leistungsfähigkeit des Asthenikers
begründet.

Bezüglich der Beziehungen von Körperbau und Normalpsychischem wie
Charakter, Temperament, Affektivität, Farb- und Formempfindlichkeit, Intelligenz sei auf die Darstellungen KRETSCHMERs und ENKES in Bd. II des Handbuches der Erbbiologie verwiesen. Ebenda (Bd. V) behandelt JUST die Frage
Habitus und Schultüchtigkeit.

---

[1] Daß eine derartige Gegenüberstellung logisch kaum begründet sein dürfte, wurde oben
in Übereinstimmung mit KRETSCHMER gezeigt (S. 76).

Als Abschluß dieses Kapitels soll die wichtigste Frage aus dem Gebiet der Körperbauforschung besprochen werden, diejenige nach den Beziehungen von **Habitus und Krankheitsdisposition.** Das Gesamtergebnis der zahlreichen einschlägigen Untersuchungen läßt sich mit den Worten von Hueck und Emmerich zusammenfassen, „daß es keine Krankheit gibt, die ausschließlich nur eine Körperbauform befällt. Wer das von der Typenforschung erwartet, verlangt zu viel von ihr. Wir können nur von einer Disposition, einer besonderen Anfälligkeit eines Konstitutionstyps zu der einen oder anderen Krankheit sprechen."

Als interessantestes Ergebnis ist Kretschmers Feststellung der Beziehung zwischen Körperbau und den beiden großen Gruppen der endogenen Psychosen zu nennen. Bezüglich Einzelheiten sei auf das Sonderschrifttum verwiesen (Kretschmer, v. Rohden). Die wesentlichsten Einzelergebnisse gehen aus der folgenden, Kretschmer (1940) entnommenen Statistik hervor, die sein Schüler Westphal über 8099 Fälle des Schrifttums zusammengestellt hat (Abb. 74).

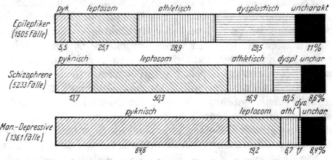

Abb. 74. Körperbauverteilung bei endogenen Psychosen. (Nach Westphal.)

Die Befunde Kretschmers wurden also bestätigt, nämlich das starke Überwiegen der leptosom-athletischen im Vergleich mit der pyknischen Gruppe bei den Schizophrenen, das umgekehrte Verhalten bei den Manisch-Depressiven, die Häufigkeit der Dysplastiker bei den Schizophrenen und Epileptikern, sowie schließlich ihr hochgradiges Zurücktreten bei den Manisch-Depressiven.

Hat sich somit die Habitusforschung auf dem Gebiet der Psychiatrie als eine der wichtigsten ätiologischen und im Rahmen der Strukturanalyse und Prognostik auch pathogenetischen Erkenntnisquellen erwiesen, so ergaben sich zwischen organischen Nervenkrankheiten, insbesondere Heredodegenerationen und Körperbau im allgemeinen keine gesetzmäßigen Wechselbeziehungen, worauf vor Jahren schon Redlich in seinem Aufsatz „Konstitution und organische Nervenkrankheiten" hingewiesen hat. Es muß allerdings bemerkt werden, daß sich die neurologische Körperbauforschung nach Umfang wie Gründlichkeit mit derjenigen der Psychiater nicht messen kann. Einzelne positive Hinweise sind bemerkenswert, so die relative Seltenheit des pyknischen Habitus bei multipler Sklerose (nach eigenem Befund nur 3 auf 163 Fälle), besonders aber die auffallende Häufigkeit von Infantilismus bei erblicher Ataxie: eine repräsentative Schrifttumsstatistik, die Leers und Scholz auf meine Anregung durchführten, ergab auf 471 Friedreich-Kranke 21 = 4,46%, auf 98 P. Marie-Kranke 5 = 5,10% Fälle von Infantilismus. Einen selbst beobachteten, von M. Werner publizierten Fall zeigen die Abb. 75 und 76.

In unserer 1487 Personen umfassenden Berliner Vergleichsbevölkerung war demgegenüber kein einziger Infantiler enthalten. Der Infantilismus gehört allerdings zur Gruppe der pathologischen Habitusformen („Dysplastiker", Kretschmer), die später besprochen werden (S. 133f.).

Nach LEONOV sollen sich unter 229 Patienten mit epidemischer Meningitis besonders zahlreiche Astheniker und Personen mit exsudativer Diathese gefunden haben, während nach F. STERN der Habitus für die Entstehung der Encephalitis lethargica „völlig belanglos" sein soll. DRAPERs Behauptung einer besonderen Poliomyelitiskonstitution, die in den Skelet-, Gebiß- und Pigmentverhältnissen zum Ausdruck kommen soll, konnte von Nachuntersuchern nicht bestätigt werden (LEVINE, NEAL und PARK, BORGSTRÖM). Auch die sonstigen von DRAPER behaupteten Korrelationen zwischen Habitus, vor allem Gesichtsform, und Morbidität sind recht problematischer Natur. Die

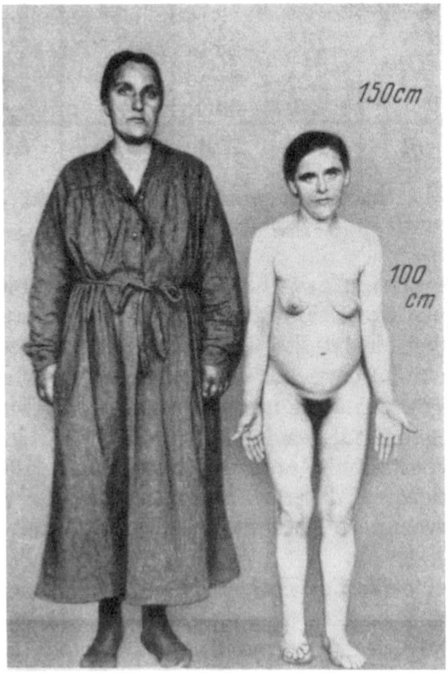

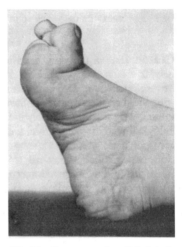

Abb. 75. Erblicher Kümmerwuchs (Infantilismus) und erblicher Schwachsinn bei rudimentärer FRIEDREICHscher Ataxie (vgl. Abb. 76).

Abb. 76. FRIEDREICHscher Fuß bei der Kranken von Abb. 75.

Angabe BARTELs, daß enge Beziehungen zwischen Gliomen und hypoplastischer Konstitution bestehen sollen, bedarf der Nachprüfung; nach meinen Erfahrungen möchte ich daran zweifeln.

Von altersher werden gewisse, vor allem *arteriosklerotische und hypertonische Kreislauferkrankungen* mit bestimmten Habitusformen in Zusammenhang gebracht, wie der bekannte Begriff des „Habitus apoplecticus" zeigt, der im wesentlichen mit dem identisch ist, was man jetzt pyknisch nennt und früher auch „arthritisch" nannte (vgl. dazu S. 107). ROBINSON und MARSHALL BRUCER fanden — auch unter Berücksichtigung des Alters — an 3658 Personen, daß Breitwüchsige eine größere Neigung zur *Hypertension* haben als Schmalwüchsige. Ältere einschlägige Untersuchungen von HANSE, ZIPPERLEN, TSCHERNOROUTZKY und TEUBER (alle zitiert nach CATSCH) sind wegen fehlender oder mangelhafter Berücksichtigung des Lebensalters nicht verwertbar. Die Frage wird auch von GÄNSSLEN, LAMBRECHT und WERNER an Hand weiteren Schrifttums zusammenfassend besprochen (1940, S. 254f.).

Die ersten exakten Untersuchungen wurden auf meine Veranlassung von CATSCH an unserem, 1961 selbstuntersuchte Personen umfassenden Beobachtungsgut durchgeführt. Die Befunde bei 940 Männern — die bei den Frauen zeigen das gleiche Bild — sind auf der Tabelle 18 wiedergegeben.

Tabelle 18. *Vergleich der Blutdruckmittelwerte bei den einzelnen Altersklassen (Männer)* [1].
(Nach Catsch.)

Alter	Leptosom			Pyknisch			Differenz	$m_{\mathrm{diff.}}$
	M	± m	± σ	M	± m	± σ		
15—19	123,5	2,38	14,6	120,0	10,60	15,0	—	—
20—29	124,8	1,61	13,4	123,7	2,96	11,5	—	—
30—39	128,8	1,71	14,1	137,0	2,49	15,7	8,2	3,0
40—49	136,7	2,43	16,7	144,9	3,18	23,0	8,2	3,0
50—59	147,0	4,42	28,0	153,9	3,09	24,8	6,9	5,1
60—69	146,8	4,75	27,4	171,5	3,37	22,1	24,7	5,8
70—79	171,4	7,20	29,8	169,7	7,49	30,8	—	—
Sämtliche Altersklassen	134,7	1,41	25,4	151,7	1,69	25,8	17,0	2,2

[1] Die Leptosom-Athletischen und Pyknisch-Athletischen wurden in diesen und den folgenden Tabellen zu der Gruppe der Leptosomen bzw. Pykniker hinzugerechnet.

Catsch fand auch eine deutliche Korrelation zwischen pyknischem Habitus und *Arteriosklerose* (vgl. Tabelle 20), ebenso wie L. Burkhardt, der bei genauen anthropometrischen Leichenuntersuchungen feststellte, daß die Arteriosklerose vorwiegend bei „untersetzt gebauten, mehr breitwüchsigen Menschen" in erheblicherem Maße auftritt. Auch Maresch gewann an dem Sektionsgut des Wiener pathologischen Instituts gleichsinnige Ergebnisse, desgl. Selberg an 673 Hamburger Leichen: „Idiopathische Herzhypertrophie" (als Ausdruck des Hochdrucks), Apoplexien, schwere Coronarsklerose, Myokardinfarkt sowie die von altersher diesem Konstitutionskreis zugerechnete Cholelithiasis bevorzugten in eindeutiger Weise Pykniker und Athletiker.

Nach Selbergs Befunden besteht bei etwa der Hälfte der über 50jährigen männlichen (und bei 35% der weiblichen) Pykniker eine stenosierende Coronarsklerose. Bei vergleichender Heranziehung der jüngeren Jahrzehnte läßt sich zeigen, daß z. B. die Pykniker im 5. Lebensjahrzehnt schon zu einem Drittel eine starke Coronarsklerose aufweisen, wie sie bei den Leptosomen erst 3 Jahrzehnte später (zwischen 70 und 80 Jahre) gefunden wird.

Völlig eindeutig sind Selbergs Zahlen auch hinsichtlich des *Herzwandinfarktes*, den er bei 12,5% ± 1,7 (♂) bzw. 7,6% ± 1,4 (♀) seines gesamten Sektionsgutes feststellte (davon in 4,5% [♂] bzw. 4,2% [♀] als Todesursache). Die entsprechenden Zahlen verteilen sich folgendermaßen auf die einzelnen Habitustypen:

Tabelle 19. (Nach Selberg).

	Pykniker %	Athletiker, Pykniker %	Athletiker %	Athletiker, Lepsosome %	Leptosome %
Männlich insgesamt . . .	27	14	14	3,5	3
Nur als Todesursache . . .	10	5	6	2	0
Weiblich insgesamt . . .	15	10	4	3	2
Nur als Todesursache . .	7	8	1	3	0

Die Feststellung eines im wesentlichen dem pyknischen Habitus entsprechenden „Typus embolicus" (Rehn) bei Personen mit Thromboseneigung hat vielseitige Bestätigung gefunden, ebenso die mehrfach, besonders von Rössle, betonte Beziehung zwischen Thrombose- bzw. Embolieneigung und Fettsucht. (Näheres über diese Fragen bei Gänsslen, Lambrecht und Werner 1940, S. 260f.)

Hier sei anhangsweise erwähnt, daß die oft behauptete Beziehung zwischen Leptosomie und Varicosis nicht besteht, wie weiter unten zahlenmäßig gezeigt wird (S. 150).

Zum Kreis des „Arthritismus" werden außer der Arteriosklerose vorwiegend Diabetes, Fettsucht, rheumatische Erkrankungen und Steinleiden gezählt. BERTA ASCHNER hat in umfangreichen Untersuchungen personelle und familiäre Beziehungen zwischen Fettsucht, Hypertension und Diabetes sichergestellt, während sich die Häufigkeit von Cholelithiasis in den Familien Fettsüchtiger nicht wesentlich von derjenigen in Kontrollfamilien unterschied. Der klinisch häufig festzustellende dürftige Ernährungszustand jugendlicher Diabetiker ist ja allgemein bekannt; ob er mit einer ausgesprochenen Leptosomie oder gar Asthenie vergesellschaftet ist, wurde jedoch noch nicht untersucht. CATSCH fand bei der Verarbeitung unserer gesamten Diabetiker eine deutliche, wenn auch nicht hochgradige Korrelation zwischen Diabetes und Pyknosomie (vgl. Tabelle 20).

Neuere interessante Körperbaustudien an Diabetikern stammen von W. APPEL aus der REINWEINschen Klinik und führten unter anderem zu folgenden Ergebnissen: Diabetiker mit ausgeprägt extra-insulären Symptomen sind überwiegend Pykniker. Die hierhergehörigen Frauen neigen ferner zu androider Fettverteilung. Umgekehrt sind Diabetiker vom insulären Typ eher leptosom. Die Fettverteilung der hierhergehörigen diabetischen Frauen ist meist gynoid. „Der Habitus des Zuckerkranken vom Überfunktionstyp weist demnach Züge auf, wie sie in krankhafter Übersteigerung beim Cushing-Kranken und bei der Akromegalie vorkommen." Die von BARTELHEIMER hervorgehobene Verwandtschaft der Diabetiker vom Überfunktionstyp mit hypophysären Erkrankungen kommt somit nach APPELs Anschauung auch im Körperbau zum Ausdruck.

Des weiteren konnte APPEL nachweisen, daß sich unter 349 Schädelröntgenaufnahmen von Diabetikern 26,4% mit echter Hyperostosis frontalis interna (MORGAGNI) fanden (37% der ♀ und 15,3% der ♂). Das Symptom war bei den diabetischen Männern 5mal, bei diabetischen Frauen etwa doppelt so häufig als bei Kontrollpersonen. Die Diabetiker mit Hyperostosis frontalis interna gehören nach BARTELHEIMER zur Gruppe des Überfunktionsdiabetes. Dem entsprach der Befund APPELs, daß sich unter den Hyperostoseträgern doppelt soviel ausgeprägt extrainsuläre Typen fanden als bei den hyperostosefreien Diabetikern.

CATSCH konnte bei Patienten mit akutem Gelenkrheumatismus keine, bei solchen mit „chronischem Rheumatismus" (chronische Arthritiden, Arthrosen, Arthropathien, Ischialgien, Lumbago usw.) dagegen eine leichte negative Korrelation zum leptosomen und eine leichte positive Korrelation zum pyknischen Habitus feststellen (vgl. Tabelle 20). Eine solche Korrelation fand er auch zwischen Pyknosomie und Cholelithiasis (Tabelle 20). Die von HANHART (1940, S. 772f.) besprochenen Beziehungen von Habitus und Gicht sind noch recht undurchsichtig, wenn auch gewisse Beziehungen zur Pyknosomie zu bestehen scheinen (vgl. auch S. 237). Unter den Manifestationen des Arthritismus wird häufig auch die Prostatahypertrophie aufgeführt. Dazu paßt die Angabe BLATTs, daß er unter entsprechend behafteten Männern relativ häufig Pykniker beobachtete; die Kranken sollen oft eine mangelhafte Körperbehaarung zeigen.

In SELBERGs Leichengut waren über die Hälfte der pyknischen Frauen und fast ein Drittel der pyknischen Männer Gallensteinträger. Typisch waren ferner die Verlaufsunterschiede: über die Hälfte der pyknischen, dagegen nur etwa $^1/_{10}$ der leptosomen Gallensteinträgerinnen wiesen Komplikationen (Cholecystitis, Gallenblasencarcinom) auf.

Die viel diskutierten Beziehungen zwischen Arthritiden und Gicht einerseits, allergischer Diathese andererseits führen zur Frage, ob der letzteren eine besondere

Körperbauverteilung zukommt. Auch hier herrscht Unsicherheit. Manche Autoren stellen den leptosomen Habitus in den Vordergrund, so Rost und Marchionini bei ihren Patienten mit „spätexsudativen" allergischen Dermatosen und Spiethoff bei chronischen Ekzematikern. E. Schlesinger fand Halsdrüsenschwellungen bei Kindern und Jugendlichen, die er als Zeichen früherer exsudativer Diathese auffaßt, wesentlich häufiger bei Leptosomen als bei Pyknikern. Bei den „Seborrhoikern" steht nach Rost und Marchionini der pyknische Habitus im Vordergrund; Zahlenangaben fehlen. Demgegenüber warnt Hansen vor voreiligen Zuordnungen und Haag — der noch eine Reihe weiterer, sich meist widersprechender Angaben des Schrifttums referiert (1937, S. 16) — erklärt den „anatomisch-morphologischen Konstitutionsbegriff für das Gebiet der allergischen Krankheiten für unbrauchbar". Tatsächlich stellte

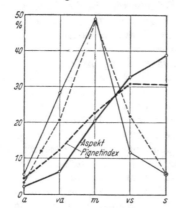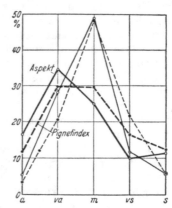

Abb. 77 und 78. Habitusverteilung bei 49 Patienten mit Polyposis nasi (Abb. 77) und 61 Patienten mit Ozaena (Abb. 78) im Vergleich mit 250 normalen Studenten. *a* asthenisch, *va* vorwiegend asthenisch, *m* mittelmäßig gebaut, *vs* vorwiegend sthenisch (pyknisch + athletisch), *s* sthenisch. Kurven der Vergleichspersonen dünn. (Nach M. Schwarz 1937.)

Catsch (1942) bei 1961 Personen meiner Berliner Abteilung fest, daß keine eindeutigen Beziehungen zwischen Körperbau und allergischer Diathese bestehen. Das gleiche gilt für den Kropf. Unter 339 Kropfträgern fand Fässler in Zürich Pykniker und Leptosome in etwa gleicher Häufigkeit vertreten.

„In den sozusagen reinen Fällen von *Status thymicolymphaticus* handelt es sich gewöhnlich um kräftige, muskelstarke Individuen von normaler Größe und normalem Knochenbau" (Wiesel). C. Hart hat sich gleichsinnig geäußert und J. Bauer findet unter Lymphatikern weit häufiger „arthritische" (d. h. pyknische) als asthenische Körperbauformen, was von Hueck und Emmerich bestätigt wurde und auch in den neuen konstitutionsanatomischen Untersuchungen Selbergs zum Ausdruck kommt. W. Albrecht fand eine erhöhte Entzündungsbereitschaft bei Asthenikern, die sich darin äußert, daß nach Freilegung des Sinus bei einer Mastoidoperation „die Sinuswand des Asthenikers dem Übergreifen der Entzündung eine wesentlich geringere Abwehrkraft entgegenzusetzen vermag als die des Sthenikers" (Pykniker und Athletiker). Die verschiedene Reaktionsweise der Schleimhaut soll nach M. Schwarz auch darin zum Ausdruck kommen, daß die atrophische Rhinitis, besonders in Form der Ozaena, vorwiegend bei Leptosom-Asthenischen, hypertrophische Entzündungen (Polyposis) dagegen vorwiegend bei Pyknikern und Athletikern zu beobachten seien (Abb. 77 und 78).

Über *Infektionskrankheiten* liegen nur wenige Angaben vor. Mommsen gibt an, daß asthenische und kräftige Kinder gleichermaßen von maligner Diphtherie betroffen werden. Nach Erfahrungen von v. STRÜMPELL, GSELL und eignen Beobachtungen an 50 Fällen begegnet man bei Pneumonikern keiner Bevorzugung einer bestimmten Körperbauform. L. BURKHARDT fand allerdings bei genauen Leichenmessungen unter seinen „Fällen von schwerer Pneumonie eine Häufung relativ großer, schlankkräftiger leptosomer bis athletischer Individuen".

Die Endokarditis zeigt nach den anthropometrisch exakten Leichenuntersuchungen SELBERGS keine Bevorzugung eines bestimmten Habitustyps. Schwere Endokarditiden mit deformierenden Klappenveränderungen waren dagegen bei Pyknikern und Athletikern in beiden Geschlechtern wesentlich häufiger als bei Leptosomen.

Schon seit Beginn der Konstitutionsforschung ist die Frage nach einem „*Habitus phthisicus*" lebhaft besprochen worden. Die meisten Autoren haben

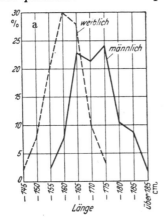

Abb. 79. Häufigkeit von Hochwüchsigen unter Tuberkuloseleichen. (Nach L. BURKHARDT 1939.)

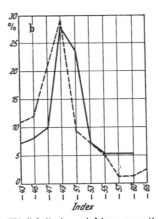

Abb. 80. Häufigkeit eines niedrigen proportionellen Brustumfangs unter Tuberkuloseleichen. (Nach L. BURKHARDT 1939.)

die alte klinische Erfahrung bestätigt, daß Lungentuberkulöse in überdurchschnittlicher Häufigkeit dem leptosomen bzw. asthenischen Habitus angehören (J. BAUER, ELLINGHAUS, ICKERT, NEUER und FELDWEG, STEFKO, STILLER, SSOBOLEFF); neuerdings kommt auch CATSCH auf Grund exakter Untersuchungen zum gleichen Ergebnis; er findet eine leicht positive Korrelation zum leptosomen und eine leicht negative Korrelation zum pyknischen Habitus (vgl. Tabelle 20).

Der Pathologe SALTYKOW schrieb 1942: „Daß nun die Menschen mit asthenischer Konstitution am häufigsten an Lungenphthise erkranken, ist über jeden Zweifel erhaben und läßt sich statistisch einwandfrei nachweisen." Auch SELBERG fand bei seinen Leichenuntersuchungen folgende Häufigkeiten exsudativer Lungentuberkulose:

	Pykniker	Athletiker	Leptosome
Männlich . . .	1% ± 1,1	2% ± 1,4	6% ± 1,9
Weiblich . . .	0%	1% ± 0,6	9% ± 3,8

Dem entsprechen auch die Befunde BURKHARDTs. Unter seinen Tuberkulösen fanden sich relativ viel große Menschen, wie aus den obigen Kurven hervorgeht.

Mit dem Autor wird man annehmen müssen, daß es sich hierbei nicht um eine Folge des tuberkulösen Prozesses, sondern den „Ausdruck der prämorbiden Konstitution" handelt. Das gleiche gilt für BURKHARDTs Befunde über den proportionellen Brustumfang bei Tuberkulösen: „Eigentlich schmalbrüstige Körper mit einem Index von nicht über 49 finden wir bei 53% der Männer und

bei 73% der Frauen. Ein Index von nicht über 51 — entsprechend einem noch
sehr schlanken, mageren, flachwüchsigen Wuchs — wurde gemessen bei 76,5%
der Männer und bei 82,5% der Frauen."[1] Der eigentliche phthisische Habitus
fand sich — entsprechend allgemeinen klinischen Erfahrungen — am häufigsten
im dritten Jahrzehnt, was darin begründet ist, daß „bei den jugendlichen Asthenikern meist die schnell fortschreitende, exsudativ verkäsende Form der Phthise"
vorliegt, in den späteren Jahren überwiegen die mehr „proliferativ vernarbenden
Formen", die Burkhardt mit Beneke, Saltykow u. a. mit einem „fibrösen
Habitus" in Zusammenhang bringen bzw. dem „lymphatischen Typ" der Tuberkulose (Bartel) zurechnen möchte. So erklärt es sich wohl auch zum Teil, daß
E. Schlesinger (1933) bei Kindertuberkulose keine regelmäßige Bevorzugung
der Schlankwüchsigen feststellen konnte.

Die alte, aber nie bewiesene Behauptung, daß der leptosom-asthenische
Habitus vieler Phthisiker die Folge des tuberkulösen Prozesses sei, hat schon
Stiller in seinem bekannten Buche (S. 177) überzeugend zurückgewiesen. Sie
wird unter anderem auch von Wenckebach abgelehnt.

Es soll aber nicht übersehen werden, daß sich verschiedene Autoren bezüglich
des Zusammenhangs von Tuberkulosedisposition und Schlankwuchs auch negativ
geäußert haben, so in den letzten Jahren Potthoff sowie Schüler, freilich beide
ohne die Kontrolle an einem rassisch gleichwertigen Beobachtungsgut.

In seiner 1940 erschienenen Besprechung der Beziehungen von Körperbau
und Tuberkulosedisposition scheint auch Diehl, wenn ich recht verstehe, einen
ablehnenden Standpunkt zu vertreten, wobei er sich einmal auf seine mit v. Verschuer durchgeführten Zwillingstuberkulosestudien, vor allem aber auf eine
Untersuchung Geisslers stützt. Diehl und v. Verschuer hatten gefunden, daß
„dem Faktor ,Körpertyp', hierunter selbstverständlich auch dem asthenischen
Typus, lediglich die Bedeutung einer, die Manifestation der Anlage etwas modifizierenden Gegebenheit" zuerkannt werden könne (Diehl 1940). Zu diesen
Ergebnissen ist zu sagen, daß ihre Nachprüfung von großem Interesse wäre, und
zwar an einem großen Beobachtungsgut — einzelne Gruppen, besonders die der
tuberkulosediskordanten EZ und die der konkordanten ZZ sind für korrelations-
statistische Feststellungen sehr klein —, ferner an wesentlich älteren Zwillingen.
Das vorliegende Beobachtungsgut setzt sich nämlich zum großen Teil aus Paaren
solcher Altersklassen zusammen, bei denen von einer einwandfreien und sicher
diagnostizierbaren Körperbauform noch nicht die Rede sein kann (vgl. S. 82).
Was nun Geisslers genannte Arbeit anbetrifft, der in einer großen Sippe unter
anderem die Beziehungen von Leptosomie und Tuberkulosedisposition untersuchte, und zwar mit negativem Ergebnis, so ist hierzu kritisch folgendes zu
bemerken: zu korrelationsstatistischen Feststellungen sind Untersuchungen von
Einzelsippen ungeeignet, da ihre Ergebnisse infolge des genotypisch, geographisch
und sozial ausgelesenen Beobachtungsgutes von zu vielen Zufälligkeiten abhängen.
Speziell ist Geisslers Habituseinteilung unzureichend, da sie alle Mischfälle,
ferner Athletiker und Dysplastiker nicht berücksichtigt. Des weiteren sind die
Zahlen der Untersuchten in den verglichenen „Erblinien" viel zu klein, um weitgehende Schlüsse zu gestatten. Methodisch unzureichend ist Geisslers Vorgehen
auch insofern, als er als Bezugszahl seiner Berechnungen teils die Gesamtpersonen-
zahl, teils nur die Selbstuntersuchten wählt; es ist ohne weiteres klar, daß eine
Habitusdiagnose in absentia nicht zur Grundlage von Berechnungen gewählt
werden darf. Schließlich sind weder Alters- noch Geschlechtsverhältnisse

---

[1] Vor kurzem kommt auch H. Günther auf Grund genauer anthropometrischer Untersuchungen zum Ergebnis: „Bei jugendlichen Tuberkulösen wird eine Neigung zu Engbrüstig-
keit und Platythorax und auch eine Leistungsminderung der Atmung festgestellt."

berücksichtigt, was bei körperbaustatistischen Untersuchungen unerläßlich ist (CATSCH 1941).

Zusammenfassend kommen wir demnach zum Ergebnis, daß die alte und für jeden Kliniker immer wieder neu bestätigte Erfahrung einer Korrelation zwischen Leptosomie und Lungentuberkulose, die durch zahlreiche Untersucher bestätigt worden ist, durch die zuletzt erörterten gegenteiligen Feststellungen nicht erschüttert werden kann, es sei denn, daß sehr große, methodisch eindeutige Neuuntersuchungen, deren Durchführung sehr erwünscht wäre, ein anderes Bild ergäben.

Bedeutungsvoll ist die Rolle des Körperbaus für Diagnostik, Prognostik und Ätiologie des *Magen- und Duodenalgeschwürs*. Allerdings stehen sich auch hier die Ansichten schroff entgegen. So lesen wir bei LOESCHCKE, daß das Ulcus „durchaus als Krankheit des leptosomen Typs aufzufassen" sei; dem entsprechen die Angaben vieler Autoren, z. B. von H. STRAUSS, MATHES, WESTPHAL, CZERNECKI (zit. nach HART 1923) und neuerdings exakte anthropometrische Untersuchungen SELBERGs an 673 Leichen. Demgegenüber meinen GUTZEIT und LÉHMANN, daß „die sog. Ulcuskonstitution ganz sicher nicht gebunden ist an die Konstitutionstypen des Habitus asthenicus STILLER und des Typus respiratorius SIGAUD, auch hat die Ulcuskonstitution sicher nichts gemein mit den von KRETSCHMER aufgestellten Konstitutionstypen", entscheidend sei vielmehr die erbliche vegetative Labilität. So berechtigt diese letztere Feststellung ist, so kann den Verfassern nicht beigestimmt werden in der Auffassung der Beziehungen der verschiedenen Konstitutionstypen. Zunächst sind ja SIGAUD- und KRETSCHMER-Typen und Habitus STILLER keine trennbaren Klassen, vielmehr gehen sie alle von den allgemein anerkannten polaren Grundtypen des Langwuchses (respiratorischer Typ SIGAUD = Leptosomie KRETSCHMERs, deren extreme Formen der Asthenie STILLERs entsprechen) und Breitwuchses aus. Des weiteren kann die vegetative Labilität nicht in der Form alternativer Beurteilung als gleichwertige Konstitutionsklasse *neben* die Habitusklassen gestellt werden, wie die Verfasser annehmen. Die grundsätzlich wichtige Frage wurde bereits oben erörtert (S. 99). — Über die Wechselbeziehungen funktioneller und morphologischer Typen — zwischen Leptosomie bzw. Asthenie und vegetativer Labilität bestehen vielleicht Zusammenhänge — wurde schon gesprochen (S. 94f.). BERTA ASCHNERs Befund, daß SIGAUDs respiratorischer Typ und STILLERs Asthenie bei Ulcuskranken nicht häufiger gefunden würden als bei anderen Personen, ist nicht verwertbar, da, wie früher erörtert, die SIGAUD-Typen mit Recht von der Mehrzahl aller anthropologisch orientierten Konstitutionsforscher abgelehnt werden (S. 60). Unser eigener, an Hunderten von Ulcuskranken gewonnener Eindruck von der starken Affinität zur Leptosomie fand seine Bestätigung durch die auf meine Veranlassung durchgeführten Untersuchungen von CATSCH, der bei ulcuskranken Männern eine deutliche positive Korrelation zur Leptosomie und eine negative Korrelation zur Pyknosomie gefunden hat (Tabelle 20). Diese positive Korrelation (BRAVAIS-PEARSON-Korrelationskoeffizient $+ 0,121$) ist die höchste von allen, die CATSCH zwischen Habitus und inneren Erkrankungen feststellen konnte (Tabelle 20). Unter meiner Leitung untersuchte dann ELISABETH KAUFMANN 200 ulcuskranke Männer mit genauer anthropometrischer und statistischer Methodik und gleichsinnigem Ergebnis: Es fanden sich 51% Schlankwüchsige (Vergleichsbevölkerung 34,1%) gegenüber 21,5% Untersetzt-Breitgebauten (Vergleichsbevölkerung 34,2%). Die Unterschiede sind fehlerkritisch gesichert. Die früher behauptete verschiedene Körperbaubeschaffenheit der Duodenal- und Magengeschwürskranken konnte nicht bestätigt werden. In der Arbeit wird das gesamte Schrifttum kritisch erörtert.

Immer wieder wird — nach K. H. Bauer 1940 — betont, daß das *Carcinom* beim Typus digestivus häufiger ist als z. B. beim Typus asthenicus (Beneke, J. Bauer, Cholewa). Benedetti fand, daß die meisten Krebskranken „normale oder paranormale Körpermaße aufweisen". Auch Burkhardt stellte bei seinen genauen Untersuchungen, die unter anderem 174 Krebstodesfälle umfassen, fest, daß es — im Gegensatz zu Benekes Behauptung — „nicht möglich ist, ganz allgemein von einem carcinomatösen Habitus zu sprechen".

Als Beispiel für eine exakte korrelationspathologische Untersuchung zur Frage Körperbau und Krankheitsdisposition sei schließlich die mehrfach erwähnte Tabelle der Hauptergebnisse von Catsch wiedergegeben, die sich auf 1961 von uns selbst anthropometrisch, visuell und klinisch genauestens untersuchte Personen bezieht. Die Vorzüge von Catschs methodischem Vorgehen bei der Aufarbeitung des Materials beruhen darin, daß beide Geschlechter getrennt bewertet wurden (was in früheren Untersuchungen sehr häufig nicht der Fall war), daß die Habitushäufigkeit bei der betreffenden Erkrankung (p_2) mit derjenigen bei der Gesamtpopulation (p_1) unter Berücksichtigung des Altersaufbaus verglichen wurde — über die Gewinnung der „alterskorrigierten Vergleichszahl" muß auf die Originalarbeit (S. 116) verwiesen werden — und, daß die Differenzwerte zwischen p_1 und p_2 (Differenz) fehlerkritisch gesichert wurden, womit die Möglichkeit gegeben ist, sich ein Urteil über die Verwertbarkeit der Häufigkeitsunterschiede zu bilden, sowie schließlich, daß der Bravais-Pearsonsche Korrelationskoeffizient (r) mit Fehler ($\pm f r$) berechnet wurde, der ein Urteil über den Grad der positiven und auch der — bisher meist ignorierten — negativen Korrelationen gestattet.

In Tabelle 20 sind die bei den einzelnen Erkrankungen gefundenen Häufigkeitswerte der Körperbauformen (p_2) der „alterskorrigierten Vergleichszahl" (p_1) gegenübergestellt. War die Differenz der beiden Häufigkeiten größer als ihr einfacher Fehler, so wurde noch der Korrelationskoeffizient zwischen Krankheit und Habitus ermittelt.

Zusammenfassend ergaben sich aus den Untersuchungen Catschs positive Korrelationen zwischen Leptosomie und Lungentuberkulose, Magen-Duodenalgeschwür, zwischen Pyknosomie und chronischem Rheumatismus, Arteriosklerose, Diabetes, Cholelithiasis und zwischen athletischem Habitus und Migräne. Negative Korrelationen fanden sich zwischen Leptosomie und chronischem Rheumatismus und zwischen Pyknosomie und Ulcus. Diese Ergebnisse, die weitgehend früheren Eindrücken und Untersuchungen entsprechen, gehören zu denjenigen, die statistisch gesichert sind. Im ganzen sind die gefundenen Korrelationen schwach ausgeprägt, offenbar schwächer als diejenigen zwischen Habitus und Psychose — verwertbare korrelationsstatische Untersuchungen stehen hier allerdings meines Wissens noch aus[1].

Konstitutionspathologisch besonders wichtig sind die Untersuchungen über *Körperbau und Krankheitsverlauf*. So schreibt Kihn:

„Manisch-Depressive mit asthenischer Konstitution sollen zu den hartnäckigen, schwer lösbaren und langgezogenen Krankheitsphasen neigen. Umgekehrt erkranken Schizophrene mit pyknischen Wuchsformen später als der Durchschnitt, die Schizophrenie nimmt einen verhältnismäßig gutartigen Verlauf an und führt seltener als sonst zu tiefergehenden Verblödungen."

Mauz vermutet, daß ein asthenischer Körperbau die Prognose der melancholischen Erkrankungen verschlechtere. Bei der als Presbyophrenie bezeichneten, bei prämorbide synton-hypomanischen Persönlichkeiten mit vorwiegend

---

[1] Die von Henckel auf Grund der Untersuchungen anderer Autoren durchgeführten Berechnungen sind nicht verwertbar, da das Beobachtungsgut nur Angehörige zweier Krankheitsgruppen (Zirkuläre und Schizophrene) enthält; es liegt demnach eine ausgesprochene Auslese vor.

Tabelle 20. *Korrelationen zwischen inneren Erkrankungen und Habitustypen* (nach CATSCH) (s. S. 106—107).

Diagnose		Habitus	p_1	$\pm m$	p_2	$\pm m$	Dif-ferenz	$m_{diff.}$	r	$\pm f_r$
Akuter Gelenk-rheumatismus	♂	Leptosom	35,4	1,5	33,3	7,0	2.1	7,2	—	—
		Pyknisch	34,4	1,5	42,2	7,3	7,8	7,5	—	—
		Athletisch	13,4	1,1	15,5	5,4	2,1	5,5	—	--
	♀	Leptosom	28,6	1,4	21,5	5,7	7,1	5,9	− 0,036	0,031
		Pyknisch	40,6	1,5	49,0	7,0	8,4	7,1	+ 0,039	0,031
		Athletisch	1,8	0,4	0,0	—	—	—	—	—
Chronischer Rheumatismus	♂	Leptosom	35,1	1,5	23,7	3,6	11,7	3,9	− 0,101	0,032
		Pyknisch	35,2	1,5	44,2	4,2	9,0	4,4	+ 0,079	0,032
		Athletisch	13,4	1,1	14,3	2,9	0,9	3,2	—	—
	♀	Leptosom	26,5	1,4	23,2	3,6	3,3	3,8	—	—
		Pyknisch	46,0	1,5	58,8	4,2	12,8	4,4	+ 0,100	0,030
		Athletisch	1,8	0,4	2,2	1,2	0,3	1.3	—	—
Arteriosklerose	♂	Leptosom	36,6	1,5	32,2	5,8	3,8	6,0	—	—
		Pyknisch	41,7	1,6	44,6	6,1	2,9	6,3	—	—
	♀	Leptosom	28,9	1,4	22,6	5,7	6,3	5,9	− 0,032	0,031
		Pyknisch	46,7	1,6	67,8	6,4	21,1	6,5	+ 0,100	0,030
Diabetes	♂	Leptosom	33,4	1,5	18,2	11,6	15,2	11,7	− 0,035	0,033
		Pyknisch	39,3	1,6	72,7	13,4	33,5	13,5	+ 0,074	0,032
	♀	Leptosom	21,4	1,3	15,4	9,6	6,0	9,7	—	—
		Pyknisch	49,2	1,5	69,2	12,3	20,0	12,4	+ 0,052	0,031
Cholelithiasis	♀	Leptosom	26,7	1,4	23,3	4,8	3,4	5,0	—	—
		Pyknisch	41,1	1,5	57,2	5,6	16,1	5,8	+ 0,079	0,031
Ulcus	♂	Leptosom	35,6	1,5	66,6	7,0	31,0	7,1	+ 0,121	0,032
		Pyknisch	34,3	1,5	13,3	5,0	21,0	5,8	− 0,101	0,032
	♀	Leptosom	27,3	1,4	35,7	9,0	8,4	9,1	—	—
		Pyknisch	45,8	1,5	39,2	9,2	6,6	9,3	—	—
Lungen-tuberkulose	♂	Leptosom	46,8	1,6	61,9	10,6	15,1	10,8	+ 0,045	0,033
		Pyknisch	24,4	1,4	14,2	7,6	10,2	7,7	− 0,035	0,033
	♀	Leptosom	32,7	1,4	52,9	12,1	20,2	12,2	+ 0,039	0,031
		Pyknisch	35,6	1,5	23,3	10,2	12,3	10,4	− 0,032	0,031
Migräne	♂	Leptosom	39,2	1,6	34,9	10,6	5,0	10,8	—	—
		Pyknisch	27,3	1,4	20,0	8,9	7,3	9,0	—	—
		Athletisch	13,4	1,1	29,9	10,2	16,5	10,3	+ 0,068	0,033
	♀	Leptosom	27,5	1,4	26,8	3,8	0,7	4,0	—	—
		Pyknisch	38,6	1,5	35,8	4,2	2,8	4,5	—	—
		Pykn.-athl.	4,1	0,6	10,1	2,6	6,0	2,7	+ 0,092	0,030

pyknischem oder pyknisch-athletischem Körperbau auftretenden Form der senilen Demenz dauert die Erkrankung sehr viel länger als bei anderen senil Dementen. Jene zeigen auch einen weit geringeren Persönlichkeitszerfall als der Durchschnitt (näheres bei BOSTROEM 1939). Den ungünstigen Einfluß der Leptosomie auf den Tabesverlauf haben nach gleichsinnigen Beobachtungen von BOSTROEM, MANN, MOEBIUS, STERN, V. MALAISÉ erstmals CURTIUS-SCHLOTTER-SCHOLZ zahlenmäßig sichergestellt. Nach NÉMETH wirkt sich Leptosomie auch ungünstig aus auf den Verlauf des Glaukoms. Die häufig besonders ungünstigen Verlaufsformen der Lungentuberkulose bei Leptosomen sind — trotz allen Widerspruchs — jedem Erfahrenen bekannt. Man kann offenbar mit E. SCHLESINGER ziemlich allgemein von einer konstitutionsbiologischen Überlegenheit der Breit-über die Schmalgebauten sprechen. Allerdings bezieht sie sich nur auf einen Teil der Erkrankungen, besonders die ausgesprochen infektiösen. In anderer

Hinsicht, vor allem in bezug auf die Verlaufsform der Arteriosklerose, auf Embolie-gefährdung usw., sind dagegen die Pykniker gegenüber den Schlankwüchsigen zweifellos im Nachteil, wie auch aus den oben genannten Befunden Selbergs über das Gallensteinleiden hervorgeht. Der Autor betont ganz allgemein die Bedeutung des Konstitutionstyps für den Krankheitsverlauf unter anderem auch auf Grund seiner Befunde bei Ulcuskranken.

Fragen wir uns am Ende dieses Abschnittes nach den *praktischen Ergebnissen der Körperbauforschung*, so kann man sie kurz in die Feststellung zusammen-fassen: für denjenigen, dem Konstitution und Habitus identische Begriffe sind, mußten die Ergebnisse der exakten, d. h. nicht rein intuitiv-eindrucksmäßig arbeitenden Habitusforschung Enttäuschungen bringen. Derjenige aber, welcher im Körperbau nur eine sehr wichtige Facette des vielseitig schillernden Er-scheinungsbildes des Menschen sieht und sich darüber im klaren ist, daß zur erschöpfenden Analyse der Individualkonstitution noch zahlreiche andere Unter-suchungen herangezogen werden müssen, von denen hier nur die funktionelle, psychologische und erbbiologische Beurteilung genannt seien, ist die Habitus-diagnose ein unentbehrlicher Faktor in seinem Bemühen, die gesamte psycho-physische Person in ihrer Besonderheit zu erfassen, d. h. Konstitutionsdiagnostik und Prognostik zu betreiben. Die unbestreitbaren Beziehungen zwischen Körper-bau und Charakter, die weniger regelmäßigen, aber doch diagnostisch (Arterio-sklerose, Ulcus, Tuberkulose usw.) täglich bedeutsamen Beziehungen zwischen Körperbau und Morbidität, die Tatsache, daß die Funktionslage des Organismus sehr häufig im Habitus zum Ausdruck kommt, die im Einzelfall wie vor allem für die Massenstatistik gut durchführbare zahlenmäßige Behandlung des Habitus und vieles andere mehr stempeln die kritisch behandelte Körperbauforschung zu einem unentbehrlichen Bestandteil der Konstitutionswissenschaft.

b) Normale Varianten umschriebener Art.

Gegenüber den Varianten des Gesamtkörpers, die für seine Proportionen und seine Statur bestimmend sind, wurden diejenigen umschriebener Körper-teile in ihrer Bedeutung für die Konstitution noch recht wenig erforscht; sie sind auf unserem Gebiete wohl auch von geringerem Interesse. Bekanntlich zeigt jedes Organ und Gewebe eine weitgehende Variabilität, die zu recht erheblichen Abweichungen vom Normaltypus des Lehrbuchs führen kann, der in Wirklich-keit eine Ausnahme bildet: „Die Norm wird zur größten Seltenheit", wie Kühne auf Grund seiner bekannten, umfassenden Studien über die Variabilität der menschlichen Wirbelsäule und deren erbliche Bedingtheit feststellte. Kühne fand, daß die Menschen in 2 Gruppen geteilt werden können, in den kranial und den caudal variierenden Typ. Über Beziehungen dieser Typen zu sonstigen Konstitutionsmerkmalen oder gar zur Gesamtkonstitution ist nichts bekannt. Nur ein relativ kleiner, in das Bereich des Krankhaften gehörender Prozentsatz der-artiger Variationen, wie z. B. die Halsrippen oder die schwereren Mißbildungen, etwa das Klippel-Feil-Syndrom, besitzen konstitutionspathologisches Interesse. Die gleiche konstitutionspathologische Indifferenz zeigen auch zahlreiche andere Variationserscheinungen des menschlichen Organismus, von denen hier nur einige wenige genannt sein mögen, die unter ausgesprochen konstitutionsbiologischen Gesichtspunkten bearbeitet wurden. Jos. Becker konnte an der Haut von Feten und Neugeborenen zeigen, daß auch bei gleichaltrigen Individuen beträchtliche qualitative und quantitative Entwicklungsunterschiede des Coriums vorkommen. Wegen der außerordentlichen Variabilität der gefundenen Bilder lehnt Becker es ab, eine bestimmte Altersnorm aufzustellen. Auch Änne Schmitz fand „enorme

Schwankungen" im Entwicklungszustand, vor allem der Breite der Muskelfasern von Feten und Neugeborenen. Die verschiedenen normalen Varianten des Hautvenensystems und ihre Beziehungen hat E. FREERKSEN genau geschildert und in dem „Grad der Venenverzweigung in der Haut ein neues meß- und zählbares Stigma gewonnen, geeignet, die rein morphologischen Grundlagen der Konstitutionswissenschaft sichern zu helfen". BUSSE (zit. nach W. KOCH 1936) fand bei

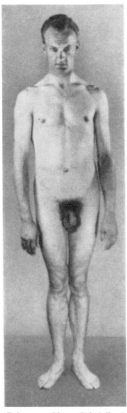 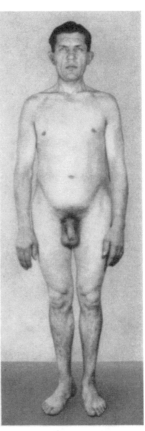

Abb. 81. Behaarungsklasse I bei Leptosomem (s. S. 117).

Abb. 82. Behaarungsklasse I bei Mesosomem mit akromegaloiden Zügen (s. S. 117).

57% von 400 Fällen Abweichungen im Normaltyp der A. communis anterior des Gehirns. W. HUECK fand das „bindegewebige Netz der Gefäßwand bei den einzelnen Individuen verschieden gebaut". Man könne in vielen Fällen „ein engmaschiges, d. h. also ‚straffes‘, in anderen Fällen dagegen ein weitmaschiges, also ‚schlaffes‘ Netz beobachten." Die alte Einteilung in einen „schlaffen" und einen „straffen" Konstitutionstyp hält HUECK auf Grund seiner Untersuchungsergebnisse über die Beschaffenheit der mesenchymalen Netze für berechtigt. Die Variationen in der Ausbildung der Nasennebenhöhlen hat M. SCHWARZ eingehend bearbeitet. ROSENGREN betont die zahlreichen individuellen Variationen der Kammertiefe des normalen Auges. Von großem Interesse sind schließlich die Studien über Variabilität und Vererbung am Zentralnervensystem, die besonders von J. KARPLUS und neuerdings an Hand eines besonders großen und gründlich untersuchten Beobachtungsgutes, vor allem an Zwillingsgehirnen, von R. RÖSSLE

durchgeführt wurden. Beide Autoren fanden relativ starke individuelle Variationen — für deren Entstehung nach R. Rössle wahrscheinlich weniger peristatische Einflüsse im Mutterleib als „eine gewisse spielerische Entwicklungsfreiheit" maßgebend ist — neben eindeutigen Hinweisen auf die Erblichkeit
zahlreicher makroskopischer Einzelmerkmale, z. B. des Furchungsbildes. Rössle
hat in seinem Buch weiterhin zahlreiche Bausteine zu einer Familienanatomie

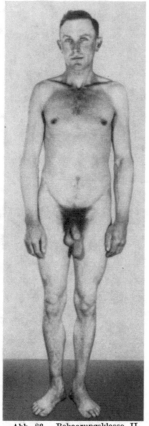

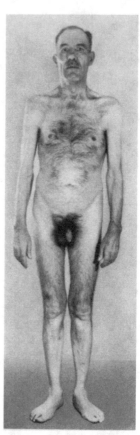

Abb. 83. Behaarungsklasse II.   Abb. 84. Behaarungsklasse III.

der übrigen Organe und Systeme zusammengetragen. Die oben erwähnte Häufigkeit von Variationen läßt sich überall finden, wo genau untersucht wird. Hasselwander fand z. B. an 303 Fußskeleten 163mal, d. h. in 54% der Fälle, akzessorische Knochenelemente.

Diese Beispiele aus dem Bereich der Norm ließen sich beliebig vermehren,
ohne daß damit grundsätzlich wesentlich neue Gesichtspunkte für unser Gebiet
gewonnen würden. Es soll jedoch nicht behauptet werden, daß durch eine planmäßige Anwendung derartiger Studien nicht neue Einsichten erzielt werden
könnten, wie es B. Salge, der die oben erwähnten Studien Beckers und
Schmitz' angeregt hat, für den Ausbau der Konstitutionsforschung erhofft
hatte. Schon oben wurde darüber berichtet, daß umschriebene Normvarianten
dispositionelle Bedeutung besitzen können. Selbstverständlich sind die Grenzen
zwischen normalen und pathologischen Einzelvarianten fließende, so z. B. bei der

Behaarung, deren konstitutionsbiologische Bedeutung von SCHEUER, GIGON, bezüglich der männlichen Schamhaare von RISAK, bezüglich der männlichen Brustbehaarung und deren ganz erheblicher Zunahme von vom 20. bis zum 50. Lebensjahr von BONDI, bezüglich der weiblichen Hypertrichosis von HERSCHAN behandelt wurde.

Es fehlten jedoch bislang, auch in Handbüchern und zusammenfassenden Darstellungen (z. B. bei SCHEUER) an Unterlagen für die Beurteilung der normalen Behaarungsverhältnisse. Wir haben deshalb an 500 intern kranken Lübecker Männern folgendes festgestellt: 82 (16,4%) waren bis zu 25 Jahre, 87 (17,4%) 26—29 Jahre, 187 (37,4%) 40—59 Jahre und 144 (28,8%) 60—85 Jahre alt. Wir teilten die Männer in 3 Behaarungsklassen ein:

Klasse I: fehlende Brust- und Bauch-, geringe Achselbehaarung, weibliche Pubes (Abb. 81 und 82).

Klasse II: ,,Normale" Brust-, Bauch- und Achselbehaarung, männliche Pubes, fehlende Rückenbehaarung (Abb. 83).

Klasse III: Starke Behaarung, zusammenhängend an Brust und Bauch, Rückenbehaarung (Abb. 84).

Mittels dieser Klassen (bei eventueller Zuhilfenahme von Zwischenstufen, besonders I/II) gelingt es ausnahmslos, die normalen Behaarungsvarianten des Mannes zu erfassen und mit konstitutionellen Abwegigkeiten zu vergleichen. Auf diese Weise konnten wir nachweisen, daß die CHVOSTEKsche Behauptung von der männlichen Hypotrichose als Dispositionsfaktor der Lebercirrhose zu Recht besteht (publiziert von GERH. MÜLLER 1952).

Daß es sich bei der Hypotrichose der Cirrhotiker entgegen mehrfachen Behauptungen nicht um eine Prozeßfolge, sondern meist um eine erbliche Beschaffenheit der prämorbiden Konstitution handelt, konnten wir auf anamnestischem und genealogischem Wege nachweisen.

Tabelle 21. *Verteilung der Behaarungsklassen bei Lebercirrhotikern und Vergleichspersonen.*

Behaarungsklasse	49 ♂ mit Lebercirrhose %	500 ♂ Vergleichspersonen %
I	85,8	20,4
II	12,2	71,8
III	2,0	7,6

Auch in der monumentalen Monographie H. FRIEDENTHALs über Anthropologie und Physiologie der menschlichen Behaarung wird die Variabilität der männlichen Stammbehaarung nur erwähnt, eine genauere Klassifizierung oder gar Zahlenangaben fehlen vollständig.

Die weiblichen Behaarungsverhältnisse im Rahmen der Gesamtkonstitution werden von MAYER[1] besprochen. Allgemeine Haarlosigkeit kann als Teilerscheinung vorwiegend ektodermaler Verlustmutationen auftreten. Weiterhin steht die Behaarung als sekundäres Geschlechtsmerkmal naturgemäß in engen Beziehungen zum Blutdrüsensystem.

c) Pathologische Varianten des Gesamtorganismus.

Neben den 3 Grundtypen des Körperbaus und ihren verschiedenen Mischformen hat KRETSCHMER eine vierte Hauptgruppe aufgestellt; sie umfaßt diejenigen Personen, ,,die von dem durchschnittlichen und häufigst gesehenen Arttypus sich stark entfernen". KRETSCHMER spricht von den ,,dysplastischen Spezialtypen" oder Mißwüchsigen.

Bei dieser Gruppe handelt es sich, im Gegensatz zu jenen wohl charakterisierten einheitlichen normalen Grundformen, um ein großes Sammelbecken verschiedenartiger Körperbautypen, die nach Erscheinungsbild, Entstehung und konstitutioneller Bedeutung durchaus ungleichwertig sind. Deshalb verbietet

---

[1] MAYER: VEIT-STOECKELS Handbuch, Bd. 3, S. 421 f.

sich auch, im Gegensatz zu den übrigen Habitusformen, eine kollektive metrische
Verarbeitung dieser Personen, „ist doch eine Vereinigung solcher durchaus
heterogener und in ihren Körperbaueigenschaften ganz verschiedenartiger Typen
niemals ein Kollektivgegenstand. Dagegen kann im Einzelfall auch hier die
Messung viel zur deutlicheren Veranschaulichung der Körperform beitragen"
(K. O. Henckel 1925).

Die von Kretschmer in seinem Hauptwerk unter den „Dysplastikern" aufgeführten Abnormen umfassen nur einen Bruchteil all derjenigen Formen, die
sich nicht in die normalen Habitusvarianten einordnen lassen[1]; unter Schizophrenen — nur ganz vereinzelt unter Manisch-Depressiven — fand er Enucho-
idismus, Hochwuchs mit Turmschädel, „Maskulinismus" bei Frauen, enuchoiden
und polyglandulären Fettwuchs, Infantilismus[2] und „Hypoplasien", die sich
nach Kretschmers Schilderung besonders auf die Unterentwicklung des mittleren Gesichtsabschnittes beziehen sollen, sowie Fälle von „Akromikrie"[3].

Was die Beziehungen der Schizophrenie zu körperbaulichen Abartungen
anbetrifft, so dürften Kretschmers Untersuchungen wohl nur eine, wenn auch
wahrscheinlich die wichtigste Seite umfassen. So konnten andere Autoren, die
mit weiteren Fragestellungen an das Beobachtungsgut herangingen, den Nachweis erbringen, daß sich unter Schizophrenen eine überdurchschnittliche Häufung
einer erblichen, entwicklungsgeschichtlich und klinisch scharf umschriebenen
Fehlanlage, des Status dysraphicus, findet, die mit dem Blutdrüsensystem in
keinerlei greifbarem Zusammenhang steht. Daß es sich hierbei im Vergleich
mit Kretschmers Befunden lediglich um geographisch-rassisch bedingte Besonderheiten handelt, ist kaum anzunehmen, da die Befunde gleichsinnig von
O. v. Schwerin in Freiburg i. Br. und von W. Plattner in der Schweiz erhoben
wurden. Diese Befunde sind insofern von großem Interesse, als der Status
dysraphicus (vgl. S. 166, 172, 181, 182, 185, 186) eindeutige korrelative Beziehungen zu Fehlentwicklungen und Erkrankungen des Zentralnervensystems
hat und damit die, heute meines Erachtens vielfach unterschätzte Bedeutung
des Gehirns für die noch so unklare Ätiologie und Pathogenese der Schizophrenie unterstreicht.

α) Pathologische Steigerungen der normalen Habitusvarianten.

Von verschiedenen Seiten wurde mit Recht betont, daß zwischen normalen
und pathologischen Habitusvarianten fließende Übergänge bestehen, genau wie
allgemein zwischen Gesundheit und Krankheit.

Am deutlichsten kommt dies zum Ausdruck bei den **Asthenikern,** die ja
ihrerseits kontinuierlich aus der Gruppe der Leptosomen hervorwachsen.
Borchardt erwähnt das Vorkommen hypogenitaler und hypadrenaler Züge
bei Asthenikern (1924). Kretschmer, E. Fischer sowie Fervers wiesen auf
Übergänge zwischen eunuchoidem Hochwuchs und Asthenie hin. Folgender
Fall soll dies veranschaulichen:

24jähriger Arbeiter (Abb. 85). Bis zum 20. Lebensjahre Bronchialasthma. Dauernder
Stockschnupfen. Gelegentlich Lippenherpes. Chronischer Pruritus. Zeitweise Obstipation.
Ausgesprochene orthostatische Albuminurie. Spastische Pseudoanämie. Blutstatus und
Senkung normal. Wa.R. ∅. Schmaler eingesunkener Thorax. Leichte Dorsalkyphose.

---

[1] Kretschmer hat im Handbuch der Neurologie diese Tatsache berücksichtigt, wenn er
schreibt: „Es würde den Rahmen eines neurologischen Handbuches überschreiten, wenn wir
hier die gesamte Morphologie der dysplastischen Konstitutionsvarianten darstellen wollten."
[2] Vgl. demgegenüber die Angaben auf S. 140.
[3] Die echte Akromikrie (Brugsch) ist außerordentlich selten und außerdem noch recht
problematisch (vgl. Marx: Dieses Handbuch 3. Aufl., Bd. VI/1, sowie Gottron).

Tropfenherz (Rö.) mit „Steiltyp" des EKG. Puls 120. Kreislauf sonst o. B. Lungen o. B. (Rö.). Testikel beiderseits haselnußgroß. Fehlende Stammbehaarung. Noch niemals koitiert. Libido fast fehlend.

Körpergröße 186, Gewicht 58,5.

Rohrer-Index	0,92	leptosom
Pignet-Index	+48,00	leptosom
Proportioneller Brustumfang	43,50	schmalbrüstig
Brustumfangsymphysenhöhenindex	87,00	leptosom
Brustschulterindex	46,70	leptosom-athletisch
Akromiocristalindex	78,60	leptosom-pyknisch
Plattner-Körperbauindex	1,97	leptosom
Plattner II	1 (37) < 62 < 78	leptosom

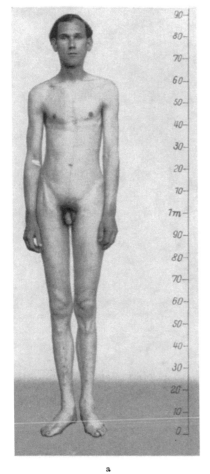
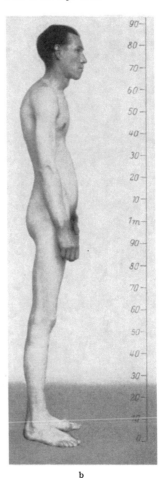

a　　　　　　　　　　　　　　　　b

Abb. 85 a u. b. Hypogenitaler Astheniker mit allergischen und vegetativen Erscheinungen. Orthostatische Albuminurie. Körpergröße 186 cm.

A. Mayer stellt fest, daß weibliche Genitalhypoplasie relativ oft mit einem „aufgeschossenen, schmalen Körperbau im Sinne des Habitus asthenicus" verbunden sei. Dem entsprechen auch ältere Angaben von P. Mathes.

Auf die Beziehungen der Asthenie zu sonstigen endokrinen Dysfunktionen, insbesondere zur Hyperthyreose, wurde schon wiederholt hingewiesen, unter anderem von H. Strauss, Borchardt (1926), Störmer und Jahn (vgl. S. 100 f.).

Besonders umfangreich ist das Schrifttum über die *Beziehungen von Asthenie und nervöser Übererregbarkeit*. Für Stiller ist die Neurasthenie ein „integrierendes Element der Asthenia universalis". E. Schlesinger fand neuropathische Erscheinungen Jugendlicher in größeren Untersuchungsreihen „ganz regelmäßig ... bei den Leptosomen prozentual ... deutlich häufiger ... als bei den Muskulären und hier wieder häufiger als bei den Pyknikern; bei letzteren

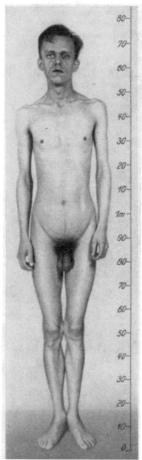
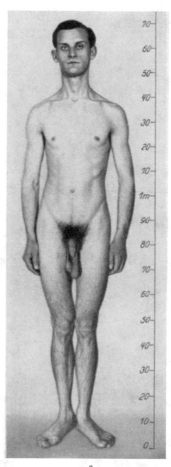
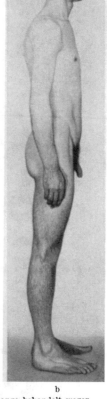

Abb. 86. Astheniker mit Bronchial-   a   b
asthma. Körpergröße 177,7 cm.   Abb. 87 a u. b. 27jähriger Astheniker. Lange behandelt wegen
                                       „allgemeiner Schwäche". Körpergröße 170,8 cm.

ist der Prozentsatz der Nervösen um $1/4$ so groß als bei der erstgenannten Konstitutionsform". Neuerdings hat auch Schlegel „als klinisches, an den Habitus asthenicus gebundenes Merkmal die reizbare Schwäche aller Funktionen in den Vordergrund gestellt". Mathes handelte eingehend von der Asthenie und ihren Beziehungen zum Nervensystem, insbesondere den häufigen Depressionen der Astheniker. Die vegetative Dysergie der Astheniker, auch schon von Stiller betont, wenn auch in einer heute überholten Form, ist neuerdings wieder von Jahn und Bickenbach bei ihren Funktionsuntersuchungen festgestellt worden und wurde bereits früher in anderem Zusammenhang besprochen (S. 100). Hier sollen noch einige weitere Beispiele typischer Asthenie folgen, bei denen unter anderem auch wieder leicht hypogenitale bzw. vegetativ-dysergische Züge festzustellen sind.

31jähriger Schneider mit schwerstem Bronchialasthma. Er zeigt einen auffallend schmalen Thorax, Trichterbrust von etwa 4 cm Tiefe, sehr spitzen Rippenwinkel (50⁰), sehr schmale Hüften, fast fehlende Thorax- und sehr geringe Linea alba-Behaarung. Genitale o. B. Muskulatur sehr dürftig. Leichter Exophthalmus. Keine Thyreotoxikose. Körpergröße 177,7, Gewicht 51,7 (Abb. 86).

Die Indexwerte entsprechen mit Ausnahme des uncharakteristischen Akromiocristalindex dem leptosomen Habitus in seiner asthenischen Variante.

PLATTNER I	80,0	< 86,0 < 89,2	leptosom
PLATTNER II	1 (40)	< 65,5 < 69,2	leptosom
Körperbauindex nach PLATTNER .	1,95		leptosom
ROHRER	0,92		leptosom
Brustumfangsymphysenhöhenindex	90		leptosom
Brustschulterindex	47		leptosom
Akromiocristalindex	69,2		athletisch
Proportioneller Brustumfang . . .	45		engbrüstig

Einen weiteren, nach Habitus, klinischem Bild und Familienbild typischen Astheniker zeigt folgender Fall:

Heinz W. (Abb. 87). 27jähriger Eisenbahnbeamter. Früher Friseur. 20jährig Periostitis calcanea (Orthopädische Klinik). Früher epileptiforme Anfälle. 12jährig zur Erholung ins Riesengebirge geschickt. 15jährig Herniotomie. In Behandlung wegen ,,allgemeiner Schwäche": As-Spritzen. In den letzten Jahren Wohlbefinden.

Beide Eltern, sowie der Bruder sehr schlank. Vater ,,Neurastheniker", bekommt Nervenmittel. Auch die Mutter wegen hochgradiger Nervosität beim Nervenarzt.

Körpergröße 170,8. Gewicht 55,3 (20jährig 56 kg), Brustumfang 83. Intern o. B. einschließlich Rö., Blutstatus und Senkungszeit: 4/10 (20jährig, zur Zeit der Periostitis, ohne sonstigen Befund 18/41).

PLATTNER I	83,0	< 86,0 < 87,9	leptosom
PLATTNER II	1 (66)	< 78,0 > 67,5	leptosom-athletisch
Körperbauindex nach PLATTNER .	2,14		leptosom
ROHRER	1,13		leptosom
Brustumfangsymphysenhöhenindex	94		leptosom
Brustschulterindex	46,5		leptosom
Akromiocristalindex	67,5		athletisch
Proportioneller Brustumfang . . .	48,5		engbrüstig

Bei dem folgenden 15jährigen Patienten, der uns wegen allgemeiner Müdigkeit, schlechten Appetits, Abmagerung, Kopfschmerzen, vermehrten Schwitzens aufsuchte, handelt es sich um einen typischen jugendlichen Astheniker (Abb. 88).

Er ist sehr ehrgeizig, Klassenprimus. Internistisch vollständig o. B. (Thorax Rö., Senkung, fortlaufende Temperaturmessung). Spastische Scheinanämie der Haut (Hb. 90%, Erythro 4,9 Mill.). RR 95/60, Puls 88. Capillarmikroskopisch bot er ein ausgesprochen spastisches (nirgends Strömung zu sehen), sehr unscharfes Bild bei normaler Haarnadelform mit gering atonischer Komponente. Vater mager, schwächlich, chronisches Magengeschwür. Ein Bruder der Mutter ebenfalls Astheniker, † 47jährig an Lungentuberkulose. Eine Base von Mutterseite war sehr schwächlich, jetzt kräftiger. Eine zweite Base ebenfalls ,,überschlank und zart", groß. Beide Eltern der Mutter waren groß und schlank. Vatersvater litt jahrzehntelang an schwerem Asthma.

Körpergröße 176,8, Gewicht 50,8.

Schmaler, flacher Thorax, abstehende Scapulae scaphoideae, spitzer Rippenwinkel, relativ lange Glieder, fehlender Schenkelschluß, sehr dürftige Muskulatur, sehr langer Hals, Adamsapfel.

PLATTNER I	76,0	< 84,0 < 94,5	leptosom
PLATTNER II	1 (55)	< 77,8 > 69,8	leptosom-athletisch
PLATTNER-Körperbauindex	2,53		leptosom
ROHRER	0,92		leptosom
Brustumfangsymphysenhöhenindex	80,5		leptosom
Brustschulterindex	50,0		leptosom
Akromiocristalindex	69,9		athletisch

Der *Habitus asthenicus* kann auch — gewissermaßen symptomatisch — bei solchen überwiegend erbbedingten *Systemkrankheiten* in Erscheinung treten, die mit einer starken *Schlaffheit des Bindegewebes* verbunden sind. Hierher gehört unter anderem jene Erbkrankheit, die ihren Namen von der besonders im Vordergrund stehenden, zu gehäuften Knochenbrüchen führenden Unterwertigkeit des Skelets trägt, die Osteopsathyrose. Die allgemeine Insuffizienz der Stütz- und Bindegewebe kommt bei dem Leiden auch noch in einem Lokalsymptom zu besonders sinnfälligem Ausdruck, den sog. blauen Skleren. Sie werden bedingt durch die Dünnheit des Lederhautgewebes und das Phänomen des Durch-

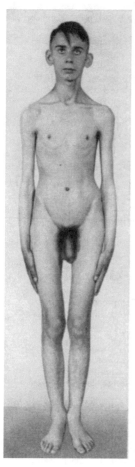
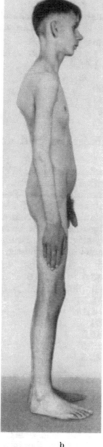
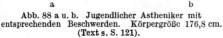
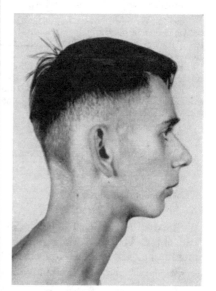

a   b
Abb. 88 a u. b. Jugendlicher Astheniker mit entsprechenden Beschwerden. Körpergröße 176,8 cm. (Text s. S. 121).

Abb. 89. Winkelprofil bei jugendlichem Astheniker. (Vgl. Abb. 88 a u. b.)

scheinens von Licht durch trübe Medien. Schließlich äußert sich die genannte Insuffizienz des Bindestützgewebes in dem fast nie vermißten Symptom allgemeiner Asthenie.

Ich gebe folgendes Beispiel:

Erich H., 38jähriger Metallarbeiter (Abb. 91). Als Säugling beim Trockenlegen Oberschenkelbruch. Weitere Frakturen als Kind (beim Spielen, auf dem Eise usw.) und als Lehrling. 37jährig Bruch rechte Kniescheibe. Krankenhaus. Im ganzen etwa 30 Brüche. Seit einigen Jahren schwerhörig. Laut eingehender Untersuchung der HNO-Poliklinik Mittelund geringe Innenohrschwerhörigkeit. Frühzeitig gealtert. Haare ziemlich grau. Asthenischer Habitus. Größe: 152 cm. Gewicht 41,3 kg. Brustumfang 80 cm. Spitzer Rippenwinkel. Zähne hochgradig defekt. Prothese. Auffallend tiefblaugraue Skleren (Abb. 92). Sonst ophthalmologisch o. B. Temporalis geschlängelt. Rechtes Ellenbogengelenk nur bis 130° durchzubiegen (alte Frakturen) (Abb. 93). Relativ breites Becken. Fehlender Schenkelschluß. Exostosenartige Vorwölbung am Epicondylus lat. des rechten Ellenbogens. Tibiakanten besonders rechts, etwas säbelscheidenförmig. Fußform und Fußgewölbe normal. Leichte Genua vara. Kreisförmige Operationsnarbe oberhalb der rechten Patella nach Fraktur. An der Patella deutlicher Callus und exostosenartige Vorwölbung. Hochgradige Vorwölbung der Squama occipitalis. Röntgenologisch das ganze Skelet auffallend grazil und kalkarm, Knochen stellenweise verbogen. Im Bereich des rechten Olecranons Zeichen einer alten Fraktur. Wahrscheinliche Frakturreste an beiden 12. Rippen und der rechten 5. Rippe (Prof. Dr. HAASE, Chirurgische Poliklinik Ziegelstraße). Keine Überstreckbarkeit der Gelenke. Starker Händetremor beiderseits. Ca, P, Rest-N, Bilirubin, Zucker im Blut normal. Senkungszeit und Blutbild normal. Urin o. B. Wa.R. ∅. EKG normal. Intern und neurologisch o. B. Intelligenz dürftig (117—19 = 108, 3mal 17 = 41, 3 RM weniger 1,67 = 2,27. Hauptstadt von England? Teich/Bach?, Staatsanwalt ist „höher" als Rechtsanwalt). In der Volksschule 3mal sitzengeblieben.

Mutter (Abb. 94) und Base (Abb. 95) haben ebenfalls eine typische Osteopsathyrose mit tief blaugrauen Skleren. Erstere machte wenige, letztere 14 Frakturen durch. Sie ist 139,5 cm groß, 35,5 kg schwer. Brustumfang 70 cm. Verkrümmung und Verkürzung des linken Beines um 5 cm. Hände überstreckbar. Hypoplastisch-asthenischer Körperbau. Typischer Röntgenbefund des Skelets. Beschränkt.

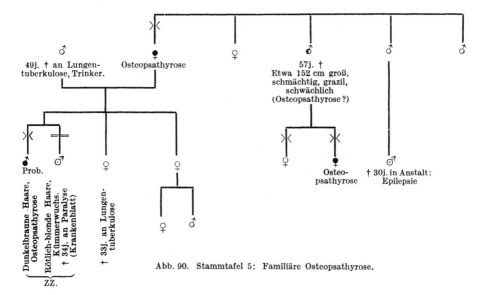

Abb. 90. Stammtafel 5: Familiäre Osteopsathyrose.

Ein weiteres Syndrom mit allgemeiner Asthenie ist die *Arachnodaktylie*, benannt nach den auffallend zarten, an Spinnenglieder erinnernden Fingern und dem allgemein schmächtigen Skeletsystem. Die Arachnodaktylie stellt „eine extreme Variante des leptosomen Formentypus" dar (GLANZMANN).

„Durch die Grazilität des Skelets, durch die Schlaffheit und Dürftigkeit von Gelenkapparat, Bändern, Sehnen und Muskulatur, zum Teil auch als Folgen der Rachitis, entstehen nach verspätetem Gehenlernen frühzeitig Wirbelsäulenverbiegungen" (K. H. BAUER). Das typische Syndrom zeigt der folgende Patient: Heinz K. 10jährig., Geburt mit 8 Monaten. Gelaufen mit ⁵/₄ Jahren. Die Kyphoskoliose soll schon mit 6 Monaten aufgetreten sein. Sie wurde als „rachitische Frühskoliose" lange Zeit erfolglos mit Gipsbetten und orthopädischem Turnen behandelt. Starke Infektionsanfälligkeit, unter anderem chronische Otitis media und Pneumonie (Abb. 96).

137 cm groß, 25,2 kg schwer. Sehr schmächtiger, graziler Körperbau. Finger und Zehen auffallend lang und dünn. Hände und Füße auffallend lang (vgl. Abb. 96). Geringe Syndaktylie der Finger, 4. und 5. Finger beiderseits volarwärts verkrümmt. Starke Überlänge der Arme und Beine. Muskulatur und Fettpolster äußerst dürftig. Dermographie, Akrocyanose der Hände. Puls 100. Keine Zeichen überstandener Rachitis, insbesondere Zähne o. B. Kryptorchismus links, rechter Hoden haselnußgroß. Senkungszeit 30/70 mm. Sonst intern und neurologisch o. B. Wa.R. ∅. Keine Spina bifida.

Die Tochter eines Vetters des Vaters hat ebenfalls eine Kyphoskoliose, eine Spina bifida occulta S_1 und ist debil. Die Tochter einer Base des Vaters hatte eine Poliomyelitis. Der Vater leidet an multipler Sklerose. Vater und Mutter sind Vetter und Base 2. Grades. In der Familie wurden 31 Personen selbst untersucht.

Das Schrifttum über die Erblichkeit der Arachnodaktylie ist kürzlich von K. H. Bauer in Justs Handbuch zusammengestellt worden. Bemerkenswert

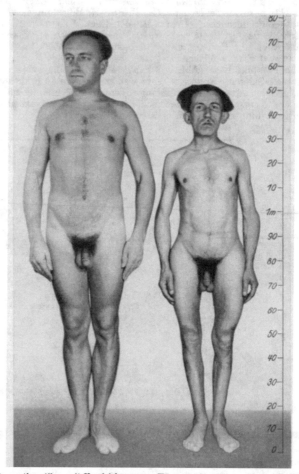

Abb. 91. Osteopsathyrotiker mit Vergleichsperson. Körpergröße 152 cm. (Text s. S. 122—123.)

ist sein Hinweis auf die Häufigkeit von Rudimentärfällen unter den Blutsverwandten Arachnodaktyler; in einem Falle Biers hatte der Probandenvater einen „asthenischen Habitus".

Die Arachnodaktylie ist häufig, nach Schwarzweller in 37 von 60 Fällen des Schrifttums, mit angeborener, doppelseitiger Linsenluxation vereinigt. Unter 10 Fällen von Luxation bzw. Subluxation der Linse, die mir freundlicherweise von der Univ.-Augenklinik Ziegelstraße und der Charité-Augenklinik überwiesen wurden, fand ich allerdings nur 3mal eine abortive und einmal eine voll ausgeprägte Arachnodaktylie.[1] Die weitgehende Unabhängigkeit des erblichen Irisschlotterns vom Gesamthabitus zeigt deutlich die unten folgende Stammtafel eines dieser Kranken, auf die wir später in anderem Zusammenhang

[1] Dagegen habe ich in den letzten Jahren 2 klassische Fälle von Arachnodaktylie mit Linsenluxation beobachtet.

noch zurückkommen werden. Ob die starke Asthenie des völlig augengesunden jüngsten Bruders mit dem Erbleiden in einem Zusammenhang steht, muß dahingestellt bleiben (Abb. 98).

Wir sehen also, daß zwischen reiner Asthenie und Asthenie in Verbindung mit verschiedenartigen Entwicklungsstörungen fließende Übergänge bestehen.

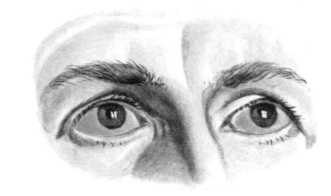

Abb. 92. Blaue Skleren bei Osteopsathyrose.

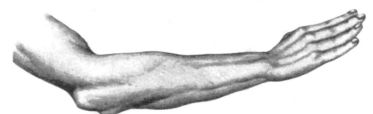

Abb. 93. Alte Olecranonfraktur bei Osteopsathyrose.

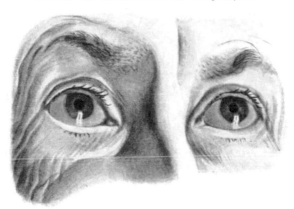

Abb. 94. Blaue Skleren bei Osteopsathyrose (Mutter von Abb. 91—93) (Text s. S. 123).

Dem entspricht auch die wiederholt hervorgehobene Tatsache, daß man unter Asthenikern wesentlich mehr Entwicklungsstörungen, „Degenerationszeichen", findet als unter den anderen Körperbautypen, besonders den Pyknikern und daß auch die Gesamtentwicklung hier deutliche Unterschiede zeigt; in Reihenuntersuchungen E. SCHLESINGERs erwiesen sich als rückständig 9—33% der Leptosomen, dagegen nur 3—15% der Pykniker. Bei dieser Sachlage ist es nicht verwunderlich, wenn man zahllosen Übergangs- bzw. Kombinationsfällen zwischen Asthenie und Infantilismus begegnet, die vor allem von P. Mathes in seinem Buch „Der Infantilismus, die Asthenie" (1912) und auch von anderer Seite als „asthenischer Infantilismus" (v. Kemnitz) geschildert wurden[1]. Die nahen Beziehungen werden auch von A. Mayer (1938) betont. Dennoch glaubt dieser Autor, beide Zustandsbilder stets dadurch auseinanderhalten zu können,

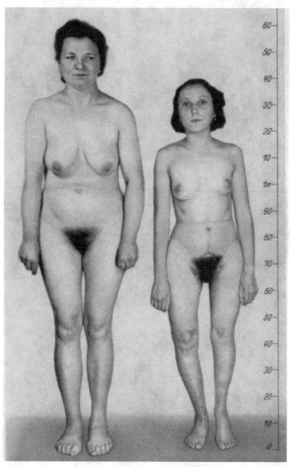

Abb. 95. Osteopsathyrose (Base von Abb. 91). Körpergröße 139,5 cm. (Text s. S. 123.)

daß beim Infantilismus „die formale Anatomie der Organe immer irgendwie gestört ist, die Funktion muß es nicht sein. Bei der Asthenie fehlt es immer an der Funktion und am Tonus, die Anatomie der Organe kann normal sein". Hier ist auch darauf hinzuweisen, daß Entwicklungsstörungen unter Schizophrenen wesentlich häufiger beobachtet werden als unter Manisch-Depressiven (Kretschmer, Plattner) und daß Zielinsky (zit. nach Stiller S. 136) an 854 Phthisikerleichen — d. h. einem Krankengut mit einer gegenüber dem Durchschnitt erhöhten Leptosomiehäufigkeit — eine auffallende Anzahl von

---

[1] Ein Beispiel von asthenischem Infantilismus aus einer Asthenikerfamilie findet sich S. 255. Vgl. auch S. 137, Anm. 3.

Entwicklungsstörungen feststellte. Hier wären allerdings noch Vergleichsuntersuchungen an einem anderweitigen Krankengut zu fordern. In Zusammenhang mit diesen Feststellungen steht wohl auch die Tatsache, daß die verschiedenartigsten erblichen Entwicklungsstörungen mit einer den Gesamtorganismus betreffenden Hemmung der normalen Ausreifung verbunden zu sein pflegen (vgl. S. 34 und 137).

Für die menschliche Konstitutionslehre haben wir aus diesen Tatsachen die methodische Folgerung zu ziehen, den phänotypischen und genealogischen Befund stets in sorgfältigster Weise zu erheben, um eventuell den symptomatischen Charakter einer Asthenie ermitteln zu können. GIGON hat durchaus recht, wenn er schreibt, daß die Asthenie kein einheitlicher Begriff sei; sie stellt ein Syndrom dar, das zwar häufig ziemlich selbständig und erbkonstant (SCHLEGEL, eigene Befunde) auftreten kann, aber oft auch als Ausdruck einer tiefer greifenden, meist erblichen Entwicklungsstörung aufgefaßt werden muß.

Wenn die in diesem Kapitel behandelte Steigerung normaler Habitusvarianten zu ausgesprochen pathologischen Syndromen bei der Asthenie sehr deutlich nachweisbar war, so scheinen mir die Bestrebungen mancher Autoren, auch **zwischen anderen Habitustypen und gewissen Anomalien Brücken zu finden,** wenig befriedigend. So kann ich KRETSCHMER nicht folgen, wenn er „Akromegaloide" als „Extremvarianten des athletischen Habitus" bezeichnet oder CONRAD, der 1940 schreibt: „Der athletische Habitus ... ist aber auch nichts anderes als eine kontinuierlich und unmittelbar zum hypophysärakromegalen Körperbau, somit zu einer dysplastischen Form hinführende Wuchsform, die man deshalb auch unter die dysplastischen Formen im weiteren Sinne zählen könnte. Nach KRETSCHMER ist der Akromegale gleichsam die Idealprägung des Athletikers." Ein Blick auf unsere Abb. 55 und 56 sowie auf einen Akromegalen (Abb. 99—103) zeigt besser als viel Worte die Unhaltbarkeit derartiger

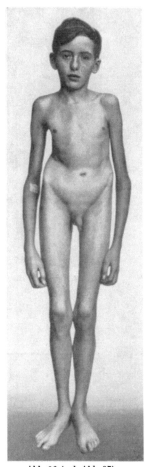

Abb. 96 (vgl. Abb. 97).
Arachnodaktylie (Text S. 123).

Behauptungen. Der ideal schön proportionierte und modellierte Körper des Athletikers, wie ihn die Skulpturen aller Zeiten abbilden, hat keine Beziehungen zu jenen Karrikaturen des menschlichen Leibes, die uns in den Endokrinopathen entgegentreten. Bezeichnet doch auch KRETSCHMER das Unschöne, Disharmonische als ein Hauptkriterium der dysplastischen Wuchsform. Von den typischen Merkmalen des Akromegalen, denen er seinen Namen verdankt, ist beim klassischen Athletiker keine Rede: Kinn, Lippen, Ohren, Zunge, Finger, Hände, Zehen, Füße, Wirbelsäule, Sternum usw. sind bei diesem völlig normal proportioniert, und zwar auch beim alten Athletiker (vgl. Abb. 56 b). Allein aus der bei manchen Athletikern (Boxertypen!) zu findenden starken Entwicklung der Supraorbitalwülste — der man übrigens bekanntlich auch bei bestimmten Hochbegabten, z. B. manchen Mathematikern begegnet — können entsprechende Folgerungen nicht abgeleitet werden.

Der Kraft des Athletikers steht eine ausgesprochene Schwäche des Akromegalen gegenüber. Dieser ist ein Hirntumorkranker, dessen Organismus prozeßhaft gewaltige Veränderungen erleidet, die mit seiner prämorbiden Konstitution

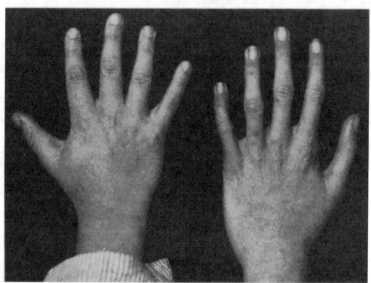

Abb. 97. Arachnodaktylie. Daneben Vergleichshand eines Gleichaltrigen. (Vgl. Abb. 96.)

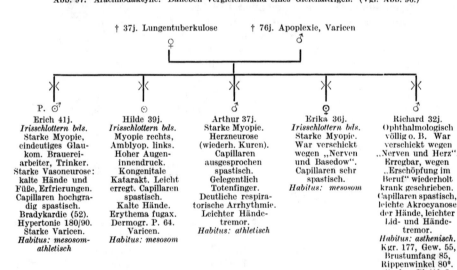

† 37j. Lungentuberkulose   † 76j. Apoplexie, Varicen

P. ♂	Hilde 39j. ⊙	Arthur 37j. ♂	Erika 36j. ♀	Richard 32j. ♂
Erich 41j.	Hilde 39j.	Arthur 37j.	Erika 36j.	Richard 32j.
Irisschlottern bds.	*Irisschlottern bds.*	Starke Myopie.	*Irisschlottern bds.*	Ophthalmologisch
Starke Myopie,	Myopie rechts,	Herzneurose	Starke Myopie.	völlig o. B. War
eindeutiges Glau-	Amblyop. links.	(wiederh. Kuren).	War verschickt	verschickt wegen
kom. Brauerei-	Hoher Augen-	Capillaren	wegen „Nerven	„Nerven und Herz".
arbeiter, Trinker.	innendruck.	ausgesprochen	und Basedow".	Erregbar, wegen
Starke Vasoneurose:	Kongenitale	spastisch.	Capillaren sehr	„Erschöpfung im
kalte Hände und	Katarakt. Leicht	Gelegentlich	spastisch.	Beruf" wiederholt
Füße, Erfrierungen.	erregt. Capillaren	Totenfinger.	*Habitus: mesosom*	krank geschrieben.
Capillaren hochgra-	spastisch.	Deutliche respira-		Capillaren spastisch,
dig spastisch.	Kalte Hände.	torische Arrhythmie.		leichte Akrocyanose
Bradykardie (52).	Erythema fugax.	Leichter Hände-		der Hände, leichter
Hypertonie 180/90.	Dermogr. P. 64.	tremor.		Lid- und Hände-
Starke Varicen.	Varicen.	*Habitus: athletisch*		tremor.
Habitus: mesosom-	*Habitus: mesosom*			*Habitus: asthenisch.*
athletisch				Kgr. 177, Gew. 55,
				Brustumfang 85,
				Rippenwinkel 80⁰.
				Starker Plattfuß.
				Leichte Fingerüber-
				streckbarkeit.
				Varicen Unter-
				schenkel

Abb. 98. Stammtafel 6: Erbliches Irisschlottern.
Familiäre Vasoneurose (hierzu vgl. S. 203).

in keinerlei Zusammenhang stehen. Dies zeigen beispielsweise die Gesichtszüge des unten abgebildeten Akromegalen im Alter von 21 und 42 Jahren (Abb. 100 a und b). Dasselbe läßt sich auch den von G. Korkhaus gegebenen Abbildungen entnehmen, die Patientinnen betreffen, von deren sicherer Akromegalie ich mich selbst überzeugen konnte (Abb. 101—104).

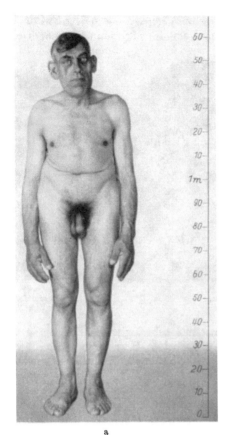
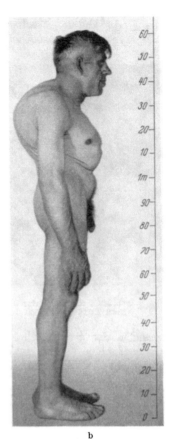

a   b

Abb. 99 a u. b. Schwere Akromegalie mit hochgradigen sekundären Habitusveränderungen. 42 Jahre.
(Vgl. die den gleichen Kranken betreffenden Abb. 100 a u. b.) (Text S. 127/128.)

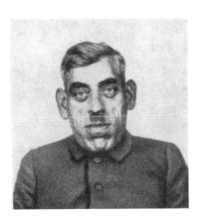
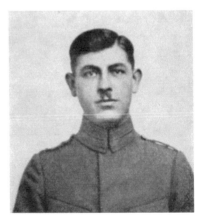

Abb. 100 a. Akromegalie. 42jährig.   Abb. 100 b. Derselbe in gesundem Zustand
(Vgl. Abb. 100 b.)   mit 21 Jahren.

Am eindrucksvollsten werden diese Verhältnisse aber wiedergegeben an den folgenden, von STÖRRING und LEMSER veröffentlichten Abbildungen eines EZ-Paares, dessen einer Partner allein an Akromegalie mit Diabetes erkrankt ist

(Abb. 105 a—d). Die ursprünglich konkordante Leptosomie beider Zwillinge hat durch den Hypophysenprozeß bei Zwilling I eine gewaltige Abänderung erfahren.

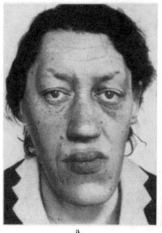
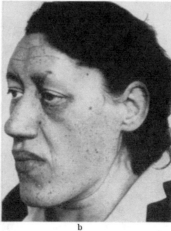

| a | b | Abb. 102. |

Abb. 101 a u. b. 40jährige Akromegale.
(Nach Korkhaus.) (Text S. 127/128.)

Abb. 102.
Dieselbe mit 20 Jahren.
(Nach Korkhaus.)

Angesichts der grundsätzlichen konstitutionsbiologischen Bedeutung dieser Frage hat auf meine Veranlassung mein Mitarbeiter, Herr Oberarzt Dr. Bohm, in einer noch nicht abgeschlossenen Versuchsreihe bisher 30 klassische männliche Ath-

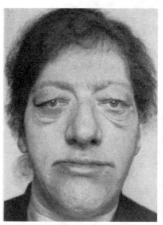
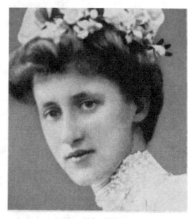

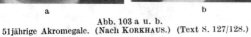

Abb. 103 a u. b.
51jährige Akromegale. (Nach Korkhaus.) (Text S. 127/128.)

Abb. 104.
Dieselbe mit 42 Jahren.
(Nach Korkhaus.)

letiker nach Funktionsstörungen des Hypophysen-Zwischenhirnsystems untersucht. Zur Anwendung kamen: Blutzuckerbelastung mit 100,0 Dextrose per os. Volhardscher Trinkversuch mit 1000 cm³ Wasser nach mindestens 2tägiger Ausgeglichenheit des Wasserhaushaltes, Grundumsatzbestimmung mit spezifisch-dynamischer Eiweißwirkung (250,0 gekochtes Fleisch oder 25,0/100 Aminosäurengemisch), die Sellaaufnahme. Anamnestisch genau erfaßt wurden Sexualfunktion, Durstgefühl, allgemeine körperliche Leistungsfähigkeit (Sport, Beruf, Militär) und körperliche sowie geistige Entwicklung.

Die Blutzuckerkurven zeigten nach Nüchternwert, Anstieg, Verlauf, hypoglykämischer Nachschwankung völlig normales Verhalten. Pathologische Befunde wie sie MARX, FEHLHAGEN, HIRSCH, LICHTWIZ, OPPENHEIM bei Akromegalen schildern, wurden niemals beobachtet.

Der Trinkversuch ließ keine der nach MARX auf eine hypophysär-diencephale Regulationsstörung hinweisenden Normabweichungen (Ausscheidungsverzögerung, Mehrphasigkeit) erkennen und verlief auch sonst stets normal. Abnormes

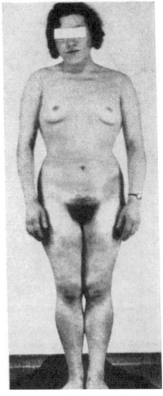
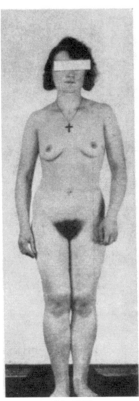

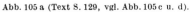

Abb. 105 a (Text S. 129, vgl. Abb. 105 c u. d).   Abb. 105 b.

Durstgefühl, das nach W. MEIER als Leitsymptom für die verschiedenartigsten hypophysären Störungen anzusehen ist, oder Polyurie wurde von keinem der Untersuchten geklagt.

Grundumsatz und spezifisch-dynamische Eiweißwirkung zeigten keinerlei Abweichungen. Der Mittelwert des Grundumsatzes war mit $+ 11\%$ normal (nach MARX noch bis $+ 15\%$). Nach Belastung erfolgte zwischen den Extremwerten von $+ 10\%$ bis $+ 50\%$ eine mittlere Steigerung von $+ 21\%$, die durchaus der Norm entspricht.

Auch in ihrer körperlichen und geistigen Entwicklung zeigten die 30 Athletiker durchaus normales Verhalten. Entsprechend ihrer großen Körperkraft leisteten viele der Männer ausgesprochene Schwerarbeit (Hafen- und Transportarbeiter, Former, Schmied, Metzger u. ä.). Im Sport, der von der Mehrzahl mit Liebe getrieben wurde, bevorzugten sie Boxen, Ringen, Kugelstoßen und Geräteturnen, wobei sie zum Teil beachtliche Leistungen aufzuweisen hatten. Mit einer

9*

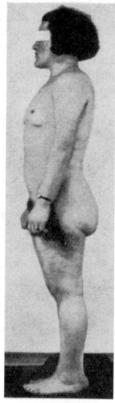

Abb. 105 c.　　　　　　　　　　　　　　Abb. 105 d.

Abb. 105 a—d. Hochgradige Diskordanz des Körperbaus bei 25jährigen EZ infolge Akromegalie mit Diabetes des einen Partners. (Nach Störring und Lemser.) (Text S. 129.)

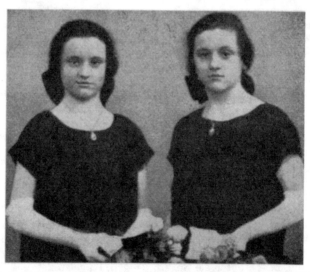

Abb. 106. Dasselbe Zwillingspaar mit 14 Jahren vor Ausbruch der Krankheit. (Nach Störring und Lemser. (Text S. 130.)

Ausnahme gaben alle eine glaubhafte Ausdauer bei körperlichen Anstrengungen an. Mehrjährige russische Kriegsgefangenschaft wurde von den 30 Athletikern allgemein gut überstanden. Abgesehen von einem ausgesprochenen Neurotiker mit Ejaculatio praecox bei Ehekonflikten schilderten alle Athletiker ihre Sexualfunktionen als ungestört. Das äußere Genitale war stets normal.

Die Profilröntgenaufnahmen der Sella zeigten mittlere Weite, scharfe Konturierung, gute Ausprägung der Proc. clinoidei und normal gestelltes Dorsum sellae. Brückenbildung, die nach J. A. SCHNEIDER, BOKELMANN, ALEXIU und VULCANESCU u. a. Rückschlüsse erlauben soll auf eine Funktionsstörung der Hypophyse (im Sinne einer angeblichen „hypopituitären Konstitution"), fand sich bei keinem Athletiker.

Der Wert der röntgenologischen Selladiagnostik für die Erkennung der Hypophysenfunktion und einer darauf fußenden Konstitutionstypisierung erscheint uns allerdings im Gegensatz zu J. A. SCHNEIDER, BOKELMANN, RAAB u. a. mit HAAS, GOLDHAMMER und SCHÜLLER, FABERO, EPPING, MARX recht fragwürdig.

Es entbehrt demnach jeder Unterlage, wenn WIDUKIND LENZ in seinem vorwiegend auf Literaturzusammenstellung beruhendem Buch (Ernährung und Konstitution, Urban & Schwarzenberg, 1949) die Behauptung aufstellt, der athletische Habitus sei „entschieden mit der Akromegalie verwandt". Ebenso abwegig ist seine Forderung, „Unterfunktion und Überfunktion der Hypophyse als Pole" der gesamten Konstitutionstypologie zu wählen. Ein derartiger Vorschlag zeigt, daß dem Verfasser keine eigenen klinischen Erfahrungen über die Funktionsdiagnostik des Blutdrüsenapparates zur Verfügung stehen können.

Hier ist auch ZELLERs Angabe zu vermerken, daß die leichten Fälle von Dystrophia adiposo-genitalis — er spricht von präpuberalem Fettwuchs — meist zu einer „Gesamtgestalt in Form eines fettreichen, weichrunden, oft disharmonischen, nach KRETSCHMER ausgeprägt pyknischen Körperbaus" ausreifen. So sicher die Tatsache ist, daß diese Jugendlichen ihre hypophysäre Fettsucht im Laufe der Entwicklung spontan zu verlieren pflegen (vgl. hierzu S. 314 und die Abb. 216—221), und zwar gleichgültig, ob sie einer sog. „nachreifenden Konstitutionstherapie" unterzogen werden oder nicht, so fraglich ist doch die genannte Behauptung ZELLERs. Zum mindesten bedarf sie einer Begründung durch größere Untersuchungsreihen bis in die Zeit des Erwachsenenalters. Wie wir oben zeigten, äußert sich der pyknische Körperbau häufig in Form der charakteristischen, indexmäßig vor jeder Fettanlagerung bereits nachweisbaren Skeletproportionen (vgl. S. 73), wenn auch nicht geleugnet werden soll, daß frühzeitige Fettsucht bei jugendlichen Pyknikern vorkommt (vgl. Abb. 42). Diese pflegen aber keine Zeichen der Genitaldystrophie, keine Genua valga usw. aufzuweisen. WEISSENFELD hat vor kurzem darauf hingewiesen, „daß der Pykniker nicht zur Ausartung in pathologische Formen neigt".

β) Allgemeine Entwicklungshemmung. Der Kümmerwuchs.

Infantilismus. Wie FALTA 1927 sehr richtig schrieb, gibt es „kaum einen Begriff in der medizinischen Literatur, über den mehr Verwirrung herrscht als über den Infantilismus". Während PERITZ, PENDE, BRANDIS, BORCHARDT, BERLINER und einige andere Autoren auch sämtliche mit Wachstumsstörungen verbundenen Blutdrüsenerkrankungen hierher rechnen wollen, wie Kretinismus, hypophysären Zwergwuchs, Dysgenitalismus, Dystrophia adiposogenitalis, die sog. pluriglandulären Störungen, ja zum Teil sogar die Akromegalie, ferner auch anderweitige klar abzugrenzende Syndrome wie Mongolismus oder Chondrodystrophie, stehen wir mit FALTA und zahlreichen anderen Autoren auf dem

Standpunkt, daß all diese Krankheitsbilder auszuschalten und nur diejenigen Entwicklungsstörungen dem Infantilismus zuzurechnen sind, bei denen eine allgemeine, nicht primär endokrin bedingte Wachstumshemmung besteht, wenn auch selbstverständlich gelegentliche Übergänge zwischen Infantilismus und verschiedenen Endokrinopathien vorkommen. Die allgemeinste Definition des Infantilismus stammt von Lorrain, der sich als einer der ersten mit diesen Erscheinungen beschäftigte. Er versteht unter Infantilismus: ,,La débilité, la gracilité et la petitesse du corps, par une sorte d'arrêt de développement, qui porterait plutôt sur la masse de l'individu que sur un appareil spécial: en un mot des sujets atteints d'une juvenilité persistante, qui retarde indéfiniment chez eux l'établissement intégral de la puberté" (zit. nach Falta).

,,Wenn der Infantilismus durch ein Stehenbleiben des ganzen Organismus auf kindlicher Entwicklungsstufe zustande kommt, so bleibt das Blutdrüsensystem (insbesondere das Genitale, Ref.) ebenso kindlich wie das Skelet oder der hämatopoetische Apparat oder das Zentralnervensystem. Es ist dabei die Entwicklungsstörung des Blutdrüsensystems der des ganzen Organismus nur koordiniert und wir können daher den Infantilismus nicht zu den primären Blutdrüsenerkrankungen rechnen" (Falta). Es ist deshalb durchaus abwegig, wenn Conrad neuerdings den Infantilismus für eine Entwicklungsstörung ,,der psychischen und physischen Sexualkonstitution" erklärt; diese Definition muß, um nicht aufs neue Verwirrung entstehen zu lassen, auf Eunuchoidismus, Hypogenitalismus, adiposogenitale Dystrophie und ähnliche Zustände beschränkt bleiben. Auch H. Marx fordert eine strenge Abtrennung von Hypogenitalismus, insbesondere Eunuchoidismus einerseits und Infantilismus andererseits[1]. Dies geht auch schon daraus hervor, daß nach der Ansicht des gleichen Autors der Hypogenitalismus bei (dystrophischem) Infantilismus ,,zweifellos in der Mehrzahl der Fälle sekundärer" Natur ist. Berliners Behauptung, daß die Pathogenese des dystrophischen Infantilismus nur so verstanden werden könne, daß das schädigende Agens erst das Blutdrüsensystem in Mitleidenschaft ziehe, ist zum mindesten unbewiesen.

Trotz aller Verschiedenheiten in der Auffassung über Wesen und Einteilung des Infantilismus — geschichtliche Hinweise finden sich bei Hart (1922, S. 323 f.) — sind sich heute doch alle Autoren darin einig, daß es sich um einen ätiologisch auf die verschiedenste Art und Weise zustande kommenden Symptomenkomplex handelt. Zweckmäßigerweise unterscheidet man 2 Hauptgruppen, nämlich eine idiopathische, früher auch primordial oder germinativ genannte Form und eine symptomatische Form.

Der *idiopathische Infantilismus* beruht auf einer noch sehr wenig erforschten, wohl vorwiegend erblichen allgemeinen Entwicklungshemmung. Entsprechende Beispiele finden sich im Schrifttum nur ganz vereinzelt, so bei Borchardt (1930, S. 350). Ich selbst beobachtete unter etwa 20 Infantilen, denen ich im Laufe der letzten 10 Jahre begegnete, folgenden einschlägigen Fall:

18jähriger Unterprimaner. Intellektuell vollwertig, psychisch auch sonst unauffällig, abgesehen von etwas depressiv-gedrücktem Wesen infolge seiner körperlichen, vor allem sexuellen Unterentwicklung (Abb. 107).

Körpergröße 147,5, Gewicht 49,5. Brustumfang 80. Normal proportioniert. Proportioneller Brustumfang 54,2. Pignet-Index + 21,6. Starke Hemmung der Sexualentwicklung: Hoden haselnußgroß, fehlende Scham-, Achsel- und Barthaare. Stimme nicht mutiert. Zarte Nagelfalzcapillaren mit Zeichen von Unterentwicklung (Neohypoplasie- und Archiformen nach Jaensch). Neurologisch, intern, insbesondere stoffwechselpathologisch bei eingehender klinischer Beobachtung ganz o. B.

---

[1] Marx: Dieses Handbuch, 3. Aufl., Bd. VI/1, S. 282.

Auch ein Bruder ist „noch nicht richtig entwickelt" und relativ klein. Eigenuntersuchung nicht möglich (Ausland). Ein 12jähriger Vetter zeigt Zeichen von Frühentwicklung: 170 cm Körpergröße, Stimmwechsel, Schnurrbart.

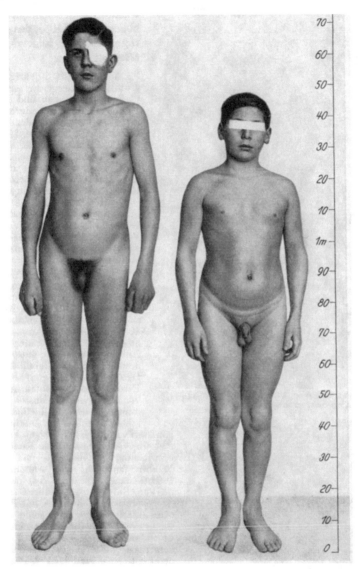

Abb. 107. Idiopathischer Infantilismus bei 18jährigem. Körpergröße 147,5 cm.

Möglicherweise handelt es sich hier um einen Fall sog. polarer Vererbung, d. h. die teils nach der positiven, teils nach der negativen Seite gerichtete erbliche Störung eines Wachstumsprinzips.

Zu einer Sondergruppe des idiopathischen Infantilismus möchte ich jene Fälle zusammenfassen, bei denen es im Rahmen einer tiefer greifenden, mit mehr oder weniger zahlreichen Mißbildungen einhergehenden und wohl auch meist erblichen Störung der normalen Ontogenese auch zu einer allgemeinen Entwicklungshemmung kommt. Der kurzen Verständigung halber schlug ich für

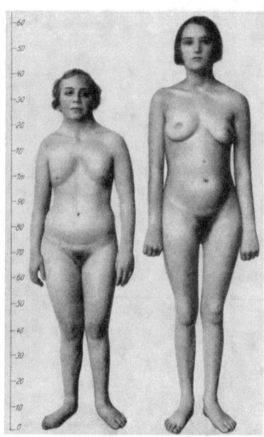

Abb. 108. Dysontogenetischer Infantilismus bei 20jähriger.
Körpergröße 142 cm. (Vgl. Text.)

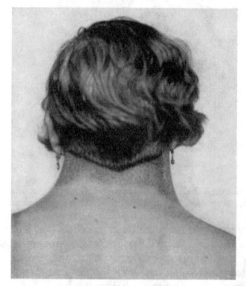

Abb. 109. Dieselbe. Flügelfell.

derartige Krankheitsbilder den Namen *dysontogenetischer Infantilismus* vor. Schon oben wurde ein einschlägiger Fall abgebildet (S. 105); des weiteren füge ich die folgende Beobachtung an:

Anneliese W., 20jährig. 142 cm groß. Noch nie menstruiert. Hypoplasie von Mammae und Mamillen. Uterus kleinfingergliedgroß. Ovarien? (Frauenklinik der Charité). Offene Epiphysenfugen (Abb. 110). Genua valga. Debilität mit stark kindlichen Zügen. Multiple Abartungen (vgl. dazu S. 182): Pterygium colli (Abb. 109), ausgedehnter brauner Gesichtsnaevus, Status dysraphicus (Spina bifida occulta S_1, Trichterbrust, Spaltbildung der ersten linken Rippe, links Halsrippe). Vater debil. Vatersschwester klimakterische Psychose, Vatersvater geisteskrank. Muttersvater starker Trinker, gestorben an Lebercirrhose.

Brakhage hat einen ganz analogen Fall beschrieben. Trotz starker Hemmung des Längenwachstums — es besteht ein Rückstand gegenüber dem Alterssoll um 35 cm — möchte der Verfasser nicht von Infantilismus sprechen, unter anderem deshalb, weil eine Debilität besteht. Dies widerspricht den allgemeinen Erfahrungen über Infantilismus, da von den verschiedensten Autoren immer wieder auf die häufigen Intelligenzdefekte bei Infantilen hingewiesen wird (vgl. z. B. obigen Fall S. 105, Abb. 75). Auch die normale Knochenkernentwicklung widerspricht nach meinen Erfahrungen nicht der Annahme eines Infantilismus (vgl. die S. 141 zitierte Bemerkung Borchardts). Mit der Bezeichnung ,,degenerativer Kleinwuchs mit Pterygium colli" dürfte das vorliegende Syndrom wenig zweckmäßig bezeichnet sein. Dagegen ist Brakhage zuzugeben, daß man ein derartiges Syndrom selbstverständlich auch den multiplen Abartungen v. Pfaundlers zurechnen kann[1]. Dabei kommt aber die ausgesprochene körperliche und psychische Entwicklungshemmung nicht zum Ausdruck, die manchen Fällen multipler Abartung fehlt. Auch Ullrich hat einen

[1] Die nicht seltene Kombination von Pterygium mit Pectoralisdefekt, Mamma-Aplasie, Hypotrichose und anderen Mißbildungen sowie weiteres Schrifttum bei K. Steiner im Handbuch Pfaundler-Schlossmann, 4. Aufl., Bd. 10, S. 130.

entsprechenden Fall geschildert (1930), den er den multiplen Abartungen zurechnet; der Wachstumsrückstand betrug 9 cm.

Für das Verständnis derartiger Fälle von dysontogenetischem Infantilismus bietet uns das Tierexperiment wertvolle Handhaben. Durch die oben (S. 34) genannten Untersuchungen an den verschiedensten Objekten konnte immer wieder gezeigt werden, daß gewisse Syndrome, die sich aus zahlreichen Entwicklungsstörungen zusammensetzen, durch bestimmte, monomer übertragene Gene bedingt werden, die neben dieser spezifischen polytopen Wirkung noch eine allgemeine, den Gesamtorganismus befallende Entwicklungshemmung zur Folge haben. Dasselbe dürfte in derartigen Fällen der Humangenetik der Fall sein, wenn auch ihre genetische Analyse noch alles zu wünschen übrigläßt.

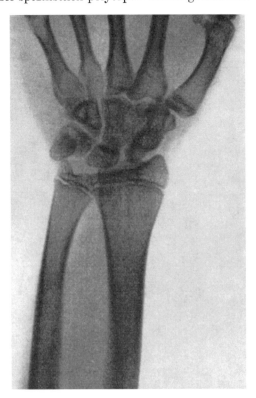

Abb. 110. Dysontogenetischer Infantilismus (vgl. Abb. 108 und 109). Offene Epiphysenfugen.

Allgemeiner Wachstumsrückstand ist des öfteren bei erblichen Entwicklungsstörungen bzw. erblich-degenerativen Erkrankungen beobachtet worden, am häufigsten, aus naheliegenden Gründen, bei solchen des Skelets. Ich nenne hier Osteopsathyrose (vgl. unsere Fälle auf S. 124 und 127), das KLIPPEL-FEIL-Syndrom (ein eigener männlicher Fall mit klassischem Syndrom ist nur 152,9 cm groß[1]), ein von ECKHARDT beschriebenes Syndrom, bestehend aus Coxa vara, Gebißanomalien und Klinodaktylie (1940, S. 293), Osteodysplasia exostotica[2], erbliche Osteochondritis dissecans (BAUER, s. S. 229), Marmorknochenkrankheit[3], VOLKMANNsche Sprunggelenkdeformität (BAUER, s. S. 249), Daumenmißbildungen neben Zungenspaltung und Makroglossie (SZABO), Schulterblatthochstand, Brachydaktylie (SEIDLMAYER), Akrocephalosyndaktylie (L. HAASE). Seltener sind anderweitige pathologische Mutationen des Menschen mit allgemeiner Entwicklungshemmung verknüpft; ich verweise auf die wiederholt erwähnte, statistisch sichergestellte Beziehung von Infantilismus und Erbataxie (vgl. S. 104) und die Fälle von JÄCKLI (Poikilodermie = Hautatrophie), CHAND (hypertrophische Lebercirrhose bei 3 Brüdern), R. FORSTER (Morbus Gaucher) sowie PENTTI und Mitarbeiter (Isthmusstenose der Aorta), die mit Kleinwuchs bzw. Infantilismus kombiniert waren. Eine planmäßige Durchsicht des Schrifttums würde sicherlich noch wesentlich mehr einschlägige Beobachtungen zutage

---

[1] Schilderung des Befundes: Zbl. Neur. 102, 186.
[2] Nach K. H. BAUER im Handbuch der Erbbiologie, Bd. III, S. 143.
[3] Zwei von uns beobachtete Geschwister (♂ 28 Jahre, ♀ 27 Jahre) mit ALBERS-SCHÖNBERGscher Marmorknochenkrankheit neben sonstigen degenerativen Stigmen waren 147 cm große infantilistische Astheniker; vgl. CURTIUS und PASS: Z. Neur. 173, 341 (1941).

fördern. Parallelbefunde aus der Experimentalgenetik wurden oben mitgeteilt (S. 34).

Wesentlich häufiger und dementsprechend besser bekannt ist die Gruppe des *symptomatischen* (Roessle) *oder dystrophischen Infantilismus* (Lorrain), d. h. derjenigen Formen einer allgemeinen Entwicklungshemmung, die mit großer Wahrscheinlichkeit auf intra- oder extrauterin einwirkende Schäden zurückzuführen sind, wobei allerdings die Frage offenbleibt, ob nicht die infantilistische

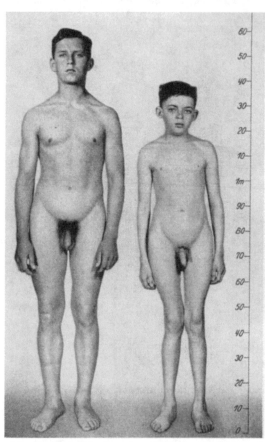

Form der Reizbeantwortung teilweise durch prämorbide konstitutionelle Eigentümlichkeiten des betreffenden Individuums bedingt ist. Bei den genannten Schäden handelt es sich um solche alimentärer bzw. verdauungspathologischer Art — hierher gehört vor allem der intestinale oder Hertersche Infantilismus der Säuglinge und Kleinkinder, den Hassmann vor kurzem eingehend behandelt hat, ferner der rachitische Kümmerwuchs (bei stärkster Ausprägung rachitischer Zwergwuchs) —, um Kreislaufschäden, besonders im Gefolge angeborener (Pulmonalstenose) oder früherworbener Klappenfehler, um Infektionen (Tuberkulose, chronische Polyarthritis, auch Lues congenita), Vergiftungen usw. Auch Gehirnerkrankungen, wie z. B. die cerebrale Diplegie, können mit Infantilismus einhergehen (unter anderem eigene Beobachtungen).

Die folgenden Beobachtungen mögen als Beispiele von symptomatischem Infantilismus dienen:

Abb. 111. Infantilismus nach mütterlicher Eklampsie und Frühgeburt bei 15jährigem. Körpergröße 141,5 cm.

Unser erster Fall zeigt die Wirkung von schwerer mütterlicher Erkrankung und Frühgeburt, sowie starker Rachitis (Abb. 111).

Gerhard B., 15 Jahre. 141,5 cm groß, Gewicht 31,5 kg. Hochgradige Hyperemesis und häufige eklamptische Krämpfe der Mutter mit Albuminurie und Cylindrurie (Krankenblatt). Achtmonatskind. Gelaufen mit 2 Jahren, gesprochen mit 1½ Jahren, Bettnässen bis 3½ Jahre. Mittlerer Schüler, nie sitzengeblieben. Asthenisch-dysplastischer Habitus, starke Genua valga, Pes plano-valgus. Caput quadratum, Hutkrempenthorax, rachitische Zahnschmelzdefekte. Hypoplastische Testes, noch fehlende Achsel-, angedeutete Schambehaarung. kindliche Stimme. Neigung zu Bronchitis und häufigen Infekten, Vasoneurose mit Absterben der Finger, spastischem Capillarbild, Migräne. Psychisch stumpf, von kindischer Ängstlichkeit ohne gröbere Störungen der Intelligenz. Hb 70%, Rote 3,4 Mill., Senkungszeit 20/45. Urin: Albumen starke Trübung, sonst chemisch o. B. Vereinzelte granulierte Zylinder. Erythrocyten, Leukocyten, Epithelien. Große, gerötete Tonsillen. Bronchitis. Intern sonst o. B. Fragliche epileptische Anfälle. Vater und 11jährige Schwester leptosom und vasolabil. Mutter leicht rachitisch (im übrigen vgl. oben).

Der folgende 19jährige Angestellte bot ein Bild, das mit größter Wahrscheinlichkeit als Spätform eines intestinalen Infantilismus zu gelten hat (Abb. 112): Größe 148,3, Gewicht 36,3. Brustumfang 70,5. Auffallend schmaler Thorax, relativ breites Becken. Auffallend stark entwickelter „Kinderbauch". Pubes und Achselhaare, sowie Bartwuchs äußerst spärlich. Stimme gering mutiert (hoher Tenor?). Füße kühl-cyanotisch. Cutis marmorata der Oberschenkel. Capillarmikroskopisch: Neohypoplasie- und zarte Neoformen. Strömung nirgends

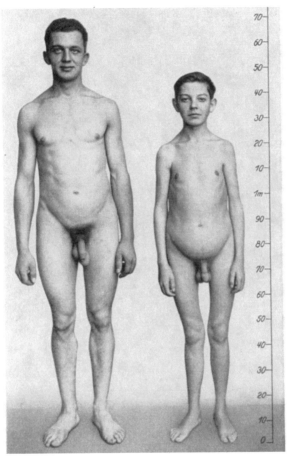

Abb. 112. Intestinaler Infantilismus bei 19jährigem. Körpergröße 148,3 cm.

sichtbar. Blutbild 65% Hb, Rote 5,6 Mill., relative Lymphocytose (45%). Wa.R. ø. Internistisch und neurologisch sonst völlig o. B. Intelligenz normal. Hatte bis zu 12 Jahren schwerste Magen Darmstörungen, vor allem Brechdurchfälle.

Der folgende 19jährige Kranke Willy Sch. (Abb. 113) hatte mit 1 Jahr eine Rippenfellentzündung. Bis zum 5. Lebensjahr machte er häufige Lungenentzündungen durch. Er leidet an kalten Händen und Füßen und hat sich im Winter öfters die Finger erfroren. Der Appetit ist schlecht. Objektiv zeigt Patient einen ausgesprochenen Kümmerwuchs: bei 149,6 Größe 35 kg Gewicht und 69 cm Brustumfang. Leichte Einziehung der linken Brustseite mit entsprechender Kyphoskoliose als Folge einer ausgedehnten Verschwartung der linken Thoraxseite (Abb. 114). Die Stimme ist mutiert. Pubes feminin. Starke Akrocyanose von Händen, Füßen und Ohren. Capillarmikroskopisch spastische Haarnadelformen neben einigen RAYNAUD- und „ARCHI"-Formen. Hoden etwas klein (kirschgroß). Starke Störung der Spermiogenese (Dr. med. et phil. STIASNIE, Berlin). Senkungszeit 13/28. Leukocyten 10000. Sonst internistisch und neurologisch ganz o. B. Psychisch, insbesondere intellektuell o. B.

Ein klassisches Bild des früher sog. „*Nanisme mitrale*" zeigt schließlich die folgende Patientin (Abb. 115): Die 18jährige Kranke war 153,3 cm groß, 36,6 kg schwer. Brustumfang 77.

Neben der starken Entwicklungshemmung (vgl. Mammae) besteht eine erhebliche Kachexie.
Menarche 15jährig. Im allgemeinen regelmäßige Menstruation. Pat. hatte 8jährig Chorea
minor. Seitdem Herzbeschwerden. Klinische Diagnose kombiniertes Mitralvitium mit hochgradiger Herzinsuffizienz. Anatomische Diagnose: chronische verruköse Endokarditis der
Aorten-, abgelaufene Endokarditis der Mitralklappen, gering auch der Tricuspidalklappen.

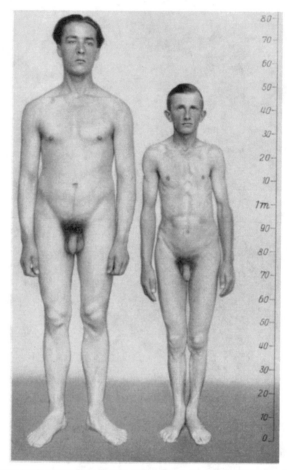

Abb. 113. Dystrophischer Infantilismus nach frühkindlicher Pleuritis (Tuberkulose?) bei 19jährigem.
Körpergröße 149,6 cm.   (Text S. 139.)

Hypertrophie und Dilatation des ganzen Herzens. Allgemeine Stauungsorgane. — Vater
† an Lungentuberkulose.

   Den von verschiedenen Autoren gebrauchten Begriff des *Partialinfantilismus*
halten wir nicht für glücklich aus den gleichen Gründen, die oben gegen den
Begriff der Partialkonstitutionen geltend gemacht wurden (S. 20). Mit dem
Wort Infantilismus soll ja gerade die an den obigen Beispielen genügend verdeut-
lichte Tatsache zum Ausdruck gebracht werden, daß der Gesamtorganismus von
einer allgemeinen, teils erblichen, teils exogenen Entwicklungsverzögerung
betroffen wurde. Dehnt man dagegen den Begriff auf alle umschriebenen Entwicklungshemmungen aus, so verliert er seinen ursprünglichen Sinn und seine
Prägnanz. Dies führt dazu, daß schließlich alle möglichen umschriebenen
Anomalien und Mißbildungen einbezogen werden wie Lippenspalte, Spina bifida

occulta usw., die im allgemeinen von keinerlei Hemmung der Gesamtentwicklung begleitet zu sein pflegen.

Daß der Infantilismus nicht stets ein „universeller" zu sein braucht — vgl. unsere obigen Beobachtungen auf S. 135 und 139 mit normaler Intelligenz —, widerspricht nicht unserer Auffassung von einer allgemeinen Entwicklungshemmung. BORCHARDT weist mit Recht darauf hin, daß jedes Organ seinen eigenen Entwicklungsgang durchmacht, so daß „kaum je der Fall gegeben ist, daß alle Organe in ganz gleicher Weise an der Entwicklungshemmung teilnehmen". Daß aber andererseits der Infantilismus nahe Beziehungen zur Asthenie besitzt, wurde schon

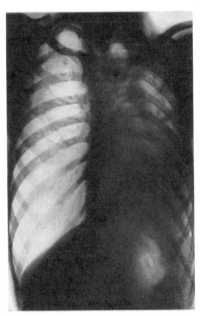

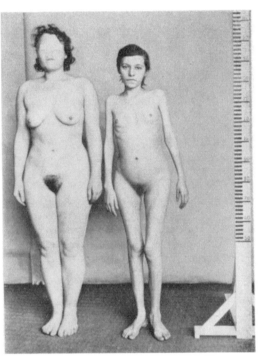

Abb. 114. Derselbe wie Abb. 113.
Ausgedehnte Pleuraschwarte.

Abb. 115. Dystrophischer Infantilismus („Nanisme mitrale")
bei 18jähriger. (Text S. 139/140.)

früher erwähnt (S. 126). Der Begriff des „asthenischen Infantilismus" bedarf allerdings noch weiterer, eingehender klinisch-erbbiologischer Klärung.

Über korrelationspathologische Beziehungen des Infantilismus zu Erkrankungen ist wenig bekannt. Feststehend scheint nur die früher erwähnte auffallend große und statistisch gesicherte Beziehung zur Erbataxie zu sein (LEERS und SCHOLZ vgl. S. 104). Unter 197 Schizophrenen und 151 Manisch-Depressiven beiderlei Geschlechts konnte HENCKEL und unter 100 schizophrenen Männern konnte PLATTNER keinen Fall von Infantilismus feststellen. KRETSCHMERS oben erwähnte Angabe der Beziehungen zwischen Infantilismus und Schizophrenie dürfte sich — auch nach seinen eigenen Schilderungen — nur auf „Partialinfantilismen" beziehen, d. h. auf Befunde, die im Rahmen des Infantilismusbegriffs der Kritik nicht standhalten.

Von einer eingehenderen Besprechung des **Zwergwuchses**, den wir mit BORCHARDT, JUL. BAUER, FALTA u. a. vom Infantilismus abtrennen — wenn auch manche Übergangsformen vorkommen —, wird hier abgesehen. Dies ergibt sich schon daraus, daß die meisten Zwergwuchsformen endokriner Natur sind, so der

thyreogene[1], kretinische, thymogene und hypophysäre Zwergwuchs, welch
letzterer in manchen, besonders den erblichen Fällen von einer Dystrophia
adiposogenitalis begleitet zu sein pflegt (z. B. die Beobachtungen Hanharts).
Ich verweise auf die eingehende Darstellung dieser Fragen durch H. Marx in
Bd. VI/1 der 3. Aufl. dieses Handbuches. Mit Marx ist festzustellen, daß es sich
bei dem im Schrifttum sog. „Hanhartschen Zwergwuchs" um einen typischen
hypophysären Zwergwuchs handelt, als welchen Hanhart seine Fälle ursprünglich
auch betrachtet hat. Jedenfalls ist die neuerdings von v. Verschuer vor-
genommene Gegenüberstellung von „Hanhartschem" und „hypophysärem"

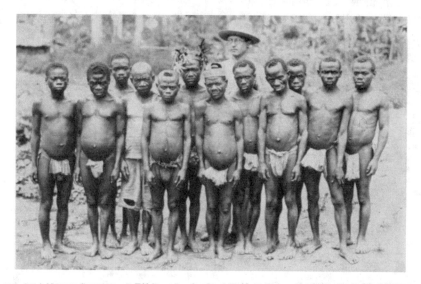

Abb. 116. Prof. Martin Gusinde mit Efé-Pygmäen im Ituri-Wald (östlicher Abschnitt des Belgischen Kongo).

Zwergwuchs klinisch und pathophysiologisch nicht berechtigt. Man kann
höchstens sagen, daß die von Hanhart bearbeiteten hypophysären Zwerge eine
gewisse erbbiologische Sonderstellung einnehmen. Die Kombination von hypophysärem Zwergwuchs und Dystrophia adiposogenitalis ist nach unseren Kenntnissen von der Symptomatologie der Hypophyse keineswegs verwunderlich und
auch früher schon wiederholt beschrieben und abgebildet (vgl. J. Bauer 1921,
S. 251; Jores); der Hypogenitalismus ist ein führendes Symptom des Syndroms,
und auch Adipositas wird häufig gefunden (J. Bauer, Berliner, Marx u. a.).

Auch der erbliche chondrodystrophische Zwergwuchs mit seiner charakteristischen Mikromelie — in rudimentärer Form als mikromeloider Habitus nicht
ganz selten — braucht hier nur kurz erwähnt zu werden.

Seit v. Hansemann spricht man schließlich noch von einem sog. primordialen Zwergwuchs. Es handelt sich um Menschen, die von Geburt an sehr klein
sind und nur sehr gering wachsen. Im übrigen ist aber ihre Entwicklung, auch
in endokriner, speziell sexueller und auch in psychischer Hinsicht normal, so daß
sich die Betreffenden auch fortpflanzen können.

[1] Als Beispiel eines thyreogenen Kümmerwuchses sei auf die Abb. 15—17 verwiesen.
Wenn die Schilddrüsenmedikation unterblieben wäre, hätte sich ein kretinistischer Zwergwuchs entwickelt. Hätte die Behandlung früher eingesetzt, so wäre völlige Normalisierung
zu erwarten gewesen. Vgl. zu diesem Gebiete die ausgezeichnete Monographie E. Wielands:
Die Athyreosis und Hypothyreosis im Kindesalter. Leipzig: Johann Ambrosius Barth 1940.

Neben einer Besprechung des primordialen findet die Systematik des gesamten Zwergwuchses eine gute Darstellung bei H. GÜNTHER (1941). Ferner sei auf die interessante Abhandlung M. GUSINDEs (1950) verwiesen, in welcher die Zwergwuchsfrage unter anthropologischen Gesichtspunkten erörtert wird. Der Verfasser kann sich dabei besonders auf seine eigenen Forschungen an den afrikanischen Pygmäenstämmen stützen und deutlich zeigen, daß der „Rassenzwerg" eine normale, erbfeste, aber meist nur unter den besonderen Umweltbedingungen des Urwaldes lebensfähige Sonderform des Menschen darstellt (Abb. 116 und 117 aus GUSINDE[1]).

Selten begegnet man ähnlich zu beurteilenden Indi-

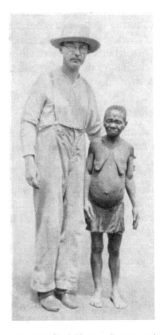

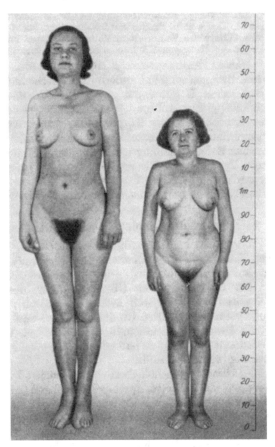

Abb. 117. Prof. MARTIN GUSINDE mit Efé-Pygmäe im Ituri-Wald (östlicher Abschnitt des Belgischen Kongo).

Abb. 118. Erblicher Kleinwuchs (132,9 cm) bei normalem endokrinem System.

viduen allerdings auch in unseren Breiten. Als Beispiel eines derartigen erblichen Kleinwuchses bei normalen Blutdrüsenfunktionen diene folgende Beobachtung:

Anna R., 25 Jahre. Artistin. Entwicklung und Schulerfolge normal. Menarche 16jährig. Menstruation o. B. Nie ernstlich krank. Proportionierter Kleinwuchs. Sekundäre Geschlechtsmerkmale o. B. Etwas spärliche Pubes. Stimme kindlich, ähnlich der von hypophysären Zwergen. Hymen perforiert. Uterus auffallend gut entwickelt (Univ.-Frauenklinik der Charité). Keine Blutdrüsensymptome. Vasoneurosezeichen. Skelet röntgenologisch o. B. Epiphysenlinien am Vorderarm geschlossen. Intern o. B. (einschließlich Thorax-Rö., Blutstatus, Senkung, Wa.R., Sediment, Grundumsatz, Zuckerbelastung); neurologisch o. B. Intellektuell bei eingehender Prüfung Zeichen leichter Beschränktheit. Körpergröße 132,9,

---

[1] Herrn Prof. Dr. GUSINDE danke ich vielmals für die freundliche Überlassung der Originalphotos.

Gewicht 37,1, Brustumfang 68. Schuhgröße 31. Kopflänge 17,3, Kopfbreite 14,3. Höhe des oberen Brustbeinrandes 109,7, Symphysenhöhe 68,3. Längenbreitenindex des Kopfes 83,2 (kurzköpfig) (Abb. 118).

Schulterbreiten-Brustumfangindex .	46,2	pyknisch-athletisch
Schulterbreiten-Rumpflängenindex .	70,9	pyknisch-athletisch
Proportioneller Brustumfang	51,1	normalbrüstig
Rohrer-Index	1,61	pyknisch
Bornhard-Index	+8,0	guter Ernährungszustand [1].

Ein 32jähriger Bruder (Kellner) ist ebenso klein wie Patientin, aber breiter, sonst ganz gesund. Drei weitere Brüder und 2 Schwestern, ebenso die Eltern sind von mittlerer Körpergröße. Eltern des Vaters waren Vetter und Base. Familie sonst unauffällig, abgesehen von einer Base, die wegen Kindesmordes 5 Jahre Zuchthausstrafe verbüßt.

Manche Autoren, wie z. B. Jul. Bauer, nennen derartige Kleinwüchsige schon Zwerge, während andere diese Bezeichnung auf noch kleinere Individuen beschränken: E. Schwalbe setzt die Grenze mit 100, Bollinger mit 105, Martin mit 130 (♂) bzw. 121 cm (♀) an. Es handelt sich hier angesichts der fluktuierenden Variabilität der Körpergröße um konventionelle Abgrenzungen. Echte Primordialzwerge dürften zu den allergrößten Seltenheiten gehören. Bei genauerer Befunderhebung wird man nämlich meist feststellen, daß ein endokriner, meist hypophysärer Zwergwuchs vorliegt, ja es ist heute überhaupt zweifelhaft geworden, ob der Begriff des primordialen sowie auch derjenige des „infantilistischen" Zwergwuchses noch aufrechterhalten werden kann [2].

d) Pathologische Varianten umschriebener Art.

Bezüglich der Notwendigkeit, auch bei der konstitutionsbiologischen Analyse von Einzelmerkmalen niemals den Blick aufs Ganze aus den Augen zu lassen, sei auf die früheren Ausführungen verwiesen (S. 19 f.).

Bei dem folgenden Überblick über die umschriebenen pathologischen Varianten wird der Stoff zweckmäßigerweise in 3 Abschnitte geteilt, die sich auf Systemkrankheiten, Organdisposition und Entwicklungsstörungen beziehen.

Es kann sich naturgemäß, besonders bei der Erörterung der Systemkrankheiten, nur um Beispiele handeln, da eine erschöpfende Darstellung den gebotenen Rahmen sprengen müßte.

Konstitutionspathologisch bedeutungsvoll sind Systemkrankheiten dann, wenn sie die Gesamtverfassung maßgebend beeinflussen. Die bei vielen Skeleterkrankungen häufige Beeinträchtigung des Gesamtwachstums (vgl. S. 137), die Knochenbrüchigkeit der Osteopsathyrotiker, die „allgemeine Konstitutionsschwäche" bei Albinismus, die mangelhafte Infektionsresistenz bei Lymphatikern, die vielseitige Unterwertigkeit der sog. „Bindegewebsschwächlinge", die erhöhte Thrombosebereitschaft Variköser sind einige Beispiele dieser Art. Andere Systemkrankheiten oder Systemanomalien, wie die Pelgersche Kernform der Neutrophilen [3] oder die Osteopoikilie — sie macht, wie mir auch eigene Beobachtungen zeigten, „rein klinisch meist überhaupt keine Erscheinungen und wird fast stets nur als Nebenbefund bei Röntgenaufnahmen aus anderen Anlässen zufällig entdeckt" (Bauer und Bode) —, stellen dagegen belanglose Varianten dar, die uns vom konstitutionspathologischen Standpunkte aus gar nicht „interessieren".

Die gleiche Relativität der konstitutionsbiologischen Bewertung läßt sich auch im Gebiet der Organdisposition und der Entwicklungsstörungen nachweisen.

---

[1] Vgl. v. Rohden: Methoden der konstitutionellen Körperbauforschung (Abderhaldens Handbuch, Bd. IX/3, S. 813/814).

[2] Vgl. Marx: Dieses Handbuch, 3. Aufl. Bd. VI/1, S. 337.

[3] Bei Homozygotie bildet das Syndrom beim Kaninchen einen Letalfaktor (Nachtsheim).

Dabei muß wiederholt auf die fließenden, von konventionellen Gesichtspunkten abhängigen Grenzen dieser 3 Erscheinungsgebiete hingewiesen werden.

α) Systemkrankheiten.

„Der Gedanke, die Besonderheit der individuellen Konstitution sei begründet in einer meist im Organismus verbreiteten, ja geradezu allgemeinen Eigenart eines bestimmten Gewebes, besitzt zähe Lebensfähigkeit", wie C. Hart 1923 treffend bemerkt hat. R. H. Lotze (1848) sah das Wesen der Konstitution geradezu in der morphologischen und funktionellen Beschaffenheit „jener Gewebssysteme, die den Körper überall durchsetzen und die Schauplätze der bedeutendsten lebendigen Gegenwirkungen sind, des Blutgefäßsystems, der Nerven- und der lymphatischen Systeme".

Die Kenntnis derartiger individueller System-, Gewebe- bzw. Organbeschaffenheiten stellt deshalb ein wichtiges Kapitel der speziellen Konstitutionslehre dar. Es handelt sich hier um die Frage nach der *Organisation*, worunter wir mit J. Bauer die „individuellen Verschiedenheiten der morphologischen und funktionellen Beschaffenheit der einzelnen Organe und Organsysteme" verstehen.

Als System können wir die „Zusammenfügung gleichwertiger oder sich ergänzender, oft in der Kontinuität getrennter Gewebsformationen zu einer funktionellen Einheit" bezeichnen (Aschoff).

Die funktionelle, morphologische und entwicklungsgeschichtliche Einheitlichkeit ist besonders stark ausgeprägt beim *Gefäßsystem*, das demzufolge auch vielseitige konstitutions- und erbbiologische Bearbeitung gefunden hat.

In der Beurteilung des **arteriellen Systems** zeigt sich recht deutlich die Überlegenheit der neueren, erbbiologischen Methoden über die vorwiegend phänotypologisch, kasuistisch und hypothetisch begründete ältere Konstitutionsforschung, die hauptsächlich 2 Symptomenkomplexe herausstellte: die angeborene Hypoplasie des arteriellen Systems, insbesondere die sog. Aorta angusta und — damit eng zusammenhängend — die angeborene Hypoplasie des Herzens. Diese Fragen sind auf Grund großer eigener Erfahrungen und umfangreichen Schrifttums von C. Hart eingehend behandelt worden (1923). Daß eine regelwidrige Enge der Aorta vorkommt, ist nach Hart nicht zu bezweifeln; der Zustand sei jedoch wesentlich seltener als früher, z. B. von Neusser, angenommen wurde. Bei dem letztgenannten Autor finden sich zahlreiche einschlägige Krankengeschichten und Sektionsprotokolle, die zumindest in historischer Beziehung von Interesse sind. Viele ältere Befunde beruhen auf Mängeln der Methodik (Hart, L. Kaufmann), da die richtige Beurteilung des Zustandsbildes mit großen Schwierigkeiten verbunden ist (Marchand, Suter, Scheel). Auch Bartel gibt an, daß er bei seinen planmäßigen konstitutionspathologischen Untersuchungen an der Leiche wegen des „sehr stark subjektiven Charakters der Beurteilung" „kein einheitliches Bild gewinnen" konnte; des weiteren haben sich Hauser. Dietrich sowie Roessle (1910) zu dieser Frage skeptisch geäußert. Kritische Sektionsuntersuchungen Luise Kaufmanns an verstorbenen Soldaten des Weltkrieges sind „geeignet, der Aorta angusta als Krankheitsbegriff, als Konstitutionsanomalie, eng geknüpft an einen Habitus degenerativus oder an einen Status thymico-lymphaticus, den Boden zu entziehen" (nach Hart). Auch Hart selbst kommt zum Ergebnis, daß „der Virchowschen Lehre von der konstitutionellen Enge des Gefäßsystems wesentlich engere Schranken zu setzen" seien, und zwar deshalb, weil keine regelmäßigen Beziehungen zwischen Aortenweite und Leistungsfähigkeit des Kreislaufes und auch keine sicheren Beziehungen zwischen Aortenenge und sonstigen konstitutionellen Abwegigkeiten nachweisbar seien.

In gleichem Sinne haben sich Jaffé und Sternberg, Suter, Scheel, Strasburger u. a. geäußert. Auch die behaupteten Beziehungen zwischen Aortenenge einerseits und Chlorose (,,chlorotische Konstitution" R. Virchows), perniziöser Anämie (Bartel und Stoerck), erhöhter Typhusmortalität (Beneke) andererseits lassen sich nach Hart nicht aufrechterhalten.

Über das ,,*hypoplastische Herz*" (ältere Befunde bei J. Bauer 1921, S. 319) ist noch wenig Sicheres bekannt. Es soll öfters mit der, wie wir sahen, recht problematischen Enge des Arteriensystems verbunden sein. Andererseits deckt es sich teilweise mit dem sog. Tropfenherzen (F. Kraus) bzw. dem Cor pendulum der Astheniker, was ja nach der allgemeinen Regel einer Abhängigkeit von Herz und allgemeinem Körperbau (Dietlen, Rautmann u. a.) verständlich ist. ,,Wenckebach erkennt das hypoplastische Tropfenherz überhaupt nicht an. Jedenfalls sind die klinischen Schwierigkeiten der Unterscheidung zwischen hypoplastischen und normal großen Tropfenherzen so groß, daß eine völlige Aufklärung der Beziehungen zwischen Herz- und Gefäßhypoplasie einerseits, typischen Konstitutionsanomalien andererseits der Zukunft vorbehalten bleiben muß" (Borchardt 1930). Auch bezüglich der sog. ,,konstitutionellen Herzschwäche", die von manchen Autoren mit den vorgenannten angeborenen Hypoplasien in Zusammenhang gebracht wird, sind die Akten noch längst nicht geschlossen. Wie Weitz ausführt, handelt es sich um eine rein symptomatische Bezeichnung ätiologisch verschiedenartiger Zustände, für die unter anderem Asthenie, vegetative und psychisch-nervöse Labilität, innersekretorische Störungen verantwortlich zu machen sind. Die älteren Anschauungen über konstitutionelle Herzschwäche (Martius, v. Schrötter) finden sich bei Jul. Bauer (1921, S. 347, vgl. auch Hart 1923, S. 41), sowie J. Bauer 1930, wo besonders von der konstitutionellen Minderwertigkeit des sog. Sportherzens die Rede ist. Eindrucksvolle Fälle von ,,konstitutioneller Schwäche des kardiovasculären Systems im Kindesalter" hat L. Doxiades mitgeteilt (1929).

Sichereren Boden betreten wir bei der patho-morphologisch greifbaren **Arteriosklerose.** ,,Die Arterien bilden gewissermaßen ein über den ganzen Körper verteiltes Organ, dem nicht nur einheitlicher geweblicher Aufbau eigentümlich ist, sondern der auch durch besondere Regulationsmechanismen zu einer einheitlichen Funktionsleistung verbunden ist" (R. Siebeck 1935). Dieser entwicklungsgeschichtlichen, morphologischen und funktionellen Einheitlichkeit entspricht auch eine solche in der Reaktion auf endogene wie exogene krankmachende Schäden. Alle Autoren sind sich heute darüber einig, daß eine Vielzahl derselben für die Ätiologie der Arterio- und Arteriolosklerose verantwortlich zu machen ist und daß unter ihnen der erblichen Veranlagung eine wesentliche Rolle zufällt. Entsprechend den vorstehenden Feststellungen ist die Arteriosklerose eine ausgesprochene Systemkrankheit, die zwar wie auch andere sichere und typische Systemkrankheiten — z. B. isoliertes Befallensein der Rückenmarksvorderhornzellen von dem meist generalisierten Prozeß der juvenilen amaurotischen Idiotie — gelegentlich nur einzelne Organe, in der Mehrzahl der Fälle aber die verschiedensten Gefäßgebiete betrifft. Es ist nun von großem Interesse, daß sich verschiedentlich eine spezifische Erbveranlagung zur vorwiegenden Erkrankung bestimmter Gefäßgebiete nachweisen ließ: wir kennen Familien mit besonderer Neigung zur Coronarsklerose. Einen bemerkenswerten Autopsiebefund hat G. B. Gruber mitgeteilt (Vater und 3 Kinder befallen). An relativ großem Material findet auch R. Roessle ,,Zahlen, welche ohne weiteres auch für eine erbliche Lokaldisposition dieses Schlagadergebietes sprechen", ferner beschreibt er unter anderem Pulmonalsklerose bei Mutter und 47jähriger Tochter. Weiter kennen wir Familien mit peripherer Arteriosklerose, mit Gehirnarteriosklerose usw. Ein einschlägiges Beispiel eigener Beobachtung zeigt folgende Stammtafel:

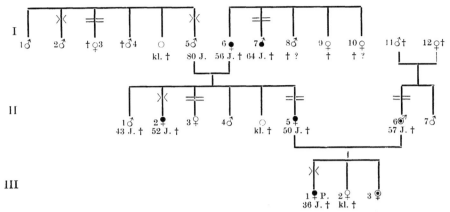

Abb. 119. Stammtafel 7: Familiäre Hirnarteriosklerose. ● schwere frühzeitige Arterio- und Arteriolosklerose speziell des Gehirns (und Rückenmarks); == Krankenblatt; × selbst untersucht.

I 6: † 56jährig an *Apoplexie* mit Hemiplegie.

I 7: † 64jährig an *Apoplexie* (Krankenblatt).

II 2: † 52jährig. *Schwere Arterio- und Arteriolosklerose, speziell des Gehirns*, ferner der Aorta, der Coronararterien und Nieren. Starke Hypertension (Sektion).

II 5: † 50jährig. *Wie II 2.* Ferner: *höchstwahrscheinlich auch Arteriosklerose der Rückenmarkgefäße.*

II 6: † 57jährig an Herzschlag bei Coronarsklerose und Hypertension. Schwer paranoide Persönlichkeit (Krankenblatt).

III 1: † 36jährig. Disseminiertes cerebrales Syndrom, das klinisch vollständig dem einer multiplen Sklerose glich. Paranoische Psychose. Anatomisch (Deutsche Forschungsanstalt für Psychiatrie, München): Arteriosklerose der Nieren, hydronephrotische Schrumpfniere rechts mit Ausgußstein. Allgemeine Herzhypertrophie. *Schwere Arterio- und Arteriolosklerose von Gehirn, Oblongata, Rückenmark.*

III 3: 30jährig. Heftige Dauerkopfschmerzen. Hochgradig erregbar.

Die Befunde sind eingehender wiedergegeben in der 3. Auflage des Handbuches, Bd. VI/2, S. 129ff.

Das Wesentliche dieser Beobachtung liegt darin, daß durch 3 Generationen eine elektive, besonders frühzeitig und schwer auftretende Arterio- und Arteriolosklerose der Hirn- (und Rückenmarks-) Gefäße verfolgbar ist. In allen 3 sezierten Fällen waren auch die Nierengefäße. bei II/2 auch sonstige Gefäßgebiete beteiligt. Die 3 genannten Kranken zeigen große symptomatologische Ähnlichkeiten, am stärksten ausgeprägt zwischen Mutter (II/5) und Tochter (III/1). Angesichts des Fehlens von Hirnblutungen oder gröberen Erweichungen bei II/5, der besonders starken klinischen Übereinstimmung zwischen den beiden letztgenannten Kranken (Geh- und Sehstörungen, Opticusatrophie, Py-Zeichen — bei II/5 ohne gröbere Hirnherde —) und der spinalen Arteriosklerose von III/1 liegt es sehr nahe anzunehmen, daß auch bei II/5 neben der Hirn- eine Rückenmarksarteriosklerose bestand. Da III/1 standen die spinalen Erscheinungen derartig im Vordergrund, daß bis zum Tode von Internisten und hervorragenden Neurologen der Verdacht auf eine multiple Sklerose geäußert wurde. Diese elektive, offenbar erbliche Erkrankung der Spinalgefäße ist besonders bemerkenswert. denn bekanntlich ist „im Rückenmark die Atherosklerose nach SPIELMEYER eine Rarität" (nach HILLER). KESCHNER und DAVISON fanden unter 200 Fällen von Hirnarteriosklerose nur 2mal eine solche der Rückenmarksgefäße. Auch bei hochgradiger Arteriosklerose beteiligen sich die Arterien des Rückenmarks und seiner Häute gar nicht oder nur in ganz bedeutungsloser Art an der Gefäßerkrankung. Nur bei Hypertonie ist gelegentlich eine gewisse Arteriosklerose festzustellen. Die Ernährung des Rückenmarks wird durch diese nicht gestört (M. STAEMMLER 1939).

Ergänzend sei noch bemerkt, daß die besondere Frühzeitigkeit und Schwere der Erkrankung von III/1 nicht etwa auf das Wirken einer unwahrscheinlichen Anteposition und Potenzierung zurückzuführen ist, sondern darauf, daß die Kranke nicht nur von Mutters-, sondern auch von Vatersseite mit schwerer Arteriosklerose belastet, ferner, daß sie dauernden infektiösen Schäden (Nierenbecken, Tonsillen) ausgesetzt war und eine langjährige Nierenanamnese hatte (Scharlachnephritis, Stauungshydronephrose, Steinniere). Die stark paranoide Färbung ihrer Demenz ist offensichtlich auf die entsprechende väterliche Erbveranlagung zurückzuführen. Dieser Fall zeigt recht anschaulich die Notwendigkeit einer individualpathologisch-strukturanalytischen neben der typologisch-systematisierenden Krankenbeurteilung (vgl. dazu S. 10).

Die 1928 von mir unter dem Namen **Status varicosus** beschriebene **System-anomalie der Venen** dürfte zu den bestbegründeten Erbsyndromen gehören[1]. Klinische und anatomische Beschaffenheit der Merkmale, Häufigkeit in der Durchschnittsbevölkerung, Abhängigkeit von Geschlecht, Alter, Umweltfaktoren,

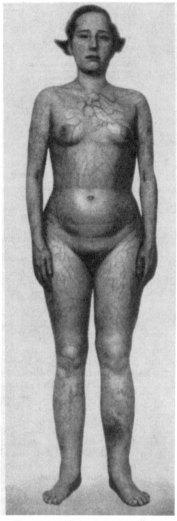

Korrelation der Einzelmerkmale und Erbgang konnten genauestens geklärt werden.

Während noch bis vor kurzem die Venenerweiterungen als lokale, mechanisch entstandene Erkrankung aufgefaßt wurden, zeigte es sich, daß sie tatsächlich einer über weite Gebiete des Venensystems verbreiteten allgemeinen Erweiterungstendenz ihre Entstehung verdanken.

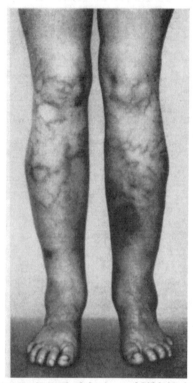

Abb. 120. Marie K. Status varicosus (Infrarotaufnahme). (Text auf S. 148.)

Abb. 121. Unterschenkelvaricen und Phlebektasien sowie Ulcus cruris varicosum. Status varicosus. Dieselbe Patientin wie in Abb. 120.

Dies ergab sich vor allem daraus, daß sich bei einer Einzelperson die Phlebektasien meist an mehreren Körperstellen finden in einer rein zufälliges Zusammentreffen übersteigenden Häufigkeit (Status varicosus). Beispiele derartiger bei einer Person vorhandenen Kombinationen von Phlebektasien geben die Abb. 120 und 122.

[1] Eingehendere Darstellung in der 3. Aufl. des Handbuches, Bd. VI/2, S. 136 ff.

Ein Beispiel für die Erblichkeitsverhältnisse bei Status varicosus gibt die Stammtafel (Abb. 123).

Man findet hier die auch sonst ausnahmslos nachweisbare *dominante Vererbung* des Status varicosus (CURTIUS 1928). Die selbst untersuchten Personen (×) zeigen ferner sehr deutlich die Multiplizität der Venenerweiterungen sowie — teilweise — Zeichen allgemeiner Bindegewebsschwäche.

Meine 1928 und 1935 (mit PASS) geäußerte Vermutung, daß sich der Status varicosus auch an den inneren Organen in gleicher Weise feststellen lassen müsse wie an der Körperoberfläche, wurde durch anatomische Untersuchungen von K. H. KIRSCHNER (1939) sowie R. ROESSLE (1940) bestätigt.

Zahlreiche Autoren wie BIER, FREERKSEN, KASHIMURA, MIYAUCHI, VOGEL, PAYR,

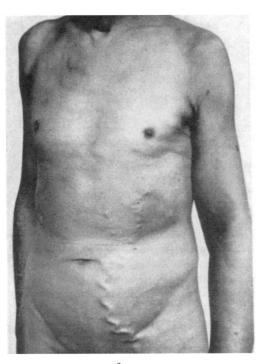
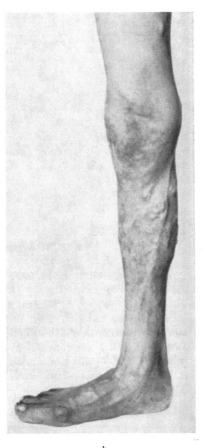

a   b

Abb. 122 a u. b. Karl M. Bauchwandvaricen (keine Stauung); Beinvaricen, starker Plattfuß. (Text S. 148.)

STILLER, K. H. BAUER, HANHART, TUFFIER, KLAPP, P. MATHES u. a. haben aus dem häufigen Zusammentreffen von Varicen mit Hernien, Ptosen, Senkfüßen usw. geschlossen, daß die Varicosis als Ausdruck einer allgemeinen Bindegewebsschwäche aufzufassen sei, was durch korrelationsstatistische (CURTIUS 1928) und anatomische (ROESSLE, NEUMANN, KIRSCHNER) Untersuchungen bestätigt wurde. Die Konstitution der „schlaffen Faser" war schon 1852 durch WUNDERLICH aufgestellt und ist neuerdings durch W. HUECKs histologische Mesenchymstudien wieder bestätigt worden. Zahlreiche ältere Beobachtungen über die angeborene Bindegewebsschwäche, besonders in ihrer Bedeutung für Enteroptose und Genitalprolaps der Frauen, finden sich bei MATHES (1912).

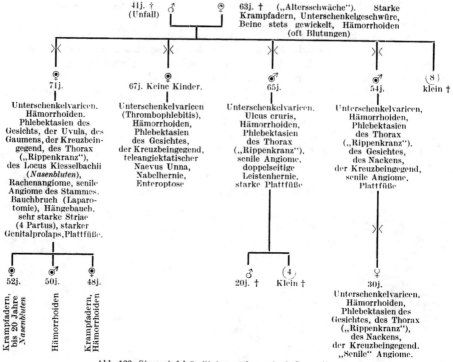

Abb. 123. Stammtafel 8: Status varicosus in 3 Generationen.

Diese Feststellungen haben zu der weitverbreiteten Vorstellung geführt, daß die Varicenträger vorwiegend dem leptosom-asthenischen Habitustyp angehören. während umgekehrt A. Mayer den Eindruck gewann, daß sie häufiger pyknisch seien[1]. Beides hat sich nicht bestätigt, da man Varicen bei den verschiedensten Körperbauformen gleich häufig findet (Curtius, Hueck und Emmerich, Fässler[2], Roessle). Dies zeigt deutlich die folgende, auf eigenen Untersuchungen beruhende Tabelle, aus der eindeutig hervorgeht, daß Varicenträger und Varicenfreie einer Population die gleiche prozentuale Körperbauverteilung aufweisen (Tabelle 22).

Tabelle 22. *Beziehungen von Körperbau und Bein-Krampfadern bei 1601 Berliner Männern zwischen 31 und 50 Jahren*[3].

	Leptosome und Astheniker		Mesosome		Athleten		Pykniker		Mischformen und Dysplastiker	
	abs.	%	abs.	%	abs.	%	abs.	%	abs.	%
Gesamtbeobachtungsgut .	307	19,1±0,3	659	41,1±3,8	169	10,5±0,24	321	20,0±0,3	145	9,05±0,2
348 Varicenträger aus dem gleichen Beobachtungsgut = 21,7%	74	21,3±2,2	136	39,0±2,6	31	8,8±1,5	63	18,1±2,0	44	12,6±1,8

[1] Der Notwendigkeit genauer Untersuchungen verschließt sich Mayer nicht: „Leider haben wir noch viel zu wenig Erfahrung über die Beziehungen der Krampfaderbildung zum Gesamthabitus."

[2] Fässlers Angabe, daß Varicen bei Pyknikern (33,8%) häufiger seien als bei Asthenikern (25,5%) ist, wie mir die Berechnung des Fehlers gezeigt hat, nicht zutreffend.

[3] Frau Dr. E. Wernicke danke ich für ihre wertvolle Hilfe.

Die Zahlen sollen durch folgende Abbildungen illustriert werden: Abb. 124 bis 128.

Diese Feststellung ist von grundsätzlicher Bedeutung, da sie zeigt, daß man — entgegen weitverbreiteten Vorstellungen — die Schwäche des Bindegewebssystems nicht ohne weiteres mit allgemeiner Asthenie identifizieren darf[1]. Es muß vielmehr angenommen werden, daß die Entwicklung von Körperbau und Bindegewebsgestaltung von verschiedenen Erbanlagen reguliert wird. Es soll jedoch nicht bestritten werden, daß Varicenbildung in Verbindung mit anderen Zeichen erblicher Bindegewebsschwäche bei Asthenikern gelegentlich besonders stark ausgeprägt sein kann, wie die Abb. 124 und 125 und auch der folgende Fall zeigen. Dabei ist aber zu berücksichtigen, daß die dünne fettarme, häufig wohl auch schlaffe Haut (vgl. S. 90) des Asthenikers die subcutanen Venenerweiterungen besonders deutlich erkennen läßt.

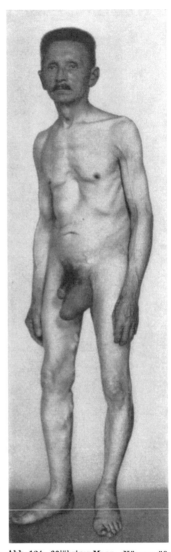

25jähriger Mann. Körpergröße 187,3, Gewicht 71,5. Thoraxumfang 91. Körperbauindex (PLATTNER) 2,2; ROHRER-Index 1,14, Brustumfangsymphysenhöhenindex 87,2; PIGNET-Index + 25. Sämtliche Indices zeigen also Werte, die dem leptosomen Habitus entsprechen. Proportionaler Brustumfang 48,6 (engbrüstig). Thorax flach, leichte Trichterbrust. Hochgradige Hypotonie in allen Gelenken. Dürftige Muskulatur. Plattfüße (Einlagen). Leichte Genua valga und Wackelknie als Teilerscheinung der allgemeinen Asthenie (Chirurgische Poliklinik Bonn). Varicocele, Leistenschwäche (Chirurgische Poliklinik Bonn). Starke

Abb. 124. 66jähriger Mann. Körpergröße 166,5 cm, Gewicht 58,6 kg, Thorax 84,5 cm. Hernia scrotalis seit etwa 20 Jahren. Starke Varicen rechtes Bein. Leichte Bauchwandvaricen. Sehr weite Armvenen. Starker Pes planovalgus beiderseits. Habitus leptosom. Starke Trichterbrust. Leichter Senkmagen: unterer Pol 2 Querfinger unter dem Darmbeinkamm.

---

[1] Die Befunde widerlegen demnach SALTYKOWS Angabe [Z. menschl. Vererbgslehre 26 (1942)], man werde „bei der Vorstellung", daß Varicen und Bindegewebsschwäche Teilerscheinung „einer bestimmten Konstitutionsgruppe sein müssen", „leicht darauf kommen, daß ein ... lockeres und unelastisches Bindegewebe eine der normalen Eigenschaften der asthenischen Konstitution ist." Auf dem Wege derart aprioristischer Annahmen kann man allerdings ohne viele Mühe auf die verschiedensten Einsichten „kommen", die jedoch erheblich „bodenloser" sind als es SALTYKOW der „korrelationsstatistischen Forschungsrichtung" zum Vorwurf macht. SALTYKOW billigt der Statistik die „untergeordnete Rolle zu, die Häufigkeit der erwähnten pathologischen Zustände bei den verschiedenen Konstitutionen ... zu bestimmen und so die gemachte Voraussetzung zu bestätigen oder zu verwerfen." Daß hierbei das letztere Ergebnis erzielt wurde, zeigt, daß SALTYKOWS Forschungsideal, einzig und allein Körperbautypen als Konstitutionsindikatoren anzuerkennen und das „Herausreißen" irgendeines „Symptoms oder Syndroms ... aus den natürlichen Zusammenhängen" scharf abzulehnen, durchaus verfehlt ist. Die von SALTYKOW unterstellten „natürlichen Zusammenhänge" sind tatsächlich, jedenfalls in bezug auf Varicen und asthenisch-leptosomen Körperbau, gar nicht vorhanden. An anderer Stelle (S. 58) wurde bereits auf die Abwegigkeit der SALTYKOWschen Behauptungen im Hinblick auf die funktionelle Konstitutionstypologie hingewiesen.

Unterschenkelvaricen, RR 105/60. Viel kalte Hände und Füße. Chronisch-cirrhotische Lungentuberkulose.

Der erblichen Minderwertigkeit des Bindegewebes, von der eben kurz die Rede war, stehen die **Systemkrankheiten des Skelets** nahe, was besonders von K. H. Bauer betont wird. Dieser Autor hat, gemeinsam mit Waltraut Bode,

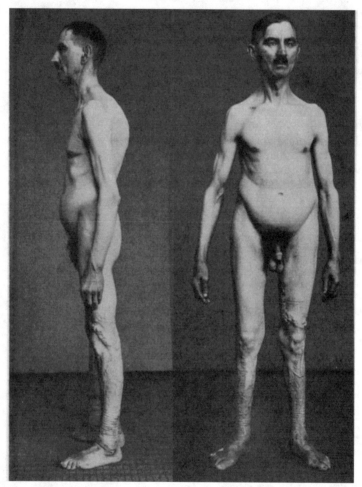

Abb. 125. 48jähriger Astheniker mit starken Varicen. Körpergröße 171 cm[1]. (Text S. 151.)

die betreffenden Krankheiten unter den verschiedensten Gesichtspunkten geschildert (1940), so daß es sich erübrigt, auf dieses Gebiet hier näher einzugehen. Als Beispiele derartiger Leiden mögen die oben behandelte Osteopsathyrose und Arachnodaktylie dienen (vgl. S. 124 f.). Weitere einschlägige Erkrankungen sind Albers-Schönbergsche Krankheit, Dysostosis cleidocranialis, Osteodysplasia exostotica, Chondrodystrophie usw. Dazu kommen noch die Erbfehler in der Entwicklung von Gelenken und Gliedmaßen, die, wie Erblichkeitsstudien zeigen, auch als Systemkrankheiten aufzufassen sind. All diese Krankheiten stehen in einem gewissen ätiologisch-symptomatologischen Gegensatz zu den meisten

[1] Vgl. das leptosom-asthenische Familienbild des Mannes (Abb. 64, Stammtafel 1, S. 89).

sonstigen in diesem Kapitel abgehandelten Systemkrankheiten, z. B. der Arteriosklerose, dem Status varicosus, dem sog. „Status thymicolymphaticus", insofern es sich bei den Systemkrankheiten des Skelets meist um angeborene, dysontogenetisch bedingte Mißbildungen handelt, während den letztgenannten Krankheiten postfetal sich entwickelnde, fortschreitende Krankheitsprozesse zugrunde

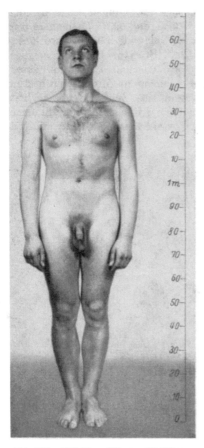 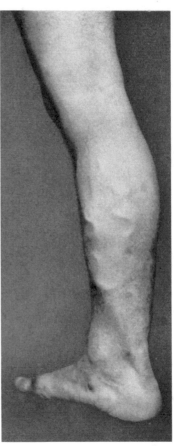

Abb. 126. Athletiker. Körpergröße 166 cm. (Vgl. Abb. 127.) (Text S. 150/151.)

Abb. 127. Varicen bei demselben.

liegen, die zwar weitgehend erbbedingt, aber doch auch zweifellos, vor allem die Arteriosklerose, von Umweltschäden abhängig sind.

Derartiges kennen wir nun auch vom Skeletsystem, beispielsweise der Rachitis, der Hungerosteopathie usw. Die Rachitis ist eine Avitaminose, die durch geeignete Heilmaßnahmen beseitigt werden kann. Wir wissen aber auch, besonders durch die Zwillingsuntersuchungen LEHMANNS, daß es eine ausgesprochen erbliche Rachitisdisposition gibt. Des weiteren ist hier darauf hinzuweisen, daß bei der Entstehung von Arthritiden, Arthrosen und neurogenen Arthropathien eine erbliche Abwegigkeit des Skeletsystems beteiligt ist (HANGARTER, CLAUSSEN, CURTIUS-SCHLOTTER-SCHOLZ) und, daß eine frühere Rachitis der Arthritis- bzw. Arthropathieentstehung Vorschub leistet (EHRLICH, FOCKEN, HANGARTER, CURTIUS-SCHLOTTER-SCHOLZ).

Auch die **Systemkrankheiten des Nervensystems** können hier nicht erörtert werden. Ich verweise auf meine frühere Darstellung (1935) und auf die Handbücher der Neurologie (Bumke-Foerster) und der Erbbiologie (Just)[1]. Aus der überdurchschnittlichen Häufung verschiedenartiger Nerven- und Geisteskrankheiten in einer Familie läßt sich schließen, daß viele dieser Erkrankungen gewisse erbbiologische Beziehungen besitzen, vielleicht in der Form, daß eine allgemeinere unspezifische Veranlagung vererbt wird (vgl. Curtius 1935, S. 26f). Daneben zeigen aber die neurologischen Erbkrankheiten eine ausgesprochene spezifische, ein bestimmtes Teilsystem des Zentralorgans elektiv bevorzugende Erblichkeit. Wir unterscheiden die Erbkrankheiten des corticomotorischen

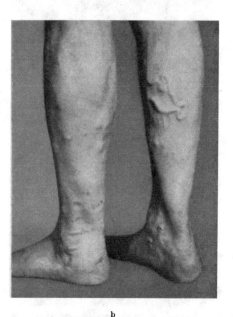

a   b

Abb. 128 a u. b. a 66jähriger Vertreter. Körpergröße 171,5 cm. Gewicht 85 kg (früher 100 kg), Thorax 105 cm. Sämtliche Indices ergeben wie die Inspektion einen eindeutigen *pyknischen Habitus*. Starker Rippenkranz, starke Hämorrhoiden, starker Hängebauch. Coronare und cerebrale Arteriosklerose. b Derselbe. Unterschenkelvaricen. (Text S. 150/151.)

(im weiteren Sinne pyramidalen), des extrapyramidalen und des spino-cerebellaren Systems. Aus verschiedenen Tatsachen läßt sich schließen, daß innerhalb dieser Systeme wieder besondere, engere erbbiologische Beziehungen der einzelnen Krankheitsformen bestehen (vgl. Curtius 1935, S. 96, 119), die teilweise so weit gehen, daß die gegenseitige Abgrenzung mancher Einzelkrankheiten problematisch ist, so diejenige der progressiven spinalen Muskelatrophie, der progressiven Bulbärparalyse und der amyotrophischen Lateralsklerose, bei denen es sich um den Ausdruck „der verschiedenen Ausbreitung und Lokalisation eines und desselben Degenerationsprozesses" handelt (Kahler 1884). Die Einbeziehung der amyotrophischen Lateralsklerose zeigt an, daß nicht nur die Entartungen des peripheren, sondern

[1] Vgl. auch meine Darstellung in diesem Handbuch, 3. Aufl., Bd. VI/1, S. 1413.

auch die des zentralen motorischen Neurons in diesen Kreis intrasystematischer
Verwandtschaft einzubeziehen sind. Dem entspricht es, daß auch die spastische
Spinalparalyse hier anzugliedern ist (vgl. CURTIUS 1935, S. 97). Entsprechendes
gilt von den Erkrankungen des extrapyramidalen Systems (1935, S. 119). Bei
den erblichen Systemkrankheiten des Zentralorgans sind neben entwicklungsgeschichtlichen vor allem funktionelle Zusammenhänge für den Aufbau von
Syndromen maßgebend, worauf in besonders interessanter Weise LICHTENSTEIN
und KNORR hingewiesen haben.

Das funktionelle Moment betont neuerdings auch MUNTAU in bezug auf
das System der *glatten Muskulatur*. ,,Trotz der spezialisierten Organfunktionen
hat die glatte Muskulatur überall im Organismus eine mehr oder weniger ausgesprochene gemeinsame Reaktionsbereitschaft behalten, die sich nicht nur auf
bestimmte Hormone, wie Corpus luteum-Hormon, Follikelhormon und HHL-
Hormon erstreckt, sondern auch auf die Wirkungen bestimmter Elektrolyte
und pharmakologischer Substanzen." Inwieweit sich allerdings die einheitliche
Vorstellung über Symptomatologie und Pathogenese des sog. STOECKELschen
Schwangerschaftssyndroms, aus denen MUNTAU seine Anschauungen ableitet.
aufrechterhalten läßt, bleibe dahingestellt.

,,Zu den Systemkrankheiten sind — nach HANHART 1924 — auch der Status
thymicus und Status lymphaticus zu rechnen." Da der **Status thymicolymphaticus** bis vor kurzem zu den meist zitierten pathologischen Konstitutionstypen
zählte — HART nennt ihn 1923 noch den wichtigsten — und weil sich hier der
erfolgreiche Abbau unhaltbarer konstitutionspathologischer Thesen besonders
deutlich zeigen läßt, soll auf dies Gebiet noch etwas genauer eingegangen werden.

Die Lehre vom Status thymicolymphaticus wurde 1889 von A. PALTAUF
begründet. Er stellte bei Sektionen die relative Häufigkeit der Kombination
von generalisierten Lymphdrüsenschwellungen, Hyperplasie der Tonsillen, der
Zungengrundfollikel, der Milz, des lymphatischen Gewebes in der Schleimhaut
der Verdauungsorgane und einer Thymushyperplasie fest. Weitere Angaben
über die anatomische Diagnose stammen von KOLISKO. Von verschiedenen
Autoren wird hervorgehoben, daß die anatomische Diagnose mit großen
Schwierigkeiten verbunden sei und, besonders früher, oft zu Unrecht gestellt
wurde. Man berücksichtigte nicht genügend die Normalwerte des Thymus
(HAMMAR), man übersah, daß die Lymphdrüsenschwellungen sehr häufig nicht
eine primäre Hyperplasie, sondern einen rein sekundär-reaktiven Zustand darstellen (HART, SCHMINCKE, CEELEN u. a.). Eine histologische Differentialdiagnose dieser beiden Formen ist nicht möglich und es wird immer zweifelhafter.
ob eine primäre Hyperplasie des Lymphapparates überhaupt existiert (HART.
LUBARSCH, FAHR, CEELEN, STAHR, BENDA u. a.). Von Pathologen wird angegeben.
daß sie bei Feten oder Neugeborenen noch nie eine primäre Lymphdrüsenhyper-
plasie beobachtet hätten (HART, LUBARSCH); nach BIRK tritt sie erst im 2. Lebensjahr in Erscheinung. Die Erfahrungen an Weltkriegsgefallenen haben gezeigt.
daß eine gewisse Hyperplasie des lymphatischen Apparates offenbar die Norm
darstellt (GROLL). Auch aus diesen Befunden ist zu schließen, daß die Diagnose
eines pathologischen ,,Lymphatismus" offenbar früher viel zu häufig gestellt
wurde. Die Befunde an dem meist ausschließlich bearbeiteten Beobachtungsgut
pathologisch-anatomischer Institute gaben wahrscheinlich eine unrichtige Vorstellung vom normalen Verhalten des Lymphapparates, der durch kachektisierende
und sonstige letale Erkrankungen höchstwahrscheinlich im Sinne der Hypoplasie
bzw. Atrophie verändert wird (HART). Die von WIESEL als charakteristisches
Symptom des Status thymicolymphaticus beschriebene Bindegewebsfibrose des
Thymus und der Lymphdrüsen ist nach den Untersuchungen HARTs und anderer

Pathologen kaum aufrechtzuerhalten. So konnte HART in Hunderten von Thymen niemals entsprechende Befunde erheben.

Auch die Diagnose am Lebenden ist mit großen Schwierigkeiten verknüpft und stark von subjektiven Faktoren abhängig (HART). Eine Reihe der als charakteristisch bezeichneten Symptome, wie die Schwellung der Zungenbalg-drüsen, die Blutlymphocytose, die Omegaform der Epiglottis (!) sind nicht oder nur mit größter Zurückhaltung verwertbar (HART). Eine relative Blut-lymphocytose findet sich z. B. bei vielen kräftigen jungen Männern (KREHL, KLIENEBERGER, BOKELMANN und NASSAU, LÄMPE-SAUPE). Dies wird auch durch neuere, auf meine Veranlassung durchgeführte Untersuchungen AUGARTENs bestätigt. Wir können deshalb BRUGSCH nicht folgen, der „in der Lymphocytose einen prägnanten Ausdruck des Lymphatismus" sieht. Die Schwellung einzelner Lymphdrüsen berechtigt, im Gegensatz zu gelegentlichen Behauptungen, nicht zur Diagnose eines Status thymicolymphaticus (HAMMAR, LUBARSCH u. a.). zumal dann nicht, wenn nicht mit aller Exaktheit bewiesen wurde, daß sie nicht rein sekundär infektiöser Natur ist. Wenn es überhaupt einen Status thymicolymphaticus als umschriebene Konstitutionsanomalie gibt, so ist er jedenfalls sehr selten (HART). HART weist mit Recht darauf hin, daß der Status von J. BAUER in dessen bekanntem Buch offenbar viel zu häufig diagnostiziert wurde. Angesichts der erwähnten Tatsachen kann die Behauptung NEUSSERs, „daß die Diagnose außer allem Zweifel steht", heute nicht mehr aufrechterhalten werden, ebenso wie diejenige FRIEDJUNGs, daß die Kombination von Lymph-drüsen- und Thymushyperplasie als eine der gesichertsten Tatsachen der Patho-logie anerkannt werden müsse.

Ist somit schon der Begriff des reinen Status thymicolymphaticus außer-ordentlich problematisch, so gilt dies in noch erhöhtem Maße von seiner Aus-dehnung auf alle möglichen anderen Konstitutionsabweichungen wie Asthenie, neuropathische Konstitution, Infantilismus, Eunuchoidismus, Arthritismus, wodurch es zur Aufstellung „einer nahezu das ganze Gebiet der Pathologie überdeckenden Pandiathese (V. PFAUNDLER) gekommen ist" (HART). HART ist all diesen fragwürdigen Beziehungen im einzelnen nachgegangen und hat ihre Unhaltbarkeit und Unfruchtbarkeit erwiesen, ist damit doch ein Bild kon-struiert worden, das uns „mit einer grenzenlosen Unsicherheit und Hoffnungs-losigkeit hinsichtlich einer Lösung der sich aufdrängenden wichtigen Grund-fragen" erfüllt (HART). Nach all diesen Tatsachen kann man sich wohl unbe-denklich RICHTER anschließen, der bereits 1902 schrieb:

„Der Status thymicolymphaticus sollte endlich dorthin geworfen werden, wohin er schon seit langem gehört, ... nämlich ins alte Eisen; aber ein Irrtum ist schwerer zu be-kämpfen als hundert Wahrheiten."

Auch zahlreiche andere Autoren haben sich durchaus ablehnend gegenüber dem Status thymicolymphaticus ausgesprochen (HUECK und EMMERICH, MUNK, BURKHARDT, HUECK, BORST, GROLL, KAUFMANN, BREMER u. v. a.).

Noch viel unklarer ist der von BARTEL als Erweiterung des Status thymico-lymphaticus aufgestellte Begriff des *Status hypoplasticus*, von dem MUNK treffend schrieb:

„Keine Mißbildung, keine Wachstums- oder Entwicklungsanomalie des Knochen-, Muskel-, Gefäß-, Nerven- oder Eingeweidesystems, keine Besonderheit der äußeren Hüllen des Menschen, keine abwegige psychische Regung oder geistige Abnormität und insbesondere keine unmittelbare endokrine Störung, die ... nicht dem ‚Habitus hypoplasticus' zugerechnet werden könnte. Der Begriff hat durch seinen Umfang jeden praktischen Wert verloren."

Ebenso J. BAUER:

„Bei dieser Ausdehnung des Begriffes verschwimmen die Grenzen des Status hypo-plasticus vollständig, er umfaßt einfach alles, was von der normalen Konstitution abweicht und eine Minderwertigkeit in sich birgt."

Gleichsinnig haben sich HART u. v. a. geäußert. Um die kritiklose Anhäufung angeblicher Symptome des „Status hypoplasticus" zu charakterisieren, seien nur einige Symptome genannt, die BARTEL als charakteristisch aufgeführt hat: Plattfuß, der meist ein Symptom allgemeiner Bindegewebsschwäche ist (vgl. S. 149), Schmelzhypoplasien, die meist rachitisch bedingt sind, Scapula scaphoidea (vgl. dazu S. 183), Spaltung der Dornfortsätze und Polymastie, die zum Status dysraphicus gehören, Polydaktylie, die auf einer umschriebenen Genmutation beruht, Angiome, die häufig eine Teilerscheinung des Status varicosus darstellen. In grotesker Weise hat dann noch R. SCHMIDT die Symptomatologie des sog. Status hypoplasticus „bereichert", wenn er unter anderem Uvula bifida (d. h. eine rudimentäre Gaumenspalte), Hernien, Lingua plicata, Syndaktylie und orthostatische Albuminurie aufführt.

Es ergibt sich also, daß dem sog. Status hypoplasticus kein greifbarer Symptomenkomplex entspricht. Er ist ebenso grenzen- und damit bedeutungslos wie der sog. Status degenerativus J. BAUERs, wenn man diesen Begriff nicht zur vorläufigen kurzen Verständigung für jene Fälle überdurchschnittlicher Häufung von Entwicklungsstörungen verwenden will, die wir als „multiple Abartungen" später genau besprechen werden.

Auch *der Begriff des Status thymicolymphaticus besitzt, wie wir sahen, keine Existenzberechtigung.* Es soll jedoch nicht geleugnet werden, daß es eine, besonders bei Kindern weitverbreitete Reaktionsform auf Infekte gibt, die durch eine besonders starke Beteiligung des lymphatischen Apparates gekennzeichnet wird und die man als „Lymphatismus" bezeichnen kann. Nach MUNKS Feststellungen ist auch beim erwachsenen Lymphatiker eine herabgesetzte Resistenz gegenüber Infekten, insbesondere Scharlach und Erkältungskrankheiten anzunehmen. Andererseits sollen tuberkulöse Infektionen beim erwachsenen Lymphatiker wie beim Kinde, hier unter der Form der Skrofulose, besonders gutartig verlaufen. Über die konstitutionelle Bedeutung des kindlichen Lymphatismus, der von FINKELSTEIN der exsudativen Diathese gleichgesetzt wird, handelt R. BLOS.

Die Keimblatttheorie der Systemkrankheiten. Es lag nahe, die Entstehung erblicher Systemerkrankungen bis zu möglichst frühzeitigen Stadien der Ontogenese zurückzuverfolgen und nach einem einheitlichen Erklärungsprinzip zu suchen. So wurde von den verschiedensten Autoren die Vermutung geäußert, daß viele dieser Syndrome auf der Fehlentwicklung eines bestimmten Keimblattes bzw. Keimblatt-Teiles beruhen. Als erster scheint — nach STANDENATH — E. NAUSS in seiner 1889 erschienenen Schrift über „die Zellen- und Keimblätterlehre als pathologische und therapeutische Grundlagen" derartige Gedanken geäußert zu haben. Weitere Beachtung fand jedoch erst die 1911 erstmals von M. v. PFAUNDLER geäußerte Mesenchymtheorie der exsudativen Diathese.

O. L. MOHR erwähnt den von WRIEDT 1919 bearbeiteten norwegischen Dunkerhund, der in homozygotem Zustand schwere Mißbildungen der Haut, des Labyrinthes (Taubheit) und der Augen (Kolobom, Mikrophthalmus), d. h. rein *ektodermaler Organe* aufweise. MOHR nennt als weitere erbliche Ektodermerkrankung die Epitheliogenesis imperfecta beim schwarzbunten holsteinisch-friesischen Niederungsvieh. Ähnliches ist auch beim Menschen bekannt. So beschreibt JÄCKLI als elektive Erkrankung des Hautektoderms die infantile Poikilodermie: Pigmentanomalien, Hautatrophie, Haarschwund, Nageldystrophien, Cataracta complicata. Hierher gehört weiterhin die wiederholt beschriebene Kombination von An- bzw. Hypodontie mit Schweißlosigkeit, Behaarungsstörungen und Ozaena (NAGER, FLEISCHMANN, v. KNORRE u. a.). In dem gleichartigen Falle FALCONERs fanden sich noch Fehlen der Mamillen und

Hodenhypoplasie (vgl. den analogen Eigenfall auf S. 160) sowie Senilismus. Fälle von Groh, Smith u. a. zeigten nur Hypodontie, Behaarungsanomalien und Anhidrosis.

Auf Grund besonders umfangreicher, mühevoller Untersuchungen hat K. Schaffer den Gedanken der Keimblattelektivität für die Heredodegenerationen des Nervensystems verfochten, und ähnliche Gesichtspunkte verfolgte van Bogaert mit der von ihm aufgestellten Gruppe der neuroektodermalen Dysplasien, denen er unter anderem tuberöse Sklerose und die ihr nahverwandte Neurofibromatose v. Recklinghausen, xeroderme Idiotie und Ichthyosis congenita mit Epilepsie zurechnet. Bittorf wollte die persönliche und familiäre Häufung von Zeichen neuropathischer Konstitution bei Tabikern und ihren Verwandten auf eine ,,angeborene ektodermale Keimblattschwäche" zurückführen und darin das Substrat der Tabesdisposition erblicken.

M. v. Pfaundler hat 1911 darauf hingewiesen, daß ,,die von Czerny sehr weit gefaßte entzündliche Diathese mit Schädigung eines bestimmten Keimblattes oder Keimblatt-Teiles, nämlich des *Mesenchyms*, in frühembryonaler Zeit zusammenhängen" könne (1931). Im Anschluß an die Bartelsche Behauptung, daß die Grundstörung des sog. ,,Status thymicolymphaticus" in einer Tendenz zur Bindegewebsfibrose bestehe, stellte Wiesel seine ,,Bindegewebsdiathese" auf, was ,,dann weiter dazu geführt hat, dem ganzen Konstitutionstypus eine primäre Anomalie nicht nur des Bindegewebes, sondern des ganzen mittleren Keimblattes bzw. des Mesenchyms zugrunde zu legen" (nach Hart 1923). Besonders nachdrücklich hat weiterhin K. H. Bauer die Systemkrankheiten des Bindestützgewebes auf eine allgemeine erbliche Fehlanlage des Mesenchyms zurückzuführen gesucht: ,,Wenn eine Stützgewebsart betroffen wird, so werden die anderen graduell zwar oft sehr verschieden, stets aber doch mit betroffen" (K. H. Bauer 1922, 1940). Auch die oben (S. 149) erwähnten, übereinstimmenden Erfahrungen vieler Autoren über die erbliche Bindegewebsschwäche wurden naturgemäß mit einer primären Anlagestörung des Mesenchyms in Verbindung gebracht. Eine erbkonstitutionelle ,,Minderwertigkeit des Mesenchyms" wird auch für manche besonderen Reaktionen auf exogene Schäden verantwortlich gemacht, so von Fanconi für die auf einer B_2-Avitaminose beruhende Zöliakie, von anderen Autoren, z. B. K. H. Bauer für mangelhafte Resistenz gegenüber Infekten.

Sehr hypothetischen Charakter tragen A. Sternbergs Vermutungen über das Zustandekommen bestimmter Kombinationsformen von Organtuberkulose: er sieht in der Zugehörigkeit zu einem Keimblatt (z. B. Lunge, Kehlkopf, Darm entstammen dem Entoderm) das einigende Band.

So einleuchtend derartige Gedankengänge teilweise auch sind, so wurden sie doch von mannigfacher *Kritik* nicht verschont. So schreibt Nachtsheim bezüglich der hypothetischen ,,mesenchymalen Gene" der Humangenetik: ,,Auf Grund seiner ausgedehnten Untersuchungen am Krüperhuhn ist W. Landauer (1932) dieser Ansicht von der ,Keimblattelektivität' der betreffenden Gene entgegengetreten. Ähnlich wie bei der menschlichen Chondrodystrophie bewirkt das dominante Krüpergen in heterozygotem Zustande eine Verkürzung aller langen Knochen. Tatsächlich handelt es sich bei der Wirkung des Krüpergens um eine allgemeine Verzögerung des Körperwachstums (vgl. hierzu S. 137, Ref.) auf einer bestimmten Periode der Embryonalentwicklung, die aber gerade am Knochen, und hier wieder insbesondere an den langen Röhrenknochen, einen Dauerschaden hinterläßt. In homozygotem Zustande verursacht das Krüpergen eine viel früher einsetzende Entwicklungsverzögerung, die am 4. Tag des Embryonallebens zum Tode führt. Bisweilen überleben einige Homozygoten die letale Periode, und bei ihnen entsteht ein komplexes Syndrom von Mißbildungen an den verschiedensten Körperteilen, an den Extremitäten (Phokomelie), am Kopf (Turmschädel), an den Augen (rudimentäre Lider, Mikrophthalmus, defekte Skleren), eine allgemeine Reduktion der Körpergröße. LANDAUER kommt zu dem Schluß, daß, wie beim Krüperhuhn, so auch bei den genannten humanen Leiden (gemeint sind Chondrodystrophie, Osteogenesis imperfecta, Dysostosis cleidocranialis usw., Ref.), die betreffenden Gene eine spezifische Wirkung auf die Entwicklungsgeschwindigkeiten im Organismus ausüben und infolgedessen weitab voneinander liegende morphologische Strukturen beeinflussen können, ohne Rücksicht auf ihre entwicklungsgeschichtliche Herkunft" (NACHTSHEIM 1940). Nach NACHTSHEIM „bestätigen Beobachtungen am Säugetier die Anschauung LANDAUERs". Er nennt hier die erbliche Kurzschwänzigkeit bzw. Schwanzlosigkeit der Maus als sekundäres Symptom bei Entwicklungsstörungen des Neuralrohres und der Chordamesodermanlage. Ein völlig analoges Verhalten zeigt, wie ergänzend hinzugefügt werde, der Status dysraphicus des Menschen (vgl. CURTIUS 1939, S. 205 und 244). Es handelt sich nämlich bei der Entwicklung der Achsenorgane um ein kompliziertes Wechselspiel zwischen den Induktionskräften des Urdarmdaches (Chordamesoderm) einerseits, der Medullarplatte andererseits (SPEMANN, vgl. auch BAUTZMANN), nicht um die isolierte elektive Einwirkung auf bestimmte Keimblätter. NACHTSHEIM nennt als weitere Mißbildungen, bei deren Entstehung entwicklungsphysiologische Einwirkungen von Ektoderm- auf Mesoderm- bzw. Mesenchymderivate anzunehmen sind, Spaltbildungen im Mundhöhlendach, sowie Poly-, Oligo- und Syndaktylie (vgl. hierzu auch WALTHER MÜLLER 1937).

Vom klinischen Standpunkt aus haben sich verschiedene Autoren gegen die Keimblättertheorie gewandt. So bestreiten die Führer der ophthalmologischen Vererbungsforschung FRANCESCHETTI, VOGT und WAARDENBURG übereinstimmend die Möglichkeit einer mesodermalen Bedingtheit der Linsenverlagerung beim MARFANschen Syndrom (Arachnodaktylie) und damit auch die Auffassung desselben als einer rein mesodermalen Entwicklungsstörung (zit. nach G. RIEGER 1941). Besonders deutlich wird die Unhaltbarkeit der Mesodermtheorie an Hand der kritischen Besprechung durch GLANZMANN. Der Verfasser zeigt deutlich, daß sich WEVEs Bestreben, alle nicht mesodermalen Bestandteile des Syndroms als sekundär aufzufassen, nicht halten läßt. J. BAUER (1932) und sein Schüler FRIEDBERG haben die Mesenchymtheorie der Osteopsathyrose kritisiert mit der Begründung, daß bei dem Syndrom die meisten mesenchymalen Gebilde nicht, dagegen auch Ektodermabkömmlinge ergriffen seien. J. BAUERs These, daß es sich um einen Fall von Genkoppelung handele, ist allerdings ebenso unwahrscheinlich; viel näher liegt die Annahme, daß, wie bei vielen, ja letzten Endes allen Genen (MOHR) Pleiotropie vorliegt, d. h. die Einwirkung eines Gens auf mehrere, wie wir eben hörten, oft örtlich und entwicklungsgeschichtlich differente Teile des Organismus. So möchte ich auch die von K. H. BAUER auf „eine Konstitutionsanomalie aller mesenchymalen Gewebsderivate" zurückgeführte relativ häufige Kombination von Turmschädel und hämolytischem Ikterus (GÄNSSLEN) eher als einen Fall von Pleiotropie auffassen und mich dabei auf die oben erwähnten (z. B. Status dysraphicus) und zahlreichen anderen entsprechenden kombinierten Erbsyndrome des Menschen berufen.

Der mehrfach erwähnten Kombination ekto- und mesodermaler Entwicklungsstörungen wird man bei genauerer Untersuchung häufiger begegnen. Lehrreich ist ein derartiger Fall BAISCHs, der Polysyndaktylie sowie Hypoplasie von Finger- und Zehengelenken neben Anonychie und Fehlen der seitlichen Incisivi zeigte; ähnlich ist es bei der Kombination von Patellardefekt und Anonychie (nach BAISCH). Auch ein eigener Fall mit Nageldefekten zeigte neben verschiedenen

anderen schweren Mißbildungen ektodermaler Gebilde solche von Mesoderm-
abkömmlingen.

Im einzelnen fanden sich bei dem als „Vogelmensch" in phantastischem Federkleid in
Schaubuden tätigen 27jährigen leptosomen Manne von 153,7 Körpergröße (Abb. 129—131)
eine starke Mikrocephalie (46,7 cm Horizontalumfang), Flach- und Kurzköpfigkeit, angeborene Schwachsichtigkeit (V. bds. = 2/10) mit angeborenem Augenzittern, Nacht-
blindheit, schiefer Sehnerveneinsatz, hochgradiger Strabismus convergens, Atrophie der
Handmuskeln, starke Hypodontie (nie mehr als 2 Zähne), minimal entwickelte Mamillen,
Kyphoskoliose, Hodenhypoplasie — bei normalen sekundären Geschlechtsmerkmalen —.

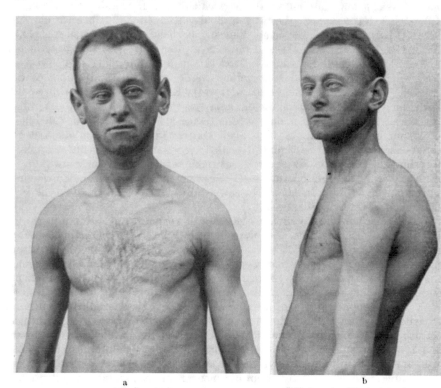

a b

Abb. 129a u. b. Multiple Entwicklungsstörungen meso- und ektodermaler Gewebselemente.
(Vgl. Text und Abb. 130 und 131.)

Syndaktylie und Aplasie bzw. Dystrophie der Finger- und Zehennägel, Kamptodaktylie
(Kleinfinger), Dystopie der Radialarterien, mäßiger Schwachsinn. Ein verstorbener Bruder
und die Mutter sollen ähnliche Mißbildungen gezeigt haben.

Es ließen sich noch zahlreiche derartige Beispiele kombinierter ekto- und
mesodermaler Entwicklungsstörungen bzw. Systemerkrankungen beibringen, wie
ein Blick auf unsere S. 167 ff. gebrachten Fälle multipler Abartungen zeigt.
Unter ihnen findet sich auch ein Kranker mit ekto- neben entodermalen Fehlbildungen (Abb. 140). Brugschs Anschauung (1922), daß „die (gedankliche, Ref.)
Verquickung zweier Gewebe ungleicher Abstammung im Sinne einer pathologischen Einheit gewissermaßen immer ein Zwitterding bleibt", kann demnach nicht
mehr aufrechterhalten werden. Im Lichte der erbbiologischen Forschung, die
zahllose Fälle derartiger polytoper Genwirkung kennt (vgl. S. 34), verschwindet
das scheinbar Paradoxe solcher Beobachtungen.

Auch die Hypothese der streng elektiven Abwegigkeit des *äußeren Keimblattes*
im Sinne Schaffers und Bittorfs hat sich in diesem Umfang nicht aufrecht-

erhalten lassen, wenn auch die Tatsache einer erblichen Abwegigkeit des gesamten Nervensystems durch 100fache Einzelbeobachtungen, sowie zahlreiche, statistisch belegte Reihenuntersuchungen sichergestellt ist[1]. Gegen eine stets isolierte Erkrankung des Ektoderms bei den Erbkrankheiten des Nervensystems spricht die relative Häufigkeit, mit der Derivate anderer Keimblätter betroffen sind: das Skeletsystem beim Syringomyelie-Status dysraphicus-Komplex und den Erbataxien, die Leber bei Wilson-Pseudosklerose, Skelet und sonstige Mesenchymderivate bei Neurofibromatosis Recklinghausen, Herz, sonstige innere Organe und Blutdrüsen bei tuberöser Sklerose, das Blutdrüsensystem bei myotonischer Dystrophie, mesenchymale Organe bei amaurotischer Idiotie usw. Daß die von Schaffer behauptete einheitliche histopathologische Grundstörung aller Heredodegenerationen in Gestalt der Schwellung des Hyaloplasmas, d. h. der Ganglienzellengrundsubstanz, von anderen bedeutenden Hirnforschern (M. Bielschowsky, K. Spielmeyer) nicht bestätigt werden konnte, sei nur in Paranthese erwähnt.

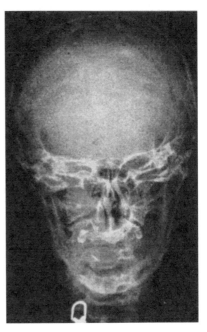

Abb. 130. Hochgradige Hypodontie (nie mehr als 2 Zähne besessen) bei dem Kranken von Abb. 129.

Josephy hat am letztgenannten Beispiel der amaurotischen Idiotie auseinandergesetzt, wie das starr-dogmatische Festhalten Schaffers an seinem Prinzip der elektiven, ektodermalen „Keimblattwahl" zu unmöglichen Konsequenzen führt (Handbuch der Neurologie, XVI, S. 407).

Auch die obengenannte Bittorfsche Ektodermtheorie der Tabespathogenese konnte sich nicht durchsetzen. Nachdem sie schon von H. Fischer (1920) als unwahrscheinlich bezeichnet worden war, wiesen Curtius, Schlotter und Scholz darauf hin, daß die von Bittorf herangezogenen Merkmale „zum Teil gar nicht ektodermaler Natur sind und andererseits infolge ihrer weiten Verbreitung nicht als Ausdruck einer besonderen Anlagestörung angesprochen werden können (Gesichtsasymmetrien, Prognathie, Ohrmuschelanomalien, Naevi, Angiome, Warzen, abnorme Zahnformen usw.)". Damit soll aber der wertvollen Pionierarbeit Bittorfs in der Frage der Tabespathogenese nicht im geringsten Abbruch geschehen. Die Untersuchungen der zuletzt genannten Autoren haben vielmehr eine volle Bestätigung seiner Grundanschauung gebracht, daß zur Entwicklung der Tabes eine besondere konstitutionelle Disposition erforderlich ist.

Waren die vorstehend behandelten Keimblatttheorien, im ganzen gesehen, gut begründet, wenn auch heute in dieser Form nicht mehr aufrechtzuhalten, so ist andererseits das Keimblattprinzip wiederholt in recht kritikloser Weise angewandt worden, so bei dem ja in sich schon unwahrscheinlichen „Status thymicolymphaticus", dessen Zurückführung auf eine primäre Anlagestörung des Mesenchyms „weit entfernt von einer sicheren Begründung" ist (C. Hart

---

[1] Die summarische Auszählung von „Anomalien" der verschiedenen Keimblätter, wie sie Meggendorfer zu konstitutionspathologischen Zwecken vorgenommen hat (Handbuch der Erbbiologie, Bd. V/2, S. 1033), halten wir aus den genannten Gründen für wenig ersprießlich.

1923). Deshalb haben auch gerade Autoren, die dem Keimblattprinzip sympathisch gegenüberstehen, stets vor einer Überspannung des Gedankens gewarnt (v. Pfaundler 1911 und 1940, S. 681).

Schließlich ist vorsichtige Zurückhaltung in der Anwendung von Keimblatt-hypothesen noch deshalb am Platze, weil die Keimblattlehre nach berufenstem Urteil in ihrer ursprünglichen, starr dogmatischen Fassung gar nicht mehr haltbar ist, denn „die Frage nach der Spezifität der Keimblätter hat eine negative Lösung gefunden: Es gibt keine Determinationsstufe, in der das Zellmaterial in 3 Sorten geschieden wird, von denen die eine nur Epidermis, Sinnesorgane und Nervensystem, die zweite nur Muskulatur, Niere, Chorda und Leibeshöhlen-epithel und die dritte nur Darm und seine Anhänge liefern kann. Aus dem

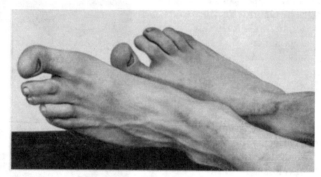

Abb. 131. Fehlen von Zehennägeln und Syndaktylie bei dem Kranken von Abb. 129.

Material der Zellen differenzieren sich die Organe direkt." „Die Tatsachen, welche die deskriptive Embryologie und die geschilderten Experimente ermittelt haben, scheinen es notwendig zu machen, die Keimblätter als Einheiten auf-zugeben und sie in einzelne Organanlagen aufzulösen." Da die Keimblätter „nicht spezifisch bezüglich ihrer Organbildungspotenzen sind, häufig eine hete-rogene Zusammensetzung aufweisen, und die in der Phylogenie gebotene Stütze recht hypothetisch ist, ist es sehr ratsam, sie nur als topographische Begriffe zu verwenden", wenn es auch möglich erscheint, „die Homologie der ‚Keim-blätter im allgemeinen' auf Grund der ihren Anlagen in der späten Blastula eigenen Gastrulationspotenzen durchzuführen" (O. Mangold 1925).

Nach all diesen entwicklungsgeschichtlichen, genealogischen, anatomischen und klinischen Tatsachen muß zusammenfassend *festgestellt werden, daß die Keimblatttheorien der erblichen und exogenen Systemerkrankungen nicht das gehalten haben, was man sich von ihnen versprach* und, daß es keinesfalls angängig ist, sie zum nosologischen Grundprinzip zu wählen: Ausdrücke wie „Mesen-chymosen" bzw. „Ektodermosen" (Borchardt 1930) können wir heute nicht mehr als zweckmäßig bezeichnen.

β) Die Organdisposition.

Ist die Tatsache des Bestehens erblicher Systemerkrankungen allgemein anerkannt, so wird — trotz zahlloser positiver Befunde — der Begriff der Organ-disposition von manchen Autoren abgelehnt.

Organdisposition bedeutet, daß ein bestimmtes Organ (eventuell auch Organ-system) oder ein Organteil auf Grund struktureller oder funktioneller Besonder-heiten exogenen und endogenen Reizen (Stoffwechselvorgänge, Abnutzung, Altern) gegenüber geringeren Widerstand entgegensetzt als andere Organe. Diese erhöhte Anfälligkeit kann erblich oder erworben bzw. durch ein Gemisch beider

Kräftegruppen bedingt sein. Die Anwendung des Begriffs der Organdisposition ist also stets nur zweckmäßig, wo es sich um die Charakterisierung einer besonderen Teilbeschaffenheit des Organismus gegenüber bestimmten Reizen handelt. Es ist abwegig, rein erbliche Organkrankheiten hier einzugliedern, wenn es sich dabei auch um Affektionen bestimmter Organe bzw. Organteile handelt. Nähere Beschäftigung mit dem Gebiet hat mir gezeigt, daß die einschlägigen Befunde und Probleme vorwiegend die *Individualkonstitution* betreffen und deshalb in dieser, in erster Linie konstitutionstypologisch orientierten Darstellung zweckmäßigerweise unerörtert bleiben. In der 3. Aufl. dieses Handbuches (Bd. 6/1, S. 159ff.) wurde das Gebiet eingehender behandelt und auch zu der meines Erachtens vielfach unbegründeten Kritik Stellung genommen[1].

γ) Entwicklungsstörungen als Ausdruck abnormer Konstitution: Die „Degenerationszeichen".

Es kann nicht unsere Aufgabe sein, jede Entwicklungsstörung des Menschen zu schildern. Vielmehr haben uns — wie in der Überschrift angedeutet — nur solche Anomalien zu beschäftigen, die infolge besonderer korrelativer Verknüpfung als Indikator für die Abwegigkeit des Gesamtorganismus angesehen werden können[2]. Viele, mehr oder weniger isolierte Entwicklungsfehler, welche die Harmonie der Gesamterscheinung oder den geregelten Funktionsablauf nicht beeinträchtigen, wie etwa die häufige isolierte häutige Syndaktylie der 2. und 3. Zehe, ein einzelner Pigmentnävus der Haut oder der Iris, eine Arteria hyaloidea persistens des Auges, das Fehlen oder die Hypoplasie der oberen seitlichen Incisivi (HANHART), eine Alopecie, eine Uvula bifida, die häufige und nicht selten isoliert vererbte angeborene Verkrümmung des Kleinfingers (Kamptodaktylie) oder die recht häufige isolierte Spina bifida occulta des ersten Sakralwirbels und zahlreiche andere Abwegigkeiten mehr besitzen kein weiteres konstitutionspathologisches Interesse, es sei denn, daß durch Familienuntersuchung die betreffenden Merkmale als Rudimentärformen umfassender Syndrome entlarvt werden.

So gewinnt die Spina bifida occulta der 29jährigen Frau in der Stammtafel (Abb. 136) eine erhebliche, für die praktische Erbprognose ausschlaggebende Bedeutung mit dem Nachweis, daß eine leichte Dysraphie bei ihrer Mutter und ihrem Mann, schwere Dysraphien bei ihren Kindern vorgekommen sind. Aus der Summation der leichten (heterozygoten?) Genotypen sind offenbar die schweren (homozygoten?) Syndrome entstanden.

---

[1] Die Frage wird ferner genau behandelt in meiner in Vorbereitung befindlichen Monographie: „Individuum und Krankheit".

[2] Des weiteren ist zu fordern, daß die Merkmale, die zur Beurteilung einer abwegigen Konstitution herangezogen werden, morphologisch bzw. klinisch scharf umschrieben sind. „Überall wo uns Besonderheiten des Habitus und der Organisation wie der Funktion entgegentreten, kommt es zunächst einmal darauf an, ihre Natur scharf zu bestimmen. Dann erst möge jede einzelne Anomalie auf ihren örtlichen Wert und ihre Bedeutung für die Einschätzung der Gesamtpersönlichkeit untersucht werden" (C. HART 1923). Ein derartiges Vorgehen vermissen wir z. B. durchaus bei der Schilderung der Symptome, die MAUZ seinen „kombinierten Defektkonstitutionen" zugrunde legt. Es werden unter anderem aufgezählt: „Pupillendefekte", „allerlei Kontrakturen", „Hyperreflexie", „fettlose kleine Totenköpfe", „Zapfenkinn", „verdickte Nasen", „grau-schmutzige Gesichtsfarbe", „gequollenes Gewebe", „schlaffes, weich herabhängendes Fett", „klobige dicke Waden", „Hautausschläge aller Art". Bei keinem dieser Merkmale handelt es sich um eindeutig definierte Symptome, wie sie uns in den zahlreichen nachfolgend geschilderten und abgebildeten Fällen entgegentreten werden. Die konstitutionsdiagnostische Verwertbarkeit derartig verschwommener Anomalien ist deshalb recht fraglich, ihre didaktische Weitergabe wohl völlig ausgeschlossen. Vgl. dazu die analoge Kritik bezüglich der Habitusdiagnostik (S. 58f.). Vgl. auch S. 309.

Ebenso besitzt die geringe in Abb. 132 wiedergegebene Brachyphalangie einer 46jährigen Frau die Bedeutung eines Mikrosymptoms des Mongolismus ihrer Nichte

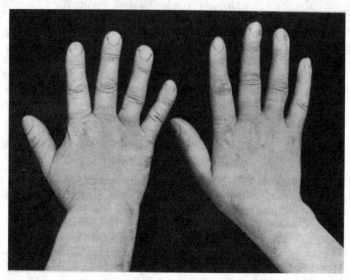

Abb. 132. 46jährige Frau. Mäßige Brachyphalangie und kurz-plumpe Hand. Dysplastischer Fettwuchs (Körpergröße 151 cm, Gewicht 83,4 kg). Genua valga, Beschränktheit (Volksschulezweimal sitzengeblieben). Wegen vieler hysterischer Klagen bei zahlreichen Ärzten gewesen. Von 2 verschiedenen Männern 2 uneheliche Kinder. Nichte (Abb. 134) typischer Mongolismus. Bruder (Vater der Mongoloiden) hat ebenfalls deutliche, wenn auch weniger ausgeprägte Brachyphalangie. In der Familie ferner 7,5% Beschränkte (in unserer Vergleichsbevölkerung 1,2%) 11,9% Psychopathen (gegenüber 3,3%) und weitere Abnorme.

(Abb. 133 und 134), sind doch „ein Charakteristikum des Mongolismus die kurzen, plumpen Hände und Füße, so daß man von Stummelfingern gesprochen hat"

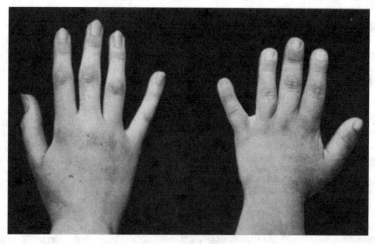

Abb. 133. Brachyphalangie und kurz-plumpe Hand bei Mongoloider. Daneben Vergleichshand (vgl. Abb. 134)·

(Kreyenberg, s. Abb. 135). Durch Doxiades und Portius ist neben anderen Merkmalen die Brachyphalangie bei den Verwandten Mongoloider nachgewiesen. Wir wissen aus den Befunden verschiedener Autoren, denen auch mehrere eigene Feststellungen entsprechen, daß, im Gegensatz zu der ungenügend gestützten

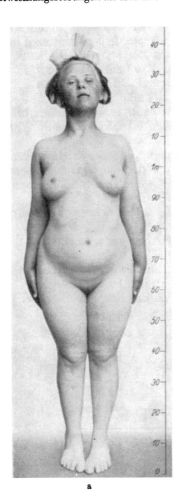

a

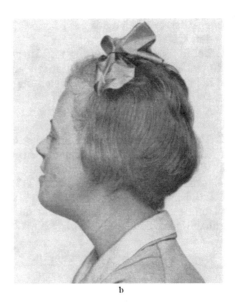

b

Abb. 134 a und b. Mongoloide Idiotie bei 16jährigem Mädchen mit Epikanthus, Hyperbrachycephalie (vgl. Abb. 132 u. 133).

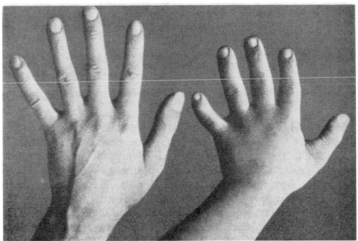

Abb. 135. Vergleich zwischen einer normalen Hand und der Hand eines Mongoloiden. (Nach KREYENBERG.

These Geyers, die erbliche Veranlagung (kenntlich besonders in Form von Mikrosymptomatik und unspezifischer neuro-psychopathischer Belastung) in der Ätiologie des Mongolismus eine bedeutungsvolle Rolle spielt (H. Schröder, Doxiades und Portius, Kreyenberg, Orel, Kinkelin, Hermann, Pogorschelsky, Chotren, Halbertsma, E. Nobel und Mitarbeiter, Lahdensuu; weiteres Schrifttum bei Portius sowie Dubitscher).

Abwegige Einzelmerkmale, die nach unseren heutigen Kenntnissen bei isoliertem Auftreten belanglos sein können, gewinnen erhebliche Bedeutung unter folgenden Umständen:

1. Bei individueller Häufung und Intensivierung: „Je mehr extrem außerhalb des Normbereiches fallende Varianten an einem Individuum gefunden werden, desto höher ist der Grad der Abweichung von der Norm (Deviation, Dysnomalie) zu bewerten" (H. Günther 1935).

2. Als Teilerscheinung eines bestimmten, häufig auf ein abnormes Gen zurückzuführenden Syndroms.

3. Als Teilerscheinung einer zunächst scheinbar regellosen, meist nicht direkt nachweisbar erblichen allgemeineren Abwegigkeit.

4. Wenn die betreffenden Merkmale in besonders schwerer Ausprägung die Widerstandskraft und Vitalität ihres Trägers erheblich beeinträchtigen.

Als Beispiel der letztgenannten Art nenne ich die Rhachischisis, die, prinzipiell nur eine Quantitätssteigerung der einfachen Spina bifida occulta, meist zu frühzeitigem Tode führt (vgl. Abb. 136).

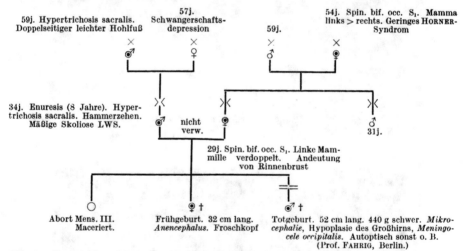

Abb. 136. Stammtafel 9. Schwere Araphie bei Geschwistern, leichte dysraphische Symptome bei Vater und Mutter, Vatersvater und Muttersmutter.

Isolierte Merkmale, die in Kombination mit anderen eine erhebliche Bedeutung gewinnen, sind die Syndaktylie als Symptom des Bardet-Biedl-Syndroms (Abb. 137a und b), Haut- und Irisnävi als Symptome der Neurofibromatosis Recklinghausen (Abb. 138 und 139), eine prämature Alopecie als Symptom der myotonischen Dystrophie (Abb. 140) oder die Kamptodaktylie (Abb. 141) bzw. die Foveola coccygea als Symptome des Status dysraphicus (Abb. 144).

Diese wie auch zahlreiche andere Erbsyndrome drücken ihren Trägern den Stempel einer abwegigen, fast ausnahmslos minderwertigen Konstitution auf [weitere Beispiele auf S. 120, 122, 124—127, 136, 148, 160, 167—180, 194 (Nr. 4), 195 (Nr. 5), 199, 207, 225—231, 255].

Außer in diesen scharf umschriebenen, diagnostisch durchaus charakteristischen und erbbiologisch meist klar definierten Syndromen kommen degenerative Einzelmerkmale nun auch in jenen *unsystematischen Häufungen* vor, von denen oben an dritter Stelle die Rede war. Vor der Erörterung dieser Zustandsbilder sollen einige Beispiele gegeben werden:

1. E. B., 31jährig, ohne Beruf (Anamnese durch die Mutter). Geburt normal. Stets zart und schwächlich. $1^1/_2$jährig gelaufen. Gang unsicher. Etwa 3jährig gesprochen. 4jährig

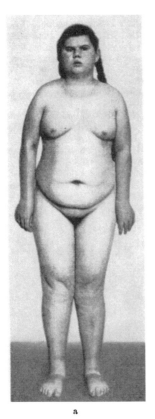

angeblich Mesenterialdrüsentuberkulose (?). Solbäder, Höhensonne. Bis zum 8. Jahr von der Einschulung zurückgestellt. Wegen Minderbegabung vorzeitig entlassen. Versuche, sie etwas lernen zu lassen, scheiterten ebenfalls. Seitdem zu Hause. 21jährig (!) Menarche. Anfangs schwache unregelmäßige Periode. Jetzt angeblich normal.

Dysplastisch-asthenischer Habitus (Abb. 146) mit virilen Zügen (schmales Becken, geringe Behaarung der Linea alba). Körpergröße 152 cm, Gewicht 33 kg, Brustumfang 67,0 cm. Relativ lange Arme. Geringe S-förmige Totalskoliose. Starke

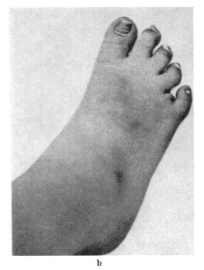

Abb. 137 a u. b (Text S. 166). a 14jähriges Mädchen. BARDET-BIEDL-Syndrom. Fettsucht vom Typ der Dystrophia adiposogenitalis, starke Hypoplasie von Uterus und Ovarien (Frauenklinik), Pigmentdegeneration der Retina, operierte Hexadaktylie rechter Fuß (Abb. 137b), Genua valga, Brachyphalangie der Hände, Debilität, Stammeln (Prof. GUTZMANN). Encephalographie und Liquor o. B. Wa.R. auch im Blute negativ. Stoffwechselbefunde (stationär) ohne verwertbare Abweichungen. b Leichte Syndaktylie, operierte Hexadaktylie bei BARDET-BIEDL-Syndrom.

Trichterbrust (Abb. 147). Pelzmützenhaar. Sonstige Behaarung o. B. Ausgesprochene Synophris. Akrocyanose der Hände und Füße. Subjektiv und objektiv viel kalte Hände und Füße. Capillarmikroskopisch Strömung nur vereinzelt, langsam und körnig sichtbar. Normale Haarnadelformen. Im ganzen nur 2 „Archiformen“. Die Kniegelenke können maximal nur bis 150° gestreckt werden. Geringe Bewegungsbeschränkung auch in den oberen und unteren Sprunggelenken beiderseits. Allgemeine Osteoporose und wabige Struktur des ganzen Skeletsystems. Der Befund — angeborene Beugekontraktur der Kniegelenke mit generalisierter Strukturanomalie des Skelets — ist nach Bericht der Orthopädischen Univ.-Poliklinik der Charité im Schrifttum noch nicht beschrieben. Strabismus divergens. Linkes Auge steht in einer Divergenz von 40°. Geringgradige Myopie und hochgradiger Astigmatismus nach der Regel, rechts von 5 D, links von 6 D. Sonst ophthalmologisch o. B. (Univ.-Augenklinik der Charité). Hochgradige Lichtscheu mit dauerndem Blinzeln (vgl. Abb. 146). Rachitische Schmelzhypoplasien der Zähne. Intern und neurologisch o. B. Mäßiger Schwachsinn. Schwer von

Begriff. Denkverlangsamung. Enger Gesichtskreis. Ist nur zu den gröbsten Hausarbeiten zu gebrauchen.

21jähriger Bruder unfruchtbar gemacht wegen genuiner Epilepsie. Leichte Demenz mit Umständlichkeit, Reizbarkeit, Humorlosigkeit. Körperlich o. B. außer etwas Pelzmützenhaar.

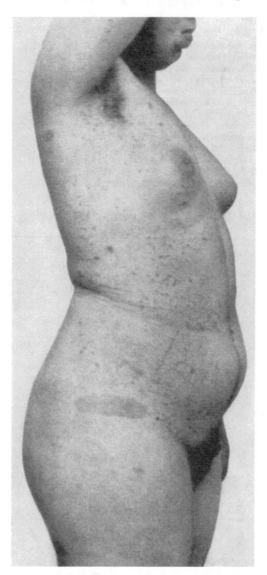

Eltern nicht blutsverwandt. Mutter äußerst umständlich, untüchtig im Haushalt, von engem Horizont. Vater o. B. 2 Schwestern, beide mit leicht viriler Behaarung, die eine mit starker Migräne ist linkshändig. Ein Bruder des Vaters 9jährig †, hatte Veitstanz und war schwachsinnig, 1 Vetter von Vaterseite fraglicher Epileptiker.

2. Hans J., 14 Jahre. Megalocolon congenitum, doppelseitiges Iriscolobom mit rechtsseitiger Netzhautablösung, Debilität. Keine Geschwister. Beide Eltern o. B., insbesondere frei von Darmveränderungen (Röntgen).

3. Pauline Fa.[1], 45 Jahre, Putzfrau (Abb. 148a und b). In der Volksschule nur bis zur 3. Klasse. Vor 10 Jahren erste subjektive Beschwerden von seiten der bestehenden *Syringomyelie* (dissoziierte Empfindungslähmung besonders rechter Arm und rechte Halsseite mit Verletzungen und

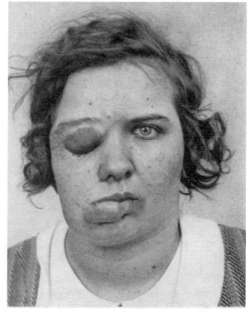

a   b

Abb. 138a und b. 25jährige Frau. a Großer Pigmentnaevus bei Neurofibromatose (vgl. auch Abb. 138b und 139). Sonstiges Cutansyndrom sehr gering. Lappenelephantiasis. Daneben erhebliche Störung der Zahnanlage, auffallend große Sella (stoffwechsel-pathologisch o. B.), Spina bifida occulta S₁. b Lappenelephantiasis von Oberlid und Oberlippe bei Neurofibromatose. Die gleiche Kranke wie in Abb. a (vgl. Text S. 166).

Verbrennungen, Parese und Atrophie rechter Arm und rechtes Bein, Urininkontinenz, Horner rechts, Pyramidenzeichen an den Beinen). Dysplastischer Fettwuchs. Körpergröße 148 cm, Gewicht 103 kg. Hexadaktylie rechte Hand (operiert) und rechter Fuß (Abb. 149).

[1] Die Kranke wurde mir freundlicherweise von Herrn Geheimrat Prof. Dr. R. Henneberg, Berlin, zugewiesen.

Ophthalmologisch o. B. (Augenklinik der Charité). Debilität, Hypertension (190/120), sonst intern o. B. Der 15jährige Sohn zeigt — bei normaler Intelligenz — eine Andeutung von Dystrophia adiposogenitalis.

Die richtige Beurteilung derartiger Degenerativer hat auch für den Internisten hohe diagnostische und sozialmedizinische Bedeutung. Bei nicht zu stark aus-

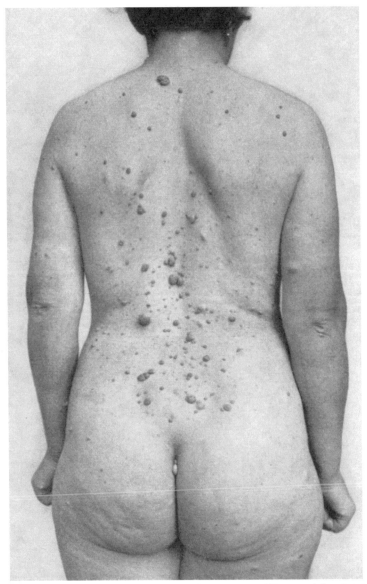

Abb. 139. Ausgesprochene Neurofibromatose bei der Mutter der Kranken von Abb. 138 (vgl. Text S. 166).

geprägtem Schwachsinn ziehen derartige Menschen oft von Arzt zu Arzt, von Krankenhaus zu Krankenhaus, es entwickeln sich umfangreiche Invalidisierungs-akten, bis schließlich die erbkonstitutionelle Abwegigkeit erkannt und eine geeignete Betreuung (etwa mittels der Psychopathenfürsorge) einsetzt. Hierzu folgendes Beispiel:

4. Otto Ro., geb. 1917. Wurde uns 1950 überwiesen wegen uncharakteristischer Magenbeschwerden, die seit 4 Jahren bestehen sollen und zu häufigen Krankenhausaufenthalten
führten, ohne daß je ein sicherer organischer Befund erhoben werden konnte. Deshalb
(Arbeitsuntauglichkeit!) auch bereits 1946 aus russischer Kriegsgefangenschaft entlassen.
Seitdem kaum mehr ernstlich gearbeitet.

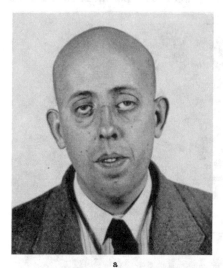 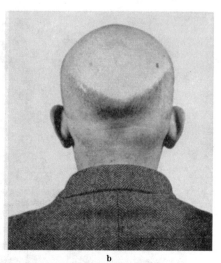

a   b

Abb. 140 a und b. 41jähriger Mann. Alopecie (seit dem 23. Lebensjahr) (vgl. Text S. 166) bei klassischer myotonischer Dystrophie: Facies myopathica, doppelseitige Ptosis, Atrophien an Becken- und Beinmuskeln. Pseudohypertrophie der Waden. Myotonische Reaktion, besonders des Thenar. Pat.-Reflex rechts ø. Hodenatrophie.
Typische Myotoniekatarakt mit rot-grünen Glitzerpünktchen (Prof. H. K. Müller, Univ.-Augenklinik). Feminin-
dysplastischer Habitus. Chvostek +. Blutchemismus o. B. Debilität. Sexuelle Perversionen (mehrere Bestrafungen
wegen Exhibitionismus). Einzige Schwester hatte das gleiche Leiden (Krankenblatt), gestorben nach Operation
einer doppelseitigen Dermoidcyste der Ovarien. Beide Eltern o. B. (selbst untersucht). (Text S. 166.)

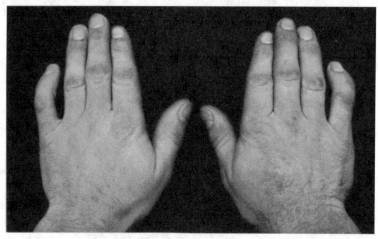

Abb. 141. Karl E., 23jähriger Tischler. Kleinfingerverkrümmung mit Verkürzung der mittleren Phalanx (Rö.)
(Kamptodaktylie) (vgl. Text S. 166). Doppelseitiger Hohlfuß rechts > links (Abb. 143), Fußlänge rechts 23 cm,
links 25,5 cm, rechter Unterschenkel stark atrophisch. Auf dem linken Gesäß im Gebiet von S₃ fünfmarkstück-
großes trophisches Geschwür. Im Gebiet von S₁ bis S₃ typisch segmentär angeordnete Hypästhesie für alle
Qualitäten. Erschwertes Wasserlassen (2mal im Verlauf von ½ Jahr Restharn von 200 cm³). Starke Spina bifida
occulta S₁, auch tastbar (Abb. 142). Klaffender Hiatus sacralis. Achillesreflexe beiderseits ø. Hyperthelie rechts,
starke Cyanose beider Hände mit Thermhypästhesie. Deutliche Grubenbildung nach Art einer Foveola coccygea
in der Kreuzgegend. Mäßig debil. Eine Schwester mikrocephal und imbezill. Auf meine Veranlassung wurde
in Höhe des 5. Lendenwirbels laminektomiert (Prof. Hackenbroch, Köln). Durchtrennung eines derben bindegewebigen Stranges, der von der Grube in Höhe des 5. Lendenwirbels zum offenen Wirbelbogen zur Dura
führt. Dabei Eröffnung der Dura. Kein sonstiger Befund. Schon wenige Tage nach der Operation Heilung des
seit 2 Jahren bestehenden Malum perforans und Verschwinden der Blasenbeschwerden. (Text S. 166.)

Macht einen anthropoid-primitiven Eindruck. Undifferenziertes Gesicht, mäßige Mikrocephalie (Kopfumfang 52 cm), Pelzmützenbehaarung, struppiges, dichtes Kopfhaar, tief gefurchte Stirn. Impressio Helicis. Geringe Syndaktylie Zehe 2/3 beiderseits, Vierfingerfurche links, erhebliche Akrocyanose beider Hände. Debilität. Intern o. B., abgesehen von ausgeprägter Kaskadenbildung am Magen, die nach 14tägiger Magenschonbehandlung und massiv suggestiven Maßnahmen (erst hiernach subjektiv beschwerdefrei) verschwunden ist (Abb. 150 und 151). Der Kranke zeigt zugleich, daß sich die degenerative Gesamtkonstitution durchaus nicht immer in gröberen Mißbildungen zu äußern braucht, daß aber die Be-

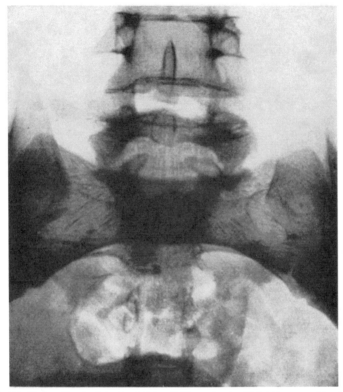

Abb. 142. Hochgradige (auch tastbare) Spina bifida occulta S_1. (Vgl. Abb. 141 und 143.)

rücksichtigung des abwegigen Gesamtaspekts und mancher zu diesem passender Kleinsymptome den richtigen Weg weist.

Nur summarisch seien noch einige der von mir beobachteten Symptomkombinationen wiedergegeben: Mikrocephalie mit Schwachsinn, Coxa valga beiderseits, Hypoplasie verschiedener Zehen, angeborener Herzfehler (Septumdefekt?), starker Astigmatismus, Dystrophia adiposogenitalis. — Hornhautdystrophie mit angeborener Hüftgelenksluxation und Status dysraphicus (starke Mammadifferenz, Trichterbrust, Skoliose, Spina bifida occulta S_1, Akrocyanose); Mutter: Mammadifferenz, Skoliose, Akrocyanose. — Hochgradige Hyperopie (Vis. korr. beiderseits 5/60), Fibrae medullares Retinae (vgl. hierzu S. 176), Nystagmus, Hypoplasie des Sternocleidomastoideus, Lordose, Trichterbrust. — Aus dem Schrifttum ließen sich noch zahlreiche Beispiele multipler Abartungen nennen. Ich erwähne hier nur die überdurchschnittliche Häufigkeit, mit der angeborene Herzfehler mit anderweitigen Mißbildungen kombiniert sind, z. B. abnormer Schädelbildung, Hasenscharte, Gaumenspalte, Zahnanomalien, Uterus bicornis, Bauchspalte, überzähligen Leberlappen, abnormem Verlauf des Dickdarms, Atresia ani, Agenesie der Milz oder einer Niere, Cystennieren, Situs inversus, Ptosis congenita, Mikrophthalmus, Myxödem, Mongolismus, Schwachsinn (nach WEITZ 1936). Das gleiche gilt für die angeborenen Spaltbildungen von Lippe, Kiefer und Gaumen, die z. B. HÄNTZSCHEL in 35,1 % von 128 Fällen mit anderweitigen Entwicklungsstörungen und Abwegigkeiten, vor allem Schwachsinn, kombiniert fand. Über die Häufigkeit derartiger

„Kombinationsmißbildungen" beim Status dysraphicus habe ich in meinem eingehenden Referat berichtet (1939).

Von großem Interesse ist die auch in den obenstehenden Fällen 1—4 deutliche Tatsache, daß diese Personen mit unsystematischen Mißbildungshäufungen

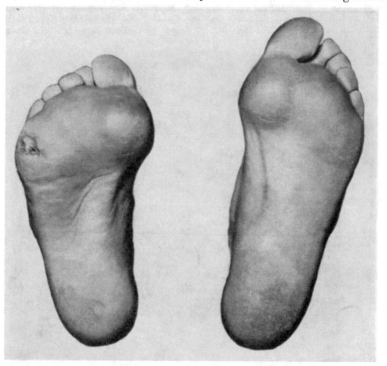

Abb. 143. Klauen-Hohlfuß, besonders rechts, bei Status dysraphicus. Malum perforans der Fußsohle bei dem Kranken von Abb. 141. (Vgl. Abb. 141 und 142.)

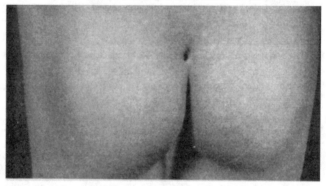

Abb. 144. 7jähriger Knabe. Foveola coccygea (vgl. Text S. 166) neben Spina bifida occ. L_4, Enuresis (4. Lebensjahr), leichtem Hohlfuß, leichter Trichterbrust. Außer diesen sicheren Symptomen eines Status dysraphicus besteht als fragliches eine starke Syndaktylie (Abb. 145). Ferner weitere Mißbildungen: PETERSsche Defektbildung der DESCEMETschen Membran (Charité-Augenklinik), Phimose. Beschränktheit. Beim Vater Syndaktylie. (Text S. 166.)

auffallend oft psychische Anomalien, besonders Schwachsinn zeigen, die auf eine koordinierte Fehlanlage des Gehirns hinweisen.

So waren 14 von 29 einschlägigen Fällen meiner Beobachtung schwachsinnig, 2 stark beschränkt. Bei derartigen Feststellungen wird man an einen von BEST

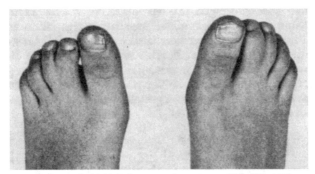

Abb. 145. Syndaktylie bei Status dysraphicus. (Vgl. Abb. 144.)

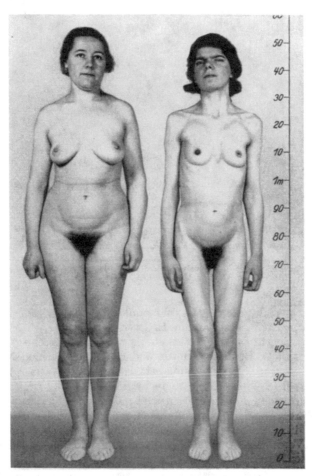

Abb. 146. „Status degenerativus" mit dysplastischem Habitus und Schwachsinn. Körpergröße 152 cm.
(Vgl. Text S. 167.)

ausgesprochenen und entwicklungsgeschichtlich belegten Satz erinnert: „Degenerationszeichen bedeuten nichts anderes als angeborene Verbildungen irgendwelcher Organe, die in Korrelation zu der defekten Gehirnanlage stehen."

Gleichsinnige Beobachtungen wurden schon vor Jahrzehnten gemacht und daraus der Schluß gezogen, daß Mißbildungshäufungen oder auch einzelne besonders auffallende Mißbildungen der Ausdruck einer „Degeneration" des betreffenden Individuums und seiner Familie seien. Man nannte diese Anomalien deshalb *Degenerationszeichen.* Besonders viele einschlägige Beobachtungen stammen von französischen Klinikern wie Morel und Féré, der sie in seinem Buch „la famille névropathique" zusammengestellt hat. Die Beziehungen zwischen Degenerationszeichen und Kriminalität wurden bekanntlich besonders von

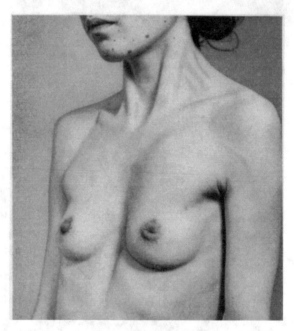

Abb. 147. Starke linksseitige Hohlwarze und Trichterbrust bei „Status degenerativus". (Vgl. Abb. 146 und Text S. 167.)

Lombroso behandelt. Neuere Gesichtspunkte und historische Hinweise finden sich bei v. Rohden, H. Fischer und E. Jentsch.

Gegen den Begriff der Degeneration erhob sich nun berechtigter Widerspruch, der besonders in O. Bumkes „Kultur und Entartung" seinen Niederschlag gefunden hat. Degeneration im Sinne einer generationenweise fortschreitenden Zunahme körperlicher, seelischer und damit sozialer Abwegigkeit gibt es nicht. Viele entsprechenden Erscheinungen sind auf Inzucht, andere auf das Herausmendeln heterozygoter recessiver Anlagen und schließlich auf die als „pathologische Zuchtwahl" bezeichnete geschlechtliche Affinität zwischen abwegigen Personen zu beziehen. Auch die Existenz einer sog. progressiven und anteponierenden Vererbung, d. h. des mit zunehmender Generationenzahl verstärkten und verfrühten Auftretens pathologischer Erbmerkmale ist durchaus unwahrscheinlich. Wie sehr viele Begriffe der älteren Konstitutionslehre ist auch derjenige der Degeneration sehr vieldeutig und unklar (Näheres bei E. Jentsch und O. Bumke).

Mit dem Begriff der Degeneration wurde nun von manchen Seiten auch derjenige des Degenerationszeichens abgelehnt und die korrelative Beziehung zwischen intensiven, seltenen Einzelmißbildungen bzw. Mißbildungshäufungen

und neuropathischer Abwegigkeit geleugnet (O. NAEGELI, GRUHLE u. a.). Dieser
Standpunkt ist zweifellos falsch wie jeder, der über ein genügend großes Beobachtungsgut verfügt, anerkennen wird und wie die Durchmusterung einer
größeren Zahl neurologisch oder psychiatrisch Abnormer sowie umgekehrt —
als Gegenprobe — diejenige einer unausgelesenen Reihe von Degenerations-
zeichenträgern ergibt. Noch heute gilt NÄCKES Ausspruch zu Recht, „daß im

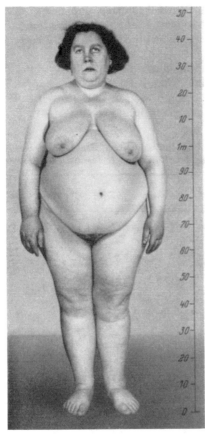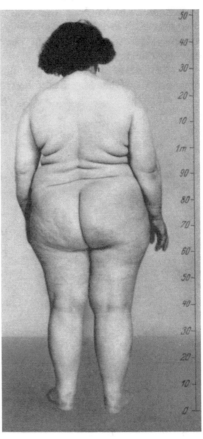

Abb. 148a und b. Syringomyelie, Debilität, dysplastischer Fettwuchs, Hexadaktylie (vgl. Text S. 168).

allgemeinen ein klinischer Zusammenhang zwischen Zahl, Wichtigkeit und Verbreitung der Stigmata und dem Zustande des Zentralnervensystems ganz entschieden besteht". Im einzelnen seien folgende Beispiele genannt: DUBITSCHER
stellt fest, daß „die Annahme erbbiologischer Zusammenhänge zwischen körperlichen Mißbildungen und Schwachsinn durch zahlreiche Untersuchungen wahrscheinlich gemacht sei" und bringt eine größere Zahl entsprechender Beobachtungen. Nach BEST haben Hilfsschulkinder in 41% der Fälle angeborene Augen-
fehler wie Astigmatismus oder Hyperopie über 2 D, Linsentrübungen, Augen-
muskelstörungen, kleine Unregelmäßigkeiten am Sehnerv; Farbenblindheit fand
sich bei 12% der Untersuchten!

„Die große Mehrzahl von genuinen Epileptikern erscheint ... in mannigfacher Hinsicht
falsch gebildet. Wir finden bei ihnen deutliche Dysplasien des Körperbaus, grobe Schädelanomalien, Asymmetrien im Gesicht, am Schädel, an den Gliedern, außerordentlich häufig
Anomalien am Gebiß, dazu Störungen im Gefäßapparat ... kurz, die Epileptiker sind von

je unvollkommen oder falsch differenziert und die Bildungsstörungen reichen in das vorgeburtliche Leben zurück (J. LANGE 1937). SCHOEN und THOREY fanden 61% der untersuchten Epileptiker mit Augenfehlern behaftet, SPATHING und GOULD sogar 68 von 71 Epileptikern! (beides zit. nach BEST 1907).

Eine Häufung degenerativer Gebißmerkmale bei genuin Epileptischen konnten PESCH und HOFFMANN im Vergleich mit Normalpersonen nachweisen, wie die folgende Tabelle 23 zeigt.

Ebenso fand FRENZEL bei 85,3% von Schwachsinnigen und nur 27,6% von normalen Kindern Gebißanomalien. Die relativ häufigen Degenerationszeichen von Polysklerotikern und ihren Verwandten habe ich 1933 und 1939 besprochen und abgebildet.

HAUBENSACK konnte unter 560 Krankenhausinsassen 4mal eine Ptosis congenita der Oberlider feststellen; in sämtlichen 4 Fällen handelte es sich um Schwachsinnige. Ich selbst machte wiederholt entsprechende Beobachtungen.

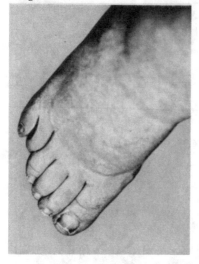

Abb. 149. Hexadaktylie. (Vgl. Abb. 148.)

Tabelle 23. *Häufigkeit von Gebißanomalien bei Epileptikern.* (Nach PESCH und HOFFMANN.)

	640 Epileptiker in %	640 Nichtepileptiker in %
Hoher spitzer Gaumen .	60,7	26,2
Prognathie	8,90	4,53
Deckbiß	9,78	12,8
Progenie	6,1	0,9
Kopfbiß	10,0	6,3
Offener Biß	6,25	1,6
Kreuzbiß.	2,0	1,4
Frontzahn-Engstand . . .	25,9	10,2
Eckzahn-Hochstand . . .	2,25	1,9
Diastema	18,6	7,1
Hypoplasie	20,7	5,35
Tuberculum Carabelli . .	23,6	11,9

Ptosis und Schwachsinn können auch in derselben Familie teils isoliert, teils kombiniert auftreten (TARTÀR und v. PAP). Weitere Angaben über die Korrelation von Augenmißbildungen einerseits, Schwachsinn, Epilepsie und Geisteskrankheiten andererseits stammen von BEST sowie GELPKE. Seit langem bekannt und immer wieder bestätigt ist die überdurchschnittliche Häufigkeitsbeziehung von Pigmentdegeneration der Retina und Schwachsinn bzw. Taubstummheit (vgl. z. B. die genaue Familienuntersuchung von VOGELSANG, REICH und BARTH). Nach FRANCESCHETTI sind rund 10% der Pigmentosakranken taubstumm, nach einer neueren Untersuchungsreihe von 41 Patienten sogar 45% (WORTIS und SHASKEN)! Dies geht weit hinaus über eine zufallsmäßige Koinzidenz, die ALBRECHT und LENZ annehmen, aber auch über Zahlen, die durch gemeinsames Herausmendeln recessiv-heterozygoter Anlagen bedingt werden könnten. Es wäre sonst nicht einzusehen, warum z. B. bei den Kindern Blutsverwandter die Häufigkeit dieser Erbleiden nicht viel größer ist. Für tiefere Beziehungen sprechen auch genealogische Beobachtungen, die an Hand eigener und fremder Befunde von FRANCESCHETTI und KLEIN besprochen werden (1941, S. 481).

Besonders aufschlußreich sind gründliche Probanden- und Familienuntersuchungen, die CATSCH an unserer Berliner Abteilung an 60 Personen mit markhaltigen Nervenfasern der Retina durchführte. Unter den 60 Probanden zeigten 11 erhebliche neurologische Abwegigkeiten (2mal multiple Sklerose, 1mal Erbataxie,

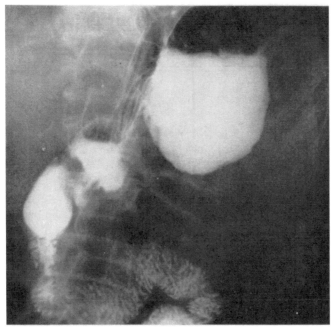

Abb. 150. Kaskadenmagen bei degenerativem Debilen vor Behandlung (vgl. Text S. 171).

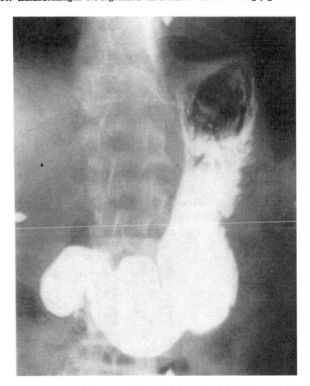

Abb. 151. Kaskadenmagen bei degenerativem Debilen nach Behandlung (vgl. Text S. 171).

Tabelle 24. *Neurologisch-psychiatrische Abwegigkeiten in den Familien von Fibrae medullares-Trägern.* (Nach Catsch 1939.)

	Fibrae medullares-Familien		Vergleichs-bevölkerung
	Verw.-Grad 1[1]	Verw.-Grad 2[2]	
Manisch-depressives Irresein	1,46	1,30	0,31
Epilepsie	2,15	1,18	0,30
Debilität	2,76	2,35	0,42
Psychopathie	2,15	2,73	1,26
Starke Trunksucht	1,54	0,79	0,25

[1] Verw.-Grad 1 (Verwandtschaftsgrad 1) = Eltern, Geschwister, Kinder.
[2] Verw.-Grad 2 (Verwandtschaftsgrad 2) = Enkel, Großeltern, Geschwisterkinder, Elterngeschwister.

2mal Tumor cerebri, 1mal funikuläre Myelose, 1mal Paralysis agitans, 1mal Facialisparese, 2mal Tabes dorsalis, 1mal angeborene Kernaplasie), 21 waren psychiatrisch auffällig. Im ganzen zeigten 45 der 60 Personen Abweichungen von seiten des Nervensystems. Diese Zahlen übersteigen diejenigen der Durchschnittsbevölkerung hochgradig. Auch die Familien boten das Bild der neuropathischen Konstitution (vgl. auch die Ausführungen über neuropathische Konstitution S. 272), d. h. einer unspezifischen Veranlagung zu verschiedenartigen Nervenleiden. Dies zeigt sich an der Häufigkeitserhöhung verschiedener Abwegigkeiten des Nervensystems im Vergleich mit der Normalbevölkerung.

Zwei genealogische Beispiele mögen dies erläutern:

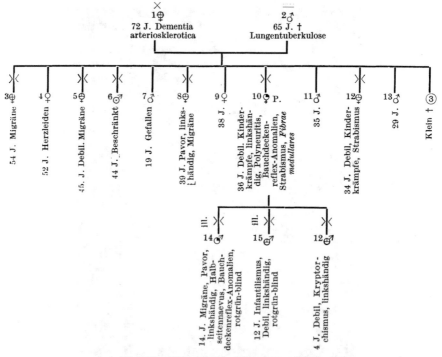

Abb. 152. Stammtafel 10. (Nach Catsch 1939.)

Die eigenartigen, über weit ausgedehnte Gebiete des Körpers sich erstreckenden Korrelationen Degenerativer kommen aber auch bei Merkmalen deutlich

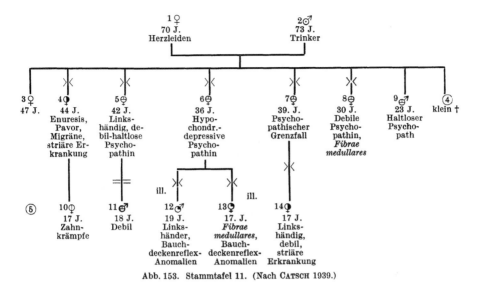

Abb. 153. Stammtafel 11. (Nach CATSCH 1939.)

zum Ausdruck, die mit dem Nervensystem unmittelbar nichts zu tun haben. So fand W. KREBS bei 41,4% seiner Fälle von Lippen-, Kiefer- und Gaumen-

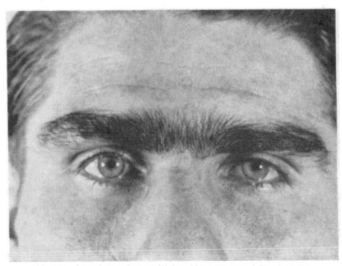

Abb. 154. Synophris neben multiplen Abartungen und Psychopathie.

spalten noch anderweitige Mißbildungen, einwandfreie Anomalien und Geisteskrankheiten. In 30% der Fälle handelt es sich um Schwachsinnige bzw. stark Beschränkte.

Auch die experimentelle Genetik, die diesen Fragen bisher wenig Aufmerksamkeit geschenkt hat, macht neuerdings entsprechende Feststellungen, z. B. die von Beziehungen zwischen Hypertrophie der Rückenmarksvorderhörner und Polydaktylie bei der Maus (TSANG 1939).

Hier sei noch eine einschlägige Beobachtung angeführt, die auch insofern bemerkenswert ist, als sich ein im älteren Schrifttum viel genanntes degeneratives Merkmal, die zusammengewachsenen Augenbrauen (Synophris, „Rätzel") —

12*

hier besonders stark ausgeprägt — in Verbindung mit anderweitigen Entwicklungsstörungen und der psychisch-sozialen Abwegigkeit — als Mitindicator der
degenerativen Gesamtkonstitution erweist, während seine diesbezügliche patho-
gnostische Bedeutung bei isoliertem Auftreten recht fragwürdig erscheint.

Günter Ad., 26jähriger Schiffsheizer, starke Synophris (Abb. 154)[1], angeborene Hypoplasie des linken Armes und Beines. Linker Unterarm um 4 cm, linker Oberschenkel um
15 (!) cm kürzer als rechter. Röntgenbild: entsprechend starke Verkürzung des Femur, der

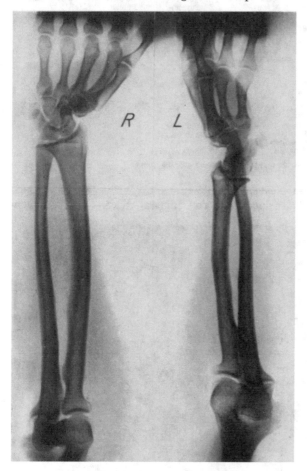

in seinem distalen Bereich
plump und teilweise unregelmäßig konfiguriert erscheint.
Verkürzung des linken Ra-
dius, so daß die Ulna das Handgelenk um 2 Querfinger überragt. Handwurzelknochen
o. B. (Abb. 155). Spina bifida
occulta eines lumbosacralen
Übergangswirbels mit isoliert
stehendem Dornfortsatz (Abbildung 156). Linke Becken-
hälfte etwas kleiner als rechte.
Körpergröße 169 cm, Gewicht
67 kg. Brustumfang 89 cm.
Athletischer Habitus. Neurologisch und internistisch
o. B. — Unehelich. Kennt
seine Eltern nicht. Mäßig
beschränkt, explosiv, brutal.
Mehrfach kriminell. Enuresis
bis 13 Jahre. Vor 5 Jahren
„Nervenzusammenbruch",
Suicidversuch. Ein unehe-
liches Kind.

Wir haben vorstehend
gesehen, daß für die Be-
wertung eines degenerati-
ven Merkmals als Kon-
stitutionsindicator die
Tatsache von ausschlag-
gebender Bedeutung ist,
ob dasselbe durch Genea-
logie oder klinische Symptomatologie mit scharf
umschriebenen Erbleiden
in Beziehung gesetzt wer-
den kann.

Abb. 155. Röntgenaufnahme beider Unterarme: deutliche Verkürzung
links im Vergleich zu rechts (vgl. Abb. 154).

In diesen erbbiologisch
klaren Fällen ist es zweck-
mäßig, die unklare Bezeichnung Degenerationszeichen zugunsten von „Erbmerkmal" ganz fallenzulassen. Wenn dagegen von Hanhart (1940) „der Ausdruck
‚Stigma' so weit gefaßt wurde, daß eine Abgrenzung gegenüber den einzelnen
Symptomen vieler klinischer Krankheitseinheiten kaum mehr möglich ist" — er
führt unter seinen „Stigmenhäufungen" Dystostosis cleidocranialis, Status dysraphicus, Osteopsathyrose, myotonische Dystrophie auf, ferner nennt er hier zahlreiche „hormonale Stigmen" wie Hypo- und Hyperthyreoidismus und meint an
anderer Stelle[2], eine stärkere, mit gewissen charakterologischen Eigenheiten verbundene Allergiebereitschaft sei „geradezu als Entartungszeichen zu werten" —

---

[1] Vgl. auch Abb. 146. — [2] „Allergie" (Berger-Hansen). Leipzig 1940.

so erscheint uns eine möglichst klare Abgrenzung klinisch und genealogisch scharf definierter Erbsyndrome von den genetisch noch unklaren Mißbildungshäufungen (vgl. die Beispiele S. 167/168, 180) zweckmäßiger. Ich halte es begrifflich und methodisch für angebracht, den Begriff „Stigmenhäufung", „Mißbildungshäufung", „multiple Abartung" vorläufig für die genetisch unklaren multiplen Syndrome zu reservieren. Beim Status dysraphicus handelt es sich beispielsweise um ein klinisch scharf umrissenes Syndrom, den Phänotyp eines „einfach dominanten, pleiotropen Gens mit großer Manifestationsvariabilität, das sich vermutlich in homozygotem Zustand schwerer äußert als in heterozygotem und neben der intrafamiliären auch eine deutlich interfamiliäre Variabilität zeigt" (CURTIUS 1939). Weiterhin ist es durchaus fraglich, ob man internklinische, unter Umständen rein exogen entstandene (Jod-Basedow!) bzw. weit verbreitete Symptome oder Syndrome (etwa die der allergischen Diathese) mit dem Kennzeichen des „Entartungszeichens" belegen soll.

Man könnte sich fragen, worin der Sinn derartiger terminologischer Erörterungen liegt. HANHART schreibt mit Recht, daß es sich bei dem Ausdruck „Stigma" bzw. Degenerationszeichen „keineswegs um einen scharfen erbbiologischen Begriff" handelt. Unser Bestreben muß aber mehr und mehr dahin gehen, die Konstitutionslehre da, wo es sich nicht um reine oder vorwiegend exogene

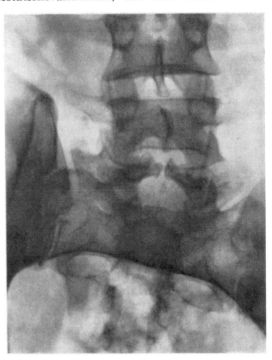

Abb. 156. Spina bifida S₁ (vgl. Abb. 154).

Merkmale handelt, auf den exakten Boden der Genetik zu stellen, um aus den Unklarheiten und Irrtümern verflossener Jahrzehnte herauszukommen. Es sei nur erinnert an Begriffe wie transformierende, alternierende, kollaterale, atavistische und gynophore Vererbung, „Präponderanz der väterlichen Vererbungsintensität" usw. Wir werden deshalb auch den unbefriedigenden Begriff der Degenerationszeichen mehr und mehr einschränken müssen und überall da, wo er durch klare erbbiologische Vorstellungen und Ausdrücke ersetzbar ist, ausschalten. Daß man erwarten darf, auf diese Weise zu einer fortschreitenden Klärung vorzudringen, soll an 2 Beispielen aus dem Gebiet des Status dysraphicus erläutert werden. F. v. MÜLLER führt 1917 die Enuresis als nicht weiter analysierbares „Degenerationszeichen" auf. Heute wissen wir, daß es sich fast ausnahmslos um ein auf der lumbosakralen Myelodysplasie (FUCHS und MATTAUSCHEK) als koordinierter Teilerscheinung des Status dysraphicus (BREMER) entstehendes Symptom handelt. Die eingehende Begründung findet sich in meinem Referat über den Status dysraphicus (1939). Damit ist das Merkmal zu einem im Rahmen unserer anatomisch-klinischen Lokalisationslehre klar verständlichen Symptom geworden, ebenso wie zahlreiche andere Einzelerscheinungen des genannten

Status (Störungen der Reflexe, der Trophik, der Sensibilität usw.). Noch klarer
wird diese Differenzierung der genetisch-klinischen Konstitutionsanalyse in
folgendem, von H. Borchardt[1] angeführten Fall, den er als typisches Beispiel
einer besonderen Anhäufung zahlreicher „nebeneinander vorkommender Bil-
dungsfehler", d. h. also unserer „Mißbildungshäufungen", der „multiplen Abartungen" v. Pfaundlers bzw. des „Status degenerativus" von J. Bauer
anführt: Sacralteratom, Enuresis, Myelomeningocele und Spina bifida lumbo-
sacralis, Steißbeinmangel (vgl. Curtius 1939, S. 218)[2], starker Hohlfuß mit
Unterschenkelatrophie, Mastdarmlähmung. All diese Symptome sowie auch die
zusätzlichen Anomalien der ableitenden Harnwege (vgl. Curtius 1939, S. 225)
lassen sich restlos auf einen schweren Status dysraphicus zurückführen und sind
damit der bizarren Monstrosität und Heterogenität, die ihnen Borchardt
zubilligen möchte, entkleidet.

Es ließen sich noch zahlreiche derartige Beispiele anführen. So handelt es
sich in dem von Hanhart unter den „Stigmenhäufungen" aufgeführten Syndrom
von Tocantins und Reimann (Malum perforans pedis neben verschiedenen
weiteren dysraphischen Symptomen und einer vielleicht akzidentell-zusätzlichen —
vgl. dazu Curtius 1939, S. 201 — Lippen-Rachenspalte) um nichts anderes,
als das von verschiedenen Autoren beschriebene Spezialsyndrom des Status
dysraphicus, die Trophopathia pedis myelodysplastica (vgl. Curtius 1939, S. 210).

Wenn F. Claussen (1939) vom Status dysraphicus schreibt: „Unter den
schon analysierbaren Fällen weiß ich keinen anderen, der an so wichtigen ärztlichen Objekten in so verschiedenen klinischen Disziplinen die Bedeutung gemein-
schaftlicher phänogenetischer Analyse der Konstitution aufzeigt", so kann man
ihm darin nur zustimmen und ergänzend bemerken, daß dies durch planmäßige
entwicklungsgeschichtliche und anatomische (Bielschowsky, Henneberg,
Ostertag, Gruber) klinische (Bremer, Passow, Curtius), korrelationsstatistische und genealogische (Curtius), auf ein Ziel gerichtete Forschungen ermöglicht wurde. Man darf bestimmt annehmen, daß entsprechende Erfolge und
damit ein immer weiterer Abbau der unbefriedigenden Degenerationszeichenlehre
auch auf anderen Gebieten zu erzielen sind, unter der Voraussetzung, daß die
vielerorts noch übliche isoliert-kasuistische einer großzügigen, korrelationsbiologisch orientierten Betrachtungsweise Platz macht.

Isolierte Merkmale, die genealogisch oder symptomatologisch nicht bewertet
werden können, gewinnen, wie wir sahen, dann erhöhte Bedeutung, wenn sie
im Rahmen größerer Mißbildungshäufungen auftreten. Ist auch dies nicht oder
nur in angedeuteter Weise der Fall, dann können isolierte Degenerationszeichen
als bedeutungsvolle Indikatoren bestimmter Pathokonstitutionen anerkannt
werden, wenn auf korrelationsstatistischem Wege in größeren, auslesefreien
Reihenuntersuchungen feste, zahlenmäßig gesicherte Beziehungen ermittelt werden. So konnte z. B. Hanhart zeigen, daß 5,1% von 3000 Züricher Kriminellen
die sog. Vierfingerfurche der Hohlhand trugen. Hanharts Schüler Oberholzer
fand das Merkmal bei 668 Schweizer Schizophrenen in 3,1%, Portius bei 600
genuinen Epileptikern in 7,16%, Hanhart bei 466 Schwachsinnigen (unter
Ausschluß von Mongoloiden) in 4,7%, Rittmeister bei 27 Mongoloiden in 41%.
All diese Zahlen liegen erheblich über dem Wert, den Hanhart für normale
Europäer mit 1—1,65% angibt. Dem entspricht auch die von Rittmeister an
1056 Personen festgestellte Durchschnittshäufigkeit von etwa 1,5%. Auch die
Vierfingerfurche kann übrigens als genealogisch nachweisbares Mikrosymptom

---

[1] Borchardt, H.: Klinische Konstitutionslehre, 2. Aufl., S. 105. 1930.
[2] Vgl. hierzu auch die neuere Arbeit von Lausecker über Kreuzbein-Mißbildungen.
Virchows Arch. **322** (1952).

auftreten, und zwar bei den Verwandten Mongoloider (DOXIADES und PORTIUS u. a.). BRANDNER konnte allerdings keine Häufung der Vierfingerfurche bei Kindern mit sonstigen Teilsymptomen des Mongolismus feststellen.

Ein scheinbar ähnlich bedeutsames Degenerationszeichen stellt nach HANHART die Lingua plicata dar. Unter 1109 Schwachsinnigen, Epileptikern, Kretinen, Mongoloiden, Schizophrenen und Psychopathen fand er sie in 48,8% (Norm 6,7%). Hier wäre allerdings eine weitere Differenzierung wünschenswert. Daß das Symptom bei Vagotonikern besonders häufig sein soll (EPPINGER und HESS), ist unwahrscheinlich. Nach TURPIN und CARATZALI wird die Lingua plicata monomer dominant vererbt (Abb. 157).

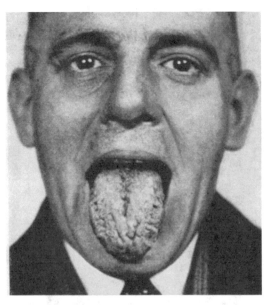

Abb. 157. 47jähriger Uhrmacher. Kompensiertes Mitralvitium. Leptosom, Größe 165,2 cm, Gewicht 55,3 kg, Thoraxumfang 86 cm. Über der rechten Scapula 23:11 cm großer hellbrauner Pigmentnaevus. Geringe Dorsal-Kyphoskoliose. Sonst konstitutionell unauffällig. Insbesondere keine Vierfingerfurche. Starke Lingua plicata.

Manche der als Degenerationszeichen bewerteten Einzelmerkmale haben sich dagegen als unhaltbar erwiesen, weil es sich um harmlose Varianten handelt, die durchaus in den Bereich der normalen Variabilität fallen, wie gewisse Ohrmuschelbildungen, etwa der DARWIN-Höcker oder die angewachsenen Ohrläppchen und die Costa decima fluctuans (vgl. H. FREY). Gewisse Korrelationen zwischen seltenen Ohrmuschelmißbildungen, insbesondere der Mikrotie und abnormer Konstitution sollen jedoch nicht geleugnet werden (vgl. J. SCHWALBE 1895 sowie Abb. 158).

Sind auch bei der letztgenannten Gruppe von Degenerationszeichen die höchstwahrscheinlich auch hier meist vorliegenden, erbbiologischen Beziehungen großenteils noch unklar (vermutlich handelt es sich öfters um Fälle polymerer Recessivität, deren Erblichkeit aus banalen Gründen der Wahrscheinlichkeitsrechnung nicht nachweisbar ist[1]), so können sie doch mit Sicherheit als nicht bzw. vorwiegend nicht exogen entstanden aufgefaßt werden.

Mit Recht sieht BORCHARDT in den Degenerations- oder wie er sie nennt Deviationszeichen „Abweichungen von der Norm . . ., die nicht durch solche Einflüsse hervorgerufen werden, die auch im postembryonalen Leben noch die Körperbeschaffenheit verändern". Das letztere ist aber z. B. der Fall bei der sog. Scapula scaphoidea, die im wesentlichen nichts anderes darstellt, als eine rachitische Belastungsdeformität (CURTIUS)[2]. Ihre Auffassung als Symptom einer Lues congenita (GRAVES) ist verfehlt (CURTIUS). Merkwürdigerweise werden auch heute noch harmlose Normvarianten als Zeichen angeborener Syphilis

---

[1] Vgl. dazu meine Ausführungen in diesem Handbuch, 3. Aufl., Bd. VI/2, S. 1415f.
[2] FREYS im Handbuch der Erbbiologie, Bd. 2, S. 548 (1940) als richtig unterstellte Hypothese, daß die Ausbildung des medialen Scapularrandes berufsbedingt sei, konnte ich bereits 1926 als unhaltbar erweisen (1926, S. 107—111).

bewertet, so angewachsene Ohrläppchen und das Tuberculum Carabelli der Zähne (M. Lutz 1940), obgleich durch Zwillingsuntersuchungen deren Erblichkeit hundertfältig bewiesen ist (für das Tuberculum von Korkhaus, sowie Euler und Ritter; daselbst Schrifttum).

Für die Wertigkeit eines Degenerationszeichens ist naturgemäß seine *Häufigkeit* in der Normalbevölkerung von größter Bedeutung. Wenn z. B. Pesch und Hoffmann den hohen Gaumen bei 26,2% oder wenn Curtius, Schwarzweller, Emmrich u. a. eine Spina bifida occulta (meist von S^1) bei 15—20% der Normalbevölkerung feststellten, so ist damit ohne weiteres gesagt, daß diese Merkmale bei isoliertem Vorkommen eine ungleich geringere Bedeutung im Sinne von Indicatoren erblicher Abwegigkeit ihrer Träger besitzen als eine Gaumenspalte (keinmal unter 640 Epileptikern Peschs und Hoffmanns, in 0,6% der Berliner Vergleichsbevölkerung von Curtius,

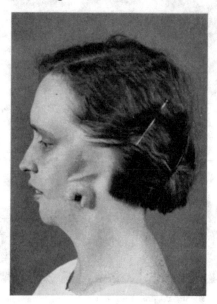
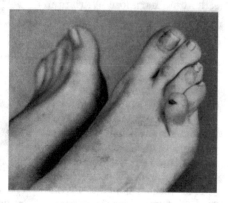

a   b

Abb. 158a u. b. 30jährig. Angeborene Mißbildung des linken Ohres, Stellungsanomalie der rechten Kleinzehe; Mammadifferenz, Hammerzehen, angeborener Schwachsinn (auch beim Bruder, Hilfsschüler). Vatersbruder minderbegabt, erhängte sich. Mutterschwester minderbegabt. (Text S. 183).

Schlotter und Scholz) bzw. die Spina bifida occulta des Atlas (9 auf 240 Wirbelsäulen, Geipel) bzw. der übrigen Halswirbelsäule. Groß ist auch, wie oben gezeigt wurde, der Indicatorwert der Fibrae medullares retinae, die nach einer fast 700000 Fälle umfassenden Schrifttumsstatistik Catschs nur bei 0,2—0,4% aller Menschen vorkommen.

Auf diesem, in vieler Hinsicht noch so dunklen Gebiet der Konstitutionslehre müssen wir uns vor laienhaften, sachlich völlig unbegründeten Behauptungen besonders hüten. So ist z. B. Lieks Angabe, daß wir „alle an Sacralisation leiden", völlig aus der Luft gegriffen. R. Hirsch konnte unter 1000 Röntgenfilmen keinen Fall von echter Sacralisation finden, desgleichen Junghanns unter 155 skeletierten Wirbelsäulen.

Die hohe, auch von Hanhart hervorgehobene konstitutionsdiagnostische Bedeutung der Mißbildungshäufungen kommt in ihrer relativen Seltenheit zum Ausdruck. Unter 2687 selbst Untersuchten meiner Berliner Abteilung (selbstverständlich unter Ausschluß aller Fälle, die uns wegen Mißbildungshäufung oder verwandter Anomalien zugewiesen wurden) fanden sich nur 5 Fälle von Mißbildungshäufungen oder multiplen Abarten, d. h. 0,18%. In Wirklichkeit ist die Häufigkeit wohl noch geringer, da unsere Forschungen naturgemäß eine gewisse Auslese mit sich bringen.

Nachdem nunmehr Erscheinungsweise und Wertigkeit der Degenerationszeichen genügend behandelt sein dürften, wenden wir uns schließlich ihrer *Entstehung* zu. Dabei sind 2 Hauptgesichtspunkte maßgebend. Zunächst interessiert aus theoretischen, vor allem aber auch aus praktischen Gründen die Frage, ob es sich um eine erbliche oder peristatische Normabweichung handelt. An zweiter Stelle steht dann — sowohl bei erblichen wie nichterblichen Formen — die Frage nach den entwicklungsphysiologischen Vorgängen, die zu dem endgültigen Erscheinungsbilde geführt haben.

Aus den oben angeführten Beispielen ist zu ersehen, daß sehr viele Degenerationszeichen erbbedingt und demnach grundsätzlich nicht anders zu bewerten sind als andere Erbmerkmale. Dabei ist mit großer Regelmäßigkeit festzustellen, daß die Erblichkeit bei Einzelmerkmalen wie z. B. Syndaktylie, Brachyphalangie, Kamptodaktylie, Lippen-Gaumenspalte, Ptosis congenita, Spina bifida occulta, sehr häufig nachweisbar ist, ebenso bei bestimmten, auf ein pleiotropes Gen zurückzuführenden Syndromen, die sich aus mehreren degenerativen Einzelsymptomen zusammensetzen wie Status dysraphicus, Dysostosis cleido-cranialis, myotonische Dystrophie usw.

Demgegenüber steht die Gruppe der multiplen Abartungen, deren Einzelfälle in überwiegender Mehrzahl keine unmittelbaren Schlüsse auf Erbbedingtheit zulassen. Es wäre aber verfehlt, daraus schließen zu wollen, daß es sich hier stets um reine oder vorwiegend peristatisch bedingte Syndrome handelt, einerseits deshalb, weil durch genaue Familienuntersuchungen doch öfters bei Verwandten isolierte degenerative Symptome aufgedeckt werden, des weiteren wegen der oben genannten Gründe der Wahrscheinlichkeitsrechnung. Viele Symptome eines erblich mitbedingten degenerativen Syndroms entstehen wohl auch als gewissermaßen „zufällige" Begleiterscheinungen. „Wenn eine einzelne Erbanlage bei einer ‚Mutation' ausfällt oder anders wirksam wird, tritt vielfach eine Störung in dem auf die Normalentwicklung eingestellten Gesamtgetriebe der Genwirkungen ein" (A. KÜHN). LANDAUER hat auf entsprechende Weise die außerordentliche phänotypische Polymorphie seiner Krüper-Hühner gedeutet. Weiterhin kann man annehmen, daß multipel-degenerative Syndrome auch auf intrauterin-peristatischem Wege zustande kommen. NAUJOKS hat als mögliche Ursachen intrauteriner Fruchtschäden, die zur Bildung von Fehlentwicklungen führen können, folgendes genannt: Traumen, die den Mutterleib bzw. die Frucht in utero treffen, raumbeengende Prozesse, Komplikationen von seiten des Amnions, intrauterine Erkrankungen der Frucht, Strahleneinwirkungen und Erkrankungen der Mutter. Im allgemeinen spielen diese Momente eine geringe Rolle (OSTERTAG), wenn auch in einzelnen Fällen mit ihnen gerechnet werden muß. OSTERTAG führt als Beispiel eine mit schwerer Araphie geborene Frucht an, die einer Schwangerschaft entstammte, welche mit starken Mitteln unterbrochen werden sollte, was zu erheblichen Blutungen geführt hatte.

Beim Versuche, Mißbildungshäufungen phänogenetisch zu erklären, besteht für „die klinische Forschung zunächst die Aufgabe, Fehlentwicklungen einzelner Teile, die durch überzufällig erscheinende Kombinationshäufigkeit eine gemeinsame Grundlage vermuten lassen, herauszuschälen, damit diese dann der entwicklungsgeschichtlichen Analyse unterzogen werden können" (O. ULLRICH 1936). Als Schulbeispiel solcher Untersuchungen kann die Herausarbeitung des Status dysraphicus gelten. Des weiteren hat ULLRICH diesen Weg erfolgreich beschritten und gezeigt, daß ein sehr seltenes, wohl charakterisiertes Syndrom

mit folgenden Hauptmerkmalen besteht: Pterygium colli (Flügelfell), Mamillenhypoplasie, eventuell auch Mammaaplasie, Pectoralisdefekt, Beweglichkeits-
defekte im Hirnnervengebiet (besonders die N. III, VI, VII und XII betreffend),
Kleinwuchs (vgl. dazu die obigen Ausführungen S. 137). Durch Analogieschlüsse
kommt Ullrich zur Vermutung, daß diese vielen, natürlich in den Einzelfällen
variierenden Symptome auf eine ontogenetische Grundstörung zurückzuführen
seien, wie sie K. Bonnevie bei der Analyse der Mißbildungen eines Mäusestammes
von Bagg und Little feststellen konnte. Durch eine Lücke im Dach des 4. Ventrikels wird in einem sehr frühen Entwicklungsstadium Liquor unter die Haut
gepreßt, der sich in einzelnen Blasen bis an die entferntesten Stellen des Em-
bryonalkörpers ausbreiten und da, wo es zu einer „Arretierung" der Flüssigkeit
kommt, durch Druckwirkung bestimmte Entwicklungshemmungen hervorrufen
soll. Es bleibe dahingestellt, ob diese mechanistische Hypothese auf das vorliegende
menschliche Syndrom angewandt werden kann. In eigenen, 1937 kurz veröffentlichten Fällen waren neben einem Teil der obengenannten Symptome
(Mamillenhypoplasie, Muskeldefekte, Kleinwuchs bzw. Pterygium colli, Mamillen-
und Mammahypoplasie, Kleinwuchs) noch so viele andere Symptome vorhanden
(Mikrocephalie, Amblyopie, Hemeralopie, schiefer Sehnerveneinsatz, Hypodontie,
Kyphoskoliose, Hypoplasie der Hoden, Syndaktylie, Aplasie von Nägeln bzw.
im zweiten Falle: Infantilismus mit fehlender Sexualentwicklung, Rippenspaltung,
Halsrippe, Spina bifida occulta S[1], riesiger Pigmentnavus des Gesichts, Schwachsinn), daß ich mir eine Entstehung all dieser heterogenen Abwegigkeiten durch
den Druck von Liquorblasen nicht vorstellen kann; dasselbe gilt für einige
weitere selbst beobachtete sowie Schrifttumsfälle. Es liegt meines Erachtens
näher, derartige Fälle multipler Abartungen nach dem Vorgang Landauers als
Ausdruck einer zunächst nicht definierbaren, unspezifischen, allgemeinen Entwicklungshemmung zu deuten bzw. mit Ostertag anzunehmen, daß viele
derartige „generalisierte Entwicklungsstörungen" auf der „Manifestation ein und
desselben zeitlich festzulegenden Störungsfaktors an verschiedenen Parenchymen"
beruhen. Ostertag, dem ein besonders großes, pathologisch-anatomisch gründlich bearbeitetes Beobachtungsgut zur Verfügung steht, zeigte z. B., daß die weit
verbreiteten Einzelsymptome der Recklinghausenschen Neurofibromatose auf
eine solche synchrone Entwicklungsstörung zurückzuführen sind: „Die Fehlbildungen an den Nerven, am Rückenmark, die eventuell gleichzeitig zu beobachtende Dysraphie, die Ventrikeltumoren, die Hirnrindenherde und die
Meningeome der Dura, ebenso wie die Acusticusneurinome". Auch bei tuberöser
Sklerose, Lindauscher Krankheit und anderen erblichen Entwicklungsstörungen
konnte Ostertag auffallend häufig Symptome der Dysraphie feststellen, ebenso
wie dies bei der klinisch-konstitutionspathologischen Analyse zahlreicher Fälle
mit multipler Abartung der Fall ist (vgl. unsere obigen Beispiele[1]). Diese Tatsache
findet nach Ostertag ihre Erklärung darin, daß die betreffende erblich fixierte
Fehlentwicklung sehr frühzeitig auftritt und sich deshalb auch auf den Haupt-
vorgang der Frühentwicklung des Nervensystems, den Medullarrohrverschluß,
auswirken kann. Es ist überhaupt bei der phänogenetischen Analyse von
Mißbildungshäufungen daran zu denken, daß die Störung eines relativ einfachen
Entwicklungsvorganges durch sekundäre ontogenetische Komplikationen zu
„ganz erstaunlicher Unordnung an Stelle der ursprünglichen reinen Idealform"
führen kann (Walter Müller).

„Der ontogenetische Aufbau eines Organismus und die dabei wirksamen entwicklungsphysiologischen Prozesse sind gegenseitig so scharf und fein abgestimmt, daß eine beliebige,
früh eintretende Abänderung der Struktur, Funktion oder Entwicklungsmöglichkeit einer

---

[1] Zum Beispiel: S. 170, 172, 180.

Anlage, auch für andere Organsysteme bzw. für den gesamten Organismus tiefgreifende Folgen haben kann" (K. Bonnevie und N. W. Timoféeff-Ressovsky 1940).

Neben den bisher genannten Faktoren (mechanische Besonderheiten der Ontogenese, allgemeine, unspezifische Entwicklungshemmung bzw. pleiotrope Genwirkung) muß noch eine weitere Möglichkeit der Phänogenese multipler Abartungen erwähnt werden. In Analogie zu zahlreichen Ergebnissen der experimentellen Vererbungsforschung muß auch beim Menschen angenommen werden, daß Umweltbeschaffenheit und Restgenom („Neben- oder Modifikationsgene") auf die Manifestierung eines Hauptgens von ausschlaggebender Bedeutung sind (Dawidenkow 1934, v. Verschuer 1934, Curtius-Störring-Schoenberg 1935, Curtius 1939 — dies Handbuch, 3. Aufl., Bd. V/2, S. 1413ff.). Die Kombination verschiedener Erbanomalien ist dann darauf zurückzuführen, daß das eine Syndrom (z. B. der Status dysraphicus) der Manifestation des anderen (z. B. der Erbataxie, Curtius-Störring-Schoenberg) oder der Lippen-Kiefer-Gaumenspalte (Schröder und Hillenbrand 1942) Vorschub leistet.

Das auffallend „atavistische" Aussehen vieler Entwicklungsstörungen — es sei erinnert an die Hyperthelie und ihre Ähnlichkeit mit der Milchleiste oder an Mißbildungen im Bereich der Kiemenanlagen — hat manche Autoren dazu geführt, dem phylogenetischen Moment in der Erklärung von Entwicklungsstörungen eine besonders große Rolle beizumessen. Wiedersheim sprach von phyletischen Reminiszenzen, Bunge von progressiven Variationen. So interessant und bis zu einem gewissen Grade wahrscheinlich derartige Zusammenhänge auch sein mögen (Hart), so bewegen wir uns doch hier auf wesentlich unsichererem Boden als auf dem der klinischen Genealogie, die, wie gezeigt wurde, viele Erscheinungen aus dem Gebiet der Degenerationszeichen dem Verständnis näherzubringen vermag.

Überblicken wir die vorstehenden Tatsachen, die selbstverständlich nur einen Ausschnitt dieses großen Gebietes umfassen, so kommen wir mit Hanhart u. a. zum Ergebnis, daß bei kritischer Berücksichtigung der ontogenetischen, statistischen und vor allem erbbiologischen Gegebenheiten die Degenerationszeichen zweifellos eine hohe konstitutionspathologische Bedeutung besitzen. O. Naegelis Behauptung (1920), daß all diese Merkmale lediglich als banale Indicatoren kleiner, pathogenetisch und diagnostisch völlig uninteressanter Mutationen anzusehen seien, die in mehr oder weniger zufälliger Anordnung in einem mosaikartig aufgefaßten Phänotyp gegeben seien, ist unhaltbar. Derartige isolierte banale Einzelmerkmale sind sicherlich häufig vorhanden. Mindestens ebenso häufig sind sie aber der Ausdruck einer mit ihnen korrelativ verknüpften Abwegigkeit des Gesamtorganismus oder eines seiner Systeme.

2. Die Physiologie der Konstitution.

Oben wurde eingehend besprochen, daß der Abtrennung morphologischer und physiologischer Konstitutionseigenschaften etwas Künstliches anhaftet (S. 10). Aus praktischen Gründen kommen wir aber ohne diese Schematisierung nicht aus. Es ist verständlich, wenn von manchen Seiten, z. B. H. Straub, darüber geklagt wurde, daß sich die ältere Konstitutionslehre zu viel mit morphologischen und zu wenig mit funktionellen Eigenschaften, insbesondere der Art ihrer Vererbung befaßt habe. Man muß zugeben, daß für manche Fragen der Gesundheitsführung (Sport, Heeresdienst, Berufseignung) sowie der Pathogenese, Prognose und Therapie funktionelle Faktoren eine erheblich größere Bedeutung besitzen als solche morphologischer Art. In diesem Sinne haben sich unter anderem auch F. v. Müller und A. Czerny ausgesprochen, der betonte, daß die

Konstitution des Neugeborenen nicht an äußeren Merkmalen, wohl aber an der Reaktion auf die Ernährungsart zu erkennen sei. Bei vielen eindeutigen Konstitutionsmerkmalen versagt die morphologische Analyse vollständig. So betont BLOCH, daß die nicht erkrankte Haut des Ekzematikers und die Haut des gesunden Idiosynkrasikers „sich morphologisch, auch wenn wir die empfindlichsten histologischen Techniken zu Hilfe nehmen, nicht im geringsten von der Haut eines Nicht-Überempfindlichen unterscheidet. Nur die funktionelle Prüfung vermag die gewaltigen biologischen Unterschiede, die bestehen, aufzudecken."

Es besteht kein Zweifel darüber, daß manche rein morphologisch ausgerichteten Konstitutionstheorien Irrwege waren. Als charakteristisches Beispiel erwähne ich die Behauptungen SPITZERs, in einer Stenose des Foramen Monroi bzw. SCHÜLLERs, in einem Mißverhältnis von Gehirn- und Schädelgröße das pathologisch-anatomische Substrat der Migränekonstitution gefunden zu haben; handelt es sich doch bei der Migräne um einen ganz ausgesprochen funktionellen Krankheitsvorgang, der von der vegetativen und cerebrospinalen, allergischen, endokrinen und psychischen Reaktionslage abhängig ist.

Es ist natürlich ebenso unmöglich wie auf morphologischem Gebiet, alle Funktionen und Funktionssysteme unter konstitutionsbiologischen Gesichtspunkten zu besprechen, d. h. ihre Variabilität, insbesondere ihre Erb- und Umweltabhängigkeit, ihre korrelationsbiologischen Beziehungen, vor allem ihren Wert im Sinne von Krankheitsdispositionen usw. Wir beschränken uns vielmehr auf einige wichtige Hauptgebiete, an denen zugleich das allgemein Wesentliche besprochen werden kann, und verweisen außerdem auf verschiedene der vorstehenden Erörterungen (S. 37f., 94, 98, 100).

Es dürfte wohl allgemeine Übereinstimmung darüber herrschen, daß vegetatives Nervensystem, Blutdrüsen, Stoffwechsel — insbesondere Blutchemismus — einerseits, cerebrospinales Nervensystem und Psyche andererseits die wesentlichsten, für die Regulationsvorgänge des Gesamtorganismus entscheidenden Funktionseinheiten darstellen. Ferner, daß diese Einheiten von ausschlaggebender Bedeutung sind für die individuelle Prägung der Person bzw. der „Persönlichkeit"; mit ihnen werden wir uns deshalb hauptsächlich zu beschäftigen haben.

a) Vegetatives Nervensystem.

„Das *vegetative System* nimmt zur Zeit eine gewisse Schlüsselstellung in der Erforschung der individuellen Reaktionsgestaltung ein" (REDEKER). E. FRANK hält die „Erforschung des vegetativen Systems als sedes et causa morbi sowie als origo constitutionis et individualitatis für eine wichtige Aufgabe der modernen theoretischen Medizin" (1929), und auch WEZLER spricht von der „Notwendigkeit, die eigenartige funktionelle Struktur des Individuums, also seine konstitutionell bedingte besondere Reaktionsfähigkeit auf die Besonderheiten seines vegetativen Systems zurückzuführen." So ist es verständlich, daß das auf dieser Grundlage errichtete Typensystem der Vagotonie und Sympathicotonie (EPPINGER und HESS 1910) eine ungewöhnliche, bis heute fortwirkende Anregung gegeben hat.

Die Lehre von EPPINGER und HESS hat — nach DRESEL — ihren Vorläufer in dem von O. ROSENBACH aufgestellten, von C. v. NOORDEN weiter entwickelten Begriff der „Vagusneurose", der sich allerdings, wie die Lektüre der Originalarbeiten aus den Jahren 1879 bzw. 1891 zeigt, noch weit von unserem heutigen Vagotoniebegriff entfernt. Die Bedeutung von Funktionsstörungen im Bereich des Vagus und Sympathicus für die Entstehung neurasthenischer und vasomotorischer Erscheinungen haben weiterhin schon GERHARDT, RIEGEL, LEHR, DETERMANN (zit. nach OPPENHEIM 1913, sowie ZUELZER 1908) hervorgehoben.

EPPINGER und HESS (1910) stützten ihre Lehre bekanntlich in erster Linie auf pharmakologische Beobachtungen. Vagotoniker, d. h. Menschen mit erhöhter Erregbarkeit des „gesamten autonomen oder erweiterten Vagussystems" (EPPINGER und HESS) sollen durch eine elektive Empfindlichkeit gegenüber dem vaguserregenden Pilocarpin gekennzeichnet sein. Man findet bei ihnen spontan, verstärkt nach Pilocarpin: starke Schweiße, Speichelfluß, Hyperacidität, Eosinophilie, Bradykardie, respiratorische Arhythmie, arterielle Hypotension, periphere Durchblutungsstörungen und spastische Obstipation. Auf dieser vagotonischen Reaktionslage erwachsen mit Vorliebe bestimmte Erkrankungen, wie Bronchialasthma, Laryngo- bzw. Cardiospasmus, Magengeschwür, Colica (bzw. Enteritis) mucosa. Bei den Sympathicotonikern besteht umgekehrt eine erhöhte Disposition zu solchen Erscheinungen, die durch Adrenalin hervorgerufen bzw. gesteigert werden, wie Neigung zu alimentärer Glykosurie, Hyp- bzw. Anacidität, Tachykardie, Mydriasis, Blutdrucksteigerung usw.

Schon bald nach ihrem Auftreten wurde die EPPINGER-HESSsche Lehre von verschiedenen Seiten kritisiert mit der Begründung, „daß der Begriff einer vagotonischen Disposition und einer sympathicotonischen Disposition im Bereich der normalen Persönlichkeiten" keine Bestätigung fände (LEWANDOWSKY 1912), sowie, daß die behaupteten Gesetzmäßigkeiten in der pharmakologischen Typendiagnose durchaus nicht regelmäßig beobachtet würden. Insbesondere sei häufig bei ein und demselben Menschen eine erhöhte Erregbarkeit auf Pilocarpin wie auf Adrenalin feststellbar (LEWANDOWSKY, v. BERGMANN u. v. a.; vgl. weiteres Schrifttum bei J. BAUER 1921, S. 151). Übrigens hatten schon EPPINGER und HESS auf das relativ häufige Nebeneinander sympathico- und vagotonischer Erscheinungen bei einem Menschen hingewiesen. Dazu kommt, daß ein und derselbe Mensch zu verschiedenen Zeiten gegen die entsprechenden Pharmaka, z. B. Pilocarpin, ganz verschieden reagieren kann (POLLITZER, ähnlich WILDER). FRANK und DAHLMANN betonen die menstruellen Schwankungen in der Erregbarkeit des vegetativen Nervensystems. Schließlich ist noch auf die starke Abhängigkeit der Reaktion vom Zustande der peripheren Erfolgsorgane hinzuweisen (J. BAUER, S. G. ZONDEK). Die bedeutendste Rolle spielen hier die Elektrolytverhältnisse (F. KRAUS und S. G. ZONDEK; vgl. hierzu auch G. v. BERGMANN 1926).

Zu dieser Kritik der EPPINGER-HESSschen Lehre ist folgendes zu sagen: Es ist zweifellos richtig, daß die beiden aufgestellten Typen nicht die umfassende Bedeutung besitzen, die man ihnen anfangs zubilligen wollte. Dies gilt aber ganz allgemein für alle bipolar angeordneten Typensysteme. Wie wir früher sahen, daß es nicht angeht, die Menschheit restlos in einen Lang- und einen Breitwuchstyp aufzuteilen, so muß ein derartiger Versuch naturgemäß auch bei funktionellen Systemen scheitern an der Fülle von Misch- und Übergangsformen, der relativen Seltenheit „klassischer" Fälle und der großen Gruppe derjenigen, die sich überhaupt als vegetativ mehr oder weniger indifferent erweisen. Schon EPPINGER und HESS waren „durchaus nicht geneigt, alle Individuen teils in vagotonische, teils in sympathicotonische zu teilen", sondern hatten „stets nur solche vor Augen, wo mindestens an 2 oder 3 Stellen sichere Funktionsstörungen im Sinne eines erhöhten Vagotonus feststellbar waren", und zwar „nicht nur zur Zeit der Erkrankung, sondern sowohl vor- als auch nachher". Neuere Untersuchungen haben gezeigt, daß es auch eine umschriebene, auf einzelne Organe beschränkte vagotone Reaktionslage gibt (WEZLER, JESSERER u. a.). Bei den von der Kritik hervorgehobenen Mischfällen scheint es sich zum

Teil um eine allgemeine Übererregbarkeit zu handeln, die mit starker Reaktion auf alle vegetativen Gifte einhergeht und im Gegensatz zu Vago- und Sympathico- tonie durch ein starkes Schwanken des Kalium/Calcium-Verhältnisses im Serum gekennzeichnet ist (Jesserer). Aus seinen Befunden schließt Jesserer, daß „eine Ablehnung des Zustandsbildes der Vagotonie aus dem Vorkommen der sog. allgemeinen Übererregbarkeit völlig unberechtigt" sei. In einer späteren Arbeit lehnt der Verfasser die Ersetzung des Vagotoniebegriffes durch denjenigen der sog. „vegetativen Stigmatisierung" ab. „Die Annahme dieses Vorschlages würde aber zweifellos zu einer weitgehenden Verflachung dieser so fruchtbaren Konzeption (d. h. der Vagotonie) führen". Eine gleichsinnige, eingehende Kritik der sog. „vegetativen Stigmatisierung" wurde jüngst von Curtius und Krüger veröffentlicht.

Was die oben erwähnte Kritik an der pharmakologischen Typendiagnostik anbetrifft, so ist sie heute nicht mehr aktuell, denn wir haben ganz allgemein den Glauben an die starre Gesetzmäßigkeit derartiger Tests einigermaßen ver- loren. Es hat sich speziell herausgestellt, daß z. B. „Atropin gar nicht am Vagus angreift, sondern dessen Funktion völlig intakt läßt", allerdings aber die Wirkung der bei Vagusreizung produzierten chemischen Stoffe hindert (Loewy und Navratil). Atropin kann sogar unter Umständen den Parasympathicus erregen (Backmann). Die sympathisch innervierten Schweißdrüsen werden durch Atropin in ihrer Tätigkeit gehemmt, durch Pilocarpin gefördert (nach Schilf). Auch die alte Vorstellung einer weitgehenden Entsprechung von Sympathicus- reizung und Adrenalinwirkung kann nach neueren Untersuchungsergebnissen nicht mehr im bisherigen Umfange aufrechterhalten werden (Schilf). Schließ- lich ist es „völlig unbewiesen, daß Pilocarpin nur den Parasympathicus errege" (Schilf). Man hat auf Grund derartiger Tatsachen eine neue Einteilung des autonomen Nervensystems in die cholin- und adrenergischen Nerven vor- genommen (Dale), worauf hier jedoch nicht näher eingegangen werden kann, da uns ja nur die typendiagnostische Bedeutung pharmakologischer Tests zu beschäftigen hat. Sie wird sich der Feststellung Schilfs zu erinnern haben, daß die älteren „Schlüsse aus pharmakologischen Reaktionen für die Nerven- physiologie häufig falsch" gewesen sind. Nach E. Frank „ist der Versuch, durch pharmakodynamische Reaktionen vagotonische und sympathicotonische Typen voneinander zu scheiden, als mißglückt zu bezeichnen." Man wird des- halb mit Siebeck (1939) in bezug auf die typendiagnostische Bedeutung der pharmakologischen Tests feststellen müssen: „Heute ist man mit der Beurteilung all dieser Versuche sehr zurückhaltend geworden, für die Krankenbeurteilung sind sie kaum von Wert."

Auch die mechanischen Vagusreize sind wegen ihrer Vieldeutigkeit diagno- stisch mit Vorsicht zu bewerten. So weist Wenckebach darauf hin, daß der positive Ausfall des Vagusdruckversuches häufig durch Herzerkrankungen, nicht durch konstitutionell erhöhte Reizbarkeit bedingt werde. Bei älteren Menschen soll auch die respiratorische Arrhythmie meist nicht auf einen primär, sondern auf einen durch Coronarinsuffizienz sekundär erhöhten Vagustonus zu beziehen sein (Ziegler). Andererseits hat Laignel-Lavastine in neuerer Zeit wieder die Bedeutung der mechanischen Vagusreize betont und seine Anschauung durch lehrreiche Kurven belegt. Sehr aussichtsreich erscheinen die kreislauf- dynamischen Untersuchungen, die Wezler an jugendlichen gesunden Vago- tonikern, Sympathicotonikern und „Normalpersonen" vorgenommen hat, aus- gehend von der Feststellung, daß man „am funktionellen Gesamtsystem des Kreislaufs aus verschiedenen Gründen die *integrativen Leistungen des vegetati- ven Systems* besser und genauer als an irgendeinem anderen Organsystem zu untersuchen" vermöge. Außer Blutdruck und Pulsfrequenz wurden Schlagvolumen, Minutenvolumen, elastischer Gesamtwiderstand der Arterien, peripherer Strömungswiderstand zwischen arteriellem und venösem System und Herzleistung bestimmt. Damit ist die Aufstellung zahlreicher Korrelationen in einem Versuch möglich, die naturgemäß besonders gute Einblicke in die vegetative Steuerung der Organsysteme vermitteln (s. Abb. 159a—c).

Die folgenden Kurven und die beigefügten Kreislaufwerte geben ein Bild von der Verschiedenheit der bei verschiedenen vegetativen Typen gewonnenen Werte. Am zweckmäßigsten dürfte es sein, die vorbildliche experimentelle Analyse der Kreislauffunktion mit einer eingehenden klinischen Charakterisierung zu verbinden, wie letztere in den weiter unten (S. 193f., 203ff.) gegebenen eigenen Beispielen enthalten ist.

WEZLER fand, daß „Minutenvolumen und Herzleistung in Ruhe bei den Vagotonikern unter Umständen nur etwa ein Drittel des Sympathicotonikers" betragen; „man sieht, wie sehr das Herz des Vagotonikers in ‚Schongang‘ arbeitet."

Wichtiger als experimentelle Funktionsprüfungen dürfte die praktisch-ärztliche Feststellung sein, ob die von EPPINGER und HESS gezeichneten Typen tatsächlich im Leben beobachtet werden und deshalb als Leitmotive dienen können, oder ob man völlig darauf verzichten muß, eine differenziertere Typisierung der vegetativen Funktionsbilder vorzunehmen. Diesen Standpunkt vertritt bekanntlich G. v. BERGMANN, der sich darauf beschränkt, die Einzelsymptome vegetativer Labilität festzustellen und alle Menschen, die in dieser Richtung auffällig sind, in der Gruppe der „vegetativ Stigmatisierten" zusammenzufassen.

Auf Grund unserer Erfahrungen müssen wir F. HOFF (1939) zustimmen, der „eine völlige Aufhebung der Begriffe Vagotonie (besser Parasympathicotonie) und Sympathicotonie nicht sachlich berechtigt und noch weniger zweckmäßig" findet. Mit HOFF muß weiterhin festgestellt werden: „Es gibt eine ganze Reihe von wohlumschriebenen Krankheitsbildern, die allerdings nicht durch eine allgemeine Erregbarkeitssteigerung eines Systems in seiner ganzen Ausbreitung durch den Körper, wohl aber durch bestimmte lokale Erregbarkeitssteigerungen eines oder mehrerer Organe, besonders oft in parasympathicotoner Richtung gekennzeichnet sind, und wo diese in einer bestimmten Richtung liegende Abweichung von der Norm für das gesamte klinische Bild entscheidend und ebenfalls für das ärztliche Handeln maßgebend ist." Auch FREDENHAGEN hat sich 1947 in eingehenden Untersuchungen an 300 Magenkranken der Begriff der Vagotonie durchaus bewährt.

HANHART schreibt 1934, daß von einer vorwiegend parasympathisch bzw. sympathisch sich äußernden vegetativen Labilität sehr wohl noch gesprochen werden könne. „Die klinisch so außerordentlich praktischen Ausdrücke ‚Vagotoniker‘ und ‚Sympathicotoniker‘ sind vorderhand überhaupt durch keine besseren zu ersetzen." Allerdings will auch HANHART, im Anschluß an W. R. HESS' Lehre des synergischen Ineinandergreifens beider Systeme zu einer höheren Funktionseinheit die Ausdrücke nicht im Sinne eines krassen Antagonismus verstanden wissen. Der Begriff der Vagotonie ist, wie E. FRANK richtig bemerkt, heute in der ärztlichen Umgangssprache durchaus eingebürgert und wird beispielsweise auch von einem Autor ohne Kritik angewandt[1], der ihn anderwärts als „überwunden" bezeichnet hatte[2]. Auch LESCHKE, ROMINGER, WEZLER, JESSERER u. a.

---

[1] CURSCHMANN, H.: Dieses Handbuch, 3. Aufl., Bd. V/2, S. 1454.
[2] Handbuch der Neurologie, Bd. 16, S. 477.

wollen auf Grund ihrer Untersuchungen an dem Eppinger-Hessschen Typensystem festhalten. Rominger hat die Fruchtbarkeit des Prinzips für die Kinderheilkunde dargetan. Auch von physiologischer Seite wird der Antagonismus
beider Systeme anerkannt. So schreibt der auf diesem Gebiet besonders

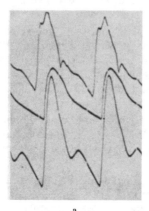

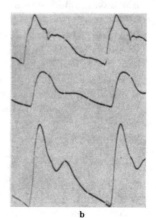

a

Fr/Min. = 96; P_m = 100 mm Hg;

$V_M = 8{,}78\ L$; V_S=87,2 cm³; $W = 912\,\dfrac{\text{dyn}\cdot\text{sec}}{\text{cm}^5}$;

$E' = 2020\,\dfrac{\text{dyn}}{\text{cm}^5}$; $E'/W = 2{,}215$.

Herzleistung = 18,6 · 10⁶ erg/sec.

b

Fr/Min. = 62; P_m ~ 93 mm Hg;

$V_M = 5{,}32\ L$; V_S = 86 cm³; $W = 1413\,\dfrac{\text{dyn}\cdot\text{sec}}{\text{cm}^5}$;

$E' = 1700\,\dfrac{\text{dyn}}{\text{cm}^5}$; $E'/W = 1{,}188$.

Herzleistung = 10.9 · 10⁶ erg/sec.

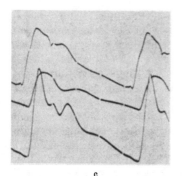

c

Fr/Min. = 52; P_m = 102 mm Hg;

$V_M = 2{,}82\ L$; V_S = 54,2 cm³; $W = 2940\,\dfrac{\text{dyn}\cdot\text{sec}}{\text{cm}^5}$;

$E' = 1905\,\dfrac{\text{dyn}}{\text{cm}^5}$; $E'/W = 0{,}648$.

Herzleistung = 6,37 · 10⁶ erg/sec.

Abb. 159a—c. Gleichzeitig registrierte Pulse der A.
subclavia (oben), A. femoralis (Mitte), A. radialis
(unten) eines gesunden Vagotonikers (c) (*V 227*), einer
„Normalperson" (b) (*V 12*) und eines gesunden Sympathicotonikers (a) (*V 10*). Darunter die zugehörigen
Kreislaufwerte: Fr Pulsfrequenz je Minute, V_M Minutenvolumen, V_S Schlagvolumen, W peripherer Strömungswiderstand, E' elastischer Gesamtwiderstand
(wirksamer Elastizitätskoeffizienz des arteriellen Systems), E'/W Dämpfungsfaktor des arteriellen Systems,
P_m arterieller Mitteldruck. (Nach Wezler.)
(Text S. 191.)

maßgebende Züricher Forscher W. R. Hess (1925): „Die Wirkung der parasympathischen Innervationskomponente stellt in jeder Beziehung das Gegenstück
zu der Sympathicuswirkung dar."

α) Die Vagotoniker.

Um zu zeigen, daß es sich tatsächlich bei den Vagotonikern nicht um „eine
konstruierte Menschengruppe" (v. Bergmann 1926) handelt, zugleich aber um
die vegetative Labilität im allgemeinen kasuistisch zu verdeutlichen, sollen einige

selbst beobachtete Fälle vorwiegend vagotonischer Reaktionslage wiedergegeben werden. Sie sollen auch die an sich selbstverständliche Tatsache illustrieren, daß die einzelnen Symptomenkomplexe starke Verschiedenheiten zeigen, wenn sich auch einige Achsensymptome, vor allem Obstipation und Bradykardie, weniger regelmäßig auch Hypotension, fast stets nachweisen lassen. Diese Variabilität kann nicht verwundern, wenn man an andere ein bestimmtes System betreffende Krankheitsbilder denkt. Die Osteopsathyrose kann sich z. B. lediglich in blauen Skleren äußern, bei anderen Fällen dagegen in schwerster Verkrüppelung und allgemeiner Wachstumshemmung. Die hämolytische Konstitution führt bei manchen Menschen lediglich zu geringstem Subikterus, bei anderen zu starker Anämie, Milztumor, Cholelithiasis usw. Bei manchen sicheren Muskeldystrophien besteht nur ein Lagophthalmus, bei manchen myotonischen Dystrophien nur eine Katarakt.

Es ist auch zuzugeben, daß sich nicht alle Symptome der nachfolgenden Fälle völlig eindeutig in das Schema der „reinen" Vagotonie einordnen lassen. So gilt als deren Kennzeichen der geringe Spannungszustand der Gefäßwände (HOFF, BORCHARDT), während unsere Patienten meist umgekehrt angiospastische Zustandsbilder bieten (vgl. z. B. die Fälle 1, S. 193, 5, S. 195). Dazu ist aber einerseits zu sagen, daß nach klassisch physiologischen Untersuchungen Vagusdurchschneidung zu Vasomotorenlähmung führen kann (vgl. ROSEMANN), bzw. umgekehrt Vagusreizung zu Gefäßkontraktion (LOHMANN); des weiteren gehören zum klassischen Besitzstand des Vagotoniekreises Erkrankungen, bei denen sicher — wie bei der Migräne — oder wahrscheinlich — wie beim Magengeschwür — Angiospasmen eine ausschlaggebende Rolle spielen. Übrigens schilderte auch H. H. MEYER die Vagotoniker als blaß und von kühler Hautbeschaffenheit, während die Sympathicotoniker eine rosige, trocken-warme Haut zeigen sollen. Auch SCHILF (1926) erwähnt die Vasolabilität der Vagotoniker, will sie jedoch. ebenso wie die Schweißneigung, nicht mit dem parasympathischen Nervensystem, sondern mit „im Blut kreisenden chemischen Körpern" in Zusammenhang bringen. Auch Krankheitsbilder aus dem Gebiet der vasomotorisch-trophischen Neurosen, die gewöhnlich in das Gebiet der Sympathicotonie gerechnet werden, wie die RAYNAUDsche Krankheit (CASSIRER und HIRSCHFELD) können mit ausgesprochener Vagotonie einhergehen (LANDAU und HERMANN). Nach W. BLOCK sind Vagotoniker meist Kreislauf-Sympathicotoniker mit Neigung zu Gefäßspasmen.

Schließlich ist noch die wichtige Tatsache zu erwähnen, daß nach neueren Untersuchungen (DRESEL, W. R. HESS, SCHILF, WEZLER) Sympathico- und Vagotonie gar nicht streng antagonistische Reaktionsformen darstellen, sondern im Dienst eines übergeordneten Synergismus stehen, der bestimmt wird von den jeweils geforderten Aufgaben und Leistungen der Organfunktion. „Der Sympathicus sorgt für Bereitstellung zu erhöhter Leistung, der Vagus für die Herstellung erhöhter Leistungsfähigkeit" (KARPLUS 1937).

Es folgen einige klinische Beispiele vorwiegend vagotoner Reaktionslage:

1. Ernst G., 29jähriger Kaufmann. Erstmals als Tertianer Schwindelanfälle mit gelegentlichen Ohnmachten. Gefühl, als ob das Zimmer über ihm zusammenbräche[1]. Dabei Übelkeit, Brechreiz, starke Blässe von Gesicht und Fingern. Dauernd Ohrensausen, verstärkt bei den Anfällen. 9jährig Otitis media, Spontanperforation rechts, Trommelfell vernarbt; Gehör rechts etwas herabgesetzt. 26jährig Sepsis nach Mandelvereiterung (später T. E.). Jahrelang starke Verstopfung. Chronisches Scrotalekzem. Vor einigen Jahren Ekzem der Achselhöhlen. Zuweilen Herpes labialis, öfters Conjunctivitis. Pruritus ani. Etwa vom 16.—18. Lebensjahre stets rezidivierende Gerstenkörner. Zeitweise schlagartige Übelkeit nach

---

[1] Auf die Häufigkeit von Schwindel und Ohnmachtsanfällen bei Hypotonikern weisen MARTINI und PIERACH hin (vgl. S. 197), ebenso F. A. MEYER.

Sekt. Auch sonst sehr empfindlicher Magen. Öfters Magendruck und Brechreiz (auch außerhalb der Anfälle). Stets kalte Hände und Füße. Vater 34jährig gefallen. Mutter 60jährig, hat ab und zu ähnliche Ohnmachtsanfälle. Keine Geschwister.

Körpergröße 177 cm, Gewicht 62,5 kg, Brustumfang 89 cm. Nach Körperbauindex (1,83), Rohrer-Index (1,14), Brustumfangsymphysenhöhenindex (98,5), Brustschulterindex (42,1), Akromiocristalindex (73,3), Brustumfangsrumpflängenindex (160), proportionellem Brustumfang (50,5) und Aspekt ausgesprochen leptosomer Habitus. Nordischer Rassentyp. Erythema fugax überm Brustbein. Rote Dermographie. Leichtes Lidzittern. Hände und Füße kühl, capillarmikroskopisch an je 2 Fingern rechts und links keinerlei Strömung sichtbar, teils etwas geschlängelte, sehr enge Haarnadelformen. Thoraxorgane auch röntgenologisch o. B. Magen röntgenologisch o. B. Puls meist um 55—60. RR 105/75. „Vagotoniker"-EKG (Prof. Dr. Korth): auffallend große T-Zacken, leichte Verlängerung der Überleitungszeit auf 0,21. Blutbild, abgesehen von mäßiger Monocytose (10%) o. B. Senkung 3/7. Wa.R. ∅. Otologisch: Die Ménière-Anfälle beruhen auf „vermehrter Reizbarkeit des Otolithenapparates" und sind wahrscheinlich vasomotorischen Ursprungs. Ophthalmologisch o. B., abgesehen von starker Lichtempfindlichkeit (sehr helle Pigmentierung). Cutantestung mit 39 Extrakten ergibt Überempfindlichkeit gegenüber Rind-, Schweine- und Hammelfleisch.

Diagnose: Vagotonie (Hypotension, Bradykardie[1], typische EKG-Befunde, spastische Obstipation, Angiospasmen, Ménière-Syndrom auf vasomotorischer Grundlage (eine ursächliche Bedeutung der alten Mittelohrerkrankung wird von fachärztlicher Seite abgelehnt). Allergische Diathese.

2. Birger H., 49jähriger Ingenieur. Vater, Vatersvater und mehrere Vatersgeschwister litten an Verstopfung. Seit dem 34. Lebensjahre starke Verstopfung. Ohne Mittel (unter anderem Cascara sagrada, Sennesblätter, Urecidin, Bitterwasser, Karlsbader Salz, Paraffinum liquidum, Agarol) 8 Tage lang kein Stuhl. Öfters auch Einläufe. Auch Diätumstellung und Darmmassage ohne wesentlichen Erfolg. Durch die Verstopfung sei er nervös geworden; ein umgekehrter Zusammenhang wird verneint. — Gelegentlich Urticaria sowie Quincke mit begleitendem Glottisödem.

Körpergröße 190 cm, Gewicht 89,2 kg. Leptosom. RR bei wiederholten Messungen an verschiedenen Tagen 90—100/70 mm Hg. Puls schwankt zwischen 56 und 72 je Minute. Keine respiratorische Arrhythmie. Röntgenologisch ist der Bariumbrei noch nach 48 Std im Colon ascendens, transversum und Sigmoid. Colon stark haustriert (Abb. 160). Das Descendens ist — ebenso wie bei einer mehrere Monate zurückliegenden Untersuchung — fast frei von Kontrastbrei. Dementsprechend ist das spastisch kontrahierte Descendens zu palpieren[2]. Relative Lymphocytose (58%). Sonst intern o. B. Psychisch (auch nach Angaben der Frau) sehr erregbar, aufbrausend, von pessimistischer Grundstimmung. Keine wirtschaftlichen oder sonstigen ernsteren Sorgen. Sehr ehrgeizig, fleißig.

Auf regelmäßige Atropingaben zeitweise Besserung der Obstipation.

Diagnose: Schwere spastische Obstipation bei Vagotonie.

3. Hans J. B., 31jähriger Beamter. Als Kind „blutarm", schwächlich. Deshalb 1917 ins Hochgebirge verschickt. 21jährig Magengeschwür. Sehr empfindlicher Magen gegenüber Alkohol, Kaffee, Süßigkeiten. Häufige Anginen[3] bis zur Tonsillektomie (21jährig). Öfters, besonders nach sportlichen Anstrengungen (Skilauf) Schwarzwerden vor den Augen. Selten kurze Ohnmachten. Dabei Schweißausbruch, Kältegefühl, Bradykardie um 48—52. Nach unkomplizierter Venenpunktion leichter Kollaps: Blässe, kalter Schweiß, Puls 48[4]. Starke allgemeine Nervosität.

Befund: Körpergröße 176 cm, Gewicht 80,9 kg. Athletischer Körperbau. Guter Ernährungszustand. RR 120/80. Vagotoniker-EKG: Bradykardie (56), verlängerte Überleitungszeit (0,2 vgl. Abb. 161).

Nüchternblutzucker und Blutzuckerversuch o. B. Säurewerte 38/53. Sonst intern o. B.

Beurteilung. Vagotoniker mit Ohnmachtsneigung. Keine sonstigen Zeichen von Vasolabilität.

4. Walter G., 44jähriger Obersekretär. Von Jugend an schwächlich. Viel krank. Einziges Kind. Schwere Jugend. Vom Vater oft verprügelt. Klagt über starke Mattigkeit, Arbeits-

---

[1] Diese Kombination entspricht dem älteren Krankheitsbilde der „Bradycardia hypotonica" (M. Herz), bei dem sich — wie bei diesem Patienten — unter anderem auch noch Schwindel, Übelkeit, Neigung zu Ohnmachten finden sollen.

[2] Dieser bekannte „Ascendenstyp" der spastischen Obstipation kann für den Vagotoniker als charakteristisch gelten, da an der Grenze zwischen erstem und zweitem Drittel des Colon transversum die Innervation des Colon vom Vagus auf den Pelvicus übergeht. Durch Verstärkung des physiologischen Spasmus an dieser Stelle wird die vorliegende Obstipationsform nach geltender Ansicht bedingt (Stepp). Auch der Palpationsbefund des Descendens ist charakteristisch für die spastische Obstipationsform (Stepp).

[3] Die Häufigkeit von Anginen bei Vagotonikern wird von Eppinger und Hess betont.

[4] Bezüglich der Ohnmachten vgl. Anm. 1, S. 193.

unlust, wenig erquickenden Schlaf, schlechten Appetit, starke chronische Verstopfung. Friert leicht. Daneben zahlreiche hypochondrische Beschwerden, über die Patient seit Jahren genau Buch führt. Besonders die Stuhlverhältnisse werden von ihm genau verfolgt. Als Kind Skrofulose, Diphtherie, Scharlach, Masern. Oft Anginen. Wegen seiner Mattigkeit und Untergewichtigkeit 43jährig pensioniert (!) unter der Diagnose einer ADDISONschen Krankheit, für die sich jedoch außer der Hypotonie keine Anhaltspunkte finden. Auch sonst kein greifbarer organischer Befund. Psychisch (nach eigenen Feststellungen und eingehenden Explorationen durch Herrn Oberstudiendirektor PASCHE, Mitglied der Gesellschaft für Psychotherapie): vitalschwacher Mensch von geringer Durchsetzungskraft bei großem Geltungsstreben. Staffiert sein Leben in überkompensatorischer Weise mit allen möglichen Liebhabereien und Idealen aus. Meint, er sei zu Höherem bestimmt. War Wandervogel, später im Verein christlicher junger Männer (wegen der ,,anregenden Vorträge"); Lebensreformer, Naturmensch, Rohköstler. Humorlos, egozentrisch, Wichtigtuer. Jede Erregung verstimmt ihn tagelang, kann den Ärger nicht verwinden. Große Eheschwierigkeiten. Frau primitiv, brutal, Herr im Hause. Seine Sexualität ist gering entwickelt. Niemals onaniert. Sehr sparsam. Vom Gehalt hat er sich ein Häuschen im Villenvorort erspart.

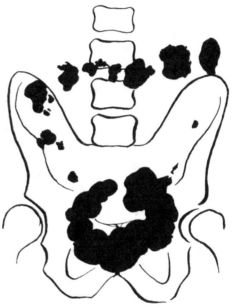

Befund. Körpergröße 174 cm, Gewicht 60 kg. Sehr magerer, ausgemergelter Astheniker. Bei wiederholten, eingehenden Untersuchungen von verschiedenen Seiten einschließlich Magensaft-, Grundumsatz-, Stuhl-, Urin-, Rectaluntersuchung, Blutstatus niemals organischer Befund erhoben, außer ziemlich konstanter, seit Jahren bestehender Hypotonie (um 90/50 mm Hg) und Bradykardie (40—50). Typisches Vagotoniker-EKG (Bradykardie, große T-Zacke, auffallend ruhige Kurve, sog. ,,Ulcusruhe"; vgl. Abb. 162). Starke spastische Obstipation (röntgenologisch Colon stark haustriert). Thorax röntgenologisch o. B. Otolaryngologisch o. B. Trinkversuch o. B. Zeitweise leichte Senkungsbeschleunigung (30/62, 14/39). Magen und Darm: Gastroptose. Bei 2maligem Adrenalinversuch (1 mg sub-

Abb. 160. ,,Ascendenstyp" der spastischen Obstipation mit starker Haustrierung des Colons bei Vagotonie (zu Fall 2).

cutan) stieg der RR von 95/65 auf maximal 110/70, der Puls von 48 auf maximal 60. Die Reaktionen klingen schnell wieder ab. Dabei keine Glykosurie. Zuckerbelastungsversuch normal[1]. Normaler Nüchternblutzucker.

Diagnose. Asthenischer, schizoid-hypochondrischer Vagotoniker mit hochgradiger spastischer Obstipation.

5. Arthur Sch., 58jähriger Versicherungsbeamter. War ein ,,sehr sensibles Kind". 33jährig wegen ,,Neurasthenie" im Sanatorium. Litt besonders unter Schreibkrampf. Seit dem 19. Lebensjahre in großen Abständen typische Migräneanfälle: Hemikranie, Erbrechen, Flimmern. In den letzten Jahren dabei wiederholt schwere Ohnmachtsanfälle. Auch in den Zwischenzeit sehr viel gewöhnliche Kopfschmerzen, die, im Gegensatz zur Migräne, durch Antineuralgica zu beheben sind. Verträgt keinen Alkohol, danach gleich Kopfschmerzen. Zeitweise Anfälle von paroxysmaler Tachykardie, Frequenz bis 120. Vom 37.—52. Lebensjahre chronisch rezidivierende Magengeschwüre mit sehr starkem Sodbrennen. Zeitweise Scrotalekzem. In der Jugend Hornhautgeschwür. 28jährig Gelenkrheumatismus nach Angina. Damals auch Mittelohrentzündung. Seit Jahren schwere chronische Verstopfung, derentwegen sogar eine Sphincterdehnung durchgeführt wurde.

Körpergröße 180,6 cm, Gewicht 68,6 kg, Brustumfang 89 cm. Astheniker. Nordischer Rassentyp. Leichte Dermographie. Capillaren hochgradig spastisch verengt, meist fadendünn, zum Teil gar nicht sichtbar. RR 150/105. Puls um 60. Respiratorische Arrhythmie.

---

[1] Die beiden letztgenannten Befunde werden von EPPINGER und HESS als charakteristisch für Vagotoniker bezeichnet.

EKG o. B. Thorax o. B. 41% Lymphocyten, 6% Eosinophile. Rechts Macula corneae. Fehlender Würgreflex. Bei Reflexuntersuchungen psychogene Nachzuckungen. Grobschlägiger psychogener Händetremor.

Beurteilung. Asthenischer Vagotoniker (Bradykardie, spastische Obstipation, Magengeschwür, Migräne). Angiospastische Diathese. Leichte allergische Diathese, Neurastheniker.

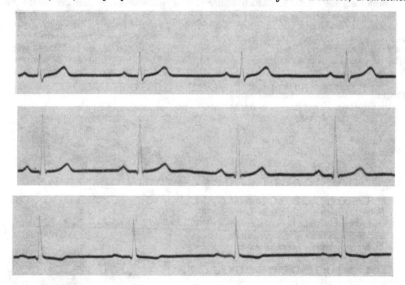

Abb. 161. Vagotoniker-EKG: Frequenz 56. P-Q 0,2 (verlängert). Hohes T_1 und T_2. Niedriges T_3. (Zu Fall 3.)

Ehefrau hatte starkes Schwangerschaftserbrechen (ebenso ihre Mutter). Dadurch eine Fehlgeburt. Wegen des Erbrechens künstliche Unterbrechung der 4. Schwangerschaft. Mutter: † 58jährig an Darmkrebs. Litt ebenfalls an Migräne. War „nervenschwach". 30jähriger Sohn. Viel Anginen. 7jährig Gelenkrheumatismus. Als Kind Diphtherie und Scharlach.

6. 30jährige Tochter: Berta J. geb. Sch. Geburtsgewicht $3^1/_2$ Pfund. Starker Icterus neonatorum, 5jährig Scharlach[1]. Wiederholte Zahn- und Kieferhöhleneiterungen. Rhinitis

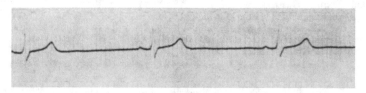

Abb. 162. Vagotoniker-EKG. Bradykardie von 45, große T-Zacke; auffallend ruhige Kurve („Ulcus-Ruhe" nach WAIDER). (Zu Fall 4.)

atrophicans (HNO-Klinik). Erstmals mit 13 Jahren wurde eine „Ozaena" festgestellt. Enuresis bis 8 Jahre. Als Kind Pavor nocturnus, schwere Träume. Sprechen im Schlaf. Menarche 16jährig. Seit dem 21. Lebensjahre Amenorrhöe. Nie gravide. In den folgenden Jahren zeitweise Hitzewallungen. Seit dem 16. Lebensjahre Migräneanfälle: kein typischer Halbseitenkopfschmerz, aber Erbrechen, gelegentlich auch Augenflimmern. Nach den Anfällen großes Schlafbedürfnis. 1 Tag nach einem Anfall am 16. 4. 37 zunehmende Ptose des rechten Oberlids. Anfall dauerte bis 18. 4. Augenärztliche Feststellung einer totalen Oculomotoriuslähmung. Gelegentlich „rotes Gesicht" nach Meerrettich. Magenschmerzen nach Erdbeeren. Chronische Obstipation. Nach Aufregungen gebessert.

Körpergröße 166,5 cm, Gewicht 64,8 kg, Brustumfang 91,5 cm. Mesosom. Ziemlich starke Dermographie mit ausgedehntem kollateralen Erythem. Capillaren etwas spastisch.

---

[1] Auf die besondere Scharlachdisposition der Vagotoniker haben BLOCK und KOENIGSBERGER hingewiesen.

RR 115/85. Puls 80. 49% Lymphocyten. Rechts totale Oculomotoriuslähmung (Augen-klinik). *Bauchdeckenreflexe +, aber schwach und erschöpfbar.* Sonst neurologisch o. B. (auch nach Befund der Nervenklinik).

Diagnose: Ophthalmoplegische Migräne. Ovarialinsuffizienz. Vegetative, vorwiegend vago-tonische Labilität.

Wie charakteristisch das vagotonische Syndrom, auch bei zunächst scheinbaren Atypien ist, zeigte mir ein 55jähriger Ingenieur, der seit dem 12. Lebensjahre an Migräneanfällen und Obstipation leidet und 37jährig eine Magengeschwürsperforation durchmachte. Lepto-somer Habitus. Blutdruck 105/60 mm Hg. Puls auch nach Liegen 80—90 je Minute. Auf meine Frage, wie die Pulsfrequenz in früheren Jahren gewesen sei — der schizothym über-korrekte Mann führt fortlaufend Buch über seine Migräneanfälle und seine Stuhlverhält-nisse —, gab der Patient mit Bestimmtheit an, in früheren Jahren einen Puls um 60 gehabt zu haben. Die jetzige Tachykardie dürfte durch senil-vasculäre Veränderungen bedingt sein (Verhärtung der peripheren Arterien, neuerdings Nykturie). Ferner ist auf die unten erwähnte Verschiebung der vegetativen Reaktionslage zu verweisen.

All diese Menschen entsprechen also einem *„Konstitutionstyp, welcher durch*

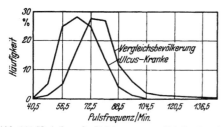
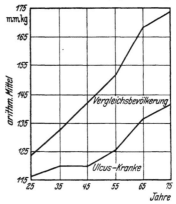

Abb. 163. Verteilung der Pulsfrequenz von 200 ulcuskranken Männern im Vergleich mit gleichaltrigen normalen Männern.

Abb. 164. Verteilung des systolischen Blutdrucks von 200 ulcuskranken Männern im Vergleich mit gleichaltrigen normalen Männern.

allgemeine, besonders auch vegetativ-nervöse Übererregbarkeit mit besonderer Bevor-zugung parasympathischer Symptombilder zu charakterisieren wäre" (E. FRANK).

Als wesentliches Symptom der Vagotonie lernten wir den niedrigen Blut-druck kennen. Dementsprechend handelt es sich bei Menschen mit „essentieller Hypotension" vorwiegend um Vagotoniker (MARTINI und PIERACH). Nach diesen Autoren sind es meist leptosome, oft hypogenitale Personen mit verschiedenen vegetativen Stigmen, die zu Magen-Darmaffektionen und Bronchialasthma neigen. F. A. MEYER konnte dagegen keine deutliche Bevorzugung eines bestimmten Körperbautyps feststellen. Die Angabe dieses Autors, daß der vegetativen Labilität keine besondere pathogenetische Bedeutung zukommen, ist nicht ge-nügend gestützt. Auch FR. KISCH hat über die konstitutionelle Bedeutung des „hypotonischen Komplexes" berichtet.

In planmäßigen Untersuchungen über die Konstitution von 200 ulcuskranken Männern, die ELISABETH KAUFMANN unter meiner Leitung durchführte, konnte gezeigt werden, daß die überwiegende Anzahl dieser Personen durch vagotonische Reaktionslage gekennzeichnet ist, kenntlich an der ausgesprochenen Tendenz zu Bradykardie und Hypotension im Vergleich mit einer gleichwertigen Normal-bevölkerung (vgl. Abb. 163 und 164).

Durchaus entsprechende Ergebnisse hatte J. WAIDER, die bei Ulcuskranken auffallend häufig ein „vagotonisches" EKG (Bradykardie, hohe T-Zacke usw.) beobachtete. Später gelangte auch FREDENHAGEN (ohne Kenntnis der vor-stehenden Arbeiten) zum Ergebnis überwiegender Vagotonie bei 300 Ulcuskranken.

Mit diesen Beispielen ist gezeigt, daß die Vagotonie nicht etwa eine relativ seltene Beobachtung an einzelnen Personen, sondern einen gut charakterisierten

funktionellen Konstitutionstyp darstellt, der geeignet ist, ganze Menschengruppen konstitutionstypologisch klar zu kennzeichnen und pathogenetische
Hinweise zu geben.

Die Vagotonie kann — ebenso wie die Sympathicotonie — in krisenhafter
Form auftreten. Am wichtigsten sind die Auswirkungen am Gefäßsystem, die
neuerdings — in Erweiterung älterer Beobachtungen von LEWIS, GOWERS,
BOLTEN über „vagovasale Anfälle" — durch POLZER und SCHOBER eine ausgezeichnete klinische und pathophysiologische Darstellung gefunden haben. Die
Autoren machen wahrscheinlich, daß die Anfälle auf der Auslösung eines JARISCH-
BEZOLD-Effektes beruhen, der anfallsweise Bradykardie mit Kreislaufkollaps und
pectanginösen Beschwerden im Gefolge hat. Am Magen-Darmkanal spielen sich
„vagotonische gastrische Koliken unter dem Bilde des Ulcus perforatum" ab,
über welche erstmals KONJETZNY und neuerdings BLUMENSAAT berichtet haben.

Gegenüber diesen vorwiegend vagotonischen vegetativ Labilen sind — wie
auch HOFF und E. FRANK betonen — diejenigen mit Übererregbarkeit des
sympathischen Nervensystems wesentlich seltener. Auch EPPINGER und HESS
haben ja ihre Studie ausschließlich dem Vagotoniker gewidmet und den Sympathicotoniker nur hie und da als Gegentyp erwähnt. Hier erhebt sich tatsächlich
die Frage, ob ein mehr unter theoretischen Voraussetzungen konstruierter
funktioneller Konstitutionstyp aufrechterhalten werden soll, dem in Wirklichkeit nur sehr unscharfe Bilder entsprechen. Wohl gibt es, wie jeder Erfahrene
bestätigen wird, Menschen mit habitueller Tachykardie (eventuell mit Neigung
zu Extrasystolen), lebhafter, öfters diarrhoischer Verdauung — Obstipation ist
ihnen ein unbekannter Begriff —, stets warmen Händen und Füßen, lebhaftem
Naturell. Diese Menschen kann man aber ebensogut den Hyperthyreotikern
zurechnen, zumal denjenigen unter ihnen, die eine Grundumsatzsteigerung vermissen lassen (BANSI); wir werden deshalb auf eine Schilderung des Sympathico-
tonikertyps verzichten können.

Die Beziehung zwischen Sympathicotonie und hyperthyreotischer Konstitution wird genauer von E. FRANK (1936, S. 1048f.) und auch von ROMINGER
erörtert. Dieser berichtet den interessanten Fall eines Kindes sympathicotonischer
Konstitution, das einige Wochen später an einer Hyperthyreose erkrankte.
Vermutlich spielen sympathicotone Züge bei der konstitutionellen Disposition
zur Hyperthyreose und in ihrem Symptomaufbau eine Rolle. Von verschiedenen
Seiten wurde mit Recht darauf hingewiesen, daß sich im Alter eine Verschiebung
nach der sympathicotonen Reaktionslage hin einstellen kann. Es trifft dies nach
meinen Beobachtungen besonders für tachykardische, klimakterische Hypertensionen zu, die vielleicht besonders bei primär-ovarialinsuffizienten Frauen auftreten (vgl. z. B. die Fälle 1 und 2, S. 207).

Daß trotz der obengenannten Einschränkung der Konzeption des Sympathicotonikers auch ein kreislaufdynamisch gut charakterisierter Typ zu entsprechen scheint, geht aus den oben geschilderten Versuchsergebnissen WEZLERS
hervor. Ebenso gelang es JESSERER, den Ionenhaushalt des Sympathicotonikers
von dem des Vagotonikers abzugrenzen: „Während bei den vagotonen Zustands-
bildern das Elektrolytgleichgewicht zugunsten des Kaliums verschoben erscheint
und der Wert der K/Ca-Quote somit größer als 2 ist, ist bei der Sympathicotonie
das Gegenteil der Fall: das Calcium überwiegt gegenüber dem vorhandenen
Kalium und die K/Ca-Quote liegt bei diesen Zuständen unter 2." Klinisch
bemerkenswert scheint mir JESSERERS Hinweis, daß Sympathicotoniker im
allgemeinen wesentlich weniger subjektive Klagen vorbringen als Vagotoniker.
Sie suchen deshalb weit seltener den Arzt auf. Dies ist vielleicht ein Grund
dafür, daß der sympathicotonische, d. h. nicht hyperthyreotisch komplizierte

sympathicotonische Symptomenkomplex weniger gut bekannt ist als der vagotonische.

Wichtig ist jedoch die Kenntnis der oben erwähnten Sympathicuskrisen, im
älteren Schrifttum bekannt als PALsche Krisen. Dieselben werden von POLZER
und SCHOBER in der erwähnten Monographie als „sympathico-vasale Anfälle"
geschildert und auf den der Vagusreizung entgegengesetzten „BAINBRIDGE-Effekt"
zurückgeführt. Die Symptomatologie dieser Personen entspricht weitgehend dem
Bilde, welches CURTIUS und KRÜGER — ohne Kenntnis von POLZERs und SCHO-
BERs Arbeit — vom VES entworfen haben (vgl. S. 202). Hier wie dort bestehen
Schwindel, kalte und cyanotische Finger, verstärkte Dermographie, Uterus-
hypoplasie, anfallsweise Tachykardien und Blutdruckanstiege.

β) Die Vasolabilen. — Das vegetativ-endokrine Syndrom der Frau.

Zahlreiche ältere und neuere Untersuchungen haben zu dem übereinstimmenden Ergebnis geführt, daß die *konstitutionelle Vasolabilität* eine wohl charakteri-
sierte Sondergruppe der vegetativen Übererregbarkeit darstellt (JUL. BAUER,
CASSIRER, H. HERZ, OTFR. MÜLLER u. a.). So schrieb H. HERZ 1902, „daß gerade
diejenigen Nervösen, deren Gefäße eine besondere Erregbarkeit besitzen, eine
Gruppe darstellen, die wegen ihrer Eigenart ganz besonders sorgfältig analysiert
werden muß". JUL. BAUER sprach von „dem durch eine ganz besonders hervortretende reizbare Schwäche der Vasomotoren gekennzeichneten Spezialtypus
der neuropathischen Konstitutionsanomalie".

Als einer der ersten hat SOLIS-COHEN 1895 dies Gebiet der „vasomotorischen
Ataxie" herausgehoben. Bald folgte dann die bekannte grundlegende Monographie R. CASSIRERs (1901), welche vor allem der Abgrenzung der großen Krankheitsbilder der RAYNAUDschen Krankheit, Erythromelalgie usw. gewidmet war.
Wie H. HERZ mit Recht betonte, hat jedoch CASSIRER „die viel häufigere und
in praxi . . . viel wichtigere vasomotorische Ataxie . . . nur kurz gestreift, sie hat
überhaupt nirgends monographische Bearbeitung gefunden". Diese Lücke
suchte HERZ selbst, ein Schüler O. ROSENBACHs, des Begründers der funktionellen
Pathologie, zu schließen mit seiner kleinen Schrift „Zur Lehre von den Neurosen
des peripheren Kreislaufapparates" (1902). Einen wesentlichen Fortschritt
bedeutete dann OTFR. MÜLLERs umfangreiche Monographie über „die Capillaren
der menschlichen Körperoberfläche in gesunden und kranken Tagen" (1922,
2. Aufl. 1937 und 1939). Wie der Titel besagt, war es das große Verdienst
O. MÜLLERs und seiner Mitarbeiter, die Capillarmikroskopie für das Gebiet der
konstitutionellen Vasolabilität auszunutzen. Eine wichtige Frucht dieser Studien
war die Feststellung, daß im Capillargebiet Vasolabiler regelmäßig spastische,
d. h. abnorm kontrahierte, neben atonischen, d. h. abnorm weiten, erschlafften
Capillaren zu finden sind („spastisch-atonischer Symptomenkomplex", O. MÜL-
LER). Schon früher hatte CURSCHMANN bemerkt, daß kein grundsätzlicher Unterschied zwischen „vasoconstrictorischen" und „vasodilatatorischen Neurosen"
bestehe.

Als Beispiel folgende Eigenbeobachtung:

Marg. Schl., 47jährige Beamtengattin. Seit dem 40. Lebensjahre Herzkrämpfe: Zusammen-
krampfen, Atemnot, Schwächegefühl. Verstärkt nach Fliegeralarmen. In früheren Jahren
ähnliche Anfälle, aber vorwiegend mit Drehschwindel. Wiederholt Kuren in Kudowa. Viel
kalte Hände und Füße. Stuhlgang normal. Öfters depressiv verstimmt. 26jährig während
der ersten Gravidität Beinvenenthrombose mit Lungenembolie. Die Thrombose wiederholte
sich auch nach dem 2. und 3. Partus. Vor dem 1. Partus (Zwillinge, beide †, das ♀ Kind
war Fetus papyraceus) präklamptische Schwangerschaftsniere: starke Gesichts- und Unterschenkelödeme, 2⁰/₀₀ Eiweiß, RR 195/125. Auf Aderlaß von 700 cm³ Rückgang der Ödeme

und des Blutdrucks (165/110). Bei Entlassung nach dem Partus RR normal, nur noch geringe Albuminurie. Körpergröße 161 cm, Gewicht 81,4 kg. Thorax 92, Pyknika. Ausgedehnte Rosacea von Wangen und Nasenspitze. Leichte Cyanose der Lippen und Mammae. Auffallend starke Cutis marmorata der Arme (Abb. 165) und des Rückens. Auffallende Cyanose der Nägel. Alte Ulcera cruris. Fußarterien o. B. Schwere Retinitis angiospastica; außerordentlich starke Schlängelung und Verengerung der Netzhautgefäße mit breiten Reflexstreifen und Kaliberschwankungen, ausgesprochene Kreuzungsphänomene (Univ.-Augenklinik Berlin, Ziegelstraße). Capillarmikroskopisch ausgesprochen spastisch-atonischer Symptomenkomplex mit auffallend langen Capillaren. Das Nebeneinander erweiterter und spastischer Capillaren ist auf Abb. 166 deutlich zu sehen, ebenso der Wechsel in der Capillarinjektion

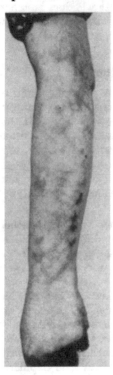

Abb. 165. Starke Cutis marmorata sowie spastisch-atonischer Symptomenkomplex bei hochgradiger angiospastischer Diathese.

an verschiedenen Untersuchungstagen; auch das Strömungsbild ist wechselnd (zeitweise an einzelnen Fingern keinerlei Strömung sichtbar). RR 165/100, Puls 60. Herz erheblich nach links vergrößert. EKG und übriger interner und neurologischer Befund normal (einschließlich Rest-N, Wa.R., Blutzucker, Blutbild, Gerinnungs-, Blutungs- und Senkungszeit, Thrombocytenzahl, chemischem und mikroskopischem Urinbefund).

Mutter † 54jährig an Gehirnembolie nach Venenentzündung. Hatte wiederholt Venenentzündungen. Vater † 74jährig an Zuckerkrankheit. 60jährig Prostataoperation. Zwei gesunde Schwestern.

Beurteilung. Arteriosklerose (Angina pectoris, Hypertension, Retinitis angiospastica) auf der Grundlage einer angiospastischen Diathese, die auch für die Schwangerschaftsniere (Präeklampsie), wahrscheinlich auch für die familiäre Thrombophilie und Emboliedisposition verantwortlich zu machen ist (vgl. S. 201).

Den morphologischen Bildern entsprechen abnorme Funktionsweisen, die insbesondere an den Strömungsverhältnissen sowie an dem Verhalten der Capillarwand ablesbar sind; bei abnormer Durchlässigkeit der Wand kommt es zu pericapillärer Ödembildung, die zu einer Verwaschenheit des mikroskopischen Bildes führt (vgl. Abb. 174). Auf diese Tatsache hat auch besonders Doxiades hingewiesen. Das funktionelle Verhalten der Capillaren wurde von der Müllerschen Schule (Heimberger u. a.) auch mittels mikropharmakologischer Untersuchungen näher erforscht. Die vasoneurotische Diathese des Kindesalters hat besonders Doxiades bearbeitet (1934, daselbst Schrifttum).

Haben die ausgezeichneten morphologischen, klinischen und physiologischen Capillarstudien O. Müllers und seiner Schule auch wertvollste Beiträge zur Kenntnis der konstitutionellen Vasolabilität gebracht, so blieben dieselben doch in verschiedenen Richtungen unbefriedigend: bezüglich der Abgrenzung von anderen Konstitutionskreisen, der Herausarbeitung eines klinisch scharf umschriebenen, korrelationsstatistisch gesicherten Syndroms und der Ätiologie. O. Müller rechnet nicht nur den Status varicosus zu seiner vasoneurotischen Diathese, sondern auch Diabetes, M. Basedow, Hypothyreoidismus, allergische Erkrankungen. Notwendig sei deshalb „irgendein allgemeiner Ausdruck", um die angeblich verschiedenen Manifestationen dieser sog. „allgemeinen Lenkungsstörung" begrifflich zusammenzufassen. „Alle diese Erscheinungskreise konstitutioneller und vererblicher Art lassen sich etwa in dem französischen Begriff der famille névropathique vereinigen. Das ist natürlich ein diffuser Begriff, eine Hypothese mit sehr weiter Rahmenspannung. Aber zunächst ist so etwas einmal notwendig. Vielleicht kann eine besser unterrichtete Zukunft ... Einteilungen aufstellen, welche den Tatsachen besser angepaßt sind" (Otfr. Müller).

In der Tat handelt es sich hier geradezu um das Musterbeispiel einer jener „*Pandiathesen*", vor denen M. v. PFAUNDLER mit großem Recht gewarnt hat und denen wir in dieser Darstellung schon mehrfach begegnet sind.

Es war deshalb durchaus berechtigt, wenn MORAWITZ 1936 feststellte, das Gebiet der konstitutionellen Vasolabilität sei „im ganzen noch wenig erforscht", und ZUCKER vor wenigen Jahren noch zum Ergebnis kam, „wie gering unsere nosologischen Kenntnisse auf dem Gebiet der Vasoneurosen sind". Auch BÜCHNER sowie SCHULTE haben sich vor kurzem gleichsinnig geäußert, und mehrere Autoren betonen in jüngster Zeit unsere ätiologischen Unkenntnisse bezüglich

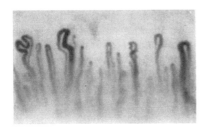

Abb. 166a. Rechter Ringfinger 16. 10. 40.
(Text S. 200.)

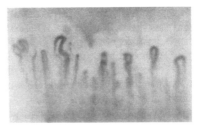

Abb. 166b. Rechter Ringfinger 18. 10. 40.

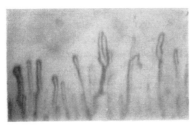

Abb. 166c. Linker Ringfinger 16. 10. 40.

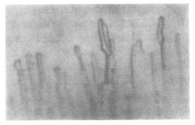

Abb. 166d. Linker Ringfinger 18. 10. 40.

verschiedener einschlägiger Einzelsymptome, wie Angina pectoris, Akrocyanose, RAYNAUDsche Krankheit (BÜCHNER, GROSSE-BROCKHOFF, HOCHREIN, SCHELLONG).

Ansatzpunkte für ein tieferes Verständnis der konstitutionellen Vasolabilität mußten auf dem Gebiet der klinischen Symptomatologie und der Wechselbeziehungen gesucht werden gemäß SIEMENS' treffendem Wort: „Konstitutionspathologie ist Korrelationspathologie". Schon seit langer Zeit ist bekannt, daß Angiospasmen eine große *Neigung zu generalisiertem Vorkommen* im Sinne eines Systemschadens haben (ASSMANN, BAILLART, J. BAUER, BEAUVIEUX und Mitarbeiter, K. A. BOCK, CASSIRER, CURSCHMANN, L. FISCHER, GOLDBLADT und STERLING, HOCHREIN, FR. LANGE, MAYER-LIST, MORGAN, MORQUIN, OTFR. MÜLLER, MYLIUS, NOTHNAGEL, H. OPPENHEIM, OSLER, RATSCHOW, RÜLF, SCHOTT, THIBIERGE und STIASNIE, TOLOSSA, WILDER u. a.). Die immer wieder in wechselnder Kombination festgestellten Einzelsymptome bestehen in Hand- und Fußkälte, Totenfingern, Akrocyanose, Akroparästhesien, Claudicatio intermittens, RAYNAUDscher Krankheit bzw. RAYNAUDschem Syndrom, Pernionen, Cutis marmorata, Erythrocyanosis cutis puellarum, verstärkter Dermographie, Angiospasmen der Fingercapillaren, der Retina, des Gehirns, Angina pectoris vasomotorica, Schwindel, Migräne, vasomotorischen Kopfschmerzen, essentieller Hypertension, vasomotorischen Ödemen u. a.

Weiterhin wurden von zahlreichen Autoren pathogenetische *Beziehungen zu den Keimdrüsen,* vor allem der weiblichen Ovarialinsuffizienz, beobachtet (Bolte, Cassirer, Comby, Feuchtinger, Heinsius, M. Hirsch, Kehrer, Kreindler und Elias, Marannon, May und Layani, Moncorps, Otfr. Müller, Page, Pende, Ratschow, Récamier, Semerau-Siemianowski, Solis-Cohen, Schilf, Villaret, Wilder u. a.). R. Schröder umriß vom gynäkologischen Standpunkt aus das Bild der sog. vegetativen Ovarialinsuffizienz, bei der Durchblutungsstörungen zu den führenden extragenitalen Symptomen gehören. Im Sinne dieser weitgehenden Abhängigkeit des Gefäßsystems vom Ovarial- (bzw. übergeordneten Hypophysen-) Hormon sprechen ferner folgende Tatsachen: die hochgradige Bindung der (nicht neurogenen) Akroparästhesien an das weibliche Geschlecht, an Klimakterium, Kastration usw., der rein weibliche Charakter der Erythrocyanosis crurum, die Beziehung der Akrocyanose zu Pubertät, Menstruationsstörungen usw., gleichsinnige Erfahrungen bei M. Raynaud und Migräne, ferner die menstruellen und Schwangerschaftsveränderungen des Capillarsystems usw. (zahlreiche literarische Hinweise und eigene Befunde bei Curtius und Krüger).

Wie Ratschow 1946 mit Recht hervorhob, handelt es sich hierbei jedoch vorerst um „klinische Eindrücke, deren statistische Sicherung noch aussteht". Ausgehend von Voruntersuchungen (Curtius 1944) haben dann Curtius und Krüger (1952) diese Lücken zu schließen gesucht, um damit die Konstitutionspathologie sowie die Klinik, insbesondere Diagnostik und Therapie der Vasolabilität auf sicherere Grundlagen zu stellen. Bei der klinischen und korrelationsstatistischen Bearbeitung von 2000 Frauen wurden dabei unter anderem folgende Ergebnisse erzielt: Die obengenannten kasuistischen Befunde über gemeinsames intrapersonelles Vorkommen der verschiedensten Angiospasmen konnten, wie folgendes Beispiel zeigt, zahlenmäßig bestätigt werden:

Totenfinger fanden sich im gesamten Beobachtungsgut von 2000 ♀ . . . . . . in 37,8%
Totenfinger fanden sich bei 108 ♀ mit Migräne . . . . in 60,1%
Stenokardie fand sich im gesamten Beobachtungsgut von 2000 ♀ . . . . . . in 38,5%
Stenokardie fand sich bei 108 ♀ mit Migräne . . . . in 61,1%

Bezüglich weiterer Einzelheiten sei auf unsere Monographie verwiesen.

Den zahlenmäßigen Nachweis für einen quantitativen Parallelismus von Ovarialinsuffizienz und Vasolabilität erbringt die folgende Tabelle:

Tabelle 25. *Einzelsymptome der Ovarialinsuffizienz bei starker, schwacher bzw. fehlender konstitutioneller Vasolabilität.* (Nach Curtius und Krüger.)

	Menses unregelmäßig		Amenorrhoe		Hypo-menorrhoe		Hyper-menorrhoe		Dys-menorrhoe		Fluor		Spät-menarche	
	ab-solut	%	ab-solut	%	ab-solut	%	ab-solut	%	ab-solut	%	ab-solut	%	ab-solut	%
459 ♀ mit starker Vasolabilität	210	45,8 ±2,3	132	28,8 ±2,1	124	27,0 ±2,1	203	44,2 ±2,3	276	60,1 ±2,3	234	51,1 ±2,3	145	31,6 ±2,2
361 ♀ mit schwacher Vasolabilität	95	26,3 ±2,3	89	24,6 ±2,3	60	16,6 ±2,0	124	34,2 ±2,5	173	47,9 ±2,6	132	36,6 ±2,6	92	25,5 ±2,3
1180 ♀ mit fehlender Vasolabilität	180	15,3 ±1,05	119	10,1 ±0,9	82	7,1 ±0,7	185	15,6 ±1,1	229	19,4 ±1,2	186	16,0 ±1,1	227	23,7 ±1,2

Es ergab sich weiterhin, daß sowohl Vasolabilität wie Ovarialinsuffizienz enge Häufigkeitsbeziehungen zur habituellen Obstipation besitzen. Ersteres ergibt sich aus folgenden Zahlen:

Habituelle Obstipation fand sich:

unter 2000 ♀ des Gesamtkrankengutes . . . . 476mal = 23,8% ± 1,0%
unter 459 ♀ mit starker Vasolabilität . . . . 238mal = 51,9% ± 2,3%
unter 361 ♀ mit schwacher Vasolabilität . . . . . 146mal = 40,4% ± 2,6%
unter 1180 ♀ mit fehlender Vasolabilität . . . . . . 114mal = 9,7% ± 0,9%
unter 1038 ♀ ohne Vasolabilität und Ovarinsuffizienz 82mal = 7,9% ± 0,8%

Die Beziehungen zwischen Obstipation und gynäkologischen Erkrankungen sind schon lange bekannt (L. ADLER, ASCH, ASCHNER, KRIEGER, MARTIUS, A. MAYER, F. MEIER, P. MÜLLER, NOVAK, v. ROSTHORN, G. SINGER, STICKEL, STOECKEL, WIESEL u. a.). Hierbei dürfte es sich weniger um die früher besonders angenommenen mechanischen als vielmehr um nervös-reflektorische (EISENHART 1895) bzw. hormonale Faktoren handeln. Letzteres konnte durch folgende Untersuchungsreihe bewiesen werden.

Tabelle 26. *Einzelsymptome der Ovarialinsuffizienz in Beziehung zum Vorhandensein oder Fehlen habitueller Obstipation.* (Nach CURTIUS und KRÜGER.)

	Menses unregelmäßig		Amenorrhoe		Hypo-menorrhoe		Hyper-menorrhoe		Dys-menorrhoe		Fluor		Spät-menarche	
	ab-solut	%	ab-solut	%	ab-solut	%	ab-solut	%	ab-solut	%	ab-solut	%	ab-solut	%
498 ♀ mit Obsti-pation	185	37,2 ±2,2	128	25,7 ±1,9	111	22,2 ±1,9	215	43,2 ±2,2	263	52,8 ±2,2	235	47,2 ±2,2	145	29,1 ±2,0
1502 ♀ ohne Obsti-pation	300	20,0 ±1,0	112	7,5 ±0,7	155	10,3 ±0,8	297	19,8 ±0,8	415	27,6 ±1,2	307	20,4 ±1,0	369	24,6 ±1,1

Mittels weiterer Untersuchungen konnte nun gezeigt werden, daß zwischen den 3 Komponenten Vasolabilität, Ovarialinsuffizienz und habitueller Obstipation eine enge Wechselbeziehung besteht. So betrug der Syntropie-Index v. PFAUNDLERs 4,36 (von 1 an aufwärts besteht positive Korrelation). Es handelt sich somit bei dem Zusammenvorkommen der 3 genannten Komplexe um eine biologische Einheit, das sog. *vegetativ-endokrine Syndrom der Frau*[1] (CURTIUS und KRÜGER). Die von OTFR. MÜLLER behauptete Zugehörigkeit von Status varicosus und allergischer Diathese wurde korrelationsstatistisch als nicht bestehend erwiesen. Auch zwischen Körperbautypen und vegetativ-endokrinem Syndrom der Frau bestehen keine tieferen Beziehungen.

Es ist zwar bekannt, daß die konstitutionelle Vasolabilität auch beim Manne gar nicht selten angetroffen wird. Vielleicht besteht auch hier eine positive Korrelation zur habituellen Obstipation. Die Abhängigkeit dieser Funktionsstörungen vom Sexualhormon ist jedoch — wenn überhaupt vorhanden — ganz wesentlich geringer als bei der Frau. Dies ergibt sich schon aus der Fragwürdigkeit des sog. Klimakterium virile. Im übrigen bedarf die vergleichende Geschlechtspathologie der Vasolabilität noch weiteren Ausbaues. Als Beispiel männlicher Vasolabilität diene Abb. 167.

Die weitgehende *Erbbedingtheit* von Vasolabilität, Obstipation und Ovarialinsuffizienz ist bekannt (Einzelheiten und Schrifttum bei CURTIUS und KRÜGER), ebenso aber auch der recht erhebliche Wirkungsbereich verschiedenartiger Umweltfaktoren wie Infektionen, Kälte, Ernährungsabwegigkeit.

Als kasuistisches und genealogisches Beispiel schwerer erblicher angiospastischer Diathese diene folgende Beobachtung[2]:

Christa W., 17jährige Schülerin. 4. 12. 40 (5 Tage vor Menses) „plötzlich ohne erkennbare Ursache frühmorgens vor dem linken Auge großes Zentralskotom". Keinerlei vorausgehende Krankheit. Ist aber an dem Morgen statt um 7,30 Uhr um 6 Uhr aufgestanden, um in einem ziemlich kalten Zimmer zu arbeiten. Dabei Frösteln. 6. 12. 40 links „von der

---

[1] Abgekürzt VES. — [2] Vgl. auch die Stammtafel S. 128.

Papille über die ganze Macula sich hinziehendes Netzhautödem, in das die A. temporalis retinae inferior eingebettet liegt. Gefäße tadellos gefüllt; zeigen normalen Verlauf. Nur die A. temporalis inferior zeigt den Verdacht unvollständiger Füllung." Als Ursache kommt nur eine Embolie oder ein Gefäßkrampf in Frage (Univ.-Augenklinik Berlin, Ziegelstraße)[1].

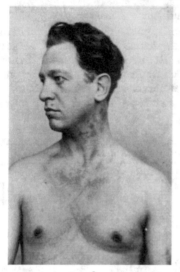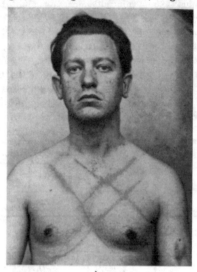

a   b

Abb. 167a u. b. Starke Dermographie mit Erythembildung sowie Erythema fugax bei psychisch erregbarem Vasolabilen. (Text S. 203.)

Leidet seit Menarche (14jährig) viel an kalten Händen und Füßen sowie an häufigem Absterben der Finger; sie werden für 5—10 min erst bläulich, dann ganz weiß, besonders bei Kälte; dabei manchmal heftiger Schmerz. Häufig Kopfschmerzen.

Mesosom. Körpergröße 178 cm, Gewicht 77,5 kg, Thorax 82 cm. Akne vulgaris des Gesichts. Kleine Struma. RR gelegentlich leicht hypertonisch (135/75). Puls 114; nach Behandlung

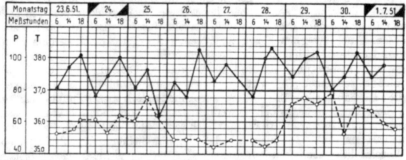

Abb. 168. Fieberkurve von Frau Gerda Ba. (Ausschnitt). ●——● Temperatur; o— — —o Puls. (Zu S. 205 unten.)

langsamer, aber stets noch leicht tachykardisch (80, 88, 96). Deutliche kühle Akrocyanose der Hände und Füße. Systolisches Geräusch, Spitze. Herz sonst o. B. Deutliche respiratorische Arrhythmie. Sehr starke Dermographia elevata (Urticaria factitia). Capillaren bei 4maliger Untersuchung im Laufe eines Jahres stets spastisch: unscharfes Bild, Capillaren sehr eng und zart, Strömung dürftig und körnig; nur an einzelnen Capillaren zu erkennen. Stellenweise ist die Strömung ausgesprochen stoßweise. Eosinophile konstant etwas hoch (4%). Sonst intern o. B.

Nach *Behandlung* (Vermeidung von Kälte und Übermüdung, Entspannungsgymnastik und Massage, Wechselfuß- und Handbäder, Bellergal) werden die Doigts morts und auch die Kopfschmerzen wesentlich seltener. Gesichtsfeldausfall unverändert.

[1] Nach der Epikrise, die ich Herrn Prof. Löhlein verdanke, ist letzteres „durchaus das Wahrscheinliche", da ein Embolus nie sichtbar war (Februar 1942).

Beurteilung: *Ausgesprochene, mit der Menarche einsetzende, erbliche angiospastische Dia-these mit Beteiligung der Retina und irreparablen Sehstörungen.*

Mutter der Patientin. Lilly W., 42jährige Landwirtsgattin. Als Mädchen stets kalte Hände und Füße. Mehrfach Zehen und Finger erfroren, letzteres noch vor kurzem. Nach 2 Entbindungen beiderseits Bein- bzw. Beckenthrombosen (auch die Mutter hatte Venen-entzündung, ebenso deren beide Brüder). 22jährig Nagelbetteiterung linke Großzehe. Anschließend (nach Novocainspritzen?) Absterben der linken Großzehe, Amputation der-selben. Viel Kopfschmerzen. Zeitweise sehr niedriger Blutdruck, einmal angeblich 60 mm Hg. Dabei sehr matt. Mäßige Obstipation. Körpergröße 171 cm, Gewicht 72,0 kg, Thorax 82,5. Mesosom. Chronische Beinödeme. Livide Beinödeme beiderseits nicht tastbar. Sonst intern o. B. Capillarmikroskopisch ausgesprochen spastischer, zum Teil etwas atonischer Symptomenkomplex: unscharfes Bild. Einzelne Capillaren nach Art der RAYNAUD-Formen, daneben auffallend geschlängelte Capillaren (,,Archiformen"). *Beurteilung. Angiospastische Diathese. Thromboseneigung.*

Vatersvater von Christa W. 70jährig an BRIGHTscher Nierenkrankheit gestorben. — Ein Bruder von Christa W. hatte als Säugling Pylorusspasmus.

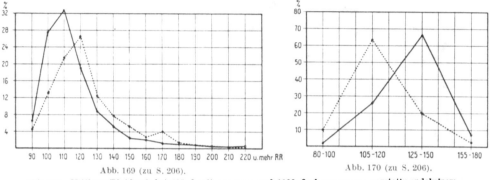

Abb. 169 (zu S. 206).   Abb. 170 (zu S. 206).

Abb. 169. Mittlerer Blutdruck bei 485 ♀ mit ······ und 1180 ♀ ohne ——— vegetativ-endokrinem Syndrom der Frau.

Abb. 170. Mittlerer Blutdruck bei 105 ♂ mit ······ und 295 ♂ ——— ohne angiospastischer Diathese.

Eine eingehende Diskussion schon vorliegender sowie eigener Befunde führte zum Ergebnis, daß das vegetativ-endrokine Syndrom der Frau (VES) durch eine diencephal-hypophysäre (-ovarielle) Dysregulation bedingt wird.

Hatte CASSIRER schon 1912·vermutet, daß die häufig kombinierten hormo-nalen, vasomotorischen und trophischen Störungen auf einer übergeordneten Grundstörung des vegetativen Nervensystems beruhen, so entspricht dem die Feststellung von W. R. HESS (1930), ,,daß das *Zirkulationssystem in engster Korrelation mit verschiedenen vegetativen Funktionen*[1] steht. Wir denken an Temperaturregulierung, Verdauung, Sexualfunktionen, ferner an die Tatsache, daß das Kreislaufsystem im Zusammenhang mit psychischen Vorgängen steht". Neben den oben behandelten Regulationsstörungen der Gefäße, der Verdauung und der (weiblichen) Sexualfunktion müssen nach HESS' Angaben noch Erschei-nungen von seiten der Temperatur und des Psychischen erwartet werden. Beides besteht auch beim vegetativ-endrokinen Syndrom der Frau: die eindeutige Wechselbeziehung zwischen habitueller vegetativer Hyperthermie einerseits und vegetativ-endokrinem Syndrom der Frau andererseits konnte HAAG am Kranken-gut unserer Klinik nachweisen.

Als Beispiel diene folgende Eigenbeobachtung:

Frau Gerda Ba., 29 Jahre (vgl. Abb. 168). Starke Hand- und Fußkälte, starke Toten-finger, Erröten, Dermographie, habituelle Kopfschmerzen, Ohnmachten, Akroparästhesien, sommerliche Finger- und Beinödeme, stärkste Obstipation. Menarche 12½ Jahre. Menses

---

[1] Vom Verfasser hervorgehoben.

unregelmäßig. Dysmen., Fluor. Schwere (Ehe-) Neurose mit starkem Schlafmittelmißbrauch und Gewichtsabnahme von 15 kg. Deshalb Aufnahme. Bei eingehendster Untersuchung keinerlei objektiv krankhafter Befund. Durch Entspannungs- und analytische Psychotherapie (Dr. Rohrmoser) weitgehende anhaltende Besserung, die auch bei fortlaufender Kontrolle durch den Hausarzt bestätigt wird.

Die psychische Labilität der Vasomotoriker ist als sog. „vasomotorische Neurose" lange bekannt (Alquier, Bolten, Fürstner, Rosenfeld, Semerau-Siemianowski, Zucker u. a.) und beruht auf der so überaus häufigen Kombination von Übererregbarkeit des zentralen und Gefäßnervensystems (Bolte, Bolten, Cassirer-Hirschfeld, Croco, Curschmann, P. Loewy, Lustig, Otfr. Müller, Nauheimer, H. Richter, Rülf, Wexberg, A. Westphal u. a.). Es ist durchaus möglich, daß „affektive und vasomotorische Labilität vielleicht nur verschiedene Erscheinungsweisen der nämlichen Eigenschaft sind" (E. Bleuler).

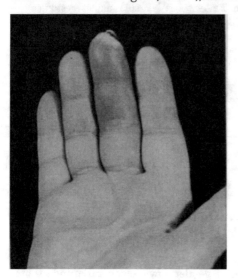

Abb. 171. Raynaudsche Gangrän rechter Mittelfinger. (Text S. 207.)

Schon in der letzten Auflage dieses Beitrages (1944) stellte ich fest, daß die konstitutionelle Vasolabilität weder der Sympathicotonie noch der Vagotonie untergeordnet werden könne. Zu gleichem Ergebnis führten die oben erwähnten eigenen Studien; daselbst findet die Frage an Hand des Schrifttums eine eingehende Darstellung. Immerhin ergaben Blutdruck- und Pulsbestimmungen, daß die konstitutionelle Vasolabilität der Frauen mehr sympathicotonisch, diejenige der Männer mehr vagotonisch stigmatisiert ist, wie die Kurven (Abb. 169 und 170) illustrieren sollen.

Auch andere Befunde weisen in die gleiche Richtung. Es handelt sich hier aber offenbar mehr um geschlechtsspezifische Unterschiede, als um solche, die durch die Vasolabilität als solche bedingt wären.

Die diagnostische Erkennung des Syndroms macht nach geringer Übung keine Schwierigkeiten, freilich „müssen die Symptome (nach einem einheitlichen, planvollen Schema, Ref.) erst aufgesucht und zusammengebracht werden", wie es R. Schröder 1942 für die Diagnose der vegetativen Ovarialinsuffizienz gefordert hat. Gleichsinnige Erfahrungen machte auch v. Zarday bei der Feststellung der Angina pectoris vasomotorica junger Frauen mit allgemeiner Vasolabilität und Ovarialinsuffizienz.

Im angelsächsischen Schrifttum wird das Gebiet der Vasolabilität unter dem Namen der „neurocirculatory asthenia" (in Deutschland spricht auch Hochrein von „neurozirkulatorischer Dystonie") abgehandelt (Addis und Kerr, Chile, Friedlander und Freyhof, Oppenheimer 1918 u. v. a.). Ihm entsprechen im wesentlichen auch die Begriffe functional cardiovascular disease (M. Friedman 1947), sowie effort syndrome (Th. Lewis). Die beiden letztgenannten Krankheitsbilder beziehen sich ausschließlich, das erstgenannte zu einem guten Teil auf herzneurotische Störungen englischer und amerikanischer Soldaten des 1. und 2. Weltkrieges. Auf diesem Gebiet der „nervösen Herz- und Kreislaufstörungen" sind sich, wie Delius treffend bemerkt, viele Ärzte „der fehlenden Klarheit der Diagnose peinlich bewußt". Jedenfalls dürfte unseres Erachtens hier nicht die ätiologische und klinische Fundierung bestehen, die das vegetativ-endokrine Syndrom der Frau besitzt.

Konstitutionspathologisch besonders wichtig ist die schon von J. BAUER aufgeworfene Frage, ob „eine ganz besonders hervortretende reizbare Schwäche der Vasomotoren zu funktionellen Erkrankungen des Innervationsmechanismus der Gefäße" disponiert. BAUER hält dies für äußerst wahrscheinlich „wenn auch schwer zu beweisen". Von hierhergehörigen Krankheiten nennt BAUER Angina pectoris vasomotorica, intermittierendes Hinken, angiospastische Migräne, RAYNAUDsche Krankheit, Erythromelalgie.

Die ganze Problematik der Ätiologie und Pathogenese dieser Erkrankungen wird an anderen Stellen des Handbuches behandelt. Hier soll nur im Rahmen unserer Ausführungen über Vasolabilität die konstitutionelle Disposition zu Gefäßkrankheiten erörtert werden. Zunächst einige Krankengeschichten:

1. Heddy E., 60jährige Beamtengattin. 57jährig Blasenbildung auf dem Rücken des linken Zeigefingers, später auch anderer Finger. 59jährig blaurötliche Verfärbung linker Mittelfinger mit Vertaubungsgefühl. Einige Monate später auch rechter Gold- und Mittelfinger. Schließlich Gangränbildung am Endglied des rechten Mittelfingers (Abb. 171). Früher öfters migräneartige Kopfschmerzen. Nur eine Gravidität trotz wiederholter Konsultation prominenter Gynäkologen und Ausführung einer ALEXANDER-ADAMS-Operation. Menopause 46jährig ohne wesentliche Beschwerden. Hat ein „ganz schwaches Nervensystem": äußerst stimmungslabil. Nach Bericht der Psychologin Dr. JOHANNA DÜRCK, der ich Patientin zur psychotherapeutischen Behandlung überwies, handelt es sich um eine im Grunde kindliche Persönlichkeit, die nie zu innerer Selbständigkeit und echter menschlicher Reifung gelangte. Ist sehr stark abhängig von der Meinung der Leute, neigt sehr zu Empfindlichkeit, heftigen Reaktionen von Ärger, Verstimmung, Gekränktheit. Schwere familiäre Schicksalsschläge (einziger Sohn hebephren) hat sie „in keiner Weise seelisch wirklich verarbeitet. Es blieb ihr nur übrig, diesem Schlag gegenüber eine völlig verkrampfte und sich selbst wie anderen gegenüber fassadenhafte ‚Beherrschung' zu konstruieren".

Pyknika. Körpergröße 156 cm, Gewicht 69,8 kg, Thorax 77 cm. RR 270/120—165/100 (nach Behandlung). Puls 76. Herz gering nach links erweitert. EKG von ausgesprochenem Linkstyp. Tiefes Q_3. Hypertrophie des linken Ventrikels? Alter Hinterwandinfarkt? Capillarmikroskopisch bei 4maliger Untersuchung im Verlauf von $^1/_4$ Jahr: stets ausgesprochen spastisches Bild, d. h. stellenweise ganz unsichtbare, stellenweise sehr enge, unscharf begrenzte Capillaren. Strömung zum Teil fehlend, zum Teil ausgesprochen körnig. Nie sog. RAYNAUD-Formen. Sonst intern einschließlich Blutzucker, Wa.R., Blutstatus (14% Stabkernige), chemische und mikroskopische Urinuntersuchung o. B. Senkung 16/40.

Mutter 60jährig † an Schrumpfniere. Vater 57jährig † an Schlaganfall. Dessen Bruder desgleichen (56jährig). Zwei Brüder um 60 Jahre an Herzschlag †. Schwester hatte bis zur Menopause starke Migräne, andere Schwester 59jährig apoplektische Hemiplegie.

Beurteilung: Postklimakterische RAYNAUDsche Erkrankung, starke, labile Hypertension. Erbliche angiospastische Diathese. Psychopathische Konstitution. Fragliche ovarielle Insuffizienz.

2. Luise K., 56jährige Beamtenfrau. 50jährig Menopause. Anschließend leichtere primär chronische klimakterische Polyarthritis, die bald ganz verschwand. Seit dem 51. Lebensjahre besteht anfallsweise auftretende intensive Rötung der Füße mit starkem Brennen, das oft „unerträgliche" Ausmaße annimmt. Kann keinerlei Hitze vertragen. Läuft deshalb im Hause nur barfuß. Zieht sich auf Einladungen die Schuhe aus. Geht — auch während des Winters — nur mit angefeuchteten Strümpfen aus, um die Füße kühl zu halten. Im Hochsommer lebt sie meist in kühlem Kellerzimmer. Benutzt zur Kühlung der Füße auch Ventilator. War wegen des Leidens ohne Erfolg bei den verschiedensten Neurologen und Internisten. Seit dem 52. Lebensjahre chronische Nagelbetteiterungen. Menarche 15jährig. Keine Gravidität trotz lebhaften Kinderwunsches. 29jährig deshalb gynäkologische Operation. Die inneren Genitalien seien zu schwach entwickelt. Bei Erregung Sehen ab und zu verschwommen. Von jeher viel kalte Füße und Hände. Leicht errötet. Etwa seit dem 46. Lebensjahre allmählich zunehmende hochgradige Nervosität: Geräuschempfindlichkeit, starke innere Unruhe, Schlaflosigkeit, Erregungszustände, öfters depressiv verstimmt.

160 cm groß, Gewicht vor Behandlungsbeginn 70 kg, zur Zeit 52 kg. Mäßig korpulente Pyknika. Gesicht gerötet. Leichte Lippencyanose. Starke, lang anhaltende Dermographie mit Bildung von kollateralem Erythem. Etwas Paradentose. Mammae hypoplastisch. Fingernagelfalz überall gerötet, atrophisch. Trophische Störungen der Fingernägel: längs und quer gerillt, zum Teil sehr weich. Beide Füße etwa vom Knöchel abwärts diffus stark gerötet mit leicht cyanotischer Komponente (Abb. 172 a u. b). Capillarmikroskopisch bei der

ersten Untersuchung nirgends irgendwelche Capillaren zu sehen! Später bei wiederholten Untersuchungen im Verlauf von 4 Jahren stets deutlich spastisches Capillarbild (Capillaren großenteils sehr eng, stellenweise gar nicht zu sehen; Strömung teils körnig, teils unsichtbar. Bild häufig unscharf). RR zu Beginn der Behandlung 280/140. Sinkt danach bis zu 150 bis 165/95. Puls 80—90. Im EKG fragliche Linkshypertrophie. Rumpel-Leede deutlich +. Noch nach 24 Std sind die Petechien deutlich sichtbar (Abb. 173).

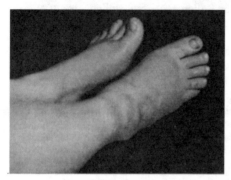 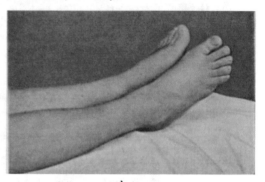

a　　　　　　　　　　　　　　　　　　　b
Abb. 172a u. b. Erythromelalgie vor und nach Behandlung. (Text S. 207 unten.)

Histaminrefraktäre Anacidität. Intern sonst o. B., einschließlich Trinkversuch, Blutchemismus, Urinuntersuchung, Blutstatus, Wa.R. usw. Augenhintergrund: Arterien sehr eng. Deutliche Kaliberschwankungen, positives Kreuzungsphänomen. Papillen beiderseits etwas grau (Augenklinik der Charité). Uterus und Ovarien ausgesprochen hypoplastisch (Prof. KAUFMANN, früher Charité-Frauenklinik).

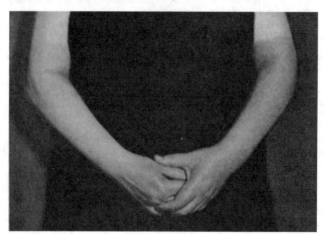

Abb. 173. RUMPEL-LEEDE-Phänomen frisch und 24 Std alt bei Erythromelalgie.

Die Behandlung bestand in strenger, zeitweise vegetarischer Diät, Safttagen, sedativspasmolytischen Medikamenten, Progynoneinspritzungen und Psychotherapie. Es ist dadurch gelungen, den Gesamtzustand wesentlich zu bessern.

Beurteilung: (Postklimakterische?) Erkrankung des arteriellen Systems (nicht fixierte Hypertension, angiospastische Fundusveränderungen). Seit dem Klimakterium starke Erythromelalgie bei angiospastisch-vasoneurotischer Diathese. Angeborene Ovarialinsuffizienz. Neurotische Persönlichkeit.

3. Werner N., 29jähriger Kaufmann. Starke Schmerzen in beiden Beinen besonders nach Gehen. Füße kalt, cyanotisch. Pulse der Dorsalis pedis, Tibialis postica und Poplitea beiderseits fehlend. Radialpuls links nur schwach fühlbar. Trockene Gangrän der rechten Großzehe. Bei kaltem Waschen schon seit der Kindheit auch Cyanose der Finger. Manchmal

Totenfinger ohne Schmerzen. Von jeher viel kalte Füße. Früher starker Raucher. Mesosom. Guter Allgemeinzustand. RR 135/85. Hände kühl. Capillarmikroskopisch ausgesprochen spastisches Bild: An 3 von 4 Fingern beider Hände sind die Capillaren kaum zu erkennen, soweit zu sehen mäßig geschlängelte Haarnadelformen. Nur an 2 Fingern geringe Strömung zu sehen. Übriger Befund bei stationärer Beobachtung o. B. Nach Adventitia-Resektion der A. femoralis (Prof. H. KRAUSS) beiderseits wesentliche Besserung, aber immer noch mäßige Dysbasia intermittens.

Diagnose: Thrombangiitis obliterans bei ausgesprochener, generalisierter angiospastischer Diathese.

4. Max Kl., 35jähriger Fleischer. Seit $1^1/_2$ Jahren heftige Schmerzen linker Fuß, so daß er morgens kaum auftreten kann. Längere Zeit auf „Senkfüße" behandelt. Absterben der Großzehe. Linker Fuß im ganzen livider als rechts. Unterschenkelvaricen. Mehrmals „Venenentzündungen". Täglich 10 Zigaretten. Einmal Ohren erfroren.

Mittelgroß, Gewicht 62,5 kg. Mesosom. RR 125/75. Puls 68. Auch sonst außer nachstehenden Befunden intern o. B. Unterschenkelgefäße röntgenologisch o. B. Augenhintergrund o. B. Ohren bläulich-rot. Linker Fuß leicht cyanotisch. Dorsalis pedis und Tibialis postica links nicht fühlbar. Hände und Füße auffallend kalt. Capillarmikroskopisch hochgradig pathologisches Bild im Sinne eines starken spastisch-atonischen Symptomenkomplexes

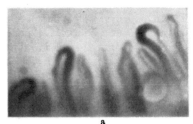 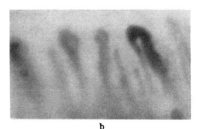

a   b

Abb. 174a u. b. Capillarbefunde bei Thrombangiitis obliterans.

mit ausgesprochenen RAYNAUD-Formen: die betreffenden Capillaren sind unförmig wurstartig verdickt (Abb. 174), vor allem im venösen Schenkel. Das ganze Bild ist verschwommen. Einzelne stark spastische Capillaren nur schattenhaft zu sehen (Abb. 174 b). Strömung an den meisten Fingern nicht zu erkennen. Zeitweise an Schienbein und Fußrücken kleine gerötete, erhabene Stellen. Nach Ansicht der Haut-Poliklinik der Charité lokale Hautdurchblutungsstörungen.

Auf intensive Padutinbehandlung und starke Einschränkung des Rauchens weitgehende Besserung, so daß Patient seit 6 Jahren ohne wesentliche Beschwerden stark arbeitet.

Diagnose: Thrombangiitis obliterans bei allgemeiner angiospastischer Diathese.

5. Walter N., 40jähriger Gärtner. Von Herrn Prof. LÖHLEIN meiner Berliner Abteilung überwiesen mit der Mitteilung, daß etwa seit dem 29. Lebensjahre ein ausgesprochenes juveniles Glaukom des rechten Auges bestehe; später Glaukom beiderseits. „Hier muß eine Disposition im Sinne des Gefäßsystems oder der Gefäßinnervation angenommen und als konstitutionell angesprochen werden." Schwitzt von jeher auf rechter Gesichtshälfte stärker als auf der linken. Stuhl täglich 2mal. In den letzten Jahren öfters Schwindel, Zittern, Herzklopfen. Schlechter Schlaf, leichte Erregbarkeit. Bei Arbeiten und Bücken Hitzewallungen zum Kopf. Häufig kalte Füße.

Athletiker. Nach den Indexformen leptosom-athletisch. Körpergröße 170,3 cm, Gewicht 65 kg, Thorax 88 cm. Geringe Struma. Status dysraphicus (Enuresis bis 12 Jahre, Trichterbrust, Spina bifida occulta S_1, offener Hiatus sacralis, Hypertrichosis sacralis). RR 140/75, Puls 88. Starke Dermographie mit erheblicher Gänsehautbildung. Starke Cyanose der Hände, geringe der Füße. Capillarmikroskopisch überall sehr unscharfes Bild. EKG o. B. Auch sonst intern-neurologisch o. B.

Diagnose: Vasolabilität bei juvenilem Glaukom.

Der oben von JUL. BAUER erwähnten Angina pectoris vasomotorica sind wir im Rahmen des vegetativ-endokrinen Syndroms der Frau sehr häufig begegnet. In Übereinstimmung mit früheren Autoren mußten wir immer wieder feststellen, daß das oft sehr qualvolle Leiden außerordentlich oft falsch behandelt wird. Als Beispiel diene folgende Beobachtung:

Frau Lilo M., 29 Jahre. Klagt seit $1^1/_2$ Jahren über gehäufte Herzanfälle typisch anginösen Charakters mit Todesangst und kollapsartigem Zustand, öfters Beginn mit Migräne (besteht seit 5 Jahren), gehäuft bei Menstruation. Anfangs Besserung auf Nitrolingual, dann auf andere Nitropräparate. Als auch diese versagten, häufige Dolantin- und Morphiumeinspritzungen. Vom Außenarzt wurde schon eine Herzoperation in Erwägung gezogen (!). Vegetativ-endokrines Syndrom der Frau (ohne Obstipation). Im EKG hochgradige ST-Senkung (Abb. 175). Sonst keinerlei objektive Veränderungen. Auf Entspannungsgymnastik, autogenes Training, Aussprachen (Konflikte mit Mutter und Ehemann), Hydrotherapie, kleine Cyren-B-Gaben und leichte Sedativa für $^1/_2$ Jahr anhaltende Beschwerdefreiheit. Bei Entlassung nur noch ganz geringe EKG-Veränderungen. Ein Rezidiv wird allein durch ambulante Entspannungsbehandlung wiederum völlig beseitigt.

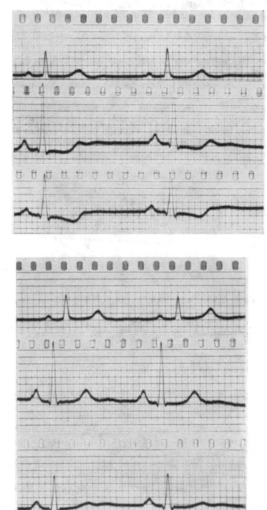

Abb. 175. ST-Senkung bei Angina pectoris vasomotorica vor und nach Behandlung. P sympathicum.

Nach Otfr. Müller bestehen kontinuierliche Übergänge zwischen der noch dem Normbereich angehörigen Vasolabilität („vasoneurotische Diathese") und den obengenannten Erkrankungen (Morbus Raynaud, Erythromelalgie usw.), was vollständig unseren eigenen Erfahrungen entspricht. Aus den Krankengeschichten geht hervor, daß die Kranken von jeher an angiospastischen Erscheinungen wie Hand- und Fußkälte, Totenfingern, Akrocyanose, Neigung zu Erfrierungen usw. gelitten haben. Für O. Müller sind die Frühstadien der Raynaudschen Krankheit nichts anderes als ein besonders stark ausgeprägter spastisch-atonischer Symptomenkomplex. Diese einheitliche Zusammenschau ist aber unseres Erachtens auch weiter auf andere, sog. „organische" Formen peripherer Gefäßleiden, wie z. B. die Thrombangiitis obliterans auszudehnen. Dafür sprechen verschiedene Tatsachen: zunächst handelt es sich bei diesem Leiden, entgegen manchen Auffassungen des Schrifttums, nicht um eine rein örtliche, sondern um eine allgemeine Gefäßerkrankung. Mit zunehmender Kenntnis von Sektionsbefunden hat sich der grundsätzliche Systemcharakter des Leidens immer mehr herausgestellt. Er ist aber auch schon aus klinischen Tatsachen zu entnehmen, unter anderem den anginösen Beschwerden mancher Buerger-Kranker, des weiteren besonders den, nach unseren Erfahrungen fast regelmäßig vorhandenen capillarmikroskopischen Befunden (vgl. v. Hasselbach). Die klinischen Erscheinungen des Leidens sind zweifellos zu einem erheblichen Teil spastischer, d. h. funktioneller Natur. Andernfalls ließen sich, wie v. Hasselbach

richtig bemerkt, die Erfolge einer operativen Ausschaltung der Gefäßinner-
vation und — wie wir hinzufügen möchten — die öfters doch eindeutigen Erfolge
anderer Behandlungsmaßnahmen nicht verstehen. „Eine gewisse spastische
Komponente besteht also beim Krankheitsbild ganz zweifellos" (v. HASSELBACH).
Mit DIETRICH und RATSCHOW (bei denen diese Anschauung eingehend begründet
wird) scheint es mir sogar wahrscheinlich, daß das spastische Moment in der
Pathogenese der Thrombangiitis obliterans den Krankheitsprozeß einleitet.
„Die Gefäßveränderungen wären damit nicht Ursache, sondern gewebliche Folge
einer funktionellen Durchblutungsstörung im Sinne einer Ernährungsstörung der
Gefäßwandelemente" (RATSCHOW). Auch CASSIRER und HIRSCHFELD kommen
zum Ergebnis, „daß der Gegensatz zwischen dem Heer der Trophovasoneurosen
und den Fällen der juvenilen Spontangangrän (mit dem Befund der Endarteriitis
obliterans) nicht mehr unüberbrückbar erscheinen wird, daß es sich vielmehr
letzten Endes doch um *ein* großes Gebiet handeln wird". Für SPATZ ist es „wahrscheinlich, daß bei der v. WINIWARTER-BUERGERschen Krankheit funktionelle
Gefäßstörungen, die wieder völlig zurückgehen, häufig den Gefäßverstopfungen
vorausgehen". Der Autor weist nachdrücklich auf die Wichtigkeit einer eingehenden Anamnese über vasomotorische Erscheinungen hin. Für eine derartige Auffassung sprachen schließlich auch erbbiologische Befunde. So berichtet REICHERT
über die Familien von 3 BUERGER-Kranken. Die Schwester des einen Patienten
litt an starker Migräne, sein Vater an schwerer Coronarsklerose sowie einer
Gangrän des Beines (Morbus Buerger ?). Auch 2 Vaterbrüder litten an Coronarsklerose und Lungeninfarkt, eine Base an Angina pectoris. Auch in der Familie
des zweiten Patienten fanden sich mehrere Gefäßkranke. Neuerdings hat GERH.
KOCH einige weitere Hinweise für die angiospastische Natur der BUERGERschen
Krankheit mitgeteilt.

Somit glaube ich, daß RATSCHOW recht gegeben werden muß, wenn er im
Sinne OTFR. MÜLLERs „eine einheitliche Auffassung der Morphogenese aller
organischen Strukturveränderungen bei peripheren Durchblutungsstörungen"
für wahrscheinlich erachtet.

Die ätiologisch-pathogenetische Bedeutung der Vasolabilität geht aber weit
über das Gebiet der zuletzt genannten Erkrankungen hinaus. Erwähnt seien nur
noch essentielle, insbesondere juvenile Hypertension, Arteriosklerose, Thrombose
und Eklampsie, ohne daß es möglich wäre im Rahmen dieses Kapitels, auf diesen
großen Fragenkomplex näher einzugehen. Bei mehreren der obigen Beispiele
bestand die Kombination peripherer Durchblutungsstörungen bei angiospastischer Diathese mit Hypertension. Fall Schl, S. 199 ist des weiteren geeignet zur
Illustration der auf diesem Boden entstandenen Schwangerschaftsniere (Präeklampsie) und erblichen Thrombose- und Embolieneigung[1]. Daß bei der Entstehung der Eklampsie spastische Momente im Sinne von PALs pressorischen
Gefäßkrisen, charakterisiert durch „temporäre Kontraktionsstürme aller Arteriolen" (MÜLLER und HÜBNER) eine ausschlaggebende Rolle spielen, wird heute
allgemein angenommen (Näheres bei HILLER 1936, S. 268). Die Zusammenhänge
von Angiospasmen und Thrombose sind ebenfalls bekannt (vgl. LICHTWITZ 1936,
S. 349).

Darüber hinaus ist mit HILLER darauf hinzuweisen, daß im Rahmen der
angiospastischen Diathese „die verschiedenen klinischen Syndrome durchaus
nicht immer eigentliche Krankheitseinheiten darstellen, sondern daß recht häufig
verschiedenartige Kombinationen angioneurotischer und allgemein vegetativer
Störungen sich zu klinischen Bildern mit von Fall zu Fall wechselnder Symptomatik, welche sich einer strengen Klassifizierung entziehen, verbinden."

---

[1] Vgl. dazu auch Fall Lilly W. S. 205.

Hiller betont im Anschluß an Wilder, „daß angesichts der Vergesellschaftung
verschiedener Symptome im einzelnen Fall eine strenge Einteilung in bestimmte
Krankheitsbilder sehr mißlich ist. Cassirer hat versucht, die Vasoneurosen
streng zu gruppieren. Treten aber Angiospasmen — wie so oft — in verschiedenen Gefäßgebieten auf, so ist es gelegentlich kaum mehr möglich zu sagen,
welches Symptom dominiert und den Namen für das ganze Syndrom abgeben
soll." Curtius und Krüger haben kürzlich zahlreiche derartige Misch- und
Übergangsfälle auf dem Boden der konstitutionellen Vasolabilität zusammengestellt (l. c. S. 10).

Hier sei anhangsweise noch auf W. Jaenschs *„morphologische Capillar-
strukturdiagnostik"* hingewiesen (Näheres unter anderem bei W. Jaensch 1934,
1938, W. Jaensch und O. Gundermann). Jaensch hat eine Theorie der
„Morphogenese der Hautcapillaren" aufgestellt, die er zur diagnostischen Beurteilung des Reifegrades, besonders von
Kindern, heranzieht. Die normalen

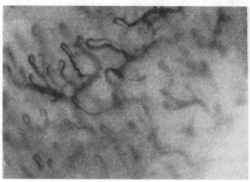
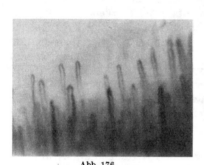

Abb. 176.   Abb. 177.
Abb. 176. Normale Capillaren am Fingernagelfalz.
Abb. 177. Wirres, „archicapilläres" Flechtwerk. Erbliche Neurofibromatose. Migräne. Hypertrichose. Schwer
degenerierte Familie. (Vgl. Klinger: Z. menschl. Vererb. u. Konstit.lehre 21, 326.)

Haarnadelcapillaren (vgl. Abb. 176) sollen das Endstadium des Entwicklungsvorganges darstellen weshalb sie als „Neocapillaren" bezeichnet werden. Den
anderen Pol dieser Reihe bilden die unausgereiften Capillarformen, wie sie physiologischerweise nur beim Embryo und Säugling beobachtet werden („Archi-
capillaren", „Archistruktur"). Sie entsprechen zum Teil den Bildern, wie sie von
anderen Autoren als Teppichklopferformen bezeichnet werden, d. h. es handelt
sich um vielfach verzweigte und teils knäuelartig gestaltete Capillaren. In diesem
Stadium des Capillarbildes läßt sich der senkrecht zu den Capillaren verlaufende
subpapilläre Plexus noch deutlich sehen, während er bei den Haarnadelformen
(„Neocapillaren") normalerweise nicht mehr sichtbar zu machen ist.

Jaensch hat nun auf Parallelen zwischen Architstruktur der Capillaren und
verschiedenartigen, insbesondere intellektuellen Entwicklungshemmungen, endokrinen Störungen — vor allem Kretinismus — und sonstigen Abwegigkeiten der
Gesamtkonstitution hingewiesen. Die Beziehungen zwischen Haut- (Capillar-)
Gestaltung und Schwachsinn möchte Jaensch darauf zurückführen, daß beide
Organe als Ektodermabkömmlinge ein ähnliches Entwicklungstempo aufweisen.
Diese Hypothese besitzt nach unseren früheren Ausführungen über Systemkrankheiten und Keimblattzugehörigkeit wenig Wahrscheinlichkeit und wurde
unter anderem auch von Semenas als unbewiesen abgelehnt. Gegenüber
Jaenschs Angaben konnte Maria Schiller an 1644 Stuttgarter Schulkindern „keinen Parallelismus zwischen Intelligenz und Güte des Capillarbildes"
feststellen.

EUGSTER findet an einem großen, kritisch bearbeiteten Beobachtungsgut nur unbedeutende Unterschiede in der Häufigkeit abwegiger Capillarformen bei Kropfträgern und Kropffreien. GEHRI hatte ebenfalls in der Schweiz bestätigt, daß bei etwa $^2/_3$ der Kretinen schwere und bei etwa $^1/_3$ derselben mittelschwere Capillarveränderungen im Sinne JAENSCHs vorkommen. Entsprechende Befunde konnte ich bei Hypothyreoidismus gelegentlich auch erheben (vgl. Abb. 18/19), jedoch auch bei sonstiger degenerativer Allgemeinkonstitution (Abb. 177).

γ) Korrelationsbiologische Begründung der vegetativen Übererregbarkeit.

Nach der genügenden kasuistischen Charakterisierung der verschiedenen Typen vegetativer Übererregbarkeit wollen wir uns ihrer *korrelationsbiologischen Begründung* zuwenden. Zu diesem Zweck sind allein massenstatistische Untersuchungen geeignet, die zunächst einmal die Vorfrage nach der Häufigkeit der Symptome und Syndrome in der Durchschnittsbevölkerung zu beantworten haben. Soviel ich sehe, ist erstaunlicherweise noch niemals der ernstliche Versuch unternommen worden, diese Grundlagen jeder Typensystematik in bezug auf die vegetative Übererregbarkeit zu schaffen. Wir haben deshalb seit Jahren in planmäßigen Reihenuntersuchungen nach einheitlichem Schema die Kennzeichen vegetativ-nervöser

Tabelle 27. *Prozentuale Häufigkeiten vegetativer Symptome bei Männern und Frauen.*
(Nach CATSCH und OSTROWSKY.)
Diff. = Differenz der Häufigkeiten; m_d = Fehler von Diff.

	♂	♀	Diff.	$3 m_d$
D	19,6	24,2	4,6	5,7
HF	12,3	23,5	11,2	5,1
RA	16,6	17,1	0,5	5,1
Ef	5,6	16,6	11,0	4,1
S	14,4	13,6	0,8	4,7
A	13,3	10,8	2,5	4,4
Ei	1,6	8,1	6,5	2,9
Chv	7,9	7,7	0,2	3,6
Sch	5,4	5,2	0,2	3,0
H	2,9	3,8	0,9	2,4
Du	2,2	3,2	1.0	2,3
Br	4,7	2,0	2,7	2,4

Übererregbarkeit registriert. Durch A. CATSCH und H. OSTROWSKY wurde ein erheblicher Teil unseres Beobachtungsgutes (1961 Personen) mit aller wünschenswerten Kritik und Exaktheit statistisch ausgewertet.

Die Autoren registrierten ausgesprochene Dermographie (D), deutliche respiratorische Arrhythmie (RA), Erythema fugax (Ef), Akrocyanose bzw. starke Cutis marmorata (A), Bradykardie unter 60 je Min. (Br), CHVOSTEK-Symptom (Chv), habituell kalte Hände und Füße (HF), häufiges Sodbrennen (S), Eisenbahnkrankheit (Ei), häufige Schweiße (Sch)[1], Hitzewallungen (H), häufige Durchfälle ohne organische Grundlage (Du). Die Verarbeitung sonstiger Symptome wie der habituellen Obstipation wurde aus methodischen Gründen vorläufig noch zurückgestellt[2].

Über die Häufigkeit der Einzelsymptome unterrichtet die Tabelle 27.

Entsprechend den Angaben OTFR. MÜLLERs zeigten sich also die meisten Symptome erhöhter Vasolabilität bei Frauen häufiger als bei Männern.

Von Interesse ist weiterhin festzustellen, ob Beziehungen zwischen vegetativer Labilität und Lebensalter bestehen (Abb. 178).

Die Kurven veranschaulichen die konstitutionsbiologisch wichtige Tatsache, daß die hier vermerkten vegetativen Symptome einen ausgesprochenen Häufigkeitsgipfel in der Altersklasse von 10—30 Jahren aufweisen. Mit zunehmendem

---

[1] Hitzewallungen und starke Schweiße wurden bei den klimakterischen Frauen nicht verwertet.
[2] Bezüglich der Obstipation verweise ich auf die oben (S. 203) mitgeteilten Zahlen.

Alter sinken die Häufigkeitskurven als Ausdruck des Nachlassens der vegetativen Erregbarkeit, beim Manne schneller als bei der Frau, was mit der besonderen, durch das Klimakterium geschaffenen Reaktionslage zusammenhängen dürfte. Die Tatsache, daß Akrocyanose bei alten Menschen wieder häufiger wird, hängt sicherlich mit Altersveränderungen der Haut bzw. des Kreislaufes zusammen.

Das Hauptziel der Untersuchungen von Catsch und Ostrowsky bestand darin, festzustellen, ob zwischen den Einzelsymptomen vegetativer Labilität überdurchschnittliche Häufigkeitsbeziehungen, oder mit anderen Worten, ob positive, fehlerkritisch gesicherte Korrelationen bestehen. Diese Frage ist zu

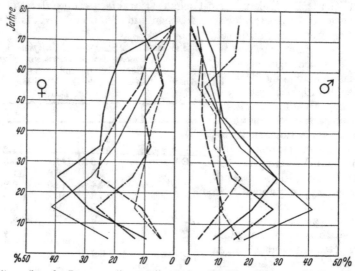

Abb. 178. Altersaufbau der Personen mit vegetativ-nervösen Funktionsstörungen. Die Prozente beziehen sich auf die entsprechende Altersklassen im Gesamtmaterial. ――― Dermographismus; ――― respiratorische Arrhythmie; ― ― ― Erythema fugax; ― ― ― Chvosteksches Zeichen; ―·―·― Akrocyanose. (Nach Catsch und Ostrowsky).

bejahen. Zwischen je 2 Einzelmerkmalen fanden sich zahlreiche, allerdings geringe Korrelationen; der Bravais-Pearsonsche Korrelationskoeffizient schwankte im Durchschnitt zwischen $+0,1$ und $+0,4$.

Viel wichtiger als die Feststellung von Korrelationen zweier Merkmale ist jedoch bei konstitutionsbiologischen Forschungen die Untersuchung auf das Vorhandensein höherer Kombinationen (Curtius 1928). Man überlege sich, wie sinnlos es z. B. wäre, die Symptomatologie des Magengeschwürs nur aus jeweils einem Symptompaar aufzubauen, etwa Sodbrennen-Obstipation, Blutstuhl-Übelkeit, belegte Zunge-Magenschmerz usw. Kein Diagnostiker wird darauf verzichten, soviel als möglich an Symptomen heranzuziehen, um zu einer möglichst sicheren Krankenbeurteilung zu gelangen angesichts der Relativität auch sog. „Kardinalsymptome". Die Methode der Berechnung höherer Kombinationen haben wir schon in früheren Untersuchungen beim Status varicosus (Curtius und Scholz 1935, Scholz 1937), sowie beim Status dysraphicus (Curtius 1939) erfolgreich angewandt. In den genannten Arbeiten konnte die eigentlich selbstverständliche, aber niemals berücksichtigte Tatsache mathematisch erwiesen werden, daß die Vernachlässigung höherer Kombinationen dazu führen kann, tatsächlich vorhandene positive Korrelationen zu übersehen.

Bei den Untersuchungen von Catsch und Ostrowsky über das Vorhandensein höherer Kombinationen der obengenannten 12 vegetativen Symptome wurden die Kombinationen der Klassen von 0—3 Merkmalen gesondert berechnet, die relativ dünn besetzten Kombinationen der Klassen zu 4—12 Merkmalen dagegen summarisch in einer Gruppe zusammengefaßt. In der folgenden Tabelle bedeutet p_e die theoretisch erwarteten, p_g die tatsächlich gefundenen Häufigkeiten. Mit PEARSONS χ^2-Methode konnte gezeigt werden, daß die gefundenen Differenzen statistisch gesichert sind. Einzelheiten müssen in der Originalarbeit nachgelesen werden.

Tabelle 28. *Theoretisch errechnete und tatsächlich gefundene Anzahl der Personen mit bestimmten Kombinationen vegetativer Symptome (in %).*
(Nach CATSCH und OSTROWSKY.)

Klasse der Kombinationen	♂			♀		
	p_e	p_g	$\dfrac{(p_e-p_g)^2}{p_e}$	p_e	p_g	$\dfrac{(p_e-p_g)^2}{p_e}$
0	31,9	48,5	8,7	22,5	40,5	14,4
1	39,3	20,0	9,3	36,7	20,4	7,3
2	20,9	19,7	0,1	27,9	20,2	2,1
3	6,4	7,4	0,2	10,6	11,4	0,1
4—12	1,5	4,4	5,6	2,3	7,5	11,8
Summe	100,0	100,0	$\chi^2 = 23,9$	100,0	100,0	$\chi^2 = 35,7$

Es ergeben sich also auffällige Unterschiede der Häufigkeiten in dem Sinne, daß die Anzahl der Personen mit höheren Kombinationen sowie der merkmalsfreien gegenüber den theoretischen Häufigkeitswerten erhöht, diejenige der Personen mit einem Merkmal dagegen vermindert ist. Damit ist erwiesen, daß sich die Merkmale in der Gesamtpopulation nicht zufällig, voneinander unabhängig verteilen, sondern durch positive Korrelationen verknüpft sind. Es ist demnach erstmals durch die Untersuchungen von CATSCH und OSTROWSKY der Beweis dafür erbracht, daß die verschiedenen vegetativen Einzelsymptome Ausdruck einer einheitlichen Grundstörung, der vegetativen Labilität, darstellen.

Diese charakteristische Häufigkeitsverteilung, nämlich — im Vergleich mit den theoretischen Zufallswerten — zuviel Merkmalsfreie, zu wenig Merkmalsarme und zuviel Merkmalsreiche ist bei der Berechnung von Kombinationen schon mehrfach festgestellt worden. So von v. PFAUNDLER[1] bei den Teilbereitschaften der exsudativen Diathese, von CURTIUS und SCHOLZ beim Status varicosus, ferner beim Status dysraphicus (CURTIUS)[2]. Man darf demnach in dieser typischen Häufigkeitsverteilung ein Kriterium für das Vorliegen positiver Korrelationen innerhalb einer Gruppe mehrmerkmaliger Syndrome erblicken.

Wegen der zweifellosen, wenn auch noch nie exakt erwiesenen Beziehungen zwischen Magengeschwür bzw. Thyreotoxikose (einschließlich BASEDOWscher Krankheit) einerseits, vegetativer Labilität andererseits stellten CATSCH und OSTROWSKY in ihrem Beobachtungsgut die Häufigkeit dieser beiden Erkrankungen, ihre Wechselbeziehungen, sowie ihre Korrelationen zum vegetativen Nervensystem fest. Bei der Heranziehung der höheren Kombinationen ließen sich diese letztgenannten Korrelationen nachweisen, und zwar besonders bei Hyperthyreotikern, wesentlich weniger ausgeprägt bei Ulcuskranken. Dagegen zeigten Thyreotoxikose und Ulcus keine bzw. höchstens angedeutete wechselseitige Korrelationen. Der Korrelationskoeffizient betrug nämlich bei Männern 0,

---

[1] PFAUNDLER, M. v.: Handbuch der Erbbiologie, Bd. II. 1940.
[2] CURTIUS: Fortschritte der Erbpathologie, Bd. 3. 1939.

bei Frauen +0,066. Diese Tatsachen bestätigen also frühere klinische Erfahrungen, daß sich Magengeschwür und Thyreotoxikose weitgehend ausschließen (Peritz und Fleischer, v. Bergmann, Haag u. a.) und sprechen wieder bis zu einem gewissen Grade für die Realität des vagotonischen und sympathicotonischen Reaktionstyps, da ja bekanntlich beim Ulcus Erscheinungen jenes Syndroms (Bradykardie, Vagotoniker-EKG — J. Waider —, Hypotension, spastische Obstipation), bei der Thyreotoxikose solche des sympathicotonischen Syndroms (Tachykardie, Hypertension) häufig sind[1]. Allerdings gelingt auch hier keine restlose Anwendung dieser Reaktionsformeln; so ist z. B. die Lymphocytose bei Thyreotoxikose häufig vorhanden, obgleich sie von vielen als Vagotoniesymptom aufgefaßt wird. Der Gegensatz Sympathicotonie-Vagotonie soll ja auch nicht im Sinne radikaler Ausschließlichkeit verstanden werden, sondern als eine Übererregbarkeit des gesamten vegetativen Systems und der mit ihm gekoppelten Funktionen, vor allem cerebrospinal-psychischer Art, mit vorwiegendem Akzent auf der einen oder anderen Seite.

Wie oben (S. 203) für den vegetativen Spezialtypus der Vasolabilen geschildert, so spielt bei der Entstehung der vegetativen Labilität ganz allgemein die *Erblichkeit* eine maßgebende Rolle. Dies zeigen zahlreiche einzelne Familienbeobachtungen, wie sie beispielsweise in meiner Monographie über multiple Sklerose S. 171, 193 und 197 oder in Hanharts Studie über einen „vegetativen Déséquilibré" (1934) zu finden sind. Besonders verfolgt wurden die Erbverhältnisse bei einzelnen vorwiegend vegetativ bedingten Symptomen, wie der Sinusbradykardie (Schrifttum bei Gänsslen, Lambrecht und Werner S. 239) und der paroxysmalen Tachykardie (ebenda S. 242). An planmäßigen Untersuchungen fehlt es aber durchaus, insbesondere solchen, die den klinischen Gesamtstatus des vegetativen Nervensystems berücksichtigen. Brauchbares Beobachtungsgut liegt vor über Zwillinge. Curtius und Korkhaus sowie v. Verschuer konnten bei zusammen 14 EZ-Paaren ausnahmslos Konkordanz, dagegen bei 14 ZZ-Paaren nur 5mal Konkordanz der respiratorischen Arrhythmie feststellen. Besonders gründliche pharmakologische Zwillingsuntersuchungen über die Reaktionen des vegetativen Nervensystems verdanken wir M. Werner (1935). Auch aus ihnen geht die Bedeutung erblicher Momente für dieses Funktionsgebiet hervor. Gerade diese Untersuchungen zeigen aber auch die große Umweltabhängigkeit, die ja auch aus zahlreichen klinischen Erfahrungen hervorgeht. Neben psychischen und klimatischen Momenten wirken sich besonders toxische (Rauchen!) und infektiöse Schäden auf das Verhalten des vegetativen Nervensystems aus. Diese Beziehungen werden ja auch für die Therapie vegetativer Syndrome nutzbar gemacht.

b) Allergische Diathese.

Bekanntlich spielt beim Zustandekommen allergischer Reaktionen das Gefäßnervensystem eine maßgebende Rolle[2]. Abnorme Bereitschaft zu Überempfindlichkeitsreaktionen (allergische Diathese) ist deshalb sehr häufig an eine Übererregbarkeit des Vasomotorenapparates geknüpft, die wir im letzten Abschnitt als Teilerscheinung vegetativer Übererregbarkeit kennengelernt haben. Es ist demnach verständlich, wenn verschiedene Autoren eine weitgehende Identität von allergischer und angiospastischer Diathese annahmen (Assmann,

---

[1] Vgl. hierzu die Befunde E. Kaufmanns (S. 197).
[2] Vgl. dazu W. Bergers und K. Hansens Lehrbuch „Allergie" sowie H. Kämmerers „Allergische Diathese und allergische Erkrankungen", ferner Mayer-List und Kauffmann (1931). Auch Coca, Kolmer, Moro und Klinkert weisen auf diesen Zusammenhang hin.

v. BERGMANN, KÄMMERER, LICHTWITZ, OTFR. MÜLLER u. a.). Exakte Untersuchungen, die bisher noch nie durchgeführt wurden, haben jedoch ergeben, daß die vermuteten Beziehungen, jedenfalls in der unterstellten Form, nicht bestehen: allergische Diathese und Vasolabilität kommen nämlich (zunächst einmal bei Frauen in Form des vegetativ-endokrinen Syndroms —VES —) nicht häufiger kombiniert vor, als zufallsmäßig erwartet werden muß, wie die Feststellungen von CURTIUS und KRÜGER (1952) ergaben:

> Unter 820 Frauen insgesamt fanden sich 97 Allergikerinnen = 11,83%
> unter 329 Frauen mit VES fanden sich 39 Allergikerinnen = 11,85%
> unter 491 Frauen ohne VES fanden sich 58 Allergikerinnen = 11,81%.
> Umgekehrt:
> Unter 820 Frauen insgesamt fanden sich   329 mit VES = 40,12%
> unter 97 Frauen mit Allergie fanden sich   39 mit VES = 40,20%
> unter 723 Frauen ohne Allergie fanden sich 290 mit VES = 40,11%.

Diese Befunde sind ein neuer Beleg für die Großzügigkeit vieler „konstitutionspathologischer" Hypothesen. Daß Allergiker dagegen vegetativ labil, speziell vagotonisch sind, steht wohl außer Frage. Von manchen Autoren werden allergische Erscheinungen wie Ekzem, Katarrhneigung, Asthma geradezu als Symptome vegetativer Labilität bezeichnet (SIEBECK 1939, ähnlich FRANK). Dem entsprechen zahllose klinische und experimentelle Befunde, von denen hier nur KYLINs Feststellung erwähnt sei, daß 18 von 19 Bronchialasthmatikern vagotonisch stigmatisiert waren; des weiteren verweise ich auf die oben wiedergegebenen Krankengeschichten vegetativ Labiler, unter denen sich mehrere als Allergiker erwiesen (vgl. Nr. 1, 5, 6, S. 193 f.).

Tabelle 29. *Prozentuale Häufigkeit der vegetativen Labilität bei Allergikern.* (Nach CATSCH 1942.)

K	δ		$\female$	
	p_a	p_g	p_a	p_g
0	19,5	48,5	20,7	40,5
1	29,2	20,0	27,0	20,4
2	31,1	19,7	25,9	20,2
3	12,9	7,4	15,8	11,4
4—12	7,3	4,4	10,6	7,5
χ^2	34,22		16,43	

K = Klasse der Kombinationen von Merkmalen vegetativer Labilität.

Es fehlte jedoch bisher an einer exakten korrelationsstatistischen Untersuchung über die Beziehungen von allergischer und vegetativer Übererregbarkeit. Diese Lücke wird ausgefüllt durch eine Arbeit von A. CATSCH (1942), die sich auf 1961 selbstuntersuchte Personen unserer Berliner Abteilung stützt. Wie aus Tabelle 29 und der entsprechenden graphischen Darstellung (Abb. 179) zu ersehen ist, besteht eine starke positive — statistisch durch die χ^2-Methode von PEARSON gesicherte — Korrelation zwischen allergischer Diathese und vegetativer Labilität: Während sich bei Personen mit allergischen Krankheiten (p_a) Merkmale der vegetativen Labilität, sowohl vereinzelt als auch in höheren Kombinationen (vgl. S. 215) wesentlich häufiger finden als im Gesamtmaterial (p_g), ist unter ihnen die Anzahl der Personen ohne ein Merkmal vegetativer Labilität bedeutend geringer.

Nach all dem scheint es mir logisch abwegig, wenn K. WESTPHAL behauptet, daß beim Bronchialasthma „echten allergischen Auslösungen" eine größere ätiologisch-pathogenetische Bedeutung zukomme als der vegetativen Labilität. Es handelt sich bei diesen beiden Konstitutionskreisen ja gar nicht um alternative Unabhängigkeit, vielmehr darum, daß die eine Reaktionsform (vegetative Labilität) der anderen (allergische Diathese) den Weg bereitet, ganz abgesehen von dem so häufigen Circulus vitiosus, daß allergische Manifestationen wieder ihrerseits den Erregungszustand des vegetativen Nervensystems und der Psyche alterieren; diese Wechselbeziehungen hat J. WILDER in ausgezeichneter Weise analysiert. Es ist letzten Endes Geschmackssache, ob man das Bronchialasthma vorwiegend als „Vagusneurose", als Psychoneurose oder als allergischen Vorgang deutet: alle drei untrennbar verknüpften Teilbereiche der Gesamtperson sind pathogenetisch beteiligt, wenn auch das eine Mal der Akzent auf dieser, das andere Mal auf jener Sphäre liegt. Von allen 3 Richtungen aus können therapeutische Erfolge erzielt werden: durch Psychotherapie, durch vegetative, insbesondere den Vagus bzw. Sympathicus betreffende Pharmakotherapie (Atropin, Adrenalin) und durch Allergenausschaltung (z. B. beim Heuasthma, beim Bettfedernasthma usw.). Dies Beispiel zeigt besonders deutlich die Notwendigkeit ganzheitlicher Konstitutionsbetrachtung.

Auch das mit dem vegetativen Nervensystem ja so eng verknüpfte *Blutdrüsensystem* ist für das Zustandekommen und den Verlauf allergischer Reaktionen von großer Bedeutung, wie schon zahlreiche klinische Erfahrungen dartun. Hier sei erinnert an die Rolle von Pubertät, Menstruation und Schwangerschaft. Von besonderer Wichtigkeit scheint der Funktionszustand der Schilddrüse.

Die früher von Stäubli, Klinkert, Ferrata u. a. beschriebene konstitutionelle — gemeint ist erbliche — Eosinophilie deckt sich durchaus mit der allergischen Diathese. Wichtig war die Feststellung dieser Autoren, daß bei Asthmatikern und anderen Allergikern in der anfallsfreien Zeit häufig auch eine

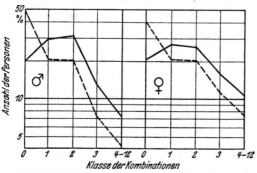

Eosinophilie besteht und, daß auch gesunde Verwandte oft erhöhte Eosinophiliewerte aufweisen.

Zweifellos ist der Begriff der allergischen Diathese durch zahllose klinische und anatomische Beobachtungen gut begründet. Dennoch erschien es wünschenswert festzustellen, ob zahlenmäßig gesicherte Wechselbeziehungen zwischen den Einzelmanifestationen der Diathese bestehen und welches Ausmaß sie besitzen. Zu dem Zweck registrierten wir seit Jahren planmäßig bei unseren erb- und kon

Abb. 179. Häufigkeit der vegetativen Labilität bei Allergikern (ausgezogene Kurve) und im Gesamtmaterial (gestrichelte Kurve). Halblogarithmischer Maßstab. (Nach Catsch 1942.)

stitutionspathologischen Untersuchungen die wichtigsten Allergiezeichen. Das Beobachtungsgut wurde von Catsch (1942) korrelationsstatistisch ausgewertet mit dem Ergebnis, daß erwartungsgemäß positive Korrelationen bestehen, die aber auffallend gering sind. Wird dagegen die tatsächlich gefundene Häufigkeit *höherer* Kombinationen von 3—8 Allergie-Manifestationen (bei ♂ p_g = 2,0) mit der theoretisch erwarteten Häufigkeit (p_e = 0,6) verglichen, so kommt die Wechselbeziehung der Merkmale doch deutlich zum Ausdruck. In der genannten Arbeit Catschs werden auch noch weitere Beiträge zur Konstitutionspathologie der allergischen Diathese geliefert, bezüglich derer auf die Originalmitteilung verwiesen sei (vgl. auch die obigen Angaben über allergische Diathese und Habitus, S. 107/108).

Die vorstehenden Andeutungen sollten nur dazu dienen, den Platz der so wichtigen allergischen Diathese im Rahmen der Gesamtkonstitution zu skizzieren. Bezüglich aller weiteren Einzelheiten sei auf den einschlägigen Abschnitt dieses Handbuches verwiesen.

c) Blutdrüsensystem [1].

Wenn vor etwa 20—30 Jahren von Konstitution und Konstitutionstypen gesprochen wurde, so war ein Großteil der Darstellung dem Blutdrüsensystem und seinen Erkrankungen gewidmet, die als Prototyp der sog. „Konstitutionskrankheiten" galten. „Die Begeisterung, die ... die Lehre vom endokrinen Drüsensystem entfesselte, zeugt dafür, wie sehr sie einem Bedürfnis nachgekommen war, das endlich im Primat der Konstitutionsbetrachtung innerhalb des

---

[1] Vgl. auch S. 98.

modernen medizinischen Denkens zu klarer Bewußtheit erwachte" (O. SCHWARZ 1925). VON DEN VELDEN sah noch 1926 in der Endokrinologie „die ganze Konstitutionslehre verankert". Die konstitutionelle Krankheitsdisposition sollte weitgehend vom Funktionszustand der Hormone abhängen. Beispielsweise sei auf die älteren Arbeiten von CHVOSTEK sowie R. STERN verwiesen. Zu welchen uns heute unverständlichen Entgleisungen derartige Anschauungen führen konnten, zeigt beispielsweise STERNs Idee, „solchen Menschen, welche eine hypophysäre Konstitution zeigen, im Falle einer luischen Infektion aus prophylaktischen Gründen die Hypophyse zu exstirpieren", da besonders diese Personen zum Erwerb einer tabischen Opticusatrophie disponiert sein sollten!

Die allmähliche Befreiung der Konstitutionslehre von der absoluten Vorherrschaft der endokrinologischen Betrachtungsweise klingt schon an in einem Ausspruch von LIPSCHÜTZ aus dem Jahre 1926: „Es wäre falsch, anzunehmen, daß die Lehre von der inneren Sekretion prinzipiell die alleinige Grundlage der Konstitutionslehre sein muß. Mag sein, daß später einmal, wenn neue Erkenntnisse über Zusammenhänge im tierischen Organismus gewonnen sein werden, die Konstitutionslehre auf anderen Grundlagen wird aufzubauen sein. Heute jedoch müssen wir die Konstitutionslehre in enge Beziehungen zur Lehre von der inneren Sekretion bringen, oder, um bescheidener zu sein, wir können heute mit mehr oder weniger Erfolg verschiedene Körperbautypen in ein System bringen, wenn wir Wirkungen berücksichtigen, die von Organen mit innerer Sekretion auf den ganzen Körper ausgehen." LIPSCHÜTZ gibt allerdings zu, daß es keineswegs gelinge, dieses System auf alle Körperbauformen auszudehnen. Wie man sieht, deckt sich für LIPSCHÜTZ wie für die Mehrzahl aller früheren Konstitutionsforscher, Konstitutionstypologie mit Habitussystematik, ein Standpunkt, dem wir ja heute keinesfalls mehr beitreten können. Dies und die eben erwähnte Beschränktheit in der Anwendung des endokrinologischen Prinzips, auch im engen Bereich der Körperbauforschung, haben notwendigerweise zu einer Abkehr von der übertriebenen Blutdrüsenbewertung geführt. So hat sich JUL. BAUER nach anfänglich ebenfalls sehr hoher Einschätzung dieses Prinzips für die Konstitutionsforschung (1921) in späteren Arbeiten sehr für seine Einschränkung ausgesprochen (1932). In gleichem Sinne hat sich auch HANHART geäußert, und ein besonders guter Kenner des endokrinen Systems, H. ZONDEK, schrieb 1926 folgendes:

„Das Konstitutionsproblem steht neuerdings im Mittelpunkt des allgemeinen Interesses. Wenn auch die bedeutungsvolle Rolle des endokrinen Drüsensystems hierbei nicht zu verkennen ist, so muß doch davor gewarnt werden, seine Bedeutung zu überschätzen. Die Gefahr, sich in aussichtslose Spekulationen zu verlieren, liegt hier besonders nahe, zumal uns beiden Problemen gegenüber geeignete biologische Untersuchungsmethoden nur in beschränktem Maße zur Verfügung stehen."

Zweifellos findet man bei abwegiger Gesamtkonstitution, vor allem erblichen Ursprungs, recht häufig endokrine Störungen. Ich nenne beispielsweise die Heredodegenerationen des Nervensystems, insbesondere myotonische Dystrophie und Neurofibromatose[1]. Auch im Rahmen multipler Abartungen begegnet man häufig Blutdrüsensymptomen (vgl. unsere Fälle S. 167 ff.). In diesem Zusammenhang seien auch eigene Untersuchungen über partiellen Riesenwuchs mit Hypogenitalismus genannt (1925), die — in Übereinstimmung mit FALTA und im Gegensatz zu früheren Autoren — zum Ergebnis kamen, daß es sich um koordinierte Äußerungen einer allgemeineren Entwicklungsstörung handelt, daß aber nicht der Riesenwuchs Folge der endokrinen Störung sei. So müssen auch die vorher erwähnten Blutdrüsenstörungen bei Heredodegenerationen

---

[1] Vgl. mein Lehrbuch 1935, S. 54—56, 92, 144, sowie Abb. 138 dieses Beitrages.

verstanden werden. Zu einem etwas tieferen Verständnis derartiger Zusammenhänge verhilft uns die Genetik mit dem oben erläuterten Begriff der polytopen Genwirkung (S.34). Auf diese Weise können wir uns die Kombination endokriner und sonstiger Symptome unschwer erklären oder sagen wir vorsichtiger, in Parallele bringen zu Beobachtungen der experimentellen Vererbungsforschung. Dies gilt insbesondere dann, wenn das Gesamtsyndrom immer wieder zur Beobachtung kommt wie bei der myotonischen Dystrophie, wo — außer dem neurologischen Befund — die charakteristische Katarakt sowie Hypogenitalismus kaum je vermißt werden, oder beim Bardet-Biedl-Syndrom (Pigmentdegeneration der Retina + Hexadaktylie + Schwachsinn + Dystrophia adiposogenitalis). Die Konstanz des Syndroms und das isolierte Vorkommen der Einzelsymptome bei Blutsverwandten zeigen uns, daß es sich um ko-, nicht um subordinierte Erscheinungen handelt.

So eindeutig die Abhängigkeit der psychophysischen Gesamtkonstitution und auch vieler konstitutionell, d. h. für die besondere Artung eines Menschen charakteristischer Einzeleigenschaften von den Hormonen auch ist — ich nenne hier nur Haut, Behaarung, Habitus, insbesondere Proportionen, Fettverteilung, vegetatives Nervensystem, Infektionsresistenz, psychisches Verhalten —, so besitzt eine rein endokrinologische Konstitutionsbetrachtung doch ihre Grenzen. Dies kommt auch in den Erörterungen über die Ätiologie vieler, die Gesamtkonstitution entscheidend gestaltender Systemkrankheiten zum Ausdruck bzw. solcher Erkrankungen, die auf die relativ isolierte pathologische Mutation eines Gens bzw. eines Genkomplexes zurückzuführen sind. So wurden Chondrodystrophie, Osteopsathyrose, Arachnodaktylie, Osteodysplasia exostotica, Keratoconus, Schizophrenie, idiopathischer Infantilismus u. v. a. m. als endokrine Erkrankungen aufgefaßt, ohne daß sich objektive Anhaltspunkte dafür ergeben haben. Bezüglich der Arachnodaktylie sei in diesem Zusammenhang auf die Schrifttumsangaben von Glanzmann (1940, S. 28) sowie von Bauer und Bode (1940, S. 165) verwiesen. Die genannten Autoren kommen in Übereinstimmung mit uns zu einer Ablehnung der endokrinen Ätiologie. So wie heutzutage eine Überbewertung der Vitamine, war noch vor kurzem eine ätiologische Überbewertung der Hormone festzustellen.

Wenn C. Hart in einer Besprechung der Beziehungen von „Konstitution und endokrinem System" (1922) feststellt, „daß sich zur Zeit alle Erklärungsversuche besonderer Konstitutionstypen um das endokrine System drehen", so ist also demgegenüber eine erhebliche Wandlung eingetreten. Zweifellos sind — wie erwähnt — Hormonwirkungen für die Habitusgestaltung von großer Bedeutung, daneben aber auch andere Faktoren. Die recht primitiven, von Hart noch als wahrscheinlich unterstellten Vorstellungen Keiths über die endokrine Bedingtheit der Rassentypen werden von der modernen Endokrinologie nicht mehr anerkannt. Vielmehr „ist erwiesen, daß die innere Sekretion hierbei eingegliedert ist in eine höhere regulative Ordnung"[1]. Die Beziehungen von Körperbau und Blutdrüsensystem wurden schon früher besprochen (S. 98). Die großen Hoffnungen, welche von manchen Seiten auf die Feststellung der „endokrinen Formel" eines Menschen als persönlichen Konstitutionsindicators gesetzt wurden, haben sich auch nicht erfüllt (Marx 1942, S. 6 und 265). So schreibt auch Mall (Klinik Kretschmer) auf Grund von Elityranversuchen an den Vertretern der verschiedenen Habitustypen: „Die Bestimmung der individuellen endokrinen Konstitution ist beim Gesunden methodisch nur höchst unbefriedigend, wenn nicht unmöglich durchzuführen." Popularisierende Schlagworte („Deine Hormone,

---

[1] Marx: Dieses Handbuch, 3. Aufl., Bd. V/1, S. 6.

Dein Schicksal" usw.) finden weder in der wissenschaftlichen Endokrinologie noch in der Konstitutionsforschung eine Grundlage, ganz abgesehen davon, daß die Praxis von Medizin und Leben uns zeigt, wie die geistig-seelischen Persönlichkeitsanteile gegebenenfalls sehr wohl imstande sind, den angeblich schicksalhaft vorgezeichneten Lebenslauf Blutdrüsenkranker ganz erheblich zu beeinflussen. Dies zeigen unter anderem J. LANGEs Untersuchungen über Kastraten (vgl. hierzu unseren Fall, S. 234), des weiteren die ungeheuren, von dem prämorbiden Persönlichkeitsaufbau bedingten Verschiedenheiten im Ablauf des Klimakteriums oder der BASEDOWschen Krankheit. Weiterhin kenne ich begabte, akademisch gebildete neben schwachsinnigen Eunuchoiden, die sich

in ihrem körperlichen Befund völlig gleichen (vgl. hierzu auch MARX 1942, S. 285). Dementsprechend spielt auch in der Gestaltung der körperbaulichen Symptomatik Dysendokriner die prämorbide Konstitution eine maßgebende Rolle (MARX 1942, S. 287 und 289).

Man wird nach alledem den endokrinologischen Typisierungsversuchen der Konstitution nur mit starker Zurückhaltung begegnen können. Manches von dem, was hier behauptet wurde, hält der Kritik nicht stand.

So handelt es sich z. B. bei dem von J. BAUER abgebildeten und von anderen (z. B. W. HUECK, LIPSCHÜTZ, v. EICKSTEDT) übernommenen Bild eines Mannes mit angeblich „akromegaloidem Habitus" (vgl. Abb. 180) um nichts anderes als um eine gewöhnliche Progenie, wie mir auf meine Anfrage Herr Prof. Dr. G. KORKHAUS, Direktor der Universitäts-Zahnklinik Bonn liebenswürdigerweise bestätigte.

KORKHAUS muß auf diesem Gebiet als ganz besonderer Kenner gelten, da er sich in wertvollen Studien mit den Gebißverhältnissen der Akromegalie beschäftigt hat (vgl.

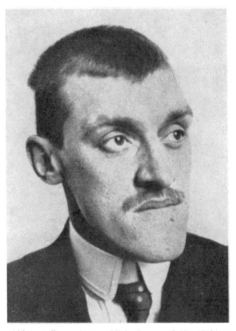

Abb. 180. Progenie, angeblich akromegaloider Habitus. (Nach J. BAUER.)

Literaturverzeichnis sowie S. 130). Dem Brief von G. KORKHAUS entnehme ich folgendes: Es handelt sich um „eine echte — wahrscheinlich familiäre — Progenie, also eine Gebißanomalie ohne eigentlich pathologischen Charakter. Wesentliche Kennzeichen: Wachstumsexzeß und Vorentwicklung des Unterkieferkörpers, vor allem des horizontalen Astes, flacher Unterkieferwinkel (etwa 140—145⁰), übermäßige Kinnhöhe, Vorbiß der unteren Frontzähne vor den oberen (umgekehrt der Norm), Mesialbiß (d. h. alle unteren Zähne sind zu weit medial zu den oberen verzahnt); damit ist kombiniert eine Wachstumshemmung des Oberkiefers in Länge und Breite und des ganzen Mittelgesichtes. Diese letztere scheint auch hier, kenntlich an dem tiefliegenden Nasenflügelansatz, vorzuliegen. Mit einer Akromegalie, an die der Nichtfachkundige vielleicht denken könnte, haben diese Gesichtsveränderungen nichts zu tun."

Daß es sich hier um kein singuläres Ereignis handelte und weiterhin, daß eine derartige Fehlbeurteilung auch weitgehende praktische Auswirkungen haben kann, zeigt mir eine interessante Beobachtung von Herrn Oberarzt Priv. Doz. Dr. BECK, Univ.-Zahnklinik Kiel, dem ich für die liebenswürdige Überlassung auch an dieser Stelle herzlich danke.

Der in Abb. 182 abgebildete Mann war wegen angeblicher Akromegalie in einem Marinelazarett als av. bezeichnet worden. Nachdem bei eingehender

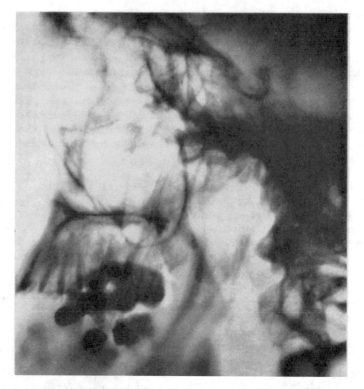

Abb. 181. Normale Sella bei angeblicher Akromegalie (nach Beck; vgl. Abb. 182/183).

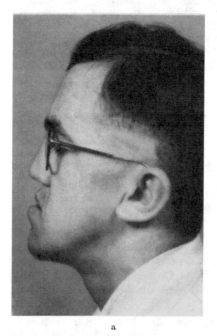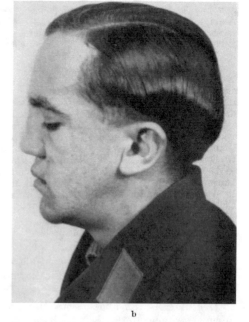

a   b

Abb. 182 a u. b. Progenie (Pseudoakromegalie), a vor und b nach operativer Korrektur (Priv.-Doz. Dr. Beck-Kiel).

interner Nachuntersuchung die Diagnose nicht bestätigt, von Dr. BECK dagegen eine Progenie festgestellt wurde, nahm derselbe eine operative Korrektur vor. Das ausgezeichnete Ergebnis ist aus Abb. 182 u. 183 zu ersehen. Der Mann wurde als kv. zur Truppe entlassen.

Oben wurde weiterhin die Analogisierung von athletischem Habitus und Akromegalie zurückgewiesen (S. 127 f.).

Auf die endokrinologische Konstitutionstypisierung soll nicht näher eingegangen werden. J. BAUER schildert (1921, S. 87 f.) die hypothyreotische (vgl. hierzu

WIELANDs Arbeiten von 1912 und 1940), die thyreotoxische (entspricht dem, was JAENSCH später „B-Typ" nannte), die hypoparathyreotische (entspricht JAENSCHs „T-Typ" — vgl. S. 269 — bzw. der schon 1913 von PERITZ beschriebenen Spasmophilie der Erwachsenen), die hyperpituitäre (akromegaloide), die hypopituitäre, die hypogenitale und die hypergenitale Konstitution. Über chronische benigne Hypofunktion der Nebennieren („hyposurrenale Konstitution") und deren Bedingtheit durch eine, häufig das ganze endokrine System betreffende fehlerhafte Erbveranlagung berichtete F. BOENHEIM (1925). Die neuerdings von BARTELS geäußerten Bedenken hinsichtlich der Existenz der hyperthyreotischen Konstitution scheinen mir angesichts der allgemeinen klinischen Erfahrungen übertrieben zu sein. Große Zurückhaltung ist, wie MARX in Bd. VI/1 der 3. Aufl. dieses Handbuches mit Recht ausführt, gegen-

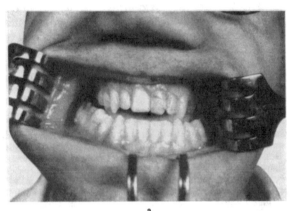

a

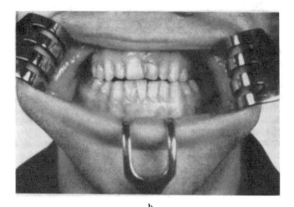

b

Abb. 183 a u. b. Offener Biß bei Progenie, a vor und b nach operativer Korrektur (Priv.-Doz. Dr. BECK-Kiel).

über dem neuerdings wieder gebrauchten, bereits 1924 von FLIESS eingeführten Begriff der „Hypophysenschwäche" geboten.

Wenn auch oben vor einseitiger konstitutionsbiologischer Überwertung des Blutdrüsensystems gewarnt wurde, so darf andererseits nicht verkannt werden, daß die normale Ausgewogenheit der psychophysischen Gesamtperson ein intaktes Endokrinium zur Voraussetzung hat. In besonderer Deutlichkeit zeigt sich dies hinsichtlich der *Geschlechtlichkeit*: „Die Eigenbeschaffenheit des Sexualsystems drückt dem Individuum ihren Stempel ... auf: «le sexe c'est l'homme»" schrieb A. KRONFELD in seiner tiefschürfenden, biologischen wie psychologischen Gesichtspunkten gleichmäßig Rechnung tragenden Abhandlung über „Das

Sexualsystem in individual- und konstitutionsbiologischer Hinsicht", auf die für eingehender Interessierte besonders hingewiesen sei.

Ohne auf die Fülle der hergehörigen Fragen eingehen zu können, sei ein konstitutionspathologisch besonders wichtiger Punkt herausgegriffen, der auf der „grundsätzlichen Doppelgeschlechtlichkeit beider Geschlechter" (KRONFELD) beruht. Dieselbe kommt zum Ausdruck auf einem Gebiet, dem sowohl in der menschlichen Konstitutions- und Vererbungsforschung wie in der Endokrinologie wenig Beachtung geschenkt wird, den *sexuellen Zwischenstufen*. Dabei lassen gerade diese Personen die tiefgreifende Einwirkung der erbbedingten Sexual-konstitution auf den Gesamtorganismus besonders deutlich erkennen. Außerdem zeigen die einschlägigen experimentellen Befunde, daß Sexualentwicklung und Sexualfunktion weitgehend auch von genischen (*vor* der Determination bzw. gar Funktion der Keimdrüsen wirksamen) Faktoren abhängen.

Nach älteren hypothetischen Vermutungen WEININGERS haben vor allem die Forschungen R. GOLDSCHMIDTS (dem wir hier folgen), gezeigt, daß jedes einer doppelgeschlechtlichen Fort-pflanzungsart angehörige Lebewesen „die Anlagen für beide Geschlechter besitzt, denn beide Geschlechter können intersexuell werden". Die normale Geschlechtsentwicklung ist zwar an die bekannten Mechanismen der Geschlechts-Chromosomen gebunden. Da derselbe aber nicht imstande ist, die — gar nicht so seltene — Entwicklung von Intersexen zu ver-hindern, so kann nicht die Tatsache des Vorhandenseins der Chromosomen bzw. der in ihnen enthaltenen Gene, sondern nur ihre quantitative Wirkung entscheidend sein. Hieran knüpft GOLDSCHMIDT seine zu zahlreichen Kreuzungsversuchen am Schwammspinner Lymantria dispar beruhende Theorie vom Valenzverhältnis der männlichkeits- bzw. weiblichkeits-bestimmenden Faktoren. Sie ermöglicht eine genetisch-entwicklungsphysiologische Analyse der Intersexe, d. h. von Individuen, deren Geschlechtsmerkmale „mehr oder minder große Beimischungen von Charakteren des anderen Geschlechts zeigen. Sie können ... eine voll-ständige Reihe bilden, die lückenlos von einem Geschlecht zum anderen führt".

Beide Geschlechter sind nämlich dazu imstande, die Eigenschaften des anderen zu ent-wickeln, wenn bestimmte Gen-Kombinationen vorliegen (bzw. im Kreuzungsexperiment künstlich geschaffen werden). Auf diese Weise entsteht die „*zygotische Intersexualität*". Die-selbe zeigt im Erbgang typische Aufspaltung nach dem monohybriden MENDEL-Schema. Mittels seiner Lymantriaversuche gelang GOLDSCHMIDT der Nachweis, daß sich verschiedene europäische, amerikanische und japanische Rassen von Lymantria „typisch unterscheiden in bezug auf ... die Faktoren, die die Intersexualität bedingen". „Kreuzungen von zwei bestimmten Rassen ergaben nur schwache, von zwei anderen nur mittlere, von anderen nur hochgradige Intersexualität und es kann in vorausbestimmbarer Weise jede Stufe von einem Weibchen zu einem Männchen und umgekehrt erzeugt werden". Das Maß der Intersexuali-tät — d. h. die mehr oder minder weitgehende Entwicklung heterosexueller Eigenschaften — ist also die typische Folgeerscheinung einer bestimmten Kreuzungsart. So lieferten beispiels-weise die Kreuzungen verschiedener Schwammspinner-Rassen folgendes Ergebnis:

Gifu ♂ × Kumamoto ♀ ----→ leicht intersexuelle ♀

Gifu ♂ × Hokkaido ♀ ⎫

Gifu ♂ × Schneidemühl ♀ ⎬ ---→ mittelstark intersexuelle ♀

Gifu ♂ × Fiume ♀ — --→ hochgradig intersexuelle ♀

Die Tatsache, daß bei allen Kreuzungen die gleiche Vater-, aber verschiedene Mutter-Rassen verwandt wurden, zeigt deutlich die Bedeutung des von GOLDSCHMIDT hervor-gehobenen Valenzverhältnisses der geschlechtsbestimmenden Faktoren.

Entwicklungsphysiologisch betrachtet, kommt nach GOLDSCHMIDT die Intersexualität dann zustande, wenn an einem bestimmten Entwicklungszeitpunkt („Drehpunkt") eine Reaktion einsetzt („Umschlagsreaktion"), die darin besteht, „daß sie die alternativen Diffe-renzierungsvorgänge zwingt, im Zeichen des anderen Geschlechtes zu verlaufen". Der erb-bedingte Zeitpunkt des Einsetzens der Umschlagsreaktion ist maßgebend für das Maß der Intersexualität; sie ist um so größer, je früher die Umschlagsreaktion einsetzt. Die von den Geschlechtsfaktoren bedingte, mit bestimmter Geschwindigkeit verlaufende Reaktion ist die Produktion der die Geschlechtsdifferenzierung bedingenden Hormone. „Normalerweise werden die Hormone des anderen Geschlechts so langsam produziert, daß sie eine entschei-dende Quantität erst nach Abschluß der Entwicklung erreicht haben würden. Wird diese Produktion aber durch das Vorhandensein der höheren Quantität Erbfaktor beschleunigt, so fällt der Zeitpunkt, an dem die Hormone das quantitative Übergewicht bekommen, noch in die Zeit der Entwicklung; da ist der Drehpunkt. Die Umschlagsreaktion ist also der Eintritt des Übergewichts der Hormone des entgegengesetzten Geschlechts" (GOLDSCHMIDT).

Es darf nicht übersehen werden, daß andere Forscher, insbesondere SEILER, die GOLD-SCHMIDTschen Anschauungen experimentell nicht bestätigen konnten. Insbesondere ergab sich an dem Schmetterling Solenobia, daß die Faktoren beider Geschlechter im Gegensatz zu GOLDSCHMIDTS Annahme vom Beginn der Entwicklung an gleichzeitig wirksam sind und ferner, daß äußere Faktoren in einem frühen Entwicklungsstadium über die Geschlechtlich-keit der einzelnen Körperzellen entscheiden. Bezüglich weiterer Einzelheiten sei auf einen Übersichtsaufsatz von H. ULRICH (1950) sowie die lehrreichen Sammelreferate R. KELLERS verwiesen.

Ist die grundlegende Bedeutung der Erblichkeit für die Entstehung inter-sexueller Zwischenstufen auch unbestreitbar, so liegt doch ein großes experi-mentelles und deskriptives Tatsachenmaterial vor, welches zeigt, daß die

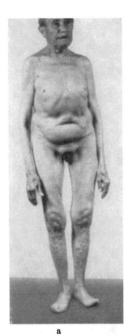
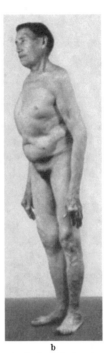

a　　　　　　　　　　　b

Abb. 184a u. b. Hochgradiger Eunuchoidismus mit dysplastischem Fettwuchs. (Text S. 227.)

„Geschlechtsdifferenzierung . . . in überraschendem . . . Ausmaße durch Faktoren außerhalb des Erbgutes bedingt sein kann", wie A. KRONFELD nach gründlicher Wiedergabe der einschlägigen Beobachtungen feststellt.

Einer Übertragung dieser botanisch, zoologisch und experimentell gewonnenen Ergebnisse auf den Menschen stehen freilich unüberwindliche Schwierigkeiten entgegen.

Aber auch hier besteht grundsätzlich in gleicher Weise die Möglichkeit, eine Reihe zu bilden, „die vom Hermaphroditismus über den Pseudohermaphroditis-mus, Gynandromorphismus, Maskulinismus bzw. Feminismus zum gelegentlichen Vorkommen andersgeschlechtlicher Merkmale führt", wie KRONFELD es für die Tierwelt geschildert hat.

Neben den genannten Autoren hat sich besonders O. BERNER mit den Stö-rungen der menschlichen Genitalentwicklung eingehend befaßt. Auch er zieht die GOLDSCHMIDTschen Theorien weitgehend zur Erklärung heran und meint, es müsse „erlaubt sein, in jedem Falle, wo heterosexuelle Zeichen vorkommen, einen Ausschlag (sic) von mehr oder weniger entwickelter ,Geschlechtsumwandlung' zu sehen". Nach BERNER umfaßt „der Hermaphroditismus (den Begriff in weitestem Umfange genommen) nicht nur diejenigen Individuen, die beiderlei Geschlechtsdrüsen bzw. beiden Geschlechtern angehörige Geschlechtsorgane besitzen, sondern erstreckt sich auch auf diejenigen Individuen, wo ein Gegensatz zwischen Geschlechtsdrüse und Körperbau in der einen oder anderen Weise besteht". Gehören diese Individuen durchaus in das Gebiet der Konstitutions-

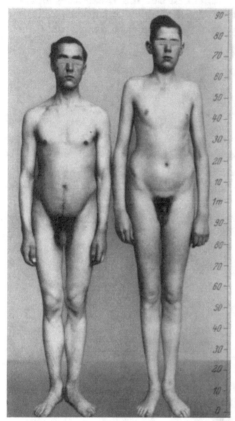 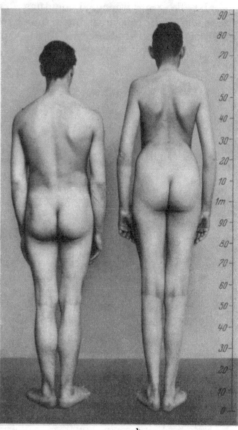

a   b
Abb. 185a u. b. Eunuchoider Hochwuchs (vgl. Abb. 186/187). (Text S. 227/228.)

forschung, so bilden jene erstgenannten Mißbildungen mehr Gegenstände der Teratologie und Embryologie, weshalb hier der Hinweis auf einschlägige Monographien genügt (BERNER, MOSKOWICZ).

Die Rolle der Intersexualität für die menschliche Konstitutionslehre wurde besonders von DRAPER und seinen Mitarbeitern hervorgehoben. Beim Manne kommen intersexuelle Personen etwa 10mal so häufig zur Beobachtung als bei der Frau (nach STOECKEL 1947). Bei den folgenden Beispielen eigener Beobachtung handelt es sich dementsprechend auch ausschließlich um männliche Individuen. Selbstverständlich muß es zunächst fraglich bleiben, inwieweit die folgenden Beispiele tatsächlich in das Gebiet der zygotisch bedingten Intersexualität und nicht in das postembryonal sich auswirkender Endokrinopathien gehören. Die mehrfach vorliegende Erblichkeit würde natürlich nicht dagegen sprechen. Jedenfalls gelingt es, quantitativ abgestufte Serien von Hypogenitalismus mit Zeichen gegengeschlechtlicher Sexualität aufzustellen.

Die Erkennbarkeit der Intersexualität beim Weibe ist sehr fraglich (PERITZ). Einschlägige Fälle werden weiter unten abgebildet (Abb. 193/194).

Unser erster Fall von *Eunuchoidismus*[1] kann auch als Altersform von Dystrophia adiposogenitalis bezeichnet werden (die fließenden Grenzen werden von verschiedenen Autoren hervorgehoben) und zeigt bei völliger Impotenz und weitgehender Ähnlichkeit mit dem Kastratentyp (etwa den von W. KOCH abgebildeten Skopzen) den stärksten Grad von Hypogenitalismus unserer Serie.

78jähriger Altersrentner, früher Maurer (Abb. 184). Mit 9 Jahren sei seine Genitalhypoplasie aufgefallen.

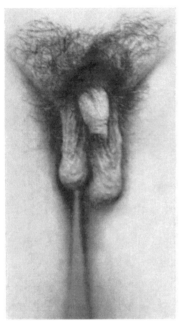

Abb. 186. Genitale bei eunuchoidem Hochwuchs (vgl. Abb. 185).

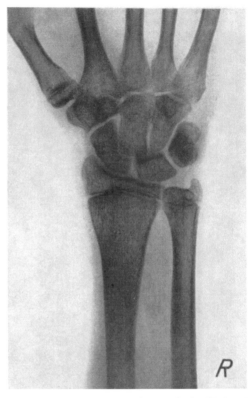

Abb. 187. Offene Epiphysenfuge bei eunuchoidem Hochwuchs (vgl. Abb. 185).

Libido in der Jugend angeblich vorhanden (??)[2]. Als sich beim ersten Coitusversuch die Impotenz herausstellte, „bekam ich einen furchtbaren Schreck und brach in Schweiß aus. Es war eine Katastrophe". Wegen seines Aussehens (lange Arme, Gesicht) und seines Einsiedlertums (weil er „immer so schrecklich allein war", zeitweise stark getrunken), von Kindern und Arbeitskameraden viel gehänselt: „Das Leben war ein schweres Schicksal. Ich möchte nicht noch einmal leben." Viel anfällig, aber nie ernstlich krank. Hier behandelt wegen starker Arteriosklerose mit Herzinsuffizienz.

Körpergröße 170 cm, Gewicht 60 kg. Auffallend lange Glieder, besonders Arme. Sehr breites feminines Becken. Sehr geringe Achsel- und Scham-, fehlende Stamm- und Bartbehaarung. Gynäkomastie bei auffallend kleinen Mamillen. Starke Genitalhypoplasie. Testikel eichelgroß, sehr kleiner Penis. Gelbliches Gesichtskolorit (Geroderma), mongolenähnlicher Gesichtsschnitt (früher häufig als „Chinese" verspottet). — Intellektuell vollwertig. Ein Schwestersohn hatte das gleiche Gesichtsaussehen und rasierte sich kaum. Körperlich aber unauffällig. Als Soldat gefallen.

Einen, gemessen an der Genitalentwicklung, etwas geringeren Grad des Hypogenitalismus — bei allerdings auch hier offenbar fehlender Libido und Potenz — bietet der folgende Fall

[1] Wertvolle anatomische Untersuchungen an Eunuchoiden stammen von ALTMANN (1930).

[2] PERITZ weist mit Recht darauf hin, daß die Angaben Eunuchoider über ihre Sexualfunktionen nur mit allergrößter Vorsicht bewertet werden dürfen.

eines 19jährigen Studenten mit eunuchoidem Hochwuchs (186,6 cm, Gewicht 54,8 kg). Die infantilistische Entwicklungshemmung äußert sich in offenen Epiphysenfugen (Abb. 185—187) und ausgesprochen kindlichen Gesichtszügen, die etwa denen eines 12jährigen entsprechen.

Der folgende Kranke zeigt den Eunuchoidismus unter dem Bilde des dysplastischen Fettwuchses nach Art der Dystrophia adiposogenitalis (Abb. 188). Der 40jährige Schumacher hat seit etwa 5 Jahren stark an Gewicht zugenommen. Enuresis bis 15 Jahre. Angeblich 25jährig erste Kohabitation. Später nur selten, seit Jahren (trotz Verheiratung) gar nicht mehr. In letzter Zeit relative Herzinsuffizienz (Kurzatmigkeit). Mutter und eine Schwester (verheiratet, Kinder) sehr dick. Körpergröße 185 cm, Gewicht 115 kg. Mittlerer Brustumfang 118 cm.

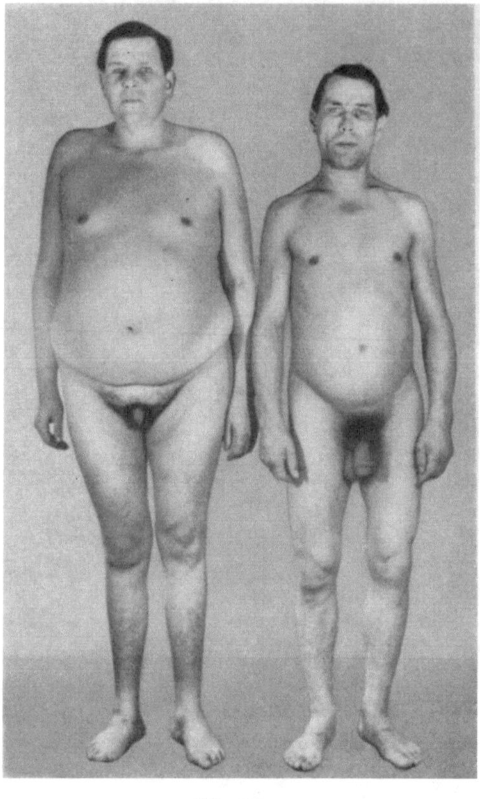

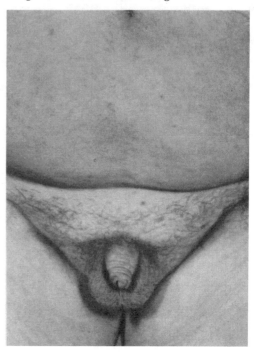

Abb. 188.   Abb. 189.
Abb. 188. Eunuchoidismus mit dysplastischem Fettwuchs (Dystrophia adiposogenitalis). Vgl. Abb. 189.
Abb. 189. Genitale des Pat. von Abb. 188.

Hüftumfang 115 cm. Genitalhypoplasie. Testikel bohnengroß, unvollständiger Descensus. Genu valga. Bläuliche Striae der Hüftgegend. Doppelseitig operierter Klumpfuß. Grundumsatz — 5%, sehr geringe spezifisch-dynamische Eiweißwirkung. Diabetoide Blutzuckerkurve. Sella o. B. Psychisch: Intellektuell ausreichend. Unlustig, apathisch, gutmütig.

Einen eindeutig geringeren Grad von Hypogenitalismus bietet der folgende *32jährige Akademiker* von 166,5 cm Körpergröße und 76 kg Gewicht (seit dem 20. Lebensjahre!) (Abb. 190). Grundumsatz: — 19%. Testikel etwas klein, von normaler Konsistenz, Penis auffallend klein. Feminine Behaarung und Fettverteilung. Mäßiger Bartwuchs, Haare auffällig stark ergraut. Recht breites Becken. Mäßige Genu valga. Pollutionen seit dem 16. Lebensjahre. Libido angeblich intakt (?), aber noch niemals Kohabitation. Eine somatische (Entfettung, Sexualhormon,

Gymnastik) und psychotherapeutische Behandlung (Dr. SCHULTZ-HENCKE) hatte keinen greifbaren Erfolg im Gegensatz zu einem anderen, allerdings wesentlich leichteren Krankheitsfall, den ich ebenfalls gemeinsam mit Herrn Dr. SCHULTZ-HENCKE behandelt habe (vgl. CURTIUS und ADAM, S. 98). Der Bruder des hier abgebildeten Hypogenitalen zeigte die gleiche Störung.

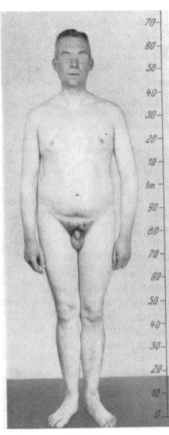

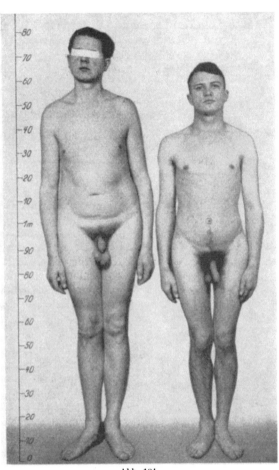

Abb. 190.   Abb. 191.

Abb. 190. Geringerer Eunuchoidismus mit dysplastischem Fettwuchs (Dystrophia adiposogenitalis). (Text S. 228.)

Abb. 191. Hypogenitales Bild, wohl hypophysärer Genese. Daneben Normalperson. (Text S. 230.)

Der folgende Kranke wurde seinerzeit von einem internistischen Universitäts-Institut wegen ,,Sexualneurasthenie'' überwiesen und zeigt somit, wie wichtig Kenntnisse auf dem Gebiet der Sexualkonstitution auch in praktisch-diagnostischer Hinsicht sein können.

Der 43jährige Bauer Martin Fe. hat 4 gesunde Geschwister, die sämtlich Kinder haben. Eltern waren auch gesund. — Vor 5 Jahren verheiratet. Angeblich regelmäßig 2—3mal pro Woche kohabitiert. Erektion angeblich vorhanden. Niemals Ejaculat. Gelegentlich Pollutionen (?). Libido angeblich normal (?).

Körpergröße 173 cm. Spannweite 186,5 cm.   In % der Körpergröße

Distantia spinarum . . . . . 27 (normal 24)	15,6 (normal 14,6)
Distantia cristarum . . . . . 30 (normal 29,5)	17,3 (normal 17,5)
Distantia trochanterum . . . . 34 (normal 33)	19,5 (normal 19,5)

Das relativ breite Becken und die überlangen Glieder sind deutlich (Abb. 192). Ausgesprochene Genua valga. Pubes und Axillarbehaarung spärlich, Rumpfbehaarung fehlt. Bart mäßig. Testikel kleinwalnußgroß. Konsistenz normal. Dürftige Muskulatur. Intern und neurologisch sonst o. B. Intellektuell nicht sicher beeinträchtigt.

Schließlich führe ich noch als letzten in der Reihe einen Mann auf, der bei eindeutigem physischen und psychischen femininen Einschlag doch verheiratet war und ein Kind erzeugte. Er zeigte den geringsten Grad von Hypogenitalismus in der von uns aufgestellten Reihe (Abb. 191).

32jähriger Kaufmann. Viel Durst. Trinkt täglich etwa 4 Glas Wasser. Viel Kopfschmerzen. Anginöse Beschwerden. Libido gering. Verheiratet, 1 Kind. Wiederholt wegen Nervosität behandelt. Weint sehr leicht (beobachtet). Nie geraucht. Wenig Alkohol. Bevorzugt

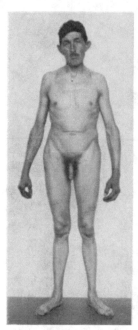

Malzbier und Süßigkeiten. Körpergröße 181,3 cm, Gewicht 77,4 kg. Relativ breites Becken. Mäßige X-Beine. Pubes horizontal. Behaarung der Linea alba und des Thorax fehlt vollständig. Sehr spärlicher Bartwuchs. Rasiert sich 1—2mal je Woche. Bis zum 30. Lebensjahre nur einmal je Woche. Haut auffallend zart. Etwas vermehrtes Fett an Hüftgegend und Bauch. Feminine Falte parallel der oberen Pubesgrenze. Nabel vertieft, zeigt geringen Abstand von der Symphyse[1]. Blutzuckerversuch und Grundumsatz normal. Bei Trinkversuch von 1000 cm³ nur 533 ausgeschieden. Verdünnung und Konzentration normal. Sonst intern, neurologisch und ophthalmologisch o. B.

Ist die hormonal bedingte, oft nur in der Entwicklungszeit stärker ausgeprägte Unterfunktion der Ovarien außerordentlich weit verbreitet (vgl. hierzu S. 202 f.), so handelt es sich demgegenüber bei der zygotisch bedingten Intersexualität der Frau um eine große Rarität. Als Beispiele folgende Abb. 193 und 194.

Neuerdings hat E. Philipp sehr interessante Mitteilungen über 6 durch Laparotomie gesicherte Fälle von Aplasie der Ovarien gemacht. Meist besteht dabei Kleinwuchs; daneben primäre Amenorrhoe und Fehlen der sekundären Geschlechtsmerkmale. Eine sichere Differentialdiagnose gegenüber hypophysären Störungen bzw. hochgradiger Ovarialinsuffizienz ist nur mittels

Abb. 192.   Laparotomie möglich.

Ein zu wenig beachtetes Kennzeichen der Sexualentwicklung ist die Beschaffenheit der *Mamillen*. Im allgemeinen besteht zwischen beiden Merkmalen ein recht deutlicher Parallelismus. Dies zeigt die hochgradige Mamillenhypoplasie bei schwerem Eunuchoidismus (Abb. 184), während bei weniger starken Ausprägungsgraden des Hypogenitalismus die Mamillenentwicklung normal zu sein pflegt (Abb. 190, 192). Auch die Mamillen des Mädchens mit Bardet-Biedl-Syndrom mit starker Genitalhypoplasie sind hier zu nennen (Abb. 137, dabei infantile Mammae). Im Rahmen der Nachreifung bei funktioneller Dystrophia adiposogenitalis kommt es auch zur Mamillenentwicklung (Abb. 216—218, hier dann auch normale Mammaentwicklung). Als Ausnahme von dieser Regel zeigt der nur leicht Hypogenitale der Abb. 191 infantile Mamillen.

Auch im Rahmen der fehlenden Sexualentwicklung des idiopathischen (Abb. 107), dysontogenetischen (Abb. 108, hier auch Mammahypoplasie) und mancher Formen des dystrophischen Infantilismus (Abb. 111, Testeshypoplasie)

---

[1] Diese beiden Merkmale werden von Neusser als Charakteristika des weiblichen Körperbaus bezeichnet (Zur Diagnose des Status thymicolymphaticus. Wien u. Leipzig 1911).

besteht Mamillenhypoplasie. Bei anderen Angehörigen dieser Gruppe, und zwar solchen mit besserer Genitalentwicklung, ist die Mamille dagegen nicht hypoplastisch (Abb. 112, 113).

Der vorgenannte Parallelismus von Mamma- und Mamillenentwicklung besteht nicht durchgängig, wie besonders deutlich das oben beschriebene Mädchen mit hypothyreotischem infantilistischem Kümmerwuchs zeigt (Abb. 17).

Schließlich gibt es noch eine A- bzw. Hypoplasie der Mamillen im Rahmen der abhängigen Differenzierung bei ausgedehnten Entwicklungsstörungen („Status degenerativus"), wie der oben geschilderte Mikrocephale zeigt (Abb. 129).

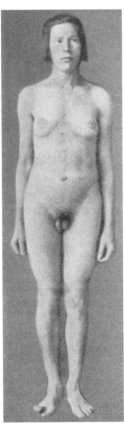

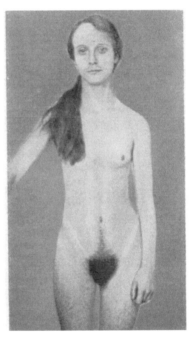

Abb. 193. Höhere Stufe mittlerer weiblicher Intersexualität ohne männliche Hormone, aber mit scrotiformen Labien.
(Nach HALBAN, aus GOLDSCHMIDT 1921.)

Abb. 194. Schwache weibliche Intersexualität mit postpuberaler Hormonproduktion.
(Nach BLAIR BELL, aus GOLDSCHMIDT 1921.)

Trotz starken Kümmer- und Mißwuchses ist die Mamillenentwicklung doch normal, wenn die Sexualität nicht stärker beeinträchtigt ist, wie die früher gezeigten Fälle von Nanisme mitrale (Abb. 115), erblichem Kleinwuchs (Abb. 118), Mongolismus (Abb. 134) und Status degenerativus (Abb. 146) zeigen. Daß es beim dysplastischen Fettwuchs nach Hodenschuß zu keiner sekundären Mamillenhypoplasie kommt, ist zu erwarten (Abb. 196).

Auf das interessante, noch viel zu wenig erforschte Gebiet der *Sexualdisposition verschiedener Erkrankungen* hat neuerdings H. GÜNTHER die Aufmerksamkeit gelenkt. Abgesehen von bekannten Tatsachen (Morbus Buerger, Migräne, Morbus Raynaud usw.) wird von GÜNTHER das doppelt so starke Befallensein des männlichen Geschlechts an Hungerödemen betont. Überwiegend erkranken ferner die

Männer an Gicht, Alkapton- und Cystinurie und Heuschnupfen, die Frauen an
Cholelithiasis, „Kalkgicht" und idiopathischer Porphyrinurie.

Eine sehr übersichtliche Darstellung der Geschlechtsdisposition gaben
Draper und Mitarbeiter (Abb. 195).

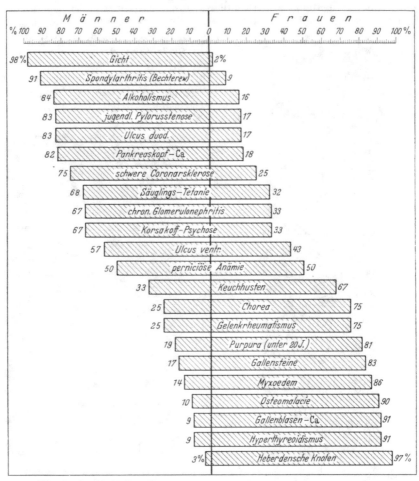

Abb. 195. Geschlechtsdisposition zu Erkrankungen nach Draper und Mitarbeitern.

Die objektiven Methoden der endokrinologischen Diagnostik sind noch sehr
des Ausbaus bedürftig. Eine treffliche Zusammenfassung unseres derzeitigen
Wissensstandes verdanken wir Herm. Bernhardt.

d) Stoffwechsel.

Wie R. von den Velden in der 2. Aufl. dieses Handbuches schrieb, ist gerade
die Pathologie des Stoffwechsels „von jeher als Konstitutionskrankheitskapitel
bezeichnet" worden. Trotzdem hat er diesen Fragen in seiner klinischen Konstitutionslehre nur 2 Seiten gewidmet. Dies liegt daran, daß wie die Endokrinologie so auch die ihr nah verwandte Stoffwechsellehre in diesem Handbuch eingehend behandelt wird. Dies ist nur ein Grund, der zweite liegt tiefer: wir haben
schon früher ausgeführt, daß der Begriff der Konstitutionskrankheit unfruchtbar

ist. Das Wort „Konstitution" kann nur dort sinnvoll angewandt werden, wo es durch „Individualität" ersetzbar ist (vgl. S. 8 f.). Es ist aber offenbar sinnlos. von Krankheiten zu sprechen, die ihr wesentlichstes Gepräge von der Individualität des Betroffenen erhalten. Man müßte sonst eine so große Zahl von Erkrankungen einbeziehen, daß der Begriff damit jeden praktischen Wert verlöre.

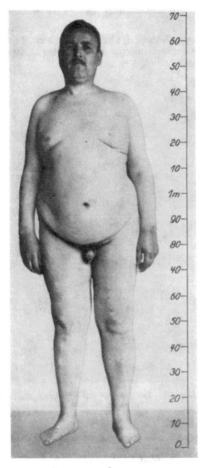
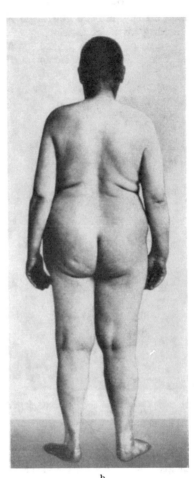

a   b

Abb. 196a u. b. Verfettung nach Hodenatrophie (Schußverletzung). (Vgl. Abb. 197 und 198.)
(Text S. 234/235.)

Wenn, wie bei vielen früheren Autoren, Konstitutionskrankheit dasselbe bedeutet wie Erbkrankheit, dann ist es erst recht unzweckmäßig, statt dieses klaren das unklare, vieldeutige Wort Konstitutionskrankheit zu verwenden.

Die nahe Beziehung des Stoffwechsels zur Konstitution ergibt sich aus verschiedenen Tatsachen. Hier sind zunächst zu nennen die großen individuellen Unterschiede in den Stoffwechselvorgängen, die im ärztlichen Alltagsleben wie auch unter extremen Bedingungen — z. B. bei Hungerkünstlern (vgl. JUNKERSDORF und LIESENFELD) — zu beobachten sind. Weiterhin ist daran zu erinnern, daß die Menge und Verteilung des Fettgewebes in der Habitusdiagnostik eine wesentliche Rolle spielt, sowie an die intimen Beziehungen zwischen Fettstoffwechsel und dem konstitutionell ja so bedeutungsvollen

Blutdrüsensystem. Wenn auch die alte Einteilung in endogene und exogene Fettsucht heute bekanntlich nur noch in sehr begrenztem Ausmaße anerkannt wird (BORCHARDT, HANHART, FALTA u. a.), so kommen diese Typen doch in genügender Reinheit des öfteren zur Beobachtung. Ein Beispiel erblicher Fettsucht wurde oben abgebildet (S. 71). Eine vorwiegend exogene Fettsucht infolge Hodenverletzung zeigt folgender Fall, dessen eingehendere Wiedergabe hauptsächlich deshalb erfolgt, um die gewaltige Konstitutionsumwälzung infolge der exogenen Schädigung zu zeigen.

Franz X. R., geboren 8. 3. 87. Früher Müller. Während aktiver Dienstzeit 22jährig (1909) wegen ,,Herzmuskelentzündung'' in Lazarettbehandlung (Militärakten). In den

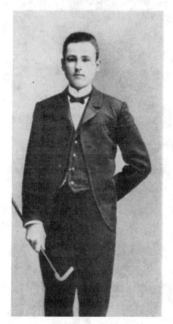 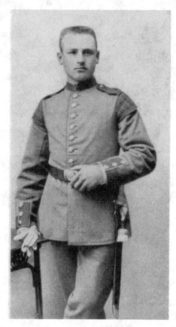

Abb. 197. Derselbe vor der Verletzung, 17jährig. (Vgl. Abb. 196 und 198.)   Abb. 198. Derselbe vor der Verletzung, 21jährig. (Vgl. Abb. 196 und 197.)

Folgejahren wiederholte Nachuntersuchungen. R. war 1907 ,,kräftig, untersetzt''. Körperbaulich damals völlig unauffällig (Abb. 198).

Im ,,Nationale'' der Friedensdienstzeit wird R. als ,,etwas aufgeregt'' bezeichnet. Wie in einem psychiatrischen Gutachten aus dem Jahre 1932 richtig bemerkt wird, hat R. um die Beibehaltung seiner 15%igen FDB-Rente (Herzmuskelentzündung nach Angina) ,,einen zähen, jahrelangen Kampf durch mehrere Instanzen durchgefochten''.

23. 10. 14: Gewehrschuß durch Hodensack. Durchschuß linker Oberschenkel, Verletzung rechter Hoden. Danach Lazarett-Krankenwärter bis Kriegsende. Untersuchung März 1919: Vom linken Hoden nur häutige Reste. Rechter Hoden stark atrophiert, ganz schlaff. In letzter Zeit starke Gewichtszunahme. Beurteilung: ,,Verlust beider Hoden, des einen durch direkte Schußwirkung, des anderen durch Schrumpfung, somit Verlust der Zeugungsfähigkeit.'' Februar 1922: ,,Starkes Fettpolster. Aussehen zeigt einen leicht eunuchoiden Charakter.'' Februar 1925: Starkes Fettpolster, besonders an beiden Brüsten. ,,Das eunuchoide Aussehen fällt jetzt ganz besonders auf.'' Herzbeschwerden hängen mit der durch KDB bedingten Fettleibigkeit zusammen. Juli 1927: Verheiratung mit 27jähriger Frau. Oktober 1929: Hat viel mit den Nerven zu tun. Oft Kopfschmerzen. Macht noch leichtere Arbeit als Müller. Linker Hoden fehlt vollständig, vom rechten noch ganz geringe Reste tastbar. Spärliche Behaarung. ,,Die Störungen infolge des Hodenverlustes treten deutlicher hervor und haben den weiblichen Typ sowohl in körperlicher wie seelischer Beziehung, auch im Vergleich mit letzter Untersuchung stärker und vermehrt in Erscheinung gebracht.'' Wird

Tabelle 30.

Zeit	Alter	Größe	Ge-wicht	Mittlerer Brust-umfang	ROHRER-Index	Propor-tioneller Brustumfang	PIGNET-Index	Körperliche Merkmale
Okt. 1907	20	164	66,0	90	1,5 pykn.	55,5 normalbr.	+8 athl.	Kräftig, untersetzt vgl. Abb. 198
April 1913	26	164	75,0	90	1,71 pykn.	55,5 normalbr.	−1 athl. oder pykn.	—
Juni 1932	45	165	95	—	—	—	—	—
April 1933	46	167	95,5	106	2,27 pykn.	63,5 weitbr.	−34,5 pykn.	—
Febr. 1935	48	167	98,0	112	2,55 pykn.	67,0 weitbr.	−43,0 pykn.	Blaß, Lippen sehr cyanotisch
1936	49	167	104,5	115	2,72 pykn.	68,8 weitbr.	−52,5 pykn.	—
April 1941	54	167	87,5	102	1,88 pykn.	61,1 weitbr.	−22,5 pykn.	Blaß

unter den Schutz der Schwerbeschädigten gestellt. April 1931: Mächtige Fettentwicklung an Bauch, Brust und Oberschenkeln. Spärlicher Bartwuchs. Etwas fahle Gesichtsfarbe. Libido und Potenz sehr gering. Stark neurotische Züge. Beschäftigt sich dauernd mit dem neuerlichen Rentenabbau von 50 auf 30% (Vers.-Kuranstalt). Auf Anraten des letzten Gutachters Rente wieder auf 50% erhöht. Trotzdem sofortiger Neuantrag auf weitere Erhöhung. März 1932 fachpsychiatrische Begutachtung (Arzt kennt R. seit 3 Jahren): R. hat wie um die FDB-, so auch um die KDB-Rente „wie auch die Entscheidung fallen mochte, jedesmal mit Einsprüchen und weitergehenden Anträgen gekämpft. Aus den Akten geht hervor, daß er nicht eine einzige Entscheidung ohne Einspruch hingenommen hat". Er ist ein impulsiver, an seiner Meinung zäh festhaltender, aufwühlbarer, heftiger Mann von lebhaftem Temperament. Stimmung sehr labil. Gerät ins Weinen, vor allem wenn seine Kriegsbeschädigung berührt wird. Ist bedrückt durch die berufliche Behinderung, durch die körperliche Entstellung, die unförmige Schwammigkeit seiner Erscheinung, das weitgehende Nachlassen seiner Geschlechtskraft. Durch all dies entstanden tiefe Minderwertigkeitsgefühle, unter denen R. sehr leidet. Daneben bestehe das typische Bild der Rentenkampfneurose (vgl. oben). Das psychische Bild sei ein Gemisch der angeborenen charakterlichen Eigentümlichkeiten und der Kriegsverletzungsfolgen. Durch die Hodenverletzung sei eine „Umwälzung der Konstitution" erfolgt, die sich nicht nur in der starken körperlichen Habitusveränderung und einer erhöhten arthritisch-neuritischen Veranlagung (multiple Gelenkschmerzen, besonders der rechten Knie, Zeichen einer linksseitigen Neuritis ischiadica: Achillessehnenreflex konstant links < rechts, Lasègue links +, Hypästhesie im Peronaeusgebiet des linken Unterschenkels), sondern auch in der gesamten Verfassung, vor allem der erheblichen Labilität des Gemütslebens äußere. Es besteht eine „schwere Schädigung seines Lebensgefühls".

Bei der Eigenuntersuchung im Juni 1932 werden sämtliche vorstehenden Befunde bestätigt: Körpergröße 165 cm, Gewicht 95 kg. Gesichtsfarbe gelblich. Starke Fettsucht von femininem Typ: Hüftgegend (schürzenförmig nach Art klimakterischer Frauen, vgl. Abb. 196), Mammae, Ober- und Unterschenkel. Haut auffallend zart, weich, glatt, von femininem Gepräge. Fehlende Brust-, Bauch- und Oberschenkelbehaarung. Streckseite der Unterschenkel und Achsenhöhlen spärlich behaart. Mäßiger Bartwuchs; soll nach Angabe stark zurückgegangen sein. Mäßige Paradentose. RR 165/105, Puls 70, von normalen Qualitäten. Herz nach links verbreitert. Aorta verbreitert. Arterien weich. Beim Trinkversuch nach Vorperiode erhebliche Flüssigkeitsretention. Von 800 cm³ Wasser werden 450 cm³ in 4 Std ausgeschieden. Kleine Einzelportionen. NaCl-Konzentrationen des Nüchternharns normal; stark verzögerter Wiederanstieg. Stoffwechsel im übrigen o. B. (Zuckerbelastungsversuch, Grundumsatz, spezifisch-dynamische Nahrungswirkung). 39% Lymphocyten, sonst intern o. B.

Ist im Kriege als Hilfsarbeiter in einer Maschinenfabrik eingestellt worden, nachdem der Grad seiner EM seit Februar 1935 mit 80% bemessen worden war.

Wertvolle Beiträge zur „konstitutionellen Umformung" des Organismus infolge Kastration enthalten W. Kochs Studien an Skopzen. Auch die Arbeiten von Tandler und Gross sowie J. Lange sind hier zu nennen.

Es steht fest, daß die erbliche Veranlagung bei fast allen Formen der Fettsucht eine, allerdings verschieden starke, Rolle spielt. Dies gilt selbst für die Reaktion des Fettgewebes auf den Ausfall des Keimdrüsenhormons: nur bei einem Teil der klimakterischen (Lichtwitz, G. A. Wagner, vgl. Glatzel[1]) bzw. ovarialinsuffizienten Frauen (Curtius und Krüger 1952), oder der kastrierten Männer kommt es zur Verfettung (Falta, Grafe). Auch H. Glatzel[1] hat auf die ausschlaggebende Rolle der individuellen, insbesondere prämorbiden Konstitution für die verschiedenen Formen pathologischer Verfettung hingewiesen. In seinem Beitrag findet sich ein Überblick über die verschiedenen Fettsuchts- bzw. Fettleibigkeitstypen (S. 513 f.).

Die neueste zusammenfassende Darstellung der Erbpathologie der Fettsucht stammt von Hanhart[2]. Dieser Autor nimmt kritisch Stellung zu den öfters betonten *Beziehungen zwischen Fettsucht und Diabetes*. Wenn auch durchaus zuzugeben ist, daß aus Einzelstammtafeln wie derjenigen Kugelmanns keine weitgehenden Schlußfolgerungen genetischer Art gezogen werden dürfen, so liegen doch umfangreichere gleichsinnige, wenn auch sicher methodisch nicht ideale Untersuchungen B. Aschners vor. Des weiteren sprechen zahlreiche klinische Erfahrungen für die Beziehungen von Fettsucht und Diabetes. Nach Kisch kommt es fast in der Hälfte der Fälle kindlicher und juveniler Fettsucht später zur Entwicklung eines Diabetes. Die Häufigkeit der Fettsucht bei Diabetikern wird mit 15% (Frerichs, Lichtwitz), 30% (Seegen), 34% (Seckel-Umber), 35% (Joslin), 45% (Bouchard) angegeben. Auf der Grundlage eines noch geringgradigen Diabetes entwickelt sich häufig eine („diabetogene") Fettsucht (v. Noorden). Umgekehrt wird bei Fettsüchtigen häufig Glykosurie beobachtet (v. Bergmann, vgl. Fall S. 71)[3].

Somit hat die alte klinische Erfahrung der Beziehungen von Fettsucht und Zuckerkrankheit auch heute noch Geltung. Die endokrinologischen und stoffwechselpathologischen Deutungen dieser Zusammenhänge können hier nicht weiter erörtert werden (vgl. Lichtwitz 1926, S. 910). Allerdings muß, in Übereinstimmung mit Hanhart, gefordert werden, daß das Gebiet durch neue, umfangreiche genealogische Untersuchungen weiter ausgebaut wird, wozu jedoch nur „eine ständig mit der Klinik zusammenarbeitende, streng individualisierende Familienforschung" geeignet wäre (Hanhart 1940).

Fettsucht, Diabetes und Gicht bildeten bekanntlich bis vor kurzem die scheinbar fest begründete „Trias" „konstitutioneller" Stoffwechselleiden, deren Schilderung, wie eingangs erwähnt, den Kernpunkt jeder internistischen Konstitutionspathologie bildete. Die hypothetische Begründung dieses Zusammenhanges durch eine „allgemeine Erkrankung des Protoplasmas mit vererbbarer Anlage" (Ebstein) oder durch die Annahme einer allgemeinen Stoffwechselverlangsamung (Bouchards Bradytrophie) hat heute nur noch historisches Interesse.

Wenn J. Bauer noch 1921 meinte, die exakte Stoffwechselforschung scheine den letztgenannten Begriff wieder zu bestätigen, so beruft er sich dabei besonders auf Gudzents Vermutung einer abnormen Bindung der Harnsäure im Gewebe des Gichtikers, ferner auf Brugschs und Schittenhelms Annahme, daß die

---

[1] Glatzel, H.: Dieses Handbuch, 3. Aufl., Bd. VI/1, S. 511, 512, 513ff., 533. 1942.
[2] Hanhart: Handbuch der Erbbiologie, Bd. IV/2. 1940.
[3] Reiche Literaturhinweise zur Korrelation von Diabetes mit Hochdruck und Arteriosklerose finden sich bei W. Raab, Erg. inn. Med. 46 (1934).

Störung des Harnsäurestoffwechsels bei Gicht auf der mangelhaften Funktionsweise eines hypothetischen urikolytischen Fermentes beruhe. Beide Hypothesen haben jedoch der Kritik nicht standgehalten (THANNHAUSER; LICHTWITZ und STEINITZ), was nicht hindert, daß sie noch in neueren Lehrbuchdarstellungen Aufnahme gefunden haben (z. B. bei BERGER in seinem Allergielehrbuch 1940). Übrigens lehnt auch GUDZENT die Bradytrophiehypothese BOUCHARDs ab (1928).

Auch die klinischen und erbpathologischen Befunde sprechen nicht im Sinne tieferer Zusammenhänge zwischen Gicht einerseits, Diabetes und Fettsucht andererseits. So fanden VIOLLE (1937) nur bei 1%, NAUNYN bei 2,3%, KÜLZ bei 3,4% ihrer Gichtiker einen Diabetes. GUDZENT (1928) beobachtete nur bei 2 seiner klinisch genau kontrollierten Gichtiker einen leichten Diabetes und nur eine Familie, wo der Vater Gichtiker, der Sohn Diabetiker war. Von GRUBERs Diabetikern sollen allerdings 9%, von v. NOORDENs 8% gichtkrank gewesen sein. Umgekehrt fand SECKEL unter 430 Diabetikern nur 9 männliche Gichtkranke (2,1%). CANTANI findet Gicht bei Diabetes in 0,5%, SEEGEN in 3,4%, LENNÉ in 4,6%. Mit HANHART (1940) scheint mir zunächst ein ätiologischer Zusammenhang beider Erkrankungen nicht sicher bewiesen; von einer „besonders festen" Korrelation, die F. K. STÖRRING glaubt feststellen zu dürfen, kann jedenfalls keine Rede sein.

Auch die behaupteten engen Beziehungen zwischen Gicht und Fettsucht halten der Kritik nicht stand (THANNHAUSER, LICHTWITZ, GUDZENT u. a.). GUDZENT stellte unter rund 200 Gichtkranken 10mal eine auffällige Fettsucht fest, die 7mal erbbedingt war. Die seltenen Fälle von Fettsucht bei Gicht lassen sich nach LICHTWITZ ungezwungen auf Überernährung zurückführen.

Die Neigung der Gichtiker zur Bildung von Harnsedimenten wird auch von der modernen Klinik anerkannt (LICHTWITZ), soll aber — im Gegensatz zu alten und noch heute weit verbreiteten Anschauungen — nicht auf der unterstellten „harnsauren Diathese" beruhen (THANNHAUSER). Die einzigen, mir bekannt gewordenen Zahlen sprechen jedoch auch hier für höchstens sehr lose Beziehungen: GUDZENT fand unter 78 genau kontrollierten Gichtfällen nur einmal Harnleitersteine. Gelegentlich einer Rundfrage haben sich TH. BRUGSCH, SCHOEN, HOLLER, KÄMMERER und UNVERRICHT sehr zurückhaltend über die „uratische Diathese", besonders hinsichtlich der Konkrementbildung geäußert. Die ebenfalls behauptete Neigung der Gichtiker zur Cholelithiasis wird von HANHART, wohl mit Recht, als unbewiesen angesehen, da von 50 Gichtikern RAMIREZ' nur einer behaftet gewesen sein soll.

Wir kommen somit zum Ergebnis, daß die alte, berühmte Stoffwechseltrias heute nur noch als Museumsstück Interesse besitzt, daß aber allerdings Diabetes und Fettsucht engere Beziehungen besitzen.

Die *Gicht* nimmt ihnen gegenüber auch insofern eine Sonderstellung ein, als bei ihr anderweitige, außerhalb des Stoffwechsels gelegene konstitutionelle Faktoren eine pathogenetische Bedeutung besitzen. Es sind die *allergische Diathese* und eine besondere Organdisposition der Gelenke. Für die erstgenannte Anschauung haben sich JONES, WIDAL, LINOSSIER, SCHITTENHELM, MINKOWSKI, GUDZENT, LICHTWITZ und W. BERGER ausgesprochen. Die Frage findet bei dem letztgenannten Autor eine eingehende Besprechung (1940, S. 666). Hierher gehören auch die personellen und familiären Beziehungen von Migräne und Heuschnupfen einerseits, Gicht andererseits (Näheres bei HANHART 1940, sowie W. BERGER). Als kasuistisches Beispiel der erblichen allergischen Diathese eines Gichtikers diene folgende Beobachtung:

Fritz H., 64jähriger höherer Beamter. 36jährig Nierenentzündung. 38jährig Tonsillektomie wegen rezidivierender Anginen. 56jährig typischer Podagraanfall. Im Urin öfters

Ziegelmehlsediment. Chronisch-rezidivierende gichtische Keratoiritis. Trinkt „ab und zu ein Glas Wein". Seit Jahren Ekzem rechte Brust. Nach Noviform-Augensalbe Bindehautschwellung. Nach innerer und äußerer Jodanwendung Ausschlag aus kleinen roten Papeln. Körpergröße 176 cm, Gewicht 81,5 kg. Plethorisch aussehender Pykniker. Geringe Albuminurie. Viel hyaline Zylinder. Rest-N 40 mg-%. Harnsäure im Nüchternblut nach fleischfreier Ernährung deutlich erhöht (6,4 mg-%). Einzelne Extrasystolen, etwas verbreiterte Aorta (Rö.). EKG: Linkstyp und Linkshypertrophie. RR 150/100.

Eine Tochter leidet seit dem 2. Lebensjahre an starkem Asthma nach bestimmten Speisen, sowie Erdbeer-Urticaria; ist gallensteinleidend.

Über die pathogenetische Bedeutung einer Gelenkdisposition zur Gicht sind die Ansichten geteilt; dafür haben sich unter anderen J. Bauer, F. v. Müller, O. Minkowski, A. Přibram und besonders W. Berger ausgesprochen, dagegen Lichtwitz (1926) und Hanhart. Lichtwitz hat jedoch, wie aus seinem letzten Werk (1936, S. 110, 111 und 154) hervorgeht, seine Anschauung geändert. Auch ich habe wiederholt einschlägige Beobachtungen gemacht, z. B. bei einem Apotheker, der in der Jugend an schwerer akuter Polyarthritis mit schwerem Myokardschaden (erst Verlängerung der PQ-Zeit, später totaler Block), später an echten Gichtanfällen, besonders im Anschluß an reichliche Mahlzeiten mit starkem Rotweingenuß erkrankte, oder bei einem 50jährigen plethorisch-adipösen Mann von athletisch-pyknischem Körperbau, der an einer schweren Arthrosis deformans des rechten Hüftgelenks leidet und schon 5 typische Podagraanfälle durchgemacht hat, dessen letzter den Patienten zu mir führte.

Eingehender wird die Frage an Hand des Schrifttums bei Berger sowie Hanhart [1] besprochen. Die oben erörterten, zum Teil fraglichen Zusammenhänge zwischen Gicht, anderweitigen Stoffwechselstörungen, Gelenkerkrankungen und allergischer Diathese bilden den Inhalt der seit Jahrzehnten viel diskutierten Lehre vom **Arthritismus.** „Als Arthritismus oder Herpetismus — die Engländer sagen auch Lithämie — bezeichnen (wie Jul. Bauer ausführt) französische Autoren jene vererbbare Körperverfassung, welche man offenkundig zur Erklärung der unbestreitbaren Tatsache supponieren muß, daß gewisse Erkrankungen wie Gicht, Fettsucht, Diabetes, Konkrementbildung in Gallen- und Harnwegen, prämature Atherosklerose, Rheumatismus, Neuralgien, Migräne, Asthma bronchiale, Ekzeme und andere Dermatosen einerseits bei ein und demselben Individuum mit einer gewissen Vorliebe in variabler Kombination simultan oder sukzessiv aufzutreten und andererseits in mannigfacher Verteilung und Gruppierung die verschiedenen Mitglieder einer Familie heimzusuchen pflegen (Bazin, Lanceraux, Bouchard)." Charcot bezeichnet in seinen Dienstagsvorlesungen den Arthritismus „als einen Baum . . . dessen Hauptverzweigungen die Gicht, der Gelenkrheumatismus, gewisse Formen von Migräne, gewisse Hautkrankheiten sind". Eine ausgezeichnete historisch-kritische Darstellung der Arthritismuslehre verdanken wir O. Minkowski (1903).

Die typische Krankengeschichte eines Arthritikers repräsentiert der folgende 51jährige Prokurist; als Kind und im Weltkrieg (Soldat) Gelbsucht. 35jährig und jetzt wieder Atembeschwerden bei Anstrengungen. Neuerdings auch typische anginöse Beschwerden mit Ausstrahlen in den linken Arm. 48jährig Gallenblasenentzündung. 49jährig heftige linksseitige Nierenkolik; Steine röntgenologisch nachgewiesen.

Pykniker, kurzer Hals, Körpergröße 161 cm, Gewicht 69 kg (Höchstgewicht 82 kg), Thorax 93 cm. Acne vulgaris des Rückens. RR 150/80. EKG Linkstyp. Nach Belastung Abflachung von T_1 (Coronarinsuffizienz). Leber 1 Querfinger. Urin 0,2% Zucker. Später Ø.

Beurteilung: Typischer „Arthritiker": Nephro- (und Chole-?) Lithiasis, Cholecystopathie, frühzeitige Arteriosklerose, leichter Altersdiabetes, pyknischer Körperbau [2].

---

[1] Vgl. dazu auch Bürger: Altern und Krankheit, S. 343.

[2] Ich verweise auch auf den früher (S. 71 u. 73) geschilderten und abgebildeten 37jährigen Fleischer.

Die Verwaschenheit und bisherige Unbewiesenheit des Arthritismusbegriffes, die unzweckmäßige Einbeziehung mancher Erkrankungen — z. B. der Struma durch LICHTWITZ, der Alkaptonurie, der Otosklerose und gewisser Glaukomformen durch J. BAUER — haben verschiedene Autoren zu starker Kritik gegenüber dem „sehr vagen und schwer definierbaren Arthritismus" (E. GRAFE 1936) veranlaßt. Wenn, wie C. HART (1922) berichtet, von manchen Autoren auch noch Hämorrhoiden und „Leberschwellung" in das Gebiet des Arthritismus gerechnet wurden, so begreift man, daß dieser Autor mit STOELZTNER von einem „beinah unheimlich buntscheckigen" Bilde spricht, das sich da aufrollt. Auch GUDZENT hat sich in ähnlichem Sinne ausgesprochen (1928). In besonders nachdrücklicher Form hat BLOCH den Arthritismusbegriff vom Standpunkt des Dermatologen aus bekämpft. Im Ekzem sieht er eine Erkrankung, für deren Entstehung „nur die besondere Konstitution eines einzelnen Organs, der Haut" verantwortlich zu machen sei, und zwar die besondere Empfindlichkeit gegenüber Allergenen. Von der — wie BLOCH mit Recht betont — noch niemals versuchten korrelationsstatistischen Untersuchung dieser Frage erhofft er nichts. Demgegenüber muß doch betont werden, daß neuere Untersuchungen gewisse, wenn auch nicht sehr große Korrelationen zwischen Ekzem und sonstigen Allergosen erwiesen haben (CATSCH) und, daß hundertfältige klinische Erfahrungen die Beziehungen zwischen Ekzem und anderen Allergo-Dermatosen (z. B. Herpes, Milchschorf, Prurigo) einerseits und sonstigen allergischen bzw. exsudativen Symptomen andererseits belegen.

Trotz der kritischen Stimmen haben namhafte Autoren bis in neuere Zeit am Begriff des Arthritismus festgehalten. So schreibt KREHL (1918):

„Es ist gewiß als eine glückliche Fügung des Schicksals anzusehen, daß die französische Klinik den Begriff des Arthritismus beibehielt, und wir müssen den deutschen Forschern danken, die bei uns das Interesse an dieser Form der Vorgänge, an den Diathesen, wieder erweckten. Aber wir dürfen uns nicht verhehlen, daß die Zeit der eigentlichen Arbeit noch vor uns liegt."

Neben HIS, F. V. MÜLLER (1919), W. BERGER, RÖSSLE (1940), STERN, LICHTWITZ (1936), HILLER, HANHART, CATSCH u. a. hat sich besonders v. PFAUNDLER für die Existenz des Arthritismus eingesetzt[1].

Der nächstliegende Weg, die viel erörterte Frage nach der Berechtigung des Arthritismusbegriffs mit korrelationsstatistischen Methoden anzugehen, ist merkwürdigerweise erst in jüngster Zeit von A. CATSCH beschritten worden. Seine Berechnungen stützen sich auf 1961 in unserer Abteilung intern-neurologisch, konstitutions- und erbpathologisch genau untersuchte Personen und führten zu den aus den folgenden Tabellen ersichtlichen Ergebnissen.

Der in den Tabellen 31—33 wiedergegebene Tatbestand läßt sich dahingehend zusammenfassen, daß zwischen allergischen Krankheiten, rheumatischen Leiden, Gallensteinen, Diabetes und Arteriosklerose viele wechselseitige positive Korrelationen bestehen. Diese korrelativen Beziehungen sind ihrerseits vom jeweiligen Körperbautyp abhängig, und zwar in dem Sinne, daß der pyknische bzw. pyknisch-athletische, ja auch „arthritisch" genannte Habitus die bestehenden Korrelationen verstärkt.

Im ganzen genommen sind die an Häufigkeit zweifellos überwiegenden positiven Korrelationen in ihrer Stärke verhältnismäßig gering, und zwar sowohl hinsichtlich der korrelativen Verbundenheit der einzelnen Erkrankungen des sog. „Arthritismus"-Kreises, als auch hinsichtlich ihrer Abhängigkeit vom pyknischen bzw. pyknisch-athletischen Körperbau. Man sieht also auch hier wieder,

---

[1] PFAUNDLER, M. V.: Handbuch der Erbbiologie, Bd. II, S. 651f.

Tabelle 31. *Wechselseitige Korrelationen der „arthritischen" Krankheiten und ihre Abhängigkeit vom pyknischen Habitus.* (Nach Catsch 1942.)

		n_1	n_2	p_1	p_2	p_3	Diff. $\dfrac{p_1-p_3}{m_{diff.}}$	r_1	r_2
♂	Chron. Rheum./Diabetes . . .	4	3	14,9	36,3	37,5	1,32	+0,064	+0,112
	Diabetes/Chron. Rheum. . . .			1,2	2,9	4,8	1,33		
♀	Chron. Rheum./Cholelith. . . .	17	12	13,5	26,2	32,4	2,44	+0,100	+0,176
	Cholelith./Chron. Rheum. . . .			6,4	12,3	14,8	2,10		
♂	Chron. Rheum./Akuter Rheum.	8	5	14,9	17,8	26,3	1,12	+0,019	+0,103
	Akuter Rheum./Chron. Rheum.			4,8	5,7	8,1	0,94		
♂	Chron. Rheum./Arterioskler. . .	16	12	14,9	24,6	41,4	2,89	+0,074	+0,266
	Arterioskler./Chron. Rheum. . .			6,9	11,4	19,4	2,45		
♀	Chron. Rheum./Arterioskler. . .	14	9	13,5	26,4	25,0	1,58	+0,088	+0,110
	Arterioskler./Chron. Rheum. . .			5,2	10,1	11,1	1,68		
♂	Diabetes/Arterioskler.	3	2	1,2	4,6	6,9	1,21	+0,087	+0,117
	Arterioskler./Diabetes			6,9	27,2	25,0	1,18		
♀	Diabetes/Arterioskler.	4	4	1,4	7,5	11,1	1,85	+0,124	+0,197
	Arterioskler./Diabetes			5,2	28,5	40,0	2,25		
♀	Diabetes/Akuter Rheum. . . .	2	2	1,4	3,9	8,2	1,26	+0,050	+0,112
	Akuter Rheum./Diabetes . . .			5,0	14,3	20,0	1,19		
♀	Cholelith./Arterioskler.	5	5	6,4	9,4	13,9	1,30	+0,033	+0,104
	Arterioskler./Cholelith.			5,2	7,7	13,5	1,47		
♀	Cholelith./Nephrolith.	3	3	6,4	25,0	37,5	1,82	+0,080	+0,150
	Nephrolith./Cholelith.			1,2	4,6	8,1	1,53		
♂	Akuter Rheum./Arterioskler. . .	7	4	4,8	10,8	13,8	1,41	+0,081	+0,150
	Arterioskler./Akuter Rheum. . .			6,9	15,5	21,1	1,53		

Die Zeile „Diabetes/Arteriosklerose" ist z. B. folgendermaßen zu verstehen: n_1 absolute Anzahl der Personen mit Diabetes und Arteriosklerose; n_2 absolute Anzahl der pyknischen und pyknisch-athletischen Personen mit Diabetes und Arteriosklerose; p_1 prozentuale Häufigkeit des Diabetes im Gesamtmaterial; p_2 prozentuale Häufigkeit des Diabetes bei Arteriosklerotikern; p_3 prozentuale Häufigkeit des Diabetes bei pyknischen und pyknisch-athletischen Arteriosklerotikern. Der Quotient $\dfrac{\text{Diff. } p_1-p_3}{m_{diff.}}$ gibt an, um wieviel die Differenz p_1-p_3 größer ist als der Fehler der Differenz. r_1 Korrelationskoeffizient, bezogen auf die Gesamtmenge der Personen; r_2 Korrelationskoeffizient, bezogen auf die Teilmenge der 239 Männer bzw. 371 Frauen mit pyknischem und pyknisch-athletischem Habitus. Der Umstand, daß die Erhöhung des r_1 zu r_2 nicht streng parallel der Erhöhung des p_2 zu p_3 geht, erklärt sich aus den jeweiligen, der Berechnung zugrunde gelegten Mengen der Personen. Bei der Tabelle sind im Vergleich zu Tabelle 15 bei Catsch 1941 die statistisch nicht reellen Korrelationen weggelassen.

daß dem Körperbau lediglich die Rolle zugesprochen werden kann, daß er gewisse krankhafte Reaktionen verstärkt bzw. spezifisch färbt.

Man kann demnach zusammenfassend feststellen: „Die ausgezeichnete ursprüngliche Erfassung des Arthritismus" (R. Rössle 1940) hat der Kritik standgehalten. Klinische, korrelations- und (wie wir sehen werden) erbbiologische Befunde lassen erkennen, daß zwischen den Hauptrepräsentanten dieser Erkrankungen, insbesondere der Fettsucht, dem Diabetes, den Arthritiden und der allergischen Diathese Beziehungen bestehen. Die früher mit besonderem Nachdruck betonte Einbeziehung der Gicht ist jedoch nicht berechtigt: es ist zwar möglich, daß auch diese Konzeption der alten französischen Klinik zu Recht besteht. Wegen der extremen Seltenheit der Arthritis urica läßt sich

Tabelle 32. *Korrelationskoeffizienten zwischen allergischen Merkmalen einerseits und chronischem Rheumatismus und Cholelithiasis andererseits.* (Nach CATSCH 1942.)

	Chronischer Rheumatismus				Cholelithiasis	
	♂		♀		♀	
	r_1	r_2	r_1	r_2	r_1	r_2
Herpes	+0,033	+0,160	+0,020	+0,021	+0,030	+0,045
Migräne	+0,006	+0,072	+0,083	+0,091	+0,092	+0,160
Conjunctivitis	+0,077	+0,125	+0,018	+0,058	+0,020	+0,063
Urticaria	+0,044	+0,109	+0,019	+0,012	+0,075	+0,172
Ekzem	−0,013	+0,083	+0,026	+0,037	+0,018	−0,015
Rhinitis vasomotorica,	−0,003	−0,034	+0,033	+0,056	+0,067	+0,081
Heuschnupfen	+0,019	+0,106	+0,026	+0,025	+0,065	+0,180
Asthma bronchiale . .	+0,007	−0,067	−0,039	−0,050	−0,022	−0,029

r_1 und r_2 wie in Tabelle 31.

Tabelle 33. *Häufigkeitsverteilung der Kombinationen allergischer Krankheiten bei Personen mit chronischem Rheumatismus und Gallensteinen (in %).* (Nach CATSCH 1942.)

K	Chronischer Rheumatismus				Cholelithiasis		♂	♀
	♂		♀		♀			
	p_1	p_2	p_1	p_2	p_1	p_2	p_g	
0	67,9	58,0	52,2	54,3	34,4	32,5	68,7	55,2
1	17,2	22,6	25,8	22,2	41,0	37,8	22,0	28,6
2	8,6	11,3	12,9	12,4	14,8	18,9	7,3	11,4
3—8	6,3	8,1	9,1	11,1	9,8	10,8	2,0	4,8
χ^2	19,54	22,54	4,50	9,80	19,44	25,48	—	—

K Klasse der Kombinationen, p_1 Häufigkeit bei allen·Kranken, p_2 Häufigkeit bei pyknischen und pyknisch-athletischen Kranken, p_g Häufigkeit im Gesamtmaterial.

aber an Hand des vorliegenden Beobachtungsgutes nichts Verwertbares aussagen. Hier hätten große planmäßige Sammelforschungen einzusetzen.

Die *ätiologischen Vorstellungen* der alten Kliniker über den Arthritismus dürften im wesentlichen zu Recht bestehen: der Arthritismus ist eine letzten Endes erbbedingte Reaktionsform, deren Manifestation allerdings weitgehend von Umweltmomenten, vor allem der Ernährung, toxischen (Alkohol, Tabak), infektiösen, klimatischen und auch endogenen, z. B. endokrinen Faktoren abhängig ist. Über das Stadium kasuistischer Einzelbeobachtungen sind wir bei der Erblichkeit des Arthritismus noch nicht hinaus[1]. Das ist gut begreiflich, da nur solche Untersuchungen Erfolg versprechen, die das ganze große Gebiet der einschlägigen Erkrankungen umfassen; derartige Untersuchungen aber sind schwierig und zeitraubend. Die meisten bisherigen genealogischen Untersuchungen befassen sich vorwiegend mit einem Einzelleiden, dem Diabetes, der Fettsucht, den Gelenkerkrankungen, der allergischen Diathese. Wo von höherer Warte aus das Gesamtgebiet unter Einschluß der Körperbauverhältnisse berücksichtigt wurde (z. B. in manchen Stammtafeln HANHARTS), handelt es sich um ausgelesenes, nicht summierend statistisch verarbeitetes Krankengut; es fehlen auch die Untersuchungen einer gleichwertigen Normalbevölkerung, und oft genug handelt es sich um anamnestisch, nicht durch Eigenuntersuchungen gewonnene Ergebnisse. Diese Lücke läßt sich durch noch so weit in die Aszendenz hinaufreichende Geschlechterfolgen nicht ausfüllen.

---

[1] Vgl. dazu HANHART: In Handbuch der Erbbiologie, Bd. IV/2, S. 780f.

Daß aber tatsächlich der Begriff der arthritischen Familie kein leerer Wahn ist, sei an 3 Familien gezeigt. Die erste entstammt unserem Beobachtungsgut und wurde von A. Catsch 1941 veröffentlicht:

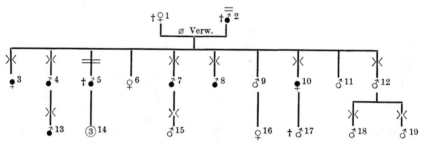

Abb. 199. Stammtafel 12: Familiäres Auftreten des „Arthritismus". ● Manifestation des Arthritismus, × selbst untersucht. = Arztbericht bzw. Krankenblatt. 1. 47jährig gestorben an Blutvergiftung nach Furunkulose. 2. 59jährig gestorben an diabetischer Gangrän, Potus. 3. 61jährige Pyknika. Diabetes mellitus, benigne Nephrosklerose, Arthrosis deformans, Ekzem, Herpes labialis, Katarakt. 4. 59jähriger Pykniker. 36jährig Nephritis. Blepharitis, Herpes labialis, Katarakt, Potus. 5. 54jährig gestorben an Apoplexie. Schrumpfniere. Diabetes mellitus, Adipositas, Potus, Herzinsuffizienz. 6. 56jährig, Unterleibsgeschwulst. 7. 53jährig. Pykn.-athlet. Gicht, alkoholische Lebercirrhose. 8. 50jährig. Pykn.-athlet. Cholecystitis, Blepharoconjunctivitis, Myokardschaden. 9. 49jährig. Angeblich gesund. 10. 47jährige Pyknika. Primelurticaria, Ekzem, Arteriosklerose. 11. 46jährig. Herpes zoster. 12. 40jährig. Pykn.-athlet. Akute Nephritis, Herzinsuffizienz. 13. 30jährig. Pykn.-athlet. Bronchialasthma, Heuschnupfen, Erdbeerurticaria Potus. 14. Näheres unbekannt. 15. 18jähriger Leptosomer. Akute Nephritis, Herpes labialis. 16. 13jährig. Angeblich gesund. 17. 20jährig verunglückt. 18. 14jähriger Leptosomer. Intern o. B. 19. 6jähriger Mesosomer. Wiederholt Otitis media.

Die zweite Beobachtung verdanken wir M. v. Pfaundler[1]:

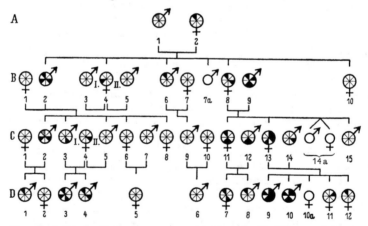

Abb. 200. Stammbaum 13. A_1 Kaufmann, „magen- und leberleidend"; Näheres unbekannt; A_2 Gichthände „schon immer", † Ca. B_1 „aus kerngesunder Familie"; B_2 Großkaufmann und Bankier, früher Gicht, Neurasthenie, Rheumatismus; B_4 Schauspielerin, „sehr nervös", erste Ehe geschieden; B_5 Kaufmann, „steinkrank" (Galle?); B_7 angeblich nach Vaccination im zweiten Jahr †; B_8 Diabetes, Gicht, Heufieber; B_9 Kaufmann, chronisches Ekzem, Fettsucht, Obstipation, Asthma, Migräne; B_{10} wohl moralisch etwas defekt, in Amerika verschollen. C_1 aus gesunder Familie; C_2 Bankier, tickkrank, Rheumatiker, wahrscheinlich Lithiasis; C_3 Arzt und Chemiker, Idiosynkrasie gegen Jod, † an Appendicitis; C_4 in zweiter Ehe mit dem Schwager verheiratet, Rheumatismus, Herzfehler; C_5 Chemiker und Fabrikant, Spekulant; C_6 neuropathisch (leicht); C_7 Privatgelehrter; C_8 Malaria; C_9 Kaufmann; C_{11} Gallenstein operiert, Schrifthaut + +, Erröten; C_{12} Schriftsteller, mittelschweres Bronchialasthma, spastische Obstipation, Hämorrhoiden, Schleimkoliken; C_{13} Milchschorf, Ekzem, Nesselsucht, Ohnmachten und Migräne; C_{14} kaufmännischer Angestellter, Rheumatiker; C_{14a} frühverstorbene ZZ; C_{15} ohne Beruf, durch katarrhalische Anfälligkeit und Kopfschmerzen dauernd schulbehindert; dann Fettsucht, früh Glatze. D_1 Heterodystrophiker; D_3 Katarrh, schwer aufzuziehen, nervöser Zappler; D_4 Lichen urticatus, Kuhmilchidiosynkrasiker? verträgt fast kein Medikament; D_7 katarrhalisches, heterodystrophisches Kind; D_8 fast in allem wie D_7; D_9 Milchschorf, Intertrigo, Ekzem, nervöses Erbrechen, Katarrhe, vegetative Stigmata, Lymphatiker, zweimal mandeloperiert; D_{10} ähnlich wie D_9, dazu Schweißneigung, Ohnmacht auf Salbenprobe; D_{10a} Frühgeburt †; D_{11} leichtes trockenes Ekzem, langdauernd; D_{12} jede künstliche Ernährung im ersten Lebenshalbjahr scheitert.
(Nach v. Pfaundler: Aus Handbuch der Erbbiologie, Bd. 2. 1940.)

---

[1] Pfaundler, M. v.: Handbuch der Erbbiologie, Bd. II, S. 673.

Der dritte Stammbaum ist 1940 von Rössle mitgeteilt worden[1]:

Er zeigt nach Verfasser „eine Familie mit zahlreichen Äußerungen von Arthritismus, bei ausgesprochen pyknischem Habitus mit frühzeitiger Thoraxstarre, infolgedessen zunehmender Schwere und Häufigkeit des Emphysems im Alter. Verhältnismäßig frühe Arteriosklerose (vgl. Nr. 8), deren mehrfache Lokalisation an den Coronararterien. Vorkommen von Arteriosklerose mit frühem Tod an vasculärer Schrumpfniere".

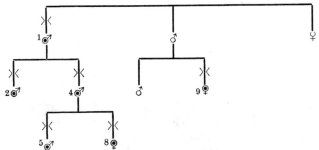

Abb. 201. Stammtafel 14. Arthritismusfamilie nach Rössle.

1. 74jähriger Fleischer. Groß, sehr kräftig, Lungenemphysem, Fettherz, Pulmonal- und Aortensklerose, Prostatahypertrophie, Arthrosis und Spondylosis deformans (Sektion). — 2. 66jähriger Hofmetzger. Untersetzt. Thorax stark gewölbt. Verknöcherungen der Rippenknorpel. Hirnerweichung, durch Embolie der A. cerebri media bei Endokarditis der Aortenklappen, Mitralis und Tricuspidalis. Spondylosis deformans, starke Coronarsklerose, Fettleber (Sektion). — 4. 60jähriger Fleischer. Etwas untersetzt. „Senile Gangrän", Lungenemphysem, Verknöcherung der Rippenknorpel, „Arthritis", Harnsteine, Gicht, Coronarsklerose (Sektion). — 5. 37jähriger Fleischermeister. Renale Wassersucht, Hirnblutungen, Herzhypertrophie, Thrombose der Femoralis, Verknöcherung des 1. Rippenknorpels und Kehlkopfes, mäßige Coronarsklerose, Fettleber (Sektion). — 8. 35jährig. Verheiratet. Sepsis nach Abort, Peritonitis, Aortensklerose, leichte Verdickung des Tricuspidalsegels, stärkere des Mitralsegels (Sektion). — 9. 40jährig. Ledig, schlank. Blasen- und Nierensteine, Peritonitis, leichte Pulmonalsklerose, abgelaufene Endokarditis (Sektion).

Die bunte Fülle derartiger Stammtafeln, d. h. die Heterophänie bei relativ einheitlicher genetischer Grundlage soll hier unter besonderem Hinweis auf M. v. Pfaundlers treffende Darstellung (1940, S. 673f.) nicht näher erörtert werden, zumal auf diesem Gebiet fast alles noch problematisch ist. v. Pfaundler ist jedoch darin unbedingt zuzustimmen, daß die Ablehnung der Heterophänie durch manche sog. „Fachgenetiker" an der Wirklichkeit derartiger immer wieder von verschiedenen Beobachtern festgestellter Tatsachen nichts ändern kann. Die Natur richtet sich nun einmal nicht nach dem einfachen Mendel-Schema um jeden Preis: „Jede Kanonisierung führt zum Dogma und für Dogmen ist in der Biologie kein Platz" (Luxenburger 1936). Im einzelnen denkt v. Pfaundler an Polymerie, speziell Modifikationsgene, genotypisches Milieu, multiple Allelie, modifizierende Umweltwirkungen, um den Erfahrungen in Arthritismusfamilien gerecht werden zu können. Es handelt sich genetisch „um das Zusammenspiel von einem (oder mehreren) regierenden und von zahlreichen weiteren und wechselnden Genen". Innerhalb dieses Genkomplexes spielt nach v. Pfaundlers Theorie eine besonders maßgebende Rolle ein bestimmtes Modifikationsgen, das das gemeinsame „Terrain" des Arthritismus schafft. Die wechselnden Manifestationen der Diathese hingen noch von der von Fall zu Fall wechselnden Beschaffenheit des übrigen Genoms und von Umweltfaktoren ab.

Wie bei anderweitigen Abwegigkeiten der Erbkonstitution hat man auch bei den gesunden Mitgliedern von Arthritismusfamilien nach Merkmalen der pathologischen Veranlagung gefahndet. Als solche wurden vielerorts die Heberdenschen Knoten, besonders der Fingerstreckseiten aufgefaßt. Wenn ihnen von manchen Autoren jede Beziehung zur Gicht bzw. zum Arthritismus abgestritten wird (Gudzent, Assmann, Charcot, Garrod u. a.), so sprechen sich

[1] „Pathologische Anatomie der Familie", S. 134: Einige für unsere Zwecke unwesentliche Befunde wurden hier weggelassen.

doch manche erfahrenen Kliniker für Zusammenhänge aus (Minkowski 1903). Daß Heberdensche Knoten bei Gichtikern vorkommen, steht nach Minkowski fest. Nach Besprechung des von ihm durchaus anerkannten Arthritismus schreibt Lichtwitz (1936):

„Bei allen diesen für Gicht, Migräne, Asthma, angiospastische Störungen disponierten Menschen und bei Töchtern gichtkranker Väter finden sich häufig Heberdensche Knoten."

Einen entsprechenden Fall eigener Beobachtung lasse ich folgen:

Ursula S., 55jährige Kaufmannsgattin. Chronische Obstipation. Chronischer Lumbago. 27jährig erstmals beim Stillen des ersten Kindes 0,3% Urinzucker beobachtet. Dauer der Glykosurie ³/₄ Jahre. Nur geringe Diät. Später nie mehr Zucker.

Körpergröße 163 cm, Gewicht 59 kg. Thoraxumfang 73 cm. Mesosom. Dürftiger Ernährungszustand (starke Gewichtsabnahme in letzter Zeit durch große Sorgen). Akro-

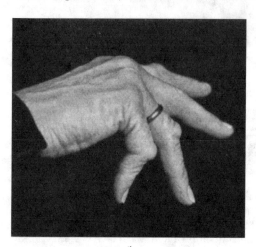 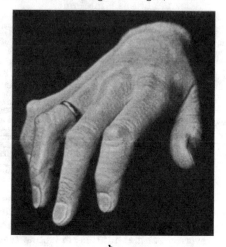

a   b

Abb. 202a u. b. Heberdensche Knoten des 2., 4. und 5. Fingers rechts bei erblicher Gichtdiathese und Lactationsglykosurie ohne sonstige Erscheinungen einer Arthritis urica (vgl. Text).

cyanose der Hände. Am 2., 4. und 5. Finger rechts typische Heberdensche Knoten, seit etwa ³/₄ Jahr bestehend (Abb. 202a und b). Nie Gichtanfälle oder Gelenkrheumatismus. Harnsäure im Blut 2 mg-%. Blutzucker 101 mg-%. Harn, auch 24-Stundenmenge, zuckerfrei. Urin: Eiweißspuren. Senkung 2/4. Auch sonst intern o. B.

Beurteilung: Heberdensche Knoten. Lactationsglykosurie.

Bruder: Eugen E., 56jähriger Bankbeamter. 50jährig „Gichtanfall" mit Schmerzen linker Unterschenkel. 51jährig Schwindelanfälle, gebessert nach Rauchabstinenz. 53jährig nach Angina „entzündliche Erscheinungen an beiden Füßen, wahrscheinlich gichtischer Art", die auf Atophan und Bettruhe verschwanden (Arztbericht). Nach Aufstehen erneute starke Schwellung und Rötung beider Beine, rechte Fußsohle von prägangränösem Aussehen. Internes Krankenhaus: Dysbasia intermittens (fehlende Dorsalis pedis beiderseits), Thrombose erst im linken, dann im rechten Unterschenkel. „Gichtische Veranlagung": Im Blut *9 mg-% Harnsäure.* An den Großzehen „Schwellung auf Grund uratischer Diathese". Großer kräftiger Mann. Starker Fleischesser. Früher starker Raucher (8 Zigarren, 20 Zigaretten). Reichlich Bier getrunken. EKG: T-Zacken in allen Ableitungen stark abgeflacht, mäßiger Linkstyp. Therapie: Ruhe, Hochlagerung, Blutegel, Padutin, Lacarnol, Uricedin und Colchysatumtropfen. Die beiden letzten Medikamente wegen der „gichtischen Veranlagung".

Beurteilung: Arterielle Erkrankung. Hyperurikämie. Fragliche Arthritis urica.

Vater und Vatersvater litten an Gicht. Ersterer: Typische Podagraanfälle mit Rötung und Schwellung im Großzeh, gebessert auf Uricedin. War groß (etwa 175 cm) und dick (95 kg). Starker Raucher. Kein Alkoholismus. † 54jährig an „Urämie" (nach Angabe der Tochter) bzw. „Nierenschwund" (nach Angabe des Sohnes).

Auch anderweitige Stoffwechselstörungen können gelegentlich durch konstitutionspathologische Hinweissymptome aufgedeckt werden. So fielen mir bei einem 39jährigen, 178 cm großen, fetten, 106 kg schweren, grobknochigen, rotbackigen Mann am inneren

Augenwinkel beiderseits völlig symmetrische, kleinbohnengroße, flach erhabene Xanthelasmen auf. Der Verdacht auf Hypercholesterinämie (385 mg-%) und Hyperglykämie (145 mg-%) bestätigte sich. Daneben bestand starker Pruritus mit Kratzeffekten. Es handelte sich also um einen jener Fälle leichten, latenten Diabetes mit Hypercholesterinämie bei einem Fettsüchtigen. Das familiäre Vorkommen der Xanthelasmen wird bekanntlich öfters beobachtet, so beispielsweise von mir bei einer pyknisch-fetten 48jährigen Frau und ihrer gleich konstituierten, an Hypertension und Coronarsklerose leidenden Mutter, die 68jährig an Herzschlag starb, ebenso wie der Vater der letzteren. Essentielle Hypercholesterinämie mit Xanthelasmen (Cholesterindiathese) als wesentlichste Ursache ausgesprochen familiärer Cholelithiasis beschrieb PANZEL.

Sehr wertvolle klinisch-genealogische Untersuchungen zur *erblichen Xanthomatosis* von ADLERSBERG, PARETS und BOAS gehen von 64 Kranken aus, von denen 54 erbbiologicsh bearbeitet wurden. Bei 24% der Blutverwandten fand sich Hypercholesterinämie mit Coronarsklerose, öfters kombiniert mit Xanthoma tuberosum bzw. tendinosum, Xanthelasmen oder Arcus corneae. Nicht die Xanthome, sondern die Hypercholesterinämie ist das Hauptmerkmal des Erbsyndroms, das dominant vererbt wird. Auf Grund ihrer Familienbefunde vermuten die Autoren, daß sich heterozygote Genkonstitution in isolierter Hypercholesterinämie, homozygote Genkonstitution dagegen in Xanthomatosis äußert. In weiteren Untersuchungen an Patienten mit prämaturer Coronarsklerose fand sich ebenfalls meist eine erhebliche Hypercholesterinämie, öfters kombiniert mit Arcus corneae, Xanthelasmen, selten mit Xanthomen. Hypertension bestand nur bei 18% dieser Coronarsklerotiker. Von 50 genealogisch untersuchten Geschwisterschaften zeigten 15mal alle oder fast alle, 9mal die Hälfte der Geschwister Hypercholesterinämie. Die letztere ist die gemeinsame Stoffwechselstörung, die sowohl der Xanthomatose wie der vorzeitigen Coronarsklerose zugrunde liegt. Es fanden sich auch gewisse Beziehungen zur Hyperurikämie.

Auch JOACHIM BRUGSCH faßt das Xanthelasma als lokale Manifestation eines den ganzen Körper betreffenden Syndroms auf, welches besonders mit Coronarsklerose verbunden zu sein pflegt; Hypercholesterinämie war bei seinen Patienten zwar ein häufiger, aber nicht regelmäßiger Befund.

Auf die nach v. KREHL, v. PFAUNDLER u. a. sehr engen Beziehungen zwischen Arthritismus und *exsudativer Diathese*, dieser und allergischer Diathese soll hier nicht weiter eingegangen werden (vgl. v. PFAUNDLER 1940, S. 641, 655, 656). Sie bilden wohl auch den Ausgangspunkt für BORCHARDTs Aufstellung des sog. „*Status irritabilis*" („reizbare Konstitution"), der seinen Vorläufer in THOMAS WHITEs Diathesis inflammatoria und R. VIRCHOWs entzündlicher Diathese besitzt. E. WAGNER spricht schon 1888 von „reizbarer Konstitution". Das gemeinsame Band von Arthritismus, exsudativer und allergischer Diathese, Lymphatismus, Status thymicolymphaticus, Vagotonie, Psycho- und Neuropathie sieht BORCHARDT in einer „erhöhten Reaktionsfähigkeit auf Reize", die im Alter zu vorzeitiger Abnutzung führen soll, weshalb auch Arteriosklerose und andere Alterskrankheiten in den Bereich dieses „Status irritabilis" einbezogen werden. Die „erhöhte Reaktionsfähigkeit" wird für die heterogensten pathogenetischen Vorgänge in Anspruch genommen. So soll eine „Artabweichung" den Reiz darstellen können, „der zu einer veränderten Einstellung des ganzen Gewebes führt". Auf diese Weise will BORCHARDT aus einer „ererbten Schwäche bestimmter Nervenbahnen" Gliawucherung, unter Umständen sogar Gliomatose ableiten. Andererseits nennt er als Teilerscheinung seines „Status irritabilis" die „leichte Ansprechbarkeit und erhöhte Erschöpfbarkeit, auf die sich alle wesentlichen klinischen Erscheinungen der konstitutionellen Neurasthenie zurückführen lassen". Wie man sieht, handelt es sich hier um Spekulationen, denen kein produktiver Wert zugesprochen werden kann. Dies, sowie die unbegrenzte Ausweitung des Arthritismusbegriffs durch BORCHARDT, haben — von wenigen, schwer verständlichen Ausnahmen abgesehen — dazu geführt, daß seine Lehre ohne Wirkung verhallt ist. So schreibt z. B. Gigon (1923): „Ein Status irritabilis mit allgemein erhöhter Reizbarkeit aller Gewebe und aller Organe existiert nicht und kann nicht existieren." Auch Hanhart hat sich durchaus gleichsinnig geäußert (1940). Der sog. Status irritabilis stellt vielmehr meines Erachtens eine unnötige und unklare Pandiathese im Sinne v. Pfaundlers dar.

Was die ältere Konstitutionsforschung der Franzosen unter „*Neuroarthritismus*" versteht, ergibt sich am besten aus einem Ausspruch Charcots. Nachdem er vom Baum des Arthritismus gesprochen hat, stellt er ihm den „Baum der Nervosität gegenüber, der die Neurasthenie, die Hysterie, die Epilepsie, alle Arten des chronischen Wahnsinns, die Tabes, die progressive Paralyse u. a. m. umfaßt. Diese beiden Bäume erwachsen sozusagen auf demselben Erdreich, sie stehen durch ihre Wurzeln in Verbindung und haben so innige Beziehungen zueinander, daß man sich fragen kann, ob sie nicht im Grunde genommen ein einziger Baum sind". Zweifellos sprechen manche klinischen Erfahrungen für derartige Zusammenhänge, z. B. die extrapyramidalen Erscheinungen schwerer Arthrotiker (Katz), die Beziehungen zwischen Chorea minor und Polyarthritis. Hierher gehören auch Beziehungen zwischen Diabetes und Nervenkrankheiten (Guinon und Souques, Auerbach, Charcot, Naunyn, v. Mentzingen, I. A. Schneider, Hanhart, Panse, Then Berg, Kleist, J. Lange, Curtius; vgl. auch die zusammenfassenden Darstellungen von Meggendorfer 1939 und Hanhart 1940). Davon, daß der Neuroarthritismus „nahezu bewiesen" wäre, wie Hanhart 1940 meint, kann aber wohl kaum gesprochen werden. Einzelne Stammbäume, die das belegen sollten, sind hierzu nicht geeignet. Nur umfangreiche, auslesefreie Familienforschungen mit Anwendung morbiditäts- und korrelationsstatistischer Methodik könnten uns hier weiter bringen.

Auf die außerordentlich seltenen erblichen Störungen des Eiweißstoffwechsels, die *Aminosäurediathesen* (Umber), die Alkaptonurie und Cystinurie sei hier nur hingewiesen. Sie finden, ebenso wie die Erbpathologie des Diabetes in Hanharts Stoffwechselkapitel des Justschen Handbuches, eine eingehende Darstellung (1940), da sie hohes erbpathologisches — und übrigens auch physiologisch-chemisches —, aber nur ganz untergeordnetes konstitutionsbiologisches Interesse besitzen.

e) Immunbiologie. Infektionsdisposition.

Sowohl die physiologisch wie die morphologisch ausgerichtete Besprechung der Konstitution verfolgte im wesentlichen 2 Absichten: einmal sollte ein möglichst vielseitiges, jeweils von verschiedenen Standpunkten ausgehendes System zur Typisierung der einzelnen Konstitutionen dargestellt werden, wobei gleich großes Gewicht auf die Charakterisierung gesunder wie kranker Menschen gelegt wurde. Weiterhin war zu untersuchen, welche Bedeutung die einzelnen Konstitutionstypen für die Krankheitsentstehung bzw. Krankheitsgestaltung besitzen, mit anderen Worten welche Rolle sie für die konstitutionelle (d. h. in der Person gelegene) Disposition zu verschiedenen Erkrankungen spielen.

Es zeigte sich, daß alle aufgeführten physiologischen Konstitutionstypen sowohl typologisch wie dispositionell von großer, wenn auch vielleicht nicht stets in beiden Richtungen völlig gleichwertiger Bedeutung sind. Bei der serologischen Beschaffenheit eines Menschen oder einer Menschengruppe ist dies jedoch — wenigstens nach unseren jetzigen Kenntnissen — anders. Wohl könnte man an Hand populärer Vorstellungen über die Bedeutung der individuellen Beschaffenheit der Körpersäfte vermuten, daß sich gerade auf diesem Wege eine Typologie der Person aufbauen ließe. Die bisherigen Erfahrungen haben das aber nicht bestätigt. „Wir können auch heute in der Mehrzahl der Fälle trotz aller Fortschritte auf dem Gebiete der physiologischen Chemie und der Serologie die Besonderheiten der Säfte nur ausnahmsweise erfassen" (SCHIFF 1926). So eindrucksvoll die individuellen Reaktionsweisen des vegetativen und cerebrospinalen Nervensystems einschließlich der Psyche, ferner des Hormon- und Stoffwechselhaushaltes sind, so persönlichkeitsindifferent ist z. B. die Blut- gruppen- und Blutfaktorenbeschaffenheit eines Menschen oder einer Menschen- gruppe.

Dem entspricht die Tatsache, daß sich keinerlei verwertbare Korrelationen zwischen den Blutgruppen und sonstigen erblichen Körpermerkmalen wie Körper- größe, Gewicht, Habitus, Haut- und Haarfarbe (nach LATTES), Schädelindex, Erythrocytendurchmesser (nach THOMSEN) feststellen ließen. Dies zeigt sehr deutlich folgende Tabelle:

Tabelle 34. *Blutgruppen und Haarfarben.* (Nach L. und H. HIRSSFELD, aus LATTES.)

	A		B		A B		0		Gesamt- zahl
	total	%	total	%	total	%	total	%	
Braun .	225	42,0	52	9,6	16	3,0	242	45,4	687
Blond .	113	44,2	16	8,6	6	2,3	116	44,9	257
Schwarz	92	44,5	18	7,8	8	3,6	90	44,1	208
							Im ganzen		1152

In den Fällen, wo doch entsprechende Korrelationen festgestellt wurden, läßt sich dies durch Paarungssiebung oder sonstige Auslesewirkungen leicht erklären (THOMSEN 1940, S. 399). Die Annahme einer inneren Zusammengehörig- keit zwischen Blutgruppen und sonstigen anthropologischen Merkmalen ist jedenfalls unbegründet (THOMSEN).

Nach dem gleichen Autor wurde bis jetzt keine Koppelung zwischen Blut- gruppen und einer anderen erblichen Eigenschaft gefunden. Auch fehlte bisher jeder Nachweis einer Korrelation zwischen Blutgruppen und bestimmten Krank- heitsdispositionen. Da es bisher an einer auf genügend großes Zahlenmaterial gestützten Untersuchung dieser Art fehlte, veranlaßte ich Fräulein I. GUSKE, sie durchzuführen. Verarbeitet wurden 29 105 Fälle des Schrifttums. Dabei ergaben sich keine (Scharlach, Tabes, Krebs) bzw. nur ganz geringfügige, unsichere Korrelationen (Poliomyelitis, Diphtherie, Lungentuberkulose, Knochentuber- kulose) zwischen Blutgruppen und Krankheitsdispositionen. Eine leichte negative Korrelation scheint zu bestehen zwischen Paralyse und Gruppe 0, eine leichte positive zwischen Paralyse und Gruppe B. Luische B-Träger werden vielleicht schneller Wassermann-negativ als andere Personen. Neuerdings hat SCHINZ die Frage nach Korrelationen zwischen Blutgruppen und malignen Tumoren im negativem Sinne beantwortet.

So wichtig die Blutgruppenzugehörigkeit für Rassen- und Vererbungs- forschung, Vaterschaftsdiagnostik und Kriminalistik ist, für die Konstitutions- lehre besitzt sie zur Zeit kein wesentliches Interesse und man kann deshalb den Titel „Die Individualität des Blutes", den LATTES seinem fast ausschließlich den klassischen Blutgruppen gewidmetem Buch gegeben hat, nur mit Ein- schränkung als kennzeichnend anerkennen. So wenig wie die Sonderart eines Menschen durch seine Haarfarbe oder seinen Schädelindex charakterisiert ist, ist dies bei der Blutgruppe der Fall. Bezeichnenderweise enthält das genannte Buch von LATTES kaum irgendwelche Hinweise auf anderweitige Merkmale der

Individualität des Blutes, was darin begründet ist, daß „wir nicht imstande sind, durch chemische, physikalisch-chemische oder Fermentuntersuchungen die Rückwirkungen der individuellen konstitutionellen Verschiedenheiten der organischen Funktionen auf das Blut nachzuweisen … So können wir auch die qualitativen Unterschiede der Geschlechter, die zweifellos vorhanden sein müssen, nicht mit Sicherheit feststellen (Gräfenberg, Manoiloff, Jegoroff)" (Lattes). Diese negative Feststellung bezieht sich aber auch auf das immunbiologische Verhalten, denn es ist zwar ziemlich allgemein anerkannt, daß die individuell, nicht nur rassenmäßig wechselnde Bereitschaft zur Antikörperbildung von erblichen Momenten mitbedingt wird (vgl. S. 252), die einschlägigen Tatsachen sind jedoch nach Lattes u. a. noch zu wenig geklärt und zu schwer verständlich, um zur Grundlage einer konstitutionellen Typendiagnostik Verwendung finden zu können.

Auch auf dem Wege des Zellprotoplasmas kommen wir hier vorläufig nicht weiter. Es steht zwar fest, daß „jedes Individuum aus der befruchteten Eizelle das *Individualplasma* mitbringt, das in alle seine Körperzellen und deren Produkte (Intercellularsubstanz, Gewebsflüssigkeit, Blut, Lymphe, Sekrete, Exkrete) übergeht. Dieses Individualplasma ist molekular und supramolekular (strukturell) spezifisch (Grosser). Als Artspezifität ist diese Individualität lange bekannt (Rahl, Huppert, Lubosch)." Durch direkte Methoden (z. B. die Präcipitinmethode) läßt sich jedoch der Nachweis des „Individualeiweißes" nicht erbringen, vielmehr nur auf indirektem Wege mittels Transplantations- und Parabioseversuchen (Borst und Enderlen, zit. nach Lubosch 1925, Grosser). Besonders eindrucksvoll sind in dieser Beziehung gelungene Hauttransplantationen bei eineiigen Zwillingen (K. H. Bauer 1927).

Um so größer ist die Bedeutung der Immunbiologie in Fragen der *Krankheitsdisposition*. H. v. Hayek verkennt allerdings die Tatsachen durchaus, wenn er schreibt: „Dispositions- und Konstitutionsforschung sind Hilfswissenschaften der Immunbiologie" (1921); dies braucht für die Leser der früheren Kapitel nicht näher begründet zu werden. Leider sind die gesicherten Tatsachen auf diesem Gebiet noch äußerst spärlich. Im folgenden soll versucht werden, sie kurz zu skizzieren.

Mit v. Hayek definieren wir Immunbiologie als „die Wissenschaft des Abwehrkampfes, den der Körper gegen die Wirkung eingedrungener Krankheitserreger führt". Wie stets, begegnen wir auch hier der Spannung zwischen analytischer und synthetischer Betrachtungsweise. Wohl sind wir uns durchaus im klaren, daß aus der Betrachtung der serologischen Einzelphänomene „die Abwehrleistung als Ganzes … nie klar erkenntlich werden kann. Sie ist so vielartig, und die Bedeutung der verschiedenen Momente ist im Einzelfall zu schwankend" (v. Hayek).

Trotzdem werden wir auch hier ohne eine Berücksichtigung der vielfach verknüpften Einzelvorgänge nicht auskommen.

Epidemiologische, klinische und serologische Beobachtungen zeigen die Unerläßlichkeit konstitutionsbiologischer Überlegungen auf dem Gebiet der Immunbiologie. Von den ersteren sei hier nur auf die „Auslesekrankheiten" (Otto Lentz) hingewiesen, als welche sich besonders Poliomyelitis und Encephalitis epidemica erwiesen haben. Auch in Epidemiezeiten erkranken bekanntlich meist nur einzelne Bewohner eines Ortes. So fand sich unter 124 Postencephalitikern Peusts nur ein einziger Fall, in dessen Dorf noch weitere Erkrankungen vorgekommen waren. Als klinisch besonders wichtig galten mit Recht von jeher die nach Kretz „verschwindend seltenen", gesicherten Fälle wiederholter Erkrankung an demselben, sonst fast stets dauernde Immunität hinterlassenden akuten Exanthem (Masern, Scharlach), besonders dann, wenn sich diese offensichtliche Insuffizienz der Antikörperbildung in familiärer Häufung feststellen läßt (Salzmann). Fehlende (manifeste) Infektion trotz ausreichender Exposition ist bekanntlich relativ häufig und erklärt es zum Teil, warum auch manche hochinfektiösen akuten Infektionskrankheiten, wie z. B. der Scharlach, auch bei Epidemien nur einen relativ kleinen Teil der Bevölkerung erfassen, im Gegensatz zu anderen Krankheiten, die bei vorhandener Exposition nur recht selten von keiner manifesten Erkrankung gefolgt sind (Masern). Diese Verschiedenheit der Infektiosität akuter Infektionskrankheiten hat GOTTSTEIN in seinem „Kontagionsindex" zu erfassen gesucht. Er wird z. B. bei Masern mit 95, bei Diphtherie mit 10 angegeben, was bedeutet, daß von 100 Personen nur 95 bzw. 10 empfänglich sind. Auf anderem Wege, nämlich durch die Ermittelung des Verhältnisses von Erkrankten zu Bacillenträgern hat KISSKALT die Infektionsdisposition im Verlauf bestimmter Epidemien zu erfassen versucht (1914).

Es liegen nun schon genügende Anhaltspunkte dafür vor, daß nicht nur die exogenen Immunisierungsverhältnisse, vor allem in Form der „stillen Feiung" v. PFAUNDLERs, für die Variabilität der Infizierbarkeit verantwortlich zu machen sind, sondern erbliche Besonderheiten der Fähigkeit zur Immunkörperbildung. Dies zeigen z. B. die älteren, aber sorgfältigen Untersuchungen über Diphtherie von SPIRIG sowie von EIGENBRODT (Familienepidemie im Darmstädter Schloß bei völligem oder fast völligem — 2 Abortivfälle? — Verschontbleiben einer großen Zahl sonstiger Exponierter). In dieser wie in der SPIRIGschen Arbeit (Familienuntersuchungen über erbliche Diphtherie-Disposition bzw. -Resistenz) ist die Gesamtepidemiologie der betreffenden Gegend in vorbildlicher Weise berücksichtigt. In unbedingt notwendigen neueren Untersuchungen müßte besonders auf Auslesefreiheit der betreffenden Familien, sowie auf lückenlose bakteriologische (Rachenabstriche) und serologische Befunde (SCHICK-Test, Antitoxingehalt des Serums usw.) geachtet werden.

Es wurden nun, wie gesagt, auch serologische Hinweise für die Bedeutung konstitutioneller Momente beim Zustandekommen von Infektionskrankheiten gewonnen. Hier ist zunächst die sog. „natürliche Immunität" oder Resistenz (H. BUCHNER) zu erwähnen (vgl. hierzu die eingehende Darstellung M. HAHNs). Sie wird zur Erklärung der Tatsache herangezogen, daß bei der Ubiquität der Mikroorganismen, namentlich auch mancher pathogenen, der menschliche bzw. tierische Organismus schon sehr bald den andringenden Feinden erliegen müßte, wenn er nicht über besondere Schutzkräfte verfügen würde. Sie bedingen die Wirkungslosigkeit von Fäulniserregern gegenüber dem lebenden Organismus und sind weiterhin dafür verantwortlich zu machen, daß der nachgewiesenen Infektionsmöglichkeit, z. B. bei der Fleischvergiftung, nicht immer eine Infektion folgt. Es steht nun fest, daß die natürliche Resistenz nach Species, Rassen und Individuen stark variiert. Bezüglich der Species- und Rassendisposition sei auf die ausführliche Darstellung SCHIFFs verwiesen (1926).

ULLRICH hat die erb- bzw. umweltbedingte Entstehungsweise der Antikörper in ansprechender Weise bildhaft verdeutlicht: die normalen Antikörper (Iso-Agglutinine und Iso-Hämolysine) können auf rein erblicher Grundlage entstehen, so wie jedes Kind ohne Zutun der Umwelt laufen lernt. Die Schutzkörper gegen Masern und Varicellen können dagegen durch Umwelteinwirkung (Infektion) ebensowenig ausgebildet werden wie das Kind ohne Gelegenheit nicht schwimmen lernt. Je früher und häufiger sich dieselbe bietet, desto besser erlernt das Kind das Schwimmen. Der Erwerb von Antikörpern gegen Diphtherie und Scharlach verhält sich schließlich wie die Erwerbung musikalischer Fähigkeiten: nötig ist nicht nur das Instrument und der Unterricht, sondern auch eine besondere Veranlagung.

Sehr zweckmäßig scheint mir der, allerdings noch hypothetische Vorschlag L. HIRSSFELDs, zwischen einer areaktiven Immunität der Art und einer hyperaktiven Immunität des Individuums zu unterscheiden. Bei jener führt der

Kontakt mit dem betreffenden Erreger deshalb zu keiner Erkrankung, weil das Toxin mit den Körperzellen in keine Reaktion tritt und unter Umständen bei derartig artresistenten Tieren frei in der Blutbahn kreisend nachgewiesen werden kann. Die hyperaktive Immunität des Individuums beruht dagegen darauf, daß die bakteriellen Toxine durch Immunstoffe neutralisiert werden.

An der Tatsache individueller Verschiedenheiten der Abwehrkräfte kann nicht gezweifelt werden.

„Wer an Tieren Immunisierungsversuche ausführt, dem prägt sich nach einiger Erfahrung ohne weiteres der individuelle Charakter, der sich in der Antikörperbildung quantitativ und qualitativ dokumentiert, mit aller Schärfe ein" (H. Sachs 1928).

Bei der Impfung verschiedener Kaninchen mit der gleichen, durch einmaligen Versuch als tödlich erprobten Dosis einer nicht sehr virulenten Milzbrandkultur verzögert sich der Tod bei einzelnen Tieren um mehrere Tage und kann unter Umständen sogar unterbleiben (Hahn). In exakten Untersuchungen mit einem großen Tiermaterial und genau dosierter niedriger Keimzahl konnten Wamoscher, Martos sowie Marx zeigen, daß auch Mäuse eine verschiedene individuelle Resistenz gegenüber der gleichen Zahl von Milzbrandbacillen, Pneumo- und Streptokokken aufweisen. Aus diesen Gründen wurde neuerdings von Denzer gefordert, daß zu experimentellen Zwecken nur homozygotes, ingezüchtetes Tiermaterial Verwendung finden dürfe. Sicherlich erklären sich durch die Vernachlässigung dieses Gesichtspunktes zahlreiche Kontroversen früherer Untersucher. Noch ausgesprochener sind die individuellen Differenzen der natürlichen Resistenz beim Menschen. „Der schwere oder leichte Verlauf einer Infektion ist sicherlich nicht nur durch die Virulenz des Erregers bedingt, sondern auch durch die individuelle Resistenz des Infizierten, die freilich auch mitunter einem Rest erworbener Immunität ihren Ursprung verdanken kann" (Hahn). Dies kommt z. B. in Verschiedenheiten bei Hausinfektionen von Pflegepersonal, bei septischen Infektionen des Personals pathologischer Institute, vor allem aber bei Masseninfektionen nach Fleischgenuß zum Ausdruck, die nach Hahn fast einem „Fütterungsexperiment am Menschen" gleichzustellen sind. Über verschiedene einschlägige Experimentaluntersuchungen an Menschen berichtet Schiff (1926, S. 597).

Die natürliche Resistenz stellt einen in vielen Richtungen noch dunklen und zweifellos komplexen Vorgang dar. Man unterscheidet bekanntlich celluläre (Phagocytose) und humorale Abwehrvorrichtungen (Alexine, Komplemente, Leukine, Opsonine, Agglutinine, Hämolysine).

Die verschiedensten Autoren sind sich jedoch darin einig, daß celluläre und humorale Vorgänge aufs engste aneinander geknüpft sind, was gerade auch durch erbbiologische Gedankengänge nahegelegt wird: „Wenn sich ... Nachkommen oder Verwandte nicht nur in der Abwehr von Infektionen, sondern auch in ihrem Antikörperbestand (den Vorfahren) ähnlich verhalten, dann ist in erster Linie daran zu denken, daß es sich um erbliche Übertragung von Leistungseigenschaften des mesenchymalen Reticuloendothelapparates handelt, nämlich etwa der Eigenschaft, Antikörper schon auf geringe, eventuell nicht streng spezifische, kurzdauernde Reize in großer Menge, durch lange Zeit zu bilden und zu bewahren. Mit anderen Worten: Serumstrukturen als solche können zwar niemals selbständig vererbbar sein, wohl aber Zelleigenschaften, die auf die Serumstruktur Einfluß nehmen" (M. v. Pfaundler 1931). Konkrete Tatsachen über die Vererbung von Elementen der natürlichen Immunität sind noch kaum bekannt.

Hier wäre nur die Angabe M. Hahns zu erwähnen, daß der Verlust an hämolytischer Wirkung von Kaninchenserum gegenüber Meerschweinchenerythrocyten starke individuelle Schwankungen zeigt, in manchen Fällen trotz gleicher Behandlung sogar ganz fehlen kann. Des weiteren erwähnt HAHN die individuellen Unterschiede in experimenteller Herabminderung der Resistenz gegenüber Infektionen durch Kältereize, die auch bei gleich schweren Tieren gleicher Species und Rasse beobachtet werden. Nach HAHN können kaum Unterschiede des Stoffwechsels und der chemischen Blutzusammensetzung zur Erklärung der individuellen Verschiedenheiten der natürlichen Resistenz angenommen werden, es handelt sich vielmehr wahrscheinlich um biologische Differenzen anderer Art, deren Natur aber noch völlig unbekannt ist.

Nahe, wenn auch noch keineswegs geklärte Beziehungen zur natürlichen Resistenz dürften die sog. „normalen" Antikörper des Blutes haben, d. h. Stoffe, die gegen Antigene gerichtet sind, mit denen der betreffende Organismus bisher nicht oder nicht nachweisbar in Berührung gekommen ist. Die Tatsache, daß diese Normalantikörper nicht bei allen Individuen einer Art bzw. Rasse nachweisbar sind — WASSERMANN fand z. B. bei 85% normaler Erwachsener im Serum Diphtherieantitoxin —, stempelt sie zu einer wichtigen Eigenschaft der persönlichen Konstitution, womit naturgemäß über ihre Entstehung nichts ausgesagt ist. BRAUN-HOFMEIER kommen nach Besprechung des vorliegenden Beobachtungsmaterials zum Ergebnis, daß die Entstehung der Normalantikörper beim Neugeborenen von den unmittelbaren Beziehungen zwischen Mutter und Kind unabhängig ist. Die Fähigkeit zur Bildung dieser Stoffe sei ererbt. Beweiskräftige Belege für diese Anschauung sind allerdings noch spärlich. Zu nennen sind hier die Befunde von RICH und DOWNING bzw. HYDE, die fanden, daß die Vererbung des Vorhandenseins oder Fehlens von Komplement bei Meerschweinchen nach dem einfachen MENDEL-Schema erfolgt (zit. nach BRAUN und Mitarbeitern). Hierher gehören ferner Kaninchenbefunde JUREWITSCHs; die Kinder von Tieren mit Normalagglutinin zeigten einige Zeit nach der Geburt den gleichen Serumstoff, während er bei den Kindern von Tieren ohne Normalagglutinin dauernd vermißt wurde. Es steht fest, daß manche Agglutinine schon im Serum des normalen, bakterienfreien Neugeborenen nachweisbar sind, was gegen die Annahme spricht, daß sie als Produkte einer spezifischen Immunisierung durch die fortschreitende Aufnahme von verschiedenen, namentlich Darmbakterien in den Organismus entstehen (HALBAN, zit. nach HAHN). Man wird mit HAHN annehmen dürfen, daß gerade die Normalagglutinine eine wohl unspezifische Rolle beim Zustandekommen der natürlichen Immunität spielen.

Die Normalantikörper wie auch andere Teilstrukturen der natürlichen Immunität zeigen, daß zwischen dieser und der erworbenen Immunität fließende Übergänge bestehen (HAHN). Im Einzelfall wird es sich deshalb häufig nicht entscheiden lassen, wieviel auf Kosten der einen oder anderen Form persönlicher Abwehrfähigkeit zu setzen ist. Daß die erworbene Immunität in dispositioneller Hinsicht einen integrierenden, für Leben und Tod oft ausschlaggebenden Bestandteil der individuellen Konstitution ausmacht, bedarf keiner näheren Begründung. Mit einigen Worten soll jedoch noch die Frage erörtert werden, in welcher Weise die Erblichkeit an dem Zustandekommen erworbener Immunitätserscheinungen beteiligt ist. Daß dies grundsätzlich der Fall ist, wird heute von allen maßgebenden Autoren anerkannt (HAHN, BRAUN, HIRSSFELD, KOLLER, GINS, WEBSTER, v. PFAUNDLER, SCHIFF u. v. a.).

TROMMSDORFF hat besonders betont, daß für die Resistenz eines infizierten Organismus, und damit für den Infektionsverlauf, die Promptheit, mit der die spezifischen Antikörper gebildet werden, von größter Bedeutung ist. „Ist auch der Anstoß dazu schon eine Erscheinung, die wir als zur erworbenen Immunität gehörig betrachten müssen, so ist doch die Fähigkeit zur Antikörperbildung ... eine Teilerscheinung der natürlichen Immunität" (HAHN). Besonders die

Erfahrungen über spontane und experimentelle Bildung von Diphtherieantitoxin haben gezeigt, daß es gute und schlechte Antikörperbildner gibt (nach Braun und Mitarbeitern). „Man spricht von einer habituellen oder konstitutionellen (mitunter familiären!) Feiunfähigkeit gegen Diphtherie" (v. Pfaundler und Zoelch). In den von diesen Autoren bearbeiteten Familien handelte es sich wohl weniger um die Unfähigkeit zur aktiven Immunisierung, als um eine Unfähigkeit, den Schutzzustand durch längere Zeit zu erhalten (erbliche Kurzfeiung, v. Pfaundler 1931).

Über die Zusammenhänge zwischen der prämorbiden serologischen Konstitution eines Lebewesens und der reaktiven Antikörperbildung hat L. Hirssfeld viel beachtete, wenn auch noch nicht sicher erwiesene Vorstellungen geäußert. Er meint, daß die oben erwähnten Normalantitoxine, die den negativen Ausfall der Schick-Reaktion auch bei niemals diphtheriekrank gewesenen Menschen bewirken, „der Ausdruck einer besonders leichten, spezifisch eingestellten Ansprechbarkeit des Organismus sind". So liefern z. B. Pferde mit hohem natürlichem Diphtherieantitoxingehalt nach künstlicher Immunisierung besonders hochwertige entsprechende Immunsera (Sordelli und Glenny, Bächer). „Dölter beobachtete, daß Tiere mit normalen, gegen Menschen-A gerichteten Agglutininen besonders leicht Immun-Anti-A produzieren" (L. Hirssfeld); Kinder Schick-positiver Eltern lassen sich besonders schwer immunisieren und bleiben selbst nach durchgemachter Infektion Schick-positiv bzw. sie erkranken wiederholt an Diphtherie (nach Hirssfeld). „Für die Herstellung von hämolytischen Amboceptoren mit hohem Titer eignen sich nach Pontano besonders Tiere, deren Serum bereits normalerweise einen möglichst hohen Gehalt an ‚natürlichen' Hämolysinen für die betreffenden Blutkörperchen besitzt" (Braun-Hofmeier).

Hirssfeld faßt seine Anschauungen folgendermaßen zusammen:

„Die normalen Antikörper stellen demnach die ‚spontan' ausgereiften Zell- bzw. Serumfunktionen dar, die Immunkörperbildung ist eine Entfaltung und Verstärkung der genotypisch bedingten Zellfähigkeiten. Die Responsivität des Organismus bewegt sich in vorgebildeten Bahnen."

H. Sachs hat sich bei aller Anerkennung ihrer Fruchtbarkeit, mit diesen Gedankengängen vom serologischen Standpunkt aus kritisch auseinandergesetzt.

Eine echte Vererbung fertiger Immunkörper, die von älteren Autoren angenommen wurde, gibt es nicht, wie wohl Ehrlich zum ersten Male klar gezeigt hat (vgl. hierzu auch die oben erwähnte Bemerkung v. Pfaundlers, S. 250). Die von ihm gefundene Immunität von Jungtieren, die von immunen Müttern stammen, ließ durch die Kürze ihres Bestehens auf passive Übertragung der Antikörper auf diaplacentarem Wege bzw. durch Säugung schließen. Bei der 3. Generation konnte niemals Immunität gefunden werden. Diese Ergebnisse wurden später durch Lustig bestätigt (nach Braun-Hofmeier). Trotz der Ablehnung durch Métalnikov und trotz der Behauptung dieses und einer Reihe anderer Autoren (zum Schrifttum vgl. Braun-Hofmeier, S. 1111), die angeben, eine Vererbung erworbener Immunität experimentell nachgewiesen zu haben, ist der Ehrlichsche Standpunkt allein haltbar. Nicht nur wegen der methodisch einwandfreien Anordnung der Ehrlichschen Experimente — hauptsächlich seiner bekannten „Ammenversuche" —, sondern auch deshalb, weil die experimentelle Biologie heute endgültig den einwandfreien Beweis erbracht hat, daß es eine Vererbung erworbener Eigenschaften nicht gibt (vgl. hierzu die verdienstvolle Monographie W. Zimmermanns). Dementsprechend lehnen auch Braun und Mitarbeiter die Vererbung erworbener Immunität als unbewiesen ab.

Das bedeutet selbstverständlich keineswegs, daß die Erbkonstitution am Zustandekommen von Immunitätsreaktionen unbeteiligt sei. Außer den schon früher genannten einschlägigen Hinweisen bestehen noch die folgenden wichtigen Beobachtungen. Nachdem schon frühere Autoren über die häufige familiäre Übereinstimmung im Ausfall der Schick- und Dick-Reaktion berichtet hatten[1], hat Hirssfeld diese Untersuchungen planmäßig aufgegriffen. Die Schick-Reaktion beruht darauf, daß diphtherieempfängliche Menschen auf intracutane Einverleibung einer kleinen Menge Diphtherie-Antitoxin mit lokaler Entzündung antworten, die bei Diphtherieimmunen ausbleibt. Die Ergebnisse der Familien-untersuchungen über die Schick-Reaktion sind folgende:

Tabelle 35. *Familienuntersuchungen über den Ausfall der* Schick-*Reaktion.*
(Nach Hirssfeld.)

Ergebnisse der Schick-Reaktion	Beide Eltern +		Ein Elter +, ein Elter −		Beide Eltern −		Zusammen
	absolut	%	absolut	%	absolut	%	
Zahl der Familien . . .	8	—	26	—	82	—	116
Kinder + ...	14	93	36	56	67	29	117
Kinder −	1	7	28	44	161	71	190
Kinder zusammen . . .	15	—	64	—	228	—	307

Es zeigte sich somit folgendes: falls beide Eltern Schick-positiv sind, so sind fast alle Kinder Schick-positiv; falls beide Eltern negativ sind, ist ungefähr $^1/_3$ der Kinder positiv, falls ein Elter positiv, das andere negativ, ist so ist rund die Hälfte der Kinder positiv. Ähnliche Ergebnisse wurden von Hirssfeld bei der Dick-Reaktion (Scharlachimmunität) erzielt. Wenn auch sicher ein Teil dieser Befunde auf Gemeinsamkeiten der Exposition zurückzuführen ist, so muß man doch Hirssfeld darin recht geben, daß äußere Faktoren zur Erklärung allein nicht ausreichen.

Den oben erwähnten Befunden über familiäres Vorkommen erhöhter bzw. erniedrigter Infektionsresistenz beim Menschen sowie den Ergebnissen der Hirssfeldschen Untersuchungen über die Familienbefunde bei der Schick- und Dick-Reaktion entsprechen nun auch verschiedene tierexperimentelle Untersuchungen. Pritchett fand bei 5 verschiedenen ingezüchteten „Mäuserassen" im Anschluß an Fütterung mit konstanter Mäusetyphuskultur teils höhere, teils niedrigere Resistenz als erbliches Merkmal. Analoge Ergebnisse wurden mit Tuberkelbacillen bei Meerschweinchen (Wright und Lewis) und bei Rindern erzielt (Guérin). Bei Braun-Hofmeier finden sich noch weitere einschlägige Versuche, von denen noch besonders diejenigen Websters genannt seien, die durch Kreuzung spontan besonders resistenter Mäuse bzw. Meerschweinchen eine erhebliche Senkung der Mortalität an Seuchen (Mäusetyphus bzw. Bac. lepisepticus) erzielen konnten. Nach Haagedorn-La Brand soll sich bei Mäusen die Resistenz gegen Staphylokokkeninfektionen nach dem einfachen Mendel-Schema vererben. Aus all diesen Beobachtungen ziehen Braun-Hofmeier wohl mit Recht den Schluß, „daß eine Vererbung der Immunität gegen die Infektionserreger durch Selektion nachweisbar ist".

Irgendwelche Vorstellungen über das serologische Substrat der erblichen Bereitschaft zur Immunkörperbildung sind noch nicht möglich. Oben war von den hypothetischen Anschauungen Hirssfelds über den Zusammenhang präformierter Serumstrukturen und erworbener Immunität die Rede. Der gleiche

---

[1] Schrifttum bei Braun-Hofmeier, S. 1135.

Autor hat, im Bestreben, dem Wesen der erblichen Immunkörperbildung auf die Spur zu kommen, die familiären Beziehungen zwischen Schick- und Dick-Reaktion und Blutgruppen verfolgt.

Dabei ergab sich, „daß innerhalb aller Gruppen sowohl positive wie negative Individuen auftreten, daß somit die *Eigenschaften A und B an sich weder Empfänglichkeit noch Immunität bedingen*[1]. Falls aber ein Elter A- oder B-positiv ist, der andere O-negativ, so sieht man, daß bei den Kindern eine bestimmte Reaktionsfähigkeit *meistens* der Gruppe folgt. Mit anderen Worten, wir sehen, daß bei der Vererbung die Positivität bzw. Negativität an die Gruppe bis zu einem gewissen Grade gebunden ist, trotzdem an sich diese Eigenschaften die Blutgruppen nicht charakterisieren" (Hirssfeld).

Hirssfeld schließt aus den gefundenen Beziehungen zwischen Blutgruppe und Diphtheriedisposition auf Koppelung der beiden Anlagen.

Diese Annahme ist nach O. Thomsens Ausführungen (1940) schon auf Grund allgemeiner Überlegungen recht unwahrscheinlich und tatsächlich liegen auch keine bestätigenden Nachuntersuchungen vor. Dementsprechend haben sich auch maßgebende Autoren wie Thomsen, Braun sowie Kolle-Prigge gegenüber der Hirssfeldschen Hypothese ablehnend oder sehr zurückhaltend geäußert. Auch Lenz lehnt vom erbbiologischen Standpunkt aus die Koppelungshypothese ab (1927). Nach v. Pfaundler (1931), der sich ebenfalls ablehnend verhält, hat Snyder die Hirssfeldsche Lehre „widerlegt".

Das meiste ist, worauf besonders Schiff mit Recht hingewiesen hat, bei der Vererbung von Infektionsdispositionen noch unklar. Es wird eine wichtige Aufgabe sein, durch gründliche Untersuchungen hier Wandel zu schaffen, was neuerdings auch Gins, besonders bezüglich der Viruskrankheiten betont hat. Er erwartet, daß sich hierbei auch wichtige Erkenntnisse epidemiologischer Art ergeben werden (vgl. hierzu die obigen Bemerkungen über Poliomyelitis und Encephalitis, S. 248).

Außer den immunbiologischen Verhältnissen spielen noch *weitere endogene und exogene Konstitutionseigenschaften* eine wichtige Rolle bei der *Infektionsdisposition*. Von den ersteren sind besonders folgende am wichtigsten: Geschlecht, Alter (vgl. Schiff, Hanhart 1939); die Blutdrüsenbeschaffenheit: Pubertät, Menstruation, Gravidität, Involution sind hier zu nennen (vgl. Schiff). des weiteren aber auch Endokrinopathien, die recht häufig mit einer Herabminderung der Infektionsresistenz einhergehen[2]. Höring hat hierüber zusammenfassend berichtet. Die Endokrinopathien verhalten sich in dieser Beziehung sehr verschieden und können auf den verschiedensten Wegen wirksam werden: durch Zustandveränderungen von Blut und Geweben in bezug auf Wassergehalt. Stoffwechselintensität, Kohlenhydrat- bzw. Lipoid- und Vitamingehalt usw. Ferner spielen hormonal bedingte Funktionsstörungen eine Rolle, wie Durchblutungsstörungen, Hemmung von Phagocytose und Antikörperbildung u. a. m. Die Infektionsgefahr ist an sich beim endokrin Gestörten nicht erhöht, dagegen häufig die Bereitschaft zum Ausbruch und zum bösartigen Verlauf einer für den Gesunden vielleicht ungefährlichen Infektion (bekannt ist die enge Beziehung zwischen Tuberkulose und Diabetes).

Ferner ist bedeutungsvoll die Stoffwechsellage (vgl. Schiff). Die eindrucksvollen Beziehungen zwischen Diabetes und Infektionskrankheiten haben durch H. Horster eine gründliche klinische, serologische und experimentelle Bearbeitung gefunden. Es ergab sich dabei, daß sich der Immunkörpergehalt des Diabetikerblutes von demjenigen Normaler nicht nachweisbar unter-

---

[1] Vom Verfasser hervorgehoben.
[2] Vgl. Marx in der 3. Aufl. dieses Handbuches, Bd. VI/1, unter anderem S. 244, 265, 281. 374, 386. Vgl. weiter die früheren Angaben über Infektionsresistenz und Frühgeburt. Ernährung, Klima usw. S. 38 sowie S. 108.

scheidet, daß dagegen die Leukocyten der Diabetiker deutlich schlechter phagocytieren, als der Norm entspricht. Eine mangelhafte Infektionsresistenz ist nicht selten auch mit anderen zehrenden, zu einem fortschreitenden Prozeß führenden Erbkrankheiten verbunden. Dies ist z. B. sehr deutlich bei der infantilen progressiven Muskeldystrophie, deren Träger in weit überdurchschnittlicher Häufigkeit akuten Infekten, besonders Pneumonien zu erliegen pflegen (BING, SJÖVALL, eigene Beobachtungen). Wohl mehr in das Gebiet der eben erwähnten endokrinologischen Infektionsdispositionen gehört „die große Anfälligkeit der Schleimhäute und die herabgesetzte Resistenz des Integuments beim Mongolismus", die R. H. v. MURALT erwähnt und mit der auffallenden Häufigkeit von Blepharitis squamosa oder seborrhoica bei seinen Kranken belegt (44% von 47 Mongoloiden).

Gesetzmäßige Beziehungen zwischen Habitus und Infektionsresistenz sind fraglich. Nach BARATH sollen Astheniker eine ungenügende Typhusagglutininbildung, nach A. MAYER eine mangelhafte Fettantikörperbildung zeigen (beide Angaben nach BORCHARDT). Die erstgenannte Beobachtung konnten CURTIUS und KÄRST bei 186 Typhuskranken nicht bestätigen.

Man gewinnt allerdings in der Praxis immer wieder den Eindruck einer mangelhaften Infektionsresistenz von Asthenikern. Als Beispiel diene folgende Beobachtung[1]:

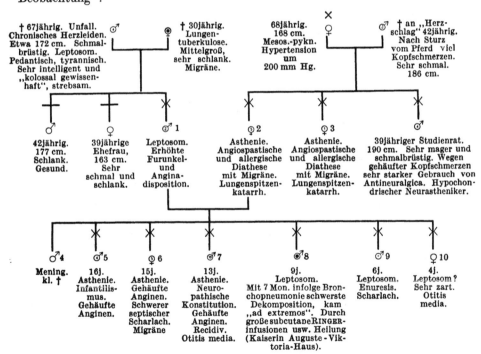

Abb. 203. Stammtafel 15. Familiäre Asthenie mit mangelhafter Infektionsresistenz.

1. 43jähriger Dipl.-Ing. Als Kind sehr zart, schwächlich. Schlechter Turner. Mit eiserner Energie durch Sport und Turnen gekräftigt. Vom 12.—15. Lebensjahr Furunkulose; wieder stark aufgetreten im 1. und 2. Weltkriege. Häufig Anginen. Dreimal Mandelabscesse. Seit der Kindheit periodische Ermüdungs- und Schlappheitszustände. Dabei meist etwas depressiv. Muß dann öfters schon um 20 Uhr zu Bett gehen. Neigung zu Tachykardie.

---

[1] Vgl. auch die gleichsinnige Beobachtung S. 83, sowie S. 108, 123, 138, 194 (Fall 4).

Ungewöhnlich pflicht- und verantwortungsbewußt. Peinlich genau. 177,8 cm, 73,7 kg. Thorax 94. Prop. Brustumfang: 52,9 (normalbrüstig). Leptosom. Akrocyanose. Hände kühl. Patellarsehnenreflex $+ +$. Sonst intern und neurologisch vollständig o. B. (eingehende Untersuchung).

Beurteilung: Leptosomer mit „asthenischen Anfällen", erhöhter Furunkulose- und Anginendisposition.

2. 40jährige Ehefrau. Stets sehr schlank. 21jährig Lungenspitzenkatarrh. Seit Jahren häufig starke Migräneanfälle, besonders vor Menses. Gebraucht sehr viel Antineuralgica. Öfters starke Urticaria, besonders nach Entbindungen. Asthenika. 174,6 cm, 60,6 kg. Thoraxumfang 80. Prop. Brustumfang 45,9 (engbrüstig), auch nach allen übrigen Maßen und Indices asthenisch. Leichte Rinnenbrust. Dermographie. Hände kühl. Capillarmikroskopisch ziemlich spastisches Bild, oft „Totenfinger". Jeden Winter Frost in den Händen. 4% Eosinophile. Sonst o. B. Senkung 2/5 mm.

Beurteilung: Asthenika. Früher Lungenspitzenkatarrh. Angiospastische und allergische Diathese mit Migräne.

3. 41jährige Ehefrau. Seit Menarche (14jährig) schwere Migräneanfälle mit Erbrechen. 4 Aborte: Retroflexio uteri. Ovarialcysten (Operationsbericht). Wa.R. negativ. Urticaria nach Erdbeeren. Chronische Neurodermitis zwischen Fingern und an Ellenbogen seit 13. Lebensjahr, verstärkt nach Berührung von Apfelsinen. 14- und 17jährig Lungenspitzenkatarrh. Schwacher Magen. Dauernd kalte Hände und Füße. Letztere mehrfach erfroren. 172 cm, 61,8 kg. Thorax 83. Prop. Brustumfang: 48,2 (engbrüstig). Leptosom. 6% Eosinophile. Sonst intern (auch Thoraxröntgen, Senkung) und neurologisch o. B.

Beurteilung: Asthenika. Früher Lungenspitzenkatarrh. Angiospastische und allergische Diathese.

4. † 2jährig. Meningitis nach angeblich normaler Entwicklung.

5. 16 Jahre. Gehäufte Anginen[1] — bis zu 8mal pro Jahr — bis zu Tonsillektomie mit 12 Jahren. 161,4 cm, 41,4 kg. Thoraxumfang 70. Prop. Brustumfang: 43,3 (engbrüstig). Magerer, unterentwickelter, blasser Astheniker. Fehlender Schenkelschluß. Sehr dürftige Muskulatur. Sternum leicht eingesunken, starker Zwiewuchs der Vorderarme. Genu varum links. Erste Spur von Pubes. Noch fehlende Achselhaare. Testikel haselnußgroß. Intern o. B.

Beurteilung: Asthenischer Infantilismus. Alte Rachitis. Gehäufte Anginen.

6. 15jährig. 5jährig schwerer septischer Scharlach mit Nierenbeteiligung. Mit 10, 11 und 12 Jahren Mandelabscesse (Incisionen). Auch sonst viel Anginen. Tonsillektomie. Als Kind Masern, Keuchhusten, Windpocken. 13jährig Menarche. Seitdem am 1. Menstruationstage leichte Migräne mit Erbrechen. Stets kalte Extremitätenenden. Sehr sensibel, ernst, verschlossen. Asthenika. 168,2 cm, 46 kg. Thorax 66,5. Prop. Brustumfang 39,6 (engbrüstig). Auch sonst nach allen Maßen asthenisch. Rippenwinkel 50°. Fehlender Schenkelschluß. Geringe Struma. Puls 60. Deutliche resp. Arrhythmie. Capillarmikroskopisch deutlich spastisches Bild.

Beurteilung: Asthenika. Schizothym. Häufige Anginen und Mandelabscesse. Angiospastische Diathese mit Migräne. Als Kleinkind schwerer septischer Scharlach.

7. 13jährig. 1-, 2- und 8jährig Otitis media. 2mal operiert (Radikaloperation). 4jährig Lungenentzündung. 10jährig Tonsillektomie wegen gehäufter Anginen, starke Blutung. Schlafwandeln. Schwere Träume. Aufschreien. Nervös. Öfters nach dem Essen kurzdauernde heftige Magenschmerzen. Leptosom-asthenisch. 148 cm, 35 kg. Thorax 68. Prop. Brustumfang 45,6 (engbrüstig). Auch sonst nach allen Maßen und Indices asthenisch. Intern o. B.

Beurteilung: Astheniker. Neuropathische Konstitution. Rezidivierende Otitis media (Radikaloperation). Häufige Anginen.

8. 9 Jahre. Mit 7 Monaten im Anschluß an Darminfektion mit Bronchopneumonie schwere Dystrophie mit Exsiccose. Größte Lebensgefahr. Zwei Bluttransfusionen (Kaiserin Auguste-Viktoria-Haus, Charlottenburg). 7jährig Scharlach. 128,7 cm, 24 kg. Thorax 59,5. Prop. Brustumfang: 46,3 (engbrüstig). Leptosom. Etwas Hutkrempenthorax und Rosenkranz. Große zerklüftete Tonsillen (angeblich keine Anginen). Sonst o. B.

Beurteilung: Leptosom. Alte Rachitis. Als Kleinkind schwerste Dystrophie mit Exsiccose (trotz günstiger Aufzuchtbedingungen).

9. 6 Jahre. 4jährig Lungenentzündung nach Masern. 5jährig Scharlach. Enuresis bis 4 Jahre. 114,2 cm, 19 kg. Thorax 56. Prop. Brustumfang: 49,0 (engbrüstig). Leptosom.

---

[1] Der heute (1952) 25jährige hat sich zu einem gesunden, kräftigen, 180,5 cm großen Manne von 62,5 kg und 89 cm Brustumfang entwickelt.

Etwas Hutkrempenthorax und Rosenkranz. Leichter Zwiewuchs. Leichte X-Beine. Leichte S-Totalskoliose. Tonsillen sehr groß und zerklüftet (angeblich keine Anginen). Sonst o. B.

> *Beurteilung: Leptosom. Alte Rachitis. Enuresis. Scharlach.*

10. $3^2/_{12}$ Jahre. Zart. Otitis media. 97,5 cm (Sollgröße 99), 14 kg (Sollgewicht 15,4). Leptosom? Leichte X-Beine. Prop. Brustumfang: 51,1 (normalbrüstig).

> *Beurteilung: Leptosom? Otitis media. Sehr zart.*

Die Angabe, daß es bei Vasolabilen besonders leicht zur Agglutininbildung kommen soll (STUBER, zit. nach BORCHARDT), steht noch vereinzelt da. Von verschiedenen Seiten wird auf die Anfälligkeit exsudativer bzw. lymphatischer Kinder und Erwachsener gegenüber akuten Infektionskrankheiten wie Diphtherie (KLARE-BÖHNING) und Scharlach (ROMINGER) hingewiesen. Die allgemein geringe Infektionsresistenz lymphatischer und rachitischer Kinder betont BESSAU, was auch durch die vorstehend mitgeteilte Familie illustriert wird. STICKLER hat unter v. PFAUNDLERs Leitung den erheblich verschlechternden Einfluß überdurchschnittlicher Körperfülle und damit besonders auch der pastöslymphatischen Konstitution auf die Sterblichkeit an Scharlach und Diphtherie nachgewiesen (Zahlen bei v. PFAUNDLER 1940, S. 681). Gleichsinnige Ergebnisse hatten die Untersuchungen von CURTIUS und KÄRST an Typhuskranken. Über die negativen Befunde bezüglich der viel behaupteten infektionsdispositionellen Bedeutung des Pigments wird später berichtet (S. 291). Der Zusammenhang zwischen dem problematischen „Status thymicolymphaticus" und Infektionskrankheiten wird von HART in seiner Monographie eingehend erörtert (1923). Sehr interessant, wenn auch noch lange nicht abgeschlossen, sind die Beobachtungen über Zusammenhänge zwischen Immunkörperbildung und zentralem bzw. vegetativem Nervensystem, über die GEORGI und FISCHER sowie GORECZKY zusammenfassend berichtet haben.

Sichere Beziehungen haben sich jedoch bei 300 Diphtheriekranken unserer Klinik zur prämorbiden Beschaffenheit des Rachenringes nachweisen lassen. 33,6% der Kranken boten nämlich Hinweise auf eine chronische Tonsillitis gegenüber nur 12,5% der 869 zu Vergleichszwecken herangezogenen, sonstigen Krankenhauspatienten. Der hypertrophische Restzustand der früher durchgemachten Anginen ließ sich bei rund 50% der früher anginakranken Diphtheriepatienten, dagegen nur bei rund 24% der früher anginakranken Vergleichspersonen feststellen. Unter den Diphtheriekranken fanden sich 2,9%, unter den Vergleichspersonen dagegen 19,2% Tonsillektomierte (Näheres bei H. AHRENS). Unsere Befunde bestätigen somit die Vermutung früherer Autoren, daß die Diphtherie nur dann „angeht", wenn lokale Epithelläsionen vorbereitend gewirkt haben (FRIEDBERGER, EIGENBRODT, GÖPPERT, v. BOKAY, BESSAU, DOLD, BEHR, SCHICK, SCHOTTMÜLLER, HARRIES und DARK u. a., alle zit. nach AHRENS).

Auch L. POPP stellte 1948 an einem größeren Beobachtungsgut fest, „daß die Di-Morbidität der an Rachenkatarrh und Angina erkrankten Soldaten rund 3mal so hoch war" wie diejenige von nicht gleichsinnig erkrankten Soldaten.

Mit einigen Worten sei noch die *Bedeutung exogener Konstitutionsbesonderheiten* für die Infektionsanfälligkeit erwähnt.

Über die Wirkung kosmischer und jahreszeitlicher Einflüsse, der Wohngegend und sonstiger Milieuverhältnisse, der sozialen Lage, der Ernährungslage usw. hat SCHIFF (1926) zusammenfassend berichtet. Die Weltkriege und ihre Folgezustände haben in tragischer Weise unsere Erfahrungen in diesen Punkten erweitert (vgl. hierzu BERNING 1949). Die Beziehungen zwischen Kohlenhydraternährung und Staphylomykosen sind von H. HORSTER eingehend untersucht worden.

K. KISSKALT (1914, 1927, 1929, 1930) hat gezeigt, daß es möglich ist, die Disposition zu künstlichen Infektionen von Versuchstieren zahlenmäßig zu bestimmen durch quantitativ abgestufte Vorbehandlung mit schädigenden Giften (Sublimat, Saponin u. a.).

Eine weitere, ins einzelne gehende Erörterung der zahlreichen Beobachtungen und Fragen aus dem Gebiet der konstitutionellen Disposition zu Infektionskrankheiten würden den Rahmen unserer Darstellung überschreiten. Ich verweise auf die gründliche zusammenfassende Bearbeitung des Gebietes durch Degkwitz und Kirchmair (1940). Die von diesen Autoren nicht behandelte konstitutionelle Disposition zur Tuberkulose ist besonders von Diehl und v. Verschuer, K. Diehl, E. M. Müller, O. Geissler, v. Szörenyi und Lüthgerath erbpathologisch, besonders zwillingspathologisch, konstitutionspathologisch, klinisch und experimentell bearbeitet bzw. zusammenfassend geschildert worden.

Gründliche Referate über die Vererbung der Resistenz gegenüber Infektionskrankheiten stammen von Bradford Hill bzw. Turpin.

f) Cerebrospinales Nervensystem und Psyche.

Das cerebrospinale Nervensystem als unentbehrlicher Regulator der Lebensvorgänge bei Menschen und höheren Tieren ist naturgemäß zur Charakterisierung personeller Besonderheiten besonders geeignet. Bewegungsart, Rhythmus, Haltung, Gang, Mimik und Gestik, sowie die mit diesen motorischen Einzelleistungen aufs engste verknüpften psychischen Qualitäten, die als „Temperament", „Charakter" und Intelligenz erfaßt werden, sind diejenigen Eigenschaften, an die wir bei der Kennzeichnung einer Persönlichkeit in erster Linie denken.

Innerhalb der **Motorik** sind nicht allein die mit Bewegungseffekten verbundenen Eigenheiten bedeutungsvoll. Der *Tonus* der quergestreiften Muskulatur zeigt bekanntlich — auch ganz abgesehen von seinen krankhaften Abweichungen — große individuelle Unterschiede und ist deshalb von Tandler als Kriterium seiner Konstitutionstypologie gewählt worden, nachdem — laut Brugsch — schon die alten Kliniker von „atonischer und tonischer Konstitution" gesprochen hatten. Tandlers Unterscheidung der normotonischen, hypertonischen und hypotonischen Menschen hat sich jedoch als praktisch unbrauchbar erwiesen. Burns hat sich mit der Typologie des Tonus (und der Motorik) bei Kindern beschäftigt. J. Bauer vermutet enge Beziehungen zwischen habitueller Hypotonie und Asthenie sowie Hypertonie und Sigauds type musculaire oder wie wir heute lieber sagen, dem Habitus athleticus. Auch Brugsch bemerkt, statistisch habe sich die „Tatsache" ergeben, daß Hypotoniker vorzugsweise eng-, Hypertoniker vorzugsweise weitbrüstig seien; Zahlenangaben werden jedoch vermißt.

Auch nach Kretschmer und Enke sollen regelmäßige Beziehungen zwischen Tonus und Körperbautypen bestehen (vgl. Kretschmer 1941).

Beim Pykniker finden sich überwiegend „weiche Tonusübergänge": „in der Zweck- und Ausdrucksmotorik, in der welligen Schriftwagenkurve, im Sympathicusversuch, ebenso wie in den alltäglichen Gemütsbewegungen. Oder wir beobachten die Leptosomen, wie sie uns immer wieder lang nachschleppende Reizkurven liefern, hier im psychogalvanischen Phänomen, dort im Sympathicusversuch oder als Dauergespanntheit in den flachen Schriftwagenkurven und endlich in dem persönlichkeitsbedingenden Grundverhalten, das wir als psychästhetische Proportion schon früher bezeichnet hatten. Oder wir sehen eine eigenartige Form von brüsken, massiven Reizabläufen bei den Athletikern in der handwerklichen Betätigung, in den zackigen und abrupten Schriftdruckkurven, in den Sympathicuskurven und in der klinischen Neigung zu explosiven Phänomenen wie Varianten um dasselbe Grundthema sich ständig wiederholen" (Kretschmer 1941).

Wie man sieht, ist der Rahmen der von Kretschmer unter dem Begriff Tonus zusammengefaßten Erscheinungen sehr weit gespannt. Er subsummiert hier den „Tonus der Muskeln und Gewebe", den „Innentonus, d. h. die Spannungsgrade und Spannungsabläufe im vegetativen System" und schließlich den

„psychischen Innentonus speziell der für die Persönlichkeit charakteristischen affektiven Spannungsgrade und ihre Ablaufskurven". KRETSCHMER meint, daß man „bei tieferem Nachdenken" zur Vermutung geführt werde, „daß diese 3 Seiten des konstitutionellen Tonusproblems miteinander in Zusammenhang stehen könnten", um dann schließlich sogar zur Formulierung eines „psychophysischen Gesetzes" zu schreiten, das folgenden Inhalt hat: „Die konstitutionstypischen Tonusregulierungen der willkürlichen Muskulatur, des vegetativen Systems und des psychischen Affektablaufes stehen mehrfach in korrelativem Zusammenhang." So einleuchtend eine derartige Betrachtungsweise auf Grund mancher psychologischer und klinischer Beobachtungen auch sein mag, so problematisch ist der ganze Fragenkreis unter physiologischen Gesichtspunkten, denn „der Begriff des Tonus läßt leider an Präzision sehr zu wünschen übrig und verlangt dringend eine Revision der Nomenklatur" (WINTERSTEIN). Nach dem gleichen Autor herrscht selbst „über den Begriff des Muskeltonus größte Verwirrung". Auch WACHHOLDER spricht von der so dringend notwendigen Bereinigung und Klärung des Tonusbegriffs (vgl. ferner WACHHOLDER 1937, S. 2 und 8). Feststehend ist nur die Tatsache, daß Skelet- und Eingeweidemuskulatur „sich normalerweise dauernd in einem gewissen Spannungszustand befinden, der sich in der Größe des Widerstandes gegen passive Dehnung äußert und der sowohl eine Verstärkung wie eine Herabsetzung gegenüber dem gewöhnlich vorhandenen Grade zeigen kann (Hyper- und Hypotonie)" (WINTERSTEIN). Dieser zunächst allein exakt faßbare „Tonus" ist auch das Phänomen, welches TANDLER bei seiner Konstitutionstypologie vorgeschwebt hat. Wie ich in der 3. Auflage des Handbuches bemerkte, schienen demnach exakte Untersuchungen über den — allein objektivierbaren — Muskeltonus in seiner Beziehung zu sonstigen Konstitutionsmerkmalen dringend erforderlich. Frau Dr. IDA FRISCHEISEN-KÖHLER hat dieselben an meiner Berliner Abteilung durchgeführt. Eine Veröffentlichung war bisher aus äußeren Gründen nicht möglich.

Die Hauptfrage betraf Wechselbeziehungen zwischen reinen Körperbautypen und Muskeltonus. Derselbe bzw. die durch Gewichtsbelastung ermittelte Muskelhärte wurde mit dem von Herrn Prof. Dr. med. et phil. E. MANGOLD (früher Berlin) liebenswürdigerweise zur Verfügung gestellten, von ihm konstruierten Sklerometer (Myotonometer) mittels gut übereinstimmender Doppelbestimmungen gemessen[1]. Als Versuchspersonen dienten 125 gesunde Angehörige der ehemaligen Luftwaffe. Die restlichen 75 Versuchspersonen waren Poliklinikpatienten (28 organisch gesund, 47 mit verschiedenen „ambulanten" Erkrankungen, wie Ulcus, Ischias usw.).

Die Habitusdiagnose erfolgte deskriptiv durch mindestens 2 erfahrene Beobachter und wurde ergänzt durch Anthropometrie mit der Feststellung von proportionellem Brustumfang, PIGNET- und ROHRER-Index.

Die Muskelhärtemessungen wurden erst mit 10, dann mit 20 g Belastung durchgeführt. Die Ergebnisse sind aus der nachfolgenden Tabelle 36 zu ersehen.

In der Gruppe der jüngeren Männer fällt nur der bei Pyknikern gewonnene Mittelwert aus den übrigen Mittelwerten heraus. Da aber nur 3 jugendliche Pykniker untersucht werden konnten, wird man weitere Erfahrungen abwarten müssen.

Die Mittelwerte der übrigen Körperbautypen stimmen weitgehend überein, wie auch aus der in der nachfolgenden Tabelle 37 enthaltenen Zusammenstellung der um den 3fachen mittleren Fehler erhöhten und erniedrigten Mittelwerte zu ersehen ist.

---

[1] Vgl. Pflügers Arch. **196** (1922).

Tabelle 36. *Mittelwerte der Muskelhärten bei den*

Astheniker + Leptosome				Leptosom-Athletiker				Athletiker			
n	M	σ	m ±	n	M	σ	m ±	n	M	σ	m ±

1. 162 Männer von 16—39 Jahre

| 73 | 3,08 | 0,44 | 0,04 | 16 | 3,26 | 0,45 | 0,08 | 33 | 3,27 | 0,44 | 0,05 |

2. 159 Männer von 16—39 Jahren

| 73 | 4,93 | 0,64 | 0,05 | 16 | 5,25 | 0,90 | 0,16 | 33 | 5,25 | 0,83 | 0,10 |

3. 32 Männer über 40 Jahre

| 17 | 3,72 | 0,62 | 0,11 | | | | | | | | |

4. 32 Männer über 40 Jahre

| 17 | 5,73 | 1,00 | 0,17 | | | | | | | | |

Daß es sich bei dem abweichenden Mittelwert der jugendlichen Pykniker wohl nur um eine Folge der kleinen Untersuchtenzahl handelt, dürfte daraus hervorgehen, daß in der mehr Pykniker enthaltenden Gruppe älterer Männer kein verwertbarer Unterschied der Mittelwerte zwischen Schlankwüchsigen und Pyknikern besteht.

Tabelle 37. *Die um den dreifachen mittleren Fehler erhöhten und erniedrigten Mittelwerte der Muskelhärtemessungen.*

	Bis 39 Jahre bei 10 g	Bis 39 Jahre bei 20 g	Über 40 Jahre bei 10 g	Über 40 Jahre bei 20 g
Astheniker + Leptosome	3,20—2,96	5,08—4,78	4,05—3,39	6,24—5,22
Leptosom-Athletiker	3,50—3,02	5,73—4,77	—	—
Athletiker	3,42—3,12	5,55—4,95	—	—
Mesosom-Athletiker	3,40—2,92	5,35—4,69	—	—
Mesosome	3,65—3,17	5,75—5,03	—	—
Pykniker	4,37—3,17	—	4,26—3,54	6,59—5,21

Zusammenfassend ist demnach festzustellen, daß die ersten exakten Unter-suchungen über den Zusammenhang von Körperbau und Muskeltonus keine Wechsel-beziehungen ergeben haben. Deutlich ist nur, daß die Muskelhärte der älteren Männer gegenüber den Jugendlichen verringert ist.

Zur Frage der Erblichkeit des Tonus im Skeletmuskel und den vegetativ inner-vierten Pupillarmuskeln liegen Untersuchungen Löwensteins vor, mit dem Ergebnis, daß sich eineiige Zwillinge hinsichtlich der Verteilung der Tonus-schwankungen der Skeletmuskulatur sowie des Kontraktionstyps der Pupille und des Typus der Pupillenunruhe sehr viel mehr ähneln als andere Versuchs-personen.

Der Tonus ist von wesentlicher Bedeutung für die konstitutionstypologisch wichtige Art der *Körperhaltung*, die am genauesten von L. T. Brown studiert wurde[1]. Unter 700 nordamerikanischen Studenten konnte er folgende 4 Haltungs-typen unterscheiden (Abb. 204):

---

[1] Vgl. auch die mit lehrreichen Abbildungen versehene Arbeit F. Langes: Die Haltungs-schäden und die Leibesübungen. Münch. med. Wschr. 1927, 223.

verschiedenen Habitustypen (je Person 2 Messungen).

Mesosom-Athletiker				Mesosome				Pykniker				Ges. n	Zahl d. = Messungen
n	M	σ	m ±	n	M	σ	m ±	n	M	σ	m ±		

bei Belastung von 10 g

| 16 | 3,16 | 0,44 | 0,08 | 21 | 3,41 | 0,50 | 0,08 | 3 | 3,77 | 0,49 | 0,20 | 162 = 324 | |

bei Belastung von 20 g

| 16 | 5,02 | 0,61 | 0,11 | 21 | 5,39 | 0,78 | 0,12 | | | | | 159 = 318 | |

bei Belastung von 10 g

| | | | | | | | | 15 | 3,90 | 0,69 | 0,12 | 32 = 64 | |

bei Belastung von 20 g

| | | | | | | | | 15 | 5,90 | 1,27 | 0,23 | 32 = 64 | |

Bei Typ A, dem besten Haltungstyp, liegen Kopf, Rumpf und Beinachse in einer Geraden. Der Brustkorb ist hochgezogen, gut gewölbt, der Bauch eingezogen oder flach, die Rückenkurven sind mäßig ausgebildet. Bei Typus B sind die 3 Achsen leicht abgeknickt, die Rumpfachse nach hinten geneigt, die Brust ist weniger gewölbt, die Rückenkurve tritt stärker hervor. Typus C zeigt das gleiche Bild in noch stärkerer Ausprägung; die Brust ist flach, die Lendenlordose stark ausgesprochen. Am abwegigsten erscheinen schließlich bei Typus D die starke Brustkyphose und Lendenlordose, der vorstehende schlaffe Bauch.

Was nun die eigentliche *Motorik* anbetrifft, so wurde schon oben auf ihren ausgesprochen individuellen Charakter hingewiesen, der nach F. H. LEWY schon beim Kaninchen nachweisbar sein soll und von ihm „auf das Vorwiegen der Vestibular- oder der Hals- oder Körperstellreflexe beim einzelnen Tier" zurückgeführt wird. Über die „persönliche Bewegungsformel" des Menschen haben die verschiedensten Autoren gehandelt (FÜRST — daselbst genaue Angaben über einschlägige Testmethoden —, BIRNBAUM, LOEWY, ENKE, OSERETZKY, LIEPMANN u. v. a.). Ansätze zu einer Beurteilung der Beziehungen von *Gang* und Charakter finden sich bei BOGEN und LIEPMANN.

Am auffallendsten und exakt faßbarsten ist das sog. *persönliche Tempo*, d. h. der für die betreffende Person charakteristische Eigenrhythmus, der sich einmal in der ganzen Art der spontanen Motorik äußert, dann aber auch in bestimmten, der Versuchsperson aufgegebenen Tests (Klopfen usw.) und schließlich dadurch bestimmen läßt, daß „wir genau ... wissen, ob wir die Geschwindigkeit eines von uns wahrgenommenen Vorganges, z. B. einer Rede (oder im Versuch eines Metronoms, Ref.), als uns adäquat, natürlich, sympathisch empfinden" (J. FRISCHEISEN-KÖHLER).

„Auf den Unterschied der Schnellen und Langsamen hat man immer hingewiesen, auf einen Unterschied, der in bestimmten Grenzen von der jeweiligen Aufgabe vorgeschrieben wird, der aber doch in der Persönlichkeit selbst wurzelt, in ihrem eignen Tempo" (UTITZ).

Auch in sportpsychologischen Untersuchungen ist die Motorik der schnell und langsam Tätigen genauer analysiert worden (Näheres bei FÜRST 1940, S. 714). Wichtige Aufschlüsse über die Konstitutions- und erbbiologische Natur des persönlichen Tempos verdanken wir vor allem J. FRISCHEISEN-KÖHLER. Zunächst konnte sie die wesentliche Feststellung machen, daß das persönliche Tempo eine starke individuelle Konstanz zeigt, wie z. B. aus dem folgend wiedergegebenen Versuch an 15 Institutsversuchspersonen hervorgeht, die am 9. 7. 31 nachts zwischen 2 und 3 Uhr bei ausgelassenster Stimmung gelegentlich eines Sommerfestes und dann am 10. 7. 31 vormittags zwischen 11 und 1 Uhr während der Institutsarbeit geprüft wurden.

Tabelle 38. *Klopfversuche zu verschiedenen Zeiten bei veränderter Situation.*
(Nach Frischeisen-Köhler.)

Inst.-Vp.	a) 9. 7. 1931, nachts zwischen 2 und 3 Uhr	b) 10. 7. 1931, vormittags zwischen 11 und 1 Uhr	M	e^1	v^1	M in Klopf-versuchen Juli bis September 1930
1	13	13	13,0	0,0	0,00	13,50
2	12	13	12,5	0,5	4,00	13,44
5	26	26	26,0	0,0	0,00	26,00
6	19	20	19,5	0,5	2,56	27,12
15	9	10	9,5	0,5	5,26	—
16	44	45	44,5	0,5	1,12	—
17	22	23	22,5	0,5	2,22	—
18	58	41	49,5	8,5	17,17	—
19	46	49	47,5	1,5	3,16	—
20	47	52	49,5	2,5	5,05	—

Diese offenbar für die Individualkonstitution typische Konstanz des persönlichen Tempos war früher schon von F. Braun (zit. nach Frischeisen-Köhler) und ist neuerdings auch von Schroedersecker festgestellt worden. Der starken individuellen Konstanz entspricht eine ebenso starke interindividuelle Verschiedenheit des persönlichen Tempos, wie schon aus einer vergleichenden Betrachtung der Werte bei den verschiedenen Versuchspersonen der Tabelle 38 zu entnehmen ist. J. Frischeisen-Köhler konnte nun auch zeigen, daß das persönliche Tempo weitgehend erbbedingt ist, wie aus Familien- und Zwillingsbefunden hervorgeht (vgl. Tabelle 39).

Tabelle 39. (Nach Frischeisen-Köhler.)

Anzahl der Elternpaare	Anzahl der Kinder	Sind beide Eltern	Dann sind ... % der Kinder		
			schnell	mittelmäßig	langsam
8	25	schnell	**56,00**	40,00	4,00
25	99	mittelmäßig	17,17	**65,66**	17,17
8	28	langsam	—	28,57	**71,43**

Die Angabe v. Lederer-Königs, daß „die Erblichkeit von Tempo, Rhythmus in exakter Weise bisher kaum erfaßt" sei (1938), entspricht demnach nicht den Tatsachen.

Über Beziehungen des Körperbaus zum persönlichen Tempo bzw. der gesamten Motorik haben Enke, Oseretzky, Gurewitsch, Jaensch u. a. berichtet, wobei übereinstimmend die eckige, ungeschickte, steif-ungraziöse Bewegungsform vieler Leptosomer gegenüber der weichen, abgerundeten, gewandten, natürlichen Bewegungsform vieler Pykniker festgestellt wurde. Die Athletiker sollen demgegenüber durch eine eckige, schroffe, mit übertriebenem Kraftaufwand verbundene Motorik gekennzeichnet sein. Nach Schroedersecker sollen Athletiker das langsamste, Leptosome das schnellste Eigentempo haben; in der Mitte ständen die Pykniker. Von anderen Autoren wurden allerdings regelmäßige Beziehungen vermißt (Schröder, Schlesinger-Hopmann, vgl. v. Lederer-König 1940), was jedoch wahrscheinlich zu einem erheblichen Teil auf das betreffende Beobachtungsgut (Kinder) zurückzuführen sein dürfte. Die charakteristischen Haltungs- und Ausdrucksunterschiede eines Asthenikers und eines Pyknikers veranschaulichen Abb. 47a und b, S. 74.

Bezüglich weiterer Einzelheiten der konstitutionstypologischen Analyse der Motorik sei besonders auf die neuere zusammenfassende Darstellung Enkes verwiesen (1940). Daselbst finden auch Mimik (genauer bei Lersch), Handschrift (vgl. die eingehenden Darstellungen von Klages sowie E. Flatow) und weitere

---

[1] e = mittlere prozentuale Abweichung; v = Variabilitätsindex.

einschlägigen Einzelfragen ihre Besprechung, ferner die wichtigen Feststellungen über die besondere Motorik bei endogenen Psychotikern bzw. der nach der KRETSCHMERschen Lehre ihnen entsprechenden Rudimentärformen im Bereich der Norm (Schizothyme, Schizoide einerseits, Cyclothyme, Cycloide andererseits, hierzu vgl. auch LIEPMANN). Über die oft recht charakteristischen Besonderheiten der Motorik Schwachsinniger ist auf DUBITSCHER (1937, S. 69) zu verweisen.

Angesichts der zahllosen neuropathologischen Beobachtungen über die Abhängigkeit abnormer Motorik vom Nervensystem, insbesondere seinen zentralen

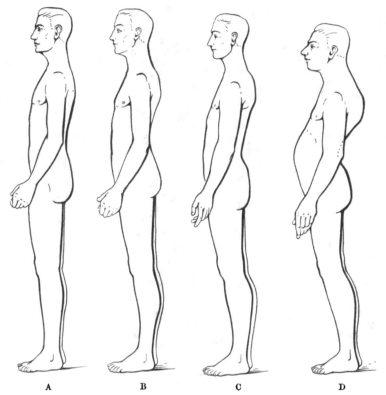

A   B   C   D

Abb. 204. Typen der Körperhaltung. (Nach L. T. BROWN.) (Text S. 261.)

Anteilen, hat es naturgemäß nicht an Versuchen gefehlt, auch die Individualität der normalen Motorik nach entsprechenden Gesichtspunkten zu analysieren. Besonders russische Forscher wie OSERETZKY, GUREWITSCH, JISLIN u. a. vertreten derartige Bestrebungen. Ihre Angaben tragen jedoch durchaus hypothetischen Charakter und es erscheint fraglich, ob man dem komplexen Persönlichkeitsphänomen der Psychomotorik mit derartigen, an eine veraltete Zentrentheorie anklingenden Formulierungen gerecht werden kann. So wird z. B. behauptet, bei den Pyknikern sei der „Cortex centralis" (Energie der Bewegungen) besser entwickelt als bei den Leptosomen, ebenso die subcorticalen Systeme (Regelmäßigkeit der Ablösung von Innervation und Denervation, Rhythmus, Eigenart der automatischen Bewegungen) sowie die Koordinationssysteme der Hirnrinde und des Kleinhirns (Fähigkeit, die Bewegungsrichtung und das Gleichgewicht einzustellen und zu erhalten) (nach ENKE). Unmittelbar einleuchtend sind allerdings die Beziehungen von Gestik, Mimik, Mitbewegungen usw. zum extrapyramidalen System, und es ist durchaus wahrscheinlich, daß Besonderheiten in dieser Richtung, wie z. B. die bei etwa 10% aller Kinder (v. Lederer-König) gefundene choreiforme Zappeligkeit, mit einer besonderen morphologischen und physiologischen Beschaffenheit der Stammganglien in Zusammenhang stehen. In diesem Sinne sind Untersuchungen Jakobs zu verwerten, der das Zusammenwirken von Hirnrinde und Extrapyramidium zum Aufbau der Psychomotorik hervorhebt.

Daß die *Struktur des Zentralnervensystems* weit-

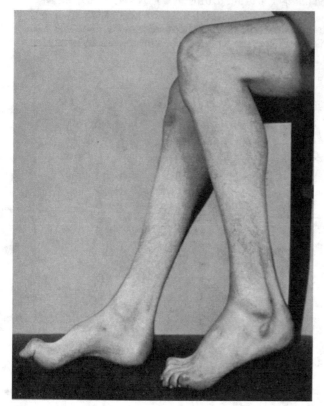
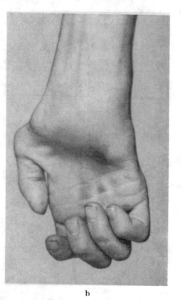

Abb. 205a u. b. 22jähriger Mann, stark fortgeschrittene neurale Muskelatrophie mit typischer Anordnung an Hand-, Fuß- und Unterschenkelmuskeln, Krallenhand, Klauenhohlfuß. Hochgradige Beinparese mit Steppergang. ASR ⌀. (Text S. 265.)

gehenden individuellen Schwankungen unterliegt, ist bei einem so hochkomplizierten und phylogenetisch großenteils jungen Gebilde naheliegend und durch zahlreiche Beobachtungen belegt, deren ältere von Jul. Bauer (1921, S. 122) zusammengestellt wurden. Dementsprechend zeigen auch die **sonstigen Funktionen des Nervensystems** erhebliche **individuelle Verschiedenheiten.** Ich denke hier unter anderem an das Verhalten der normalen *Eigenreflexe* (Sehnenreflexe), von denen mittels der Zwillingsmethode erstmals durch Curtius, später unter Zuhilfenahme genauerer instrumenteller Hilfsmittel durch K. Schnitzler festgestellt werden konnte, daß ihre Stärke weitgehend erbbedingt ist. Einzelne gleichsinnige Befunde hat auch Lottig beigebracht. Auch die sog. „konstitutionelle Areflexie", d. h. der Ausfall von Eigenreflexen ohne das Vorliegen einer klinisch greifbaren Nervenkrankheit, weist als allerdings sehr seltene Erscheinung auf funktionelle und wohl auch entsprechende morphologische Eigentümlichkeiten des Zentralnervensystems, speziell des Rückenmarks hin.

Bei Normalen fehlen die Eigenreflexe bekanntlich sehr selten (Zahlenangaben bei v. SARBO, PELIZÄUS — zit. bei TRÖMNER —, GOLDFLAM, BLOCH, STERNBERG, älteres, nur teilweise verwertbares Schrifttum bei M. SOMMER); eine Ausnahme machen hiervon die Achillesreflexe von Greisen (H. SCHLESINGER, vgl. S. 293). Man hat geglaubt, von „konstitutioneller Areflexie" nur dann sprechen zu dürfen, wenn sämtliche Eigenreflexe des Körpers fehlen (CURSCHMANN, GOTTBERG). Diesen Standpunkt kann ich mir jedoch aus früher genauer erörterten Gründen (CURTIUS 1933, S. 98) nicht zu eigen machen. Fehlen einzelner Eigenreflexe bei verschiedenen Verwandten ist mehrfach beschrieben worden (GOLDFLAM, DE RUDOLF, v. HOESSLIN, BLOCH, verschiedene eigene Befunde, vgl. die Stammtafel S. 293, ferner CURTIUS 1933, S. 98/99). Es dürfte sich dabei in Analogie zu den oben erwähnten Fällen mancher „Degenerationszeichen" häufig um Rudimentärfälle neurologischer

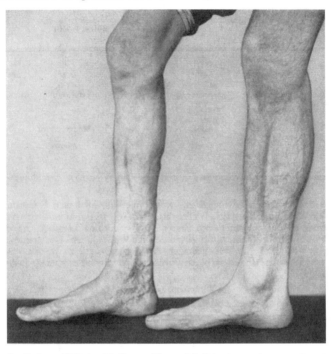

Abb. 206. Vater des Vorigen. 47jähriger Kraftwagenfahrer. Arbeitet schwer. Ausgesprochene Wadenatrophie. Achillessehnenreflex beiderseits deutlich abgeschwächt, links mehr als rechts. Pupillen o. B., Wa.R. negativ. Daneben Bein eines normalen Mannes.

Heredodegenerationen, wie der FRIEDREICHschen Ataxie, der neuralen Muskelatrophie des Syndroms von ROUSSY-LEVY, der Muskeldystrophie oder der myotonischen Dystrophie handeln (zu diesen Fragen vgl. mein Buch über die Erbkrankheiten des Nervensystems S. 16, 17, 92, ferner Abb. 205 und 206). In RUDOLFs Fall bestand ein ADIE-Syndrom, das wieder Beziehungen zu Heredodegenerationen haben dürfte: CURTIUS und PASS beschrieben amyotrophische Lateralsklerose beim Bruder, ADIE-Syndrom bei der Schwester in ihrer schwer neuropathischen Familie 6. Hier sind auch die Areflexien im Rahmen eines Status dysraphicus zu nennen (vgl. CURTIUS 1939). Diese letzteren wie auch andere Formen der Reflexausfälle zeigen Beziehungen zu einer allgemeinen, meist erblichen Abwegigkeit des Zentralnervensystems (vgl. hierzu Fälle von TRÖMNER, GOLDFLAM, v. HOESSLIN — nur teilweise verwertbar; LEWANDOWSKY, GOTTBERG, CURTIUS 1929 und 1933: vgl. „Multiple Sklerose und Erbanlage" S. 99/100). Die Frage, inwieweit fehlende Reflexe bei sonst negativem Befund als „Degenerationszeichen" bewertet werden dürfen, ist wiederholt kritisch besprochen worden. REDLICH, GOTTBERG u. a. ist zuzugeben, daß sehr viele der älteren Fälle der Kritik nicht standhalten. Auf Grund des genannten Schrifttums und eigener Erfahrungen kann ich jedoch den völlig ablehnenden Standpunkt REDLICHs nicht teilen, bin vielmehr der Ansicht, daß manche Fälle tatsächlich als Ausdruck einer erblichen Fehlanlage des Zentralnervensystems anzusehen sind, und zwar wohl meist im obengenannten Sinne als Rudimentärformen erblicher Systemkrankheiten.

Auf konstitutionelle Unterschiede im Verhalten der Eigenreflexe weist schließlich der Befund AUERBACHS hin: nach Radrennfahren fand er die Eigenreflexe bei einem Teil der Untersuchten fast erloschen, bei einem anderen Teil aber ungewöhnlich gesteigert. Ähnliches haben KNAPP und THOMAS nach einem Wettmarsch und OIKONOMAKIS nach einem Marathonlauf beobachtet (zit. nach GOLDSCHEIDER 1919).

Auch die *Bauchdeckenreflexe* sind bei Gesunden mit intakten Bauchdecken fast konstant nachweisbar, sie fehlen nach SCHOENBORN nur bei 1% der Fälle. Andererseits zeigt sich das Fehlen auch hier häufig in familiärer Form (vgl. CURTIUS 1933, S. 102, WELLACH), und zwar deutlich gehäuft in den Familien Multiple Sklerose-Kranker. Aus unserem von WELLACH mitgeteilten Beobachtungsgut sei folgende Familie angeführt:

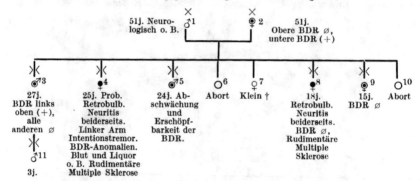

Abb. 207. Stammtafel 16. Erbliche Anomalien der Bauchdeckenreflexe (BDR) in einer Multiple Sklerose-Familie.

Derartige Beobachtungen zwingen zur Annahme einer erblichen Hemmung in der Ausreifung der Pyramidenbahnen (vgl. WELLACH). Daß die Pyramidenbahnen verhältnismäßig spät und individuell zu verschiedenen Zeiten zur Ausreifung kommen, haben v. LEDERER und KÖNIG betont. Im gleichen Sinne sind auch die sehr seltenen Beobachtungen familiären Auftretens pathologischer Pyramidenzeichen bei Erwachsenen zu werten. So konnten wir bei zwei 23- und 18jährigen Brüdern einen linksseitig positiven ROSSOLIMO-Reflex nachweisen.

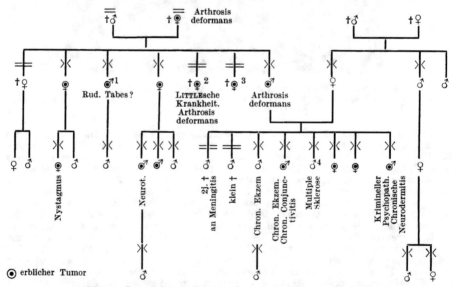

Abb. 208. Stammtafel 17. Erblicher Tremor. Familiäre Neuropathie.

Wenn man seit langer Zeit immer noch gesteigerte Eigenreflexe, Händetremor usw. als Zeichen cerebrospinaler Übererregbarkeit anführt (J. BAUER), so hat das etwas Unbefriedigendes, angesichts der Vieldeutigkeit, insbesondere der starken Willkürabhängigkeit dieser Erscheinungen. Dieselben Zeichen gewinnen aber erhöhtes Interesse, wenn sie sich als klar bestimmtes Erbmerkmal erweisen lassen, wie in obigem Beispiel (Abb. 208).

1. 57jähriger Mann. Erblicher Tremor und unklare Affektion des Zentralnervensystems (rudimentäre Tabes?): Seit dem 12. Lebensjahr Augenzwinkern, seit dem 15. Lebensjahr Händezittern, verstärkt nach Erregungen. 54jährig 8 Tage dauernde Parese rechter Kleinfinger. Nervöses Lidflattern. Linke Pupille etwas entrundet. RL beiderseits wenig ausgiebig, träge. Sonst ophthalmologisch o. B. (Augenklinik Bonn). Patellarsehnenreflex und Achillessehnenreflex nur mit Jendrassik schwach +. Bauchdeckenreflex bei mehrmaliger Untersuchung vollständig Ø. Feinschlägiger Händetremor. Leichter Intentionstremor der Hände. Sonst neurologisch und intern o. B. Blut serologisch o. B. Lues negiert. Liquoruntersuchung nicht möglich.

2. † 58jährig an Krebs. LITTLEsche Krankheit (infantile Hemiplegie); erblicher Tremor; Arthrosis.

3. † 55jährig an Krebs. Erblicher Tremor.

4. 24jährig Beginn einer typischen multiplen Sklerose. Schon als Schuljunge Ruhezittern der Hände.

Neben psychisch und somatisch nervösen Erscheinungen (außer dem Händezittern z. B. auch Lidflattern) begegnen wir auch einer überdurchschnittlichen Häufung organischer Nervenkrankheiten und sind in diesem wie in zahlreichen ähnlichen Fällen berechtigt, eine erbliche neuropathische Konstitution anzunehmen. Sie äußert sich nicht nur in erhöhter, hier vorwiegend cerebrospinaler Übererregbarkeit, sondern auch als Grundlage der erhöhten Dispositionen zu organischen Nervenkrankheiten und sonstigen Abwegigkeiten des Nervensystems.

Daß es sich hierbei nicht um ein zufälliges Zusammentreffen handelt, zeigt das Schrifttum über den erblichen Tremor, aus dem hervorgeht, daß die Probanden und ihre Verwandten auffallend häufig neuropathologisch abnorm sind (KREISS, DANA, MINOR, SCHMALTZ, SCHENDEROFF). Von 43 Probanden MINORS zeigten 22 anderweitige neurologische oder psychische Krankheitszeichen, die meisten von ihnen entstammten neuropathischen Familien. SCHUSTER vermutet Übergänge zwischen erblichem Tremor und Spätformen der Erbataxie, in HEAD und GARDNERs Familie ist der Erbtremor mit einer Heredodegeneration (Mischform von spastischer Spinalparalyse und Friedreich) kombiniert. Über Beziehungen von erblichem Tremor und Multipler Sklerose habe ich 1933 berichtet und ähnliche Beobachtungen von KRZYWICKI, GOLDFLAM, KLAUSNER und RÖPER erwähnt (1933, S. 95). So ist es verständlich, wenn CHARCOT das Erbzittern direkt als „Tremblement des dégénérés" und wenn MINOR und SCHENDEROFF diese Sippen als Prototyp der „neuropathischen Familie" bezeichneten.

In ähnlicher Weise läßt sich die erbliche neuropathische Konstitution auch bei Trägern anderweitiger cerebrospinaler „Degenerationszeichen" erweisen. Hierher gehören unter anderem erbliche Innenohrschwerhörigkeit, erblicher Nystagmus, erbliches Stottern, erbliche Alexie, wie ich in meiner Monographie über die Multiple Sklerose an Hand eigener und fremder Beobachtungen eingehend begründet habe (1933, S. 91—108).

Individuelle Funktionsbesonderheiten des Nervensystems treten uns nun auch auf anderen Gebieten, z. B. dem der *Sinnesorgane* entgegen. Kurz erwähnt seien beispielsweise die Befunde PIPERs über Dunkeladaptation (vgl. Abb. 209). Aus der Kurvenschar ergibt sich, daß die Dunkeladaptation bei 17 verschiedenen Personen einen durchaus verschiedenen Verlauf zeigt. Als Grenzfälle hob PIPER 2 Typen heraus. Bei dem einen steigt die Empfindlichkeitszunahme steil an und erreicht meist hohe Werte, bei dem anderen ist der Anstieg flach und die Endhöhe geringer. Die Endwerte der erreichten Empfindlichkeiten verhalten sich wie 5:1 (100000:20000). Die Typen gehen jedoch ganz ineinander über, so daß, wie W. TRENDELENBURG schreibt, dessen Darstellung ich hier folge, eigentlich gar nicht von 2 Typen gesprochen werden kann. Die Adaptationsfähigkeit ist unabhängig vom Farbensinn (6 der Versuchspersonen PIPERs hatten Farbensinnstörungen, vgl. Abb. 209), vom Refraktionszustand und vom Lebensalter.

TRENDELENBURG behandelt in seiner oben zitierten Arbeit auch die Individualität des Farbensinns. Auf dem Gebiet des Optischen ist hier weiter die interessante Lehre der *Eidetik* (eidos = Bild) zu nennen. Eidetiker besitzen nach E. JAENSCH ein bildhaftes Gedächtnis für Gesichtseindrücke, d. h. sie können Gesehenes „wieder vor sich sehen". Um gewöhnliche Nachbilder handelt es sich dabei nicht. Nachbildsehen besteht nach W. Trendelenburg nur, solange die Nacherregungen in der Netzhaut andauern. Eidetisches Sehen ist

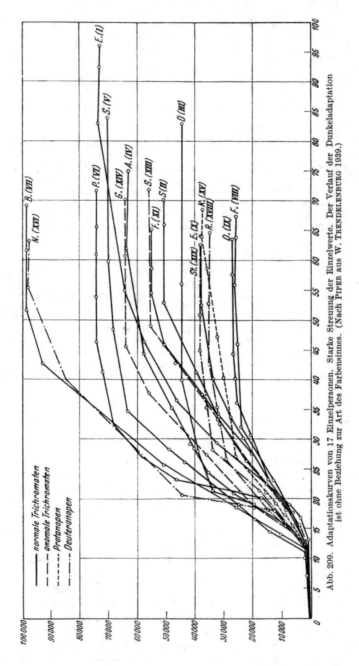

Abb. 209. Adaptationskurven von 17 Einzelpersonen. Starke Streuung der Einzelwerte. Der Verlauf der Dunkeladaptation ist ohne Beziehung zur Art des Farbensinnes. (Nach Piper aus W. Trendelenburg 1939.)

aber von ihnen unabhängig. Es ist aber auch nicht reines Erinnern, sondern subjektiv wirkliche Empfindung und Wahrnehmung, wohl auf Grund von Nacherregungen in der Hirnrinde oder weitgehender Reproduzierbarkeit bestimmter früherer Erregungssachlagen. Die eidetischen Phänomene stehen in der Mitte zwischen Vorstellungen und Nachbildern (nach W. TRENDELENBURG). Diese, ganz allgemein bei Kindern stärker hervortretende Veranlagungsform findet sich in dieser Form nur bei einem Teil der Prüflinge, d. h. sie ist durchaus geeignet, zur Charakterisierung der psychophysischen Konstitution mitverwendet zu werden, zumal sie nach der Lehre der Brüder JAENSCH auch korrelative Beziehungen zu anderweitigen psychischen und physischen, insbesondere endokrinologisch bedingten Konstitutionsmerkmalen haben soll. Nach W. JAENSCH zeigen nämlich seine „B-Typen" (vgl. oben S. 223) neben allgemeiner vegetativer Übererregbarkeit im Sinne einer „Sympathicovagotonie" (?) eine eidetische Veranlagung zu Anschauungsbildern, die Vorstellungsbildern nahestehen; charakterologisch werden sie als nach außen beseelt (integriert), gefühlsbetont, umweltaufgeschlossen, anpassungsfähig, lebhaft und lebensklug geschildert. Körperbaulich soll bei ihnen die breitkurze Wuchsart vorherrschen. Demgegenüber handelt es sich nach W. JAENSCH bei seinen „T-Typen" um Personen mit angeblich allgemein erhöhter cerebrospinaler und vagotonischer Übererregbarkeit mit nachbildähnlichen, starren Anschauungsbildern, die charakterologisch als nach außen unbeseelt (desintegriert), verschlossen, reizbar und stumpf, eher ernst, sinnierend und pflichtbewußt geschildert werden. Bei diesen Menschen sei der hochschlanke Wuchs besonders häufig vertreten (vgl. hierzu S. 273). Interessierte seien auf die eingehenden, großenteils auf rein psychologisches Gebiet übergreifenden Darstellungen von E. JAENSCH sowie W. JAENSCH [1] verwiesen. ENKE bemerkt neuerdings (1940) zu den von W. JAENSCH vermuteten psychophysischen Korrelationen: „So interessant die Studien von JAENSCH über psychologische Gesichtspunkte auch sind, so können sie für eine *klinisch* orientierte, konstitutions- bzw. erbbiologische Forschung infolge des Mangels an exakten, biologischen Untersuchungsmethoden kaum in Betracht kommen." Ergänzend wäre besonders auf die Notwendigkeit einer korrelationsstatistischen Untersuchung der JAENSCHschen Lehre hinzuweisen.

H. HAHN, der wohl über die umfangreichsten und exaktesten Untersuchungen aus dem Gebiet des Geschmackssinnes verfügt, teilt mit, daß sich auch hier stärkste individuelle Unterschiede zeigen. So wurde z. B. laugiger Geschmack der K-Ionen nur bei einer von zahlreichen gründlich geschulten Versuchspersonen als „individuelle Ausnahme" beobachtet. Die Schwellenschmeckkraft der Salze und Laugen verschiedener zweiwertiger Kationen zeigt hochgradige individuelle Variationen. Schließlich ergaben sich größte individuelle Verschiedenheiten in der Beeinflussung der Geschmacksschwellenwerte durch die Temperatur.

Während der Schilderung der organisch-konstitutionstypologischen Besonderheiten des Nervensystems ein breiter Raum eingeräumt wurde, würde eine Schilderung der **psychischen Konstitutionstypen** den Rahmen unserer Darstellung weit überschreiten, da dies ja ein Eingehen auf das umfangreiche, komplizierte und noch in vollem Fluß befindliche Gebiet der Charakterologie nötig machte.

Immerhin läßt sich eine kurze Orientierung über dieses Gebiet nicht umgehen, da einmal die Charakterisierung von Individual- und Gruppenkonstitutionen den seelischen Besonderheiten Rechnung tragen muß und weiterhin und damit zusammenhängend die ganzheitliche, korrelative Verknüpfung aller Eigenschaften des Individuums notwendigerweise immer wieder auf seelische Gegebenheiten führt.

„Alle Sonderarbeit, die auf die Kennzeichnung der Einzelperson in ihrem einmaligen Sosein und die Festlegung der sie von anderen Personen unterscheidenden Merkmale ... ausgeht, wäre Sache der unterscheidenden ... Psychologie, die ein möglichst vollständiges

---

[1] JAENSCH, E., sowie W. JAENSCH: In BRUGSCH-LEWY, Biologie der Person, Bd. 2. 1931.

Inventar der anlagemäßigen Eigenschaften und Fähigkeiten: Sinnesempfindlichkeit, Gedächtnis, Gefühlserregbarkeit, Antriebsgröße, Willensrichtungen, Intelligenz usw. und die Aufklärung der funktionellen Verhältnisse all dieser Dispositionen zueinander in der personalen Ganzheit und Einheit zu erbringen hätte" (R. Thiele 1940).

Hier kann es nur unsere Aufgabe sein, die wichtigsten dieser auch im konstitutionsbiologischen Schrifttum oft, und zwar häufig ungenau benutzten Begriffe zu definieren und dem näher Interessierten die Wege zum Sonderschrifttum zu zeigen.

Zunächst soll versucht werden, die Begriffe Person und Persönlichkeit zu umreißen. Unter *Person* verstehen wir mit William Stern „ein solches Existierendes", das trotz der Vielheit der Teile eine reale eigenartige und eigenwertige Einheit bildet und als solche, trotz der Vielheit der Teilfunktionen, eine einheitliche Selbständigkeit besitzt. Damit ist, wie Brugsch — dem wir hier folgen — feststellt, eine ungeheure Stufenleiter von Personen höherer und niederer Art gegeben: schon der Einzeller ist in diesem Sinne eine Person. Man wird jedoch für diesen umfassendsten Begriff eines belebten Einzelwesens den Ausdruck „Individuum" bevorzugen und von Person, entsprechend dem gewöhnlichen Sprachgebrauch, nur dann sprechen, wenn von Einzel*menschen* die Rede ist. Gleichsinnig äußert sich auch R. Thiele: „Daß der Begriff der Person enger an Umfang und damit zugleich reicher an inhaltlicher Bestimmtheit als der des Individuums ist, leuchtet ohne weiteres ein. Auch von höchstorganisierten tierischen Einzelwesen, bei denen ein mannigfaches differenziertes Seelenleben anzunehmen wir allen Grund haben, werden wir niemals als von ‚Personen' reden."

Was ist es nun, fragt Thiele weiter, was das Individuum zur „Person" macht. Die Antwort lautet: „Personen" sind solche Individuen, „denen wir *Persönlichkeit* zuzusprechen uns berechtigt und genötigt sehen; ‚Persönlichkeit' ist das konstitutive Prinzip, das Individuen zu ‚Personen' macht." Eine sehr eingehende Besprechung findet diese Frage auch durch L. Klages, H. Hoffmann, Jaspers, Loewy u. a.

Unter *Charakter* verstehen wir mit Thiele „den Inbegriff der Reaktionsweisen, die die Person bei der Begegnung mit der Umwelt wie bei der Begegnung mit sich selbst erkennen läßt". Beim Charakter, dessen ungeheure individuelle Variabilität jedem Menschen als tägliches Erlebnis bekannt ist, setzen nun eine Reihe von typologischen Systemen an, bezüglich deren Einzelheiten auf Thiele, H. Hoffmann, Ewald, Pfahler, Kretschmer u. a. verwiesen sei.

Nicht klar ist häufig die Abgrenzung von *Temperament* und Charakter. Man kann mit Utitz „Temperament" kurz umreißen als „das ‚Gefühls- und Stimmungsmäßige' in seiner Bedeutung und in seinem Sinn für die Persönlichkeit". Das Temperament bot seit den humoralpathologischen Systemen der Antike (Sanguiniker, Choleriker, Melancholiker) einen wichtigen, oft entscheidenden Ansatzpunkt konstitutionsbiologischer Einteilungen. Als neueres Typensystem der Temperamente sei auf dasjenige Ewalds verwiesen.

Eben wurde die *Stimmung* als Bestandteil des Temperaments erwähnt. „In dem Lebensgefühl, der ‚Vitalstimmung', wird uns in zwar dunkler, darum aber nicht weniger bedeutungsvoller Weise das Zusammenspiel der körperlichen Funktionsabläufe bewußt, es bildet den ständigen Hintergrund all unseres Erlebens" (R. Thiele). Die hohe Bedeutung der Stimmung ergibt sich daraus, daß jeder Mensch seine „eigentümliche, habituelle Grundstimmung" besitzt. Die Art und Stabilität dieser Grundstimmung sind deshalb wieder in konstitutionstypologischer Richtung sehr kennzeichnend (vgl. Thiele). Für das Verständnis der Persönlichkeit wichtig ist nun die Tatsache, daß die der höheren Gefühlsschicht angehörige Stimmung in der gewöhnlichen Bedeutung des Wortes von der leibnahen *Vitalstimmung* stark abhängig ist. Diese Vitalstimmung ist schon weitgehend verwurzelt in der physiologischen Beschaffenheit des Organismus, z. B. in dem Blutdrüsensystem, dem Stoffwechsel (man denke z. B. an das allgemeine Unbehagen hypoglykämischer Zustände, an die gereizte Mißstimmung des dekompensierten Diabetikers, an die Dysphorie vieler Frauen während der Menstruation usw.). Ersteres ist selbstverständlich von ausschlaggebender Bedeutung für Art und Stärke des Trieblebens, das seinerseits wieder von ungeheurem Einfluß auf Entwicklung und aktuelle Beschaffenheit der höheren seelischen Sphären ist. „Trieb ist ein animalischer, vitaler Drang nach — letztlich biologischer — Bedürfnisbefriedigung. Triebe gehen primär oder elementar unmittelbar vom Körperlichen aus: ihre Befriedigung schafft Lust, die Unterlassung der Befriedigung schafft Unlust — so ist . . . der Zugang zum Psychischen in breitester Front eröffnet" (E. Kahn 1928).

Auch das Triebleben, speziell die Sexualität, ist demnach ein integrierender Bestandteil der Konstitution. Sowohl erbliche wie peristatische Faktoren sind hier von größter Bedeutung. Das erstere ergibt sich aus Familienuntersuchungen, die die Homosexualität betreffen (Lang) und aus eigenen kasuistischen Mitteilungen über abnorm starke Sexualität als Familienmerkmal[1]. Anderseits zeigt sich gerade auf diesem Gebiete in äußerster

---

[1] Curtius: Die neuropathische Familie, S. 15. Dümmler 1932.

Eindringlichkeit die Umformung der psychischen Persönlichkeit durch körperliche Ge-
schehnisse. Ich verweise auf den oben geschilderten und abgebildeten Spätkastraten (S. 233).
Von psychiatrischer Seite wird, vor allem auf Grund der einzigartigen Erfahrungen über
epidemische Encephalitis, auf eine weitere seelische Grundfunktion, den sog. *Antrieb* hingewiesen (KRETSCHMER, THIELE u. a.). „Die Antriebsgröße bestimmt die Intensität des
seelischen Geschehens, von ihr hängt es ab, ob jemand frisch oder unfrisch, schwungvoll
oder schwunglos ... reagiert. In ihr sehen wir auch die dynamische Grundlage der Ablauf-
geschwindigkeit seelischer Vorgänge, des psychischen Tempos (vgl. oben S. 261), des persönlichen Maßes an Regsamkeit und innerer Beweglichkeit. Der Antrieb wurzelt in der
tiefsten, der vitalen oder somatopsychischen Schicht der Person ...; aus seiner Kraft
leben aber auch die höheren und höchsten psychischen Funktionen" (R. THIELE, vgl. auch
E. BRAUN). Der Antrieb bestimmt „in hohem Maße Schicksal und Artung der Persönlichkeit",
er kann „als Kriterium für die gesamte Vitalität" dienen (E. BRAUN) und ist demnach auch
zur Konstitutionstypisierung erfolgreich herangezogen worden (Antriebsschwache und An-
triebsstarke usw.).

Einen integrierenden Bestandteil der Persönlichkeit bildet schließlich die *Intelligenz*,
die ja zur Typisierung von Menschen bzw. ganzen Sippen weitgehende Verwendung findet,
da auch sie von der erblichen Veranlagung entscheidend bestimmt wird, wenn auch stets
in Wechselwirkung mit den Umweltverhältnissen. Die tiefe Verwurzelung der Intelligenz in
der Gesamtperson ergibt sich unter anderem aus ihren regelhaften Wechselbeziehungen zum
Körperbau. In Bestätigung früherer Untersuchungen G. JUSTS fand K. V. MÜLLER (1950)
eine stärkere Korrelation zwischen Schmalwuchs und positiven Begabungswerten, dagegen
eine negative Korrelation zwischen Athletosomie und Begabung. Leptosome und Athletiker
stellen das Hauptkontingent der „anführenden" Typen. Die Untersuchungen wurden an einer
großen Zahl niedersächsischer Schüler durchgeführt.

Man darf sich nun nicht, in die Denkgewohnheiten überlebter psychologischer Epochen
zurückfallend, die psychische Persönlichkeit in Gebiete oder Provinzen getrennt vorstellen,
sondern muß sich darüber klar sein, daß es sich bei der Aufzählung der verschiedenen oben
genannten Eigenschaften nur „um eine Scheidung nach Gesichtspunkten" handelt. „In
jedes ihrer Erlebnisse geht die Persönlichkeit als Ganzes ein, wenn auch dabei psychisch,
vom Intellektuellen ganz abgesehen, einmal das Charakter- ein andermal das Temperament-
mäßige vorwalten wird" (E. KAHN). „Das unaufhörliche Durcheinander und Ineinander
aller Wellen und Strömungen des seelischen Erlebnisstromes gibt allen so versuchten Isolie-
rungen nur richtige Bedeutung, wenn sie mit bewußtem Hinblick auf das lebendige Ganze
der menschlichen Persönlichkeit geschehen" (J. H. SCHULTZ 1928).

Trotzdem wird sich ein analytisches Vorgehen aus methodischen Gründen nicht vermeiden lassen, ja man wird sich darüber hinaus eine Vorstellung davon bilden müssen, in
welcher Weise die unter verschiedenen Aspekten gesehenen Seiten der psychophysischen
Persönlichkeit ineinandergreifen. Ganz allgemein wird dabei die oben schon angedeutete
Anschauung vertreten, daß die Körpersphäre, insbesondere Endokrinium, vegetatives
Nervensystem, Stoffwechsel, gewisse cerebrale Regulationsstätten und die in diesen Be-
reichen verwurzelten Triebe den Urgrund der psychischen Persönlichkeit bilden. Auf dieser
Grundlage erhebt sich dann das Bereich der Temperamente, das wieder die höchste Sphäre,
die des Charakters trägt, dem im weiteren Sinne auch das Intellektuelle angehört. Derartige
Gedankengänge sind in verschiedenen Theorien des Persönlichkeitsaufbaus eingehend ausgearbeitet und auf ihre praktische Verwertbarkeit geprüft worden (H. HOFFMANN, J. H.
SCHULTZ, E. KRETSCHMER, F. KRAUS, E. ROTHACKER, PH. LERSCH, R. THIELE u. a.), wobei
sich den verschiedensten Forschern das Gesamtbereich des Psychischen immer wieder unter
dem Bilde des Schichtaufbaus darstellt. Eine gute, kritische Übersicht dieser Untersuchungen gibt R. THIELE. Auch F. KRAUS' Unterscheidung der „Corticalperson" von der
„Tiefenperson" gehört in die Reihe dieser Bemühungen um eine konstitutionsbiologische
Persönlichkeitsanalyse. Die Corticalperson umfaßt für KRAUS die Summe aller in die Großhirnrinde projizierten intellektuellen Funktionen. Demgegenüber werden in der „Tiefenperson" die im Hirnstamm gelegenen vegetativen Zentren zusammengefaßt, die nicht nur
der Steuerung der vegetativen Organfunktionen dienen, vielmehr auch das Substrat der
„psychischen Zentralfunktionen" bilden sollen (KRETSCHMER). Unter diesen sind vor allem
Bewußtsein, Antrieb und Aktivität zu verstehen.

Schon wiederholt war in Vorstehendem von der weitgehenden *Erbbedingtheit* der
einzelnen psychischen Persönlichkeitsqualitäten die Rede. Die einschlägigen Fragen sind
von verschiedenen Autoren [1] monographisch bearbeitet worden (STUMPFL, GOTTSCHALDT,
JUST, KROH, HOFFMANN). Auch ein Abriß der Erbpsychologie der Säugetiere ist an
der genannten Stelle zu finden (FISCHEL). Des weiteren sei auf die Monographien von
W. PETERS, G. PFAHLER, G. JUST und F. REINÖHL verwiesen. Daß neben diesen Quellen

---

[1] Handbuch der Erbbiologie, Bd. V/1. 1939.

der Persönlichkeit das Erlebnis, das exogen bedingte Schicksal, die gesamten Umweltbedingungen nicht vernachlässigt werden dürfen, ist selbstverständlich und wurde auch
oben schon hier und da angedeutet. Die psychische Konstitution eines Menschen ist ebenso
wie die somatische das Produkt aus (Erb-) Anlage und Umwelt. Es ist das besondere Verdienst der von der Psychoanalyse ausgehenden Tiefenpsychologie, hier tiefe Einblicke in
die Wesensgestaltung des Menschen eröffnet zu haben, und man wird deshalb beim Versuch,
ein umfassendes Verständnis der seelischen Artung eines Menschen zu gewinnen, auf die
Errungenschaften der Tiefenpsychologie nicht mehr verzichten dürfen, eine Erkenntnis,
die in weiten konstitutionsbiologischen, psychologischen und psychiatrischen Kreisen noch
nicht die nötigen Wurzeln geschlagen hat.

Von altersher kennt die Klinik einen Zustand erhöhter Ansprechbarkeit
des Nervensystems, der als nervöse, neuropathische, psychopathische bzw.
neuro-psychopathische Konstitution bezeichnet wird. Hufeland spricht 1836
von der „nervösen Konstitution", gekennzeichnet durch eine Erregbarkeitssteigerung des Nervensystems mit Neigung zu Krämpfen und psychischen Abweichungen. Wertvoller ist schon die Schilderung der „nervösen Konstitution"
durch Griesinger (1867). Sie umfaßt „jenes Verhalten der Zentralorgane,
welches man im allgemeinen als ein Mißverhältnis der Reaktion zu den einwirkenden Reizen bezeichnen kann. Dieses Verhalten kann sich nun in einzelnen
Abteilungen des Zentralnervensystems, entweder mehr im Rückenmark oder
mehr im Gehirn äußern, sehr häufig tut es sich in allen nervösen Akten zugleich
kund. Im sensitiven Nervensystem bemerkt man Hyperästhesien verschiedener
Art, große Empfindlichkeit für Temperatureindrücke, spontanen Wechsel der
Kälte- und Hitzesensation, besonders aber das Auftreten zahlreicher Mitempfin-
dungen und ein sehr leichtes Entstehen von Schmerz. Die motorisch-nervösen
Akte zeichnen sich aus durch Abnahme der ganzen Kraftgröße, leichte Erschöpfbarkeit, durch Neigung zu rascheren, ausgebreiteteren aber weniger
energischen Bewegungen, durch erhöhte Konvulsibilität." Anschließend schildert
Griesinger weiter die psychischen Äußerungsformen der nervösen Konstitution,
wie Überempfindlichkeit, Affektlabilität, Willensschwäche, Oberflächlichkeit,
Haltlosigkeit, starke Phantasieentwicklung, kurz die Erscheinungen, die wir
heute dem großen Gebiet der Psychopathie zurechnen.

Wir sehen also bei beiden Autoren organische und psychische Krankheitsbilder bzw. Anomalien zu einer einheitlichen Gruppe zusammengefaßt. Diese
Tendenz zieht sich bis in die neueste Zeit durch das Schrifttum. Immerhin
kann man unter *„neuropathischer Konstitution"* die vorwiegend organischen,
unter „psychopathischer Konstitution" die vorwiegend seelischen Äußerungen
konstitutioneller Abwegigkeit des Nervensystems — der „konstitutionellen
Nervosität" von J. H. Schultz (1928) — zusammenfassen. Diese „prinzipielle
Scheidung" erscheint Schultz in Übereinstimmung mit Krafft-Ebing, Rei-
chardt, Aschaffenburg, Stier u. a. „außerordentlich wesentlich", wenn er
ihr, angesichts der besonderen Schwierigkeit und Kompliziertheit dieses Gebietes
auch nur einen „völlig vorläufigen Charakter" zubilligen möchte. Die ältere
Klinik machte sich von der neuropathischen Konstitution bzw. ihren Auswirkungen grobmorphologische Vorstellungen, wie aus Bezeichnungen wie
„Spinalirritation" und „spinale Neurasthenie" deutlich hervorgeht. Redlich
kennt „Neuropathien organischen Gepräges". Im Rahmen der oben erwähnten
psychophysischen Schichttheorien spricht J. H. Schultz von den „neuropathischen Erscheinungen tiefster Schichten, die mit individueller Eigenart
physikalisch-chemischer Struktur gleichzusetzen sind." Zahlreiche Unklarheiten sind dadurch entstanden, daß von vielen Seiten nicht zwischen der neuropathischen Konstitution, d. h. einer besonderen, unter Umständen lange Zeit
latenten, dem Organismus innewohnenden Reaktionsbereitschaft und ihren
verschiedenartigen Manifestationen (z. B. der „Neurasthenie") unterschieden

worden ist. GOLDSCHEIDER schildert die neuropathische Konstitution im Sinne einer auch heute noch viel vertretenen Auffassung als „primäre kongenitale Überempfindlichkeit", bei der sich erhöhte Reizbarkeit mit erhöhter Erschöpfbarkeit so innig vereint, daß man diese Konstitutionsanomalie ebenso wie das auf ihrem Boden erwachsene Krankheitsbild Neurasthenie gewöhnlich mit dem Schlagwort „reizbare Schwäche" bezeichnet. Auch STIER sprach noch vor kurzem (1939) von der „allgemein erhöhten Reagibilität" der „Neuropathen im engeren Sinne". Demgegenüber hat J. H. SCHULTZ kritische Einwendungen gegen die behauptete universelle Übererregbarkeit von Neuropathen erhoben; er zieht es aus verschiedenen Gründen vor, „von einer herabgesetzten Reaktionssicherheit zu sprechen", die insbesondere in einer ungenügenden Isolierung der Reaktionen zum Ausdruck kommen soll.

Wie das materielle Substrat der neuropathischen Konstitution beschaffen ist, wurde verschiedentlich diskutiert. Manche Neuropathologen haben die Ansicht vertreten, daß morphologisch greifbare Entwicklungsstörungen die „pathologische Veranlagung am Zentralnervensystem" dokumentieren (A. PICK, OBERSTEINER u. a.), allerdings wohl mehr in dem Sinne einer besonderen Disposition derartiger Organsysteme zu erworbenen Nerven- und Geisteskrankheiten wie Tabes, Typhusencephalitis, exogenen Psychosen usw. Derartige, allerdings bisher vorwiegend kasuistisch begründete Vermutungen sind bis heute noch nicht widerlegt, sie bedürfen allerdings dringend der serienweisen Nachprüfung an einem großen Sektionsgut, worauf ich wiederholt hingewiesen habe. Ob bei der neuropathischen Konstitution als dem Mutterboden der organisch-nervösen Übererregbarkeit „feinere strukturelle Abweichungen von der Norm zugrunde liegen (ARNDT), ist noch nicht erwiesen; an Abweichungen des Chemismus der Neurone wäre wohl zu denken" (GOLDSCHEIDER). Mit der Formulierung KRETSCHMERs (1936), daß die „neuropathischen Konstitutionen" auf einer allgemeinen „plasmatischen Überreizbarkeit" beruhen, dürfte kaum ein wesentlicher Erkenntnisgewinn verbunden sein.

Die klinischen Manifestationen der neuropathischen Konstitution, wie Steigerung der Eigenreflexe, Tremor, erhöhte Muskelspannung im Sinne mehr oder weniger unbewußter Sperrung, Konvergenzschwäche der Bulbi, gewissen Pupillenanomalien (vgl. J. H. SCHULTZ 1928, S. 40), besonderer Klammheit der Glieder nach Anstrengungen, die sich bis zu Beschäftigungskrämpfen steigern kann, Muskelkrämpfen nach Übermüdung usw. werden an anderen Stellen des Handbuches geschildert. Von verschiedenen Seiten wird mit Recht darauf hingewiesen, daß die sich in erhöhter mechanischer und elektrischer Erregbarkeit des Nervenmuskelapparates äußernde Spasmophilie ein besonders klares Kernsyndrom der neuropathischen Konstitution darstellt, das von PERITZ auch beim Erwachsenen geschildert wurde (1913) und sich aus folgenden Symptomen zusammensetzt: elektrische Übererregbarkeit im peripheren Nervensystem, CHVOSTEK-Phänomen, mechanische Muskelübererregbarkeit — idiomuskuläre Wulstbildung bei Beklopfen —, fühlbare Gefäßwände bei niedrigem Blutdruck, positives ASCHNER-Symptom sowie allgemein-nervöse Erscheinungen. PERITZ und FLEISCHER fanden dieses Syndrom gehäuft bei Ulcuskranken. E. FRANK (1928) hält jedoch mit Recht die von PERITZ herangezogenen Merkmale für „vieldeutig", „ebenso die in manchen solcher Fälle festgestellte Minderung des Blutcalciums, die wie jede Schwankung der biochemischen Konstanten des Blutes nur mit großer Vorsicht gedeutet werden darf". Auch in eigenen unveröffentlichten Untersuchungen haben sich keinerlei regelhafte Wechselbeziehungen zwischen idiomuskulärer Wulstbildung und CHVOSTEK-Phänomen einerseits, vegetativer bzw. allgemeiner Übererregbarkeit andererseits nachweisen lassen. Vgl. auch die untenstehenden Befunde von BLUMENFELDT und KÖHLER. Später hat dann W. JAENSCH auf Beziehungen der kindlichen Spasmophilie zu bestimmten physiognomischen (vgl. Abb. 210) und psychischen Konstitutionsanomalien hingewiesen (sog. T-Typ, vgl. S. 269). Die letzteren faßt JAENSCH jedoch als vorwiegend sekundärer Natur auf und möchte seine T-Typen zum Gebiet der organisch begründeten Neuropathie rechnen (1926)[1]. Es folgt ein Beispiel:

---

[1] Die Lehre von der peripheren neuromuskulären Übererregbarkeit bei der (nach W. JAENSCHS Lehre angeblich der „basedowoiden" Konstitution konträr gegensätzlichen) „tetanoiden" Konstitution ist stark in Frage gestellt durch eingehende klinische und

Karl W., 43jähriger Arbeiter. Seit dem 36. Lebensjahr ziehende Schmerzen im Oberbauch. Ausgesprochener Nüchternschmerz. Öfters Erbrechen klarer Flüssigkeit. Kurz zuvor das Gefühl, als ob etwas in den Magen hineinschießt. Gelegentlich Teerstühle. In letzter Zeit starke Gewichtsabnahme. Wegen eines Duodenalgeschwürs Krankenhausbehandlung.

Körpergröße 162,5 cm, Gewicht 56,3 kg, Brustumfang 90 cm. Leptosom. Chvostek deutlich +. Ca im Blut 9,6 mg-%. Galvanische Schwellen: Facialis 0,9 mA. (normal 1,0—2,5), Ulnaris 0,8 mA. 36% Lymphocyten, Blutbild sonst o. B. Röntgenologisch: altes Ulcus duodeni (starke Bulbusdeformierung), starke Gastritis mit erheblicher Supersekretion. Säurewert 69/82. Puls 56. EKG o. B. Auch sonst intern o. B. Gesicht nach Art des „T-Typs": tiefliegende Augen, schmale Lidspalte, gespannter Blick (Abb. 210).

Diagnose: Vagotonischer Leptosomer. „T-Typ" mit leicht tetanischen Zeichen. Ulcuskrankheit.

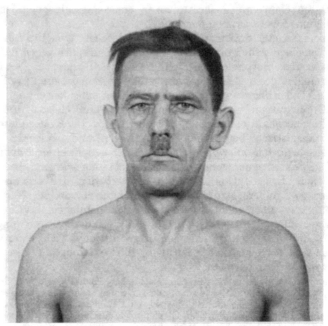

Abb. 210. „T-Typ", galvanische Übererregbarkeit. Ulcus duodeni.

Es folgt noch ein weiteres Beispiel:

Erwin B., 30 Jahre. Angeblich Kinderkrämpfe. Fürsorgeerziehung, ein Bruder schwachsinnig. Trübe häusliche Verhältnisse.

Latente Tetanie: galvanische Übererregbarkeit des N. VII, verstärkt nach Hyperventilation. Ca im Blutserum 7,6 mg-%. Atypische Cataracta zonularis. Rachitische Schmelz-

chronaximetrische Untersuchungen von BLUMENFELDT und KÖHLER [Z. klin. Med. 111 (1929)]. Sie fanden auch bei „B-Typen", ja selbst bei Kranken mit Vollbasedow die angeblich dem „tetanoiden" Formkreis vorbehaltenen Erscheinungen wie CHVOSTEK-Phänomen, ERBsches Phänomen, Hyperventilationstetanie und vor allem chronaximetrische Befunde wie bei den „Tetanoiden". Auch JAENSCH selbst scheint entsprechende Beobachtungen oft genug gemacht zu haben, was aus seiner Aufstellung des Begriffs „B/T-Typ" hervorgeht. Da jedoch die tetanoiden Erscheinungen in einem hohen Prozentsatz der „Basedowoiden" BLUMENFELDTS und KÖHLERS bestanden, nimmt der Bereich dieser angeblichen Mischfälle eine solche Breite ein, daß das Prinzip nicht geeignet erscheint, als Hauptgrundlage eines konstitutionstypologischen Systems zu dienen; dazu ist die Häufigkeit reiner Typen — deren Existenz nicht bestreitbar ist — zu gering. Bemerkenswert ist ferner, daß ein Hauptkriterium der JAENSCHschen Diagnostik der „tetanoiden" Übererregbarkeit, die galvanische Schwellenbestimmung am N. ulnaris, „nach neueren Anschauungen die Erregbarkeitsverhältnisse im peripheren Nerv-Muskelsystems nicht genügend charakterisiert" (BLUMENFELDT und KÖHLER). Auch kann, nach den gleichen Autoren, auf Grund der chronaximetrischen Untersuchungen „von einer *absoluten* elektrischen Übererregbarkeit bei der Tetanie und ihr verwandten Zuständen nicht die Rede sein".

hypoplasien. Gesicht nach Art des T-Typs (Abb. 211 mit etwa 15 Jahren). Capillaren zum Teil spastisch. Psychisch beschränkt, verschlossen, introvertiert, lügnerisch.

Daß aber auch bei echter Tetanie ein T-Typ im Sinne JAENSCHS vermißt werden kann, zeigt die folgende Patientin (Abb. 212) mit Fehlen der engen Lidspalte und des verkniffenen Ausdrucks der beiden Vorgenannten.

Grete B., 34 Jahre. In der Volksschule mehrfach sitzengeblieben. Vor 5 Jahren erstmals antemenstruell „Krämpfe": Verkrampfung, Steifwerden und Kribbeln in Händen und Füßen. Behandlung mit AT 10 und Calcium. 1 Jahr später erhebliche Verschlimmerung der Beschwerden nach „Grippe". Einweisung: schwere Tetanie, typische Anfälle mit Pfötchenstellung. Calcium im Serum 5,8 mg-%. Seitdem regelmäßig AT 10-Behandlung, Chvostek $+++$ (schon positiv bei Bestreichen mit Hammerstiel). Trousseau $++$. EKG zeigt zeitweise QT-Verlängerung. — Wegen Tetanie EM von 50% angenommen.

Bei all diesen Erscheinungsformen manifester neuropathischer Konstitution sind zweifellos auch Erregbarkeitsabweichungen im *vegetativen Nervensystem*

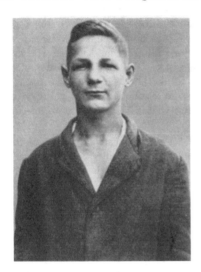

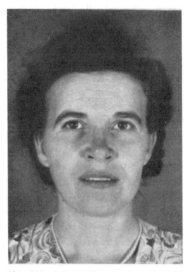

Abb. 211. T-Typ mit latenter Tetanie.　　Abb. 212. Schwere Tetanie ohne „T-Typ".

beteiligt. Dies kommt besonders bei dem Bilde der neuropathischen Konstitution der Kinder zum Ausdruck. Bei manchen der eindrucksvollsten Erscheinungen der kindlichen Neuropathie, wie dem Pylorusspasmus (bzw. auch dem wesentlich selteneren Kardiospasmus der Erwachsenen) handelt es sich um einen Krampfzustand im Gebiet der glatten Muskulatur, der allerdings meist mit einer allgemeinen Erregbarkeitssteigerung verbunden ist. Ob man Personen mit erhöhter Krampfneigung der glatten Muskulatur mit GANTER als Anatoniker besonders hervorzuheben und dem Gegentyp der Apotoniker gegenüberstellen soll, erscheint ziemlich zweifelhaft. Die recht wenig einleuchtende Einbeziehung fast aller Krankheiten in dieses bipolare Schema hat v. BERGMANN mit Recht kritisch zurückgewiesen (1926, S. 1106).

„Der Kinderarzt bezeichnet einen Säugling als neuropathisch, wenn Störungen der Reflexmechanismen neben gesteigerter Ermüdbarkeit und Ängstlichkeit vorhanden sind. Das psychische Verhalten dieser Kinder ist schon während der ersten Lebensmonate durch Störungen des Trieb- und Instinktlebens charakterisiert. Widerwille gegen die Nahrungsaufnahme, unmotiviertes Schreien, hartnäckiges Widerstreben gegen ungewohnte Geschmacksempfindungen usw. erschweren auf das äußerste die Pflege und Erziehung dieser Kinder. Das andauernde Schreien beruht höchstwahrscheinlich auf unangenehm empfundenen Reizen der Sinnesorgane und der Eingeweide. Die beim Trinken verschluckte Luft quält den sensiblen Säugling so sehr, daß die Eltern zu gewöhnlich erfolglosen Änderungen der Ernährung übergehen. Vasoneurotische Erscheinungen im Sinne einer erschreckenden

Hautblässe und eine auffallende Labilität der Herzschlagfrequenz bilden ein weiteres wichtiges pathognomonisches Zeichen der neuropathischen Veranlagung" (L. DOXIADES 1939).

Entsprechend dem niedrigen Entwicklungsgrad der kindlichen Psyche stehen somit für den Pädiater die vorwiegend organisch-neuropathischen Züge im Vordergrund des Erscheinungsbildes, wenn allerdings auch schon hier Züge psychischer Übererregbarkeit vermerkt werden. Ein viel genanntes Symptom kindlicher „Neuropathie", die Enuresis, wird zu Unrecht noch heute immer als rein psychogen und eventuell psychoanalytisch völlig durchschaubar aufgefaßt. Wenn J. H. SCHULTZ 1928 noch von den „oft sehr hypothetischen körperlichen Konstitutionsanomalien" spricht, mit denen das Bettnässen in Beziehung gesetzt wird, so fehlte es damals wohl tatsächlich noch an kritischen Zusammenfassungen dieses Gebietes, wenn auch keineswegs an einem überreichen kasuistischen Beobachtungsgut, wie ein Blick in die Register des Zentralblattes für die gesamte Neurologie nachweist. Heute kann man jedoch nicht mehr, wie BÜRGER-PRINZ das getan hat, die Enuresis als rein psychogene Erscheinung auffassen. In der überwiegenden Mehrzahl der Fälle ist eine klinisch wie anatomisch greifbare erbkonstitutionelle Grundlage in Gestalt des Status dysraphicus gegeben (vgl. z. B. obigen Fall Abb. 144, ferner CURTIUS und LORENZ 1931 und CURTIUS 1939). Man darf hoffen, daß es in ähnlicher Weise gelingen wird, noch manche anderen, anatomisch gesicherten Grundlagen der neuropathischen Konstitution zu gewinnen.

Von den verschiedensten Autoren ist mit Recht immer wieder darauf hingewiesen worden, daß die Träger einer organisch neuropathischen Konstitution sehr häufig auch psychopathische Wesenszüge und sonstige cerebrale Anlageschwächen, insbesondere Schwachsinn und Psychosen tragen.

Ich führte schon früher entsprechende Beispiele an, unter anderen die Kombination von rudimentärer FRIEDREICHscher Ataxie mit Schwachsinn und erblichem Kleinwuchs (S. 105), von myotonischer Dystrophie mit Schwachsinn und Sexualdelikten (S. 170), von schwerem, ausgedehntem „Status degenerativus" mit Schwachsinn, familiärer Epilepsie usw. (S. 173), von Ptosis congenita mit Schwachsinn (HAUBENSACK, S. 176) oder schließlich von Fibrae medullares retinae mit den verschiedensten geistigen und seelischen Abwegigkeiten (S. 176).

Hier folge noch ein weiteres Beispiel:

Georg O., Hilfsschlosser, 45 Jahre. Beide Kinder Hilfsschüler, Halbbruder geistesschwach, mehrfach bestraft wegen Diebstahls und Körperverletzung. Patient ist unehelich geboren. In Volksschule zweimal sitzengeblieben. Enuresis bis 16 Jahre. Sehr leicht erregbar, dabei öfters haltlos vor Wut. Im 1. Weltkriege „Nervenschock" bei Trommelfeuer. Vor einigen Jahren in Universitäts-Nervenklinik wegen vasomotorischer Hyperventilationsanfälle bei schwerer Rentenhysterie. Jetzt erneut hier zur Begutachtung wegen vielseitigster uncharakteristischer Beschwerden. Hochgradige Kahnbrust (Abb. 213). Achillessehnenreflex rechts Ø, links (+) mit Jendrassik. Sämtliche Seroreaktionen im Blut positiv, Lues schon vor Jahren festgestellt. Grob simulatorisches Verhalten, unter anderem bei der Sensibilitätsprüfung. Intellektuell erheblich minderbegabt. *Beurteilung:* Beschränkter Psychopath und Rentenneurotiker. Erhebliche angeborene Thoraxdeformierung. Beginnende rudimentäre Tabes.

Der neuropathischen Konstitution „entspricht neben eventuell qualitativen Besonderheiten, namentlich psychischer Funktionen, in erster Linie eine Übererregbarkeit und besondere Reizbarkeit der gesamten nervösen Apparate, die je nach den individuellen Verhältnissen einmal mehr das animale, ein andermal mehr das vegetative Nervensystem betrifft, einmal mehr das sympathische, ein andermal mehr das parasympathische, einmal diesen, ein andermal jenen Abschnitt der beiden vegetativen Systeme und schließlich einmal mehr die efferenten motorisch-sekretorischen Apparate zentral oder peripher, ein andermal mehr die afferenten, receptorischen oder endlich die trophischen Anteile des Systems bevorzugt. Eine strenge Differenzierung ist hier wohl nur selten möglich, von einem Gegensatz, einem wechselseitigen Sichausschließen der einzelnen Formen kann unter keinen Umständen die Rede sein, immer bleibt das alle die genannten Varianten einigende Band die Übererregbarkeit" (J. BAUER).

Wir haben diesen generalisierenden Standpunkt Bauers wiedergegeben. trotzdem er unseres Erachtens zu weit geht. Wir sahen früher, daß man z. B. sehr wohl berechtigt ist, eine Gruppe von Vagotonikern abzugrenzen, wir wissen, daß es eine Übererregbarkeit peripherer Nerven im Sinne der spasmophilen Diathese gibt, wir werden gleich noch von typischen Psychopathengruppen zu sprechen haben. Trotzdem ist die enge Verwandtschaft vieler neuro-psychopathischer Erscheinungen unverkennbar. Dies kommt z. B. in den Beziehungen von cerebrospinaler, speziell psychischer und vegetativer Übererregbarkeit zum Ausdruck, auf die von den verschiedensten Autoren immer wieder hingewiesen wurde (J. Bauer, v. Bergmann, Brugsch, Dresel, Eppinger und Hess, C. von Noorden, Siebeck, M. Werner, K. Westphal, Wilder u. a.). Die

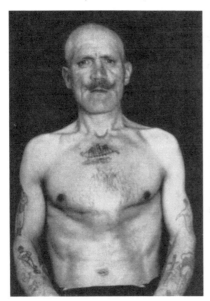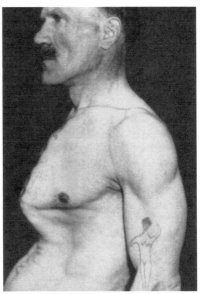

Abb. 213. Debiler Psychopath und Rentenhysteriker, Kahnbrust, rudimentäre Tabes. (Text S. 276.)

vegetativ Labilen sind „oft auch psychisch besonders labil, so daß es zweifellos sehr viele Berührungspunkte zwischen den Typen der vegetativ Labilen und den Psychopathen gibt; beide Kreise überschneiden sich in ziemlichem Umfange, aber sie überdecken sich durchaus nicht" (Siebeck). Enke fand unter 100 Unfallneurotikern 49mal vegetativ-nervöse, 31mal dysgenitale und 13mal sonstige endokrine Erscheinungen. Auch von 100 Rentenneurotikern Meier-Blaauws waren 60 vegetativ Labile. Morphinistische Psychopathen zeigen, auch unabhängig von dem Rauschgiftgebrauch, auffallend häufig vegetative Züge, ebenso wie die asthenischen Psychopathen Schneiders (Pohlisch). J. Lange findet ganz allgemein bei vielen Psychopathen eine Bereitschaft zu vegetativ-vasomotorischen Störungen der verschiedensten Art und denkt zu ihrer Erklärung an „eine anlagemäßig fehlerhafte Entwicklung jener Hirnstätten, von denen das vegetative Leben gesteuert wird". Auch die Krankengeschichten der oben (S. 192f.) geschilderten vegetativ Labilen zeigen deutlich die erhebliche psychische Komponente, die kaum bei einem der geschilderten Kranken vermißt wird. Es ist also nach all dem weitgehend berechtigt, wenn E. Frank schreibt: „Die Vagotoniker von Eppinger und Hess sind Neurastheniker (häufig auf dem Boden eines asthenischen Gesamthabitus oder einer hypoplastischen Konstitution), bei welchen sich die vaso- und visceromotorischen Symptome in den Vordergrund drängen bzw. mit Hilfe unserer erweiterten Kenntnisse leichter auffinden lassen." Für J. Bauer ist die vegetative Übererregbarkeit nur eine Teilerscheinung der allgemeinen neuropathischen Konstitution. Auch für Peritz und Fleischer „steht fest, daß eine Übererregbarkeit im vegetativen Nervensystem als Teilerscheinung einer allgemeinen funktionellen Nervenübererregbarkeit vorkommt".

Wichtiger jedoch als derartige summarische Angaben ist die phänomenologisch-psychologische, zugleich aber somatisch-klinisch ausgerichtete Analyse des Wechselspiels seelischer und körperlicher Bereitschaften und Vorgänge beim Zustandekommen vegetativer Neurosen, wie sie in besonders treffender Weise J. Wilder durchgeführt hat (1933). Des weiteren verweise ich auf die wertvollen Darstellungen E. Brauns und W. Jahrreis'. Mehr von historischem als von sachlichem Interesse sind die bei Wilder vermerkten Anschauungen früherer Autoren (H. H. Meyer, Guillaume) über die Psyche des Vagotonikers und Sympathicotonikers. Immerhin scheint auch uns, daß der Vagotoniker vielleicht häufiger eine schizothyme bzw. schizoide Konstitution trägt. Schließlich ist noch auf die grundlegende physiologische Analyse der „Wechselbeziehungen zwischen psychischen und vegetativen Funktionen" durch W. R. Hess (1925) zu verweisen.

Wenn gegenüber diesem übereinstimmenden Urteil zahlreicher Autoren, dem meine eigenen Erfahrungen durchaus entsprechen, Beringer, Dennig und Fischer mit Hilfe pharmakologischer Prüfungen an einigen wenigen Psychopathen keine vegetative Übererregbarkeit feststellen konnten, so beweist dies nur erneut die oben betonte Begrenztheit dieser Methoden.

Eppinger und Hess betonen die klinisch wichtige Tatsache, daß das Zustandekommen subjektiver Störungen bei vegetativ Labilen, besonders Menschen mit vorwiegend vagotonischen Motilitäts- und Sekretionsanomalien des Magens, weitgehend von der psychischen Konstitution abhängig sei. Denn nur so sei es zu verstehen, daß „bei einzelnen Individuen, bei denen wir objektiv sichere Vagotonie nachweisen konnten (z. B. starke Peristaltik des Magens und hochgradige Hyperacidität), in manchen Fällen gastralgische Beschwerden bestanden, in anderen nicht die geringste Klage geäußert wird". Dieser Tatbestand wird auch von Wilder des Näheren erörtert und konnte neuerdings auch erstmals zahlenmäßig sichergestellt werden. Das an anderer Stelle genauer geschilderte vegetativendokrine Syndrom der Frau (vgl. S. 199 f.) führt nur bei einem Teil der Betroffenen zu derartigen subjektiven Beschwerden, daß Krankenhausaufnahme erforderlich ist. Dies traf zu bei 105 Patientinnen aus einer Reihe von 2000 Frauen, die Curtius und Krüger genau untersuchten. Die 105 Frauen verteilten sich nun folgendermaßen auf die Behandlungsklassen: 59 kamen auf 197 Patientinnen der 2. Klasse (30%), gegenüber 46 von 1803 Frauen der 3. Klasse (2,5%). Wirtschaftslage und Grad der Verwöhnung sind demnach für die Verarbeitung vegetativer Beschwerden von maßgebender Bedeutung. Dem entsprechen auch frühere, allerdings zahlenmäßig nicht belegte Beobachtungen von gynäkologischer Seite (Walthard). Aber auch bei männlichen Vasolabilen machte Ohnsorge gleichsinnige Erfahrungen.

So willkürlich, zeitbedingt und schwierig jede Schilderung der neuropathischen Konstitution ist, so gut lassen sich andererseits dank der Forschungen der letzten Jahre die *psychopathischen Konstitutionen* umreißen. Wir besitzen heute mehrere wertvolle Monographien dieses Gebietes, die teils mehr klinische, teils mehr konstitutions- bzw. erbbiologische Gesichtspunkte berücksichtigen (K. Schneider 1923, E. Kahn 1928, J. Lange 1931, F. Panse 1939). Auch nur die Andeutung der heute relativ scharf umgrenzten Psychopathentypen würde den Rahmen unserer Darstellung erheblich überschreiten. Es sollen jedoch noch einige Fragen grundsätzlicher Art kurz erwähnt werden.

Wenn wir einen Menschen als Psychopathen bezeichnen, so ist damit zunächst nur gesagt, daß er in seinem Verhalten gegenüber der Umwelt, vor allem in Familie und Beruf, Auffälligkeiten zeigt, die über den Normbereich hinausgehen, ohne daß diese abwegigen Reaktionen auf Intelligenzdefekte oder psychische Erkrankungen zurückführbar wären. Psychopathie ist also zunächst ein sozialer Begriff. Die biologischen Wurzeln psychopathischer Reaktionsweisen können außerordentlich verschiedenartig sein. Die umfangreichste Gruppe von Psychopathien umfaßt erbliche Abwegigkeiten des Trieblebens, des Temperaments, des Charakters, wobei es sich öfters weniger um Einzelausfälle oder überhaupt quantitativ faßbare Abwegigkeiten handeln soll als wie — im Rahmen jener oben erörterten Schichttheorien — um fehlerhafte Zusammenarbeit, funktionelle „Dissoziation" der einzelnen Bereiche des Seelischen (R. Braun, H. Hoffmann, Sjöbring u. a.). Hoffmann hat verschiedene dieser „Typen der Schichtdissonanz" geschildert (1935).

Eine zweite, in Vorstehendem schon wiederholt erwähnte Gruppe wird seit Kraepelin, Bleuler, Kretschmer u. a. in genetische Beziehungen zu den endogenen Psychosen gebracht. Bezüglich der Problematik der Begriffe der schizoiden und cycloiden Psychopathie sei auf die vorerwähnten Monographien verwiesen. Eine dritte Psychopathengruppe schließlich, die „organischen" Psychopathen Bostroems, steht in offensichtlichen genetischen Beziehungen zu Erbkrankheiten des Gehirns, hat aber auch zweifellos enge Beziehungen zur erstgenannten Gruppe. Als klassisches Beispiel sind hier die explosiv-primitiven Persönlichkeiten aus dem Verwandtschaftskreis Huntington-Kranker zu nennen. Aber auch zwischen sonstigen Heredodegenerationen des Nervensystems und psychotischen Erscheinungen bestehen Beziehungen[1]. Ähnliche Gedanken wie Bostroem vertritt auch Herm. Hoffmann, wenn er schreibt:

„Bei manchen Psychopathen und Neurotikern will es mir scheinen, als ob sie an einer zunächst nicht faßbaren, aber irgendwie organisch zu denkenden Schwäche des Zentralnervensystems leiden."

Dieser Gesichtspunkt der organischen Fehlveranlagung des Gehirns, auf den ich 1933 besonders nachdrücklich auf Grund meiner genealogischen Multiple Sklerose-Studien hinwies — sie werden auch von Bostroem und Hoffmann als Belege einer derartigen Anschauung herangezogen —, findet neuerdings auch bei Panse die nötige Beachtung. Und das mit gutem Recht, denn es möchte mir scheinen, als ob dieser Weg eines „neurologischen Psychopathiebegriffs" die Aussicht eröffnete, zu einer exakten, vielleicht einmal im Sinne der alten Untersuchungen Picks und Obersteiners morphologisch faßbaren Vorstellung vom Wesen der neuro-psychopathischen Konstitution zu gelangen. Von ganz anderer Seite aus ist auch Ewald in seiner „biologischen Psychologie" zu entsprechenden Ergebnissen gelangt, wenn er als wesentlichste Bedingungen der Charaktergestaltung bezeichnet: „die individuell gegebene Funktionsbereitschaft des Zentralnervensystems, abhängig von der spezifischen Konstruktion der nervösen Elemente. Von ihr hängt auf seiten der Psyche die Gesamtheit der Triebrichtungen und Reaktionen ab, die im Rahmen der Gesamtpersönlichkeit den angeborenen Charakter ausmachen." Die Bedeutung dieser Ausführungen für die Psychopathiefrage leuchtet ohne weiteres ein.

Mit der genetischen Verwurzelung der psychopathischen Konstitutionen in der Trieb-Temperament-Charaktersphäre, der Genealogie der endogenen Psychosen und der Heredodegenerationen eröffnet sich gleich die Frage nach

---

[1] Vgl. meine „Erbkrankheiten des Nervensystems", S. 48f. und 170f.

objektiv greifbaren somatischen Korrelationen, etwa zum endokrinen System und zum Körperbau. Die vorliegenden Kenntnisse sind noch sehr dürftig und undurchsichtig. Ich verweise auf E. Kahns Monographie (1928, S. 382f.) sowie auf die älteres Schrifttum enthaltenden Angaben Harts (1922, S. 432/433). Die Beziehungen von Psychopathie und vegetativer Labilität wurden schon früher besprochen (S. 277).

3. Die konstitutionelle Beurteilung der Gesamtperson.

a) Einleitung.

In den vorstehenden Abschnitten mußte immer wieder darauf hingewiesen werden, daß die gesonderte Besprechung morphologischer, physiologischer und psychologischer, mehr oder weniger isolierbarer Eigenschaften des Organismus nicht dazu verleiten dürfe, darüber den unlösbaren Zusammenhang und die zahlreichen Wechselwirkungen zu vergessen, die das wesentlichste Kennzeichen des lebenden, unteilbaren Organismus, des „Individuums" ausmachen. Ich verweise auf die zusammenfassende Darstellung dieser Fragen, die im Rahmen der Erörterung der begrifflichen Grundlagen der Konstitutionslehre erforderlich war (S. 19). Wir sahen, daß selbst scheinbar so verschiedenartige Erscheinungsformen des Organischen wie Form und Funktion letzten Endes nur verschiedene Betrachtungsweisen des Gesamtorganismus sind (S. 10), daß alle Elemente unlösbar ineinander „verfugt", zu einem synergistischen Funktionsverband verknüpft sind (S. 21). Dieser Tatsache begegnen wir immer wieder, ob wir nun erbbiologische (vgl. S. 32f.), entwicklungsgeschichtliche Befunde — hier sei besonders auf B. Dürkens „Entwicklungsbiologie und Ganzheit" verwiesen — oder die Erscheinungsformen des nachgeburtlichen Phänotyps zu analysieren versuchen. Der bedeutende Vererbungsforscher W. Johannsen, dem wir so viele biologische Begriffsklärungen verdanken, hat von der „vernichtenden Relativität" gesprochen, die dem Begriff der „Einzeleigenschaft" als eines Merkmals des Phänotyps anhaftet; Einzeleigenschaften von Organismen können „nicht als selbständige Entitäten aufrechterhalten werden". Es ist nötig, den Ganzheitscharakter des Organismus und seiner persönlichen Ausprägungsform, d. h. der Konstitution, immer wieder zu betonen, weil noch bis vor kurzem eine mosaikartig summenhafte Konstitutionsbetrachtung weit verbreitet war (vgl. hierzu S. 19, 36), was z. B. im Begriff der Partialkonstitutionen zum Ausdruck kam. Neben der besonderen Beschaffenheit der Einzelorgane sind die wechselseitige Zusammenordnung, die besondere Art der Regulationsvorgänge, das „Abgestimmtsein" der Einzelfunktionen, die ja nur künstlich aus dem Funktionsverband herausgelöst werden können, von mindestens ebenso großer Bedeutung für die Sonderart eines Menschen (vgl. S. 21).

Die Vernachlässigung des Ganzheitscharakters wirkt sich bei der Erforschung des Phänotyps wie des Genotyps gleich nachteilig aus[1]. Auf phänotypischem Gebiet zeigt sich die Notwendigkeit der Ganzheitsbetrachtung schon bei der Erhebung eines scheinbar so klar zutage liegenden Befundes wie des Körperbaus. Hier muß immer das Gesamtbild entscheiden (vgl. S. 61), erst recht gilt dies naturgemäß von funktionellen und gar psychischen Eigenschaften (vgl. hierzu S. 269 f.). Als weitere Beispiele seien erwähnt die früheren Angaben über die Unmöglichkeit, Rassen- und Geschlechtseigenschaften aus der Gesamtkonstitution herauszulösen (S. 12), oder diejenigen über die Betrachtungsweise

---

[1] Zu letzterem vgl. dieses Handbuch, 3. Aufl., Bd. V/2, S. 1419/20.

des Bronchialasthmas (S. 217). Am Beispiel der allergischen Krankheiten sieht man allerdings auch, daß eine den Gesamtorganismus, vielleicht noch besser jede einzelne seiner Zellen betreffende Eigenschaft sich häufig erst dann auswirkt, wenn sie mit einer besonderen umschriebenen Gewebsbeschaffenheit zusammentrifft. Beides findet seine genetische Entsprechung in der Tatsache, daß es neben Erbanlagen, die das Wachstum und die Qualität des Gesamtorganismus regulieren (vgl. dazu S. 34, 122, 137), auch solche gibt, die in entsprechender Weise auf die Einzelorgane einwirken (vgl. S. 23). Daneben bestehen naturgemäß auch phänotypische Beziehungen zwischen konstitutioneller Beschaffenheit des Einzelorgans und des Gesamtorganismus.

Nach diesen und zahlreichen früheren Feststellungen ist es demnach verständlich, wenn verschiedene Autoren das Ganzheitsmoment zum integrierenden Bestandteil ihrer Konstitutionsdefinitionen gemacht haben (BRUGSCH, JAENSCH, KAHN, W. STERN, TENDELOO u. a.) und wenn das Bezogensein auf den Gesamtorganismus für RÖSSLE entscheidet, ob eine phänotypische Eigenschaft „konstitutionellen" Charakter besitzt oder nicht (S. 17).

Wir wollen uns jedoch nicht verhehlen, daß die Betonung des Ganzheitsmomentes die Gefahr laienhaft-unkritischer Vorstellungen in sich trägt.

b) Korrelationen.

Es fragt sich nun, wie beide Gesichtspunkte vereinigt werden können: einerseits die peinlich genaue Erhebung von Einzelbefunden, andererseits die Berücksichtigung der Zusammenhänge und des Ganzen.

Hierzu erscheint nur ein Weg möglich, nämlich festzustellen, welche von den zunächst auf analytischem Wege sorgfältig untersuchten Eigenschaften des Organismus durch zahlenmäßig feststellbare, über zufällige Koinzidenz hinausgehende Beziehungen, d. h. *Korrelationen* verknüpft sind. Der Korrelationsbegriff wurde vor über 100 Jahren von CUVIER geschaffen und hat ständig zunehmende Bedeutung erlangt. CUVIER hatte klar erkannt: „Tout être organisé forme un ensemble, un système unique et clos, dont toutes les parties se correspondent mutuellement et concurrent à la même action définitive par une réaction réciproque. Aucune de ses parties ne peut changer sans que les autres changent aussi; et par conséquent chacune d'elles, prise séparément, indique et donne toutes les autres."[1] Auch die vitalistische Medizin kannte unter verschiedenen Formen der Lebenskräfte unter anderem die „konsensuelle Kraft", die mit Hilfe eines unwägbaren Fluidums, der animalischen Sympathie entsprechend, der Wechselwirkung entfernter Körperteile dient. Hierher wurden beispielsweise die Beziehungen zwischen inneren Organen und Haut gerechnet (nach W. PAGEL 1931); im übrigen sei auf P. DIEPGENs historische Studie über die Konstitutionstheorien des Vitalismus verwiesen.

Die Kenntnis der Zusammenhänge ist für die Konstitutionslehre deshalb so wichtig, weil — wie mehrfach erwähnt — die besondere Reaktionsweise eines Organismus von dem Wechselspiel der Einzelorgane weitgehend abhängig ist. ALLERS definiert das Wesen der Konstitution geradezu als einen „gewissen Gleichgewichtszustand der einzelnen Organe und die konstitutive Störung als eine Verschiebung dieses Gleichgewichts, einen Korrelationsbruch" (zit. nach J. BAUER). In ähnlichem Sinne spricht auch F. KRAUS von „Konstitutionsharmonie", wenn das Korrelationsspiel geregelt ist. Aus einer gleichen Anschauungsweise haben verschiedene Forscher folgerichtig den methodischen Schluß gezogen, daß die Konstitutionslehre in erster Linie Korrelationsforschung zu

---

[1] Nähere Angaben bei ARM. MÜLLER, zit. S. 21, Fußnote.

betreiben habe (Hammar, W. Hueck, F. Kraus, Rautmann u. a.). Kraus'
Syzygiologie war ein erster großzügiger Versuch dieser Art, der allerdings mehr
Programm als Ausführung bedeutet. Wie Rautmann (1926) richtig bemerkt
hat, muß eine systematisch ausgebaute Zusammenhangslehre erst geschaffen
werden. Die unbedingt notwendige Erforschung der konstitutions- und erbbiologischen Korrelationen stellt, wie Rüdin betont (1923), ein riesiges Arbeits-
gebiet dar.

   Es ist demnach erforderlich, den *bisherigen Stand der konstitutionsbiologischen Korrelationsforschung* kurz zusammenfassend zu besprechen. Dabei muß
natürlich abgesehen werden von den so überaus häufigen morphologischen und
funktionellen Korrelationen, die zum wichtigsten und gesichertsten Besitzstand
von Physiologie und Pathologie gehören, wie z. B. zahlreichen Organkorrelationen,
wie denen von Herz und Niere, Darm und Leber, Leber und Milz, Leber und
Pankreas, Gallenwegen und Pankreas, Lunge und Herz, Leber und Gehirn,
sowie den umfassenden Korrelationssystemen der Blutdrüsen und des Nervensystems (nach Askanazy). Endokrines System und Nervensystem sind weiterhin in zahlreiche *korrelativ* eng *verknüpfte Funktionsverbände* höherer Ordnung
eingebaut. Hierher gehört das „vegetative System" im weiteren Sinne von
F. Kraus, dem vegetatives Nervensystem, Blutdrüsensystem und Ionenhaushalt angehören, ferner das Hypophysen-Zwischenhirnsystem, die synergistische
Wirkung von vegetativem System und Überempfindlichkeitsreaktionen, von
vegetativem und cerebrospinalem Nervensystem (vgl. hierzu W. R. Hess 1925,
W. Jahrreiss 1935, S. 491 f. u. a.), oder der Komplex serologischer Einzelfunktionen, die zur immunbiologischen „Abwehrleistung als Ganzem" zusammengeschlossen sind (vgl. S. 247 f.) und die, wie oben angedeutet, ihrerseits wieder
mit dem vegetativen Nervensystem in engem Zusammenhang stehen. Eine
wesentliche Erkenntnis, die wir dem Nachweis dieser und zahlreicher anderer,
vor allem funktioneller Korrelationen verdanken, ist die, daß auch Organe,
denen man gewohnterweise eine beherrschende Rolle zuweist, in das Wechselspiel der Organkorrelationen passiv eingeschaltet sein können, wie das z. B.
von H. Fischer sowie W. R. Hess für das Gehirn in seinen Beziehungen zum
vegetativen und endokrinen System betont wurde.

   Die wechselseitige Abhängigkeit der Teile des Organismus setzt schon mit
dem Augenblick der Befruchtung ein. Ein großer Teil der ontogenetischen
Vorgänge beruht auf wechselseitigen „Induktionen", die von den Furchungs-
vorgängen bis zu den letzten Stadien der Organogenese wirksam sind. Beispiele
derartiger „Wachstumskorrelationen" sind diejenigen zwischen Gehirn und
Schädel oder zwischen Entwicklung der Wirbel und des segmental zugehörigen
Nervenplexus (M. Frede). Sehr interessante Untersuchungen über Wachstumskorrelationen verdanken wir Wessely, der auf experimentellem Wege
zeigen konnte, daß auch nach exogenen Strukturveränderungen umschriebener
Teile (z. B. der Linse) des Auges jugendlicher Tiere die Gestaltung des ganzen
Augapfels, seiner Nachbargebilde, ja selbst der knöchernen Augenhöhle sich den
neuen Verhältnissen anpaßt kraft eines „Zwangs zur Harmonie der Teile in der
organischen Natur", der auch dem Botaniker K. v. Naegeli bei Untersuchungen
über das regenerative Pflanzenwachstum besonders aufgefallen war. Dabei läßt
sich nachweisen, daß die Wirkung der Teile aufeinander nur teilweise rein mechanisch gedeutet werden kann im Sinne des von Roux betonten Kampfes um den
Raum. Auch die früher (S. 19) erwähnten Harmonisierungsvorgänge bei der
Entwicklung von Bastarden gehören in das Gebiet der Wachstumskorrelationen.
Die entwicklungsgeschichtliche Analyse gestattet es, die Kombination verschiedener angeborener Anomalien eines Organes zu verstehen, die zunächst

undurchsichtig erscheinen, wie BEST an den Korrelationen zwischen Anomalien von Netzhaut und Sehnerv einerseits, dioptrischem Apparat andererseits zeigen konnte. Viele behaupteten Korrelationen des Auges haben allerdings der Kritik nicht standgehalten, wie A. CATSCH in sorgfältigen korrelationsstatistischen Untersuchungen an Hand von rund 36 000 augenpoliklinischen Krankenblättern, die er auf meine Veranlassung bearbeitet hat, nachweisen konnte. Dagegen spricht vieles für die ebenfalls entwicklungsgeschichtlich zu verstehende Korrelation zwischen Refraktion und Gehirn- bzw. Intelligenzentwicklung, wie A. VOGT in Gemeinschaft mit verschiedenen seiner Schüler wahrscheinlich machte (Näheres bei VOGT-WAGNER-SCHLÄPPER, S. 585).

Alle vorgenannten Korrelationen sind dadurch gekennzeichnet, daß die jeweils beteiligten Organe im Dienste gleicher oder verwandter funktioneller Aufgaben stehen, so beispielsweise Herz und Niere, Lungen und Herz, die Blutdrüsen, besonders auch im höheren Funktionsverband des „vegetativen Systems" von F. KRAUS oder, auf dem Gebiet der Wachstumskorrelationen, Gehirn und Schädel. Diese Zusammenhänge, vor allem bei den eigentlichen Organkorrelationen, sind — wie erwähnt — die eigentlichste und fruchtbarste Domäne der Physiologie.

Demgegenüber begegnen wir im Organismus zahlreichen anderen Korrelationen, denen nach unseren jetzigen Kenntnissen keine unmittelbare physiologische Bedeutung zukommt, die aber konstitutionsbiologisch deshalb von großer Bedeutung sind, weil aus dem Vorliegen oder der Beschaffenheit des einen der korrelierten Merkmale gewisse Rückschlüsse auf das andere gezogen werden können, beispielsweise aus dem Körperbau auf die Charakterstruktur. Wenn jene „physiologischen" Korrelationen die einheitlich geschlossene Zusammenfassung der einzelnen Organfunktionen zur Ganzheit der Person bedingen, so ist es möglich, aus den zuletzt genannten „konstitutionellen" Korrelationen Rückschlüsse auf die besondere Beschaffenheit des Einzelmenschen oder einer Gruppe von Einzelmenschen zu ziehen.

Allerdings müssen wir uns darüber klar sein, daß unser gesichertes Wissen auf diesem Gebiet noch sehr gering ist und daß viele eindrucksmäßig bzw. auf Grund ungenügender, zu kleiner Untersuchungsreihen angegebenen Korrelationen der Kritik nicht standgehalten haben. Ich verweise auf die früheren Ausführungen über die Beziehungen von Habitus und innerer Organisation (S. 90), Habitus und Blutdrüsensystem (S. 98), auf manche Angaben über Habitus und funktionelles Verhalten[1] (S. 94 ff.), auf die Beziehungen zwischen Blutgruppen und sonstigen anthropologischen Merkmalen (S. 247) sowie Krankheitsdispositionen (S. 247). Auch LUBOSCH betont, daß über die Korrelationen morphologischer und sonstiger Eigenschaften noch wenig bekannt sei, „vor allem deswegen nicht, weil an sich über die Korrelation von anatomischen Merkmalen an Leichen kaum etwas Sicheres bekannt ist. Die gesamte Stigmata- und Konstitutionsforschung bedarf noch durchaus einer sicheren Begründung durch das Studium der menschlichen Leiche (HAMMAR, LUBOSCH). Die Lösung der Aufgabe kann erst in Angriff genommen werden, wenn statistisches Material aus zahlreichen Präpariersälen an den Leichen mannigfacher Populationen gesammelt worden ist. Erst wenn man weiß, welche Merkmale im Körper korrelativ verbunden, welche nur frei kombiniert sind, wird es möglich sein, zu untersuchen, welche Beziehungen zwischen den korrelativ verbundenen Merkmalen, der Zusammensetzung der Population, der Lebenslage und der Veranlagung zu Krankheiten bestehen."

---

[1] Hier sei auch auf die oben (S. 258 f.) erwähnten Beziehungen zwischen Körperbau und Tonus verwiesen.

Die klinische Konstitutionslehre fand aber andererseits doch eindeutige konstitutionelle Korrelationen, wie die zwischen Körperbau und endogenen Psychosen (S. 104), die im Sinne Kretschmers auch weitgehende Geltung für den Normbereich haben dürften, indem Pykniker mehr zu cyclothymer, Leptosome mehr zu schizothymer Charakterstruktur neigen[1]. Es zeigten sich des weiteren eindeutige Korrelationen zwischen manchen „Degenerationszeichen" und Abwegigkeiten der Gesamtkonstitution (vgl. S. 163 f.). Am klarsten sind die statistisch nachgewiesenen Korrelationen verschiedener anatomisch und entwicklungsgeschichtlich zusammengehöriger Symptome eines Syndroms, sei es nun, daß sie ein einziges System betreffen (Beispiel: Status varicosus, S. 148) oder daß sie sich auf verschiedene, durch enge ontogenetische Korrelationen verknüpfte Systeme beziehen (Beispiel: Status dysraphicus, S. 118; Näheres bei Curtius 1939). Schließlich gibt es Syndrome, die weder anatomische noch greifbare entwicklungsgeschichtliche Beziehungen haben und dennoch konstante, eindeutige Korrelationen besitzen, die auf der Wirkung eines pleiotropen Gens beruhen (Beispiel: Wilsonsche Krankheit).

Neben diesen gesicherten, wenn auch in ihrem Ausmaß verschieden starken Korrelationen — vgl. hierzu die auf S. 93 zitierten Angaben Rautmanns über „korrelative Variabilität" — gibt es nun noch zahlreiche angebliche Korrelationen, die teils als recht unwahrscheinlich oder zum mindesten unbewiesen, teils direkt als nicht existierend bezeichnet werden müssen. Ich nenne als Beispiele der erstgenannten Art die Beziehung von Exostosen zur Haarfarbe, insbesondere zum Rotblond (Näheres bei Bauer und Bode 1940, S. 144), von Rothaarigkeit und psychischer Abwegigkeit (Hanhart 1924, 1940) (vgl. hierzu S. 292), dunkler Pigmentierung und Kropf (Fässler), dunkler Pigmentierung und Migräne (Lichtwitz 1936), „großem Gesicht" und Migräne (Lichtwitz 1936), weiblicher Genitalhypoplasie und Spitzbogengaumen (Naujoks und Loebell, zit. nach A. Mayer 1941), Uteruskrebs und Spätmenarche (A. Mayer 1941). Hierher gehören auch die merkwürdigen und von Nachuntersuchern nicht bestätigten Korrelationsangaben Drapers (vgl. S. 105), der Augendistanz, Unterkieferwinkelgröße und Ähnliches zur Erkennung bestimmter Krankheitsdispositionen heranziehen will. O. Reiter bezweifelt mit Recht die Hypothese Steinigers, daß zwischen der kranialen bzw. caudalen Entwicklungstendenz der Wirbelsäule einerseits und den Körperbautypen (bzw. sogar der Tuberkulosedisposition!) Beziehungen bestehen; ferner Sausers Hypothese von Korrelationen zwischen Wirbelsäulenvarianten einerseits, Angulus cran. scapul. sowie M. abduct. digiti V andererseits. Derartige Bestrebungen, morphologisch, funktionell, entwicklungsgeschichtlich und erbbiologisch heterogene Eigenschaften zur korrelationsstatistischen Analyse der Konstitution zu wählen, werden auch von Tierzüchtern abgelehnt. So schreibt Krallinger:

„Es dürfte mit den Mitteln der exakten Variationsstatistik unmöglich sein, Beziehungen zwischen Dicke der Schwanzwurzel oder des Hornansatzes und der Milchergiebigkeit (beim Rind, Ref.) zu finden."

Weiter nenne ich die angeblichen Beziehungen zwischen dunkler Pigmentierung (mit Hypertrichose) und Hypertension (E. Frank), zwischen Vasoneurose einerseits, Neigung zu Fettansatz bei gleichzeitiger Hyperthyreosedisposition (?), Hypofunktion der Hypophyse, kleiner Sella andererseits (Westphal). Die von Bernh. Aschner, Klare, Böhning u. a. angegebenen Korrelationen zwischen Pigmentierung („Komplexion") einerseits, Infektionsdisposition, insbesondere „lymphatisch-exsudativer" Konstitution andererseits, bedürfen wohl auch noch der statistischen Unterbauung (vgl. hierzu S. 290). Stumpfls Angabe,

---

[1] Es darf allerdings nicht unbeachtet bleiben, daß bis heute die Kritik an Kretschmers System nicht verstummt ist. Eine Zusammenstellung des einschlägigen Schrifttums findet sich bei Hans Moritz 1947. Vgl. hierzu auch W. S. Schlegel: Körperbautyp und innere Erkrankungen (Ärztl. Forsch. 1950).

daß gemütsarme Psychopathen in der Regel eine besonders grobe und derbe Körperkonstitution, unter anderem eine lederartige Beschaffenheit der schlecht durchbluteten Haut, eine allgemeine, mit athletischen Zügen einhergehende Gedrungenheit aufweisen sollen, kann von HEINZE nicht bestätigt werden. Auch K. SCHNEIDER vermißt bestimmte Korrelationen zwischen psychopathischen Konstitutionen und Körperbeschaffenheit. EPPINGER und HESS' Angaben, daß bei Vagotonikern besonders häufig Kurzsichtigkeit, große Hände und Füße, Plattfüße, Wolfsrachen und Syndaktylie beständen, sind in sich ziemlich unwahrscheinlich, ebenso wie der Zusammenhang zwischen den so häufigen — vgl. die analogen Angaben über Fußwurzelknochen, S. 116 — Ossifikationsstörungen der Handwurzelknochen und Blutkrankheiten (GIGON 1923).

Schließlich erwähne ich noch die Arbeit des Psychologen SCHAER, der gesetzmäßige Beziehungen zwischen psychischer Konstitution und Habitus einerseits, Blutgruppen anderseits festgestellt haben will. Unter den Trägern der Blutgruppe A sollen 2 körperbauliche „Prägungen" vorkommen: die eine ist grazil, schlank, beweglich, die zweite rundbäuchig, pyknisch. Die Träger der Blutgruppe A sollen JAENSCHS B-Typus entsprechen. Demgegenüber sollen unter B-Trägern eine schlank-athletische und eine kräftig-breitschultrig-athletische „Prägung" beobachtet werden. Die B-Träger sollen JAENSCHS T-Typ entsprechen. Die Vertreter der Blutgruppe A werden psychologisch als selbstsichere, sinnlich veranlagte, gemütvolle, syntone humorvolle Ausdrucksmenschen geschildert, sie würden demnach, auch nach Ansicht des Autors, im wesentlichen KRETSCHMERS Zyklothymen entsprechen, diejenigen der Blutgruppe B als introvertierte, ausdrucksgehemmte, vorwiegend reflektierend eingestellte Personen, d. h. als Schizothyme im Sinne KRETSCHMERS. Da die Arbeit SCHAERS jeglicher statistischen Unterlagen vermissen läßt — es wird nicht einmal über die Größe des gesamten Beobachtungsgutes, geschweige diejenige der verschiedenen Blutgruppen berichtet —, entbehren seine sehr kühnen Behauptungen jeglichen Beweises und können demnach zunächst keinerlei Anspruch auf Geltung erheben. Seine Behauptung, das „Blutgruppenmetrum" als gruppenmäßige Ausweitung der Betrachtung sei „ein fruchtbarer Rahmen, gewissermaßen eine Forschungsdisposition und Ausrichtung für die Einzelforschung", entbehrt demnach jeder sachlichen Begründung und ist in sich durchaus unwahrscheinlich. Die Angabe SCHAERS, daß die Heranziehung der Blutgruppendiagnostik für die Frage der Krankheitsdisposition wichtige Aufschlüsse verspreche, zeigt, daß dem Verfasser das umfangreiche einschlägige Schrifttum nicht bekannt ist (vgl. S. 18 und die Berliner Dissertation von J. GUSKE; Schrifttum;). Mit O. THOMSEN, dem besten Kenner der Blutgruppenfrage, ist nämlich festzustellen, daß verwertbare Korrelationen nicht nachweisbar sind. Die phantastischen Vorstellungen SCHAERS werden unter anderem beleuchtet durch seine Behauptung, „daß ein irgendwie gearteter, biologischer, hereditärer und stammesgeschichtlicher Zusammenhang zwischen Blutgruppen und Jahreszeit bestehe", der ihn sogar zu einer Analogisierung „zwischen dem herbstlich-winterlichen Gestaltungsprinzip, der Konzentration (Eiskristallisation) einerseits, und dem Spannungs- und Krampfhabitus des gesperrten Katatonikers andererseits und dessen endokriner Formel (Nervensystem usw.)" veranlaßt. Um mir selbst ein Urteil über die Beziehungen von Blutgruppe und Körperbau zu bilden, habe ich obenstehende Zusammenstellung gemacht, die meiner Erwartung entsprechend zu einem negativen Ergebnis geführt hat (s. Tabelle 43).

Wir stellten weiterhin fest, ob sich bestimmte Häufigkeitsbeziehungen zwischen Blutfaktor und Habitus feststellen ließen und kamen erwartungsgemäß auch hier wie bei den Blutgruppen zu einem negativen Ergebnis, wie aus der Tabelle 44 zu ersehen ist.

Auch die von GESSELEVIČ sowie SMIRNOVA und ČERNAJEVA (zit. nach GESSELEVIČ) angegebenen Korrelationen zwischen Blutgruppe und Körperbau halten der Kritik nicht stand. Unter den von GESSELEVIČ bei den verschiedenen Blutgruppenträgern angegebenen mittleren PIGNET-Werten ist nur der Unterschied zwischen Gruppe 0 und B fehlerkritisch gesichert. Dazu kommt, daß der PIGNET-Index nur Ausdruck des aktuellen Ernährungszustandes, nicht aber des wesentlich erbbedingten Körperbaus ist. Schließlich ist noch darauf hinzuweisen, daß nach VIOLA, im Gegensatz zu den Angaben GESSELEVIČs, unter 540 Männern bei den Trägern von Gruppe A und 0 relativ viel Schmalwüchsige („Longitypen"), dagegen bei B- und AB-Trägern relativ viel Breitwüchsige („Brevitypen") gefunden werden.

Als sicher irrtümlich erwiesen sich folgende Angaben über angeblich bestehende Korrelationen: Nach dem AMMONschen „Gesetz" soll eine positive Korrelation zwischen Körpergröße und Langköpfigkeit bestehen, was BRESCIANI-TURRONI, sowie BURRAU nicht bestätigen

Tabelle 40. *Blutgruppen*

Blutgruppe	Wir fanden[1] in einem Gesamtbeobachtungsgut von		
	72 Pykniker	112 Leptosome	25 Athletiker
0	$20 = 27,8\% \pm 5,3$[2]	$40 = 35,7\% \pm 4,5$	$8 = 32,0\% \pm 9,3$
A	$35 = 48,6\% \pm 5,9$	$46 = 41,0\% \pm 4,6$	$13 = 52,0\% \pm 9,9$
B	$6 = 8,3\% \pm 3,2$	$17 = 15,2\% \pm 3,4$	$3 = 12,0\% \pm 6,5$
AB	$11 = 15,3\% \pm 4,2$	$9 = 8,0\% \pm 2,6$	$1 = 4,0\% \pm 3,9$

konnten; dies gilt auch für die Nachprüfung des von Neurath aufgestellten „Wachstums-gesetzes" durch E. Haas (vgl. S. 99). Mit der Aufstellung von Gesetzen sollte man in der Biologie recht zurückhaltend sein, vor allem dann, wenn von einer zahlenmäßigen Begründung keine Rede ist. Negativ verliefen weiterhin die Untersuchungen von Wendt und Zell über die von Poll, Blixenkrone-Möller und Duis behauptete Korrelation zwischen bestimmten Hand- und Fingerleistenmustern und Schizophrenie. Ich erinnere hier noch ein-mal an die früheren Angaben über die konstitutionsbiologische Indifferenz anthropologischer Merkmale (S. 18, 105). Letzteres ergibt sich auch aus meiner negativ ausgefallenen Nachprüfung

Tabelle 41. *Blutfaktoren*

Blutfaktoren	Wir fanden in einem Gesamtbeobachtungsgut von		
	54 Pykniker	76 Leptosome	18 Athletiker
M	$15 = 27,8\% \pm 6,1$[2]	$22 = 28,9\% \pm 5,2$	$7 = 38,9\% \pm 11,4$
N	$6 = 11,1\% \pm 4,3$	$12 = 15,8\% \pm 4,2$	$2 = 11,1\% \pm 7,4$
MN	$33 = 61,1\% \pm 6,6$	$42 = 55,3\% \pm 5,7$	$9 = 50,0\% \pm 11,7$

der Behauptung Ratners, daß die Rothaarigkeit zu den Symptomen des Status dysraphicus gerechnet werden müsse (Curtius 1939, S. 222). Als letztes Beispiel dieser Gruppe nenne ich noch eine Angabe Otfr. Müllers: „Daß Varicenbildung bei Neuropathen ungemein häufig ist, bedarf wohl kaum mehr der Betonung" (1922 und 1939). Da ich trotz langjähriger Beschäftigung mit der Varicosis und der psycho-neuropathischen Konstitution durchaus keine entsprechenden Eindrücke gewonnen hatte und mir auch derartige Zusammenhänge nicht vorstellen konnte, unternahm ich es, auf statistischem Wege diese Behauptung nachzu-prüfen[3]. Das Ergebnis war erwartungsgemäß negativ. Unter 1000 Erwachsenen ergaben sich folgende Häufigkeiten:

Psychopathisch und vegetativ labile Personen fanden sich:

Unter 361 ♂ ohne Varicen 42mal[4] $= 11,6 \pm 1,68\%$,
unter 105 ♂ mit Varicen 17mal[5] $= 16,1 \pm 3,58\%$,
unter 346 ♀ ohne Varicen 63mal[6] $= 18,2 \pm 2,07\%$,
unter 188 ♀ mit Varicen 43mal[7] $= 22,8 \pm 3,05\%$.

Es zeigt sich also, daß die gefundenen geringen Differenzen innerhalb der Fehlergrenze liegen, mit anderen Worten, daß von der behaupteten Korrelation keine Rede sein kann.

Anhangsweise sei erwähnt, daß sich auch auf dem Gebiet der *Tierzucht* manche hoch-gespannten Erwartungen bezüglich der Beurteilung der Leistungsfähigkeit von Haustieren an Hand äußerer Formmerkmale und sonstiger Eigenschaften nicht erfüllt haben. Das Streben, „in der Praxis verwendbare Anhaltspunkte dafür zu finden, wie man die inneren physiologischen Komplexe eines Tierkörpers auf Grund äußerer Merkmale erkennen könnte, hat auf morphologischem Gebiete bisher zu keinen befriedigenden Ergebnissen geführt" (Selahattin im Anschluß an Kronacher).

Manchen Angaben positiver Korrelationen, z. B. zwischen Rippenwinkel und Milchmenge des Rindes (Duerst, Dencker), die zudem von anderer Seite nicht bestätigt werden konnten

---

[1] Frau Dr. J. Frischeisen-Köhler danke ich für ihre freundliche Unterstützung.
[2] Einfacher mittlerer Fehler.
[3] Frau Dr. Wernicke danke ich für ihre freundliche Unterstützung.
[4] Davon 20 Psychopathen $= 5,5 \pm 0,37\%$ und 22 vegetativ Labile $= 6,1 \pm 0,39\%$.
[5] Davon 9 Psychopathen $= 8,5 \pm 2,72\%$ und 8 vegetativ Labile $= 7,6 \pm 2,56\%$.
[6] Davon 20 Psychopathen $= 5,7 \pm 0,39\%$ und 43 vegetativ Labile $= 12,4 \pm 1,76\%$.
[7] Davon 16 Psychopathen $= 8,5 \pm 2,04\%$ und 27 vegetativ Labile $= 14,3 \pm 2,55\%$.

und Habitus. (Text S. 285.)

409[1] Personen:		Gesamtbeobachtungsgut: 409 Personen[2]	Vergleichszahlen[3] aus	
	187 Mesosome		Norddeutschland in %	Ges. Deutschland in %
66 = 35,3% ± 3,5		136 = 33,2% ± 2,3	39,4%	38
90 = 48,1% ± 3,6		193 = 47,2% ± 2,5	47,1	44
19 = 10,2% ± 2,2		45 = 11,0% ± 1,5	9,3	13
10 = 6,4% ± 1,8		35 = 8,6% ± 1,4	4,2	5

(KRONACHER), stehen solche fraglicher bzw. sehr geringer Art gegenüber, z. B. zwischen Körpermaßen und Milchleistung (KRONACHER), Blutwerten, d. h. Hämoglobingehalt, Trockensubstanz, Viscosität und Senkungsgeschwindigkeit des Blutes einerseits, Körpermaßen andererseits (KRONACHER), Rippenwinkel und Lebendgewicht der Schafe (GÄRTNER und Mitarbeiter), Körperform und Renngeschwindigkeit der Pferde (AFANASIEFF). In weiteren Fällen haben sich überhaupt keine sicheren Korrelationen feststellen lassen, z. B. zwischen den obengenannten Blutwerten und der Milchleistung des Rindes (KRONACHER), zwischen verschiedenen morphologischen Besonderheiten und Milchleistung (PER TUFF

und Habitus. (Text S. 285.)

329 Personen:		Gesamtbeobachtungsgut: 329 Personen[4]	Vergleichszahlen[5] in %
	169 Mesosome		
53 = 31,4% ± 3,7		100 = 30,4% ± 2,5	30,94
24 = 12,2% ± 2,5		45 = 13,7% ± 1,9	19,60
92 = 54,4% ± 3,8		184 = 55,9% ± 2,7	49,43

und WRIEDT), Haarbau und Milchleistung (SELAHATTIN). Es ist deshalb verständlich, wenn festgestellt wird, daß die praktisch ausschlaggebenden funktionellen Leistungsprüfungen der Tierzucht durch die äußere Körperbaubeurteilung keinesfalls ersetzt werden können (KRONACHER), bzw. dem älteren „tierzüchterischen Formalismus", der einseitig auf die sog. „Exterieurbeurteilung" eingestellt war, der Kampf angesagt wurde (POTT, KRALLINGER, KRONACHER u. a.). Die Praxis hat aus derartigen Erfahrungen die Folgerung gezogen, die Herauszüchtung der „Leistungen", wie Muskelkraft, Zugfähigkeit, Schnelligkeit der Pferde und Rinder, Milchergiebigkeit der Rinder, Wollmenge, Wollfeinheit der Schafe, Fleisch- und Fettansatz der Schafe und Rinder, Eierzahl der Hühner usw., nur auf die qualitative und quantitative Beschaffenheit dieser Eigenschaften bei den Zuchttieren und ihrer Aszendenz, nicht aber auf die meist ästhetischen Gesichtspunkten folgende, rein morphologische „Exterieur"-Beschaffenheit zu begründen (vgl. KRALLINGER), wenn auch gewisse äußere Hinweise noch beschränkt anerkannt werden, wie der Unterschied zwischen „Masttyp" und „Milchtyp" beim Rind oder zwischen „Masttyp" und „Legetyp" beim Huhn (KRALLINGER). Allerdings handelt es sich bei den festgestellten Beziehungen häufig nicht um echte Korrelationen, sondern das morphologische Kennzeichen des betreffenden Typs, z. B. die Euterbeschaffenheit des Rindes bzw. die Beinfarbe des Huhnes ist Folge, nicht konstitutionelle koordinierte Voraussetzung der betreffenden Leistung (KRALLINGER).

Von besonderem Interesse für die Krankheitsforschung sind natürlich die positiven oder negativen Korrelationen verschiedener Erkrankungen, v. PFAUND-LERS *Syntropien bzw. Dystropien,* die insofern auch Gegenstand der Konstitutionsforschung sind, als sie auf der besonderen Reaktionsform eines Individuums

---

[1] ♂ und ♀. Wegen der kleinen Zahl werden die Ergebnisse gemeinsam verarbeitet. Wir fanden im Rahmen der Fehlergrenze praktisch gleiche Verteilung in beiden Geschlechtern.

[2] Im Gesamtbeobachtungsgut sind 13 Dysplastiker enthalten, die aber bei der Aufstellung der Habitustypen ihrer geringen Anzahl wegen nicht berücksichtigt wurden.

[3] Zit. nach LOEFFLER (Handbuch der Erbbiologie, Bd. 2).

[4] Im Gesamtbeobachtungsgut finden sich 12 Dysplastiker.

[5] Aus einer Untersuchung von SCHIFF an 3333 Deutschen aus Berlin, zit. nach LOEFFLER (Handbuch der Erbbiologie, Bd. 2). LOEFFLER gibt das Verhältnis von M:N:MN an als etwa 30:20:50.

oder einer Individuengruppe beruhen können. Schon oben wurden derartige Beobachtungen mitgeteilt, besonders bei Besprechung des vegetativen Systems (S. 197, 199 f.) und des Stoffwechsels (S. 236 f.). An der letztgenannten Stelle war auch die Rede von den zwar wahrscheinlichen, statistisch aber noch nicht gesicherten Beziehungen zwischen Nervensystem und Diabetes. Als eine auffallend häufige Kombination dieser Art verdient diejenige zwischen Friedreichscher Ataxie und Diabetes erwähnt zu werden (Curtius, Störring und Schoenberg, daselbst weiteres Schrifttum). Des weiteren sind hier die Korrelationen zwischen sonstigen Erbkrankheiten des Nervensystems auf der einen, Blutdrüsen-Stoffwechsel-Skeleterkrankungen auf der anderen Seite zu erwähnen, die ich in meiner Monographie 1935 eingehend besprochen habe. Die Beziehung der Schizophrenie zu erhöhter Tuberkuloseanfälligkeit hat Luxenburger statistisch erwiesen, während J. Lange und andere Autoren, allerdings zunächst nur eindrucksmäßig, auf die Zusammenhänge zwischen manisch-depressivem Irresein und Diabetes hingewiesen haben. Die beiden letztgenannten Erbkreisen innewohnende Bevorzugung des pyknischen Habitus macht derartige Zusammenhänge allerdings wahrscheinlich, während das gleiche mutatis mutandis von der Beziehung zwischen Schizophrenie und Tuberkulosedisposition zur Leptosomie gilt.

Auch auf dem Gebiet der konstitutionellen Syntropien ist vieles behauptet worden, was der Kritik nicht standhält. So nennt F. Kraus unter den „wichtigeren Komplikationen der Basedowschen Krankheit" die Tabes; auch R. Stern will bei Tabikern besonders häufig Zeichen thyreotoxischer Konstitution gefunden haben. Demgegenüber konnten Curtius, Schlotter und Scholz unter 101 intern-neurologisch genau untersuchten Tabikern keinen einzigen Basedow- oder Thyreotoxikosekranken feststellen. Ebenso verlief die Nachprüfung der Angabe von R. Stern, Oppenheim, Guinon und Souques, daß Tabiker häufiger als sonstige Personen eine Glykosurie zeigen, negativ, desgleichen diejenige J. Bauers, daß Tabiker häufig an Lungentuberkulose litten. Auch in der engeren Familie unserer Tabiker fanden wir keine Erhöhung der Tuberkulosemortalität und -morbidität. Hart entkräftete die Behauptung, daß Beziehungen zwischen Aorta angusta und Perniciosa, Aorta angusta und Magengeschwür, sowie ein Antagonismus zwischen Magengeschwür und Tuberkulose beständen (1923). Eine umfangreiche Untersuchung über die Beziehung beider Erkrankungen hat neuerdings E. M. Müller veröffentlicht.

Angesichts der Begrenztheit der klinischen Diagnostik sind natürlich von besonderer Wichtigkeit korrelationsstatistische Untersuchungen pathologischer Anatomen. Wenn auch wertvolle Ansätze in dieser Richtung vorliegen (Beneke, Bartel), so ist diese Forschungsrichtung doch noch sehr unentwickelt. Die Ergebnisse Bartels lassen sich nicht verwerten, da die gefundenen Häufigkeitsdifferenzen zu gering und dementsprechend statistisch nicht reell sind. Außerdem handelt es sich um ein ausgelesenes Beobachtungsgut.

Die vorstehenden Angaben über Syn- und Dystropien sind selbstverständlich in keiner Weise erschöpfend. Es sollte nur an Hand einiger Beispiele die Wichtigkeit dieses Forschungsgebietes für Konstitutions- und Krankheitslehre dargetan werden, wobei besonders auf die vorbildlichen Untersuchungen M. v. Pfaundlers und L. v. Sehts über die Syntropien in der Pädiatrie hinzuweisen ist (1921). Die Sicherheit des zahlenmäßigen Nachweises mancher Krankheitsbeziehungen (z. B. von Rachitis und Spasmophilie, Gelenkrheumatismus und Herzfehlern) wird von keiner der obengenannten Untersuchungen erreicht.

Wenden wir uns nun noch mit einigen Worten der *Deutung konstitutioneller Korrelationen* zu. Schon oben wurde von den entwicklungsgeschichtlich bedingten Korrelationen gesprochen. Sie sind in dem erblich festgelegten, artspezifischen Plan der Ontogenese verankert. Von erbbiologischen Korrelationen im engeren Sinne sprechen wir dann, wenn verschiedene phänotypische Merkmale auf Grund einer bestimmten Genkonstitution regelmäßig miteinander kombiniert sind; es handelt sich hauptsächlich um die früher (S. 34) sowie in Bd. V/2 der 3. Aufl. dieses Handbuches, S. 1458 f. besprochene Pleiotropie, sowie andere experimentell genetisch begründete Erscheinungen (vgl. S. 36). Die früher, vor allem von JUL. BAUER (1929, 1932) vertretene Anschauung, daß derartige Merkmalskombinationen meist auf Koppelung verschiedener, in einem Chromosom gelegener Gene beruhe, ist durchaus unbewiesen — wir kennen beim Menschen bisher nur vereinzelte Fälle sicherer Koppelung — und unwahrscheinlich, da sich die Erscheinungen großenteils zwanglos anderweitig, und zwar eben besonders auf dem Wege der Pleiotropie erklären lassen.

Man muß sich allerdings darüber im klaren sein, daß die genetisch verknüpften Einzelmerkmale bzw. Merkmalskomplexe nicht stets phänotypisch in gleicher Anzahl und Stärke vorhanden zu sein brauchen. Wie v. PFAUNDLER 1940 für exsudative Diathese und Arthritismus feststellte — in gleicher Weise hat er sich seit 1911 wiederholt ausgesprochen —, kann das „Mosaik der Glieder im einzelnen vom Zufalle beherrscht" erscheinen, während „die Anhäufung der Teilbereitschaften bei den betroffenen Individuen eine nachweislich überzufällige" ist. Das gleiche gilt z. B. für die Einzelmerkmale des Status dysraphicus (vgl. CURTIUS 1939) und des Status varicosus (CURTIUS und SCHOLZ 1935, EDM. SCHOLZ 1937), sowie für Objekte der experimentellen Genetik, z. B. das — wie der Name andeutet — ausgesprochen pleiotrope Gen „Polyphän" von Drosophila funebris, bei dem trotz „grundsätzlicher Korrelation" aller Einzelsymptome jedes Merkmal „eine bedeutende Variabilität seiner Manifestierung" zeigt (HELENE TIMOFÉEFF-RESSOVSKY). Es steht demnach fest, „daß die Kombination der Bereitschaften und demgemäß der Krankheitszeichen trotz gewisser innerer Gesetzmäßigkeiten doch ein buntes Bild liefern kann. Darin liegt der oft unverstandene Kernpunkt der ganzen Lehre" (v. PFAUNDLER 1940). Zum letztgenannten Punkt ist weiterhin auf die oben zitierte Arbeit von EDM. SCHOLZ 1937 zu verweisen.

Von anthropologischen Gesichtspunkten aus bespricht v. EICKSTEDT „die biologischen Wurzeln der Ganzheit" (1938, S. 749) und betont vor allem die relative Selbständigkeit der innersekretorischen Ausformung des Organismus gegenüber der speziellen Genkonstellation. Diese regele zwar die Einzelformen, z. B. von Nase, Ohr, Becken, Muskeln.

„Aber wie grundanders ist das gleiche und in gleicher Familie und Rasse vererbte Merkmal schon bei Mann und Frau ... Der Wert des erblichen Einzelmerkmals ist also nur relativ. Denn die Hormone wirken wie Spiegel verschiedenen Schliffs, die die erbgegebenen Einzelformen in einer einheitlichen, stilgemäßen Form zurückwerfen."

Anhangsweise sei erwähnt, daß auch die bei „transpersonaler" Ausdehnung der Korrelationsanalyse auf die Familie des Prüflings gefundenen Korrelationen oft recht heterogener Phänotypen („Heterophänie") mit genetischen Vorstellungen dem Verständnis nähergebracht werden können, wie oben im Anschluß an v. PFAUNDLER besprochen wurde (S. 243).

Wir haben oben gesehen, daß auf dem Gebiet der Korrelationslehre viel behauptet wurde, was der Kritik nicht standhält. Diese letztere ist nun andererseits in der Entlarvung von „Scheinkorrelationen" oft etwas zu eifrig ans Werk gegangen. Wenn z. B. SIEMENS (1931) die „Anhäufung körperlicher Anomalien und sog. Degenerationszeichen bei Schwachsinnigen, Haltlosen, Prostituierten und Verbrechern" im wesentlichen nur als eine Erscheinung sozialer Auslese betrachtet, so ist dieser Standpunkt nach unseren früheren eingehenden Darlegungen (S. 163—187) ebensowenig haltbar wie BOETERs Vermutung, daß die bei amyotrophischer Lateralsklerose wiederholt festgestellten Psychosen als Reaktion der Kranken auf ihr Leiden anzusehen seien. Es handelt sich vielmehr um den Ausdruck der bei erblichen und erbdispositionellen Krankheiten des Nervensystems fast stets nachweisbaren neuropathischen Konstitution; zur

Begründung dieser Anschauung im allgemeinen verweise ich auf meine „Erbkrankheiten des Nervensystems" (S. 26 f.), bezüglich der amyotrophischen Lateralsklerose im besonderen auf Curtius und Pass (1941). Auch die von Idelberger im Anschluß an Conrad geäußerte Vermutung, die Korrelation zwischen Klumpfuß und Schwachsinn beruhe auf soziologischen Ausleseerscheinungen, ist durchaus unwahrscheinlich, zum mindesten aber völlig unbewiesen, während die Beziehung zwischen Klumpfuß und anderen Symptomen des Status dysraphicus einerseits, Schwachsinn und sonstigen cerebralen Anlagestörungen andererseits (vgl. hierzu auch S. 159, 181, 186) durch zahlreiche Erfahrungen belegt ist[1]. Die früher (S. 176) erwähnte Ablehnung der allbekannten und immer wieder bestätigten Korrelation zwischen Pigmentdegeneration der Retina auf der einen, Taubstummheit und Schwachsinn auf der anderen Seite, konnte als unhaltbar erwiesen werden. Derartige Beispiele ließen sich vermehren. Es ist dem Fortschritt der Konstitutionsforschung ebenso unzuträglich, wenn negative wie wenn positive Behauptungen aufgestellt werden ohne den Versuch, sie durch Beibringung von Zahlenmaterial zu begründen. Man muß sich auch darüber klar sein, daß — wie Roessle 1940 richtig hervorhebt — durch unsere übliche Krankheitssystematik nur allzu leicht „die Probleme der pathologischen Korrelationen, der Verwandtschaft der an verschiedene Körperorte gebundenen Krankheiten verschleiert und diesen eine in Wirklichkeit oft nicht vorhandene Realität in konstitutioneller Hinsicht verliehen wird."

Technische Hinweise zur Methodik der Korrelationsstatistik sind hier nicht erforderlich. Ich verweise auf die Darstellungen von S. Koller, Mittmann, E. Weber.

c) Nicht lokalisierbare Eigenschaften der Konstitution.

Früher war schon die Rede von Konstitutionseigenschaften, die allen Zellen des Körpers eigentümlich sind und denen deshalb von manchen Seiten ein ganz besonderer Wert für die Erkennung der Sonderart eines Menschen zugesprochen wurde. Wir erwähnten auch experimentell-genetische und ärztliche Beispiele (S. 19 f.). Hierher gehören ferner jene Beispiele von Entwicklungshemmung bzw. Schwächung des Gesamtorganismus, d. h. Konstitutionsverschlechterung infolge von erblichen und exogenen Erkrankungen wie Hämophilie, Albinismus, Skeleterkrankungen (vgl. S. 122—128). Im folgenden soll die Frage der Abwegigkeit der Gesamtkonstitution noch etwas eingehender besprochen werden.

Eine alle Körperzellen betreffende Grundeigenschaft ist ihre **Pigmentierung**, der man deshalb von altersher eine besondere konstitutionelle Bedeutung zugesprochen hat. Die Bedeutung der Komplexion — d. h. des Gesamtpigmentierungszustandes (Lebzelter) — für die konstitutionelle Sonderart eines Menschen, und zwar vor allem seine Krankheitsanfälligkeit, ist hauptsächlich von Bernh. Aschner und in neuerer Zeit von K. Klare betont worden. Letzterer vertritt die seinerzeit schon von Moro und Kolb geäußerte Anschauung, daß blonde, blauäugige Kinder, die besonders zur exsudativen Diathese neigen, nur selten bzw. in relativ gutartiger Weise an Lungentuberkulose erkranken. Es wurden unter anderem Beziehungen zwischen Pigmentierung und Lebenszähigkeit, Tuberkulose und Krebsdisposition (Beddoe), Lebensdauer (Pfitzner, Pearson, Reich), Infektionsresistenz (MacDonald), Tuberkuloseverlauf (Shrubsall) angenommen. Lebzelter, dessen zusammenfassender Darstellung die vorstehenden Angaben entstammen — dort finden sich auch noch weitere, vorwiegend negative Hinweise, — kommt zum Ergebnis, daß „alle bisher veröffent-

---

[1] Vgl. Curtius 1939, ferner mein Referat zu Idelberger: Klin. Wschr. 1940 I, 187.

lichten Statistiken einer strengen Kritik nicht standhalten. Die Ursache davon ist die vollkommene Vernachlässigung der anthropologischen Untersuchungen an großen Reihen Gesunder". Diese Bedenken gelten auch bezüglich einiger oben mitgeteilter Fälle angeblicher Korrelation zwischen Konstitution und Pigmentverhältnissen (S. 284, 286), sowie weiterer Literaturhinweise mit besonderer Berücksichtigung des Auges, die FRANCESCHETTI mitteilt (1939, S. 209 f.). Bei der Untersuchung der Wechselbeziehungen zwischen Pigmentierung einerseits, Körperbau, allergischer Diathese und Infektionsresistenz andererseits, die W. WELZ auf meine Veranlassung bei 2008 Personen vornahm, wurde jede Korrelation vermißt. Nach H. GÜNTHER (1917) besteht auch kein Zusammenhang zwischen Dermographie und Hautpigmentierung.

Auch in der Tierzüchtung scheinen die Versuche, die konstitutionelle Disposition mit dem Pigment in Beziehung zu setzen, nur teilweise erfolgreich gewesen zu sein (KRALLINGER). So zeigte sich z. B., daß die Mastitisanfälligkeit „bei 500 schwarzbunten Niederungsrindern nicht in Korrelation zu der Größe des Weißanteils bei der Scheckung des Gesamtkörpers, wie auch der Scheckung des Euters steht". Die erbliche Resistenz der japanischen Tanzmaus gegenüber dem Bac. filiformis ist unabhängig von Pigmentierung und Geschlecht (TURPIN). Ebenso wurde in der Schweinezucht festgestellt, „daß die Farbe nicht in irgendeiner Beziehung zu den wirtschaftswichtigen Eigenschaften der Berkshire steht" (KRALLINGER). Andererseits wird berichtet, daß in Florida der Genuß der Farbwurzel Lachnanthes beim weißen Hausschwein, im Gegensatz zum schwarzen Schwein, zum Tode führt. Bei weißscheckigen Rindern treten in der prallen Sonne Ausschläge an den weißen Hautstellen auf, die ebenfalls tödlich sein können (nach REINIG). Weiße Mäuse vertragen Buchweizenfütterung im Dunkeln gut; bei Tageslicht gehen sie dagegen bald zugrunde. In anderen Fällen kann der Pigmentmangel mit einer allgemeinen Entwicklungshemmung verbunden sein (Befunde an der albinotischen Larve von Triton alpestris und Triton vulgaris, nach REINIG, daselbst Schrifttum). Demgegenüber konnten allerdings DUNKIN und Mitarbeiter bei albinotischen gegenüber normal pigmentierten Meerschweinchen keinen Unterschied bezüglich Wachstumsgeschwindigkeit, Fruchtbarkeit und Sterblichkeit feststellen, und auch NACHTSHEIM will im Gegensatz zu älteren Autoren (ADAMETZ, ESSKUCHEN, zit. bei NACHTSHEIM 1932) keine Zeichen von Konstitutionsschwäche bei albinotischen und leuzistischen[1] Haustieren anerkennen. So unterscheidet sich z. B. nach seinen Beobachtungen das Albinokaninchen in Lebensdauer, Fruchtbarkeit, Sexualtrieb, „Entwicklungsfreudigkeit", Krankheitsresistenz nicht von gefärbten Tieren. Weitere, meist fragwürdige Angaben über die Konstitutionspathologie des Pigments finden sich bei H. ULLMANN.

Die konstitutionspathologische Bedeutung des *menschlichen Albinismus* ist noch umstritten (MEIROWSKY). Die Albinos zeigen bekanntlich eine starke Lichtüberempfindlichkeit. MANZ berichtet von der Dünne und Transparenz sowie der geringen Resistenz der Albinohaut gegenüber mechanischen und thermischen Einflüssen. Wiederholt weist er auf die allgemeine Schwächlichkeit und Krankheitsanfälligkeit der Albinos hin. Ebenso MANSFELD (zit. bei MANZ), der auch von Wachstumshemmung und Neigung zu Hautausschlägen berichtet. Ähnlich äußert sich ferner LESSER. Aus FREDRICs, allerdings wenig zahlreichen Beobachtungen geht hervor, daß diese konstitutionelle Minderwertigkeit auch bei Negeralbinos vorkommt (gleichsinnige Angabe von MANZ). „Da die Albinos in der Regel auch körperlich schlecht entwickelt sind, erreichen sie selten ein höheres

---

[1] Leuzismus nennt man Pigmentfreiheit von Haar- bzw. Federkleid bei Pigmentgehalt von Augen, Haut und Schleimhäuten.

Lebensalter" (HELBRON). Die bei LEBZELTER besprochenen Angaben über die konstitutionelle Bedeutung der menschlichen „Pigmentdisharmonien" zwischen Kopfhaar einerseits, Bart-, Achsel- und Schamhaar andererseits (R. SCHMIDT, W. NEUMANN u. a.) sind recht problematisch. Über die konstitutionellen Besonderheiten der verschiedenen Hautpigmentierungstypen berichten LEBZELTER sowie PINKUS. Bei diesem Autor finden sich auch Angaben über die Lichtdermatosen, bei denen „eine persönliche Eigentümlichkeit des befallenen Menschen" angenommen werden muß. Eine Reihe weiterer Behauptungen über die angebliche konstitutionelle Bedeutung von Pigmentbesonderheiten werden bereits oben kritisiert (S. 284, 286). Dort erwähnte ich kurz HANHARTs Angabe über angebliche Beziehungen von Rothaarigkeit und psychischer Abwegigkeit. HANHART stützt sich hierbei auf eine Arbeit RITTERs, in der behauptet wird, die Rothaarigkeit sei der Ausdruck einer Eigenart des Gesamtorganismus. RITTER betont aber selbst, daß sich die entsprechenden Angaben des Schrifttums stark widersprechen und weiterhin, daß über eine gesetzmäßige Beziehung zu Veranlagung, Charakter und Krankheitsdispositionen „nur wenig (soll wohl besser heißen: nichts, Ref.) ernstlich Verwertbares" bekannt sei.

Die Konstitutionspathologie der menschlichen Pigmentierung ist, wie man sieht, noch sehr des Ausbaus bedürftig.

Eine von der Konstitution abhängige, den Gesamtorganismus betreffende Erscheinung, die auch gewisse Beziehungen zu dem Pigmenthaushalt besitzt, ist das **Altern**[1]. Sehr viele Erscheinungen dieses Gebietes gehören zur Pathologie der Blutdrüsen und werden deshalb in den entsprechenden Kapiteln des Handbuches abgehandelt, so die Pubertas praecox infolge Tumoren der Epiphyse, der Nebennierenrinde oder der Keimdrüsen, sowie die Beziehungen zwischen Altern und Keimdrüseninvolution, zwischen Schilddrüse und Klimakterium usw. Auch diejenigen „involutiven Konstitutionsanomalien" (JUL. BAUER), die nicht eigentlich endokriner Natur sind, stehen zweifellos mit dem Blutdrüsensystem in einer gewissen Beziehung; bei JUL. BAUER findet sich das ältere Schrifttum über diese Fragen. Es läßt sich aber nicht leugnen, daß Reifung und Altern der Organe unter normalen wie pathologischen Verhältnissen zu einem erheblichen Teil unmittelbar genetisch bedingt sind. Dies zeigen am besten Beobachtungen an eineiigen Zwillingen. So konnten beispielsweise CURTIUS und KORKHAUS 1930 bei EZ eine völlige Gleichartigkeit der Alterserscheinungen (Ergrauen, vollständig gleichartiger Arcus senilis[2], gleichzeitige Menopause) feststellen, trotzdem die eine Partnerin an einem schweren dekompensierten Mitralvitium litt und die andere kerngesund war. In planmäßig umfassender Weise hat dann A. VOGT seit 1935 Studien über die Alterserscheinungen an den Augen, insbesondere den Linsen, von EZ durchgeführt und zuletzt 1940 in JUSTs Handbuch sowie in einer Monographie zusammenfassend besprochen. Auch das vorzeitige Ergrauen, der vorzeitige, bis zu einem gewissen Grade physiologisch ja stets vorhandene Haarausfall, die Stärke und Anordnung der Hautfalten, wie selbstverständlich auch alle anderen Involutionsvorgänge sind im wesentlichen erbbedingt (A. VOGT). Dies kommt auch in der ausgesprochenen, oft lokalisiert nachweisbaren Erbdisposition zu Involutionskrankheiten (Arterio- und Arteriolosklerose, Arthrosen, Otosklerose — vgl. dazu W. ALBRECHT 1940 —, Akrodermatitis atrophicans, letzteres nach eigenen Beobachtungen und Angaben des Schrifttums, vgl. GOTTRON) zum Ausdruck.

Eine Familie mit auffallender Häufung seniler Erscheinungen zeigt die Stammtafel Abb. 214; sie finden sich bei 10 der 12 selbst untersuchten Vettern und Basen in Form von

---

[1] Vgl. M. BÜRGER: Altern und Krankheit. Leipzig: Georg Thieme 1947.
[2] Vgl. HESS: Arcus senilis, virilis, juvenilis. Neur. Zbl. **1918**, 770 (Orig.).

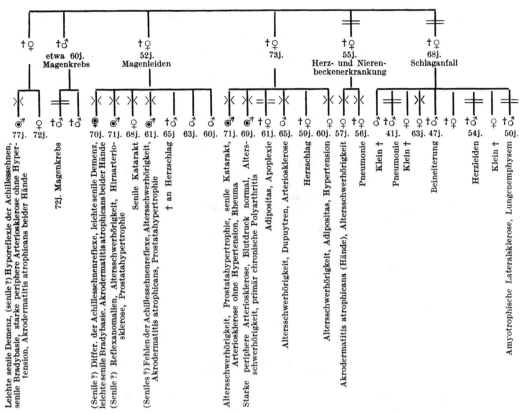

Abb. 214. Stammtafel 18 [1]. Familiäre Häufung verschiedenartiger Alterserscheinungen.

Akrodermatitis atrophicans, Prostatahypertrophie, Arteriosklerose, Altersschwerhörigkeit sowie neurologischer Befunde, nämlich seniler Demenz, seniler Bradybasie und auffallend zahlreichen Achillesreflexausfällen. Auf dieses letztgenannte senile Symptom hat H. SCHLESINGER aufmerksam gemacht. Es ist vielleicht auch kein Zufall, daß beim 34jährigen Sohn der viertletzten verstorbenen Frau in Generation 2 ein Arcus senilis nachweisbar war, der in diesem Alter noch äußerst selten gefunden wird (HESS).

Auch das Altern des Gesamtorganismus und das davon weitgehend mitbedingte Todesalter ist sehr stark von erblichen Faktoren abhängig, wie tierexperimentelle und humangenetische Untersuchungen gleichsinnig ergeben haben. Die neueste Besprechung dieser Dinge findet sich bei T. KEMP. Abnorm frühzeitiges Altern („Senilismus") tritt in sehr seltenen Fällen unter ausgesprochen pathologischen Erscheinungen als sog. Progerie auf (GILFORD). Es handelt sich um infantile Individuen mit hochgradiger Kachexie, Hautatrophie, völligem Haarmangel, Nageldystrophien, Genitalhypoplasie, Skeletanomalien sowie etwas vorzeitigem Epiphysenschluß. Autoptisch fand GILFORD bei einem derartigen 18jährig verstorbenen Mann Thymushyperplasie, allgemeine Arteriosklerose sowie Atrophie und Fibrose einzelner Organe. Auch für diesen Zustand wurden Anomalien verschiedener Blutdrüsen angeschuldigt, während FALTA die Sklerose der Blutdrüsen als Teilerscheinung einer allgemeinen, den ganzen Organismus betreffenden bindegewebigen Sklerose auffaßt. Das neuere,

---

[1] Die Stammtafel bildet Nr. 4 der Arbeit von CURTIUS und PASS: Zur Ätiologie der amyotrophischen Lateralsklerose. Z. Neur. 173 (1941). Dort finden sich genauere Angaben.

noch immer sehr spärliche Schrifttum findet sich bei Spyropulos (1941) sowie
Gottron (1940), wo auch abortive Fälle des Syndroms besprochen werden,
besonders aber bei Zeder (1940), der wiederum zur Annahme einer hypophysären
Störung, und zwar im Sinne einer Vorderlappenüberfunktion kommt. Im Rahmen
der vorzeitigen Alterung ist es von hohem Interesse, daß bei mehreren der beschriebenen Fälle schwere prämature Gefäßerkrankungen beobachtet wurden,
wie Coronarthrombose, Angina pectoris, Apoplexie mit 7 bzw. 19 Jahren, ausgedehnte Arteriosklerose usw. (Näheres bei Zeder). Neuerdings hat auch Oberdisse einen einschlägigen Fall veröffentlicht (Abb. 215—216).

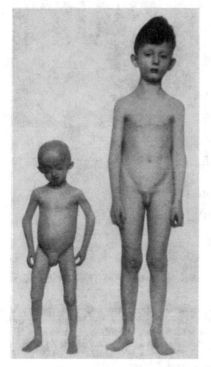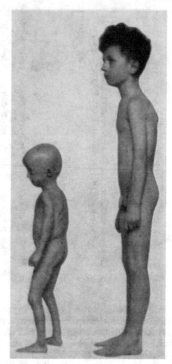

Abb. 215.   Abb. 216.

Abb. 215 u. 216. Progerie (vorzeitige Senilität im Kindesalter). (Nach Oberdisse.)

Am deutlichsten tritt der Allgemeincharakter mancher Konstitutionseigenschaften naturgemäß da in Erscheinung, wo es sich um *rein funktionelle Vorgänge* handelt. Man ist schon lange gewohnt, die **Gesamtleistungsfähigkeit** bei
Mensch und Tier (vgl. oben S. 286/287) als Ausdruck der individuellen Konstitution
zu bewerten und liest häufig den Hinweis, daß F. Kraus geradezu die „Ermüdung als Maß der Konstitution" bezeichnet habe. Er hat hierin seinen Vor-
gänger in Rud. Virchow, der sagte: „Konstitution kann in leichter Ermüdbarkeit einer Funktion bestehen" (nach R. Rössle 1937). Diese Fragen hat
Brugsch zusammenfassend behandelt (1922) und unter anderem gezeigt, daß
die Schätzung der mechanischen Arbeitsleistung eines Menschen nicht allein
auf Grund der Habitusbeurteilung möglich ist, wenn auch, entsprechend den
Beobachtungen des täglichen Lebens, Zusammenhänge bestehen. So wächst der
maximale Arbeitseffekt mit Körpergröße und Breitenentwicklung des Individuums. Die maximale Muskelleistung geht im allgemeinen der Statur parallel.

Bekanntlich ist aber nicht allein die wesentlich erbbedingte Körperbauform, sondern auch die Übung für die körperliche Leistungsfähigkeit verantwortlich. Die Übung setzt eine anlagemäßig gegebene Übbarkeit voraus, deren einzelne Voraussetzungen von BRUGSCH eingehend analysiert werden. Es handelt sich um eine besondere Beschaffenheit der Muskulatur — BRUGSCH spricht von „muskelveranlagten" Menschen —, um das individuelle Verhältnis der Herzmuskulatur zur Skeletmuskulatur, das unter anderem im Grade der Frequenzzunahme des Pulses nach Anstrengungen zum Ausdruck kommen soll: je geringer die reaktive Tachykardie, desto größer erscheint die Übbarkeit. Weiter erwähnt BRUGSCH die Gefäßweite, die für ihn der „wichtigste Maßstab für die Übbarkeit der Muskulatur und damit generell zur konstitutionellen Beurteilung der Leistungsfähigkeit" ist. Ähnlich ist die Bedeutung einer harmonischen, auf plethysmographischem Wege festzustellenden Blutverteilung. Jugendliche mit angiospastischer Diathese — sowie engem Gefäßsystem und kleinem Herz — erweisen sich nach BRUGSCH als wenig leistungsfähig, ebenso Personen mit arterieller Hypotension, die angeblich auch häufig ein kleines Herz hätten. Schließlich bespricht BRUGSCH dann noch die Bedeutung genügender Atmungsbreite und ausreichenden Hämoglobingehaltes. BRUGSCH ist sich selber darüber im klaren, daß es sich bei dieser Analyse der individuellen Leistungsfähigkeit an vielen Stellen erst um Ansätze handelt. Manche der von ihm besonders betonten Faktoren, wie das enge Gefäßsystem und das kleine Herz haben sich uns früher als sehr fragwürdig erwiesen (S. 146). Manche der angeführten Korrelationen, so die zwischen Hypotension und kleinem Herzen erscheinen nicht sichergestellt. Angesichts der Schilderung BRUGSCH', die — in Analogie zu seinen verdienstvollen Studien über die konstitutionelle Unterwertigkeit Schmalbrüstiger — doch offensichtlich besonders die geringere Leistungsfähigkeit der Leptosomen zum Inhalt hat, denkt man unwillkürlich an die sportlichen Hochleistungen mancher derartiger Personen, z. B. auf dem Gebiet der Leichtathletik[1]. Eingehende exakte Untersuchungen zur Messung der körperlichen Leistungsfähigkeit haben seit Jahren G. LEHMANN und seine Schüler durchgeführt. Die körperliche Leistungsfähigkeit hängt ab von Beschaffenheit und Funktion verschiedener Organe, und zwar besonders desjenigen, welches zuerst versagt: Herz, Sauerstoffaufnahme, periphere Muskeldurchblutung (bzw. die dadurch bedingte Muskelermüdung) sind besonders maßgebend. Mit Hilfe des Fahrradergometers konnten LEHMANN und MICHAELIS eine Leistungsprüfungsmethode ausarbeiten, die das Produkt aus Pulsfrequenz und Pulsdruck zur Grundlage hat. Nach neueren Untersuchungen LEHMANNs zeigen Leistungsbereitschaft und Wohlbefinden Beziehungen zum Adrenalinspiegel des Blutes. Über weitere einschlägige Untersuchungen und das neuere Schrifttum unterrichten die aus dem gleichen Institut hervorgegangenen Arbeiten von G. LEHMANN sowie ERICH A. MÜLLER (1950). Es besteht nun kein Zweifel an der weitgehenden Beeinflussung der Leistung durch psychologische Momente: „Der Wille ist das Königliche an der Leistung" (BRUGSCH).

Tatsächlich ist es unmöglich, ein so sehr als Ausdruck der Gesamtperson imponierendes Phänomen wie die Leistungsfähigkeit eines Menschen nur unter somatisch physiologischen und morphologischen Gesichtspunkten zu betrachten. Das ist neuerdings wiederholt betont worden. So erwähnt LOTTIG (zit. bei ANTHONY) die Entstehung von Ermüdung infolge seelischer Erschütterungen, was ich besonders eindrucksvoll kürzlich bei einer anderwärts (CURTIUS und KRÜGER, S. 24) geschilderten 40jährigen Frau mit hochgradiger angiospastischer

---

[1] Vgl. die auf S. 83 mitgeteilte Beobachtung.

Diathese und Hypertension um 200 mm Hg beobachtete. Im Anschluß an den
Seemannstod ihres Gatten, eines Kapitäns, wurde die sonst von starker Schlaflosigkeit gequälte Frau hochgradig schläfrig und schläft nunmehr dauernd ohne
Schlafmittel. Zugleich zeigt der Blutdruck abfallende Tendenz. „Die durch den
spino- und corticospinalen Bogen bedingte Beeinflußbarkeit der Ermüdungserscheinungen ist von größter Bedeutung für die Pathologie der Ermüdung,
die hiermit unter psychischen Einfluß gestellt erscheint. Das Bewußtwerden
der Ermüdung verstärkt erfahrungsgemäß die reflektorischen Ermüdungs-
symptome und damit das Gemeingefühl der Ermüdung" (O. Kohnstamm 1912).
Auch Parade sowie v. Muralt besprechen die Rolle des Psychischen bei der
Entstehung von Ermüdung und Erschöpfung, wobei Parade besonders darauf
hinweist, daß das körperliche Durchhalten des Soldaten ebensosehr eine Sache
des Willens wie der Muskeln sei. Eine eindrucksvolle Beobachtung teilen Draper,
Dupertuis und Caughy mit: Ein junger, kongenital eunuchoider Mann mit dem
grazilen, muskelarmen Habitus eines jungen Mädchens leistete im 1. Weltkriege
Frontdienst als Infanterist und meldete sich dann noch freiwillig als Melde-
gänger zwischen vorgezogenen Beobachtern und Schützengräben. Diesen besonders gefährlichen und anstrengenden Dienst verrichtete er mit Auszeichnung.
Nach der Rückkehr in die Heimat wählte er den Beruf eines Hafenarbeiters!
Man wird wohl nicht fehlgehen in der Annahme, daß es sich hier um das Ergebnis einer psychologisch bedingten Überkompensation handelte. Jedenfalls
zeigt aber auch dieses Beispiel, was ein zarter, abwegig konstituierter Organismus
unter dem Einfluß des Willens zu leisten vermag. Es erscheint einleuchtend,
wenn Anthony derartige Beobachtungen damit erklärt, daß das Ermüdungs-
gefühl von verschiedenen Menschen verschieden verarbeitet werde. Sicherlich
spielen bei der Entstehung von Ermüdung, Erschöpfung und Schlaf die vegetativen Regulationen (Anthony, Parade, Eppinger, v. Muralt, W. R. Hess
u. a.) eine erheblich größere Rolle als jene mehr lokalistisch gesehenen Momente
der eben wiedergegebenen Brugschschen Zusammenstellung. Das „Ermüdungs-
gefühl" zeigt eine Störung des vegetativen Gleichgewichts an (v. Muralt). Die
Ermüdung ist ein Problem des vegetativen Nervensystems (Parade). Es ist
deshalb einleuchtend, wenn Parade auf die frühzeitige Ermüdbarkeit des
Sympathicotonikers bzw. Hyperthyreotischen gegenüber der guten sportlichen
Eignung des Bradykardikers (d. h. des Vagotonikers) hinweist.

Bezüglich der vegetativen Regulationen während Schlaf- und Wachzustand
sei besonders auf W. R. Hess (1925) verwiesen. Die Konstitutionsbiologie des
Schlafes ist noch sehr des Ausbaus bedürftig. Durch Zwillingsuntersuchungen
scheint immerhin festgestellt worden zu sein, daß die Tonusgestaltung im Schlafe,
die Schlafstellung, die Art des Erwachens usw. von erblichen Faktoren stark
abhängig sind (Vortragsreferat von H. Geyer 1937; Zahlenangaben fehlen).

Auch manche anderen funktionellen Eigenschaften des Gesamtorganismus
sind im wesentlichen konstitutionell bedingt, so z. B. die Akklimatisations-
fähigkeit (Grober), und zwar sind die Individualkonstitution, insbesondere ihre
erbbedingten Anteile sowie Gruppenkonstitutionen (Rassen; vielleicht auch
Habitustypen?) von Bedeutung. Hier wie bei zahlreichen anderen Fragen der
Gesamtleistungsfähigkeit steht die Konstitutionslehre noch in den ersten Anfängen.

Fragen wir uns beim Abschluß dieses Kapitels noch einmal, *inwieweit es
möglich ist, die psycho-physische Gesamtperson auf einen typologischen Nenner
zu bringen,* so wie es von verschiedenen Autoren, insbesondere Kretschmer
und W. Jaensch in ihren Systemen angestrebt wird. Wir sahen oben (S. 104),
daß die Kretschmer-Typen nicht allein den Körperbau, sondern auch das

seelische Verhalten umfassen: Unter Leptosomen zeigt sich eine besondere Häufung Schizothymer, unter Pyknikern eine Häufung Zyklothymer. Auch der Athletiker besitzt nach KRETSCHMER und ENKEs monographisch mitgeteilten Untersuchungen ein besonderes, das sog. „viscöse" Temperament. v. EICKSTEDT sagt von den KRETSCHMER-Typen: „Die lebendige Ganzheit der menschlichen Persönlichkeit mit ihrer auf endokriner Basis entstandenen Verwobenheit von Körper und Seele tritt entscheidend deutlich heraus." Die KRETSCHMERsche Schule bezieht auch das vegetative Nervensystem in diese Typologie ein; so sollen nach KURAS Beziehungen zwischen Leptosomie und Vagotonie bzw. zwischen Pyknosomie und Sympathicotonie bestehen. Beides besitzt tatsächlich auf Grund von Erfahrungen der klinischen Konstitutionslehre eine ziemliche Wahrscheinlichkeit, allerdings nur im Sinne einer begrenzten Bevorzugung, einer relativ geringen Korrelation. Ich denke hier an die Beziehungen zwischen Leptosomie und Vagotonie einerseits, Ulcuskrankheit andererseits, oder an diejenigen zwischen Pyknosomie und Hyperglykämie bzw. Hypertension (vgl. S. 106, 112).

Auch andere Konstitutionstypologien wie diejenige von STILLER oder die von W. JAENSCH (vgl. hierzu S. 269) streben eine Charakterisierung der Gesamtperson an, insofern sie neben dem Körperbau auch die neurale Erregbarkeit und das charakterologische Verhalten ihrer normativen Idealtypen bestimmt charakterisieren.

Derartige Konzeptionen haben zweifellos etwas Verführerisches an sich, soll es doch auf diese Weise gelingen, die ganzen Lebensäußerungen eines Menschen auf eine einheitliche Formel zu bringen. Sicherlich bestehen korrelative Zusammenhänge ganzheitlicher Art, die der Gesamtperson einen gewissen Stempel aufzudrücken vermögen: an dem Typ des schizothymen Leptosomen und des zyklothymen Pyknikers kann kein Erfahrener vorbeisehen, obwohl auch hier zahlreiche „Ausnahmen" in Kauf genommen werden müssen. Wesentlich problematischer erscheint schon das System JAENSCHs (vgl. dazu MAUZ 1927, SIEBECK 1939, S. 28). Zum mindesten müßte gefordert werden, daß die zahlreichen darin behaupteten Korrelationen statistisch unter Beweis gestellt würden.

Eine restlose typologische Einordnung des Einzelmenschen in seiner gesamten psycho-physischen Persönlichkeit wird niemals gelingen. „Gefährlich ist hier das Schematisieren, da wir immer auf Mischformen, auf Legierungen stoßen" (M. KROLL).

Das schematische Einpressen jedes Menschen in ein polares Typensystem ist genau so abwegig wie die oben verschiedentlich gerügte Ausweitung pathologischer Konstitutionstypen zu omnipotenten Pandiathesen (vgl. S. 156 sowie die unten auf S. 299 wiedergegebene Bemerkung RÖSSLEs). Die Fülle der Erscheinungsformen ist auf dem Gebiete des Normalen wie des Krankhaften wesentlich größer, als es nach derartigen unizentrischen Systemen erscheinen könnte. Das Individuum ist der Schnittpunkt zahlreicher, „zufälliger" Anlagen und Umweltwirkungen. Dieser einmaligen Besonderheit können demnach nur eine „individualbiologische" bzw. „individualpathologische" Fragestellung und Methode gerecht werden, wie bereits oben (S. 10) kurz gezeigt wurde. Nur eine Verbindung beider Wege, des systematisierenden und des individualisierenden, kann uns dem Ziele einer realen, möglichst fiktionsfreien Ganzheitserfassung des Einzelmenschen näherbringen.

III. Die konstitutionelle Disposition zu Erkrankungen.

Bereits früher wurde der Dispositionsbegriff eingehend begründet (S. 24 f.). Es war auch Gelegenheit an zahlreichen Beispielen die außerordentlich große

Bedeutung der konstitutionellen, d. h. in der besonderen Artung eines Menschen oder einer Menschengruppe gelegenen Disposition zu den verschiedensten Krankheiten zu zeigen. Ich verweise auf die angeführten Fälle von Systemdisposition (S. 145f.), auf die Zusammenhänge zwischen Körperbau (S. 104), sowie Geschlecht, Blutdrüsenkonstellation und Alter und Krankheitsdisposition. Der konstitutionellen Disposition zu Infektionskrankheiten wurde eine eingehende Darstellung gewidmet (S. 246 f.), ebenso derjenigen zu Gefäßerkrankungen (S. 207 f.). Verschiedentlich war ferner Gelegenheit, auf Irrwege hinzuweisen, die die ältere Konstitutionsforschung in der Dispositionsfrage beschritten hat (z. B. S. 188, 248).

Diese Beispiele werden genügen, um klare Vorstellungen zu vermitteln. Im übrigen muß auf die speziellen Kapitel dieses Handbuches verwiesen werden, in denen die Dispositionsfrage bei den ätiologischen Erörterungen immer wieder Erwähnung finden wird. Ferner sei auf J. Bauers „Konstitutionelle Disposition zu inneren Erkrankungen" aufmerksam gemacht; wenn auch vieles in dem Buch veraltet ist, so enthält es doch noch genug wertvolle Hinweise. Die erbliche Disposition, auch zu exogenen Erkrankungen, findet eine neuzeitliche Darstellung in den einschlägigen Kapiteln des Justschen Handbuches.

Wollte man an dieser Stelle die konstitutionelle Disposition zu inneren Krankheiten erörtern, so würde das den gebotenen allgemeinen Rahmen weit überschreiten, gibt es doch keine Erkrankung, die nicht besprochen werden müßte, eine Aufgabe, die einer speziellen klinischen Konstitutionspathologie vorbehalten bleiben muß.

IV. Methodik der Konstitutionsforschung und Konstitutionsdiagnostik.

Noch heute gilt F. Martius' Feststellung: „Keineswegs verfügt die klinische Konstitutionsforschung über spezifische, ihr eigentümliche Methoden besonderer Art." Das Unterscheidende liege vielmehr nur in der „auf ein besonderes Ziel gerichteten Eigenart der Fragestellung".

Es ist ja selbstverständlich, daß die Erforschung menschlicher Sonderartung, die Normales wie Krankhaftes, Morphologisches wie Funktionelles und Seelisches zu umfassen hat, mit den gleichen Methoden an den Menschen herangehen muß wie Anthropologie, Physiologie, klinische und anatomische Pathologie, Morphologie und Psychologie. Zur Beurteilung des Körperbaus bedienen wir uns der früher eingehend geschilderten anthropologischen Verfahrensweisen, die allerdings ergänzt werden müssen durch Methoden der klinischen Pathologie: z. B. bei der Feststellung von Störungen der Gesamtentwicklung (Infantilismus usw.). Die Erhebung der übrigen konstitutionsbiologisch bzw. -pathologisch wichtigen somatischen Befunde geschieht im Rahmen der klinischen Diagnostik. Das Wichtige ist nur, sich stets bewußt zu bleiben, daß der Gesamtorganismus genügend charakterisiert werden muß. Rein summarische Urteile über die Konstitution eines Menschen sind allerdings stets sehr zweifelhafter Natur. Es gibt keine unbedingt „gute" und unbedingt „schlechte" Konstitution. Goldscheider (1930) wie Gigon (1923) weisen z. B. mit Recht darauf hin, daß auch kräftige, athletisch gebaute Menschen mangelhafte Abwehrleistung oder Heilungstendenz, allgemein mangelhafte Regulationseinrichtungen besitzen können[1]. Unter unseren oben geschilderten Vagotonikern befindet sich auch ein ausgesprochen

---

[1] Es ist deshalb auch durchaus abwegig, wenn Plesch (Münch. med. Wschr. 1930 II, Nr. 49) schreibt: „Ein Bild sagt uns auf einen Blick mehr über Vorfahren und Nachfahren, über die ganze Konstitution, über Temperament usw., als mit 1000 Worten unzulänglich beschrieben werden kann."

athletisch gebauter Mann, der mich wegen habitueller Ohnmachtsneigung aufsuchte. CATSCH fand an unserem Beobachtungsgut eine gewisse positive Korrelation zwischen Migräne und athletischem Körperbau. Als ,,Beispiel von Diskordanz zwischen somatischer und geschlechtlicher Konstitution" führt L. SEITZ
an, daß ,,ein Athletiker zeugungsunfähig und eine Leptosome Mutter zahlreicher
Kinder sein kann". Für den Arzt ist ,,die Erfassung der Konstitution eines
gesunden oder eines kranken Menschen als Ganzes eine Unmöglichkeit" (RÖSSLE
1934). MARTIUS zitiert die Sätze BIRCH-HIRSCHFELDs aus dessen ,,Grundriß
der allgemeinen Pathologie" (1892): ,,Man kann in diesem Sinne reich ausgestattete und dürftige, kräftige und schwache, reizbare (zur unglücklichen
Renaissance dieses Begriffes vgl. S. 245, Ref.) und träge Konstitutionen unterscheiden." ,,Das geht" — wie MARTIUS treffend bemerkt — ,,kaum über Hippokrates hinaus." Trotzdem wird man bei manchen durchaus abwegig konstituierten Menschen, manchen unserer obigen Fälle[1] mit Recht von schlechter
Gesamtkonstitution sprechen dürfen, wenn man sich nur der Relativität eines
derartigen, nur für einzelne Menschen anwendbaren Urteils bewußt bleibt.

Ernährungszustand, insbesondere Gestaltung des Fettpolsters, Blutdrüsensystem — Schilddrüse, primäre und sekundäre Geschlechtsmerkmale usw. —
Behaarung, Hautbeschaffenheit, Pigmentverhältnisse, Muskulatur, Haltung, Psychomotorik müssen besonders berücksichtigt werden. Für die Konstitutionsbeurteilung sind weiterhin bedeutungsvoll alle Arten von ,,Degenerationszeichen"
(vgl. S. 163 f.), Systemanomalien bzw. -krankheiten (S. 145 f.) und Organdispositionen.
Wir haben allerdings gelernt, in der Bewertung von Einzelmerkmalen für die
Konstitutionsbeurteilung wesentlich kritischer zu sein, als es bis vor kurzem
der Fall war. Wenn z. B. J. BAUER bei einem 21jährigen Mädchen mit hysterischer Pseudoappendicitis, später Menarche und hypoplastischem Genitale
Varicen als degeneratives Stigma auffaßt, so ist dies zweifellos irrtümlich, da
die Varicen lediglich Symptom eines Status varicosus sind (vgl. S. 148) und mit
den hypogenital-psychopathischen — wahrscheinlich einigermaßen zusammen-
gehörigen — Störungen nichts zu tun haben (vgl. S. 286). Aus der speziellen
Pathologie interessieren weiterhin vor allem solche krankhaften Zustände, die
— außer den schon vorgenannten — geeignet sind, das reaktive Gesamtverhalten
zu kennzeichnen, wie Stoffwechselstörungen, Allergosen, Zeichen vegetativer
Übererregbarkeit (vgl. dazu S. 188 f.), angiospastischer Diathese (S. 199 f.) usw.

Anthropologischer und klinischer Status können unter Umständen ergänzt
werden durch die verschiedenartigsten *Funktionsproben*, deren Darstellung
ebenfalls Sache der klinischen Diagnostik ist. Es sei jedoch nochmals daran
erinnert, daß diese Methoden nur eine begrenzte Verwertbarkeit besitzen, wie
oben bezüglich der pharmakologischen Prüfung des vegetativen Nervensystems
gezeigt wurde; sie wird eingehend geschildert von DRESEL. Bei den außerordentlich vielseitigen Möglichkeiten funktionsdiagnostischer Untersuchungen wird sich
im Einzelfalle die Wahl derselben den besonderen Verhältnissen anzupassen
haben. Ob man bei der Beurteilung des konstitutionellen Verhaltens mit
WACHHOLDER der Spirometrie den Vorzug gibt oder ob man mit BICKENBACH
und anderen Autoren noch weitere, kompliziertere Methoden anwenden will
(vgl. oben S. 103), hängt von der besonderen Fragestellung des Untersuchers ab.

Die bei BORCHARDT (1930, S. 197 f.) eingehend besprochenen ,,Dermoreak-
tionen" (SCHULTZ, v. GROER, SCHIFF u. a.), die Aufschlüsse über die individuelle
Reaktionsfähigkeit der Haut vermitteln sollen, werden in der Praxis wenig verwandt. Auch die Methode der Cutantestung auf Allergene hat nicht alle in sie

---

[1] Zum Beispiel: S. 96, 105, 119—128, 135—141, 160, 163—184, 199, 225 (Abb. 203).

gesetzten Erwartungen erfüllt. Manche weiteren konstitutionsdiagnostischen Hinweise finden sich bei Th. Fürst (1935). Die Versuche, objektiv meßbare Kriterien für die Gesamtleistungsfähigkeit eines Menschen zu gewinnen — „Leistungsindex" von Guttmann, Messung der individuellen Ermüdbarkeit nach W. Strauss —, haben sich nicht durchsetzen können. Aussichtsreicher dürften schon die heutigen arbeitsphysiologischen Methoden sein (Atzler, Lehmann, Knipping u. a., zit. bei Anthony).

Für morphologische wie funktionelle Merkmale gilt bei der Konstitutionsanalyse die Regel, auch schwache, sonst häufig übersehene Befunde aufmerksam zu vermerken bzw. nach versteckten Befunden zu fahnden, die erst durch Sonderuntersuchungen zutage gefördert werden. Bei Enuretikern, die uns zur konstitutionspathologischen Untersuchung zugeschickt werden, können wir z. B. ein kleines Steißgrübchen (Foveola coccygea), eine sacrale Hypertrichose oder bei der hier stets anzuwendenden Röntgenaufnahme eine Spina bifida occulta bzw. sonstige Entwicklungsstörungen der Lumbosacralgegend, z. B. eine halbseitige Sacralisation des 5. Lendenwirbels feststellen und damit die myelodysplastische Natur des Leidens bzw. zum mindesten die myelodysplastische Komponente nachweisen. Das Vorhandensein habituellen Nasenblutens muß in jedem Falle Anlaß zu einer die gesamte Haut sowie die Schleimhäute umfassende Suche nach Symptomen des Status varicosus sein. Bei auffallend dünnen Waden ist der Achillesreflex zu prüfen, um festzustellen, ob es sich nicht, wie öfters in derartigen Fällen, um eine rudimentäre neurale Muskelatrophie handelt. Die häufigen Rudimentärsymptome erblicher Nervenkrankheiten habe ich 1935 in meiner Monographie tabellarisch zusammengestellt. Hier wären weiter die Eosinophilie bei latenten Allergosen, die isolierte Urobilinurie bei rudimentärem hämolytischem Ikterus und noch zahlreiche andere, einschlägige Tatsachen zu erwähnen. Von isolierten degenerativen Symptomen als Kennzeichen einer bestimmten Erbveranlagung war schon früher die Rede (S. 163). Dort wurde auch gezeigt, daß die Bewertung isolierter Symptome weitgehend abhängig ist von den Befunden bei Blutsverwandten.

Wenn Gigon 1923 feststellt, daß „die Verwertung der Konstitutionszeichen außerordentlich schwer" sei, so möchte ich glauben, daß es bei genügender Erfahrung meist gelingt, mittels der Kombination personaler (phänotypischer) und transpersonaler (genealogischer) Untersuchung ein klares Bild zu gewinnen. Ob man mit Gigons Einteilung in obligat und fakultativ konstitutionelle Merkmale viel anfangen kann, möchte ich bezweifeln. Jene sollen „stets eine spezifische qualitative Eigenschaft des Organismus erkennen lassen". Hierher gehören nach Gigon z. B. Hautfarbe, Körperlänge, Wachstum. Fakultativ konstitutionelle Merkmale seien dagegen solche, „die nicht immer, aber in Verbindung mit anderen Erscheinungen als konstitutionelle Merkmale angesehen werden können" (z. B. angewachsene Ohrläppchen).

Daß der möglichst durch Verwandtenangaben (Eltern!) zu ergänzenden *Vorgeschichte* bei der Konstitutionsanalyse eine besondere Bedeutung zukommt, ist selbstverständlich. Insbesondere die Art der individuellen Entwicklung und Reifung ist festzustellen. Die früheren Erkrankungen müssen in längsschnittmäßiger Betrachtung daraufhin geprüft werden, ob sich Aufschlüsse über die besondere Reaktionsweise des Prüflings (unter anderem Frage der Organdisposition), aber auch über entscheidende, peristatisch bedingte Konstitutionsänderungen gewinnen lassen.

Wir haben in der bisherigen Darstellung immer wieder, speziell auf S. 32f., auf die grundlegende Rolle der erblichen Veranlagung für die Konstitutionsgestaltung hinzuweisen gehabt. Es ist deshalb selbstverständlich, daß in der

konstitutionsbiologischen und -pathologischen Methodik die *Erbanalyse* eine
entscheidende Rolle spielt. Aussprüche von Autoren, die diesen Standpunkt
ablehnen (vgl. S. 32/33), sind uns heute unverständlich. Wir stehen vielmehr
auf Grund zahlloser Erfahrungen mit vielen anderen Autoren auf dem Standpunkt, daß da, wo die rein phänotypische Betrachtung der Konstitution versagt,
oft die genotypische Konstitutionsanalyse noch sehr aufschlußreich sein kann.
Wir haben weiter oben gesehen, daß die Grundlage der phänotypischen Konstitutionsdiagnose und -prognose, die Korrelationslehre, in ihrem gesicherten
Besitzstand noch recht dürftig entwickelt ist, und weiterhin, daß sich zahllose
der dort beschrittenen Wege als Irrwege herausgestellt haben. In der Vererbung
vieler normaler und krankhafter Eigenschaften und Eigenschaftskomplexe
(Syndrome) des Menschen haben wir dagegen schon heute recht umfangreiche,
wenn auch sicher keineswegs abgeschlossene Kenntnisse. Wir werden deshalb
in die Sonderart eines Menschen mit der Kenntnis seiner Erbveranlagung sehr
wesentliche Einblicke tun können, wenn wir uns nur stets der peristatischen
Modifikabilität sowie der Manifestationsvariabilität bewußt bleiben. Diese Erkenntnis ist in der klinischen Medizin so alt wie der Konstitutionsgedanke. Sie
hat nicht nur Geltung für die Forschung, sondern auch für die praktische Beurteilung jedes Einzelfalles, die sich ja nicht mit der gewöhnlichen, am fiktiven
Einheitsschema „der" Krankheit orientierten Diagnose begnügen darf, sondern
zu einer konstitutionspathologisch (und biographisch) begründeten „Individual-
diagnose" ausgebaut werden sollte. Eine solche strebte auch CHARCOT an und war
sich dabei der ausschlaggebenden Bedeutung der Erbanalyse bewußt, wie aus
seinem folgenden Ausspruch hervorgeht: „Le clinicien n'a entre ses mains qu'une
épisode s'il veut se borner à l'étude du malade luimême et n'embrasse pas
l'histoire de la famille entière."
    Eine Schilderung der erbbiologischen Methoden gehört nicht hierher. Bezüglich
der Familienforschung sei auf meine Darstellungen in den „Erbkrankheiten des
Nervensystems"(S. 58 f.) sowie in ZELLERs „Handbuch der jugendärztlichen Arbeitsmethoden" verwiesen. Die einschlägigen statistischen Fragen werden eingehend
besprochen in BR. SCHULZ' „Methodik der medizinischen Erbforschung". Bezüglich der Zwillingsmethodik verweise ich auf v. VERSCHUER. Die wichtigste Voraussetzung jeder konstitutions- und erbbiologischen Reihenuntersuchung ist, wie
SIEMENS 1931 mit Recht scharf betont hat, daß das Urmaterial zuverlässig
ist. „Vor allem müssen die Diagnosen stimmen!" Noch bis vor kurzem be-
gnügten sich viele „Erbforscher" weitgehend mit Familienanamnesen, die durch
Laienaussagen gewonnen worden waren, was naturgemäß ein Unding ist. Das
neueste und exakteste einschlägige Beweismaterial über die völlige Wertlosigkeit
anamnestisch gewonnener Erblichkeitsangaben ist von FELICITAS ENGEL auf
meine Veranlassung an Hand der Zahlen unserer Abteilung veröffentlicht worden
(1941). Des weiteren ist SIEMENS durchaus recht zu geben, wenn er schreibt:

„Die erste Forderung, die man an einen Vererbungspathologen (und, wie ergänzt werden
darf, einen Konstitutionspathologen) stellen muß, bleibt deshalb die, daß er ein erfahrener
und zuverlässiger Kliniker ist."

    Unter einem reinen „Erbarzt" kann ich mir ebensowenig vorstellen, wie
unter einem Spezialisten für „Konstitutionsmedizin". Der erbpathologisch
sowie konstitutionspathologisch Tätige kann unmöglich die gesamte Medizin
beherrschen, er kann und muß jedoch auf seinem eigenen Fachgebiet zu Hause
sein, um diese Kenntnisse der Konstitutions- und Vererbungsforschung nutzbar
zu machen.
    Es wird oft behauptet, daß die medizinische Familienforschung vorwiegend
Sache des langjährig an einem Ort tätigen praktischen Arztes sei, der

Generationen überblicken könne. Klare[1] meint sogar, daß Erfahrungen solcher Ärzte, ,,deren Vorfahren bereits am selben Ort Ärzte waren, schlechterdings einmalig und durch keine andere Form wissenschaftlicher Arbeit zu ersetzen" seien. Im Verlauf langjähriger intensiver erb- und konstitutionsbiologischer Forschung konnte ich trotz hunderter von Anfragen an Ärzte, Standesämter (ärztliche Todesscheine!) usw. in hunderten von Familien keine Fälle feststellen, wo es gelang, durch generationsmäßige Übertragung ärztlicher Kenntnisse verwertbare genealogische Feststellungen zu machen. Sollte trotzdem hier und da einmal Derartiges möglich sein, so könnte dadurch die erb- und konstitutionsbiologische Forschung im ganzen gesehen nicht nennenswert gefördert werden, und zwar auch deshalb nicht, weil dabei eine einseitige Auslese ,,interessanter" Fälle zustande käme, die Gesetzmäßigkeiten vortäuscht, wie sie lediglich auf Grund planmäßiger, unausgelesener, gründlicher Reihenuntersuchungen gewonnen werden können (vgl. auch die früheren Bemerkungen auf S. 5).

Für besonders gefährlich halte ich die immer wieder auftauchende Anschauung, die Konstitutionsdiagnose sei Sache der ,,Intuition". So meint R. Schmidt, die Konstitutionspathologie sei ein Grenzgebiet zwischen Kunst und Wissenschaft und könne deshalb auch nicht gelehrt werden. W. Hueck anerkennt angesichts der gewaltigen Lücken der heutigen Konstitutionslehre, die auch seiner Ansicht nach nur durch exakte, quantitativ arbeitende Untersuchungen geschlossen werden können, als Kompromißlösung für den heutigen Arzt eine ,,mehr gefühlsmäßige, besser vielleicht, durch künstlerische Schulung erworbene Fähigkeit zum ,Urteil auf den ersten Blick' ". Hueck verhehlt sich jedoch nicht, ,,mit welcher Fülle von Fehlermöglichkeiten dieses subjektive Urteil behaftet sein wird". Ihm schwebt hier offenbar fast ausschließlich die Habitusdiagnose im weiteren Sinne vor. Es ist nun wohl an Hand unserer früheren Darstellung klar geworden, daß es auch auf diesem Gebiete gelingt, die Diagnose von Subjektivismus weitgehend freizuhalten, zumal wir in den verschiedenen Indices die Möglichkeit objektiver Nachprüfung der inspektorisch gewonnenen Diagnose besitzen. Die Prima vista-Diagnose erblicher Systemkrankheiten, insbesondere des Skelets, hat mit Intuition nicht das geringste zu tun, sondern beruht auf der möglichst genauen und umfassenden Kenntnis der betreffenden Krankheitsbilder. Diese Kenntnis kann — allerdings nur, wenn dem Betreffenden zahlreiche andere verwandte Syndrome bekannt sind — auch durch Schilderungen und Abbildungen gewonnen werden. Auf diese Weise war es mir z. B. möglich, auf Grund der charakteristischen Habitus Fälle von Dysostosis cleido-cranialis bzw. Klippel-Feil-Syndrom auf den ersten Blick zu diagnostizieren, obwohl mir die Erkrankungen bisher nur aus dem Schrifttum bekannt waren.

Erst recht nichts Intuitives hat die Feststellung von Organdispositionen an sich. Sie gründet sich auf eine eingehende Kenntnis der einschlägigen pathologischen, insbesondere ätiologischen Tatsachen, sowie andererseits auf die Erhebung einer genauen Vorgeschichte, eventuell unter Einbeziehung einer Familienuntersuchung sowie auf einen gründlichen klinischen Status. Angesichts der außerordentlichen Bedeutung, welche die Kenntnis wesentlicher früherer Ereignisse und Befunde für die individuelle Konstitutionsgestaltung besitzt, ist es unter Umständen wichtig, die Anamnese zu objektivieren, wie ich das an anderer Stelle [2] besprochen und beispielsweise bei dem oben (S. 234) eingehend geschilderten Patienten mit sekundärer Konstitutionsumwälzung infolge einer Kriegsverletzung

[1] Klare: Dtsch. med. Wschr. 1943 I, 281.
[2] Dtsch. med. Wschr. 1935 I, 495.

durchgeführt habe[1]. Eine solche Objektivierung wird sich einmal in derartigen, besonders wichtigen Einzelfällen — z. B. auch in Fragen der Begutachtung — empfehlen, des weiteren sollte sie überall da durchgeführt werden, wo größere Reihenuntersuchungen unter klinisch-konstitutionspathologischen Gesichtspunkten durchgeführt werden. Ich verweise beispielsweise auf die Untersuchungen von CURTIUS, SCHLOTTER und SCHOLZ, die bei 101 Tabikern außer einem genauen, auch konstitutionspathologisch-klinischen Status, einer gründlichen Familienuntersuchung und der Erhebung einer genauen Vorgeschichte dieselbe durch Einholung aller verwertbaren früheren Unterlagen, insbesondere Versorgungsakten, objektiviert haben. Auf diese Weise können allerdings nicht Massen von Personen in kürzester Zeit konstitutionspathologisch beurteilt werden (vgl. unten DEHOFF), es gelingt auch nicht, wie es ein Erbpathologe von seiner Arbeit schildert — Methode: in 14 Tagen tägliche zweistündige Befragung (!) von 100 Probandinnen — „mit wenig Aufwand von Zeit und Geld" auszukommen; die gewonnenen Ergebnisse sind jedoch, im Gegensatz zu den eben genannten und zahlreichen anderen Beispielen, einwandfrei.

Womöglich noch unzugänglicher einer intuitiven Schau ist die Feststellung besonderer, konstitutionsdiagnostisch verwendbarer Funktionsweisen. Dem widerspricht es keineswegs, daß gerade auf diesem Gebiet mit einer oft erstaunlichen „künstlerischen" Freiheit Hypothesen aufgestellt werden, die jeglicher objektiven Unterlage ermangeln. Das ist aber keine Intuition, sondern Dilettantismus. Die gleiche Unzweckmäßigkeit subjektivistischer Beurteilung läßt sich auf dem Gebiet der Degenerationszeichen, der allergischen Diathese, des endokrinen Systems, der Abwehrreaktionen und gar des Psychischen nachweisen. Wir haben an den verschiedensten einschlägigen Stellen, ferner auch in dem Kapitel über die konstitutionsdiagnostisch und methodisch so besonders wichtigen Korrelationen und bei Besprechung der Ausweitung von Konstitutionstypen Gelegenheit gehabt, auf derartige Irrwege der Konstitutionslehre hinzuweisen und zu fordern, daß schrankenloser Subjektivismus durch exakte, zahlenmäßig nachprüfbare Untersuchungen zu ersetzen sei.

Als Beispiel einer „intuitiv" arbeitenden Konstitutionsforschung sei noch die Arbeit von ELISABETH DEHOFF über Konstitution und Tuberkulose (1942) genannt, in der es heißt, man müsse „mit feinem Fingerspitzengefühl die Einzelangaben und Merkmale erfassen", was jedoch nach Ansicht der Autorin nicht sehr schwierig sein kann, denn „wenn man einmal den Blick für die rasche Erfassung der konstitutionellen Momente geschult hat, läßt sich auch mit wenigen Fragen und wenigen Worten im Befundbericht das Konstitutionsbild vermerken"[2]. Auf diese Weise will DEHOFF in kürzerer Zeit „mehrere tausend Lungentuberkulöse beurteilt" und unter denselben auch Fälle mit „absolut ungünstiger Konstitution" herausgefunden haben. Der Wert einer derartigen Feststellung wird allerdings in Frage gestellt, wenn man hört, daß bei „weitaus der Mehrzahl der untersuchten Versicherten", nämlich bei etwa 80%, „im Konstitutionsbild günstige und ungünstige Faktoren nebeneinander" gefunden wurden; hierbei bedürfe es demnach „verfeinerter Nachforschungen, und zwar in erster Linie solcher erbbiologischer Art". Dann gelinge es auch hier „bei einigermaßen intelligenten Kranken, die sich mit Familien-, Sippen- und Ahnenforschung in der eigenen Aszendenz (worin die Unterschiede dieser Forschungsmethoden bestehen sollen, wird nicht mitgeteilt, Ref.) beschäftigt haben, genauere Angaben über Erblinie, Krankheitsverlauf bei den Vorfahren zu erhalten und so den voraussichtlich weiteren Ablauf im Verein mit Vorgeschichte, bisherigem Verlauf und klinischem Befund zu bestimmen". Die rasche, großzügige Festlegung des „Konstitutionsbildes" bzw. der nach DEHOFF ihm wesentlich zugrunde liegenden Familienanamnese muß entschieden als abwegig bezeichnet werden. Eine eingehendere Kritik dürfte sich unter Hinweis auf die bisherige Darstellung erübrigen. Nur das sei noch gesagt, daß auch ein noch so feines Fingerspitzengefühl nichts nützt, wenn man

---

[1] Vgl. auch S. 50/51, 67/68, 38, Abb. 15—18, Abb. 56.
[2] Verf. hatte, wie sie mitteilt, „bei dem durch kriegsbedingte Notwendigkeiten erforderlichen Hetztempo der Massenarbeit keine Zeit mehr, das Ausfüllen des Konstitutionsblattes weiter durchzuführen".

sich auf einige, meist nur dem Patienten selbst entstammende Laienangaben verläßt. Daß diese Methode vollständig unzureichend ist, wurde schon oben kurz erwähnt unter Hinweis auf die Arbeit F. Engels (S. 301).

Wir sahen, daß auf allen Gebieten phänotypischer und genotypischer Konstitutions-analyse „künstlerisch-intuitives" Vorgehen entbehrlich ist, es sei denn, daß man die ja auch konstitutionsbiologisch bedeutsame Wesensschau des Psychologen hier anführen will, die jedoch nicht mehr in den Rahmen dieser vorwiegend die somatische Konstitutionsanalyse behandelnden Darstellung hineingehört.

Die weitgehendste Ausschaltung subjektivistischer Momente findet sich schließlich in der methodisch einwandfrei durchgeführten *Statistik*, ohne die eine exakte Konstitutionsuntersuchung nicht möglich ist. Insbesondere Varia-tionsstatistik (vgl. S. 28 f.), Korrelationsstatistik und Erbstatistik gehören zum unentbehrlichen Rüstzeug der Konstitutionsforschung. Die einschlägigen Methoden werden von Koller, Mittmann, E. Weber u. a. ausführlich geschildert.

Zusammenfassend läßt sich demnach sagen, daß es, im Gegensatz zur obigen Angabe R. Schmidts, durchaus möglich ist, die in der Konstitutionsforschung angewandten Methoden zu lehren. Dies bezieht sich nicht nur auf unmittelbar greifbare Stoffe wie Anthropometrie, Variationsstatistik, Erbanalyse, sondern auch auf Wissensgut, das nur im klinischen und poliklinischen Unterricht oder noch besser der langfristigen Unterweisung in gemeinsamer ärztlicher Arbeit gewonnen werden kann. Um was es sich hier handelt, hat R. Koch treffend geschildert:

„Man kann eine Lungentuberkulose nicht nur aus Rasselgeräuschen, Tuberkelbacillen und den anderen Symptomen diagnostizieren, die dem Begriff Lungentuberkulose zuge-ordnet sind. Derselbe Husten, dieselbe Hiluszeichnung führt uns bei einem Mädchen mit phthisischem Habitus, phthisischer Deszendenz (soll heißen Aszendenz, Ref.), das den ganzen Tag in einer trüben Hinterhausstube gebückt als Näherin sitzt, zu anderen diagnosti-schen Schlüssen als bei einem 40jährigen sonnengebräunten Landwirt. Die diagnostische Ratlosigkeit von Studenten und jungen Ärzten rührt zu einem großen Teil davon her, daß sie in diesen Dingen nicht ausgebildet sind. Sie stehen dann vor ihrer Schallverkürzung über der rechten Spitze und ihrem unreinen Atmen eben da, und es steht nichts in ihren Büchern, das ihnen weiterhelfen könnte. Viele finden dann selbst die Kenntnisse, die sie brauchen; es wäre aber leicht möglich, diesen den Weg zu erleichtern und ihnen jenen zu zeigen."

Diese Anleitung ist allerdings nicht ganz leicht zu erteilen. Wenn man will, kann man sich, um nichts Wichtiges zu übersehen, an gewisse Schemen halten. So nennt z. B. Brugsch als wichtigste Gesichtspunkte der Konstitutionsdiagnose:

1. Die Beurteilung des Habitus und des „inneren Aufbaues (Gewebe, Organe, Organ-systeme)".

2. Die Beurteilung des Entwicklungszustandes.

3. Die Beurteilung der Reaktionsweise, und zwar a) unter dem Gesichtspunkt der indi-viduellen Organisation, d. h. der Zusammenarbeit der Organe bzw. Systeme für das Ganze, b) nach Prüfung der Leistungsfähigkeit, Ermüdung, der Anpassungsfähigkeit, der Reiz-barkeit, c) aus Krankheitsbeobachtungen.

4. Die Beurteilung der Erbverhältnisse.

5. Die „Beurteilung der psycho-physischen Reaktion (Personalismus)".

Hier ist etwa das gemeint, was wir oben als individualpathologische Beurteilung geschil-dert haben (S. 9/10).

Kürzer ist die Kennzeichnung der Aufgabe der Konstitutionsbeurteilung durch W. Peters; sie umfaßt: Die Beurteilung des gegenwärtig Gegebenen (diagnostische Beurteilung), die Beurteilung des Kommenden (prognostische Beurteilung) und zur Erfüllung dieser beiden Aufgaben eine Würdigung des Entwicklungsganges der gegenwärtigen Konstitution, d. h. eine genetische oder ätiologische Beurteilung.

Schon Hufeland gab (1836) brauchbare Anweisungen. Die Diagnostik besteht aus der Erkenntnis der Krankheit und der Erkenntnis des Kranken. Diese, die Charakterisierung des Individuums, umfaßt außer der Kenntnis seiner

Konstitution (HUFELAND zählt 12 verschiedene, heute großenteils nicht mehr verwertbare Konstitutionsarten auf) noch diejenige von Abstammung, Geschlecht, Lebensalter, Temperament, Idiosynkrasie, schwachem Teil (dies dürfte unserer Organdisposition entsprechen, Ref.), Gewohnheit, Lebensart und Beschäftigung (zit. nach R. KOCH).

Auch GRIESINGER (1867) verlangt „ein allseitiges Bild der Geschichte einer Individualität zu gewinnen", und zwar vermittels der anamnestischen Erfassung der „Gesamtheit der leiblichen und geistigen Antecedentien einer Persönlichkeit". Die Erhebung „muß ab ovo, ja schon bei früheren Generationen — Familienanlage — anfangen, die körperliche Entwicklung, den habituellen Gesundheitszustand, die Krankheitsdispositionen und vorgefallenen Erkrankungen genau verfolgen und in gleicher Weise auf psychischem Gebiete das Verhältnis der Anlagen und angeborenen Gemütseigentümlichkeiten, ihre Ausbildung durch Erziehung, die herrschenden Neigungen des Individuums, seine Lebensrichtung und Weltansichten, seine äußeren Schicksale und die Art seines psychischen Verhaltens zu ihnen treu und einsichtig auffassen". Wem es um noch genauere Anleitungen zu tun ist, der kann sich an einen der sog. Konstitutionsbogen halten, wie sie z. B. bei BORCHARDT (1930), HANHART[1] und KRETSCHMER (1942) zu finden sind.

Wichtiger als derartige Schemen ist die gründliche klinische Untersuchung und planmäßige Anamneseerhebung an Hand eines feststehenden, wenn auch individuell zu variierenden Planes. Nur dadurch, daß wir seit 1934 nach derart einheitlichen Gesichtspunkten alle Personen intern, neurologisch, psychisch, konstitutions- und rassenbiologisch untersuchen, war es möglich, ein großes, ohne unerlaubte Auslese gewonnenes Beobachtungsgut nach exakten statistischen Gesichtspunkten zu beobachten und dabei zu objektiven, zahlenmäßig sichergestellten Ergebnisse zu gelangen (CURTIUS-SCHLOTTER-SCHOLZ, CURTIUS-KRÜGER, CATSCH, F. ENGEL, J. FRISCHEISEN-KÖHLER, KAUFMANN, HAAS).

Beim Bestreben, einen Menschen konstitutionsbiologisch einzuordnen, bieten sich zahlreiche Benennungen an. Es ist deshalb wichtig, ergänzend noch einiges über die *konstitutionstypologische Terminologie* bzw. die ihr zugrunde liegenden Begriffe zu sagen.

Auf die vielen, zum Teil noch stark umstrittenen charakterologischen und psychopathologischen Typenbezeichnungen kann hier nicht eingegangen werden.

Zunächst ist festzustellen, daß manche konstitutionstypologischen Benennungen stellenweise in unrichtiger oder zumindest in so ungenauer Weise gebraucht werden, daß größte Verwirrung unvermeidlich ist. Unzutreffend ist z. B. die Angabe W. HUECKs, daß Habitus athleticus und Arthritismus identisch seien. Eine Körperform deckt sich ja überhaupt niemals mit einem Morbiditätskreis, wie ihn der Arthritismus (vgl. S. 238) darstellt. Wohl können aber gewisse Häufigkeitsbeziehungen bestehen, die beim Arthritismus jedoch nicht den athletischen, sondern den pyknischen Habitus betreffen, der tatsächlich auch bei HUECK als athletischer Habitus geschildert wird. Recht irreführend ist es auch, wenn MORAWITZ (1926) dem Arthritiker einen „vegetativen Habitus" zuspricht; es müßte dann ausdrücklich vermerkt werden, daß hier keine besondere Alteration des vegetativen Nervensystems gemeint ist. Zu zahllosen Verwechslungen muß es Anlaß geben, wenn D. JAHN eine „psychasthenische Konstitution" aufstellt (1934), die ausdrücklich als seelisch *und* körperlich stigmatisiert bezeichnet wird und deren Träger zwar meist Leptosome, aber auch Pykniker sein sollen. „Wir sprechen von Asthenie im klinischen Sinne und bezeichnen

---

[1] In R. MARTINS Lehrbuch der Anthropologie, 2. Aufl., Bd. 1. 1928.

damit die Schwäche oder die Zustände der Erschöpfung, über die der Patient klagt" (vgl. auch S. 100). Abgesehen von der hier zu beobachtenden Preisgabe des gesicherten Erfahrungsschatzes der anthropologischen Konstitutionslehre erregt vor allem die Kennzeichnung des subjektiven Erschöpfungsgefühls als hauptsächlichen Konstitutionsindicators ernste Bedenken, da wir doch wissen, daß dieses Gefühl weitgehend psychogener Natur sein kann (vgl. dazu S. 295). Die Diagnose einer „psychasthenischen Konstitution" im Sinne einer somato-psychischen Einheit kann demnach nicht empfohlen werden, abgesehen davon, daß das Wort Psychasthenie seit Janet für Zustände reiner „Nervosität" reserviert ist (vgl. J. H. Schultz 1928, E. Braun). Es zeigte sich überdies (vgl. S. 102), daß die *physiologisch-chemischen Grundlagen* der Jahnschen Konstitution noch nicht genügend gesichert sind.

Es gibt nun eine ganze Reihe sog. Konstitutionen, wo dies letztgenannte Moment in noch wesentlich höherem Maße zutrifft. Dies gilt z. B. für die immer noch erwähnte Lithämie von Rachford und Murchison (zit. nach v. Pfaundler 1940), für die sich nach Kern, Orgler, Niemann, Uffenheimer keine Anhalts-punkte im Sinne eines gestörten Harnsäurestoffwechsels ergeben haben (zit. nach Lederer, S. 93), ferner für die sog. Bradytrophie Bouchards (vgl. S. 238) sowie die sog. alkalöse und acidöse Konstitution von Katase, deren Identi-fizierung mit dem pyknischen bzw. leptosomen Habitus von Hanhart mit Recht angezweifelt wird. Auch die meisten anderen physiologisch-chemischen Konstitutionskonstruktionen sind nicht haltbar, wie die sog. Oxypathie Stoeltz-ners (v. Pfaundler, zit. nach Hart 1922). Auch die sog. Xanthoma- bzw. Lipoiddiathese (vgl. Hart 1922, S. 315) sowie die calciprive Konstitution Schloss-mann und Ecksteins bedürfen wohl noch genauerer Begründung. Die letzt-genannte Veranlagung soll das Substrat der Rachitisdiathese darstellen, während nach neueren Angaben (Rominger 1942) der Calciumgehalt des Serums bei unkomplizierter Rachitis als normal oder sogar leicht erhöht angegeben wird. Für die Annahme einer besonderen „kolloidoklasischen Diathese" (Joltrain) als Grundlage allergischer Zustände, die Beziehungen zu peripheren Gefäß-störungen und zur Hypophyse haben soll, besteht keine Notwendigkeit, da die theoretische Begründung nicht überzeugt und der Begriff der eindeutigen, klinisch und erbbiologisch wohl umschriebenen allergischen Diathese vollauf genügt. Die sog. „hydropische Konstitution" Czernys (vgl. J. Bauer 1931, S. 62) hat sich nach v. Pfaundler (1940) objektiv nicht verifizieren lassen. Wohl gibt es eine erbliche, als „Trophoneurose" aufzufassende Ödemkrankheit (Milroys Krankheit, interessante Familienbeobachtungen stammen unter anderen von Nonne, G. Brandt sowie Lyon), die jedoch nicht mit der sup-ponierten unklaren konstitutionellen Ödemneigung zusammenhängt, sondern „ein scharf umschriebenes Krankheitsbild darstellt" (Cassirer und Hirschfeld, S. 394, daselbst auch weiteres Schrifttum). Es handelt sich offensichtlich um die Wirkung eines bestimmten monomeren pathologischen Gens. Auch die konstitutionelle Hydrolabilität Lederers und die sog. dysosmotische oder Salz-diathese von Lesage beruhen wohl mehr auf hypothetischen Spekulationen als auf tatsächlichen Beobachtungen. Zustände, die als „pastöser Habitus, Status lymphaticus oder lymphatische Konstitution" bezeichnet werden, faßt A. Czerny (1910) lediglich als Teilerscheinungen seiner exsudativen Diathese auf. Ent-sprechende Beziehungen nimmt auch W. Albrecht neuerdings (1940) an, wenn er feststellt, daß „Individuen mit großer Mandel fast ausnahmslos eine aus-gesprochene Verkürzung der Blasenzeit, als Ausdruck einer pastösen Veranlagung des Gesamtorganismus" zeigen. Diese Personen seien Träger der „lympha-tischen Diathese". Von der Problematik des Lymphatismusbegriffs war schon oben die Rede (S. 155). Vergleicht man die Angaben verschiedener Autoren über das, was sie unter Lymphatismus verstehen, so ergeben sich oft erstaunliche Widersprüche und Unklarheiten. Recht zweifelhaft ist auch die Identifizierung von Lymphatismus und „katarrhalischer Diathese" (STICKER). Unter Berücksichtigung dieser und der früher erwähnten Tatsachen wird man sich unbedenklich W. HUECK anschließen können, wenn er schreibt, daß „der Status lymphaticus heute nur in den seltensten Fällen als Ausdruck einer krankhaften Körperverfassung angesprochen werden" dürfe (1937).

Damit sind wir zu der Gruppe von Konstitutionsbegriffen gekommen, die auf *pathologisch-anatomischer Grundlage* errichtet wurden. Ganz irreführend ist der Name der von KEHRER (1936) erwähnten „Diathèse aneurysmatique der Franzosen", die der Disposition zu Claudicatio intermittens und Angina pectoris zugrunde liegen soll, da diese Erkrankungen ja keinerlei Beziehungen zur Aneurysmenbildung, wohl aber zu der wohl umschriebenen Gruppe der angiospastischen Diathese besitzen (vgl. S. 199f.). Die sog. „Bindegewebsdiathese" BARTELs und WIESELs, die das histologische Substrat des Lymphatismus darstellen sollte, ist von HART auf Grund umfangreicher Nachprüfungen einer eingehenden Kritik unterzogen worden (1923, S. 61), die sinngemäß auch auf die ältere Anschauung französischer Autoren über eine besondere Diathèse fibreuse (BAZIN, HUCHARD, CAZALIS, zit. nach HART, HANOT, zit. nach STANDENATH) Anwendung finden darf. Die Fragwürdigkeit des sog. Status thymicolymphaticus wurde oben eingehend besprochen. Recht verwirrend sind die Erörterungen um die sog. „hypoplastische Konstitution". Die Unhaltbarkeit des zu einer uferlosen Pandiathese ausgeweiteten Konstitutionstyps von BARTEL wurde oben eingehend dargelegt (S. 156). HUECK bezeichnet als hypoplastische Konstitution die ja tatsächlich nicht seltene Kombination von Asthenie und Genitalhypoplasie (vgl. S. 118), der er aber noch eine Hypoplasie des Gefäßsystems subsummiert, deren Problematik ebenfalls früher besprochen wurde (S. 145/46). Die von HUECK aufgeführte Trias entspricht der alten „chlorotischen Konstitution" VIRCHOWs, was auch darin zum Ausdruck kommt, daß HUECK von einer Disposition zur Chlorose spricht. Der Begriff der „chlorotischen Konstitution" hat jedoch, wie HART (1923) eingehend zeigte, „wohl fast allen Wert verloren". FINKELSTEIN wieder nennt untergewichtige, zurückgebliebene Kinder Hypoplastiker. Es dürfte wohl am zweckmäßigsten sein, derartige Kinder bzw. Jugendliche in die oben eingehend besprochene Gruppe des Infantilismus einzureihen (S. 133f.). Wenn auch kein Zweifel darüber besteht, daß manche Menschen eine gewisse Dürftigkeit der Gesamtentwicklung zeigen (vgl. unser auf S. 96 gegebenes Beispiel), so scheint es demnach doch zweckmäßig, den Gebrauch des recht vieldeutigen und schwer zu umreißenden Hypoplasiebegriffs möglichst einzuschränken zugunsten klarerer Bezeichnungen, wie z. B. Asthenie, Infantilismus, Hypogenitalismus. Von pathologisch-anatomischen Untersuchungen gehen ferner die sog. carcinomatöse und die skrofulöse Konstitution BENEKEs aus, deren Kritik sich bereits bei MARTIUS findet (1914), während J. BAUER merkwürdigerweise 1921 noch an der carcinomatösen Konstitution festhalten will.

Morphologisch orientiert sind schließlich auch manche Konstitutionsbenennungen, die das *entwicklungsgeschichtliche Prinzip* in den Vordergrund rücken. Aus unserer früheren Kritik der Keimblatttheorien (S. 157) geht schon hervor, daß wir Begriffen wie dem des sog. „unspezifischen neuroektodermalen Reaktionstypus" (SCHALTENBRAND) oder der sog. „ektodermal minderwertigen capillarstigmatisierten Konstitution" (W. JAENSCH) zurückhaltend gegenüberstehen. Dazu kommt im besonderen, daß SCHALTENBRANDs Analogisierung zwischen polysklerotischen Entmarkungsherden des Zentralnervensystems und manchen

herdförmigen Hauterkrankungen durchaus hypothetischen Charakter trägt bzw.
daß die Anschauungen Jaenschs über die konstitutionsdiagnostische Bewertung
der Capillarmikroskopie ernster Kritik begegnet sind (vgl. S. 212).

Auch die neuerdings wieder empfohlene Einteilung Standenaths in Normo-,
Hypo- und Hypermesenchymatiker beruht auf objektiv ungestützten Hypothesen.

Die carcinomatöse, skrofulöse, ferner die vorgenannte chlorotische Konstitution gehören zu einer konstitutionstypologischen *Gruppe, die von Krank-
heitsbezeichnungen ausgeht.* Hier sind ferner zu nennen die alten Namen der
apoplektischen Konstitution, der „tuberkulösen" Konstitution (Fervers zählt
sie zu den „festgefügten Vorstellungsgebilden" des Arztes), die „akromegaloide",
„hämolytische" (Gänsslen), „neurofibromatöse" (H. Blotevogel) und manche
anderen „Konstitutionen".

Gegen eine derartige Konstitutionstypisierung sind mit Recht wiederholt
Bedenken laut geworden. Sie gründen sich unter anderem darauf, daß die behaupteten Beziehungen zwischen Konstitutions- (insbesondere Habitus-) Typen und
Krankheit häufig gar nicht bewiesen sind und nicht in der Terminologie vorweg-
genommen werden dürfen. Weiterhin ist ja gar nicht gesagt, daß gerade der
Habitus und nicht andere Konstitutionsmerkmale dispositionell bedeutungsvoll
sind, wie es z. B. Diehl und v. Verschuer (allerdings im Gegensatz zu anderen
Autoren. vgl. S. 110) bezüglich der Beziehung Leptosomie/Tuberkulose annehmen. Unzutreffend ist ferner die Annahme, daß die krankhafte Ausprägung
des Organismus öfters schon in der prämorbiden Zeit gewissermaßen angedeutet
vorhanden sei, was z. B. in dem Namen der „akromegaloiden Konstitution"
zum Ausdruck kommen soll (vgl. dazu S. 127f.).

Wenn Gänsslen an Stelle des Namens hämolytische Anämie bzw. hämolytischer Ikterus
denjenigen der „hämolytischen Konstitution" einführt, um „damit den weiten Spielraum
abzustecken, innerhalb dessen sich die Krankheit äußern kann" (d. h. nicht nur im Ikterus,
nicht nur in Hämolyse usw.), so können wir ihm hierin nicht folgen. Die ungeheure Variabilität, die Gänsslen besonders betont, ist doch bei Erbkrankheiten eine ganz allgemeine
Erscheinung, man denke nur an die zahlreichen Rudimentärsymptome und Varianten
neurologischer Heredodegenerationen. Trotzdem ist noch niemals der Vorschlag gemacht
worden, von „spastischer Spinalparalyse"- oder von „Muskeldystrophie"- oder von „Wilson"-
Konstitution zu sprechen, trotzdem es sich etwa bei der letztgenannten Erkrankung um ein
den Gesamtorganismus stärkstens alterierendes Leiden handelt. Das gleiche gilt von funktionellen Erbkrankheiten, wie z. B. dem Diabetes insipidus. Man müßte ja sonst schließlich
jeder Krankheit oder mindestens jeder Erbkrankheit ihre eigene „Konstitution" zubilligen
und käme damit schließlich zu Gebilden wie der „skorbutischen Diathese" (L. F. Meyer),
d. h. weit ab von dem, was Konstitution bedeutet, nämlich die Sonderartung eines Menschen.
Dazu kommt, daß viele Krankheiten oder Anomalien, die Gänsslen seiner „hämolytischen
Konstitution" einordnet, wohl nur als zufällige Akzidentien (z. B. Otitis media) bzw.
höchstens als Ausdruck einer allgemein degenerativen Veranlagung anzusehen sind (z. B.
Muskeldystrophie, Brachydaktylie), falls sie nicht einfach auf besonderen Kreuzungsverhält-
nissen, Herausmendeln, Inzucht (Schwaben!) usw. beruhen. Jedenfalls können diese Kombinationen nicht als charakteristisch für die „hämolytische Konstitution" angesehen werden,
es sei denn, daß die Zusammenhänge auf exakt-korrelationsstatischem Wege bewiesen
würden. Wenn Gänsslen meint, es gebe „kaum eine Konstitutionskrankheit", „die eine
derartige Fülle solcher Kombinationen aufweist" wie die hämolytische Anämie, so dürfte
dies kaum zutreffen. Ich verweise nur auf Neurofibromatose und Status dysraphicus.

Die Bemühungen, bestimmten Erbkrankheiten einen besonderen, ihnen
eigentümlichen Konstitutionskreis zuzuordnen, sind allgemein von fragwürdigen
Erfolgen belohnt worden. So zeigen beispielsweise die stark abweichenden Anschauungen verschiedener Autoren über den charakteristischen Habitus (vgl.
Haag 1937) bzw. die typische Charakterstruktur[1] des Allergikers sowie der

---

[1] Vgl. Hansen: In „Allergie", S. 564. Leipzig 1940.

statistische Nachweis von CATSCH, daß die Körperbauverteilung unter Allergikern von derjenigen der Durchschnittsbevölkerung nicht abweicht, deutlich, daß man wohl von der klinisch und erbbiologisch klar begrenzten allergischen Diathese, nicht aber von einer besonderen allergischen Konstitution zu sprechen berechtigt ist, wie sie z. B. ROST und MARCHIONINI an Hand eines viel zu kleinen Beobachtungsgutes aufstellen wollten.

Es empfiehlt sich ganz allgemein, mit der Aufstellung bzw. Verwendung von „Konstitutionen" äußerst zurückhaltend zu sein und sich mit den bewährten, wenig präjudizierenden, dafür aber klaren Begriffen zu begnügen. Klare, monomere Erbkrankheiten sind als solche zu bezeichnen. Will man zum Ausdruck bringen, daß sie ihren Träger nicht nur lokal (wie z. B. eine isolierte Hexadaktylie oder eine isolierte Hasenscharte), sondern allgemein abstempeln, wie z. B. ein schwerer Status dysraphicus (Beispiel S. 170/71) oder ein ausgedehnter Status varicosus (Beispiel S. 148), so kommt dies im Wort „Status" gut zum Ausdruck. Ein Status varicosus bedeutet eben mehr als ein völlig isolierter kleiner Varixknoten, ein schwerer Status dysraphicus mehr als eine isolierte Spina bifida occulta des ersten Sacralwirbels, die sich bei fast 20% aller Menschen findet. Das Wort Status ist besonders da am Platze, wo es sich, wie beim Status varicosus, um eine eindeutige Systemkrankheit, oder, wie beim Status dysraphicus, um ein Syndrom von Merkmalen handelt, die auf eine einheitliche Grundstörung, hier eine solche des Medullarrohr- und des ihm koordinierten Wirbelsäulenverschlusses zurückzuführen sind. Derartige Erscheinungskomplexe können, wie gesagt, die Beschaffenheit ihrer Träger maßgebend beeinflussen. Dennoch ist es unzweckmäßig, von varicöser oder dysraphischer Konstitution zu sprechen, weil das Wort Konstitution eben mehr und anderes bedeutet: Konstitution heißt die besondere Artung einer Person oder einer Personengruppe (vgl. S. 23). Diese Artung ist stets ein komplexes Gebilde aus erblichen Faktoren (die im Sinne der Bastardierung und Panmixie in sich sehr heterogener Natur sind) und Umweltfaktoren; sie umfaßt die morphologischen, funktionellen und psychischen Charakteristika des Betreffenden. All dies kann aber unmöglich durch ein einziges, wenn auch noch so ausgedehntes Syndrom bestimmt sein. Die Konstitution ist vielmehr stets nur auf mehrdimensional individualisierendem Wege zu charakterisieren (vgl. S. 8). Wenn dies im alltäglichen Kurzverfahren häufig unterlassen wird, so darf man aus dieser praktischen Notwendigkeit doch keine allgemeine Tugend machen.

Schließlich sind auch auf *funktionellem Gebiet* manche Konstitutionstypen aufgestellt worden, deren Existenz unbewiesen und ziemlich unwahrscheinlich ist, wie die sog. „reizbare Konstitution" BORCHARDTs (vgl. S. 245). Auch der sog. „iktaffine Konstitutionskreis" von MAUZ, der eine allgemeine Krampfkonstitution bezeichnen soll und dem der Autor die beiden Untergruppen der „enechetischen Konstitution" und der „kombinierten Defektkonstitutionen" unterordnet, ist von der Kritik abgelehnt worden[1]. Daß man in Epileptikerfamilien eine überdurchschnittliche Zahl verschiedenartigster Abwegigkeiten findet, ist sicher zuzugeben (vgl. oben S. 175f.). Die Aufstellung einer besonderen „kombinierten Defektkonstitution" ist aber dennoch unnötig, zumal sie nichts anderes umfaßt, als was in JUL. BAUERs vielumstrittenem „Status degenerativus" bzw. in dem alten, wohl begründeten Begriff der neuropathischen Konstitution (vgl. S. 272) schon enthalten wäre.

---

[1] PANSE: In Handbuch der Erbbiologie, Bd. V/2, S. 1129. — POHLISCH: In GÜTTS Handbuch der Erbkrankheiten, Bd. 3, S. 181. — CONRAD: In Handbuch der Erbbiologie, Bd. V/2, S. 1011. Vgl. hierzu auch S. 163, Anm. 2.

Auch viele andere Namen können ohne weiteres entbehrt werden, da sie sich völlig mit altbekannten Begriffen decken. Dies gilt z. B. für die eosinophile (Stäubli, vgl. S. 218), die der allergischen Diathese entspricht, die „neuropsychasthenische Diathese" (Hofmeier), die in keiner Weise von der altbekannten neuropsychopathischen Konstitution abweicht, die oben eingehend besprochen wurde. Auch die Begriffe der „anatonischen Konstitution" (Ganter), der „leiomyotonischen Diathese" (W. Berger) bzw. der „spastischen Konstitution" (Kaufmann), die eine Neigung der glatten Muskulatur zur Spasmenbildung anzeigen sollen, sind überflüssig angesichts der vorhandenen Begriffe der Vagotonie bzw. der umfassenderen vegetativen Labilität und der angiospastischen Diathese[1]. In diesen Rahmen bzw. den der verwandten allergischen Diathese läßt sich auch ohne weiteres die Veranlagung zur Migräne einfügen, für welche Flatau eine von J. Bauer mit Recht als „wenig klar" bezeichnete „angeborene neurotoxische Diathese" verantwortlich machen wollte. Im übrigen stellt auch die Migräne ein Beispiel dafür dar, daß die Bestrebungen, eine besondere „Migränekonstitution" aufzustellen, mißglückt sind (Kämmerer, H. Richter).

Zusammenfassend dürfte somit klar geworden sein, daß zahlreiche Konstitutionstypisierungen überflüssig oder aber so ungenau und fragwürdig sind, daß die entsprechenden Benennungen im Interesse möglichster Übersichtlichkeit und Klarheit am besten ganz ausgeschaltet werden. Weiter hat sich gezeigt, daß es unzweckmäßig ist, die Konstitutionstypisierung an Krankheitsbildern zu orientieren bzw. zu erwarten, daß einer polysymptomatischen Erbkrankheit auch stets eine bestimmte charakteristische „Konstitution" entsprechen müsse. Bei der konstitutionsbiologischen Einordnung eines Menschen wird man zweckmäßigerweise auf dem Wege schlichter, mehrdimensionaler Beschreibung den morphologischen und möglichst auch den funktionellen und charakterologischen Typus bestimmen, um dann weitere wesentliche Besonderheiten, wie etwa eine vorhandene Erbkrankheit, besonders zu registrieren. *Das Bestreben, alle individuellen Merkmale stets einheitlich einer bestimmten Konstitution unterzuordnen, wird sich dagegen häufig nicht verwirklichen lassen*, es sei denn auf Kosten eines starr dogmatischen Schematismus, der gerade da vermieden werden sollte, wo man bestrebt ist, das Persönliche und Besondere eines Menschen zu erfassen, d. h. auf dem Gebiete der Konstitutionslehre.

Zum Schluß dieses Kapitels sei noch mit einigen Worten die *praktische Bedeutung der Konstitutionsdiagnose* belegt. Welche Rolle die Konstitutionsanalyse bei der Krankheitsbeurteilung spielt, kann nicht eingehend erörtert werden; ich verweise nur auf entsprechende Erfahrungen aus dem Gebiet der endogenen Psychosen (Kretschmer, Mauz u. a.) und der Tuberkulose (Ickert und Benze u. a.).

Nicht allzu selten ist die Konstitutionsdiagnose, d. h. die Erkennung der Tatsache, daß die Lebensäußerungen des Untersuchten Ausdruck einer besonderen, meist erblichen Reaktionsform sind, für die praktische Beurteilung des Einzelfalles von entscheidender Bedeutung. Ich verweise auf den oben eingehend geschilderten Fall G. (S. 194), der auf Grund verschiedener falscher Diagnosen jahrelang zu seinem und der Volksgemeinschaft Nachteil der Arbeit ferngehalten und mit Kuren traktiert wurde, obgleich es sich nur um einen asthenisch-schizoiden Vagotoniker, d. h. den Vertreter einer Normvariante, aber keinen Kranken handelt. Der Mann steht auf meine Veranlassung jetzt seit Jahren im Beruf und fühlt sich dabei wohler als vorher. Dem konstitutionspathologisch Geschulten gelingt es nicht selten, „auf Anhieb" eine Fehldiagnose

---

[1] Der letzteren ist wohl auch der recht vieldeutige Begriff der „erethischen Konstitution" (Staehelin: Handbuch der inneren Medizin, 2. Aufl., Bd. II/2, S. 1652) einzuordnen.

zu korrigieren. So wurde mir vor Jahren zur Zeit meiner Tätigkeit an einer
Nervenklinik von fach-internistischer Seite ein Patient mit der Diagnose „Sexual-
neurose" zugeführt, bei dem das auffallend breite Becken auf eine organische
Störung der Sexualkonstitution hinwies; die Testikel waren ausgesprochen hypoplastisch, der Patient vollständig unneurotisch (Fall Martin Fe. S. 229).

Unter Umständen kann die Konstitutionsdiagnose wegweisend sein für die
Therapie (vgl. den S. 170 geschilderten Fall Karl E.).

Die Bedeutung der Konstitutionsbestimmung für die Eignungsprüfung zu
Beruf (vgl. die eingehenden Angaben von FÜRST 1940), Sport (vgl. oben S. 7),
Militärdienst (GERLACH, GIGON) ist allgemein anerkannt.

Noch sehr wenig verbreitet ist dagegen die Erkenntnis von der Wichtigkeit
konstitutions- und erbbiologischer Feststellungen bei der Begutachtung, die ich
anderwärts eingehend besprochen habe[1]. Auch J. BAUER (1930) hat sich im
Gegensatz zu RIESEs nicht haltbaren Einwendungen für die Heranziehung
konstitutionspathologischer Gesichtspunkte bei der Begutachtung ausgesprochen.

V. Konstitutionstherapie.

In der Frage der therapeutischen Beeinflussung der Konstitution stehen
sich zwei polar entgegengesetzte Anschauungen gegenüber: die einen sagen,
Konstitution sei das unabwendbar gegebene Schicksal des Individuums und
ziehen daraus die Nutzanwendung für die Therapie überhaupt:

„Die Konstitution, die den Grad und die qualitative Reaktionsfähigkeit der Zelle bestimmt, bleibt immer die Grenze für die Therapie, über die hinaus eine Einwirkung unmöglich
ist" (GROTE 1921).

Andere wieder betonen, jede Therapie sei letzten Endes Konstitutionstherapie.
WUNDERLICH spricht 1860 in seinem programmatischen Aufsatz „Über die
Notwendigkeit einer exakteren Beachtung der Gesamtkonstitution bei der
Beurteilung und Behandlung der Kranken" von der „Einsicht, daß die Regulie-
rung der Gesamtverhältnisse des Organismus, die Ermäßigung des Fiebers, die
Beruhigung des Nervensystems, die Förderung der Ernährung und des allge-
meinen Umsatzes auch da noch umfassende Hilfsquellen eröffnet, wo jede direkte
Einwirkung auf die örtliche Störung eine Unmöglichkeit ist". ZIEMSSEN schrieb
in diesem Zusammenhang:

„Es wäre ein großer Fehler, über den greifbaren Erfolgen einer Lokalbehandlung die
Regelung des gesamten Verhaltens des Kranken, die möglichen Einwirkungen auf die
Konstitution zu vergessen, welche bei jeder tieferen Erkrankung wichtige, bei sehr vielen die
einzigen Anhaltspunkte gewährt[2]."

Beide Anschauungen enthalten etwas Richtiges. Unbeeinflußbar ist tatsächlich der genetisch bestimmte Kernbestand der Erbkonstitution, was natürlich
durchaus nicht bedeutet, daß keine erbliche Abwegigkeit oder Krankheit der
Behandlung zugänglich sei, da ja immer nur die Reaktionsweise, nicht die stets
auch von Umweltfaktoren mitbestimmte phänotypische Krankheit vererbt
wird. Man braucht nur an die einer Heilung gleichkommenden Erfolge in der
Therapie des angeborenen (oft erblichen) Stars oder der angeborenen Hüft-
verrenkungen zu erinnern. Auf operativem Wege können aber nicht allein,
wie in den genannten Beispielen, örtliche Erbübel in ihrer phänotypischen
Manifestation beseitigt oder gebessert werden, sondern es gelingt auch zuweilen,
eine völlige Konstitutionsumstimmung hervorzurufen. K. H. BAUER verweist
in diesem Zusammenhang vor allem auf die Erfolge der Milzexstirpation bei

---

[1] Erbarzt **1934**, 51. — Dtsch. med. Wschr. **1938 II**, 1433.
[2] Als Beispiel einer derartigen Konstitutionstherapie diene der oben mitgeteilte Fall
von Erythromelalgie (S. 207/208).

hämolytischem Ikterus. Ähnlich zu bewerten ist ein ausgesprochener Erfolg auf körperlichem (starke Gewichtsabnahme, starke Verbesserung der Sehkraft) und besonders auf seelischem Gebiet, den L. Guttmann bei einer Patientin mit Bardet-Biedl-Syndrom durch Punktion der stark erweiterten Hirnventrikel und anschließende Trepanation erzielen konnte. Auch interne Erbkrankheiten, beispielsweise der Diabetes, die Fettsucht, das Bronchialasthma, sind naturgemäß durchaus der Behandlung zugängig.

Allerdings ist es für die Ausrichtung jeder Therapie wichtig, sich der oben erwähnten konstitutionell bedingten *Grenzen* der ärztlichen Wirksamkeit bewußt zu bleiben. Die — meist erbbedingte — Reaktionsrichtung ist nicht abzuändern[1], wohl aber gelingt es, wo es nötig erscheint, die Reaktion abzumildern bis zur Ausschaltung subjektiv und objektiv als krankhaft erscheinender Symptome. In dieser Art haben sich z. B. Eppinger und Hess über die Therapie der vagotonischen Konstitution geäußert. Auch die moderne Hormonbehandlung, auf die von manchen Seiten so große Hoffnungen im Sinne einer „Konstitutionstherapie" gesetzt werden, hat ihre Grenzen. So bekennt C. Kaufmann, daß es „nicht gelingt, eine anlagemäßig schlechte Ovarialfunktion durch ovarielle Hormontherapie zu beeinflussen". Immerhin läßt sich, wie J. H. Schultz in einem Kapitel „Konstitutionsregulierung" eingehend bespricht, hormontherapeutisch mancher schöne Erfolg erzielen.

Als Grundlage der Konstitutionstherapie bezeichnet Goldscheider Schonung des leidenden Teils neben Kräftigung der Gesamtkonstitution. Dazu muß jedoch die Übung treten, „ist doch das Grundprinzip der Übung die einzige wirklich produktive Maßnahme gegenüber konstitutioneller Minderwertigkeit" (J. H. Schultz). Die erwähnte Kräftigung der Gesamtkonstitution kann die verschiedensten Wege beschreiten, deren Besprechung im einzelnen nicht hierher gehört. Ob man den Weg „allgemeiner Umstimmung" durch unspezifische Eiweißtherapie beschreiten will, den K. Westphal bei vegetativer Labilität für aussichtsreich erklärt, ob man die, auch wieder in dem eben erwähnten Kapitel von J. H. Schultz besprochenen allgemein „roborierenden" Maßnahmen bevorzugt oder ob man sich mit einer hygienischen Anforderungen entsprechenden Regelung der äußeren Lebensbedingungen begnügt, die besonders da geeignet erscheint, wo es sich darum handelt, die natürliche Resistenz gegenüber Infektionserregern zu erhöhen (M. Hahn), das wird von den Besonderheiten des Einzelfalles und wohl auch des Therapeuten abhängig sein.

Ein besonders wichtiges, aber noch weit entferntes Ziel der Konstitutionstherapie besteht darin, die Behandlung nicht allein unter ätiologischen Gesichtspunkten dem Schema der fiktiven Einheitskrankheit unterzuordnen, sondern die besondere Verfassung des Einzelkranken zu berücksichtigen. Die sonst theoretisch so sehr anfechtbare Homöopathie hat das zweifellose Verdienst, in ihrer individualisierenden Symptomanalyse ein gewisses Vorbild dieser Bestrebungen geschaffen zu haben. Eine Andeutung von dem, was auch die allopathische Heilkunde hier anstreben sollte, mag in einer Äußerung H. Simmels gegeben sein:

„Bei fiebernden Patienten kann der Arzt bezüglich der Ernährung im Zweifel sein, ob die Belastung des gestörten Stoffwechsels durch relativ reichliche Ernährung oder die Erschöpfung der Kräfte durch Unterernährung mehr Gefahr bringen wird. Richtige Erkenntnis des Typus, nicht nur des augenblicklichen Ernährungszustandes, wird hier förderlich sein."

---

[1] Aber auch manche „konstitutionstherapeutische" Vorschläge hinsichtlich der Umweltsanierung scheinen wenig überzeugend, etwa derjenige von Albus, der 1940 im Anschluß an Kötschau und Wirz empfiehlt, dem Menschen metallische Gegenstände wie Eßbestecke und Türklinken fernzuhalten, ferner die Kunstdüngung auszumerzen, um damit einer „grundlegenden Boden- und Lebensreform" näherzukommen.

Ist kritische Selbstprüfung ganz allgemein ein Gebot therapeutischer Indikationsstellung, so gilt dies, angesichts des umfassenden Charakters des Konstitutionsbegriffs, in erhöhtem Maße von der sog. „Konstitutionstherapie", die ja, genau wie dies im vorigen Kapitel von der Diagnostik ausgeführt wurde, gar keine Sonderdisziplin darstellt, sondern sich der gleichen erprobten naturwissenschaftlichen Richtlinien zu bedienen hat, die bei jeder wissenschaftlichen Behandlungsmethode richtunggebend sein sollten.

Es hat auch im Gebiet der „Konstitutionstherapie" nicht an Utopien gefehlt. Ich erinnere an R. STERNs oben (S. 219) erwähnten Vorschlag der prophylaktischen, antitabischen Behandlung der Lues durch Hypophysenexstirpation, oder an W. A. FREUNDs Rat, bei beginnender Spitzentuberkulose auf operativem Wege ein Gelenk an der ersten Rippe herzustellen, um der angeblich deletären Wirkung der Stenose der oberen Thoraxapertur entgegenzuarbeiten. Weniger abenteuerlich, aber ebenfalls aussichtslos dürfte der von GLANZMANN erwähnte Vorschlag früherer Autoren sein, bei Arachnodaktylie „die Wachstumsknorpel, eventuell auch die Hypophysengegend mit Röntgen zu bestrahlen, um das verstärkte Wachstum zu hemmen". Eine derartige Behandlung würde sicherlich, wie GLANZMANN bemerkt, „mehr Nach- wie Vorteile haben". Geringe praktische Früchte zeitigte ferner F. KRAUS' Aufsatz über Konstitutionstherapie (1922).

Problematisch muß ein konstitutionstherapeutischer Vorschlag dann erscheinen, wenn das ihm zugrunde liegende Prinzip anfechtbar ist. Dies trifft zu für GROTES Anschauung, daß die Behandlung bzw. Prophylaxe zahlreicher Konstitutionsstörungen „immer an der Bradytrophie angreifen" müsse. Wie oben auseinandergesetzt wurde, ist dieser Begriff BOUCHARDs nicht haltbar. Problematisch sind weiterhin die Ergebnisse von W. JAENSCHs sog. „nachreifender Konstitutionstherapie", nicht nur wegen der Fragwürdigkeit ihrer theoretischen Grundlagen, auf die unter anderem RIETSCHEL, EMANUEL, DOXIADES mit HIRSCHFELD, UBENAUF hingewiesen haben. Auch die, allerdings erst vereinzelten, praktischen Nachprüfungen der Methode haben zu Enttäuschungen geführt. So schreibt KREYENBERG von der JAENSCHschen Lipatrenbehandlung des Mongolismus: „Eingehende Untersuchungen, auch von mir und meinen Mitarbeitern, haben einwandfrei ergeben, daß man auf die JAENSCHsche Therapie keinerlei Hoffnungen zu setzen hat." Bezüglich der von JAENSCH besonders bevorzugten organtherapeutischen Behandlung jugendlicher Hypophysenkranker ist sicherlich zuzugeben, daß sich um die Pubertätszeit bzw. in den Folgejahren viele Erscheinungen der Dystrophia adiposogenitalis zurückbilden. Dies ist aber auch ohne jegliche Therapie zu beobachten und bildet bei der gutartigen Form des Leidens die Regel[1]. Auch GLATZEL hat dies in dem gleichen Bande S. 537 hervorgehoben, ebenso J. BAUER 1929 in seiner Arbeit über „Fettkinder" und auch ZELLER (1938) spricht von dem „Typus des präpuberalen, hypogenitalen Fettwuchses, den wir besonders bei Knaben im 11. Lebensjahr auftreten zu sehen pflegen und der sich in den meisten Fällen bis zur Maturität soweit korrigiert, daß von einer pathologischen Konstitutionsform nicht mehr die Rede sein kann". Gleichsinnige Beobachtungen und Abbildungen veröffentlichte schließlich J. ROSENSTERN (1933), der auch noch weitere Beispiele „temporärer Disharmonien der körperlichen Entwicklung im Kindesalter" anführt. In seiner eben genannten Arbeit warnt J. BAUER ausdrücklich vor der Anwendung von Hormonpräparaten und sonstigen heroischen Maßnahmen bei derartigen Fällen leichter präpuberaler Dystrophia adiposogenitalis. Eigene einschlägige Beobachtungen spontan ausgereifter präpuberaler Fettsucht zeigen die folgenden Abb. 216—221. Auch der

---

[1] Vgl. MARX in Bd. VI/1 der 3. Aufl. dieses Handbuches.

Infantilismus zeigt öfters eine verspätete Nach- und Ausreifung. Dies beobachtete ich beispielsweise bei dem auf S. 256 (unter Nr. 5) und bei dem auf S. 134 geschilderten Fall. Beide jungen Männer wurden später zum Kriegsdienst eingezogen.

Selbst der besonders schwere Sondertyp der adiposogenitalen Dystrophie, das Bardet-Biedl-Syndrom, kann sich weitgehend zurückbilden (Wendt)[1].

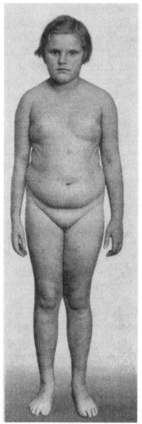 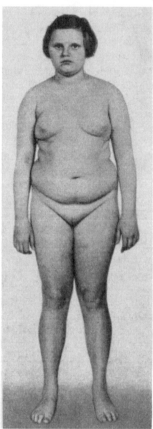 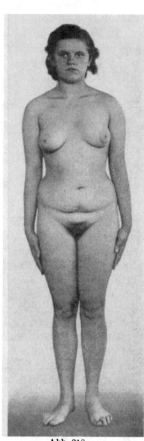

Abb. 216.   Abb. 217.   Abb. 218.

Abb. 216. 9jähriges Mädchen. Dystrophia adiposogenitalis. Körpergröße 134 cm, Gewicht 40,2 kg.
Abb. 217. Dasselbe Mädchen 11¹/₂jährig. Körpergröße 138,5 cm, Gewicht 41,0 kg.
Abb. 218. Dasselbe Mädchen 14jährig. Körpergröße 158 cm, Gewicht 59,5 kg.
(Text S. 313.)

Neuerdings berichten verschiedene Autoren, unter anderen F. Z. Zimmermann und Mitarbeiter von günstigen Erfolgen der Glutaminsäurebehandlung bei Intelligenzstörungen, wie Mongolismus. Die Glutaminsäure soll katalysator- ähnlich den Nervenstoffwechsel aktivieren.

Wesentlich wichtiger als humorale, speziell hormonale Beeinflussungsversuche der Konstitution ist, wie oben erwähnt, die Übung, besonders durch vernünftigen, nicht einseitig übertreibenden Sport, sowie vor allem die richtige Einordnung des Einzelnen in seine Umwelt. So schreibt Payr, daß die Prophylaxe der vor- zeitigen Altersschäden schon in der Jugendzeit durch kluge Berufsberatung zu erfolgen habe. Es sei Sache der Konstitutionslehre, den durch Organ- bzw.

---

[1] Starke Gewichtsreduktion durch Diät und Thyreoidin zeigt ein in der 3. Aufl. des Handbuches Bd. VI/1, S. 402 abgebildeter Fall meiner Berliner Abteilung.

Gewebsminderwertigkeit bedingten Schwächen und Insuffizienzerscheinungen durch Übung, Sport, Massage und zweckmäßige Ernährung zu einer Zeit zu begegnen, wo die Veränderungen noch nicht irreparabel geworden seien.

Aber gerade hier muß auch immer wieder an die obenerwähnten, durch die Erbkonstitution gezogenen Grenzen erinnert werden. Durch noch so viel Sport

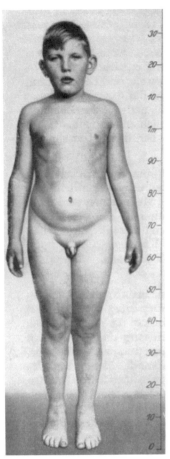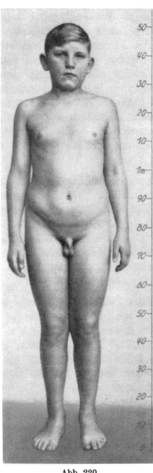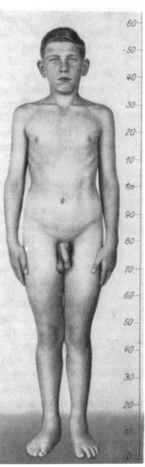

Abb. 219.   Abb. 220.   Abb. 221.

Abb. 219. 8³/₄jähriger Knabe. Dystrophia adiposogenitalis (gutartige Form). Körpergröße 133 cm, Gewicht 38 kg.
Abb. 220. Derselbe mit 12³/₄ Jahren. Körpergröße 149,5 cm, Gewicht 49,3 kg.
Abb. 221. Derselbe mit 13³/₄ Jahren. Körpergröße 157 cm, Gewicht 52,7 kg.
(Text S. 313.)

wird es niemals gelingen, aus einem Astheniker einen Athletiker zu machen. Wesentlich aussichtsreicher erscheint eine therapeutische Verschiebung der vegetativen Reaktionslage, wie sie z. B. durch Training im Sinne der Vagotonie erzielt werden kann (WEZLER). Dem konstitutionell sehenden und denkenden Arzt erwächst aber darüber hinaus eine besonders wichtige Aufgabe, die mit der eben erwähnten Berufsberatung zusammenhängt: sie besteht ganz allgemein darin, den Einzelmenschen in seine Umgebung sinnvoll einzuordnen, sei es durch Berufsberatung oder durch spezielle psychotherapeutische Maßnahmen. Hier wird es sich unter anderem um die Aufgabe handeln, den Patienten über seine konstitutionelle Sonderartung aufzuklären und ihm zu zeigen, daß subjektiv alarmierend wirkende Symptome nicht Ausdruck einer Prozeßkrankheit sind, sondern lediglich einer besonderen, wenn auch extremen Variante des Normbereiches entsprechen. Ich weise beispielsweise auf den oben (S. 194) genauer geschilderten schizoid-asthenischen Vagotoniker hin, der auf Grund mehrerer falscher Diagnosen, wie pluriglanduläre Insuffizienz, Addisonsche Krankheit, Tuberkulose, Perniciosa trotz seines wenig mehr als 40 betragenden Lebensalters mehrere Jahre völlig aus dem Berufsleben ausgeschaltet worden war, während er jetzt auf meine Veranlassung seit Jahren wieder berufstätig ist. Als weiteres Beispiel nenne ich den auf S. 234 genau geschilderten Kastraten. Durch noch so viel Hormontherapie wird es nicht gelingen, seine abwegige Konstitution zu beeinflussen. Dringend angezeigt wäre jedoch eine seelische Führung und Beeinflussung der ausgesprochenen „Rechtsneurose" (v. Weizsäcker), die das ganze Sinnen und Trachten des Mannes in negativer Weise beeinflußt und ihn zu keiner gesunden Lebensfreude kommen läßt. Schließlich verweise ich auf die früher (S. 86) geschilderte Asthenika Annemarie K., bei der eine berufliche Umschulung dringend geboten war.

Derartigen Gesichtspunkten müßte in der Praxis unserer Arbeitsämter, vertrauensärztlichen Dienststellen, Versicherungsanstalten usw. wesentlich mehr Raum gegeben werden. Einschlägige sozialmedizinische Maßnahmen sind nicht nur vom ärztlichen, psychologischen und sozialen Standpunkt aus unerläßlich, vielmehr machen sie sich auch staatswirtschaftlich voll bezahlt: ungezählte Millionen werden verausgabt für Kurortverschickungen, Krankengelder, symptomatische Krankenhausbehandlungen und Frühinvalidisierungen, wo andere, produktive Maßnahmen angezeigt wären.

Bei der Behandlung konstitutioneller Abwegigkeiten, insbesondere auf dem Gebiet der Psychomotorik, wird sich die seelische Beeinflussung des Patienten mit Erfolg der Heilgymnastik bedienen, wie das z. B. Burns für die kindlichen Tonussteigerungen hervorhebt. Wenn Brugsch die Hebung des allgemeinen „Nerventonus" — in diesem Wort faßt er den Reaktionszustand der Muskulatur, des vegetativen und zentralen Nervensystems, insbesondere der Psyche und des Blutdrüsenapparates zusammen — als eine Hauptaufgabe der Konstitutionstherapie bezeichnet, so ist dies sicher richtig. Man wird ihm auch darin beipflichten, daß Sonne und Wind, Luft und Licht, Wechsel der Nahrung und des Klimas, manche Reizmittel geeignete Hilfsmittel bei diesen therapeutischen Bemühungen darstellen. Das Wichtigste aber ist und bleibt auf diesem Gebiet die Psychotherapie, die in streng individualisierender, d. h. eben konstitutionsbiologischer Weise den besonderen Nöten und Forderungen des Einzelnen gerecht werden muß, um ihn zu befähigen, den an ihn gestellten Anforderungen im Rahmen der konstitutionellen Gegebenheiten gerecht zu werden, im Sinne der Ratschläge, die Lichtwitz für die Therapie der angiospastischen Diathese gibt, „dem Patienten Verständnis für die Umwelt zu vermitteln, um ihn zu lehren, zwischen wichtigen und unwichtigen Dingen zu unterscheiden, unnötige und aussichtslose Kämpfe zu vermeiden und sich mit Unabänderlichkeiten abzufinden". So ist in der Konstitutionsbehandlung auch die ausgesprochenste Domäne einer planmäßig ausgebauten Arbeitstherapie, wie sie in der Psychiatrie (C. Schneider), der Betreuung von Neurotikern und Hirntraumatikern (v. Weizsäcker) und intern Kranken (Siebeck) so erfolgreich angewandt wird. Neuerdings hat auch J. H. Schultz, anknüpfend an seine früher erwähnten Arbeiten zur Konstitutionstherapie der Neurosen, dies wichtige Gebiet auf breiter Grundlage behandelt (1942).

Wir sehen also: so vielgestaltig die individuellen Ausprägungen des Einzelmenschen sind, so sehr sind es auch die Methoden der „Konstitutionstherapie"
d. h. einer Behandlung, die bestrebt ist, die erb- wie auch umweltbedingten
Normabweichungen der persönlichen Verfassung günstig zu beeinflussen bzw.
die konstitutionelle Komponente von Erkrankungen zu behandeln. Von der
Anwendung heroischer chirurgischer Maßnahmen, über die physikalisch-diäteti-
sche und berufsberatende Gestaltung der Lebensweise bis zur seelischen Beeinflussung stehen vielerlei Wege zur Verfügung, deren Wahl umfangreiche Kenntnisse und Erfahrungen erfordert. Insofern jede Behandlungsweise den Besonderheiten des Einzelfalles gerecht werden muß, ist letzten Endes auch die ganze
Therapie Konstitutionstherapie. Eine Vertiefung der oft so laienhaft oberflächlichen Konstitutionsforschung wird deshalb nicht nur theoretischen Fragen
nutzbar sein, sondern gerade da Erfolge zeitigen, wo die Hauptaufgabe des Arztes
liegt, in der Behandlung der Kranken.

Literatur.

ABDERHALDEN, R.: Die Abhängigkeit der Reaktionsweise des Organismus von der Art der
aufgenommenen Nahrung in ihrer Bedeutung für die Klinik. Dtsch. med. Wschr. 1942 I, 10.
ABEL, W.: Vererbung normaler morphologischer Eigenschaften des Menschen. Fortschr.
Erbpath. u. Rassenhyg. 1940, 211. — ADLER, A.: Studie über Minderwertigkeit von Organen.
München 1927. — ADLERSBERG, D., A. D. PARETZ u. E. P. BOAS: Hereditary and metabolic
aspects of atherosclerosis. Proc. Amer. Diab. Assoc. 9, 171 (1950). — AFANASIEFF, S.: Die
Untersuchung des Exterieurs, der Wachstumsintensität und der Korrelation zwischen Renn-
geschwindigkeit und Exterieur beim Traber. Ref. Züchtungskde 5, 370 (1930). — AHRENS,
H.: Diphtheritis und chronische Tonsillitis. Z. inn. Med. 1948 III, 568. — ALBRECHT, W.:
(1) Die allgemeine Konstitution und ihre lokale Auswirkung in Hals, Nase und Ohr. Klin.
Wschr. 1932 I, 577. — (2) Erbbiologie und Erbpathologie des Ohres und der oberen Luftwege.
In Handbuch der Erbbiologie, Bd. IV/1. Berlin 1940. — ALBUS, G.: Gedanken über die
medikamentöse Beeinflussung einer krankhaften Konstitution. Wien. med. Wschr. 1940,
Nr 38. — ALEKSANDROV: Funktionstypen der Magensekretion und ihre Beziehungen zum
vegetativen Nervensystem und zur Konstitution. Kongreßzbl. inn. Med. 52 (1928/29). — Zbl.
Neur. 51, 374. — ALEKSANDROV, M. ALEXIN u. M. VULCANESCU: Arch. Gynäk. 170 (1940). —
DE ALMEIDA: Zit. nach v. EICKSTEDT, Rassenkunde, 2. Aufl., Bd. 1, S. 793. 1939. — ALT-
MANN, FR.: Über Eunuchoidismus. Virchows Arch. 276 (1930). — ALVERDES, F.: Über das
Manifestwerden der ererbten Anlage einer Abnormität (nach Untersuchungen an Cyclops). Biol.
Zbl. 40 (1920). — AMELUNG, W.: Klimatische Behandlung innerer Krankheiten. Berlin 1941. —
ANSCHÜTZ u. KONJETZNY: Zit. nach WEITZ 1936. — ANTHONY, A.: Leistung, Ermüdung, Über-
müdung. Dtsch. med. Wschr. 1941 II, 1327. — APOSTALAKIS, G.: Die Länge des Darmrohres bei
den Griechen. Z. Rassenkde 5 (1937). — APPEL, H.: Hypochromie beider Augen usw. Klin. Mbl.
Augenheilk. 108 (1942). — APPEL, W.: (1) Diskussionsbemerkung Nord-Westdtsch. Ges. für
Innere Med. Hamburg, Febr. 1952. — (2) Körperbaustudien an Diabetikern. Dtsch. Arch.
klin. Med. 198 (1951). — (3) Über Schädelhyperostosen bei Diabetikern. Dtsch. Arch. klin.
Med. 198 (1951). — ARNOLD, A.: Körperentwicklung und Leibesübungen. Leipzig 1931. —
ASCHNER, B.: (1) Zit. nach v. BERGMANN. — (2) Beziehungen der Fettsucht zu arteriellem
Hochdruck, Diabetes mellitus und Cholelithiasis. Z. klin. Med. 116. — (3) Die Konstitution
der Frau und ihre Beziehungen zur Geburtshilfe und Gynäkologie. München 1924. —
ASCHNER, B., A. LEWIS u. L. ROIZIN: A genetic study of Paget's disease in monozygotic twin
brothers. Acta genet. med. (Roma) 1952, 67. — ASCHOFF, L.: Systembildungen am Mesen-
chym. Arch. Entw.mechan. 112 (1927). — ASKANAZY, M.: Der Konstitutionsbegriff in der
Chirurgie. Schweiz. med. Wschr. 1923 I, 209. — ASSMANN, H.: (1) Krankheiten der Atmungs-
organe. In Lehrbuch der inneren Medizin, 3. Aufl., Bd. 1. Berlin 1936. — (2) Krankheiten des Bewegungsapparates. In Lehrbuch der inneren Medizin, 3. Aufl., Bd. 2. Berlin 1936.
AUERBACH, L.: Über das Verhältnis des Diabetes mellitus zu Affektionen des Nervensystems.
Dtsch. Arch. klin. Med. 41 (1887). — AUGARTEN, M.: Über die Variabilität des normalen
weißen Blutbildes. Med. Inaug.-Diss. Berlin 1938.

BAADER, E. W.: Gewerbekrankheiten. Berlin 1931. — BACH, F.: Körperproportionen und
Leibesübungen. Z. Konstit.lehre 12 (1926). — BACKMANN: Zit. nach SCHILF. — BÄCKER:
Zit. nach BRAUN-HOFMEIER-HOLZHAUSEN. — BAHN, K.: Über isolierte Dextrokardie mit
Isthmusstenose der Aorta und Endocarditis lenta. Dtsch. Arch. klin. Med. 146 (1925). —

BAISCH, A.: Anonychia congenita kombiniert mit Polydaktylie und verzögertem Zahndurch-bruch. Dtsch. Z. Chir. **232**, (1931). — BALLIN, L.: Die Lehre von der Minderwertigkeit der Organe in biologischer Beleuchtung. Arch. Frauenkde u. Konstit.forsch. **16** (1930). — BANSI, H. W.: Kreislaufstudie beim Basedow und bei der Herzneurose. Z. klin. Med. **110** (1929). — BARTEL: (1) Zit. nach C. HART, 1923. — (2) Zit. nach OBERSTEINER. — BARTEL, J.: Über die Morbidität und Mortalität des Menschen, zugleich ein Beitrag zur Frage der Konstitution. Leipzig u. Wien 1911. — BARTELS, E. D.: Heredity in Graves Disease. Kopenhagen 1941. — BAUER, J.: (1) Habitus und Morbidität. Dtsch. Arch. klin. Med. **126** (1918). — (2) Aufgaben und Methoden der Konstitutionsforschung. Wien. klin. Wschr. **1919**, Nr 11. — (3) Die konstitutionelle Disposition zu inneren Krankheiten, 2. Aufl. Berlin 1921. — (4) Die konstitutionelle Disposition zu inneren Krankheiten, 3. Aufl. Berlin 1924. — (5) Disposition zur Chorea minor. Wien. med. Wschr. **1929**, Nr 8. — (6) Über den Mißbrauch des Konstitutionsbegriffes (zumal in ärztlichen Gutachten). Dtsch. med. Wschr. **1930** I, 870. — (7) Constitutional principles in clinical medicine. Harvey Lect. **1932/33**. — (8) Einige Bemerkungen über „Fettkinder". Med. Welt **1929**, Nr 41. — (9) Die konstitutionellen Grundlagen der Herzschwäche. Med. Welt **1930**, Nr 28. — (10) Wandlungen des Konstitutionsproblems. Klin. Wschr. **1929** I, 145. — (11) Konstitutionelle Varianten der Pubertät und des Klimakteriums. Schweiz. med. Wschr. **1933** II, 585. — BAUER, J., u. C. STEIN: Vererbung und Konstitution bei Ohrenkrankheiten. Z. Konstit.lehre **10** (1924). — BAUER, K. H.: (1) Homoiotransplantation von Epidermis bei eineiigen Zwillingen. Beitr. klin. Chir. **141** (1927). — (2) Erbbiologie der Geschwülste des Menschen. In Handbuch der Erbbiologie, Bd. IV/2. Berlin 1940. — (3) Vererbung und Konstitution. Dtsch. med. Wschr. **1922/I**, 653. — (4) Chirurgische Vererbungs- und Konstitutionslehre. In Handbuch KIRSCHNER-NORDMANN, Bd. 1. 1939. — BAUER, K. H., u. W. BODE: Erbpathologie der Stützgewebe beim Menschen. In Handbuch der Erbbiologie, Bd. 3. Berlin 1940. — BAUMGÄRTNER: Zit. nach H. GÜNTHER. BAUTZMANN: Die Bedingungen der embryonalen Gestaltung. Verh. dtsch. path. Ges. (28. Tagg) **1935**. — BAYER, O.: Die Bedeutung der morphologischen Struktur für die Kreislaufdynamik. Arch. Kreislaufforsch. **15** (1949); **16** (1950). — BAZIN: Zit. nach C. HART, 1923. BECKER, Jos.: Über Haut- und Schweißdrüsen bei Feten und Neugeborenen. Z. Kinderheilk. **30** (1921). — BENDA: Zit. nach HART, 1923. — BENEKE: (1) Zit. nach E. FOCKEN. — (2) Zit. nach C. HART, 1923. — BENEKE, F. W.: (1) Die anatomischen Grundlagen der Konstitutionsanomalien des Menschen. Marburg 1878. — (2) Konstitution und konstitutionelles Kranksein des Menschen. Marburg 1881. — BENNINGHOFF, A.: Über Einheiten und Systembildungen im Organismus. Dtsch. med. Wschr. **1938** II, 1377. — BERBLINGER, W.: In Handbuch der Gynäkologie (STOECKEL), Bd. IX. München: J. F. Bergmann 1936. — BERGER, W.: (1) Gelenkallergien und verwandte Störungen. In Allergie (BERGER-HANSEN). Leipzig 1940. (2) Einführung in die klinische und experimentelle Allergielehre. In Allergie (BERGER-HANSEN). Leipzig 1940. — (3) Bronchialasthma. In Allergie (BERGER-HANSEN). 1940. — BERGER, W., u. K. HANSEN: Allergie. Ein Lehrbuch in Vorlesungen. Leipzig 1940. — BERGMANN, G. v.: (1) Diskussionsbemerkung. Neur. Zbl. **1912**, 1315. — (2) Das vegetative Nervensystem und seine Störungen. In Handbuch der inneren Medizin (v. BERGMANN-STAEHELIN), 2. Aufl., Bd. V/2. Berlin 1926. — BERGSON, H.: Evolution creatrice, 16. Aufl. Paris: Alcan 1914. — BERINGER, K.: Diskussionsbemerkung. Zbl. Neur. **91**, 185 (1939). — BERLINER, M.: Kümmerformen. In Biologie der Person, Bd. 2, S. 117. Berlin u. Wien 1931. — BERMAN, L.: The glands regulating personality. New York 1922. — Zit. bei LIPSCHÜTZ. — BERNER, O.: Hermaphroditismus und Geschlechtsumwandlung. In Handbuch der inneren Sekretion (M. HIRSCH), Bd. II. Leipzig 1933. — BERNHARDT, H.: Geschlechtshormone und Kreislauf. Med. Welt **1938**, Nr 34. — Endokrinologie und Praxis. Der endokrine Status. Berliner med. Verlagsanstalt G.m.b.H. o.J. — BERNING, H.: Die Dystrophie: Georg Thieme 1949. — BERNUTH, F. v.: Konstitution. (Übersichtsreferat.) Mschr. Kinderheilk. **86**, 409 (1941). — BESSAU, G.: Kinderkrankheiten unter dem Gesichtspunkt der Vererblichkeit. In: Wer ist erbgesund, wer ist erbkrank? Jena 1935. — BEST, F.: Über Korrelationen bei Vererbung in der Augenheilkunde. Münch. med. Wschr. **1907** II, 62. — BETTMANN, E.: Beobachtungen über Hüftgelenksveränderungen bei 19 Familienangehörigen. Z. orthop. Chir. **53** (1931). — BICKENBACH, O.: Blutkreislauf und Atmungskorrelationen als Grundlage konstitutioneller Leistungsfähigkeit. Dtsch. Arch. klin. Med. **184** (1939). — BIEDL: Zit. nach SALLER. — BIELING, R.: Unterernährung und Infektion. Dtsch. med. Wschr. **1927**, 182. — BIELSCHOWSKY, M.: Zbl. Neur. **63**, 367 (1932). — Zit. nach CURTIUS 1939. — BIER: Zit. nach PAYR sowie HUECK u. EMMERICH. — BING, R.: Kongenitale, heredofamiliäre und neuromuskuläre Erkrankungen. In Handbuch der inneren Medizin, 2. Aufl., Bd. V/2. Berlin 1926. — BIRK, Zit. nach BORCHARDT, 1930. — BIRNBAUM, K.: Das Persönlichkeitsproblem in der Psychiatrie. In Handbuch der Charakterologie (UTITZ), Bd. 2/3. Berlin 1926. — BITTORF: Über die Beziehungen der allgemeinen ektodermalen Keimblattschwäche zur Entwicklung der Tabes. Dtsch. Z. Nervenheilk. **28** (1905). — BLAIR-BELL: Zit. nach GOLDSCHMIDT, 1921. — BLATT: Prostatahypertrophie und Konstitution. Z. urol. Chir. **60** (1926). — BLEULER, M.: Zit. nach

MEGGENDORFER, 1940. — BLIXENKRONE-MÖLLER: Zit. nach WENDT u. ZELL. — BLOCH, BR.: (1) Ekzem und Diathese. Z. klin. Med. **99** (1923). — (2) Über die Beziehungen zwischen Hautkrankheiten und Gesamtorganismus. Karlsbad. ärztl. Vortr. **9** (1928). — BLOCK, W.: Arch. klin. Chir. **204** (1943). — BLOCK, W., u. E. KÖNIGSBERGER: Scharlach und vegetatives Nervensystem. Z. Kinderheilk. **39** (1925). — BLOS, R.: Der lymphatische Rachenring und die Konstitution. Z. Kinderheilk. **39** (1925). — BLOTEVOGEL, H.: Zit. nach HOEDE. — BLÜHDORN, K., u. F.K.LOHMANN:Zit.nach LANGE-COSACK.—BLUMENSAAT, C.: Vagotonische gastrische Koliken usw. Chirurg **1948**, 289.—BLUNTSCHLI, H.: Beiträge zur Kenntnis der Variation beim Menschen. Morph. Jb. **40** (1909). — BODE, O. B., u. F. KNOP: Über Aortenisthmusstenose mit Beitrag zweier weiterer Fälle. Dtsch. Arch. klin. Med. **163** (1929). — BÖHNING, F.: Diphtherie und Konstitution. Leipzig 1937. — BOENHEIM, F.: Über chronische benigne Hypofunktion der Nebennieren. Klin. Wschr. **1925** I, 1159. — BOGAERT, L. VAN: Zit. nach ECKHARDT-OSTERTAG, S. 106. — BOGEN, H., u. O. LIPMANN: Gang und Charakter. Z. angew. Psychol. **58** (1931). — BOGOMOLEZ: Zit. nach SALTYKOW, 1929. — BOKELMANN, O.: (1) Zur Frage der Ätiologie des Hypogenitalismus beim Weibe. Med. Welt **1936** I, 771. — (2) Zbl. Neur. **73**, 163. — BOKELMANN u. NASSAU: Zit. nach HART, 1923. — BONDI: Die Brustbehaarung des Mannes und ihre Bedeutung für die Konstitution. Wien. med. Wschr. **1918**, Nr 15. — BONNEVIE, K., u. N. W. TIMOFÉEFF-RESSOVSKY: Schlußbemerkungen zu „Genetische und entwicklungsphysiologische Grundlagen". In Handbuch der Erbbiologie, Bd. 1. Berlin 1940. — BONORINO: Zit. nach GUTZEIT u. LEHMANN. — BORCHARDT, L.: (1) Über Abgrenzung und Entstehungsursachen des Infantilismus. Dtsch. Arch. klin. Med. **138** (1922). — (2) Konstitution und innere Sekretion. Halle 1926. — (3) Klinische Konstitutionslehre, 2. Aufl. Berlin u. Wien 1930. — BORGARD, W.: Körperbau und Grundumsatz. Z. klin. Med. **121** (1932). — BORGSTROEM, C. A.: Poliomyelitis anterior acuta bei Zwillingen. Z. menschl. Vererbgs. u. Konstit.lehre **23** (1939). — BORST: Zit. nach BURKHARDT. — BOSTROEM, A.: (1) Erbbiologie und Psychiatrie. Klin. Wschr. **1934**, Nr 47. — (2) Senile und präsenile Hirnerkrankungen. In Handbuch der inneren Medizin, 3. Aufl., Bd. V/1. Berlin 1939. — BOUCHARD: Zit. nach HANHART, 1940. — BRADFORD HILL, A.: The inheritance of resistance to bacterial infection in animal species. Med. Research. Council Spec. Report Ser. Nr 196. 1934. — BRAKHAGE, G.: Degenerativer Kleinwuchs mit Pterygium colli. Z. Kinderheilk. **62** (1941). — BRANDER, T.: (1) Über Zwillingsforschung und ihre Berührungspunkte mit der Kinderheilkunde. Acta paediatr. (Stockh.) **21** (1937) (in dtsch. Sprache). — (2) Kann die Konstitution durch Fehlgeburt verändert werden? Z. menschl. Vererbgs- u. Konstit.lehre **22** (1938). — (3) Über mongoloide Teilsymptome mit besonderer Berücksichtigung der sogenannten Vierfingerfurche. [Schwedisch.] Ref. Zbl. Neur. **100**, 573 (1941). — BRANDIS, G.: Zur Kenntnis des Infantilismus und Zwergwuchses. Dtsch. Arch. klin. Med. **136** (1921). — BRANDT, G.: Über familiäre Elephantiasis. Mitt. Grenzgeb. Med. u. Chir. **37** (1924). — BRANDT, R.: Die Neurodermitis etc. Z. Konstit.lehre **17** (1932). — BRAUN, E.: (1) Die vitale Person. Leipzig 1933. — (2) Die neurasthenische Reaktion. In Handbuch der Neurologie, Bd. 17. Berlin 1935. — BRAUN, H., K. HOFMEIER u. G. V. HOLZHAUSEN: Die Vererbungsfrage in der Lehre von der Immunität gegen Infektionskrankheiten. In Handbuch der pathogenen Mikroorganismen (KOLLE-KRAUS-UHLENHUTH), 3. Aufl., Bd. I/2. Jena, Berlin u. Wien 1929. — BRESCIANI-TURRONI, C.: Über die Korrelation zwischen Körpergröße und Kopfindex. Arch. Rassenbiol. **10** (1913). — BRIEGER: (1) Anwendung der Capillarmikroskopie nach JAENSCH-HÖPFNER-WITTNEBEN. Klin. Wschr. **1929**, Nr 7. — (2) Ref. über JAENSCH. Zbl. Neur. **58**, 118 (1931). BROCK, J.: Biologische Daten für den Kinderarzt. Berlin 1932. — Über Pseudorachitis asthmatica. Z. Kinderheilk. **63** (1943). — BROWN, L. T.: Zit. nach BRUGSCH, 1931. — BRUGGER, C.: Eugenische Bedeutung der chronischen Alkoholiker. Schweiz. med. Wschr. **1936**, Nr. 16. Ref. Dtsch. med. Wschr. **1936** I, 1068. — BRUGSCH, TH.: Die Morphologie der Person. Aus: Die Biologie der Person, Bd. II. Berlin u. Wien 1931. — Allgemeine Prognostik, 2. Aufl. Berlin u. Wien 1922. — Aussprache (uratische Diathese). Med. Klin. **1941**, Nr 2. — Das Xanthelasma in seiner Bedeutung als Syndrom. Med. Klin. **1941**, 1224. — BRUGSCH, TH., u. F. H. LEWY: Die Biologie der Person, Vorwort, Bd. 1. Berlin u. Wien 1926. — BUCHHOLZ, E.: Beiträge zur Kenntnis der Vagusneurose. Med. Inaug.-Diss. Berlin 1892. — BUMKE, O.: Kultur und Entartung, 2. Aufl. Berlin 1922. — Psychopathische Anlagen usw. In Handbuch der inneren Medizin, 3. Aufl., Bd. V/2. Springer 1939. — Lehrbuch der Geisteskrankheiten, 5. Aufl. München: J. F. Bergmann 1942. — Diskussionsbemerkung. Zbl. Neur. **91**, 183 (1939). — BURGHARDT, L.: Anatomisch-statistische Untersuchungen zur Konstitutionspathologie. Z. menschl. Vererbgs- u. Konstit.lehre **23** (1939). — BURRAU: Zit. nach BRESCIANI-TURRONI. — BURNS, C. L. C.: Movement and types in children. Ref. Zbl. Neur. **58**, 659 (1931).

CANTANI: Zit. nach GUDZENT, 1928. — CARUS, C. G.: Zit. nach KLOOS. — CASSIRER, E., u. R. HIRSCHFELD: Vasomotorisch-trophische Erkrankungen. In Handbuch der Neurologie, Bd. 17. Berlin 1935. — CASTALDI: Zit. nach von EICKSTEDT. — CASTELLINO: Zit. nach v. ROHDEN. — CATSCH, A.: (1) Die Fibrae medullares retinae des Menschen. Klinische, erb- und konstitutionspathologische Untersuchungen. Z. menschl. Vererbgs- u. Konstit.lehre 24, H. 1 (1939). — (2) Habitus und Krankheitsdisposition, zugleich ein Beitrag zur Frage der Körperbautypologie. Z. menschl. Vererbgs- u. Konstit.lehre 25, H. 1 (1941). — (3) Untersuchungen über ein neues Verfahren der mehrdimensionalen Darstellung in der metrischen Körperbaudiagnostik. Z. menschl. Vererbgs- u. Konstit.lehre 25, H. 3 (1941). — (4) Konstitution und allergische Diathese. Z. menschl. Vererbgs- u. Konstit.lehre 26 (1943). — Catsch, A., u. H. Ostrowsky: Konstitution und vegetative Labilität. Z. menschl. Vererbgs- u. Konstit.lehre 26 (1942). — Cazalis: Zit. nach C. Hart, 1923. — Ceelen: Zit. nach C. Hart, 1923. — Chand: Zit. bei T. Kemp. In Handbuch der Erbbiologie, Bd. IV/2, S. 944. — Charcot, J. M.: Poliklinische Vorträge („Leçons du Mardi à la Salpétrière"). Übersetzt von J. Freud, Bd. 1. Leipzig u. Wien 1894. — Chotren: Zit. nach Nobel u. Mitarb. — Chvostek, F.: Konstitution und Blutdrüsen. Wien. klin. Wschr. 1912, 6. — Clara, M.: Das Problem der Ganzheit in der modernen Medizin. Leipziger Universitätsreden, H. 4. 1940. — Claussen, F.: (1) Erbfragen bei rheumatischen Krankheiten. Dtsch. Ges. Vererbungswiss., 9. Hauptverslg Frankfurt a. M. 1937, S. 97. — (2) Phänogenetik vom Menschen. Ber. 13. Jverslg Dtsch. Ges. Vererbungswiss. 1939. — (3) Über asthenische Konstitution. Z. Morph. u. Antrop. 38 (1939). — Claussen: Zit. nach Hangarter, S. 139. — Coca: Zit. nach Catsch, 1943. — Comby, H.: L'acrocyanose permanente des jeunes sujets. Arch. Méd. Enf. 31 (1928). Ref. Zbl. Neur. 53, 95 (1929). — Conrad, K.: (1) Die erbliche Fallsucht. Erbbiologischer Teil. In Gütts Handbuch der Erbkrankheiten, Bd. 3. Leipzig 1940. — (2) Der Konstitutionstypus als genetisches Problem. Berlin 1941. — Curtius, F.: (1) Kongenitaler partieller Riesenwuchs mit endokrinen Störungen. Dtsch. Arch. klin. Med. 147 (1925). — (2) Die Ätiologie der Scapula scaphoidea. Dtsch. Z. Nervenheilk. 92 (1926). — (3) Untersuchungen über das menschliche Venensystem. 2. Mitt. Die allgemeine, ererbte Venenwanddysplasie (Status varicosus). Dtsch. Arch. klin. Med. 162, H. 5/6 (1928). — (4) Über die Erblichkeit der Eigenreflexe. Zbl. Neur. 54, 636 (1929). — (5) Zur Ätiologie der ankylosierenden Arthritis. Klin. Wschr. 1932 I, 1045. — (6) Multiple Sklerose und Erbanlage. Leipzig 1933. — (7) Über Degenerationszeichen. Eugenik 3, H. 2 (1933). — (8) Erbbiologische Strukturanalyse im Dienste der Krankheitsforschung. Z. Morph. u. Anthrop. 1934, 34. — (9) Familienforschung und Begutachtung. Erbarzt 1934, 51. — (10) Die Erbkrankheiten des Nervensystems. Stuttgart 1935. (11) Ref. zu Weitz, Vererbung innerer Krankheiten. Z. menschl. Vererbgs- u. Konstit.lehre 20, 338 (1937). — (12) Zum objektiven Nachweis der Krankheitsanlage. Dtsch. med. Wschr. 1938 II, 1433. — (13) Status dysraphicus und Myelodysplasie. Fortschr. Erbpath. u. Rassenhyg. 3, H. 4 (1939). — (14) Allgemeine Vorbemerkungen zur Erbpathologie der Nervenkrankheiten. In Handbuch der inneren Medizin (G. v. Bergmann u. R. Staehelin), Bd. V/1. Berlin 1939. — (15) Begriff, Aufgaben und Wege der Individualpathologie. In Individualpathologie. Jena 1939. — Curtius, F., u. R. Adam: Über psychogene und funktionelle Erkrankungen in der inneren Medizin. Dtsch. Arch. klin. Med. 196 (1949). — Curtius, F,. u. W. Kärst: Abdominaltyphus und Konstitution. Z. menschl. Vererbgs- u. Konstit.lehre 29 (1949). — Curtius, F., u. G. Korkhaus: Klinische Zwillingsstudien. Z. menschl. Vererbgs- u. Konstit.lehre 15 (1930). — Curtius, F., u. K.-H. Krüger: Das vegetativ-endokrine Syndrom der Frau. Wien u. Berlin: Urban & Schwarzenberg 1952. — Curtius, F., u. K. E. Pass: (1) Untersuchungen über das menschliche Venensystem. 6. Neue klinische Beiträge zum Status varicosus. Z. menschl. Vererbgs- u. Konstit.lehre 19 (1935). — (2) Genealogische Beiträge zur Ätiologie der amyotrophischen Lateralsklerose. Z. Neur. 173 (1941). — Curtius, F., u. H. Schlotter: Zur Klinik und Erbbiologie der juvenilen Tabes. Dtsch. Z. Nervenheilk. 134 (1934). — Curtius, F., H. Schlotter u. E. Scholz: Tabes dorsalis. Leipzig 1938. — Curtius, F., u. E. Scholz: Neue statistische Untersuchungen über den Status varicosus. Med. Welt 1935, Nr 22. — Curtius, F., F. K. Störring u. K. Schönberg: Über Friedreichsche Ataxie und Status dysraphicus. Zugleich ein Beitrag zu den Beziehungen zwischen Friedreichscher Ataxie und Diabetes mellitus. Z. Neur. 153 (1935). — Cuvier: Zit. nach Wessely. — Czerny, A.: Die exsudative Diathese. Z. Kinderheilk. 61 (1950).

Dale: Zit. nach Schilf. — Dana: Hereditary tremor. Amer. J. Med. Sci. 1887. — Degkwitz, R., u. H. Kirchmair: Vererbung und Disposition bei Infektionskrankheiten. In Handbuch der Erbbiologie, Bd. IV/2. Berlin 1940. — Dehoff, E.: Tuberkulose, Konstitution und Arbeitseinsatz. Dtsch. Tbk.bl. 1942, H. 4, 73. — Delbrück, H.: Archikapillaren und Schwachsinn. Arch. f. Psychiatr. 81 (1927). — Dencker, C.: Die Umzüchtung des schwarzweißen Niederungsrindes usw. Kühn-Archiv 22 (1928). Ref. Züchtungskde 5 (1930). Dennig, H., K. Fischer u. K. Beringer: Psyche und vegetatives Nervensystem. Dtsch. Arch. klin. Med. 167 (1930). — Denzer, H. W.: Über die Standardisierung des Tierversuches in der Experimental-Medizin durch Verwendung von unter konstanten Umweltbedingungen gehaltenen Inzuchten. Klin. Wschr. 1942 I, 126. — Determann: Zit. nach Oppenheim, Lehrbuch der Nervenkrankheiten, 6. Aufl. — Deusch: Zit. nach Gutzeit u. Lehmann. — Diehl, K.: (1) Erbbiologie und Erbpathologie des Lungenapparates. In Handbuch der Erbbiologie, Bd. IV/1. Berlin 1940. — (2) Das Erbe als Formgestalter der Tuberkulose. Leipzig

1941. — Diehl, K., u. O. v. Verschuer: Zwillingstuberkulose. Jena 1933. — Diepgen, P.:
(1) Krankheitswesen und Krankheitsursache in der spekulativen Pathologie des 19. Jahrhunderts. Arch. Gesch. Med. **17** (1925); **18** (1926). — (2) Die Lehre von der Konstitution in
der vitalistischen Medizin. Klin. Wschr. **1933** I, 30. — (3) Zur Geschichte der Lehre von der
Konstitution. In Konstitution und Erbbiologie in der Praxis der Medizin. Leipzig 1934. —
(4) Der kranke Mensch und die Krankheit in der Geschichte der Medizin. In Individualpathologie. Jena 1939. — Dietlen: Ergebnisse des medizinischen Röntgenverfahrens für
die Physiologie. Erg. Physiol. **10**, 598 (1910). — Dietrich: Diskussionsbemerkung. Verh.
dtsch. path. Ges. **1910**, 176. — Dörffel u. Bommer: Zit. nach Lehmann u. Hartlieb. —
Doxiades, L.: (1) Die Bedeutung der vasoneurotischen Konstitution in den verschiedenen
Lebensaltern. In Konstitution und Erbbiologie. Leipzig 1934. — (2) Das neuropathische
Kind. In Individualpathologie. Jena 1939. — (3) Konstitutionelle Schwäche des kardiovasculären Systems im Kindesalter. Erg. inn. Med. **35** (1929). — Doxiades, L., u. R. Hirschfeld: Kapillarmikroskopie und Schwachsinn. Klin. Wschr. **1930**, 20. — Doxiades, L., u.
W. Portius: Zur Ätiologie des Mongolismus unter besonderer Berücksichtigung der Sippen-
befunde. Z. menschl. Vererbgs- u. Konstit.lehre **21**, 384 (1938). — Doxiades, L., u. C. Pototzky:
(1) Die Bedeutung der kardiovaskulären Untersuchungsmethoden (Kapillarmikroskopie,
Elektrokardiographie, Röntgenographie) für die Beurteilung des Mongolismus und des Myxödems beim Kinde. Klin. Wschr. **1927** II, 1326. — (2) Grundlagen zur Bewertung kapillaro-
skopischer Bilder am Nagelfalz bei normalen, neuropathischen und geistesschwachen Kindern.
Z. Neur. **50**, 333 (1928). — Draper: Zit. in Handbuch der Erbbiologie, Bd. IV/2, S. 1066. —
Draper, Dunn and Seegal: Studies in human constitution: facial form and diseases cor-
relation. Amer. J. Med. Sci. **119**, 323 (1925). — Draper, G., C. W. Dupertuis and J. L. Caughey: Human constitution in clinical medicine. New York u. London: Paul Hoeber B. 1944. —
Dresel, K.: Erkrankungen des vegetativen Nervensystems. In Kraus-Brugschs Handbuch
der speziellen Pathologie und Therapie, Bd. 10. — Dubitscher, F.: Der Schwachsinn. In
Gütts Handbuch der Erbkrankheiten, Bd. 1. Leipzig 1937. — Dürken, B.: Entwicklungs-
biologie und Ganzheit. Leipzig u. Berlin 1936. — Duerst: Zit. nach Selahattin. — Duis,
B. T.: Hand- und Fingerleisten bei Schizophrenie. Verh. Ges. phys. Anthrop. **8** (1937). —
Dunkin, Hartley, Lewis-Faning u. Russell: Vergleichende biometrische Studie bei
Albino und gefärbten Kaninchen usw. Ref. Ber. Biol. **16**, 490 (1931).
Ebstein: Zit. nach His, 1911. — Eckhardt, H.: Körperliche Mißbildungen. In Gütts
Handbuch der Erbkrankheiten, Bd. 6. Leipzig 1940. — Eckhardt, H., u. B. Ostertag:
Körperliche Erbkrankheiten. Leipzig 1940. — Eggel: Zit. nach Hamperl. — Ehrlich:
Die sogenannte Bechterewsche Krankheit. Berlin 1930. — Ehrminger: Zit. bei Kretsch-
mer, Körperbau und Charakter. 1951. — Eichhorst: Zit. nach Weitz, 1936. — Eickstedt
E. v.: Rassenkunde und Rassengeschichte der Menschheit, 2. Aufl. Stuttgart 1938. —
Eigenbrodt: Über den Einfluß der Familiendisposition auf die Verbreitung der Diphtherie.
Dtsch. Vjschr. öff. Gesdh.pfl. **25** (1893). — Ellinghan: Zit. nach Catsch. — Emmrich:
Spina bifida usw. Med. Inaug.-Diss. Tübingen 1936. — Engel, F.: Vergleichend-sta-
tistische Untersuchungen über die Verwertbarkeit von Familienanamnese und Eigenunter-
suchungen. Z. menschl. Vererbgs- u. Konstit.lehre **25**, H. 3 (1941). — Enke, W.: (1) Unfall-
neurose und Konstitution. Allg. ärztl. Z. Psychother. **2** (1929). — (2) Motorik und Psycho-
motorik. In Handbuch der Erbbiologie, Bd. 2. Berlin 1940. — (3) Körperbau und Charakter.
Spezieller Teil. In Handbuch der Erbbiologie, Bd. 2. 1940. — (4) Konstitutionsbiologische
Methoden. In Handbuch der Erbbiologie, Bd. 2. Berlin 1940. — Epping: Ther. Gegenw.
1949, H. 11, 362. — Eppinger, H., u. L. Hess: Die Vagotonie. Berlin 1910. (v. Noordens
Klin. Abh. H. 9 u. 10.) — Erikson, S.: Über die Körperverfassung der Anstaltskinder. Z.
Kinderheilk. **39** (1925). — Eugster, J.: Endemische Thyreopathie und Kapillarbild. Arch.
Klaus-Stiftg **17** (1942). — Euler, H., u. R. Ritter: Die Erbanlagen für Gebiß und Zähne.
In Handbuch der Erbbiologie, Bd. IV/2. Berlin 1940. — Ewald: Ref. Dtsch. med. Wschr.
1948, 612. — Ewald, G.: Temperament und Charakter. Berlin 1924. — Ewig, W.: Kritik
sportärztlicher Untersuchungsmethoden. Sportärztetagung 1931. Jena: Gustav Fischer 1932.
Faber, A.: Untersuchungen über die Ätiologie und Pathogenese der angeborenen Hüftverrenkung. Leipzig 1938. — Fassler, K.: Beiträge zu den Beziehungen zwischen Konstitution und Struma. Med. Inaug.-Diss. Zürich 1934. — Fahr: Zit. nach Hart, 1923. —
Falconer, A. W.: Congenital ectodermal defect. Lancet **1929** I, 217. — Falta, W.: (1) Der
Infantilismus. In Handbuch der inneren Medizin, herausg. von v. Bergmann-Staehelin,
2. Aufl., Bd. IV/2. Berlin 1927. — (2) Die Erkrankungen der Blutdrüsen. In Handbuch der
inneren Medizin, herausgeg. von v. Bergmann-Staehelin, 2. Aufl., Bd. IV/2. Berlin 1927. —
Fanconi: Zöliakie. Dtsch. med. Wschr. **1938**, Nr 44 u. 45. — Fattovich, G.: Kapillarmikroskopische Beobachtungen an psychisch anormalen Kindern. Ref. Zbl. Neur. **61**, 133
(1932). — Fehlhagen: Zit. bei Marx. — Féré, Ch.: Moderne Nervosität. Zweiter unveränderter Abdruck von „La famille névropathique". Übersetzt von H. Schnitzer. Berlin 1898.
Ferranini, L.: Untersuchungen über die klinische Morphologie während der regressiven

Lebensphase. Ref. Ber. Biol. **16**, 614 (1931). — FERRATA, A.: Della eosinophilia costituzionale. Arch. ital. diematologia **1** (1923). — FERVERS, C.: Der Ausdruck des Kranken. München 1935. — FINKELSTEIN: Zit. nach LEDERER. — FISCHEL, W.: Erbpsychologie der Säugetiere. In Handbuch der Erbbiologie, Bd. V/1. Berlin 1939. — FISCHER, E.: Zum Konstitutionsbegriff. Klin. Wschr. **1924**, Nr 7. — Versuch einer Genanalyse des Menschen. 7. Jverslg Dtsch. Ges. Vererbungswiss., Tübingen 1929. — FISCHER, G. H.: Über den Einfluß körperlicher Veranlagung auf das Persönlichkeitsbild. Zbl. Neur. **86**, 318 (1937). — FISCHER, H.: Zur Biologie der Degenerationszeichen und der Charakterforschung. Z. Neur. **62** (1920). — FLATOW, E.: Handschrift und Charakter. In: Die Biologie der Person, Bd. 2. Berlin u. Wien 1931. — FLEISCHER, F.: Die Rolle der Disposition in der Konstitution. Med. Klin. **1922 I**, 279. — FLEISCHMANN, O.: Angeborener Schweißdrüsenmangel und Ozaena. Z. Laryng. usw. **20**, 503 (1931). — FLIESS, W.: Die Hypophysenschwäche. Z. ärztl. Fortbildg **21**, 177 (1924). — FOCKEN: Zit. nach EHRLICH. — FOCKEN, E.: Isthmusstenose der Aorta und septische Endokarditis. Z. klin. Med. **100** (1924). — FORSTER, R.: Morbus Gaucher mit Kleinwuchs. Arch. klin. Med. **188** (1941). — FRAENKEL, A.: Lungenkrankheiten. Berlin 1904. — FRANCESCHETTI, A.: (1) Vererbung und Auge (Berichtsjahr 1938). Ophthalmologica. Z. Augenheilk. **97** (1939). — (2) Die Vererbung von Augenleiden. In Kurzes Handbuch der Ophthalmologie, Bd. 1. Berlin 1930. — FRANCESCHETTI, A., u. W. KLEIN: Über das Vorkommen hereditärer juveniler Maculadegeneration usw. Arch. Klaus-Stiftg **16** (1941). — FRANK: Zit. nach BORCHARDT. — FRANK, E.: (1) Zit. nach JAHRREISS. — (2) Pathologie und Klinik des vegetativen Nervensystems. Verh. Dtsch. Ges. Nervenärzte, 18. Jverslg Hamburg 1928, S. 160f. (3) Pathologie des vegetativen Systems. In Handbuch der Neurologie, Bd. 6. Berlin 1936. — FRANKL, O.: Myom und Karzinom. Arch. Gynäk. **123** (1925). — FREDE, M.: Untersuchungen an der Wirbelsäule und an dem Extremitätenplexus der Ratte. Z. Morph. u. Anthrop. **33** (1934). — FREDENHAGEN, H.: Beitrag zur Pathogenese und Therapie der Ulcuskrankheit des Magens unter spezieller Berücksichtigung der vegetativen Konstitution. Schweiz. med. Wschr. **1947**, 1251. — FRÉDÉRIC, J.: Beiträge zur Frage des Albinismus. Z. Morph. u. Anthrop. **10** (1907). — FREERKSEN, E.: Die Venen des menschlichen Handrückens. Z. Anat. **108** (1937). — FRENZEL, A.: Kiefer und Zähne als Entwicklungsdiagnostikum einer gestörten körperseelischen Individualkonstitution. Ref. Zbl. Neur. **77**, 416 (1935). — FRERICHS: Zit. nach HANHART, 1940. — FREUD, S.: Zit. nach JAHRREIS. — FREUND, W. A.: Zit. nach v. HANSEMANN. — FREY, H.: Scapula scaphoida und Costa fluctuans sind keine Degenerationsmerkmale. Schweiz. med. Wschr. **1925 I**. — FRIEBOES, W.: Gedanken zu Konstitution und Dermatologie. In Konstitution und Erbbiologie. Leipzig 1934. — FRIEDBERG, CH. K.: Natur und Wesen des Syndroms: Abnorme Knochenbrüchigkeit, blaue Skleren und Schwerhörigkeit. Z. Konstit.lehre **15**, 779 (1931). — FRIEDEMANN, A.: Handbau und Charakterkunde. In Handbuch der Charakterologie (UTITZ), Bd. 6. 1929. — FRIEDENTHAL, H.: Beiträge zur Naturgeschichte des Menschen. Ein Beitrag zur Physiologie der Behaarung. Jena: Gustav Fischer 1908. — FRISCHEISEN-KÖHLER, J.: Das persönliche Tempo. Leipzig 1933. — FROWEIN u. HARRER: Über pharmakodynamische Reizversuche bei Hirnverletzten unter besonderer Berücksichtigung der Konstitutionstypen. Med. Klin. **1948**, Nr 13. — FÜRST, TH.: (1) Methoden der konstitutionsbiologischen Diagnostik. Stuttgart u. Leipzig 1935. — (2) Eignung. In Handbuch der Erbbiologie. Bd. 2. Berlin 1940.

GÄNSSLEN: Zit. nach LEHMANN u. HARTLIEB. — GÄNSSLEN, M., K. LAMBRECHT u. M. WERNER: Erbbiologie und Erbpathologie der Kreislauforgane. In Handbuch der Erbbiologie, Bd. IV/1. Berlin 1940. — GÄRTNER, R., C. H. HEIDENREICH u. G. SPRENGER: Der Rippenwinkel als Konstitutionsmerkmal. Züchtungskde **5** (1930). — GALANT, J. S.: Ein neues Konstitutionstypensystem der Frau. Schweiz. med. Wschr. **1927 II**. — GANTER, G.: (1) Über die einheitliche Reaktion der glatten Muskulatur des Menschen. Münch. med. Wschr. **1924**, Nr 7. — (2) Zit. nach MORAWITZ, 1936. — GEBERT: Zit. nach RATSCHOW u. KLOSTERMANN. — GEHRI, G.: Gibt es bei Schilddrüsenkranken ein pathognomonisch charakteristisches Kapillarbild? Schweiz. med. Wschr. **1930 II**, 1085. — GEISLER, E.: Die Bedeutung der konstitutionellen Disposition für die Erlangung einer schweren Staublungenerkrankung. Jena 1937. — GEISSLER, O.: (1) Der Erbgang der Tuberkulosehinfälligkeit in einer geschlossenen Sippe. Beitr. Klin. Tbk. **91** (1938). — (2) Der derzeitige Stand unseres Wissens vom Einfluß des Erbes und der Konstitution bei der Tuberkulose. Dtsch. Tbk.bl. **1941**, H. 10. — GELPKE: Über die Beziehungen des Sehorgans zum jugendlichen Schwachsinn. Halle 1904. — GEORGI, F., u. O. FISCHER: Humoralpathologie der Nervenkrankheiten. In Handbuch der Neurologie, Bd. VII/1. Berlin 1935. — GERBER, P.: Die konstitutionelle und phthiseogenetische Bedeutung der Engbrust. Z. Konstit.lehre **14** (1929). — GERENDASI: Zit. nach SUCKOW, 1934. — GERHARDT: Zit. nach OPPENHEIM, Lehrbuch der Nervenkrankheiten, 6. Aufl. — GERLACH, P.: Die militärische Brauchbarkeit und Bewährung der Konstitutionstypen. Veröff. Heeressan.wes. **104** (1937). — GERLACH-LÜNEBURG, P.: Körperformung durch Heeresdienst. Leipzig 1942. — GESSELEVIČ, A. M.: Die Korrelation zwischen den Körperbautypen und den Blutgruppen usw. Z. Konstit.lehre **17** (1932). — GEYER, H.:

Über den Schlaf von Zwillingen. Dtsch. Ges. Vererbungswiss. **1937**, 180. — GIESE, F.: Die kosmischen Einflüsse auf die Person. Biologie der Person, Bd. 4. Berlin u. Wien 1929. — GIGON, A.: Über Konstitution und Konstitutionsmerkmale. Z. Konstit.lehre **9** (1923). — GILFORD: Zit. nach JULIUS BAUER, Die konstitutionelle Disposition zu inneren Krankheiten, 3. Aufl. Berlin 1924. — GINS, H. A.: Immunbiologie und Schutzimpfungen. In Handbuch der Viruskrankheiten (GILDEMEISTER-HAAGEN-WALDMANN), Bd. 1. Jena 1939. — GLÄSMER, E.: Die Eigenart weiblicher Konstitution und die Notwendigkeit einer geschlechtsspezifischen Typenaufstellung. Z. Geburtsh. **96** (1929). — GLANZMANN, E.: (1) Arachnodaktylie und Brachydaktylie. Mschr. Kinderheilk. **85** (1940). — (2) Vererbung, Konstitutionsanomalien und Diathesen. In Lehrbuch der Pädiatrie. Basel: Benno Schwabe & Co. 1950. — GLATZEL, H.: Fettsucht und Magersucht. In Handbuch der inneren Medizin, herausgeg. von v. BERGMANN-STAEHELIN, 3. Aufl., Bd. VI/1. Berlin 1941. — GOERKE, M.: Die hereditären Erkrankungen des Cochlears und seiner Endapparate. In Handbuch der Neurologie, Bd. 16. Berlin 1936. — GOLDFLAM, S.: Über das weitere Schicksal von Individuen, denen die Sehnenreflexe fehlen. Z. Neur. **8** (1911). — GOLDHAMMER u. SCHÜLLER: Zit. nach I. A. SCHNEIDER. — GOLDSCHEIDER, A.: (1) Über die krankhafte Überempfindlichkeit und ihre Behandlung. Leipzig 1919. — (2) Über therapeutische Beeinflussung der Konstitution. Z. ärztl. Fortbildg **1930**, Nr 12. — GOLDSCHMIDT, R.: (1) Einführung in die Vererbungswissenschaft, 4. Aufl. Leipzig 1923. — (2) Die sexuellen Zwischenstufen. Berlin: Springer 1921. — GORECZKY, L.: Vegetatives Nervensystem und Immunität. Dtsch. med. Wschr. **1942** I, 114. — GOTTBERG, C. A.: Zur Frage der konstitutionellen Areflexie. Med. Inaug.-Diss. Hamburg 1928. — GOTTRON, H.: Familiäre Akrogerie. Arch. f. Dermat. **181** (1940). — GOTTSCHALDT, K.: Erbpsychologie der Elementarfunktionen der Begabung. In Handbuch der Erbbiologie, Bd. V/1. Berlin 1939. — GOTTSTEIN: Zit. nach SCHIFF, 1926. — GOTTSTEIN, A.: Allgemeine Epidemiologie. Leipzig 1897. — GOWERS, W.: A lecture on abiotrophy. Lancet 1902. — GRAF, L.: Anthropologische Beobachtungen an zwei Akromegalen. Arch. Klaus-Stiftg **24** (1949). — GRAFE, E.: Die Krankheiten des Stoffwechsels und der Ernährung. In Lehrbuch der inneren Medizin, 3. Aufl., Bd. 2. Berlin 1936. — GRIESINGER, W.: Die Pathologie und Therapie der psychischen Krankheiten, 2. Aufl. Stuttgart 1867. — GRIMM, H.: Vitale Lungenkapazität und GÜNTHERscher Lungenkapazitätsindex in Schlesien. Z. Rassenkde **12** (1941). — GROBER, J.: Die Akklimatisation. Jena 1936. — GROEDEL, F.: THEO GROEDELS Untersuchungen zur Durchschnittsnorm des Elektrokardiogramms. Frankfurt a. M. 1920. — GROLL: Die „Hypoplasie" des lymphatischen Apparates bei Kriegsteilnehmern. Münch. med. Wschr. **1919** I, 833. — GROOS, H.: Vitalkapazität und Körpergröße. Med. Inaug.-Diss. Hamburg 1940. — GROSSER, O.: Die Lehre vom spezifischen Eiweiß und die Morphologie usw. Anat. Anz. **53** (1920). — GROSSFELD: Zur Pathologie und Therapie der Colitis ulcerosa. Arch. Verdgskrkh. **36** (1926). — GROTE, L. R.: (1) Über klinischen und anthrologischen Habitus. Prakt. Arzt **12**, H. 13/14 (1927). — (2) Über den Einfluß der Konstitution auf die Pathogenese der Magen-Darm-Erkrankungen. Halle 1920. — (3) Über den Normbegriff im ärztlichen Denken. Z. Konstit.lehre **8** (1922). — (4) Dtsch. med. Wschr. **1932** II, 1695. — (5) Grundzüge der Individualtherapie. In Individualpathologie. Jena 1939. — (6) Krankheitslehre und Persönlichkeit. Natur und Museum **1930**, H. 2. — (7) Grundlagen ärztlicher Betrachtung. Berlin 1921. — (8) Zum Normalitätsproblem. Z. Konstit.lehre **9** (1923). — GRUBE: Zit. nach HANHART, 1940. — GRUBER, G. B.: (1) Ein Beitrag zur konstitutionellen Seite der Arteriosklerosefrage. Zbl. Herzkrkh. **16** (1924). — (2) Zit. nach SIEMENS, 1940. — GRÜNEBERG: Zit. nach NACHTSHEIM, 1940. — GRUHLE, H.: Die Ursachen der jugendlichen Verwahrlosung und Kriminalität. Berlin 1912. — GUDZENT, F.: Gicht und Rheumatismus. Berlin 1928. — GÜNTHER, H.: (1) Die Grundlagen der biologischen Konstitutionslehre. Leipzig 1920. — (2) Die Geschlechtsdisposition zu Anomalien und Krankheiten der Haut. Dermat. Wschr. **1932** II. — (3) Die Variabilität der Organismen und ihre Normgrenzen. Leipzig 1935. — (4) Vitale Lungenkapazität und Körpermaße. Z. menschl. Vererbgs- u. Konstit.lehre **20** (1937). — (5) Beurteilung des Körperhabitus mit dem Formindex. Endokrinol. **27** (1950). — (6) Objektive Kriterien des Körperhabitus. Z. menschl. Vererbgs- u. Konstit.lehre **30** (1950). — (7) Die Sexualdisposition der Diathesen. Endokrinol. **26** (1949). — (8) Virchows Arch. **307** (1941). — (9) Die mechanische Erregbarkeit der Hautmuskeln und Hautgefäße. Erg. inn. Med. **15** (1917). — (10) Atmung und Körpergestalt unter besonderer Berücksichtigung von Exkursionsgrad und Respirationsindex. Dtsch. Arch. klin. Med. **197** (1950). — GUINON u. SOUQUES: Zit. nach NAUNYN. — GUREWITSCH, M.: Motorische Eigentümlichkeiten, Körperbildung und Charakter. Zbl. Neur. **44**, 555 (1926). — GUSINDE, M.: Die menschlichen Zwergformen. Experientia (Basel) **6** (1950). — GUSKE, J.: Massenstatistische Untersuchungen über die Wechselbeziehungen von Blutgruppe und Krankheitsdisposition. Med. Inaug.-Diss. Berlin 1942. — GUTTMANN, L.: (1) Röntgendiagnostik des Gehirns und Rückenmarks. In Handbuch der Neurologie, Bd. VII/2, S. 361. Berlin 1936. — (2) Beobachtungen über Chorea minor. Z. Neur. **107** (1927). — GUTTMANN, M.: Zur Klassifikation der körperlichen Leistungsfähigkeit des Menschen. Z. Konstit.lehre **10**, 631 (1925). — GUTZEIT,

K., u. W. Lehmann: Erbpathologie des Verdauungsapparates. In Handbuch der Erbbiologie, Bd. IV/2. Berlin 1940.
Haag, E.: Konstitution und allergische Krankheiten. Jb. allerg. Krkh. 1 (1937). — Haag, R.: Med. Klin. 1952. — Haagedoorn: Zit. nach Schiff, 1926. — Haas: Zit. nach I. A. Schneider. — Haas, E.: Über die Beziehungen von Menarche, Körpergröße und einigen sonstigen Körperbaumerkmalen. Med. Inaug.-Diss. Berlin 1943. — Haase, L.: Über das Syndrom der Akrocephalosyndaktylie. Jena 1943. — Haberland, F. O.: Die konstitutionelle Disposition zu den chirurgischen Krankheiten. Berl. klin. Wschr. 1921 I, 506. — Hackenbroch: Zit. nach Eckhardt, 1940. — Hantzschel, K.: Die eugenische Bedeutung der angeborenen Spaltbildungen im Bereiche von Lippe, Kiefer und Gaumen. Med. Inaug.-Diss. Leipzig 1935. — Hahn, H.: Abschließende Betrachtungen zu einer systematischen Untersuchung des Geschmackssinnes. 1. Mitt. Die geschmackserregenden Stoffe. Klin. Wschr. 1943. — Hahn, M.: Natürliche Immunität (Resistenz). In Handbuch der pathogenen Mikroorganismen (Kolle-Kraus-Uhlenhuth), 3. Aufl., Bd I/2. Jena-Berlin-Wien 1929. — Halban: Zit. nach Goldschmidt 1921. — Halbertsma: Zit. nach Nobel u. Mitarb. — Hamburger, F.: Über die Dispositionsprophylaxe im Kindesalter. Dtsch. Tbk.bl. 1942, 178. — Hammer, J. A.: Über Konstitutionsforschung in der normalen Anatomie. Anat. Anz. 49 (1916/17). — Hammer: Zit. nach Hart, 1923. — Hamperl, H.: Über die Präkanzerose. Wien. klin. Wschr. 1941 I, 780. — Hangarter, W.: (1) Erbliche Disposition bei chronischer Arthritis. Z. Konstit.lehre 16 (1931). — (2) Chronische Arthritis, Erbanlage und Allergie. Dtsch. med. Wschr. 1937 II, 1215.—(3) Das Erbbild der rheumatischen und chronischen Gelenkerkrankungen. Dresden u. Leipzig 1939.— Hanhart, E.: (1) Zur Kenntnis der Beziehungen zwischen affektiver und vegetativer Übererregbarkeit. Nervenarzt 1934, 57. — (2) Altersdisposition und Krankheit. In Individualpathologie. Jena 1939. — (3) Erbpathologie des Stoffwechsels. In Handbuch der Erbbiologie, Bd. IV/2. Berlin 1940. — (4) Vererbung und Konstitution bei Allergie. In Allergie (Berger u. Hansen). Leipzig 1940. — (5) Über die dispositionelle Bedeutung der sog. Entartungszeichen. In Handbuch der Erbbiologie, Bd. 2, S. 545. Berlin 1940. — (6) Über heredodegenerativen Zwergwuchs mit Dystrophia adiposogenitalis. Arch. Klaus-Stiftg 1 (1925). — (7) Vegetative Übererregbarkeit und allergische Diathese. Schweiz. med. Wschr. 1941, Nr 12. — (8) Über den modernen Dispositionsbegriff. Schweiz. med. Wschr. 1924, Nr 29/30. — (9) Allgemeines über Konstitution. In Handbuch der Erbbiologie, Bd. 1. Berlin 1940. — (10) Konstitution beim Menschen. In Handbuch der Erbbiologie, Bd. 1. Berlin 1940. — Hanse, A.: Persönlichkeitsgefühl und Krankheit. Stuttgart-Leipzig 1938. — Hansemann, D. v.: Über das konditionale Denken in der Medizin. Berlin 1912. — Hansen, K.: (1) Die psychische Beeinflussung des vegetativen Nervensystems. Naturwiss. 1928, 931. — (2) Allergie und Konstitution. In: Konstitution, Wesen, Bedeutung, Umstimmung. Leipzig 1935. — (3) Nervensystem und Allergie. In Allergie. Leipzig 1940. — Hanser: Zit. nach Hamperl. — Hart, C.: (1) Über den Locus minoris resistentiae. Z. ärztl. Fortbildg 19 (1922). — (2) Konstitution und Disposition. Erg. Path. 20 (1922). — (3) Die Lehre vom Status thymico-lymphaticus. München 1923. — Hartmann, F.: (1) Zit. nach H. Günther. (2) Über das Denken in der klinischen Medizin. Graz 1931. — Hasselbach, H. v.: Die Endangitis obliterans. Leipzig 1939. — Hasselwander: Über die individuelle Häufung von Variationserscheinungen am Extremitätenskelett. Verh. Dtsch. Anat. Ges., Marburg 1921. — Hassmann, K.: Zur Pathogenese des intestinalen Infantilismus. Stuttgart 1940. — Hauser: Diskussionsbemerkung. Verh. dtsch. Ges. 1910, 176. — Hayek, H. v.: Immunbiologie, Dispositions- und Konstitutionsforschung. Berlin 1921. — Heijl, C.: Über Retiniten unbekannten Ursprungs. Berlin 1937. — Heimberger, H.: Experimentelle Kapillaruntersuchungen beim Menschen. Klin. Wschr. 1925, Nr 27. — Heinze, H.: Psychopathische Persönlichkeiten. Allgemeiner und klinischer Teil. In Gütts Handbuch der Erbkrankheiten, Bd. 4. Leipzig 1942. — Helbron, J.: Das Auge. In Handbuch der Person, Bd. 3. Berlin u. Wien 1930. — Helmchen, H.: Demonstration im Ambulatorium für Konstitutionsmedizin an der Charité. In Konstitutions- und Erbbiologie. Leipzig 1934. — Helwig, P.: Die Konstitutionspsychologie W. H. Sheldons und das Problem des Typenbegriffs. Psyche (Heidelberg) 2, H. 4. — Henckel: Zit. nach Kretschmer, 1940. — Henckel, K. O.: (1) Die Korrelation von Habitus und Erkrankung. Klin. Wschr. 1924 II, 1670. — (2) Studien über den konstitutionellen Habitus der Schizophrenen und Manisch-Depressiven. Z. Konstit.lehre 11 (1925). Henle: 1853, zit. nach P. Diepgen, 1926. — Henle, J.: Zit. nach Rich. Koch. — Von den Temperamenten. In Anthropologische Vorträge. Braunschweig 1876. — Henneberg: Zit. nach Curtius, 1939. — Henry, M.: De l'hérédité directe et similaire dans la chorée de Sydenham. Thèse de Paris. 1909. — Hering, W.: Beziehungen zwischen Körperkonstitution und turnerisch-sportlicher Eignung. Arch. f. Hyg. 100, 154 (1928). — Hermann: Zit. nach Nobel u. Mitarb. — Herschan, O.: Hypertrichosis beim weiblichen Geschlecht und ihre Beziehungen zu Konstitutionsanomalien. Z. Sex.wiss. 14 (1927). — Hertwig, O.: Allgemeine Biologie. Jena 1912. — Hertwig, P.: Mutationen bei den Säugetieren und die Frage ihrer Entstehung durch kurzwellige Strahlen und Keimgifte. In Handbuch der Erbbiologie, Bd. 1.

Berlin 1940. — HERTZ, TH.: Pharmakodynamische Untersuchungen an Konstitutionstypen. Z. Neur. 134 (1931). — HERXHEIMER, H.: (1) Wirkungen leicht-athletischen Sommertrainings auf die körperliche Entwicklung von Jünglingen. Virchows Arch. 233, 484 (1921). — (2) Wirkungen von Turnen und Sport auf die Körperbildung junger, erwachsener Männer. Klin. Wschr. 1922 I, 725. — (3) Untersuchungen über die Änderung der Herzgröße unter dem Einfluß bestimmter Sportarten. Z. klin. Med. 111 (1929). — HERZ: Zit. nach JULIUS BAUER, 1921, S. 342. — HESS: Arcus senilis, virilis und juvenilis. Zbl. Neur. 1918, 770. — HESS, W. R.: Über die Wechselbeziehungen zwischen psychischen und vegetativen Funktionen. Zürich-Leipzig-Berlin 1925. — HILGENREINER: Zit. nach ECKHARDT, 1940. — HILLER, FR.: Die Zirkulationsstörungen des Rückenmarks und Gehirns. In Handbuch der Neurologie, Bd. 11. 1936. — HIPPOKRATES: Eine Auslese seiner Gedanken usw. von A. SACK. Berlin 1927. — HIRSCH, O.: Blutzuckerbelastungsproben zur blutchemischen Fundierung der Körperbautypen. Z. Neur. 140 (1932). — HIRSCH, S.: Das Altern und Sterben des Menschen. In BETHE-BERGMANNS Handbuch der Physiologie, Bd. 18. 1926. — HIRSCHMANN u. MALL: Zit. bei KRETSCHMER, 1951. — HIRSSFELD, L.: Konstitutionsserologie und Blutgruppenforschung. Berlin 1928. — HIS, W.: (1) Zit. nach HAMMAR. — (2) Einige Konstitutionsanomalien und Diathesen. In KREHL-MERING, Lehrbuch der inneren Medizin, 15. Aufl., Bd. 2. Jena 1925. — HIS, W., M. v. PFAUNDLER u. B. BLOCH: Über Wesen und Behandlung der Diathesen. Wiesbaden 1911. — HÖDE, K.: Erbpathologie der menschlichen Haut. In Handbuch der Erbbiologie, Bd. 3. Berlin 1940. — HÖJER: Zit. nach EUGSTER, Arch. Klaus-Stiftg 10, 140 (1935). — HÖPFNER, TH.: Die Strukturbilder der menschlichen Nagelfalzkapillaren und ihre Bedeutung im Zusammenhang mit Schilddrüsenerkrankungen sowie gewissen Schwachsinns- und Neuroseformen. Veröff. Med.verw. 26 (1928). — HÖRING, F. O.: Endokrine Krankheiten und Infektionsresistenz. Erg. inn. Med. 52 (1937). — HOESSLIN, R. v.: Über Lymphocytose bei Asthenikern und Neuropathen. Münch. med. Wschr. 1913, Nr 21/22. — HOFF, F.: (1) Zit. nach LEHMANN u. HARTLIEB. — (2) Klinische Studien über dermographische Erscheinungen. Dtsch. Z. Nervenheilk. 133 (1933). — (3) Vegetatives Nervensystem und innere Sekretion. In Lehrbuch der speziellen pathologischen Physiologie, 2. Aufl. Jena 1937. — HOFFMANN, F. A.: Lehrbuch der Konstitutionskrankheiten. Stuttgart 1893. — HOFFMANN, H. F.: (1) Das Problem des Charakteraufbaues. Berlin 1926. — (2) Die erbbiologischen Ergebnisse in der Neurosenlehre. In Erblehre und Rassenhygiene im völkischen Staat. München 1934. — (3) Erbpsychologie der Höchstbegabungen. In Handbuch der Erbbiologie, Bd. V/1. Berlin 1939. — HOFMEIER, K.: Pädiatrische Forderungen bei der Leitung der Geburt. Dtsch. med. Wschr. 1940 I, 1092. — HOFSTÄTTER: Die Prognose der Funktionsschwäche der Ovarien. Arch. Gynäk. 127 (1925). — HOKE, E.: Frühdiagnose der Lungentuberkulose. Beih. z. Med. Klin. 1924. — HOLFELDER, H.: Der hochsitzende Speiseröhrenkrebs, eine häufige Folgekrankheit der idiopathischen Speiseröhrenerweiterung. Fortschr. Röntgenstr. 53, H. 3 (1936). — HOLLER: Aussprache (uratische Diathese). Med. Klin. 1941, H. 2. — HOLLO, J., u. E. HOLLOWEIL: Experimentelle Analyse der subfebrilen Temperaturen. Berl. klin. Wschr. 1918 I, 640. — HOLUB, A.: Die Lehre von der Organminderwertigkeit. Leipzig 1931. — HORSTER, H.: Über die Ursache der erhöhten Anfälligkeit des zuckerkranken Organismus für Infektionen. Habil.-Schr. Würzburg 1933. — HOSKE, H.: Leibesübungen als Entwicklungsreiz. In Konstitution und Erbbiologie. Leipzig 1934. — HUCHARD: Zit. nach C. HART, 1923. — HUECK, H., u. F. EMMERICH: Konstitutionstypen und chirurgische Krankheiten. Mitt. Grenzgeb. Med. u. Chir. 40 (1927/28). — HUECK, W.: (1) Über das Mesenchym. Beitr. path. Anat. 66 (1920). — (2) Morphologische Pathologie. Leipzig 1937. — (3) RUD. VIRCHOW, FELIX MARCHAND und die Zellularpathologie. Münch. med. Wschr. 1922 II, 1324. — HÜPPE, F.: Über den Kampf gegen die Infektionskrankheiten. Berl. klin. Wschr. 1889, Nr 46/47. — HUFELAND, C. W.: Enchiridion medicum, 2. verm. Aufl. Berlin 1836. — HUSSERL, E.: Logische Untersuchungen, 4. Aufl. Halle 1928. — HUTH, A.: Ernährungszustand und Körpermaße. Z. Kinderheilk. 30 (1921).

ICKERT: Zit. nach CATSCH. — IDELBERGER, K.: (1) Die Zwillingspathologie des angeborenen Klumpfußes. Stuttgart 1939. — (2) Ist der angeborene Klumpfuß ein Erbleiden? Erbarzt 1940, H. 9. — IKEMI: Zit. nach KRETSCHMER, 1940.

JACQUELIN, A., u. H. BONNET: Acrocyanose et terrain morphologique. Ref. Zbl. Neur. 71, 562 (1934). — JÄCKLI, W.: Ein Fall von infantiler Poikilodermie kombiniert mit Alopecie, Mikrodontie und frühzeitiger Cataracta complicata. Mschr. Kinderheilk. 78 (1939). — JÄGER, F.: Krampfadern, Hämorrhoiden, Krampfaderbruch, ihre Entstehung und ihre Behandlung. Leipzig 1941. — JÄNSCH, P. A.: Die Fortbildung der Eidetik. In Die Biologie der Person, Bd. 2. Berlin u. Wien 1931. — JÄNSCH, P. A.: Keratokonus, die Ergebnisse der letzten 20 Jahre. Zbl. Ophthalm. 21 (1929). — JÄNSCH, W.: (1) Grundzüge einer Physiologie und Klinik der psychophysischen Persönlichkeit. Berlin 1926. — (2) Diskussionsbemerkungen. Zbl. Neur. 50, 334 (1928). — (3) Die Eidetikertypen und ihre klinischen Beziehungen. In: Die Biologie der Person, Bd. 2. Berlin u. Wien 1931. — (4) Konstitutionstypologie in Klinik, Persönlichkeits- und Rasseforschung. In Konstitutions- und Erbbiologie in der

Praxis der Medizin. Leipzig 1934. — (5) Psychophysiologische Konstitutionsdiagnostik. In Handbuch der jugendärztlichen Arbeitsmethoden (W. Zeller), Bd. 1. Leipzig 1938. — (6) Unser Standort in Wissenschaft, Leben und Weltanschauung. Konst. u. Klin. 1, H. 1 (1938). — Jänsch, W., u. K. Pulvermüller: Konstitutionstherapie und Entwicklungs-störungen. Stuttgart 1939. — Jaffé u. Sternberg: Zit. nach C. Hart, 1923. — Jahn, D.: (1) Über die Beeinflußbarkeit des Energiestoffwechsels durch vegetative Reaktionen. Dtsch. Arch. klin. Med. 166 (1930). — (2) Die Funktionsstörungen des Stoffwechsels als Ursache klinischer Zeichen der Asthenie. Klin. Wschr. 1931 II, 2116. — (3) Die körperlichen Grund-lagen der psychasthenischen Konstitution. Nervenarzt 7, 225 (1934). — (4) Die Somatopatho-logie der endogenen Psychosen. Zbl. Neur. 91, 179 (1939). — Jahn, D., u. H. Greving: Untersuchungen über die körperlichen Störungen bei katatonen Stuporen. Arch. f. Psychiatr. 105 (1936). — Jahrreis, W.: Die sog. Organneurosen. In Handbuch der Neurologie, Bd. 17. Berlin 1935. — Jakob, A.: Cortex und extrapyramidales System. Zbl. Neur. 35, 212 (1924). — Jaspers, K.: Allgemeine Psychopathologie, 2. Aufl. 1920. — Jentsch, E.: Über die klinische Bedeutung der Degenerationszeichen. Mschr. Psychiatr. 41 (1917). — Jesserer, H.: (1) Die Bedeutung des Elektrolytgleichgewichts für die Reaktionslage des vegetativen Nerven-systems. Dtsch. med. Wschr. 1942/I, 657. — (2) Die Entwicklung des Begriffs der Vago-tonie. Dtsch. Arch. klin. Med. 191 (1944). — Johannsen, W.: Elemente der exakten Erb-lichkeitslehre, mit Gründzugen der biologischen Variationsstatistik, 3. Aufl. Jena 1926. — Joltrain, E.: Hämoklasie und periphere Störungen. Ref. Zbl. Neur. 71, 557 (1934). — Jones: Zit. nach Grafe u. W. Berger. — Jores, A.: Die Krankheiten des Hypophysen-zwischenhirnsystems. In Handbuch der Neurologie, Bd. 15. Berlin 1937. — Josephy, H.: Familiäre amaurotische Idiotie. In Handbuch der Neurologie, Bd. 16. Springer 1936. — Joslin: Zit. nach Hanhart, 1940. — Junkersdorf, P., u. Fr. Liesenfeld: Stoffwechsel-versuche an zwei „Hungerkünstlern". Pflügers Arch. 214 (1926). — Just, G.: (1) Vererbung und Erziehung. Berlin 1930. — (2) Erbpsychologie der Schulbegabung. In Handbuch der Erbbiologie, Bd. V/1. Berlin 1939. — (3) Die Arbeit des Greifswalder Instituts für Vererbungs-wissenschaft. Erbarzt 1936, Nr 5. — (4) Die mendelistischen Grundlagen der Erbbiologie des Menschen. In Handbuch der Erbbiologie, Bd. I. Berlin 1940.

Kadanoff, D.: Die Untersuchungen über die Norm. Z. Rassenkde 10 (1930). — Käm-merer, H.: (1) Allergische Diathese und allergische Erkrankungen, 2. Aufl. München 1934. — (2) Neuere Erkenntnisse und Forschungen über allergische Erkrankungen. Erg. inn. Med. 32 (1927). — (3) Aussprache (uratische Diathese). Med. Klin. 1941, Nr 2. — Kahle, H. K.: Kapillarformen bei Schwachsinnigen und ihre Beziehungen zur geistigen Entwicklung. Arch. f. Psychiatr. 81 (1927). — Kahler: Zit. nach Hechst, Arch. f. Psychiatr. 97 (1932). — Kahn, E.: Die psychopathischen Persönlichkeiten. In Bumkes Handbuch der Geisteskrank-heiten, Bd. V/1. Berlin 1928. — Kalisko: Zit. nach Borchardt, 1930. — Kalk, H.: Fort-schritte der Laparoskopie. Dtsch. med. Wschr. 1942 I, 678. — Karger: Zit. nach Suckow, 1934. — Karplus, I. P.: (1) Variabilität und Vererbung am Zentralnervensystem des Menschen und einiger Säugetiere. Leipzig u. Wien 1921. — (2) Die Physiologie der vegetativen Zentren. In Handbuch der Neurologie, Bd. 2. Springer 1937. — Kashimura: Zit. nach Curtius, Dtsch. Arch. klin. Med. 162 (1928). — Katase, A.: Der Einfluß der Ernährung auf die Konstitution des Organismus. Berlin u. Wien 1931. — Kaufmann: (1) Zit. nach Burk-hardt. — (2) Zit. nach Borchardt. — Kaufmann, C.: Die therapeutische Anwendung weiblicher Keimdrüsenhormone. Dtsch. med. Wschr. 1935 I, 861. — Kaufmann, E.: Die Konstitution der Ulcuskranken. Z. menschl. Vererbgs- u. Konstit.lehre 1943. — Kauf-mann, Luise: Zit. nach C. Hart, 1923. — Kaup, J.: Bedeutung des Normbegriffs für die Personallehre. In Biologie der Person, Bd. 1. Berlin u. Wien 1926. — Kehrer, F.: (1) Erb-lichkeit und Nervenleiden. Berlin 1928. — (2) Erbliche organische Nervenkrankheiten. Allgemeine Einleitung. In Handbuch der Neurologie, Bd. 16. Berlin 1936. — Keller, R.: Hermaphroditismus. Ciba-Z. 57 (1952). — Kemnitz, M. v.: Der asthenische Infantilismus. Arch. Rassenbiol. 10 (1913). — Kemp, T.: Altern und Lebensdauer. In Handbuch der Erbbiologie, Bd. 2. Berlin 1940. — Kennedy u. Weber: Zit. nach K. H. Bauer, 1940. — Keschner u. Davi-son: Zit. nach Hiller. — Kieser, W.: Die sog. Flughaut beim Menschen, ihre Beziehung zum Status dysraphicus und ihre Erblichkeit. Z. menschl. Vererbgs- u. Konstit.lehre 23 (1939). — Kihn, B.: Die Schizophrenie. In A. Gütts Handbuch der Erbkrankheiten, Bd. 2. Leipzig 1940. — Kilborn u. Benedict: Zit. nach v. Eickstedt, Rassenkunde, 2. Aufl., Bd. 1, S. 793. 1939. — Kinkeleit: Zit. nach Nobel u. Mitarb. — Kirschner, K. H.: Über den Status varicosus und die Bedeutung der Konstitution für die Entstehung der Varicen. Jena 1939. — Kirsten: Zit. nach Eckhardt-Ostertag. — Kisch: Zit. nach Lichtwitz, 1927. — Kisskalt, K.: (1) Die Ermittlung der Disposition zu Infektionskrankheit. Z. Hyg. 78 (1914). — (2) Die Disposition als Funktion der Schädigungsdosis. Münch. med. Wschr. 1927 I, 835. — (3) Die Disposition des Darmes zu bakteriellen Erkrankungen in Abhängigkeit von Bakterienzahl und Schädi-gungsdosis. Arch. f. Hyg. 101 (1929). — (4) Über Darmdisposition. Forschgn u. Fortschr. 1930. — Klages, L.: (1) Handschrift und Charakter, 8. bis 10. Aufl. Leipzig 1926. —

(2) Persönlichkeit. Einführung in die Charakterkunde. Zürich u. Potsdam 1927. — KLAPP: Zit. nach HUECK u. EMMERICH. — KLARE, K.: (1) Exsudative Diathese und Tuberkulose im Kindesalter. Beih. Prakt. Tbk.bl. **1929**. — (2) Konstitution und Tuberkulose im Kindesalter. Leipzig 1934. — (3) Über konstitutionelle Zusammenhänge bei der kindlichen Tuberkulose. Klin. Wschr. **1935 I**, 65. — KLAUS, E.: Sportvereinsarbeit und Zweck von Sport- und Leistungsabzeichen bei Studierenden unter Berücksichtigung von Körperkonstitution usw. Öff. Gesdh.dienst **1942**, H. 3. — KLEIN, H.: Die Pelger-Anomalie der Leukocyten aus der pathologischen Anatomie des neugeborenen homozygoten Pelger-Kaninchens. Z. menschl. Vererbgs- u. Konstit.lehre 29 (1949). — KLEIST: Zit. nach MEGGENDORFER, 1939. — KLIENEBERGER: Zit. nach C. HART, 1923. — KLINKERT: Zit. nach CATSCH, 1943. — KLINKERT, D.: (1) Das Problem der konstitutionellen Eosinophilie. Z. klin. Med. 89. — (2) Über familiäre (erbliche) Eosinophilie. Berl. klin. Wschr. **1911 I**, 938. — KLOOS, G.: Die Konstitutionslehre von C. G. CARUS. Basel u. New York: S. Karger 1951. — KNITTEL, G.: Die JAENSCHsche und OTFRIED MÜLLERsche Auffassung des Kapillarbildes bei Schwachsinnigen. Klin. Wschr. **1930 II**, 2389. — KNORRE, G. O. v.: Ein angeborener Ektodermaldefekt und seine Vererbung. Z. menschl. Vererbgs- u. Konstit.lehre 20 (1937). — KOCH, FR. E.: Beitrag zur Resistenzfrage. Hippokrates 12, 1000 (1941). — KOCH, G.: Zur Symptomatologie und Erbpathologie der cerebralen Form der Thromboendangiitis obliterans. Z. menschl. Vererbgs- u. Konstit.lehre 29 (1949). — KOCH, RICHARD: Die ärztliche Diagnose. Wiesbaden 1920. — KOCH, W.: (1) Über Lebensbegrenzung der Organmißbildungen und ihre Ursachen. Beitr. path. Anat. 96 (1936). — (2) Über die russisch-rumänische Kastratensekte der Skopzen. Jena 1921. — KÖHLER, ALB.: Grenzen des Normalen und Anfänge des Pathologischen im Röntgenbilde, 8. Aufl.: Georg Thieme 1943. — KOGERER, H.: Spezielle klinische Prognose und Psychotherapie. Kongr.ber. 2. Tagg Dtsch. allg. ärztl. Ges. Psychotherapie, Düsseldorf 1938. — KOHLRAUSCH, W.: Über die Einflüsse funktioneller Beanspruchung auf die Massenentwicklung erwachsener junger Männer. Z. Konstit.lehre **1925**, 434. — KOHLRAUSCH, W., u. A. MALLWITZ: Über den Zusammenhang von Körperform und Leistung. Z. Konstit.lehre 10 (1924). — Die formändernden Einflüsse der Leibesübungen usw. Verhandlungen des Deutschen Ärztebundes zur Förderung der Leibesübungen. Jena: Gustav Fischer 1929. — KOHNSTAMM, O.: System der Neurosen. Erg. inn. Med. 9 (1912). — KOLLE, K.: Der Habitus der männlichen Zirkulären. Arch. f. Psychiatr. 77 (1926) — KOLLE, W., u. R. PRIGGE: Die Grundlagen der Lehre von der erworbenen aktiven und passiven Immunität. In Handbuch der pathogenen Mikroorganismen, herausgeg. von KOLLE-KRAUS-UHLENHUTH, 3. Aufl., Bd. I/1. Jena-Berlin-Wien 1929. — KOLMER: Zit. nach CATSCH, 1943. — KONJETZNY: Zit. nach BLUMENSAAT. — KORKHAUS, G.: (1) Anomale Merkmale der äußeren Kronen- und Wurzelform und die Frage ihrer erblichen Bedingtheit. Dtsch. Mschr. Zahnheilk. **1930**, 593. — (2) The changes in the form of the jaws and in the position of the teeth produced by acromegaly. Internat. J. Orthodont. etc. **1929**, 160 (1933). — (3) Briefliche Mitteilung 1942. — KRALLINGER, H. F.: Leistung und Formmerkmale unter dem Gesichtspunkt der neuzeitlichen Vererbungsforschung an Haustieren. Züchtungskde 5 (1930). — KRAUS, F.: (1) Allgemeine und spezielle Pathologie der Person. Allg. Teil. Leipzig 1919. — (2) Allgemeine und spezielle Pathologie der Person. Besonderer Teil I: Tiefenperson. Leipzig 1926. — (3) Konstitutionstherapie. Dtsch. med. Wschr. **1922 I**, 5. — (4) Zit. nach BRUGSCH. — (5) Die Folgen der Hungerblockade usw. In KREHL-MERINGS Lehrbuch der inneren Medizin, 15. Aufl., Bd. 2, S. 232. 1925. — KREBS, H.: Zit. nach THUMS, Dtsch. med. Wschr. **1941 I**, 663. — KREHL L. v.: (1) Pathologische Physiologie, 10. Aufl. Leipzig 1920. — (2) Zit. nach C. HART, 1923. — (3) Krankheitsform und Persönlichkeit. Leipzig 1929. — KREISS, PH.: Über hereditären Tremor. Dtsch. Z. Nervenheilk. 44 (1912). — KRETSCHMER, E.: (1) Medizinische Psychologie. 4. Aufl. Leipzig 1930. — (2) Körperbau und Konstitution. In Handbuch der Neurologie, Bd. 6. Berlin 1936. — (3) Körperbau und Charakter, 20. Aufl. Berlin: Springer 1951. — (4) Körperbau und Charakter, Allg. Teil. In Handbuch der Erbbiologie, Bd. 2. 1940. — (5) Der Tonus als Konstitutionsproblem. Z. Neur. 171 (1941). — (6) Das Konstitutionsproblem in der Psychiatrie. Klin. Wschr. **1922**, Nr 13. — (7) Die französische Konstitutions- und Temperamentenlehre. Jb. Charakterol. 6 (1929). — KRETSCHMER, E., u. W. ENKE: Die Persönlichkeit des Athletikers. Leipzig 1936. — KRETZ, R.: Schutzkörperbildung und Immunität. In ASCHOFF, Pathologische Anatomie, 4. Aufl., Bd. 1. Jena 1919. — KREYENBERG, G.: (1) Kapillaren und Schwachsinn. Arch. f. Psychiatr. 88 (1929). — (2) Der Mongolismus. In Handbuch der Neurologie, Bd. 16. Berlin 1936. — KRÖNING, F.: Genetik der Krebsgeschwülste der Tiere. In Handbuch der Erbbiologie, Bd. IV/2, Berlin 1940. — KROH, O.: (1) Experimentelle Beiträge zur Typenkunde, Bd. 1—3. Leipzig 1929, 1932, 1934. — (2) Erbpsychologie der Berufsneigung sowie der Sonderbegabungen. In Handbuch der Erbbiologie, Bd. V/1. Berlin 1939. — KROLL, M.: Die neuropathologischen Syndrome. Berlin 1929. — KRONACHER, C., u. BÖTTGER: Konstitution. In STANG-WIRTH, Tierheilkunde und Tierzucht, Bd. 6. 1929. — KRONACHER, C., BÖTTGER u. W. SCHÄPER: Körperbau, Blutwerte, Konstitution und Leistung, Teil 2. Ref. Züchtungskde 5 (1930). — KRONFELD, A.: Das Sexual-

system in individual- und konstitutionsbiologischer Hinsicht. In: Die Biologie der Person (BRUGSCH-LEWY), Bd. 3. Wien u. Berlin: Urban & Schwarzenberg 1930. — KÜHN, A.: (1) Vererbung und Entwicklungsphysiologie. In Erbbiologie. Leipzig 1935. — (2) Physiologie der Vererbung. Naturwiss. 23, 1 (1935). — (3) Grundriß der Vererbungslehre. Leipzig 1939. — KÜHNE: (1) Zit. nach H. ECKHARDT. — (2) Die Vererbung der Variationen der menschlichen Wirbelsäule. Z. Morph. u. Anthrop. 30 (1931). — KÜHNEL, G.: Die Indexberechnung der weiblichen Körperbautypen. Z. Neur. 134 (1931). — KÜSTNER, H.: Die Wanderniere. Med. Klin. 1941 I, 1011. — KUNZ, H.: Zur grundsätzlichen Kritik der Individualpathologie. Z. Neur. 116 (1928). — KURAS, B.: Sympathikusreizversuche an den Konstitutionen. Z. Neur. 168 (1940). — KUTSCHERA, A.: Tuberkulosebereitschaft und Tuberkuloseabwehr. In Infektion und Konstitution. Stuttgart: Ferdinand Enke 1932. — KYLIN: Zit. nach KÄMMERER.

LÄMPE u. SAUPE: Zit. nach HART, 1923. — LAHDENSUU, S.: Ref. Zbl. Neur. 120, 310. — LAIGNEL-LAVASTINE: (1) Cuti-réaction à l'histamine dans l'acrocyanose. Ref. Zbl. Neur. 71, 560 (1934). — (2) Vortrag. Ref. Verh. Ges. dtsch. Nervenärzte 18, 196 (1928). — LANDAU, A., u. R. HERMAN: Chronische Akrocyanose mit RAYNAUDschem Syndrom. Ref. Zbl. Neur. 70, 547 (1934). — LANDAUER, W.: Untersuchungen über das Krüperhuhn. Gegenbaurs Jb., 2. Abt. 32, H. 3 (1933). — LANG, TH.: Dritter Beitrag zur Frage nach der genetischen Bedingtheit der Homosexualität. Z. Neur. 162 (1938). — LANGE, J.: (1) Psychopathie und Erbpflege. Berlin 1934. — (2) Umwelt und Erbgut. Dtsch. med.Wschr. 1937 II, 1429.— (3) Das zirkuläre Irresein. In Handbuch der Erbbiologie, Bd. V/2, S. 891. 1939. — (4) Die Folgen der Entmannung Erwachsener. Leipzig 1934. — (5) Zit. nach MEGGENDORFER, 1939. — (6) Umwelt und Erbgesundheit. Dtsch. med. Wschr. 1937 II, 1429. — LANGE-COSACK, H.: Spätschicksal atrophischer Säuglinge. Leipzig 1939. — LANGELAAN, J. W.: Die nervösen Stigmata der Asthenia universalis. Zbl. Neur. 1911, 578. — LANGROD: Zit. nach SUCKOW, 1934. — LASSOM, A.: Der Leib. Philosophische Vorträge, herausgeg. von der Philosophischen Gesellschaft Berlin, F. III, H. 5. Berlin 1898. — LATTES, L.: Die Individualität des Blutes. Übersetzt von F. SCHIFF. Berlin 1925. — LEBERT: Zit. nach H. GÜNTHER. — LEBZELTER, V.: Konstitution und Rasse. In Biologie der Person, Bd. 1. Berlin u. Wien 1926. — LEDERER, E. v., u. J. KÖNIG: Die Hypermotilität im Kindesalter. Stuttgart 1938. — LEDERER, R.: Kinderheilkunde, H. 1 von „Konstitutionspathologie in den medizinischen Spezialwissenschaften". Berlin 1924. — LEERS, H., u. E. SCHOLZ: Die erbliche Ataxie. Z. menschl. Vererbgs- u. Konstit.lehre 22, 1939. — LEEUWEN, VAN: Zit. nach JUL. BAUER, Harvey Lect. 1932/33. — LEHMANN, G.: (1) Die Funktion der menschlichen Nase als Staubfilter. Arb.physiol. 7 (1932). — (2) Menschliche Leistungsfähigkeit als Objekt naturwissenschaftlicher Forschung. Nova Acta Leopold., N. F. 11. — (3) Zur Physiologie des Adrenalins. Dtsch. med. Wschr. 1949, 193. — LEHMANN, G., u. H. MICHAELIS: Die Messung der körperlichen Leistungsfähigkeit. Arbeitsphysiol. 11 (1941). — LEHMANN, G., u. A. SZAKÁLL: Vergleichende anthropometrische und funktionelle Untersuchungen an Jugendlichen. Arb.physiol. 11 (1940). — LEHMANN, W.: Die Bedeutung der Erbveranlagung bei der Entstehung der Rachitis. Z. Kinderheilk. 57 (1936). — LEHMANN, W., u. J. HARTLIEB: Kapillaren bei Zwillingen. Z. menschl. Vererbgs- u. Konstit.lehre 21 (1937). — LEHR: Zit. nach ÖPPENHEIM, Lehrbuch der Nervenkrankheiten. 6. Aufl. — LEIMBACH, G.: Fokalinfektion durch Dystopie. Zbl. Chir. 1941, H. 22, 1044. — LENNÉ: Zit. nach GUDZENT, 1928. — LENTZ: Zit. nach PEUST. — LENZ, F.: (1) Die krankhaften Erbanlagen. In BAUR-FISCHER-LENZ, Menschliche Erblichkeitslehre, 3. Aufl. München 1927. — (2) Erbliche Diathesen. In BAUR-FISCHER-LENZ, Menschliche Erblehre, 4. Aufl., Bd. 1. München 1936. — (3) Die Bedeutung der Rassenhygiene für das deutsche Volk. In Konstitution und Erbbiologie. Leipzig 1934. — LEONO: Zit. in Handbuch der Erbbiologie, Bd. IV/2, S. 1069. — LERSCH, PH.: (1) Zit. nach R. THIELE. — (2) Die Bedeutung der mimischen Ausdruckserscheinungen für die Beurteilung der Persönlichkeit. In Biologie der Person, Bd. 2. Berlin u. Wien 1931. — (3) Seele und Welt. Leipzig 1941. — LESSER: Anomalien der Hautfärbung. In Spezielle Pathologie und Therapie (ZIEMSSEN), Bd. 14. Leipzig 1884. — LEVINE, NEAL: Zit. in Handbuch der Erbbiologie, Bd. IV/2, S. 1066. — LEWANDOWSKY, M.: (1) Die Sehnenreflexe. In Handbuch der Neurologie. Berlin 1910. — (2) Die neuere Entwicklung unserer Kenntnisse vom sympathischen Nervensystem. Zbl. Neur. 1913, 74. — LEWY, F. H.: (1) Zit. nach KEHRER. — (2) Ausdrucksbewegungen und Charaktertypen. Zbl. Neur. 40, 750 (1925). — LICHTENSTEIN, H., u. A. KNORR: Über einige Fälle von fortschreitender Schwerhörigkeit bei hereditärer Ataxie. Dtsch. Z. Nervenheilk. 114 (1930). — LICHTWITZ: nach MARX. — LICHTWITZ, L.: (1) Fettsucht. In Handbuch der inneren Medizin (v. BERGMANN-STAEHELIN), 2. Aufl., Bd. IV/1. Berlin 1927. — (2) Pathologie der Funktionen und Regulationen. Leiden 1936. — LICHTWITZ, L., u. E. STEINITZ: Die Gicht. In: Handbuch der inneren Medizin (v. BERGMANN-STAEHELIN), Bd. IV/2. Berlin 1926. — LIEPMANN: Psychomotorische Studien der Konstitutionsforschung. Verh. Ges. dtsch. Nervenärzte (17. Jverslg) 1928. — LINOSSIER: Zit. nach W. BERGER, 1940. — LIPSCHÜTZ, CL.: Innere Sekretion und Persönlichkeit. Jb. Charakterol. 2/3 (1926). —

LÖHLEIN, W.: Erbliche Fehlbildungen als Ursache verminderter Widerstandsfähigkeit vom Standpunkt des Augenarztes. Graefes Arch. **136** (1936). — LOESCHKE: Ref. Med. Klin. **1932**. — LÖWENSTEIN, O.: Muskeltonus und Konstitution. Mschr. Psychiatr. **70** (1928). — LOEWY u. NAVRATIL: Zit. nach SCHILF.—LOEWY, M.: (1) Versuch einer „motorischen Psychologie" mit Ausblicken in die Charakterologie. Jb. Charakterol. **6** (1929). — LOHMANN: Zit. nach ROSEMANN. — LOOSER: Zit. nach WISSING. — LOTTIG, H.: Hamburger Zwillingsstudien. Leipzig 1931. — LOTZE, R. H.: (1) Allgemeine Pathologie und Therapie als mechanische Naturwissenschaften, 2. Aufl., 1. Buch. Leipzig 1848. — (2) Zit. nach P. DIEPGEN, 1926. — (3) Zit. nach H. GÜNTHER. — LUBARSCH: (1) Die Zellularpathologie und ihre Stellung in der modernen Medizin, insbesondere in der Konstitutionslehre. Jkures ärztl. Fortbildg **1915**. — (2) Zit. nach C. HART, 1923. — LUBOSCH, W.: Grundriß der wissenschaftlichen Anatomie. Leipzig 1925. — LÜTGERATH, F.: Untersuchungen über Lungentuberkulosen, die mit Gold behandelt wurden. Dtsch. Tbk.bl. **15** (1941). — LÜTHY, F.: Über die hepatolentikuläre Degeneration. Dtsch. Z. Nervenheilk. **123** (1932). — LUTZ, M.: Untersuchungen über Keratitis parenchymatosa usw. Dtsch. med. Wschr. **1940 II**, 1295. — LUXENBURGER, H.: (1) Tuberkulose als Todesursache in den Geschwisterschaften Schizophrener, Manisch-Depressiver und der Durchschnittsbevölkerung. (Ein Beitrag zum Konstitutionsproblem.) Z. Neur. **109** (1927). — (2) (1936). Zit. in Dtsch. Ges. Vererbungswiss., 9. Hauptverslg Frankfurt 1937, S. 216. — (3) Die Schizophrenie und ihr Erbkreis. In Handbuch der Erbbiologie, Bd. V/2. Berlin: Springer 1939. — LWOFF, CORNÉL u. TARGOWLA: Zit. nach E. STRAUS. — LYON, E.: Elephantiasis auf erblicher Anlage. Z. Kinderheilk. **39** (1925).

MACKENZIE, J. M.: Zit. nach BODE u. KNOP. — MAGNUS, G.: Über Krampfadern und den varikösen Symptomenkomplex. Klin. Wschr. **1926 II**, 1449. — MAINZER: Zit. nach GÜNTHER, 1935. — MALL, G.: Der Kohlenhydratstoffwechsel der Konstitutionstypen. 1. Mitt.: Die Wirkung von Schilddrüsenhormon auf den Blutzuckerspiegel. Z. Neur. **171** (1941). — MALL u. MUTH: Zit. bei KRETSCHMER 1951. — MALSBURG, v. D.: Die Zellengröße als Form- und Leistungsfaktor bei den landwirtschaftlichen Nutztieren. Arb. dtsch. Ges. Züchtgskde **10** (1911). — MANGOLD, O.: Die Bedeutung der Keimblätter in der Entwicklung. Naturwiss. **1925**, H. 11/12. — MANZ, W.: Über albinotische Menschenaugen. Graefes Arch. **24** (1878). — MARANNON, G.: Acrocyanoses et glandes génitales. Ref. Zbl. Neur. **71**, 563 (1934). — MARCHAND: Zit. nach C. HART, 1923. — MARESCH: Zit. nach GÄNSSLEN, LAMBRECHT u. WERNER. — MARINESCO, G., A. BRUCH u. G. BUTTU: Recherches sur la corrélation entre les capillaires et la constitution. Ref. Zbl. Neur. **66**, 211 (1933). — MARTIN, H. O.: Sella turcica und Konstitution. Leipzig 1941. — MARTIN, R.: (1) Anthropometrie. Anleitung zu selbständigen anthropologischen Erhebungen und deren statistischer Verarbeitung. Berlin 1925. — (2) Lehrbuch der Anthropologie, 2. Aufl. Jena 1928. — MARTINI, P., u. A. PIERACH: Der niedere Blutdruck und der Symptomenkomplex der Hypotonie. Klin. Wschr. **1926 II**, 1809, 1857. — MARTIUS, F.: Konstitution und Vererbung in ihren Beziehungen zur Pathologie. Berlin 1914. — MARTOS: Zit. nach M. HAHN. — MARX, E.: Zit. nach M. HAHN. — MARX, H.: (1) Rezension von MARTIN, Sella turcica und Konstitution. Klin. Wschr. **1941 I**, 522. — (2) Innere Sekretion. In Handbuch der inneren Medizin, 3. Aufl., Bd. VI/1. Berlin 1941. — MASSLOW, M.: Zit. nach v. PFAUNDLER, 1931, S. 646. — MATHES, P.: (1) Der Infantilismus, die Asthenie und deren Beziehungen zum Nervensystem. Berlin 1912. — (2) Die Konstitutionstypen des Weibes. In HALBAN-SEITZ, Biologie und Pathologie des Weibes, Bd. 3. 1924. — MAUZ: (1) Zit. nach KÜHN. — (2) Ref. von W. JÄNSCH, Grundzüge einer Physiologie und Klinik der psychischen Persönlichkeit. Zbl. Neur. **46**, 534 (1927). — (3) Zit. nach K. CONRAD, Die erbliche Fallsucht. In GÜTTS Handbuch der Erbkrankheiten, Bd. 3. Leipzig 1940. — MAYER, A.: (1) Unterschiede der Frauen untereinander (Pathologie). Für die Gynäkologie wichtige Konstitutionsanomalien. In Handbuch der Gynäkologie, Bd. 3, S. 386f. — (2) Die Konstitution in der Geburtshilfe und Gynäkologie. Stuttgart 1938. — (3) Bedeutung der genitalen Hypoplasie. Dtsch. med. Wschr. **1941 I**, 1150. — MAYER-LIST, R.: Über die Ursachen fleckförmiger Anordnung vasoneurotischer Änderungen an der Haut. Dtsch. Arch. klin. Med. **148** (1925). — MAYER-LIST, R., u. G. HÜBENER: Die Kapillarmikroskopie in ihrer Bedeutung für die Zwillingsforschung, zugleich ein Beitrag zur idiotypischen Bedingtheit des vegetativen Gefäßsyndroms. Münch. med. Wschr. **1925 II**, 2185. — MAYER-LIST, R., u. L. KAUFFMANN: Asthma bronchiale und vasoneurotische Diathese. Med. Klin. **1931**, 1742. — MEGGENDORFER, F.: (1) Erbpathologie der Psychosen. In Handbuch der Erbbiologie, Bd. V/2. Berlin 1939. — (2) Der schwere Alkoholismus. In GÜTTS Handbuch der Erbkrankheiten, Bd. 3. 1940. — MEIER, W.: Konstitution und Durst. Berlin 1938. — MEIER-BLAAUW, R.: Zur Genese der Rentenneurose. Allg. Z. Psychiatr. **99** (1933). — MEIROWSKY, E.: Idiotypische Pigmentationen. In JADASSOHNs Handbuch der Haut- und Geschlechtskrankheiten, Bd. 4. Berlin 1933. — MENTZINGEN, A. v.: Zit. nach CURTIUS, 1936. — MEYER, F. H.: Beiträge zur Kenntnis der arteriellen Gefäßhypotonie. Med. Klin. **1932**, 827. — MEYER, H. H.: Zit. nach J BAUER. — MEYER, L. F.: Zit. nach LEDERER. — MICHELS, R.:

Einfluß des Milieus auf die Person. Biologie der Person, Bd. 4. Berlin u. Wien 1929. — Mills, W. R.: Relation of bodily habitus to the viscera. Amer. J. Roentgenol. 4, 155 (1917). Milroy, W. F.: Chronic hereditary edema: Milroys Disease. J. Amer. Med. Assoc. 91, 1172 (1928). — Minkowski: Zit. nach W. Berger, 1940. — Minkowski, M.: In Minkowski u. Sidler, Klinische und genealogische Untersuchungen zur Kenntnis der progressiven Muskeldystrophie. Arch. Klaus-Stiftg 3 (1927/28). — Minkowski, O.: Die Gicht. In Nothnagels Handbuch der speziellen Pathologie und Therapie, Bd. VII/2. Wien 1903. — Minor, L.: Über das erbliche Zittern. Z. Neur. 99 (1925). — Mittmann, O.: Erbbiologische Fragen in mathematischer Behandlung. Berlin 1940. — Miyauchi: Zit. nach Curtius. Dtsch. Arch. klin. Med. 162 (1928). — Möllenhoff: Zit. nach v. Rohden. — Mohr, O. L.: Über Letalfaktoren mit Berücksichtigung ihres Verhaltens bei Haustieren und beim Menschen. Z. Abstammungslehre 41 (1926). — Mollaret, P.: Peut-on considérer les lois de Mendel comme theoriquement démontrés chez l'homme? III. Congr. neur. internat. Kopenhagen 1939, S. 266. — Mommsen, H.: Hämatologischer Beitrag zum Problem der malignen Diphtherie. Dtsch. Arch. klin. Med. 175 (1933). — Morawitz, P.: Über Krankheitsursachen. Münch. med. Wschr. 1926 II, 1961. — Morgan, P. H.: Zit. bei Stubbe, 1938. — Morgulis, S.: Hunger und Unterernährung. Berlin 1923. — Moritz, F.: Hugo v. Ziemssen. Münch. med. Wschr. 1930 I, 1. — Moritz, H.: Rasse, Konstitution und Seelenleben. Wien: Franz Deuticke 1947. — Moro, E.: (1) Habituelle Hyperthermie. Mschr. Kinderheilk. 14, 214 (1918). — (2) Zit. nach Catsch, 1943. — Moro u. Kolb: Zit. nach H. Ullmann. — Moskowicz: Neue Methoden und Ziele chirurgischer Krankheitsforschung. Ref. klin. Wschr. 1929 II, 1233. — Moskowicz, L.: Hermaphroditismus und andere geschlechtliche Zwischenstufen beim Menschen. Erg. Path. 31 (1936). — Mühlhaus, W.: Zit. nach E. Focken. — Müller, Erich A.: Ein Leistungs-Pulsindex als Maß der Leistungsfähigkeit. Arb.physiol. 14 (1950). — Müller. E. M.: (1) Wandlungen und Ergebnisse einer konstitutionellen Betrachtungsweise der Tuberkulose. Dtsch. Tbk.bl. 1941, H. 10. — (2) Peptisches Geschwür und Tuberkulose. Dtsch. Tbk.bl. 81 (1941). — Müller, Fr.: (1) Konstitution und Individualität. Rektorats-Antrittsrede. München: Lindauersche Univ.-Buchhandlung 1920. — (2) Tuberkulose und Konstitution. Münch. med. Wschr. 1922 I, 379. — Müller, G.: Der erbkonstitutionelle Hypogenitalismus des Mannes als Dispositionsfaktor der Lebercirrhose. Zugleich ein Beitrag zur Sexualkonstitution der männlichen Durchschnittsbevölkerung. Med. Klin. 1952, 71. — Müller, K. H.: Individualpathologisches Geschehen in der Augenheilkunde und die Organminderwertigkeit des Auges als pathogenetischer Faktor. In Individualpathologie. Jena 1939. — Müller, K. V.: Konstitutionstypus und Begabung. Z. menschl. Vererbgs- u. Konstit.lehre 29 (1950). — Müller, Otfr.: (1) Die Kapillaren der menschlichen Körperoberfläche in gesunden und kranken Tagen. Stuttgart 1922. — (2) Nachwort (zur Arbeit Knittels). Klin. Wschr. 1930 II, 2392. — (3) Die feinsten Blutgefäße des Menschen in gesunden und kranken Tagen, 2. Aufl., Bd. 1, Stuttgart 1937; Bd. 2, 1939. — Müller, W.: Die angeborenen Fehlbildungen der menschlichen Hand. Leipzig 1937. — Müller u. Hübener: Zit. bei Hiller, 1936. — Münzenmaier, J.: Die „reaktive Initialzacke" der Körpertemperatur im Krankenhause. Med. Inaug.-Diss. Berlin 1942. — Munk, F.: Über „Lymphatismus" als alterimmune Konstitution. Dtsch. med. Wschr. 1938 II, 1453. — Muralt, A. v.: Physiologische Gesichtspunkte zur Frage der Ermüdung. Dtsch. med. Wschr. 1941 II, 1337. — Muralt, R. H. v.: Über Augenuntersuchungen und anthropologische Messungen an 22 Mongoloiden. Arch. Klaus-Stiftg 17 (1942). — Murray, C. D.: Psychogenic factors in the etiology of ulcerative colitis and bloody diarrhea. Amer. J. Med. Sci. 180, 239 (1930).

Nachtsheim, H.: (1) Erbpathologie des Stützgewebes der Säugetiere. In Handbuch der Erbbiologie, Bd. 3. Berlin 1940. — (2) Körperfarbe und Konstitution. Z. Hundeforsch. 2 (1932). — (3) Allgemeine Grundlagen der Rassenbildung. In Handbuch der Erbbiologie, Bd. 1. Berlin 1940. — Naegeli, O.: (1) Die de Vriessche Mutationstheorie in ihrer Anwendung auf die Medizin. Z. Konstit.lehre 6 (1920). — (2) Allgemeine Konstitutionslehre. Berlin 1927 u. 1934. — (3) Grundsätzlich wichtige Ergebnisse der Konstitutionslehre und Konstitutionspathologie. Erbarzt 1935, 49. — Nager, E. R.: Über das Vorkommen von Ozaena bei angeborenen Haut- und Zahnanomalien. Arch. f. Laryng. 33 (1920). — Naujoks: Zit. nach Ostertag, 1940. — Naunyn, B.: Der Diabetes mellitus, 2. Aufl. Wien 1896. — Nauss, R.: Zit. nach Standenath. — Németh, L.: Über die Konstitution der Glaukomkranken. Klin. Mbl. Augenheilk. 101 (1938). — Netter: Die Stellung der oralen Herdinfektion zur Konstitution. Klin. Wschr. 1934 I, 154. — Neuburger, M.: Zur Geschichte der Konstitutionslehre. Z. Konstit.lehre 1 (1914). — Neuer u. Feldweg: Zit. nach Catsch. — Neumann, R.: Die natürliche Retraktion und die Dehnbarkeit der Vena saphena magna. Untersuchungen über die mechanisch-funktionellen Grundlagen der Entstehung von Varizen. Virchows Arch. 296 (1936). — Neurath, R.: Geschlechtsreife und Körperwachstum. Z. Kinderheilk. 19 (1919). — Neusser: Zit. nach Martius, 1914. — Neusser, E. v.: Zur Diagnose des Status thymicolymphaticus. Wien u. Leipzig 1911. — Niekau, B.: Anatomisch-klinische Beobachtungen mit dem Hautkapillar-Mikroskop. Dtsch. Arch. klin. Med. 132 (1920). — Niemeyer

(1865): Zit. nach A. GIGON, 1923. — NOBEL, E., W. KORNFELD, A. RONALD u. W. WAGNER: Innere Sekretion und Konstitution im Kindesalter. Wien: Wilhelm Maudrich 1937. — NONNE, M.: Vier Fälle von Elephantiasis congenita hereditaria. Virchows Arch. **125** (1891). — NOORDEN, v.: Zit. nach HANHART, 1940. — NOORDEN, C. v.: (1) Über hysterische Vagusneurosen. Charité-Ann. **18** (1891). — (2) Zit. nach LICHTWITZ, 1927. — (3) Zit. nach GUDZENT, 1928. — NOVAK, J.: Zur Atropin-Behandlung der Dysmenorrrhoe. Wien klin. Wschr. **1913 II**, 2068.

OBERDISSE, K.: Senilität im Kindesalter. Dtsch. Arch. klin. Med. **197** (1950). — OBERHOLZER: Zit. nach HANHART. — OBERSTEINER, H.: (1) Über pathologische Veranlagung am Zentralnervensystem. Wien klin. Wschr. **1913**, Nr 14. — (2) Die Bedeutung des endogenen Faktors für die Pathogenese der Nervenkrankheiten. Zbl. Neur. **1915**, 212. — OCHSENIUS: Zit. nach WEITZ, 1936. — OEHME, C.: Die ärztliche Prognose. Münch. med. Wschr. **1929 I**, 399. — OHNSORGE, K.: Z. Neur. **167** (1939). — OPPENHEIM, H.: Lehrbuch der Nervenkrankheiten, 6. Aufl. Berlin 1913. — (2) Zit. nach MARX. — OREL: Zit. nach NOBEL u. Mitarb. — ORTH: Zit. nach WIELAND. — OSERETZKY, N.: (1) Körperbau und motorische Veranlagung. Zbl. Neur. **41**, 603 (1925). — (2) Psychomotorik. Leipzig 1931. — OSTERTAG, B.: (1) Über eine neuartige heredo-degenerative Erkrankungsform, lokalisiert in Striatum und Rinde mit ausgedehnter Myelolyse. Arch. f. Psychiatr. **77** (1926). — (2) Grundlagen der Fehlentwicklung. In ECKARDT-OSTERTAG, Körperliche Erbkrankheiten. Leipzig 1940.

PÄTZOLD, A.: Die Hautkapillaren bei Status varicosus. Dtsch. Arch. klin. Med. **171** (1931). PAGEL, W.: Ein Gang durch die älteren medizinischen Lehrsysteme. Med. Welt **1931**, Nr 9 u. 13. — PALTAUF: Zit. nach HART, BORCHARDT u. a. — PALTAUF, R., R. KRAUS, N. KOVACS u. PALTAUF jr.: Agglutination und Agglutinine. In Handbuch der pathogenen Mikroorganismen, herausgeg. von KOLLE-KRAUS-UHLENHUTH, 3. Aufl., Bd. II/2. Jena-Berlin-Wien 1929. — PANSE, F.: (1) Erbpathologie der Psychopathien. In Handbuch der Erbbiologie, Bd. V/2. Berlin 1939. — (2) Zit. nach HANHART, 1940. — (3) Alkohol und Nachkommenschaft. Allg. Z. Psychiatr. **92** (1929). — PANZEL, A.: Essentielle Hypercholesterinämie usw. Münch. med. Wschr. **1925 II**, 2119. — PARADE, G. W.: Ermüdung. Dtsch. med. Wschr. **1941 II**, 1333. — PARRISIUS, W.: Über die Autonomie des Kapillarsystems. Klin. Wschr. **1923 II**. — PAYR, E.: (1) Konstitutionspathologie und Orthopädie. Arch. klin. Chir. **116** (1921). — (2) Diskussionsbemerkung. Klin. Wschr. **1926**, Nr 15. — PEARL: Zit. nach CATSCH. — PEARL, GOOCH, MINER and FREEMAN: Studies on constitution. IV. Endocrine organ weights and somatological habitus types. Human Biol. **8** (1936). — PENDE: (1) Zit. nach v. EICKSTEDT. — (2) Die italienische Konstitutionsforschung. Erg. inn. Med. **10**, 521 (1927). — PENTTI, J. H., P. E. HEIKEL u. P. MAJANEN: Constitutional changes in patients with coarctation of the Aorta. Cardiologia (Basel) **18** (1951). — PÉRÉMY, G.: Zusammenhang zwischen der endogenen Harnsäureausscheidung und der Konstitution. Ref. Dtsch. med. Wschr. **1941 I**, 1166. — PERITZ, G.: (1) Infantilismus. In KRAUS-BRUGSCHS Handbuch der speziellen Pathologie und Therapie, Bd. I. — (2) Die Spasmophilie der Erwachsenen. Z. klin. Med. **77** (1913). — (3) Über das psychische und soziale Verhalten der Eunuchoiden. Arch. f. Frauenkde u. Konstit.forsch. **14** (1928). — PERITZ, G., u. F. FLEISCHER: Das Vorkommen spasmophiler Erscheinungen beim Magengeschwür. Arch. Verdgskrkh. **32** (1924). — PER TUFF u. WRIEDT: Zit. nach KALLINGER. — PESCH, K. L., u. H. HOFFMANN: Erbfehler des Kiefers und der Zähne bei erblicher Fallsucht. Z. menschl. Vererbgs- u. Konstit.lehre **19** (1926). — PETER, H.: Die aktive Diphtherieschutzimpfung. Dtsch. Ärztebl. **1941**, Nr 11. — PETERS, W.: (1) Die Vererbung geistiger Eigenschaften und die psychische Konstitution. Jena 1925. — (2) Personelle Beurteilung nach der praktischen Lebensneigung. b) Psychologisch. In: Biologie der Person, Bd. 4. Berlin u. Wien 1929. — PETERSEN, H.: Manifestation der persönlichen Eigenart im Körperbau. In Individualpathologie. Jena 1939. — PETSCHACHER, L.: Physiologische und pathologische Grundlagen und Ursachen des Alterns. In: Das Altern und seine Beschwerden. Wien 1942. — PEUST, E.: Konstitution, Veranlagung und Vererbung der Encephalitis epidemica. J. Psychol. u. Neur. **37** (1928). — PFAHLER, G.: Vererbung als Schicksal. Eine Charakterkunde. Leipzig 1932. — PFAUNDLER, M. v.: (1) Konstitution und Konstitutionsanomalien. In Handbuch der Kinderheilkunde, herausgeg. von v. PFAUNDLER-SCHLOSSMANN, 4. Aufl., Bd. I. Berlin 1931. — (2) Erbpathologie der Diathesen. In Handbuch der Erbbiologie, Bd. 2. Berlin 1940. — (3) Pathologisches und Allgemeinpathologisches über die frühen Entwicklungsstufen. In Handbuch der Kinderheilkunde, 4. Aufl., Bd. 1. 1931. — (4) Historische Bemerkungen zu Name und Begriff „Diathese". Z. menschl. Vererbgs- u. Konstit.-lehre **22** (1938). — (5) Biologische Allgemeinprobleme der Medizin (Konstitution, Diathese, Disposition), herausgeg. von B. DE RUDDER. Berlin: Springer 1947. — (6) Historische Bemerkungen zu Name und Begriff „Diathese". In v. PFAUNDLER-DE RUDDER (siehe dort). — PFAUNDLER, M. v., u. L. v. SEHT: Über Syntropie von Krankheitszuständen. Z. Kinderheilk. **30** (1921). — PFAUNDLER, M. v., u. TH. ZOELCH: Schutzimpfungen oder nicht? Klin. Wschr. **1928**, Nr 13 u. 14. — PFLÜGER: Wachstum und Kropf. Münch. med. Wschr. **1926**, 566. — PHILIPP, E.: Fünf durch Laparotomie sichergestellte Fälle von Fehlen der weiblichen

Keimdrüsen. Dermat. Wschr. **1952**, 1209. — Pick, A.: Zur Lehre von der neuropathischen Disposition. Berl. klin. Wschr. **1879** I, 135.—Pietsch: Beinamputation und Lungentuberkulose. Beitr. klin. Tbk. **71** (1929). — Pinkus, F.: Die Haut. In Biologie der Person, Bd. 3. Berlin u. Wien 1930. — Plattner, W.: (1) Briefliche Mitteilung. — (2) Körperbauuntersuchungen an Schizophrenen. Arch. Klaus-Stiftg, Erg.-Bd. 7 (1932).—(3) Metrische Körperbaudiagnostik. Z. Neur. **151** (1934). — (4) Das Körperbauspektrum. Z. Neur. **160** (1938). — Pogorschelsky: Zit. nach Nobel u. Mitarb. — Pohlisch, K.: (1) Die Kinder männlicher und weiblicher Morphinisten. Leipzig 1934. — (2) Die Nachkommenschaft Delirium-tremens-Kranker. Mschr. Psychiatr. **64** (1927). — Poll: Zit. nach Wendt u. Zell. — Pollitzer: Zit. nach J. Bauer, 1921. — Polzer, K., u. W. Schober: Die vegetativen Anfälle des Herzens. Wien: Wilhelm Maudrich 1948. — Popek, K.: Kapillarmikroskopie bei Schwachsinnigen. Ref. Zbl. Neur. **61**, 609 (1932). — Popp, L.: Zur Entstehung von Diphtherie-Epidemien. Z. Hyg. **127** (1948). — Portius, W.: (1) Mongolismus. Fortschr. Erbpath. usw. **2**, 281 (1939). — (2) Zit. nach Hanhart, 1940. — Potthoff, F.: Konstitution, Rasse und Tuberkulose. Beitr. Klin. Tbk. **84** (1937). — Powdermaker: Zit. nach Suckow, 1934. — Poynton u. Sheldon: Zit. nach Bode u. Knop. — Psychotherapie in der Praxis. Ber. 2. Tagg Dtsch. allg. ärztl. Ges. Psychother., Düsseldorf 1938. — Přibram, A.: Der akute Gelenkrheumatismus. In Spezielle Pathologie und Therapie (Nothnagel), Bd. V. 1901. — Puchelt, F. A. B.: Das Venensystem in seinen krankhaften Verhältnissen. Leipzig 1844.

Quelprud, Th.: (1) Untersuchungen der Ohrmuschel von Zwillingen. Z. Abstammgs.-lehre **62** (1932). — (2) Familienforschungen über Merkmale des äußeren Ohres. Z. Abstammgs.lehre **67** (1934). — Queteler: Zit. nach Rautmann, Günther, Johannsen.

Raab: Zit. nach I. A. Schneider. — Raab, W.: Die zentrogenen Formen des arteriellen Hochdruckes. Erg. inn. Med. **46** (1934). — Ratschow, M.: Über den örtlichen und allgemeinen Stoffwechsel bei peripheren Durchblutungsstörungen. Klin. Wschr. **1939** II, 1301. — Ratschow, M., u. H. C. Klostermann: Experimentelle Befunde zur Gefäßwirkung der Sexualhormone und ihre Beziehungen zur Klinik der peripheren Durchblutungsstörungen. Z. klin. Med. **135** (1938). — Rauthmann: (1) Untersuchungen über die Norm. Jena 1921. — (2) Wirkungen des sportlichen Laufes. Z. klin. Med. **1924**. — (3) Wege und Ziele der klinischen Variationsforschung. Klin. Wschr. **1926**, Nr 12 u. 13. — (4) Die Kollektivmaßlehre in der klinischen Medizin. Arch. Gynäk. **130** (1927). — (5) Innere Sekretion und menschliche Wuchsform. In M. Hirsch, Handbuch der inneren Sekretion, Bd. II. Leipzig: Curt Kabitzsch 1933. — Redeker, F.: Die Individualität beim Ablauf der Tuberkulose. In Individualpathologie. Jena 1939. — Redlich, E.: (1) Gibt es ein Fehlen der Sehnenreflexe als Degenerationszeichen? Wien. klin. Wschr. **1924** I, 1033. — (2) Konstitution und organische Nervenkrankheiten. Wien. klin. Wschr. **1930**, Nr 3. — (3) Zit. nach Wilder, 1933. — Reichmann, G.: Die Erblichkeit des Nasenblutens. Inaug.-Diss. Tübingen 1935. — Reinig, F. W.: Melanismus, Albinismus und Rufinismus. Leipzig 1937. — Reinöhl, F.: Die Vererbung der geistigen Begabung. München 1937. — Reisch: Studien an einer Huntington-Sippe. Arch. f. Psychiatr. **86** (1929). — Reiter, A.: Die Kausalgenese der Wirbelsäulenvarietäten usw. Z. menschl. Vererbgs- u. Konstit.lehre **29** (1949). — Rendu, R.: Traitement des septicémies adénoidiennes par le toucher nasopharyngien appuyé. Presse méd. **1933** II, 1885. — Richter, H.: Die Migräne. In Handbuch der Neurologie, Bd. 17. Berlin 1935. — Richter, M.: Über plötzliche Todesfälle im Kindesalter (Correferat). Verh. Dtsch. Naturforsch. 1902, Teil 2, 2. Hälfte, S. 290. — Ricker, G.: Pathophysiologie als Naturwissenschaft. Dtsch. med. Wschr. **1936** I, 1183. — Riegel: Zit. nach Oppenheim. Lehrbuch der Nervenkrankheiten, 6. Aufl. 1913. — Riese, W.: Über den Mißbrauch des Konstitutionsbegriffes (zumal in ärztlichen Gutachten). Dtsch. med. Wschr. **1929** II, 1244. — Rietschel: Referat von Jaensch u. Pulvermüller, Dtsch. med. Wschr. **1940** I, 413. — Risak, E.: Über die verschiedenen Arten der männlichen Genitalbehaarung. Z. Konstit.lehre **15** (1930). — Ritter, R.: Rothaarigkeit als rassenhygienisches Problem. Volk u. Rasse **1935**, 385. — Rittmeister, J. F.: Über die Affenfurche (Vierfingerfurche) mit besonderer Berücksichtigung der Mikrodegenerationen und des Problems des Mongolismus. Z. Anat. **106** (1936). — Robinson, S. C., u. Marshall Brucer: Body built and hypertension. Arch. Int. Med. **66** (1940). Ref. Zbl. Neur. **99**, 490 (1941). — Rodenwaldt, E.: Allgemeine Rassenbiologie des Menschen. In Handbuch der Erbbiologie, Bd. 1. Berlin 1940. — Rössle, R.: (1) Innere Krankheitsbedingungen. In Aschoffs Lehrbuch, 4. Aufl., Bd. 1. 1919. — (2) Rudolf Virchow und die Konstitutionspathologie. Münch. med. Wschr. **1921** II, 1275. — (3) Zur Kritik des Konstitutionsbegriffs. In Konstitutions- und Erbbiologie in der Praxis der Medizin. Leipzig 1934. — (4) Die pathologische Anatomie der Familie. Berlin 1940. — (5) Die Würzburger Vorlesungen Rudolf Virchows über Pathologie. Virchows Arch. **300** (1937). — (6) Bedeutung und Ergebnisse der Kriegspathologie. Jkurse ärztl. Fortbildg **1919**. — (7) Diskussionsbemerkung. Verh. dtsch. path. Ges. **1910**, 176. — Rohden, F. v.: (1) Methoden der konstitutionellen Körperbauforschung. In Abderhaldens Handbuch der biologischen Arbeitsmethoden, Bd. IX/3. 1937. — (2) Zit. nach Kretschmer, 1940. — (3) Methoden der Kriminalbiologie.

In ABDERHALDENS Handbuch der biologischen Arbeitsmethoden, Bd. 4. Berlin u. Wien 1933. ROHLEDERER: Zit. nach ECKARDT. — ROKITANSKY, K.: Zit. nach STILLER. — ROMINGER: (1) Zit. nach ROLLY. In Handbuch der inneren Medizin (v. BERGMANN-STAEHELIN), 2. Aufl., Bd. I/1, S. 67. — (2) Vegetative Diathese im Kindesalter. Arch. Kinderheilk. 89 (1930). — ROMINGER, E.: Die Avitaminosen und Hypovitaminosen im Kindesalter. In Lehrbuch der Kinderheilkunde, 2. Aufl. Berlin 1942. — ROSEMANN, R.: LANDOIS-ROSEMANNS Lehrbuch der Physiologie des Menschen, 15. Aufl., Bd. 2, S. 649. Berlin u. Wien 1919. — ROSENBACH, O.: (1) Grundlagen, Aufgaben und Grenzen der Therapie. 1891. — (2) Ausgewählte Abhandlungen, herausgeg. von GUTTMANN, Bd. 1, S. 55. Leipzig 1909. — (3) Über einen wahrscheinlich auf einer Neurose des Vagus beruhenden Symptomenkomplex. Dtsch. med. Wschr. 1879 I, 534, 555. — ROSENSTERN, J.: Über temporäre Disharmonien in der Entwicklung usw. Kinderärztl. Prax. 1933, 18. — ROSINSKY, O. E.: Konstitutionsmedizinischer Beitrag zur Frage des Kryptorchismus beim Menschen. Wien 1940. — ROST, G. A., u. A. MARCHIONINI: Asthma-Ekzem. Leipzig 1932. — ROTHACKER, E.: Zit. nach R. THIELE, 1940. — ROUX, W.: (1) Ursache und Bedingung, Naturgesetz und Regel. Dtsch. med. Wschr. 1922 II, 1232. — (2) Zit. nach WESSELY. — RUBENER, M.: Konstitution und Ernährung. Sitzgsber. preuß. Akad. Wiss., Physik.-math. Kl. 18 (1930). — RUDOLF, G. DE M.: Tonische Pupillen mit fehlenden Sehnenreflexen bei Mutter und Tochter. Ref. Zbl. Neur. 82, 509 (1936). — Nervenarzt 1937, 105. — RÜLF: Zit. nach J. BAUER. — RUNGE, W.: Beitrag zum Tic-Problem. Dtsch. Z. Nervenheilk. 127 (1932).

SACHS, H.: Antigenstruktur und Antigenfunktion. Erg. Hyg. 9 (1928). — SALGE, B.: Die Bedeutung der Geschwindigkeit der Entwicklung für die Konstitution. Z. Kinderheilk. 30 (1921). — SALLER, K.: (1) Zit. nach GÜNTHER, 1935. — (2) Konstitution und Medizin (Konstitutionsmedizin). Hippokrates 18, H. 1—4. — (3) Konstitutions- und Rassenformen der Turner usw. Z. Konstit.lehre 14 (1929). — (4) Rasse und Konstitution usw. Philosoph. Jb. 1949, H. 4. — (5) Von der Plastizität der menschlichen Typen. Experientia (Basel) 6 (1950). (6) Konstitution und Rasse. Erg. Anat. 28 (1929). — (7) Die Grundlagen und die Ordnung der menschlichen Konstitutionen. Endokrinol. 6 (1930). — SALTYKOW, S.: (1) Konstitution und pathologische Anatomie. Virchows Arch. 272 (1929). — (2) Zur weiteren Kennzeichnung der einzelnen Konstitutionen. Virchows Arch. 275 (1930). — SALZMANN: Zit. nach BRAUN-HOFMEIER-HOLZHAUSEN. — SARBO, A. v.: Der Achillessehnenreflex und seine klinische Bedeutung. Berlin 1903. — SAZA: Zit. nach KRETSCHMER, 1940. — SCHAER, K. F.: Charakter, Blutgruppe und Konstitution. Zürich u. Leipzig 1941. — SCHAFFER, K.: Anatomie der hereditären Nervenkrankheiten. Dtsch. Z. Nervenheilk. 83 (1925). — SCHALLWEGG, O.: Die menschliche Haut in ihren Beziehungen zu Alter, Geschlecht und Konstitution. Z. menschl. Vererbgs- u. Konstit.lehre 25 (1941). — SCHEEL: Zit. nach C. HART, 1923. — SCHENDEROFF: Zur Kasuistik des sogenannten hereditären Tremors. Z. Neur. 110 (1927). — SCHEUER, O. J.: Die Behaarung des Menschen. Leipzig 1933. — SCHIFF, F.: Person und Licht. In Biologie der Person, Bd. 1. Berlin u. Wien 1926. — SCHILF, E.: (1) Das autonome Nervensystem. Leipzig 1926. — (2) Physiologie des vegetativen Nervensystems. In Handbuch der Neurologie, Bd. 2. Berlin 1937. — SCHILLER, MARIA: (1) Kapillaruntersuchungen bei Schulkindern. Z. Neur. 151 (1934). — (2) Zwillingsprobleme, dargestellt auf Grund von Untersuchungen an Stuttgarter Zwillingen. Z. menschl. Vererbgs- u. Konstit.lehre 20 (1936). — SCHINDLER: Die Konstitution als Faktor in der Pathologie und Therapie der Syphilis. Berlin 1925. — SCHINZ, H. R.: Besteht Korrelation zwischen Malignomen und Blutgruppen? Erbarzt 1942, H. 9. — SCHITTENHELM: Zit. nach W. BERGER, 1940. — SCHLAGAN, B.: Über die vasoneurotische Diathese im Kindesalter. Jb. Kinderheilk. 112 (1926). — SCHLEGEL, W. S.: Ein klinisch-erbbiologischer Beitrag zur Frage der Asthenie. Z. Morph. u. Anthrop. 38 (1939). SCHLESINGER, E.: (1) Die Überlegenheit der Breitgebauten über die Schlanken. Münch. med. Wschr. 1930 I, 26. — (2) Das Konstitutionsproblem im Kindesalter usw. Erg. inn. Med. 45 (1933). — (3) Habitus und Körperkraft bei Kindern und Jugendlichen. Z. Kinderheilk. 49 (1930). — SCHLESINGER, H.: Die Sehnen-, Strich- und Hautreflexe an den unteren Extremitäten bei alten Leuten. Dtsch. Z. Nervenheilk. 47/48 (1913). — SCHLOSSMANN, A., u. A. ECKSTEIN: Individuelle Entwicklungslehre im Säuglings- und Kindesalter. In Biologie der Person, Bd. 2. Berlin u. Wien 1931. — SCHMALTZ: Über familiären Tremor. Münch. med. Wschr. 1905 I, 633. — SCHMIDT: Zit. nach SUCKOW, 1934. — SCHMIDT, R.: Zit. nach HAYEK. SCHMIEDEN u. WESTHOUS: Zit. nach K. H. BAUER, 1940. — SCHMINCKE, A.: Über Thymushyperplasie. Klin. Wschr. 1922 II, 2025. — SCHMITZ, ANNE: Zur Entwicklung der quergestreiften Muskulatur. Z. Kinderheilk. 30 (1921). — SCHMITZ, K. L.: Die konstitutionsbiometrische Körperbauanalyse. Maschinenschriftl. Abzug, Düsseldorf. Kaiser-Friedrich-Ring 50. 1950. — SCHNEIDER, A.: Zit. nach KOLLE. — SCHNEIDER, J. A.: (1) Sellabrücke und Konstitution. Leipzig 1939. — (2) Zit. nach HANHART, 1940. — (3) Hypophyse und Konstitution. Stuttgart: Hippokrates-Verlag 1944. — SCHNEIDER, K.: (1) Zit. nach HEINZE. — (2) Zit. nach POLISCH. — (3) Die psychopathischen Persönlichkeiten. In ASCHAFFENBURGS Handbuch der Geisteskrankheiten. Leipzig u. Wien 1923. — (4) Studien über Persönlichkeit und Schicksale eingeschriebener Prostituierter, 2. Aufl. Berlin 1926. — (5) Klinische Psychopathologie. Georg Thieme 1951. — (6) Vortrag in Lübeck am 19. Okt. 1950. — Schnidtmann, M.: Kapillarmikroskopische Untersuchungen an Schwachsinnigen. Zbl. Neur. 48, 81 (1928). — Schnitzler, K.: Über die Erblichkeitsverhältnisse des Patellarsehnenreflexes nach Untersuchungen an 31 Zwillingspaaren. Med. Inaug.-Diss. Bonn 1933. — Schnorbusch, M. Th., u. B. Kujath: Untersuchungen in den Familien jugendlicher Krebskranker. Z. menschl. Vererbgs- u. Konstit.lehre 21 (1938). — Schoen, R.: Aussprache (uratische Diathese). Med. Klin. 1941, Nr 2. — Schönborn, S.: Bemerkungen zur klinischen Beobachtung der Haut- und Sehnenreflexe der unteren Körperhälfte. Dtsch. Z. Nervenheilk. 21 (1902). — Schönholz: Die Bedeutung der Konstitution für die Prognose der Geburtsblutungen. 19. Tagg Ges. Gynäk., Wien 1925. — Scholz, E.: Bemerkungen zu der Arbeit von Dr. C. H. Beck, Gibt es einen Status varicosus Curtius? Med. Welt 1937, Nr 28. Schottky, J.: Rasse und Krankheit. München 1937. — Schröder, C. H., u. H. J. Hillenbrand: Die Bedeutung der Spina bifida occulta für die Erbanlage der Lippen-Kiefer-Gaumen-Spalte. Arch. klin. Chir. 203 (1942). — Schröder, H.: Die Sippschaft der mongoloiden Idiotie. Z. Neur. 160 (1937). — Schröder, R.: Das klinische Bild der Ovarialinsuffizienz. Z. ärztl. Fortbildg 1942, 265, 292. — Schroedersecker, F.: Über das psychomotorische Tempo der Konstitutionstypen. Z. menschl. Vererbgs- u. Konstit.lehre 23 (1939). — Schubert, G., u. R. Pickhan: Erbschädigungen. Leipzig 1938. — Schüler, W.: Über Körperbau und Tuberkulose. Z. Tbk. 71 (1934). — Schultz, J. H.: (1) Die konstitutionelle Nervosität. In Handbuch der Geisteskrankheit, Bd. 5. Berlin 1928. — (2) Die seelische Gesunderhaltung. Berlin 1942. — Schulz, Br.: (1) Beitrag zur Genealogie der Chorea minor. Z. Neur. 117 (1928). — (2) Methodik der medizinischen Erbforschung. Leipzig 1936. — Schulz, J.: Die Grundfiktionen der Biologie. Berlin: Gebrüder Bornträger 1920. — Schulz, W.: Wesen und Bedeutung der menschlichen Konstitution. Konstit. u. Klin. 1, H. 1 (1938). — Schumacher, I.: Antike Medizin. Berlin 1940. — Schuster: (1) Konstitution und Arbeitsdienst. In Konstitution und Erbbiologie. Leipzig 1934. — (2) Demonstr. Berl. Ges. Psychiatr. u. Nervenkrkh., 15. Juni 1908. Zbl. Neur. 1908, 654 (Lipomatose nach Kastration). — Schwalbe: Über die Form des äußeren Ohres bei Geisteskranken und Verbrechern. Zbl. Neur. 1895, 615, 616. — Schwarz, M.: (1) Körperbau und Schleimhautcharakter. Z. menschl. Vererbgs- u. Konstit.lehre 21 (1937). — (2) Die Konstitution der Schleimhaut. Z. Hals- usw. Heilk. 40 (1937). — (3) Otosklerose und Körperbau. Hals- usw. Arzt. 30, H. 3 (1939). — (4) Die erbliche Taubheit und ihre Diagnostik. In Gütts Handbuch der Erbkrankheiten, Bd. 6. Leipzig 1940. — Schwarz, O.: Psychogenese und Psychotherapie körperlicher Symptome (Vorwort). Wien: Springer 1925. — Schwarzweller, F.: Die konstitutionelle Bedeutung der sog. Arachnodaktylie. Erbarzt 1937, 96. — Schwerin, O. v.: Untersuchungen über den Status dysraphicus bei Schizophrenen. Z. Neur. 156 (1936). — Schwyter, M.: Über das Zusammentreffen von Tumoren und Mißbildungen der Lunge. Frankf. Z. Path. 36 (1928). — Seckel: (1) Zit. nach Gudzent, 1928. — (2) Zit. nach Hanhart, 1940. — Seegen: (1) Zit. nach Gudzent, 1928. — (2) Zit. nach Hanhart, 1940. — Seidlmayer, G. M.: Über kombiniertes Vorkommen von Brachydaktylie und allgemeinen Zwergwuchs. Kinderärztl. Prax. 12 (1941). — Seitz, L.: Geschlechtliche Konstitution und geschlechtliches Hormonsystem. Dtsch. med. Wschr. 1942 I, 741. — Selahattin, E.: Zusammenhänge zwischen Milchergiebigkeit und Bauart bei ostfriesischen Milchkühen. Züchtungskde 19 (1930). — Selberg, W.: Beiträge zur Anatomie und Pathologie der menschlichen Konstitution. Beitr. path. Anat. 111 (1951). — Semenas, J.: Die Kapillaroskopie und das Trentsche Symptom bei geistig zurückgebliebenen psychopathischen Kindern. Ref. Zbl. Neur. 52, 352 (1929). — Sheldon, W. H.: The varieties of human physique. New York u. London: Harper u. Brothers 1940. Zit. nach Hellwig. — Siebeck, R.: (1) Die Beurteilung und Behandlung Herzkranker. München 1935. — (2) Das Nervensystem und die vegetativen Funktionen. In Handbuch der inneren Medizin (v. Bergmann-Staehelin), 3. Aufl., Bd. V/1. Berlin 1939. — (3) Einleitung, Begriff und Stellung der Medizin. In Lehrbuch der inneren Medizin, 3. Aufl. Berlin 1936. — Siemens, H. W.: (1) Einführung in die allgemeine und spezielle Vererbungspathologie des Menschen. Berlin 1923. — (2) Vererbungs- und Konstitutionspathologie des Ohres und der oberen Luftwege (allg. Teil). Z. Hals- usw. Heilk. 29 (1931). — Siemens, W.: Nierenmißbildung in Form der zweigeteilten Langniere. Dtsch. Z. Chir. 254 (1941). — Simmel, G.: Lebensanschauung. Leipzig: Duncker & Humblot 1918. — Simmel, H.: Die klinische Typenforschung in ihren Beziehungen zur Lehre von den Krankheitsdispositionen. Naturwiss. 1929, 63. — Sjöbring, H.: Hysteric insufficiency and its constitutional basis. Ref. Zbl. Neur. 35, 496 (1935). — Sjövall, B.: Dystrophia musculorum progressiva. Lund 1936. — Skerlj, B.: Die Körperformtypen des Weibes. Ref. Z. Rassenk. 9, 288 (1939). — Smith, J.: (1) Abnormal dentition. Proc. Roy. Soc. Med. 1921, 22, 648. — (2) Zit. nach Weitz, 1936, S. 21. — Sören: Zit. nach Eckhardt-Ostertag. — Sommer, M.: Über das Westphalsche Zeichen als Merkmal der Degeneration. Mschr. Psychiatr. 10 (1901). — Sordelli u. Glenny: Zit. nach Braun-Hofmeier-Holzhausen. — Spang, K.,

u. C. KORTH: Das Elektrokardiogramm bei Überfunktionszuständen der Schilddrüse. Arch. Kreislaufforsch. 4 (1939). — SPEMANN: (1) Zit. nach BAUTZMANN. — (2) HERMANN BRAUS, Naturwiss. 1925, 257. — SPIELMEYER, W.: Die histopathologische Zusammengehörigkeit der WILSONschen Krankheit und der Pseudosklerose. Z. Neur. 57 (1920). — SPIETHOFF: Zit. nach ROST u. MARCHIONINI. — SPIRIG, W.: Beitrag zur hereditären Disposition bei Diphtherie. Korresp.bl. Schweiz. Ärzte 1913, 1559. — SPIRO, K.: Umwelt und Persönlichkeit. Schweiz. med. Wschr. 1931 I, 2. — SPITZER, A.: Über Migräne. Jena 1901. — SPYROPULOS, N.: Gerodermia generalisata congenita mit Hypoplasie und Hypotonie der Muskulatur. Kinderärztl. Prax. 1941, H. 3. — STAEHELIN, J. E.: Die Bedeutung der sogenannten Weck-Amine für die Neurologie und Psychiatrie. Schweiz. med. Wschr. 1941, Nr 42. — STAEHELIN, R.: (1) Infektionskrankheiten. In Lehrbuch der inneren Medizin, 3. Aufl., Bd. 1. Berlin 1936. — (2) In v. BERGMANN-STAEHELINs Handbuch der inneren Medizin, 2. Aufl., Bd. II/2, S. 1446. Berlin 1936. — (3) Die moderne Konstitutionslehre. Baseler Rektoratsrede 1924. In Baseler Nachr. 18. u. 25. Jan. 1925. — STAEMMLER, M.: Keimdrüsen und Umwelt. Z. menschl. Vererbgs.- u. Konstit.lehre 26 (1943). — STÄUBLI, C.: Die klinische Bedeutung der Eosinophilie. Erg. inn. Med. 6, 192 (1910). — STAHR: Zit. nach HART, 1923. — STANDENATH, F.: Das Bindegewebe. In Ergebnisse der allgemeinen Pathologie (LUBARSCH-OSTERTAG), Bd. Bd. XXII/2. 1928. — STEFKO: (1) Zit. nach CATSCH. — (2) Zit. nach SUCKOW, 1934. — STEMMERMANN, W.: Die Ostitis deformans Paget unter Berücksichtigung ihrer Vererbung. Erg. inn. Med., N. F. 3 (1952). — STEPP, W.: Krankheiten der Verdauungsorgane. In Lehrbuch der inneren Medizin, 3. Aufl., Bd. 2, S. 779. Berlin 1936. — STERN, D.: Die epidemische Encephalitis, 2. Aufl. Berlin 1928. — STERN, R.: (1) Zit. nach HILLER. — (2) Über körperliche Kennzeichen der Disposition zur Tabes. Leipzig u. Wien 1912. — STERN, W.: (1) Person und Sache, System der philosophischen Weltanschauung. Leipzig 1906. — (2) Die menschliche Persönlichkeit, 2. Aufl. Leipzig 1919. — STERNBERG: Die Sehnenreflexe. Wien 1893. — STERNBERG, A.: Zit. nach DIEHL u. v. VERSCHUER, Zwillingstuberkulose. Jena 1933. — STERNBERG, K.: Status thymicolymphaticus. In HENKE-LUBARSCHs Handbuch der speziellen pathologischen Anatomie, Bd. I/1, S. 317. 1926. — STICKER: Zit. nach WEITZ, 1936. — STIER, E.: Persönlichkeit und Unfall. In Individualpathologie. Jena 1939. — STILLER, B.: Die asthenische Konstitutionskrankheit. Stuttgart 1907. — STOBOLEFF: Zit. nach CATSCH. — STOCK, W.: Keratokonus. In Erbleiden des Auges. Handbuch der Erbkrankheiten, Bd. 6. Leipzig 1938. — STOERCK, B.: Zit. nach J. BAUER. — STOERK: Zit. nach C. HART, 1923. — STOERK u. HORACK: Zit. nach HART, 1923. — STÖRMER, A.: Die konstitutionelle Asthenie und ihre Behandlung. Münch. med. Wschr. 1934 I, 705. — STÖRRING, F. K., u. H. LEMSER: Über die Beziehungen von Akromegalie und Diabetes. Münch. med. Wschr. 1940, 338. — STRANSKY, E.: Fingernagelglied, Rasse, Konstitution. Jb. Psychiatr. 45 (1927). — STRASBURGER: Zit. nach HART, 1923. — STRAUB, H.: (1) Buchbesprechung. Dtsch. Arch. klin. Med. 146, 246 (1925). — (2) Krankheiten des Wasser- und Salzstoffwechsels, der Nieren und Harnwege. In Lehrbuch der inneren Medizin, 3. Aufl., Bd. 2. Berlin 1936. — STRAUS, E.: Untersuchungen über die postchoreatischen Motilitätsstörungen. Mschr. Psychiatr. 66 (1927). — STRAUSS, H.: (1) Zit. nach BORCHARDT, 1924. — (2) Habitus asthenicus und Status thyreotoxicus. Arch. Verdgskrkh. 22 (1916). — STRAUSS, W.: Über eine neue Methode zur Messung körperlicher Ermüdung. Klin. Wschr. 1927 I, 483. — STUBBE, H.: Genmutation. 1. Allgemeiner Teil. In Handbuch der Vererbungswissenschaft von BAUR u. HARTMANN, Liefg 23. Berlin 1938. — STUHL, K.: Messungen und Beobachtungen beim ärztlichen Dienst auf Schulschiffen. Jb. Kinderheilk. 87 (1918). — STUMPEL, F.: (1) Zit. nach HEINZE. — (2) Erbpsychologie des Charakters. In Handbuch der Erbbiologie, Bd. V/1. Berlin 1939. — (3) Ref. zu CONRAD, Der Konstitutionstyp als genetisches Problem. Nervenarzt 1942, 91. — SUCKOW, H.: (1) Die bisherigen Ergebnisse der Kapillarmikroskopie für die Klinik. Nervenarzt 1928, 300. — (2) Kapillarmikroskopie und Psychiatrie. Zbl. Neur. 64, 417 (1932). — SUCKOW u. HEINZE: Zit. bei SUCKOW, 1934. — SUGIHARA: Zit. nach KRETSCHMER, 1940. — SUTER: Zit. nach C. HART, 1923. — SUTER, F.: Die ein- und beidseitig auftretenden Nierenkrankheiten. In Handbuch der inneren Medizin (MOHR-STAEHELIN), Bd. 6. Berlin 1918. — SZABO, V.: Vererbungswissenschaftliche Bestimmung des Konstitutionsbegriffes. Z. menschl. Vererbgs- u. Konstit.lehre 21 (1937). — SZÖRÉNYI, R. v.: Kindertuberkulose und Konstitution. Dtsch. Tbk.bl. 1941, H. 10. — SZONTAGH, v.: Über Disposition. Berlin 1918.

TACHAU: Zit. nach KLOTZ. — TANDLER: Konstitution und Rassenhygiene. Z. Konstit.lehre 1 (1914). — TANDLER, J., u. S. GROSS: Untersuchungen an Skopzen. Wien. klin. Wschr. 1908, Nr 9. — TATAR, J., u. v. PAP: Erbliche Ptose und Schwachsinn. Graefes Arch. 142, 627 (1941). — TENDELOO, N. PH.: (1) Allgemeine Pathologie. Berlin 1919. — (2) Korrelationspathologie und Erblichkeit. Berlin 1921. — TESCHENDORF, W.: Lehrbuch der röntgenologischen Differentialdiagnostik der Erkrankungen der Bauchorgane. 1. Aufl. Leipzig: Georg Thieme 1937. — THEN BERG, H.: Die Erbbiologie des Diabetes mellitus. Arch. Rassenbiol. 32 (1938). — THIELE, R.: Person und Charakter. Leipzig 1940. — THOMSEN, O.: (1) Zit. nach BRAUN-HOFMEIER-v. HOLZHAUSEN. — (2) Die Vererbung der Blutgruppen bei Menschen. In Handbuch der Erbbiologie, Bd. IV/1. Berlin 1940. — TILLNER, J.: Untersuchungen über Papillarmuster insbesondere im Hinblick auf den Körperbautypus. Z. menschl. Vererbgs- u. Konstit.lehre **26** (1942). — TIMOFÉEFF-RESSOVSKY, N. W.: (1) Allgemeine Erscheinungen der Genmanifestierung. In Handbuch der Erbbiologie, Bd. 1. Berlin 1940. — (2) Allgemeines über die Entstehung neuer Erbanlagen. In Handbuch der Erbbiologie, Bd. 1. 1940. — (3) Über phänotypische Manifestierung der polytopen Genovariation Polyphaen von Drosophila funebris. Naturwiss. **1931**, H. 37. — TOENIESSEN, E.: Konstitution und Körperzustand. Münch. med. Wschr. **1921 II**, 1341. — TRENDELENBURG, W.: Individuelle Reaktionsformen in der normalen Sinnestätigkeit. In Individualpathologie. Jena 1939. — TRÖMNER, E.: (1) Vortr. Ref. Zbl. Neur. **1919**, 176. — (2) Vortr. Ref. Münch. med. Wschr. **1929 I**, 1190. — TROMMSDORFF: Zit. nach M. HAHN. — TSANG, Y.: Zit. nach NACHTSHEIM. In Handbuch der Erbbiologie, Bd. 3, S. 81. — TSCHERNOROUTZKY: Wechselbeziehungen zwischen Funktionseigenschaft und Konstitutionstypen. Z. menschl. Vererbgs- u. Konstit.lehre **15** (1931). — TUFFIER: Zit. nach BAUER u. BODE. In Handbuch der Erbbiologie, Bd. 3, S. 285. — TURPIN, R.: De l'influence des qualités héréditaires sur la sensibilité des animaux à l'égard des maladies infectieuses. Rev. d'Immunol. **2** (1936). — TURPIN, R., u. A. CARATZALI: Conclusions d'une étude génétique de la langue plicaturée. C. r. Acad. Sci. Paris **196**, 2040 (1933).

UBENAUF, K.: (1) Kapillaruntersuchungen an alten Schizophrenen. Zbl. Neur. **50**, 322 (1928). — (2) Arbeiten zur Frage des angeborenen Schwachsinns. Arch. f. Psychiatr. **88** (1929). — UEBERMUTH, H.: Keilwirbel und Unfall. Zbl. Chir. **1942**, H. 10. — ULLMANN, H.: Die Lebensdauer des Menschen. In Biologie der Person, Bd. I. Berlin u. Wien 1926. — ULLRICH, O.: (1) Konstitution und Kinderkrankheiten. Arch. Kinderheilk. **105** (1935). — (2) Angeborene Muskeldefekte usw. In Handbuch der Neurologie, Bd. 16, S. 165. 1936. — (3) Über typische Kombinationsbilder multipler Abartungen. Z. Kinderheilk. **49** (1930). — (4) Zur Phänogenese kombinierter Mißbildungen. Mschr. Kinderheilk. **68** (1937). — (5) Über die Altersdisposition bei den akuten kindlichen Infektionskrankheiten. Med. Klin. **1929**. — ULRICH, H.: Ursache und Wesen der Intersexualität. Umschau **1950**. — UNVERRICHT: Aussprache (uratische Diathese). Med. Klin. **1941**, Nr 2. — UTITZ, E.: (1) Zit. nach KAHN. (2) Zit. nach FRISCHEISEN-KÖHLER.

VELDEN, R. VON DEN: Klinische Konstitutionslehre. In Handbuch der inneren Medizin (v. BERGMANN-STAEHELIN), 2. Aufl., Bd. IV/1. Berlin 1926. — VERSCHUER, O. V.: (1) Die Konstitutionsforschung im Lichte der Vererbungswissenschaft. Klin. Wschr. **1929 I**, 769. — (2) Biologische Grundlagen der menschlichen Mehrlingsforschung. Ber. 8. Verslg Dtsch. Ges. Vererbgswiss., Königsberg 1930. — (3) Erbpathologie, 2. Aufl. Dresden u. Leipzig 1937. — (4) In BAUR-FISCHER-LENZ, 5. Aufl., Bd. I/2. München 1940. — (5) Die Erbbedingtheit des Körperwachstums. Z. Morph. u. Antrop. **34** (1934). — (6) Anomalien der Körperform. In BAUR-FISCHER-LENZ: Menschliche Erblehre, 5. Aufl., Bd. 2. München u. Berlin 1940. — (7) Besprechung von DIEHL: Das Erbe als Formgestalter der Tuberkulose. Erbarzt **1941**, 241. VILLARET, M., L. JUSTIN-BESANÇON u. R. CACHÉRA: Contribution à l'étude des troubles vasculaires périphériques au cours des perturbations de la sécrétion ovarienne. Ref. Zbl. Neur. **66**, 96 (1933). — VIOLA: Zit. nach V. EICKSTEDT. — VIOLLE, P.: Zit. nach HANHART, 1940. — VIRCHOW, R.: (1) Zit. nach KLOTZ. — (2) Zit. nach C. HART, 1923. — VOGEL, K.: Die allgemeine Asthenie des Bindegewebes in ihren Beziehungen zur Wundheilung und Narbenbildung. Münch. med. Wschr. **1913 I**, 851. — VOGELSANG, REICH u. BARTH: Über das gleichzeitige Vorkommen von herditär-degenerativer Innenohrschwerhörigkeit, Pigmententartung der Netzhaut und erblichem Schwachsinn. Erbbl. Hals- usw. Arzt **1937**, H. 3/4. — VOGT, A.: Die Vererbung der Altersmerkmale des menschlichen Auges. In Handbuch der Erbbiologie, Bd. 3, S. 651. Berlin 1940. — VOGT, A., H. WAGNER u. H. SCHLAPPER: Erbbiologie und Erbpathologie des Auges. In Handbuch der Erbbiologie, Bd. 3. Berlin 1940.

WACHHOLDER, K.: (1) Die Vitalkapazität als Maß der körperlichen Leistungsfähigkeit. Klin. Wschr. **1928 I**, 295. — (2) Allgemeine Muskelphysiologie. In Handbuch der Neurologie, Bd. 2. Berlin 1937. — WAGNER, E.: Die Krankheitsanlage. Dtsch. Arch. klin. Med. **43** (1888). WAGNER, G. A.: Zit. nach GLATZEL. — WAIDER, J.: Die typische Form des Elektrokardiogramms bei Kranken mit Ulcus ventriculi oder duodeni. Dtsch. Arch. klin. Med. **188** (1942). — WALTHARD, M.: Zbl. Gynäk. **1908**, 564; **1912**, 489. — WAMOSCHER: Zit. nach M. HAHN. — WASSERMANN: Zit. nach BRAUN-HOFMEIER-HOLZHAUSEN. — WEICHARDT, W.: Unspezifische Immunisierung. In Handbuch der pathogenen Mikroorganismen (KOLLE-KRAUS-UHLENHUTH), 3. Aufl., Bd. I/2. Jena-Berlin-Wien 1929. — WEIDENREICH, F.: Rasse und Körperbau. Berlin: Springer 1927. — WEINERT, H.: Die Rassen der Menschheit. Leipzig u. Berlin 1935. — WEININGER, O.: Geschlecht und Charakter. Wien 1905. — WEISS, E.: (1) Blutdruckmessung und Kapillarbeobachtung. Med. Klin. **1920**, Nr 22. — (2) Zit. nach M. WERNER, 1940. — WEISS, E., u. O. SP. ENGLISH: Psychosomatic Medicine, 2. Aufl. Philadelphia u. London: W. B. Saunders Company 1949. — WEISS, F. H.: Zur Symptomatologie der Wabenlunge. Fortschr. Röntgenstr. **54**, 230 (1936). — WEISSENFELD, F.:

Über die Vererbung der Konstitutionstypen. Z. Neur. 174 (1942). — WEITZ, W.: Die Vererbung innerer Krankheiten. Stuttgart 1936. — WEIZSÄCKER, V. v.: Ref. Dtsch. Arch. klin. Med. 129 (1919). — WELZ, W.: Über Korrelation zwischen Pigment und Krankheitsdisposition usw. Med. Diss. Hamburg 1945. — WENCKEBACH: (1) Diskussionsbemerkung. Kongr. inn. Med. 1914, 391. — (2) Zit. in Handbuch der inneren Medizin, 2. Aufl., Bd. II/2, S. 1462. 1930. — WENDT, G. G., u. WEZELL: Schizophrenie und Fingerlinienmuster. Arch. f. Psychiatr. 186 (1951). — WENDT, S.: LAURENCE-MOON-BIEDLs Syndrom. Ref. Zbl. Neur. 102, 488 (1942). — WENIGER, J.: Die anthropologischen Methoden der menschlichen Erbforschung. In Handbuch der Erbbiologie, Bd. 2. Berlin 1940. — WERNER, M.: (1) Abnorme Konstitution mit Anämie. Z. Konstit.lehre 17 (1933). — (2) Erbunterschiede bei einigen Funktionen des vegetativen Systems nach experimentellen Untersuchungen an 30 Zwillingspaaren. Verh. dtsch. Ges. inn. Med. (47. Kongr.), 1935. — (3) Erbbiologie des Harnapparates. In Handbuch der Erbbiologie, Bd. 2. Berlin 1940. — (4) Labiler Blutdruck und vegetatives Nervensystem. Dtsch. Arch. klin. Med. 174 (1932). — WESSELY, K.: Über Korrelationen des Wachstums. Z. Augenheilk. 43 (1920). — WESTPHAL, K.: (1) Zit. nach CATSCH, 1942. — (2) Über die Entstehung des Schlaganfalles. Dtsch. Arch. klin. Med. 151 (1926). — (3) Die vegetative Konstitution, ihre Behandlung und Umstimmung. Aus: Konstitution, Wesen, Bedeutung und Umstimmung. Leipzig 1935. — WESTPHAL, K., u. FR. HARTNER: Die Indexberechnung als Hilfsmittel der Körperbauforschung. Z. Neur. 127 (1930). — WESTPHAL, K., u. E. B. STRAUSS: Über den Wert der Indexberechnung bei der Körperbauforschung. Z. Neur. 130 (1930). — WETZEL, A.: Die STILLERsche Konstitutionsanomalie im Säuglingsalter. Münch. med. Wschr. 1922, 1269. — WETZLER, K.: Die individuelle Reaktionsweise des menschlichen Organismus. In Organismen und Umwelt. Dresden u. Leipzig 1939. — WEXBERG, E.: Die Angst als Kernproblem der Neurose. Verh. Ges. Dtsch. Nervenärzte, 15. Verslg, Kassel 1925. — WHITE, TH.: Zit. nach KLOTZ bzw. v. PFAUNDLER, 1940. — WIDAL: Zit. nach GRAFE. — WIELAND, E.: (1) Über Krankheitsdisposition. Beih. Med. Klin. 1908. — (2) Die Athyreosis und Hypothyreosis im Kindesalter. Leipzig: Johann Ambrosius Barth 1940. — (3) Über hypothyreotische Konstitution. Festschrift für KASSOWITZ. Berlin: Springer 1912. — WIESEL: Zit. nach JUL. BAUER. — WIETHOLD, F.: Konstitution und Versicherungsmedizin. In Konstitution und Erbbiologie. Leipzig 1934. — WILDER, J.: Vegetatives Nervensystem und Psyche. Wien. med Wschr. 1933, Nr 4 u. 5. — WINKLER: Z. Neur. 177 (1944). — Z. menschl. Vererbgs- u. Konstit.lehre 29 (1948). — Dtsch. Arch. klin. Med. 197 (1950). — Klin. Wschr. 1950. — Arch. f. Psychiatr. 184 (1950). — WINKLER, A.: Über den Begriff der „wesentlichen Verursachung" des aktiv fortschreitenden Verlaufs der Tuberkulose durch die Staublungenveränderungen. Med. Klin. 1941 I, 25. — WINTERSTEIN, H.: Grundbegriffe der allgemeinen Nervenphysiologie. In Handbuch der Neurologie, Bd. 2. Berlin 1937. — WISSING, E.: Sarkom bei Osteodystrophia fibrosa. Fortschr. Röntgenstr. 40, 457 (1929). — WOHLWILL: Zit. nach HOLFELDER. — WOLFF, B.: Allgemeine Mißbildungslehre. In BRÜNING-SCHWALBES Handbuch der allgemeinen Pathologie und pathologischen Anatomie des Kindesalters. Wiesbaden 1912. Zit. nach MARTIUS, 1914. — WOLFF, K.: Zur Lehre von der Konstitution in der vitalistischen Medizin. Med. Inaug.-Diss. Berlin 1932. — WORTIS, S. B., u. D. SHASKEN: Retinitis pigmentosa and associated neuropsychiatric changes. J. Amer. Med. Assoc. 114 (1940). — WUNDERLICH: Zit. nach STANDENATH. — WUNDERLICH, C. A.: (1) Zit. nach RICHARDKOCH. — (2) Über die Notwendigkeit einer exakteren Beachtung der Gesamtkonstitution bei Beurteilung und Behandlung der Kranken. Arch. Heilk. 1 (1860). — WYSS, D.: Entwicklung und Stand der psychosomatischen Kreislaufforschung usw. Psyche (Heidelberg) 1951, H. 8.

ZEDER: Mschr. Kinderheilk. 81, 199 (1940). — ZEITZ-KUCKENBURG, F., u. E. BETTMANN: Die Bedeutung des Fußkapillarbildes. Z. klin. Med. 122 (1932). — ZELLER, W.: (1) Konstitution und Berufsberatung. In Konstitution und Erbbiologie in der Praxis der Medizin. Leipzig 1934. — (2) Die konstitutionsbiologische Diagnostik. In Handbuch der jugendärztlichen Arbeitsmethoden, Bd. 1. Leipzig 1938. — (3) Der individuelle Faktor bei der Entwicklung des Jugendlichen. In Individualpathologie. Jena 1939. — (4) Wachstum und Reifung. In Handbuch der Erbbiologie, Bd. 2. Berlin 1940. — (5) Entwicklungsdiagnose im Jugendalter. 1938. — ZENKER: Zit. nach HAMPERL. — ZENNECK, J.: Die Bildung der menschlichen Hand als Ausdruck des Habitus. Z. menschl. Vererbgs- u. Konstit.lehre 23 (1939). — ZIEGLER, K.: Die respiratorische Arrhythmie im Alter. Z. Kreislaufforsch. 26 (1934). — ZIEMSEN, H. v.: Die klinische Medizin des 19. Jahrhunderts. Leipzig 1900. — ZIMMERMANN, FR. T., B. B. BURGEMEISTER u. TR. J. PUTNAM: Effect of glutamic acid on the intelligence of pateints with mongolism. Arch. of Neur. 61 (1949). — ZIMMERMANN, W.: Vererbung „erworbener Eigenschaften" und Auslese. Jena 1938. — ZINSER, H.: Ozaenaschleimhaut und Körperbau. Med. Diss. Tübingen 1936. — ZONDEK, H.: (1) Herzbefunde bei Leuchtgasvergifteten. Ein Beitrag zur Lehre von der Organdisposition des Herzens. Dtsch. med. Wschr. 1919, Nr 25. — (2) Die Krankheiten der endokrinen Drüsen, 2. Aufl. Berlin 1926. — ZUELZER: Zit. nach JESSERER. — ZWICKY, R.: Konstitution beim Säugetier. In Handbuch der Erbbiologie, Bd. 1. Berlin 1940.

Allergische Krankheiten.

Von

Hugo Kämmerer*.

Mit 17 Abbildungen.

A. Allgemeiner Teil.

I. Grundlagen der Allergie.

Begriff der Allergie. Wie schon der Titel dieses Handbuchabschnittes besagt, soll hier in erster Linie die praktisch-klinische Diagnostik und Therapie der sog. allergischen Krankheiten dargestellt werden. Trotzdem halte ich es für notwendig, wenigstens kurz auf die grundlegenden Tatsachen der Allergieforschung einzugehen, nicht allein um das herausheben zu können, was mir für das Verständnis klinischer Beobachtungen besonders wesentlich erscheint, auch um mich ganz einfach da und dort auf gewisse theoretische Forschungsergebnisse bei den einzelnen Krankheitsdarstellungen beziehen zu können. Ich möchte daher den Leser bitten, dieses erste und allgemeine Kapitel nicht zu überschlagen.

Wenn eine körperfremde Substanz enteral in den Körper eindringt, kann sie dieser entweder verdauen oder assimilieren, oder er muß sie im Falle ihrer Schädlichkeit wieder ausstoßen bzw. unschädlich machen. Lassen die Verdauungsorgane irgendeinen aufgenommenen Stoff unverändert, d. h. nicht verdaut, nicht assimiliert, in den Kreislauf kommen, parenteral werden, so ist er (im Gegensatz zu den assimilierten Nahrungsstoffen) körperfremd, wie er dies auch ist, wenn er inhaliert wird, durch irgendeine Körperhöhle oder durch die Haut eindringt.

In den Kreislauf gelangt, kommt die Substanz unmittelbar an die Zellen der verschiedenen Gewebe, sie wirkt je nach ihrer Beschaffenheit mehr oder weniger zellenfeindlich, die Zelle muß mit ihr fertig werden, ein Abwehrkampf beginnt. Es gibt kaum irgendeine Substanz, die parenteral nicht irgendwelche Zellreaktionen auslösen kann, intracellulare Vorgänge, die den primären Zweck haben, den Fremdstoff zu assimilieren oder unschädlich zu machen. Es kommt auf das gegenseitige Stärke- bzw. Mengenverhältnis zwischen Fremdsubstanz und Körperzellen an, ob dies gelingt.

Aus Gründen der Raumersparnis kann ich mich hier auf die *Geschichte der Allergie* bzw. *der Anaphylaxie* nicht näher einlassen. Die *historischen Grundversuche* sind die Experimente von RICHET und PORTIER im Jahre 1902: Wurde Hunden, die etwa 14 Tage vorher mit Aktinientoxin vorbehandelt und am Leben geblieben waren, wieder kleine Mengen Gift injiziert, so starben die Tiere nach wenigen Minuten. RICHET nannte diese Erscheinung *Anaphylaxie* (Schutzlosigkeit), d. h. Gegensatz zu *Phylaxie* (Schutzwirkung). Das 50jährige Jubiläum dieser denkwürdigen Entdeckung und Benennung wurde 1952 in Paris in festlichen Akten gefeiert. Das nächste wesentliche Ereignis war 1905 der Nachweis von THEOBALD SMITH, daß mit Diphtherie-Antitoxin (Pferdeserum) vorbehandelte Meerschweinchen oft plötzlich starben, wenn man ihnen nach Wochen normales Pferdeserum einspritzte. R. OTTO prüfte (veranlaßt durch P. EHRLICH) diese Mitteilung nach und stellte 1906 fest,

* Mit Unterstützung von Dr. HERMANN MICHEL und Dr. HERBERT EMRICH.

daß die Tiere schon durch eine einzige Injektion normalen Pferdeserums sensibilisiert werden können. M. ARTHUS hatte bei ähnlichen Versuchen an Kaninchen 1903 schon von einer „anaphylaxie générale" gesprochen. Das jetzt schon so umfangreiche Forschungsgebiet der experimentellen Anaphylaxie, aus dem allmählich die klinische Allergielehre erwuchs, ist also erst etwas über 50 Jahre alt. Man muß gestehen, daß es auch jetzt noch nicht die Kinderschuhe ganz ausgezogen hat.

Das schon anfangs meist verwandte *Meerschweinchen* erwies sich *als das Versuchstier, das die konstantesten anaphylaktischen Reaktionen zeigt.*

Der Begriff *Allergie* stammt von v. PIRQUET (1904). Damals schwebten ihm in der Hauptsache Infektions- und Immunitätsvorgänge vor, er setzte eine „Vorbehandlung" voraus. Er definierte: „*Allergie ist die veränderte Reaktionsfähigkeit, welche der menschliche oder tierische Organismus durch das Überstehen einer Krankheit oder durch Vorbehandlung mit körperfremden Substanzen erwirbt.* Die Reaktionsfähigkeit äußert sich: 1. in einer *zeitlichen* Änderung der Reaktionsgeschwindigkeit; 2. in einer *quantitativen* Änderung der Reaktionsgröße; 3. in einer *qualitativen* Änderung der Reaktionsart."

Alle Stoffe, die imstande sind, Immunitätsreaktionen auszulösen, d. h. *Antikörper zu erzeugen,* nennen wir *Antigene* und in Beziehung auf Überempfindlichkeitsreaktionen *Anaphylaktogene.*

Schon vor Jahren hat DOERR betont und es ist heute nicht mehr zu bezweifeln, daß sowohl die sog. *angeborenen Idiosynkrasien,* als auch die *echten eiweißanaphylaktischen Zustände* dem weiteren Begriff der *Allergie* unterzuordnen sind.

Bis vor kurzem glaubte COCA die menschlichen Allergien, die er mit den angeborenen Idiosynkrasien identifizierte und mit dem besonderen Ausdruck „*Atopie*" bezeichnete, von der *experimentellen Anaphylaxie abtrennen* zu müssen. Unter Atopie verstand er eine angeborene, hereditäre, auch gegen Nichtantigene gerichtete Überempfindlichkeit, unter Anaphylaxie einen künstlichen bzw. experimentell hervorgerufenen, ausschließlich gegen echte Eiweißantigene gerichteten, nicht erblichen, im Sinne einer Überempfindlichkeit veränderten Zustand. Wir werden noch darauf einzugehen haben, daß diese Trennung COCAs sich mehr und mehr als überflüssig erwies.

Sehr wesentlich ist, daß COCA wohl als erster Autor sowohl für die echte Anaphylaxie wie für die Atopie den Hauptwert auf deren *charakteristische Symptome* legte und betonte, daß diese Symptome innerhalb einer Species auch für verschiedene auslösende Antigene die gleichen sind. Auf den genannten *Symptomenkomplex* werden wir bald zurückkommen (s. S. 344). Einstweilen möchten wir folgendermaßen definieren[1]: *Allergie ist eine teils angeborene, teils erworbene spezifische Reaktivität gegen bestimmte für den normalen Organismus (in der in Frage kommenden Quantität) harmlose, im übrigen sehr verschiedenartige Stoffe (Allergene). Diese Reaktivität ist durch den ganz, teilweise oder rudimentär ausgebildeten allergischen Symptomenkomplex* (vgl. S. 344) *gekennzeichnet.* Die experimentelle Anaphylaxie ist höchstwahrscheinlich nur ein Sonderfall der Allergie. Als *wesentliche Merkmale des allergischen Zustandes* kommen nach DOERR weiterhin noch dazu: 1. Abweichen von der Norm gegenüber dem früheren Verhalten des Individuums. 2. Spezifität in bezug auf Wiedereinverleibung des Antigens. 3. Unabhängigkeit der klinischen Erscheinungen von der sonstigen chemischen und pharmakologischen Wirkung des Antigens. 4. Es müssen an den reagierenden Zellen besondere Eigenschaften nachgewiesen werden, die stofflich als *Reagine* vorzustellen sind, sowie die passive Übertragbarkeit dieser Reagine auf Normale.

---

[1] Vgl. KÄMMERER: Allergische Diathese und allergische Erkrankungen. München: J. F. Bergmann 1926 u. 1934.

Auch den Begriff „*Allergische Krankheiten*" habe ich schon früher in meinem Buch folgendermaßen umschrieben: *Es gibt eine Reihe von Krankheitszuständen, für die das paroxysmale Auftreten eines rudimentär, teilweise oder völlig ausgebildeten allergischen Symptomenkomplexes charakteristisch ist, bei denen insbesondere Wirkungen auf die Capillaren und glattmuskeligen Organe im Vordergrund stehen. Die Abhängigkeit von einem Allergen (Antigen, Anaphylaktogen) durch Sensibilisierung mit diesem läßt sich in manchen Fällen nachweisen, ist in anderen Fällen wahrscheinlich.* Ich möchte noch hinzufügen, daß der Kliniker *nur solche Krankheiten* als allergische bezeichnen sollte, bei denen *Antigen-Antikörperreaktionen* entweder bewiesen sind oder zumindest sehr wahrscheinlich gemacht werden können. *Verzicht auf den Begriff Antigen-Antikörperkrankheiten wird nur Verwaschenheit bringen und Verwirrung stiften.*

Die anaphylaktischen Antigene. Die eigentlichen anaphylaktischen *Antigene*, d. h. Stoffe, die sowohl den anaphylaktischen Antikörper erzeugen, wie den anaphylaktischen Schock auslösen können, sind zunächst Eiweißkörper und alle die ersten und „klassischen" Tierversuche wurden mit solchen ausgeführt, seien es nun Serumeiweiße, Ovalbumin, Pflanzeneiweiße usw. Für die Eignung der Eiweißkörper zum Antigen sind die aromatischen Aminosäuren, wie Phenylalanin, Tyrosin, Tryptophan von besonderer Bedeutung. Man hat weiterhin bezüglich der Anaphylaxie auslösenden Stoffe, der Anaphylaktogene, die Aufmerksamkeit besonders darauf gerichtet, möglichst *reine* Eiweißkörper zur Injektion zu verwenden. Das Serum ist eben ein „*komplexes*" Antigen, enthält *Albumin, Globulin, Euglobulin.* Es erwies sich, daß Euglobulin am stärksten wirkt, die Wirkung aber von der Zeit der Reinjektion abhängt, es ergab sich eine strenge Spezifität der einzelnen Eiweißanteile. Die Euglobulinanaphylaxie tritt früher in Erscheinung als die Albuminanaphylaxie, man kann von einer Konkurrenz der Antigene sprechen. Es ist daher kein Wunder, wenn man bei der sog. Serumkrankheit oft 3—4 zeitlich auseinanderliegende Eruptionen erlebt. Doerr nennt deshalb die nach Serumeinspritzungen eintretenden anaphylaktischen Erscheinungen „Interferenz phänomene von komplexer Struktur". Mit allen möglichen Trägern von Eiweißantigenen gelang es, Anaphylaxie zu erzeugen: mit Organextrakten, Erythrocyten, mit Urin, Schweiß, Milch, Pflanzenextrakten und nicht zuletzt auch mit Bakterien.

Die experimentelle Anaphylaxieforschung ergab, daß nur solche Eiweißkörper sich als Anaphylaktogene erweisen, die auch zugleich den Organismus zur *Bildung von Präcipitinen* anzuregen vermögen. Viele Gründe sprechen für die Identität von anaphylaktischem Reaktionskörper und Präcipitin. Es liegt in der Natur der Dinge, daß die Anaphylaktogene *wasserlöslich* sein müssen. Deshalb verlieren hitzekoagulierende Eiweißkörper *durch Erhitzen* ihre anaphylaktogene Eigenschaft, während z. B. Casein und Bakterienzellen wegen ihrer Hitzebeständigkeit ihre Wirksamkeit durch Erhitzen nicht einbüßen. Nach Bürger gehen die Eiweißkörper auch durch peptische und tryptische Verdauung und durch Säurehydrolyse ihrer antigenen Wirksamkeit verlustig. Ferner gehört zu den Gesetzen der experimentellen Anaphylaxie, daß nur *artfremdes Eiweiß* Antikörperbildung hervorruft, arteigenes nicht, was wohl mit der parenteralen Verdaubarkeit des artfremden Eiweißes zusammenhängen dürfte. Es scheint allerdings, als ob das Moment der Artfremdheit nicht entscheidend für die Eignung als Anaphylaktogen, sondern auch hier das Ausschlaggebende die *besondere chemische Beschaffenheit des Moleküls* wäre. Nach Wells und Osborne ist die Spezifität der Antigene durch die chemische Struktur und nicht durch die biologische Provenienz bestimmt. Es kommt auf *bestimmte Atomgruppen des Eiweißmoleküls* an. So ist möglich, daß ein Organismus mehrere ganz verschiedene Anaphylaktogene enthalten kann und in ganz verschiedenen Arten die gleichen sein können. Neuerdings ist mehrfach die Ansicht vertreten worden, daß auch die *physikalische Beschaffenheit (Dispersität)* bei gleicher chemischer Zusammensetzung die Spezifität beeinflussen könnte. Von ganz besonderer Wichtigkeit für unsere späteren Betrachtungen, besonders der sog. Idiosynkrasien sind die Versuche LANDSTEINERs über *alkylierte, acylierte und mit Diazokörpern gekuppelten Proteine:* Es werden durch die Alkylierung, Acylierung usw. relativ geringfügige Substitutionen im Eiweißmolekül vorgenommen, die im allgemeinen seinen Bau nicht verändern. Es ergibt sich jedoch die interessante Tatsache, daß diese Substitutionen die *Artspezifität vollständig zum Verschwinden bringen,* daß eine *neue Spezifität* entsteht, die auf die eingefügte Atomgruppe eingestellt ist. Nur *höhermolekulare* Eiweißkörper sind als Antigene brauchbar, schon die Histone (wozu auch Globin gehört) und die Protamine versagen, ebenso Hämoglobin, die α-Nucleoproteide und Gelatine. Noch weniger kommen natürlich Aminosäuren in Betracht. Das Charakteristische der Anaphylaxie besteht nun darin, daß trotz der *ganz verschiedenen Anaphylaktogene bei der gleichen Tierspecies stets die gleichen Erscheinungen* ausgelöst werden. Diese sind allerdings für die verschiedenen Tierarten keineswegs identisch, worauf noch zurückzukommen ist. Ja, es gibt Tierarten, wie etwa Affen oder Ratten, bei denen eine Anaphylaxie überhaupt sehr schwer zu erzielen ist.

FORSMANN-Antigen und Haptene. Eines der wichtigsten Ergebnisse der letzten Jahrzehnte, gerade für die Anwendung auf die allergischen Krankheitserscheinungen, ist die Umstürzung der fast Dogma gewesenen Ansicht von der ausschließlichen *Bedeutung der Eiweißkörper* als Anaphylaktogene (Antigene). Zunächst gelang der Nachweis, daß *Lipoide* als Antigene in Betracht kommen, ein Ergebnis, das besonders durch die Studien FORSMANNs über die nach ihm benannte Substanz gefördert wurde: Bei seinen ersten Versuchen spritzte er Kaninchen *Nierenzellen* von Meerschweinchen ein mit dem eigenartigen Ergebnis, daß das Serum des so sensibilisierten Kaninchens *Hammelblutkörperchen* auflöste, also *Antikörper* bzw. *Lysine gegen Hammelblutkörperchen* enthielt. Es mußte also *in den Hammelblutkörperchen ein Antigen* enthalten sein, das auch in den Körperzellen des Meerschweinchens vorhanden ist. Dieses Antigen, später FORSMANN-*Antigen,* auch *heterogenetisches* Antigen genannt, wurde weiterhin *in den Zellen aller möglichen anderen Tiere,* ja Pflanzen nachgewiesen. Ein anderer analoger Versuch FORSMANNs war folgender: Injiziert man einem Kaninchen artfremde Erythrocyten, so erhält man ein antikörperhaltiges Immunserum, das 1. die Erythrocyten von der Tierart, von der sie stammen, auflöst, 2. bei Tieren dieser Art schockartige Symptome veranlaßt, ohne daß ihnen vorher ein Antigen einverleibt worden war. Ja man kann Kaninchen sogar mit Erythrocyten einer anderen Tierart sensibilisieren als von der Art, von der man Erythrocyten zur Reinjektion benützt. Das Ergebnis zahlreicher Versuche in dieser Richtung ist das *primäre Vorhandensein eines Antigens in fixen Gewebszellen* mancher Tierarten, das zugleich auch in den Erythrocyten wieder anderer Tierarten vorkommt. Das Vorkommen dieses FORSMANN-Antigens ließ sich bei vielen Tierarten nachweisen, bei anderen wieder nicht. Sehr reichlich findet es sich in der *Pferdeniere,* und an ihre Verwendung knüpfen sich weitere interessante Resultate. Das FORSMANN-Antigen erwies sich als *kochbeständig* und auch durch Einwirkung von *absolutem Alkohol nicht veränderlich.* Es ist aber auch *alkohollöslich,* wobei es allerdings einen Teil seiner Wirksamkeit verliert. Das in Alkohol gelöst gewesene FORSMANN-Antigen läßt sich nämlich nicht mehr zur Sensibilisierung verwenden, wohl aber vermag es sich mit seinem zugehörigen Antikörper spezifisch zu verbinden. Man nennt den so durch die Alkohollösung veränderten Körper *Halbantigen* oder *Hapten* (LANDSTEINER) im Gegensatz zum *Vollantigen*. Aus ihrer Löslichkeit in Fettlösungsmitteln geht hervor, daß diese Art von *Halbantigenen* zu den *Lipoiden* (wahrscheinlich in die Gruppe der Cerebroside oder Cephalide) gehört. Bringt man im Glas solche FORSMANN-Lipoide mit irgendeinem Eiweißkörper, *der sogar ein arteigener sein kann*, zusammen, so gewinnt das Lipoid den durch die Alkohollösung verloren-gegangenen Teil seiner Wirksamkeit zurück, d. h. es läßt sich wieder als Antigen zur Sensibilisierung verwenden; das Eiweiß wohlgemerkt, auch *arteigenes*, dient ihm als „*Schiene*", als „*Schlepper*", wie man sich ausdrückte, bringt es an die Antikörperbildungsstätten heran. Dieser Nachweis gelang inzwischen *mit allen möglichen Lipoiden*, z. B. auch mit *Cholesterin* (PALETTINI). Auch KLOPSTOCK konnte nachweisen, daß durch Zusatz von Lipoid zu einer an sich nicht töd-lichen Serumdosis bei aktiv oder passiv mit Gemischen aus Lipoid und Serum vorbehandelten Meerschweinchen tödlicher Schock hervorgerufen werden kann. *Das Bestehen aktiver und passiver Anaphylaxie gegen Lipoide konnte also erwiesen werden*, ja sogar eine gewisse Spezifität zweier verschiedener Lipoide ließ sich feststellen. Ein Lipoid, ein Nichteiweißkörper, kann durch Verbindung mit Proteinen zum Antigen werden. Nun führen nach DOERR „*alle Zellen in ihrer Grenzschicht Lipoide*, die sich im reinen Zustand wie Halbantigene, in Verbindung mit Eiweiß wie Vollantigene verhalten; an ihren natürlichen Stand- und Ent-stehungsorten sind die Lipoide mit Zellproteinen gekuppelt.

Es taucht die Frage auf, ob bei anaphylaktischen Zuständen des Menschen nicht vielleicht überhaupt ein großer Teil der *Antigene*, von deren Eiweißnatur wir bisher überzeugt waren, *gar keine Proteine sind*? JADASSOHN ist auf Grund seiner Versuche überzeugt, daß die reaktionsauslösenden Stoffe beim serum-empfindlichen Menschen keine Eiweißkörper sind. Sensibilisierte er Menschen intracutan, z. B. mit Meerschweinchenserum, so erhielt er auch mit dem später injizierten Serumdialysat Verstärkung der Intracutanreaktion bei dem sensi-bilisierten Individuum. Ein Zeichen, daß das Antigen sich *im eiweißfreien Dialysat* befand. Auch mit eiweißfreien Dialysaten von Sellerie und Hühnerei konnte JADASSOHN bei entsprechenden Idiosynkrasikern den Nachweis aller-gischer Wirksamkeit erbringen. Auch gelang es mit Hilfe des PRAUSNITZ-KÜSTNERschen Versuchs, spezifische Antikörper gegen solche Dialysate nach-zuweisen.

Noch wichtiger für das Verständnis der menschlichen Allergien ist die Frage, ob sich so wie hier Lipoide nicht auch *sonstige chemische Substanzen bekannter Struktur*, etwa *Arzneimittel*, verhalten können. OBERMAYER und PICK und besonders LANDSTEINER und Mitarbeiter wiesen nach, daß *Kombinationsprodukte von chemisch definierten Substanzen mit Eiweißstoffen chemospezifische Antigene* darstellen. SAMSON gelang es, Tiere durch Sensibilisierung mit Eigenblut-pyramidongemisch gegen reines Pyramidon anaphylaktisch zu machen. Ins-besondere lösen die *Diazoniumverbindungen* chemischer Stoffe, wie z. B. des Atoxyls (LANDSTEINER), durch Einwirkung auf artgleiches Blutserum bei alka-lischer Reaktion im Tierkörper chemospezifische Antikörper aus. Reinjektion von *diazotiertem Atoxyl* erzeugt bei derartig sensibilisierten Tieren, z. B. Meer-schweinchen, Schock. KLOPSTOCK und SELTER konnten nun weiterhin zeigen, daß es gelingt, Meerschweinchen durch subcutane Vorbehandlung mit diazo-tiertem Atoxyl *ohne weiteren Zusatz* zu sensibilisieren, so daß durch intracutane oder subcutane Reinjektion des diazotierten Atoxyls typische anaphylaktische Lokalreaktionen entstehen. Es liegt auf der Hand, was die Ergebnisse dieser Laboratoriumsversuche für das Verständnis, insbesondere der Arzneimittel-idiosynkrasien, beim Menschen bedeuten.

In später noch zu besprechenden Versuchen gelang es BLOCH und STEINER-WOURLISCH, Menschen mit Primelextrakt, das durch Extraktion frischer Primelblätter mit *siedendem Äther* gewonnen war, primelidiosynkrasisch zu machen.

Durch die neuen Forschungen von LOISELEUR wurden unsere Kenntnisse über die antigene Eigenschaft niedrigmolekularer Substanzen ohne Verbindung mit Eiweiß weiterhin vertieft. Nach den Ergebnissen LOISELEURs genügt *allein schon die Wasserlöslichkeit* einer Substanz, um bei ihrem Vorhandensein im Blut dem Serum Antikörpereigenschaft zu verleihen. Der Autor stellt sich vor, daß *in den Globulinen* des Blutes sozusagen *Matrizen* der Antigene entstehen, die den Globulinen spezifische Antikörpereigenschaften verleihen. Es scheint also bloßes Zusammentreffen solcher gelöster Substanzen mit den Globulinen zu genügen, daß diese eine spezifische Bindungsfähigkeit für die antigene Substanz erhalten, doch dürfte die Menge passender Matrizen bei hoher Spezifität für das jeweilige Antigen begrenzt sein. — In den letzten Jahren haben die antigenen Eigenschaften, aber auch die primär toxischen Wirkungen *bakterieller Polysaccharide* für die Pathogenese menschlicher und tierischer Krankheiten ganz besonderes Interesse erregt. Außer den amerikanischen Arbeiten von HEIDELBERGER, RIMINGTON, MENKIN usw. verdanken wir in Deutschland hauptsächlich O. WESTPHAL sehr bemerkenswerte Feststellungen, auf die S. 406 noch zurückzukommen ist. A. SCHWARZMANN weist darauf hin, daß durch Komplettierung von Polysaccharidhaptenen mit Proteinen, aber auch mit immunologisch inaktiven, die Oberfläche vergrößernden Stoffen vollantigene Wirkung erreicht werden könne. Vor allem beweisen auch die letzten Ergebnisse von HEIDELBERGER und seinen Mitarbeitern, daß auch reine, nicht auf die genannte Weise komplettierte Polysaccharide in Versuchen an Menschen wirksam sind. So schützten Injektionen von reinem Polysaccharid aus Pneumokokkenstämmen gegen Pneumokokkeninfektionen durch Bildung spezifischer Antikörper. Zur unspezifischen Therapie wird von SCHWARZMANN die Anwendung eines synthetischen Polysaccharid-Aminosäurenkomplexes (Polyallerg und Asthmallerg) empfohlen.

Wir kommen also zu dem für die klinische Medizin ganz wesentlichen Ergebnis: *Die Spezifität des Antikörpers bei der Sensibilisierung mit Haptenen wird nicht durch den Eiweißanteil, sondern durch das mit dem Eiweiß verbundene Molekül determiniert*, sei es nun etwa Aspirin, Pyridin, Chinolin usw., deren Zufuhr nun allein genügt, anaphylaktische Reaktion auszulösen. LANDSTEINER u. a. konnten nachweisen, daß beim Menschen (nicht z. B. Kaninchen) manche einfach konstituierte Chemikalien *auch ohne Verbindung mit Eiweiß* Antikörper bilden können.

Da mit den in ihrer chemischen und physikalischen Beschaffenheit ungeheuer *mannigfaltigen und verschiedenartigen Antigenen* in erster Linie die klinisch-praktische Medizin beschäftigt ist, wurde ihnen im Kapitel III: „Allgemeine Diagnostik" eine eingehende Darstellung gewidmet.

Der anaphylaktische Meerschweinchenversuch. Die Hauptgrundlage für das Verständnis der Allergie ist der klassisch gewordene Anaphylaxieversuch, wie er besonders am hervorragend geeigneten Meerschweinchen, und zwar zunächst nur mit artfremdem Eiweiß ausgeführt wurde. Ist ein Meerschweinchen durch eine oder mehrere Vorinjektionen des Antigens, beispielsweise von Pferdeserum, „*präpariert*" oder „*sensibilisiert*", so folgt nach einem geeigneten Zwischenraum, beim Meerschweinchen am besten nach 14 Tagen, *Reinjektion des Antigens.* Man kann dann den *Schock* (mit oder ohne Todesfolge), d. h. die *Allgemeinreaktion* (oft sind es nur „Schockfragmente") oder auch das *Verhalten isolierter lebender Organe* (z. B. Darmstücke, Uterus usw.) einem Studium unterziehen.

BESREDKA glaubt den Sitz der anaphylaktischen Reaktion im *Zentralnervensystem*, im Großhirn, suchen zu müssen und nimmt an, daß die heftige Antigen-Antikörperreaktion in lebenswichtigen Großhirngebieten, die schweren bzw. tödlichen Schocksymptome verursache. Wir kommen übrigens auf die *Bedeutung des Nervensystems* beim Schock noch später zurück (s. S. 598). Da jedoch beim Meerschweinchen der Schock sowohl nach intracerebraler sowie nach intravenöser Reinjektion durch bronchospastische Erstickung erfolgt, halten DOERR und seine Schule *beim Meerschweinchen die Lunge für das Hauptschockorgan.* Auch inhalatorische, intraperitonale und subcutane Erfolgseinverleibungen können beim Meerschweinchen schockauslösend wirken. Es scheint aber, daß sich an der Schockauslösung nur jene Antigenmenge beteiligt, die genügend rasch ins Blut kommt (DOERR). *Bei maximaler Wirkung tritt beim*

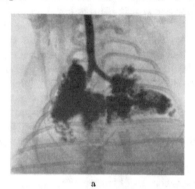 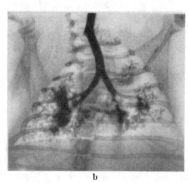

a   b

Abb. 1 a u. b. Lunge und Herz eines normalen und eines anaphylaktischen, schockgetöteten Meerschweinchens. Man erkennt die hochgradige Lungenblähung und den Verschluß der mittleren Bronchien (nach Lipojodfüllung in die Trachea). [Aus KALLOS und KALLOS-DEFFNER: Die experimentellen Grundlagen usw. der allergischen Krankheiten in Ergebnisse der Hygiene, Bakteriologie usw. (W. WEICHARDT), Bd. 19. Berlin: Springer 1937.]

Meerschweinchen akut in 3—10 min unter schweren Erstickungserscheinungen und Lungenblähung der Tod ein. Bei *geringer* Schockwirkung kann *Absinken des Blutdrucks, Temperatursturz,* aufgehobene oder *verminderte Blutgerinnbarkeit. Leukopenie* festgestellt werden.

Bei der Ungleichheit des anaphylaktischen Schocks bei den einzelnen Tierarten, auf die ich noch zurückkomme, sei folgende *Übersicht* gegeben:

Schocksymptome. *Allgemeine nervöse Symptome.* Exzitation (Sprünge, Jaktation), Krämpfe, Somnolenz, Koma, schwerer Schock.

Zentralnervensystem. Wahrscheinlich keine besondere Rolle, Tod auch bei Ausschaltung möglich. Aber nach HASHIMOTO Sensibilisierung des Wärmezentrums. Nach neueren Untersuchungen von MARBAIS ändert sich die elektrische Erregbarkeit der Nerven im Zustand der Anaphylaxie und Immunität. Bei einem sensibilisierten Tier sinkt nach etwa 9 Tagen die faradische Erregbarkeit des Ischiadicus, wenn dieser mit dem Antigen (Serum) betupft wird.

Vegetatives Nervensystem. Erregung der *parasympathischen* Nervenfasern der glatten Muskulatur (ARNOLDI und LESCHKE) bzw. Reizerscheinungen im *ganzen vegetativen* Nervensystem.

Muskulatur. Große Muskelschwäche, Erhöhung der Erregbarkeit der glatten Muskulatur (W. H. SCHULTZ, DALE).

Kreislauf. Cyanose, Blutdrucksenkung, Erweiterung der Bauchgefäße, Lähmung der peripheren Vasomotorenapparatem direkte Wirkung auf das Capillarendothel. MCMASTER und KRUSE studierten die Gefäßreaktionen an den Ohren und Pfötchen von Mäusen im anaphylaktischen Schock und zeigten, daß nach Eintritt des Fremdserums in den Blutstrom sensibilisierter Tiere sofort an Arterien und Venen lokale und generalisierte Konstriktionen eintreten, aber keine Konstriktionen und Dilatationen von Capillaren. Nach einigen Minuten trat wieder Erweiterung ein.

Respirationsapparat. Dyspnoe, Asthma, *Lungenblähung mit Alveolarerweiterung, Lungenödem* mit Capillarüberfüllung und Hämorrhagien, Spasmus der glatten Bronchialmuskulatur.

Magen-Darmkanal. Würg- und Kaubewegungen, Erbrechen, Kot- und Urinabgang, blutige Durchfälle, Enteritis anaphylactica.

Leber. Sekretionssteigerung, Blutüberfüllung, Muskelkrampf der Venenstämme im Gebiet der Vena hepatica (MAUTNER und PICK). Autointoxikation der Leber (MANWARING). Stoffwechselsteigerung des Gesamtstoffwechsels (LESCHKE). Vermehrte Stickstoffausschwemmung, Vermehrung des Blutreststickstoffes.

Weitere Stoffwechseluntersuchungen. SCHITTENHELM, EHRHARDT und WARNAT hatten bemerkenswerte Ergebnisse durch Tierversuche, die ohne weiteres mit den Untersuchungen KYLINS an menschlichen Asthmatikern in Beziehung gesetzt werden dürfen. Im anaphylaktischen Schockzustand des Kaninchens fand sich eine starke *Anreicherung des Blutes an Kalium* mit den höchsten Werten in Vena portarum und Vena hepatica. Nach der Meinung der Autoren hängen die schweren *Symptome des Schocks offenbar mit einer hochgradigen Störung des Elektrolytgleichgewichtes* im anaphylaktischen Zustand zusammen, was durchaus der Auffassung von KRAUS, ZONDEK, DRESEL, LEWY u. a. über die gegenseitige Abhängigkeit des Elektrolytgehaltes und des vegetativen Nervensystems entsprechen würde. CATTERUCCIA stellte fest, daß einige Zeit nach nicht tödlichem, anaphylaktischem Schock das Blut eine deutliche *Verminderung des Calciums* zeigt. Die *Hypocalcämie* soll infolge der Wanderung von Calcium aus dem Blut ins Gewebe entstehen. Bei allergischen Erkrankungen fand HOFFSTAEDT öfters Veränderung des Calciumspiegels im Blut, und zwar häufiger Erniedrigung, seltener Erhöhung. Die Beobachtungen über das Calcum sind noch nicht übereinstimmend.

Blutzucker. Nach den Ergebnissen französischer Autoren (vgl. LA BARRE und HARTOG) kommt bei Hunden nach einem anaphylaktischen Schock *Hyperglykämie* vor, möglicherweise auf dem Wege einer verstärkten *Adrenalinausschüttung* und Sympathicusreizung. OKAMOTO fand auch bei der Serumanaphylaxie des Kaninchens *Vermehrung des Blutzuckers.*

Wie durch Infektionen, so wird auch durch abakteriell allergische Vorgänge das Serumeisen vermindert (K. H. SCHÄFER). Die Senkung des Serumeisenspiegels läuft nicht mit der Bildung spezifischer Antikörper, sondern mit der Antigen-Antikörperreaktion parallel und wird wahrscheinlich durch Histamin verursacht.

a   b

Abb. 2a u. b. Histologische Bilder a) eines normalen Meerschweinchens, b) eines im anaphylaktischen Schock getöteten Tieres. Dieses demonstriert wie das makroskopische Bild (Abb. 1b) die hochgradige Lungenblähung.

Körperwärme. Temperatursenkung (Lähmung der intracellulären Verbrennungsenergie). Je nach Antigenmenge auch Temperatursteigerung.

Es sei hier bemerkt, daß FRIEDBERGER sich eingehend damit beschäftigte, je nach Dosis und Wiedereinverleibung, bald Temperatursturz, bald Fieber zu erzeugen. Er bemühte sich, nachzuweisen, *daß man mit jedem Antigen — auch einem toten — ein typisches cyclisches Infektionsbild experimentell erzeugen könne,* je nach den gewählten Dosierungen und Injektionsintervallen, besonders bei ununterbrochenem Zustrom kleiner Antigenmengen. Die Annahme, daß diese Fiebererzeugungen echte Kopien cyclischer Infektionskrankheiten wären, wurde *von* DOERR *lebhaft bestritten.* Es läge nichts anderes vor, als Fieberbewegungen, welchen anscheinend die Desensibilisierung der Versuchstiere ein Ende setze. Immerhin sind aber die FRIEDBERGERschen Versuche wichtig, weil sie *zeigen, wie verschiedenartig anaphylaktische Krankheitsbilder verlaufen können,* besonders bei *häufiger Antigenzufuhr.* Deshalb sind sie *für das Verständnis so mancher Abläufe klinisch-allergischer Krankheitsbilder* von nicht geringer Bedeutung. Ich erinnere z. B. an den Gelenkrheumatismus.

Blut. Verschwinden oder Abnahme der Gerinnbarkeit, Abnahme der Alkalescenz, Leukopenie (der Polynucleären), Blutplättchenabnahme, Eosinophilie, Verlangsamung der Blutkörperchensenkungsgeschwindigkeit, Verminderung des Wassergehaltes und Vermehrung des Gesamteiweißes, Vermehrung des Reststickstoffes, beim Hund Vermehrung und Ungerinnbarwerden der Lymphe.

NIKOLAEFF und GOLDBERG studierten in mehreren Arbeiten die Pathomorphologie des Blutes bei der Anaphylaxie. Mit Eintritt der Sensibilisierung vermindern sich die Segmentkernigen und Lymphocyten, die *Zahl der Histio-Monocyten nimmt zu.* Haut: Juckreiz, Urticaria, Ekzem (vgl. S. 497 u. f.).

Es wäre noch einiges über *Besonderheiten der Schockwirkungen bei einzelnen Tierarten* zu sagen. Beim *Hund* findet man nach dem Schocktod vor allem *schwere Leberveränderungen*: starke Schwellung, blaurote Verfärbung, dann kongestive Hyperämie des Darmes, *Enteritis anaphylactica* (Schittenhelm und Weichardt), degenerative Leberzellenveränderung bis zu Nekrosen. Die Leber ist deswegen so enorm angeschoppt, weil der Abfluß aus ihr gedrosselt ist, eine Veränderung, die beim Hunde etwa der Lungenblähung des Meerschweinchens entspricht. Wird die Leber vor dem Schock ausgeschaltet, so bleibt die sonst sehr ausgesprochene Kontraktion des Uterus, der Harnblase, des Darmes usw. aus. Manwaring und Mitarbeiter nehmen an, *daß in der anaphylaktischen Leber ein hepatisches Anaphylatoxin im Schock plötzlich produziert werde, das in seiner Wirkung dem Histamin entspreche*, was übrigens von R. Weil bestritten wurde. Aber Dragstedt und Mead kamen zu dem Schluß, daß tatsächlich *für den Schocktod des Hundes Vergiftung mit Histamin* die Hauptsache wäre.

Nach F. J. Farrerons, A. Zauner, Gutmann und L. Pau-Roca sind *beim Hund* die beim Allergiemechanismus beobachteten *Symptome ebenso erzeugbar durch Reizung der cholinergischen Fasern* bzw. *Vasodiladatoren*, gefolgt von erhöhter Capillarpermeabilität, seröser Exsudation und von erhöhter Schleimdrüsentätigkeit. Andererseits sind diese Symptome durch *Reizung des adrenergischen Systems* bzw. bei Epinephrinanwendung *zu beseitigen*. Hunde, deren Herzblut auf den Histamin- (H-) und Sympathin- (S-) Gehalt untersucht wurde, (Normalwerte 2—4 mg-% bzw. 3,6 mg-%), wurden mit Rinder-Albumin bzw. Pferdeserum intrakardial sensibilisiert. Bei den ersten Schocksymptomen wurde der H- und S-Gehalt des Herzblutes bestimmt. Ergebnisse: Vermehrter Histamingehalt rund um das 26fache, erhöhter S-Spiegel etwa um das 6fache.

Histamin, Cholin, Heparin. *Bekanntlich wird dem Histamin oder histaminähnlichen Stoffen, sog. Histaminsubstanzen (H-Substanzen) für die Schocksymptome des Menschen eine hohe Bedeutung zuerkannt.* Wenn bei den S. 348 erwähnten hauptsächlich physikalischen Zellvorgängen der Antigen-Antikörperreaktion aus den betroffenen Zellen chemisch wirksame Stoffe frei werden, so handelt es sich aber wahrscheinlich *nicht immer um Histamine.* Es kommen unter anderem auch *Heparin* und *Acetylcholin* in Frage. Danielopolu vertritt die Ansicht, daß letzteres sogar die primäre Rolle bei diesen Vorgängen spiele (man vgl. S. 347). Schon Biedl und Kraus, ferner Dale, Laidlaw wiesen auf die *Ähnlichkeit des Peptonschocks mit dem anaphylaktischen Schock* hin. Läßt man die Lunge eines sensibilisierten Meerschweinchens mit antigenhaltiger Lösung durchströmen, so entsteht ein Stoff, der chemisch-pharmakologisch dem *Histamin* entspricht und auch durch *Histaminase* abgebaut werden kann. Es zeigte sich jedoch, *daß nicht nur das Histamin beim Schock in Frage kommen kann*, es ergab sich, daß zwischen der Wirkung des anaphylaktischen Schocks und des Histaminschocks *Unterschiede bestehen.* Die *Hauptunterschiede* sind nach Otto *folgende*: Beim Histaminschock fehlt die Eosinophilie und die Aufhebung der Blutgerinnung. Das Arthussche Phänomen bei der Anaphylaxie verläuft anders als die örtliche Histaminwirkung. Im Schultz-Daleschen Versuch wirkt Histamin sofort, der anaphylaktische Reiz nach einer Latenzperiode.

Lewies wies schon 1927 nach, daß z. B. bei der Urticaria factitia und der Kälteallergie ebenfalls das Freiwerden von Histamin die Symptome hervorruft, und es ergab sich, daß alle möglichen Zellverletzungen und Zellreizungen Histaminausschüttung zur Folge haben, unter anderem auch ultraviolette Strahlen.

Danielopolu hält, wie gesagt, das *Acetylcholin* als Produkt der Antigen-Antikörperreaktion *für wesentlicher als das Histamin*, das eine sekundäre Erscheinung sei. Jenes sei das primum movens des anaphylaktischen Schocks. Es komme beim Schock zu einer *Überproduktion von Cholin* in den Geweben, von wo dieses wegen zu hoher Konzentration ins Blut übergehe, es entstehe eine *Acetylcholinämie.* Diese rege die Sekretion von Adrenalin an, was gleichzeitig durch die vom Schock bewirkte Blutdrucksenkung (Vermittlung der reflexogenen Zonen [Carotissinus]) veranlaßt wird. Die *Überproduktion von Histamin* bezeichnet DANIELOPOLU *als einen sekundären Faktor,* da jedes in Funktion befindliche Organ Stoffwechselprodukte, darunter Histamin, erzeuge. Die Hypothese, welche annimmt, daß ein in gebundener Form in den Zellen bereits existierendes Histamin in Freiheit gesetzt wird, wurde neuerdings durch viele wichtige Versuche gestützt. Seine Überproduktion beim Schock sei in der großen Zahl von Organen mit erhöhter Contractilität begründet. Die *große Menge von Acetylcholin* würde den bei den allergischen Reaktionserscheinungen und beim Schock vorhandenen *erhöhten Vagustonus bedingen.* Auch nimmt die *Ansprechbarkeit auf Vagusreize* nach der Erfolgsreaktion erheblich zu.

Die Wirkung von Cholin und Histamin erhöht sich auch deswegen, da nach ALBUS und dann auch HEIM die Aktivität der *Cholinesterase* und der *Histaminase* beim Zustand der Allergie herabgesetzt ist. Nach DALE klingt die Acetylcholinwirkung rasch ab, da sie fermentativ zerstört wird. Das bei der Antigen-Antikörperreaktion freigewordene Histamin hemmt die Cholinesterase, welche Cholin aus Essigsäure synthetisiert. Das *Höchstmaß einer Cholinesterasehemmung* ist in den *exsudativen Erkrankungsstadien,* im Stadium der akuten Permeabilitätsstörung EPPINGERS zu finden. Auch fällt die intensivste Cholinesterasehemmung mit relativer Verminderung des Albumins und Vermehrung des Globulins im Zustand der akuten Entzündung zusammen. Sowohl Cholinesterase wie Albumin werden in der Leber gebildet, deren Parenchymstörung also die Cholinesterasebildung verringert. STÜTTGEN hält jedenfalls die Hemmung der Serumcholinesterase beim anaphylaktischen Schock für die Auswirkung der Histaminmobilisierung aus den Zellen ins Blut. Das Histamin wird durch die Histaminase-oxydativ desaminiert und damit seiner biologischen Wirksamkeit beraubt. Nun wird aber die Histaminase (eine Diaminoxydase) durch Cholin und Acetylcholin gehemmt. Wir sehen also, daß die Inaktivierung der durch die Antigen-Antikörperreaktion freiwerdenden Wirkstoffe Acetylcholin und Histamin in erster Linie durch die Fermente, Cholinesterase und Histaminase zustande kommt. Nach Versuchen von MASSINO wird bei Sensibilisierung von Hunden gegen Pferdeeiweiß und durch Typhusvaccine die Cholinesterase gesteigert.

Es ist vielleicht von Interesse, was ich schon 1926 in der ersten Auflage meines Buches, S. 25 schrieb: „Da das Cholin als ausgesprochen parasympathisch erregendes Gift gilt, ist es gar nicht unwahrscheinlich, daß es unter Umständen auch im Sinne eines Schockgiftes wirken, zum mindesten wegen seiner Vaguswirkung vielleicht die allergische Bereitschaft erhöhen könnte." Weiter zitierte ich dort eine Arbeit von KLEE und GROSSMANN über Cholinwirkungen, nach der bei zwei zu Migräne neigenden Kranken durch Cholininjektion ein typischer Migräneanfall ausgelöst wurde und bemerke, daß immerhin an die Bedeutung des Cholins für gewisse allergische Erscheinungen zu denken sei.

Außer den genannten Stoffen wurde von manchen Forschern auch das *Freiwerden proteolytischer Fermente* durch den anaphylaktischen Schock angenommen. Da diese durch kleinste Mengen von Ölsäure gehemmt werden, injizierten SPAIN und STRAUSS sensibilisierten Meerschweinchen Olivenöl, wodurch sie den anaphylaktischen Schock verhindern konnten. — Durch Zusatz einer Mischung von Pollenallergikerserum und Antigen zu normalem Kaninchenblut wird in diesem Histamin frei, was durch Zusatz von kleinsten Mengen Ölsäure gehemmt werden konnte.

Die bei der Antigen-Antikörperreaktion in erster Linie entstehenden Stoffe *Histamin* und *Acetylcholin* sind *Polypeptide.* Aber durch die Reizung der betroffenen Zellen kommt es noch zur Bildung von anderen Stoffen, z. B. dem *Leukotaxin,* ebenfalls einem Polypeptid, das sich in entzündlichen Exsudaten bildet, die Permeabilität erhöht und seinem Namen entsprechend die Capillarwände für Leukocyten permeabel macht. Es kann sich ferner aus geschädigten Zellen ein Leukocytose hervorrufender (promovierender) Faktor bilden, das *LPF* (= *Leukocyten promovierender Faktor*), ebenfalls ein Polypeptid, diffusibel und thermostabil. Bei der Proteolyse in Entzündungsherden entsteht das für normale Zellen toxische *Nekrosin* und das Fieber erregende *Pyrexin,* schließlich ein *Eosinophilie* erzeugender und ein *Leukopenie* hervorrufender Faktor.

Es ist klar, daß außer Acetylcholin und Histamin alle diese Substanzen den jeweiligen Folgeerscheinungen einer Antigen-Antikörperreaktion ihren Stempel aufdrücken können und *jedenfalls sicher, daß nicht die sämtlichen anaphylaktisch-allergischen Erkrankungen einfach als Histaminvergiftungen angesehen werden dürfen.* Diese Vorstellung wird von Doerr als gescheitert angesehen. Nach seiner Ansicht ist es bewiesen, daß der als Immunität bezeichnete Zustand weder beim Meerschweinchen noch beim Hund eine Immunität gegen Histamin sein kann.

In Weiterverfolgung der *Schocksymptome einzelner Tierarten* stellen wir fest, daß beim *Kaninchen* weder der Bronchialspasmus wie beim Meerschweinchen die Schocktodesursache ist, noch die Lebersperre mit der konsekutiven Leberanschoppung wie beim Hund, da den Herbivoren die Ringmuskulatur der Lebervenen fehlt. Das Kaninchen stirbt im Schock an einem *Herztod*, für den aber nach Drinker und Bronfenbrenner ein *Krampf der Pulmonalarterien* als primäre Ursache anzusehen ist. Da aber beim Schock Arteriospasmen wohl auch in anderen Gebieten reichlich auftreten, ist bei dem sehr raschen Herzstillstand des Kaninchens an *Coronarspasmus* zu denken. Die Beobachtungen über den anaphylaktischen Schock der *Mäuse* möchte ich nur deswegen erwähnen, weil sie einmal wegen der *Bedeutung der Nebennieren*, dann auch wegen der Histaminfrage von Interesse sind. R. Weiser und Mitarbeiter kamen durch ihre Versuche an Mäusen zu der Überzeugung, daß die *Exstirpation der Nebennieren verstärkend* auf den anaphylaktischen Schock wirkt. Der Gedanke an die beim menschlichen allergischen Schock beobachteten günstigen Wirkungen von *Cortison* und *ACTH* liegt nahe. Daß bei weißen Mäusen nicht schwer anaphylaktischer Schock zu erhalten ist, die Tiere aber andererseits gegen Histamin sehr resistent sind, spricht gegen eine Schockbedeutung des Histamins bei dieser Species, was übrigens auch für *Ratten* gilt. Bei letzteren konnte Molomut besonders überzeugend die *Bedeutung der Hypophyse* demonstrieren. Von seinen Versuchsprotokollen will ich nur anführen, daß von 49 sensibilisierten hypophysektomierten Ratten 24 nach der Reinjektion im Schock starben, von 39 Kontrollratten (ohne Hypophysektomie) keine. Auch hier kommt uns die bekannte günstige ACTH-Wirkung beim Menschen in Erinnerung.

Für den *Menschen* bezeichnete Rackemann den Meerschweinchentypus als die häufigste anaphylaktische Schockform. Rackemann glaubte zugleich auf Grund von zahlreichen Sektionen feststellen zu können, daß *beim anaphylaktischen Meerschweinchenschock* nicht ausgedehnter Bronchospasmus zur Erstickung führte, sondern die *Umwandlung des Bronchialsekrets in einen stark vermehrten und hochgradig zähen Schleim*, der besonders die feineren Bronchien *pfropfartig verstopft.* Zweifellos kann man *bei schwerem menschlichem Asthma ebenfalls* immer wieder außerordentlich zähen Schleim, an dem nicht selten die Kranken ersticken, feststellen.

Die *Ansicht* Rackemanns, daß beim menschlichen allergischen Schock vorwiegend der Meerschweinchentypus anzutreffen sei, wird von Doerr nicht geteilt. Ich möchte mich als allergieerfahrener Kliniker der von Doerr geäußerten Ansicht anschließen, *daß bei der hochdifferenzierten Species Mensch je nach der Körperverfassung bzw. der primären Hochwertigkeit oder Minderwertigkeit der einzelnen ,,Schockorgane`` oder ,,Schockgewebe`` der Hauptsitz der allergischen Reaktion bestimmt wird.*

Physikalische Deutung, Wesen und Sitz der anaphylaktischen Reaktion. Man hat sich früher die Antigen-Antikörperreaktion als einen *rein chemischen* Vorgang vorgestellt, als eine Art *Verdauung.* Hauptsächlich Doerr hat dann aber mehr und mehr wahrscheinlich gemacht, daß schon bei der Sensibilisierung die *Zellstruktur physikalisch-chemisch verändert wird* und daß nach der Reinjektion in den Zellen der Schockorgane sich noch viel eingreifendere *physikalisch-chemische Vorgänge* ereignen. Die Antigen-Antikörperreaktion spielt sich wahrscheinlich vor allem an den *Zellgrenzflächen* ab. Beim Zusammentreffen der Moleküle des Antigens mit denen des zellständigen Antikörpers kommt es nach DOERR zu einer *elektrischen Entladung*, wodurch die *Kolloidverhältnisse der Grenzflächen* mehr oder weniger weitgehend *gestört* werden. Es kommt zu Vorgängen, die etwa der *Präcipitation in vitro* qualitativ (nicht quantitativ) entsprechen, zu *Dehydratation*, zur *Entquellung*. Der Quellungszustand der Grenzflächenkolloide wird vermindert und dadurch die Durchlässigkeit der Zellmembran herabgesetzt. Diese physikalischen Veränderungen haben dann wahrscheinlich ganz unmittelbare *biopathologische Störungen der betroffenen Zelle* zur Folge, die vielleicht bis zu ihrer Vernichtung gehen können. Aber diese primären Zellmembranveränderungen lösen noch andere Vorgänge aus. Die geringere Durchlässigkeit der Zellmembran hat nach HEIM die *Ausbildung eines stärkeren Acetylcholin-Konzentrationsgefälles* zur Folge. Je höher aber das Konzentrationsgefälle ist, um so *stärker wird die Wirkung des Acetylcholins* auf die Erfolgsorganzelle sein, es kommt zu einer *Vaguswirkung*. Diese würde der S. 347 erwähnten Lehre DANIELOPOLUs entsprechen.

Prüfung an überlebenden Organen (SCHULTZ-DALEscher Versuch).

Man kann weiterhin den Eintritt einer genügenden Sensibilisierung *an überlebenden Organen* prüfen, die entweder in corpore untersucht oder *isoliert* werden.

Hund. Durchspült man die *freigelegte Leber* eines sensibilisierten Hundes mit Ringerlösung und setzt das zur Sensibilisierung verwandte Antigen zur Durchspülungsflüssigkeit, so tritt alsbald *Schwellung und Cyanose der Leber* ein, die abströmende Flüssigkeitsmenge nimmt stark ab, durchgeleitetes normales Hundeblut wird ungerinnbar.

Meerschweinchen. Von Ringerlösung *durchströmte Lungen* sensibilisierter Meerschweinchen geraten nach Antigenzusatz in starken *Blähungszustand und Starre*. Häufiger verwendet man zu solchen Versuchen *isolierte Organe*, besonders den *Uterus* und *Darm sensibilisierter Tiere*. Man verbindet die Uterushörner oder Darmstücke mit einem *Myographion*, so daß auf dessen rotierender Trommel Kurven der Kontraktionen dieser glatten Muskeln entstehen. Die Organe hängen nach der bekannten Versuchsanordnung von SCHULTZ-DALE in einer von Sauerstoffblasen durchperlten *warmen Tyrodelösung*, die man je nach Bedarf mit einer bestimmten Menge des zur Sensibilisierung des getöteten Meerschweinchens verwendeten *Antigens* versetzt. Mit dieser Anordnung kann unter anderem *auch die hemmende Wirkung von Antihistaminpräparaten* geprüft werden. Wie neuerdings (1944) WINTER zeigte, gehen aber die Reaktivität des isolierten Uterus und die Schockbereitschaft des intakten Tieres nach intravenöser Reinjektion keineswegs stets parallel.

Im Zusammenhang mit dem SCHULTZ-DALEschen Versuch möchte ich auf neue wichtige Beobachtungen englischer Autoren (H. O. SCHILD, ferner ROSA und McDOWALL) hinweisen. SCHILD studierte, analog der SCHULTZ-DALEschen Anordnung das Verhalten eines Lungenstückchens, das von einem schwer asthmatischen Knaben stammte, bei dem wegen Bronchiektasen eine Lungenresektion vorgenommen worden war. Beim Kontakt des Lungenstückchens mit einer verdünnten Lösung des spezifischen Antigens (Pollenextrakt) in vitro erfolgte sofort eine Kontraktion der Bronchialmuskulatur. Bei erneutem Antigenzusatz blieb die Kontraktion aus, offenbar infolge des durch den ersten Antigenkontakt eingetretenen Zustands von Antianaphylaxie, während gegen das zweite spezifische Antigen (Hausstaub) erneute Kontraktion erfolgte. Lungengewebe von Nichtasthmatikern gab mit den genannten Geweben keine Kontraktion. Dieser Versuch scheint mir besonders auch deswegen bemerkenswert, weil er demonstriert, wie unberechtigt es ist, bei *jedem* Asthmaanfall eine ausschlaggebende Rolle unterbewußter psychischer Vorgänge anzunehmen. Analoge Versuche an menschlichen lobektomierten Lungenstückchen stellten auch Rosa und McDowall an, sie studierten hauptsächlich den Einfluß von Arzneimitteln, besonders auch der Antihistamine.

Der anaphylaktische Antikörper. Durch die Einwirkung des Antigens auf freie, mehr noch auf fixe Gewebszellen, besonders Capillarendothelien und Reticuloendothelien, entsteht der anaphylaktische *Antikörper* oder *Reaktionskörper*. Nach neueren Anschauungen sind die Antikörper als *modifizierte Globuline* anzusehen, die in gleicher Weise wie die normalen Serumglobuline gebildet werden und genau wie diese dem Eiweißstoffwechsel unterworfen sind (vgl. auch S. 343 und 358 Loiseleur). Sie werden wie diese abgebaut und haben nach Schönsteiner z.B. beim Kaninchen eine etwa 4wöchentliche Lebensdauer. Besonders durch die neuen immunchemischen Untersuchungen E. A. Kabats wissen wir jetzt mit Sicherheit, daß die Antikörper durch die spezifische Struktur des Antigens modifizierte Serumglobuline sind. Heidelberger und Mitarbeiter, ebenso Schönheimer und Mitarbeiter haben durch *Isotopenversuche* nachgewiesen, daß die Antikörper ebenso wie die normalen Globuline etwa 14 Tage am Leben bleiben. Da erfahrungsgemäß oft jahrzehntelang immer neue Antikörper gebildet werden, wurde daraus auf eine hohe Langlebigkeit der Antigene geschlossen. Man weiß aber keineswegs, ob die Trägerzellen der Antikörper nicht von sich aus zu deren Reproduktion befähigt sind (d. h. ohne Antigen). Während also Pauling ein langes Verweilen des Antigens annimmt, scheint Zibby und Madison mit Hilfe von P-radioaktivem Tabakmosaikvirus der Nachweis geglückt zu sein, daß das Antigen rasch zerstört wird. Aber hier kann man wieder einwenden, daß sich ja die einzelnen Antigene verschieden verhalten könnten. Bei allen aktiv sensibilisierten Tierarten erreicht der Antikörper allmählich ein Maximum und fällt dann wieder ab, doch ist die Dauer dieses allmählichen Verschwindens bei den einzelnen Tierarten sehr verschieden. Bei mit Pferdeserum sensibilisierten Meerschweinchen kann der anaphylaktische Zustand sogar jahrelang dauern, so daß Doerr hier eine *autonom gewordene Antikörperproduktion* annimmt, einen *ständigen Ersatz der abgebauten Immunglobuline*.

Der *Entstehungsort der Globuline* und damit auch der Antikörper ist nach jetziger Anschauung in erster Linie im *reticuloendothelialen System* zu suchen, in Reticulumzellen und Plasmazellen, besonders in der Leber. Durch das von diesen Zellen aufgenommene Antigen erhält, wie es scheint, das Molekül des Antikörperglobulins seine *besondere Formung*, die ihm seine *Spezifität* verleiht. Die anaphylaktischen Antikörper kommen wahrscheinlich in der Weise zustande (Bovet und Serafini-Rom), daß die Antigene oder die aktiven Fragmente der Antigene in die *Globulinbildungsstätten* eindringen und daß sie imstande sind, deren *Synthese zu modifizieren* (Breinl und Haurowitz 1930, Pauling 1940). Der Ort der Antigen-Antikörperreaktion konnte neuerdings ebenfalls mit Hilfe der *radiummarkierten Globuline* studiert werden. Man konnte zeigen, daß sie im Verlauf des anaphylaktischen Schocks definitiv in den Geweben fixiert werden, die der Sitz der ausgesprochensten pathologischen Reaktionen sind (Warren und Dixon 1948). Diese zunächst in der *Zelle fixierten (fixen, sessilen) Antikörper* gelangen dann zum Teil ins Blut, wahrscheinlich durch Impulse des vegetativen Nervensystems. Für die Frage eines etwaigen nervalen Einflusses auf die Antikörperbildung sind die Versuche von Landsteiner und Parker von großer Wichtigkeit, die Antikörper *in Gewebskulturen* erzeugen konnten. Eine *nervale* Beeinflussung kann man sich hier nicht gut vorstellen. Jedenfalls scheint aber im Makroorganismus eine vermehrte *Produktion von Nebennierenrindenhormon* Zunahme des Antikörpertiters im Serum sensibilisierter Tiere zu veranlassen, so daß hier der Einfluß des Nervensystems via Zwischenhirn-Hypophyse-Nebennierenrinde doch gegeben ist. Für das *Molekulargewicht* der Antikörperglobuline wurden für die einzelnen Tierarten sehr verschiedene Werte berechnet, z. B. von 160000—900000. Das wesentliche Merkmal dieser Antikörperglobuline, das sei nochmals betont, ist also, *daß sie infolge ihrer besonderen Molekülgestaltung sich in spezifischer Weise einzig und allein mit dem spezifischen Antigen vereinigen können*, das nach dem bekannten Ausdruck EHRLICHs, wie der Schlüssel zum Schloß zu diesem paßt. Bei Infektionen, Sensibilisierungen und aktiver Immunisierung *steigen die Globuline des Plasmas beträchtlich an*, und zwar nimmt von den 3 Fraktionen der Globuline (α, β, γ) das *γ-Globulin (= Euglobulin)*, offenbar der Träger der Antikörperwirkung, am meisten zu, wie das besonders aus elektrophoretischen Versuchen hervorgeht.

Mit dem sehr komplizierten und noch unvollständig aufgeklärten Mechanismus der Antikörperbildung hat sich neuerdings eingehend STALLYBRASS (engl.) beschäftigt. Auch nach seiner Ansicht sind die Antikörper modifizierte Globuline und werden vorwiegend in den Zellen des Reticuloendothel-Systems oder auch aus Lymphocyten gebildet. Abgelehnt wird die Vorstellung, daß das Antigen in der Zelle bleibt und dort jedem neu zu bildenden Globulin sozusagen seinen Stempel aufdrückt. Beim Vorgang der Antikörperbildung durch die Organzellen scheint eine Ähnlichkeit mit dem Vorgang der Bildung von angepaßten Bakterienenzymen zu bestehen, insofern als in beiden Fällen unter der Einwirkung eines Fremdstoffes der Zellstoffwechsel bzw. die enzymatischen Vorgänge in der Zelle abgeändert werden. Nach Untersuchungen von W. E. EHRICH und Mitarbeiter sowie HARRIS und HARRIS war die größte Menge von Ribonucleinsäure (die bekanntlich bei der Synthese von Protein in vermehrtem Maße nachzuweisen ist) etwa 5 Tage nach der Antigeninjektion, kurz vor der höchsten Erhebung des Antikörpertiters zu finden.

Nach FAGRAEUS scheint das eingedrungene Antigen in den reticuloendothelialen Zellen den Anreiz zur Bildung der Antikörper zu geben. Aus Gewebskulturen ergibt sich, daß die Antikörperbildung in vitro in Beziehung steht zu der Zahl der Plasmocyten im Gewebe. Die aktivste Zelle bei der Antikörperbildung scheint der unreife Plasmocyt zu sein (ähnlich KEUNING und SLIKKE).

Von französischer Seite (GRABAR) wird entgegen der Ansicht, daß die Antikörper in den Plasmocyten des Knochenmarks entstehen, die Theorie vertreten, daß in den Lymphocyten ihre Bildungsstätte zu suchen sei. Es wird vermutet, daß die Zunahme des Antikörpertiters mit dem Verschwinden der Lymphocyten bei der Lymphocytolyse zusammenhängt. Trotzdem bestehe aber die Annahme zu Recht, daß die Vermehrung der Plasmazellen zur Bildung von Antikörpern führe, da es sich dabei um die Sekretion lebender Zellen handle, bei den Lymphocyten aber um ein Freiwerden durch Cytolyse. Nach GRABAR lassen sich die Antikörper bis jetzt nicht von den „normalen" Serumglobulinen unterscheiden. Es wird vermutet, daß Entstehung, Art der Bildung und Eigenschaften der Antikörper denen der Globuline gleichzusetzen sind.

Von amerikanischen Autoren wurde das Serum eines Eiallergikers elektrophoretisch untersucht, wobei sich durch Hauttestungen mit Fraktionen von Eiereiweiß herausstellte, daß die Überempfindlichkeit vorwiegend auf Ovomucin zurückzuführen ist. In einem anderen Fall handelte es sich um einen Patienten mit Polyallergie (einschließlich Baumwollseide). Es zeigte sich, daß die *Reagine nicht vorwiegend in der γ-Globulinkomponente vorkommen* und daß bei Seren von Patienten, die Überempfindlichkeit lediglich gegen ein einzelnes Antigen zeigten, die Reagine an die charakteristischen Bewegungen von α- und *β-Globulin* im elektrophoretischen Feld gebunden sind (CAMPBELL und Mitarbeiter).

Noch ein Wort zur *Spezifität* der durch ein bestimmtes spezifisches Antigen erzeugten Antikörper. Man muß sich vorstellen, daß das Antigen in seiner stereochemischen Konfiguration oft mehrere aktive Atomgruppen *(Seitenketten)* besitzt, die voneinander verschieden sind, so daß die durch diese verschiedenen Atomgruppen gebildeten Antikörper ebenfalls untereinander verschieden sind. So können durch *Einverleibung eines reinen Antigens unter Umständen verschiedene Antikörper entstehen*, die in ihrer stereochemischen Konfiguration und damit ihrem Bindungsvermögen nicht völlig gleich sind. Auf einem solchen Mechanismus beruhen offenbar die *sog. Mitreaktionen*, besonders mit verwandten Antigenen, z. B. Mitreaktion bei Pollenempfindlichen gegen Mehl und andere Nahrungsmittel usw. Trotz solcher Mitreaktionen sind aber die Antigen-Antikörperreaktionen außerordentlich spezifisch.

Einen neuen Gesichtspunkt, der für die Allergielehre, ja für die gesamten Patho-
logie recht wichtige Aufklärungen erwarten läßt, haben Forschungen der letzten
Jahre ergeben. Ich meine das neuerdings besonders großes Interesse erregende
Studium der organspezifischen Antikörper, der Autoantikörper und Autoantigene.

Als erste haben wohl CAVELTI sowie CASTAIGNE und RATHERIE nachgewiesen,
daß man experimentell bei Kaninchen Antikörper gegen arteigenes Organgewebe
erzielen kann, wenn man Suspensionen der Organe (z. B. Nierenbrei) mit abgetöteten Bacillen (z. B. Tuberkelbacillen) digeriert und damit offenbar ihr Eiweiß
so verändert, daß sie für die eigene Tierart, ja den eigenen Körper antigene Eigenschaften gewinnen. Mit Hilfe solcher Autoantigene konnten dann im Serum
der mit ihnen vorbehandelten Tiere unter Benützung der wohlbekannten Methode
der Komplementbindung (nach Art der WaR.) Autoantikörper nachgewiesen
werden. Es ergab sich, daß nicht etwa nur abgetötete Tuberkelbacillen, sondern
auch keimfreie Kulturfiltrate von Streptokokken und Staphylokokken arteigenes Organeiweiß so umzuwandeln vermögen, daß es zum art- und körpereigenen Antigen wird. Es scheint, daß halbantigene Substanzen das Organeiweiß zum Vollantigen ergänzen können. Ja nach KYOKA soll sogar einfache
Kälteschädigung die Struktur von Organeiweiß so verändern können, daß es zum
Autoantigen wird. Nach den bisherigen Ergebnissen der Forschung beim Menschen spielen Autoantikörper vor allem bei Glomerulonephritis eine Rolle. Ich
werde bei dem Kapitel Nierenkrankheiten noch näher darauf eingehen.

VORLAENDER, SCHWENKTER u. a. haben Autoantikörper aber auch bei Hepatitis und Gelenkerkrankungen nachgewiesen (s. S. 523 und 563). Nach seiner
Methodik werden die frischen menschlichen Organe zerkleinert, mit Quarzsand zu
möglichst homogenem Brei zerrieben, der mit Aqua dest. blutfrei gewaschen wird.
Sodann wird er unter Verwendung hoher Kältegrade (lyophil) im Vakuum getrocknet. Aus diesem getrockneten Organmaterial wurden in der Regel 30%ige Suspensionen in physiologischer Kochsalzlösung hergestellt, die dann je nach Bedarf
für die einzelnen Versuche und je nach Verwendung der Eiweiß-Lipoid- oder
Kohlenhydratfraktion weiter verdünnt bzw. mit Aceton oder Äther-Alkohol
behandelt wurden. Mit diesen Extrakten als Antigenen wurden sodann die übliche
Komplementbindungsmethode (mit Hammelblutkörperchen, Meerschweinchenkomplement und dem Patientenserum in Verdünnungsreihen) durchgeführt.

Da die Forschung über die Autoantikörper noch sehr im Fluß ist, möchte ich
hier nur auf einige der wesentlichsten Ergebnisse eingehen. Nach den Untersuchungen VORLAENDERs richtet sich der komplementbindende Antikörper
spezifisch gegen das homologe Antigen, er scheint vorwiegend ein Antieiweiß-
körper zu sein. Nicht nur krankes, sondern auch gesundes Organgewebe kann
als Autoantigen wirken, es hat den Charakter eines Haptens. Unter dem Einfluß
infektiöser Erreger kommt es im Organ wahrscheinlich zur Bildung pathologischer Eiweißkörper. Autoantikörper wurden bis jetzt bei Nieren-, Leber- und
Rheumakranken nachgewiesen, aber nur, wenn eine entzündlich bedingte Parenchymschädigung z. B. durch Streptokokken, Tuberkelbacillen oder Viren
vorlag. Aus dem verschiedenen Titerverhalten gesunder oder kranker Organ-
extrakte wird ersichtlich, daß beim Menschen der Autoantikörper sich auch gegen
Eiweiß oder eiweißartige Abbauprodukte richten kann, die nur unter pathologischen Bedingungen gebildet werden. VORLAENDER kommt übrigens zu dem
Schlußergebnis, daß durch seine Versuche eine pathogenetische Bedeutung der
Autoantikörper für die Klinik der entzündlich bedingten Parenchymschädigungen
der Leber und Niere beim Menschen nicht zu erweisen war, obwohl tierexperimentell durch eine derartige Antigen-Antikörperreaktion (Gewebsantigen mit
entsprechendem Autoantikörper) die Entstehung von Parenchymschädigungen

als gesichert gelten kann. Wir werden besonders bei Besprechung der Nieren-krankheiten auf die Autoantikörper zurückkommen.

Passive Anaphylaxie. Beim klassischen Anaphylaxieversuch am Meerschwein-chen mit Eiweißantigen findet sich im Blutplasma reichlich sog. „freier" *Anti-körper*, dessen Bildungsort aber zweifellos in Gewebszellen zu suchen ist. Ent-nimmt man einem mit einer Eiweißsubstanz sensibilisierten Versuchstier Serum und spritzt es einem unbehandelten Versuchstier ein, so führt man ihm damit gleichzeitig *anaphylaktischen Antikörper* zu. Eine danach erfolgende Einsprit-zung von spezifischem Antigen in den Körper eines solchen Tieres kann nach einer Inkubationszeit von etwa 24 Std *unmittelbar Schock auslösen*, weil ja Antigen und Antikörper im Körper zusammentreffen. Man nannte diesen Vor-gang *passive Anaphylaxie*. Da aber immerhin eine gewisse *Inkubationszeit* notwendig ist, findet die Reaktion zwischen Antigen und Antikörper offenbar nicht im Blut, sondern an *fixen Gewebszellen* statt.

Im einzelnen sind für die passive Anaphylaxie noch folgende Forschungs-ergebnisse von Bedeutung: Da es sich bei dem passiv zugeführten Antikörper, wie schon erwähnt, um ein *Globulin* handelt, das allmählich abgebaut wird, ist der passiv anaphylaktische Zustand begrenzt. Beim Meerschweinchen ver-schwindet er nach 60—70 Tagen, falls der übertragene Antikörper ebenfalls vom Meerschweinchen stammte (= *homologe* passive Anaphylaxie), aber nur 6—7 Tage, wenn von einem anderen Tier (= *heterologe* passive Anaphylaxie). Von praktischer Tragweite ist es aber, daß es sog. „*inkompatible*" *Empfänger* gibt, d. h., daß man von einer bestimmten Tierart Tiere einer anderen bestimmten Art überhaupt nicht passiv sensibilisieren kann. So sind Meerschweinchen z. B. leicht passiv zu sensibilisieren, wenn der Antikörper vom Kaninchen, aber nicht, wenn er vom Rind herrührt. Wahrscheinlich ist unter diesen Um-ständen die *Struktur der Immunglobuline so abweichend*, daß eine Fixation an das Schockgewebe der anderen Tierart unmöglich ist.

Daß bis zur Ausbildung der passiven Anaphylaxie des Meerschweinchens eine Latenzperiode von durchschnittlich 24 Std vergeht, wurde bereits erwähnt, sie wird aber nicht bei allen Tierarten festgestellt. Nach eingetretener passiver Anaphylaxie haftet dieser Zustand so fest an den Organen, daß man z. B. stunden-lang Ringerlösung durch die Gefäße des Meerschweinchens leiten kann, ohne daß dann der Uterus seine spezifische Contractilität im SCHULTZ-DALESchen Versuch (s. S. 349) verliert. Man darf daraus mit großer Wahrscheinlichkeit schließen, daß der Antikörper an fixe Zellen gebunden, daß er „*sessil*", „*zell-ständig*" wurde. Für diese Zellständigkeit sprechen noch andere Beobachtungen. Bei einem mit Pferdeserum aktiv sensibilisierten Meerschweinchen verschwinden schon nach 63 Tagen die spezifischen Antikörper aus dem Blut (nachgewiesen durch passive Übertragung), während die Tiere mindestens 1 Jahr lang auf Reinjektion von Pferdeserum mit akutem Schock reagieren und ihr isolierter Uterus sich auf Zusatz von Pferdeserum kontrahiert. Schon vor längerer Zeit wurde von E. FRIEDBERGER angenommen, daß die anaphylaktische Reaktion eine „*Präcipitation in vivo*", daß *Präcipitation und anaphylaktische Reaktion also identisch seien*. Dafür sprechen besonders Beobachtungen bei der passiven Ana-phylaxie, wenn man das gleiche Immunserum sowohl im passiv präparierten Organ (Uterus) als im Präcipitinversuch absättigt. Auch KABAT konnte qualitative Übereinstimmung zwischen Anaphylaxie und Präcipitation nachweisen. Nach der Ansicht von H. SCHMIDT kann an der Identität des anaphylaktischen Antikörpers mit den Präcipitinen nicht gezweifelt werden. DOERR bemerkt jedoch mit Recht, daß solche Übereinstimmungen trotzdem die anaphylaktische Reaktion als eine „*Präcipitation in vivo*" nicht sicherstellen.

Inverse Anaphylaxie. Kann man beim passiven Anaphylaxieversuch auch einen Effekt erzielen, wenn man zuerst das Antigen und dann den Antikörper dem Versuchstier injiziert? Man erhielt tatsächlich positive Resultate und sprach von *umgekehrter* oder *inverser* Anaphylaxie. Aber auch hier ist eine Latenzzeit notwendig, wenn auch nur von 4—7 Std (vgl. die Ausnahmen bei Meerschweinchen mit besonderer allergischer Diathese S. 366). E. A. Voss konnte dann auch beim Menschen durch eine solche Umkehrung der Reihenfolge eine *passiv erzeugte inverse Serumkrankheit* erzielen. Er injizierte subcutan einem Menschen Pferdeserum und nach einem Zwischenraum von 8 Std bis mehreren Tagen Serum eines von Serumkrankheit genesenden Menschen, das also Pferdeserumantikörper enthielt. Je nach den Mengenverhältnissen können bei solchen Versuchen lokale Reaktionen an der Injektionsstelle oder allgemeiner Schock erzielt werden. Dabei ist von prinzipieller Bedeutung, daß die Reaktionen auf die Injektionsstelle des Antigens beschränkt waren oder von dieser ausgingen. Das Antigen wurde also ebenso durch Bindung an sessile Gewebszellen festgehalten wie beim nichtinversen Versuch der Antikörper. Das wird verständlich, wenn man bedenkt, daß es sich auch bei den typischen anaphylaktischen Antigenen um hochmolekulare Proteine handelt.

Aus den Beobachtungen über inverse Anaphylaxie zieht DOERR Schlüsse von *hoher prinzipieller Bedeutung.* Er kommt zu der Ansicht, daß wir *den bisherigen Begriff der Sensibilisierung aufgeben müssen,* unter dem wir die aktive Erzeugung oder passive Zufuhr von Antikörpern verstanden. *Ein Tier ist auch als sensibilisiert zu erachten, wenn es Antigen in genügender Menge und in geeignetem Zustand enthält, so daß es durch zugeführte Antikörper zu einer anaphylaktischen Reaktion kommen kann.* Was soll man dann unter *Desensibilisierung* verstehen? *Desensibilisierung ist die Absättigung der im Körper bereits vorhandenen Reaktionskomponente, sei es Antikörper oder Antigen, durch ihren immunologischen Antagonisten und die hierdurch erfolgende Beseitigung der anaphylaktischen Reaktivität.* Von diesem Standpunkt aus bezeichnet es DOERR als falsch, daß durch das Eindringen des Antikörpers das Gewebe überempfindlich gemacht würde. Die Gewebe des normalen Tieres sind ebenso empfindlich wie die des sensibilisierten. Wenn Antigen und Antikörper im Organismus zusammentreffen, kommt es zur allergischen Reaktion, allein durch die Anwesenheit der beiden Partner und durch ihre gegenseitige Reaktionsfähigkeit (von E. OPIE schon 1924 vertreten). Eine der für die klinische Praxis wichtigsten Schlüsse, die man nach DOERR aus dem Latenzstadium der passiven Anaphylaxie ziehen kann, ist, daß das Auftreten und die Intensität der anaphylaktischen Reaktion von der Menge der Antikörper *im strömenden Blut* nicht bestimmt wird. Entscheidend ist offenbar der in den *Schockorganen verankerte* Antikörper. Daß aber unsere Kenntnis über das *Wesen und Verhalten der Antikörper noch viele Lücken* hat, geht aus einem wichtigen Versuch von KELLAWAY und COWELL hervor. Sie wiesen nach, *daß der Antikörper eines sensibilisierten Meerschweinchens nach einer Injektion von normalem arteigenem Serum für einige Stunden verschwindet* (und damit die Schockfähigkeit des Tieres), *aber dann in alter Stärke wieder auftaucht.* Eine einleuchtende Erklärung hierfür fehlt vorläufig noch.

PRAUSNITZ-KÜSTNERsche Reaktion und COCAs Atopielehre. Merkwürdigerweise kann man *bei sehr vielen typischen menschlichen Allergien,* wie z. B. Heufieber, Fischallergie usw. den eben geschilderten *passiven Meerschweinchenversuch nicht ohne weiteres nachahmen.* Man kann mit anderen Worten im Serum dieser Allergiekranken mit Hilfe des passiven Anaphylaxieversuches keine Antikörper nachweisen, wohl gelingt dies aber auf dem Umweg über die Haut normaler Menschen. *Injiziert man z. B. das Serum eines Pollenallergischen einem normalen Menschen intracutan und Stunden später in die gleiche Stelle Pollenextrakt,* so entsteht eine deutliche allergische Quaddelreaktion, die mit einem normalen Serum niemals zustande kommt (Reaktion von PRAUSNITZ-KÜSTNER.) Die genaue Technik der Ausführung siehe später, S. 393. Im Serum des Pollenallergischen sind also zweifellos reagierende Substanzen, deren Reaktion mit dem Antigen man aber nur an den Zellen des Schockorgans Haut nachweisen kann. Schon PRAUSNITZ und KÜSTNER zweifelten, ob es sich um typische anaphy-laktische Antikörper im spezifischen Serum handle, zumal es ihnen nicht gelang, mit spezifischem Serum eines Fischidionsynkratikers durch Hinzufügen spezi-fischen Antigens Präcipitine sowie Komplementbindung zu erzeugen, was mit dem Serum des im Experiment typisch sensibilisierten Tieres gelingt. Auch sind die Antikörper dieses sog. „Heufiebertyps", wie es scheint, thermolabiler und passieren nicht die Placenta.

COCA hatte schon früher die *menschlichen, vererbten sog. „Idiosynkrasien"* für nicht identisch mit der klassischen experimentellen Anaphylaxie gehalten, er nannte sie „*Atopien*" und die im allergischen Serum mit dem Antigen in der Haut reagierenden Substanzen „*Reagine*" zur Unterscheidung vom anaphy-laktischen Antikörper oder Reaktionskörper.

COCA hält die Häufigkeit atopischer Überempfindlichkeit für relativ gering (7% in New York und Umgebung). Es handle sich um eine *streng erbliche* Emp-findlichkeit eines oder mehrerer Schockgewebe, z. B. gegen Pollen. Neuerdings neigt aber COCA doch zu der Ansicht, daß die atopischen Reagine unter dem Einfluß eines Antigenreizes entstehen und nicht ohne einen solchen gebildet werden, wie etwa normale Hämolysine. Es erwies sich, daß Injektionen von Atopenen (Antigenen) den Reagingehalt des Blutes erhöhen, so daß auch COCA jetzt annimmt, daß die Entstehung der Reagine *auf Sensibilisierung* beruhe. Kommen also im atopischen Organismus Reagine erst nach dem Kontakt mit dem Atopen zum Vorschein, sind also erworben, ist aber andererseits die Atopie ein angeborener, ererbter Zustand, so fragt man sich unwillkürlich, was denn nun eigentlich vererbt wird. Es kann zur Vererbung nichts übrig bleiben, als die besondere Empfindlichkeit eines oder mehrerer Schockgewebe, auf den Atopenreiz erstens mit Bildung von Reaginen und dann mit Schock zu ant-worten. COCA sagt selbst, daß *nicht Überempfindlichkeit an sich, sondern die Neigung zur Überempfindlichkeit* erblich übertragen werden. Das ist aber auch nichts anderes, als was ich selbst „*allergische Diathese*" nannte und nicht weit entfernt von der Ausdrucksweise DOERRs „*pathologische Steigerung der physio-logischen Sensibilisierbarkeit des Menschen*". Die übrigen von COCA gegenüber der experimentellen Anaphylaxie hervorgehobenen *Unterschiede* scheinen mir *nicht*, ebensowenig wie DOERR, *absolut wesentlich* zu sein, zumal ja auch für die Eignung zur experimentellen Anaphylaxie rassenmäßige und familiäre Unter-schiede bei den Versuchstieren nachgewiesen sind.

Manche Autoren, wie z. B. H. SCHMIDT und ORZECHOWSKI, halten aber an der Trennung zwischen experimenteller Anaphylaxie und Atopie, zwischen anaphylaktischem Antikörper und atopischem Reagin noch fest. Ich möchte daher nicht unterlassen, die Tabelle SCHMIDTs anzuführen, welche die angeblichen Unterschiede zwischen anaphylaktischem und allergi-schem (= atopischem) Antikörper übersichtlich darstellen soll:

Anaphylaktischer Antikörper. Keine PRAUSNITZ-KÜSTNERsche Reaktion; Komplement-bindung; placentar übertragen; relativ thermostabil; nie cutane Sofortreaktion; Spätreaktion.

Allergischer (atopischer) Antikörper. Gibt + PRAUSNITZ-KÜSTNERsche Reaktion; keine Komplementbindung; nicht placentar übertragen; relativ thermolabil; + Cutan-Sofort-reaktion; intracutane Sofortreaktion.

Gegen eine im Wesen begründete Verschiedenheit von experimenteller Anaphylaxie und Atopie (auch Spontanallergie genannt) spricht aber noch folgendes: Die „*Atopien*" erwiesen sich nämlich *keineswegs auf den Menschen beschränkt*, da spontan entstandenes, jahreszeitliches Heufieber z. B. *auch bei Hunden* beobachtet wurde (WITTICH). Warum sollen sich auch Hunde bei entsprechender Exposition nicht spontan sensibilisieren können? Ist das dann im Prinzip etwas anderes, als wenn man ihnen Pollenextrakt künstlich einver-leibt? Anderseits ließ sich aber auch zeigen, daß man *bei Menschen durch*

Antigeninjektion echte Anaphylaxie erzeugen kann. Auch ist zumindest unwahrscheinlich, daß Vorkommen von Präcipitinen, Agglutininen, Lysinen und Komplementbindung auf die klassische experimentelle Anaphylaxie beschränkt sei und bei Atopie nicht vorkomme. Auch hier handelt es sich *wohl nur um quantitative, graduelle Unterschiede* und wie ich sehe, teilt man in den USA. (Wittich) die Antigen-Antikörperreaktionen in *2 Stadien* ein: 1. Stadium: allergische Hautreaktion; 2. Stadium: Ausbildung von Präcipitinen, Agglutininen, Lysinen und Komplementbindung.

Ohne mich hier auf all das Für und Wider eines Gegensatzes zwischen Atopie und Anaphylaxie weiter einlassen zu können, möchte ich nur die Ansicht Doerrs erwähnen, daß durch die Erkenntnis der vorwiegend durch fixe Gewebszellen betätigten Reaktionskörperbindungen und der Abhängigkeit des Schocks von fixen Gewebszellen, ferner durch die Studien über die Lipoidantigene, Halbantigene, Haptene usw. die Ansicht immer berechtigter erscheine, daß im Prinzip *die menschlichen Allergien (Atopien) und die experimentelle Anaphylaxie wesensgleich seien.* Der gerade erwähnte amerikanische Allergieforscher Wittich kommt zu der Anschauung, daß die Bezeichnungen *Allergie, Atopie und Anaphylaxie* im weitesten Sinne zur Kennzeichnung eines Überempfindlichkeitszustandes abwechselnd angewandt werden können, sei es beim Menschen oder bei niedrigeren Tierarten.

Doerr spricht neuerdings von dem *falschen Prinzip* Cocas und anderer, besonders amerikanischer Autoren, *,,die Fülle der klinischen Bilder durch verschiedene Unterteilungen in ein System bringen zu wollen"*, und stellt ihnen *,,die konsequente Bemühung, das Gemeinsame aller klinischen Erscheinungen durch Gruppierung um das zentrale Phänomen der Anaphylaxie zu erfassen"*, als allein berechtigt gegenüber. Ich glaube, daß mit unserer fortschreitenden Erkenntnis sich dieser *unitarische* Standpunkt immer mehr als richtig erweisen wird.

Blockierende Antikörper. Für die Frage unserer therapeutischen Möglichkeiten ist von Interesse, was schon Storm van Leeuwen mitteilte, daß das Serum allergischer Menschen außer den schockauslösenden, den ,,sensibilisierenden" Antikörpern auch *schockverhindernde, neutralisierende*, also z. B. die Hautreaktion abbremsende Stoffe enthalten soll. Storm van Leeuwen sprach von ,,*Antiallergenen*", Cooke (1935) von sog. ,,*blockierenden*" Antikörpern, die nicht wie die *schockauslösenden Antikörper 2 haptophore Gruppen (zum Antigen und zur Zelle), sondern nur eine (zum Antigen) besitzen sollen.* Die Vorstellung liegt nahe, daß mit der etwaigen Anhäufung solcher blockierenden Antikörper. wie sie etwa durch fortgesetzte Antigeneinverleibung entstehen könnte, der Schutzzustand des Patienten zu erklären sei, den wir vielfach nach einer sog. ,,*Desensibilisierung*" feststellen können. Das schien aber nicht zu stimmen. nachdem man nachweisen konnte, daß Vorhandensein von Antikörpern im Blut noch lange keinen refraktären oder antiallergischen Zustand bedeutet. Insbesondere zeigte Alexander, daß bei behandelten Patienten trotz hohen Titers von Antikörpern im Blut eine klinische Besserung fehlen kann und umgekehrt. Kommt also die klinische Besserung durch wiederholte Injektionen (Desensibilisierung) nicht durch Bildung neutralisierender Antikörper zustande? Hier herrschte immer noch eine gewisse Unklarheit, zumal nur die vollständigen, bivalenten, sensibilisierenden Antikörper mit dem Antigen die Präcipitinreaktion geben, welche durch den blockierenden, univalenten Antikörper aber verhindert werden soll.

Neuerdings kamen dann allerdings Cooke und Mitarbeiter zu der Ansicht, daß die Unempfindlichkeit durch Desensibilisierung z. B. mit Pollenextrakt doch durch aktive Entwicklung und Vermehrung von Antikörpern im Blut entstehe. Ja, sie konnten den Schutz durch Übertragung des Serums pollenbehandelter Patienten auf unbehandelte übertragen.

Dieser Schutzstoff sei aber nicht mit *den* Reaginen identisch, die zusammen mit dem Antigen auf der Haut Normaler eine positive Reaktion auslösen. So könnte man vermuten, daß es bei behandelten Individuen darauf ankomme, ob das „Reagin" oder der „blockierende Antikörper" an Menge überwiegt, um mit einem Serum eine Hautreaktion zu erzielen oder nicht. *Es sei also, so vermutet* COOKE, *doch wohl ein schützender, blockierender Antikörper vorhanden,* er sei nicht sensibilisierend (d. h. reaktionsauslösend mit dem Antigen und außerdem thermostabil.

Aber nach Forschungen der letzten Zeit sind wohl ebensowenig, wie wahrscheinlich zwischen „anaphylaktischen" Antikörpern und „Reaginen" ein wesentlicher Unterschied besteht, auch Reagine und hemmende, blockierende Antikörper prinzipiell verschieden. BRONFENBRENNER vertritt neuerdings (1947) eine *unitaristische* Auffassung und zeigt durch seine Versuche und Begründungen, daß es sich offenbar nicht um 2 verschiedene Antikörper handele, sondern um gleiche in veränderter Form. Die Art der Injektion des Antigens, thermische oder chemische Beeinflussungen des Antikörpers sind von Bedeutung. Nach BRONFENBRENNER ist es sogar möglich, einen sensibilisierenden Antikörper in vitro in einen desensibilisierenden umzuwandeln. DOERR lehnt die Vorstellung eines eigenen „blockierenden" (bzw. „immunisierenden") Antikörpers vollständig ab und spricht sie ebenfalls als Kennzeichen des nomenklatorischen Wirrwarrs in der Allergieforschung an. Er vertritt die Ansicht, *daß man unter „Immunisieren" nicht mehr allein Maßnahmen zum Schutz gegen Infektionen und Intoxikationen verstehen, sondern daß jede Einverleibung von Antigen, die Antikörperproduktion auslösen kann, ganz allgemein als „Immunisierung" bezeichnet werden sollte.* Kann es doch z. B. auch zu einer völligen Verhinderung des anaphylaktischen Zustandes, also zu einer Immunität kommen, wenn man die Versuchstiere mit wiederholten großen, oder auch lange fortgesetzten kleineren Antigendosen vorbehandelt. Die genauere Untersuchung solcher Tiere ergab nach amerikanischen Autoren oft große Mengen von Antikörper, und zwar sensibilisierenden, nicht bloß blockierenden (immunisierenden). Ja, noch weiter: Entnimmt man einem durch Vorbehandlung mit einem bestimmten Antigen gegen dieses refraktär (immun) gewordenen Tier etwas Serum und injiziert es einem normalen Tier, so gerät dieses nach 24 Std in den Zustand der passiven Anaphylaxie und antwortet nach Einverleibung des erwähnten Antigens mit Schocksymptomen. Es wurde also vom ersten Tier nicht etwa seine Immunität übertragen, sondern sein spezifischer anaphylaktischer Antikörper. So kommt DOERR zu dem Schluß, „daß in der Erforschung der Anaphylaxie die Hypothese, daß neben einem ‚sensibilisierenden' auch ein ‚immunisierender' Antikörper existiere, rasch die wenigen Anhänger verlor".

Aus den angeführten divergierenden Ergebnissen verschiedener Forscher ist zu entnehmen, daß über die Frage eines *Unitarismus* oder *Dualismus* der Antikörper des Blutes noch keine völlige Klarheit herrscht, ja daß wir überhaupt über das Wesen und die Beeinflußbarkeit der Antikörper noch unvollkommen unterrichtet sind, wie das unter anderem die S. 354 erwähnten Versuche von KELLAWAY und COWELL ersichtlich machen. So nimmt es uns nicht wunder, wenn neueste Forschungen KABATS doch wieder zu der Annahme führen, *daß mehrere Antikörperarten existieren,* von denen für die Allergie zwei von Bedeutung sind: der *präcipitierende (agglutinierende) bivalente* und der *nicht präcipitierende (nicht agglutinierende) univalente oder blockierende Antikörper.* Solange der Mensch allergisch ist, finden sich in seinem Blut bivalente Antikörper. *Wird aber das Antigen fortlaufend (z. B. subcutan) weiter zugeführt, so vermehren sich allmählich an Stelle der bivalenten die univalenten blockierenden Antikörper und es entsteht schließlich der von den amerikanischen Autoren „Hyposensibilisierung" genannte Zustand, statt Allergie Immunität.* Die Absättigung der vorhandenen bivalenten Antikörper wird „*Desensibilisierung*" genannt.

Ich möchte aber nicht unterlassen, anzuführen, daß von anderen Autoren zu erweisen versucht wird, daß die Zunahme von Antikörpern im Blut keineswegs für die Desensibilisierung (bzw. für die Immunität) wirksam und ausschlaggebend, sondern eine Begleiterscheinung sei (vgl. auch S. 354).

Weiterhin hat sich die Erkenntnis Bahn gebrochen, daß es sich bei den sog. Immunantikörpern (Präcipitinen, Lysinen, Agglutininen, Opsoninen usw.) und den allergischen Antikörpern kaum um etwas prinzipiell Anderes und offenbar um den gleichen Mechanismus ihrer Produktion in den Zellen des reticuloendothelialen Systems handelt. Es ist also wahrscheinlich die gleiche Substanz, die dann im Serum ganz verschiedene Wirkungen hat, je nachdem die Wirkungsobjekte gelöstes Eiweiß, Bakterien, Leukocyten, Allergene usw. sind. Es wurde schon erwähnt, daß es sich um kompliziert gebaute Serumglobuline handelt und daß die Änderung der räumlichen Konfiguration des großen Moleküls bedeutende Unterschiede der Spezifität und Immunitätseigenschaften bedingt. Hier muß erwähnt werden, daß die Molekülkonfiguration auch durch relativ schwache physikalische Einwirkungen, z. B. durch Erhitzung auf 70⁰, leicht geändert werden kann und daß durch eine solche Inaktivierung oder Denaturierung serologische Eigenschaften wechseln können, auch wenn Zahl und Art der Aminosäuren gleichbleiben.

In letzter Zeit wurden auch die Bezeichnungen „komplette" und „inkomplette" Antikörper gebraucht, ein besonders von Heidelberger und Kendall bearbeitetes Gebiet.

Nach einer neueren Darstellung von J. R. Marrak (London) beim internationalen Allergiekongreß 1951 in Zürich sind inkomplette Antikörper unfähig, mit gelöstem Antigen zu präcipitieren und mit geformtem Antigen zu agglutinieren. Er unterscheidet: 1. komplette präcipitierende Antikörper, 2. inkomplette, verhindernde Antikörper mit hoher Affinität zum Antigen, 3. inkomplette mit-präcipitierende Antikörper mit einer zeitweiligen Affinität zum Antigen, 4. inkomplette Antikörper mit geringer Affinität zum Antigen. Die Schutzwirkung der Antikörper ist wahrscheinlich auf die Beihilfe bei der Entfernung von Fremdsubstanzen aus der Zirkulation und auf die Verhinderung ihres Eindringens in Zellen zurückzuführen. Eine Schwierigkeit beim Studium dieser Vorgänge liegt darin, daß die natürlichen Substanzen, wie etwa Serum oder Pollen, keine homogenen Antigene sind. Nach Becker und Munoz (1949) enthalten z. B. Ragwied-Pollen 5 Antigene, gegen welche Kaninchen ebenso viele spezifische Antikörper bilden.

In letzter Zeit spielen die inkompletten Antikörper eine große Rolle bei den *Hämagglutininen*. Ihr Vorhandensein ist serologisch meist (z. B. durch den Coombs-Test) nicht schwer festzustellen, kann aber zu *beträchtlichen Anämien* führen. Auch für die pathologischen Erscheinungen, die mit dem Rhesusfaktor zusammenhängen können, sind sie von großer Bedeutung. Wir werden bei den Blutkrankheiten S. 582 auf diese neuen Forschungen zurückkommen.

Auch Loiseleur hat neuerdings unser Wissen über die vollkommenen und unvollkommenen (bivalenten und univalenten) Antikörper erweitert. Je nach der Art der parenteralen Einverleibung wechselt der Ort der Antikörperbildung: So sind es z. B. bei subcutaner Einverleibung die Lymphdrüsen, besonders die Plasmazellen, bei intravenöser Injektion ist es die Milz. Es scheint, daß sich *gleichzeitig eine ganze Reihe von Antikörpern* bilden: Vollkommene, weniger vollkommene und ziemlich unvollkommene, wobei nach Loveless Menschen mit allergischer Diathese ganz besonders zur Bildung von unvollkommenen Antikörpern zu neigen scheinen.

Um die Antikörper eines Serums einigermaßen quantitativ zu bestimmen, kann man sowohl die Präcipitations- als auch die Komplementbindungsmethode anwenden. Letztere ist nach Doerr zwar empfindlicher, aber auch reicher an Fehlerquellen. Bei gewissen Allergien, besonders der sog. Kontaktdermatitis, bzw. der Allergie gegen Chemikalien, ist es sehr schwer, Antikörper nachzuweisen. Im Serum von Kontaktdermatitisfällen ist dieser Nachweis bisher nicht möglich gewesen, ebenso wie hier eine Desensibilisierung meist mißglückt, obschon wegen der gesteigerten Reizbarkeit der Haut der Gedanke an zirkulierende Antikörper immer wieder nahegelegt wird. Nun ist es vor einigen Jahren CHASE gelungen, Kontaktdermatitis durch zellhaltige Exsudate oder Extrakte von Milz- und Lymphdrüsengewebe sensibilisierter Tiere passiv auf gesunde Tiere zu übertragen. Eine durchgreifende Verschiedenheit der Allergie gegen Chemikalien und der Kontaktdermatitis von den anderen Allergieformen scheint also nicht zu bestehen.

Lokale Anaphylaxie und ARTHUSsches Phänomen. Schon 1903 wies M. ARTHUS nach, daß es beim sensibilisierten und überempfindlich gewordenen Kaninchen nach subcutaner Injektion des Antigens je nach dem Grad der Sensibilisierung zu entzündlichen Infiltraten und schließlich örtlicher Nekrose und Hautgangrän kommt.

Die pathologische Histologie dieses „ARTHUSschen Phänomens" ist vielfach bearbeitet worden. Man fand eine Entzündung, die sich jedoch von anderen Gewebsreaktionen nicht spezifisch und ohne weiteres kennzeichnend unterscheidet. In der folgenden kurzen Beschreibung folge ich in der Hauptsache den Ergebnissen der KLINGEschen Schule.

1. Akutes Stadium. Unmittelbar nach Einbringung des Antigens *Gefäß-reaktion* in Form einer serösen *Stase*: Verschwinden der korpuskulären Elemente aus der Strombahn, deren Lichtung von eingedicktem Plasma ausgefüllt ist (hyaline Thrombenbildung), damit Unmöglichkeit der Zirkulation, *Gefäßsperre*. Dann Austritt von *Exsudat*, *Gewebsödem* im Zentrum des Herdes, fibrinoide Bindegewebsquellung. Auf dieses mehr passive Stadium der serösen Entzündung folgt das aktivere der *Zellauswanderung*, der leukocytären *Entzündung*. Zuerst kollaterale (Zentrum bleibt frei) Ansammlungen von Leukocyten, davon oft bis zu 50% *Eosinophile*, aber auch schon im Anfangsstadium Lymphocyten und Plasmazellen sowie beginnende Endothelreaktion an den Gefäßen. Niemals eitrige Einschmelzung, sondern *Gewebsnekrose* (ARTHUS-Phänomen). Gleichzeitig kollaterale Hyperämie mit wechselnd starker Diapedese von Erythrocyten (hämorrhagische Entzündung). Wegen des stürmischen Auftretens gehen die 3 Phasen oft ineinander über. Die nekrotisierende Entzündung ist fortschreitend, bleibt sehr lange, bildet sich sehr langsam zurück. Man kann jedoch die anaphylaktische Entzündung makro- und mikropathologisch als solche sehr schwer definieren.

2. Chronisches Stadium. Auf das erste stürmische Stadium kommt es bei chronischem Verlauf nicht zu weiteren wesentlichen Leukocytenemigrationen, sondern zum Auftreten von Zellen chronischer Entzündung: Schwellung und Proliferation von *Endothelien*, die sich zu Leukocyten, Plasmazellen und Adventitiazellen gesellen, dazu *Proliferation der Bindegewebsbildner*, so daß es zu einem *großzelligen, monocytären Entzündungsbild* kommt. Durch Gruppierung um die fibrinoiden Nekrosen entsteht häufig *Knötchenbildung*, großzelliges *Granulom* (allergisch-hyperergische Granulome, ASCHOFFsche Knötchen).

3. Endstadium. Bei Ausheilung wird das ganze Entzündungsgebiet von den genannten emigrierten Zellen (den Organisatoren) durchdrungen, die alles resorbieren und phagocytieren. Schließlich überwiegen die Bindegewebsbildner. Es entstehen Bindegewebspartien, die zusehends schrumpfen, hyalin werden und sich schließlich zu Narben umbilden, die für den allergischen Vorgang völlig uncharakteristisch sind.

BOHROD-Rochester hat beim Internationalen Allergiekongreß 1951 folgende einfache Einteilung der geweblichen allergischen Vorgänge nach *histologischen* Gesichtspunkten mitgeteilt:

1. Prozesse schnellster Entwicklung und maximaler Schädigung: nekrotisierende Allergie.

2. Weniger intensive Entwicklung und exsudative Reaktionen: anaphylaktische Allergie.

3. Langsamere Entwicklung und proliferative Reaktionen: granulomatöse Allergie.

4. Sehr langsame Entwicklung mit Gewebsveränderungen: amyloide Hyalinosis.

Miescher (Internat. Allergiekongreß 1951) unterscheidet: *1. Frühreaktion:* a) Urticariaquaddel, sehr wenige Zellen, akutes interstitielles Ödem; b) Arthus-Phänomen, Quellung der kollagenen Fasern, reichlich polynucleäre Leukocyten und Gefäßwanderungen.

2. Spätreaktion: Tuberkulintyp. Bei zahlreichen Mikroben kommt es zu einer kurzen *leukocytären* Initialphase, dann folgen *monocytäre* Elemente mit starken Infiltraten oft schon nach 24 Std.

3. Ekzemreaktion: Herdförmiges interstielles Ödem an der *Epidermis* (Spongiosa). Die Beteiligung der *Cutis* ist wahrscheinlich eine selbständige allergische Reaktion in dieser. Histologisch ist eine exakte Abgrenzung der allergischen gegen nichtallergische Reaktionen nicht möglich, während jedoch beim Ekzem primär toxische Reaktionen oft leukocytär sind, finden sich bei allergischen meist sehr viele Lymphocyten, die eine engere Beziehung zum allergischen Geschehen zu haben scheinen.

Nach Miescher ist die Bedeutung der *Eosinophilen* bei der Allergie noch nicht völlig geklärt, sie fehlen z. B. beim Ekzem und bei der Tuberkulinreaktion. Auch dürfte bei den granulomatösen Formen, wo das entzündliche Element weniger hervortritt, die Allergie nur eine untergeordnete Rolle spielen. Eine experimentelle Reproduktion gelingt auch ohne allergische Umstimmung. Bei vielen Arzneimittelexanthemen bilde allergisches Geschehen wohl nur einen Teilfaktor in einem komplizierten Mechanismus.

Nach Berger und Lang zeigt sich bei der granulocytären anaphylaktischen Reaktion in der Regel eine Umkehrung des normalen Verhältnisses der Neutrophilen zu den *Eosinophilen.* Das Wesentliche bei dieser lokalen Antigen-Antikörperreaktion, wie sie ja bei jeder positiv allergischen Hauttestung beobachtet werden kann, sind *vasculäre Vorgänge.* Zuerst in der Regel eine *Stase,* der eine *Gefäßerweiterung* folgt. Schon eine Stunde nach Antigeninjektion in die Haut wies Gerlach starke *Verquellung der kollagenen Faserbündel* nach, wodurch die Capillaren mechanisch zusammengedrückt werden. Es kommt im Bindegewebe zur fibrinoiden Quellung und Entartung, auch der Gefäßwände, was schließlich zur Nekrose führt. Gleichzeitig mit der Entartung setzen die genannten leukocytären Entzündungsbilder ein. Im späteren Stadium entwickelt sich, wo es nicht zur Nekrose kommt, zellreiches Granulationsgewebe, vorwiegend mit Monocyten und Histiocyten, bis es schließlich zu bindegewebiger Vernarbung kommt.

Auffassungen und Namengebungen von Rössle. Es sei hier daran erinnert, daß Rössle der *Allergie* eine *Normergie* gegenüberstellt und nach den von ihm eingeführten Termini die Allergie eine *Hyperergie* und *Anergie* umfaßt. Die lokale Allergie (Anaphylaxie) mit Stase, Verquellung des Bindegewebes und Nekrose ist nach Rössle eine *,,hyperergische''* Entzündung. Rössle versucht die allergischen Erscheinungen in ein größeres pathologisches Gesetz einzuordnen, in die *Gesamtheit der individuell erworbenen ,,veränderten abnormen Reaktionen''.* Durchgemachte Reizungen hinterlassen eine veränderte Reaktionslage. Als Sammelbegriff für die Gesamtheit der krankhaften Erscheinungen mit veränderter Reaktionsweise schlug Rössle das Wort *,,Pathergie''* vor. *Parallergie* nannten v. Moro und Keller die Reaktion eines Gewebes auf ein *unspezifisches* Allergen oder auch die Sensibilisierung durch ein spezifisches Antigen gegen andere Antigene als das spezifische. So auch, wenn z. B.

durch längere Fortbehandlung mit einem spezifischen Antigen ein „*Spezifitäts-verlust*" eintritt. Nach Rössle müßte man den Begriff der *Parallergie noch mehr ins Unspezifische erweitern*, so wenn z. B. die Gewebsreaktion eines 2. entzündlichen Reizes von den Nachwirkungen des 1. Reizes beherrscht wird.

Noch weiter verallgemeinernd weist Rössle schließlich auf eine für die gesamte Pathologie wichtige Gesetzmäßigkeit hin, daß ein physiologisch reagierendes Erfolgsorgan durch *Einübung einer Reaktion* zu einem abnorm oder krankhaft reagierenden Erfolgsorgan und die Schwelle seiner Empfindlichkeit herauf- oder herabgesetzt wird. Jeder Kliniker wird dabei sofort an die Anfallsbereitschaft langjähriger Asthmatiker denken. Mit allgemeinen Vergleichen wie z. B. einer Art Gedächtnis der lebenden Substanz — „mnemische Engramme" — kommt man hier nicht weiter, eher paßt ein Vergleich mit den bedingten Reflexen Pawlows.

Eines ist allerdings zu fragen: *ob bei der echten anaphylaktischen Sensibilisierung wirklich eines gesteigerte Empfindlichkeit der betroffenen Gewebe vorliegt* oder ob die anaphylaktische Reaktion bei normal reagierendem Gewebe einzig und allein durch das Vorhandensein und das Zusammentreffen von Antigen und Antikörper zustande kommt. Unter Beziehung auf die vorn erwähnten experimentellen Beobachtungen, nach denen es sowohl bei der Entstehung des allgemeinen Schocks, wie den Entzündungsvorgängen der lokalen Anaphylaxie (Arthus-Phänomen) einzig und allein auf Menge und Zusammentreffen von Antigen und Antikörper ankomme, *bestreitet Doerr die Annahme von Rössle, daß die lokalen anaphylaktischen Reaktionen als „hyperergische" Entzündungen zu betrachten seien*, also *Mehrleistungen* der betroffenen Gewebe darstellten. Es würden keine Beweise vorliegen, daß die physiologischen Funktionen entzündeter Gewebe im Vergleich zur Norm gesteigert seien. Es handle sich bei Rössle um phantasievolle Interpretationen histologischer Befunde von Extremfällen lokaler anaphylaktischer Reaktionen. Der Ausdruck „Hyperergie" beruhe auf der irrigen, schon 1924 von E. L. Opie abgelehnten Vorstellung, daß die Gewebe gegen das Antigen sensibilisiert, d. h. empfindlicher als im Normalzustand seien. Die Gewebe reagierten aber auf die Reaktion des Antigens mit dem Antikörper und diese Reaktion sei nicht „*hyperergisch*", sondern „*normergisch*". Man vergleiche übrigens auch S. 354 die Ergebnisse der sog. *inversen* Anaphylaxie. Man sieht aus diesen immerhin gewichtigen Einwänden, wie vorsichtig man in der hypothetischen Deutung dieser ungemein komplizierten Vorgänge sein muß. Gegen die strenge Richtung Doerrs könnte man allerdings anführen, daß auch bei den Antigen-Antikörperreaktionen zweifellos das autonome Nervensystem und das Zwischenhirn eine noch lange nicht genügend erforschte Rolle spielen.

Nach dieser für allgemeinpathologische Auffassungen nicht unwesentlichen Einschaltung fahren wir in der Betrachtung der *lokalen Anaphylaxie* fort. Sind einmal bei einer lokal anaphylaktischen Entzündung stärkere Blutungen und Nekrosen aufgetreten, ist naturgemäß eine restitutio ad integrum nicht mehr möglich. Man hat das „Arthus-*Phänomen*" bald bei allen möglichen Tierarten nach Sensibilisierung festgestellt. Auch beim Menschen sind schwere nekrotisierende Reaktionen zur Beobachtung gekommen. Wie gesagt, ist auch bei der so viel angewandten *Intracutanreaktion* das typische Arthus-Phänomen nicht selten. Intracutan entstehen sogar leichtere Nekrosen als subcutan. Die Reaktionsstärke ist überhaupt weitgehend vom Gewebe abhängig. Wie sehr beim Arthus-Phänomen die Erscheinungen *primär von den Gefäßen*, besonders den *Capillaren* abhängig sind, geht unter anderem daraus hervor, daß man an der Cornea von Versuchstieren nur dann den Arthus-Effekt erzielen kann, wenn die Hornhaut vorher künstlich vascularisiert wurde. Auch bei *passiv* präparierten Tieren sind nach Ablauf einer Latenzzeit „*lokale*" anaphylaktische Reaktionen nachweisbar. Im wesentlichen scheint also die Möglichkeit bzw. die Stärke einer lokalen Reaktion eines Gewebes von dessen *Vascularisierung* abzuhängen. Eine gesteigerte Gewebsempfindlichkeit wurde, wie bemerkt, schon 1924 von E. L. OPIE als überflüssig erklärt.

Sog. hämorrhagische Allergie — SANARELLI-SHWARTZMANNsches Phänomen. Die auch von einer Reihe von Nachuntersuchern bestätigten Ergebnisse von SANARELLI und SHWARTZMANN sind gerade für den Kliniker von Bedeutung, da sie unser Verständnis für manche *allergisch-infektiöse Purpuraformen* zu erhöhen geeignet sind: Sie zeigen, daß schon *Tage, ja Stunden* genügen können, um z. B. den Charakter einer Infektion unter dem Einfluß einer unmittelbar vorhergehenden anderen Infektion abzuändern. Spritzte SANARELLI einem Meerschweinchen eine ertragbare Dosis Choleravibrionen intravenös ein, so führte eine am nächsten Tage ausgeführte intravenöse Injektion von sonst belanglosen anderen Bakterien zum Tode mit *Blutungen* im Darm, Bauchfell oder schwerster Nephritis usw.

Injiziert man einem Kaninchen subcutan etwas filtrierte Kultur von bestimmten Keimen, so entsteht nur eine leichte Infiltration an der Injektionsstelle. Wird vom gleichen Filtrat *am nächsten Tag* eine intravenöse Injektion verabfolgt, so bildet sich schon in den nächsten Stunden eine *hämorrhagische Hautreaktion* an der Stelle der Erstinjektion. Merkwürdigerweise kann zur venösen Reinjektion das Filtrat einer *anderen Bakterienart* mit dem gleichen Erfolg verwendet werden. Sensibilisierung der Appendixwandungen durch *Staphylokokken* und nachfolgende intravenöse Reinjektion einer sterilen *Pyocyaneuskultur* ergibt schon 5—6 Std nach der Injektion eine typische *hämorrhagische Appendicitis.* Analoge Ergebnisse erzielte LATTERI. Aus weiteren Versuchen SHWARTZMANNS ergab sich, daß in einem durch Antigen-Antikörperreaktion geschädigten Gewebe eine schwere *hämorrhagische Gewebsnekrose* hervorgerufen werden kann, selbst wenn zur Zeit der Einwirkung weder Antigen noch Antikörper im strömenden Blut vorhanden sind. GRATIA und LINZ führten Nachuntersuchungen durch, sie sprachen von „*hétéroallergie hémorrhagique*" und glauben, daß es sich um eine der Anaphylaxie sehr *nahestehende*, wenn auch *nicht identische* Reaktionsform handle. Sie injizierten Kaninchen in ansteigenden Mengen von 1—5 cm³ Pferdeserum intravenös an 5 aufeinanderfolgenden Tagen und reinjizierten nach 8—10 Tagen 0,1—0,2 cm³ Pferdeserum subcutan. Danach zeigten die Tiere keine oder nur schwach hämorrhagische Lokalreaktionen. Wiederholten sie jedoch die Einspritzungen nach 8 Tagen, so entstanden Lokalreaktionen mit *schweren tödlichen Blutungen.* ALECHINSKY injiziertei in die Ohrvene eines abgeklemmten Kaninchenohres 0,5 cm³ Colikulturfiltrat, hob nach 4—6 Std die Abklemmung auf und spritzte 24 Std später 2—3 cm³ des gleichen Kulturfiltrats in das andere Ohr, wodurch er *purpuraartige Hämorrhagien* am erstbehandelten Ohr erzielte. Wir sehen also immer wieder ganz analoge Vorgänge bei den einzelnen Experimentatoren. Man kann vor allem wegen der *Kürze des Zwischenraums,* der zur Sensibilisierung keine genügende Zeit läßt, bezweifeln, ob hier wirklich ein anaphylaktischer Vorgang im Sinne einer Antigen-Antikörperreaktion vorliegt. ALECHINSKI ist der Ansicht, daß die durch die Vorinjektion *präparierten Gefäße* der durch die Nachinjektion herbeigeführten aktiven Hyperämie nicht standhalten, welche mehr durch Endotoxine, weniger durch Exotoxine ausgelöst würde. Dadurch würden die *Gefäße blutdurchlässig.* Nach HORSTER können hämorrhagische Entzündungen und Nekrosen auftreten, wenn gleichartige Faktoren (aus Infektionen oder allergischen Vorgängen) in die Blutbahn gelangen. Er glaubt, daß erst sekundär im Körper das wirksame „giftige" Prinzip, ein Anaphylatoxin entstehe. Die Beziehung des SHWARTZMANN-SANARELLIschen Phänomens zur Allergie wurde dann besonders auch von BORDET einer Betrachtung unterzogen. Auch er *lehnt die Zugehörigkeit zur Anaphylaxie ab:* die *Zeit* zwischen den beiden Injektionen sei *zu kurz,* so daß nur *Gefäßschädigungen,* aber ‚keine humoralen Veränderungen eine Rolle spielen könnten'. Es zeigt sich nämlich, daß nach Verschwinden des Ödems am Ort der 1. Injektion in dem nun normal gewordenen Hautbezirk keine hämorrhagische Reaktion mehr eintritt. Dann sei auch „Sensibilisierung" durch völlig *nichtantigene* Stoffe, z. B. durch *Talk* möglich. Hämorrhagische Reaktionen ähnlich dem SHWARTZMANN-SANARELLIschen Phänomen kann man z. B. auch durch intracutane Tuberkulininjektionen erzielen, welche in einem allergisch tuberkulösen Organismus am Injektionsort ein Ödem verursachen können. In Versuchen von WEIR wurde Typhusbacillenfiltrat Kaninchen intratracheal einverleibt und 4 Std danach intravenös Bakterien und chinesische Tusche injiziert. Sie wurden in den Alveolarräumen auf

Grund entzündlicher Permeabilitätsveränderungen der Lungenblutgefäße lokalisiert. Die Veränderungen der Lungenblutgefäße (Thrombosierungen, Capillarektasien, Abtrennung und Schwellung des Endothels) veranlassen eine SHWARTZMANNsche Reaktion, charakterisiert durch *hämorrhagische Anschoppungen*. Auch hier spricht der rasche Eintritt und die unspezifische Fixierung von Bakterien und Tusche gegen eine Antigen-Antikörperreaktion. Nach neuen Versuchen von SHWARTZMANN sowie von HOIGES, KOLLER und STORCK, die auf dem Internationalen Allergiekongreß 1951 in Zürich mitgeteilt wurden, besteht ein *Antagonismus* zwischen den auslösenden Faktoren des SHWARTZMANN-Phänomens und *ACTH*. Nach Tierversuchen letzterer Autoren kommt die Blutung beim unspezifischen SHWARTZMANN-Phänomen durch Capillarschädigung, Thrombocytenverminderung und Anstieg von Antithrombin zustande, ähnlich wie beim spezifischen ARTHUS-Phänomen und beim anaphylaktischen Schock. Auch das SHWARTZMANN-*Phänomen* konnte übrigens in Kaninchenversuchen *durch Verabreichung von ACTH unterdrückt* werden. Das hängt nach der Meinung der genannten Autoren damit zusammen, daß sich nach *ACTH eine antihämorrhagische Wirkung* auf Gerinnungsfaktoren nachweisen läßt, da *ACTH die Capillarresistenz erhöht* und einen Thrombocytensturz verhindert.

Für die Praxis der Klinik erwächst die Aufgabe, bei zunächst genetisch unklaren *Purpuraformen* und anderen *Hämorrhagien* nach Vorgängen entsprechend dem SANARELLI-SHWARTZMANNschen Phänomen und analogen Beobachtungen zu fahnden. Um echte anaphylaktische Reaktionen handelt es sich hier aber offenbar nicht.

Antianaphylaxie und Desensibilisierung. Zu den charakteristischen Symptomen der echten Anaphylaxie gehört weiterhin die sog. *Antianaphylaxie*. Wurde z. B. einem Meerschweinchen bei der Reinjektion eine solche Menge Serum injiziert, daß es zwar an Schock erkrankte, aber nicht verstarb, so ist es jetzt gegen weitere Injektionen des gleichen Serums, seien sie auch noch so groß, unempfindlich. Die ersten grundlegenden Versuche darüber wurden von R. OTTO 1906 und 1907 am EHRLICHschen Institut in Frankfurt ausgeführt. OTTO konnte auch zeigen, daß man bei den Tieren durch geeignete Steigerung der Serumapplikation das Entstehen einer Überempfindlichkeit vermeiden oder weiter hinausschieben konnte. Noch präziser ausgedrückt, ist also *Antianaphylaxie die Beseitigung oder Abschwächung eines anaphylaktischen Zustandes*, sowie die Verhinderung seiner Entwicklung. Aus den durch die tierexperimentellen Forschungen erkannten und vorn näher dargestellten Gesetzmäßigkeiten kann man schließen, daß der anaphylaktische Zustand wie die Immunität wohl in der Hauptsache irgendwie von der Menge der Antikörper abhängt. Reinjiziert man einem sensibilisierten Tier eine größere Menge spezifischen Antigens, so stirbt es entweder im Schock oder überlebt ihn und ist einige Zeit (etwa 14 Tage) gegen eine weitere Zufuhr des Antigens refraktär, d. h. es ist *antianaphylaktisch*. Da man aber ein Tier, das eben antianaphylaktisch wurde, durch Neueinverleibung des spezifischen Antikörpers (passive Sensibilisierung) sofort wieder von neuem anaphylaktisch, d. h. gegen die Antigenzufuhr schockempfindlich machen kann, ist erwiesen, daß die Desensibilisierung mit einer Absättigung des (sensibilisierenden, bivalenten), Antikörpers zusammenhängen muß. Sehr deutlich lassen sich diese Vorgänge auch mit dem SCHULTZ-DALEschen Versuch am isolierten Uterus demonstrieren (vgl. S. 349). Der *sensibilisierte* Uterus kann durch Zusatz genügender Antigenmengen „*desensibilisiert*", d. h. refraktär gegen weitere Antigenzufuhr gemacht werden, aber genügende Zufuhr spezifischer Antikörper der gleichen (homologen) Tierart kann ihn sofort wieder neuerdings sensibilisieren und gegen das Antigen wieder empfindlich machen. Zudem ist noch bemerkenswert, daß nach COCA und KOSAKEI zwischen der *präcipitierenden* und *passiv sensibilisierenden* Wirkung eines Immunserums ein deutlicher Parallelismus nachzuweisen ist. Es sei jedoch erwähnt, daß manche Autoren alle Arten von Antianaphylaxie unspezifisch erklären wollen, was nach den genannten Tatsachen schwer verständlich ist. Man vergleiche hierzu die Erörterungen S. 356 u. f.

Falls man die Erzielung einer Antiphylaxie in *therapeutischer Absicht* verfolgt, ist natürlich die rasche Zufuhr einer großen, vielleicht letalen Antigendosis ausgeschlossen. Man hat daher schon seit langem versucht, entweder das Antigen sehr verdünnt und sehr langsam zu injizieren oder auch in sehr kleinen Mengen und auf verschiedene Zeiten verteilt. Es würde sich also um eine allmählich fortschreitende Antikörperabsättigung durch nicht schockauslösende Antikörpermengen handeln. Da man beim Menschen praktisch eigentlich niemals den Grad seiner Sensibilisierung kennt, ist große Vorsicht am Platz. *Intravenöse* oder *intralumbale* desensibilisierende Injektionen sind von vornherein auszuschließen, nur subcutane oder höchstens intramuskuläre Injektionen sind zulässig.

Nach dem Urteil eines so erfahrenen Autors wie RATNER ist die *vollständige Desensibilisierung* bei Menschen nicht leicht zu erzielen und meist nicht von Dauer. Meines Erachtens soll man sich in der Praxis jedoch nicht so schnell abschrecken lassen, nach Abklingen der Schutzwirkung von neuem mit Antigeninjektionen zu beginnen.

Für die Frage der Antianaphylaxie und Desensibilisierung bei menschlichen Krankheitszuständen können noch zwei weitere experimentelle Beobachtungen von Bedeutung werden: Mit passiv-anaphylaktischen Versuchen beschäftigt, spritzte WEIL Meerschweinchen etwa 8 Tage vor Übertragung des Immunserums von Kaninchen Normalserum derselben Tierart ein. Als Folge dieser Vorinjektion wurde das Tier nicht passiv anaphylaktisch gegen das Kaninchenimmunserum. Dieses Ausbleiben war jedoch nicht zu beobachten, wenn statt des heterologen Kaninchennormalserums homologes Meerschweinchennormalserum genommen wurde. Ganz analog ist die S. 354 schon erwähnte, zuerst von DALE und KELLAWAY beschriebene und von ihnen als „*Auslöschphänomen*" bezeichnete Beobachtung: Spritzt man einem sensibilisierten Meerschweinchen kurz vor der spezifischen, zur Schockauslösung bestimmten Injektion des Antigens artfremdes oder artgleiches Normalserum ein, so bleibt der Schock aus oder verläuft nur schwach.

„Maskierte" oder „potentielle" Allergie. Es wurde gerade darauf hingewiesen, daß sehr große oder sehr oft wiederholte Antigenreinjektionen beim sensibilisierten Tier anaphylaktische Schocksymptome ganz oder teilweise verhindern können. Man hat auch diese Antianaphylaxie *Immunität* genannt. Da bei solchen immunen Tieren das Blut oft sehr reich an anaphylaktischen Antikörpern ist, die passiv übertragen werden können, kann diese Schockempfindlichkeit unmöglich auf einem Fehlen von zirkulierenden Antikörpern beruhen. Man muß sich also fragen, *wie es sich mit den fixen, zellständigen Antikörpern verhält*, die man am besten mit dem SCHULTZ-DALEschen Versuch am Uterus nachweisen kann. Es ist zu erwarten und auch nicht selten der Fall, daß bei einem solchen „immunen" Tier, das also intravenös reinjiziert, nicht mit Schock reagiert, das isolierte Uterushorn ebenfalls reaktionslos bleibt und demnach fixe Antikörper fehlen. Merkwürdigerweise kann es aber auch umgekehrt sein, *daß nämlich trotz schockrefraktären Verhaltens des Tieres der isolierte Uterus sich hochgradig empfindlich und damit als mit fixen Antikörpern ausgestattet erweist*. Diesen letzteren Fall hat DOERR schon 1922 als *maskierte* oder *potentielle Anaphylaxie* bezeichnet. Mußte man doch annehmen, daß die in den Schockgeweben doch potentiell vorhandene Reaktivität im lebenden Organismus irgendwie verdeckt, verschleiert, „*maskiert*" sei. Soll man nun annehmen, daß die erwähnte Anhäufung von Antigen im Blut schockverhütend wirkt, wenn sich gleichzeitig sowohl fixer wie zirkulierender anaphylaktischer Antikörper nachweisen läßt? Eine wirklich befriedigende Erklärung dieser Beobachtung existiert noch nicht. MOLDOVAN (1940) spricht von hemmenden, d. h. schockverhütenden Stoffen, die entweder von den Reticuloendothelien produziert werden, wie z. B. das sog. „*Reticulin M*" oder von den wegen ihrer großen Quantität unvollständig abgebauten Antigenmengen herrühren sollen. Auch an eine Hemmungswirkung solcher Substanzen auf die giftigen Schockprodukte der anaphylaktischen Reaktion, wie etwa Histamin und Acetylcholin, wurde gedacht. Auch hier wird man wieder erkennen, in welchem Dunkel wir uns in der Antikörper- und Immunitätsfrage vielfach noch befinden.

Es gibt übrigens bestimmte Einflüsse, welche bei sonst geeigneten Normaltieren die aktive Sensibilisierung, d. h. die Bildung von Antikörpern verhindern können; z. B. beim Meerschweinchen *Schilddrüsenentfernung*, beim Hunde *Milzexstirpation*, ferner *kachektische Zustände, vitaminarme Ernährung*, schwere *Tuberkulose*. Daß aber auch manche gesunde Normaltiere, sogar beim hochempfindlichen Meerschweinchen, ohne nachweisbaren Grund schlechte oder gar keine Antikörperbildung zeigen, weist darauf hin, daß es wohl bei jeder Tierart geringe, mittelstarke oder gar nicht allergisch disponierte Individuen gibt, also das, was ich bei ausgesprochener Empfindlichkeit als *allergische Diathese* bezeichnete.

Sensibilisiert man ein Meerschweinchen mit zwei verschiedenen Antigenen und löst nach dem notwendigen zeitlichen Intervall mit einem der Antigene einen nichttödlichen Schock aus, so kommt es gar nicht so selten vor, daß das Tier *auch gegen das zweite Antigen* antianaphylaktisch geschützt ist. Man spricht hier auch von *Parallergie*, von der bereits S. 360 die Rede war. Sie ist in der klinisch-allergischen Praxis von nicht geringer Bedeutung. Auch der Bereich einer Quaddel, die durch Antigenreaktion bei sensibilisierten Individuen entsteht, ist unempfindlich gegen andere Antigene und überhaupt gegen jeden urticariellen Reiz. Wir werden später noch darauf zu sprechen kommen, daß bei vielen cyclischen Infektionen, wie etwa Masern oder Keuchhusten, es sich um mikrobenallergische Vorgänge handelt, und mit solchen hängt es zweifellos zusammen, wenn wir mit dem Auftreten des Masernausschlages Unempfindlichkeit der Haut gegen Tuberkulin, Pockenvaccine, artfremdes Serum usw. feststellen können.

Vererbung der experimentellen Anaphylaxie. Der anaphylaktische Antikörper kann im anaphylaktischen Tierversuch nachweislich durch *placentaren Übergang* von der Mutter auf das Kind übertragen werden. Schon 1906 stellten ROSENAU und ANDERSEN fest, daß mit Pferdeserum vorbehandelte trächtige Meerschweinchen 2—3 Monate später gegen Pferdeserum anaphylaktische Junge werfen können. Eine *keimplasmatische Vererbung* der echten experimentellen Anaphylaxie im eigentlichen Sinne *gibt es nicht*, das wäre ja auch eine Vererbung erworbener Eigenschaften. Nach neueren Untersuchungen scheint indes *Übertragung mit dem Sperma* unter gewissen Bedingungen nicht ganz ausgeschlossen zu sein. Es ist fraglich, ob die Spermazellen unmittelbar sensibilisiert werden, oder ob das Sperma Antigenspuren enthält, welche die Frucht sensibilisieren. Ob es *angeborene oder vererbbare Antikörper* (*Reagine* oder *Atopene* COCAs) gibt, ist noch *keineswegs sichergestellt* (vgl. S. 339), wahrscheinlich wird nur die allergische (anaphylaktische) Bereitschaft (Diathese, s. diese) vererbt. Von der besonders disponierten Species Meerschweinchen stellten LEWIS und LOOMIES fest, daß es Meerschweinchenfamilien gibt, die gegen anaphylaktische Reize ziemlich widerstandsfähig sind, während bei anderen Stämmen eine „*allergic irretability*" vorliegt. Bei der *placentaren Antikörperübertragung* handelt es sich also um eine *passive Anaphylaxie*, was unter anderem aus ihrer verhältnismäßig geringen Dauer hervorgeht.

Es gibt jedoch Experimente, bei welchen man eine solche Sensibilisierung der Jungtiere nicht annehmen kann, wenn nämlich der Versuch so gestaltet wurde, daß zur Zeit der Zeugung durch das Männchen im Muttertier gar kein Antikörper mehr vorhanden war, also auch nicht übertragen werden konnte. RATNER und Mitarbeiter, DOERR und Mitarbeiter usw. wiesen sogar nach, daß Tiere, die mit einer einzigen Pferdeserumeinspritzung aktiv präpariert wurden, mehrmals anaphylaktische Jungtiere werfen können, ja, bei einem Versuch reagierten die Jungen des 4. Wurfes (464 Tage nach der Sensibilisierung des Muttertieres) noch so stark wie die Tiere des 1. Wurfes. Hier waltet noch ein Naturgeheimnis. Wir stehen verständnislos da, wenn wir hören, daß ein Muttertier, in dessen Blutplasma kein Antikörper mehr nachweisbar ist, einen solchen nach so langer Zeit an den Fetus abgibt und daß das Immunglobulin durch die Placenta gehen soll (Doerr).

Es ist aber zu bedenken, worauf Doerr wiederholt hinweist, daß wir über die Natur und den Wirkungsmechanismus der Antikörper immer noch keine befriedigende Vorstellung haben. Man erinnere sich noch einmal an die S. 354 erwähnte Beobachtung von Kellaway und Cowell, die zeigt, daß der anaphylaktische Antikörper durch eine einzige intravenöse Injektion von arteigenem Normalserum verschwindet, um nach einiger Zeit spontan wieder zu erscheinen. Das lange Fortbestehen sessiler Antikörper im Muttertier erklärt sich Doerr durch die Annahme, *daß die Erzeugung von Immunglobulin autonom wird und den dauernden Abbau überwiegt.* Wie jedes andere Körpereiweiß würden auch die Immunglobuline aus den Aminosäuren des Nahrungseiweißes gebildet. Ein solcher Aufbau wurde von Schönheimer, Ratner und Mitarbeitern für virulicide Antikörper erwiesen. Diese viruliciden Antikörper bestehen dann lebenslänglich.

Werfen aktiv sensibilisierte Weibchen Junge, so können die Jungen *passiv* sensibilisiert sein, weil der mütterliche *Antikörper* durch die Placenta ins Blut des Jungtieres gerät. Es kann aber auch *Antigen* diaplacentar übertreten, wenn man es im Muttertier wenige Tage vor der Geburt injiziert. Auf diese Weise kann das *Jungtier aktiv sensibilisiert* werden. Wenn dieses Jungtier späterhin dann Antikörper enthält und befruchtet wird, so kann, wie erwähnt, Antikörper passiv auf seine Jungen übertragen werden. So erklärte sich, daß von einem Muttertier zwei aufeinanderfolgende anaphylaktische Generationen abstammen. Jedenfalls sind aber diese Sensibilisierungen kongenitale und keineswegs im echten Sinne vererbte Anaphylaxie (vgl. S. 365). Es sei hier bemerkt, daß auch die menschliche *Erythroblastosis* infolge der Permeabilität der Placenta für arteigene Antikörper zustande kommt, also ebenfalls eine Antigen-Antikörperreaktion darstellt. Über *Vererbbarkeit allergischer Krankheiten* beim Menschen vgl. S. 371.

II. Allergische Diathese und allergische Disposition.

Begriffsbildung und Begründung. Die Bedeutung einer besonderen Veranlagung zu allergischen Reaktionen, auf die ich schon 1922 hingewiesen hatte, schien mir so wesentlich zu sein, daß ich meinem im Jahre 1926 erschienenen Buch über allergische Krankheiten den Haupttitel „*Allergische Diathese*" gab. Wenn man nach Martius, J. Bauer u. a. unter *Konstitution Körperverfassung* versteht, unter Disposition Krankheitsbereitschaft, so ist Siemens recht zu geben, daß der *Konstitutionsbegriff* in bezug auf die Krankheitsbereitschaften, die er im einzelnen mit sich bringt, unspezifisch ist. Einfach zu sagen: „Bereitschaft zur Allergie" würde kaum erschöpfend umreißen, was ich eigentlich sagen will. Bereitschaft kann etwas rasch Wechselndes, Ephemeres, etwa durch vorausgehende Erkrankung ganz vorübergehend Bedingtes sein. Mit dem Wort „allergische Konstitution" wäre jedoch gesagt, daß die *ganze* Körperverfassung eine dauernd vom Durchschnitt abweichende ist, von der die Neigung zur Allergie nur eine Teilerscheinung darstellen würde. Das Wort „*Diathese*" schien mir, etwa in dem Sinn von His, das bezeichnendste zu sein, da in ihm im Gegensatz zum Dispositionsbegriff das Dauernde, das in der ganzen Körperverfassung begründete zum Ausdruck gebracht ist, während er gegenüber dem Konstitutionsbegriff doch *nicht unspezifisch* ist, sondern eine *bestimmte Krankheitseignung* in sich schließt. His sagt: „*Diathese ist ein individueller, angeborener, oftmals vererbter Zustand, der darin besteht, daß physiologische Reize eine abnorme Reaktion auslösen und daß Lebensbedingungen, die von der Mehrzahl der Gattung* *schadlos ertragen werden, krankhafte Zustände bewirken.*" Diese allgemeine Definition deckt sich mit dem, was hier für einen besonderen Fall von Diathese zum Ausdruck gebracht werden soll, wobei ich allerdings die Möglichkeit paratypischer Beeinflussungen und Modifikationen angeborener Anlagen durchaus offenhalten möchte. Ich habe sodann *der allergischen Diathese die allergische Disposition* gegenübergestellt, unter der ich die Bereitschaft zu allergischen Reaktionen ganz im allgemeinen verstehe, vor allem eine solche, *die auch vorübergehend und kurzdauernd durch verschiedene postfötale Einflüsse* begründet sein kann und nicht dauernd in der ganzen Körperanlage verankert ist. Ich möchte z. B. die Veränderung der allergischen Bereitschaft durch *vorausgegangene Infektionen* als Beispiel anführen. Manche Autoren, besonders BLOCH, wollen die bisher üblichen Konstitutionstypen und die Konstitutionspathologie ablehnen, da sie nur auf „vage Eindrücke und nebelhafte Hypothesen gestützt seien". Es sei aber nicht angängig, daß hier nur sterile Begriffsdefinitionen an Stelle exakter wissenschaftlicher Daten geboten werden. Zum Beweis, wie wenig solche Einwände berechtigt sind, möchte ich nur an die befruchtende Wirkung der KRETSCHMERschen Konstitutionstypen erinnern. Die Wissenschaft ist ja nicht immer sofort mit exakten wissenschaftlichen Daten versehen, sie muß auch Wege aufspüren, auf denen sie zu den Daten kommt, auch wenn diese Wege anfangs schlecht beleuchtet sind. Bei der Aufstellung von Konstitutionstypen soll uns der Weg dahin führen, *Organminderwertigkeiten aufzufinden,* die bestimmte krankhafte Reaktionen erleichtern. Es wäre ja vielleicht präziser, eine Lehre der *Organminderwertigkeiten* auszubauen, als Konstitutionstypen aufzustellen (vgl. CURTIUS). Aber wir kennen noch lange nicht Summe und Zusammenspiel all der Organminderwertigkeiten, die etwa eine allergische Diathese bedingen. Meines Erachtens dürfen wir den „Status exsudativus" nicht mit dem „allergischen Status" zusammenwerfen. Wir können nicht bei jedem exsudationsdiathetischen Individuum auch stets eine besondere Neigung zu allergischen Reaktionen nachweisen, sehen andererseits „allergische" Anlagen bei Menschen, die man nicht gut zur exsudativen Gruppe rechnen kann. Es gibt Meerschweinchenstämme, die mehr als andere zur anaphylaktischen Sensibilisierung und Reaktion neigen. Ja man könnte mit Recht die Frage aufwerfen, ob nicht umgekehrt die Grundlage der exsudativen Bereitschaft meist eine allergische Diathese ist.

Ganz allgemein kann man unter dieser eine *besondere, idiosynkrasisch gesteigerte Reaktionsfähigkeit* verstehen, auf gewisse, sonst harmlose Stoffe — die Allergene — *mit allergischer Antikörperbildung zu reagieren.* Dann aber *auch die gesteigerte Neigung zum allergischen Schock oder Schockfragment,* an welcher Minderwertigkeiten aller bei der anaphylaktischen Reaktion beteiligten Organe schuld sein können: Veränderte Reaktionsfähigkeit des vegetativen Nervensystems, zu große Durchlässigkeit der Schleimhäute, zu große Erregbarkeit, Lädierbarkeit oder Undichtigkeit der Gefäßwände, mangelhafte Entgiftungsfunktion der Leber usw.

Hier ist auch auf den Gegensatz einzugehen, den COCA zwischen echt anaphylaktischen, durch Sensibilisierung erworbenen Zuständen und den eigentlichen, anscheinend stets angeborenen und hereditären Idiosynkrasien herausstellte. Letztere bezeichnete COCA bekanntlich (S. 339) als *Atopien.* Sie sollen sich von der klassischen Anaphylaxie durch Fehlen von Desensibilisierbarkeit, Abwesenheit von Antikörpern und Erblichkeit unterscheiden. Doch ist diese scharfe Trennung COCAs neuerdings sehr fragwürdig geworden (vgl. S. 339). Durch die PRAUSNITZ-KÜSTNERsche Reaktion ergab sich, daß selbst bei den einwandfreiesten Atopien Antikörper nachgewiesen werden können, daß es sich

hierbei nur um quantitative Unterschiede handelt. Es hat sich aber auch, nicht
zuletzt durch die Arbeiten Doerrs, erweisen lassen, daß ganz sichere Idiosynkrasien bzw. Atopien im Cocaschen Sinne sehr wohl durch Sensibilisierung
erworben werden können. So z. B. die Primelidiosynkrasie, von der Bloch
und Steiner-Wourlisch zeigen konnten, daß man mit einem ätherischen Primelextrakt vorher ganz unempfindliche Menschen primelallergisch machen kann, sogar
bei 100% der Fälle! Ist es da nicht wahrscheinlich, daß es sich bei dem 3. Punkt —
Erblichkeit — wohl nur um die *Vererbung der ,,allergischen Diathese"* handelt?
Jedenfalls ist es sehr wahrscheinlich geworden, daß in nicht zu ferner Zeit,
ja schon jetzt alle *,,atopischen"* Erscheinungen und Erkrankungen nach Erforschung der vielen noch geheimnisvollen unentdeckten Sensibilisierungswege
sich als Modifikationen der echten klassischen Anaphylaxie darstellen werden.

Eine verschiedene individuelle Bereitschaft für diese echte Anaphylaxie ist
auch, wie gesagt, bei Versuchstieren festgestellt. Über diese und den Einfluß
der Vererbung gibt es recht bemerkenswerte Versuche von Lewis und Loomies
die zeigen, daß es sowohl gegen anaphylaktische Reize *widerstandsfähige Meerschweinchenfamilien* gibt, andererseits sich aber bei anderen Stämmen eine
,,allergic irritability" zeigt. Die besondere Bewandtnis, die es vielfach mit der
Vererblichkeit von ,,Atopien" haben mag, illustrieren Versuche von Ratner
und Gruehl über die Übertragung respiratorischer Anaphylaxie bei Meerschweinchen von der Mutter auf die Nachkommenschaft durch Inhalation von
Pferdeschuppen. Nur durch solche Inhalationen der Mutter wurde die Überempfindlichkeit auf die später geworfenen Tiere übertragen und auch da ergab
sich immer wieder, daß der Zustand der Allergie *in verschieden starkem Grade
übertragen wird* — allergische Diathese. *Tiere des gleichen Wurfes können in
sehr verschiedener Stärke sensibilisiert sein,* ja es kommt vor, daß *das Junge
stärker sensibilisiert ist als die Mutter,* die den Pferdestaub einatmete. Ratner
zeigte dann, daß die Überempfindlichkeit bis auf die 3. Generation übertragen
werden kann.

Dabei weist Doerr darauf hin, daß man mit der Sensibilisierung eigentlich
nur beim Meerschweinchen fast 100% positive Resultate erzielt, während bei
anderen Tierspecies die individuelle oder eventuell familien- und rassenmäßige
Anlage zur Anaphylaxie so verschieden ist, daß man auch mit den besten der
bisher empfohlenen Methoden, auch in größeren, unter scheinbar identischen
Bedingungen angestellten Versuchsreihen stets einen bald kleineren, bald erheblichen Anteil von Versagern in Kauf zu nehmen habe und die Antwort auf die
Frage nach ihren Ursachen schuldig bleiben müsse.

Weiße Mäuse z. B. lassen sich wohl aktiv präparieren, aber nach Weiser
bestehen *Differenzen zwischen verschiedenen Stämmen* und *individuelle Unterschiede* zwischen Exemplaren desselben Stammes, die übrigens interessanter-
weise in Beziehung stehen zu der Fähigkeit, *Präcipitine zu bilden.* Diese letztere
Beziehung legt ebenfalls den Gedanken nahe, *daß die allergische Diathese vielleicht vorzüglich in der mehr oder minder starken Fähigkeit zur Antikörperbildung
besteht.* Auch für *Tauben* gibt F. D. Eds an, daß akuter letaler Schock durch
Erfolgsinjektion nur in einem wechselnden Prozentsatz erzielt werden kann,
vermutlich in Abhängigkeit von der *Taubenrasse.* Wie man sich aber mit scheinbar angeborenen bzw. mit allergischer Diathese zusammenhängenden Allergien
auch täuschen kann und daß der Mensch keine Ausnahme macht, zeigt der
Fall Györgys, Moros und Witebskys: Ein nie anders als an der Ammenbrust
ernährtes Kind, das noch nie Eier als Nahrungsmittel erhalten hatte, war trotzdem eiklarallergisch, also scheinbar angeboren. Zunächst konnte man zeigen,
daß das Kind gegen menschliche Frauenmilch nicht allergisch war — mit einer

einzigen Ausnahme: die Milch seiner Amme. Diese hatte aber reichlich rohe
Eier erhalten. Wahrscheinlich hat die placentare Übertragung für die sog.
angeborenen Idiosynkrasien eine größere Bedeutung, als wir bis jetzt übersehen.

Auf der Suche nach den besonderen, die allergische Diathese begründenden
Organminderwertigkeiten ist es naheliegend, für die Schockbereitschaft eine
fehlerhafte Steuerung des vegetativen Nervensystems an die Spitze zu stellen,
dessen zentrale Leitung bekanntlich dem Diencephalon obliegt. Hier finden
wir auch die Brücke zu dem unbezweifelbaren Einfluß des Seelenlebens auf
echt allergische Zustände. Weiterhin ist besonders das *reticuloendotheliale
System* unter die Lupe zu nehmen. Von diesem, dem Hauptsitz der *sessilen
Antikörper*, scheint in erster Linie abzuhängen, wie der Körper auf eingedrungene
Reizstoffe reagiert. Durch alle möglichen Giftwirkungen kann dieses Zellsystem
geschwächt, seine Leistungskraft aber auch durch spezifische und auch unspezifische Sensibilisierung erhöht sein. Ich möchte daran erinnern, daß der anaphylaktische Schock durch sog. *Blockierung des reticuloendothelialen Systems* (Injektion 1%iger Kongorotlösung, NIKOLAEF und GOLDBERG) verhütet und abgeschwächt werden kann.

Wichtig ist zweifellos die *Entgiftungsfunktion der Leber*, die von der einwandfreien Beschaffenheit des Leberaprenchyms und der genügenden Auffüllung
der Glykogendepots abhängt.

Dann zur Bedeutung des Säurebasengleichgewichts und Mineralstoffwechsels:
Es ist noch unsicher, ob Änderungen im Sinne einer Alkalose oder Acidose die
allergische Bereitschaft verstärken oder abschwächen können. Die Behauptungen in dieser Hinsicht sind nicht unwidersprochen geblieben, die Änderungen
könnten auch *Folgen* des anaphylaktischen Schockzustandes sein. Einigermaßen einleuchtend sind die Versuche von R. L. MAYER an Versuchstieren
über experimentelle Ekzeme, bei denen er im Frühjahr einen Häufigkeitsgipfel
feststellen konnte. Im Winter gelang die Sensibilisierung stets, im Sommer
schlecht. MAYER konnte eine Abhängigkeit von der Fütterung feststellen. Gab
der Autor im Sommer normale Winterkost (saures Trockenfutter mit Rüben), so
waren die Tiere ebenso allergieempfindlich wie im Winter. Umgekehrt, aber
weniger empfindlich, wenn sie im Winter Sommerkost (= basisches Grünfutter)
erhielten. Trotzdem kam BECKMANN zu der umgekehrten Ansicht: bei erhöhtem
Säuregrad seltener allergische Anfälle, Alkalose ein wichtiger ursächlicher Faktor
für allergische Zustände. DIEHL und SCHECK aber kamen zu dem Schluß, daß
Alkalose bei allergischen Erkrankungen eine Folge der allergischen Reaktion
sei und glauben nicht, daß die jahreszeitlichen Schwankungen der Alkalireserve
des Blutes die Häufigkeit allergischer Zustände im Frühjahr erklären könne.
Hier ist also ein abschließendes Urteil noch nicht möglich.

Wir suchen bei vielen allergischen Fällen oder Krankheiten mit allergi-
sierendem Verlauf therapeutisch sog. „*Umstimmungen*" zu erzielen. Der „umstimmende" *Einfluß bakterieller Infektionen* ist unverkennbar. Zunächst gibt
es Beispiele, daß die Wirksamkeit von einverleibten *Bakterienstoffen die allgemeine allergische Disposition erhöhen* kann. KÖNIGSFELD sah im Verlauf einer
Grippeinfektion eine Allergie gegen Pyramidon entstehen, die nach Abklingen
der Grippe wieder verschwand. Aber umgekehrt sehen wir im Verlauf von
Fieberzuständen vorher oft heftige Asthmaanfälle vollständig ausbleiben. Wichtig
für diese Frage sind *grundlegende Versuche* DOERRs: 1. Kaninchen, denen *fortlaufend* jedesmal eine andere Eiweißart injiziert wird, werden schließlich auch
gegen eine noch nicht verwandte Eiweißart anaphylaktisch. 2. Kaninchen,
denen Hammelserum länger fortgesetzt immer wieder eingespritzt wird, werden
schließlich auch gegen Schweine-, Ziegen- und Menschenserum allergisch. Es

tritt also ein *Spezifitätsverlust* ein und in der ärztlichen Praxis wird man bei länger dauerndem Asthma usw. öfter mit solchen Spezifitätsverlusten zu rechnen haben. Steiner-Wourlisch sprach von „*Verbreiterung der Idiosynkrasiebasis*". Man könnte auch von erworbener allergischer Disposition durch Sensibilisierung sprechen. *Tuberkulose* soll nach Pagel die Antikörperbildung hemmen und tuberkulöse Meerschweinchen sollen gegen den anaphylaktischen Schock geschützt sein.

Antikörperproduktion und Ernährung. H. Balch und Mitarbeiter, die zu ihren Versuchen die Erzeugung von Diphtherieantitoxin durch Diphtherietoxoid verwandten, konnten nachweisen, daß selbst *überaus schlecht ernährte Kranke* mit Hypoproteinämie und zunehmender Gewichtsabnahme *ebenso oder noch besser als die gesunden Kontrollen imstande waren, Antikörper zu erzeugen.* Ja es ergab sich, daß einige gesunde und kräftige Individuen bei bester Kost weniger Antikörper bildeten als schlecht ernährte Schwerkranke. Diese bemerkenswerten Versuche sollten unbedingt auf andere Antigene als Diphtherietoxoid ausgedehnt werden.

Mannigfachen Einfluß hat dann das Spiel der *inneren Drüsen* auf die allergische Bereitschaft. Nach Hajosschen Versuchen steigern Thyreoidextrakt und Pankreashormon die allergische Empfindlichkeit. Parathyreoidin und Hypophysenhinterlappenextrakt setzen sie herab. Häufig verstärken die Menses die allergische Bereitschaft.

Formijne (Amsterdam) setzt unter den verschiedenen Bedingungen, die für allergische Phänomene disponieren, den *Hyperthyreodidismus* an erster Stelle. Die *neueren Forschungen über ACTH und Cortison* lassen ferner die *hohe Bedeutung einer geordneten Tätigkeit der Nebennierenrinde* erkennen, *von der vielleicht die allergische Diathese und Disposition wesentlich abhängen.* Auch die Beschaffenheit der *Capillaren* dürfte zu den wichtigen disponierenden Momenten gehören, da man bei allergischen Individuen oft wesentliche Abweichungen vom normalen *Capillarbild des Nagelfalzes* feststellen kann. Die Änderungen bestehen besonders in ausgeprägter *Schlängelung* und *ungleichmäßiger Bildung* der Capillaren, wie sie beim Normalen viel seltener der Fall ist.

Für die Frage einer *neural-hormonalen Teilgrundlage* der allergischen Diathese bzw. allergischen Disposition liefern die neueren Forschungen über *ACTH* und *Cortison* sowie die *Anschauungen* Selyes *einige beachtliche Gesichtspunkte.* Wir werden noch von dem großen Einfluß von ACTH und den Nebennierenrindenhormonen auf die *allergischen Schocksymptome* hören. Der Gedanke liegt nahe, daß beim Bestehen einer allergischen Diathese ACTH und Cortison in unzureichender Menge gebildet werden, auch war im Abschnitt „Antikörper" S. 350 von der Abhängigkeit der Antikörperbildung von der Leistungskraft der genannten Hormone die Rede. Tierversuche haben gezeigt, daß Hypophysenexstirpation, Adrenalektomie, sowie Überdosierung von Mineralcordicoiden für allergische Reaktionen empfindlicher machen, Glucocorticoide aber die gegenteilige Wirkung auslösen. Nach der Vorstellung von Selye wirkt die Antigen-Antikörperreaktion im Schockorgan als „*stress*", es entstehen durch sie toxische Produkte wie Histamin und Acetylcholin, durch diese Reize wird in der Hypophyse die Bildung von ACTH, mineralcorticotropem und glucocorticotropem Hormon veranlaßt, die nun ihrerseits die Bildung der Nebennierenrindenhormone anregen.

Long und Miles führten neuerdings Studien über den Einfluß von Schilddrüsen- und Nebennierenrindenhormonen auf die allergische Hypersensitivität durch. Beide Hormone verhalten sich bekanntlich gegensätzlich, und auch die allergische Überempfindlichkeit wird durch Schilddrüsenhormon gesteigert, durch Nebennierenrindenhormon herabgesetzt. Bei einem Fall von mäßiger Thyreotoxikose wurde die Empfindlichkeit gegen Tuberkulin gesteigert, aber durch 3tägige Injektionen von Cortison bzw. ACTH verringert.

MORO hat in seiner Monographie über Eiklar- und Milchallergie die Berechtigung des von mir schon seit 1926 gebrauchten Wortes „*allergische Diathese*" ausdrücklich anerkannt. Wenn BLOCH ganz allgemein den Ausdruck „Diathese" als „leeres Wort ohne Inhalt" ablehnt, das man durch lebendige Tatsachen ersetzen solle, so erwidert MORO, „daß zum Ersatz durch lebendige Tatsachen bisher kein besseres und solideres Füllmaterial zu Gebote stand als jenes, das uns die Allergieforschung auffinden ließ" und weiter „existierte das Wort Diathese nicht, so hätte es eigens zu diesem Zweck erfunden werden müssen, da es hier (bei der Allergie) wirklich den Nagel auf den Kopf treffe". Hinsichtlich meiner Bewertung der allergischen Diathese befinde ich mich auch in der guten Gesellschaft L. ACHOFFs. Er schrieb mir bald nach Erscheinen der 2. Auflage meines Buches 1934 zu diesem Thema: „Ich stimme ganz mit Ihnen überein. Ich bin der Ansicht, daß bei den allergischen Krankheiten die ererbte Empfindlichkeit eine wesentliche Rolle spielt." Er spricht dann von einer Familie, „die ein klassisches Beispiel für solche allergische Diathese sei".

Die Begriffe „*allergische Diathese*" und „*allergische Disposition*" sollen anspornen, uns um die Erforschung all der Organminderwertigkeiten und deren Zusammenspiel zu bemühen, welche einen Teil der Individuen leichter Opfer von Sensibilisierungen und Überempfindlichkeitsreaktionen werden lassen als andere.

1. Zur Vererbung allergischer Krankheiten bzw. der allergischen Diathese.

Die eingehendsten Forschungen und Darstellungen über Erbbiologie im allgemeinen und insbesondere auch der allergischen Krankheiten, besser der allergischen Diathese, verdanken wir H. HANHART, auf dessen Werke ich verweisen möchte und dessen Gedankengänge und Ergebnisse mir größtenteils hier als Richtschnur dienten.

Die *individuelle Sensibilisierbarkeit* beruht wohl in den meisten Fällen auf einer *Erbanlage*. Das beweisen alle Beobachtungen an *eineiigen Zwillingen* (HANHART, SCHMIDT-KEHL, SPAICH und OSTERTAG), außerdem umfangreiche Familienforschungen, besonders von HANHART. Auch aus der Zwillingspathologie geht hervor, daß *nicht irgendeine bestimmte allergische Krankheit vererbt wird*, sondern *eine gemeinsame Anlage zu allergischer Bereitschaft*. Eineiige Zwillinge zeigen, besonders wenn sie längere Zeit getrennt waren, oft eine Verschiedenheit ihrer allergischen Symptome, und zwar kann sowohl die besondere Idiosynkrasie als auch das Schockorgan ein anderes sein. Das ist zu verstehen, wenn man sich klar macht, daß nur die allergische Diathese vererbt wird, die Exposition gegenüber den so zahlreichen Allergenen und die Art ihrer Aufnahme in den Körper intra vitam aber recht verschieden sein kann.

D. SPAICH und OSTERTAG, die *62 Zwillingspaare und 2 Drillingsgeschwisterschaften* untersuchten, fanden bei ihren 5 Paaren mit Heuschnupfen 1mal, bei 7 Paaren mit Bronchialasthma 5mal, bei 10 Paaren mit Migräne 4mal und bei 12 Paaren mit Urticaria ebenfalls 4mal Diskordanz hinsichtlich der betreffenden Allergose, jedoch eine *100%ige Konkordanz bezüglich der allergischen Bereitschaft überhaupt bei den EZ mit Heufieber und mit Migräne* und eine solche von 91,7% bei denjenigen mit Urticaria, hingegen nur 66,7% bei den EZ mit Asthma bronchiale, da letzteres eben eine ungleich kompliziertere Genese hat als die übrigen Manifestationen der Allergie.

Der *Erbgang* der allergischen Bereitschaft (Diathese) ist *dominant*, das hat Hanhart an über 70 zum Teil sehr großen und kinderreichen Stammbäumen der Schweiz und Deutschlands sichergestellt. Es *fehlt jedoch eine Geschlechtsdisposition* der allergischen Diathese, vielleicht mit *Ausnahme der Migräne*, zu der das weibliche Geschlecht wohl in Zusammenhang mit Genitalfunktion und Menses besonders prädisponiert ist. Man kann in vielen Stammbäumen einen *bunten Wechsel der einzelnen allergischen Manifestationen* feststellen, z. B. bei einer Sippe Heufieber, Asthma, Urticaria, angioneurotisches Ödem, Migräne, Gallensteine. Trotzdem ist bei einzelnen Sippen oft ein *Vorwiegen bestimmter allergischer Organerkrankungen* nachzuweisen, die sich nach der Ausdrucksweise Hanharts als *dominante Familieneigentümlichkeiten* herausheben. Ich halte das für durchaus begreiflich, wenn man bedenkt, daß sich doch auch bestimmte Schwächen von Organen dominant vererben, die dann als Schockorgane eine geringere Widerstandsfähigkeit gegen Sensibilisierungen zeigen können.

Auch nach der Erfahrung Hanharts ist eine besonders starke Verbreitung der Idiosynkrasien bei den Geistesarbeitern zu beobachten.

Heufieber. Aus einem größeren Heufieberstammbaum einer Schweizer Patrizierfamilie ersah Hanhart einmal die Dominanz von Erbanlagen zu Allergien überhaupt, dann aber ein Vorwiegen der Pollenidiosynkrasie. In anderen Stammbäumen tritt eine gleichzeitige Betonung von alimentären und Arzneiallergien zutage. Gerade die vielen das Heufieber betreffenden Stammbäume Hanharts demonstrieren das Irrige der Annahme Cocas von einer durchgehenden Vererbung der einzelnen allergischen Manifestationen, wobei Coca ja vor allem das Heufieber vorschwebte. Bei der landwirtschaftlich beschäftigten Bevölkerung kommt das Heufieber gar nicht so selten ebenfalls vor, scheint aber doch lange nicht so häufig wie bei der Stadtbevölkerung zu sein. R. Rehsteiner, ein Schüler Hanharts, erhielt bei 12 600 untersuchten Landbewohnern denselben Prozentsatz wie bei 3500 städtischen Arbeitern. Aber es ergab sich, daß die Hälfte dieser Landbewohner gar keine Bauern waren, sondern Pfarrer-, Lehrer-, Fabrikanten- und Beamtenfamilien. Nach einer großen Umfrage Hanharts sind *geistig tätige Menschen beinahe 20mal häufiger von Heufieber befallen als Handarbeiter.* Ein Beginn des Heufiebers vor der Pubertät deutet auf eine Anlage zu besonders schwerer Pollinose hin.

Bronchialasthma. Auch für diese Krankheit gibt es Sippentafeln, bei denen Asthma in mehreren aufeinanderfolgenden Generationen vorherrscht, aber immer sind noch andere allergische Organsymptome vorhanden. Oft besteht eine Belastung mit Epilepsie, Psychopathie und Psychosen. Hanhart verfügt über 34 Asthmatikersippentafeln mit über 1200 Personen, darunter 100 Asthmatiker und 211 andere Allergien.

Aus einem anderen Stammbaum wird der Zusammenhang der allergischen Diathese mit einem sozialen Aufstieg wahrscheinlich und zeigt zugleich, daß *hochgradige Neigung zu Allergien mit einer sonst hervorragend widerstandsfähigen Konstitution verbunden sein kann.*

Auch hier darf noch einmal auf die engen Beziehungen zwischen *Bronchialasthma* und allergischer *Neurodermitis* hingewiesen werden (vgl. S. 471).

Migräne. Nach Hanharts Erfahrungen geht auch die Migräne in den Stammbäumen oft durch mehrere Generationen, aber die konstitutionelle Grundlage weicht öfters von der anderer Allergien ab, weil bei Migräne statt der Vagotonie eine gewisse Sympathicotonie, sowie eine Neigung zu Vasoneurosen und Vasodystonien öfters nachweisbar sein soll. Deshalb wohl finden sich in den Stammbäumen neben der Migräne häufig Nesselsucht und Quincke-sches Ödem, Ménière, epileptiforme Anfälle, Absterben der Finger usw.

Aus einer nach Angaben RAPINs von HANHART aufgezeichneten Sippentafel geht zunehmende Verstärkung der Migräne in den folgenden Generationen
hervor, auch wird die Abhängigkeit von *Nahrungs-* und *Genußmittelidiosynkrasie*
wahrscheinlich. Aus einer anderen Sippentafel ergibt sich ebenfalls ein Zusammenhang mit *alimentärer Idiosynkrasie.* Von 4 Kindern eines Arztes hatten
2 alimentäre Allergie und litten außerdem an Erythema nodosum, ebenso wie
eine Kusine. Nicht mit Unrecht hält HANHART diese Beobachtung für einen Hinweis auf die ebenfalls allergische Genese des Erythema nodosum. Wahrscheinlich
besteht eine gewisse hereditäre Beziehung der Migräne *zur Gicht.* Der französische
Kliniker TROUSSEAU bezeichnet beide Krankheiten als Schwestern (s. S. 617).

Alimentäre und Arzneimittelallergien. Die Stammtafeln zeigen oft, daß sich
die familiären Idiosynkrasien hier nicht nur auf die Art und Lokalisierung der
Sensibilisierung, sondern *auch auf einzelne Allergene und Allergengruppen*
erstrecken können; z. B. wenn ein vor 100 Jahren lebender Mann sowie 2 Söhne
und 3 Enkel völlig gleiche Allergiesymptome (explosives Erbrechen) auf ganz
die gleichen Nahrungsstoffe, Käse, Schweinefleisch, Störfisch, Austern, Hum-
mern, Erdbeeren, Spargel zeigen, aber ganz ohne Urticaria oder Asthma. Bei
einer anderen Sippe kamen 2 eineiige Zwillinge, beide mit Hühnereiallergie, und
mehrere Fälle von Asthma vor. Sehr merkwürdig und noch ungeklärt sind von
verschiedenen Autoren mitgeteilt Vererbungstafeln, in denen sich anscheinend
dominant Hühnereiidiosynkrasien in 4 aufeinanderfolgenden Generationen vererbten (LAROCHE 1919, BELAIEFF 1939, ELLINGER 1926, HANHART 1937), ohne
daß andere Allergien bestanden haben sollen. Aber die Hühnereiallergie scheint
unter den Nahrungsmittelidiosynkrasien nicht einzig dazustehen, da MORACCHI
eine Idiosynkrasie gegen Butter und Käse mitteilte, die sich durch 4 Generationen vererbte. Hier möchte ich auf die Tierversuche verweisen, die vorn
S. 368 mitgeteilt sind. Vielleicht spielen auch bei derartigen menschlichen Erb-
idiosynkrasien oft ähnliche Umstände eine Rolle.

Schließlich gibt es dann auch Sippentafeln, in denen *Arzneimittelidiosynkrasien* prädisponieren, und zwar häufig gegen verschiedene, ohne daß sich
dabei neue Gesichtspunkte für den Modus der Vererbung ergeben.

Serumkrankheit. Daß unter den Arzneimittelidiosynkrasien die spezielle
Manifestation Serumkrankheit vererblich ist, zeigen nicht wenige Stammbäume.
Wegen der Gefahr, in der sich Menschen mit solcher Erbanlage im Falle von
Seruminjektionen befinden, sollte jeder Arzt vor Serumeinspritzungen nach der
Heredität in dieser Richtung seine Anamnese vervollständigen. In einem
Stammbaum HANHARTs mit noch anderen Idiosynkrasien figurieren 4 Ge-
schwister mit Serumkrankheit, eine andere Tafel zeigt bei ausgesprochener
Allergikersippe schwere familiäre Belastung mit Serumkrankheit. Es ist jedoch
zu bemerken, daß ohne Vererbung Serumkrankheit auch dadurch möglich wird,
daß ein Mensch unter Umständen unbewußt, z. B. durch Genuß von Pferdefleisch, gegen Pferdeeiweiß sensibilisiert ist.

Hautkrankheiten. Neurodermitis, die bekanntlich oft mit Asthma zusammen
vorkommt, ist sehr häufig familiär und durch Generationen vererbt. Das Vorkommen von Ekzemfamilien ist nichts Neues. Ebenso kehren Urticaria und
QUINCKEsches Ödem in Stammtafeln häufig wieder. Daß es aber eine *besondere
Anlage zu Larynxödem* gibt, zeigt eine Beobachtung OSLERs, der bei einer Familie
ausschließlich Kehlkopfödem ohne andere Idiosynkrasien bei 5 Generationen
feststellte. Auch hier ist es offenbar die *besondere Disposition des Schockorgans,*
die vererbt wird. Hat doch HANHART $3^{1}/_{3}$ Geschwister mit rezidivierendem
QUINCKEschen Ödem (und zahlreichen anderen Allergien in der Familie) beschrieben, bei denen aber das Ödem nie den Kehlkopf befiel.

Beziehungen zum sog. Arthritismus. Schon vor langer Zeit wurde in Frankreich der Begriff „*arthritisme*" gebräuchlich, durch den man eine genetische Zusammengehörigkeit verschiedener Gelenkaffektionen, nicht zuletzt der Gicht, mit Stoffwechselstörungen. wie Fettsucht, Diabetes, Neigung zu Steinbildungen, aber auch zu Migräne, Asthma, Ekzem usw. (also heute als allergisch bezeichneten Krankheiten) zum Ausdruck bringen wollte. Bouchard wollte das gemeinsame Band in einer Verlangsamung von Assimilation und Dissimilation sehen und sprach von einer „Bradytrophie" der Gewebe. Die vielen Sippentafeln von Hanhart u. a. zeigen, daß bei den „Arthritismus"-Krankheiten, die wir heute allergisch nennen, wie Asthma, Heufieber, Nesselsucht, Ekzem, Migräne usw. kein Zweifel über ihren erbbiologischen Zusammenhang besteht und daß auch rheumatische Affektionen, Steinbildungen, Schleimkoliken usw. in diesen Stammbäumen nicht selten wiederkehren. Nach den umfangreichen Erfahrungen Hanharts liegt *die Schwierigkeit darin, nachzuweisen, ob erbbiologisch eine Beziehung dieser Gruppe auch zu den eigentlichen Stoffwechselkrankheiten: Fettsucht, Diabetes und Gicht* vorhanden ist. Hanhart kommt bei allen 3 Krankheiten zu einer *Ablehnung hereditärer Beziehungen.* Beim *Diabetes* konnte er aus seinen über 400 Allergiesippentafeln *keine deutliche Korrelation* zur Zuckerkrankheit herauslesen, für *echte Gicht* war der Prozentsatz *noch geringer.* Von der *Fettsucht* sagt Hanhart mit Recht, daß sie bestimmt nicht zum Bild des typischen Allergikers gehöre, daß es zudem für die Stammbaumforschung schwer ist, die Mastfettsucht von der hereditären abzutrennen. Unter meiner Leitung stellte H. Sachsse 35 Sippentafeln über Heufieber zusammen, in denen ebenfalls die 3 Stoffwechselkrankheiten keine Rolle spielen.

Die pathogenetischen Beziehungen der Allergien zu Rheuma und Gelenkaffektionen werden wir S. 563 bei den „collagen-diseases", den *Bindegewebskrankheiten,* noch einmal zu streifen haben.

2. Klima und Wetter.

Die Forschungen über die Beeinflussung allergischer Krankheiten bzw. der allergischen Bereitschaft durch Klima und Wetter sind noch sehr im Fluß und nach keiner Richtung richtig abgeschlossen. Die Beurteilung gerade hinsichtlich der allergischen Zustände ist sehr schwierig und sehr leicht durch subjektive Eindrücke des Beobachters zu verfälschen, durch primär-psychische Wirkungen auf den Kranken oft nicht eindeutig. Meines Erachtens muß man sich hinsichtlich Klima- und Wettereinflüssen vor allem 3 Fragen stellen: 1. Erzeugt dieser Einfluß eine *größere vegetativ-neurotische Erregbarkeit* und diese mehr im Sinne der *Vagotonie* oder *Sympathicotonie?* 2. Veranlassen Wetter oder Klima im Milieu des Kranken einen *größerem Reichtum an Allergenen,* besonders in der Luft? 3. Sind Klima- oder Wettereinflüsse imstande. die *Antikörperbildung zu steigern?* Es hat den Anschein und diese Ansicht vertritt auch de Rudder, daß die Einwirkung *auf die Bereitschaft der Schockorgane von größerer Bedeutung* ist als eine Wirkung auf die Sensibilisierung. Doch möchte ich darauf hinweisen, daß gerade die Frage 2 von der Erforschung noch recht vernachlässigt ist und daß z. B. *wetterbedingte plötzliche Anhäufung von Schimmelsporen in der Luft,* ebenso wie solche von Pollen die Häufigkeit allergischer Zustände enorm steigern können. Solche Anhäufungen wären vielleicht manchmal bei den sog. Inversionen möglich. Bei diesen lagert in der Talsohle Kaltluft, darüber liegt Warmluft, die sich mit jener nicht gleich mischt. Die Temperatur nimmt nach oben zu, es entsteht eine Hochnebeldecke. Da die Hochnebeldecke als Sperrschicht wirkt, könnten sich darunter Allergene ansammeln. Wir müssen fernerhin die wirksamen Faktoren von Klima und Wetter vor allem daraufhin untersuchen, *ob durch sie der Vagustonus und damit die allergische Bereitschaft erhöht wird* und da müssen wir zu allernächst die unmittelbaren Einflüsse von Kälte, Wärme, Feuchtigkeit, Wind ins Auge fassen.

HELLPACH trennte eine *Wetterfühligkeit* von einer *Wetterempfindlichkeit.* So ist z. B. das Vorfühlen des Föhns ein charakteristisches Merkmal der sog. Föhnkrankheit. DE RUDDER prägte für die pathologischen Folgen kosmischer Einflüsse auf den Organismus den Ausdruck „*meteorotrope Krankheiten*", man spricht von *Meteorotropismus* der betroffenen Individuen. Wahrscheinlich spielen nicht nur *irdische* meteorologische, sondern auch *solare* Einflüsse eine Rolle. Es scheint, daß aber nicht die einzelnen Wetterfaktoren wie etwa Kälte, Wärme, Feuchtigkeit von wesentlicher Bedeutung sind, sondern *der gesamte* mit diesen Faktoren verbundene *Wetterkomplex.* Exakte Untersuchungen über die Wirkung *einzelner* Wetterfaktoren hatten in der Regel negative Ergebnisse. Man vergleiche jedoch die S. 376 erwähnten Versuche über Luftdruck. Die größte Bedeutung scheinen *Kaltfronten, Warmfronten* sowie die *Okklusion* (d. h. die zusammenfallende Kalt- und Warmluft) zu haben. Dazu können aber kommen: Inversionen, absteigende Luftströmungen, der atmosphärische Depressionscharakter, die atmosphärische Aktivität, starke Druckschwankungen, Gewitter. Von den solaren Faktoren: Teilchen und Wellenstrahleneinbrüche von der Sonne her (festgestellt durch die Schwankungen des erdmagnetischen Feldes), Neuentstehung von Sonnenfleckenherden, Auftreten von Calciumflocken (H. BERG). Also eine ganze Menge anscheinend pathogener kosmischer Vorgänge. *Kaltfronten scheinen an allererster Stelle zu stehen,* doch besteht bezüglich allergischer Anfälle noch kein beweisendes Zahlenmaterial. Der Einfluß *solarer Vorgänge* ist noch viel zu wenig untersucht worden. Wieviel gerade für die Allergien hier noch an exakter Arbeit zu leisten ist, kann man aus einer tabellarischen Zusammenstellung über die spezifische Wirksamkeit der genannten kosmischen Vorgänge auf Krankheiten in dem gründlichen Buch von HELMUT BERG[1] entnehmen, in der keine einzige allergische Krankheit angeführt ist.

Dann die Frage, *was die Ionen der Luft pathogenetisch bedeuten.* Wir finden in der Atmosphäre dauernd einen Strom negativ aufgeladener Luftteilchen, sog. atmosphärische Ionen. Sie steigen von der Erde nach oben, während umgekehrt aus den höheren Luftschichten positiv geladene Ionen nach unten fallen. Eine etwaige Nebeldecke wirkt als Sperrschicht, wodurch die untere Schicht sich negativ, die obere positiv auflädt, man spricht dann von einer *Doppelladeschicht*; deren krankheitsauslösende Bedeutung noch näher erforscht werden müßte.

Die allgemeine Empfindlichkeit gegen Klima und Wetter ist augenscheinlich auch beim Tier sehr verschieden. PREUNER stellte bei seinen *anaphylaktischen Meerschweinchenversuchen* eine sehr *verschiedene Wetterfühligkeit (Meteorotropismus)* fest. Die eine Hälfte der Tiere war wetterfühlig, ein Viertel nicht, ein Viertel verhielt sich paradox, d. h. zeigte entgegengesetzte Wetterreaktion. Auch ist die allergische Ansprechbarkeit im *Herbst und Winter* in der Regel *abgeschwächt.* Diese jahreszeitlichen Schwankungen der Allergiebereitschaft fielen auch beim Menschen immer wieder auf. Die hierfür maßgebenden Faktoren sind aber offenbar sehr verschieden und sicher erst teilweise erforscht. Nach den PREUNERschen Versuchen unterlag die absolute Reaktionshöhe der Versuchstiere jahreszeitlichen Schwankungen, die von der Wirkung der meteorotropen Faktoren unabhängig ist. Der Autor stellte einen Gipfel im Januar

---

[1] Wetter und Krankheiten, S. 98. Bonn: Bouvier & Co. 1947.

und im Juni fest, ein Minimum im September, er fand die Reaktionen von Oktober bis März relativ hoch. Das paßt schlecht zu der vorhin erwähnten winterlichen Abschwächung.

Die jahreszeitliche Abhängigkeit und die *Häufung allergischer Anfälle im Frühjahr und Herbst* ist nicht zuletzt auch durch die größere Häufigkeit des Wechsels der Luftkörper in diesen Jahreszeiten zu erklären. De Rudder spricht vom *komplexen Vorgang der Jahreszeit*, der alle meteorologischen Einzelerscheinungen vereinigt. In das Wechselvolle des Wetters komme durch die Jahreszeiten doch ein bestimmter Rhythmus. Der *typische Frühjahrsgipfel des allergischen Ekzems* ist bekannt, ebenso die Steigerung der Tuberkuloseallergie in dieser Jahreszeit. Nach De Rudder scheint die *Allergieänderung im Frühjahr mit dem Einsetzen stärkerer Ultraviolettbestrahlung* zusammenzuhängen, wobei aber die Entwöhnung von Ultraviolettlicht im Winter ein maßgebender Faktor ist. Setzt man vorher im Dunkeln gehaltene Tiere der künstlichen Höhensonne aus, so *steigen die Eosinophilen an*, was auch im Frühjahr der Fall ist. Das Ultraviolettlicht wirkt auf den Mineralstoffwechsel, die Phosphate steigen im Blut an, wodurch die Menge der Calciumionen im Blut absinkt und die Erregbarkeit des vegetativen Nervensystems steigt und damit auch die allergische Anfallsbereitschaft.

Beim Wetter scheint ganz abgesehen von allen meteorotropen Faktoren *der plötzliche Wechsel* von Einfluß auf die allergische Anfallshäufigkeit zu sein, vielleicht in erster Linie durch ungünstige Wirkung auf das vegetative Nervensystem. Naheliegenderweise ist der Einfluß des Wetters von der *geographischen und orographischen Lage* des Aufenthaltsortes abhängig. Man spricht von Groß- sowie von Klein- oder Lokalklima. De Rudder bedauert, daß wir noch keine medizinische Geographie der weißen Rasse besitzen. Nicht bloß die ärztliche Erfahrung zeigt es, sondern auch exakte Tierversuche (Haag, Preuner, De Rudder) ergaben vielfach, *daß bei fallendem Luftdruck die anaphylaktische Reaktionsbereitschaft* verstärkt ist und umgekehrt. Bei Luftdruckanstieg sah Haag im klassischen Meerschweinchenversuch fast völlige Anfallshemmung, während bei Luftdruckabfall in der Regel schwere, oft tödliche Anfälle einsetzen. De Rudder sagt mit Recht, daß eine solche Beobachtung — Barometerabfall = Anfall — noch keine ursächliche Verknüpfung bedeutet, zumal die Luftdruckänderungen ja nur Symptome für sehr verwickelte atmosphärische Veränderungen sind. Nach neueren Versuchen von Haag scheint aber doch der Luftdruck eine unmittelbar kausale Wirkung auf den allergischen Anfall zu haben. Haag benützte zu seinen Versuchen nicht mehr den natürlichen, wetterbedingten Luftdruck, sondern *künstlichen, durch die Luftpumpe veränderten*. Zunächst ergab sich, daß „barometrische" Unruhe anaphylaxieunterstützend wirkt. Jedenfalls war der Einfluß der künstlichen Luftdruckbewegung auf die anaphylaktische Reaktion ganz eindeutig. Bei fallendem Luftdruck fast immer tödlicher Schock im Meerschweinchenversuch, bei steigendem keine oder schwache Reaktion.

Noch einige Bemerkungen zur *Föhnempfindlichkeit*. Weiter vorne wurde schon das charakteristische Vorfühlen des Föhns durch die empfindlichen Individuen erwähnt. Es wird aber auch als charakteristisch angegeben, daß die *Krankheitserscheinungen mit dem Einsetzen des Föhns* bzw. seinem Durchbruch im Tale *verschwinden*. Da es sich um alle möglichen Symptome gesteigerter vegetativ-neurotischer Erregbarkeit handelt, ist naturgemäß auch eine erhöhte Disposition zu allergischen Reaktionen gegeben. In Innsbruck, also einer ausgesprochenen Föhngegend, wurden von Trabert umfangreiche Untersuchungen über die pathogenetische Bedeutung des Föhns durchgeführt. Die Ergebnisse zeigen, daß man selbst in so typischen Föhngegenden wie Innsbruck den Einfluß des Föhns nicht überschätzen darf. Recht bemerkenswert sind die Versuche, die STRASSBURGER an Meerschweinchen über den *Einfluß des Föhns auf den Wasserhaushalt* anstellte. Es kam während des Föhns zu einer Wasserretention mit geringem, saurem, dunklem Urin, die *nach* dem Wettereinfluß von einer Wasserausschwemmung mit rötlichem, alkalischem, hellem Urin abgelöst wurde. Es sei daran erinnert, daß die Untersuchungen VEILS bei Asthmatikern vor dem Anfall ebenfalls einen spärlichen, dunklen Urin, danach reichlichen, hellen Urin ergaben. Zur Erklärung solcher Wetterwirkungen stellt STRASSBURGER ebenfalls das vegetative Nervensystem in den Mittelpunkt. Das *Hypophysenzwischenhirnsystem* denkt er sich als *Empfänger des atmosphärischen Reizes*, von wo aus ja der Wasserstoffwechsel und das übrige vegetative System reguliert werden. Statt am Wasserstoffwechsel kann sich der kosmische Reiz auch in anderer Weise und an anderer Stelle auswirken, je nach Bestehen eines locus minoris resistentiae, einer Krankheitsbereitschaft. Eine solche ist meines Erachtens dann nicht selten auch Ursache einer allergischen Sensibilisierung.

Experimentelle Studien über den Einfluß des Wetters auf das allergische Asthma von Meerschweinchen verdanken wir, wie bereits erwähnt, PREUNER. Er sah eine deutliche, wenn auch schwache Anfallsverstärkung an den wettergestörten Tagen. *Kaltfronten wirkten fast stets anfallsverschlimmernd*, andere Wetterfaktoren wirkten vielfach umstimmend, bald in günstigem, bald in ungünstigem Sinne. *Die meisten Meerschweinchen reagierten auf Kaltfronten*, dann auf Okklusion, dann auf Warmfront. *Die Kaltfront stellt nach PREUNER* (wenigstens bei seinen asthmatischen Meerschweinchen) *anscheinend den kräftigsten meteorotropen Faktor dar*, auch scheint ein meteorotroper Faktor schon im Augenblick seines Erscheinens zu wirken. 53% der Tiere, der höchste Prozentsatz, reagierte auf Kaltfront wetterfühlig.

Aus klinischer Erfahrung wissen wir, daß Asthma und rheumatische Erkrankungen in den Tropen sehr selten sind. Rheuma ist in der feuchten, dämpfigen Oasenluft viel häufiger als in der trockenen Wüstenluft.

Bedeutungsvoll für künftige Forschungen dürften schließlich Studien FINDEISENS über *Veränderung der Kolloide durch Wettereinflüsse* sein, die er mit Arsen-Trisulfatsol durchführte. Sie legen die Vermutung nahe, daß auch Kolloide des tierischen Organismus durch Wettereinflüsse Änderungen erfahren können.

Das Sol befand sich in Reagensgläsern, in die je 2 Platinelektroden im Abstand von 1,15 cm eingeschmolzen waren. Durch die Messung des Widerstandes zwischen den beiden Elektroden wurde die Alterung des Sols festgestellt. Stets eine große Reihe von Einzelablesungen aus vielen Versuchsgefäßen. Es ergab sich, daß die beobachteten Widerstandsschwankungen nicht durch lokale Einflüsse, sondern offenbar *durch großräumiges Geschehen* bedingt waren. Für verschiedene Wettertypen wurde festgestellt, wie oft die Widerstandsabnahme (d. h. der Alterungsprozeß) beschleunigt, unbeeinflußt oder verzögert war. Besonders Föhn- und Kaltfronten wirkten eindeutig beschleunigend. FINDEISEN kommt zu dem Schluß, daß offenbar eine *Massenwirkung der Atmosphäre* vorliege, in erster Linie wäre an eine *Strahlung* zu denken.

Großes Interesse haben in den letzten Jahren die Untersuchungen M. CURRYS über Wettereinflüsse erregt. Prof. PETERSEN-Chicago, der Verfasser des Werkes "The Patient and the weather", glaubt sogar, daß sie endlich die wirksame Komponente in der Atmosphäre identifiziert und uns den Schlüssel zum Problem „Wetter und Mensch" geliefert hätten. Ich möchte allerdings an die erwähnte Ansicht DE RUDDERS erinnern, daß Beobachtungen über den Zusammenhang *einzelner* Klima- oder Wetterfaktoren und körperlicher Zustände noch keine ursächliche Verknüpfung bedeuten, da die Einzelfaktoren meist nur Symptome für sehr verwickelte atmosphärische Veränderungen sind.

Nachdem mehrjährige klimatische Forschungen über die verschiedensten klimatischen und Wettervorgänge, wie Luftdruckkorrelationen, erdmagnetisches Feld, kosmische Ionisation der Luft, Curry kein klares Ergebnis gebracht hatten, gelang ihm schließlich der Nachweis, daß *dem Ozon ein entscheidender Einfluß auf die Steuerung der Lebensvorgänge* beizumessen sei. Es ließ sich zeigen, *daß bei hohen Ozonkonzentrationen sich eine Hemmung entzündlicher Symptome und eine Steigerung spastischer Erscheinungen* einstellte und daß in der Klimakammer durch Anreicherung bzw. Verminderung von Ozon entsprechende Symptome und Zustandsänderungen reproduziert werden konnten. Da es sich bei den Curryschen Messungen um die *Gesamtheit aller oxydierenden Stoffe* in der Atmosphäre handelt, *die Kaliumjodid in neutraler Lösung zu oxydieren vermögen*, wurde diese Gesamtheit von Curry aus Gründen der Vereinfachung mit dem Namen „Aran" belegt. Der Autor hat bis jetzt weit über 120000 Messungen durchgeführt. Es würde zu weit führen, auf alle seine Ergebnisse und seine oft recht kühn erscheinenden Folgerungen einzugehen. Hohe Konzentrationen werden im klimatischen Milieu eines Kaltluftkörpers, niedrige im Milieu eines Warmluftkörpers angetroffen. So wird zunächst *ein K- (Kaltluft) und ein W- (Warmluft) Klima* unterschieden. Curry glaubt, das örtliche Klima durch den jeweiligen Verlauf der „Aran-Tageskurve" charakterisieren zu können. Man sei auch berechtigt, den klimatischen Effekt eines *K-Milieus* in einer vagotonischen Umstellung des Organismus mit Verschiebung aller p_H-Werte nach der alkalischen Seite, einer entsprechenden Steigerung spastischer Tendenzen, aber einer deutlichen Hemmung entzündlicher und exsudativer Vorgänge oder Krankheiten zu erblicken, während die Auswirkung eines „W-Milieus" auf den Körper eine Verschiebung der vegetativen Regulation nach der sympathicotonischen Seite hin, eine Senkung der p_H-Werte, eine Dämpfung spastischer Reaktionen, aber eine bemerkenswerte Steigerung entzündlicher und exsudativer Symptome bedeute. Da nach den Ergebnissen Currys die Anreicherung oxydierender Stoffe in der Luft für den Organismus *eine dauernde Stimulierung seiner vagotonischen Regulationsphase* bedeutet, da wir andererseits wissen, daß allergische Erkrankungen in der Regel mit einer Erhöhung des Vagustonus einhergehen und durch sympaticotonisch wirkende Mittel, wie z. B. Adrenalin, gebessert werden, können wir die Bedeutung dieser Forschungen für die allergischen Krankheiten ermessen. Es besteht an dieser Stelle keine Veranlassung, auf die zahlreichen weiteren Ergebnisse der Aranforschungen Currys einzugehen, zumal so manche vorläufig noch einen reichlich problematischen Eindruck machen, z. B. die *Einteilung der Menschen in K-Typen und W-Typen* mit entsprechender Empfindlichkeit gegen K- und W-Milieu, die vorwiegende Anziehungskraft der Geschlechter durch den entgegengesetzten Typ usw. Aber es erscheint mir aussichtsreich, daß mit diesen neuen und anscheinend exakten Methoden die allergischen Krankheiten, besonders Asthma in pathogenetischer wie in therapeutischer Hinsicht auf breiter Basis durchforscht werden.

Aus diesem kurzen Überblick wird ersichtlich, daß weitere Studien über den Einfluß von Wetter und Klima auf die allergische Anfallsbereitschaft dringend notwendig sind. Nach Haag und Preuner ist für solche Forschungen *der sensibilisierte Organismus* (z. B. des Meerschweinchens) *der feinste Indicator*, den wir zur Zeit kennen. Um so verlockender könnte also dieses Arbeitsthema sein.

III. Allgemeine Diagnostik.

Für die Diagnose einer bestimmten Allergie steht eine genaue Anamnese mit Unterstützung durch einen *Fragebogen* an erster Stelle. Wo es aber irgendwie angängig ist, soll eine *Testung* mit verschiedenen in Frage kommenden Allergenen durchgeführt werden. Leider sind aber solche Testungen nicht bei jedem Probanden durchführbar. Der Arzt muß sich vor jedem Versuch *fragen, ob eine etwaige stärkere Reaktion dem Patienten nicht schadet*, oder ob wegen des augenblicklichen Zustandes von Haut, Schleimhäuten oder des vielleicht mehr oder weniger angegriffenen Allgemeinbefindens überhaupt ein einwandfreies Ergebnis zu erwarten ist. Kommt etwa ein im übrigen anscheinend gesunder Asthmatiker, Pollenallergiker oder dgl. in die Sprechstunde, so muß man es sich zum Prinzip machen, Testungen erst dann vorzunehmen, wenn man durch klinische Untersuchungen, Röntgenaufnahme, Blutsenkungsprobe usw. eine *aktive Tuberkulose ausgeschlossen* hat, deren Aktivität durch eine heftige Hautreaktion gesteigert werden könnte. Das gilt mutatis mutandis ebenso für andere Infektionen und andere Erkrankungen. Also keine Testung ohne vorherige genaue Untersuchung!

Die *Hauptwege, die zur allergischen Diagnose führen*, sind also folgende:

1. Genaue Spezialanamnese mit und ohne Fragebogen,
2. charakteristische Krankheitssymptome,
3. Eosinophilie und leukopenischer Index,
4. allergische Testungen (unter Umständen Methode von PRAUSSNITZ-KÜSTNER),
5. Probediäten,
6. Röntgendiagnostik.

Eine genaue Spezialanamnese setzt die gute Kenntnis der Krankheitsbilder, der bei diesen Krankheiten erfahrungsgemäß häufig auftretenden Allergene sowie der Wege, die von den Allergenen bis zum Eintritt in den befallenen Körper eingeschlagen werden, voraus. Über alles dies wird im speziellen Teil noch zu reden sein. Sehr zweckmäßig erwiesen sich mir *besondere Fragebogen*, die eigens für die Allergieanamnese zugeschnitten sind. Ich habe schon in der 1. Auflage meines Buches 1926 einen solchen allergischen Fragebogen veröffentlicht, ich glaube, daß ich der erste war, der einen solchen, wenigstens in Deutschland, verwendete, jedenfalls hat er sich mir gut bewährt. Er soll hier etwas gekürzt folgen. Über die bei der Untersuchung des Kranken zu beachtenden charakteristischen Symptome ist im speziellen Teil Näheres nachzusehen.

Fragebogen für allergische Kranke.

von (Name oder Zeichen) .... Beruf......................
Alter.............. Diagnose (vom Arzt auszufüllen)........... Datum..............
Es wird ersucht, die Nummern der Fragen auch zu den Antworten zu schreiben. Wenn für die Antworten nicht genügend Platz ist, bitte auch das leere Beiblatt zu benutzen!

A. Eltern des Untersuchten.

1. An was sind oder waren Ihre Eltern erkrankt? 2. An was sind Ihre Eltern gestorben? 3. Hatten die Eltern ein gleiches oder ähnliches Leiden wie Sie? 4. Beruf Ihrer Eltern? 5. Litt eines der Eltern an Fettleibigkeit, Gicht, Zuckerleiden, Asthma, Kropf, Epilepsie (fallende Krankheit), Lungentuberkulose, Gelenkkrankheiten, Gelenkrheumatismus, Heufieber, Blutkrankheiten, Herzkrankheiten, Geschlechtskrankheiten, juckenden Hautausschlägen, Migräne? 6. Krankheiten der Geschwister der Eltern? (Krankheiten wie bei Nr. 5.) 7. Was wissen Sie über solche Erkrankungen Ihrer Urgroßeltern, Großeltern oder sonstiger Blutsverwandten?

B. Geschwister des Untersuchten.

8. An was für Krankheiten litten oder leiden die Geschwister? (Fragen wie bei Nr. 5.)

C. Kinder des Untersuchten.

9. Waren in der Ehe Abgänge, Frühgeburten, Zwillingsgeburten da? 10. Sind die Kinder gesund, schwächlich? 11. Was für Krankheiten haben die Kinder? (Wie bei Nr. 5, ferner Fraisen, Krämpfe, Skrofulose, dauernd Husten, zurückgebliebenes Wachstum usw.)

D. Der Untersuchte selbst.

12. Wo geboren? 13. Wo aufgewachsen? 14. Hatten Sie als Kind Fraisen, Krämpfe, englische Krankheit, Skrofulose, dauernd Husten, Hautausschläge? 15. Welche Schulbildung haben Sie? 16. Welchen Beruf haben Sie jetzt, welchen früher? 17. Hatten Sie Masern, Scharlach, Diphtherie, Typhus, Gelenkrheumatismus, sonstige Infektionskrankheiten (ansteckende Krankheiten? vgl. auch die Krankheiten von Nr. 5) in welchem Alter? 18. Hatten Sie Lungenentzündung? Wie oft? 19. Lungenspitzenkatarrh? Lungentuberkulose? 20. Wann begann das jetzige Leiden? Schloß es sich an irgendeine akute Krankheit an? 21. Was für Erscheinungen hatten Sie im Beginn des Leidens? 22. Haben Sie Neigung zu Hautausschlägen, Furunkulose usw.? 23. Leiden Sie an Nesselsucht? Juckreiz? 24. Neigen Sie zu Gicht, Rheumatismus, Gelenkschwellungen? Sind oder waren Sie herzleidend?

25. Neigen Sie zu Verstopfung, zu Durchfällen, überhaupt zu Magen- und Darmstörungen? 26. Hatten oder haben Sie Drüsenanschwellungen? 27. Wurden bei Ihnen große Mandeln festgestellt? 28. Atmen Sie schwer durch die Nase? 29. Sind Sie nervös? Haben Sie Neigung zu melancholischen (traurigen) Verstimmungen, zu Anfällen von Bewußtlosigkeit? Zu Herzklopfen, zu starken Erregungen, zu heftigen Zornausbrüchen? Oder sind Sie mehr phlegmatisch, regt Sie nichts besonders auf? 30. Hatten Sie als Kind Atemkrämpfe? 31. Haben Sie öfters Kopfweh, Migräne, (halbseitiges Kopfweh), Erbrechen? Hatten Sie schon Kolikanfälle (sehr heftige Leibschmerzen, Gallensteinkolik, Nierensteinkolik usw.)? 32. Leiden Sie an Zittern? 33. Schwitzen Sie leicht? 34. Sind Sie meist blaß oder haben Sie eine gesunde Farbe? 35. Ist das Gesicht meist stark gerötet, haben Sie oft feuchte, glänzende Augen? 36. Bemerken Sie manchmal Aussetzen des Herzschlages? 37. Leiden Sie an Herzklopfen und Pulsbeschleunigung? 38. Haben Sie einen Kropf oder dicken Hals? 39. Haben Sie Neigung zu Halsentzündungen, Schnupfen? Zu sonstigen Entzündungen? Zu Gallensteinen? 40. Leiden Sie an Heuschnupfen (d. h. an Schnupfen, Katarrh, Augenkatarrh, oft auch an Asthma im Frühjahr zur Zeit der Grasblüte)? Haben Sie auch zu anderer Zeit manchmal plötzlichen kurzdauernden Schnupfen? 41. Sind Sie besonders empfindlich gegen den Genuß von Eiern, von Fischen, Erdbeeren oder dgl., haben Sie überhaupt unüberwindliche Abneigung gegen manche Speisen, Gerüche, dgl. (Idiosynkrasien)? Überlegen Sie sich, ob Sie vielleicht eine besondere Empfindlichkeit haben: a) Gegen Pflanzen und Blumen, z. B. Primeln; b) gegen Früchte und Obst, z. B. Erdbeeren; c) gegen Harze und Öle, gegen Medikamente, gegen kosmetische Mittel (z. B. Puder, Haarwasser, Handcreme, Lippenstift u. dgl.); d) gegen Brot, Weizen, Roggen, Reis u. dgl.; e) gegen Wein, Bier, Kaffee, Tee, Kakao; f) gegen Gemüse, Kartoffeln, Honig, Nüsse u. dgl.; g) gegen allerlei kleine Tiere, Insekten, Raupen, Milben; Sind Sie ganz besonders empfindlich gegen Floh- und Bienenstiche? h) gegen Muscheln, Krebse, Austern u. dgl.; i) gegen Fische; k) gegen Eier und Eierspeisen; l) gegen Fleisch verschiedener Schlachttiere, z. B. Schwein, Rind, Hammel; m) gegen Wolle, Haare, Federn; n) Haben Sie mit Pferden zu tun? Haben Sie im Haus Hunde, Katzen, Kaninchen oder andere Haustiere, ferner Federvieh, z. B. Singvögel, Papageien, Hühner, Enten, Gänse, usw. Oder haben Sie außer Haus mit solchen Tieren zu tun? o) Bekommen Sie Ihre Anfälle meist nachts? Könnten sie mit Ihrem Bett oder Ihrem Schlafzimmer zusammenhängen? Mit irgendeinem Ihrer Zimmer oder einem Ihrer Möbel, Ihrer Gebrauchsgegenstände? p) Hängen die Anfälle mit Ihrem Beruf, Ihrem Gewerbe zusammen? Wenn Sie von einer solchen besonderen Empfindlichkeit etwas bemerkt haben, schreiben Sie Ihre Beobachtungen etwas ausführlicher auf ein besonderes Blatt! 42. Haben Sie manchmal plötzliche Anschwellungen im Gesicht oder sonst am Körper? 43. Hat irgendeine andere Erkrankung, die Sie im Verlauf Ihres Leidens bekamen, dieses verbessert oder verschlimmert? 44. Wieviel trinken Sie (Bier, Wein, Schnaps usw.)? Wieviel rauchen Sie (Zigarren, Zigaretten, Pfeifen)? 45. Hatten oder haben Sie eine Geschlechtskrankheit? Welche? 46. Wie glauben Sie, daß Ihr Leiden entstanden ist?

Nur für Frauen.

47. Ist die Periode stark oder schwach? 48. Haben Sie stärkere Beschwerden bei der Periode? 49. Wie oft haben Sie geboren? 50. Hatten Sie Abgänge, Frühgeburten? 51. Haben Sie ein Unterleibsleiden, was für eines? Hatten Sie starke Schwangerschaftsbeschwerden? Erbrechen? Eklampsie?

Für Asthmaleidende.

52. Sind die Anfälle abhängig vom Klima, von dem Ort, wo Sie sich aufhalten? 53. Sind Sie zwischen den Anfällen ganz becshwerdefrei oder haben Sie dauernd Bronchialkatarrh? 54. In welchen Zwischenräumen haben Sie die Anfälle? 55. In welchem Alter bekamen Sie den ersten Anfall? 56. Haben Sie überhaupt Neigung zu Bronchialkatarrhen? 57. An was schloß sich der erste Anfall an (vielleicht an akute Erkrankung)? 58. Bevorzugen die Anfälle eine bestimmte Tages- (oder Nacht-) zeit? 59. Wie lange dauern gewöhnlich die Anfälle? 60. Lösen bestimmte Speisen und Gerüche, Staubeinatmungen oder sonst irgend etwas die Anfälle aus? Vielleicht auch nur die Erinnerung an irgend etwas? 61. Was für Mittel benützten Sie schon, welche wirkten am besten?

Anhang (nach H. DECKER).

62. Schlafen Sie allein im Schlafzimmer? 63. Welche Füllung ist in Ihrem Bett und zwar: Kopfkissen? Oberbett? Steppdecke? Unterbett? Matratzen? Keilstück? 64. Wie ist die Stahlmatratze? (Alte hohe Sprungfedern? Flache Spiralmatratze oder Spiralgewebe?) Liegt darüber eine Schutzdecke? Womit gefüllt? 65. Wie alt sind Bett und Füllungen? 66. Stoff der Steppdecke und Bettücher? 67. Schliefen Sie bis vor kurzem oder schlafen Sie zeitweilig in einem anderen Bett? Wie ist dieses Bett beschaffen? Schlafen Sie berufsmäßig immer in anderen Hotelbetten? 68. Sind weitere Betten in Ihrem Schlafzimmer? Benutzt oder unbenutzt? 69. Ist darin dasselbe wie in Ihrem Bett, oder welche Unterschiede?

(Bitte genau angeben!) 70. Wie alt sind Bett und Füllungen ? 71. Sind in dem Schlafzimmer Polstermöbel (Sofa, Chaiselongue, Sessel, Wäschepuffs, gepolsterte Fußbänkchen, mit Leder bezogene Stühle) ? 72 Was ist darin ? Woraus besteht die Füllung und Abdeckung (Abdeckung ist eine Schicht zwischen dem eigentlichen Füllstoff und dem Überzug) ? 73. Welche Polstermöbel sind in den anderen Zimmern ? Was ist darin ? Haben Sie lederüberzogene Stühle ? Was ist unter dem Leder ? 74. Sind in dem Arbeitsraum (Kontor, Büro) Polstermöbel oder Lederstühle ? Womit gefüllt ? 75. Was ist in den Sofa- und Stuhlkissen, in den Puffs und Schlummerrollen ? (Bitte genau nachsehen!) 76. Zusammenfassend: Bitte die Stoffe zu unterstreichen, die in Ihrem Hause in Polstern, in Betten und Kissen Verwendung finden: Hühnerfedern, Gänsefedern (Daunen), Entenfedern, Taubenfedern, Kapok, Crin d'Afrique (Klubsessel), Roßhaar, Fiber, Seegras, (echtes Meergras oder Alpenheu), Werg, Jute, Schafwolle (rohe oder gereinigte), Kunstwolle, Riffelwolle, Hasen- oder Kaninchenhaare, Papierabfälle, Stroh, Haferspreu. Oder ist noch ein anderer Füllstoff da ? 77. Finden Tierfelle als Teppiche oder Bettvorleger oder als Schmuck Verwendung ? Oder sind sonst Tierfelle vorhanden ? Von welchen Tieren ? 78. Wo liegt Ihr Schlafzimmer ? In welchem Stock ? Liegt ein Keller darunter ? Liegt es neben oder zwischen Vorrats- und Speicherräumen ? Wenn möglich, bitte ganz einf che Skizze (in wenigen Strichen) der Wohnräume mitzubringen. 79. Weitere Beobachtungen des Patienten über seine Krankheit.

(Die praktische Ausführung dieses Fragebogens ist natürlich so gedacht, daß die einzelnen Fragen halbseitig untereinander stehen und rechts Raum für die Antworten gelassen ist.)

Die Eosinophilie bei der Anaphylaxie und Allergie. Im anaphylaktischen Meerschweinchenversuch fand SCHLECHT regelmäßig starke Eosinophilie. Beim Schock dieser Tiere umgeben die eosinophilen Zellen wallartig die Bronchien, ganz ähnlich wie beim Asthma. Aus allen den zahlreichen Beobachtungen wird man zu der Vermutung gedrängt, *daß den Eosinophilen bei der Abwehr und Verarbeitung der Allergene, vor allem des art- und individualfremden Eiweiß, eine besondere Aufgabe zukommt,* daß sie von diesem angelockt werden und sich im Schockgewebe in großer Menge sammeln (vgl. ARTHUSsches Phänomen, S. 359). Die physiologische Anhäufung von Eosinophilen im Darm bei der Verdauung weist in diese Richtung. Nach KOVACS enthalten die eosinophilen Zellen eine antihistaminartig wirkende Substanz.

Für die Zählung im Blut ist in zweifelhaften Fällen unbedingt die *Kammerzählung* empfehlenswert, z. B. nach der bekannten Technik von DUNGER.

Die *Methode von* DUNGER wird folgendermaßen ausgeführt: Die Verdünnungsflüssigkeit hat folgendes Rezept: 1% wäßrige Eosinlösung, Aceton ää 10,0, Aqua dest. ad 100,0. Es wird mit gewöhnlicher Leukocytenpipette aufgesogen und die übliche Leukocytenzählkammer verwendet. Die Granula der Eosinophilen sind leuchtend rot, die übrigen Leukocyten nur schattenhaft, die Erythrocyten unsichtbar. Normalwerte beim Erwachsenen: 100 bis 200 Eosinophile im Kubikmillimeter.

Wenn man bedenkt, daß bei 6% Eosinophilen im Kubikmillimeter erst von einer Eosinophilie gesprochen werden kann, so müssen in der Zählkammer mindestens *mehr als 400 Zellen* bei normaler Gesamtleukocytenzahl gezählt werden, damit man von Eosinophilie sprechen kann. Im *Knochenmark* sind bei Allergien die Eosinophilen fast stets vermehrt, so daß man eventuell auch *Sternalmarkuntersuchungen* vornehmen kann.

Es ist wichtig zu wissen, daß die Eosinophilie des Blutes zwar eine charakteristische Erscheinung allergischer Zustände ist, aber keineswegs stets vorhanden zu sein braucht, auch nicht deutlich von den Anfällen und ihrer Stärke abhängt. Zweifellos weist aber ihre Vermehrung auf allergische Vorgänge hin. Fehlen bei allergischen Zuständen die Eosinophilen im Blut, so liegt es wahrscheinlich oft daran, daß sie *in die Schockorgane* zur Abwehr der allergischen Noxe *abwanderten* und dort angehäuft sind, z. B. bei Asthma im Bronchialsekret. Es ist daher *sehr wichtig, etwaige Sekrete und Exkrete der Schockorgane auf Eosinophilie zu untersuchen* (z. B. auch Darmschleim bei eosinophilen Darmkatarrhen, Colitis membranacea usw.). Ferner Eosinophilie der Pleura- und Peritonealexsudate. Ich möchte übrigens hier erwähnen, daß nach neueren Untersuchungen von Viten der *Rückgang der Bluteosinophilie durch Bestrahlungstherapie* (z. B. Röntgenbestrahlung) bei Asthmatikern als günstiges prognostisches Zeichen verwendet werden kann. Findet man im Blut keine Vermehrung, so kann oft das Studium bzw. *die Zählung der Eosinophilen vor, während und nach den allergischen Anfällen* auf die allergische Grundlage hindeuten, wenn auf diese Weise stärkere Schwankungen festzustellen sind, z. B. bei Urticaria, Quincke- schen Ödem und Migräne. Uffenheimer, der die Feststellung von Eosinophilie besonders für die Diagnose kindlicher Allergien hoch einschätzt, hält die Methode nur bei *häufigen Untersuchungen und kurvenmäßiger Verwendung der Resultate* für wertvoll. Bei erwachsenen Asthmakranken sahen Heinecke und Deutsch- mann zu Beginn des Anfalls starkes Absinken der Eosinophilen, dann aber hohes Ansteigen. Verallgemeinernd bemerkte ich zur Bewertung der Eosino- philie in meinem Buch: ,,Eine deutliche Schwankung der Eosinophilenkurve nach oben oder nach unten im Anschluß an die Injektion eines sonst indiffe- renten Stoffes stellt einen Beitrag zur Diagnose ,allergische Reaktion' dar.''

Bekanntlich *haben Vagus und Sympathicus einen entgegengesetzten Einfluß auf die Eosinophilenzahl.* Man kann durch *Acetylcholin Eosinophilie* und durch *Adrenalin Eosinopenie* erzeugen. Vielleicht könnten die leukotaktischen Wir- kungen dieser Stoffe bei allergischen Zuständen durch Verstärkung der Eosino- philie umgekehrt auch diagnostisch verwendet werden. *Das vegetative Nerven- system scheint je nach Vagotonie (Cholin-Pilocarpin) oder Sympathicotonie (Adrenalin) über den Grad der Eosinophilie zu entscheiden.* Um die zirkulierenden Eosinophilen an ihren Bestimmungsort zu bringen, gibt es verschiedene Regula- tionswege, besonders die *hormonalen Einflüsse der Nebenniere,* des Adrenalins und der 11-Oxysteroide. Ruppel und Hitzelsberger weisen darauf hin, daß bei vermehrter Einwirkung dieser Hormone eosinophile Zellen zerstört werden, daß weiterhin auch vasomotorische Momente die Verteilung dieser Zellen aus- giebig verändern können. Das Absinken der Eosinophilen kann also verschiedene Ursachen haben und es ist nicht richtig, es in jedem Fall auf eine Stimulierung der Nebennierenrinde zu beziehen. Aus diesem Grund ist der sog. Thornsche *Eosinophilentest nur unter bestimmten Bedingungen* verwertbar. So spricht z. B. nach ACTH-Anwendung fehlender Abfall der eosinophilen Zellen meist mit ge- nügender Sicherheit für eine Mangelfunktion der Nebennierenrinde (vgl. S. 446).

Zu erwähnen als ausgesprochen eosinophile Krankheitsbilder, denen zweifellos allergische Sensibilisierungen zugrunde liegen, sind das *eosinophile Lungeninfil- trat* und die *Periarteriitis nodosa,* auf die ich beide noch zurückkommen werde. Überhaupt ist hochgradige Eosinophilie oft ein Hinweis auf das Bestehen einer *vasculären Allergie.* Bei der Tuberkulose, bei der es sich bekanntlich um eine in allergischen Schüben ablaufende Erkrankung handelt, wurde die Beobach- tung der Eosinophilie als bedeutsam für die Prognose empfohlen. Eosinophilie wird als prognostisch günstiges Zeichen gewertet. Nach Neumann eignen sich solche Patienten in der Regel für eine Tuberkulinkur.

Auf die merkwürdigen Beobachtungen über *konstitutionelle* und *familiäre Eosinophilie* erübrigt sich hier näher einzugehen, obschon vielleicht noch wenig erforschte Beziehungen zur Allergie und allergischen Diathese bestehen. Man glaubte auch, daß die Vermehrung der Eosinophilen einfach vom *Tonus des auto- nomen Nervensystems,* und zwar einer *Vagotonie* abhängen könne (Eppinger). Schon Schwenker und Schlecht konnten dies nicht bestätigen. Es ist sehr zweifelhaft, ob allein der bestimmt gerichtete nervale Tonus ausreicht.

Storm van Leeuwen und Niekerk fanden bei fast allen Allergiekranken eine Erhöhung der Bluteosinophilie, aber ohne Parallelität mit der Schwere des Verlaufs. Die Eosinophilenzahl sinkt in der Regel bei günstiger Beeinflussung der Krankheit, auch ist bedeutungsvoller als die absolute Eosinophilie die *Schwankung der Zellzahl* unmittelbar *vor* oder *nach dem Anfall*, besonders bei Asthma. Solche Krankheitszustände, die bekanntermaßen zur Eosinophilie führen, hängen wohl in der Regel mit allergischen Vorgängen zusammen, z. B. Scharlach, Helminthiasis, postinfektiöse Eosinophilie der meisten Infektionskrankheiten usw.

Nach MAYR und MONCORPS findet man bei erhöhter phagocytärer Tätigkeit der Milz bzw. des reticuloendothelialen Systems An- bzw. Hypoeosinophilie, auch stellten die Autoren nach parenteraler Zufuhr enteiweißten Milzsaftes Abnahme der eosinophilen Zellen fest, sie konnten durch solche Injektionen Juckreiz und Dermatosen bessern und im Experiment den anaphylaktischen Schock verhindern. Zweifellos sind die Reticuloendothelien bei der Verarbeitung allergischen Materials in hervorragendem Maße tätig. SMITS nahm bei Fällen konstitutioneller Eosinophilie herabgesetzte Funktion der Milz an.

Für die Frage, welche Stoffe positiv chemotaktisch auf die Eosinophilen wirken, sind neuere Untersuchungen des Japaners HOMMA wichtig, der Versuchstieren, meist weißen Ratten, zunächst Stückchen von *tierischen Parasiten*, wie Ascaris, Tänien, Ankylostoma ins Gewebe impfte. Er erhielt starke Gewebseosinophilie, die auch durch Impfung von *Fisch-, Amphibien-, Vögel- und Säugetierfleischstückchen* zu erzielen war. Dagegen erzeugten die *meisten pflanzlichen Substanzen keine Eosinophilie* (z. B. Reis, Bohnen, Kartoffeln, Kastanien, Zucker, Stärke). Positiv war die eosinophile Reaktion auch auf Blutkörperchen und ganz *einfache Abbauprodukte des Eiweiß*. Dieser letzte Punkt erscheint mir für die Frage der Allergien besonders wichtig. Es wäre notwendig, einzelne *Aminosäuren* und *Amine* in dieser Hinsicht einer vergleichenden und quantitativ abwägenden Untersuchung zu unterziehen. Mit Eiweißabbauprodukten dürfte auch die gelegentliche starke *Eosinophilie bei Tumoren* zusammenhängen. Auch nach der Ansicht SCHLECHTs, die er sich aus seinen anaphylaktischen Versuchen ableitet, *ist die Eosinophilie Ausdruck einer Reaktion des Körpers gegen die durch Zufuhr von artfremdem Eiweiß sich bildenden toxischen Abbauprodukte.* Dabei scheint es auf das gegenseitige Kräfteverhältnis von Reiz- und Reaktionszustand anzukommen.

BERGER und LANG stellten *histologische Untersuchungen* an passiv-allergischen Injektionsstellen an mit etwa folgendem Ergebnis: Die Bindegewebsbündel waren gequollen, gelockert, die kollagenen Bündel homogenisiert. Ausgebreitete Hyperämie, sowie Lockerung der Gefäßwände, Leukocytenvermehrung des Blutes. Starke Emigration der Leukocyten und Entstehung leukocytenreicher Zellmäntel um die Gefäße, sehr viele untergegangene Leukocyten. *Die eosinophilen Zellen herrschen in Exsudat und Gefäßen excessiv vor.* Diese histologische Form der intracutanen passiven allergischen Reaktion unterscheidet sich im wesentlichen nicht von der aktiven allergischen Reaktion. Wichtig ist, daß also *auch bei der übertragenen allergischen Reaktion örtliche Eosinophilie vorkommt. Eine konstitutionelle eosinophile Diathese ist also zu einer solchen allergischen Eosinophilenanhäufung gar nicht nötig.*

Aus allen den vielen Forschungen und Studien über Eosinophilie ist wohl zu ersehen, daß die Eosinophilie bei allergischen Vorgängen nur einen Teil eosinophiler Reaktionen des Körpers darstellt. Es ist möglich, ja wahrscheinlich, daß als *Bindeglied aller dieser Vorgänge die positive Chemotaxis gewisser Bausteine des tierischen Eiweißmoleküls* aufzufassen ist. Praktisch wird die eosinophile Reaktion besonders dann wichtig, wenn wir nach Kriterien suchen, ob der Körper auf Zufuhr einer sonst harmlosen Substanz allergisch reagiert.

Leukopenischer Index. Die ursprünglich als eine Probe auf Leberinsuffizienz von Widal (1920) beschriebene „*hämoklasische Krise*" wurde von verschiedenen Autoren bald nach ihrer Beschreibung auch für geeignet zur Feststellung allergischer Sensibilisierungen gehalten, wenn die Leukocyten vor und nach Einverleibung des fraglichen Antigens festgestellt wurden. Indessen erwies sich die Probe bald als recht unsicher. Ich kam 1934 zu dem Schluß, daß sie sich nur mit großer Kritik verwenden lasse und daß ein deutlich positiver Ausfall doch wohl nur besage, daß ein Reiz auf das vegetative Nervensystem stattfand, bzw. daß dieses eine besonders hohe Reizbarkeit besitzt, sei sie allgemein oder ganz spezifisch gegen einen bestimmten Reiz.

Es scheint, daß ein innerer Zusammenhang zwischen der *Leukocytenzahl* und dem Gehalt des Serums an *Heparin-Antithrombin* besteht. Bei Kaninchen steigt bei wiederholter experimenteller Eiweißzufuhr als Zeichen eingetretener Sensibilisierung der Heparin-Antithrombingehalt des Blutes an, der nach den Ergebnissen von Schuppli (Basel) mit steigender Sensibilisierung zunahm. Weiterhin konnte der Autor feststellen, daß beim Menschen nach *Injektion von 10 E Heparin* je Kilogramm Körpergewicht stets ausgesprochene *Leukopenie* eintrat.

Die Widalsche Probe bestand darin, daß der Proband 200 cm³ Milch trinken mußte und daß man 20—60 min danach im positiven Fall *Leukopenie* und häufig *Blutdrucksenkung* sowie *Absinken des Refraktometerwertes* feststellte. Lermoyez hat wohl als erster 1921 diese Probe mutatis mutandis mit Erfolg zur Diagnose von Pollenallergie angewandt. Die Kritiker hoben aber vor allem *die zahlreichen Möglichkeiten von Spontanschwankungen der Leukocyten* hervor. Immerhin wurden in vielen Fällen auch von deutschen Autoren ähnliche Kurven wie die Widalschen gewonnen, so daß neuerdings besonders von Vaughan die Bestimmung des leukopenischen Index in erster Linie zur *Feststellung von Nahrungsmittelallergie* wieder aufgenommen wurde.

Auch Hansen und Frenzel konnten bei nutritiven Allergien die Ergebnisse von Vaughan bestätigen. Nach diesen Autoren beginnt schon 20—30 min nach Genuß des allergischen Nahrungsmittels die Leukopenie und später komme es dann zu Eosinophilie. Vaughan (1935) bestimmte die Leukocytenzahl im nüchternen Zustand, dann folgt Genuß des fraglichen antigenen Nahrungsmittels, worauf 4 Std lang in halbstündigen Intervallen weitergezählt wurde. Maßgebend ist die eintretende Leukopenie. Vaughan sah bei 62% der Fälle Übereinstimmung mit parallel angestellten Hautreaktionen. Eine ebenfalls amerikanische Nachuntersuchung von Loveless, Dorfmann und Downing kommt zu einer recht kritischen Einstellung. Die Autoren fanden auch bei allergen wirkenden Nahrungsmitteln keine Abweichung vom Nüchternwert oder auch von der normalen Verdauungsleukocytose. Auch halten sie Leukopenie nach Nahrungsaufnahme nicht beweisend für Allergiewirkung. Der Spanier Fernandez Obanza (1941) machte jedoch die gleichen günstigen Erfahrungen wie Vaughan und ebenso Sachez-Cuenza. Der deutsche Hautkliniker Rost wandte 1940 die Methode besonders zur Antigenfeststellung bei Hautallergien sowie Arzneimittelallergien an, wobei er sich eines von ihm abgeänderten Vaughanschen leukopenischen Index bediente. Hämatologisch fand er Leukocytensenkung aber merkwürdigerweise auch Granulocytenvermehrung neben *Zunahme der Monocyten*. Die Bluteosinophilie war unsicher. Nach Rost hat die Methode nicht die Anerkennung gefunden, die sie nach seiner Ansicht verdient. Sie erwies sich ihm als das bisher wertvollste diagnostische Hilfsmittel zur Erkennung einer Allergie gegen Nahrungsmittel und Arzneistoffe. Zur richtigen technischen Ausführung weist der Autor noch auf folgende Punkte hin: 1. Patient muß einwandfrei nüchtern sein. Durchzählen der ganzen Kammer, 2—3malige Wiederholung der Zählung und Berechnung des Mittelwertes. 2. Die zu prüfende Substanz muß möglichst einfach zusammengesetzt sein, keine Mischungen, welche die Ursache unklar machen. Durchschnittliche Menge für feste Substanzen 50—100 g, für Flüssigkeiten 100 cm³. 3. Der Proband muß sich zwischen den beiden Blutentnahmen völlig ruhig verhalten, physisch wie psychisch. Am besten früh im Bett durchführen. 4. Zweite Zählung durchschnittlich nach 1 Std. Bei leicht resorbierbaren Substanzen nach 20—30 min. Eventuell weitere Kontrollen nach 1¹/₂—2 Std. Ich möchte hier nochmals darauf hinweisen, daß VAUGHAN die Zählung 4 Std lang in halbstündigen Intervallen durchführte.

Noch ein weiteres Verfahren für die Allergendiagnose wurde von STORCK, HOIGNE und KOLLER-Zürich studiert. Sie stellten fest, daß im Blut des allergisierten Organismus nach spezifischer Antigeneinverleibung die *Thrombocytenzahl* spezifisch und ausgesprochen abnimmt: Allergenexposition morgens nüchtern, Thrombocytenzählung, die im *Phasenmikroskop* vorgenommen wurde, vor und halbstündlich nach der Exposition. Bei spezifischer Antigen-Antikörperreaktion nahmen die Thrombocyten innerhalb von 30—60 min durchschnittlich um 26% ab, bei nichtallergischen Kontrollpatienten durchschnittlich nur um 3% (vgl. SCHUPPLI, vorige Seite). Die Methode soll sich besonders für den Nachweis von Allergenen bei negativen Cutantesten eignen.

Allergische Testungen. *Hautproben.* Über die Extrakt- und Vaccinebereitung bzw. -beschaffung s. S. 390 u.f.

Wie kommt es, daß ein Mensch nach einer oder mehreren parenteralen Injektionen, beispielsweise von Pferdeserum, nach Ablauf einer Frist von etwa 3 Wochen dermaßen „*sensibilisiert*" ist, daß er de facto *an jeder Stelle der Haut mit Pferdeserum cutan oder intracutan spezifisch reagiert?* Die naheliegende Erklärung ist wohl die, daß das Antigen mit dem Blutstrom allgemein verteilt wurde, daß sich Antigenmoleküle allenthalben mit Capillarendothelzellen der Haut verankerten und dort die Bildung sessiler Antikörper veranlaßten. Ob auch noch ein *nervaler* Vorgang dabei eine Rolle spielt, ist nicht sichergestellt. Jedenfalls ist dort, wo eine positive Hautreaktion, also ein „*lokal anaphylaktischer*" Vorgang zustande kommt, auch eine Antigen-Antikörperreaktion anzunehmen. DOERR nimmt im weiteren Verlauf des sensibilisierten Zustandes eine „*autonome*" *Bildung spezifischer Antikörper* an. Es wäre möglich, daß diese Bildung auch an bisher nicht von Antigenmolekülen getroffenen Zellen stattfindet, was wohl kaum ohne nerval-zentrale Einflüsse denkbar wäre.

Andererseits ist außerordentlich unwahrscheinlich, daß allergische Hautreaktionen *durch bewußte oder unbewußte seelische Vorgänge* in positivem, negativem, verstärkendem oder abschwächendem Sinne verändert werden. Nach A. E. BERNSTIEN (Liverpool), wurden positive Hautreaktionen nicht *durch hypnotische Suggestion* beeinflußt, auch konnten keine positiven Hautreaktionen durch Intracutanreaktionen von destilliertem Wasser hervorgerufen werden, wenn den Patienten gesagt wurde, sie würden mit spezifischen Allergenen getestet.

Ich möchte an die Spitze dieses Abschnittes die Notwendigkeit *großer Kritik bei der Deutung* der Testungen stellen, da der ganzen Methode viele Fehlerquellen anhaften. Abgesehen von der Brauchbarkeit der Extrakte sind vor allem unspezifische Beeinflussungen des Reaktionsausfalls zu berücksichtigen. Außer einer nie zu vergessenden *allergenfreien Kontrolle* mit frisch bereiteter, sorgfältig sterilisierter physiologischer Kochsalzlösung (besser mit der S. 391 angegebenen Coca-Lösung) sind gleichzeitig mindestens 5 andere Allergenextrakte möglichst verschiedener Provenienz in einem Abstand von etwa 5—6 cm einzuverleiben. Meist wird die Rückenhaut benützt, es kann natürlich auch die Rückfläche der Ober- und Unterarme herangezogen werden. *Grundsätzlich sind zuerst Cutan-*

testungen (Scarifikationen) auszuführen und erst dann, wenn nach einer halben Stunde deren Ergebnisse unklar oder zu schwach sind, Intracutanproben mit den gleichen Extrakten. Für die Cutanproben sind *gut ausglühbare Impflanzetten*, am besten mit *Platiniridiumspitze* zu verwenden. Für die Intracutanreaktionen stets gut gereinigte, trocken sterilisierte Spritzen, für jedes Extrakt eine eigene. Die Spritzen sollen fein graduiert sein, so daß man mindestens 0,1 cm³ exakt injizieren kann. Man muß bedenken, *daß die kleinste zurückgebliebene Spur eines anderen Antigens in der Spritze das Resultat weitgehend verfälschen könnte.* Die Ausglühbarkeit und die Trockensterilisation sind notwendig, damit unter allen Umständen die Übertragung eines sog. *Inoculationsikterus* (homologen Serumikterus) vermieden wird.

Zuerst oder einzig und allein Intracutanproben auszuführen, käme beinahe einem Kunstfehler gleich, da bei Hochempfindlichen schwerste Reaktionen vorkommen können, ja Todesfälle beobachtet sind. Zur Beurteilung der *epidermalen Allergie* werden dann als 3. Methode noch *Kontaktproben,* z. B. *Läppchenproben* (bei Ekzemen usw.) cutan angewandt.

Zunächst besagt eine positive Hautprobe eigentlich nur, daß die Haut reaktiv ist und beweist noch nicht, daß eine klinisch bedeutsame Sensibilisierung vorliegt. Erst die Ergänzung und Bestätigung durch die Anamnese und die sonstigen Befunde macht die Probe verwertbar. Es hat wenig Zweck, den Umfang der entstandenen Quaddeln und des Rötungshofes allzu genau zu messen oder auf gewonnene Maße einen allzu großen Vergleichswert zu legen, da viel zu viele unspezifische Faktoren Größenvariationen veranlassen können. Für das Auge ist es aber übersichtlich, die Breite der Quaddel und des Rötungshofes zu messen und in Millimeterpapier einzutragen, da auf diese Weise die starken Reaktionen am deutlichsten hervorstechen. Das ist besser als die Reaktionen einfach als negativ, leicht, mäßig, stark oder sehr stark abzuschätzen, was oft allzu subjektiv ausfallen kann. *Doch sind subjektive Bemerkungen und Erläuterungen des Protokolls wünschenswert.* Die Stärke der Reaktion ist sehr von der *Beschaffenheit der Haut* und somit auch von dem *Alter der Probanden* abhängig. Sehr empfindlich ist meist die *zarte* und *gut durchblutete Haut der Kinder,* wodurch oft fälschlich positive Reaktion vorgetäuscht wird. Daß allergische Testungen beim Kind rascher zu bedenklich starken Reaktionen führen können, hebt besonders M. M. Peshkin hervor und mahnt zur Vorsicht. Wenig sensibel ist die *trockene und vielfach derbe Haut alter Leute,* weshalb hier positive Reaktionen meist höher zu bewerten sind.

Secomte stellte mit Alttuberkulin-Koch Intracutanreaktionen an teils allein, teils mit Novocain oder Percain, bzw. einem Antihistaminicum. Dadurch wurde die Tuberkulinreaktion regelmäßig abgeschwächt, manchmal sogar aufgehoben. Es handelt sich offenbar um eine unspezifische Inhibition der Entzündung.

M. Werner untersuchte bei 28 einwandfrei allergischen positiven Hauttests die *exzidierten Reaktionsgebiete.* Er fand bei allen positiven Reaktionen: *Ödeme mit Verquellung des Bindegewebes* und der Arteriolenwände, Verquellung des *Grundhäutchens und Endothels der Capillaren,* Vacuolenbildung in den Basalzellen der Epidermis. Peri- und prästatische Hyperämie der peripheren Strombahn mit Leukocytenemigration. Erythrodiapedese an den Capillaren, Leukodiapedese an den Venen, Plasmaaustritt aus den Arteriolen. Rasche Ausbildung extravasaler Leukocytose. Bei schwacher Reaktion und in der Quaddelperipherie relativ hohe Zahl der lymphohistiocytären Zellen, geringere der eosinophilen und neutrophilen Leukocyten, im Reaktionszentrum vor allem eosinophile Zellen.

Bei manchen, besonders vasoneurotischen Individuen ist die Hautsensibilität so groß, daß fast alle Reaktionen positiv werden. Hier kann erst nach Durchführung einer größeren Testungsreihe ein besonders kritisches Urteil gefällt werden. Wesentlich für die richtige Bewertung ist große Übung, Erfahrung und Selbstkritik. *Die Hautproben zu überschätzen ist ebenso falsch, wie sie ganz*

zu verwerfen, da der Erfahrene sich immer wieder von ihrem großen Wert überzeugen kann. Bei der Beurteilung der Quaddel ist nicht nur ihr Durchmesser,
sondern auch ihre von Auge und Finger
geschätzte Höhe von Wichtigkeit. Das
Auftreten von *Ausläufern*, sog. *Pseudopodien*, ist als Kriterium starker Reaktion
besonders wertvoll und ist ins Protokoll
einzutragen. Der Untersucher muß sich
bemühen, *stets eine ganz gleichmäßige Technik* durchzuführen, um gleichmäßige Ergebnisse und wirkliche Erfahrung zu bekommen. Vor allem muß die Intracutan-
quaddel stets mit der gleichen Flüssigkeitsmenge und *ja nicht zu groß* angelegt werden.

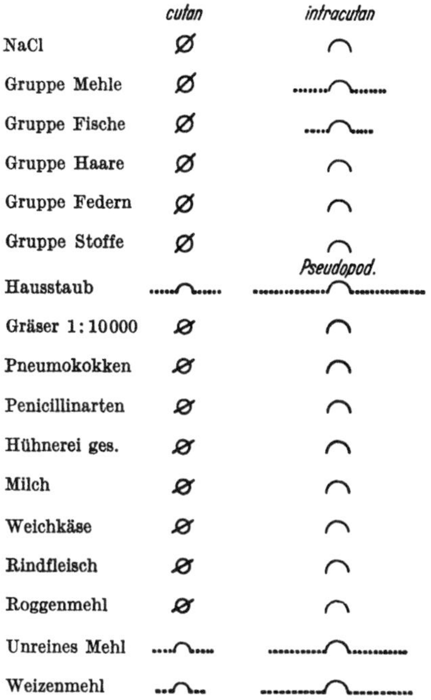

Noch eine weitere nicht seltene Beobachtung gibt uns zu kritischer Einstellung
Veranlassung. Werden Hautreaktionen
nach einiger Zeit, z. B. nach einigen Monaten wiederholt, so können sie oft ein
vom ersten Ergebnis abweichendes Bild
geben. Es ist schwer zu sagen, ob hier
Änderungen des Antikörpergehalts oder
unspezifische Zustandsänderungen der
Haut schuld sind. ANDERSON (Kopenhagen) konnte zeigen, daß ACTH und
Cortison die allergischen Hautreaktionen
nicht zu ändern vermögen, ebensowenig wie
die Überempfindlichkeit gegen Histamin.

	cutan	intracutan
NaCl	∅	⌒
Gruppe Mehle	∅	.......⌒.......
Gruppe Fische	∅	....⌒....
Gruppe Haare	∅	⌒
Gruppe Federn	∅	⌒
Gruppe Stoffe	∅	⌒
		Pseudopod.
Hausstaub	......⌒......	..............⌒..............
Gräser 1:10000	∅	⌒
Pneumokokken	∅	⌒
Penicillinarten	∅	⌒
Hühnerei ges.	∅	⌒
Milch	∅	⌒
Weichkäse	∅	⌒
Rindfleisch	∅	⌒
Roggenmehl	∅	⌒
Unreines Mehl	....⌒....	..........⌒..........
Weizenmehl	..⌒..	........⌒..........

Abb. 3. Testprotokoll. Mehl- und Stauballergie.

Von praktischem Interesse ist die *Gruppeneinteilung* der Testergebnisse
nach PESHKIN (New York), durch die der Autor die *verschiedenen Möglichkeiten
der Verwertung* zur Darstellung bringt:

1. Patienten, bei denen die positive
Allergenreaktion beweist, daß sie die gegenwärtige Ursache der ablaufenden Erkrankung ist.

2. Das positive Allergen ist *Teilursache*
des *gegenwärtigen* Allergiesyndroms neben
anderen ätiologischen Faktoren.

3. Das positive Allergen ist ein *früherer*,
aber nicht der *gegenwärtige* ätiologische
Faktor wegen Fehlens von Exposition oder
Zufuhr.

4. Das Allergen hat keinen Anteil an
der Ätiologie, ist aber (wenn es positiv
reagiert) ein *potentieller* Allergiefaktor.

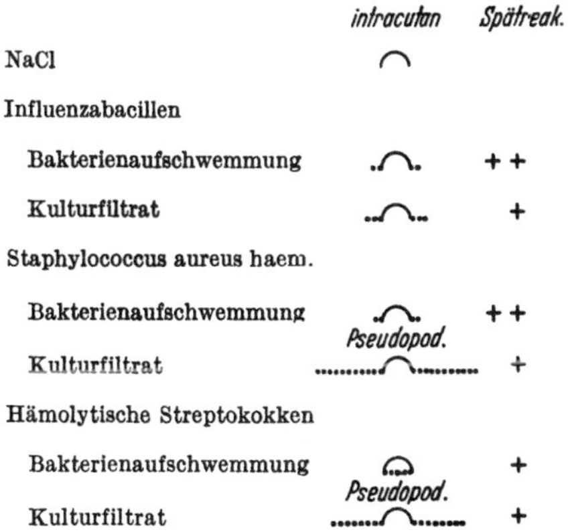

	intracutan	Spätreak.
NaCl	⌒	
Influenzabacillen		
Bakterienaufschwemmung	.⌒.	+ +
Kulturfiltrat	.⌒.	+
Staphylococcus aureus haem.		
Bakterienaufschwemmung	⌒ *Pseudopod.*	+ +
Kulturfiltrat	..........⌒..........	+
Hämolytische Streptokokken		
Bakterienaufschwemmung	⌒ *Pseudopod.*	+
Kulturfiltrat	..........⌒..........	+

Abb. 4. Testprotokoll. Bakterielle Spätreaktion
gegen Influenzabacillen und Staphylokokken.

Alle Formen von Testungen liefern
bestenfalls *eine Information, keinen Be-
weis*. Um die Ätiologie eines allergischen Syndroms aufzuklären, bedarf es
also einer sorgfältig überlegten Reihe von allergischen Hauttests (bzw. anderer
allergischer Testmethoden), sorgfältig durchgeführt, vorsichtig gedeutet mit
Anamnese, ärztlicher Untersuchung und sorgfältiger Beobachtung des Falles
durch mehrere Zeitperioden (PESHKIN).

JADASSOHN weist ganz mit Recht am Beispiel der beim infantilen Ekzem so häufigen Allergie gegen Eiereiweiß darauf hin, daß eine Reaktion gegen ein Allergen stark sein kann, ohne daß dieses die Krankheitsursache ist. Sind positive Hautreaktionen weder urticariell, noch ekzematös, sondern vom sog. *Tuberkulintyp* (s. S. 405), so sind sie besonders bei *infektiösen* Zuständen von Bedeutung. Ihr Wert ist aber meist dadurch begrenzt, daß diese Reaktionen meist auch dann noch positiv sind, wenn die Krankheit nicht mehr im Körper aktiv ist (z. B. Tuberkulinreaktion). Wird durch *Epicutantestung* (Läppchenproben) eine ekzematöse Reaktion hervorgerufen, so ist das nach JADASSOHN *für die Ekzemtherapie von großer Bedeutung*, besonders wenn *gerichtete* Epicutanteste, d. h. mit den nach der Anamnese verdächtigen Substanzen durchgeführt werden.

Die Hauptallergengruppen sind:
1. Inhalationsallergene, z. B. Pollen, Staub;
2. Nahrungsmittelallergene, z. B. Eier;
3. Kontaktallergene (Haut), z. B. Puder;
4. Injektionsallergene, z. B. Pferdeserum, Salvarsan;
5. Infektionsallergene, z. B. Streptokokken, Tuberkelbacillen.

Zur rascheren Orientierung und zur Ersparung allzu vieler Testungen empfiehlt sich die Verwendung von sog. *Gruppenextrakten*, z. B. Gruppe Gräserpollen, Baumpollen, Tierhaare, Fische, Fleischarten usw.

Zur Vornahme der Cutanprobe wird die Haut mit Äther und Alkohol gereinigt und an der Luft getrocknet, dann folgt eine möglichst oberflächliche Scarifikation von etwa $1/2$ cm Länge unter Vermeidung von Blutungen, die Abstände zwischen den einzelnen Schnittchen mindestens 4—5 cm. Wenn *pulverförmige Allergene* verwendet werden, so ist vorher auf jeden Impfstrich etwas sterile physiologische Kochsalzlösung zu träufeln, in den Tropfen etwas Allergenpulver zu bringen und mit der Flüssigkeit zu vermischen.

Während es Untersucher gibt, die auf einmal 30 Cutanteste setzen, halten wir das für viel zu viel und begnügen uns in der Regel mit 5—6, schließen dann allerdings meist noch Intracutanteste mit den gleichen Allergenen im Anschluß an die Ablesung der Scarifikation nach 20 min an.

Bei der *Intracutanmethode* soll, wie schon erwähnt, die Quaddel recht klein mit etwa 0,01 cm³ Extraktlösung gesetzt werden, da ja ihr *Anwachsen bei positiver Reaktion* eine wichtige Feststellung ist. Auch kann die rein traumatische Einwirkung einer zu großen Flüssigkeitsmenge unspezifische Reaktionen erzeugen. Keine stumpfen Nadeln nehmen, Einspritzen von Luft vermeiden! Wir legen auf einmal nur etwa 5—6 Quaddeln an. Ablesung nach 15 min, da die Reaktion meist etwas schneller als beim Cutantest eintritt. *Ist die Cutanreaktion eines bestimmten Allergens stark positiv ausgefallen, so wird man entweder auf die Intracutanreaktion mit diesem Extrakt ganz verzichten oder durch intracutane Anwendung von Extraktverdünnungen den Grad der Empfindlichkeit gegen das betreffende Allergen austesten.* Mehr oder weniger heftige *Allgemeinreaktionen* kommen bei Cutanreaktion kaum oder recht selten vor, bei Intracutanreaktionen aber dann, wenn bei einem spezifisch hochallergischen Individuum das Allergen durch eine kleine Vene in den allgemeinen Kreislauf kommt. Es können *sofortige* oder *verzögerte* Reaktionen eintreten, erstere sind meist die heftigeren und bedenklicheren. Sofortiges Abbinden des Armes mit Gummibinde oberhalb der Injektionsstelle und subcutane Injektion von Suprarenin 1:1000 in den anderen Arm.

Läppchenproben. Bei Ekzemen und anderen Manifestationen epidermaler Allergie (Kontaktdermatosen) kommt man nur mit den „*Kontakttests*", den

„Läppchenproben" zum Ziel. Das Allergen wird in wäßriger oder öliger Lösung auf ein kleines Stück Kompresse gebracht, mit Pflaster luftdicht auf eine gesunde Hautfläche geklebt und erst nach 24 Std beurteilt. Es kann starke Rötung oder Bläschenbildung an der Kontaktstelle auftreten. Auf S. 425 findet sich eine Tabelle, die Lösungsmittel und Verdünnungsgrade einer Reihe von Kontaktallergenen angibt.

Schleimhautproben. Schließlich ist noch einiges über die seltener angewandten Schleimhautproben zu sagen. Es kommt vor, daß die Haut gegen ein bestimmtes Allergen nicht allergisch ist, wohl aber die Schleimhäute, z. B. der Nase oder der Augen. Hat man bei negativer Hautreaktion den Verdacht, so kann man das flüssige Allergen in die *Nase einsprayen* oder *nasal inhalieren* lassen. Bei positiver Reaktion tritt sofort Nasenkitzel, Sekretfluß, Schneuzen, unter Umständen Husten und Nasenschleimhautreizung ein.

Die *Ophthalmoreaktion* wird seltener angewandt, da die Bindehaut im allgemeinen viel weniger empfindlich ist als die Haut. Man gibt in den Bindehautsack des einen Auges 1—2 Tropfen flüssigen Allergenextraktes und benützt das andere Auge als Kontrolle. Nach 5—10 min tritt bei positiver Reaktion Jucken, Tränenfluß und Rötung durch Injektion der Conjunctivalgefäße ein, je nach der Empfindlichkeit des Patienten stärker oder schwächer. Erreicht die Stärke der Reaktion einen unangenehmen Grad, so instilliere man Suprarenin 1 : 1000 in den Bindehautsack. Die Ophthalmoreaktion ist in erster Linie dann zu empfehlen, wenn etwa ein Patient mit subjektiver Empfindlichkeit gegen Gräserpollen negative Hautreaktionen gegen Pollenextrakte zeigt.

Allergenextrakte. Für die Testungen werden bekanntlich in der Hauptsache *flüssige Allergenextrakte* in geeigneten Verdünnungen verwandt. Sie kommen vor allem für die cutanen und intracutanen Hautproben in Betracht. Für den Arzt, der kein eigenes Laboratorium zur Verfügung hat, ist ihre Herstellung zu zeitraubend und umständlich. Man kann in Deutschland die wichtigsten Testextrakte aus dem serotherapeutischen Institut der *Behring-Werke, Marburg,* sowie dem *Serotherapeutischen Institut Dresden*[1] beziehen. Da es natürlich Allergene zahllos wie der Sand am Meere gibt, kann sich eine Fabrik nur eine gewisse Anzahl der ätiologisch häufigsten vorrätig halten und auch diese vielfach nur als sog. *Gruppenextrakte,* in denen z. B. Haare oder Fleisch mehrerer Tierarten gemischt sind.

Die *Gruppenextrakte der Behring-Werke,* von denen übrigens auch die angeführten Einzelextrakte ausgegeben werden, sind folgende:

1. Tierhaare (mit Schuppen) (Kaninchen, Katze, Pferd, Hund);
2. Fleisch (Schwein, Rind, Hammel);
3. Fische (Seewasserfische und Muscheln);
4. Vegetabilien (Tomaten, Apfelsinen, Äpfel, Birnen);
5. Hülsenfrüchte (Linsen, Bohnen, Erbsen);
6. Mehl (Weizen, Roggen, Buchweizen);
7. Federn (zur Bettfüllung verwandte Federarten);
8. Ei und Milch (Hühnerei, Hühnereigelb, Kuhmilch);
9. Wolle und Baumwolle;
10. Helisen-Gräserpollenmischextrakt (vgl. das von der Fabrik ausgegebene Helisenheftchen!);
11. Helisenblütenpollen-Sonderpackungen (Linde, Akazien, Holunder, Haselnuß, Jasmin, Flieder, Weide, Pappel, Liguster, Hyazinthe, Tulpe, Maiglöckchen, Kamille).

Die Fabrik stellt auf Verlangen vom Arzt gewünschte Allergenextrakte jederzeit her, auch von eingesandtem Material. Viel größer ist die Menge und Verschiedenartigkeit der Extrakte, die man aus Amerika beziehen kann, und zwar in gelöster wie in pulverisierter Form. Ich möchte nur die zahlreichen im Katolog der Firma Lederle-New York angeführten Extrakte erwähnen, die man bei Bedarf auch in Deutschland bzw. durch Vermittlung der Vertreter der

---

[1] Auslieferungslager in München: Südmedica G.m.b.H., chem. pharmaz. Fabrik, München 25.

Firma Lederle beziehen kann. In diesem Katalog sind etwa 220 verschiedene Allergenextrakte angeführt. Jedes Allergen wird für Cutanteste als Glycerinextrakt in Capillartuben, für Intracutanteste in wäßriger Lösung 1:10 oder 1:100 ausgegeben. Für jede wäßrige Lösung ist der Stickstoffgehalt in Milligramm je Kubikzentimeter mitgeteilt. Der Inhalt des Glasröhrchens ist 6 cm³. Von jedem Allergen ist auch eine konzentrierte Lösung in 6 cm³-Röhrchen erhältlich.

Aber alle Fabrikpräparate genügen nicht, wenn man genötigt ist, *ein besonders verdächtiges Substrat aus der Umgebung des Kranken zu untersuchen*, z. B. *Schlafzimmerstaub* und *Bettfüllungsmaterial* von Asthmatikern, *Schimmelpilze* feuchter Wohnungen usw. Für den Praktiker ist es am besten, sich zu diesem Zweck mit einer Apotheke ins Benehmen zu setzen, die aus dem vom Arzt gelieferten Material genau nach den ihr gegebenen Vorschriften die Extrakte herstellt und sich entsprechend einrichtet. Wer etwas länger Zeit hat, etwa 3 Wochen, tut vielleicht am besten, das verdächtige Material an die Behringwerke, Marburg, oder eine der anderen genannten Firmen zu schicken.

Nach von P. Kallos neuerdings aufgestellten Prinzipien handelt es sich ganz allgemein und prinzipiell bei der *Gewinnung und Bereitung der Allergenextrakte* um folgende Durchführung: Zerkleinerung, Entfettung, Trocknung und Extraktion des Rohmaterials mit etwa der 10fachen schwachen alkalischen Phosphatpuffer-Kochsalzlösung. Zentrifugierung, Sterilisierung durch Seitz-Filtration, unter Umständen Dialyse. Es ist zu fordern, daß die Allergenextrakte spezifisch wirksam, aber ohne unspezifische Reizwirkung sind. Da das eigentliche Allergen der Extrakte chemisch nicht immer bekannt ist, ist *bis jetzt eine chemische Standardisierung gar nicht möglich, nur eine biologische kommt in Betracht. Praktisch durchführbar ist bis jetzt fast nur die Erprobung an allergischen und nichtallergischen Versuchspersonen*, unter Umständen in vitro durch serologische Methoden.

Es muß nochmal hervorgehoben werden, daß der Ausfall der Hautreaktionen, Rötung, Quaddelbildung, Ödeme und dgl. individuell sehr verschieden ist und bei dem gleichen Probanden auch zeitlich veränderlich ist. Nervöse und hormonale Verfassung spielt eine nicht unbedeutende Rolle. Auch ist zu bedenken, daß kein Allergenextrakt nur einen einzigen allergen wirkenden chemischen Körper enthält und auch fast immer mehrere Varianten des Allergens vorhanden sind.

Neuerdings haben P. Kallos und L. Kallos-Deffner eine Methode angegeben, welche die Ergebnisse der Hautreaktionen verbessern und verfeinern soll. Es handelt sich um ein *Fluorescenzverfahren*, bei welchem die Zeit bestimmt wird, innerhalb welcher die durch Intracutaneinverleibung einer bestimmten Fluoresceinmenge bedingte lokale Fluorescenz verschwindet. Nach dem Ergebnis der Autoren beträgt unter den durchgeführten Bedingungen die normale Fluorescenzzeit etwa 30 min und wird bei Zusatz von Allergen, das starke Hautreaktionen erzeugt, bis zu 75% verkürzt. Bezüglich einer Standardisierung muß leider gesagt werden, daß das Verhältnis des Substanzgewichtes zum Flüssigkeitsvolumen und der Flüssigkeit der Extrakte nichts besagt und irrelevant ist. Eine etwas bessere Übereinstimmung scheint bei Pollenextrakten zu bestehen, bei denen bekanntlich die Stärke der Extrakte in Amerika in Noon-Einheiten angegeben wird. Eine Noon-Einheit ist eine Extraktmenge mit 0,0001 mg entfetteten Pollens (vgl. bei Heufieber!).

Auch Macanly (Liverpool) kommt zur Ansicht, daß *keine der verschiedenen Standardisierungsmethoden für Diagnose oder Behandlung völlig befriedigt*. Solange keine Standardisierungen bestehen, die den Therapeuten verschiedener Gegenden vergleichbare Ergebnisse ermöglichen, könne ein Fortschritt in diesem Gebiet der Medizin nicht erzielt werden. Zusammenarbeit zwischen Klinikern und Biochemikern ist notwendig.

Extraktbereitung. Wir verwenden in der Regel die Allergenextraktrezepte des Instituts Robert Koch, Berlin, ergänzt und modifiziert nach der Technik C. A. Rothenheims.

1. Allergenextrakte des Instituts Robert Koch, Berlin. Hausstaub. Staub in einem mit Watte belegten Trichter fest andrücken, mit Äther durchtränken, bis dieser klar abläuft, Staub ausbreiten zum Trocknen. Nach dem Trocknen mit Toluol durchfeuchten und Lösung 2 Teile B + 1 Teil A dazugeben, bis ein dickflüssiger Brei entsteht. Zwei Tage mit Toluol überschichtet stehenlassen. Dann in ein Tuch geben und das Extrakt auspressen. Papier filtrieren. Mehrmals mit Lösung 2 Teile B + 1 Teil A dialysieren. Seitz-Filtration.

Katzenschuppen. Haare von 3 Katzen mit Äther waschen. Schuppen setzen sich im Meßzylinder ab. 1—2 Tage stehenlassen. Den klaren Äther vorsichtig abgießen. Rest verdunsten lassen. Schuppen mit Toluol versetzen und auf Nutsche trocken saugen. In Lösung A im Verhältnis 1:20 aufnehmen (1 g Schuppen auf 20 cm³ Lösung A), Papier und Seitzfiltration.

Eiereiweiß. Eiweiß im Verhältnis 1:10 mit Lösung A versetzen. Lösung A tropfenweise unter ständigem Rühren dazugeben. Unter Toluol aufbewahren.

Puder. 1 g Puder (Iris) auf Nutsche zuerst mit Äther, dann mit Toluol filtrieren, trocknen. Mit 50 cm³ Lösung A versetzen. 4 Tage auf Eis stehenlassen, dann Papier- und Seitzfiltration.

Fleisch (Hammel-, Schweine-, Rindfleisch). 1 Pfund Fleisch ohne Fett durch die Fleischmaschine drehen und dazu etwa 100 cm³ Toluol mit Glasstab verreiben. Das getrübte Toluol abgießen und erneut etwa 50 cm³ Toluol mit dem Fleisch verreiben. Dazu Lösung A im Verhältnis 1:3. Papier- und Seitz-Filtration.

Mehl (Hafer-, Weizen-, Roggenmehl). Etwa 300 g Hafermehl auf Nutsche mit Äther, dann mit Toluol filtrieren. In Lösung A im Verhältnis 1:4 aufnehmen. Papier- und Seitz-Filtration.

Milch-Glycerin. Zu 100 cm³ fettfreier (zentrifugierter Rohmilch 100 cm³ Glycerin. Bei Zimmertemperatur unter Toluol aufbewahren. Alle Extrakte müssen unter Toluol aufbewahrt werden.

Lösung A (Cocalösung)

a_1) NaCl 50,0
KH$_2$PO$_4$ 3,63
Na$_2$HPO$_4$ + 12 H$_2$O 14,31
HO$_2$ ad 1000,0 (auf 100 cm³ 5 bis 10 Tropfen Chloroform)
a_2) Phenol 4%

Lösung B

NaCl 0,5%
NaHCO$_3$ 2,75%
Phenol 0,4%
CO$_2$ durchleiten

Lösung a_1 und a_2 zu gleichen Teilen mischen, dann 1 Teil dieser Mischung zu 4 Teilen Aqua. dest.

Für Staub Lösung 2 Teile B + 1 Teil A.

Insbesondere für den Apotheker und Laboranten geschickt zusammengestellt ist die Vorschrift der Extraktbereitung von C. A. ROTHENHEIM[1], die ich hier vollständig folgen lassen möchte:

1. Über Reinigung der Rohsubstanzen s. oben (Staub und ähnliches wird nicht gereinigt).

2. Ein Gewichtsteil der zu verarbeitenden Substanz mit 10 Gewichtsteilen destilliertem Wasser in einer zum Schütteln geeigneten Pulverflasche versetzen, ¹/₂ cm hoch mit Toluol überschichten.

3. 24 Std lang in Schüttelmaschine schütteln (ungefähr 200 Schwingungen in der Minute).

4. Durch ein gewöhnliches Filter filtrieren, hierbei eventuell mit Tuluol überschichten.

5. In einer behelfsmäßig hergestellten Dialysiervorrichtung mit destilliertem Wasser (eventuell unter erneuter Überschichtung mit Toluol) dialysieren, bis im Dialysenwaschwasser kein Kochsalz und Ammoniak mehr nachzuweisen ist. Die Prüfungen sind jeweils einige Stunden nach dem Wasserwechsel vorzunehmen.

6. Auf Kochsalz wird geprüft, indem 2—5 cm³ durchmischtes Dialysenwaschwasser im Reagensglas mit einigen Tropfen Silbernitratlösung (auch n/10-Silbernitratlösung hierzu geeignet) versetzt werden. Bei Anwesenheit von Kochsalz entsteht ein weißer, flockiger Niederschlag von Silberchlorid; dieser Niederschlag löst sich nicht bei Zugabe von Salpetersäure; er löst sich sehr leicht bei Zugabe von Ammoniak (Nachprüfen). Entspricht der Niederschlag nicht den Bedingungen, so besteht er nicht aus Kochsalz. — Auf Ammoniak wird geprüft, indem 2—5 cm³ durchgemischtes Dialysenwaschwasser im Reagensglas mit ein paar Tropfen NESSLERs Reagens (nach DAB.) versetzt werden. Bei Anwesenheit von Ammoniak oder Ammoniakverbindungen entsteht eine schmutzig-gelbe bis braune Farbe, eventuell ein so gefärbter Niederschlag.

7. Eine abgemessene Menge des Dialysates (zweckmäßig vorher nochmals filtrieren und davon 30—90 cm³ verwenden) im Vakuumdestillationsapparat in einer Petrischale bei einer Höchsttemperatur von 35° bis zur sirupösen Flüssigkeit eindampfen. Staubextrakte u. dgl.

---

[1] Aus M. J. GUTMANN: Die Pollenallergie. München: Otto Gmelin 1929.

nehmen keine sirupöse Form an; diese auf ein Drittel des Anfangsvolumens ungefähr ein-dampfen. Ölluftpumpe hierzu verwenden mit Zwischenschaltung einer in Eis gekühlten Wulffschen Flasche.

8. Der eingeengten Flüssigkeit wird nun ein Drittel des Volumens der abgemessenen Menge an fertiggemischter Cocaschen Lösung (Zusammensetzung der Lösung siehe bei Reagentien) zugesetzt.

9. Das Extrakt wird mit dem Folien-Ionometer nach Wulff auf eine p_H-Konzentration von 7,0—7,3 eingestellt. In einer kleinen bestimmten Menge des Extraktes wird in dem Block-schälchen nach der dem Apparat beiliegenden Gebrauchsanweisung die p_H-Ionenkonzen-tration zunächst bestimmt. Liegt der gefundene Wert unter 7,0, so wird tropfenweise eine 1%ige Sodalösung zugegeben, bis der Wert von 7,0 erreicht ist. Liegt der Wert über 7,3, so wird tropfenweise verdünnte Essigsäure zugegeben, bis 7,3 erreicht ist. Es empfiehlt sich, die verdünnte Essigsäure oder die 1%ige Sodalösung noch weiter zu verdünnen, falls die gefundenen p_H-Werte schon nahe an 7,0 und 7,3 heranliegen. Das übrige Extrakt wird dann mit der seiner Menge entsprechenden Tropfenzahl Sodalösung oder Essigsäure versetzt.

10. Das Extrakt wird dann durch einen im Dampftopf sterilisierten Berkefeld-Filter in eine am Dampftopf sterilisierte Nutschflasche unter Anschluß an die Ölluftpumpe oder an eine Wasserstrahlpumpe filtriert, wodurch es keimfrei wird (auf steriles Arbeiten von nun an besonders achten!).

11. Das Extrakt wird nun steril in 15—20 trockene Ampullen abgefüllt (Menge je Ampulle 0,5—1 cm³ ungefähr). Der Rest des Extraktes wird in größeren Portionen (5—8 cm³ in trocken sterilisierten Uhlenhut-Röhrchen oder in trocken sterilisierten größeren Ampullen 5—10 cm³ abgefüllt). (Uhlenhut-Röhrchen nahe der oberen Öffnung etwas auszuziehen, damit sie dann zugeschmolzen werden können.)

Bei der Bereitung der *Schimmelpilzextrakte* folgten wir bisher im großen und ganzen den Vorschriften Storm van Leeuwens. Als Nährböden wurden feuchtes Heu, Kapok, aber auch Agarnährböden (mit Kirschen- oder Pflaumen-extrakt, schwach sauer) verwendet. Agar sehr dünn ausstreichen. Nach starkem Wachstum (2 Wochen Brutschrank, dann noch einige Wochen Zimmertemperatur) wird der ganze Inhalt der Flaschen bzw. Schalen auf eine Reibschale gebracht und mit Quarzsand lange und gründlich, möglichst unter Benutzung des Abzugs zerrieben. Dann Zufügen der Pufferlösung, Schütteln wie oben, Filtration durch Berkefeld-Filter wie sonst (vgl. die Schimmelextraktbereitung von Hansen). In analoger Weise auch *Wohnungsstaub*. Von allen Extrakten werden öfters wiederholte Sterilitätsproben durch Ausstreichen auf Agar durchgeführt. — Man hat bei den Schimmelpilzextrakten trotz intensivsten Zerreibens mit Quarz-sand beim nachträglichen Mikroskopieren nicht den Eindruck, als ob man starke Zerreißung der Sporen- und Mycelmembranen herbeiführe, ist aber erstaunt, mit den so bereiteten Extrakten dennoch starke Reaktionen zu erzielen.

Schimmelpilzextraktbereitung nach Hansen. Mit neutralem Biomalzagar (50 g Biomalz, 12,5 g Agar-Agar auf 500 cm³ destilliertes Wasser), der zweimal an 2 verschiedenen Tagen ¹/₂ Std im Wasserbad sterilisiert wird, werden mehrere sterile Petrischalen von 12 cm Durch-messer ausgegossen; auf diese wird unter allen Kautelen sterilen Arbeitens am besten aus dem Wohnraum des Kranken die gewonnene Pilzprobe überimpft. Gehen verschiedene Pilze an, so wird zunächst das Wachstum nur eines einzigen auf jeder Schale nur dadurch gestattet, daß die anderen Keime durch Fließpapierblättchen, die mit 10%iger Salicylsäure getränkt sind, bedeckt werden. Auf diese Weise gewinnt man auf 2, höchstens aber 4 Petrischalen je eine Reinkultur aller in der Wohnung des Kranken vorgefundenen Schimmelpilzsorten. Diese werden dann auf weiteren Schalen in solchen Mengen weitergezüchtet, daß man bequem eine Abschwemmung der Sporen in genügendem Ausmaße vornehmen kann. Nach 4—6 Tagen erfolgt meist lebhafte Sporenbildung. Die Sporen einer Schale werden dann mit 2×20 cm³ Äther abgeschwemmt. Darauf läßt man den Äther verdunsten und zerreibt die zurück-gebliebenen Sporen mit Bergkristallbruch 4 Std lang im Achatmörser, setzt dann je Petri-schale 8 cm³ der oben angeführten Cocalösung zu und extrahiert 48 Std lang bei Zimmer-temperatur; dann Filtration des Extrakts durch Seitz-Entkeimungsfilter. Mit dieser Lösung werden in der Verdünnung 1:1000 und 1:100 Cutireaktionen angestellt. Man muß sich aber an einer Anzahl Normalpersonen überzeugen, daß die Extrakte nicht unspezifisch reagieren.

Tabakextrakte. Gelegentlich haben Patienten, wie Vaughan zitierte, Über-empfindlichkeit nicht gegen Tabak selbst, sondern nur *gegen Tabakrauch.* Zur

Prüfung auf eine solche Allergie empfahl der Autor die Tests nicht nur mit Tabakallergen, sondern auch mit einem Extrakt von Tabakrauch durchzuführen. Zur Gewinnung eines solchen Extrakts gab VAUGHAN eine einfache Methode an: Man bläst den ausgeatmeten Rauch durch COCAsche Flüssigkeit, die dann durch Filtration sterilisiert wird (s. auch S. 540).

Es sei noch einmal ausdrücklich darauf hingewiesen, daß ein Individuum durch eine bekannte Substanz allergiekrank sein kann, ohne daß seine Haut mit dieser reagiert, daß aber auch eine Substanz positive Hautreaktionen bei einem Individuum geben kann, ohne sich als krankheitserzeugende Substanz zu erweisen. Ich muß nochmals nachdrücklich auf die Täuschungsmöglichkeiten durch die Hautreaktionen hinweisen. Vor allem reagieren langjährige Asthmatiker oft auf die verschiedensten Allergene, die nicht alle Ursache des Asthmas sein können. Nur der Erfolg der Behandlung kann beweisen, daß ein bestimmtes Allergen tatsächlich die allergische Erkrankung verursacht, bzw. bestätigen, daß ein Allergen, das positive Hautreaktionen gab, auch den ganzen Organismus sensibilisierte.

Die *Häufigkeit*, mit der *die einzelnen Typen allergischer Krankheiten* auf bestimmte Allergene und Allergengruppen reagieren, richtet sich naturgemäß einerseits *nach der Erkrankung*, andererseits nach der *Allergenexposition* des Patienten und nach dieser ist vom Arzt besonders zu forschen, am besten mit Hilfe geeigneter Fragebogen, wie ich sie weiter vorne erwähnte. Ich möchte hier nur als beliebig herausgegriffenes Beispiel anführen, daß *Asthmatiker* besonders häufig auf *Bettstoffe*, wie *Tierhaare, Federn, Wolle*, ferner auf *Hausstaub* und *Schimmel* reagieren. Solange man über die Art des fraglichen Allergens völlig im Zweifel ist, ist es empfehlenswert, Gruppenextrakte zu benutzen, und es ist zweckmäßig, sich eine Anzahl solcher Gruppenextrakte vorrätig zu halten.

PRAUSNITZ-KÜSTNERsche Reaktion. Bei zweifelhaften Hautreaktionen kann man bei manchen allergischen Zuständen größere Sicherheit gewinnen, wenn man spezifische Antikörper im Blut nach der Methode von PRAUSNITZ-KÜSTNER nachzuweisen vermag, z. B. bei Fisch-, Pollenallergie usw. (s. S. 451). Auch der Praktiker kann diese Methode meist ohne besondere Schwierigkeiten durchführen: 0,1 cm³ Serum eines spezifisch allergischen Individuums, z. B. gegen Fisch, wird intracutan in die Haut eines normalen Menschen und 24 Std später das betreffende Allergen 0,1 cm³, z. B. Fischextrakt, in die gleiche Stelle injiziert. Sind Reaktionskörper im Blut des Allergischen vorhanden, so tritt an der Injektionsstelle eine positive Reaktion ein, die mit einem gleichzeitig an anderer Stelle injizierten Normalserum — ebenfalls mit Nachinjektion von Allergen nach 23 Std — ausbleibt. Zur weiteren Kontrolle sollen auch die beiden angewandten Seren für sich allein injiziert werden, indem zur Nachinjektion physiologische Kochsalzlösung an Stelle des Allergens benutzt wird.

Die Methode hat für den praktisch-klinischen Gebrauch nur den einen Fehler, daß unter Umständen *Lues- oder Virusübertragung auf einen normalen Menschen* vorkommen könnte. Sie darf daher *nur ganz ausnahmsweise* angewandt werden und nur, wenn man sich durch die Wa.R. von der Freiheit von Lues und durch genaue Anamnese von dem Fehlen eines vorausgegangenen Ikterus oder einer sonstigen Viruserkrankung überzeugt hat.

Da es außerordentlich wichtig wäre, eine solche Übertragung von Virus auszuschließen, fragte ich bei dem bekannten Virusforscher Prof. BIELING-Wien an, ob es keinen Weg gebe, menschliches Serum zwar von Virus zu befreien, aber dabei die Antikörper völlig unverändert zu erhalten. Er schrieb mir zurück: „Zweifellos kann der PRAUSNITZ-KÜSTNERsche Versuch einmal zur Übertragung des serumbedingten Ikterus führen, der ja, wenn er überhaupt etwas anderes ist als die Hepatitis epidemica, doch nur eine Abart derselben darstellt. Irgendeine Methode, durch Zusätze zu dem Serum ein etwa vorhandenes Hepatitisvirus abzutöten, ist uns nicht bekannt. Die in den vergangenen Jahren vielfach benutzte Bestrahlung mit verschiedenen Strahlenarten haben sich alle nicht als sicher wirksam erwiesen, ganz abgesehen davon, daß sie für Ihre Zwecke gar nicht anwendbar wären. Zusätze, die das Virus abtöten, ohne gleichzeitig die Serumeiweißkörper zu verändern, sind uns im Fall der Hepatitis nicht bekannt, und zwar deshalb, weil wir kein empfindliches Versuchstier haben, bei dem geprüft werden kann, ob ein Zusatz wirksam war oder nicht. Mit Analogieschlüssen von anderen Virusarten her haben wir aber so viele Enttäuschungen erlebt, daß man sich darauf nicht mehr verlassen kann. So bleibt mir nichts anderes übrig, als Sie mit meiner Auskunft zu enttäuschen.

Eine gründliche Anamnese bei dem Serumspender hinsichtlich einer in dem letzten Jahr durchgemachten Lebererkrankung wird also wohl das einzige sein, womit man die Gefahr bis zu einem gewissen Grade vermeiden kann.''

Nach Hansen und Schleinzer ist es neuerdings möglich, bei Durchführung der Prausnitz-Küstnerschen Reaktion das Allergen *inhalieren* zu lassen. Wird nämlich bei einem normalen Patienten Serum wie sonst injiziert und nach der Wartezeit *spezifisches Allergenextrakt als Aerosol inhaliert*, so reagiert die injizierte Stelle mit Rötung, Quaddel und tiefer Infiltration. Die verwendeten Allergenmengen sind 0,01 cm³ eines Allergenextraktes 1:10. Die Latenzzeit ist 15 min und länger. Die Reaktionsstärke soll recht beträchtlich sein und ihre Dauer 45 min und länger. Als sehr wesentliche und wenn sie sich bestätigt, sehr wichtige Beobachtung erscheint mir, daß diese inhalatorische Fernauslösung im Gegensatz zur intracutanen, stomachalen oder rectalen *bei 100% aller Probanden gelingt*.

Die Unmöglichkeit im Serum von Allergiekranken in vitro Antikörper nachzuweisen und die Bedenken, die man in der klinischen Praxis öfters gegen de Prausnitz-Küstnerschen Versuch haben muß, haben Grabar und Mitarbeiter (Paris) zur Ausarbeitung einer interessanten Versuchsanordnung veranlaßt, die im Falle ihrer Bestätigung sich vielleicht auf verschiedene Allergene anwenden läßt. Bis jetzt scheint sie nur für das Antigen Ovalbumin anwendbar zu sein. Die Autoren verwandten Hammelblutkörperchen, die in besonderer Weise präpariert wurden. Sie wurden zuerst gewaschen und dann 15 min in einer Tanninsäurelösung gegerbt. Dann wurden die gewaschenen und gegerbten Erythrocyten in einer Ovalbuminlösung suspendiert, so daß sich 10 mg Ovalbumin in 2 cm³ einer 2,5% Erythrocytenaufschwemmung befanden. Offenbar verklebt das gelöste Ovalbumin mit der Erythrocytenoberfläche. Wurde Antiovalbuminserum zu dieser Blutkörperchensuspension gebracht, so ergab sich positive Agglutination der Erythrocyten noch in einer Verdünnung des spezifischen Antiserums von 1:10000. Die Methode soll sich als sehr empfindlich und spezifisch erwiesen haben.

Zur Bewertung der Testungsergebnisse. Bei der Beobachtung allergischer Zustände erregt es immer wieder Verwunderung und Skepsis, daß auch zweifellos

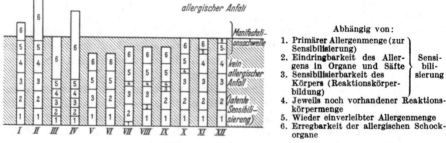

Abb. 5. Allergischer Anfall.

Abhängig von:
1. Primärer Allergenmenge (zur Sensibilisierung)
2. Eindringbarkeit des Allergens in Organe und Säfte
3. Sensibilisierbarkeit des Körpers (Reaktionskörperbildung)
4. Jeweils noch vorhandener Reaktionskörpermenge
5. Wieder einverleibter Allergenmenge
6. Erregbarkeit der allergischen Schockorgane

Sensibilisierte gar nicht immer beim Wiederzusammentreffen mit dem spezifischen Allergen allergische Erscheinungen bekommen, sondern so und so oft von Anfällen frei bleiben oder auch nur schwach reagieren. Ja, es können auch gegen ein bestimmtes Allergen vorher stark gewesene Hautreaktionen ein anderes Mal recht schwach oder gar nicht vorhanden sein. Dieses Verhalten hat schon manchen an der ganzen Allergielehre irre werden lassen. Wenn wir uns aber einige Punkte überlegen und uns das von mir entworfene Schema (Abb. 5) betrachten, wird es uns klar werden, daß es gar nicht anders sein kann. Welche hauptsächlichsten Vorbedingungen sind notwendig, daß es schließlich zu einem allergischen Anfall kommt? Es kommt an 1. auf die primär, d. h. die zur Sensibilisierung verfügbare Allergenmenge, 2. auf die Eindringbarkeit des Allergens in den Körper, d. h. parenteral in den Säftestrom, 3. auf die Sensibilisierbarkeit des Körpers. Ist so der Körper hinreichend sensibilisiert, dann ist 4. der jeweils gerade vorhandene Reaktionskörper, 5. die sekundär, d. h. zur Wiedereinverleibung verfügbare Allergenmenge und 6. die Erregbarkeit der Schockorgane entscheidend. Gerade diese letztere wird sicher durch eine Reihe von Schädigungen, wie etwa Infektionen, Intoxikationen, psychische Traumen beeinflußt.

Allergene und Allergengruppen.

Aus der unendlichen Fülle von Allergenen kann ich nur Typen und markantere Beispiele herausgreifen, denn es gibt kaum einen Stoff, gegen den nicht der eine oder andere Mensch überempfindlich ist. Immerhin gibt es Substanzen, gegen die zweifellos mehr Menschen idiosynkrasisch sind als gegen andere. Man hat den Eindruck, daß es eine kontinuierliche Reihe gibt von Stoffen, die nur gegen einzelne Individuen Antigenwirkungen entfalten bis zu solchen, die auf alle oder fast alle Menschen wirken. Es ist oft bei den einzelnen Substanzen schwer zu sagen, wo die eigentlich allergische Wirkung aufhört und die pharmakologische isotoxische Giftwirkung anfängt. Es gibt zweifellos bei einzelnen Menschen und Tieren eine hochgradig gesteigerte Empfindlichkeit gegen bestimmte, schon primär giftige Stoffe, die in größerer Menge auf alle Menschen wirken.

Eine große Rolle spielen *Tierhaare* und *Tierfedern*, besonders von den Haustieren, wie etwa Hunde, Katze, Pferd, Rind, Kaninchen, Hühner, Gänse usw., aber auch vom Menschen. Dann *Fleisch der Schlachttiere*, stark antigen wirken meist *Fische*. Weiterhin sind *Vegetabilien* der verschiedensten Art häufige Allergene, besonders auch *Früchte*, von denen ja z. B. Erdbeeren schon von altersher berüchtigt sind. Zu den Stoffen von starker antigener Wirkung gehören dann die *Mehle* (Weizen, Roggen usw.), bei denen wahrscheinlich chemisch eine Beziehung zu den intensiv wirksamen *Pflanzenpollen* besteht. Kräftige Antigene sind auch *Eier* und *Milch*. Ferner *Kleiderstoffe*, insbesondere Wolle und Baumwolle. Eine der mit am meisten bei den Testungen als Allergen festzustellende Substanz ist dann der *Hausstaub*, der neben allen möglichen Substanzen bewohnter Häuser meist reichlich *Schimmelsporen* und *Bakterien* enthält. Ähnlich stark wie Pollen wirken *Schimmelsporen* und von sehr wichtiger antigener Bedeutung ist dann das ganze *große Heer der Bakterien*. Ich will hier nochmals erinnern, daß man zweckmäßigerweise in 5 Hauptgruppen einteilt: Inhalationsallergene (Luftallergene), Nahrungsmittelallergene, Kontaktallergene (Haut), Infektionsallergene und Injektionsallergene. Wie sehr man auf die *besondere Spezifität* bei der Fahndung nach gewissen Antigenen achten muß, zeigt unter anderen eine Beobachtung STEINBRINKs. Patient war mit schwerem Erbrechen, Übelkeit, Penis- und Scrotumödem, Urticaria nach Ausmisten eines Taubenschlags erkrankt. Positive Hautreaktionen wurden weder mit Extrakten von Taubeneiern, Taubenfleisch oder Taubenfedern, sondern nur von Taubenmist erzielt. Von praktischem Interesse ist auch eine weitere Beobachtung STEINBRINKs. Schwerstes Asthma eines Ehemanns, der gegen Hautschuppen und Achselschweiß seiner Gattin, ja sogar gegen deren Serum (also gegen ein artgleiches Serum!) allergisch war.

Luftallergene. Fragen wir uns zunächst, welche *Luftallergene* für die Bewohner unseres Landes unter durchschnittlichen Verhältnissen wohl am meisten
in Betracht kommen, welchen in der Luft suspendierten, hauptsächlich organischen Substanzen wir alle am meisten exponiert sind (vgl. Tabelle 1). Man
könnte es beinahe theoretisch erschließen, was schließlich die praktische Erfahrung ergibt, daß *organische Stoffe*, die im *Staub der Straße*, noch mehr aber
im *Staub der menschlichen Schlaf- und Wohnräume*, in der menschlichen Kleidung
enthalten sind, am meisten Gelegenheit haben, die menschlichen Respirationsorgane zu sensibilisieren. Wir machen die Erfahrung, daß *Wohnungsstaub*,
Tierhaare, *Federn*, *Kapok* und andere *Bettsubstanzen* zu vasomotorischem
Schnupfen und Asthma Veranlassung geben können. Eine verhältnismäßig
große Anzahl von Allergiekranken, besonders Asthmatikern, zeigt starke Hautreaktionen gegen *Staub*, besonders solchen von Wohn- und Schlafzimmern,
weniger gegen Straßenstaub.

In neuester Zeit haben Rimington, Maunsell und Mitarbeiter versucht,
das Antigen des so mannigfach zusammengesetzten Hausstaubes zu reinigen,
d. h. die wirksame Substanz durch chemische Maßnahmen von Ballaststoffen
möglichst zu befreien und anzureichern. Das scheint ihnen auch in weitgehendem
Maße gelungen zu sein, da ihre Extrakte einen hohen Grad von Spezifität
zeigten. Chemisch besteht das Hausstaubantigen im wesentlichen aus einem
Polysaccharidkomplex, vereinigt mit einem Polypeptidantigen (der stickstoff-
haltigen Fraktion). Das letztere enthält die für die biologische Aktivität wesentlichen Gruppen.

Nach unseren eigenen letztjährigen Überprüfungen an meiner Klinik
erweisen sich als häufigste, nichtinfektiöse Asthmaallergene *Staub (19,5%)*
und Bettinhaltsstoffe (17,5%). Man spricht oft kurzweg von Allergie gegen
Staub, aber diese Ausdrucksweise ist sehr unkorrekt, denn Staub ist ein sehr
komplexes Gebilde. Aus welchen Bestandteilen besteht denn der Staub, und
gegen welche sind wohl die Kranken allergisch? Nach den zahlreichen hygienischen Untersuchungen des Staubes, vorwiegend wohl des Straßenstaubes,
besteht er zu $^1/_4$—$^2/_3$ aus unorganischen Substanzen, z. B. Ruß, Mineralbestand-
teilen, die kaum eine besondere Rolle als Allergene spielen dürften. Der Rest
jedoch ist organischer Natur, z. B. Pferdedünger, Haare, Pflanzenteilchen,
Fasern von Kleiderstoffen, Pflanzensamen, Kryptogamensporen, Stärkemehl
usw. Zur Zeit der Gräserblüte sind dem Staub sehr viele Pollen beigemengt.
Selbstverständlich sind je nach der Örtlichkeit auch zahlreiche Mikroorganismen

Tabelle 1. *Allergene der Luft.*

Organische Beispiele		Anorganische Beispiele
Epidermisbestandteile: Tierschuppen Tierhaare Federn	Staub, Kleider, Wolle, Matratzen, Kissen, Fischteilchen usw.	Ursol (Paraphenylendiamin bzw. Parachinondiimin).
Milben-, Spinnen-, Insekten- bestandteile Pflanzenpollen Mehl, Puder Tabak und Tabakrauch Pflanzendrogen (Apotheker) Besondere Holzarten (Schreiner) Schimmelpilzsporen Bakterien Hefen	im Staub verschiedener Herkunft	Destillationsprodukte von Teer und Kohle (Aluminiumarbeiter), Benzin und Benzol, Terpentinöl, Chromsäure- dämpfe, Arzneimittel (z. B. Chinin- staub).

in ihm enthalten. Für die Zahl der letzteren ist die Luftbewegung von Einfluß. So finden sich in geschlossenen Räumen bei ruhiger Luft wenig oder gar keine Mikroorganismen, die aber durch Aufwirbeln trockenen Staubes beträchtlich zunehmen können.

Auf Grund verschiedener klinisch allergischer Beobachtungen weist S. G. SJÖBERG (Schweden) darauf hin, daß unter Umständen auch bei Silikosen und Pneumokoniosen (z. B. Beryllium-Granulomatose) allergische Faktoren von wesentlicher Bedeutung sein könnten, zumal mit ACTH deutliche, wenn auch vorübergehende Besserungen erzielt werden konnten. Es dürfte in Zukunft zweckmäßig sein, bei Erkrankungen durch anorganischen Staub mit allergischen Methoden pathogenetisch-diagnostisch zu prüfen.

Es ist festgestellt, daß *Bakterienstäubchen* verhältnismäßig groß und schwer sind, so daß sie rasch zu Boden sinken; jedenfalls viel rascher als die Schimmelsporen, die auch dann trocken in die Luft ragen, wenn der Schimmel auf feuchtem Substrat wuchert. Die Sporen werden durch die geringsten Erschütterungen abgelöst, durch die schwächsten Luftströme fortgeführt und dem Staub beigemengt. Nach FLÜGGE sind die *Schimmelpilzsporen die kleinsten und leichtesten lebenden Elemente des Luftstaubes und setzen sich viel weniger rasch ab als die Bakterien.* Schimmelallergie ist daher keine seltene Erscheinung, auf die noch zurückzukommen ist. Daß, je höher ein Ort gelegen ist, um so mehr diejenigen organischen Substanzen abnehmen, die als Luftallergene wirken, ist sehr sinnfällig aus einer von STORM VAN LEEUWEN mitgeteilten Tabelle zu erkennen.

Je geringer die Höhe über dem Meere war, desto mehr fand der Autor positive Hautreaktionen mit den Hausstaubextrakten dieser Gegenden, je höher, um so weniger. In diesem Zusammenhang sind Flugzeugbeobachtungen MCQUIDDS von Interesse, der Pollen und Bakterien in der Luft bis zu einer Höhe von 3000 Fuß (= 915 m) in großer Menge fand, in geringer Menge sogar noch in einer Höhe von 4000 Fuß (= 1220 m) feststellte.

Tabelle 2.

	Höhe oberhalb Meeresniveau	Anzahl positiver Hautreaktionen mit Hausstaubextrakt je 100 Allergiker
	m	%
Holland (Asthmahaus)	—	95
Basel	300	67
Lugano	300	30
Ragaz	800	35
Vulpera	1200	18
Davos	1550	12
St. Moritz	1800	7

Nahrungsmittelallergie, Suchkost, Eliminationsdiäten, Mehlallergie. Wir kommen bekanntlich sehr häufig in die Lage, Nahrungsmittelallergie zu vermuten, nicht etwa nur bei Erkrankungen des *Magen-Darmkanals*, sondern z. B. nicht selten bei Urticaria und anderen *Hautaffektionen* wie Ekzem, Prurigo usw. Gewöhnlich versuchen wir die Feststellung einer etwaigen Nahrungsmittelallergie erst durch Hauttestungen mit dem anamnestisch vermuteten Nahrungsmitteln. Leider lassen uns aber gerade *bei den Nahrungsmittelallergien* erfahrungsgemäß *Cutan- und Intracutantestungen oft im Stich und werden von dem auf diesem Gebiet besonders erfahrenen Amerikaner* ROWE *als für diese Allergieform wenig wichtig gehalten.* Dabei rufen Nahrungsmittel viel häufiger allergische Symptome hervor als man im allgemeinen glaubt. ROWE betont, daß seine Beachtung der Häufigkeit und Wichtigkeit der Nahrungsmittelallergie in den letzten Jahren ständig wuchs, je mehr er über den exakten Gebrauch von *Probediäten* bzw. *Eliminationsdiäten* Erfahrung sammelte. Asthma, allergische Bronchitis, Rhinitis vasomotoria, Ekzem, Urticaria usw. alle können durch Nahrungsmittelallergie entstehen.

Rowe machte die Erfahrung, daß Nahrungsmittel, die *unmittelbar* allergische Symptome veranlassen, gewöhnlich auch deutliche Cutanreaktionen auslösen, während Nahrungsmittel, die in Stunden oder gar nach mehreren Tagen erst *verspätete* oder kumulative allergische Manifestationen hervorrufen, oft negative Hautreaktionen geben, da sich offenbar die Antikörper nur im Schockorgan finden. Nahrungsmittelallergie ist besonders auch dann zu vermuten, wenn die Anamnese in der Familie irgendeine Form einer solchen ergibt. Auch regelmäßig bzw. cyclisch wiederkehrende Symptome wie z. B. Urticaria sprechen dafür (vgl. S. 497—500).

Am wichtigsten zur Aufklärung sind jedoch *Diätversuche*. Rowe hat in vielen Jahren eine ganze Reihe verschiedener Diätvorschriften sog. *Eliminationsdiäten* oder *Suchdiäten* durchprobiert, ausgedehnteste Erfahrungen gesammelt und ein ausführliches Buch über diese geschrieben. Ich werde gleich noch auf seine bewährtesten Eliminationsdiäten eingehen. In Deutschland wird in der Regel die konsequente Durchführung der einzelnen Eliminationsdiäten durch viele Tage und Wochen im Krankenhaus schon wegen der langen Verweildauer zu teuer werden. Auch in einfachen und sparsamen Haushalten geht es natürlich schwer. Aber die Roweschen Diäten eignen sich sehr gut, um von intelligenten und konsequenten Patienten zu Hause durch längere Zeit durchgeführt zu werden, so daß die Kranken in die Lage kommen, mit der notwendigen Geduld ihre Nahrungsmittelallergie selbst aufzuklären.

Wir selbst haben im Krankenhaus bisher in der Regel *die von Funk angegebene Suchkost* angewandt, die sich uns gut bewährte. Sie ist auf 30 Tage berechnet und folgendermaßen zusammengesetzt:

2 Tage nur deutscher Tee mit 100—150 g Traubenzucker.
4. Tag: Haferbrei mit Wasser, Salz, Vitose.
6. Tag: Zusatz reinster, salzfreier Butter.
10. Tag: Dazu Saft und Mark von 1—2 Tomaten in die Suppe, dazu Wasserreis körnig gedünstet mit Tomaten, Butter und Salz.
12. Tag: Weizenmehl (als Feinbrot, Zwieback, feine Nudeln ohne Ei und Milch).
13. Tag: Grahambrot.
15. Tag: Kartoffeln, gedünstet oder als Brei.
17. Tag: Reine Kuhmilch.
20. Tag: Buttermilch, Sauermilch, Yoghrut, Quark.
23. Tag: Milch, Mehlkost (Weizen, Hafer, Reis, Gries, Sago, Gerste, Maismehl, Mondamin).
26. Tag: Milchkakao, Kakaozusätze.
27. Tag: Fleisch, Kalb, Huhn, Filet mit Kartoffeln oder Reis.
28. Tag: Schinken.
30. Tag: Als letztes Tiereiweiß-Suchgericht, Ei (bis zu 3 am Tag). Dann noch: Je einen Tag Erbsen, Linsen. Dann Gemüse: An einem Tag je 2 Sorten zusammen. Dann Obst: Orangen, Erdbeeren, Äpfel, Birnen, Trauben, Aprikosen, Citronen, Bananen, Dörrpflaumen, alle zusammen an 2 Tagen.
Schluß der Prüfung in 2—3 Tagen: Fische.

In der Praxis empfiehlt es sich öfters, den Übergang zu neuen Speisen etwas länger hinauszuschieben.

Rowe wandte wie andere Autoren anfangs vielfach eine *weizen-, milch-* und *eierfreie Diät* an, wobei aber viele andere häufige Allergene nicht ausgeschlossen werden konnten. Deshalb bevorzugte er später seine *standardisierten Eliminationsdiäten*, von deren Wert er sich durch Erfahrung von über 20 Jahren überzeugte. Es ist klar, daß von allen nicht in den einzelnen Diätvorschriften erlaubten Nahrungsmitteln sorgfältig auch die geringsten, etwa an Tellern oder Bestecken haftenden Spuren zu vermeiden sind.

Die wichtigsten von Rowe aufgestellten Diäten sind folgende:

1. Allgemeine Eliminationsdiät.

Erlaubte Nahrungsmittel.

Reis	Kürbis	Rohr- oder Rübenzucker
Weizen	Spargel	Salz
Tapioka	Artischocken	Sesamöl
Reisbiskuit	Lamm	Gelatine
Reisbrot	Junge Hühnchen	Mit Citrone oder Ananas
Roggenbrot	Speck	versetzte Gelatine
Weizengebäck	Lammleber	Rohrzuckersirup
Roggengebäck	Citronen	Weißer Essig
Roggenknäckebrot	Grapefruit	Vanilleextrakt
Salat	Birnen	Citronenextrakt
Spinat	Ananas	Backpulver
Karotten	Aprikosen	Backnatron
Rüben	Backpflaumen	Gereinigter Weinstein

Diese Diät enthält nur Speisen, die nach Rowes langjähriger Erfahrung von geringer Allergenwirkung sind, wobei ich die in Deutschland ungebräuchlichen weglieβ. Der Autor gibt für diese wie für alle seine Eliminationsdiäten ausführliche Speisefolgen für die einzelnen Mahlzeiten des Tages an mit Mengenangaben und Kochrezepten. Es ist nicht möglich, diese hier wiederzugeben. Für besondere Fälle empfiehlt sich der Gebrauch von Rowes Buch „Elimination Diets", 2. Aufl. Philadelphia: Lea a. Febiger 1944. Als sehr wichtig erwies sich dem Autor wegen der Häufigkeit der Allergie gegen alle oder einige Getreidearten sowie Milch und Fisch, Schokolade usw. eine

2. Cerealienfreie Eliminationsdiät, bei der ausschließlich folgende Speisen erlaubt sind:

Erlaubte Nahrungsmittel.

Tapioka	Tomaten		Sesamöl
Reine Kartoffeln	Kürbis		Sojabohnenöl
Sojabohnen	Spargel		Gelatine
Kartoffelbrot	Erbsen		Gelatine mit Citrone oder
Lammfleisch	Bohnen		Ananas
Rindfleisch	Citronen		Rohrzuckersirup
Hühnchen	Grapefruit	Mit Rohr-	Weißer Essig
Leber (Kalb, Rind oder	Birnen	zucker, nicht	Vanilleextrakt
Lamm)	Ananas	mit Weizen-	Citronenextrakt
Salat	Pfirsich	zucker ein-	Backpulver mit Kartoffel-
Spinat	Aprikosen	machen!	stärke statt Weizenstärke
Karotten	Pflaumen		Backnatron
Rüben	Rohr- oder Rübenzucker		Weinstein
Artischocken	Salz		

Weiterhin hält Rowe eine *früchtefreie sowie früchte- und cerealienfreie Eliminationsdiät* für wichtig, die ich ebenfalls hier folgen lasse.

Früchtefreie Eliminationsdiät.

Erlaubte Nahrungsmittel.

Reis	Karotten	Salz
Weizen	Rüben	Sesamöl
Roggen	Kürbis	Gelatine
Tapioka	Spargel	Rohrzuckersirup
Reisbrot	Artischocken	Backpulver
Roggenbrot	Lammfleisch	Backnatron
Roggenknäckebrot	Hühnchen	Gereinigter Weinstein
Weizengebäck	Speck	Tee
Roggengebäck	Leber (Lamm)	Mate
Spinat	Zucker	

Früchte- und cerealienfreie Eliminationsdiät (Rowe).

Erlaubte Nahrungsmittel.

Tapioka	Spargel	Sojabohnenöl
Weiße Kartoffeln	Artischocken	Gelatine
Kartoffelstärke	Erbsen	Salz
Sojabohnenbrot	Bohnen	Rohrzuckersirup
Kartoffelbrot	Lammfleisch	Backpulver (aus Kartoffel-
Spinat [1]	Rind	statt Weizenstärke)
Karotten	Hühnchen	Tee
Rüben	Speck	Mate
Kürbis	Rohr- oder Rübenzucker	

[1] Ist zu vermeiden, wenn die Anamnese Allergie dagegen vermuten läßt.

Allergie gegen Früchte und allerlei Pflanzenstoffe ist sehr häufig. Baron teilt den Fall einer durch Sensibilisierung erworbenen Allergie gegen *Bananen* mit. Karrenberg beschreibt Fälle von Allergie gegen *Apfelsinen*. (Herms schildert den Fall eines Baumwollenmaklers, Sohn einer asthmatischen und *obstallergischen* Mutter, der an sehr ausgesprochener und sehr typischer Allergie gegen peruanische *Baumwolle* litt. Dagegen ergaben 6 Extrakte von Baumwoll-sorten aus anderen Ländern nur kleine Quaddeln.) Urbach und Wiethe publi-zieren Fälle von Überempfindlichkeit gegen *Salbei, Citronen* und *Menthol*. So reagierten z. B. 3 Kranke auf das *ätherische Öl von Citronenschale* mit heufieber-artigen Erscheinungen.

Es ist klar, daß die Diätversuche nach Rowe, die *zugleich als Therapie* zu erachten sind, *entsprechend lange fortgesetzt* werden müssen, womöglich bis zum Verschwinden der Symptome, im allgemeinen *mindestens 14 Tage bis 4 Wochen*. Hilft die eine Diät nicht, so sind dann die anderen Eliminationsdiäten zu ver-suchen. Um die Calorien zu vermehren, kann zu jeder Mahlzeit 30—45 g = 2—3 Eßlöffel des in den Tabellen erlaubten Öles zusätzlich genommen werden. Wächst durch den Gebrauch der Diät die Toleranz gegen das allergene Nahrungs-mittel, so kann es nach Rowe Wochen, Monate und noch länger dauern, bis dauernde Unempfindlichkeit erreicht wird, während die übliche Desensibili-sierung meist mißlingt.

Es wäre wünschenswert, wenn auch bei uns in Deutschland in dieser aus-gedehnten und exakten Weise lange fortgesetzte allergenfreie Diätkuren häufiger durchgeführt werden könnten, was bei unseren dauernden Mangelzuständen bisher kaum möglich war. Vielfach scheitert die Durchführung zu Hause auch an der fehlenden Ausdauer und Konsequenz der Kranken und seiner Umgebung.

Eine gute Zusammenstellung von Eliminationsdiäten und Kochrezepten für Diagnose und Behandlung von Nahrungsmittelallergien finden sich auch in dem Büchlein von Dittmar, Diätetische Behandlung der Nahrungsmittelallergien, Stuttgart 1942.

Mehlallergie. Bei Bäckern, Müllern und entsprechenden Berufen entwickelt sich gar nicht so selten Idiosynkrasie gegen *Mehl*. Wahrscheinlich durch all-mähliche Sensibilisierung bei vorhandener allergischer Diathese. Baagöe fand bei 66 Bäckern das Leiden 8mal, also in 12%. Es kann schwer verlaufen und zur *Berufsaufgabe* zwingen oder auch leicht, jedenfalls ist es unhygienisch und unappetitlich für die Brotkonsumenten. Meist besteht *vasomotorische Rhinitis*, öfters auch *Asthma*. Bei Baagöe hatten die Patienten mit Mehlidiosynkrasie oft eine positive *Hautreaktion auf Korn*, auch gelang es in 4 von 6 Fällen, die Idiosynkrasie auf die Haut gesunder Menschen zu übertragen. Hier muß auch eines häufigen Gewerbeschadens der Bäcker, nämlich des *Bäckerekzems* gedacht werden, wenn dieses auch nicht ausschließlich auf Mehlallergie zurückzuführen ist. Nach den sehr eingehenden und sorgfältigen Untersuchungen von Teleky und Zitzke setzte in ganz Deutschland in den 20er Jahren dieses Jahrhunderts eine starke Zunahme der Bäckerekzeme ein, die zeitlich und örtlich mit der beginnenden Verwendung von *gebleichtem* und „*verbessertem*" Mehl zusammenfällt. Das Bäckerekzem erweist sich fast stets als eine allergische Dermatose, meist hervorgerufen durch die *Mehlverbesserungsmittel*, vor allem das *Multaglut* und *Porit*, deren Hauptbestandteil *Ammoniumpersulfat* bildet. Entweder wirkt dieses schon an sich sensibilisierend oder durch Einwirkung auf die Mehlproteine. Die Autoren sind der Ansicht, daß die Allergie gegen reines Mehl und gegen Verbesserungsmittel, die frei von Ammoniumpersulfat sind, auch gegen Hefe und Backpulver in der Regel erst eine sekundäre Folge sei. Allerdings könne auch eine Sensibilisierung durch reine Mehle vorkommen, die Autoren stellten aber nur 2 Fälle bei Müllern fest. Spezifische und unspezifische Desensibilisierung ist zu versuchen, oft ist Berufswechsel notwendig. Bei der Berufswahl sollen solche Personen vom Bäckerberuf abgehalten werden, die eine allgemeine Ekzembereitschaft (= Allergie gegen Menschenschuppenextrakt) oder eine durch Hautprüfung festgestellte Mehlüberempfindlichkeit zeigen. Es wäre zu verlangen, daß Ammoniumpersulfat als Verbesserungsmittel vermieden wird. N. van Vouno und Struycken bestreiten auf Grund zahlreicher Fälle die Bedeutung der Mehlverbesserungsmittel, bei ihrem Material handelte es sich um Allergie gegen das Mehl bzw. gegen einzelne Mehlsorten selbst.

Black beschreibt einen sehr instruktiven Fall, bei dem sich sukzessive immer wieder eine neue Allergie gegen verschiedene Mehlarten entwickelte. Die in einem Schönheitssalon arbeitende Patientin bekam Asthma und erwies sich nach der Hautreaktion usw. als allergisch gegen *Schwertlilienmehl*. Nach Weglassen Heilung. Sie versuchte nun der Reihe nach *Buchweizen*- und *Roggenmehl*, wurde aber auch gegen diese nach freien Intervallen mit der Zeit wieder allergisch.

Unsere *eigenen klinischen Erfahrungen* über das Bäckerasthma ergeben zunächst, daß die *Cutanproben mit Mehlextrakten in der Regel außerordentlich eindeutig und kräftig*, fast so wie bei der *Pollenallergie* ausfallen. In 2 von 4 Fällen konnte beim Bruder, der ebenfalls Bäcker ist, fast die gleich starke Hautallergie nachgewiesen werden, ohne daß dieser an Asthma leidet. Also offenbar eine latente Sensibilisierung ohne Manifestwerden der Allergie. In einem Fall war nach jahrelangem beschwerdefreiem Arbeiten in der Backstube eine Pneumonie aufgetreten, nach der Genesung einwandfreies Mehlasthma. Man erkennt die Rolle der Dispositionsfaktoren.

Randolph und Yaeger weisen darauf hin, daß Allergie gegen *Zucker* und andere aus Getreide gewonnene Produkte in Amerika weit verbreitet ist. Sie machen darauf aufmerksam, daß Nahrungsmitteltüten und Papierbehälter für pharmazeutische Präparate häufig mit *Kornstärke überzogen* sind und somit durch den Genuß ihres Inhalts zur Übermittlung von Allergenen, die aus Getreide stammen, dienen können. Nach Randolph und Rollins ist Allergie gegen Rohrzucker nicht selten die Ursache von chronisch-allergischen Symptomen, bei denen man Nahrungsmittelallergie vermutet. Man sollte daher entsprechende Testungen nicht versäumen, zumal ja unter Umständen Rohrzucker auch intravenös einverleibt wird.

Insektenallergie. Die volkstümlichste Erscheinung dieses Gebietes ist die *Flohquaddel*. Aber auch hier greift Giftwirkung und allergische Idiosynkrasie ineinander. Ganz immun gegen den Flohstich werden wohl die wenigsten Menschen sein, aber wieder nur einzelne bekommen eine stärkere *Urticaria*. Über die außerordentlich verschiedene Empfindlichkeit von Kindern gegen Flohstiche berichtet Hescheles. Die meisten Kinder reagierten nach seiner Beobachtung nur mit roten Flecken auf Flohstiche, nur ein Viertel der untersuchten Kinder mit Quaddelbildung.

Perrin und Cuenot geben eine ausführliche Darstellung der Überempfindlichkeit gegen *Bienengift*. Es gibt 3 Möglichkeiten: 1. Durch Zufuhr sehr *großer* Giftmengen (ohne Sensibilisierung), z. B. nach zahlreichen Stichen schwere

Erscheinungen. 2. *Erworbene* Überempfindlichkeit, die auch bei Bienenzüchtern häufig ist. 3. *Angeborene* Überempfindlichkeit, schon beim ersten Stich in Erscheinung tretend. Die Autoren empfehlen Desensibilisierung durch Injektion kleinster Mengen verdünnten Giftes nach Besredka, danach das Stechenlassen durch eine allmählich steigende Zahl von Bienen, ein Verfahren, das viele Bienenzüchter schon lange verwandten. Bei angeborener Allergie ist die Desensibilisierung viel schwieriger. Ellis und Ahrens berichten von Fällen mit Allergie gegen *Bienenstaub* und erfolgreicher Desensibilisierung durch das Allergen.

Arntzen teilte 4 Fälle mit, bei denen nach *Wespenstichen* höchst beängstigende schockartige Symptome auftraten und 2 Patienten verstarben. Offenbar handelt es sich hier nicht um Wirkung des Wespengiftes, sondern um Anaphylaxie gegen Eiweißbestandteile des Wespensekretes. Empfohlen wird Adrenalin. Tinctura pyretri soll Wespen verscheuchen. Was für schwere anaphylaktische Reaktionen nach Wespenstichen vorkommen können, geht aus der Beschreibung eines Falles von Paul und Presley hervor, die zugleich wichtige Hinweise für die Therapie enthält: Ein 58jähriger Mann wurde von einer Wespe in die *Oberlippe* gestochen und kollabierte schon 4 min nach dem Stich. Sofort in die Klinik gebracht, war er pulslos und der Blutdruck nicht meßbar, kalte Haut, Cyanose der ödematösen Oberlippe, in welche der Stich erfolgt war. Therapie: sofort Sauerstoffinhalation und intravenös 5% Traubenzuckerlösung. Sodann wurden nach kurzer Pause 20 mg *Benadryl intravenös* injiziert und 0,5 cm³ *Epinephrin 1:1000* subcutan. Etwa 5 min später war der noch schwache Blutdruck 80/60. Es stellten sich nun *Ödeme an Händen, Füßen und Beinen* ein. Nach einiger Zeit wieder *intravenöse Benadrylinjektion*, 10 mg, worauf der Blutdruck auf 110/80 anstieg. Rückkehr des Bewußtseins, aber blutige Diarrhoen, intermittierend 24 Std lang. Nach 18 Std Schwinden der Ödeme. Es bestanden bei zunehmender Besserung nur noch Muskel- und Kopfschmerzen. Nach 3 Tagen Wohlbefinden und Entlassung. Man kann aus der Schilderung dieses schweren Zustandes erkennen, *wie verschieden stark die Reaktion* auf Wespenstiche sein kann, und die Autoren betonen, daß manche Personen auch nach zahlreichen gleichzeitigen Stichen oft nur geringe Symptome zeigen. Aber man findet im Schrifttum nicht selten Mitteilungen über ähnliche *schwere Schockzustände und manchmal Tod nach einem einzigen Stich in wenigen Minuten.* Man darf den Verfassern wohl recht geben, daß bei den besonders schweren Fällen meist eine Sensibilisierung durch frühere Stiche vorausging. Dazu kommt, daß es sich bei der Oberlippe um eine *reich vascularisierte Körpergegend mit dünner Hautdecke* handelt, so daß das Gift *unmittelbar ins Blut* eindringen kann (ähnlich auch der Handrücken). Der Fall demonstriert die gute Wirkung der gleichzeitigen Anwendung eines guten *Antihistaminpräparates und des Adrenalins.*

Nach Truitt scheint die *Pilzfliege* ein wichtiger Faktor in der Genese des Bronchialasthmas in prädestinierten geographischen Gebieten zu sein. Auch durch diagnostische Hauttestungen konnte die Pilzfliege als Allergen nachgewiesen werden. Eine passive Übertragung dieser Allergie ist möglich. Eine Desensibilisierung mit ansteigenden Dosen des Allergens scheint erfolgreich.

Einige weitere Beispiele von Insektenidiosynkrasien. *Erntemilbe* (Leptus autumnalis), *Gerstenmilbe* (Acarus bordei): Es kommt zu Urticaria und Schleimhautödemen, es besteht keine allgemeine Empfänglichkeit. Seit Jahren hat insbesondere Dekker darauf hingewiesen, daß *Milben* anscheinend wichtige Allergene darstellen. Sehr eingehende Forschungen über stechende, krankheitsübertragende und krankheitserregende Insekten und Gliedertiere verdanken wir

ALBRECHT HASE. Er hat besonders auch über die Milben ausführlich gearbeitet. Er kommt zum Schluß, daß nicht nur die Milben, welche die Haut direkt angreifen (z. B. *Pediculoides*), Erreger allergischer Erkrankungen seien, sondern auch Milben, die sich in den *Vorräten aller Art* und in *Wohnungen* aufhalten. Besonders löse der *Milbenstaub* beim Einreiben in die Haut und beim Einatmen heftige Erscheinungen bei allergischen Menschen aus. Auch ein Teil der durch Milben, besonders durch Vorratsmilben ausgelösten *Magen- und Darmstörungen* seien wohl allergischer Natur. Durch ihre *Massenhaftigkeit* und *ungeheure Vermehrungsfähigkeit* gehe von den Haus- und Vorratsmilben zweifellos eine Gesundheitsbedrohung aus. In verseuchten Wohnungen bzw. Nahrungsmitteln finden sich Milben in vielen Millionen von Exemplaren. Es gibt durch Milben besonders gefährdete Betriebe. Sehr merkwürdig ist, daß im Altenburger Lande ein sog. „*Milbenkäse*" bereitet wird, wobei Milben nach einem bestimmten Verfahren zur praktischen Verwendung gezüchtet werden. Im Zeitalter des Penicillins ist es interessant, daß die *Tyroglophinen* offenbar *Antagonisten der Schimmelpilze* sind, d. h. diese treten nie in Milbenmassenkulturen auf. Gerade für den Allergieforscher mag das Wort HASEs berechtigt sein, daß das Studium der medizinischen Acarinologie beim Aufblühen der medizinischen Entomologie nicht zu kurz kommen dürfe. L. v. BANZKY und W. KREMER zeigen, daß sich die Milbenüberempfindlichkeit in keiner Weise von den anderen Allergieformen unterscheidet, z. B. bezüglich cutaner und intracutaner Reaktion, Übertragung nach PRAUSNITZ-KÜSTNER usw.

Wer sich für die Milbenätiologie allergischer Erkrankungen besonders interessiert, der sei auf den Abschnitt von DEKKER im „Praktikum der allergischen Krankheiten" von HANSEN-ROST-DEKKER (Montana-Verlag A.G. von Benno Konegen) hingewiesen.

Bärenraupen (Arctiidae): Juckreiz, Nesselsucht. Ebenfalls nach STICKER keine allgemeine Disposition. *Prozessionsspinnerraupen* u. ä.: Die Empfindlichkeit richtet sich gegen die *Spindelhaare*. Urticaria, Dermatitis, Conjunctivitis, Rhinitis. Die Empfindlichkeit ist anscheinend allgemein. Also keine eigentliche Allergie, zumal es sich vielleicht um rein mechanische(?) Wirkung der Haare oder um cantharidinartige Stoffe handelt.

BALYEAT, RAY, STEMEN und TAFT beschäftigten sich eingehend mit der Frage der Luftallergene (in Oklahoma, Amerika) und fanden, daß im Juni und Juli die Luft reicher an *Schimmel-, Schmetterlings- und Mottenstaub* ist als an Pollen. Nach den Ergebnissen ihrer Hautprüfungen spielten *Schmetterlings- und Mottenstaub* vielleicht eine gewisse allergene Rolle, wenn auch anscheinend keine große.

Muscheln und *Krebse* (Miesmuschel, Auster, Hummer, Krabben, Weinbergschnecke usw.): Juckreiz, Erytheme, Urticaria, gastrointestinale Störungen. STICKER meint: „Natürlich sind von den Idiopathien, die die genannten Tiere gelegentlich auslösen, abzuordnen eine Reihe von Giftwirkungen im allgemeineren Sinne, die nach ihrem Genuß oder nach ihrer Berührung beobachtet werden; nicht mit der strengen Unterscheidung, als ob bei den Idiopathien auf der einen Seite und bei den Vergiftungen, besonders bei den Massenvergiftungen auf der anderen Seite immer verschiedene Substanzen zur Wirkung kämen. Vielmehr ist es wahrscheinlich, daß das wirksame Gift in beiden Fällen häufig oder immer dasselbe ist und der Unterschied nur in der Quantität des einwirkenden Stoffes liegt." So nimmt also STICKER für einen großen Teil dieser Erscheinungen *isotoxische* Idiosynkrasie an, soweit das Wort Idiosynkrasie hier überhaupt anwendbar ist. RICHET hat bekanntlich aus *Miesmuscheln* ganz bestimmte Stoffe isoliert (vgl. S. 338), das Mytilokongestin und das Thallassin. Ähnliche Gifte konnte er aus anderen Muscheln und Austern gewinnen, Spul- und Bandwürmer können Juckreiz, Urticaria, gastrointestinale Störungen und asthmaartige Zustände hervorrufen. Die Eosinophilie ist ein bekanntes Symptom der Helminthiasis. Auch hier konkurrieren primäre Giftstoffe und Allergie miteinander. Dem primären Gift der Bandwürmer scheinen in erster Linie hämolytische Fähigkeiten zuzukommen (s. S. 530).

Tabakallergie. Die Allergie gegen Tabak und die mit den Tabakfabrikaten verbundenen Stoffe hat im Hinblick auf die zahllosen mäßigen und unmäßigen Raucher und Raucherinnen in den einzelnen Ländern noch lange nicht die umfangreiche Bearbeitung gefunden, die sie verdienen würde. Wenn Urbach der Ansicht war, daß man im Hinblick auf die Millionen von Rauchern der Tabak als eine nur seltene Ursache von Inhalationsallergie bezeichnet werden müsse, so werden Zahlen Harkavys über die Beteiligung der Tabakallergie bei der Entstehung von Gefäßschäden doch nicht wenig beeindrucken. Harkavy untersuchte Kranke, die an *Angina pectoris* infolge von Coronarsklerose litten, auf ihre intracutane Allergie gegen Tabak. Bei 36 Kranken stellte er in 36% der Fälle Tabakallergie fest. Bei 18 Fällen, von denen 9 an *Thromboangitis obliterans*, die übrigen an anderen auf Tabakschädigung zurückführenden Kreislauferkrankungen litten, fanden sich mit einer Ausnahme Hautreaktionen gegen *nicotinfreie Tabakextrakte*, aber *nicht gegen Nicotin*. Auch die Prausnitz-Küstnersche Reaktion war bei einigen Fällen mit solchen Extrakten positiv, aber nicht mit Nicotin. Überempfindlichkeit gegen Tabak scheint also in Fällen von Thromboangitis obliterans eine Rolle zu spielen. Allerdings müßte man erst so weit sein, zwischen primär toxischen Schädigungen durch Nicotin und anderen Tabakgiften und wirklich allergischen Schäden differentialdiagnostisch unterscheiden zu können. Jedenfalls scheinen die in der *Tabakindustrie* arbeitenden Individuen wesentlich mehr gefährdet zu sein als die nur *als Raucher* exponierten. Nach den bisherigen Publikationen richtet sich die Allergie bei den Testungen vielfach nicht gegen das Nicotin, sondern beispielsweise *gegen Zigarettenpapier* und *seine Verbrennungsprodukte.* Vaughan stellte sogar fest, daß gegen den *Tragacanthgummi*, mit dem das Zigarettenpapier verklebt wird, Überempfindlichkeit bestehen kann. Es handelt sich auch gar nicht stets um Allergie gegen den *Rauch*, sondern um den *eingeatmeten unverbrannten Tabakstaub in Fabriken* oder dgl. Urbach erzählt von einer türkischen Frau, die nur dann Asthma bekam, wenn sie ihr an eine große Tabakpflanzung grenzendes Anwesen betrat. Asthma durch *Tabakstaub in Tabakbetrieben* wurde von verschiedenen Autoren, z. B. Walker, Rich, Jimenez Diaz und Feinberg beschrieben. Während bei solchen Fällen der *Tabak selbst*, und zwar wohl in erster Linie im getrockneten Zustand das Allergen darstellt, wiesen aber Vaughan u. a. nach, daß auch *Verbrennungsprodukte des Tabakrauchs* als Antigene in Betracht kommen. Zur Extraktgewinnung muß hier der Rauch längere Zeit durch *Coca*-Lösung geleitet werden (vgl. S. 392). Von Vaughans Krankengut solcher Rauchallergiker gaben 13% positive Hautteste gegen Tabakrauchextrakte, 9% hatten krankhafte Erscheinungen der Atemwege, die durch Tabakrauch hervorgerufen wurden.

Bakterielle Allergie. Wichtig ist dann weiterhin die Prüfung auf bakterielle Allergie mit entsprechenden *Vaccinen*. Schon zu einer Zeit, als in der ersten Begeisterung für die neuen allergischen Erkenntnisse die Bakterien und die bakterielle Infektion für allergische Erkrankungen, besonders auch für das Asthma, nicht hoch im Kurs standen, habe ich die Bedeutung der Bakterien gerade auch für die Asthmaentstehung, hoch eingeschätzt, nachdem mir mein Krankengut in 56% der Asthmafälle unmittelbar vorausgehende Infektion der Luftwege und in 59% frühere Pneumonie ergab. Dieser Ansicht schloß sich 1925 auch Hajos an.

Nach den Ergebnissen der neueren Immunitäts- und Allergieforschung besteht heute *kein Zweifel, daß Bakterien und Viren fähig sind, Anaphylaxie bzw. Allergie zu erzeugen*. Freilich geben die Hautreaktionen oft unsichere Ergebnisse, wahrscheinlich weil wir vielfach die bakteriellen Antigenextrakte nicht richtig herstellten, bzw. die bakteriellen Leibessubstanzen denaturiert haben. Bei bakteriellen Allergien, die wir im Verlauf von Krankheiten, nicht zuletzt auch Gefäßkrankheiten feststellen, kann man *meist keine charakteristischen zirkulierenden Antikörper* nachweisen. Da aber von dem Begriff der Allergie Antikörperbildung nicht wegzudenken ist, so kann es sich wohl nur um *sessile*, im wesentlichen an *Gefäßzellen* gebundene Antikörper handeln. Bei der bakteriellen Allergie sind 2 Reaktionstypen zu unterscheiden, der *Tuberkulintyp* und der *Nichttuberkulintyp*. Die Charakteristik des ersteren Typs leitet sich von Beobachtungen ab, die wir bei der Tuberkulinreaktion machen können. Vor allem ist bei dieser für ihren positiven Ausfall 1. das Vorhandensein einer *aktiven spezifischen*, hier tuberkulösen *Infektion* notwendig; 2. die Reaktion tritt *verzögert nach etwa 10—24 Std* ein; 3. *zirkulierende Antikörper fehlen*; 4. da sich am Ort der Reaktion eine *Nekrose* entwickelt, ist diese Reaktion zwischen dem Antigen und dem vermutlichen sessilen Antikörper *irreversibel*. Außer für den Tuberkelbacillus ist dieser Typ charakteristisch für Pilze, Spirochäten, Rickettsien und Viren Die verzögerte anaphylaktische Reaktion, z. B. beim Tuberkulintest, hat *entzündlichen* Charakter und wird durch eine fast ausschließlich *zellgebundene* Antigen-Antikörperreaktion veranlaßt. Die cutane Tuberkulinallergie soll nach CHASE *durch reticuloendotheliale Zellen*, aber nicht durch Serum *übertragbar* sein. Zu den verzögerten Reaktionsformen gehört auch der *Dermatitistyp* (Läppchenprobe nach 24 Std).

Der Nichttuberkulintyp wird, wie übrigens neuere Untersuchungen ergeben, auch durch viele gewöhnliche Bakterien, nicht zuletzt durch Streptokokken hervorgerufen. Trotz ihrer Kleinheit und ihrem für unser bewaffnetes Auge scheinbar einfachen morphologischen Bau ist die *chemische Struktur der Bakterienleiber* doch eine ziemlich *komplizierte*. Sie enthalten hochkomplizierte *Eiweißkörper*, sowie *Kohlenhydrate*, die anscheinend mit dem *Nucleoprotein* verbunden sind. Man konnte Proteine sowie Kohlenhydrate isolieren und stellte fest, daß die Proteinfraktion weder ein spezifisches Allergen noch toxisch ist, während *die größenteils aus Kohlenhydraten (Polysacchariden) bestehende Komponente hochspezifisch*, aber auch nicht toxisch ist. Diese Unkenntnis des spezifischen Antigens erschwerte zunächst die Feststellung spezifischer bakterieller Allergie sowie die Durchführung spezifischer Therapie. Möglicherweise verfügt jede Species über mehrere noch unbekannte Allergene. Außer den Kohlenhydraten und Nucleoproteinfraktionen wurden bei Bakterien noch verschiedene andere Proteinantigene und Haptene beschrieben. Neben diesen fixen Leibessubstanzen sind aber auch für allergische Vorgänge jene *löslichen Sekretionsprodukte besonders wichtig*, die als *Exotoxine* oder kurzweg *Toxine* bezeichnet werden. Die bekanntesten dieser Substanzen, wie das *Diphtherie-, Tetanus- und Botulismustoxin* sind aber für die Allergie nicht so sehr von Bedeutung wie die *Giftsekrete von Proteinnatur verschiedener anderer Mikroorganismen*. Diese Toxine sind meist sehr empfindlich gegen Erhitzung und erzeugen Antitoxine. *Immer mehr Beispiele solcher Exotoxine pathogener Kokken werden bekannt*, z. B. von gewissen Stämmen von *Staphylococcus aureus*, von hämolytischen *Erysipelstreptokokken*, von *Scharlachstreptokokken* usw. *Filtrate* verschiedener auf flüssigen Nährböden gezüchteter Stämme, z. B. von Staphylococcus aureus und albus sind *ausgesprochen giftig* und zeigen 5 verschiedene Giftwirkungen, so daß man ein Hämolysin, Leukotoxin, nekrotisierendes Toxin, ein letales und ein Gastroenteritistoxin voneinander trennt. Es handelt sich aber höchstwahrscheinlich nicht um verschiedene Substanzen, sondern um verschiedene Eigenschaften einer einzigen, wie das ja auch bei den sog. Immunsubstanzen (Agglutininen, Opsoninen usw.) der Fall ist. Jedenfalls kann nach der klinischen Erfahrung praktisch an der allergischen Bedeutung bakterieller Leibessubstanzen und -gifte nicht gezweifelt werden. Schon 1907 konnten Rosenau und Anderson nachweisen, *daß echte Anaphylaxie nach Art der Serumanaphylaxie beim klassischen Meerschweinchenversuch mit vielen Bakterien*, wie Typhusbacillen, Milzbrand, Tuberkelbacillen *als Antigen möglich ist*. Aktive und passive Anaphylaxie, der Dalesche Versuch am isolierten Uterus, alles konnte reproduziert werden. Allerdings gelingt eine Sensibilisierung mit Bakterien schwerer als z. B. mit Pferdeserum. Man muß meist kleine Injektionen des bakteriellen Antigens öfters wiederholen, um eine Sensibilisierung zu erzielen.

Neuerdings hat sich besonders O. Westphal erfolgreich bemüht, bakterielle Polysaccharide in weitgehendem Maße rein darzustellen und diese reinen Produkte auf ihre immunologischen und Reizwirkungen zu untersuchen. O. Westphal und Lüderitz und Bister konnten durch ein Phenol-Wasserverfahren die Polysaccharidfraktion in Lösung bringen und sie durch fraktionierte Fällungsverfahren von der begleitenden Nucleinsäure befreien, so daß vollkommen protein- und nucleinsäurefreie Präparate erhalten wurden. So wurde z. B. bei dem Polysaccharid von B. coli Glucose, Glucosamin, Galaktose, Hylose und Rhamnose festgestellt, im ganzen enthält das Colipolysaccharid 84—49% Zuckerbausteine. Von Interesse dürfte sein, daß bei den Polysacchariden der pathogenen Typhus- und Enteritis (Breslau)-bakterien auch bisher unbekannte Zuckerbausteine aufgefunden wurden. Von besonderer Wichtigkeit ist das Ergebnis, daß sich die hochgereinigten, proteinfreien Polysaccharide am Kaninchen als stark antigen wirksam erwiesen, so daß sich auf kleinste Antigendosen (z. B. 1 μg/kg) bei Kaninchen Immunseren mit Agglutinationstitern gegen die homologen Bakterien bis 1:4000 ergaben. Diese chemisch reinen Substanzen zeigen eine recht mannigfaltige biologische Wirksamkeit: Außer der spezifischen Antigenität Fiebererzeugung, Leukocytenverschiebungen, Stimulierung des Hypophysen-Nebennierensystems.

Für die kommende Forschung wird sich sicher als sehr wichtig erweisen, daß O. Westphal und Mitarbeiter durch weitere chemische Abwandlungen die Abhängigkeit dieser verschiedenen biologischen Wirkungsweisen von bestimmten Wirkgruppen oder Molekülgrößen der bakteriellen Polysaccharide nachweisen konnten. So kann z. B. durch Acylierung ein lipoidlösliches Adylpolysaccharid mit hohem Molekulargewicht erhalten werden, das verdünnt auch wasserlöslich ist. Bei entsprechender Dosis erweisen sich bei dieser Substanz Fieber- und Leukocytenwirkung als minimal, während eine stark stimulierende Wirkung auf das Hypophysen-Nebennierenrindensystem bestehen bleibt, jedoch keinerlei Nekrosen zustande kommen. Man kann sich denken, daß diese Stoffe für die Stimulierung des Hypophysennebennierenrindensystems an Stelle von ACTH und Cortison sehr wichtig zu werden versprechen, zumal bei Allergien, wie Asthma, Rheumatismus usw. Löst doch das genuine Colipolysaccharid am Menschen bei intracutaner Reaktion schon mit 0,5—1 μg eine starke lokale Entzündung aus, während das Acylpolysaccharid bei gleicher Applikation bis zu 100 μg keine entzündliche Wirkung erkennen läßt. Die bis jetzt noch wenig zahlreichen Beobachtungen bei allergischen Krankheiten, wie Asthma, rheumatischen Affektionen usw. waren erfolgversprechend.

Weitere Behandlung mit verdünnter Essigsäure führte zur Isolierung eines abgebauten Polysaccharids von mittlerem Molekulargewicht ohne antigene

Wirkung am Kaninchen, die jedoch für Menschen und Mäuse vorhanden ist. Diese Substanz dürfte sich zur Gewinnung von Impfstoffen (Antikörper) als geeignet erweisen.

Wenn mit Wasserstoffsuperoxyd abgebaut wird, entstehen sehr niedermolekulare und dialysable Spaltprodukte. Sie sind nicht mehr antigen, aber noch wirksame Reizstoffe, die beim Menschen starke Cutanreaktionen veranlassen. Es zeigte sich, daß im Laufe des Abbaus mit Wasserstoffsuperoxyd die pyrogenen Eigenschaften eher schwinden als die Wirkung auf die Leukocyten, so daß man beide Wirkungen voneinander trennen und das weiße Blutbild isoliert beeinflussen kann. Von einer solchen Herausarbeitung selektiver Wirkungen darf man mit O. WESTPHAL eine übersichtlichere und besser reproduzierbare therapeutische Beeinflussung erwarten.

MENKIN, PIVOVANE und FRIEDHOFER stellten in den letzten Jahren eingehende Studien über einen *thermostabilen, Leukocytose erzeugenden Faktor aus Exsudaten* an, die sehr wichtig zu werden versprechen. Mit ihrer besonderen Technik erhielten sie zunächst eine Substanz, welche eine mit *Temperaturerhöhung* und *Leukopenie* in den ersten Stunden verbundene Reaktion auslöste. Durch eine weitere Aufarbeitung dieses Faktors wurden *thermostabile nadelförmige Kristalle* gewonnen, die mikroskopisch doppelbrechend und unregelmäßig gestaltet waren. Mit dieser *kristallisierbaren Substanz* konnte MENKIN und seine Mitarbeiter nur Leukocytose (durch Ausschüttung unreifer Granulocyten ins Blut) ohne Temperatursteigerung und primäre Leukopenie nachweisen.

Allergie bei infektiösen Erkrankungen. Infektiöse Erkrankungen veranlassen, solange der Körper noch reaktionsfähig ist, *allergische Vorgänge*, die *neben der direkten Giftwirkung der bakteriellen Endo- und Ektotoxine* sich geltend machen. So wird der Ablauf dieser Krankheiten bestimmt: 1. von der besonderen und meist spezifischen Affinität der Bakterien zu bestimmten Geweben und Organen; 2. von der direkten Giftwirkung der Mikroorganismen; 3. durch die mikrobisch-allergischen Reaktionen; 4. wahrscheinlich auch noch durch allergische Reaktionen, die gegen sekundär gebildete körpereigene Antigene zustande kommen.

Da die Mikroorganismen sich im Körper beständig vermehren oder je nach Umständen, auch vermindern, schwanken die Mengenverhältnisse zwischen Antigenen und Antikörpern fortwährend, was ebenfalls zu Modifikationen des Krankheitsbildes führt. Wir werden bei Besprechung der *rheumatischen Erkrankungen* sehen, zu welchen destruktiven Läsionen und auch produktiven Reaktionsprozessen häufige oder auch wiederholte Invasionen von Bakterien (z. B. Streptokokken) führen können, wobei es weniger auf die *Art der Bakterien* als auf eine *bestimmte Reaktionslage* ankommt, um ein charakteristisches Krankheitsbild zu erzeugen. Fehlt im Organismus eine genügende Menge spezifischen Antikörpers, so reagiert der Organismus auf bakterielle Infektion durch eine *banale Entzündung*. Sind jedoch mehr oder weniger reichlich Antikörper vorhanden, so kommt es zu *granulomatösen* oder *tuberkuloiden Wucherungen*, die als *charakteristische Zeichen einer allergischen Reaktionslage* gelten (auch JADASSON-LEWANDOWSKYsches Gesetz genannt).

Alle Kliniker sollten sich den Ausspruch LETTERERs gegenwärtig halten, daß jede Infektionskrankheit ihre mehr oder weniger stark hervortretende allergische Komponente hat, welche zu ihren integrierenden Bestandteilen gehört.

Es müssen noch einige Bemerkungen über Staphylokokken-, Streptokokken- und Pneumokokkeninfektionen angefügt werden:

Staphylokokkeninfektionen. Für die allergischen Vorgänge ist es, wie gesagt, wichtig, zwischen den bakteriellen *Leibessubstanzen* und den durch keimfreie Fil--trierung einer flüssigen Bouillonkultur gewonnenen *Ektotoxinen*, die sich im Kultur

filtrat befinden, zu unterscheiden. Mit den Leibessubstanzen haben wir es in den
bakteriellen Vaccinen zu tun, sie enthalten die *bakteriellen Proteine und Kohlenhydrate* usw., die man als *Endotoxine* zusammenfaßt. Man kann nun in der Regel
beobachten, daß Intracutaninjektionen des *Kulturfiltrats*, also des *Ektotoxins*, bei
gesunden Menschen positiv reagieren, jedoch bei Individuen, die mit Staphylokokken
infiziert sind oder waren und *reichlich Antikörper* bildeten, *negativ* — also Neutralisierung des Toxins durch das im Organismus gebildete *Antitoxin.* Allerdings
stellt man kein konstantes Verhalten fest, es muß sehr exakt quantitativ gearbeitet werden, um die Gesetzmäßigkeit richtig zu erkennen. Bessere Resultate
in bezug auf *Spezifität* erhält man mit *abgetöteten Vaccinen*, besonders wenn man
quantitativ abstuft. Mit noch besserem Erfolg werden neuerdings *Testungen*
und *Desensibilisierungen* mit *spezifischen bakteriellen Polysacchariden* durchgeführt (Riviere, Francis und Tillet). Manchmal kann nur durch eine *besondere Staphylokokkenart oder- unterart* eine positive Reaktion erzielt werden,
am besten scheinen sich die *Autovaccinen,* d. h. die *aus dem Körper des Patienten*
gezüchteten Staphylokokken für Hauttestungen und Desensibilisierung zu bewähren. Für letztere hat man neuerdings auch *Kombinationen von Leibessubstanzen und abgeschwächten Toxinen* (sog. *Ambotoxoide*) anscheinend mit gutem
Erfolg versucht, besonders gegen hartnäckige Staphylokokkeninfekte der Haut.
Bei länger dauernden Infekten werden bei den Hautaffektionen analog den
Tuberkuliden auch *Mikrobide (Staphylokokkide)* beobachtet.

Streptokokkeninfektionen. Ganz ebenso wie bei den Staphylokokken muß man
auch hier die Allergie gegen die im *Kulturfiltrat* befindlichen *Ektotoxine* von der
Allergie gegen die Leibessubstanzen der Kokken, die sich in den in der üblichen Weise
hergestellten *Vaccinen* finden. In der Regel wird mit den letzteren geprüft.
Bei umfangreichen Testungen ergab sich, daß gesunde Kinder bis zum 5. Lebensjahr nur ganz selten positiv auf Streptokokkenvaccinen reagieren, daß aber mit
fortschreitendem Alter die positiven Ergebnisse immer häufiger werden, offenbar
infolge zunehmender Allergisierung gegen diese weitverbreitete Mikrobenart.
Es ist klar, daß diese Beobachtung den Wert durchschnittlich starker Hautreaktionen abschwächt. Aus *sehr starken* Reaktionen, besonders bei Anwendung
von *Verdünnungsreihen,* bei *Auftreten von Fokalreaktionen* und *Allgemeinerscheinungen* dürfen jedoch vorsichtige Rückschlüsse gezogen werden. Auffallend ist die oft *große Spezifität der einzelnen Streptokokkenarten,* ja oft sogar
bestimmter *Stämme,* so daß negative Ergebnisse etwa mit nur einem Stamm
wenig zu bedeuten haben. Auch hier ist die Züchtung und Vaccineverarbeitung
aus körpereigenen Herden vor allem zu empfehlen. Man soll hier auch die Reaktion
gegen das *Streptokokkentoxin* testen, da wir ebenso wie beim Staphylococcus feststellen können, daß ein Organismus, der bereits Gelegenheit hatte, gegen das
Toxin *Antikörper zu bilden, negativ* reagiert. Hierher gehört ja auch der sog.
Dicktest mit Scharlachstreptokokkentoxin. Da aber gerade solche Individuen,
die Antikörper gegen Toxin beherbergen, auch Antikörper gegen die Strepto-
kokkenleibessubstanzen zur Verfügung haben, so sind bei ihnen die Reaktionen
gegen *Streptokokkenvaccine* in der Regel *positiv.* Man muß aber stets bedenken,
daß bei den Streptokokkentestungen verschiedene Stämme beim gleichen Individuum völlig ungleiche Reaktionen hervorrufen können, selbst parallergische,
da z. B. tuberkulinpositive, aber sonst nicht infizierte Kinder auch mit Streptokokkenvaccinen positiv reagieren können.

Pneumokokkeninfektionen. Von Interesse sind besonders die Ergebnisse von
Ancory und Heidelberger, die zeigten, daß für die *Species*-Spezifität der
Pneumokokken das *Protein,* für die *Typen*-Spezifität der verschiedenen Unter-
arten jedoch das *Kohlenhydrat*-Allergen der Leibessubstanzen entscheidend ist.

Bezüglich der Allergie und der Hauttestungen gegen *Ektotoxine (Kulturfiltrate)* und *Leibessubstanzen (Vaccinen)* gilt ganz das gleiche wie bei den Streptokokken. Bekanntlich war vor der Einführung der Antibiotica und Sulfonamide für die Bekämpfung der Pneumonie die Feststellung des Pneumokokkentypus von Bedeutung. Es hat sich nun ergeben, daß man bei Verwendung von Vaccinen aus den *Polysacchariden der Leibessubstanzen typenspezifische* Hautreaktionen erhält, und zwar von dem *unmittelbaren,* d. h. schon *nach 20 min eintretenden Quaddeltypus.* Die nicht typenspezifischen *Proteinvaccinen* geben eine *verspätete Entzündungsreaktion.* Bei passiv mit Antipneumokokken-Kaninchenserum sensibilisierten Meerschweinchen ruft nach SWINEFORD und REYNOLDS das typische spezifische Kapsel-Polysaccharid-Hapten der Pneumokokken einen typischen anaphylaktischen Schock hervor, wenn es intravenös gegeben wird. Auf der anderen Seite desensibilisiert es intraabdominell verabreicht. Die passive Sensibilisierung mit heterogenem Antiserum ist flüchtig und dauert etwa 8—12 Tage lang. Die intraabdominelle Desensibilisierung mit dem spezifischen Polysaccharidhapten dauert offenbar so lange wie die passive Sensibilisierung mit heterogenem Antiserum. Sie verhütet jedoch nicht anaphylaktische Reaktionen auf Polysaccharide einer anderen Art bei Meerschweinchen, die mit 2 verschiedenen Bakterien-Polysacchariden zugleich sensibilisiert wurden. Pneumokokken-Polysaccharide selbst erzeugen keine aktive Sensibilisierung.

Es seien gleich hier einige Gesichtspunkte eingefügt, wie sie besonders BIELING-Wien entwickelte, da sie besonders für die *mikrobische* Allergie von Bedeutung sind. Er spricht vom *Phänomen der Selbstinterferenz,* wenn z. B. nach einer subletalen Virusinfektion sich die Krankheitserreger im Körper so stark vermehren, daß schon nach Stunden im Körper des nicht tödlich infizierten Tieres genügende Mengen von Infektionserregern vorhanden sind, um mit einem Bruchteil der beim ersten Tier verwendeten Menge andere, gleichartige, aber noch nicht infizierte Tiere zu töten. BIELING spricht von einer Umstellung des Körpers, die diesen vor den tödlichen Mengen der Erreger schützt. Antikörperbildung und Immunität kommen aber nicht in Frage, da die Pathogenität der Keime nicht vernichtet wurde. Was bei dieser „*Umstellung*" geschieht, ist fraglich, und ob man nach dieser Zeit schon von Allergie sprechen kann, ebenfalls. Versteht man unter Allergie nur ganz allgemein andersartige Reaktionen, dann kann man die Selbstinterferenz dazurechnen. Um Antikörperbildung und eigentliche Immunisierung handelt es sich jedoch nicht. Meines Erachtens könnte man sich vielleicht vorstellen, daß auf nervalem Weg intracelluläre fermentative Abwehrvorgänge vor sich gehen, von denen man aber im strömenden Blut und Plasma nichts nachweisen kann. Die andersartige Reaktion des Körpers, die mit Antikörperbildung einhergeht, gehört nach BIELING wohl einer späteren Phase der Infektion an. Das im Körper sich vermehrende Antigen „sensibilisiert", es schafft eine andere Reaktionslage, es kommt zu Antigen-Antikörperreaktionen. In Übereinstimmung mit RICH wird angenommen, daß synchron mit diesen Vorgängen sich Immunität entwickelt, daß aber von dieser unabhängig die allergische Sensibilisierung wieder absinken und verschwinden kann. Es kommt also zu reaktiven, für die Art des Erregers nicht unbedingt spezifischen Krankheitsbildern.

Es handelt sich also bei der bakteriellen Allergie um Substanzen, die schon *an und für sich* krankheitserzeugend wirken, zu denen sich die schädigenden Folgen einer *Sensibilisierung* noch hinzuaddieren. Bekanntlich unterscheidet sich der Typ der Sensibilisierung gegen Mikroorganismen und Viren meistens von dem gewöhnlichen anaphylaktischen Typ in wesentlicher Weise und diese Sensibilisierung kann den lokalen Gewebsschaden, sowie die Systemschädigungen, die eine bestimmte Menge von infektiösem Agens zu bewirken imstande ist, beträchtlich verstärken. Die erworbene *Immunität bleibt* meistens *intakt*, wenn die lokale *Systemüberempfindlichkeit verschwunden* ist. Andererseits kann aber dieser *Überempfindlichkeitstyp* nach anerkannter Meinung auch *zustande kommen, ohne* eine gleichzeitige *Resistenzverstärkung* gegen die fragliche Infektion. Die *kollagenen Gefäßkrankheiten*, die besonders rheumatische Erkrankungen, Periarteriitis nodosa und Lupus erythematodes einschließen, stellen eine klinisch sehr wichtige Gruppe von Krankheiten dar, charakterisiert durch fokale Bindegewebs- und Gefäßschäden von einem Typus, der entschieden nahelegt, daß Überempfindlichkeit eine Rolle spielt (vgl. Rich, Baltimore, 1951). ACTH und Cortison wirken auf beide Typen der Allergie in gleicher Weise und auch auf die experimentellen, kardiovasculären und renalen Läsionen, die aus verzögerten anaphylaktischen Reaktionen hervorgehen.

Ähnlich wie seinerzeit Friedberger sucht Millberger die *cyclischen Vorgänge bei den Infektionskrankheiten* mit analogen Krankheitsbildern bei der Anaphylaxie in Zusammenhang zu bringen. Spritzt man Meerschweinchen wochenlang alle 3 Std Tag und Nacht 0,1 cm³ Pferdeserum ein, so erfolgt zunächst ein Temperaturanstieg, der etwa am 7. Tag seinen Höhepunkt erreicht, dann folgt Absinken der Temperatur bis zur Norm in 4—5 Wochen. Wir sehen also, wie es bei den cyclischen Infektionen nicht nur auf Art und Virulenz des Infektionserregers, sondern in wesentlicher Weise auf die durch die Infektion *veränderte Reaktionslage* des Körpers ankommt.

Die *praktischen Ergebnisse* über günstige Wirkungen einer desensibilisierenden Behandlung *mit bakteriellen Vaccinen* sind unseren theoretischen Erkenntnissen aber vielfach vorausgeeilt, so daß von vielen Autoren diese Methode besonders zur Behandlung des Asthmas, nicht zuletzt auch von mir selbst, schon sehr lange empfohlen wurde. Für die bakteriellen Allergene erwies sich als wichtig, möglichst frisch vom Patienten selbst gewonnene Kulturen ohne wiederholte Nachzüchtungen zu verwenden. Wie erwähnt, ist anzunehmen, daß der entstehende Antikörper alle Eigenschaften in sich vereinigt, die früher als getrennte Substanzen des Immunserums angesehen wurden: Präcipitation, Agglutination, Bakteriolysis, opsonische und antiallergische Wirkung. Wenn wir auch noch nicht alle Gesetzmäßigkeiten kennen, ist es bei besonderer Beachtung der erwähnten Feststellungen möglich, daß wir doch erreichen können, das allergische Individuum durch die Desensibilisierung in ein Stadium der Immunität überzuführen.

Der Kliniker und praktische Arzt muß daher bei Asthma und anderen allergischen Erkrankungen *Infektionsherde ausfindig machen*, gegen deren Bakterien eine Sensibilisierung bestehen könnte. Vor allem *Tonsillen, Zähne, Nase, Nasopharynx, Nasennebenhöhlen, Bronchien, Darm, Gallenblase, Prostata* usw. Gerade die *Darmbakterien* sind oft recht wichtig, man muß vor allem auch auf Störungen der normalen quantitativen Verhältnisse der Dickdarmflora achten.

Vaccinegewinnung. Es sollen hier einige Angaben zur Technik der Bakterienkultivierung für die Vaccinebereitung folgen, bei denen ich zum Teil Vorschriften des amerikanischen Allergieforschers Benson zum Muster nahm.

Nasopharyngeale Kulturen. Niederdrücken der Zunge, Abwischen der Nasopharynxschleimhaut mit sterilem Tupfer. 1. Tupfer zur Zellzählung auf einen Objektträger ausstreichen. Der 2. Tupfer wird in einem sterilen Reagensglas in 5 cm³ steriler physiologischer Kochsalzlösung ausgewaschen zum Zweck der Anlage einer Blutagarserie in 10fach ansteigender Verdünnung. Man überträgt 0,5 cm³ der erwähnten Ausgangssuspensionen der physiologischen Kochsalzlösung in ein zweites Röhrchen mit 4,5 cm³ Kochsalzlösung usw. Von jeder der erhaltenen Suspensionen kommen 0,5 cm³ in flüssig gemachten Blutagar, werden zu Platten gegossen und 24 Std bebrütet. Es folgt Identifizierung und Zählung. Man erhält in einer oder mehreren Platten Reinkulturen und stellt eine oder zwei oder mehrere Bakterienarten fest

Wenn man auf genaues Zählen verzichtet, kann man den Tupfer auch auf mehrere bereits fest gewordene Blutagarplatten ausstreichen und Einzelkolonien erhalten. Meist findet man verschiedene Typen von Streptokokken und Pneumokokken, doch können auch Staphylokokken und Mikrococcus catarrhalis, sowie andere Mikroorganismen dabei sein. Influenzabacillen verlangen eine besondere Kultur auf der sog. Röstplatte[1], Meningokokken wachsen auf der Oberfläche einer feucht ausgestrichenen Blutagarplatte usw. Wie gesagt, besteht der Wert der Serienanlegung darin, daß sie gestattet, die augenblickliche Zahl von den im Tupfer aufgefangenen Mikroorganismen festzustellen. Hat z. B. die Platte I 50 Kolonien, so ist die anzunehmende Zahl der Mikroorganismen in dem Tupfer 500; hat die Platte IV 50 Kolonien, so ist die annähernde Zahl des Tupfers 500000.

Sputumkulturen werden in gleicher Weise durchgeführt: Patient erhält eine trocken sterilisierte Sputumflasche und bekommt am besten eine schriftliche Anweisung, den Morgenauswurf, aus der Tiefe herausgeholt, nach Ausspülung des Mundes zu sammeln. Auswurf sofort ins Laboratorium bringen. Ein oder mehrere geformte Sputumballen werden in einer Menge von 0,5 cm³ in Petrischalen mit physiologischer Kochsalzlösung gewaschen, dann in einen kleinen, sterilen Mörser gebracht, der 4 cm³ physiologische Kochsalzlösung und ein wenig sterilen Sand enthält. Wenn das Sputum in dem Sand gründlich zerrieben ist, wird die entstandene Aufschwemmung über dem Sand mit einer Meßpipette aufgesogen, dann in der gleichen Weise wie bei den nasopharyngealen Kulturen in Blutagar angelegt. Analog bei anderen Exsudaten wie etwa Sinus, Haut, Prostata.

Stuhlkulturen. Da es sich hier um Mischung der pathogenen mit der sog. normalen Flora handelt, ist es notwendig, beide zu trennen, weshalb sich z. B. BENSON einer eigenen Methode für die *pathogenen* und einer anderen für die *gewöhnlichen* Darmbakterien bedient. Der Patient erhält eine sterile Flasche mit weiter Öffnung und einem eingewickelten sterilen Mundspatel, mit dem er die letzte Stuhlportion in die Flasche bringt. Von diesem Stuhl überträgt der Bakteriologe den Inhalt einer Platinöse von 2 mm Durchmesser in ein Reagensglas, das 5 cm³ 1%iger Sodalösung enthält. Bebrütung dieser Aufschwemmung 24 Std bei 37°, wodurch das Wachstum der sog. normalen Darmflora gewöhnlich völlig behindert wird und den pathogenen Keimen, wenn vorhanden, unumschränktes Wachstum erlaubt. Es können Streptokokken, Staphylokokken und andere Kokken sein. Dann Anwendung der geschilderten Serumplattenmethode. Für die Normalflora wird ebenfalls eine Platinöse des mitgebrachten Stuhles reich auf eine gewöhnliche Agarplatte ausgestrichen oder noch besser auf Eosin-Methylenblauagar, 24stündige Bebrütung ergibt gewöhnlich ein abundantes Oberflächenwachstum der Coligruppe. Die Benutzung des genannten Nährbodens macht es leicht, andere Mikroorganismen abzutrennen, wie Proteus vulgaris, Paracolibacillus, Aerogenes oder Pyocyaneus. Es ist dies wichtig, da diese Bakterien, abgesehen von lokaler Schädigung toxische Produkte bilden, die bei Absorption ferne Herde erreichen und Wirkungsfaktoren für die Produktion von Symptomen in entfernten Stellen werden, einschließlich verschiedener Teile des Respirationstractus. Ich möchte hier erwähnen, daß zur Abtrennung der Typhus-, Paratyphus-, Ruhrgruppe die üblichen Spezialnährböden wie Endoagar, Drigalski-Agar usw. heranzuziehen sind. Bezüglich der Züchtungsmethoden des B. coli sowie der Typhus-Paratyphus-Ruhrgruppe verweise ich auf die bakteriologischen Lehrbücher.

Vaccinebereitung. Um von den rein gezüchteten Bakterien sowohl von ihren löslichen wie unlöslichen Substanzen Impfstoffe zu erhalten, verwenden wir *1. das sterile unerhitzte Seitzfiltrat, 2. die Bakteriensuspension* der gewaschenen, durch Hitze abgetöteten *Zelleiber* der Mikroorganismen. Zunächst werden Reinkulturen der verschiedenen Kolonien in gewöhnliche Bouillon gebracht. Um die Zelleiber zu erhalten, 24 Std wachsen lassen, zur Erzielung guter Kulturfiltrate 48 Std. Aus den gewaschenen, hitzegetöteten Zelleibern der Bakterien werden dann in gewöhnlicher Weise Testvaccinen und je nachdem Verdünnungsreihen dieser Vaccinen hergestellt. Von den 48 Std gewachsenen Bouillonkulturen werden aus den unerhitzten *Seitzfiltraten* Verdünnungsreihen hergestellt, mit denen dann Hauttestungen vorgenommen werden. Das Ergebnis beider Testungen wird sowohl unmittelbar als nach 24 Std abgelesen. Es kann *unmittelbar* im Verlauf von etwa 20 min eine oft papulöse Reaktion eintreten, meist herrscht jedoch die *Spätreaktion* vor, größtenteils ein Erythem oder papulöse Schwellung, die nach 10—24 Std zutage tritt. Ich möchte nochmals hervorheben, daß die Vaccinen der gewaschenen, in Hitze getöteten Zelleiber und der sterilen unerhitzten Filtrate nicht unmittelbar zur Testung verwendet werden dürfen. Es soll

---

[1] Eine Blutagarplatte wird vor der Beimpfung 90 min bei 60° geröstet.

von beiden erst eine *Verdünnungsserie von etwa 6 Stufen* angelegt und mit der stärksten Verdünnung die Testung begonnen werden.

Für die *Herstellung der Autovaccinen* ist besonders die Methode der „Mikrobiologischen Diagnostik" von S. Winkle empfehlenswert:

1. Tag. Von einer Bakterienreinkultur des Kranken werden 3 trockene Agar- bzw. Blutplatten angelegt.

2. Tag. a) Herstellung der Formalinverdünnung: 140 cm³ sterile, physiologische Kochsalzlösung + 0,2 cm³ Formalin. (Vor der Verdünnung das Formalin gut aufschütteln, um das ausgefällte Paraform gleichmäßig zu verteilen.)

b) Von der Formalinverdünnung (1:700) 6 cm³ in ein steriles Reagensröhrchen pipettieren. 6 Normalösen von der Reinkultur homogen hineinreiben, gut durchmischen und nach Abflammen des Reagensröhrchens die Aufschwemmung 24 Std in den Brutschrank bei 37⁰ stellen.

3. Tag. a) Von der Bakterienaufschwemmung zur Sterilitätsprüfung eine Blutplatte, Serumbouillon und Leberbouillon beimpfen. (Die Sterilitätskontrollen sind 3 Tage zu beobachten.)

b) In sterilen Kolben bzw. Reagensröhrchen folgende Verdünnungen herstellen:

I.   24,9 cm³ 0,5%ige Phenolkochsalzlösung + 0,1 cm³ Bakterienaufschwemmung (1:250)
II. 12,0 cm³ 0,5%ige Phenolkochsalzlösung + 0,5 cm³ Bakterienaufschwemmung (1:25)
III. 7,5 cm³ 0,5%ige Phenolkochsalzlösung + 2,5 cm³ Bakterienaufschwemmung (1:4).

c) Von diesen Verdünnungen je 10 cm³ in 3 Flaschen (I, II und III) abfüllen und von jeder Verdünnung Sterilitätskontrollen anlegen. (Die Flaschen sind bis zum Abschluß der Sterilitätsprüfung im Kühlschrank aufzubewahren.) Von dem restlichen Teil der Verdünnung III ist außerdem eine Toxizitäts- und Phenolgehaltsprüfung anzustellen.

d) Toxitätsprüfung: Je 0,5 cm³ der Verdünnung III 2 weißen Mäusen (etwa 15 g) subcutan injizieren. Die Tiere müssen am Leben bleiben und dürfen höchstens die für die Phenolvergiftung charakteristischen, vorübergehenden Erscheinungen zeigen (Zittern, krampfhaftes Hüpfen).

e) Phenolgehaltsprüfung: In 2 Reagensröhrchen je 2 cm³ der Verdünnung III einfüllen. Nach Zusatz von 2 cm³ Kochsalzlösung in das 2. Röhrchen gut mischen und 2 cm³ der Flüssigkeit wieder abgießen. Sodann jedem der beiden Röhrchen 0,5 cm³ verdünnten Liquor ferri desquichlorati (10%) hinzufügen. Bei richtigem Phenolgehalt tritt im 1. Röhrchen Schwärzung, im 2. graue Trübung ein.

Bei der Vornahme von *Intracutanreaktionen* sind wir sehr vorsichtig und stellen uns von Verdünnung 1:250 ausgehend noch folgende weitere Verdünnungen her: 1:500, 1:1000, 1:10000, 1:1000000. Es ist empfehlenswert, die erste Intracutanprobe mit der Verdünnung 1:1000000 vorzunehmen. Etwaige therapeutische Impfungen fangen wir gewöhnlich mit der Verdünnung 1:10000000 an, sie werden intramuskulär gegeben.

Die nächste Injektion immer erst dann, wenn lokale oder allgemeine Reaktionen abgeklungen sind, im allgemeinen nach 3—4 Tagen. (Vermeidung der negativen Phase, die unmittelbar und in der ersten Zeit nach der vorigen Injektion besteht.)

Schimmelpilzallergie. In der ärztlichen Praxis wird noch sehr unterschätzt, welche Bedeutung der *Schimmelpilzallergie* zukommt. Es ist interessant, daß schon 1873 Blackeley bei sich Heiserkeit und eine Art Asthma durch Inhalation von Schimmelpilzsporen feststellte. Je nach Ort und Jahreszeit fliegen die Schimmelpilze in größter Zahl in der Luft. Möglichkeit der Allergisierung ist reichlich gegeben, so daß die Wichtigkeit des Schimmelpilzes als Allergen beinahe dem der Pollen gleichkommt. Sogenannte „Heufieberkranke" *außerhalb* der Pollenzeit sind sehr häufig schimmelallergisch. Amerikanische Autoren haben festgestellt, daß eine der häufigsten Allergieformen, nämlich die *allergische Rhinitis*, zu einem Viertel durch *Schimmelallergie* verursacht wird. *Hautreaktionen* gegen Schimmelpilze sind bei allergischen Menschen *besonders häufig*. Auch sind starke Reaktionen gegen Hausstaub nicht selten durch Schimmelpilzsporen verursacht. Die so häufige Allergie der Müller kann außer durch Mehl auch durch dessen Verunreinigung mit Schimmelsporen oder durch den Mutterkornpilz (Secale cornutum)

hervorgerufen sein. Recht häufig sind naheliegenderweise auch Getreide-
bauern betroffen. *Im Hausstaub sind Schimmelsporen in solcher Menge, daß
Schimmelallergiker in der Regel auch auf Hausstauballergenextrakte reagieren.*
Da Schimmelpilze fast überall gedeihen, wo es *warm und feucht* ist, kann man
sich von ihrer nngeheuren Verbreitung einen Begriff machen. Welkende Pflanzen,
feuchter Humusboden, Nahrungsmittel, besonders auch Brot, Obst, Gemüse,
feuchtes Mehl, Lederartikel, Polstermöbel, feuchte Wände, Beschäftigung in
Obstläden sind wichtige Momente bzw. Lokalisationen. In ausgedehnten Studien
über Schimmelpilzallergie in Schweden fiel NIELSBY bei Prüfung verschiedener
Örtlichkeiten der große Schimmelsporengehalt von Lebensmittelniederlagen und
Gärtnereien auf. Auch er hält die Feststellung für besonders wichtig, daß die
Überempfindlichkeit streng auf die Pilzspecies beschränkt ist, weshalb die
Testung mit Standardextrakten häufig unzuverlässig ist. In feuchten Gegenden,
an Flüssen, Seen besonders in warmem Klima, z. B. in den Tropen ist die Luft
von schwebenden Schimmelpilzsporen erfüllt. Von Amerika wird berichtet, daß
in der heißen Jahreszeit an manchen Seen usw. der Pilzsporengehalt der Luft eine
Stärke erreicht wie im Frühjahr an Gräserpollen. Es ist wichtig, zu wissen, daß
*jahreszeitlich auftretende Conjunctivitis, ja auch saisonale Dermatitis nicht selten
auf Schimmelallergie zurückgeht.*

Man muß auch an die Schimmelpilze denken, die sich *in Nahrungsmitteln*
befinden, z. B. im Roquefortkäse, und alle möglichen allergischen Symptome auslösen können, wie Urticaria, Migräne, Asthma, intestinale Störungen usw. Es sei
erwähnt, daß auch Allergie gegen *Sproßpilze,* wie z. B. *Hefe,* mit analogen Symptomen vorkommt. Diagnostisch ist wichtig, dann an Schimmelsporenallergie zu
denken, wenn die Symptome *in warmer Jahreszeit besonders bei feuchter Witterung*
einsetzen oder sich verstärken, oder wenn die Örtlichkeiten und das nähere Milieu
den oben erwähnten Bedingungen entsprechen. Wegen der Schwierigkeit des
Nachweises von Sporen in der Luft empfiehlt sich oft aus dem *aus Staubsaugern
gewonnenen Staub* Allergenextrakte herzustellen und Schimmelkulturen anzulegen.
Weiterhin sind dann *Hauttestungen* durchzuführen, wobei man die Extrakte für
den Intracutantest auf 1:1000 verdünnt. In Amerika werden vielfach aus verschiedenen Schimmelpilzarten *kombinierte Extrakte* angewandt, deren Zusammensetzung nach der Häufigkeit, mit der die einzelnen Arten erzeugen, ausgerichtet
ist. Eine solche Extraktmischung besteht z. B. aus Alternaria 50%, Hormodendrum 20%, Aspergillus 10%, Penicillium 10%, Monilia 10%.

Selbstverständlich soll man aber stets die aus der Umgebung des Kranken
gezüchteten Schimmelpilze heranziehen. Es sei noch erwähnt, daß Schimmelpilze
unter Umständen *nicht bloß allergen,* sondern *auch pathogen* wirken können. Zur
Unterscheidung von saprophytischen (allergen wirkenden) und pathogenen
Schimmelformen ist zu beachten, daß die Extrakte der ersteren meist eine unmittelbare, eine Sofortreaktion auslösen, die *Extrakte der pathogenen eine Spätreaktion*
(nach 24 Std) nach dem sog. Tuberkulintyp.

Das Studium der Pilzflora der Luft von Paris durch PASTEUR, VALLERY-RADOT und
Mitarbeiter zeigt, daß diese in bezug auf ihre Natur und Dichte jahreszeitlich wechselt.
Hormodendrum, Alternaria und Hefepilze erreichen von Juni bis Oktober den Höhepunkt,
während Penicilliumarten häufiger im Winter gefunden werden. Die Dichte der Pilzflora ist
abhängig von Luftbewegungen.

Allergie gegen Arzneimittel und andere Chemikalien, Gewerbeallergie. Man hat
vielfach, besonders in Amerika, diese Allergien zu den nicht atopischen gerechnet,
also zu den nicht konstitutionellen, nicht ererbten im Sinne COCAs, sondern zu den
durch Sensibilisierung nach Art des klassischen anaphylaktischen Experiments
erworbenen. Es handelt sich aber um Nichteiweißkörper und niedrige Moleküle,

um sog. *Halbantigene, Haptene*, die nach Landsetiner u a. erst durch Verbindung mit Körpereiweiß antigene Eigenschaften erhalten (vgl. S. 342). Eine Schwierigkeit der Haptentheorie besteht jedoch darin, daß man sich chemisch die Verbindung mancher dieser Substanzen mit Eiweiß schwer vorstellen kann. Doch von jeder Theorie abgesehen, sind „Arzneimittelidiosynkrasien" mit typischen Folgeerscheinungen des allergischen Symptomenkomplexes sehr häufig und praktisch sehr wichtig, ebenso wie die Allergie gegen viele andere Chemikalien.

Rich (Baltimore) hebt hervor, daß Arzneimittel, wenn Allergie gegen sie besteht, *zu lebensbedrohenden Erkrankungen* Veranlassung sein können. Eine sehr schwerwiegende Tatsache, da die Zahl der sensibilisierenden Arzneimittel sehr groß und ständig im Wachsen ist. W. B. Sherman macht darauf aufmerksam, daß Arzneimittelallergien relativ leicht zu erkennen seien, wenn sie typische und bekannte allergische Symptome zur Folge haben, aber oft recht schwer, wenn andere Erscheinungen vorliegen, wie z. B. Fieber, Leukocytosen, Arthralgien. Auch die Fieberschübe, die manchmal nach Sulfonamiden, Penicillin, Streptomycin, Thiouracil (meist erst nach dem 7.—14. Tage der Anwendung) auftreten, können beträchtliche diagnostische Schwierigkeiten machen. Nach S. Feinberg ist bei den meisten Arzneimittelallergien, bei denen es sich nicht um Kontaktreaktionen handelt, der diagnostische Hauttest negativ und daher nur von geringem Wert. Ausschlaggebend für die Diagnose erscheinen hierbei vor allem die Anamnese und die klinischen Beobachtungen. Es werden verschiedene Typen von Reaktionen bei Arzneimitteln beschrieben. So kann Aspirin, Antipyrin, Phenacetin, Chinin und manchmal auch Penicillin, Streptomycin und Sulfonamide Asthma bronchiale und Rhinitis vasomotoria und die gleichen Präparate und Phenolphthalein und Barbitursäurederivate Urticaria und Quinckesches Ödem hervorrufen. Erscheinungsbilder, die an die Serumkrankheit erinnern, können sich manchmal einstellen auf Sulfonamide, Penicillin und andere Antibiotica und morbilliforme Eruptionen und Dermatitis auf Barbitursäurederivate, Sulfonamide, Antibiotica, Antipyrin und Antihistaminica. Allergische Erscheinungen auf einfache chemische Substanzen wie Quecksilber, Nickel, Kobalt, Chinin, Farbstoffe, Lokalanaesthica, aber auch Sulfonamide, Antibiotica und Antihistaminica können als Kontaktdermatitis auftreten. Temperaturen ohne andere Erscheinungen werden manchmal bei Sulfonamiden, Thiouracilen und Jodiden beobachtet, Agranulocytose bei Aminopyrin, Thiouracil, Sulfonamiden und manchmal bei Antihistaminica. Thrombopenie zuweilen bei Chinin, Chinidin, Sedormid, Sulfonamiden und Thiouracil. Auch polyarthritische Erscheinungen können auftreten auf Sulfonamide und auch auf Penicillin. Bei Berücksichtigung dieser Möglichkeiten ist es verständlich, daß eine richtige Beurteilung einer Arzneimittelüberempfindlichkeit oft große Schwierigkeiten macht.

Wenn auch vielleicht gegen jedes Arzneimittel durch mehr oder weniger allmähliche Sensibilisierung infolge fortgesetzter Einverleibung der Substanz sich Allergie entwickeln kann, so sind eine *Anzahl dieser Stoffe doch als besonders häufige Antigene* mit vielfach charakteristischen Symptomenbildern bekannt. Schon lange kennt man z. B. die sog. *Chininkrätze*, wie auch Urticaria, Asthma, gastroinstetinale Erscheinungen nach Chiningebrauch. Es sei betont, daß die Chininallergie von besonderer Bedeutung für die *Arbeiter in den Chininfabriken* ist. Man darf ganz generell sagen, daß das Studium der *Allergien gegen Chemikalien bei Fabrikarbeitern* für die Ärzte der Industrie, die Gewerbeärzte und Landesgewerbeärzte volkshygienisch sehr wichtig wurde. Nach H. Fischer wird in den Chininfabriken ein größerer Prozentsatz der Arbeiter chininallergisch: Dermatitis, nässendes Chininekzem, Chininasthma, auch angioneurotische Ödeme, besonders im Gesicht, ja sogar Chininpurpura wurden beschrieben. Siegel beschreibt ausführlich 2 Fälle der anscheinend nicht häufigen *Chinidinallergie*. Bei einem der Fälle kam es zu Thrombocytopenie und Hautblutungen. *Chinidin-* und *Chinin*-allergie haben nichts miteinander gemein und sind sehr selten gleichzeitig vorhanden. Schon lange bekannt war auch die *Ipecacuanha-Idiosynkrasie* der Apotheker.

Die Möglichkeit einer nichtallergischen, sondern primär toxischen Wirkung ist gerade bei den Medikamenten und Chemikalien gegeben. Auch hier müssen wir betonen, daß wir eine krankhafte Erscheinung nur als allergisch bezeichnen dürfen, wenn eine Antigen-Antikörperreaktion sichergestellt oder doch wenigstens sehr wahrscheinlich ist. Ein streng überzeugender Beweis für die allergische Entstehung der *Arzneimittelekzeme* ist bisher nicht gelungen (JADASSOHN), während man bei urticariellen Exanthemen in der Regel Sicherheit gewinnen kann. Auch hier ist die Eosinophilie ein wichtiges Kriterium. Zweifellos haben die Arzneimittelallergien zugenommen, seitdem soviel mehr als früher eingerieben, subcutan und intravenös, mit und ohne Depotwirkung gespritzt wird. Das alles erleichtert Sensibilisierungen und sollte allzu medikamentenfreudigen Ärzten zur Warnung dienen.

An der Haut können die allergischen Arzneimittelexantheme urticariell, morbilliform, scarlatiniform, pemphigoid, vesiculös, papulös, als Erythema exsudativum multiforme und schließlich auch als Purpura in Erscheinung treten[1].

Praktisch die wichtigsten Arzneimittel, die wir wegen allergischer Reaktionen fürchten müssen, sind *Salicylsäure* und ihre Derivate, besonders Aspirin, dann Atophan, ferner die *Pyrazolonderivate*, deren von der pharmazeutischen Industrie angebotenen Fabrikate zahllos sind, ich erwähne nur Pyramidon, Antipyrin, Novalgin, Melubrin, Salipyrin usw. Ich empfehle dringend jedem Arzt, vor Anwendung eines der vielen täglich neu angebotenen Mittel sich zu überzeugen, ob sie nicht Pyrazolon- oder Salicylderivate enthalten, damit er jeden Mißbrauch der Patienten und Nichtpatienten unterbinden kann. S. J. STEEL teilt einen schweren Fall von Paraaminosalicylsäureüberempfindlichkeit mit: Juckreiz, scharlachähnliches Exanthem, generalisierte Lymphdrüsenschwellung, Gelbsucht. Gute Erfolge mit Antihistaminica. Es ist geradezu ein Unfug, wie viele dieser Verbindungen frei im Handel ohne Rezept verkauft werden und von so und so vielen abgehetzten und nervösen Menschen fast täglich und oft monatelang benützt werden. Für die Allergie sind weiterhin wichtig die *Barbitursäurepräparate*. Die Haupterscheinungen sind meist urticarielle und erythematöse Exantheme. Sehr zu beachten, ja zu fürchten und möglichst oft zu überprüfen sind Leukopenie und womöglich noch stärkere Knochenmarkschäden. Es kann aber auch zu mehr oder weniger schweren Leberschädigungen und toxisch allergischen Hepatitiden kommen. Nicht zu vergessen sind Thrombopenien und Purpura, wofür besonders das *Sedormid* berüchtigt ist (s. S. 580).

Wichtig ist dann ganz besonders das *Salvarsan* und seine verschiedenen Verbindungen wegen ihrer großen arzneilichen Bedeutung und der Häufigkeit ihrer Anwendung. Leider neigen Salvarsan und seine Verbindungen sehr zur Erzeugung von Allergie, die in mannigfachen Formen auftreten kann, über den einfachen neurotischen Symptomenkomplex, sowie mehr oder weniger flüchtigen Exanthemen und Dermatitiden zu Haut- und Schleimhautblutungen, Thrombopenien, zu Agranulocytosen und generellen Knochenmarkschäden, zu Myelitiden und Encephalitiden. Abgesehen von der ständigen Leukocytenkontrolle bei Salvarsankuren (mindestens alle 8 Tage) ist vor Beginn der Kur am besten eine Intracutanprobe (nach v. HERFF) vorzunehmen:

---

[1] Vgl. auch FISCHER, H.: Schweiz. med. Wschr. **1951**, 890.

Von Neosalvarsanlösungen 1:100000, 1:10000 und 1:1000 wird je eine Intracutan-quaddel (0,01—0,02 cm³) mit einer Kontrolle von Kochsalzlösung angelegt. Prüfung nach 20 min, Spätreaktion nach 36 Std, die unter Umständen ein ödematöses, stark gerötetes Infiltrat zeigt. Auch Anlegung einer Läppchenprobe mit Neosalvarsan ist zu empfehlen (s. unten). (Vgl. Tabelle S. 425.)

Es ist bei Salvarsanschäden oft schwer zu unterscheiden, ob es sich um eine *primär toxische* oder *allergische* Wirkung handelt. Es können die verschiedensten Organe im Verlauf einer Salvarsankur angegriffen werden. Vor allem die Leber, das Knochenmark und das Nervensystem, in dessen Bereich man Encephalitis, Myelitis und Polyneuritis beobachten kann. Bei den Leberschäden scheint nicht selten eine primär toxische Wirkung vorzuliegen, vielleicht öfters eine Doppel-schädigung von Salvarsan und Lues. Allergie wird man dann vermuten können, wenn die Erscheinungen erst im Verlauf der Kur eintreten, wenn gleichzeitig andere allergische Symptome oder Eosinophilie festzustellen sind. Etwa das gleiche ist auch von der *Salvarsanpolyneuritis* zu sagen, von der man übrigens weiß, daß sie z. B. nach Seruminjektionen als nicht zu bezweifelnde allergische Erscheinung auftreten kann. Ist das Knochenmark ergriffen, so handelt es sich meist um *Agranulocytose*, von der wir ja wissen, daß sie auch bei anderen Arznei-mitteln, am häufigsten wohl bei den Pyrazolonderivaten erst nach allergischer Sensibilisierung beobachtet wird. Beim Salvarsan werden wir dann keine primär toxische, sondern allergische Agranulocytose vermuten, wenn z. B. *gleichzeitig Exantheme, Ikterus* oder *sonstige Schockfragmente* auftreten. Unsicherer sind meist die Fälle von Encephalitis und Myelitis, bei denen natürlich erst recht auf etwaige *allergische Begleiterscheinungen* zu achten oder die unten beschriebene Hauttestung mit Neosalvarsan auszuführen wäre.

Kallos und Kallos-Deffner konnten bei gegen *Solusalvarsan* allergisch gemachten Meerschweinchen *Antikörper* nachweisen, was von Landsteiner und Jakobs bestätigt wurde.

Als klar allergisch erweisen sich in der Regel die *Salvarsanexantheme*, da sie nach mehreren Injektionen meist an der Injektionsstelle (wenn auch nicht immer) als Erytheme, Quaddeln, Juckreiz usw. auftreten. Auch universelle Salvarsan-exantheme kommen vor. Die heftigsten Erscheinungen macht meist die *Salvar-sandermatitis*, die zunächst knötchenförmige Hauteruptionen in generalisierte nässende Ekzeme mit Lymphdrüsenschwellungen, Fieber und Albuminurie über-gehen läßt, wobei das Allgemeinbefinden oft sehr schlecht ist. Bei einem solchen Patienten ist jede weitere Salvarsanbehandlung kontraindiziert. Zur Läppchen-probe verwendet man Neosalvarsanverdünnungen 1:10 und 1:3 und läßt sie 12, 24 und 30 Std einwirken.

Insulinallergie. Je mehr die Insuline gereinigt werden, desto seltener sieht man bei den zahllosen Insulinkuren allergische Erscheinungen. Es scheint sich meist um besonders disponierte Menschen zu handeln. Da jedoch auch das *reinkristalli-sierte Insulin* sich *als Eiweißkörper* erwiesen hat, darf in Anbetracht der meist so lange fortgesetzten Injektionen Sensibilisierung eigentlich bei jedermann erwartet werden und es spricht wieder für die Bedeutung einer allergischen Diathese bzw. Disposition, wenn diese Allergie nicht häufiger ist. Leichtere Symptome wie Juckreiz oder flüchtige erythematöse oder urticarielle Exantheme sind ja nicht so ganz selten. Unangenehmer sind die *derben und schmerzhaften Infiltrate am Einstich*, die bestimmt auch die Resorption des Insulins beeinträchtigen.

Bei den nicht kristallisierten, also nicht reinen Insulinen wird die Möglichkeit ihrer allergenen Wirksamkeit um so größer, je mehr man mit tierischem Eiweiß und Konservierungsmitteln zu rechnen hat. Übrigens scheint, wie Hansen mit-teilt, einmaliges Kristallisieren oft nicht auszureichen, während nach den Mit-teilungen von Malmström nach 4maligem Umkristallisieren das Präparat keine antigene Wirkung mehr hatte. Wir hatten kürzlich einen Fall, der mit gewöhnlichem Insulin stets starke Infiltrate bekam, die nach Anwendung des kristallinischen Insulin Novo-Degewop wegblieben. Der *Versuch einer Desensibilisierung* ist nicht einfach, da man in der Regel irgendwie mit den für die Diabetesbehandlung notwendigen Mengen in Konflikt gerät. HANSEN schlägt folgendes *rasche* Vorgehen vor, das in 4—8 Tagen vollendet ist, wobei strenge Diät gehalten werden soll. Zwischen den Spritzen nur 4 Std Pause:

1. Tag: 1 Einheit — Pause — 2 Einheiten — Pause — 3 Einheiten;

2. Tag: 5 Einheiten — Pause — 8 Einheiten — Pause — 10 Einheiten usw.

Bei der Insulinallergie kommen nicht nur derbe Infiltrationen am Stichkanal vor, man kann auch starken Juckreiz, Nesselsucht, Erytheme, Exantheme und schließlich Dermatitiden beobachten. Auch QUINCKEsche Ödeme und die Allgemeinerscheinungen eines mehr oder weniger abgeschwächten Schocks. Es ist naheliegend, daß sowohl das zugesetzte Konservierungs- bzw. bei Depotinsulinen das Verzögerungsmittel, als das spezifische Eiweiß des verwendeten Schlachttieres, als schließlich das Insulin selbst oder dessen verunreinigende Begleitstoffe als Antigene in Frage kommen können.

Aus der so möglichen Verschiedenheit der Antigene erklärt sich wohl, daß öfters die Verwendung eines anderen Insulinfabrikates den Diabetiker von den allergischen Störungen befreit und die neueren kristallisierten und besonders die doppelt umkristallisierten Insuline mehr und mehr (wenn auch nicht immer völlig) ihre anaphylaktogene Eigenschaft verloren. Auch andere Autoren kamen durch Desensibilisierung mit Insulin, beginnend mit kleinsten Dosen, zum Ziel (z. B. LASCH, ferner STÖTTER). MALTEN erzielte Erfolge mit ausgewählter Kostform, und zwar einer ausschließlich vegetarischen und salzfrei zubereiteten rohkostreichen Diät. Schon in 2 Tagen verschwanden bei gleicher Insulingabe die jedesmal nach der Injektion aufgetretenen Ödeme völlig. Auch COCORAN berichtet ähnlich wie HANSEN von einer Schnellsensibilisierung. Zuerst 0,2 E, alle 20 min Zulage von 0,2 E, später etwa mehr. Nach 5 Std konnten 14 E gegeben werden bei guter Verträglichkeit. Nach 15 Std war völlige Desensibilisierung erreicht, so daß die nach 24 Std angestellte Testung negativ ausfiel. Übrigens konnte RATHERY eine wohl durch Verunreinigungen herbeigeführte Insulinallergie passiv auf Meerschweinchen übertragen und im SCHULTZ-DALEschen Versuch positive Ergebnisse erzielen.

Bei der endlosen Fülle von Medikamenten möchte ich hier nur noch allergische Symptome einiger ganz neuen Heilmittel anführen: Allergie gegen *Sulfonamide* findet sich gar nicht selten, von den Symptomen seien vor allem Pruritus, Urticaria, morbilloforme und scarlatinoforme Exantheme erwähnt, aber auch QUINCKEsches Ödem, Asthma, Purpura, Hepatitis, Durchfälle, Nephritis, Periarteriitis nodosa wurden beobachtet. Ganz besonders zu beachten ist natürlich auch hier der *Granulocytenschwund*, die *Leukopenie*. Nicht weniger häufig als bei den Sulfonamiden fand man leider neuerdings auch bei *Penicillin* allergische Erscheinungen. Anfangs angeblich selten, nach amerikanischen Autoren nur bei 2—5% der Behandelten. Am häufigsten sieht man wohl Urticaria. ähnlich wie bei der Serumkrankheit oft mit Fieber, Gelenkschmerzen, Lymphdrüsenschwellungen oder angioneurotischen Ödemen. Hie und da soll starke Eosinophilie auftreten. Interessant ist, daß bei dem Bienenwachs-Depotpenicillin auch isolierte Allergie gegen *Bienenwachs* festgestellt wurde. Allergische Hautreaktionen auf Penicillin treten nach KAEFERIN in 2% und nach PERRIN LONG in 15% der behandelten Patienten auf. Die Erscheinungen können sich äußern durch Urticaria, bläschenförmige Eruptionen, bullöse Dermatitis, Purpura und durch Aufflackern einer bereits bestehenden Dermatose. Die Hautreaktionen werden vom Verfasser eingeteilt in eine sog. epidermale Kontraktreaktion, die sich als lokale Dermatitis in der Umgebung der Einstichstelle äußert und in allgemeinen Hautreaktionen. Als ätiologische Faktoren kommen in dieser Arbeit folgende Gesichtspunkte in Betracht: 1. Eine spezifische Penicillinüberempfindlichkeit, die meist nach 7—20 Tagen auftritt. 2. Eine Überempfindlichkeit auf das Vehikel, die Base oder das Kulturmittel, das für Penicillin verwandt wurde. 3. Eine unspezifische Reaktion auf ein allgemeines Schimmelpilzallergen, wobei der intradermale Trichophytontest für diese Fälle als zuverlässig angesehen wird. 4. Die JARISCH-HERXHEIMERsche Reaktion durch freigewordene Toxine aus abgetöteten Mikroorganismen. Man vergleiche auch REYER, WILLIAM (Sharon, Pennsylvania): Pathogenesis und Klassifizierung der Penicillin-Überempfindlichkeit der Haut (Annals of Allergy 1952, 3, 270).

Es war von vornherein ein naheliegender Gedanke, daß gegen *Penicillin* und *andere Antibiotica* durch *vorausgegangene oder bestehende Mykosen* allergische Sensibilisierungen möglich sein könnten. Das hat sich auch als richtig erwiesen, so daß man bei bestehenden *Pilzinfektionen* (besonders im Sommer) mit der Anwendung der Antibiotica besonders vorsichtig sein muß und Läppchenprobe oder sonstige Testungen vorausschicken sollte. SCHUPPLI sah bei 60 Fällen, die auf Pilztoxine allergisch reagierten, nach Penicillin- bzw. Streptomycinanwendung Exantheme auftreten. Penicillium glaucum ist ein in der Natur sehr weit verbreiteter Schimmelpilz von stark antigener Wirkung, der dazu nahe verwandt mit den Antigenen anderer Schimmelpilze ist. Er ist überall an Wänden, in Betten, Pflanzen usw. zu finden, man vergleiche S. 412. Die Möglichkeit, Sporen zu inhalieren, ist sehr groß, ebenso die Aufnahme durch Speisen, z. B. Käse und schließlich auch ihr saprophytisches Vorkommen im Darm, Lungenabscessen u. dgl. (vgl. J. S. GOLTMAN).

Von ZUSSMAN (Memphis, Tennessee) wurden bei einem Patienten, der 3 Injektionen je 300000 E *Procainpenicillin* wegen einer kleinen Handverletzung erhielt, 10 Tage nach den Injektionen eine ausgedehnte Urticaria mit Ödem, Kopfschmerz, polyarthritischen Beschwerden, leichter Nackensteifigkeit und hohen Temperaturen beobachtet. Vier verschiedene Antihistaminica (Benadryl, Nembutal, Pyribenzamin, Neo-Antergan), Epinephrin, Nicotinsäureinfusionen und schließlich heiße Bäder waren ohne jeglichen Erfolg. Nach 6 Tagen gingen die akuten bedrohlichen Symptome von selbst wieder zurück.

Wichtig ist noch, daß besonders die Beschäftigung von *Ärzten* und *Pflegepersonal* mit den antibiotischen Stoffen bei diesen zu *epidermalen Kontaktallergien* führen können. Häufiger bei Sulfonamiden als bei Penicillin. Zuerst oft milde Blepharitis und Conjunctivitis, dann auch Dermatitis an Gesicht, Händen und Genitalien. Dann sind natürlich auch die Pflasterteste positiv. Nach LIPMAN und Mitarbeitern werden allergische Penicillinreaktionen erfolgreich bekämpft mit Decapryn, einem Antihistamin, das gleichzeitig mit Penicillin injiziert wird. Auch beim *Streptomycin* finden sich abgesehen von Leukocytensturz nach KALLNER (Stockholm) Urticaria, QUINCKEsches Ödem, Ekzeme. Ob die bekannten Vestibularisschäden dieses Mittels primär toxisch oder bei besonders Veranlagten ebenfalls allergischer Natur sind, ist noch unentschieden. MARCUSSEN sah bei *streptomycinbeschäftigtem Pflegepersonal* relativ häufig allergisches Ekzem und fordert, daß solche Personen, besonders Schwestern, *Handschuhe* tragen.

Die Überempfindlichkeit gegen *Streptomycin* entwickelt sich meist nur nach längerem direkten Kontakt mit diesem Mittel, sie tritt daher relativ häufiger auf bei Menschen, die dauernd damit umgehen (z. B. Krankenschwestern), als bei denen, die es therapeutisch verabreicht bekommen. An Symptomen wurde beobachtet: Toxisches Fieber, maculo-papulöser Ausschlag, Urticaria, exfoliative

Dermatitis, schließlich auch Vestibularisstörung mit Schwindel, Brechreiz, Ataxie. Daher vor Behandlung genaue Anamnese, Läppchenproben oder intracutane Testung. Desensibilisierung wurde in einigen Fällen mit Erfolg durchgeführt (in 35 Tagen steigende Dosen von 10—400 mg) (vgl. COHEN und GLINSKY). Auch MITCHEL empfiehlt für Krankenschwestern usw. Schutz durch stets sorgfältig gereinigte Gummihandschuhe (eventuell auch Brillen) zur Verhütung der *Streptomycindermatitis*, da sich zeigte, daß diese nur selten bei den behandelten Patienten auftritt und nur an den freien Körperstellen entsteht, die mit Streptomycin in Berührung kommen. Von 101 Personen, die mit dem Mittel in Berührung kamen, wurden 21 von Dermatitis befallen. I. B. GRECO (Brasilien) berichtet über 15 Fälle von *Kontaktdermatitis* an Händen und Augenlidern, die bei Krankenpflegern durch *Streptomycin* veranlaßt war. Bei 90% der Pflegerinnen, die beständig Kontakt mit diesem Antibioticum hatten, entwickelte sich Dermatitis. F. MEIER berichtet über 3 Krankenschwestern, die innerhalb kurzer Zeit nach Arbeiten mit Streptomycinlösungen Lidekzem mit Conjunctivitis, Lichtscheu und Kopfschmerzen bekamen. Streptomycinhautproben (100 E intracutan) waren positiv. Pflegepersonal, das mit Streptomycin arbeitet, sollte alle 3—4 Monate mit Hautproben auf Streptomycinüberempfindlichkeit getestet werden. Streptomycin hat eben eine sehr stark sensibilisierende Wirkung. Die klinische Hautempfindlichkeit entwickelte sich ungefähr nach 3 Monaten bei häufigem Kontakt. Läppchenproben wurden mit Lösungen von 1:25 bis 1:100 durchgeführt. Nach den Angaben von SÖDERHOLM (Stockholm) ist die optimale Streptomycinkonzentration für Intracutantests 0,1% und für Läppchenproben 1%. Personen, die niemals mit dem Mittel in Berührung kamen, gaben keine positiven Reaktionen. Auffallend war die verlangsamte Reaktion der Intracutantests, erst nach 48—72 Std, ebenso zeigte sich bei den Läppchenproben eine verzögerte Reaktion vom Ekzemtyp. Auch positive Übertragung nach PRAUSNITZ-KÜSTNER wurde in 2 Fällen beschrieben. Die Sensibilisierungszeit der Streptomycinkontaktdermatitis soll 3 Wochen bis 24 Monate betragen. Nach den Beobachtungen von HARRIS und WALLEY treten bei durchschnittlich 5% der mit Streptomycin Behandelten innerhalb 2—3 Wochen Hautefflorescenzen, häufig als Dermatitis exfoliatosa auf, bei denen Antihistaminica meist günstig wirken. Nach den Untersuchungen von SCHUPPLI werden mit *Trichophytinpilzen* infizierte oder mit Trichophytin-Höchst sensibilisierte Meerschweinchen penicillin- oder streptomycinallergisch. Auch scheint die Frequenz der Allergien gegen antibiotische Mittel parallel der jahreszeitlichen Frequenz der Mykosen zu gehen. SCHUPPLI beschreibt einen Trichophytintest für penicillin- oder streptomycinallergische Kranke.

Quecksilberpräparate. Die neben Salvarsan für die Luesbehandlung immer noch recht wichtigen Hg-Verbindungen haben eine stark allergisierende Wirkung, was mehr beachtet werden sollte. So führen unter Umständen die Einreibungen mit Quecksilbersalben zu Allergien, und zwar zu lokal auftretenden Hautreizen, generalisierten Exanthemen mit und ohne Fieber. Besonders bedeutungsvoll für die Kinderpraxis sind dann Allergien gegen Kalomel, ein Mittel, das ja auch bei Erwachsenen recht häufig verwandt wird. Sie können in Form einer akuten fieberhaften Erkrankung auftreten mit generalisiertem Erythem, manchmal mit Purpura oder Agranulocytose, Drüsenschwellungen, Milztumor, Eosinophilie. Die Überempfindlichkeit gegen Quecksilber kann oft recht hohe Grade erreichen. M. ROBINSON (Washington) beschreibt einen Fall der nur durch lokale Absorption von Quecksilber ein universelles scarlatiniformes Erythem mit Fieber und eine generalisierte Lymphadenitis bekam, die anfangs zu dem Verdacht einer Lymphogranulomatose führte.

Foster und Naylor beobachteten bei 2 Fällen Allergien gegen das Quecksilberdiureticum *Neptal*, wobei mehrstündige Temperatursteigerungen, Kopfschmerzen, schweres Krankheitsgefühl sowie Hautausschläge in Erscheinung traten. Intradermale Injektionen einer kleinen Menge des Mittels ergaben positive Hautreaktionen.

Große Beachtung verdienen vor allem die neuroallergischen Spätreaktionen nach interner Kalomelanwendung, die erst 6 Wochen nach Gebrauch und später auftreten. Man findet meist der Feerschen Krankheit (Akrodynie) oder der Polyradiculitis-Encephalitis Guillain-Barré entsprechende Symptome. Verlauf langsam, Prognose meist günstig. Diese Formen sind prinzipiell um so beachtenswerter, als hier das Zentralnervensystem als Schockorgan zu funktionieren scheint. Man konnte positive Hautreaktionen mit Quecksilber erzielen. H. Fischer warnt vor dem Gebrauch von Kalomel.

Goldpräparate werden für die Reizkörpertherapie, besonders bei Rheumafällen, sehr häufig verwandt. Man hat an allergischen Erscheinungen festgestellt: Exantheme, sehr häufig mit Eosinophilie, Purpura mit Thrombopenie, Agranulocytose, Angioneurosen, ja Kollaps und Schock. Seltener wird eine Goldstomatitis beobachtet.

Thiosemicarbazonpräparate, besonders *Conteben* (TB I 698): Scarlatiniforme und urticarielle Exantheme, mit oder ohne Eosinophilie, eventuell auch Neutropenie, eigentliche Agranulocytose selten. Beobachtet werden auch Purpura und allergische Leberschäden (Klee). Wichtig ist die Beobachtung Klees, daß mit Conteben gleichzeitige parenterale Anwendung anderer chemotherapeutischer Mittel, z. B. Sulfothiodiazol, die Bereitschaft zur Contebenallergie steigern kann. Andererseits scheint Conteben die allergische Disposition gegen Pyramidon und Chinin zu erhöhen. Jedenfalls ist große Vorsicht mit gleichzeitiger Pyramidonanwendung geboten. Auch Heilmeyer beschrieb einen Fall mit schwerer Agranulocytose. W. Pribilla schildert zwei allergisch bedingte Reaktionen nach *Conteben* mit lymphatischen Reaktionen bei beiden Fällen.

Paraaminosalicylsäure. Von E. J. Luippold, wird ein Fall von *PAS-Dermatitis* bei der TB-Behandlung beschrieben. Es trat ein schweres maculopapulöses Ekzem mit starkem Juckreiz an Armen und Beinen auf, verbunden mit Temperaturanstieg. Die Erscheinungen waren so schwer, daß sie ein Absetzen der PAS-Behandlung notwendig machten. Unter allgemeiner Behandlung bildete sich das Ekzem nach etwa 5 Wochen zurück. Durch Läppchenprobe konnte PAS als Ursache der Dermatitis nachgewiesen werden.

Auch gegen *Leberpräparate* sind Allergien beschrieben, wobei besonders auf Urticaria, Erytheme und Bluteosinophilie zu achten wäre.

Aureomycin. Es werden eine Anzahl toxischer Reaktionen nach *Aureomycin* beschrieben, wie Durchfall, Übelkeit, Erbrechen, Schwindel, die aber nicht als allergisch sichergestellt sind. Brown und Goodgold teilten einen Fall mit, der nach Aureomycingaben mit Übelkeit sowie vaginalem Pruritus reagierte, wozu später ein diffuses, maculopapulöses Exanthem an den Innenseiten der Oberschenkel kam. Diese Patientin reagierte auf Intracutanreaktion mit Aureomycin (0,05 einer Lösung von Aureomycin, 100 mg Aureomycin im Kubikzentimeter) mit einer Spätreaktion (nach 24 Std).

Als allergieerzeugendes Industriepräparat scheint nach Pivila (Helsingfors) neuerdings das *Thiocol* oder *Thiophren*, ein grauschwarzes, schlechtriechendes Gummiersatzmittel, Bedeutung zu gewinnen. Es wird zur Herstellung von *Schlauchdichtungen*, sowie als wäßrige Emulsion zur Imprägnierung von Papier und Textilien verwendet. Der Autor sah bei 45 Fällen Kontaktdermatitis nach Berührung mit künstlichem Leder (Brieftaschen, Schuhe). Läppchenproben waren positiv. Das deutsche Thiocolleder schien milder zu reagieren als das in Finnland hergestellte.

Kurz möchte ich noch erwähnen, daß bei den *Thiouracilen*, abgesehen von der *Leukopenie* maculopapulöse Erytheme, Fieber, Dermatitis, Purpura, Gelbsucht, Gelenkschmerzen und Speicheldrüsenschwellungen festgestellt wurden.

Novocain und Impletol. Auch gegen diese neuerdings so häufig angewandten Arzneimittel wird gelegentlich Allergie beobachtet. Der Ophthalmologe W. RIEHM schreibt: „Aber auch Pantocain, Novocain, Cocain, Eserin, Pilocarpin usw. — also eigentlich alle unsere (d. h. der Ophthalmologen) gebräuchlichen Heilmittel — sind schon als Ursache einer Augenallergose erkannt worden." Zur Durchführung einer Läppchenprobe wird von URBACH eine 1%, von STEINER-WOURLICH eine 0,1% wäßrige Lösung angegeben.

Apotheker, Drogisten und pharmazeutische Arbeiter sind besonders *organischem Pflanzenstaub von Drogen* ausgesetzt, der zum Teil starke allergene Wirkung hat. Bekannt ist die so häufig mit Asthma einhergehende *Ipecacuanha-Allergie*, die in der Regel erst nach mehrjähriger Arbeit mit der Droge erworben wird. Also wieder ein Beispiel langsamer Sensibilisierung, die sich auch durch Hautreaktionen nachweisen läßt und durch spezifische Desensibilisierung günstig beeinflußt wurde. Nächst der Ipecacuanhawurzel sind besonders *Podophyllin* und *Pokervot* (vermutlich Guajacwurzel) als asthmaerzeugende *pharmazeutische Luftallergene* bekannt, weniger häufig *Rhabarber* und *Lykopodium*. Schließlich wird Allergie gegen Chininstaub beobachtet, ferner gegen *Terpentinöl*, letztere besonders bei *Malern*.

So wäre noch mancher *Beruf*, manches *Gewerbe* mit irgendeinem *charakteristischen Allergen* anzuführen, aber es ist ja gar nicht möglich, auch nur auf die wichtigsten einzugehen, und ich kann nur Stichproben liefern. Auch sind die *Allergien der Gewerbe* sicher noch lange nicht genügend erforscht, und gerade in diesem Zusammenhang ist es wichtig, nochmals darauf hinzuweisen, daß nicht nur Eiweißkörper, sondern auch fettartige Stoffe sowie Substanzen niedrigmolekularer Struktur und bekannter chemischer Konstitution als Antigene wirken können, wenn sie Eiweiß, z. B. auch das körpereigene des Antigenempfängers als „Schiene" benutzen können. Die experimentelle Forschung hat Beispiele genug dafür geliefert. Das gelang schon vor längerer Zeit, z. B. mit allen möglichen Lipoiden, wie etwa Cholesterin; das Lipoid kann mit Proteinen zum Antigen werden. OBERMAYER und PICK sowie LANDSTEINER wiesen dann nach, daß auch Kombinationsprodukte von chemisch definierten Substanzen, wie etwa Arzneimittel mit Eiweißstoffen chemospezifische Antigene darstellen. Daß *besondere chemische Atomgruppierungen die Eignung zum Allergen erhöhen*, geht weiterhin daraus hervor, daß insbesondere *Diazoniumverbindungen* durch Einwirkung auf artgleiches Blutserum chemospezifische Antikörper auslösen. Es ist auch den Chemikern bekannt, daß die *Diazoniumverbindungen* zu den *reaktionsfähigsten* organischen Verbindungen gehören. Eine andere in der allergenen Wirkung sehr reaktive chemische Gruppe haben wir eben schon kurz im *Paraphenylendiamin*, dem von den Fellfärbern benutzten *Ursol* des Handels, kennengelernt. Die Phenylendiamine sind identisch mit *Diaminobenzol*, hier also Paradiaminobenzol mit der Formel

$$\begin{array}{c} \text{C}-\text{NH}_2 \\ \text{HC} \diagup \diagdown \text{CH} \\ \text{HC} \diagdown \diagup \text{CH} \\ \text{C}-\text{NH}_2 \end{array}$$

Nach NITTI und Mitarbeitern ist auf Grund von Meerschweinchenversuchen die Fähigkeit dieses Körpers zur Sensibilisierung abhängig von seiner Molekularstruktur sowie der Labilität und Reaktivität der Aminogruppen. Beim Asthma durch Paraphenylendiamin kommt nach R. L. Mayer als auslösende Ursache nur das chinoide Umwandlungsprodukt dieser Substanz, das *Parachinondiimin* in Betracht.

$$\text{HN}=\text{C} \underset{\underset{\text{H}\ \ \ \text{H}}{\overset{\text{C}-\text{C}}{\big|\quad\big|}}}{\overset{\overset{\text{H}\ \ \ \text{H}}{\text{C}=\text{C}}}{}} \text{C}=\text{NH}$$

Ähnlich wie auch die idiosynkrasische *Photographendermatitis* durch *Metol* $C_6H_3(NH_2)(CH_3)(HO)$ nur entsteht, wenn Metol durch die Wirkung des Ferments Dehydrase in Chinon verwandelt wird. *Chinon reagiert als Gerbmittel mit Eiweiß*, es entsteht eine *Chinoneiweißverbindung* und nur diese wirkt als Allergen. Landsteiner weist darauf hin, daß über 90 Chlor- und Nitrosubstitutionsprodukte des Benzols bekannt sind. 17 Substanzen wurden von ihm geprüft, aber nur 10 von diesen waren zur Sensibilisierung geeignet. Diese Eignung beruht nach Landsteiner wahrscheinlich auf der Fähigkeit solcher Substanzen, sich mit Eiweiß zu verbinden, was allerdings für manche Substanzen, wie z. B. Chinin nicht so ohne weiteres klar ist. Es ist merkwürdig, wie spezifisch diese Allergie sich meist auch gegen Chemikalien verhält, so daß z. B. ein Aspirinallergiker nicht gegen Salicylsäure zu reagieren braucht (vgl. auch Schlossberger: Allergiebeilage der Dtsch. med. Wschr. 1952, S. 13 und 21). Da also durch solche aromatischen Amine wie Paraphenylendiamin und Metol offenbar besonders leicht Sensibilisierungen zustande kommen, könnte man vermuten, daß so manche andere Allergene besonderer Wirksamkeit vielleicht chemisch mit diesen Substanzen verwandt sind, man denkt an *andere aromatische und sonstige Amine*. Es ist bekannt, daß z. B. die Diamine zum Teil giftig und die Stammsubstanzen von Ptomainen und Toxinen sind, wie etwa Putrescin, Kadaverin, Guadinin, Mytilotoxin, Wurst- und Käsegifte. Es wäre möglich, daß die besondere Wirksamkeit etwa von Käse und anderen teilweise in fauliger Zersetzung befindlichen Substanzen als Allergene diese Reaktivität gewissen Diaminogruppen verdanken können. In die Luft können solche Substanzen durch Eintrocknung und Verstaubung kommen. Man denke nur an die im Staub zerstiebenden Milbensubstanzen. Salen beschreibt eine sichergestellte Allergie gegen Chloramin mit deutlicher spezifischer Hautreaktion und positivem Prausnitz-Küstnerschem Versuch.

In der *Industrie* haben wir weitere Beispiele, daß sich gegen ganz einfach zusammengesetzte chemische Substanzen, die sich in der Luft verflüchtigen, durch Einatmung idiosynkrasisches Asthma im Sinne der Allergie entwickeln kann. Bergmann von der Staehelinschen Klinik in Basel hat solche Fälle für *Chromsäure* und SO_2 beschrieben. Nicht alle Arbeiter erkranken, sondern bei einzelnen entwickelt sich das Asthma, weil es sich eben nicht um unmittelbare Reizwirkung, sondern um eine Art Sensibilisierung handelt. Daß tatsächlich ein spezifisch allergischer Zustand bei den Kranken vorliegt, konnte Bergmann durch einen einfachen Expositionsversuch nachweisen. Er ließ im Krankenhaus in einem eigenen Raum die betreffenden Asthmakranken sowie auch Kontrollpersonen Dämpfe von Chromsäure bzw. von SO_2 einatmen. Während die Kontrollpersonen kaum etwas verspürten, stellten sich bei den Kranken typische Asthmaanfälle gegen diejenigen Säuredämpfe, die in ihrer Fabrik wirksam waren, in spezifischer Weise ein. Andere Säuren reizten nicht, so daß man eine monovalente Idiosynkrasie annehmen mußte. Bergmann fordert mit Recht, daß als gewerbliches allergisches Asthma nur die Fälle bezeichnet werden sollten, bei denen eine monovalente Idiosynkrasie nachzuweisen ist, die auf Grund einer dauernden starken Einwirkung von im Betrieb verwandten Stoffen entstand. Vielleicht ist der Einwand berechtigt, daß wohl eine spezifische Reaktivität, aber eine echte Antigen-Antikörperreaktion bei diesen Stoffen noch nicht sichergestellt ist.

Auch in anderen *gewerblichen Betrieben*, in denen sonstige Substanzen *niedrigmolekularer Struktur* als Dämpfe der Luft beigemengt sind, werden *asthmaartige Zustände* beobachtet. Nur wäre für sehr viele dieser Gewerbekrankheiten noch sicherzustellen, daß ihr Charakter ein echt idiosynkrasisch-allergischer ist. Es ist nicht ausgeschlossen, daß auch die *Auspuffgase der Benzinmotoren* Stoffe enthalten, die als Allergene wirksam werden, d. h. *sensibilisieren* und Receptorenerzeugung anregen. SCHMIDTMANN hatte an Kaninchen, die er in bestimmten Anordnungen Auspuffgasen aussetzte, besonders dann *Eosinophilie* des Knochenmarks beobachtet, wenn die Tiere vorher einer kurzen Vorbehandlung ausgesetzt worden waren. Dies konnte um so mehr für eine gewisse Sensibilisierung sprechen, als auch *Leukopenie* vorhanden war. Während für die akute Auspuffgasvergiftung vorwiegend der Kohlenoxydgehalt maßgebend ist, kämen für die fragliche Allergisierung die in den Auspuffgasen noch vorhandenen kleinen Reste unverbrannten Benzins oder Benzols in Frage. Die Aufklärung solcher Zusammenhänge auch beim Menschen wäre angesichts der gewaltigen *Bedeutung der Benzinauspuffgase als Expositionsfaktoren* dringend wünschenswert. Vielleicht könnte damit Licht auf allerlei dunkle Störungen von Berufskraftfahrern fallen. Auch von anderer Seite wurde auf die Möglichkeit einer Allergenwirkung solcher Destillationsprodukte hingewiesen. EVANG beschreibt Asthmaerkrankungen bei *Aluminiumarbeitern*. Bezüglich der Ätiologie kommt er für diese Fälle zur Ansicht, daß unter den *Destillationsprodukten von Teer, Pech und Kohle* die Allergene zu suchen seien.

Es ist hier nicht möglich, noch weitere *Gewerbe* hinsichtlich der Frage ,,Berufsallergene'' einer Betrachtung zu unterziehen. Ich hätte noch der *Schreinerallergie* gegen *besondere Holzarten* wie *Mahagoni, Palisander* gedenken können oder der *Eichenrinden*-Überempfindlichkeit der *Gerber*. In der Knopfindustrie kann *Perlmutterstaub* als Luftallergen in Betracht kommen.

Wenn man sich fragt, welche *körperlichen Eigenschaften* insbesondere für *Luftallergene*[1] empfindlicher machen oder umgekehrt, welche die Widerstandsfähigkeit erhöhen, so wird vielleicht an die erste Stelle eine *gute Beschaffenheit der Nase* in ihrer Funktion als *Staubfiltrationsapparat* gesetzt werden dürfen. Nachdem bisher nur unzureichende Untersuchungen über diese Leistungen der Nase vorhanden waren, hat sich neuerdings G. LEHMANN sehr gründlich mit dem Problem beschäftigt und seine Erfahrungen in einer Monographie niedergelegt. Freilich interessiert LEHMANN in dieser Arbeit die Bedeutung, welche die *Filterung der Atemluft* ganz allgemein für die gewerblichen Staubkrankheiten bzw. für *Silicosen* hat, und er kommt niemals auf *Allergene* zu sprechen. Aber was dort für den Steinstaub gilt, kann hier auch auf die Allergene angewandt werden. LEHMANN stellt mit seiner sehr exakten Technik zunächst fest, daß es große Unterschiede in der *Filterqualität* der einzelnen *Nasen* gibt und daß die *Staubbindungsfähigkeit der Nase* neben dem Arbeitsalter als ein wesentlicher Faktor für die Entstehung der Silicoseerkrankung angesehen werden muß. Auch für Bronchial- und Lungenerkrankungen der Thomasschlackenarbeiter zeigte LEHMANN, daß diejenigen Arbeiter, die trotz langer Arbeitszeit nicht erkrankt sind, in der Mehrzahl über *gut filternde Nasen* verfügen, während sich unter den nach

---

[1] Vgl. auch KÄMMERER: Allergene der Luft. In Organismus und Umwelt. 2. wissenschaftliche Woche zu Frankfurt a. M. Theodor Steinkopff 1939.

ganz kurzer Tätigkeit bereits Erkrankten vorzugsweise Arbeiter mit *schlechtem Nasenfilter* finden. Es ist kaum zu bezweifeln, *daß ein gutes Nasenfilter auch das Eindringen größerer Mengen von Allergenen verhindern wird*, und damit auch eine genügend starke Sensibilisierung. Es wäre z. B. von Interesse, *allergische Bäcker* und solche, die trotz langer Tätigkeit nicht allergisch wurden, hinsichtlich der Güte ihres Nasenfilters nach der Lehmannschen Methodik zu vergleichen. Auch für *Heuschnupfenkranke* wäre ein solches Vorgehen von Bedeutung. Hat doch Lehmann wahrscheinlich gemacht, daß die schlechtere Nasenfilterung auch die Disposition zu Infektionen der Bronchien und Lungen erhöht.

Schutzmasken gegen gewerbliche Inhalationsallergene. Ein wesentlicher Gesichtspunkt für solche Masken ist ein relativ geringes Gewicht, sonst werden sie vom Arbeiter nach kurzer Zeit wieder abgenommen. Dementsprechend schrieb vor dem Krieg das preußische Handelsministerium ein Höchstgewicht von 200 g vor. G. Lehmann konnte durch eingehende Untersuchungen feststellen, daß Masken, deren Widerstand bei dem durchaus notwendigen Luftdurchgang von 150 Litern je Minute 30 mm Wasser nicht übersteigt, auch bei schwerster Arbeit die Atmung nicht behindern. Lehmann, der nicht von der Allergenwirkung, sondern von den sonstigen Staubkrankheiten, wie Silicose, Anthrakose, ausgeht, gibt

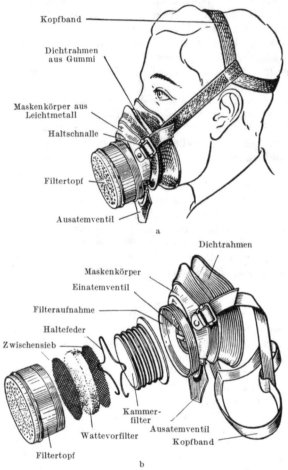

Kopfband —
Dichtrahmen aus Gummi —
Maskenkörper aus Leichtmetall —
Haltschnalle —
Filtertopf —
Ausatemventil —
a

Dichtrahmen
Maskenkörper
Einatemventil
Filteraufnahme —
Haltefeder —
Zwischensieb —
Kammerfilter
Wattevorfilter
Ausatemventil
Kopfband
Filtertopf
b
Abb. 6 a u. b. Kollixfilter der Firma Auer.

eine Filterwirkung von 80% für eine Korngröße von 1—2 μ als praktisch hinreichend an. Man darf annehmen, daß für suspendierte, nicht gasförmige Allergene die Korngröße von 1—2 μ für eine ganze Anzahl gewerblicher Allergene, z. B. Mehl- und Haarberufe, ausreichend wäre. Für alle Luftallergene, die eine kolloidale Teilchengröße oder darunter haben, *also von 0,2 μ abwärts,* dürfte eine solche Maske nicht ausreichen. Aus diesem Grunde hatten vor dem Krieg die *Auerwerke* ein sog. *Kolloidfilter* und eine entsprechende Maske entwickelt. Unter dem Namen *Auer-Kollix-Staubmasken* wurden 2 Modelle fabriziert, eines aus Leichtmetall (Gewicht 150 g) und eines aus Gummi (250 g), letzteres für höhere Ansprüche an bequemen Sitz und Haltbarkeit. Beide enthalten gut arbeitende Abscheider für Schweiß- und Kondenswasser und Ausatmungsventile mit Glimmerplättchen. Das eigentliche Filter besteht aus 3 Teilen: Filterkopf, Wattevorfilter und Kammerfilter. Das „Kammerfilter fein Nr. 2505" soll in der Schutzleistung den höchsten Anforderungen entsprechen, die an ein *Kolloidfilter* gestellt werden können. Da bei einem Luftdurchstrom von 150 Liter je Minute der Atemwiderstand nur 26—30 mm Wasser beträgt, müßte die Maske auch bei längerer schwerer Arbeit ohne allzu große Beschwerden getragen werden können. Es war zu wünschen und zu hoffen, daß von der Industrie bald wieder entsprechende Masken hergestellt werden, was auch bereits der Fall ist (vgl. S. 486).

Prophylaxe vor Allergenen der Luft bzw. asthmogenen Substanzen. Entstaubung, Entrümpelung, erhöhte Reinlichkeit, Licht und frische Luft sind die Losungsworte gegen schädliche Luftallergene. Daher ist in allen entsprechenden Fällen, vorbeugend wie therapeutisch, vor allem die Hygiene des Hauses, besonders der Schlaf- und Wohnzimmer in Angriff zu nehmen. Helle, luftige Räume, Vermeidung unnötiger Staubfänger in Gestalt überflüssiger Deckchen, Teppiche und sonstiger fragwürdiger Ausschmückungen. Wichtig ist unbedingte Trockenlegung des Hauses zur Vermeidung von Schimmelwachstum. Ausfüllung von Ritzen, Spalten und Löchern zur Fernhaltung von Milben und anderem Ungeziefer. Sorge für größte Reinlichkeit und häufigen Wechsel bzw. Entkeimung der Bettwäsche. Aufsuchen und Beseitigung alles in Zersetzung befindlichen Materials. Bekämpfung aller Hausinsekten. Sorgfältige Sanierung von Stallungen, Schuppen und Scheunen. Was für private Wohnungen gilt, das soll mutatis mutandis für Gastlokale und andere öffentliche Räume Anwendung finden.

Diagnose der Arzneimittel- und Chemikalienallergie. Wie man sieht, muß die Diagnose der Arzneimittel- und Chemikalienallergie in erster Linie aus der *Anamnese* und der aufmerksamen *klinischen Beobachtung* des mit den Mitteln behandelten Kranken gestellt werden. Ist man, wie natürlich oft, zunächst im Zweifel, daß dieses oder jenes Mittel an auftretenden allergischen Symptomen schuld ist, so gibt es noch einige diagnostische Möglichkeiten, um zur Sicherheit zu kommen: Am einfachsten, wo es geht, *Weglassen des suspekten Mittels* und Beobachtung der Folgen. Für manche Arzneimittel sind *Hautproben* verwendbar, nur muß man wissen, in welcher Weise und welcher Verdünnung das Mittel anzuwenden ist. Meistens werden *percutane Hautproben,* d. h. sog. *Läppchenproben* angewandt, seltener Intracutanproben. Die Mittel werden teils in *Wasser,* teils in *Fettstoffen* aufgenommen. Man findet in den Lehrbüchern der Allergie vielfach Tabellen, in denen die Verdünnungsgrade für die einzelnen Substanzen angegeben sind.

Hautteste bei Arzneimittelallergie.

L = Läppchen, i.k = intracutan, k = Skarif.

Chinin, k: Sol. Chin. sulf. 1:200, 1:100, 1:10	Menthol, L: 1—5% in Glycerin
Chinin, i.k: Sol. Chin. sulf. 1:1000 i.k 0,05	Novocain, L: 0,1% in Wasser
Chinin, L: 1% Chin. sulf. in Wasser	Phanodorm, L: 5—10% in Glycerin
Neosalvarsan: 1:100000, 1:10000, 1:1000,	Prontosil, L: weniger als 10% in Glycerin
i.k wäßrige Lösungen 0,01—0,02 cm³	Pyramidon, L: 1—5% in Glycerin
Alkaloide (als Salze), L: 1% in Wasser	Salicylsäure, L: 2—5% in Glycerin
Benzin, L: 60% in Olivenöl	Veramon, L: 1—5% in Glycerin
Codein, L: 1—2% in Wasser	Penicillin, L: Penicillinsalbe mit Ungt. molle
Ichthyol, L: 5% in Vaseline	Streptomycin, L: 5000 E auf 1,0 Ungt. molle
Jodkali, L: 2,5% in Vaseline	Cibazol, L: 5% Salbe mit Ungt. molle
Luminal, L: 50% in Vaseline	(Kontrollen mit Ungt. molle allein)

Man vergleiche die unten angegebene Salbengrundlage nach v. HERFF.

Die Läppchenproben wurden von D. v. HERFF an der HANSENschen Klinik in sehr zweckmäßiger Weise ausgestaltet, und zwar in erster Linie für Arzneimittel und deren allergische Epidermisreizungen. Entnommen aus dem sehr

empfehlenswerten und billigen kleinen Buch von D. v. Herff: Die klinische
Bedeutung der Arzneimittel als Antigene. Leipzig: Georg Thieme 1937.

Unter Verzicht auf das wäßrige Lösungsmittel der Chemikalien, das nicht immer
geeignet ist, verwandte die Verfasserin eine als reizlos erprobte Salbengrundlage
folgender Zusammensetzung: 10 Teile Weizenstärke, 15 Teile Wasser, 100 Teile
Glycerin. Dieser Glycerinsalbe wurden sämtliche Medikamente 1%ig zugesetzt.
Dem Patienten wird an einer einwandfrei reizlosen Hautstelle ein dick mit der
Testsalbe bestrichenes Gazeläppchen aufgelegt und zur Kontrolle gleichzeitig die
Glycerinsalbe ohne Medikament. Zur weiteren Kontrolle das gleiche an 2 ge-
sunden Personen. Kontrollablesungen nach 12, 24 und 48 Std. Beispiele: Ungt.
Codein. phosphoric. 1%, Ungt. Phenacetin 1%, Ungt. Dimethylaminophenyl-
dimethylpyrazolon 1%, Ungt.-salicylic. Acetylosalicyl 1% usw.

Serumkrankheit. Seitdem therapeutische Seruminjektionen vorgenommen
werden, wurden Fälle von „*Serumkrankheit*" bzw. Serumanaphylaxie beobachtet.
Wohl der erste schwere, tödlich endende Fall von Serumüberempfindlichkeit nach
Diphtherieheilserum war der des 5jährigen Kindes von Prof. Langerhans,
Exitus nach 5 min.

Man muß zwischen Serumkrankheit *nach Erst-* und *Zweitinjektion* unterscheiden. Da die Mehrzahl der Menschen die Erstinjektion folgenlos erträgt, hängt
das Eintreten von Allergie hier wohl hauptsächlich von der allergischen Diathese
ab, obschon z. B. frühzeitige Einatmung von Pferdeschuppen, Genuß von Stuten-
milch bei Kleinkindern usw. eine postfetale Sensibilisierung veranlaßt haben
kann. Je jünger das Individuum ist, desto geringer ist im allgemeinen die Empfindlichkeit:

Alter des Patienten	Serumkrankheit
0—1/2 Jahr	in 4% der Fälle
1/2—1 Jahr	in 5,8% der Fälle
1—2 Jahre	in 11,8% der Fälle
2—6 Jahre	in 13,0% der Fälle
6—15 Jahre	in 13,4% der Fälle
Erwachsene	in 40% der Fälle.

Nach Schittenhelm ist die Häufigkeit der Serumallergie zwischen 10—20%
zu veranschlagen, viel häufiger sind die Erscheinungen nach Reinjektion (nach
Sticker bei Erstinjektion 20%, bei Reinjektion 90%), was offenbar auf die
Sensibilisierung zurückzuführen ist.

Charakteristisch für die Erstinjektion ist der Eintritt der Erscheinungen nach
etwa 10 Tagen (8—12 Tagen). Nach der Reinjektion erfolgen ja nach dem Grad
der eingetretenen Sensibilisierung die Erscheinungen schneller, was v. Pirquet,
der diese Verhältnisse eingehend studierte, in folgender Tabelle veranschaulichte:

Tabelle 3. *Eintrittstage der Serumkrankheit.*

	1	2	3	4	5	6	7	8	9	10	11	12	13	14	15	16	17—20
Erstinjektion . .		3	1	5	2	11	21	35	32	23	12	18	10	12	9	8	7
Reinjektion. . .	8	9	6	14	20	24	7	2	1								

Die *Erscheinungen* der Serumkrankheit sind: starker Juckreiz, oft heftige
Nesselsucht oder scarlatiniforme Exantheme, meist Fieber, leichte Ödeme,
Drüsenschwellungen, rheumatische Schmerzen. Fieber meist nur 2—3 Tage.
Neuralgiforme und Gelenkschmerzen sind nicht selten, ebenso wie allergische
Schleimhautkatarrhe oder auch Asthma. In schweren Fällen Enteritis anaphy-
lactica, Blutdrucksenkung, Leukopenie.

Sehr wichtig ist es, zu wissen, daß der allergische Symptomenkomplex unter Umständen auch erst nach einer Reihe von Injektionen eintreten kann. Ganz wenig bekannt dürfte jedoch sein, daß auch eine Sensibilisierung beim Menschen gegen Menschenserum möglich ist, was bei der heutigen Injektions- und Transfusionsfreudigkeit (z. B. Plasmatransfusion) sehr ad notam genommen werden sollte. NATHAN und GRUNDMANN beobachteten folgenden Fall:

Ein 20jähriger Mann erhielt an 4 verschiedenen Tagen je eine subcutane Injektion von menschlichem Citratblut. Drei Tage nach der letzten Injektion trat am Ort der Einspritzung unter heftigem Jucken ein Erythem mit Infiltration und Ödem auf. Es ließ sich eine Überempfindlichkeit gegen 6 verschiedene menschliche Seren nachweisen.

Wegen seiner prinzipiellen pathogenetischen Wichtigkeit wurde das erstmalig von ALLEN beschriebene Auftreten *neurologischer Erkrankungen* durch *Serumallergie* viel beachtet. ALLEN beobachtete bei den neurologischen Komplikationen der Serumkrankheit einen *radikulären, neuritischen, polyneuritischen* und *zentralnervösen* Typ, oft mit leichter Zellvermehrung des Liquors. Auch *Axillarislähmung* gehört zu den nicht selten gesehenen Folgen (YOUNG).

Zur *Verhütung der Serumkrankheit* wurden eine Reihe von Ratschlägen gegeben bzw. Verfahren ausgearbeitet: Genaueste Anamnese nach allergischer Diathese, allergischen Manifestationen und vorausgehenden Seruminjektionen. Als einfachste Methode zur Feststellung einer Serumallergie empfahl COCA eine *Ophthalmoreaktion*, d. h. Einträufeln von Serum in den Bindehautsack — Reaktionseintritt nach 10 min. SCHICK wandte zur Verhütung der Serumkrankheit bei verdächtigen Fällen eine intracutane Vorprobe an, 0,05 cm³ einer Serumverdünnung 1:10. Ist sie positiv, dann Desensibilisieren mit kleinsten subcutanen Injektionen, beginnend mit 0,01 cm³, alle 30 min die doppelte Menge, schließlich bis 1 cm³ ansteigend. Suprareninspritze dauernd bereithalten, da unter Umständen schon die kleinsten Serummengen Schock auslösen können. WALDBOTT empfiehlt zur Vermeidung des Schocks, das Serum gemischt mit Adrenalin zu injizieren. v. HERFF empfiehlt 3 Proben: 1. intracutan Pferdeserum 1:100; 2. intracutan Pferdeschuppenextrakt 1:1000; 3. Ophthalmoreaktion Pferdeserum 1:100, wenn negativ 1:10. Ist nur eine Probe positiv, besteht bereits eine gewisse Gefahr, sind alle 3 positiv: höchste Gefahr.

Zur Behandlung der Serumkrankheit empfehlen sich naturgemäß außer anderen antiallergischen Maßnahmen auch *Antihistaminica*. F. WIRTH lobt das *Antistin*, 3—6stündlich eine Tablette zu 0,1. Es werde allerdings manchmal über anginöse Beschwerden und Kopfdruck geklagt, aber der Juckreiz genommen, allerdings ohne Verkürzung der Krankheitsdauer. W. W. KRAUSE lobt ganz besonders die günstige Wirkung von Nicotinsäureamid (Nicobion) auf Juckreiz und Exanthem. Man gibt 1 Ampulle (0,1) in die Seruminjektionsstelle, dann bis zum Abklingen des Juckreizes ½stündlich 1 Tablette, dann stündlich 1 Tablette.

Bei positiver Reaktion mit Pferdeserum sollte, wenn es möglich ist, unter allen Umständen aus *Rinderserum hergestelltes* Heilserum angewandt werden. DOERR weist nachdrücklich auf die große Gefahr hin, die Menschen mit *latenter Pferdeschuppenallergie* (Pferdeasthma) droht, wenn sie, ohne etwas von ihrer Sensibilisierung zu wissen, mit vom Pferde gewonnenen Heilseren behandelt werden sollen. Man wird allerdings nicht immer in der Lage sein, Serum einer anderen Tierart zu erhalten, auch weiß man meist nicht, ob der Patient nicht auch gegen Rinderserum empfindlich ist. Diesen Mißstand sollen die *Fermoseren* der Behringwerke Marburg abhelfen. Ihr Eiweißgehalt wurde elektiv von Ballaststoffen befreit, fermentativ gereinigt. Außerdem konnte der Antikörpergehalt in den Fermoseren erheblich erhöht werden.

Theoretisch und praktisch sehr bemerkenswert sind Versuche von G. Schwarz über das Auftreten *gruppenspezifischer Antikörper* im Verlauf der Serumkrankheit. Die erste Vorstellung von Pirquet über die Pathogenese der Serumkrankheit wurde in den späteren Jahren nach der Richtung hin erweitert, daß im Serum Serumkranker nach Pferdeseruminjektion *außer dem Pferdeserum-Antikörper auch Antikörper gegen verschiedene Tiersera* bei Hauttestungen gefunden wurden, so daß bei Serumkranken 2 Antikörperreaktionen ablaufen. Auch G. Schwarz fand bei Fällen von schwerer Serumkrankheit positive Hautreaktionen nicht nur bei Testung mit *Pferde-*, sondern auch mit *Rinder-, Hammel- und sogar mit Eigenserum.* Der positive passive Übertragungsversuch (Prausnitz-Küstner) bewies Antikörper gegen Menschen- und Eigenserum. Im Serum befindet sich außer einem *artspezifischen* noch ein *gemeinsames Antigen*, das vielleicht der *Säugetiergruppe* gemeinsam ist. Auf Grund von Modellversuchen an Tieren wird angenommen, daß der Serumkranke sich gegen ein *art-* und ein *gruppenspezifisches* Antigen im Pferdeserum sensibilisiert; letzteres ist auch im Menschenserum vorhanden.

VI. Allgemeine Therapie.

Medikamentöse Therapie. Für die akuten allergischen Anfälle brauchen wir *Augenblickserfolge*, für die allergischen Krankheiten als solche streben wir *Dauererfolge* an. Die Behandlung des ganzen allergischen Zustandes kann bei exakter Erkennung des Allergens *spezifisch* sein, kann aber auch eine *allgemeine Herabsetzung der allergischen Erregbarkeit* anstreben. Die zur Linderung und akuten Anfallsneigung angewandten Mittel wirken in der Hauptsache auf das *vegetative Nervensystem.* Eines der ältesten und immer noch das Hauptmittel ist das

Adrenalin (Suprarenin) und seine Derivate. *Wirkung:* Sympathicuserregend, also vasokonstriktorisch gegen die allergisch-anaphylaktische Gefäßdilatation. Entzündungshemmend, bronchialerweiternd. Erregt Atemzentrum, oral nicht wirksam. Dosierung für akuten Anfall, besonders Asthma, 1 cm³ der 1⁰/₀₀igen Lösung, oft auch weniger. Storm van Leeuwen empfahl für hartnäckige Fälle 3mal 0,2 cm³, ausnahmsweise auch 4mal 0,2 (bis höchstens 0,4) cm³ Adrenalin 1:1000. Über die *Inhalationstherapie* s. S. 474 u. 479. Kontraindiziert bei Hochdruck, Hyperthyreose, Herzdilatation und Coronarerkrankungen. Man hat neuerdings versucht, Adrenalin (bzw. Suprareninlösungen) *in Öl zu suspendieren*, um die Resorption zu verzögern und die Wirkung zu verlängern. Es besteht aber die Gefahr, daß das in Öl gelöste Adrenalin doch zu rasch resorbiert wird und wegen seiner stärkeren Konzentration schadet. Auch ist Allergie gegen das Öl möglich. Die Injektion soll stets intramuskulär sein. Rackemann beobachtete nach solchen öligen Injektionen folgendes: Kopfweh, Brechreiz, Erbrechen, Cyanose, Dyspnoe, Schweiße, Frösteln, Nervosität, Zittern, Urticaria usw. Es empfiehlt sich also, vorläufig nicht von dieser öligen Suprareninlösung Gebrauch zu machen. Im Handel befinden bzw. befanden sich unter verschiedenen Namen synthetisch dargestellte Adrenalinpräparate, und zwar als wäßrige Lösungen ihrer Hydrochloride in Verdünnung 1:1000: Suprarenin, Parenephrin, Epinephrin, Epirenan.

Ephedrin und Ephetonin. Ersteres Präparat ist ein Alkaloid aus der Pflanze Ephedra vulgaris, dem Adrenalin chemisch wie physiologisch nahe verwandt. *Ephetonin* (Merck) ist eine synthetische Herstellung des racemischen Ephedrins von etwa der gleichen Wirkung. In kleinen Dosen sympathicusreizend, auch stomachal wirksam, weniger toxisch und länger anhaltend als Adrenalin. Hauptwirkungen: Bronchialerweiterung, Gefäßkontraktion, Blutdrucksteigerung, Atemzentrum erregend. Dosis oral oder subcutan 0,025—0,05. Von Adrenalin und

Ephetonin existiert eine zahllose Menge von mehr oder weniger wirksamen Kombinationspräparaten, deren Zusammensetzung man in nicht weniger zahlreichen Prospekten und Taschenkalendern finden kann.

Nach S. D. KLOTZ und CLARENCE BERNSTELN (Orlando, Florida) ist das neue adrenalinblockierende *Dibenamin* von großem therapeutischen Wert bei Patienten mit *chronischem Asthma* und chronischen Lungenerkrankungen mit Anoxämie und Dyspnoe. Dibenamin kann sowohl peroral (130 mg je Tablette, 1—2 Tabletten alle 3—4 Std), als auch intravenös (50 mg/cm³) gegeben werden. Im allgemeinen genügt aber perorale Medikation. Es hemmt die vasopressorische Adrenalinwirkung, ohne aber dessen Wirkung auf die Bronchialmuskulatur einzuschränken. Auf diese Weise sinkt der angestiegene pulmonalarterielle Druck, so daß die Kreislaufverhältnisse sowohl in der Lunge als auch im ganzen Körper gebessert werden.

Die Verwendung zur Inhalation von Adrenalin, Aludrin u. dgl. siehe bei Asthma S. 474. Es sei übrigens darauf hingewiesen, daß das dem Adrenalin nahe verwandte *Sympatol*, das meist nur als Herzmittel angewandt wird, zwar erst in höherer Dosis dem Adrenalin entsprechend wirkt, aber weniger Nebenwirkungen zeigt und auch oral wirksam ist.

Atropin. Lähmt Vagusendigungen und regt Sympathicuszentrum an. Im allgemeinen bei allergischen Zuständen bzw. Asthma nicht sehr wirksam, meist nur in Kombination mit anderen Mitteln gebraucht. Das verwandte Stramonium wird bekanntlich als Räucherpulver bei Asthma angewandt.

Calcium vermindert vegetativ-nervöse Erregbarkeit und Gefäßdurchlässigkeit, hemmt also Entzündungen. Calciumanreicherung im Blut kann experimentelle konjunktivale Senfölentzündungen hemmen. Setzt Transsudat- und Ödemneigung herab. Bei akuten allergischen Zuständen ist meist nur intravenöse Zufuhr wirksam (vorsichtig langsam injizieren, manchmal Kollaps beobachtet). Im allgemeinen darf man sich von der Calciumbehandlung allergischer Zustände nicht allzuviel erwarten. Sehr gut jedoch wirkt besonders bei Asthma mit sekundärer Herzschwäche in der Regel die intravenöse Strophanthin-Euphyllin-Calciuminjektion.

Von einer günstigen Wirkung innerer Sekrete außer Adrenalin auf allergische Zustände war bis zu den neuen Arbeiten über ACTH und die Nebennierenrindenhormone (s. S. 443 u. 478) wenig bekannt. Von manchen Autoren (z. B. WIDAL, v. BOLTEN, LANDESHEIMER, COCA usw.) wurde das *Thyreoidin* gelobt. Man könnte sich vorstellen, daß es wegen seiner sampathicotonischen Wirkung der Vagotonie des Allergikers entgegenwirkt. Es sollte aber wohl nur bei Kranken mit ausgesprochen vagotonischen Zeichen angewandt werden.

Cocainderivate. Im Jahre 1946 teilten STATE und WANGENSTEEN mit, daß 11 von 70 Patienten mit Serumkrankheit durch *intravenöse Procaininjektionen* völlig von ihren Symptomen befreit wurden, 4 vorübergehend gebessert. Ebenso wirkte es günstig auf 6 von 7 Urticariafällen. Procain-hydrochloric. wurde in einer Menge von 1 g in 500 cm³ physiologischer Kochsalzlösung gelöst und intravenös 2 Std lang tropfenweise injiziert. Es gilt als Histaminantagonist. Ein Patient mit *chronischem Asthma* wurde nicht gebessert. In neuerer Zeit wurden *intravenöse Novocaininjektionen* in den Kliniken in immer ausgedehnterem Maße angewandt, besonders auch bei *Asthma*. Nach SAMPEN injiziert man bei diesem eine 1% Novocainlösung in physiologischer Kochsalzlösung, langsam in 1 min 1 cm³. Tägliche Anfangsdosis 5 cm³ in einigen Tagen erhöhen auf 7 cm³, am 9. Tag sollen 20 cm³ erreicht sein. Gute Beeinflussung des Status asthmaticus. LANZKRON verwandte das zur Zeit so beliebte *Impletol* (Novocain und Coffein) 1—2 cm³ intravenös, sah oft schon während der Injektion den Anfall schwinden, der nach wenigen Minuten aufhörte. Später injizierten andere Autoren (BOSSE, ROHRKRÄMER, DUVIEN) sogar 5—20 cm³ 1% Impletol, aber sehr langsam zur Verhütung von Tachykardie gegen die auch Vorgabe von etwas Luminal per os nützen soll. Auch gegen Serumkrankheit wird die 1% intravenöse Novocain-injektion gelobt.

In allerletzter Zeit sind bekanntlich für verschiedene Indikationen die Kombinationen mit *Honiglösungen* beliebt geworden, besonders für Myokardaffektionen. So wurde auch eine Novocainhoniglösung unter dem Namen *Melcain* (1%) und *Melcain forte* (2%) in den Handel gebracht. Wir haben auch mit intravenösen Injektionen dieses Präparates bei Asthma öfters gute Erfolge gesehen (Honigallergie wurde beobachtet).

HEIDRICH steht der intravenösen Novocaintherapie des Asthmas ablehnend gegenüber, da er nur in einem Fall wesentliche Besserung sah, sonst wenig günstige Ergebnisse und keine Dauererfolge.

Morphium, Dilaudid und entsprechende starke alkaloide Narkotica sollen *besonders bei Asthma* nicht gebraucht werden, da sie die Atmung verlangsamen und durch Aufhebung des Hustenreflexes gefährlich werden können.

Euphyllin (= Aminophyllin) wird besonders von amerikanischer Seite sehr gelobt und empfiehlt sich besonders bei adrenalinresistenten Kranken. Man gibt alle 4 Std 1 Tablette zu 0,1 oral, was allerdings nicht sehr wirksam ist. Sehr gut ist der Effekt aber meist bei intravenöser Applikation, besonders bei schwerem Asthma, wenig wird es gegen andere Allergien verwandt. Man injiziert langsam 1 cm³ (0,12 g) intravenös, 1—2 cm³ (0,48 g) intramuskulär. Wenn zu rasch injiziert wurde, sind schon Todesfälle beobachtet worden. Es setzt die Reizbarkeit der glatten Muskulatur herab. Ich möchte bereits hier unterstreichen, daß die kombinierte intravenöse Strophanthin-Euphyllin-Calciuminjektion sich uns als eines der besten akut wirkenden Asthmamittel bewährte (s. S. 473).

U. E. SILBERT (Lynn) empfiehlt besonders Zusätze von Vitamin C und erwähnt besonders folgende Kombination als erfolgreich: Theophyllin, Ephedrin hydrochloricum, Natrium pentobarbituricum, Natrium phenobarbituricum und 330 mg Natrium ascorbinicum.

Über Arzneimittel, die so gut wie ausschließlich bei Asthma verwandt werden, s. dort.

Behandlung mit Antihistaminpräparaten. Bekanntlich wird nach der Vorstellung DOERRs bei der Sensibilisierung die Zellstruktur *physikalisch-chemisch* verändert, nach der Reinjektion beim Schock kommt es in den Zellen der Schockorgane ebenfalls zunächst zu physikalisch-chemischen Umwandlungen, welche Adsorptionen bzw. Gerinnungsvorgängen an der Zelloberfläche nahekommen. Diese Anschauung hat die ältere verdrängt, daß beim Schock durch Hinzutritt des Komplements proteolytische Prozesse zur Bildung von giftigen Abbauprodukten führen. Diese sollten histaminartiger Natur sein und die Schocksymptome veranlassen. Trotz dem wohl in erster Linie physikalisch-chemischen Vorgang beim Schock denkt DOERR aber doch an die Möglichkeit einer sekundären krankhaften Funktion der durch den Schock zunächst physikalisch-chemisch geschädigten Zellen, die in plötzlicher Abgabe einer histaminartigen Substanz bestehen könnte.

Ich darf hier vielleicht erwähnen, daß ich mir schon 1924 die Vorstellung bildete, es käme bei gewissen allergischen Vorgängen durch Zellschädigung, besonders Schädigung des Zellstoffwechsels zu einem pathologischen Weg des Eiweißabbaus, zu ungenügender Desamidierung und dadurch zur Bildung histaminartiger Substanzen und je nach der Menge der geschädigten Zellen zu mehr oder weniger schweren Schocksymptomen.

Vergleicht man die Wirkung des Histamins, das aus der Aminosäure Histidin durch Abspaltung der Carboxylgruppe entsteht, mit der des anaphylaktischen Schocks, so ist die Ähnlichkeit so groß, daß eine Identität der wirksamen Substanzen zu bestehen scheint. Nach DOERR sprechen jedoch eine Reihe von Unterschieden gegen eine volle Identität. Neuere Beobachtungen zeigen aber immerhin,

daß beim anaphylaktischen Schock die primäre Cholinvermehrung zu einer Ausschüttung von Histamin führt, wenn dieses auch kaum das einzige Schockgift
sein dürfte (vgl. S. 346).

Außer *Acetylcholin* und *Heparin* können weitere Eiweißspaltprodukte und
proteolytische Fermente bei der Antigen-Antikörperreaktion zur Wirkung kommen. In vitro haben FELDBERG und KELLAWAY sogar einen weiteren Stoff, einen
Abkömmling des *Lecithins*, als „*Slow-Reacting-Substance*" beschrieben. S. 346
ist schon auf verschiedene tatsächliche Unterschiede zwischen anaphylaktischer
und Histaminwirkung hingewiesen. Neuerdings sind von WENT und LISSAK
auch durchgreifende Unterschiede zwischen beiden Giftwirkungen auf das isolierte Herz mitgeteilt worden. Auch die anaphylaktische Eosinophilie wird nach
Histamin nicht gefunden. Aber trotz allem muß man zugestehen, *daß wahrscheinlich die meisten anaphylaktischen Schockreaktionen mit dem Histamin zusammenhängen und dieses wohl das der Wirkung nach wesentlichste Produkt dieser Reaktionen ist*. Man braucht nur zu bedenken, daß BARTOSCH, FELDBERG und NAGEL
bei der experimentellen Erzeugung schweren allergischen Asthmas mit Lungenödem in der Durchströmungsflüssigkeit der Lunge Histamin nachwiesen, das
sich von 22 mg in der Norm auf das 4fache erhöhte. Auch bei Urticaria und Heufieber nimmt der Histaminblutspiegel zu.

In den letzten Jahren suchte man in ausgedehntem Maße den anaphylaktischen Schock durch sog. *Antihistaminsubstanzen* zu bekämpfen und die pharmazeutischen Fabriken haben sich gegenseitig überboten, zahlreiche mehr oder
weniger brauchbare Präparate auf den Markt zu werfen. EDLBACHER, JUCKER
und BAUR wiesen 1937 nach, daß Aminosäuren wie Arginin, Histidin und Dystin
eine spezifische Antihistaminwirkung besitzen. Die notwendigen Mengen waren
jedoch zu groß, als daß sich diese Stoffe für den klinischen Gebrauch geeignet
hätten. Fernerhin war eine der ersten Substanzen, die man versuchte, das
histaminabbauende Ferment Histaminase, wie z. B. das Präparat *Torantil*, das aus
der Darmschleimhaut gewonnen wird. Das erste Präparat, an dem man die Bedeutung einer Antihistaminwirkung erkannte, war das *Thymoxyäthyldiäthylamin*.
Aber es hat Jahre gedauert, bis man das erste hochwirksame und von lästigen
Nebenwirkungen einigermaßen gereinigte Präparat im *Antergan* (Benzylphenyl-
dimethyläthylendiamin) in Händen hatte. Bei den ersten Präparaten waren die
Nebenwirkungen meist so stark, daß sie als unbrauchbar verworfen werden mußten. Aber auch die jetzigen Präparate sind noch nicht frei von Nebenwirkungen.
Fast alle sind *chemische Modifikationen des Antergans*. Da die Tierexperimente
bezüglich der Nebenwirkungen häufig vom Menschen abweichende Ergebnisse
zeigen, kann nur die klinische Erprobung zuverlässige Resultate liefern. Aber
auch beim Menschen ist die individuelle Empfindlichkeit oft sehr verschieden.

Im Experiment ist die Wirkung der Antihistaminica oft außerordentlich stark. Schon
eine Konzentration des Antistins von 1:1 000 000 genügt z. B., um die Kontraktion des Meer-
schweinchendarms durch Histamin zu verhindern. Eine wichtige Eigenschaft guter Antihistaminica ist die *Herabsetzung der Permeabilität der Gefäßwände* und damit des Austritts
von Histamin in das Gewebe. Sehr wesentlich ist, daß nach den bisherigen Beobachtungen
die *Bildung der allergischen Antikörper nicht beeinträchtigt*, eine beabsichtigte Desensibilisierung also nicht gehemmt wird. Ja, es erwies sich als günstig, Desensibilisierungen unter Antihistaminschutz vorzunehmen. Merkwürdigerweise wird die *vermehrte Ausscheidung der Magensalzsäure* durch Histamin *nicht* durch die Antihistaminica *gehemmt*. Eine vollständige Klarheit über die Wirkungsweise der Antihistaminica besitzen wir noch nicht, doch scheinen diese
Antagonisten das Histamin von den Zellen der Schockorgane zu verdrängen.

Es ist keineswegs sicher, daß die verschiedenen Antihistaminpräparate ausschließlich oder
in erster Linie durch Neutralisierung des Histamins wirken. Nach BRETT ist die Wirkung
eine symptomatische Erregungshemmung der Zelle, Hemmung der Permeabilität, Steigerung
der Capillarresistenz, geringe lokalanästhetische Wirkung (vgl. auch DREETZ). Auch nach

Halpern besteht die Hauptwirkung eines Teils der Antihistamine in der *Verminderung der Capillarpermeabilität* (vgl. Frugoni und Serafini).

H. Fischer weist besonders auf den therapeutischen Nutzen hin, den wir von den Antihistaminen bei der *aktiven Desensibilisierung mit spezifischen Allergenen* erwarten dürfen, da die Antihistamine ja die spezifische Antigen-Antikörperreaktion nicht beeinflussen. Verordnet man vor oder gleichzeitig mit der desensibilisierenden Injektion oder sonstigen Antigeneinverleibung Antihistamine, so kann die Gefahr einer etwaigen zu starken Reaktion sehr herabgesetzt werden. Heim und Ruete konnten *Histaminhemmung* durch die Aktivität der *Cholinesterase* nachweisen, was sich dann *auch an allergischen Patienten* bestätigte. Versuche mit *Cholinesteraseinjektionen bei Asthmatikern* und anderen Allergien sollen zu überraschend guten Ergebnissen geführt haben.

Die Zeit der Erprobung und Entwicklung neuer Antihistaminsubstanzen ist für ein abschließendes Urteil noch viel zu kurz. Die histaminneutralisierende Kraft der Antihistaminica zeigt sich am stärksten an der *glatten Muskulatur*, wie das tierexperimentell am besten im Schultz-Daleschen Versuch (s. S. 349) am Darm des sensibilisierten Tieres erprobt werden kann. Weiterhin kann dann der Histaminbronchospasmus des Meerschweinchens nach Einatmung von Histaminaerosol untersucht werden, wobei das Antihistamin gleichzeitig mit eingeatmet oder $^1/_2$ Std zuvor subcutan injiziert wird. Man kann übrigens das Histamin zur Erzielung eines Bronchospasmus beim Meerschweinchen auch intravenös injizieren (Szakall). Bei solchen Versuchen ergeben sich *ausgesprochene Unterschiede der einzelnen Antihistamine*, wobei man vielfach bei den neueren Präparaten einen *Fortschritt* feststellen kann. Leider zeigt sich trotz günstiger Antihistaminwirkung *kein bronchodilatorischer Effekt*, ja vielfach das Gegenteil. Zur quantitativen Erfassung der Antihistaminwirkung bei intravenöser Einverleibung wird die Dosis des Histamins festgestellt, die nach subcutaner Injektion eines Antihistamins nach einem zeitlichen Abstand von 30 min vertragen wird und dann die Histamindosis so lange gesteigert (vgl. Haas), bis toxische Wirkungen beginnen. Zu bedenken ist jedoch die individuell sehr schwankende tödliche Histamindosis. Auch der anaphylaktische Herzschaden kann durch prophylaktische Histaminanwendung verhindert werden. Weiterhin wird das isoliert durchströmte Gefäßpräparat zur Aufhebung der Histaminwirkung durch Antihistamine und deren Messung vielfach angewandt. An der Haut löst Histamin bekanntlich *Juckreiz* aus, an dem ebenfalls die Antihistaminwirkung bestimmt werden kann. Die beste Methode der Testung an der Haut ist die *Verhütung der Quaddelbilung durch Histamin* oder Allergene, wobei manche, besonders neuere Präparate, wie Soventol oder Synopen, oft noch in starker Verdünnung antagonistisch wirken. Bei solchen Versuchen ist jedoch sehr zu beachten, daß die meisten Antihistamine in den für die Therapie notwendigen Mengen reizend wirken und schaden können, ebenso wie sie subcutan Entzündungen veranlassen und peroral unter Umständen im Magen schwer verträglich sein können. Trotz dieser Gewebsreize haben die meisten Histamininhibitoren eine lokalanästhetische Wirkung.

Zurückkommend auf die oben erwähnte stomachale Reizwirkung, sei nochmals betont, daß der histaminerzeugte Magensaftfluß von den Antihistaminicis unbeeinflußt bleibt, auch sei deutlich hervorgehoben, daß diese Substanzen nach experimentellen wie klinischen Beobachtungen *für die Behandlung der Magen- und Duodenalgeschwüre unbrauchbar* sind, es müßte denn sein, daß die Ulcera durch Histamin hervorgerufen wurden. Auch die durch manche Antihistamine veranlaßten *Störungen der Nierenfunktion* (Harnretention, Anurie) verdienen sehr die Beachtung des Klinikers, nicht weniger aber die Wirkung der Antihistamine auf das *Zentralnervensystem*, auf das sie bei kleinen Versuchstieren fast alle *erregend* wirken: Unruhe, Erregbarkeit, Atembeschleunigung, Zittern, Krämpfe. Bei *niedrigen Dosen*, wie etwa beim Menschen (durchschnittliche einmalige Dosis 25—100 mg) ist es jedoch meist *umgekehrt, sie verstärken oft den Schlaf und verlängern die Schlafdauer,* auch im Tierversuch wirken *kleine* Dosen beruhigend. Bei der therapeutischen Anwendung wird zwar bei den meisten derzeitigen Antihistaminpräparaten eine *beruhigende Wirkung* festgestellt, doch scheinen bei manchen Mitteln *schon geringe Steigerungen der Dosis erregend* zu wirken. Das ist für den Arzt ein sehr beachtlicher Punkt und ich möchte den Vorschlag Bretts unterstützen, schon bei der Ankündigung die Antihistamine *in Tag- und Nachtmittel* einzuteilen. An weiteren *Nebenwirkungen* wurde von einzelnen Autoren noch so manche gelegentlich beobachtet z. B. *Verwirrung* und Bewußtseinsstörungen, *Delirien, Psychosen,* Kollaps, toxische neurologische Störungen, *Krämpfe,* Muskel- und Gelenkschmerzen, Schweißausbrüche, Fieberreaktionen, *ja merkwürdigerweise auch toxische Exantheme und Urticaria* und schließlich wurde *sogar allergene Wirkung* der Antihistaminie festgestellt (Gutmann, Rost und Horemann). Leider scheint auch das Blut nicht immer unbeeinflußt zu bleiben, es wurde schon des öfteren *Agranulocytose* und einige Male auch Anämie bei Patienten nachgewiesen. Wichtig und der Nachprüfung bedürftig sind Untersuchungen von Halpern und Mitarbeitern im Institut von Pasteur-Valery-Radot, Paris (Etudes cliniques, experimentales et Therapeutique sur l'Allergie) über den Einfluß synthetischer Antihistamine auf die Entwicklung experimenteller mikrobischer Infektionen. Die lokalen entzündlichen Erscheinungen nach hypodermaler Inoculation von Salmorella typhimurium wurden unterdrückt, während septicämischen Infektionen und visceralen Läsionen gegenüber den Kontrollen bedeutend verstärkt wurden. Man hat den Eindruck, als ob das Antihistaminicum die Entwicklung der lokalen entzündlichen Abwehr lähmte, *die Dissemination der Mikroben jedoch förderte.* Die Mortalität an Septicämie war bei den mit Antihistamin behandelten Tieren ungefähr 3mal stärker als bei den Kontrollen.

Noch auf weitere gelegentlich zu beobachtende, zum mindesten im Auge zu behaltende Nebenwirkungen der Antihistamine ist hinzuweisen. Bei Asthma veranlassen diese Stoffe eine *Anästhesie der Respirationsschleimhaut,* was bei dem an und für sich oft so zähen Bronchialsekret der Kranken sehr gefährlich werden könnte. Diese Nebenwirkung ist bei Asthmatikern dauernd in Erwägung zu ziehen. Auch eine Schädigung der *normalen Bakterienflora des Darmes* mit klinischen Darmstörungen wurde beobachtet.

Der Arzt mache sich zur Pflicht, die Antihistaminanwendung *nicht unkontrolliert zu lassen,* zumal sogar schon *Todesfälle* an Kollaps und Hirnödem mitgeteilt wurden. Länger dauernde Zufuhr verbietet sich schon meist wegen eintretender *lokaler Unverträglichkeit,* außerdem läßt bei ständigem Gebrauch meist die Wirkung nach, was den Patienten unerwünschterweise veranlaßt, zu höheren Dosen zu greifen. Da auch die neueren stark histaminhemmenden Präparate hierin noch keine wesentlichen Verbesserungen brachten, sagt Haas mit Recht, daß es jetzt mehr darauf anzukommen scheine, Verbindungen mit besserer Verträglichkeit, breiterer Wirkungsbasis, rascherem Wirkungseintritt und guter Wirkungsdauer zu finden, als eine weitere Steigerung der spezifischen Antihistamineffekte zu erstreben.

Fragt man sich, bei welchen Erkrankungen die Antihistamine im allgemeinen am besten sich bewährten, so sind vor allem allergischer *Juckreiz* und *Urticaria,* sowie Quinckesches *Ödem,* dann allergische *Rhinitis* und Heuschnupfen zu nennen. Bei stärkeren und hartnäckigeren Hautaffektionen, wie Ekzem und Dermatitis, sieht man vielfach außer Juckreizstillung keine klaren Wirkungen und besonders *viele Versager gibt es bei Asthma.*

Die meisten Beobachter berichten, daß die Antihistamine für *Heufieberkranke wertvolle Mittel* sind und daß besonders leichtere Fälle völlig beschwerdefrei werden, schwerere allerdings nur zu Beginn der Pollenzeit. Man muß bedenken, daß besonders die Anfälle bei veraltetem Asthma nicht allein von einer Histaminwirkung abhängen, vielfach kardial bedingt sind und oft schwere Bronchitis besteht. Die allergische Rhinitis wird besonders im Anfang oft gut beeinflußt, bei längerem Gebrauch aber vielfach wirkungslos. Auch die Beseitigung allergischer *Migräne* gelingt nur sehr wechselnd. Da bei *Herdsanierungen* in der Regel auch allergische Reaktionen durch Ausschwemmung von bakteriellen Antigenen eine Rolle spielen können, empfiehlt Felbinger auch für diese Fälle *prophylaktische* Anwendung von Antihistaminpräparaten.

Ein so ausgesprochener Kenner der Antihistamine wie der Pharmakologe Haas kommt zu dem Schluß, daß bis jetzt die *antipruriginöse Therapie das Hauptanwendungsgebiet* dieser Präparate darstellen sollte.

Von all den vielen von der internationalen Industrie angebotenen Präparaten möchte ich nur einige der heute am meisten verwendeten anführen:

Benadryl (Parke, Davis u. Comp., Detroit) (β-Dimethyl-aminoäthyl-benzhydril-ätherhydrochlorid.) Ein amerikanisches Präparat, das bei uns weniger mehr in Gebrauch ist. Von den Nebenwirkungen soll Schläfrigkeit und Benommenheit größer sein als bei den Äthylendiaminverbindungen, wie z. B. das Pyribenzamin, es soll jedoch weniger toxisch sein.

Pyribenzamin (Ciba A.G., Wehr-Baden) (Chlorhydrat des Benzyl-dimethyl-äthylendiamins. Weniger Benommenheit und sonstige Nebenwirkungen als Benadryl. Durchschnittlich 4mal täglich 1 Tablette.

Antistin (Ciba A.G.), 2-Phenyl-benzylaminomethyl-imidazolin. Soll weniger wirksam, aber auch weniger toxisch als Benadryl und Pyribenzamin sein. Durchschnittliche Dosierung 3mal $^1/_2$—1—2 Tabletten oder 3mal $^1/_2$—1 Ampulle. Die Fabrik stellt auch eine besonders bei Heuschnupfen als wirksam erprobte Kombination: Antistin-Privin her (Privin ist dem Adrenalin verwandt). In die Nase: 3—4mal täglich 3—4 Tropfen, in das Auge: 3—5mal täglich 1 Tropfen. Man kann natürlich auch andere Histaminica mit Ephedrin und ähnlichen Präparaten kombinieren.

Hydrillin. Wenn sich dieses amerikanische Präparat im Gegensatz zu vielen anderen Antihistaminsubstanzen gut gegen Asthma bewähren soll, so liegt das wahrscheinlich ebenfalls daran, daß hier Benadryl mit Aminophyllin (= Euphyllin) kombiniert ist. Die gute antiasthmatische Wirkung des Euphyllins ist ja bekannt. Gegebenenfalls kann also jederzeit ein bewährtes Antihistamin mit Euphyllin kombiniert werden. So scheint bei Heuschnupfen oft die Kombination von Antistin mit Pervitin recht erfolgreich gewesen zu sein (vgl. Friebel, Jahresbericht des Heufieberbundes 1949).

Dabylen (Schi-Wa, Glandorf), Dimethyl-aminoäthyl-benzohydryläther. Durchschnittliche Dosis 3mal täglich 1—2 Tabletten, 3mal täglich 2 cm³ intramuskulär oder intravenös.

Neoantergan (das früher gebrauchte Antergan ist toxischer und weniger wirksam als dieses Präparat) (Merck u. Co., USA.), Paramethoxy-benzyl-dimethyl-a-pyridyläthylen-diaminmoleat. Es gehört nach amerikanischem Urteil zu den zur Zeit besten Antihistaminen.

Eines der neueren deutschen Produkte ist das *Avil* der Hoechster Farbwerke. Chemisch: phosphorsaures bzw. p-aminosalicylsaures Salz der Base C-Phenyl-C-pyridyl-(2/3)-dimethylaminopropan. Es hat eine stärkere experimentelle Wirkung bei der Spasmolyse des histamin-kontrahierten Meerschweinchendickdarms und des Histaminasthmas der Kaninchen. Tabletten und Ampullen.

Dem *Avil* hat mein Mitarbeiter H. Michel eine besondere Studie gewidmet. Wir waren mit ihm sehr zufrieden, es bewährte sich uns damals als das beste deutsche Antihistaminpräparat mit den geringsten toxischen Nebenwirkungen. Auch das *Soventol* bewährte sich uns gut, besonders gegen Juckreiz.

Von den *neueren* Präparaten möchte ich noch folgende, meist deutsche anführen:

1. *Avil* 3-(Phenyl)-3-(2-pyridyl)-dimethyl-aminopropan (Farbwerke Hoechst) und
2. *Trimeton* chemisch = Avil (Schering-Corp.).
3. *Chlortrimeton* 3 - (p-Monochlorphenyl)- 3 -(2-pyridyl)-dimethyl-aminopropan (Schering-Corp.).
4. *Thephorin* 1-Phenyl-4-methyl-3,4,5,6-tetrahydropyridinden (Hoffmann de la Roche).
5. *Antergan* N -Benzyl-N′-phenyl-N,N-dimethyl-äthylendiamin (Farbwerke Hoechst).
6. *Luvistin* N-Benzyl-N-phenyl-pyrrolidino-äthylamin (Boehringer).
7. *Antistin* N-Benzyl-N-phenyl-2-imidazolino-methylamin (Ciba).
8. *Soventol* N-Benzyl-N-phenyl-4-amino-1-methylpiperidin (Knoll).
9. *Pyribenzamin* N′-Benzyl-N′-(2-pyridyl)-N,N-dimethyl-äthylendiamin (Ciba).
10. *Synopen* N′-p-Chlorbenzyl-N′-(2-pyridyl)-N,N-dimethyl-äthylendiamin (Geigy, Basel).
11. *Hibernon* N′-p-Brombenzyl-N′-(2-pyridyl)-N,N-dimethyl-äthylendiamin (Diwag).
12. *Phenergan* N-(β-Dimethyl-amino-propyl)-phenothiazin (Bayer, Leverkusen).
13. *Atosil*, salzsaures Salz des N-(2′-Dimethylamino-2′-methyl)-äthyl-phenothiazin (Bayer).

An unserem *eigenen Krankengut* machten wir etwa folgende Erfahrungen: Es ist kein Zweifel, daß die Antihistaminpräparate bei den *akuten* allergischen Erscheinungen ihre Haupttriumphe feiern, so z. B. akute Urticaria, Serumkrankheit, Schock, Transfusionszwischenfälle, Arzneiallergien. Meist ist zweckmäßig, die Antihistamine in solchen Fällen *parenteral*, ja auch *intravenös* zu geben. Letzteres mit Vorsicht, da Krämpfe beobachtet wurden. Unsere Beispiele zeigen, daß man unter Umständen *Kuren mit allergisch wirkenden Arzneimitteln auch unter Antihistaminschutz* durchführen kann.

Bei den *häufig rezidivierenden*, mehr oder weniger *chronischen* Allergien waren auch bei unseren Fällen die *Erfolge nur vorübergehend* und *palliativ* oder *negativ*. Bei *Asthma häufig nicht* oder nur die Atemnot erleichternd, besser meist nach Injektion als oral, bei Ekzem, *juckreizstillend*, aber häufig ohne Beeinflussung der Hauterscheinungen. Die Antihistamine wirken also hier meist nur als *Symptomatica*, aber gegenüber anderen mit manchen Vorteilen, besonders dem, daß man meist mit oralen Gaben auskommt. Im ganzen hatten wir den Eindruck, *daß das Asthma durch die Antihistamine am wenigsten beeinflußbar* ist. Ad notam zu nehmen ist, daß die Antihistamintherapie vielfach auch bei Juckreiz nicht sicher allergischer Genese wirkte. Sehr zu berücksichtigen ist die stark *sedative*, ja oft direkt *einschläfernde* Wirkung mancher Präparate, so daß eine Gruppierung in *Tages- und Nachtantihistamine* eigentlich zur Notwendigkeit wird. So erwies sich uns das *Hibernon* als ein ausgesprochenes *Nachtpräparat*, das während des Tages an ambulante Patienten nicht verordnet werden sollte.

Die Beurteilung der einzelnen Präparate rein klinisch erwies sich als recht schwierig, da die Ansprechbarkeit auf die einzelnen Antihistamine wegen der somatischen und psychischen Besonderheiten der Patienten individuell sehr verschieden ist. Nach unseren bisherigen Erfahrungen schienen klinisch die größte Wirkungsbreite Soventol, Hibernon, Avil, Atosil und Synopen zu haben. Wenn hie und da wider Erwarten die Histaminica ganz versagen, so liegt das vielleicht daran, daß ja Histamin wohl nicht das einzige Reaktionsprodukt der Antigen-Antikörperreaktion ist. STORK konnte übrigens beobachten, daß auch der durch Acetylcholin hervorgerufene Juckreiz durch Antihistaminpräparate günstig beeinflußt werden kann. Die biogenen Amine, Cadaverin und Tyramin, lösen im Tierversuch Kontrakturen am Meerschweinchendarm aus, die MAVEI und BACHER durch Antistin lösen konnten. Im übrigen möchte ich auf die vor kurzem erschienene Arbeit meines Mitarbeiters H. EMRICH hinweisen, der ich noch folgende Beispiele entnehme:

1. F. G. Patientin leidet seit einigen Jahren an Diabetes mellitus und ist auf Insulin stark empfindlich. Bei der stationären Aufnahme bekam Patientin regelmäßig auf Alt-Insulin (Horm) zuerst eine Rötung und darauf ein derbes Infiltrat, welches wochenlang anhielt. Wir versuchten diese Erscheinungen anfangs durch eine skeptophylaktische Vorspritze zu beeinflussen, jedoch ohne Erfolg. Bei der Mischinjektion von Insulin plus Avil zeigte sich auch keine Besserung. Erst als wir auf das Antihistamin Sympen übergingen, blieben die Infiltrate aus. Es zeigte sich lediglich noch eine flüchtige Rötung. Bei Verwenden des rein kristallisierten Insulins (Degewop) konnte auf Synpen-Beimischung verzichtet werden.

2. S. A. Patientin litt an einer akuten myeloischen Leukämie und bekam schon mehrere Bluttransfusionen. Nach einer neuerlichen Transfusion trat bei der Patientin plötzlich ein lebensbedrohlicher Schock auf. Durch intravenöse Gabe von 2,0 Atosil konnte dieser Schock sofort kupiert werden.

3. S. R. Anläßlich einer Bluttransfusion trat bei der Patientin nach $^{1}/_{2}$ Std eine starke Urticaria mit teils bis zu handtellergroßen Quaddeln auf. Durch intramuskuläre Injektion von Soventol Verschwinden der Quaddeln und Nachlassen des Juckreizes binnen $^{1}/_{2}$ Std. Nach $1^{1}/_{2}$ Std war am ganzen Körper keinerlei Rötung mehr zu sehen. Die Patientin litt ferner schon den ganzen Tag unter starken Kopfschmerzen, welche durch Soventol für $1^{1}/_{2}$ Std ebenfalls günstig beeinflußt zu sein schienen.

4. L. W. 51jähriger Patient kam wegen einer Lebercirrhose in stationäre Behandlung und wurde unter anderem mit Prohepar, einem ungereinigten Leberextrakt, behandelt. Nach der 5. intravenösen Injektion Auftreten eines Schüttelfrostes mit Temperaturanstieg und anfalls- weisen asthmatischen Zuständen. Auf Soventol 1,0 cm³ zusammen mit Calcium rasches Ab- klingen der Beschwerden. Anschließend wurde vor jeder Prohepar-Injektion prophylaktisch 1,0 Soventol gegeben, wobei der asthmatiforme Anfall nicht mehr zum Ausbruch kam. Es trat lediglich noch eine leichte Temperatursteigerung auf. Bei einer prophylaktischen Gabe von Synopen 2,0 cm³ blieb auch dieser Temperaturanstieg aus, auch Avil hatte dieselbe Wirkung.

Es ist nicht zu bezweifeln, daß die pharmazeutische Chemie nicht ruhen wird, bis sie die schockhemmenden Substanzen auf den höchstmöglichen Wirkungsgrad gebracht hat. Zu diesem Zweck wird außer dem Histamin noch anderen Schock- giften auf die Spur zu kommen sein. Aber schon bei dem jetzigen Stand möchte ich auf eines hinweisen: Die pharmazeutische Industrie sollte vermeiden, nicht wieder, wie so oft, eine ganze Reihe von *Kombinationen* mit antiallergisch wirken- den Stoffen auf den Markt zu werfen. Es ist viel besser, wenn möglichst reine und einheitlich wirkende Präparate geliefert werden. Also hier solche mit reiner Antihistaminwirkung. Der Kliniker sollte aber angeregt werden, in geeigneten Fällen diese Präparate mit geeigneten anderen Mitteln und zu geeigneter Zeit zu kombinieren, etwa Antihistaminicum + Euphyllin oder Antihistaminicum + Ephedrin usw., je nach der besonderen Indikation, die der Arzt sich ableitet oder bei seinem Patienten ausprobiert hat.

Diättherapie. Zu der allgemeinen Therapie akuter allergischer Anfälle gehört selbstverständlich auch eine geeignete Diät. Wenn man über das schuldige Allergen noch gar nichts weiß, werden weitere diätetische Maßnahmen am zweck- mäßigsten durch *einige Hungertage* eingeleitet, für die geistige und körperliche Ruhe, d. h. also Bettruhe notwendig ist. Erlaubt sind nur dünner Tee, Wasser mit Citronensaft, keine Fleischbrühe. Oft beseitigen schon 1—2 Hungertage die Anfälle. Am 3. Tag gibt man als 1. Zulage am besten *gekochten Reis* (allerdings ist unter Umständen Reisallergie möglich, wenn auch sehr selten). Weiterhin ist es dann am besten, nach der Funkschen *Suchkost* vorzugehen, zum mindesten sollte jeder Allergiekranke vor der Klärung seines Falles die *allgemeine Diät für Allergiekranke* nach Funk einhalten. Th. J. Adams weist darauf hin, daß *Protein- hydrolysate* und *Aminosäuren* von allergischen Patienten gut ertragen werden und zugleich die langdauernde Durchführung einer eiweißarmen Diät ohne Mangel- erscheinungen ermöglichen. Allerdings sollen sie stets gleich mit *Vitamin B und C* dar- gereicht werden. Adams verwendet zur Behandlung alimentärer Allergien ein *Hefe- proteinhydrolysat*, das Aminosäuren, Polypeptide und Vitamin B-Komplex enthält.

Diät für Allergiekranke (nach Funk).

Vor dem Essen ¹/₄ Std ruhen.

Drei Hauptmahlzeiten und 2 Zwischenmahlzeiten, damit nie die Einzelmenge der Nahrung zu groß wird. Einzelmenge der Mahlzeit nie über 800 g.

Kost nach Möglichkeit trockener als Durchschnittskost.

Kaffee, Bier, Wein, überhaupt Alkohol verboten. Kakao wird, besonders als Schokolade, schlecht vertragen.

Kochsalzfreie bzw. kochsalzarme Kost ist wichtig (Ersatz besonders Curtasal, Titrosalz Spezial usw.).

Fett fast nur Butter. Vermeidung von Schmalzgebackenem und -gebratenem, wie Brat- kartoffel, Kuchenböden, Berliner Pfannkuchen, Schmalznudeln usw.

Es eignen sich eigentlich nur einfache, weder geschönte, noch veredelte Rohstoffe. Das Fleisch zart, mager, am besten in starker kurzer Hitze gebraten, kalt verträglicher als warm. Keine Wurst, keine inneren Organe (Purine). Kein Wildbret, keine Fleischdauerwaren, kein Hirn, kein Bries, kein fettes Fleisch.

Erlaubt sind Kalb, Huhn, Hahn, Lendenbraten, Lamm.

Kein Fleischextrakt, keine Leber, keine Fische. Kein Käse, höchstens mäßig Rahmkäse (Gervais). Erlaubt ist auch Quark (= Topfen, weißer Käse), je frischer, desto besser und halbfest, nicht flüssig angerührt. Kuhmilch und Hühnereiklar praktisch fast ausgeschlossen, aber Sauermilch gestattet. Als Ersatz für Milch echter, durch Abstehen gewonnener oder als Konserve käuflicher Rahm, verdünnt mit Wasser 1:3. Hartgekochtes Eiklar, fein gewiegt, ist gestattet. Weißbrot gestattet, aber nie zu frisch, am besten geröstetes Teebrot. Kein Fett- und Buttergebackenes, keine Eiernudeln.

Sehr geeignet Abkochung von Körnerfrüchten (Reis, Gerste, Hafer).

Empfohlen wird auch reines Paraffinöl gegen Verstopfung und als Verhüter zu rascher Aufsaugung. Gemüse nur sehr zart. Kein Spinat. Die Gemüse sollen gedämpft werden. Keine Gemüse- und Obstkonserven. Sehr geeignet Obst, aber Einzelmenge nicht über 250 g. Zucker möglichst nur als Traubenzucker, Essig besser durch Citronensaft ersetzen. Paprika, Senf, Pfeffer, Muskat, Nelken usw. sind verboten.

Suchkost nach FUNK s. S. 398.

Nicht selten wird die weitere Durchführung einer Suchkost bei manchen, besonders für Hautproben nicht geeigneten bzw. unergiebigen Fällen auch zu therapeutischen Ergebnissen führen. Näheres siehe im Abschnitt allergische Diagnostik bei Probediäten S. 399.

Therapie des allergischen Zustandes. Nach der Bewältigung des akuten Anfalles, mindestens seiner schweren und bedrohlichen Symptome, folgt dann die eigentliche Bekämpfung der allergischen Krankheit selbst, eine Bekämpfung, die in erster Linie bestrebt sein muß, das festgestellte Allergen fernzuhalten bzw. es zu beseitigen oder den Körper gegen seine schädliche Wirkung abzustumpfen, d. h. zu desensibilisieren. Auf den räumlichen Schutz vor den Allergenen werde ich noch S. 423 und 485 eingehen. DAMMIN und BUCKANTZ stellten sich die Aufgabe, Mittel zu finden, welche die *allergische Antikörperbildung einschränken* könnten. Sie kamen zu dem Ergebnis, daß den Antihistaminen eine solche Wirkung nicht zukommt und daß die Wirkung der *Salicylpräparate* nicht anhaltend und nicht stark genug war, wenn sie auch noch weiter untersucht werden müsse. Von den *Antikoagulationsmitteln* hatte nur *Dicumarol* eine hemmende Wirkung auf die Antigen-Antikörperverbindung. Bemerkenswert war schließlich, daß von den *cytotoxischen* Mitteln auch *Stickstoffsenf (Sinalost)* eine Einschränkung der Antikörperbildung, der Arthusreaktion und der Gefäßschädigungen erkennen ließ. Mit Recht wies in der Diskussion FEINBERG darauf hin, mit dem gefährlichen Stickstoffsenf doch recht vorsichtig zu sein, zumal es ja wohl auch wichtige, infektionsschützende Antikörper gleichzeitig zerstören könne.

Es sei hier noch erwähnt, daß es HILLER durch intraperitonale Injektion von 5 mg gelöstem Rutin (Birutan Merck) gelang, 38 von 40 sensibilisierten Meerschweinchen vor der sonst tödlichen Reinjektion des Antigens zu schützen, wahrscheinlich durch Beeinflussung der Zellflächen.

Das anzustrebende Ideal wäre natürlich die Feststellung der schuldigen spezifischen Allergene und die darauffolgende *spezifische Desensibilisierung.* Leider erreicht man das nur in der Minderzahl der Allergiefälle und man ist sehr häufig auf solche umstimmende Maßnahmen angewiesen, die man als *unspezifische Desensibilisierung* zusammenfaßt. Wo das spezifische Allergen (bzw. die Allergene) geklärt ist, sollte die spezifische Desensibilisierung zumindest versucht werden. Bezüglich der Theorie muß ich auf vorhergehende Kapitel verweisen.

Spezifische Desensibilisierung. Ursprünglich wurde das Wort Desensibilisierung eingeführt zur Bezeichnung des gegen weitere Antigeneinspritzungen refraktären Zustandes eines Tieres, das den anaphylaktischen Schock überlebte. OTTO zeigte wohl als erster, daß man den Zustand der „*Antianaphylaxie*" beim Versuchstier, ohne es zu gefährden, wie bei massiver Reinjektion auch durch mehrere von kleinen zu großen Dosen ansteigenden Injektionen des Anaphylaktogens erreichen kann. Diese Versuche OTTOs enthalten das wesentliche Prinzip unserer Desensibilisierungsmethoden (vgl. S. 363). Es mag aber sein, daß noch unspezifische Reizkörperwirkungen dabei zur Geltung kommen.

Der Mechanismus der spezifischen Desensibilisierung ist nicht vollständig aufgeklärt. Man dachte sich zunächst den refraktären Zustand des desensibilisierten
Individuums erklärt durch die Entstehung zahlreicher blockierender Antikörper,
welche das eindringende Antigen neutralisieren würden. Es zeigte sich aber, daß
noch andere Vorgänge eine Rolle spielen und daß das Auftreten blockierender
Antikörper nur einen Teil dieser Mechanismen darstellt. Es sei nur an die anaphylaktische Ausschüttung von *Histaminen* erinnert und an das reaktive Auftreten von *Antihistaminen*. Auch das *vegetative Nervensystem* spielt bei der
Desensibilisierung und dem Erreichen eines refraktären Zustandes eine wichtige
regulierende und fördernde Rolle, über deren Mechanismus aber noch wenig
bekannt ist. Zum Verständnis der desensibilisierenden Wirkung muß noch auf
folgende Beobachtungen verwiesen werden: Wird antikörperhaltiges Serum, z. B.
von einem Heufieberkranken, mit dem Antigen gemischt und die Mischung nach
einiger Zeit normalen Menschen nach Prausnitz-Küstner intracutan injiziert,
so tritt trotz der zu erwartenden Absättigung von Antigen und Antikörper eine
deutliche Reaktion auf, wenn es sich um das Serum eines unbehandelten Heufieberkranken handelt. Nahm man aber das antikörperhaltige Serum von einem
bereits spezifisch durch Injektion von spezifischen Pollenextrakten vorbehandelten Heufieberkranken, so bleibt bei der Intracutanprobe die Reaktion aus. Die
Seren dieser Art enthalten noch einen hemmenden Stoff, vielleicht doch einen
blockierenden oder sonstwie veränderten Antikörper (vgl. S. 356).

Bei der Durchführung der Desensibilisierung beginnt man mit kleinen, ja
kleinsten Dosen und steigt allmählich an. Es ist aber zu bedenken, daß zu langes
Fortführen der Kur (besonders mit Proteinsubstanzen) letzten Endes zu kachekti-
schem Kräfteverfall und zu Amyloidose führen könnte. Nach Doerr beginnt man
mit 0,1 cm³ von jener Höchstkonzentration, die beim Patienten gerade keine
positive Intracutanreaktion hervorruft, meist 0,1 der Verdünnung 1:1000000.
Anfangs bei den kleineren Dosen 2—3mal wöchentlich, bei den höheren nur 1mal
wöchentlich subcutan.

Wir benützen meist folgendes *Dosierungsschema*: Hat z. B. bei der diagnostischen Intracutanprobe der Patient positiv reagiert, so wird zunächst austitriert,
bei welcher Verdünnung des Allergenextraktes er noch positiv intracutan reagiert.
Also Herstellung von Verdünnungen 1:10, 1:100, 1:1000, 1:10000, 1:100000,
1:1000000, ja eventuell 1:10000000. Bei der Intracutanprobe beginnen mit
der fünftschwächsten Konzentration. Hat der Patient z. B. noch bei 0,7 von
1:10000 reagiert, so beginnt man therapeutisch mit 0,1 von 1:100000.

Regeln für die spezifische Desensibilisierung.

1. Vorsichtige Wahl der Dosis. Zu *hoch*: anaphylaktische Zustände. Zu *niedrig*: erfolglos.
2. Herstellung einer Verdünnung von 1:1000000. Damit zuerst Scarifikation, wenn
negativ: Intracutaninjektionen, dann Beginn mit Subcutaninjektionen, ungefähr 0,1 cm³ der
Verdünnung 1:1000000.
Fortfahren nach folgendem Schema:

1:1000000:	0,1 cm³	0,15 cm³	0,25 cm³	0,35 cm³	0,5 cm³	0,7 cm³
1: 100000:	0,1 cm³	0,15 cm³	0,25 cm³	0,35 cm³	0,5 cm³	0,7 cm³
1: 10000:	0,1 cm³	0,15 cm³	0,25 cm³	0,35 cm³	0,5 cm³	0,7 cm³
1: 1000:	0,1 cm³	0,15 cm³	0,25 cm³	0,35 cm³	0,5 cm³	0,7 cm³
1: 100:	0,1 cm³	0,15 cm³	0,25 cm³	0,35 cm³	0,5 cm³	0,7 cm³
1: 10:	0,1 cm³	0,15 cm³	0,25 cm³	0,35 cm³	0,5 cm³	0,7 cm³

konzentriert 0,1; 0,15; 0,2; 0,3; 0,4; 0,5; 0,6; 0,7; 0,8; 0,9; 1 cm³
3. Intervall: Anfangs jeden 2. Tag. Sobald Reaktion eintritt (aktive Dosis) 2mal in der
Woche bei gleichbleibender Dosis. Später einmal in der Woche, dann einmal in 14 Tagen und
unter Umständen die Dosis etwas erhöhen (aktive Dosis, günstige Beeinflussung).
4. Kommt es zu allergischen Reaktionen: 2—3 Wochen aussetzen, dann Wiederbeginn
mit 1:1000 der letzten Dosis.

5. Ist man bei Wiedereintritt einer Verschlechterung trotz Fehlen einer Reaktion unsicher, ob die Dosis zu klein oder zu groß war, dann erst versuchsweise aussetzen. Wenn Besserung eintritt, war die Dosis zu groß.

6. Dauer: Möglichst bis alle Symptome verschwunden sind, von 2 Wochen bis zu 1 Jahr. Bei den höheren Dosen lange Intervalle: 1mal in der Woche, 1mal in 14 Tagen, 1mal im Monat.

Bei Überdosierung zeigen sich meist lokale oder allgemeine allergische Erscheinungen, dann sind Pausen oder vollständiges Aufhören notwendig. Man hat bei den diagnostischen Überprüfungen mit bestimmten Allergenextrakten manchmal starke Reaktionen, ohne die betreffenden Allergene mit Sicherheit als die schuldigen nachweisen zu können. So kann man auch mit diesen einen vorsichtigen Desensibilisierungsversuch unternehmen. Auch mit ausschließlich *intracutanen* Injektionen sind oft gute Erfolge erzielbar, besonders wenn man zu starke Reaktionen bei den subcutanen Einspritzungen fürchtet. Es kann hierzu das gleiche Verdünnungsschema wie oben zur subcutanen Desensibilisierung gewählt werden, indes darf man bei den Intracutaninjektionen nur von 0,01 über 0,02 bis zu 0,03 ansteigen und kann je nach Reaktion diese Menge dann 3mal hintereinander spritzen, bis man zur nächst höheren Konzentration fortschreitet. Ja nicht ein rasches Ansteigen forcieren wollen, wenn Reaktionen auftreten! Intervalle wie beim Schema oben. D. S. FLEMING sammelte umfangreiche experimentelle Erfahrungen über aktive Schutzimpfungen mit einem Gemisch von 2 oder mehreren Impfstoffen. Seine Erfahrungen können auch für die antiallergische Desensibilisierung Anwendung finden. Es ergab sich z. B., daß Typhus, Paratyphus A und B-Vaccine ohne nachteilige Folgen und mit genügender Schutzwirkung mit Diphtherietoxoid oder Tetanustoxoid kombinierbar ist. Die Applikation von verschiedenen Antigenen gleichzeitig hat also keinen ungünstigen Einfluß auf die Antikörperproduktion, die Annahme einer „Konkurrenz der Antigene" ist unbegründet, viel eher besteht ein Synergismus.

Skeptophylaktische Desensibilisierung. Bei Nahrungsmittelallergie kommt abgesehen von Vermeidung des Allergens und parenteraler Desensibilisierung auch die sog. *skeptophylaktische* Methode in Betracht, d. h. die stomachale Einnahme kleinster Mengen vor der Mahlzeit. Unter Skeptophylaxie versteht man das Ausbleiben einer allergischen Wirkung, wenn man dem Patienten vor Eingabe einer großen Allergenmenge (z. B. Nahrungsmittel oder Arzneimittel) eine ganz kleine Allergendosis oral eingibt. Man kann sich z. B. nach dem Vorgehen COKES vom Apotheker Pillen von kleinsten Nahrungsmittelmengen bereiten lassen, die dann 1 Std vor dem eigentlichen Genuß des Nahrungsmittels eingenommen werden. Man gibt z. B. Pillen mit 0,01 g zerstoßener Bohnen oder Erbsen und reduziert die Menge, falls diese schlecht ertragen wird, auf 0,005 g oder noch weniger. DOERR dosiert folgendermaßen: 1.—7. Tag: 3, 4, 5, 6, 7, 8, 9 mg trockenes Eiweiß. 8.—12. Tag: 10, 12, 14, 16, 18 mg trockenes Eiweiß. 13.—17. Tag: 20, 24, 28, 32, 36 mg trockenes Eiweiß. 18.—23. Tag: 40, 50, 60, 70, 80, 90 mg trockenes Eiweiß. Analoge Pillen mit Arzneimitteln eignen sich zur skeptophylaktischen Anwendung bei medikamentöser Allergie. Wichtiger und im allgemeinen auch wohl erfolgreicher ist die parenterale Desensibilisierung durch subcutane Injektion des Allergens. Einer besonderen Betrachtung bedarf die spezifische Desensibilisierung *gegen bakterielle Allergie* mit bakteriellen Vaccinen. Ich verweise auf den diagnostischen Teil und die Abschnitte bakterielle Allergie und Schimmelpilzallergie, wo auch das Wesentliche über *bakterielle Vaccinen* und *Schimmelpilzextrakte* zu finden ist (s. S. 404).

Unspezifische desensibilisierende Therapie. Man konnte bei vielen Versuchen therapeutischer Beeinflussung allergischer Zustände bald feststellen, daß auch unspezifische kolloidale Substanzen — nicht nur Eiweißkörper — besonders bei parenteraler Einverleibung eine günstige therapeutische Wirkung entfalten

können. Diese unspezifische antiallergische Wirkung gehört in das umfangreiche
Kapitel der sog. *Protein- und Reizkörpertherapie.* Der Mechanismus dieser Einwirkung auf Nerven und Gefäßsystem, Blut und Gewebe ist keineswegs restlos
aufgeklärt. Es ist wenig gesagt mit der Bemerkung, daß es sich um eine *kolloid-
chemische* Umstimmung von Blut und Gewebe handele, die im Gegensatz zu
anderen vorübergehend wirkenden molekular-chemischen und Ionenreizen (wie
etwa Cocainfieber) eine „Dauerveränderung" von Geweben im Gefolge habe
(Meyer-Gottlieb). Es ist auch nicht wahrscheinlich, daß es sich bei dieser
spezifischen Behandlung etwa nur *um einen Reizstoß auf die Zwischenhirzentren*
handelt, von denen aus dann alle anderen Reaktionen ausgelöst werden, die der
Körper auch unbeeinflußt bei Fremdkörperinvasion zum mindesten anstrebt.
Man muß bedenken, daß der einverleibte Reizkörper doch nicht nur mit dem
Nervensystem, sondern auch mit vielen anderen Zellen in Kontakt tritt.

Die experimentellen Grundlagen für die Wirkung von Injektionen ganz un-
spezifischer Eiweißkörper oder chemischen Verbindungen bekannter chemischer
Konstitution haben schon lange vor dem ersten Weltkrieg Schittenhelm und
Weichardt gelegt, indem sie nachwiesen, daß die injizierten Substanzen das
Auftreten gewisser Spaltprodukte im Körper veranlassen, die bei günstiger Dosie-
rung *leistungssteigernde Wirkungen* hervorbringen können. Schon Krehl und
Matthes hatten nachgewiesen, daß nach parenteraler Eiweißeinverleibung der
Stickstoff des Harns in einem Maße steigt, daß er von körpereigenem Eiweiß
stammen mußte. Es handelt sich vor allem um *Eiweißzerfallsprodukte, wie
Histamin, Adenosin, Acetylcholin, Tyramin* usw. In dem Inhalt von Canthariden-
blasen wiesen Schittenhelm und Weichardt *Acetylcholin* und *Histamin* nach.
Weichardt und Schrader konnten demonstrieren, daß mit Deutero-Albuminose-
Injektionen behandelte Tiere mit *beträchtlichem Ansteigen ihres Antikörpertiters
(Agglutinine)* reagierten, was von Fleckseder und Löhr bestätigt wurde. Solche
Leistungssteigerungen durch Antikörperzunahme konnten bald bei den meisten
klinisch wirksamen Substanzen nachgewiesen werden, wie etwa *Pyrifer, Omnadin,
Detoxin* usw. Entscheidend für die Brauchbarkeit einer Substanz ist wahrscheinlich ihre Fähigkeit, *eine Vielheit aktivierender Wirkstoffe in Freiheit zu setzen,* was
besonders für die Eiweißkörper zutrifft. Ein bereits, wenn auch vielleicht in
geringer Menge vorhandener Immuntiter wird also gesteigert, während bei einem
nicht vorbehandelten Organismus (ohne spezifischen Immuntiter) die bereits
vorhandenen *physiologischen Abwehrkräfte aktiviert* werden können. Dazu gehört
z. B. eine *Zunahme der Oxydationsvorgänge,* es kommt also zu einer rascheren
Oxydation oder einem rascheren Abbau von toxischen Zwischenstufen (Weichardt). Ja, Weichardt konnte experimentell sogar eine Leistungssteigerung
des isolierten ermüdeten Herzens demonstrieren.

Von den Vorgängen bei der *Anaphylaxie* wissen wir, daß die *anaphylaktische
seröse* (oder auch leukocytäre oder eosinophile) *Entzündung* zur Bildung *toxischer
Wirkstoffe* in der Zelle führt. Nach den Vorstellungen Weichardts und anderer
Experimentatoren werden durch optimal dosierte Eiweiß- und Reizkörperinjektionen alle diese Stoffwechselvorgänge gesteigert, wodurch eine *raschere
Oxydation* bzw. *rascherer Abbau der toxischen Zwischenstufen* stattfindet. Ich
möchte aber an dieser Stelle auch auf die wahrscheinlich nicht geringe Bedeutung von *Hypophyse und Nebennierenrindensystem* sowie auf die S. 443 wiedergegebenen Gedankengänge Selyes hinweisen.

Eines der ältesten zur unspezifischen Desensibilisierung angewandten Mittel,
das auch jetzt noch vielfach gebraucht wird, ist das *Pepton,* sowohl parenteral als
enteral. Schon Dale und Kellaway stellten fest, daß bei sensibilisierten Meerschweinchen *der Reinjektion vorausgehende Peptoneinspritzungen* die Tiere vor dem

anaphylaktischen Schock schützen. Ihre anfängliche Erklärung, das Pepton würde die sessilen Antikörper in den Kreislauf locken, erwies sich als falsch. Die Peptonlösungen wurden anfangs vielfach auch intravenös eingespritzt, doch waren die Reaktionen darauf oft recht heftig, so daß ich mich der Warnung STORM VAN LEEUWENs anschließen möchte, *bei Allergiekranken mit intravenösen Injektionen besonders vorsichtig zu sein, sie möglichst zu meiden.* Man gibt z. B. wöchentlich 2 Injektionen subcutan in Lösung von je 0,3 g Pepton oder auch Pepton Witte in 5%iger Lösung intramuskulär in ansteigender Menge. Dann auch intracutan nach PASTEUR-VALERY-RADOT und BLAMOUTIER 0,1—0,2 cm³ 50%iger Lösung (filtriert und bei 110⁰ sterilisiert) 20 Tage lang täglich, wobei eine Reaktion erwünscht ist. Oder ganz einfach sterile, frisch bereitete 5%ige wäßrige, mit 0,5% Phenol versetzte Peptonlösungen intramuskulär, Beginn mit 0,1 cm³. Je nach der Reaktion steigt man alle 3—4 Tage an: 0,2—0,4—0,6—0,8—1,0—1,2. Höher wird meist nicht angestiegen, man bleibt bei 1,2. Im ganzen etwa 12 Spritzen.

Auch die bekannte *Eigenserum- und Eigenbluttherapie* gehört hierher. Daß individualeigenes Blut umstimmend und vor anaphylaktischen Reaktionen schützend wirkt, mag daher kommen, daß das Blut nach seiner Entleerung durch den fortschreitenden Absterbeprozeß *chemische Strukturveränderungen* erfährt (z. B. Gerinnungsvorgänge), *„blutfremd"* wird. Ferner: Spritzt man einem Tier, das man passiv-anaphylaktisch machen will, vorher intravenös arteigenes Normalserum ein, so kann man dadurch die passive Anaphylaxie auch gegenüber einem Vielfachen der tödlichen Dosis aufheben, ja auch aktive Meerschweinchenanaphylaxie kann auf der Höhe der Sensibilisierung durch intravenöse Normalserumeinspritzung *„ausgelöscht"* werden (vgl. S. 354). Man entnimmt aus der Cubitalvene Blut und spritzt es wieder unter die Haut, ehe es zur Gerinnung kommt, etwa 10—20 cm³.

Weiterhin wurden zur unspezifischen Desensibilisierung die verschiedensten artfremden *Eiweißarten* verwendet (Proteinkörpertherapie). Nach der Einverleibung von Eiweißkörpern kommt es zu oft weitgehenden Gleichgewichtsstörungen mit Ansteigen des Rest-N in der Leber. Auch FREUND sieht die *endogene Entstehung von Eiweißzerfallprodukten* als den Hauptfaktor bei der Proteinkörpertherapie an. Er wies nach, daß im geronnenen bzw. defibrinierten Blut, besonders durch Zerfall von Blutplättchen und sonstigen Zellen *giftige Stoffe von histaminähnlicher Natur* entstehen. Versuche anderer Autoren zeigen, daß Proteinkörper (und überhaupt Reizkörperinjektionen) *entzündungshemmendantiphlogistisch* wirken, durch Herabsetzung der Permeabilität der Blutcapillaren und dadurch Transsudation und Exsudation gehemmt werden. Eines der ältesten unspezifischen Proteinkörpergemische ist die *Milch*, die man fraktioniert oder besser im Autoklaven sterilisiert, um sicher Sporenträger- und Virusübertragungen zu vermeiden. Man beginnt mit 0,5—1 cm³ subcutan oder intramuskulär, allgemein nicht über 3 cm³. Ich verweise hier auf die S. 442 erwähnten fabrikmäßig hergestellten Milchpräparate für die Reizkörpertherapie.

Ein besonderes Ansehen als *unspezifisches* Desensibilisierungsmittel genießt schon seit vielen Jahren das *Tuberkulin*, besonders zur Asthmabehandlung. Es wurde schon 1920 von RANKE angewandt, von STORM VAN LEEUWEN sehr empfohlen. Ursache der Wirksamkeit ist nicht etwa eine versteckte Tuberkulose bei solchen Asthmakranken, doch dürfte die bei Asthmakranken und anderen Allergikern häufig unspezifisch erhöhte Tuberkulinempfindlichkeit die Wirksamkeit des Mittels erhöhen. Man stellt vorher die Tuberkulinempfindlichkeit mit den LIEBERMEISTERschen Verdünnungsstufen (bis $1:10^{-16}$) fest und beginnt bei hochempfindlichen Patienten subcutan mit Verdünnungen von $1:10000000$. Dann fährt man nach dem Schema der „spezifischen Desensibilisierung" auf S. 438 fort.

Lieber zeitig aufhören als zu hoch dosieren! Von nichtproteinen Substanzen ist wohl schon seit dem 2. Jahrzehnt dieses Jahrhunderts der *Schwefel* beliebt, zuerst von französischen Autoren und von Meyer-Bisch zur Arthritisbehandlung empfohlen, von Storm van Leeuwen dann für Asthma und andere Allergien angewandt worden. Man gibt durchschnittlich 1 cm³ einer 1%igen Lösung von *Sulfur praecipitatum in Olivenöl* intramuskulär, oft gefolgt von schmerzhafter Lokal- und fieberhafter Allgemeinreaktion. Ein neueres Präparat ist *Anästhesulf, 0,2%ige ölige Lösung.*

In neuerer Zeit werden mit besonderer Vorliebe Ameisensäure (z. B. das Präparat Formidium), Bienengift (z. B. Forapin), Gold- und andere Metallverbindungen verwendet und besonders gerne vor allem auch zur Fiebererzeugung unspezifische bakterielle Vaccinen, wie z. B. Pyrifer (vgl. die Forschungen von Westphal, S. 406).

Neuere Präparate der unspezifischen Reizkörpertherapie.

1. Verbindungen der *Ameisensäure: Acirufan* (Ameisensäure, Goldverbindung, isotonisches Meerwasser). — *Capridium* (Ameisensäure und Kupfer). — *Formidium* (isotonische Ameisensäureinjektion) (homöopathisch). — *Marmicil* (Ameisensäure 1:10000 in 1 cm³ physiologischer Kochsalzlösung).

2. *Bienengift: Forapin* (standardisiertes isotonisches Bienengift mit Novocain). — *Forapin c.* Histamin (und Acid. salicyd.) zur Iontophorese.

3. *Schwefelverbindungen: Anästhesulf* 0,2% (und 0,5%) Schwefel in öliger Lösung (anästhes.). — Schwefeldiasporal (Lösung von Na_2SO_4) zur intramuskulären und intravenösen Injektion.

4. *Bakteriensubstanzen: Bactifebrin*, pyrogene Bakterieneiweißprodukte. Zur Fiebererzeugung. — *Pyrifer*, aus apathogenen Stämmen der Coligruppe, zur Fiebererzeugung. — *Vaccineurin*, Autolysat von Prodigiosus und Staphylokokkenstämmen (besonders neurotrop wirkend). — *Dermaprobin*, Emulsion aus Casein, Bakterienproteinen und ätherischen Ölen. Percutane Reiztherapie.

5. *Metalle: Cupridium*, siehe bei 1. — *Aurodetoxin*, Goldkeratinat, zur Injektion. — *Neosolganal*, Goldverbindung zur Injektion.

6. *Pflanzeneiweiß: Novoprotin*, kristallisiertes Pflanzeneiweiß in wäßriger Lösung, intravenös oder intramuskulär.

7. *Pflanzengifte: Curarica-Serpentaria* (Aristoform), Extrakte tropischer Aristolochiazeen. Subcutan oder intravenös. — *Euran* (Brassica (Senf), Lipoide und Glykoside, als Salbe und zur Injektion.

8. *Tierische Proteine: Protinal*, Milchprotein mit Strychnin. Zu intraglutäalen Injektionen.— *Dermaprotin*, siehe bei 4. — *Normalserum-Behringwerke* vom Pferd, Rind und Hammel. — *Chunadin*, Gemisch von Eiweißkörpern, Lipoidstoffen und animalischen Fetten. Intravenös und subcutan. — *Yatren-Casein*, Yatren und Caseine zur Injektionsbehandlung.

9. *Polypeptide: Paragen*, Polypeptide und bactericid wirkende Chinidinharnstoffverbindung, intramuskulär.

10. *Tierisches Keratin: Detoxin*, hochmolekulares Keratinhydrolysat, intramuskulär.

11. *Knorpelgewebe: Sanarthrit*, Organpräparat aus tierischem Knorpelgewebe, intravenös.

12. *Histamin: Histacon*, Histamindisalicylat, Aconitdispert. Zur Massage und Iontophorese. Über die unspezifische Desensibilisierung durch Applikation von Histamin teilt H. D. Jonez (Tacoma, Washington) mit, daß die therapeutische Wirkung von Histamin sich nicht durch Laboratoriumsmethoden einschätzen läßt, da es im Blut sehr rasch durch Histaminase zerstört wird. Die Dauer der Wirksamkeit läßt sich jedoch an Hand der Gefäßerweiterung, d. h. des vermehrten Sauerstoffgehalts des venösen Blutes beurteilen. Die Iontophorese wird mit einer 1%igen Histamindiphosphatlösung durchgeführt. Die aussichtsreichste Methode soll die tiefe intramuskuläre Injektion eines Histamindepots (2,75 mg/cm³) sein, besonders bei Asthma, Heufieber, Urticaria. Dosierung: beginnend mit 0,05 cm³, täglich ansteigend um 0,05 cm³; niemals über 0,5 cm³. Unabhängig von der Anwendungsart können Kopfschmerzen, Erbrechen oder sogar Dyspnoe auftreten. Gegenmittel: Suprarenin 1:1000—0,25—0,5 cm³ subcutan, bei eventueller Histaminüberempfindlichkeit außerdem Cortison 100 mg mehrere Tage.

13. *Terpentinöl: Kobinthin*, ölige 10%-Lösung rectifizierter Terpentinöle verstärkt = 40%, intramuskulär.

14. *Schlangengift: Vipericin*, standardisierte Neurotoxine (5 ME) von Hornviper, Kreuzotter und Buschmeisterschlange, 10% Novalgin, 5% Coffein natr. salic., subcutan.

Anwendung von ACTH und Cortison bei Allergien. Bei dem sensationellen Eindruck, welchen die Reindarstellung von ACTH und Cortison, sowie ihre beinahe unglaublichen Heileffekte bei manchen Krankheiten auch in Europa hinterließen, wird es zur Pflicht des Berichterstatters über Allergie, auch die Frage der Wirkung dieser neuen Heilfaktoren auf allergische Zustände wenigstens kurz zu behandeln. Da nach den von SELYE aufgestellten Theorien eine ganze Anzahl der verschiedenartigsten Beanspruchungen des Körpers die Ausschüttung von ACTH aus der Hypophyse und dadurch eine vermehrte Ausschüttung von Cortison, d. h. dem glucotropen Nebennierenrindenhormon veranlassen, ist es von vornherein selbstverständlich, *daß auch die Antigen-Antikörperreaktion bzw. der allergische Schock zu diesen „Beanspruchungen", die* SELYE *als „stress" bezeichnet, gehören.* Ist die Stresswirkung allergischer Vorgänge wohl außer Zweifel, so ist weiter zu fragen: Kann man durch Anwendung von ACTH oder Cortison bei allergischen Zuständen vorübergehende Besserung oder sogar dauernde Heilung erzielen? Eine Beeinflussung der Antikörper bzw. der Antigen-Antikörperreaktion durch ACTH oder Cortison findet nicht statt, auch besteht kein Antihistamineffekt. *Ihre Wirkung ist eine ganz allgemein entzündungshemmende*, nicht nur bei allergischen Vorgängen. Einigermaßen verwandt ist die Wirkung von *Nitrogen Mustard, Aminopterin, Colchicin*-Präparaten usw., mit denen ebenfalls Erfolge bei allergischen Vorgängen erzielt werden können (vgl. auch R. MEIER und F. GROSS).

Nach der Diktion SELYEs antworten alle Lebewesen auf Belastungen *als Ganzes.* Diese Antwort besteht in einer stets wiederkehrenden *Grundreaktion des Körpers*, der sich auf die Störung einzustellen, *anzupassen* sucht. Es ergibt sich nach SELYE ein *allgemeines Adaptationssyndrom* und bei dessen Versagen kommt es zu *Adaptationskrankheiten.* Das allgemeine Adaptationssyndrom hat 3 Stadien: *Alarmreaktion*, Stadium der *Resistenz*, Stadium der *Erschöpfung.* Nun hat aber jeder Reiz, jede besondere Beanspruchung, jeder „stress", abgesehen von seiner Fähigkeit als Belastung zu wirken, noch *spezifische* Wirkungen zur Folge, so daß die Symptomatologie des Adaptationssyndroms vielgestaltig wird. Es ist hier nicht der Ort, auf alle Einzelheiten der SELYEschen Konzeptionen einzugehen. Uns interessiert hier zunächst, daß es *beim Adaptationssyndrom zu einer Verschiebung der Hypophysenvorderlappenhormonproduktion* kommt, die vor allem in einer *Sekretionssteigerung des adrenocorticotropen Hormons (ACTH) bei Vermehrung des gonadotropen und thyreotropen Hormons* besteht. ACTH veranlaßt die Nebennierenrinde, in erster Linie „*Glykocorticoide*", d. h. *Cortison (Compound F)* zu produzieren. Weiterhin ist für unseren Fragenkomplex wichtig, *daß die Glykocorticoide im allgemeinen eine überschießende Proliferation von Bindegewebe und die Bildung von intercellulären Eiweißniederschlägen verhindern*, was unter anderem für die seröse Entzündung der Allergien und die Kollagenkrankheiten von Bedeutung ist. Ferner *hemmen die Glykocorticoide eine überschießende granulomatöse Abwehrreaktion* (*lokale Anaphylaxie*). Der Mechanismus der *ausgesprochen antiallergischen und antihistaminergischen Wirkung der Glykocorticoide* ist aber nach SELYE noch nicht aufgeklärt. Der Autor glaubt, daß es sich vielleicht um eine Aufspaltung von Eiweißkörpern handeln könnte, die Histamin als Eiweiß-Histaminkomplex speichern. Unter bestimmten Belastungsbedingungen kann aber auch die Produktion der *Mineralcorticoide* erhöht sein. Hier scheint ein sog. „*H-Faktor*" einzugreifen, ein noch nicht genügend aufgeklärtes spezifisches Hypophysenprinzip, das bestimmt nicht mit ACTH identisch ist. Sicher ist jedenfalls, daß gewisse Hypophysenextrakte glykocorticoide, andere mineralocorticoide Wirkung haben. Durch letztere wird wahrscheinlich die Wirkung der Pressorsubstanzen erhöht, auch scheint es, daß sowohl die Stimulierung der *renalen*

Pressorsubstanzen als auch die Verhinderung ihrer Zerstörung von den Mineralo-corticoiden gesteuert wird.

Manche Menschen sind in dieser Hinsicht offenbar besonders gut einreguliert. So hält es SELYE für möglich, daß viele Individuen, welche die krankheits-erzeugenden Stoffe von Allergien, rheumatischer Arthritis, Lupus erythematodes usw. beherbergen, dauernd gesund bleiben, weil sie durch den Mechanismus des Adaptationssyndroms die potentiellen Pathogene unschädlich machten. Ja, es sollen sogar schon gewisse Anomalien im Steroidstoffwechsel bei Patienten mit rheumatisch-allergischen Krankheiten nachgewiesen worden sein. Der Gedanke wird nahegelegt, daß unter anderem *die allergische Diathese auch in einer Organ-minderwertigkeit des Nebennierenrindensystems* begründet sein könnte.

Schon von jeher sind gerade gegen Allergien und hartnäckige rheumatische Erkrankungen die zahlreichen Methoden der *unspezifischen Protein- und Reiz-körpertherapie* angewandt worden (s. S. 439). Es hat mehr und mehr den An-schein, *als ob viele dieser unspezifischen Maßnahmen primär über das Adaptations-syndrom günstig wirkten,* und SELYE glaubt, *daß ihr Hauptwert wohl darin be-steht, daß sie die Bildung von ACTH und Glykocorticoiden fördern.* Wäre das sichergestellt, so wäre wahrscheinlich die Injektion von ACTH und Cortison vor-zuziehen. Es kann aber auch umgekehrt sein, jedenfalls scheint ein Parallelismus zu bestehen zwischen Krankheiten, die im allgemeinen gut auf unspezifische Reiz-therapie ansprechen und solchen, die *unter dem Einfluß von ACTH und Cortison oft erstaunliche Remissionen aufweisen, wie z. B. gerade Allergien und Gelenk-rheumatismus.*

Bis jetzt hat sich ACTH oder Cortisonanwendung bei folgenden Krankheiten des hier bearbeiteten Gebietes als nützlich erwiesen:

Allergien (zusätzlich zu den hier
   besonders erwähnten)
Allergische Rhinitis
Asthma
Dermatitis
Arzneiüberempfindlichkeit
Ekzem
Erythema multiforme
Periarteriitis nodosa
Akute Polyarthritis

Gichtarthritis
Heuschnupfen
Neurodermitis
Allergische Augenerkrankungen
Rheumatoide Arthritis und
Spondylarthritis
Serumkrankheit
Rhinitis vasomotoria
Colitis ulcerosa
Urticaria

Indes sind einer nicht scharf überwachten Anwendung der von SELYE „Be-lastungshormone" genannten Stoffe auch deswegen Grenzen gesetzt, *weil sie nur relativ kurze Zeit gut ertragen werden* und unter Umständen bei längerer Anwendung *schwere Komplikationen* hervorrufen können. Es ist festzustellen, daß adrenergi-sche und corticoide Stoffe gewisse Wirkungen gemeinsam haben, z. B. auch gewisse allergische Reaktionen aufzuheben, aber sie *erzeugen auch Hyperglykämie und Hypertension.* Die Indikationsstellungen werden nach SELYE zunächst so schwierig sein, daß er von „Spezialisten in Anpassungs- und Belastungsfragen" spricht. Von einem solchen Ziel sind wir in Deutschland nicht allein wegen Feh-lens der genannten teuren Medikamente noch weit entfernt. Ich würde auch ein neues Spezialistentum innerhalb der inneren Medizin, die ich für ein unteilbares Ganzes halte, sehr bedauern.

Neuere experimentelle Untersuchungen ergaben dann weiterhin, *daß zu große Mengen der Hormone des Hypophysennebennierensystems die Sensibilisierungen gegen Krankheitserreger hemmen können.* Dadurch kommt es aber auch zur Be-hinderung von Abwehrreaktionen. Injiziert man Kaninchen Hühnereiweiß bei gleichzeitigen Gaben ACTH oder Cortison, *so wird die Sensibilisierung gegen das Antigen verhindert,* wobei die Reaktionsfähigkeit der Haut jedoch erhalten, also

Hautteste positiv bleiben. In mancher Hinsicht wahrscheinlicher ist jedoch die Ansicht, daß nicht die Bildung von Antikörpern gehemmt, sondern *die Reaktion des Antikörpers mit dem Antigen verhindert wird*. Für diese Deutung spricht die weitere festgestellte experimentelle Tatsache, daß durch ACTH-Injektionen *positive Tuberkulinproben beim Meerschweinchen verschwinden, die aber nach Abklingen der ACTH-Wirkung wieder positiv werden*.

Nach R. Levine ist die *Nebennierenrinde* als ein *Regulator von Gewebsreaktionen* zu bezeichnen. Man kann sich die Folgen der als „stress" zu bezeichnenden Einwirkungen (Kälte, Hitze, körperliche Anstrengung, Arzneimittel) etwa folgendermaßen vorstellen: Der Reiz veranlaßt eine Reihe von Impulsen, die verschiedene Gegenden des Zentralnervensystems erreichen. Hauptsächlich 2 Impulswege sind wichtig. Einmal die Reizung des *Hypophysenvorderlappens*, Freiwerden von *ACTH* und damit Stimulierung der Nebennierenrinde. Der 2. Impulsweg führt zur Reizung des *großen Netzwerks des autonomen Nervensystems*. Die autonomen Neurohormone — Adrenalin und Acetylcholin — haben eine ausgesprochene Wirkung auf die kleinen Blutgefäße. Bei Gegenwart von Nebennierenrindenhormon reagieren die Blutgefäße auf die autonomen Stoffe in einer wohlgeordneten Weise. Fehlt eine genügende Menge von Rindenhormon, so reagieren die kleinen Blutgefäße schlecht mit dem Ergebnis, daß die Kontraktion und Dilatation zufällig und ungeordnet erfolgen und sich nicht den Bedürfnissen der verschiedenen Körpergebiete anpassen. Es scheint, daß der heilsame Effekt der Corticohormone in erster Linie im Gebiet der Blutgefäßnerven angeregt wird und nicht durch Vermittlung eines Stoffwechseleffektes. Levine konnte auch zeigen, daß adrenalektomierte Tiere vor gewissen „stress"-Einwirkungen geschützt werden können und diese überleben durch Anwendung solcher Arzneimittel, welche die Wirkung der autonomen Effektorsubstanzen oder ihre Produktion hemmen, wie z. B. Dibenamin, Atropin, Banthin usw. Nach U. R. Meier erfolgen die Wirkungen der Steroide insgesamt besonders auf die *Wachstumsvorgänge* der Gewebe, und zwar die Steroide der Nebennierenrinde (Desoxycorticosteron und Cortison) besonders auf den *Mesenchymapparat, fördernd* anscheinend vor allem das *Desoxycorticosteron, hemmend* das *Cortison*.

Nach A. Studer werden die *Zellteilungen* in der ruhenden *Epidermis* und der durch Vitamin A oder Testosteron zur Wucherung veranlaßten Epidermis durch *Cortison* gehemmt, ebenso die *Gewebseosinophilie*, die nach intramuskulärer Injektion von Ascaridenextrakt bei sensibilisierten Meerschweinchen auftritt. Jedenfalls hat die oft so vorzügliche Wirkung von ACTH und Cortison auf die allergischen Symptome *keine Beseitigung der die Allergie bedingenden Faktoren* zur Folge. Wenn Nebennierenrindenhormone die Bildung von Antikörpern verhindern, so kommt diese Wirkung durch Verminderung der entzündlichen Antigen-Antikörperreaktion und der Lymphocytenbildung zustande. Die Unterdrückung der entzündlichen Reaktion verlängert die Anwesenheit von Antigen im Gewebe.

Von klinischen Erfahrungen bei Allergien will ich nur über die Erfahrungen von Cavey und Mitarbeitern (Baltimore) berichten, welche diese Autoren über die *Wirkung von ACTH und Cortison bei chronischem Bronchialasthma machten*. Sie hatten 22 Fälle, bei denen keine Behandlung mehr nützte, weshalb sie ACTH oder Cortison versuchten. Sie gaben im Anfang Dosen von 100 mg ACTH, die sie aber dann auf 20 mg abbauten. Von Cortison wurden nur am ersten Tag 200 mg, dann täglich 100 mg angewandt. Die Mehrzahl der Kranken wurde subjektiv und objektiv zum Teil in recht auffallender Weise gebessert, erlebten sie doch *nach einer nur 7—10tägigen Behandlung Remissionen mit völliger Beschwerdefreiheit, manchmal bis zu 10 Monaten*, aber bei manchen Fällen auch nur 4 Tage. Ein Grund für diese Unterschiede konnte nicht ermittelt werden. Erfreulicherweise konnte aber bei jedem rezidivierenden Fall durch *Neuanwendung* von ACTH oder Cortison wieder eine *Remission* herbeigeführt werden, ohne daß sich die Wirkungskraft der Hormone als abgeschwächt erwies. Da die Behandlungsstöße nur kurz waren (wie das notwendig ist), wurden keine ungünstigen Nebenwirkungen gesehen. Die Autoren kommen zu der Ansicht, *daß bei schwerem Status asthmaticus die Verordnung von ACTH oder Cortison lebensrettend wirken kann,* sie empfehlen, die beiden Mittel zunächst nur bei *schweren* Asthmafällen und nur zu kurzer intermittierender Behandlung anzuwenden.

ERIKSON-LIHR untersuchte bei 200 Fällen (Erwachsenen und Kindern) mit verschiedenen allergischen Erscheinungen, wie Asthma, Heufieber, Ekzem, Migräne, Urticaria die Funktion der Nebennierenrinde. Die durchgeführten Versuche betrafen den Mineralstoffwechsel, die Traubenzuckertoleranz nach STAUB-TRAUGOTT, die Insulin- und Adrenalintoleranz, die Ausscheidung von 11-Oxycorticosteron und 17-Ketosteron im Urin. Der Thorntest[1] für die Bluteosinophilie mit ACTH, Cortison und Adrenalin wurde ebenfalls angewandt. Diese Untersuchungen ergaben *bei allergischen Zuständen mit allen angewandten Methoden einen Mangel in der Ausscheidung der Nebennierenrindenhormone.* Bei dem größeren Prozentsatz der Fälle fand sich ein Mangel an 11-Oxycorticosteroiden, bei einem kleinen Prozentsatz konnte auch ein Mangel an Desoxycorticosteroid und 17-Ketosteroid festgestellt werden. Wegen dieser Ergebnisse glaubt der Autor *die allergischen Zustände zu den Adaptationskrankheiten nach* SELYE rechnen zu dürfen, als Folgeerscheinungen einer relativen Nebennierenrindeninsuffizienz.

In Amerika haben vor kurzem FEINBERG, DANNENBERG und MALKIEL (Chicago) über Anwendung von ACTH und Cortison bei allergischen Krankheiten, besonders bei Asthma und allergischen Hautaffektionen berichtet. Sie legten Wert darauf, *vor allem Herzfehler, Diabetes, Psychosen, Hyperadrenalismus und febrile bzw. infektiöse Zustände auszuschalten.* Außer Urinanalyse wurden Blutcholesterinbestimmungen, Eosinophilenzahl, Gewichtskontrolle, Wasserhaushalt, Spirometrie, Testungen mit Antigenen und Histamin vorgenommen. Die Anwendung der Hormone dauerte 4—29, im Durchschnitt 6—8 Tage, ACTH 4mal täglich, gewöhnlich 20 mg je Dosis. Wenn nach 48 Std Erfolg unbefriedigend, dann Tagesdosis erhöht bis maximal 160 mg. Gesamtdosis der Kur 400—500 mg, bei 3 Patienten sogar mehr als 1000 mg. *Genaue Kontrolle der Eosinophilenkurve ist die Richtschnur der Dosierung* (THORNscher Eosinophilentest[1]). GROSS (Marburg) fand bei Durchführung des Eosinophilentestes an gesunden freiwilligen Versuchspersonen nach 2, 4 und 6 Std den tiefsten Wert — 23% — nach 6 Std und nach 4 Std 34% des Ausgangswertes im Durchschnitt.

ANDERSON (Kopenhagen) stellte bei Durchführung des Eosinophilentestes (6 Asthmatiker) ebenfalls einen deutlichen Eosinophilensturz in der Peripherie und Anstieg im Knochenmark fest. Über den pathogenetischen Vorgang entwickelt er folgende Anschauung: Das Histamin der Eosinophilen erzeugt die allergische Reaktion. Die Wirkung von ACTH soll nun in erster Linie darin bestehen, daß es den Eosinophilenzustrom zum Ort der allergischen Reaktion, zum Schockgewebe, verhindert, so daß dort durch das Ausbleiben des Eosinophilenzerfalls die allergische Reaktion gehemmt wird. Wird doch von verschiedenen Autoren die Ansicht vertreten, das Antigen werde an die Eosinophilen, der Antikörper an die Lymphocyten gebunden, bei der Antigen-Antikörperreaktion komme es zum Zerfall von Eosinophilen und Lymphocyten, wobei aus ersteren Histamin, aus letzteren Heparin frei werden.

HITZELSBERGER, RUPPEL und WEISSBECKER unterzogen neuerdings den THORNschen Eosinophilentest einer Kritik und wiesen darauf hin, daß eine einmalige Bestimmung nicht genügt und daß bei negativem Ausfall erst einer Wiederholung Bedeutung zukommt. Es kann z. B. ein negativer Ausfall in seltenen Fällen durch eine refraktäre Eosinophilie bedingt sein, bei der Nebennierenrindenhormone keinen so starken Abfall der Eosinophilen auslösen wie normalerweise. Dem Eosinophilentest kommt wie allen biologischen Untersuchungsmethoden nur Wahrscheinlichkeitswert zu. Jedenfalls wird die Zahl der zirkulierenden Eosinophilen von vielen Faktoren beeinflußt, unter anderen z. B. von vasomotorischen Verteilungsänderungen.

---

[1] *Positiver Thorntest:* Eosinophilensturz um 50% oder mehr nach 25 mg ACTH in 4 Std, ferner Vermehrung der 17-Ketosteroid- und 11,7-Oxysteroidausscheidung mit dem Harn.

Ähnlich exakte Werte als der THORNsche Eosinophilentest dürfte der neuerdings von O.WEST-PHAL, LÜDERITZ und KEIDERLING ausgearbeitete Uropepsintest liefern. Doch scheint zwischen dem Verhalten der Eosinophilen und des Uropepsins kein gesetzmäßiger Zusammenhang zu bestehen. Bekanntlich wird von der Magenmucosa Pepsinogen (das von der Magensalzsäure zu Pepsin aktiviert wird) nicht nur in den Magen, sondern auch in das Blut abgegeben, von wo aus es auch in den Urin gelangt. Das Urinpepsinogen wird durch Salzsäure in Urinpepsin verwandelt. Die Steuerung dieser Pepsinogeninkretion obliegt dem Hypophysen-Nebennierenrindensystem (H. M. SPIRO und Mitarbeiter). Die im allgemeinen konstante tägliche Uropepsinausscheidung steigt nach Zufuhr von ACTH oder Cortison stark an. Der verhältnismäßig einfache Uropepsintest kann nach der Hämoglobinmethode von ANSON an ziemlich vielen Urinproben gleichzeitig durchgeführt werden (BUCHER, MIRSKY). Eine abgemessene Urinprobe wird mit Hämoglobin als Substrat bei p_H 1,8—2 eine Stunde bei 38^0 gehalten. Durch die Aktivität des entstandenen Uropepsins wird Tyrosin freigesetzt, das mittels der FOLINschen Reagens colorimetrisch bestimmt wird. Die tägliche Ausscheidung wird in Uropepsineinheiten (= mg Tyrosin) angegeben. Die Methode hat den weiteren Vorteil einer großen Genauigkeit.

Mit dieser Methode haben unter anderen KEIDERLING und WESTPHAL nachgewiesen, daß bakterielle Reizstoffe, besonders auch Polysaccharide zu einer Aktivierung des Hypophysennebennierenrindensystems führen (vgl. S. 406).

Bei ungenügender Reaktion wird in der Regel Cortison zusätzlich gegeben, ACTH weiter gegeben oder abgesetzt. Es zeigte sich, *daß beim akuten Status asthmaticus diese Hormone den Verlauf abkürzen, ja völlige Unterbrechung bewirken.* Bei ganz schweren, verzweifelten Situationen ist die Wirkung nicht rasch genug, so daß man noch zu Adrenalin, Aminophyllin, bronchoskopischer Absaugung usw. greifen mußte. Bei chronischem Asthma waren kleine Dosen wirksam. Die Remissionen nach einer einzigen Kur konnten wenige Tage bis zu einigen Monaten dauern. *Bei den meisten der 20 behandelten Fälle blieben die allergischen Hautreaktionen unverändert*, auch die Reaktionsfähigkeit der Schockorgane (z. B. Nasenschleimhaut) zeigte vor und nach der Behandlung keine eindeutigen Unterschiede. Der Übertragungsversuch nach PRAUSNITZ-KÜSTNER zeigte, *daß auch die Antikörper durch die Anwendung der Hormone unverändert blieben.*

Neuerdings wurde in Amerika Cortison auch *oral in Tabletten* verabreicht. E. SCHWARTZ gab 3 Patienten mit schwerem chronischem, therapieresistentem *Bronchialasthma* in den ersten 24 Std 6mal 1 Tablette zu 25 mg, am nächsten 4mal 25 mg, an den folgenden 4 Tagen 2mal 25 mg. In der folgenden Zeit 1mal 25 mg. Bei jedem Patienten wurde eine *schlagartige* und bei Weitergabe *anhaltende Erleichterung* der Atembeschwerden beobachtet.

Günstige Wirkungen von ACTH und parenteralem oder oralem Cortison *bei schwerem Bronchialasthma, Heufieber, Urticaria und „atopischem" Ekzem* teilen auch FRIEDLAENDER und Mitarbeiter mit. Die Wirkung von ACTH und besonders von oralem Cortison trat schneller ein als von injizierten Cortisonsuspensionen. Bei *chronischem Bronchialasthma* waren die *Remissionen*, die durch die Hormone erwirkt wurden, im allgemeinen *von kurzer Dauer*, wobei die schweren Erscheinungen oft *mit verstärkter Intensität zurückkehrten*, besonders bei wiederholten Behandlungen. *Sehr günstig* wirkte sich die Behandlung *beim Heufieber* aus, da hiermit die verhältnismäßig kurze Zeit der manifesten Allergie vollkommen überbrückt werden konnte. *Dosierung:* Für ACTH Beginn mit täglicher Anfangsdosis von 100 mg (alle 6 Std 25 mg); Gesamtdosis 600—870 mg über einem Zeitraum von 6—13 Tage. Am 5. Tag meist komplette Remission. Bei 2 Patienten, bei denen 2—3mal wöchentlich 25 mg gegeben wurde, reichte diese Dosierung nicht aus. Für Cortison gibt man durchschnittlich 100 mg alle 8 Std im ganzen 3mal, dann 12stündlich die gleiche Dosis etwa 3—8 Tage lang bis zu einer Gesamtdosis von 1,2—2,2. Als *Nebenwirkungen* traten auf: Flüchtige *Wasserretentionen* mit Ödembildung, *Acne, menstruelle Dysfunktion*, psychische *Verwirrung* und nach Absetzen Zeichen einer angedeuteten Nebenniereninsuffizienz

bei normaler Blutchemie. ACTH und Cortison werden als *wirksame Unterstützungs-
mittel in der vorübergehenden Erleichterung schwerster allergischer Zustände* betrachtet.
Neuerdings wird auch in Deutschland von Promonta-Hamburg ein ACTH-Präparat
hergestellt, das nach den bisherigen Erprobungen den ausländischen Präparaten
nicht nachzustehen scheint: das *Cortiphyson*. Es wird nach dem Verfahren von
Sagers und Mitarbeitern an der hypophysektomierten Ratte ausgewertet, so
daß eine Ampulle der Stärke I 10 iE ACTH und 1 Ampulle der Stärke II 25 iE
ACTH entspricht. Es wird stets intramuskulär verabreicht. Die Dosis hängt
natürlich von der Art der Erkrankung und ihrer Schwere ab. Ganz durchschnittlich und keineswegs bindend für irgendeinen zu behandelnden Fall empfiehlt
sich im allgemeinen als Anfangsdosierung für schwere Fälle die Dosis von 3mal
täglich 1 Ampulle Cortiphyson Stärke II. Daran anschließend Cortiphyson
Stärke I in absteigender Dosierung drei-, zwei-, einmal täglich 1 Ampulle. Im
Hinblick auf die geringe Erfahrung, die wir in Deutschland mit dem keineswegs
indifferenten Mittel noch besitzen, empfiehlt sich vor einer Behandlung mit
Cortiphyson das genaue Studium des Prospektes der Firma und des bisher
erschienenen Schrifttums.

B. Spezieller Teil.

I. Allergische Erkrankungen der Respirationsschleimhäute und der Conjunctiva.

1. Allergische Rhinitis und Pharyngo-Sinuisitis.

Schon im Jahre 1929 habe ich in meinem ausführlichen Referat beim Kongreß
der Hals-Nasen-Ohrenärzte in Düsseldorf auf die große Bedeutung der Allergie
für diese Disziplin hingewiesen. Neuerdings betonte der Amerikaner Droege,
daß die Allergie hier eine sehr wichtige, wenn nicht dominierende Rolle spiele.
Viele Patienten mit einer Otitis externa oder entsprechenden Affektionen, die
auf gewöhnliche Behandlung sich nicht besserten, zeigten bei allergischer Überprüfung eindeutige allergische Reaktionen. Ähnlich sei es bei Affektionen des
Nasen-Rachenraumes, „Kopfschmerz" und „Erkältungen". Er hält daher die
Mikroskopie des Nasenschleims, besonders seine Untersuchung auf Eosinophilie,
für besonders wichtig.

Eine große Anzahl von Fällen der sog. Rhinitis vasomotoria hat wahrscheinlich eine allergische Grundlage. Freilich kann eine vasomotorisch besonders
erregbare Nasenschleimhaut auf äußere Reize auch unmittelbar mit Juck- und
Niesreiz sowie vermehrter Sekretion reagieren. Aber man muß bedenken, daß
Niesreiz eines der klassischen Symptome des anaphylaktischen Meerschweinchen-
versuches ist und daß *Sensibilisierung bei vielen Rhinitisfällen nachgewiesen werden
kann, z. B. gegen Mehl, Wolle.* Auch Kombination mit anderen allergischen
Symptomen, wie etwa Asthma oder Migräne, ist nicht selten.

Die Beobachtungen und statistischen Erhebungen amerikanischer Autoren (Sheldon,
Siegel, Jacob, Goldstein u. a.) deuten auf einen Zusammenhang allergischer Diathese
und dem gehäuften Auftreten von Katarrhen hin.

Auch nach Untersuchungen von Ashley (amerik.) ist ein großer Teil aller
Nasenerkrankungen allergischen Ursprungs, wozu viele Fälle von Pharyngitis,
Otitis externa, Tubenkatarrh usw. kommen. Man untersuche den *Nasenschleim
auf Eosinophile.* Als ein besonders häufiges Antigen erwies sich ihm der *Haus-
staub* mit seinem Gehalt an *Schimmelpilzen* und *Ruß.* Wenn Eliminierung der
Antigene aus der Umgebung nicht möglich ist, empfiehlt Ashley die parenterale
Desensibilisierung, beginnend mit minimalsten Dosen.

Ausführlich bearbeitet wurde die allergische Pathogenese des „*Perennial Hay Fever*" bzw. des vasomotorischen Schnupfens, schon 1932 von dem amerikanischen Autor G. T. BROWN. Als die wichtigsten Allergene stellte er *Tierschuppen, Tierhaare, Gesichtspuder* und andere kosmetische Substanzen, *Schimmelpilze, Bakterien* usw. fest. Nach den Ergebnissen von DAL BO erwiesen sich bei der allergischen Rhinitis *Hausstaub*, bei der infektiösen Rhinitis *Streptococcus viridans* und *Micrococcus catarrhalis* als die wesentlichsten ätiologischen Faktoren. Sicher ist für die Art der Allergene das *Milieu des Kranken* weitgehend entscheidend. Man findet objektiv starke Rötung und Schwellung der Nasenschleimhaut. Ist der Nasenschleim reich an eosinophilen Zellen oder gar CHARCOT-LEYDENschen Kristallen, so ist die Diagnose Allergie damit schon so gut wie gesichert. Nach COWIE, P. MURRAY usw. soll ein Eosinophilengehalt des Nasenschleims von über 20—25% für das Vorliegen einer allergischen Erkrankung beweisend sein. Wichtig ist auch die Heredität, Aszendenz und Deszendenz, bei der man neben Schnupfenanfällen oft auch andere allergische Organerkrankungen feststellen kann. Schon vor langer Zeit stellten PASTEUR VALLERY-RADOT und BLAMOUTIER an Rhinitiskranken Allergie gegen *Hühner-* bzw. *Gänsefedern* fest. Überhaupt sind *Epidermisbestandteile* (Hautschuppen, Haare, Federn, „Ausdünstungen", d. h. mikroskopisch kleine Epidermisbestandteile von Mensch und Tier) von besonderer Bedeutung. Häufig ist die vasomotorische bzw. allergische Rhinitis mit *allergischer Konjunktivitis* verbunden, beide können Teil- oder Vorerscheinungen des allergischen Asthmas sein. URBACH weist übrigens darauf hin, daß manchmal nicht die cutane und intracutane, sondern nur die *nasale Testung* die Schleimhautallergie der Nase aufzudecken vermag. Der Heuschnupfen, die Pollenallergie, ist natürlich eine Unterart der allergischen Rhinitis, die nur wegen ihrer Häufigkeit und nosologischen Bedeutung eine Sonderbetrachtung verdient. Wenn Heuschnupfenkranke aussagen, sie hätten ihren Schnupfen das ganze Jahr, so besteht der dringende Verdacht einer allergischen Rhinitis durch andere Allergene, so daß für den Arzt Testproben auch mit anderen Extrakten als von Pollen notwendig werden. Da die Luftallergene im Vordergrund stehen, ist außer auf die bereits genannten besonders mit *Staub- und Schimmelextrakten* zu prüfen. Bei den *Mehl- und Getreideberufen* ist *Mehlstaub* von ganz besonderer Wichtigkeit. Mehlextrakte geben besonders bei mehlallergischen Bäckern, Müllern, Bauern usw. meist recht markante Reaktionen und auch die spezifische Desensibilisierung ist bei diesen Fällen oft recht dankbar. So ist auch nach einer Mitteilung von BAAGOE für den *Mehlschnupfen der Bäcker* die spezifische Desensibilisierung besonders aussichtsreich. Auf Möbel, Bettfüllungen, auf Milben ist zu achten und mit Extrakten, die am besten dem Milieu des Kranken entstammen, zu prüfen. Ja, selbst der Zusammenhang mit *Oxyuren* (s. S. 530) ist durch Hauttestung und Heilung nach Wurmkur erwiesen worden (GOETZ, BUCH). Da mit Vorliebe gegen solche Substanzen Allergie eintritt, die der Patient dauernd einzuatmen gezwungen ist, soll man besonders die staubförmigen Substanzen des Krankenmilieus zu Extrakten verarbeiten und mit ihnen testen. Aber auch bei negativen Ergebnissen ist es oft wichtig, Staub, Tierhaare, Insektensubstanzen aus der Umgebung des Kranken nach Möglichkeit zu entfernen. Nicht wenige Beobachter hatten immer wieder den Eindruck, daß auch *Nahrungsmittelallergie* vasomotorischen bzw. allergischen Schnupfen auslösen könne. DAVISON teilt Beobachtungen mit, bei denen eine *allergische Rhinitis* durch *Nahrungsmittelüberempfindlichkeit* hervorgerufen wurde. Diese kann eine primäre oder sekundäre (untergeordnete) Rolle spielen. Bei Patienten, die nicht auf Inhalationsallergene reagieren, muß an das Vorliegen einer Nahrungsmittelüberempfindlichkeit gedacht werden. Auch eine jahreszeitlich gebundene Rhinitis kann durch Nahrungsmittel hervorgerufen werden. Hauttestungen und Expositionsversuche können die Genese klären. Es wurde von 368 Patienten mit allergischer Rhinitis berichtet, teils als einziges Symptom, teils begleitet von anderen allergischen Erscheinungen, wie Asthma, intestinale Allergie, Quincke und Hauterscheinungen. *142 Patienten davon waren nahrungsmittelempfindlich.* Primäre Ursache: 11 Patienten. Untergeordnete Rolle: 110 Patienten. Als am häufigsten allergen wirkende Nahrungsmittel werden hier bezeichnet: *Schokolade, Milch, Weizen, Citrusfrüchte, Eier, Bananen, Kohlarten, Tomate, Mais, Äpfel, Schweinefleisch, Zwiebeln, Erbsen, Bohnen, Kaffee, Cola und Tee.* Hier vermögen die konsequente Durchführung der S. 398 erwähnten Funkschen *Suchkost* oder die *Eliminationsdiäten nach* Rowe Aufklärung, Heilung oder Besserung zu bringen. Für die ganz allgemeine Diagnose „allergische Rhinitis" kann übrigens auch die gute Wirksamkeit von *Antihistaminsubstanzen* (vgl. S. 430) herangezogen werden. Bei der ungemeinen Verbreitung der sog. vasomotorischen Rhinitis und den oft unsicheren Ergebnissen allergischer Testungen bzw. dem Auftreten multipler Reizbarkeit muß man sich gerade bei der Nasenschleimhaut die Möglichkeit eines *„Spezifitätsverlustes"* (vgl. S. 361) vergegenwärtigen. Dazu kommt noch die sicher recht verbreitete *bakterielle Allergie der Nasenschleimhaut,* für deren Erkennung und etwaige Testung mit Vaccinen die Gesichtspunkte auf S. 410 u. f. zu beachten sind. Therapeutisch ist für die bakterielle Rhinitis zunächst an die *Beseitigung von Infektionsherden* zu denken, weiterhin an die Desensibilisierung mit den gefundenen spezifischen bakteriellen Testvaccinen. Für sonstige etwa festgestellte spezifische Allergene gelten wie immer die beiden Hauptprinzipien „*Fernhaltung"* und „*spezifische Desensibilisierung".* Über medikamentöse und Antihistaminbehandlung s. S. 428 u. 430.

In einer Arbeit von van Alyela wird hervorgehoben, daß bei allergischen Erkrankungen, die mit einer *Polyposis nasi* oder *Sinusaffektionen* einhergehen, eine moderne antiallergische konservative Therapie oft erfolgreicher ist als radikale chirurgische Eingriffe. Die Tendenz der Polyposis ist eine fortschreitende Wucherung. Entfernen soll man Polypen nur dann, wenn die Atmung verlegt ist, bzw. sollen die Sinus drainiert werden. *Ausgedehnte chirurgische Eingriffe sind selten angezeigt* und oft verschlechtert sich der Zustand eines Allergiekranken nach einem solchen Eingriff. Das gleiche gilt bei anderen allergischen Krankheiten, wie z. B. Asthma bronchiale für die chronische Sinusitis. Bei einer großen Anzahl von Patienten, die sich einer äußeren Ethmo-fronto-sphenoidektomie unterzogen hatten, trat eine Besserung von 6 Wochen bis zu 2 Jahren auf. Bei allen jedoch war eine *Rückkehr zum Asthma* zu verzeichnen und in den meisten Fällen in verstärktem Ausmaß. Wichtig erscheint daher ein *sinnvolles Zusammenwirken von allergischer und rhinologischer Behandlung.* Gute Erfolge waren zu verzeichnen bei einer antiallergischen Therapie nach einfacher Entfernung der Wucherungen. E. J. Majer (Wien) untersuchte *Nasenpolypen* bei allergischer Rhinitis und Asthma histologisch und wies ähnliche *Granulombildungen* nach, wie sie von Haselhofer bei Asthma bronchiale beschrieben wurden. Die *Nebenhöhlenerkrankungen* sind bekanntlich als Infektionsherde und Quellen von Allergien hoch einzuschätzen. Darauf haben unter anderen C. Grove und K. A. Baird in den letzten Jahren besonders hingewiesen. Bei den Allergien soll der *hyperplastische Schleimhauttyp* vorherrschen. Unentbehrlich sind gute Röntgenaufnahmen mit Kontrastdarstellungen der Nebenhöhlenschleimhaut. Nach Grove hat sich die Reliefdarstellung der Schleimhautoberfläche der völligen Ausfüllung der Höhle mit strahlenundurchlässigem Jodöl als überlegen erwiesen. Vaccinebehandlung mit einer Vaccine aus Influenzabacillen, Pneumokokken, Strepto- und Staphylokokken bei gleichzeitigen Penicillininjektionen hat sich Baird in vielen Fällen bewährt.

KOELSCHE, MAYTUM, PRICKMAN und CARRYER berichten über *therapeutische Erfahrungen* bei 12 Patienten mit allergischer Rhinitis. Sieben davon litten auch an Heufieber. Bei allen Patienten war nach *Cortison-* und *ACTH-Verabreichung* eine deutliche Besserung zu verzeichnen. Die Dauer des günstigen Effektes betrug einige Tage bis zu 5 Wochen nach Absetzen des Medikamentes. Der Wirkungsmechanismus bei der allergischen Rhinitis ist noch nicht sicher bekannt, wurde auch mit der *Antihyaluronidasewirkung* des 17-Hydroxy-11-dehydrocorticosterons in Verbindung gebracht. Als Dosierung wird angegeben: Für Cortison 50 bis 200 mg täglich 6—21 Tage lang. Für ACTH 25 mg alle 6 Std 2—14 Tage. Die ACTH- und Cortisonbehandlung wird nur für Fälle empfohlen, die auf alle anderen bekannten therapeutischen Maßnahmen nicht ansprachen. Die gleichen Gesichtspunkte wie bei der allergischen Rhinitis gelten für Nachweis und Behandlung einer allergisch begründeten *Pharyngo-Sinuisitis.* Auch hier sind die Sekrete auf *Eosinophilie* zu überprüfen, bakteriell zu untersuchen, worauf mit den gewonnenen Vaccinen Testungen vorgenommen werden können. Analog ist mit sonstigen fraglichen Allergenen zu verfahren. Der amerikanische Allergieforscher ORVEL R. WILKERS weist mit Recht darauf hin, daß der allergische Schnupfen oft eine Vorstufe des Asthmas ist und daß eine der besten präventiven Maßnahmen zur Asthmaverhütung in der frühzeitigen und richtigen Behandlung der nasalen Allergie besteht. — REID und HUNTER sahen durch 4wöchentliche Anwendung von täglich 0,6 g Anthisan bei mehr als der Hälfte ihrer Fälle von chronischer vasomotorischer Rhinitis Heilung eintreten.

2. Heufieber.

Man spricht auch von *Pollinose,* um schon durch den Namen das Wesen der Krankheit als eine Allergie gegen Blütenpollen zum Ausdruck zu bringen. Gerade das Heufieber galt als Prototyp der *Atopien* nach COCA, d. h. der ererbten, von der experimentellen Anaphylaxie angeblich abweichenden Überempfindlichkeiten, für die Konstitution und Vererbung maßgebend sind und ein Blutantikörper durch passive Übertragung des Serums nicht nachweisbar sein sollte (vgl. S. 339). Bekanntlich haben sich durch die weiteren Forschungen die Unterschiede zwischen den COCAschen Atopien und der experimentellen Anaphylaxie inzwischen weitgehend verwischt. Schon im Jahre 1926 wies RAMSDELL nach, daß *auch Tiere* gegen Pollensubstanzen überempfindlich gemacht werden können, und zwar mit verschiedenen Methoden wie Präcipitation, Komplementbindung, Hautreaktionen, aktivem und passivem Anaphylaxieversuch. Allerdings erwiesen sich nur die Hautreaktionen als völlig spezifisch. CAULFIELD zeigte mit dem PRAUSNITZ-KÜSTNERschen Versuch, daß sich auch bei mit Pollenextrakt sensibilisierten Meerschweinchen Antikörper nachweisen lassen und daß diese identisch mit den entsprechenden Pollenantikörpern des Menschen sind. Aber zweifellos spielt die *Heredität* für das Heufieber eine bedeutende Rolle, allerdings ohne streng spezifisch gerade das Heufieber und nicht auch andere Allergien zu betreffen. Maßgebend ist offenbar die Vererbung der allergischen Diathese. Vasomotorische (also wohl meist allergische) Rhinitis ist besonders häufig in der Verwandtschaft. Es ist mir nicht zweifelhaft, daß sich häufig Kinder gegen Pollen bei gerade vorhandener vorübergehender Gewebsdisposition sensibilisieren können, um dann nach einiger Zeit typisch pollenallergisch zu sein, und zwar je nach der Exposition oft streng spezifisch gegen bestimmte Arten. HANHART konnte bei Heufieberpatienten häufig Anzeichen von *Neuropathie* (vegetative Stigmatisation) und psychische Anomalien feststellen. Nach HAUG sollen von den beiden Konstitutionstypen nach JAENSCH dem B-Typus (basedowoid) und dem T-Typus (tetanoid) bei weitem die B-Typen überwiegen. Oft ist gleiche Allergie auch gegen andere

Allergene vorhanden. Angeblich sollen die sog. *intellektuellen Schichten* bevorzugt sein (vgl. S. 372). Nach Ermittlungen der American Hay-Fever Prevention-Association sollen etwa 1% der Bevölkerung in Amerika an diesem Übel leiden.

Wenn prinzipiell die einzelnen Kranken auch gegen die verschiedensten Pollen sensibilisiert sein können und keine Jahreszeit, in der etwas blüht, freizubleiben bräuchte, so sind doch — verschieden je nach Land und Gegend — gewisse Pollenarten bevorzugt. — Von großer Bedeutung ist dabei die *Häufigkeit des Vorkommens der pollenausstreuenden Pflanzen* und nicht zum wenigsten die *Flugfähigkeit* der Pollen. Je mehr Pollen in der eingeatmeten Luft suspendiert sind, desto größer ist die Möglichkeit der Sensibilisierung und der schockauslösenden Wiedereinverleibung. Bei uns sind die *im Mai und Juni blühenden Gräser- und Getreidepflanzen* (besonders Phleum pratense und Roggen) die häufigsten Erzeuger der Pollinose, woher auch der fälschliche Name Heufieber kommt. Aber in geringerem Umfange kommen noch viele andere in Betracht, z. B. *Baumpollen*, gar nicht selten *Ahorn, Akazien* und *Linden.* Es müßten aber in Deutschland noch viel genauere regionäre Überprüfungen angestellt werden. Von einer nationalen atmosphärischen Pollenüberwachung ist bei uns noch keine Rede. Es ist zuzugeben, daß wir größere Sorgen haben. In Amerika ist im Gegensatz zu unseren Gegenden der *Herbstheuschnupfen* häufiger als der des Frühjahrs, wobei im Herbst hauptsächlich *Artemisiaarten (Beifuß*, der übrigens auch bei uns im August und September blüht) maßgebend sind. Im ersten Frühjahr, wie bei uns *Weiden, Pappel, Ahorn*, im zweiten Frühjahr ebenfalls Gras und Getreide, sowie *Rosenpollen.*

Wie wichtig es wäre, für die einzelnen Gegenden eigene *regionäre* Pollenextrakte sowohl zur Diagnose als zur Therapie zu besitzen, geht daraus hervor, daß nach den Forschungen Watsons in Amerika *Pollenextrakte der einen Gegend oft in der anderen nicht brauchbar sind* wegen der Verschiedenheit der Pflanzenfamilien. Wenn wir in Deutschland in gar nicht wenigen Fällen durch die Methode der spezifischen Desensibilisierung mit Pollenextrakten keine oder unzureichende Heilung erzielen, so liegt das nicht zum wenigsten daran, daß uns viel zu wenig Pollenextrakte zur diagnostischen Überprüfung zur Verfügung stehen und unsere käuflichen Therapieextrakte wahrscheinlich zu wenig Pollenarten enthalten. Nach den Ergebnissen von R. Wolfer-Bianchi kann man allerdings bei der Sensibilisierung mit den 2 Arten *Phleum pratense* und *Dactylis glomerata*, die in dem Pollenextrakt von Parke Davis enthalten sind, auskommen. Diese Ergebnisse würden nach Wolfer-Bianchi die Freemannsche Ansicht von der Identität der Pollenantigene stützen. Er desensibilisiert intracutan bei einer durchschnittlichen Behandlungsdauer von 2—3 Jahren. Von amerikanischen Firmen dagegen werden über 100 Extrakte von Pollenarten angeboten. Von Gräsern stellten wir für München und Umgebung folgende Liste auf.

Im Frühjahr kommt für Deutschland in Betracht:

Gräser und Riedgräser der Umgebung Münchens, welche als Erreger von Heufieber in erster Linie in Betracht kommen (nach Prof. Süssengut, München).

Tabelle 4.

	Blütezeit	Monat
Gramineae:		
Anthoxanthum odoratum L., Ruchgras	4—6	April—Juni
Phleum pratense L., Lieschgras	5—8	Mai—August
Alopecurus pratensis L., Wiesenfuchsschwanz	5—8	Mai—August
(Agrostis vulgaris With., Straußgras)	6—7	Juni—Juli
(Agrostis alba L., Straußgras)	6—7	Juni—Juli
(Holcus lanatus L., Honiggras)	7—8	Juli—August
Deschampsia caespitosa PB., Rasenschmiele	7—8	Juli—August

Tabelle 4. (Fortsetzung.)

	Blütezeit	Monat
Trisetum flavescens PB., Goldhafer	5—7	Mai—Juli
Avena sativa Thell., Hafer	6—8	Juni—August
Avena pubescebs L., Flaumhafer	6—7	Juni—Juli
Arrhenatherum elatius M. u. K., Glatthafer, französ. Raygras	6—7	Juni—Juli
Sesleria caerulea Scop., Blaugras	4—6	April—Juli
Phragmites communis Trin., Schilfrohr	7—9	Juli—September
(Molinia caerulea Mnch., Pfeifengras)	6—8	Juni—August
(Koeleria pyramidata Domin., Kammschmiele)	5—8	Mai—August
Dactylis glomerata L., Knäuelgras	6—7	Juni—Juli
Cynosurus cristatus L., Kammgras	6—7	Juni—Juli
Poa annua, einjähriges Rispengras	4—8	April—August
Poa palustris L., Sumpf-Rispengras	6—7	Juni—Juli
Poa trivialis L., gemeines Rispengras	5—7	Mai—Juli
Poa nemoralis L., Hain-Rispengras	6—7	Juni—Juli
Poa pratensis L., Wiesen-Rispengras	5—6	Mai—Juni
Festuca ovina L., Schafschwingel	6—(7)	Juni—(Juli)
Festuca pratensis Huds. (elatior L.), Wiesenschwingel . . .	6—7	Juni—Juli
Bromus erecrus Huds., aufrechte Trepse	6—7	Juni—Juli
Bromus mollis L. (hordeaceus), weiche Trepse	5—6—(9)	Mai–Juni–(Sept.)
Lolium perenne L., englisches Raygras (Lolch)	6—9	Juni—September
(Agriopyrum repens Kr., Quecke)	6—8	Juni—August
(Agriopyrum caninum Kr., Quecke)	6—8	Juni—August
Triticum vulgare L., Weizen	7	Juli
Secale cerale L., Roggen	5—6	Mai—Juni
Hordeum vulgare L.	6—7	Juni—Juli
Cyperaceen:		
Carex stricta Good., steife Segge	4—5	April—Mai
Carex Goodenoughii Gay	4—6	April—Juni
Carex gracilis Curt	5—6	Mai—Juni
Carex glauca Scop. (flacca Schreb.)	5—6	Mai—Juni

Es ist anzunehmen, daß diese Liste im großen und ganzen auch für andere Gegenden Deutschlands, besonders Süddeutschlands, gilt. In der Monographie von M. J. GUTMANN: Die Pollenallergie, werden folgende Pflanzen angeführt in der Reihenfolge, wie sie *in abnehmender Häufigkeit* Heufieber erregen:

1. Fioringras, weißes Straußgras, Agrostis stolonifera (+ A. alba);
2. Roggen, Secale cereale;
3. Goldhafer, Trisetum flavescens;
4. Wiesenschwingel, Festuca pratensis;
5. Kammgras, Cynosurus cristatus;
6. Rotschwingel, Festuca rubra;
7. Wiesenfuchsschwanz, Alopecurus pratensis;
8. Rasenschmiele, Deschampsia (Aira) caespitosa;
9. Englisches Raygras, Lolium perenne;
10. Wiesenrispengras, Poa pratensis;
11. Hainrispe, Poy nemoralis;
12. Wiesenrispengras, Timothee, Phleum pratense;
13. Honiggras, Holcus lanatus;
14. Französisches Raygras, Glatthafer, Arrhenatherum elatius;
15. Knaulgras, Dactylis glomerata;
16. Schafschwingel, Festuca ovina;
17. Hainsimse, Luzula nemorosa;
18. Kammschmiele, Koeleria pyramidata;
19. Margerite, Chrysanthemum Leucanthemum;
20. Kornblume, Centaurea Cyanus;
21. Holunder, Sambucus nigra.

Für *Sommer, Spätsommer und Herbst* sollten wir Testextrakte für *alle Arten* erhalten können, *die Flugpollen besitzen* und dadurch weiter verbreitet werden.

Diese flug- oder windpollentragenden Pflanzen sind durch *unscheinbare duftlose Blüten* gekennzeichnet, werden sehr reichlich von der Pflanze ausgestreut, sind leicht und schwimmen im Wasser. Pflanzen mit Insektenübertragung der Pollen haben meist relativ große, gut sichtbare und lebhaft gefärbte Blüten (zur Anlockung) mit starkem Duft, schweren, klebrigen, sparsam abgegebenen Pollen. Sie kommen viel weniger in Betracht. Es ist aber klar, *daß es auf die Exposition ankommt* und wenn in der erwähnten amerikanischen Liste Rosenpollenidiosynkrasie zu den häufigen Allergien gerechnet wird, so wird das daher kommen, daß gar viele Menschen ihre Nasen gerne in blühende Rosen stecken.

Nach HEISE, HERMAN sind blaugrüne *Algen-Oscillotoriaceen* — eine Untergruppe der Mycophyceen, fähig, Heufiebersymptome und Hautausschläge bei Schwimmern hervorzurufen. Bei der Hauttestung wurde eine positive Reaktion erzeugt. Auch die Desensibilisierung war erfolgreich.

Über die *Symptome des Heuschnupfens* ist nicht viel zu sagen. Mit Beginn der Baum- oder Gräserblüte setzen plötzlich Jucken und Brennen der Bindehaut und Nasenschleimhaut mit nachfolgender mehr oder weniger heftiger Konjunktivitis und Rhinitis ein. Es kann dann ohne weiteres auch Asthma und Bronchitis folgen, oft Kopfschmerzen und Mattigkeit, fast stets nervöse Reizbarkeit, auch werden Magen- und Darmstörungen und *hie und da ekzemartige Ausschläge* beobachtet. Der Heuschnupfen ist nach dem 10. Lebensjahr häufig, wird nach dem 40. Jahr seltener.

Zur Prüfung auf Pollenempfindlichkeit werden in der Regel *Hautproben* benützt, die gerade mit Pollenextrakten meist sehr kräftig, charakteristisch und spezifisch ausfallen.

Sollten die Hautproben bei einem suspekten Fall einmal auslassen, so stehen noch die *unmittelbare Exposition, Schleimhaut-* und *Augenprobe* zur Verfügung. In diagnostisch zweifelhaften Fällen ist auf relativ einfache Weise ein Expositionsversuch möglich, in dem man mit Hilfe eines Zerstäubers Pollenextrakt inhalieren läßt und dadurch typische Asthmaanfälle hervorrufen kann. ARNER z. B. ließ 0,6 cm³ Timotheus-Pollenextrakt 1:100 innerhalb 5 min inhalieren. Nach 1 min kam es zu Reizhusten, nach 10 min zu Asthma. Adrenalinspritze wäre jedenfalls bereit zu halten. Ich stimme den Autoren zu, die eine Hauttestung mit einem einzigen Pollenmischextrakt eigentlich für unzureichend halten und eine solche mit einer Reihe von Pollenextrakten vorziehen. Die Mischextraktprüfung ist ein Notbehelf, da vielfach nur ein solcher aufzutreiben ist, aber RAMSDELL ist recht zu geben, daß dieses Vorgehen dem Kranken Enttäuschung bereiten und die ganze Immunisierungsmethode diskreditieren kann, Es ist sogar noch weiter zu gehen und zu sagen, daß der *Heufieberverdächtige auch gegen alle anderen Allergene geprüft werden sollte*, da sich anderweitige Allergien gar nicht selten finden. So stellte WALDBOTT *bei ²/₃ seiner 800 Pollenempfindlichen eine Allergie gegen Schimmelpilzextrakt fest.* In Deutschland sind zur Zeit von der pharmazeutischen Industrie folgende Pollenextrakte angeboten:

In Westdeutschland liefern die Behringwerke, die unter der Kontrolle von Prof. HANSEN (Lübeck) hergestellten Helisenpräparate, und zwar:

1. Helisen-Gräserpollen-Mischextrakt enthält Auszüge aus Pollen von Grasarten der unter 2. folgenden Einzelextrakte in Mischung.

2. Helisen-Blütenpollen-Einzelextrakte enthalten Auszüge aus den Blütenpollen der folgenden Gräser, Bäume und Sträucher, die erfahrungsgemäß besonders häufig Heuschnupfen erregen:

Agrostis	Phleum	Knäuelgras
Alopecurus	Poa	Schwingel
Anthoxanthum	Secale	Honiggras
Arrhenatherum	Trisetum	Lolch
Bromus	Zea	Rohr-Glanzgras
Cynosurus	Straußgras	Lieschgras

Dactylis	Fuchsschwanz	Rispengras
Festuca	Ruchgras	Roggen
Holcus	Glatthafer	Gelber Wiesenhafer
Lolium	Trespe	Mais
Phalaris	Kammgras	
Tilia	Philadelphus	Holunder
Sambucus	Linde	Jasmin
Robinia	Syringa	Haselnuß
Corylus	Akazie	Flieder

und andere nach Bestellung.

3. *Helisen-Gesamtmischextrakt* enthält die Extrakte des Helisen-Gräserpollen-Mischextraktes sowie die Blütenpollenextrakte der

Tilia	Philadelphus	Holunder
Robinia	Linde	Jasmin
Sambucus	Akazie	

4. *Helisen-Tabletten* setzen sich aus denjenigen Allergenen zusammen, deren Extrakte im Helisen-Gesamtmischextrakt enthalten sind.

In Ostdeutschland hat das Sächsische Serumwerk Dresden folgende Pollenpräparate auf Lager (vgl. Fußnote S. 389):

Allergie-*Diagnostika*, biologisch geprüft nach Prof. Dr. STORM VAN LEEUWEN (Leiden). Pollenallergene: Packung A. Inhalt: 2 Ampullen, davon 1 mit Extrakt aus gemischten Gräsern und Getreide. — Zu Pollenallergene Packung A (Diagnostika) Packung F, G, H (Therapeutika): Auf Anfrage stehen auch Akazien-, Linden- und Nelkenpollenextrakte für diagnostische und therapeutische Zwecke zur Verfügung.

Wer sich etwa in einem schwierigen Fall noch für andere Arten interessiert, kann von amerikanischen Firmen noch eine ganze Reihe von Pollenextrakten erhalten, die sich in den Katalogen der Firmen bezeichnet finden, z. B. der Firma *Lederle*, New York.

Über die *Natur* der in den Pollen *wirksamen Allergene* ist in den letzten Jahrzehnten viel gearbeitet worden. Daß etwa nur die Proteinanteile der Pollen in Betracht kommen, ist wahrscheinlich nicht richtig, da man die allergene Wirkung auch in alkoholischen Extrakten nachwies und sich das Allergen als *trypsinresistent* und *dialysabel* zeigte. Nach neueren Forschungen scheint ein *Kohlenhydratkomplex* antigen zu wirken, wahrscheinlich lassen sich jedoch Kohlenhydrate und Proteine in den Pollenantigenen nicht so scharf trennen. UNGER und Mitarbeiter stellten an Ambrosiapollen die spezifische Wirkung als an das Polleneiweiß gebunden fest. Im Tierversuch wurde übrigens die nahe Verwandtschaft verschiedener Pollenallergene nachgewiesen. Nach BROWN (Boston) hat man in den *Ragweed-Pollenextrakten* und wahrscheinlich auch in anderen Pollenextrakten mit *2 Fraktionen* zu rechnen, bei denen es sich in einem um ein *Kohlenhydratmolekül*, im anderen um ein *Polypeptid* handelt. Jedes der beiden Fraktionen ist in seiner Aktivität verschieden.

Für die bekannte Abhängigkeit der Heufieberanfälle und überhaupt allergischer Zustände vom *Wetter* ist nicht nur die je nach Wind und Regen *wechselnde Zahl der Pollen in der Luft* von Bedeutung. Ich erinnere an die Forschungen von HAAG, der Versuche an pollensensibilisierten Tieren durchführte, bei denen Luftdruckanstieg mit fast völliger Anfallshemmung, Luftdrucksenkung mit schweren Anfällen einherging (vgl. S. 376).

Bei der Durchführung der *Hautproben* ist wegen der hier *oft so starken Reaktion* ganz besonders darauf zu achten, daß *zunächst nur cutan* scarifiziert und erst bei zu schwacher Reaktion auch intracutan gespritzt wird. Nur bei Versagen beider kommt unter Umständen die *Ophthalmoreaktion* in Frage, wobei man Adrenalinlösung 1:1000 zur etwaigen sofortigen Anwendung bereit halten soll.

Bei der großen Zahl von Gräsern und sonstigen Pflanzenarten, die als Heufiebererreger bekannt sind, ist es natürlich nicht denkbar, auch nur mit der

Mehrzahl eine Prüfung anstreben zu wollen. Man muß eine Auslese von höchstens 20 Arten treffen, die man in einigen Tagen leicht überprüfen kann (täglich etwa 5 Extrakte).

Extraktbereitung. Die einfachste Extraktbereitung ist die von STORM VAN LEEUWEN angegebene, der ohne jegliche Vorbehandlung das Pollenmaterial mit physiologischer Kochsalzlösung bei 37⁰ C extrahiert und filtriert. Es folgt dann Keimfreifiltrierung mit Hilfe eines Seitzfilters und Zusatz eines Konservierungsmittels, etwa 0,4% Phenol. Man verwendet für je 100 g Flüssigkeit 1 g Pollenmaterial.

Eine neuere amerikanische Extraktmethode wurde 1933 von COOKE und STELL mitgeteilt.

IMHOF gibt folgende einfache Methode an, die sich an der v. EICKENschen Klinik (Berlin) aufs beste bewährte:

Herstellung der Stammlösung. Von jeder Pollenart wird eine eigene Stammlösung bereitet in folgender Weise: 1 g Pollen, einwandfrei getrocknet, Entfettung mit wasserfreiem Äther, Brei abdunsten lassen, bis er nicht mehr nach Äther riecht. Zu 1 g Pollen kommen 40 cm³ der Lösung L (s. unten!) Überschichtung mit Toluol, 2 Tage Eisschrank, Seitzfiltration. Stickstoffbestimmung: Wieviel Milligramm N ist in einem Kubikzentimeter enthalten? Umrechnung in der Weise, daß je Kubikzentimeter Extrakt 0,1 mg N enthalten ist, entsprechende Verdünnung mit steriler Lösung L. Mit diesem Extrakt, der also 0,1 mg N je Kubikzentimeter enthält, erfolgt die Testung. Im Jahre 1941 wurden 63 derartige Stammextrakte von verschiedenen Pollenarten hergestellt.

Lösung L. 5 g Kochsalz, 27,5 g Natriumbicarbnoat, 4 g Phenol ad 1000 cm³ Aqua dest. Sterilisation der Lösung mit Kohlensäure.

Die Austestung selbst erfolgt mittels der schon beschriebenen Scarifikationsmethode, und zwar in der Art, daß zunächst am rechten Oberarm die Hälfte der 3 Gräserreihen ausgetestet wird, es handelt sich also am ersten Tage um rund 20 Testungen je Patient. Nach 20 min wird die eingetretene Reaktion abgelesen, die mit folgenden Zeichen versehen wird:

eine Quaddel mit +A,
eine Quaddel mit 1 Ausläufer im roten Hof mit +AE,
eine Quaddel mit 2 Ausläufern im roten Hof mit ++AE,
eine Quaddel mit 3 und mehr Ausläufern im roten Hof mit +++AE (allergisches Erythem).

Keine Reaktion wird mit —, unsichere Reaktion mit ± bezeichnet.

In England und Amerika ist nach NOON eine Einheit gleich derjenigen Menge Pollenantigen, das aus einem Millionstel Gramm Pollen extrahierbar ist.

Aber alle derartigen Standardisierungsversuche sind für allergische Belange und speziell für Pollenallergene sehr unsichere Faktoren. Sie täuschen eine Exaktheit vor, die nicht bestehen kann. Weiß man doch nicht 1. wieviel Pollen*allergen* tatsächlich in 1 g Pollen vorhanden ist und 2. ist ja auch der Überempfindlichkeitsgrad der Heufieberkranken ein sehr verschiedener. Man kann die Pollenextrakte, ebenso wie andere Extrakte, nur an allergischen und an Normalpersonen auswerten. Das Extrakt muß in der zur Injektion angewandten Menge bei Pollenkranken positive, bei Normalen negative Reaktionen geben.

Während der Heufieberperiode muß der Arzt übrigens auch hie und da mit *atypischen Verlaufsarten der Pollinose* rechnen. Man kann vor allem manchmal *Ekzeme* feststellen, von denen der Patient oft schon weiß, daß sie mit der Gräserblüte zusammenhängen und bald mit, bald ohne Heuschnupfen einhergehen. ADELSBERGER und MUNTER beschrieben *Darmstörungen* und *Bauchkoliken* als Äquivalente des Heufiebers, sowie besondere *Alkoholempfindlichkeit* in der Heufiebersaison. Erwähnt wird noch Asthma ohne Schnupfen und Conjunctivitis, *Blasentenesmus* und *Harndrang.* WOLFF-EISNER machte auf eine *Heufieberneuritis* aufmerksam.

Von PHILIP A. CAVELTI (Los Angeles, Californien) wurde bei Studien über komplementfixierende Antikörper beim Heufieber darauf hingewiesen, daß *die Reaktion der Komplementfixierung ein nützlicherer Führer bei der Diagnose und Behandlung von Heufieberpatienten sei* als die cutane Scarifizierung, da erstere nicht nur bei den meisten Patienten mit positiven Hautreaktionen positiv war, sondern auch bei unbehandelten Allergikern, deren Hautproben negative Ergebnisse zeigten. Verfasser wandte eine modifizierte Technik der Komplementfixierung an, bei der die höchste durch eine Antigen-Antikörpermischung fixierte Komplementkonzentration leichter bestimmt werden konnte als die höchste Serum- oder Antigenkonzentration, die eine gegebene Komplementmenge zu binden vermag.

Therapie. Zu trennen ist die *prophylaktische* Therapie von der des *bereits ausgebrochenen* Heufiebers. Als einzige wirklich ätiologische Behandlung kommt nur die prophylaktische, d. h. *vorsaisonale Desensibilisierung mit Pollenextrakt* in Frage. Ich erwähnte schon, daß Behandlung allein mit einem nach allgemeinen Gesichtspunkten zusammengesetzten Extraktgemisch vielfach nicht ansprechen wird, sondern nur mit den für jede Gegend wechselnden Pollen, gegen die der Kranke bei der Testung allergisch befunden wurde. Praktisch bleibt es aber bis jetzt in Deutschland ein frommer Wunsch, eine größere Anzahl von Arten zu prüfen und alle positiven zur Therapie zu verwenden. Man war in der letzten Zeit meist bestrebt, die Injektionen möglichst auf jene Arten zu beschränken, die bei der Mehrzahl der Patienten und fast ausschließlich in Betracht kommen. Auch wurden meist *Mischextrakte* herangezogen. Jedenfalls sollte eine solche Extraktmischung die hauptsächlichen Pollen enthalten, auf die der Kranke sich empfindlich zeigte. Außer der bis jetzt am meisten angewandten *präsaisonalen* Desensibilisierung hat sich in letzter Zeit auch eine cosaisonale und vor allem auch eine *perenniale* d. h. ganzjährige, eingeführt. Der Ansicht mancher Autoren, daß Behandlung mit *einer Art*, z. B. Phleum pratense, auch genüge, wird man kaum zustimmen dürfen. Besonders in Amerika wurden eine Reihe verschiedener Desensibilisierungsmethoden ausgearbeitet und von verschiedenen Autoren beschrieben. Während in Deutschland Pollenextrakte außer in den Behring-Werken, Marburg, meines Wissens nur in den Sächsischen Serumwerken, Dresden, und Firma Dr. Brunnengräber, Rostock, hergestellt werden, kann man, wie schon erwähnt, in Amerika eine ganze Reihe von Einzelextrakten und Pollenmischextrakten beziehen. In Westdeutschland stehen zur Zeit fast ausschließlich die *Helisenpräparate* zur Verfügung, und zwar eine Anzahl von *Einzelpollenextrakten* und vor allem das *Helisenmischextrakt*, das in erster Linie zur Desensibilisierung verwandt wird. HANSEN (Lübeck) hat sich um die Einführung und einwandfreie Herstellung der Helisenpräparate große Verdienste erworben (Behringwerke, Marburg, vgl. S. 389).

Das Verzeichnis der käuflichen Helisenpräparate, die sowohl für die Diagnose als die Therapie verwandt werden, findet sich S. 454.

Die Sächsischen Serumwerke, Dresden, ließen früher ihre Allergiepräparate unter der Leitung von Prof. STORM VAN LEEUWEN-(Leyden) anfertigen, solange dieser rühmlichst bekannte Allergieforscher noch lebte. Auch jetzt werden sie noch nach seinen Prinzipien hergestellt. Das Verzeichnis der *diagnostischen* Präparate findet sich S. 455.

Für die *Heufiebertherapie* sind folgende Extraktlösungen zu beziehen:

Pollenallergie-Therapeutica:

Packung F. Pollenallergene, gemischte Gräser und Getreide, Heufieber. Serie I, Konzentration 1:5 Mill. bis 1:5000 Inhalt: 10 Ampullen.

Packung G. Pollenallergene, gemischte Gräser und Getreide, Heufieber. Serie II, Konzentration 1:5000 bis 1:50. Inhalt: 10 Ampullen.

Packung H. Pollenallergene, gemischte Gräser und Getreide, Heufieber. Serie III, Konzentration 1:50 bis 1:5. Inhalt: 10 Ampullen.

Haben wir es in unserer Klinik und Ambulanz mit einem Heufieberkranken zu tun, der sich rechtzeitig schon im Winter zur präsaisonalen Behandlung gemeldet hat, so gehen wir in der Regel folgendermaßen vor:

Der Kranke wird spätestens im Februar gegen die verschiedenen Einzel-extrakte der Helisenpräparate geprüft, wobei möglichst auch die Frühpollen (meist Baumpollen) und die Spätpollen, wie z. B. Linden, herangezogen werden. Da bekanntlich Pollenallergiker häufig auch *anderweitige Allergien* aufweisen, ziehen wir dann noch eine Anzahl anderer (d. h. Nichtpollenextrakte, meistens unsere Gruppenextrakte) heran, schon damit wir beim Ausbleiben eines thera-peutischen Effektes keine Enttäuschungen erleben. Die eigentliche Desensibili-sierung mit dem *Helisenmischpollenextrakt* (s. S. 454 u. f.) einschließlich der sich aus den diagnostischen Proben ergebenden Zusätze beginnen wir dann in den ersten Märztagen, damit bis zum Beginn der Gräserblüte im Mai möglichst schon ein genügender Schutz vorhanden ist. Bei der *Desensibilisierung* wird folgender-maßen vorgegangen: Zuerst überzeugt man sich noch durch Intracutanreaktionen mit den Verdünnungen 1:1000 und 1:100 des Helisenmischextraktes, ob die Reaktionen positiv werden und wie stark sie sind. Dann nimmt man in den *ersten Märztagen* die ersten Einspritzungen nach folgender Injektionstabelle vor.

0,05 cm³ Helisen 1:1000	0,2 cm³ Helisen 1:100	0,5 cm³ Helisen 1:10
0,1 cm³ Helisen 1:1000	0,35 cm³ Helisen 1:100	0,7 cm³ Helisen 1:10
0,2 cm³ Helisen 1:1000	0,5 cm³ Helisen 1:100	0,9 cm³ Helisen 1:10
0,3 cm³ Helisen 1:1000	0,7 cm³ Helisen 1:100	0,1 cm³ Helisen 1:2
0,45 cm³ Helisen 1:1000	0,9 cm³ Helisen 1:100	0,2 cm³ Helisen 1:2
0,6 cm³ Helisen 1:1000	0,1 cm³ Helisen 1:10	0,3 cm³ Helisen 1:2
0,8 cm³ Helisen 1:1000	0,2 cm³ Helisen 1:10	0,4 cm³ Helisen 1:2
0,1 cm³ Helisen 1:100	0,35 cm³ Helisen 1:10	

Der Abstand zwischen 2 Injektionen ist je nach der Stärke der vorausgehen-den Injektion 2—3 Tage, ohne daß eine Dosis übersprungen werden darf. Hat man die Volldosis erreicht, ohne daß vorher zu starke Reaktionen zum Aufhören zwangen, wird diese (0,4 der Verdünnung 1:2) noch alle 14 Tage bis zum 1. Juni wiederholt. Bei zu starken Reaktionen warten, bis diese völlig abgeklungen sind und mit geringerer Konzentration weiterfahren. Den Helisenpackungen liegt übrigens eine ausführliche Gebrauchsanweisung bei.

FREEMANN hat für den Fall, daß wenig Zeit für die prophylaktische Desensibilisierung bleibt, eine *Schnelldesensibilisierung (Rush-Desensitation)* angegeben, die in 2—5 Tagen durch-geführt werden kann. Er gibt ansteigende Injektionsdosen des Mischextraktes alle 2 Std im ganzen 7mal täglich, beginnend mit 0,1 cm³ 1:1000. Jede folgende Injektion wird um 10—20% der vorhergehenden Dosis verstärkt. Da mit Schockreaktionen gerechnet werden muß, möchte ich dieses Verfahren im allgemeinen nicht empfehlen, vor allem nicht einem in der Allergie unerfahrenen oder auch in der inneren Medizin nicht genügend ausgebildeten Arzt.

Auch von ABRAM, LEWIS und FRÄNKEL wurde eine größere Anzahl Ragweed- und Timo-mothy-Pollenallergiker mit Heuschnupfen, die *vorher die Ganzjahres Desensibilisierung* mit-machten, nunmehr einer *Kurzbehandlung (anamnestic therapy)* unterzogen. Um den Begriff „anamnestic therapy" zu erläutern, ist zu erwähnen, daß die anaphylaktische Überempfind-lichkeit abnimmt, wenn mit dem Allergen kein Kontakt mehr besteht. Wird jedoch das Allergen wieder zugeführt, so stellt sich wieder ein Überempfindlichkeitszustand ein, und zwar in einer viel kürzeren Zeit als das erste Mal. Dies wird als „anamnestic reaction" bezeichnet. Die gleiche Zeit benötigt der Organismus zu einer erneuten Produktion von Antikörpern. Diese Erkenntnis liegt der „anamnestic therapy" oder Kurz-Desensibilisierung zugrunde. Beim Vergleich der beiden Behandlungsmethoden zeigt sich, daß die Erfolgsquote mit etwa 80% bei der Kurzdesensibilisierung der der Dauerbehandlung nachsteht. Allgemein-reaktionen wurden nicht häufiger beobachtet, wie bei der Dauerbehandlung. — Beginn der Schnelldesensibilisierung etwa 3 Wochen vor Ausbruch des Heufiebers. Es werden im ganzen 6 Injektionen in 3—4tägigem Abstand gegeben. Anfangsdosis 500 Polleneinheiten, dann jeweils die doppelte Dosis bis zu einer Enddosis von 2500—4000 Polleneinheiten. Die letzte Injektion soll kurz vor Auftreten der Pollen gegeben werden. (Da 40 Polleneinheiten 1,000 der Lösung 1:1000 entsprechen und da wir gewöhnlich mit 4 Polleneinheiten bei der Dauer-Desensibilisierung beginnen, erscheint mir die hier angegebene Anfangsdosis für die Kurzbehandlung doch sehr hoch. Bei stark überempfindlichen Patienten ist daher schon mit verstärkten Allgemeinerscheinungen zu rechnen, so daß hierbei größte Vorsicht am Platze ist.

Es ist sehr zweckmäßig, ja rätlich, dieser *präsaisonalen* Behandlung sogleich die *ganzjährige Dauerbehandlung* anzufügen, indem man die zuletzt angewandte Extraktmenge einfach alle 3—4 Wochen dem Patienten wieder injiziert. Es ist indes selbstverständlich, daß die einzelnen Dosen sich stets nach der bei der Vorinjektion gezeigten Empfindlichkeit des Patienten richten müssen. Nach PERSCHKEN können gerade bei der Dauerbehandlung manchmal *Allgemeinreaktionen auf vorher gut ertragene Extraktmengen* eintreten. Also Vorsicht und lieber etwas kleinere Dosen nehmen! Die Erfolge einer in dieser Weise *präsaisonal* (nicht ganzjährig) durchgeführten Desensibilisierung sind bis jetzt nicht derartig, daß man etwa in jedem Fall Heilung erwarten dürfte. HANSEN sah nur in 19% *völlige Symptomfreiheit* und in 57% *wesentliche Besserung*. Auch hält der Schutz nicht bis zum nächsten Jahr vor, so daß die Desensibilisierung jährlich vorgenommen werden muß. VAN DER VEER hatte bei mehr als 50% *Dauerheilung* durch spezifische Behandlung, am besten war es, wenn er diese 6—8 Jahre fortsetzte. Nach meinen Eindrücken sollte 1. viel länger injiziert werden, d. h. besser *ganzjährige* Behandlung; 2. müßte genauer mit verschiedenen Pollenarten überprüft werden; 3. scheinen die Pollenallergene *auch regionär nicht ganz die gleichen* zu sein, so daß jede Gegend ihre eigenen Extrakte haben sollte. So berichtete Voss (Frankfurt), daß mit den Helisenextrakten bei seinen Frankfurter Patienten fast stets negative Ergebnisse erzielt wurden. Nach Selbstherstellung der Extrakte wurden jedoch die Reaktionen überwiegend positiv. Voss hatte dann mit diesen Frankfurter Extrakten bei Intracutananwendung während der Heufieberzeit meist ausgezeichnete Resultate. Im allgemeinen kann man sagen, daß die Therapieerfolge besser werden, wenn bei der Desensibilisierung öfters stärkere Reaktionen da sind, als wenn sie stets negativ verlaufen.

Wenn man *mit Einzelpollenextrakten* vor der Heufieberzeit genau diagnostisch geprüft hat und bei einer Reihe von Pollenarten positive Ergebnisse erhielt, kann man sich von diesen Extrakten ein Mischextrakt herstellen lassen, wobei man nach URBACH etwa in folgender Weise vorgeht:

Je 1 cm³ des nach URBACH vorschriftsmäßig hergestellten 10%igen Glycerinpollenextraktes, mit denen der Kranke bei der Testung positiv reagierte, wird ebenso wie 1 cm³ aller anderen positiven in eine Glasflasche gebracht. Von dieser Mischung werden Verdünnungsreihen angelegt, indem man zunächst 1 cm³ der Mischung zu 9 cm³ COCASCHER Lösung bringt und so fort bis zur Verdünnung 1:100000. Von dieser letzteren Verdünnung spritzt man 0,02 cm³ dem Kranken intracutan ein. Wenn keine Reaktion eintritt, kann man dann mit dieser Verdünnung die Desensibilisierung in der üblichen Weise beginnen. Vgl. auch das IMHOFsche Verfahren, S. 456.

Von den von manchen Autoren empfohlenen sog. *Eildesensibilisierungen (Rush-Verfahren)* oder gar von intravenösen Pollenextraktinjektionen habe ich bereits gewarnt. Auch die sog. *cosaisonale Desensibilisierung*, d. h. während der Heufieberzeit, ist nicht frei von Gefahren, da ja gleichzeitig noch mit der Zufuhr einer inkommensurablen Menge von Luftpollen zu rechnen ist. Man darf wohl höchstens die vorn erwähnte, von Voss eingeführte *Intracutanmethode* einer vorsichtigen Nachprüfung empfehlen.

Wegen der immerhin möglichen starken Reaktionen während der Pollenextraktbehandlung ist es selbstverständlich, daß *bei allen schwereren sonstigen Erkrankungen eine spezifische Desensibilisierung nicht vorgenommen* werden darf. Zu den *Kontraindikationen* gehören insbesondere ernste *Herz- und Kreislaufstörungen, Infektionen, Leber- und Nierenkrankheiten, Schwangerschaft* usw. Aber auch ohne solche Kontraindikationen bedarf es der größten Vorsicht und guter Überwachung des eben injizierten Kranken. DAHL beschreibt den Fall eines Knaben, der 24 Heliseninjektionen gut ertragen hatte, bei dem aber bei der 25. Spritze schwerste Asphyxie, Kollaps, Atemlähmung und Tod eintrat. Die

Sektion ergab Status thymico-lymphaticus, Larynxödem, gewaltige Schleim-massen in den Luftwegen. Möglicherweise wurde die *Injektion in eine kleine Vene* gespritzt, worauf besonders sorgfältig zu achten ist.

Orale spezifische Desensibilisierung versuchte URBACH schon seit 1935, indem er Extrakte aus Gräsersamen, Blumenpollen, Getreidesamen (unter den Namen *Polysemin, Polyfumin* und *Polyflorin*) zu Tabletten verarbeitete und vor der Mahlzeit einnehmen ließ. Die Wirkung scheint in vielen Fällen gut zu sein. HARTMANN spricht von 70% Erfolgen. Die URBACHschen Präparate gibt es in Deutschland zur Zeit nicht. Über die in analoger Weise hergestellten *Helisen-tabletten* der Behringwerke fehlen noch genügende Erfahrungen. Es gibt auch theoretische Bedenken, die gegen eine Wirksamkeit einer oralen Pollenextrakt-desensibilisierung sprechen (vgl. BERNSTEIN).

ALBUS versuchte durch getrocknetes und gepulvertes Serum von vermutlich antikörperreichen Heufieberkranken unmittelbar auf das in die Nase gelangte Pollenantigen einzuwirken, dessen Bindung an die aufgeschnupften Antikörper erwartet wird. Er hatte in 60% Erfolg, doch wurde das Verfahren noch wenig nachgeprüft. Meines Erachtens bestehen Bedenken wegen der Möglichkeit einer Virusübertragung wie beim Inoculationsikterus.

Sehr wichtig ist es, wie erwähnt, besonders bei der subcutanen Heufieber-desensibilisierung, *Einstechen in eine Vene zu vermeiden, was schwere Kollaps-zustände verursachen kann.* Aber auch ohne intravenöses Eindringen des Antigens können hie und da allerlei „*Schockfragmente*" in Erscheinung treten, wie etwa Augenkitzeln, Niesreiz, Asthma, Erbrechen, Durchfall, Nesselsucht, Erytheme, Herzbeklemmung usw. Unter anderem wäre auch besonders auf *Taubheitsgefühl* in Fingern und Zehen zu achten, da nach Beobachtungen von STORM VAN LEEUWEN bei Fortsetzung der Injektionen *Polyneuritis* entstehen könnte.

Auch *unspezifische Desensibilisierung* hat sich manchen Autoren bei Heufieber bewährt. STORM VAN LEEUWEN empfahl ebenso wie für Bronchialasthma auch für die Pollenallergie *Tuberkulinbehandlung.* FARNER, LOEB und PETOW hatten Erfolg mit Injektionen von *4%igen Peptonlösungen* in ansteigenden Dosen, GUT-MANN erlebte schlagartige Besserung durch *Omnadineinspritzungen 2—5 cm³.* Zur unspezifischen Reizkörpertherapie gehört dann schließlich auch die *Röntgen-therapie,* die von HAAG und SCHREUSS gelobt wird, falls die Bestrahlung pro-phylaktisch und sehr frühzeitig einsetzt.

Für die medikamentöse Behandlung zur Beseitigung und Verhütung der Anfälle während der Heufieberperiode gilt zunächst alles, was im Abschnitt „*Allgemeine Therapie*" zur Bekämpfung der Anfälle empfohlen wurde. Ich möchte hier nur noch folgende Medikamente empfehlen:

Augentropfen gegen Conjunctivitis: Ephetonin 0.3, Novocain 0,1; Aqua dest. ad 10,0; MDS. Mehrmals täglich einige Tropfen ins Auge träufeln.

Schnupfpulver: Ephetonin 0,3—0,5; Sacch. lact. ad 10,0; Mf. pulv. S. Nach kräftigem Schneuzen hoch in die Nase aufschnupfen.

Sonstige gerne gebrauchte Ephetoninpräparate: Ephetonin Tabletten 0,05; Ephetonin-salbe 3%; Ephetoninhustensaft usw.

Da die spezifische Desensibilisierung nicht stets befriedigt, werden immer wieder eine Menge *unspezifischer Maßnahmen* empfohlen.

HATHAWAY lobt den günstigen Einfluß von *Vitamin D-Gaben,* wobei aber keine Calciumwirkung festzustellen sei. Bei gleichzeitiger spezifischer Desen-sibilisierung war er so in 90% der Fälle erfolgreich. Auch RAPPAPORT schätzt die Vitamin D-Wirkung *(Vicosterol).* HAAG empfiehlt die unspezifische *Reizkörper-behandlung mit Bienengift,* und zwar mit *Forapin,* jede Woche 3mal in steigenden Dosen intracutan. Sollte sich dieses Verfahren bewähren, so hat es den Vorteil, daß es erst im Mai, ganz kurz vor der Gräserblüte begonnen zu werden braucht.

Als weiteres Mittel zur unspezifischen Reiztherapie des Heufiebers wurde das *Coliantigen Laves* (Stoffwechselprodukt hochwertiger menschlicher, auf Ascitesnährböden gezüchteter Colibakterien) empfohlen, das sogar während der Heufieberzeit gespritzt werden soll. Technik s. Prospekt!

Bekanntlich ist in den letzten Jahren für die Behandlung der Heufieberanfälle von vielen Ärzten und Patienten das *Pervitin* sehr gelobt worden, aber nicht wenige Ärzte erhoben auch ihre warnende Stimme wegen der *Suchtgefahr*, die von diesem Mittel bekannt ist. Da dürften die Beobachtungen von FINDEISEN von Interesse sein, der von im ganzen 125 Pollenallergikern 111 (90%) erfolgreich behandelte. Bei hartnäckigen Fällen kombinierte er *Pervitin mit Antistin.* Er beobachtete *keine* ernsthaften Nebenwirkungen und negiert eine Pervitinsuchtgefahr bei Allergie. Die individuell und altersmäßig unterschiedliche optimale Tagesdosis betrug durchschnittlich zwischen 3 und 4 Tabletten 9 bzw. 12 mg) bei starker Exposition in staubreichem Sonnenwetter. Eine Gefahr besteht indes in der oft stark erregenden Wirkung auf Herz und Blutdruck. Wenn auch FINDEISEN angibt, daß es in keinem seiner Fälle zur Gewöhnung oder Sucht kam, so hängt die Entwicklung einer solchen bekanntlich sehr von der seelischen und körperlichen Anlage des Kranken ab. Also größte *Vorsicht und Zurückhaltung bei Hypertension, Arteriosklerose, Thyreotoxikose!* Ähnlich wie *Pervitin* scheint *Isophen (Knoll)* (Betäubungsmittelverordnung!) die Heufieberfälle günstig zu beeinflussen.

Harmloser sind die neuerdings vielfach gegen Heufieber gelobten *Mineralbäder,* und zwar mit *Staßfurter Badesalz und Chilesalpeter.* Es ist anzunehmen, daß sie ganz unspezifisch in geeigneten Fällen günstig auf vegetatives Nervensystem und Gesamtkonstitution wirken. In den von SCHOLTZ überprüften Fällen blieb über die Hälfte der Heufieberkranken ungebessert. Immerhin ist dabei bemerkenswert, daß bei $^1/_5$ der Erfolg deutlich war.

In letzter Zeit sind zur unmittelbaren Bekämpfung der Heufieberanfälle die immer zahlreicher angebotenen *Antihistaminpräparate* von Bedeutung geworden. Schon 1939 machte ERTL nicht ohne Erfolg Versuche mit *endonasaler Torantilanwendung.* Gelobt wurden weiterhin *Antistin* (FREY und WALTERSPIEL) *Benadryl-hydrochlorid* (KREISSL). Nach den vorausgegangenen Erörterungen über Antigen-Antikörperreaktion, Histamin und Antihistamine ist nicht zu bezweifeln, daß auch die Reaktion des sensibilisierten Körpers mit dem Pollenextrakt nicht nur Histamin, sondern auch noch andere reaktive Substanzen freimacht oder erzeugt, die von den Antihistaminen nicht neutralisiert werden können. Diese Giftstoffe treten wahrscheinlich bei den einzelnen Heufieberkranken in verschiedener Menge auf, so daß schon dadurch eine von Fall zu Fall verschieden starke Wirkung der Antihistamine erwartet werden darf. Günstig ist, daß fast alle Antihistaminica gut auf gewisse Begleiterscheinungen wirken. Sie beruhigen meist das erregte vegetative Nervensystem, sie setzen die Empfindlichkeit der Schleimhäute herab, sie stillen den Juckreiz. Aber es kann gerade bei Heufieberbefallenen, die ja vor allem arbeitsfähig bleiben wollen, die Müdigkeit und Schlafneigung erzeugende Wirkung der Histamininhibitoren geradezu lästig werden und Verringerung der Dosis erfordern. Immerhin sind *bei den neueren verbesserten Präparaten 80% der Fälle als erfolgreich* gebucht worden. Besonders zusammengesetzte Antihistaminmedikamente werden sehr gelobt, z. B. mit dem *Privin* (eine dem Adrenalin verwandte Substanz), besonders das *Antistin-Privin* als Nasen- und Augentropfen wegen seiner schleimhautabschwellenden Wirkung. Der Gedanke liegt dann nahe, *Antistin mit Ephedrin* und weiterhin mit dem für die Pollinose schon bewährten *Pervitin* zu kombinieren. Da Pervitin oft recht ungünstig auf den Schlaf wirkt, empfiehlt FRIEBEL *Pervitin am Morgen* und

Antistin mittags und abends zu verordnen, sah davon recht Günstiges und kam mit kleineren Mengen aus.

Es ist klar, daß man auch die S. 434 angeführten neueren Antihistamine der deutschen Firmen zu solchen Kombinationen heranziehen kann.

Es ist an dieser Stelle notwendig, auf die ersprießliche Tätigkeit des *Deutschen Heufieberbundes* (e. V., Geschäftsstelle Köln-Mülheim, Deutz-Mülheimerstr. 173) hinzuweisen, der von Jahr zu Jahr wissenschaftlicher wurde und in den letzten Jahren über den Rahmen des Heufiebers hinaus in seinen Jahresberichten von berufenen Autoren ausgezeichnete Aufsätze auch über andere allergische Fragen als Heufieber bringt Seit 1937 gibt die *wissenschaftliche Zentralstelle des Heufieberbundes* zudem regelmäßig ein *Jahrbuch der allergischen Krankheiten* mit wertvollen Beiträgen heraus.

3. Asthma bronchiale.

Pathogenese. Nach Laennec handelt es sich beim Asthma bronchiale um *Bronchospasmen*, zu denen sich nach Marchand „*Schwellung und Sekretion besonderer Art*" gesellen. Die Eigenart der Sekretion äußert sich unter anderem in dem Auftreten Charcot-Leydenscher Kristalle und Spiralen sowie von eosinophilen Zellen (Friedrich v. Müller). Man wird wohl in den wenigsten Fällen diese beiden Erscheinungsformen isoliert vorfinden und, wie dies z. B. Seeliger tut, einen spastischen von einem katarrhalischen Typ abtrennen können. Es ist nicht ganz sicher, ob sich zu den *Bronchospasmen* auch *Gefäßspasmen* gesellen oder gesellen können. Nach Fuji handelt es sich um eine plötzliche Dilatation und Exsudation der Lungencapillaren, wobei es zu einer Art Urticaria in den Alveolen kommen soll, was von Aschoff bestritten, von Otfried Müller gestützt wird. Die hochgradige und oft obturierende Bronchialsekretion ließ sich nicht nur post mortem, sondern auch röntgenologisch erweisen (Riegler).

Der Bronchialspasmus beruht auf einer *Reflexneurose*, die durch sehr verschiedene spezifische Krankheitsursachen hervorgerufen wird, wobei eine *zentrale Übererregbarkeit* und andere unterstützende Faktoren mitwirken (vgl. Hochrein). Flüchtige Lungeninfiltrierungen können auf Grund vieler neuerer Röntgenuntersuchungen mit den Asthmaanfällen einhergehen (vgl. S. 492, eosinophiles Lungeninfiltrat). Der krampfauslösende Nerv ist der *N. vagus.* Auch intravenöse Cholininjektion kann Asthma auslösen. Vagusreizung erzeugt Bronchokonstriktion (ebenso Pilocarpin), Sympathicusreizung Bronchodilatation (ebenso Adrenalin). Man konnte bei echtem allergischen Asthma dieselben Veränderungen wie beim klassischen anaphylaktischen Meerschweinchenversuch feststellen. Kennzeichnendes Symptom der allergischen Grundlage ist die im Blut, Sputum und Gewebe (vor allem der Bronchialwand) festzustellende *Eosinophilie.* Fehlt sie dauernd, wie manchmal bei bakteriellem Asthma, kann die allergische Grundlage fraglich werden. Bei länger dauerndem Asthma fand man beträchtliche *Wandverdickungen* der kleinen und kleinsten Bronchien. Es ist ebenso abwegig, jedes Asthma für eine Psychoneurose anzusehen, wie es falsch ist, jedes Asthma für allergisch bedingt zu halten. Darauf wird noch zurückzukommen sein. Sicher besteht bei vielen Asthmakranken eine *primäre Erhöhung der Vaguserregbarkeit* oder vielfach ganz allgemein eine solche des *vegetativen Nervensystems.* Bei eigens darauf gerichteten Untersuchungen ließ sich nicht immer bei Asthmatikern eine Erhöhung des Vagustonus, aber fast immer eine solche des vegetativen Nervenapparates demonstrieren. Es ist durchaus möglich, besonders bei frischer Sensibilisierung, daß erste Asthmaanfälle auch ohne primäre Steigerung der Vaguserregbarkeit zustande kommen können. Daß aber zumindest im Asthmaanfall eine Steigerung des Vagustonus von wesentlicher Bedeutung ist, beweist die Wirkung sympathicotroper Mittel, wie Adrenalin, auch scheint die günstige

Wirkung von *Fieberzuständen* und *Fieberkuren* mit Steigerung des Sympathicustonus zusammenhängen (vgl. H. WEBER, STEINMANN).

Gefäßneurose als disponierende Grundlage ist bestimmt von großer Bedeutung, was von MAYER-LIST und KAUFMANN am Krankengut der Tübinger Klinik auch zahlenmäßig erwiesen wurde (bei 60% Vasoneurose positiv, bei 26% Vasoneurose stark positiv).

Die **Konstitution** (die allergische Diathese) ist sicher für die Asthmaentstehung sehr wesentlich, was unter anderem aus der *Vererbbarkeit des Leidens* hervorgeht. ADKINSON z. B. fand unter 400 Asthmatikern 48% familiär belastet. Mir ist wahrscheinlich, daß im allgemeinen weniger die Neigung zu Asthma als solchem, sondern daß die allergische Diathese, d. h. die besondere Neigung, mit Allergie zu reagieren, vererbt wird. Sicher ist auch bei allergischen Asthmafällen, welche durch ausgesprochene Allergenexposition anscheinend völlig intra vitam erworben sind, größter Wert auf die Konstitution zu legen, aber trotzdem halte ich rein paratypisch erworbene Fälle für möglich. Man denke an jahrelang mit Ipecacuanha beschäftigten Pharmazeuten, die schließlich sensibilisiert werden und Asthma bekommen und die Mitteilung ANCONAS und STORM VAN LEEUWENs, daß mit milbeninfiziertem Hafer fast alle Menschen sensibilisiert werden können. Für die beim Asthmatiker besonders häufig bestehende allergische Diathese spricht unter anderem die große Neigung der Kranken gegen *Aspirinpräparate* allergisch zu werden. Nach KIND kommt es bei 10% der Asthmakranken zu Aspirinallergie, durch die schon Todesfälle beobachtet wurden. Nach KINDs Ansicht darf ohne genaue Anamnese bzw. Testung kein Asthmatiker Aspirin bekommen.

Da aber Bronchialasthma außer durch allergische Sensibilisierung noch andere Entstehungsursachen hat, habe ich 1926 in meinem Buch folgendes *Schema* aufgestellt:

1. Allergisches Asthma. Ausgelöst durch alle möglichen Allergene, Giftwirkung indirekt, ähnlich oder identisch mit der Anaphylaxie.

a) Angeborene Disposition notwendig.

b) Ohne besondere Disposition erwerbbar.

2. Toxisches Asthma, d. h. Giftwirkung direkt, z. B. durch im Körper entstehende histaminartige Substanzen (Schockgifte), durch urämisches Gift usw.

3. Unspezifisches Reflexasthma. Besonders hochgradige dispositionelle Bereitschaft des bronchomuskulären Apparates, sei es zentral oder peripher. Reaktion auf ganz verschiedene Ursachen, seien sie chemisch, thermisch, mechanisch, sensorisch, auch durch Infektion der Bronchien.

a) Angeboren.

b) Erworben.

4. Konstitutionell psychopathisches Asthma. Ausgelöst durch meist unbewußte psychische Vorstellungen.

5. Mischformen.

Bezüglich der Möglichkeit einer Asthmaentstehung *durch primärtoxische histaminartige Substanzen* möchte ich auf Versuche von KOESSLER und LEWIS verweisen. Sie konnten in einem auf besondere Weise angeordneten Meerschweinchenversuch schon 1927 die bronchospastische Wirkung von intravenös injiziertem Histamin mit Schreibhebel und Kymographion erweisen.

Wir haben uns hier in erster Linie mit dem allergischen Asthma zu beschäftigen. Eine sehr einfache Einteilung des allergischen Asthmas gibt ROGERS (Philadelphia):

1. Durch Inhalation oder sonstige Einverleibung eines eventuell nachweisbaren Allergens.

2. Durch Infektion verursachtes Asthma mit negativen Testreaktionen auf Inhalationsstoffe oder Nahrungsmittel. Gruppe 1 wird als *extrinsic type*, Gruppe 2 als *intrinsic type* bezeichnet.

3. Durch Kombination beider Gruppen verursacht.

Die besonderen Eigentümlichkeiten des *bakteriellen* Asthmas und seine Beziehungen zur echten Allergie sollen uns später noch beschäftigen.

Es ist hier nicht der Ort, auf die Differentialdiagnose gegen andere mit Schweratmigkeit einhergehende innere Erkrankungen, wie etwa Lungen- und Mediastinaltumoren, substernale Strumen, Lymphogranulomatosen, kardiales Asthma usw. einzugehen. Vgl. darüber die betreffenden Abschnitte dieses Handbuches!

Für die Diagnose „*Allergisches Asthma*" fallen folgende Momente ins Gewicht: *Eosinophilie des Blutes, Sputums und Nasenschleims. Besserung durch Suprareninjektionen, zähes, glasiges, schleimiges Sputum mit eosinophilen Zellen, CURSCHMANNschen Spiralen und CHARCOT-LEYDENschen Kristallen. Hereditäre Allergie und allergische Anamnese, andere allergische Symptome, Auftreten von Asthma bei bestimmten Allergeneinwirkungen. Positive Hautreaktionen.* Man soll den Patienten stets genau befragen, was er in den letzten 24 Std vor dem Asthmaanfall tat, aß, einatmete. Bei der Wichtigkeit von Erkrankungen der Nase, der nasalen Sinus und der Tonsillen ist auf fachärztliche Untersuchungen dieser Organe größter Wert zu legen.

Nach einer von RICHET aufgestellten Tabelle kommen für die Asthmaentstehung folgende Allergene besonders in Betracht:

1. Tierschuppen und Haare;
2. Puder und Parfüm;
3. Möbel und Stoffe;
4. Nahrungsmittel;
5. Federn und Polster;
6. Haus- und Straßenstaub;
7. toxische, mit dem Beruf zusammenhängende Stoffe.

Naheliegenderweise verfällt der Arzt zu leicht der Vorstellung, daß das allergische Asthma weitaus in der Mehrzahl der Fälle oder fast nur durch inhalatorische Allergene bedingt sei. Demgegenüber betont A. H. Rowe (amerik.) immer wieder, daß nach seiner umfangreichen Erfahrung stomachale Allergene für die Asthmaätiologie fast ebensosehr von Bedeutung sind wie inhalatorische. Jedenfalls ist es rätlich, in zweifelhaften Fällen sich durch Hautteste und Suchkosten in dieser Richtung Aufklärung zu verschaffen. Bei der sehr verbreiterten Allergiebasis von Asthmatikern, aber auch anderen Allergikern kann die Anamnese über etwaige vorausgegangene Sensibilisierungen nicht genau genug durchgeführt werden. PÜTZ beschreibt einen lebensbedrohenden Kollaps, der unmittelbar nach einer intravenösen Injektion von 10 cm³ 40% M 2-Woelm eintrat. Die Anamnese ergab später das Bestehen einer *Honigallergie*.

Nach HANSEN sind die häufigsten Asthmaallergene: Schimmelsporen, Gräserpollen, Tierhaare, Hautschüppchen, Mehl, Federn, Milch, Eier, Früchte, Fische.

Vielleicht gibt es aber noch Asthmazustände, die einer anderen Erklärung zugänglich sind. Man überlege folgenden eigenen Fall:

23jähriger Schriftsetzer. Großmutter Asthma und Ekzem, Tanten Tuberkulose, Bruder Asthma. Er selbst hatte schon neugeboren starken Ausschlag, seitdem immer, mit 12 Jahren schlimmer. Nie Pneumonie. Mit 13 Jahren angeblich leichte Tuberkulose, ebenfalls mit 13 Jahren begann Asthma. Seitdem nie ganz frei. Witterungswechsel verschlimmert. Beruf wohl ohne Einfluß. Staub löse aus. Nicht nervös. Im 16.—17. Lebensjahr viel Erbrechen. 22% (Kammerzählung 640) Eosinophile. Hautproben mit zahlreichen Extrakten, aber alle negativ. Eigentümlich war jedoch die Störung des Wasserstoffwechsels: 1 Liter Wasserbelastung, Ausscheidung nach 4 Std nur 405 cm³. Leichte Konzentrationsschwäche der Niere, im Konzentrationsversuch spezifisches Gewicht nur bis 1022. Leichte Harnsäureretention. Harnsäure nach fleischfreier Diät 5,3 mg-% und dann 6,7 mg-%. Blut-Harnstoff: 43 mg-%. Blutdruck: 115/60 mm Hg, im Urin kein Eiweiß.

Wie ersichtlich, sind hier Ausscheidungsstörungen der Nieren vorhanden, mit denen unter Umständen Retention giftiger, etwa histaminartiger Stoffe verknüpft sein könnte. Man kennt bei schwerster Niereninsuffizienz das Asthma uraemicum, von dem allerdings VOLHARD annimmt, daß es in erster Linie kardial bedingt und durch Trockenkost zu beseitigen sei. Nun hat man ja auch bei Bronchialasthma, z. B. an der SIEBECKschen Klinik, gute Erfolge durch salzlose Trockenkost und Entwässerung gesehen. HUCHARD sprach einst von toxalimen-tärem Asthma, und wir möchten es auch nicht für ausgeschlossen halten, daß *Retention von bronchospastisch wirkenden Giftstoffen* unter Umständen zu Asthma-anfällen führen kann. Problematisch ist nur, *ob das auch ohne Urämie denkbar ist*, wie möglicherweise in dem vorliegenden Fall.

Diese Betrachtung leitet über zu dem allgemeineren Problem, ob nicht öfters ein allergischer Symptomenkomplex auch ohne Antigen-Antikörperreaktion, allein durch die Wirkung von im Körper ohne Sensibilisierung freigewordenen histaminähnlichen Schockgiften entstehen könne. Wenn man auch diese Möglich-keit sicher nicht zu bestreiten ist, *sollte der Begriff Allergie jedoch nur für Antigen-Antikörperreaktionen angewandt werden.* Die stattgehabte Sensibilisierung ist das entscheidende. Rein psychogene oder urämische Asthmafälle sind keine aller-gischen Krankheitszustände.

Wir selbst (KÄMMERER und WEISSHAAR) berichteten über die Ergebnisse von 358 Fragebögen und 200 genau durchgearbeiteten Krankengeschichten. *Nahezu die Hälfte unserer Fälle (49,5%) litt vorher an Bronchitiden und Pneumonien.* Als häufigste (nichtinfektiöse) Asthmaallergene erwiesen sich uns *Staub (19,5%)* und *Bettinhaltsstoffe (17,5%).* Auf die Bedeutung des komplexen Allergens Staub für die Entdeckung einer Wohnungs- oder Beschäftigungsallergie muß immer wieder hingewiesen werden, jeder Asthmapatient soll *Staubmaterial seiner eigenen Umgebung* zur Extraktbereitung mitbringen. Es ist empfehlenswert, aus dem Staub auch *bakterielle* und *Schimmelkulturen* anzulegen, die gewachsenen Keime zu Allergenextrakten zu verarbeiten und den Patienten auch mit diesen zu prüfen. Auch sollte der *Staub mikroskopisch auf seine Hauptbestandteile* untersucht werden (z. B. Tierhaare, Stärkekörner, Milbenbestandteile, Teilchen von Federn usw. Über die *allergene Spezifität des Staubes* nur ein Beispiel eigener Beobachtung: 35jährige Werkführersgattin bekommt zu Hause Anfälle. Hautproben: Sehr stark auf Staub aus ihren Matratzenschonern (noch 1:1 000 000 positiv), ferner Wolle, Roßhaare. Gar nicht stark gegen das bei uns vorrätige Staubextrakt.

Wie sehr die *Bettinhaltsstoffe* und wohl auch der *Schlafzimmerstaub* von Bedeutung sind, geht ebenfalls aus den Feststellungen von KÄMMERER und WEISS-HAAR aus 358 Fragebögen hervor. Auf die Frage, zu welcher besonderen Tages-zeit bei den Kranken sich in der Regel die Anfälle einstellten, erfolgten folgende 235 Antworten:

Besondere Tageszeit:

abends	12	3,3%	nachts	104	29%
morgens	14	3,9%	unbestimmt	—	—
tags	17	4,7%	verschieden	88	24,5%

Also bei weitem überwiegen die *nächtlichen Anfälle.* Bei der großen Bedeutung der *Schimmelpilzallergie,* auf die mehrfach hingewiesen wurde (vgl. S. 412), darf aber die oft *hohe allergene Spezifität* einzelner Schimmelpilzarten nicht außer acht gelassen werden, wie folgendes Beispiel unseres Krankengutes ergibt.

Wir beobachteten einen 35 Jahre alten Heizer, der bei großer Hitze arbeiten mußte, erst während seiner Tätigkeit als Heizer, etwa seit 2 Jahren, Asthma und oft schwere Nasen-katarrhe bekam. Er glaubt, daß der feine Staub in seinem Heizraum aufgestapelten ver-schimmelten Holzes schuld sei. Diese Wirkung sei so stark, daß schon die Erinnerung daran bei ihm Atemnot auslöse. Die Hautproben fielen mit unserem vorrätigen Schimmelextrakt nicht sehr stark aus. Als wir uns aber von dem Kranken eine Probe des stark von einem gelb-lich grauen Schimmelpilz überzogenen Holzes mitbringen ließen und daraus ein Extrakt bereiteten, stellten wir eine enorm starke Hautreaktion gegen diesen Schimmelpilz fest, sowohl cutan als intracutan (vgl. das Schema der Hautreaktionen!).

Es ist immer wieder darauf hinzuweisen, daß die prozentuale Beteiligung der einzelnen Allergenarten beim Asthma (wie natürlich auch bei anderen Allergien) ganz von dem Krankengut des jeweiligen Beobachters abhängt. Stellen wir bei unseren einwandfrei positiv reagierenden Asthmafällen den Inhalationsallergenen diejenigen gegenüber, die nur vom Magen-Darmkanal aus wirksam werden können, so ist die Zahl von positiver Allergie gegen letztere im Verhältnis recht klein 93:12. Von diesen gastrointestinal sensibilisierten Asthmafällen möchte ich 3 als besonders kennzeichnend kurz beschreiben.

1. 12jähriger Pfarrerssohn. Vater öfters Bronchitis. Urgroßvater im Alter Asthma. Als Kleinkind Milchschorf. Mit 3 Jahren Asthma, besonders wenn Nebel in Niederungen. An der Ostsee besonders schwer. Er sei besonders empfindlich gegen Eier, Milch, Fisch, Seegras, verstaubte Möbel. Ekzem am Oberschenkel. Hautreaktionen: Ganz enorme Hautallergie gegen Schimmel und Hühnerei, bei beiden noch in Verdünnungen 1:100 stark positiv. Gegen Schellfisch und Kuhmilch noch in Verdünnungen 1:100 stark positiv. Gegen unverdünnten Karpfenextrakt stark positiv. Schwach positiv gegen Rind- und Hammelfleisch. Alles übrige negativ. Guter Erfolg der Desensibilisierung mit Extrakt aus Ei, Schimmel und Fisch. Vater schreibt, daß der Junge den ganzen Winter keinen Anfall hatte. Während früher Widerwillen gegen Ei und Fisch, jetzt oft Verlangen danach.

2. 5 Jahre altes Lageristenkind. Seit 2 Jahren Asthma. Seit dem 1. Lebensjahr schon zeitweise Ekzem. Adenoide und Schwellungskatarrh der Nase. Hautproben: Viele Extrakte geprüft, aber nur gegen Ei und Fisch stark positiv, und zwar cutan. Desensibilisierung mit gutem Erfolg.

3. 13 Jahre alter Arztsohn. Mutter hie und da Migräne, Bruder Ekzem, Großmutter Ekzem. Nach Absetzen der Muttermilch allergische Erscheinungen, mit 4 Wochen Ekzem, Urticaria, Quincke, leichtes Asthma. Nach Paranußmahlzeit fast erstickt wegen Larynxödem. Mit 4 Jahren, wenn er über dem Fischmarkt ging: Urticaria. Jetzt Anfälle von Schnupfen und danach bronchitische Geräusche. Hautproben: stark und ausschließlich, auch cutan: Fisch und Paranuß. Verdünnung 1:1000000 subcutan: Juckreiz am ganzen Körper, Bläschen an der Hand, Schwellung der Injektionsstelle. Alles andere negativ, auch Eier, Milch, Bettfüllungen.

Fall 2:			Fall 3:		
		cutan			cutan
26. 8. 37	Milch	Ø	19. 4. 38	Ei	Ø
	Schimmel	Ø		Milch	Ø
	Fisch	+++		Fisch	+++
	Staub	Ø		Mandeln	Ø
	Kontrolle (NaCl)	Ø		Fleisch und Serum	Ø
27. 8. 37	Fleisch und Serum	Ø	20. 4. 38	Hund	Ø
	Bettfedern	Ø		Kanarienvogel	Ø
	Schimmel	Ø		Gemischte Haare	Ø
	Ei	+++		Nüsse	Ø
	Kontrolle (NaCl)	Ø		Weizenmehl	Ø
				Camembertkäse	Ø
28. 8. 37	Gemischte Gemüse	Ø	21. 4. 38	Paranuß	+++
	Spargel	Ø		Staub	Ø
	Nüsse	Ø		Bettfedern	Ø
	Camembertkäse	Ø		Schimmel	Ø
	Hülsenfrüchte	Ø		Wolle	Ø
	Unreines Mehl	Ø		Kontrolle (NaCl)	Ø
	Kontrolle (NaCl)	Ø			

Das Gemeinsame dieser 3 letzten Fälle sind kindliches Alter, ausgesprochene Hauterscheinungen, besonders hochgradige und eindeutige Hautallergie gegen bestimmte Nahrungsmittel, die mit den Erfahrungen der Kranken übereinstimmt. Ob beim ersten Fall die außerdem vorhandene ganz enorme Schimmelallergie ebenfalls stomachal, vielleicht durch Käse, schimmelhaltiges Obst usw. oder inhalatorisch erworben war, läßt sich nicht sicher entscheiden. Wenn man bedenkt, wie wenig von den zähen Schimmelfäden wohl in das wäßrige Extrakt übergeht und daß von diesem glasklaren Extrakt noch eine Verdünnung von 1:1000000, von der 0,1 intracutan injiziert wurde, genügte, um bei dem Patienten eine ganz gewaltige Hautreaktion zu erzeugen, so kann man nur staunen über das

homöopathische Minimum an Substanz, das in solchen Fällen noch eine Giftwirkung im allergischen Körper entfalten kann. Solche Fälle gehören für pathogenetische wie therapeutische Betrachtungen zu den eindrucksvollsten Erlebnissen, weil sie zeigen, von welch kleinsten Substanzmengen wir je nach der
Individualität des Kranken noch biologische Effekte erwarten können.

Zur weiteren Illustration über allergische Hautreaktionen bei Asthma seien
noch folgende Fälle unserer Klinik (zusammengestellt von meinem Mitarbeiter
H. EMRICH) angeführt.

1. 40jährige Patientin leidet seit dem 8. Lebensjahr an Asthma. Subjektive Empfindlichkeit auf Staub. Bei der allergischen Überprüfung reagierte Patientin zuerst mit einer
deutlichen mittelstarken Intracutanreaktion auf Gruppe Mehle ohne Allgemeinreaktion.
Bei Aufschlüsselung der Gruppe Mehle, wobei wegen der anfangs komplikationslos vertragenen
Intracutantestung eine Cutantestung unterblieb, reagierte Patientin mit schweren Allgemeinerscheinungen in Form eines Status asthmaticus. Es waren starke Intracutanreaktionen
besonders auf Futtermehl und Weizenmehl zu sehen. Bei einer nachträglichen Cutantestung
starke Cutantestung auf Futtermehl. Es zeigte sich somit, daß eine cutane Vortestung selbst
dann unbedingt notwendig ist, wenn das Gruppenextrakt nur schwach reagierte und die
Intracutantestung des Gruppenextraktes komplikationslos vertragen wurde.

2. Bei einem 57jährigen Asthmatiker, der auf eine Intracutantestung mit Grippe-Mischvaccine mit einer starken Hautreaktion reagierte, wurden Intracutantestungen mit einem
Gemisch von Grippe-Mischvaccine und Antihistaminica gemacht. Verwendet wurden Antistin, Avil, Dabylen, Luvistin und Soventol. Nach 20 min bildete sich bei dem Antihistamin-
gemisch nur eine angedeutete Rötung aus, dagegen bei der Kontrolltestung mit Grippe-
Mischvacc ne plus physiologischer NaCl-Lösung eine starke Reaktion. Nach 3 Std war auch
bei der Avil- und Soventol-Grippe-Mischvaccinetestung eine starke Reaktion zu sehen, während die anderen Antihistamingemische eine stärkere Reaktion in diesem Fall nicht aufkommen ließen. Die Zeit von 3 Std entspricht etwa der Wirkzeit der Antihistaminica.

3. 37jähriger Patient leidet seit 8 Jahren an Asthma im Anschluß an eine Pneumonie.
Bei der Sputumuntersuchung waren Influenzabacillen, Pneumokokken und Streptokokken
nachweisbar. Bei der allergischen Überprüfung starke Reaktion auf Grippe-Mischvaccine
mit Pseudopodien. Es wurde eine Autovaccine hergestellt. Patient stellte fest, daß während
der Autovaccinebehandlung das Asthma derart zunahm, daß die Behandlung ausgesetzt
werden mußte. Danach keine Beschwerden. Es wurde mit einer stärkeren Verdünnung die
Kur zu Ende geführt.

4. 38jähriger Apotheker bekam meist in der Apotheke Asthmabeschwerden. Er gab an,
daß er auf Rad. Ipecac. empfindlich sei. Bei der allergischen Überprüfung starke cutane und
intracutane Reaktion mit leichten Atembeschwerden.

5. 14jähriges Mädchen mit Asthma seit dem 3. Lebensjahr. Außer verschiedenen anderen
Reaktionen starke Cutanreaktion auf See- und Süßwasserfisch bei einer Verdünnung von
1:100. Selbst bei einer *Verdünnung von 1:1 Million noch leichte, aber deutliche Cutanreaktion*
mit stärkster Intracutanreaktion.

6. 44jähriger Asthmapatient reagierte auf das in der Klinik vorrätige Extrakt der Gruppe
Federn nur ganz schwach. Anamnestisch gab er jedoch an, daß er keine Asthmabeschwerden
habe, wenn er ohne Ober-, Unterbett- und Kopfkissen schlafe. Er reagierte mit einer
äußerst starken Intracutanreaktion auf *eigene* Kopfkissenfedern.

Es scheint (vgl. PESCHKIN), daß *in der Kindheit Nahrungsmittel* (besonders
Weizen und Eier), *später Hautschuppen und Haare* als Asthmaallergene über-
wiegen. Abgesehen von den *Tierschuppen* ist besonders oft *Wohnungsstaub* von
Teppichen, Matratzen, Kissen usw. anzuschuldigen. Im eigenen Haus hat der
Kranke die beste Gelegenheit, sich gegen die besonderen Staubarten, Fasern,
Haar- und Federbestandteile der Wohnung zu sensibilisieren, wobei *die Haus-
tiere*, besonders Katzen, Hunde, Kaninchen usw. von wesentlicher Bedeutung sind.
Es ist sehr unwahrscheinlich, daß alle möglichen unspezifischen Staubarten ohne
Sensibilisierung nur durch unspezifische Reizung der Schleimhaut ein sog.
reflektorisches Asthma auslösen. Im *Wohnungs- oder Straßenstaub ist ein Gemenge
von Allergenen*, gegen die bald mehr, bald weniger Sensibilisierung bestehen kann.

Nicht nur wir machten immer wieder die Erfahrung, daß dem *Hausstaub* eine
besonders große Bedeutung zukommt. So ist es C. RIMINGTON geglückt, *aus Hausstaub verschiedener Herkunft ein wohl einheitliches, spezifisches, im wesentlichen*

aus Aminosäuren bestehendes Antigen zu gewinnen. Auf dieses „reine" Staub-
antigen reagieren etwa 70% aller an Inhalationsallergie leidenden Patienten
positiv. F. A. Simon entdeckte in menschlichen Hautschuppen ein Antigen, das
infantiles Ekzem auslöst. Es handelte sich um ein Epidermisprodukt und nicht
um ein bakterielles oder sonst epidermisfremdes Agens. Man soll jeden Patienten
veranlassen, eine *Tüte voll eigenen Wohnungsstaubes* mitzubringen, der zum Allergenextrakt verarbeitet wird. Federn sind besonders als *„Bettallergene"* (bei
nächtlichem Asthma) und bei Beschäftigung mit Geflügel wichtig. Wie schon
S. 413 erwähnt, haben *Schimmelsporen* im Staub eine nicht zu unterschätzende
Bedeutung. Die Wichtigkeit der Schimmelpilze wird neuerdings viel höher eingeschätzt als früher, besonders für die zahlreichen Asthmatiker, die in feuchten
Wohnungen hausen (vgl. S. 413). Schon 1926 wies ich in meinem Buch darauf
hin, daß außer dem von Storm v. Leeuwen genannten *Aspergillus fumigatus*,
auch *andere Schimmelarten* auf ihre allergene und asthmogene Bedeutung untersucht werden müßten. Es empfiehlt sich, aus dem Staub von Schränken und
Wänden der Asthmatikerwohnungen Schimmelpilze für die Extraktbereitung zu
züchten.

Später wiesen dann besonders Berger und Hansen nach, daß *viele Asthmatiker, deren Anfälle vom „Klima" oder „feuchten Wohnungen" abzuhängen scheinen,
gegen Schimmelpilzsporen allergisch sind.* Feuchtes Klima und Schimmelallergie
haben wir schon S. 413 erwähnt, haben offenbar engere Beziehungen. Fränkel
fand in dem feuchten England etwa 53—61% positive Hautreaktionen auf
Schimmelextrakt, in dem weniger feuchten Deutschland nur 16—21%. Daß es
sich beim Schimmelpilzasthma um einen echt allergischen Vorgang handelt,
bestätigte Storm van Leeuwen durch den Nachweis von Reaktionskörpern im
Krankenserum mit Hilfe der Prausnitz-Küstnerschen Reaktion. Bei den
„Wohnungs- und Stauballergenen" scheinen übrigens auch *Hausmilben* recht
wesentlich zu sein, gegen die Decker *bei 60% seiner Asthmakranken* Allergie
feststellte und diese Insekten in den Wohnungen und Möbeln seines Praxisberei-
ches sehr verbreitet fand. Bei Bauern, Müllern, Getreidehändlern usw. ist die
Testung mit Getreidemilbenextrakt nicht außer acht zu lassen.

Die *Bedeutung der Bakterien* für das allergische Asthma wurde lange Zeit
unterschätzt, obschon ich bereits 1922 auf die Wichtigkeit, insbesondere von
Pneumonien und anderen Infektionen der Luftwege für die Asthmaentstehung
hinwies und in meinem Buch schon in der ersten, noch mehr in der 2. Auflage das
bakterielle Asthma sehr ausführlich behandelte. A priori muß man mit 2 Möglichkeiten rechnen: Entweder handelt es sich um eine echte allergisch-anaphylaktische Sensibilisierung durch das bakterielle Allergen oder um eine chronische
Infektion der Luftwege, die dann ohne allergischen Mechanismus die Reizbarkeit
der Bronchialschleimhaut so erhöhen würde, daß ein sog. „Reflexasthma" zustande kommt. Es ist aber sehr wahrscheinlich und neuerdings auch die wohl-
begründete Ansicht vieler Autoren, daß bei der dauernden Besiedlung von
Infektionsherden, nicht etwa nur der Bronchien, sondern der Nebenhöhlen,
Tonsillen, Hohlräumen von Knochen usw. *Sensibilisierung durch Bakteriensubstanzen und durch Wiederausschwemmung von Bakterien,* allergische Mechanismen und Schockzustände zustande kommen. In einer schon vor vielen Jahren
erschienenen Mitteilung fand ich in der *Anamnese meines Asthmamaterials in
59% Pneumonien, bei 56,5% wurde der erste Anfall unmittelbar durch akute infektiöse Erkrankung der Respirationsorgane ausgelöst.* Cooke konnte 1949 Untersuchungen von Swift bestätigen, und zwar an dem großen Krankengut des
Roosevelt-Hospitals in New York, daß *bei 90% aller Asthmatiker über 40 Jahre*
bakterielle Allergie nachzuweisen war. Eine erfreuliche Bestätigung meiner alten

Befunde. Die früher zahlreichen, jetzt wenigen Gegner des bakteriellen Asthmas stützten sich vielfach darauf, daß man meist bei Bakterien keine deutlichen Hautreaktionen mit Bakterienextrakten (Vaccinen) erhalten könne. Nun beweist ja vor allem eine negative Hautreaktion nichts Sicheres für oder gegen die Allergie anderer Gewebe bzw. Schleimhäute. Aber es sind die positiven Hautreaktionen mit Bakterienextrakten nicht so selten, wie man oft glaubt, zumal sie doch auch oft erst nach 24 Std deutlich in Erscheinung treten.

Man müßte sich nur allmählich darauf einrichten, wie das neuerdings besonders von amerikanischer Seite vorgeschlagen wird, *möglichst viele Bakterien aus dem Sputum, Nasenschleim, den Tonsillen, den Nebenhöhlen der Asthmatiker zu züchten, aus allen Vaccinen zu bereiten und alle diese Vaccinen zu Hautproben zu verwenden.* Die positiven wären dann zur Desensibilisierung geeignet.

COOKE, der anfangs das bakterielle Asthma nicht für bewiesen und für eine sekundäre Erscheinung hielt, vertrat später die Ansicht, daß das bakterielle Asthma ebenso allergisch bedingt sei wie das „atopische", ja vor dem 10. Lebensjahr überwiege stark der bakterielle Typ mit 82% gegenüber dem „atopischen" mit 17%. Dementsprechend bezeichnet neuerdings der Amerikaner LEE-BIVING die Behandlung des kindlichen Asthmas mit möglichst hochwertiger Vaccine als besonders aussichtsreich. Nach JIMENEZ DIAZ spricht für die allergische Natur des *bakteriellen Asthmas, daß er bei diesem häufiger Eosinophilie fand als bei anderer Asthmagenese.* In einer Rundfrage, die ich im Jahre 1929 über das bakterielle Asthma an zahlreiche innere und Kinderkliniken schickte, erhielt ich über die Bedeutung der bakteriellen Genese viele zustimmende Antworten. Bekanntlich erhält man bei den allergischen Hauttestungen von Asthmatikern mit nichtbakteriellen Testflüssigkeiten viele negative oder unsichere Resultate. Das liegt sicher zum Teil daran, daß bei der so häufigen bakteriellen Ätiologie die nichtbakteriellen Allergene keine Reaktionen geben, die etwa verwendeten bakteriellen Vaccinen aber oft auch keine klaren Ergebnisse, wenn überhaupt Vaccinen herangezogen wurden. Sicher ist aber die Unterschätzung der bakteriellen Antigene für die Hautreaktionen nicht berechtigt. Ich habe schon viele überraschend starke Reaktionen mit bakteriellen Extrakten festgestellt. FARAGO (Budapest) züchtete aus dem Sputum von Asthma- und Rhinitis vasomotoria-Kranken verschiedene Bakterienarten. Asthma- und Rhinitiskranke reagierten mit Vaccinen solcher Stämme in 67—86% positiv, andere Kranke nur in 0—50%.

Die Abhängigkeit des Asthmas von *tuberkulöser Infektion* erfährt von den einzelnen Autoren, wohl je nach der Ortsansässigkeit der Beobachter, eine sehr verschiedene Beurteilung. Der von dem Wiener NEUMANN erst 1940 wieder vertretene Standpunkt, daß so gut wie jedes Asthma durch eine latente Tuberkulose bedingt sei, geht nach meinen eigenen Beobachtungen entschieden zu weit. Auch weiß ich nicht, ob für unsere Verhältnisse die Ansicht des spanischen Klinikers JIMENEZ DIAZ richtig ist, daß bei 60% der Asthmatiker vorausgegangene tuberkulöse Infektion, also tuberkulöse Allergie, die Empfindlichkeit gegen das auslösende Allergen hervorrufe. Die weitere Erfahrung NEUMANNs, daß Tuberkulosen mit positivem Sputum und ausgedehnten kavernösen Prozessen im allgemeinen Bronchialasthma ausschließen, stimmt mit den Angaben SCHRÖDERs überein, der unter 4716 Tuberkulosekranken nur 30 Fälle mit typischem Asthma fand. BANDELIER und RÖPKE nehmen sogar eine Art immunisatorische Wirkung des Asthmas gegen Tuberkulose an. Bei unseren eigenen Münchener Asthmamaterial kann von einer besonderen Häufigkeit der Tuberkulose gar keine Rede sein und entsprechend waren die Ergebnisse der NONNENBRUCHschen Klinik in Prag. Bei der Vielfalt möglicher Allergene kann zweifellos wohl auch einmal Tuberkelbacillenantigen für allergisches Asthma in Betracht kommen. So schildert

z. B. C. Pöhlmann Fälle, bei denen allergisch asthmatische Zustände durch tuberkulöse Frühinfiltrate, sowie durch infiltrative Exacerbationen um alte tuberkulöse Herde entstanden. Im übrigen wurde festgestellt, daß bei sehr vielen Asthmatikern, aber auch wohl Allergikern überhaupt, eine unspezifisch gesteigerte Empfindlichkeit gegen *Tuberkulin* besteht.

Es dürfte wohl Storm van Leeuwen gewesen sein, der als erster die hohe **Bedeutung des Klimas und Wetters** (s. S. 374) für die Genese des Asthmas und die Zahl der Asthmaanfälle betonte. Viele Asthmatiker haben an dem einen Ort niemals, an dem anderen stets Anfälle. *Höhenorte* wie Davos, St. Moritz usw. sind für Asthmakranke viel günstiger. Aber nicht die Anfälle werden in der Höhe verhindert, sondern das Allergen scheint zu fehlen. Storm van Leeuwen stellte fest, daß *Dünen und Sandboden* dem Asthmatiker viel besser bekommen als *Moor- und Lehmboden.* Ähnliches berichtet Tiefensee von Ostpreußen. Man darf wohl sagen: *Asthmareich sind Gebiete mit hohem Grundwasserspiegel,* schwer durchlässigem Boden, z. B. Lehmboden, Flußtäler, Niederungen. *Die Böden asthmafreier Gegenden bestehen vorwiegend aus Sand und Kies mit niedrigem Grundwasserstand,* leicht durchlässigem Boden. Zipperlen erweiterte diese Erkenntnisse noch durch die Feststellung (für Württemberg), daß Asthma in Gegenden mit wärmerem Klima häufiger auftritt, sowie daß *Gewitter und Föhn auslösende Bedeutung* haben. Letztere Feststellung kann jeder erfahrene Kliniker immer wieder machen und seine Asthmatiker bis zu einem gewissen Grade als Barometer benützen (vgl. Kapitel Wetter und Klima, S. 374). Ich möchte hier nur noch einiges Besondere ausführen. In einer sehr lesenswerten und ausführlichen Monographie über Klima und Asthma erwähnt Grimm unter anderem die *ungünstige Wirkung der Täler* auf manche Asthmatiker. Über die Substanzen, die in feuchten, sumpfigen Gegenden asthmaauslösend wirken und die die Zahl der Asthmatiker emporschnellen lassen, stellte seinerzeit Storm van Leeuwen eine eigene Theorie auf. Er vermutete, die auslösenden Faktoren seien in der Luft vorhandene, ihrer Natur nach noch unbekannte Substanzen, die als Allergen wirken würden. Um sie einstweilen zu benennen, griff Storm van Leeuwen auf die alte Bezeichnung *Miasmen* zurück, ohne daß dieser Ausdruck für die Asthmagenese und Allergielehre mehr Klarheit brachte als die mit diesem Wort verbundene unklare Vorstellung früherer Zeiten. Wahrscheinlich dachte der Autor an allerlei *organische Substanzen, die durch Fäulnis, Verwesung und Vermoderung* entstehen und in der Luft zerstäubt werden, zum großen Teil wohl von Protein- oder proteinartigem Charakter. Neuerdings wird besonders in Amerika, aber auch in Deutschland die Ansicht vertreten, daß die *Allergie gegen Schimmelpilze wohl die Hauptursache des klimatisch bedingten Asthmas* sei. Um diese klimatischen Luftallergene von dem Asthmatiker fernzuhalten, konstruierte Storm van Leeuwen die sog. *allergenfreie Kammer,* von der wir im Therapieabschnitt noch zurückkommen werden, obschon man sie auch diagnostisch zur Unterscheidung des durch Luftallergene bedingten Asthmas von anderen Asthmaformen verwenden kann. *Schimmelpilze* haben auch für die nächtliche Bettallergie eine ganz besondere Bedeutung wie ebenfalls Storm van Leeuwen feststellte. Bekanntlich wird zur Matratzenfüllung sehr häufig *Kapok* (wolleartiges Fruchthaar des Cubabaumes) verwandt, der besonders in feuchten, ärmeren Wohnungen leicht verschimmelt. Van Leeuwen zeigte, daß *nur verschimmelter und nicht reiner Kapok* als Allergen bzw. asthmaauslösend wirkt. Neuere Nachuntersuchungen von Wagner und Rackemann in Amerika ergaben, daß frischer Kapok ganz selten, alter Kapok sehr oft positive Hautreaktionen gab, daß aber dampfsterilisierte Baumwolle und Kapokfasern schlechte Nährböden für Schimmelpilze abgeben, die sie ebenfalls als die Ursache der mit käuflichem Kapok erzielten positiven Hauttests ansehen. Ich möchte auch hier wieder, wie schon früher hervorheben, daß außer Schimmelpilzen auch andere Mikroorganismen, vor allem *Bakterien und Bakterienprodukte* für die Auslösung *klimatischen* Asthmas mitverantwortlich gemacht werden müssen. Man bedenke ihre Ubiquität und ihre Hauptrolle bei allen Zersetzungs- und Fäulnisprozessen und unsere geringen Kenntnisse über viele Arten. Wenn man bedenkt, wie leicht sich der Mensch durch allerlei Infektionen und Infektionsherde gegen Bakterien und Bakterienprodukte sensibilisieren kann, so ist die Möglichkeit der Reaktivität vieler Menschen gegen ein bakterielles Luftallergen nicht so fernliegend.

Neben diesen häufigsten asthmaerzeugenden Inhalationsallergenen gibt es eine ganze Reihe seltener oder gelegentlicher. Die Substanzen, die als asthmogen da und dort beschrieben wurden, sind zahllos. Ein typisches und bekanntes Beispiel für allmähliche Sensibilisierung durch Berufsexposition ist das *Ipecacuanha-asthma der Pharmazeuten*, die auch durch manches andere Arzneimittel (wie z. B. Podophyllin) gefährdet sind. Sehr bekannt, besonders durch die Forschungen über Allergie gegen nichtproteine Stoffe, wurde das von CURSCHMANN zuerst beschriebene und als echt allergisch erkannte *Asthma der Fellfärber*. Antigen oder Hapten (vgl. S. 421) ist das *zum Beizen der Felle benutzte Ursol*, eine Verbindung des *p-Phenylendiamin*.

Von COLLDAHL (Lund) wurden neuerdings *diagnostische Expositionsversuche* bei Asthmapatienten befürwortet. Die Versuche wurden mittels eines Sprays durch Inhalation von 1 cm³ der Allergenlösung durchgeführt. Bei Patienten, die schon auf eine Konzentration des Allergens von $1:10^{-5}$ intracutan positiv reagiert hatten, wurde bei der Exposition auch mit dieser Konzentration begonnen und bei fehlender Reaktion erst bei einer Konzentration von $1:10^{-1}$ mit der Inhalation aufgehört. Als Kriterium galt die Vitalkapazität, der Auskultationsbefund und das Auftreten von Asthmabeschwerden. Bei 43% der Patienten fiel der Expositionsversuch positiv aus, wenn auch durch den Intracutantest eine positive Reaktion erzielt war. Als häufigstes Allergen erwies sich der *eigene Hausstaub*. Die Gefahren des Expositionsversuchs werden von den Autoren als geringfügig geschildert, das Asthma gehe meist rasch zurück. Ich möchte jedoch sehr zur Vorsicht mahnen, besonders bei herzschwachen emphysematischen und stark bronchitischen Asthmatikern. Ich schließe mich daher dem Autor an, wenn er Bereithaltung von Suprarenin, Theophyllin usw., sowie klinische Beobachtung für notwendig hält.

Wer die Lebensgeschichte und die Stammbäume vieler Asthmatiker studiert, dem wird die nahe Beziehung zwischen *ekzemartigen Hauterkrankungen und Asthma* besonders auffallen. Schon beim Kleinkind tritt die häufige Vereinigung von Ekzem („Milchschorf") und Asthma zutage, wobei oft *Milch* oder *Hühnerei-allergie* festzustellen ist (vgl. MORO 1932). Es handelt sich wohl meist um eine ausgesprochene allergische Diathese und eine starke Allergie gegen ein einziges oder nur wenige Allergene. Besonders Prurigo-Besnier und Asthma kommen sehr häufig zusammen vor (BAGNO, Kopenhagen). Bei einer der Beobachtungen BAGNOS litt der Vater an Ekzem, Asthma und paroxysmaler Tachykardie, der Sohn an Ekzem, Heuschnupfen und paroxysmaler Tachykardie. Ich beobachtete einen Patienten mit Prurigo-Besnier und Asthmaanfällen, der auf eine Intracutanreaktion (Fisch-Allergenextrakt) neben starken Hautreaktionen einen sehr schweren Asthmaanfall bekam. In der Regel wird wohl eine meist in früher Kindheit erworbene Sensibilisierung mit einem Nahrungsmittel vorliegen.

Es ist viel über Beziehungen und Abhängigkeit des Asthmas von der *Funktion der inneren Drüsen* geschrieben worden, größtenteils ohne genügende Überzeugungskraft. Da Anaphylaxie anscheinend mit Hypoadrenalismus einhergeht (BROWN), wurde die gute Wirkung von Adrenalin zum Teil auch hierauf zurückgeführt. Beziehungen des Asthmas *zu Hyperthyreoidismus* und *Basedow* wurden vielfach vermutet, unter anderen von FRIEDRICH V. MÜLLER. Jedenfalls darf man annehmen, daß Hyperthyreose bzw. die mit dieser verbundenen Labilität und

Reizbarkeit des vegetativen Nervensystems die Bereitschaft zur Allergie verstärken kann. Neuerdings hat auch DIAZ die Ansicht vertreten, daß das häufige Zusammentreffen nutritiven oder bakteriellen Asthmas mit gestörter Schilddrüsen- und Ovarialfunktion die nahen Zusammenhänge zwischen Asthma und endokrinen Störungen beweisen, bei denen das Asthma erfolgreich mit hormonaler Therapie behandelt werden könne. Man erinnere sich auch an die von JAENSCH und HAAG aufgestellten B- und T-Typen. Die Autoren unterscheiden als Konstitutionstypen einen Basedow- und Tetanietyp. JAENSCH glaubt an erbbiologische Beziehungen zwischen allergischer Disposition und Basedowscher Erkrankung.

HAAG, der sich mit der Vererbung und Konstitution allergischer Erkrankungen beschäftigt, unterscheidet mit JAENSCH als Konstitutionstypen einen *Basedow- und einen Tetanietyp* (*B- und T-Typen*). Er kommt zu dem Ergebnis, daß zwischen den allergischen Krankheiten und der BASEDOWschen Erkrankung irgendwelche erbbiologische Beziehungen bestehen müssen. Man sollte daher bei ausgesprochenen Basedowfällen nach allergischen Krankheiten der Familie forschen. HAAG untersuchte 200 Heufieberkranke auf ihre Körperverfassung und fand .starkes Vorwiegen der B-Typen nach JAENSCH, T-Typen in reiner Form waren nicht zu finden. Diese Kranken zeigten meist Hochwuchs und jugendliches Aussehen, Glanzauge, weite Pupille. Die Grundbedingung des Heufiebers sei in der basedowoiden Körperverfassung zu suchen, zu der bestimmte auslösende Bedingungen hinzutreten müssen, um die Krankheit zum Ausbruch zu bringen. Bei den Bronchialasthmafällen müsse man basedowoide und tetanoide (T-Formen) unterscheiden. Letztere hätten meist chronische Bronchitis. HANSE, der Asthmafälle (leider nur 40) untersuchte, fand eine gewisse Neigung zum schizothymen Formenkreis. Es überwog der tetanoide und parasympathische, der sog. T-Typ (JAENSCH) bei 29 Fällen, der Rest ließ mehr basedowoid-vegetative Eigenschaften erkennen.

Nach unseren neueren Erkenntnissen kommen zur Entstehung asthmatischer Anfälle und überhaupt allergischer Schockzustände und Schockfragmente noch hinzu 1. Unterfunktion der Hypophyse, wodurch mangelhafte Anregung der Nebennierenrinde. 2. Fehlende Reaktion der Nebennierenrinde auf ACTH. 3. Die Ansprechbarkeit des mesenchymalen Gewebes auf die adrenocorticotropen Hormone ist vermindert.

Sehr vieles ist jedoch über den Zusammenhang von Asthmadisposition und endokrinen Störungen noch aufzuklären.

Man muß sich die Frage stellen, *ob auch bei einwandfrei allergisch geklärter Genese des Asthmas eine psychische Beeinflussung und damit vielleicht auch psychische Therapie möglich ist.* Von vornherein muß betont werden, daß es kaum eine noch so „organische" Krankheit gibt, bei der nicht das Seelenleben des Kranken fördernden oder hemmenden Einfluß nimmt und kaum einen Patienten, bei dem der Arzt nicht auch irgendwie psychotherapeutisch wirken muß. Sicher ist anzunehmen, ja für den Erfahrenen außer Zweifel, daß besonders die späteren Anfälle auch von echt allergischen Asthmatikern sehr häufig bald mehr, bald weniger psychisch beeinflußt, ja manchmal nur durch psychische Vorstellungen hervorgerufen sind. Die seelische Überlagerung spielt eine große Rolle, die Angst vor dem Anfall erzeugt eine *Angst- und Erwartungsneurose* durch die Erinnerung an frühere schwere Anfälle. Wenn dann auch ursprünglich das Asthma rein allergisch war, können zu „*Spezifitätsverlust*" (vgl. S. 361), zu den durch viele Anfälle „*ausgefahrenen Bahnen*" noch „*gefühlsbetonte seelische Vorstellungen*" kommen, wie ich mich früher einmal ausdrückte. Diese psychischen Beziehungen führen uns zu den *vegetativen Zentren* und zur Bedeutung des *Zwischenhirns* für den Asthmaanfall, vgl. STURM. Dieser Autor betont die diencephale Genese des Asthmas als eine von dem Stammhirngefühl „der Aura" eingeleitete paroxystische Atmungsstörung. Er unterscheidet 2 Asthmagruppen: einmal das „Diencephaloseasthma" (Zwischenhirntumoren, Zwischenhirntraumen, Postencephalitis), dann das „diencephale Reaktionsasthma". Zu diesem gehören außer hypertonischen zentralen Gefäßkrisen und endokrinen Dysregulationen, welche die Zwischenhirnzentrale in Mitleidenschaft ziehen, auch die uns hier angehenden „neurozirkulatorischen Reflexmechanismen des peripheren Lungengefäßsystems, ausgelöst durch eine besondere pulmonale Anaphylaxie". Es existiert ein *eigenes Atemzentrum im Hypothalamus* (besonders durch Untersuchungen von W. R. Hess bewiesen), das als erhöht reizempfindlich dem bulbären Atemzentrum übergeordnet ist. Sturm sieht keinen Widerspruch zwischen dem allergischen Charakter des Asthmas und seiner zentrogenen Ätiologie, da an Stelle des Begriffs der rein peripher cellulären Anaphylaxie die Vorstellung der vegetativ nervösen Steuerung der peripheren Vorgänge trat, deren Zentrum in der grauen Substanz des 3. Ventrikels liege (Thaddea und Sturm). Sturm führt eine Reihe von Gesichtspunkten zum Nachweis des cerebral-diencephalen Charakters des allergischen Asthmas an. Ich kann auf diese Unterschiede hier nicht näher eingehen (vgl. Sturm), bezweifle aber nicht, daß *das Zwischenhirn auch bei den allergischen Schockvorgängen eine ausschlaggebende Rolle spielt,* wie ja schließlich in alle vegetativen Vorgänge das Nervensystem und seine vegetativen Zentren regulierend, fördernd oder hemmend eingreifen. Die *Abhängigkeit des Diencephalons von psychischen Erlebnissen und Vorgängen* läßt uns dann auch die psychische Auslösung asthmatischer Anfälle verständlich erscheinen. Man vergleiche auch den Abschnitt Allergie und Nervensystem, S. 595, sowie Asthma und Psychotherapie, S. 489.

Therapie. Zu Beginn halte ich es für zweckmäßig, einige Sätze aus einem Vortrag von Unger (Chicago) beim internationalen Allergiekongreß 1951 in Zürich vorauszuschicken. Anfälle von Bronchialasthma kommen nach Unger (Chicago) viel mehr *als Folge von Ödem und Schleimbildung als durch Bronchospasmen* zustande. Autopsien ergeben in der Regel Emphysem, Hyalinisation der Grundmembranen, ausgedehnte Eosinophilie, mehr oder weniger große *Schleimverstopfung in den kleinen Bronchien* mit Einschluß einiger terminaler Alveolen. Die wichtigsten Komplikationen sind Infektionen, besonders Pneumonie und Bronchitis. Auch andere Komplikationen wie Bronchiektasen und Pneumothorax kommen vor. Herzerkrankungen sollen in unkomplizierten Fällen von Bronchialasthma selten sein. Ich möchte aber betonen, daß in allen älteren, besonders mit Emphysem komplizierten Asthmafällen fast stets *Herzschwäche* vorhanden ist, was schon aus der guten Wirkung von *Strophanthin* hervorgeht. Zur erfolgreichen Behandlung soll *spezifische Therapie* angewandt werden, und zwar sowohl strikte Vermeidung der schuldigen Allergene als auch *spezifische Desensibilisierung,* besonders mit *Inhalationsallergenen,* die nicht vermieden werden können, wie Schimmelpilze, Hausstaub, Pollen. Dann ist die *Verringerung der Verstopfung der kleinen Luftwege* anzustreben (Arzneimittel, bronchoskopische Aspiration, Vermeidung von Morphium und anderen sedativen Mitteln, welche den Patienten am Aushusten der verstopfenden Schleimmassen verhindern). Als wertvoll wurde von Unger für manche Fälle noch antibiotische und psychische Therapie sowie ACTH und Cortison bezeichnet.

Über die *Therapie des Asthmas* ist zunächst der allgemeine Teil S. 428 einzusehen. Im Besonderen kann man etwa folgende 6 Wege einschlagen:

1. Symptomatische Bekämpfung des *Anfalls* bzw. des *Status asthmaticus* in erster Linie mit Medikamenten.

2. Die medikamentöse, diätetische oder physikalische Behandlung zur Beseitigung der *Asthmabereitschaft* (z. B. Jod, Calcium, Arsen, Bestrahlung).

3. Vermeidung oder Entfernung der spezifischen Krankheitsursache.

4. Vermeidung oder Entfernung unterstützender Ursachen, z. B. Infektionen der Nase, der Nebenhöhlen, Tonsillen.

5. Spezifische Desensibilisierung.

6. Unspezifische Protein- und Reizkörpertherapie, Hormontherapie.

7. Psychische Behandlung.

1. Behandlung des Anfalls und des Status asthmaticus. Unser Vorgehen richtet sich nach der Stärke des Anfalls. Bei leichteren Anfällen genügen *Inhalationen* mit Hilfe eines kleinen *Kaltverneblers* mit Gummigebläse, den der Kranke stets mit sich führen soll. Zur Inhalation kommen in erster Linie *Adrenalin* bzw. *Suprarenin, Ephedrin* und *Ephetonin* sowie deren Derivate und verwandten Verbindungen. Neuerdings hat sich sehr gut das *Aludrin* bewährt. Von den Kranken gelobt wird meist auch *Glycivenan* sowie *Bronchovydrin. Ich möchte gleich hier betonen, daß die Vorliebe der psychisch in der Regel sehr beeinflußbaren Asthmatiker für die einzelnen Mittel außerordentlich verschieden ist, und was der eine als glänzend schildert, dem anderen oft gar nichts hilft.* Das gilt nicht nur für die verschiedenen Inhalationsmittel (für die es zahllose Mischungen mit mehr oder weniger geschmackvollen Namen gibt), sondern für alle anderen Asthmamittel und Maßnahmen. Für die milden Anfälle reicht auch oft die Anwendung eines der zahlreichen Asthmamittel in Tablettenform, als Tropfen und Lösungen aus: *Taumasthman, Felsol* (nicht genau bekannte Pyrazolonverbindungen), *Iminol* (Agarinin, Papaverin-Coffein-Theophyllin), *Aludrintabletten* und die *Ephedrin-* und *Ephetoninpräparate* die ebenfalls von erfahrenen Asthmatikern meist mitgeführt werden. Gute Erfahrungen machten wir inhalatorisch wie oral auch mit *Aspasan* (Propylaminderivat)[1]. Als Asthmamedikamente, sind auch Theobromin, Theophyllin und Coffein anzuführen, welche die Bronchiolen meist erweitern und die Lungenvenen dilatieren.

Gut bewährt, auch gegen schwerere Asthmaanfälle, haben sich bei uns auch *Priatan*-Tabletten 1—3mal täglich 1 Tablette. Die Tablette hat folgende Zusammensetzung: 1-Dimethylphenyliminothiazolidin. hydrorhodan. 0,015 g, Ephedrin. hydrorhodan. 0,015 g, Theophyllin. pur. 0,05 g, Phenyldimethylpyrazolon 0,4 g. — Neuerdings wurde eine gute Wirkung von Vitamin B_{12} bei Bronchialasthma in einer Dosierung von 10 mg täglich beschrieben. Auch wurden Beobachtungen mitgeteilt, die von einer Antihistaminwirkung des Vitamins sprechen. Im Gegensatz dazu wurde von KAUFMANN (New York) sowohl bei oraler als auch bei parenteraler Verabreichung keine Besserung des Asthmas beobachtet. — BASINCO (Rom) wies 1940 die antihistamine und antiallergische Wirkung von *Nicotinsäureamid* nach. Neuere Forschungen ergaben ihm, daß das Dimethylamid der Nicotinsäure, das *Coramin,* ebenfalls antiallergische Eigenschaften besitzt, klinisch wie experimentell unterdrückte es den anaphylaktischen Schock.

DERBES, WHITE, TEVERBAUGH, VAUGHAN und WEAVER empfehlen zur Behandlung von Asthmaanfällen sehr ein neues Alkaloid, das aus Ami Visnaga Lam. (Mittelmeerländer) dargestellt und als Decoct verabreicht wird. Es wird oral oder intramuskulär in Dosen von 100 mg gegeben, die Autoren konnten in fast $2/3$ ihrer Fälle von Status asthmaticus eine ausgezeichnete bis gute Besserung erzielen ohne unangenehme Nebenwirkungen, besonders auf den Blutdruck, von längerer Wirkung als Adrenalin.

Zur *Inhalationstherapie* ist noch zu bemerken, daß man heute bestrebt ist, die Inhalationsmittel durch besonders feine Zerstäubung möglichst bis in die Alveolen zu bringen, da sie mit den gewöhnlichen kleinen Apparaten mit geringem Druck höchstens zu den größeren Bronchien gelangen. Schon der HIRTHsche

---

[1] Sein Hauptbestandteil ist ein *Antihistamin,* und zwar ein Propylaminderivat (wie auch z. B. im Trimeton und Thephorin), in den Tabletten ist noch Suprifen, Coffein und Pyramidon enthalten, in der Inhalationslösung Dioxyephedrin und Suprifen, in den Ampullen Dioxyephedrin.

Sauerstoffapparat, der einen Druck von 2 Atmosphären mit Hilfe einer Sauer-
stoffbombe erzeugt, läßt die Medikamente viel tiefer eindringen. Auch Sauerstoff-
einatmungen allein wirken oft recht
günstig oder Sauerstoff mit bei-
gemengter Kohlensäure. Neuerdings werden besonders die Ansätze
zur Erzeugung *feinster Aerosole*
immer mehr verbessert. Diese Apparate sind sehr wichtig geworden
zur feinen Zerstäubung von Peni-
cillin- und Streptomycinlösungen
usw., besonders zur inhalatorischen
Behandlung der Begleitbronchitiden und überhaupt bronchitischer
Erkrankungen und werden mit
großem Erfolg angewandt (vgl.
S. 480).

Von BEUSTZ und HOLLDACK
wurde die Inhalation von Synpen
in ¹/₄- bis ¹/₂%iger Lösung empfohlen. Auch mittels Handver-
nebler wurde die Atmung leichter
und freier.

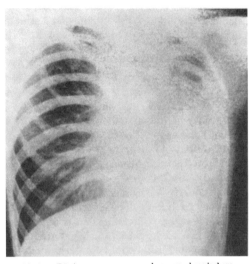

Abb. 7 a. Röntgenogramm von schwerem chronischem
Asthma, kompliziert durch Atelektase der linken Lunge.
[WALDBOTT: Ann. Allergy **3**, 12 (1945).]

Neuerdings wurden besonders von amerikanischer Seite die gewöhnlichen
Suprareninlösungen 1:1000 in beträchtlicher Verstärkung, z. B. Adrenalin- oder
Ephedrinlösungen 1:100, angeb-
lich mit bestem Erfolg angewandt
(vgl. J. GRÄSER). NIELSEN verwandte sogar 10%ige Adrena-
linlösungen. Ich konnte mich
mit diesen starken Lösungen
wegen der oft hochgradigen Wirkung auf den Blutdruck bis jetzt
nicht befreunden. Bei *heftigen
Asthmaanfällen* sind *Injektionen
in erster Linie mit Suprareninlösungen 1:1000* nicht zu vermeiden. Auch für die Injektions-
therapie sind eine Reihe dem
Adrenalin nahestehender Präparate angegeben, die S. 428
schon behandelt sind. Wenn
sich nach einiger Zeit die Wirkung der Injektion erschöpft
hat, kann man sie wiederholen,
etwa alle 2—4 Std, unter Umständen auch in geringerer
Menge nur ¹/₂ ¹/₄ cm³. Die phar-

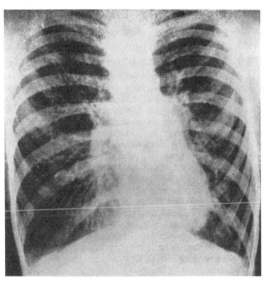

Abb. 7 b. Prompte Wiederherstellung des Luftgehaltes nach
Lösung der Schleimverstopfung.
[WALDBOTT: Ann. Allergy **3**, 12 (1945).]

mazeutische Industrie liefert gerade für das Asthma auch eine Reihe von guten
Mischungen, z. B. das *Asthmolysin.* Die *Purinderivate* mit oder ohne Adrenalin
oder Ephedrin, Ephetonin wirken sehr häufig recht günstig, vor allem Coffein,
Diuretin, Euphyllin, Deriphyllin usw., oft auch in Kombination mit Papaverin,

Belladonna, Luminal. Zahlreiche pharmazeutische Fertigpräparate enthalten
solche Mischungen in allen möglichen Abwandlungen.

Besonders schwere Anfälle und Status asthmaticus. Handelt es sich um *schwere
Anfälle*, besonders bei langjährigen Asthmaleiden mit Emphysem und geschwäch-
tem Herzen, so ist das souveräne Mittel die *intravenöse Strophanthin-Euphyllin-
Calcium-Mischspritze.* Mit ihr kann man immer wieder eindeutige Erfolge sehen.
Man muß bedenken, daß das Herz der meisten Asthmatiker geschwächt ist und
vor allem Hilfe verlangt. Manchmal erweist sie die Beifügung einer *konzentrierten
Traubenzuckerlösung* als nützlich. Von amerikanischer Seite wird immer wieder
das *Aminophyllin*, das ungefähr unserem *Deriphyllin* gleichkommt, gelobt, mit
und ohne Traubenzuckerlösung. Jimenez Diaz empfiehlt *Adrenalin* (1 cm³
1:1000) *mit 500 cm³ 50%iger Glucoselösung langsam intravenös zu injizieren,* dazu
oral 0,5 Aspirin mit Whisky. In ganz schweren Fällen wurde besonders in Amerika
auch die rectale Anwendung von *Avertin* (60—90 mg je Kilogramm Körpergewicht) empfohlen, allerdings nach Erschöpfung von anderen Maßnahmen mit
Bereithaltung von analeptischen Mitteln. Ich möchte jedoch zur größten Vorsicht
mahnen, da immer die Gefahr der *Expektorationsbehinderung* und *des Erstickens
durch die zähen Schleimmassen* droht. Dies ist ja auch der Grund, warum Morphium, Dilaudid und alle stärkeren Opiate gefährlich werden können, und zwar
nicht nur bei schweren, sondern auch bei leichten Fällen (vgl. Thieme und
Sheldon: 3 Todesfälle im Anfall durch Morphium). Auch nach Ansicht de Costas
ist das *muköse Ödem der Bronchiolen* beim Status asthmaticus der *primäre*, der
Muskelspasmus der sekundäre Vorgang. Man konnte beim anaphylaktischen
Meerschweinchenschock das mit radioaktivem Jod markierte Antigen im ödema-
tös-fibrösen Gewebe fixiert feststellen (Warren und Dixon). Die *Bronchoskopie*
im Status asthmaticus ergibt *eine entzündlich gerötete Mucosa der Hauptbronchien,
die mit zähem, hellem Schleim erfüllt sind.* Die Bronchien 2. Ordnung sind mit
adhärentem Schleim verstopft. Auch de Costa warnt bei solchen Zuständen entschieden vor Morphium und anderen Opiumderivaten, aber auch vor Atropin
und Sauerstoff unter ungenügendem Druck.

Zur Behandlung von schwerem Status asthmaticus wird von Bentolila (Rosario, Argen-
tinien) *Cyclopropannarkose* empfohlen. Cyclopropan schwäche nicht das Atemzentrum,
wenn der Patient in tiefer Narkose ist. Außerdem bestehe ruhige Atmung während der Nar-
kosedauer. In höherer Dosierung von 36—39% lähmt es beim Hund das Atemzentrum.
Anwendung in einer Sauerstoffmischung von 80—90% verhütet Anoxämie, und zur Vermeidung von massiven Atelektasen kann *Helium* zugesetzt werden. Die Kreislaufwirkung von
Cyclopropan sei gering, ebenso die kardialen Veränderungen. Anwendungsweise: Verlängerung der Injektionsdauer von gewöhnlich 2 min auf 4—5 min zur Vermeidung von Erregungs-
zuständen. Das 1. Stadium, in der Chirurgie 6—7 min dauernd, wird auf 10—15 min verlängert, um eine optimale Wirkung auf die Bronchialmuskulatur zu erzeugen. Auch das
2. Stadium wurde von gewöhnlich 3 auf 4—5 min aus den nämlichen Gründen verlängert.
Das 3. Stadium der tiefen Narkose dauert 12—15 min. Dann wird der Patient so schnell wie
möglich zur Vermeidung von Bronchialstenosierungen aufgeweckt. Die ganze Sitzung mit
einer Gesamtdauer von 40—50 min wird 2mal wiederholt. Spasmolytica einschließlich
Epinephrin werden in der Zeit nach der Narkose gegeben. Cyclopropannarkose sei ein wichtiges
therapeutisches, aber nur symptomatisches Mittel in einigen Fällen von Status asthmaticus.
Patienten mit kardialer Dekompensation sind auszuschließen. Jedenfalls ist größte Vorsicht
am Platze!

Durch die Depressionswirkung auf das Atemzentrum kann die Expektoration
der angesammelten Schleimmassen aufs gefährlichste behindert werden. In
solchen verzweifelten Fällen hat manchmal die *bronchoskopische Entfernung des
verstopfenden Schleimes* lebensrettend gewirkt. Wohl als erster hat Waldbott
1938 die zähen Schleimpfropfen durch das Bronchoskop aspiriert und die Kranken
dem sicheren Tode entrissen. Waldbott berichtet über 112 so erfolgreich behandelte Fälle. Dieses Vorgehen kann nur nützen, *wenn reichlich Schleim vorhanden*

ist, aber nicht, wenn nur Schleimhautschwellung ohne Sekret besteht. WALD-BOTT empfiehlt, die Methode vor allem 1. bei schwersten Asthmaanfällen in fast moribundem Zustand; 2. zur Unterbrechung eines schweren Status asthmaticus; 3. zur Entfernung einzelner großer Schleimpfröpfe, die durch Bronchialverschluß ausgedehnte Atelektase veranlaßten; 4. zur Entfernung von bronchiektatischen Schleimmassen. Je älter das Asthma ist, desto zäher wird oft der Schleim, Adrenalin und ähnliche Präparate genügen nicht mehr. WALDBOTT wäscht schließlich die Bronchien mit physiologischer Kochsalzlösung aus. Bei diesen verzweifelten Fällen und im Hinblick auf die Schwierigkeit der Technik sollte der allgemeine Praktiker sofort einen guten Lungenchirurgen oder einen sonstigen in der Bronchoskopie geübten Facharzt (z. B. Hals-Nasen-Ohrenarzt) heranziehen. Übrigens hat sich für solche schwere Fälle von Status asthmaticus neuerdings die Anwendung von ACTH und Cortison als sehr günstig erwiesen (vgl. S. 445).

Über die Antihistaminbehandlung des Asthmas wurde bereits vorn im allgemeinen Teil, S. 430 berichtet.

BEUSTER und HOLLDACK verwandten bei Asthma neuerdings *Antihistaminpräparate auch zu Inhalationen*. Die Erfolge schienen eher besser zu sein als bei der stomachalen Anwendung. Von neueren Autoren, wie WALZER und STEINBERG, wird, worauf gerade hingewiesen wurde, die Ansicht vertreten, daß die sekretorischen und exsudativen Prozesse sowie die akute Erweiterung der Capillaren von Submucosa und Mucosa beim Asthmaanfall wichtiger seien als der Bronchialspasmus. Nach RACKEMANN ist bei kurzdauernden Asthmaanfällen das *Ödem der Bronchialschleimhaut* von beherrschender Bedeutung, während bei Patienten mit älterem Asthma *aus dem Exsudat ein zäher, fibröser Schleim* entsteht, der zur *Pfropfbildung* führt. Es scheint, daß die Antihistaminsubstanzen als Oberflächenanaesthetica und durch ihre capillardichtende Wirkung *besser auf die exsudativen Schleimhautprozesse* wirken, zugleich verstärken sie die Wirkung des körpereigenen Adrenalins. BEUSTER und HOLLDACK verwandten als Antihistaminicum das *Synopen* (GEIGY) mit bestem Erfolg, besonders wenn Hypertension, Gefäßsklerose

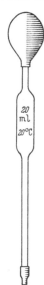

Abb. 8. Aspirator nach WALDBOTT zur Erreichung der Sekrete des hinteren Pharynx. [WALDBOTT: Ann. Allergy **3**, 12 (1945).] Neuerdings wird zum Ansaugen ein Elektromotor und als Aspirator ein Gummikatheter verwandt.

u. dgl. sympathicomimetische Mittel nicht rätlich erscheinen lassen. Sie verwandten $1/4$- bis $1/2$%ige Synopenlösungen in den üblichen Kaltverneblern. Durch Kombination mit adrenalinartigen Präparaten konnte die Wirkung noch erhöht werden.

2. Die medikamentöse, diätetische oder physikalische Behandlung zur Beseitigung der Asthmabereitschaft. Wenn es so gelungen ist, die Anfälle zu beseitigen, ist noch lange nicht erreicht, was der Patient anstrebt, der möglichst dauernd von seinen Anfällen und der Neigung zu diesen befreit sein möchte. Verschwindet ja auch nur bei den leichten Fällen in der anfallsfreien Zeit die Bronchitis völlig, während sie bei den schweren fortbesteht und sich schließlich ein mehr oder weniger hochgradiges Emphysem ausbildet. Wir benützen zur Weiterbehandlung des Asthmas seit Jahren eine *Kombination von Jod und Arsen* in folgender Rezeptur (sog. holländisches Asthmamittel):

1. Liquor. Kal. arsenic. 9,0; Tinct. Gentian. 1,0. Mindestens 2mal täglich 3 Tropfen.
2. Kali jodat. 9,0; Ammon. jodat. 3,0; f. pilul N. 60. 2mal täglich 2 Pillen.

Auch das fabrikmäßige (ROSENBERG) *Taumagen* enthält *Jod und Arsen* und bewährte sich uns ebenfalls sehr gut. Das Jod besonders hat eine ausgezeichnete schleimlösende Wirkung, und es gibt viele Asthmatiker, die immer wieder auf das Mittel zurückkommen und seine Anwendung nicht lange entbehren wollen. Wir geben es, wenn keine *Jodstörungen* (Acne, Schnupfen usw.) eintreten, etwa 4 bis 5 Wochen dauernd weiter. Es kann daraufhin das Asthma $1/_2$ Jahr und länger ausbleiben. *Bei Struma und Thyreotoxikose ist Jod selbstverständlich streng zu meiden.* Gleichzeitige Anwendung von Calcium ist empfehlenswert, wenn auch Calcium allein eine meist ungenügende Wirkung hat. Besser erreicht man die Erhöhung des Calciumspiegels oft mit *Quotientin* (Parathyreoid, Hypophysenhinterlappenhormon und Adrenalin), durch das VENZMER völlige Beschwerdefreiheit bei systematischer Anwendung auch bei veralteten Fällen sah.

Über die Behandlung des Asthmas *mit ACTH und Cortison* wurde ebenfalls schon im allgemeinen Teil berichtet. Es sei hier noch folgendes angeführt:

Seitdem erkannt wurde, welche Bedeutung einer Stimulierung des Nebennierenrindenapparates zu erhöhter Tätigkeit im besonderen auf für die Sistierung von Asthmaanfällen zukommt, lag es nahe, so manche alte Beobachtung über Asthmabereitschaft durch Nebennierenrindenwirkung zu erklären. Hervorzuheben sind vor allem die Untersuchungen und Ergebnisse LONGs, daß Adrenalin die Hypophyse zur Produktion anregt. Man weiß, daß Fieber, besonders auch postoperative Temperatursteigerungen oft schon die Narkose, Asthmaanfälle zum Stehen bringen. Wir kennen den asthmatistierenden Effekt, den Schwangerschaft und nicht selten auch Hepatitis ausüben können. So beschrieb z. B. RACKEMANN 3 Ikterusfälle, deren Asthma während der ganzen Dauer der Gelbsucht ausblieb (übrigens kann sich auch Gelenkrheumatismus bei Ikterus bessern). Es ist sehr wahrscheinlich, daß unter solchen Umständen in der Regel eine verstärkte Nebennierentätigkeit als ursächlicher Faktor anzusprechen ist (vgl. ARNDSON).

SALEN (Stockholm) glaubt, daß chronischen Asthmatikern mit komplizierenden Infektionen (chronischer Bronchitis, Bronchiektasen usw.) durch eine kombinierte Therapie mit ACTH und Cortison zu helfen sei, und zwar wird mit ACTH eine vollständige Remission erzeugt und dann auf Cortison peroral übergegangen. Es werden mehrere Fälle mitgeteilt, bei denen ACTH 4mal 10 mg und später bei Besserung 4mal 5 mg gegeben wurde; bestand dann schon einige Zeit Anfallsfreiheit, dann wurde auf Cortisontabletten anfangs 2mal bzw. 1mal 25 mg täglich und später 2tägig übergegangen. Nach Ansicht SALENs besteht die Hauptbedeutung des ACTH und der Cortisone bei allergischen Krankheiten und besonders beim Asthma darin, daß sie die wirksame Beseitigung der Infektion möglich machen bzw. die spezifische Sensibilisierung erleichtern. *Die durch ACTH erzeugte Remission beim Bronchialasthma ist nur von sehr kurzer Dauer,* vorausgesetzt, daß die kurze anfallsfreie Zeit nicht für kausale therapeutische Maßnahmen ausgenützt wird. Die Besserung des asthmatischen Anfalls durch ACTH geht mit der Aktivierung des Steroidstoffwechsels (Ausscheidung von 17-Ketosteroiden und 11-Oxycorticosteroiden) und dem Absinken der Eosinophilen parallel (M. SAMTER).

BRAM ROSE hat 100 Asthmafälle·mit ACTH bzw. Cortison behandelt, ersteres intramuskulär, subcutan und intravenös, dieses intramuskulär oder oral. Er kommt zum Schluß, *daß intravenöse ACTH-Therapie die Methode der Wahl für das akute Stadium ist,* wodurch eine Remission in der Regel von 12—24 Std erfolgt. Für ambulatorische Patienten mit weniger schweren Symptomen kommen *orales Cortison* oder *ACTH in Gelatine,* bzw. einem anderen resorptionsverzögernden Vehikel in Betracht. Versagen beider Präparate kann vorkommen. Wenn möglich, ist es vorzuziehen, mit Inhalationsmitteln oder anderen Standardmethoden den Anfall zu beseitigen und sie zu versuchen, ehe man zu ACTH oder Cortison greift.

Für Fälle von unbeeinflußbarem Bronchialasthma empfiehlt E. Schwartz eine länger fortgesetzte Behandlung mit Cortison. Anfangsdosis 4mal 50 mg für 2—3 Tage, anschließend 4mal 25 mg und als Dauertherapie 2mal 25 mg. Bei Unterbrechung der Cortisontherapie trat rasche Verschlechterung ein. Die günstigen Erfahrungen mit ACTH bei schweren Asthmaanfällen wurden auch von Howard und Mitarbeitern bestätigt. Oft trat eine ergiebige Besserung schon einige Stunden nach der ersten Injektion ein. Gewöhnlich wurde eine Anfangsdosis von 100 mg an den beiden ersten Tagen schrittweise auf 20 mg reduziert und die Behandlung je nach Erfolg auf 6—21 Tage ausgedehnt. Die verbrauchte Menge von ACTH war wechselnd, einmal bis zu 1248 mg. Bemerkenswert ist die Erfahrung der Autoren, daß Cortison bei schwerem Asthma sich deutlich als weniger erfolgreich erwies als ACTH.

Inzwischen haben wir auch in unserer Klinik ACTH und Cortison bei einer Anzahl von schweren Asthmaanfällen und Status asthmaticus meist mit gutem Erfolg, aber ohne Dauerwirkung angewandt. Besonders das ACTH darf wohl bei schwerem Status asthmaticus zur Zeit als Mittel der Wahl bezeichnet werden.

Diätetische Maßnahmen dürfen nicht vernachlässigt werden. Wir wissen, worauf Veil hinweist, daß auf der Höhe des Asthmas der Urin meist sehr spärlich und konzentriert ist, also Wasserretention besteht, die nach dem Anfall wieder einer Harnflut weicht. Daraus ergibt sich die Notwendigkeit einer *salzfreien und wasserarmen Diät.* Auch scheint diese nach Cooke und Stoesser die Voraussetzung einer günstigen Wirkung von Hypophysenhinterlappenextrakten zu sein. Wegen der in der Anfallsperiode meist bestehenden *Alkalose* empfehlen manche

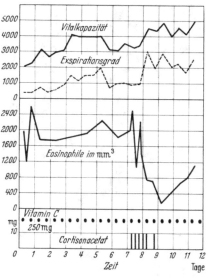

Abb. 9. Änderungen in der Vitalkapazität, des Exspirationsgrades und der Bluteosinophilenmenge im Kubikmillimeter. Orale Vitamin C-Therapie führte zu einer vorübergehenden Besserung des Asthmas. Anhaltender und vollständiger war die Besserung des Asthmas und der Rhinitis, wenn Cortisonacetat mit oraler Anwendung von Vitamin C kombiniert war.

Autoren *ketogene Diät,* die aber von anderen wieder abgelehnt wird und auch mir nicht genügend begründet zu sein scheint. Da Asthmatiker, wie es scheint, wahrscheinlich einen erhöhten *Vitamin C-Bedarf* haben, ist auf die Zufuhr dieses Vitamins Wert zu legen.

Wichtig ist dann vor allem auch die *Bekämpfung der chronischen Bronchitis.* Schon die erwähnten Jodanwendungen dienen ja diesem Zweck und es kann im übrigen auf die Bronchitisbehandlung im Abschnitt „Krankheiten der Respirationsorgane" verwiesen werden. Neuerdings wächst die Bedeutung, die man auch für die Behandlung der Asthmabronchitis den neuen *antibiotischen Mitteln,* *besonders dem Penicillin und Streptomycin,* zumessen darf. Besonders die *Inhalationsverfahren* mit diesen Mitteln haben sich in den letzten Jahren vielen Klinikern bewährt. Hierbei ist aber besonderer Nachdruck auf feinste Zerstäubung mit richtig konstruierten Aerosolapparaten zu legen.

Antibiotische Behandlung chronischer Asthmabronchitis. Ist wie so häufig ein länger dauerndes Asthma mit einer Bronchitis verbunden oder ist es von vornherein auf dem Boden einer Bronchitis entstanden, so stehen wir häufig vor der Frage, ob diese Bronchitis antibiotisch, d. h. mit Penicillin, Streptomycin, Sulfon-

amiden oder sonstigen antibiotisch wirksamen Medikamenten behandelt werden
soll. Diese Behandlung kann durch *parenterale* Injektionen, neuerdings aber auch
mit gutem Erfolg *durch Inhalation* der Antibiotica mit guten Aerosolinhalations-
apparaten erfolgen. Besondere Verdienste um die Inhalationsmethodik erwarb
sich in Amerika der Arbeitskreis um Abramson, in Deutschland hat in letzter
Zeit besonders Kühne in Bad Reichenhall die Technik vervollkommnet und den

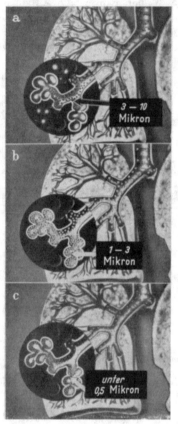

Wert des Verfahrens an seinem großen Bronchitis-
Krankengut erprobt. Der Luftstrom des Zerstäubers verändert Penicillin und die sonst angewandten Inhalate nicht. Penicillin diffundiert
aus dem Respirationstractus teilweise in den
Blutstrom, mehr als 250000 E Penicillin können
ohne Schaden inhaliert werden. Die *Dosis einer
Inhalationssitzung für Penicillin* beträgt 20000
bis 50000 E je Kubikzentimeter Kochsalzlösung,
die Dauer 15—20 min, 8—10 Sitzungen täglich.

Da meist auch gramnegative Erreger im
Sputum festgestellt wurden, wird *gleichzeitig
Streptomycin* ($^1/_2$—2 g gelöst in 6—10 cm^3 physiologischer Kochsalzlösung) mit inhaliert. Sehr
wichtig ist die *richtige Beschaffenheit der Inhalationsapparate*, vor allem muß der angewandte
Luftdruck und die Konstruktion der Düse richtig
sein. Damit das Aerosol, d. h. das einzelne
Flüssigkeitströpfchen des Inhalationsnebels auch
wirklich *bis in die Lungenalveolen* gelangt, dort
lange genug einwirken kann, ohne wieder ausgeatmet oder zu rasch resorbiert zu werden, muß
es einen ganz bestimmten *Durchmesser (Tröpfchengröße)* haben. Außerdem ist zur antibiotischen Wirkung die *Nebelmenge* und *Nebeldichte*
von Bedeutung. Schon im Jahre 1919 wurden
diese für die gesamte Inhalationsfrage so wichtigen Momente von Heubner bearbeitet. Wichtige Studien verdanken wir auch Findeisen
über die Tröpfchengröße, der feststellte, daß

Abb. 10 a—c. Zur Aerosoltherapie. Bedeutung der Partikelgröße des Aerosols für
die Erreichung der Alveolen. (Aus Abramson: Present states of Aerosol-Therapy
etc. Progress in Allergy. Bd. II. New York:
S. Karger 1949.) a Partikel von 3—10 μ erreichen die Alveolengänge. b Partikel unter
3 μ im Radius erreichen die Alveolarsäcke,
aber nicht alle Partikel in gleichem Ausmaße. c Ungefähr 50% der Partikel von
0,5 μ im Radius und darunter werden
wieder ausgeatmet.

Tröpfchen über 60 μ Durchmesser bis in die Trachea,
Tröpfchen bis auf 20 μ Durchmesser bis zum Ende
der Hauptbronchien,
Tröpfchen zwischen 6 20 μ Durchmesser bis zu
den Alveolargängen,
Tröpfchen unter 6 μ Durchmesser bis in die Alveolen gelangen,
Tröpfchen unter 1 μ Durchmesser werden zu 50%
wieder ausgeatmet.

*Demnach ist der brauchbare Durchmesser der Tröpfchen unter 6, aber nicht unter
1 μ zu wählen.* Um das zu erreichen, soll die *Düse ein Lumen von 0,3 mm,* aber
nicht darunter haben. Die angewandten *Druckgrößen sollen zwischen 0,5 bis
1,5 atü* gehalten werden, da nach Kühne mit steigendem Druck der Gipfel der
Verteilungskurve nach der Seite der kleineren Tröpfchen wandert. Wie ersichtlich, ist also die Tröpfchengröße auch von dem angewandten Druck abhängig.

Kühne wurde durch die großen Erfahrungen, die er über die antibiotische
Aerosolinhalation sammelte, auf verschiedene Nachteile der bisher verwandten

Inhalationsapparate aufmerksam. Da der zur Druckerzeugung benützte Sauerstoff oft die Schleimhäute reizte, zerstäubte er daraufhin mit *Preßluft*. Gegen Kälteschädigung durch den Inhalationsnebel führte er die pernasale Inhalation und eine Vorrichtung zur Erwärmung ein. Gegen die nutzlose Verschwendung des teuren Aerosols ließ er eine *Unterbrechervorrichtung* konstruieren, durch die die Vernebelung ausschließlich in der Inspirationsphase des Patienten erfolgt.

Alle diese Vorteile und noch andere vereinigt der von KÜHNE konstruierte Aerosolinhalationsapparat, der von der Firma Stuhl & Co. (Stuttgart-Süd, Altenbergstr. 3) ausgeführt wird. Er besteht aus einer Kombination von 2 Verneblern, so daß z. B. Penicillin und Streptomycin gleichzeitig inhaliert werden können. Das Inhalat kann auf einer Temperatur zwischen 29 und 30⁰ C gehalten werden. Weitere Angaben erübrigen sich hier und können aus den den Apparaten mitgegebenen Beschreibungen ersehen werden. Es ist auch überflüssig, an dieser Stelle noch andere Modelle zu beschreiben. Ich habe dieses als Beispiel gewählt, weil wir selbst an unserer Klinik mit ihm arbeiten und weil besonders KÜHNE recht vielversprechende Erfolge publikatorisch und in Vorträgen mitgeteilt hat. Nach seiner Veröffentlichung von 1950 wurden bei 91 mit Antibioticis behandelten Fällen bei 41 die Antibiotica allein angewandt: 3 Lungenabscesse: 1 gebessert, 1 sehr guter Erfolg; 22 Bronchiektasien: 2 unbeeinflußt, 7 gebessert, 13 sehr guter Erfolg; 16 Bronchitiden: 1 unbeeinflußt, 5 gebessert, 10 sehr guter Erfolg; 50 Fälle wurden mit Antibioticis in Kombination mit Sulfonamiden behandelt: 3 Lungenabscesse: sehr guter Erfolg; 24 Bronchiektasien: 5 unbeeinflußt, 8 gebessert, 11 sehr guter Erfolg; 23 Bronchitiden: 5 unbeeinflußt, 8 gebessert, 10 sehr guter Erfolg.

Hervorzuheben ist, daß vorher der *Patient sehr genau untersucht und durchleuchtet werden muß, da die Inhalationsbehandlung sinnlos wird, wenn der Erkrankungsherd nicht beatmet werden kann* und dadurch die Aerosole nicht in die Alveolen gelangen. Bei starken *Lungenschrumpfungen* und *abgeschlossenen Absceßhöhlen* hat die Inhalationsbehandlung *keinen Wert*. Solche Zustände werden bei der sekundären Asthmatikerbronchitis in der Regel keine sehr große Rolle spielen, wenn sie auch nicht ausgeschlossen sind. Ich fürchte aber, daß das oft so hochgradige Emphysem alter Asthmatiker durch schlechte Atmung öfters ein Eindringen der Aerosole in die Lungen erschwert und dadurch erwartete Efrolge verhindert. Sehr exakt muß auch das Sputum untersucht werden. Rein glasigschleimiges Asthmasputum mit CURSCHMANN-Spiralen, eosinophilen Zellen und CHARCOT-LEYDENschen Kristallen mit keinem oder geringem bakteriellen Befund läßt den Kranken nicht als günstiges Objekt für die antibiotische Inhalation erscheinen. *Meist sieht man nur gute Erfolge, wenn das Sputum eitrig oder wenigstens stark schleimig-eitrig und reich an Bakterien ist.* Wir lassen prinzipiell jedes Sputum 3mal untersuchen und die Resistenz der Bakterien gegen die anzuwendenden antibiotischen Mittel untersuchen. Auch wir haben an unserer Klinik schon eine Reihe von antibiotischen Inhalationen in der geschilderten Weise durchgeführt. Wir hatten ebenfalls günstige Ergebnisse, wenn auch bis jetzt nicht so hervorragende, wie sie manche der KÜHNEschen und sonst im Schrifttum mitgeteilten Fälle zeigen.

PRIGAL empfiehlt zur Aerosolbehandlung des Asthmas neuerdings sehr das *Bacitracin*. Dieses Antibioticum hat ein Indikationsgebiet wie etwa Penicillin, wirkt nicht toxisch und macht, wie es heißt, keine Überempfindlichkeit. Es gibt Mikroorganismen, die angeblich nur an Bacitracin ansprechen sollen. Im Gegensatz zu Penicillin wird es *im Respirationstrakt nicht resorbiert*, so daß es bei Inhalationen nur örtliche Wirkung hat. Aureomycin, Chloromycetin und Teramycin eignen sich bis jetzt noch nicht zu Inhalationszwecken. Zur Auswahl des entsprechenden Antibioticums sind vor den Inhalationen unbedingt bakteriologische Resistenzbestimmungen notwendig. Der Autor empfiehlt bei Asthma zur Lösung des Bronchospasmus eine einleitende Inhalationsbehandlung mit Aminophyllin und Isuprel. Bei Kindern werden Rauminhalationen angeraten. — Von 131 Patienten wurden etwa 59,5% bedeutend und 29,1% leicht gebessert. 7,6% blieben unverändert und 3,8% wurden schlechter. Eine *wiederholte Autovaccinebehandlung* neben der Inhalationstherapie hält der Autor für sehr wertvoll.

ABRAMSON beschrieb einen ziemlich einfachen Inhalationsapparat, der für alle routinemäßigen antibiotischen Aerosolinhalationen verwendbar sein soll.

Seine Aerosolstudien führten ihn zur *Verwendung von Wasserstoffsuperoxyd bei Gegenwart von Katalase, eine Kombination, von der er sich eine der wirksamsten antibiotischen Substanzen für die Lungentherapie erhofft.*

Hallhuber und Rett konnten bei Emphysembronchitis durch 20 kombinierte Theophyllin-Penicillin-Aerosolinhalationen innerhalb von 10 Tagen in $^2/_3$ der Fälle gute Erfolge feststellen. Sie ließen nur zweimal täglich inhalieren, zuerst 5 cm³ einer 2,5% Theophyllinlösung, anschließend 50000 E Penicillin G in 5 cm³ physiologische Kochsalzlösung, 20 min lang. Für wichtig halten die Autoren kurzfristiges Anhalten des Atems in tiefer Inspirationsstellung.

Behandlung der *bakteriellen* Ursachen bei *asthmakranken Kindern* wird von Lewin und Moss für sehr wertvoll erachtet. Die Beobachtungen erstrecken sich auf ein Krankengut von 226 allergiekranken Kindern, denen durchschnittlich *4 Penicillininjektionen* gegeben wurden. Einige jedoch erhielten sogar 24 Injektionen. Bei dem *Depotpenicillin* handelt es sich um Procainpenicillin, das entweder in Erdnuß- oder Sesamöl gelöst ist, oder auch in wäßrigen Suspensionen. Die Depotpenicillintherapie verringert die Dauer und die Stärke des Status asthmaticus. Lokale oder Allgemeinerscheinungen wurden nicht beobachtet, außer einer manchmal vorübergehend auftretenden unspezifischen Hautreizung. Penicillinüberempfindlichkeit soll bei Kindern selten sein, sowohl bei allergiekranken als auch bei anderen Kindern. Auch bei wiederholter Anwendung stellte sich keine Überempfindlichkeit ein. Bei 40 behandelten Kindern wurden *Hauttestungen mit Penicillin* und Trichophyton vorgenommen. Nur 1 Kind zeigte eine verzögerte positive Reaktion auf Penicillin, ohne klinische Überempfindlichkeitserscheinungen. Drei Kinder reagierten auf Trichophytin positiv. Das *seltene Vorkommen der kindlichen Penicillinüberempfindlichkeit* wird damit erklärt, daß Kinder weniger Gelegenheit haben, sich eine Pilzüberempfindlichkeit zu erwerben, als Erwachsene.

3. Röntgenbestrahlung des Asthmas. Die Röntgenbestrahlung ist eine Methode, die wir an unserer Klinik für das Asthma nicht entbehren möchten. Wir wenden sie besonders dann gerne an und nicht selten mit recht befriedigendem Erfolg, wenn wir mit allen anderen therapeutischen Methoden Schiffbruch erlitten. Sie wird auch von schwer leidenden Asthmatikern gut ertragen, besonders wenn dem Röntgenkater durch eine intravenöse Injektion von 2 cm³ 0,5 Ascorbinsäure, 0,01 Aneurin. hydrochloric., 0,1 Nicotinsäureamid entgegengearbeitet wird.

Zuerst behandelte wohl Schilling 1906 Fälle von Asthma mit Röntgenbestrahlung, ferner Gottschalk, Klewitz, Drey und Lossen. Groedel bestrahlte die *Milz*, Arcoli und dann Epifanio die *Hypophyse*, angeblich sehr erfolgreich. (Ich möchte im allgemeinen die Bestrahlung dieser so wichtigen Hormondrüse nur bei Tumoren der Sellagegend empfehlen.)

Hajos an der III. Med. Klinik in Budapest hat sich bemüht, die theoretische Erklärung für die zweifellos vorhandene günstige Wirkung der Röntgenbestrahlung zu finden. Da die Röntgenstrahlen stark zellschädigend wirken, ist die Resorption von *Eiweißzerfallsprodukten* gegeben und der Gedanke einer *Analogie mit Proteinkörpertherapie* nicht unwahrscheinlich. Hajos ging von dem Gedanken aus, bei der Röntgenbestrahlung könnte die *desensibilisierende Wirkung von peptonartigen Körpern* eine Rolle spielen (vgl. Peptontherapie S. 440). Es wurden *Meerschweinchen* mit 0,01 Pferdeserum intraperitoneal sensibilisiert. Nach 21 Tagen wurde reinjiziert, kurz vorher wurden die Tiere jedoch mit Dosen bis zu $^1/_{10}$ HED bestrahlt. Durch diese Bestrahlung konnte der anaphylaktische Schock verhindert bzw. stark abgemildert werden. Diese desensibilisierende Wirkung auf den anaphylaktischen Schock der Meerschweinchen kam jedoch nicht zustande, wenn die Tiere hungerten. Nach Hajos wird durch Bestrahlung eine *Leberschädigung* hervorgerufen (positive Hämoklasie, Urobilinurie), wodurch desensibilisierende Eiweißkörper in den Kreislauf gelangen. Auch in 8 bis 9 Asthmafällen gelang HAJOS die vorübergehende Beseitigung der Anfälle, was er ebenfalls als Desensibilisierung auffaßt.

CAPELLI studierte den Einfluß der Röntgenbestrahlung auf das anaphylaktische Kaninchen. Er ließ die Bestrahlung vor und unmittelbar nach der sensibilisierenden Injektion einwirken. Die Wirksamkeit der Bestrahlung ist stärker, wenn sie der Sensibilisierung nachfolgt, der anaphylaktische Schock wird gemildert. Es scheint, daß die Störung der kolloidalen Instabilität gemildert wird. SCHREUS und WILMS konnten bei Ekzem mit Hilfe der Läppchenprobe zeigen, daß in vielen Fällen *die Überempfindlichkeit auf dem bestrahlten Feld herabgesetzt* wird.

Fälle mit ausgesprochener Eosinophilie im Blute reagieren anscheinend am besten. Die Bestrahlung darf grundsätzlich *nur im anfallsfreien Intervall* erfolgen. Je *schwerer* das Krankheitsbild, um so *kleinere* Dosen müssen zur Anwendung kommen.

Wir gehen auf unserer Röntgenabteilung nach den Gesichtspunkten ihres Chefarztes Dr. E. SCHÖN meist folgendermaßen vor:

Bestrahlungstechnik.

1. Technische Daten. 180 kV, 12 mA, 40 cm FHA (Focus-Hautabstand), Tubus 10×15 cm, 20×24 cm. Filter: 0,5 mm Cu und 1,0 mm Al.

2. Dosierung. Von 2 ventralen und 2 dorsalen Feldern aus werden die Hilusgegenden bestrahlt, und zwar jeweils mit 30—50 r/0 (s. 1.). Als 5. Feld kann zusätzlich die Milz bestrahlt werden mit denselben Dosen. Tubus 8×10 cm. Es können maximal bis zu 4 Turnusse gegeben werden, so daß es also zu einer Gesamtdosis von 600—1000 r/0 kommt. Die einzelnen Bestrahlungssitzungen erfolgen in 2—3tägigen Abständen.

Tabelle 5. *Bestrahlungsschema, Oberflächendosis in r-Einheiten. Behandlungstage.*

1.	2.	3.	4.	5.	6.	7.	8.	9.	10.	11.	12.	13.	14.	15.
50											50			
	50													
		50												50
				50										
						50								
									50					

16.	17.	18.	19.	20.	21.	22.	23.	24.	25.	26.	27.	28.	29.	30.
								50						
										50				
	50												50	
			50											
						50								

31.	32.	33.	34.	35.	36.	37.	38.	39.	40.	41.	42.	43.	44.	45.
			50											
					50									
							50							
									50					
50												50		
		50												50

Bei Rezidiven kann die Serie in 8 Wochen bis zu $^1/_4$ Jahr wiederholt werden. Meistens tritt der Erfolg bzw. die Besserung schon früher ein, so daß man im allgemeinen mit einer geringeren Gesamtdosis auskommt (vgl. Bestrahlungsschema und Skizze).

31*

Tabelle 6.

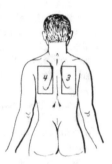

Feldbezeichnung	Feldgröße
1. rechte vordere Hilusgegend	10/15 oder 20/24
2. linke vordere Hilusgegend	10/15 oder 20/24
3. rechte hintere Hilusgegend	10/15 oder 20/24
4. linke hintere Hilusgegend	10/15 oder 20/24
5. Milz	8/10
1. rechte vordere Hilusgegend	10/15 oder 20/24
2. linke vordere Hilusgegend	10/15 oder 20/24
3. rechte hintere Hilusgegend	10/15 oder 20/24
4. linke hintere Hilusgegend	10/15 oder 20/24
5. Milz	8/10
1. rechte vordere Hilusgegend	10/15 oder 20/24
2. linke vordere Hilusgegend	10/15 oder 20/24
3. rechte hintere Hilusgegend	10/15 oder 20/24
4. linke hintere Hilusgegend	10/15 oder 20/24
5. Milz	8/10
1. rechte vordere Hilusgegend	10/15 oder 20/24
2. linke vordere Hilusgegend	10/15 oder 20/24
3. rechte hintere Hilusgegend	10/15 oder 20/24
4. linke hintere Hilusgegend	10/15 oder 20/24
5. Milz	8/10

In dem bekannten Buch über Röntgentherapie von E. Markovits wird folgendermaßen vorgegangen:

Dosierung
a) Bei Bestrahlung der Lungen bzw. Lungenwurzel 25—30% HED je Feld auf die Haut (Klewitz und Marum). Bei Kindern 10—20% HED je Feld.
b) Bei Bestrahlung der Milz 80% HED auf die Haut (Groedel, Lossen).

Bestrahlungstechnik
a) Strahlung: hart; Filter: schwer.
b) Feldereinstellung
α) Bei Bestrahlen der Lunge 4 Felder am Rücken, 3 Felder an der Brust, also 7 Felder mit 10×15 cm Tubus, täglich ein Feld (die Herzgegend wird nicht bestrahlt.)
β) Bei der Milzbestrahlung ein 12×12 cm großes Feld an die Milzgegend.
γ) Bei Bestrahlung der Hilusgegend 1—2 Felder vorn und hinten.
c) Focus-Hautentfernung: 23—30 cm (Tubus).
d) Wiederholung der Bestrahlung
α) Bei Bestrahlen der Lunge verabreicht man täglich 1—2 Felder. Wiederholung der Serie nach 4 Wochen.
β) Bei Bestrahlung der Hilusgegend bestrahlt man täglich 1 Feld. Wiederholung der Serie nach 4 Wochen.
γ) Bei Bestrahlen der Milz verabreicht man die Dosis in 1—2 Tagen. Wiederholung in 4 Wochen 3—4mal.
e) Lagerung: Bei Bestrahlen der Lunge Rücken- und Bauchlage. Bei Bestrahlen der Milzgegend rechte Seitenlage.
f) Apparat: Mit kleinerer Dosisleistung auch verwendbar.

Verhütung unerwünschter Strahlenwirkung
Bei Bestrahlen der Milzgegend Abdeckung der nicht bestrahlten Bauchteile.

Im allgemeinen reagieren frischere Fälle naheliegenderweise besser als veraltete. Oft werden die Expektorationen dünnflüssiger, die Atmung leichter, die Anfälle seltener, der Auswurf geringer.

Weitere physikalisch-therapeutische Maßnahmen. Bei der Hartnäckigkeit chronischer Asthmafälle ist man außer der Röntgenbehandlung vielfach auch noch zur Anwendung anderer physikalisch-therapeutischer Maßnahmen genötigt. Mildere Einwirkungen stellen die *Höhensonne-* und *Diathermie*-Behandlung des Asthmas dar. Sie können wohl neben anderer Therapie unterstützend wirken, man wird sich aber nicht allzuviel von ihnen erwarten dürfen. Nach WARNSHUIS ist bei der Höhensonne die *Reizwirkung der starken Hautrötung* das wirksame Moment. Im KOWARSCHIKschen Institut zu Wien wird das Asthma mit einer *Kombination von Diathermiebehandlung der Lungen und Quarzlichtbestrahlung des Brustkorbs* erfolgreich bekämpft (WALLISCH). Nicht zuletzt muß hier auch der bei allen Asthmaformen mit Ausnahme von Fällen schwerster Herzschwäche oft recht erfolgreichen *Atemgymnastik* gedacht werden, die den Asthmatiker *richtig atmen lehrt* und ihn vor allem auch *psychisch gut beeinflußt.* Nach WELTZ muß die Atmung *diszipliniert, die Atempanik behoben,* nicht nur die Exspiration, sondern *auch die Inspiration gefördert* werden. Notwendig ist die Gewöhnung an einen *abdominellen Atemtypus* und die *Lockerung der versteiften Brustwirbelsäule.* Meines Erachtens sollten in jedem größeren Krankenhaus in der Atemgymnastik ausgebildete Kräfte vorhanden sein.

4. Allergenfreie Kammer. Um für die Asthmakranken die Luft ihres Aufenthaltsraumes von den von ihm „*Miasmen*" genannten Luftallergenen möglichst frei zu halten, konstruierte STORM VAN LEEUWEN schon in den 20er Jahren eine sog. *allergenfreie Kammer,* d. h. einen hermetisch abgeschlossenen Raum, in den nur von Allergenen befreite Luft gelangen kann. Die Luftallergene teilte STORM VAN LEEUWEN in 2 Gruppen ein:

1. *A-Stoff,* der für die ganze, besonders vom Asthma heimgesuchte *Gegend* maßgebend ist,

2. *B-Stoff,* der am *Haus* haftet (Staub-, Bettmaterial usw.).

Für Patienten, für die nur der B-Stoff in Betracht kommt (die also z. B. im Krankenhaus asthmafrei sind), genügen ganz einfache Gesichtspunkte:

Einbau eines hermetisch abschließenden Raumes im Schlafzimmer des Patienten. Eiserner Stuhl, eisernes Bett, neue, sterilisierte Matratzen, Decken usw., die zur Behinderung von Schimmelwachstum alle 2 Monate neu sterilisiert werden. Lange Röhre für die Außenluftzufuhr mit elektrischem Ventilator, Länge etwa 10 m über dem Dach. Wattefiltration der angesaugten Luft, Vermeidung von Staub im Zimmer, Reinigung von Boden und Wänden mit carbolhaltigem Wasser. Über die Erfolge der allergenfreien Kammern, über die VAN LEEUWEN selbst und auch andere sehr Günstiges berichteten, sind leider immer noch nicht genügend Erfahrungen gesammelt, obschon die Kammern sicher für eine Reihe von Kranken sehr zweckmäßig wären. Über gute Erfolge, auch Dauererfolge durch die allergenfreie Kammer berichtet eine Dissertation von H. DOMBROWSKY aus der Medizinischen Klinik zu Rostock (Prof. CURSCHMANN) 1936; ferner RUHENSTRUCK.

Nach CURSCHMANN ist die Wirksamkeit der allergenfreien Kammer über jeden Zweifel erhaben. Er machte täglich die Erfahrung, daß die überwältigende Mehrzahl der Asthmatiker in der allergenfreien Kammer nach 1 bis spätestens 3 bis 4 Tagen anfallsfrei wird und ihre bisher obligaten Asthmamittel nicht mehr braucht.

KÄMMERER und HAARMANN suchten die Vorrichtung der Luftfiltrierung zu vereinfachen durch Anwendung einer Art chemischer Waschung der Luft und Adsorption der Luftallergene. Die Luft wird zuerst durch Chromschwefelsäure (in deren Behälter sich zur Adsorption der organischen Substanzen zahllose sog. „Raschickringe" befinden), dann durch eine Schicht Kohlegranula geleitet und von hier aus in die Kammer gepumpt. Genauere Beschreibung siehe Münch. med. Wschr. **1928**, 393; dort auch Abbildungen.

Für manche Zwecke, besonders für gewisse Gewerbe mit allergenen Staub-
substanzen, wie etwa Müller, Bäcker, Pelzarbeiter usw. empfehlen sich *Gesichts-
masken*, bei denen die Luft durch eine Filtermasse geht (zuerst wohl von Fränkel
und Levy beschrieben, Allergolix). Die wichtigste Eigenschaft solcher *allergenfreien Masken* für körperlich arbeitende Menschen müßte abgesehen von ihrer
Allergendichtigkeit, ihr *geringes Gewicht* und das *Fehlen jeglicher Atembehinderung*
sein, sonst werden sie von den Arbeitern bald wieder weggelegt. Vor dem 2. Weltkriege wurde von der Auergesellschaft Berlin unter dem Namen *Auer-Kollix-
Staubmaske* ein solches Gerät fabriziert, das ein auch für Allergene dichtes Kolloidfilter enthielt und meines Erachtens den obigen Anforderungen entsprach (vgl.
S. 424).

Vor kurzem teilte mir auf Anfrage die Auergesellschaft A.G., Berlin N 25, Friedrich-
Krause-Ufer 24 mit, daß die Aueratemschutzgeräte wieder in alter Qualität, jedoch mit allen,
dem neuesten Stand von Wissenschaft und Technik entsprechenden Neuerungen geliefert
werden. Vor allem wird auch die Kollixkolloidfiltermaske wieder hergestellt, deren Filter
durch weitere Verringerung des Atemwiderstandes verbessert werden konnte (Preis DM 12,75
[1952]).

3. Die *Vermeidung und Entfernung der spezifischen Krankheitsursache* hat die
genaue diagnostische und nicht zuletzt anamnestische *Erkennung dieser Ursache*
zur Voraussetzung.

Wie schon vorne dargestellt, sind das *Gewerbe* (besonders Bäcker, Müller usw.),
die Gegend, das Klima, das Haus, das Schlafzimmer, das Bett, die Haustiere
usw. besonders zu beachten. Fragebogen! Dann sind die eindeutigen und schließlich auch die verdächtigen *Hautproben* von großer Bedeutung. *Probeweise Entfernung* verdächtiger Faktoren oder auch des Patienten aus seinem Milieu, Untersuchung und Testung mit dem *Schlafzimmerstaub* und vieles andere, auf das schon
hingewiesen wurde. Bei verdächtigen Nahrungsmitteln zunächst *probeweises
Weglassen* usw. *Entfernung von Haustieren, Berufswechsel, Klimawechsel* und so
manches andere muß vom Arzt mit dem Patienten erwogen und ihm unter Umständen vorgeschlagen werden.

Zu 4. wurde schon erwähnt, daß zur Vermeidung oder Entfernung unterstützender Ursachen die *fachärztliche Behandlung von Infektionen* und sonstiger
Erkrankungen der *Nase, Nebenhöhle, Tonsillen*, des *Rachenringes*, der *Bronchien*
als sehr wesentlich zu erachten ist und schon von der ersten Sprechstunde an in
Angriff genommen werden muß. Ständige Reizerscheinungen auf die Atmungs-
organe unspezifischer Natur sollen ausgeschaltet werden, ebenso solche Momente,
die nur durch Einwirkungen von Kälte und Nässe zu dauernden Erkältungen
führen. Da werden oft *Berufs-, Wohnungs- und Klimawechsel* notwendig. Für die
Erkennung dieser sehr verschiedenen Einflüsse sind besondere Erfahrung, aber
auch Spürsinn und fleißige Hingabe des Arztes notwendig.

5. *Spezifische Desensibilisierung beim Asthma.* Die Grundlage für dieses Vorgehen sind bekanntlich *Fragebogen, Expositionsversuche* und *Hautteste*. Auch
wurde das Vorgehen bei der spezifischen Therapie bereits S. 437 behandelt.
Ich erinnere vor allem an die S. 464 u. f. erwähnten durchschnittlich häufigsten
Allergene bei Asthma, ferner an die große Bedeutung, die beim Asthma offenbar
den Bakterien der Begleitbronchitiden, der Tonsillen, Nase und Nebenhöhlen
zukommen. Es ist ebenso wichtig wie selbstverständlich, daß man bei schwerem
Status asthmaticus mit ständiger Dyspnoe, Herz- und Kreislaufschwäche in der
Regel mit der spezifischen Desensibilisierung nicht beginnt und wartet, bis der
Zustand sich einigermaßen gebessert hat. Man kann aber die Zeit ausnützen,
um die *Sputumbakterien mehrmals rein zu züchten, zu Vaccinen zu verarbeiten* und
nach Beruhigung der stärksten Erscheinungen *Hautproben* anzustellen. Man
kann sich immer wieder von den guten Erfolgen überzeugen, die man mit *Vaccinen,*

wenn auch nicht immer mit Autovaccinen bei Asthma erzielen kann, selbst dann, wenn die Hautteste negativ blieben. Ob es sich dann um eine unspezifische Reiztherapie oder eine teilweise spezifische Gruppenwirkung handelt, sei dahingestellt. Bemerkenswert sind die Ergebnisse PLUMs (Dänemark), der 201 Fälle mit einer sog. Erkältungsvaccine des dänischen Seruminstituts behandelte. Von 80 Fällen erhielt er später Nachricht. 17,5% waren völlig geheilt, 46% bei der erreichten Besserung geblieben. Jährliche Wiederholungen konnten die Erfolge erhöhen. An die Wichtigkeit von *Hausstaub* und *Schimmelpilzen*, an das Asthma von *Mehl-, Fisch-* und *Pollenallergikern* sei besonders erinnert. Neuerdings trat besonders BAIRD nach fast 25jähriger Erfahrung entschieden für den Wert der Vaccinebehandlung des Asthmas ein. Nach seiner Erfahrung würde man mehr Asthmafälle rascher beherrschen, wenn die bakterielle Komponente zuerst behandelt und dann erst andere Maßnahmen herangezogen würden. Er verwendet 7 verschiedene Bakterienarten, besonders Influenzabacillen.

Bei langjährigen Asthmatikern mit chronischer Bronchitis und Emphysem und ihrer oft sehr umfangreichen Hautallergie gegen alle möglichen Allergene wird man von der spezifischen Desensibilisierung nicht viel erwarten können und unterläßt sie in solchen Fällen am besten. Aber auch bei gutem Erfolg einer durchgeführten Kur ist die Wirksamkeit meist eine begrenzte (vgl. S. 364, RATNER). In einer großen Statistik RACKEMANNs wurden 1074 Fälle behandelt, von denen 213 geheilt waren, von diesen waren nach 4 Jahren 131, also 12% der Gesamtzahl anfallsfrei. PETOW und WITTKOWER verwandten für die ,,spezifische'' Desensibilisierung (was also nicht mehr ganz zutrifft) fast nur Hausstaub, mit dem sie in 60% Erfolg hatten. Die Wirkung kann aber in anderen Fällen schon wieder in $^1/_2$ Jahr verschwunden sein. Wiederholung der Desensibilisierung kann neuerdings Besserung oder Heilung bringen, natürlich kann der Erfolg auch ganz ausbleiben.

Die Verdünnungsvorschriften der Allergenextrakte für die spezifische Desensibilisierung finden sich auf S. 438.

6. Unspezifische Protein-, Reizkörper-, Fieber- und Schocktherapie. Ich verweise auch hier auf den allgemeinen Therapieteil. Eine schon in der Frühzeit antiallergischer Behandlung beliebte Methode sind *Peptoninjektionen*, die z. B. AULD, PETOW und WITTKOWER, UMBER und LOEW für Asthma mit Vorliebe heranziehen. STORM VAN LEEUWEN und PASCH sahen Gutes von der *intramuskulären Schwefeltherapie* (Sulf. praec. 0,25, Ol. oliv. 100,0, davon 8 intramuskuläre Injektionen zu 1 cm³ und 2 zu 0,75 cm³ in 3—4tägigen Intervallen). Daß diese je nach der augenblicklichen Körperverfassung des Patienten das Gewebe mehr oder weniger stark reizenden Injektionen hie und da *Fieber erzeugen*, ist bekannt, ebenso die Tatsache, daß die meisten *Asthmatiker während einer interkurrenten Fieberperiode asthmafrei werden*. So lag es nahe, ein ,,*Heilfieber*'' zu erzeugen, wozu recht verschiedene Maßnahmen ergriffen wurden. Die vielfach gelobte Wirkung von künstlichen *Terpentinabscessen* beruht wahrscheinlich auf der sekundären Fieberentstehung. Fieber wurde dann mittels *Hochfrequenz* hervorgerufen, z. B. von MILLER und PINESS mit gutem und lang anhaltendem Erfolg. BESANCON und JAQUELIN verwandten zur Erzeugung von *Hyperthermie* starke *Quarzlampenbestrahlung*, subcutane Vaccineinjektionen und Terpentinabscesse. GRAFE empfahl dann später als *fiebererzeugende Vaccine* das bekannte *Pyrifer*, dessen gute Wirkung bald von vielen Seiten bestätigt wurde. Die Pyriferbehandlung des Asthmas hat sich inzwischen sehr gut eingebürgert. Wir wenden sie selbst mit häufig recht gutem Erfolg an. Für Fälle in schwerem Allgemeinzustand mit Herz- und Kreislaufschwäche eignet sie sich natürlich nicht, auch ist die Wirkungsdauer verschieden. Vermutlich kommt es durch das Fieber zu einer starken Einwirkung auf die gesamten zentralnervösen Regulationsorgane. Nach einer neueren Mitteilung GRAFEs wurden von 396 schweren und chronischen Fällen 90% völlig beschwerdefrei, von denen 7 Fälle dauernd anfallsfrei blieben, zwei davon länger als 5 Jahre. So nimmt es nicht wunder, daß COSTANZI einen sehr therapieresistenten Asthmafall mit einer *Malariakur* behandelte, bei dem nach 8 Fieberanfällen eine $2^1/_2$ Jahre dauernde Heilung eintrat.

Es sei noch erwähnt, daß LEBINSKI, von der Erwägung ausgehend, daß bei der unspezifischen Desensibilisierung eine Umstimmung des mesenchymalen Apparates erstrebt wird, Goldbehandlung empfahl und auf die *elektive Mesenchym-*

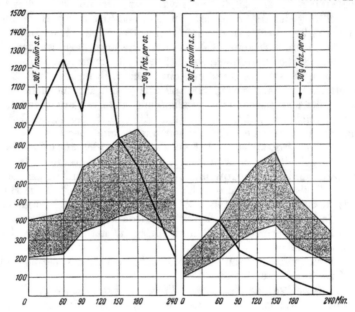

Abb. 11 a u. b. Verhalten der Eosinophilen im Insulinschock bei einem Asthmatiker a) mit hoher Anfangseosinophilie, b) mit geringerer. (Aus RAUSCH, F., u. H. BARTELHEIMER: Die Wirkung des Insulinschocks auf das weiße Blutbild des Allergikers. Z. klin. Med. **139**, 523.)

wirkung des Goldes, besonders in Verbindung mit Calcium, hinwies (Neosolganalinjektionen in 4—8tägigen Intervallen).

Aus allen diesen „Umstimmungs"-Verfahren erwuchs schließlich die *Schocktherapie* des Asthmas. Als eine solche kommt vor allem die *Insulinschockbehandlung* und dann die *Lumbalpunktion* in Anwendung. Schon 1936 konnte WEGIERKO durch Insulinschockerzeugung die asthmatische Dyspnoe beseitigen, die Anfälle wurden bei Verlängerung des Schocks seltener und schwächer. Er injizierte *morgens nüchtern 40 E und mehr Insulin* und beseitigte die Schocksymptome nach Verschwinden der Dyspnoe durch Trinken von gesüßtem Tee. Eindeutige Wirkung von längerer Dauer erhielt er durch *15—20 Schockinjektionen*. Nach BEIGELBÖCK ist die experimentelle Grundlage für den Insulinschock die zuerst von SCHITTENHELM festgestellte Hypocalcämie, Hyperkaliämie und Hyperphosphatämie im anaphylaktischen Schock. Das Insulin greift in diesen gestörten Mechanismus des Mineralstoffwechsels regulierend ein. ZANCAN konnte in fast allen seinen Fällen durch Insulinschockbehandlung Unterbrechung oder Milderung der schweren Anfälle erzielen. 8—10 Insulinschocks brachten häufig dauernde Besserung. Ähnlich Günstiges wie ZANCAN berichten in Frankreich MINET und Mitarbeiter. Sie verabreichten die als wirksam gefundene Dosis 12—15mal, worauf sie die Asthmazustände teils definitiv verschwinden, teils erst nach 4—5 Monaten sich wieder einstellen sahen. Es liegt nahe, daß auf dem Weg über das Zwischenhirn (vgl. A. STURM, S. 473) auch *andere Schockeinwirkungen* Asthma beseitigen können. E. MEYER berichtet über eine Patientin, welche seit vielen Jahren an Asthmaanfällen litt, die nach einer Reihe von epileptischen Anfällen aufhörten. Der Verfasser vermutete wohl mit Recht, daß auch *therapeutisch gesetzte Cardiazolkrämpfe* die Anfälle günstig beeinflussen könnten. Auch der *Schock anaphylaktischer Meerschweinchen* kann nach BARTELHEIMER und AFENDULIS *durch Insulinschockbehandlung* aufgehoben werden. BARTELHEIMER gibt seinen Patienten morgens nüchtern 20—50 E Insulin und unterbricht den Schock nach 15—30 min durch 40 g Traubenzucker per os. Es wurde vermutet, daß die günstige Wirkung der Hypoglykämie zum Teil auch auf eine diese kompensierende Adrenalinsekretion zurückzuführen ist.

Wahrscheinlich ebenfalls auf einer Schockwirkung beruht der vielfach beobachtete günstige Einfluß der *Lumbalpunktion bei Asthma*, die W. SCHULTZ schon 1919 zum ersten Male anwandte. Er stellte nach Ablassen von wenigen Kubikzentimeter Lumbalflüssigkeit einen fast schlagartigen Rückgang des Status asthmaticus fest. SCHULTZ vermutete, daß die hydrostatischen Druckverhältnisse von Bedeutung sind und tatsächlich fanden auch HOCHREIN und SCHLEICHER bei Asthmatikern den Lumbaldruck erhöht, auch sahen sie nach Lumbalpunktion die Vitalkapazität der Asthmatiker um 100% ansteigen. JONNLEIT berichtet über 9 Fälle mit günstigem Ergebnis, aber ohne Dauerheilung. Reine Suggestivwirkung, wie manche vermuten, liegt wohl kaum vor. HOCHREIN und SCHLEICHER sahen *gerade bei schweren und therapieresistenten Asthmafällen wesentliche Besserung durch die Liquorentnahme*. Sie denken an eine Unterbrechung pathologischer Reflexvorgänge in der Lunge, doch ist der Wirkungsmechanismus wohl noch nicht völlig geklärt.

Von der Behandlung schwerer Asthmazustände durch Lumbalpunktion ist es nur ein Schritt zu der sog. *Liquorpumpe* SPERANSKYs. Als Beispiel will ich einen unserer eigenen Fälle anführen:

41jährige Frau — seit 15 Jahren schweres Asthma. Alle Desensibilisierungsversuche brachten nur vorübergehende Besserung. Liquorpumpe: 10 cm³ Liquor wurden in jeweils 4 min abgesogen und in 4 min wieder zurückgespritzt, im ganzen 20mal. Dadurch wurden die Asthmaanfälle für kurze Zeit leichter, so daß nach 8 Tagen die Liquorpumpe zum 2. Male in derselben Weise angewandt wurde. Der Erfolg war ähnlich. Eine dauernde Besserung konnte auch auf diese Weise nicht erreicht werden.

7. Psychotherapie des Asthmas. Bekanntlich wurde das Bronchialasthma auch *Asthma nervosum* genannt. Es gibt auch jetzt noch nicht wenige Ärzte und Forscher, welche die seelische Bedingtheit des Asthmas so in den Vordergrund stellen, daß für sie alle anderen „Ursachen" als sekundäre Erscheinungen oder untergeordnete Teilbedingungen gewertet werden. Dazu gehört auch die allergische Genese. Schon viele Jahre suchen zahlreiche Arbeiten nachzuweisen, daß auch das allergische Asthma psychotherapeutisch heilbar ist. So betont z. B. neuerdings UMBER, daß das Bronchialasthma stets eine psychogene Ursache habe. Es sei eine Neurose des vegetativen Nervensystems und seines komplizierten Hormonapparates. Selbst schwere Fälle seien der Psychotherapie zugänglich. Überlegt man sich die S. 473 und 602 kurz wiedergegebenen Gedankengänge A. STURMs so wird man ohne weiteres zugeben müssen, daß die Psyche im Zusammenhang mit entsprechenden angstbetonten unterbewußten Anfallsvorstellungen über den Weg des Zwischenhirns und den Hormonapparat Bronchospasmen auslösen, wenn auch nicht willkürlich herbeiführen kann. Es ist unmöglich, hier alle die Arbeiten und Autoren zu zitieren, die darüber schrieben. Ich

möchte deswegen nur auf die letztjährigen Versuche und Publikationen der
JORESschen Klinik eingehen. JORES und seine Mitarbeiter gehen von der Vorstellung aus, daß das Asthma keine einheitliche Ursache hat. Ich habe schon
1926 in meinem Buch 5 verschiedene Asthmatypen aufgestellt, die S. 463 wiedergegeben sind. Ich möchte hier noch einmal die Gruppen 3 und 4 anführen.

3. Unspezifisches Reflexasthma. Besonders hochgradig deispositionelle Bereitschaft des
bronchomuskulären Apparates, sei es zentral oder peripher. Reaktion auf ganz verschiedene
Ursachen, seien sie chemisch, thermisch, mechanisch, sensorisch, auch durch Infektion der
Bronchien. a) Angeboren, b) erworben.

4. Konstitutionell psychopathisches Asthma. Ausgelöst durch meist unbewußte psychische Vorstellungen.

Daß auch bei organisch bedingtem Asthma psychische Faktoren eine bedeutsame Teilursache zur Auslösung von Anfällen darstellen können, war also schon
sehr lange bekannt, gibt es doch für keine Krankheit eine einzelne Ursache,
sondern immer nur eine Reihe von Bedingungen. Ich weiß nicht, ob es für jede
Asthmaerkrankung zutrifft, daß sie immer nur eine „asthmatische Persönlichkeit" befällt, d. h., daß zur Erwerbung eines eigentlichen Bronchialasthmas im
klassischen Sinne mit charakteristischen Anfällen ein besonderes angeborenes
„Persönlichkeitsgefüge" notwendig sei (HANSEN, UMBER, SCHWÖBEL usw.).
Diese Frage ist schwer zu lösen, ist doch nichts schwieriger zu ergründen als die
tatsächliche Verfassung einer Menschenseele, in deren dunkle Abgründe auch
die Psychoanalytiker sehr häufig vergeblich hineinleuchten, und zwar mit einer
Kerze, deren Talg nicht selten aus vorgefaßten Meinungen und Begriffen geknetet
ist. Ich will diese schwierige Frage hier nur streifen. Pathognomonisch und
therapeutisch wäre es natürlich von besonderem Interesse, wenn wirklich in fast
jedem Fall von Asthma, selbst mit veralteten Bronchitiden, Bronchiektasien
usw., der anfallserzeugende Bronchospasmus und die Hypersekretion beseitigt
werden könnte. Eine solche Abhängigkeit vom Nervensystem bräuchte ja zunächst einmal gar nichts an der Tatsache zu ändern, daß in nicht wenigen Asthmafällen ein allergischer Mechanismus auf das vegetative Nervensystem in der
Richtung Bronchospasmus und Schleimerzeugung einwirkt. Ob diese Einwirkung
zum Ergebnis, d. h. zum Schockfragment, zum Asthma führt, würde dann einzig
und allein von einer suggestiv bewirkten, unbewußten Einstellung des Nervensystems mit Wirkung auf Bronchialmuskeln und Bronchialschleimhaut abhängen.
*Wenn aber tatsächlich bei echt allergischen Asthmakranken eine Schockbeseitigung
und dauernde oder langdauernde Schockbehinderung in fast allen Fällen gelingen
sollte, so wäre das eine fundamental wichtige Einsicht in bisher ungeahnte Möglichkeiten psychosomatischer Beeinflussung von körperlichen Vorgängen,* die unserem
Bewußtsein entzogen sind. Diese Einsicht und diese Therapie würden aber nichts
an der Tatsache ändern, daß Allergene im spezifisch sensibilisierten Organismus
Asthma auslösen können.

Geübte Psychoanalytiker, wie SCHWÖBEL, sollten sich vor allem einmal
Fälle heraussuchen, *deren allergische Asthmagenese eindeutig und monovalent ist,*
z. B. typische Mehl- und Pollenallergiker, hochgradige Ei- oder Fischallergiker,
Pferdeschuppenasthmatiker, die möglichst nur auf dieses Allergen bei Einwirkung
des Allergens mit Asthma reagieren. Wichtig wäre dabei der Nachweis einer hochgradigen und möglichst ausschließlichen Hautallergie gegen eine der genannten
Substanzen. Wenn es gelingt, allein durch Psychotherapie diese Patienten bei
neuerlicher Exposition asthmafrei zu halten, so ist damit der endgültige Beweis
geliefert. SCHWÖBEL ist der Überzeugung, daß im Krankheitsprozeß des Bronchialasthmas stets ein psychosomatisches Geschehen vorliegt. Das gilt zweifellos
für viele chronisch gewordene Fälle, bei denen alle möglichen unspezifischen

Faktoren Anfälle auslösen. Ob das aber auch schon von vornherein bei allen jenen monovalenten Asthmafällen so ist, deren Asthmaursache oft erst durch die Testprobe aufgeklärt wird, muß vorläufig doch noch bezweifelt werden. In der Tabelle Schwöbels über 50 geheilte Fälle ist bei keinem erwähnt, ob etwa eine starke und möglichst monovalente Allergie vorlag.

Die nächste Frage ist nun die, ob auch solche monovalent reagierenden Asthmafälle ein bestimmtes seelisches Persönlichkeitsgefüge haben, das sie einzig und allein zur Auslösung eines allergischen Asthmas disponiert. Ich erinnere daran, daß man wahllos herausgesuchte Meerschweinchen durch Eiweißsensibilisierung serienweise zu Asthmatikern machen kann. Schwöbel hat sich bei 129 Asthmatikern bemüht, „den *Charakter des Asthmatikers* so umfassend wie möglich zu untersuchen", und er glaubt einen überraschend einheitlichen Typ gefunden zu haben, dessen dominierender Charakterzug die *Angst*, und zwar eine *tiefe Existenzangst* sein soll. So nimmt es nicht wunder, daß der Autor Kirkegaard, Heidegger und Jaspers zitiert. Nun haben ja gerade die Existenzphilosophen, zu denen man noch Sartre, Camus u. a. fügen könnte, oft genug darauf hingewiesen, daß die existenzielle Angst keineswegs auf Asthmatiker beschränkt ist und beinahe das Urgefühl der Tiefenseele unserer heutigen Menschheit darstellt. In der Medizin spielen Angstneurosen eine so bedeutende Rolle mit und ohne deutliche somatische Äußerung, daß das Asthma nur einen kleinen Bruchteil dieser angstneurotisch beeinflußten Krankheiten ausmachen kann. Die 129 psychoanalytischen Anamnesen und psychologischen Tests Schwöbels sind zweifellos sehr interessant, ich kann mich aber nicht von dem Gedanken freimachen, daß besonders bei noch weniger erfahrenen und menschlich ausgereiften Psychoanalytikern die geistig-seelische Veranlagung des jeweiligen Deuters eine stark subjektive Note in all diese Ergebnisse bringen kann. Auch wäre die Gegenüberstellung eines wahllos herausgegriffenen, nicht asthmatischen Krankengutes von großem Interesse. Man möchte gerne wissen, wie hoch der Prozentsatz solcher Individuen ist, welche die gleiche Anamnese, Lebensgeschichte und psychologischen Tests geben, ohne an Asthma zu leiden. Meiner Meinung nach ist die folgende Situation gegeben:

1. An der Auslösung einer großen Anzahl von Asthmafällen bei Mensch und Tier durch allergische Vorgänge, d. h. durch Antigen-Antikörperreaktion, ist nicht zu zweifeln.

2. Da das Wesen des pathologischen Geschehens beim Asthma in Krämpfen der Bronchien und Sekretion von Schleim, also 2 nerval auslösbaren vegetativen Vorgängen besteht, ist an der psychisch-diencephal-neuralen Auslösbarkeit mancher Asthmaanfälle, besonders solcher mit „eingefahrenen Bahnen", ebenfalls nicht zu zweifeln und damit wird auch eine psychisch-somatische Beeinflußbarkeit von vornherein wahrscheinlich.

3. Es ist bis jetzt nicht bewiesen, daß auch jedes ausgesprochene monovalente Asthma mit eindeutig allergischer Ätiologie, bei dem noch nicht „ausgefahrene Bahnen" des Erfolgsorgans infolge von langer Dauer des Leidens bestehen, allein durch psychotherapeutische Behandlung heilbar ist. Sollte sich aber einmal auch das beweisen lassen, so ist damit noch nichts gegen die allergische Ätiologie solcher Fälle gesagt, aber es wäre damit demonstriert, daß sich solche durch organpathologisches Geschehen nerval bedingte vegetative Funktionsabläufe in bisher ungeahntem Ausmaße durch psychotherapeutische Maßnahmen verhindern lassen.

Methoden der Psychotherapie des Asthmas. Es gibt naturgemäß sehr verschiedene Wege, den Asthmatiker psychisch günstig zu beeinflussen, und das Schrifttum darüber ist sehr groß. Wir sollten uns darüber klar sein, daß nicht jeder Arzt, nicht jede Persönlichkeit sich zur günstigen Beeinflussung eines leidenden Seelenlebens eignet. Viel Menschenkenntnis, viel natürliche Klugheit und Weisheit, viel innere Bescheidenheit ohne Selbstüberschätzung, viel echte, nicht eingebildete Seelengüte, viel Überlegenheit und Kritik (auch gegen Psychoanalysen) und manche andere Eigenschaft, wie z. B. bestimmtes, sicheres Auftreten, sind notwendig. Nicht jeder, der sich Psychotherapeut nennt, verfügt über solche Fähigkeiten. Ich betrachte es nicht als die Aufgabe dieses Buches, näher und im einzelnen auf die angewandten Methoden einzugehen und möchte hier auf das sehr umfangreiche Schrifttum verweisen. Im allgemeinen will ich mich hier an die an der Joresschen Klinik gebräuchlichen und hauptsächlich von Schwöbel angewandten und publizierten psychotherapeutischen Anwendungen halten.

Die Hypnose wird von einem Teil der Autoren empfohlen, von einem anderen abgelehnt, wahrscheinlich, weil es weniger auf die Hypnose selbst, als auf den Hypnotiseur ankommt. An der Joresschen Klinik werden zunächst einfache physikalisch-therapeutische Methoden angewandt, wie z. B. eine *speziell für das Asthma ausgearbeitete Massage*, die krampflösend wirkt und den Atemrhythmus unterstützt. Besonderer Wert wird auf die Erlernung des *autogenen Trainings nach* J. H. Schultz gelegt, das vor allem entspannen und die Außenreize einschränken soll. Die Patienten sollen mit diesen Übungen auch ein Mittel in die Hand bekommen, sich selbst aus dem beginnenden Anfall herauszuarbeiten. Der Kranke soll an das Hinnehmen der Reize gewöhnt werden. Er wird durch die Behandlung dazu erzogen, sich mit den krankmachenden äußeren Reizen auseinanderzusetzen. *Entwöhnung* von den vielen für den Anfall bereitgehaltenen *Medikamenten* ist ein weiterer wichtiger Punkt. Nach Schwöbel hat man bisher das Asthma *teils* mit Atem-, *teils* mit Bewegungs-, *teils* mit Entspannungsübungen, *teils* mit Massage, *teils* mit Psychotherapie zu heilen gesucht. An der Joresschen Klinik werden alle diese Methoden kombiniert. Alles muß *vom Arzt selbst geleitet* und darf nicht einer Hilfskraft überlassen werden, was natürlich viel Zeit erfordert, zumal man bei schwerer erkrankten Patienten etwa 2 Std täglich üben muß. Mit dem so skizzierten Vorgehen hat Schwöbel von 50 Patienten bei allen eine erhebliche Besserung erzielt. 34 blieben wenigstens ½ Jahr anfallsfrei. Bei 15 Patienten ging die anfallsfreie Beobachtungszeit auf 1½ Jahre zurück. Am besten sprachen Patienten an, die in einem schweren Lebenskampf standen und auf Geldverdienen angewiesen waren. Sehr häufig nahm die Vitalkapazität in erstaunlichem Maße zu. Die durchschnittliche Steigerung lag bei 1200 cm³. Jedenfalls sind die von Schwöbel mitgeteilten, mit den geschilderten Methoden erreichten Erfolge der Joresschen Klinik so große, daß sie in möglichst vielen Krankenanstalten nachgeprüft werden sollten.

4. Das eosinophile Lungeninfiltrat.

Diese nur mit Hilfe des Röntgenapparates erkennbaren flüchtigen Infiltrate haben seit der ersten Beschreibung Loefflers 1931 in den letzten Jahren in zunehmendem Maße von sich reden gemacht. Loeffler wollte damals vor allem tuberkulöse Frühinfiltrate mit Eosinophilie von „äußerst symptomenarmen Pneumonien" mit Eosinophilie differentialdiagnostisch trennen. Andere Autoren, wie Sommer, bemühten sich auch, die entzündlichen eosinophilen Pneumonien von den rein allergischen, flüchtigen Infiltrierungen zu sondern (hyperergische Infiltrate nach Leitner).

Charakteristisch für die letzteren sind sehr flüchtige röntgenologische Verschattungen sehr verschiedener Beschaffenheit und Lokalisation, fleckig, wolkig, einfach oder multipel, ein- oder doppelseitig. Die *Bluteosinophilie* ist wechselnd und kann sehr hoch sein, z. B. 47—66%. Broch bezweifelt nicht mit Unrecht, ob ein so wenig charakteristisches Symptom wie die Eosinophilie geeignet ist, eine pathogenetische Einheit zu umgrenzen. Das sicher nicht, das einheitliche Band ist zweifellos nur die *allergische Sensibilisierung*. Einheitlich ist nur die Gewebsreaktion und die Ätiologie. Findet sich bei einem verdächtigen Infiltrat keine Bluteosinophilie, so steht uns noch die *Sternalpunktion* zur Verfügung. Stahl fand bei 6 Fällen im Punktat deutliche Vermehrung der Eosinophilen, teilweise mehr als im peripheren Blut. Entscheidend für das Krankheitsbild ist nach LOEFFLER die *Allergielage des Gewebes* und nicht die keineswegs einheitliche Ätiologie. Von deren Erkennung hängt jedoch in erster Linie die Therapie ab, so daß sich vor allem eine *ätiologische Betrachtung und Einteilung* empfiehlt. Zunächst sind immer wieder flüchtige eosinophile Infiltrate festzustellen, bei denen die Grundlage offenbar eine *Tuberkulose* ist. Aber es ergaben sich hie und da auch Bilder, in denen typische allergische Asthmafälle mit ganz verschiedener allergischer Genese gelegentlich flüchtige Lungeninfiltrationen aufweisen. Als weiteres wesentliches ätiologisches Moment ergab sich die *Ascarisinfektion* (R. W. MILLER und KOINO), da im Kreislauf der Ascarismetamorphose die Ascarislarven bekanntlich in die Lungen eindringen. Schließlich spielen Allergien gegen *Blüten* und *Pollen* eine pathogenetische Rolle. Differentialdiagnostisch ist noch erwähnenswert, daß HEGGLIN ein „*Wassermann-positives Lungeninfiltrat*" beschrieb, das ebenfalls gelegentlich eosinophil ist.

Pathologisch-anatomisch (NAGEL, v. MEYENBURG) wurden umschriebene elektiv-eosinophile Anschoppungen des Lungengewebes mit serös-fibrinösen Ausschwitzungen in den Alveolen, gesteigerte Myelopoese des Knochenmarks mit Eosinophilie aller Entwicklungsstadien und nicht selten mit eosinophilen pleuritischen Exsudaten festgestellt. v. MEYENBURG fand gleichzeitig auch eosinophile Infiltrate in der Leber, ja im Nebenhoden. Die flüchtigen Infiltrate sind oft schon in 2 Tagen verschwunden, können sich aber auch durch 2—3 Monate hinziehen. Über die im Schrifttum erwähnten verschiedenen Auslösungsallergene ist noch anzuführen: ENGEL sah in Schanghai gehäuftes Auftreten zur Zeit der Blüte einer bestimmten *Ligusterart*. Hierauf ist bei uns in Deutschland noch wenig geachtet worden. In Neu-England wurde ein *Laurel-fever* (Lorbeerfieber) mit flüchtigen Infiltraten beschrieben. Schon LOEFFLER nennt das späte Frühjahr und den Sommer die Hauptzeit dieser Erkrankung wegen der Pollen und anderer pflanzlicher Stoffe. H. E. MAYER erwähnt *Maiglöckchen* als auslösendes Allergen. Abgesehen vom Tuberkelbacillus scheinen Bakterien keine bedeutende Rolle zu spielen. v. MEYENBURG erwähnt noch *Diplokokken (Pneumokokken?)*. MARCOFF beschrieb Lungenverschattung bei *Morbus Bang*, auch *Trichinose* und *Amöbenruhr* wurden genannt. Der folgende eigenartige Fall von GRAVESEN kann vielleicht für analoge Fälle zur Richtschnur dienen: Patient, der häufig an allergischer Rhinitis und Asthma litt, zeigt ein ausgedehntes Oberlappeninfiltrat, akutfebrile Temperatur, Senkungsbeschleunigung auf 115, Eosinophilie 30—60%. Desensibilisierung mit Sputum-Autovaccine (Streptokokken, Diplokokken). Entfieberung und fast völlige Rückbildung des Infiltrates nach 3 Monaten. GRAVESEN glaubt, daß bei den eosinophilen Infiltraten das interstitielle Lungengewebe als Schockorgan anzusprechen ist. Nach unseren bisherigen Erkenntnissen wird man gut daran tun, bei jeder unaufgeklärten Ätiologie des eosinophilen Lungeninfiltrates in erster Linie an *Ascarislarven* (Wurmeier im Stuhl!) und *tuberkulöse* Prozesse zu denken. Noch wenig Klarheit herrscht über die klinische Erfahrung, daß Lungeninfiltrate, die mit Eosinophilie einhergehen, keineswegs nur akut verlaufen, sondern, daß auch *subakute* und geradezu *chronische* Krankheitsbilder zur Beobachtung kommen. Es ist nicht leicht zu sagen, ob solche, im zeitlichen Ablauf so verschiedene Symptomenkomplexe ihrem Wesen nach identisch sind. Man darf aber doch vermuten, daß ein allergisches Geschehen das diese Prozesse umschlingende gemeinsame Band ist, wenn man bedenkt, daß auch bei anderen allergischen Vorgängen die Verschiedenheit des Allergens, der wechselnde Zustand der Sensibilisierung, die Ungleichheit der Konstitution, der allergischen Diathese usw. in der Intensität und Dauer der Krankheit zu großen Verschiedenheiten führen können. So unterscheidet KARTAGENER *3 Typen* von eosinophilen Infiltraten:

1. *Typus Loeffler* mit akutem, ja oft perakutem Verlauf, flüchtigen Infiltraten, flüchtiger Eosinophilie, wobei aber die klinischen Erscheinungen nicht sehr akut zu sein brauchen.

2. *Typus Leon-Kindberg*: Verlauf monatelang, oft schwer fieberhaftes, fast septisches Krankheitsbild. Lungeninfiltrate oft fast $^1/_4$ Jahr dauernd. Eosinophilie bis zu 45%.

3. *Chronischer Typus*. Als Beispiel der Fall von KARTAGENER: Chronisches, kleinherdiges Infiltrat im rechten Oberfeld, das 15 Monate unverändert bestand, dabei dauernde Bluteosinophilie von 10—34%. Afebrile bis subfebrile Temperatur, geringe Krankheitserscheinungen. Es ist naheliegend und KARTAGENER weist darauf hin, an die verschiedenen *Verlaufsarten des Rheumatismus* zu denken, bei dem wir ja auch flüchtige rheumatische Gelenkschwellungen der akuten Polyarthritis der *primär-chronischen Polyarthritis* gegenüberstellen können. Der vorne erwähnte Fall GRAVESENs gehört offenbar auch in die chronische oder subakute Gruppe. Ich möchte auf dessen *enorm hohe Senkungsreaktion* von 115 hinweisen, nachdem wir doch auch bei den chronischen Polyarthritiden recht häufig besonders hohe Senkungsbeschleunigung feststellen.

LOEFFLER teilt die röntgenologischen Schattenbildungen in 5 grundsätzliche Formen ein.

1. Große, teils beiderseitige, mehr oder minder unregelmäßige Schatten.
2. Kleine, runde Herde.
3. Typus der plurizentrischen Infiltrate.
4. Lappenbegrenzte Infiltrate.
5. Infiltrate vom Typus der Sekundärinfiltrierungen.

LOEFFLER unterscheidet ferner *4 Hauptgruppen.* Zunächst ein *symptomenarmes* eosinophiles Infiltrat, von dem vorwiegend jüngere Menschen, und zwar mehr Männer betroffen werden sollen. Vorwiegend im Sommer, kanariengelber Auswurf, subfebrile Temperaturen. Als Allergene kommen in Frage: *Helminthen* ($^3/_4$ der Fälle), *Löwenzahn, Lindenblüten, Liguster.* Gleichzeitig oft Migräne, Urticaria, Ekzem. *Leukocyten an der oberen Normgrenze,* Eosinophilie oft bis 67%. *Blutsenkung meist normal.*

Dann das flüchtige eosinophile Infiltrat *bei Asthmakranken,* das ich bereits erwähnte, und *Bronchopneumonien mit Eosinophilie.* Nach v. MEYENBURG konnte bei den flüchtigen eosinophilen Infiltraten ein ausgesprochen pneumonischer Charakter der Infiltrate festgestellt werden mit reichlich Eosinophilen. Bei den eosinophilen Bronchopneumonien meist *Leukocytose* und *Erhöhung der Blutsenkung.* Ätiologie: *Ascariden, Pneumokokken, Influenzabacillen.* Auch *postinfektiöse* eosinophile Infiltrate nach Angina, Grippe usw. kommen vor.

Die allergische Genese der eosinophilen Infiltrate findet ihre Bestätigung durch die Häufigkeit anderer allergischer *Begleitsymptome,* wie *Urticaria, Ekzem, Quincke-Ödem, Migräne, Purpura, Polyneuritis, Periarteriitis nodosa.* Noch andere *Organbeteiligungen* wurden beobachtet: Nebenhodenerkrankung, Myositis, Appendicitis, Lymphdrüsenschwellungen, Darmstörungen, eosinophile Peritonitis, Polyneuritis usw. Auch bei *Serumkrankheit* wurden eosinophile Infiltrate festgestellt. Als Allergene erwähnt LOEFFLER außer den bereits genannten noch folgende: *Lorbeer, Maiglöckchen, Lindenblüten, Pneumokokken, Influanzabacillen, Virusarten.* Außer *Ascaris* auch *andere Helminthen,* selbst Oxyuren, ja sogar *Insektenstiche.*

Dauert ein eosinophiles Exsudat länger als 2 Wochen oder nimmt es einen *subchronischen* oder gar *chronischen* Verlauf, so ist in erster Linie an *Tuberkulose* zu denken, da auch tuberkulöse Frühinfiltrate einmal mit Eosinophilie verlaufen können, auch kann sich ein tuberkulöses Infiltrat mit einer Erkrankung kombinieren, die mit Eosinophilie verläuft, wie z. B. Ascariden. In solchen Fällen bleiben die Lungenverschattungen oft *wochen- und monatelang stationär.* Manchmal kommen aber auch dauernd akut rezidivierende Fälle vor, bei denen oft jahrelang wechselnd lokalisierte und wechselnd verlaufende Lungeninfiltrate auftreten. Da wird man unwillkürlich an *wechselnd auftretende Schübe* von Urticaria und

QUINCKESchem Ödem allergischer Genese erinnert. Immerhin sind länger als 2 Wochen dauernde Infiltrate differentialdiagnostisch als zweifelhaft anzusehen. Neben der Bluteosinophilie ist stets auch die *Eosinophilie des Sputums* öfters und genau festzustellen.

Für die bakterielle allergische Genese hebt LOEFFLER die Wichtigkeit von *Bakterienagglutinationen im Eigenserum* hervor.

Die Prognose ist im allgemeinen günstig, wenn nicht ernste Komplikationen wie etwa Periarteriitis nodosa oder anaphylaktische Schockzustände zum Verhängnis werden. *Therapeutisch* empfiehlt LOEFFLER besonders: Calciuminjektionen, Sedativa, wie Gynergen, Bellergal, Atropin, Histaminiontophorese, Suprareninhalationen, Herdsanierungen, Wurmkuren usw. Antibiotica und Sulfonamide sind in der Regel wirkungslos. Natürlich kommt bei erkannter eindeutig allergischer Ätiologie auch spezifische Desensibilisierung in Betracht.

Ein für die Allergielehre interessantes, dem LOEFFLERschen Syndrom offenbar nahe verwandtes Krankheitsbild beschreibt DE ZOYSA. Es wurde über ein Krankengut von 912 Fällen mit *tropischer Eosinophilie* berichtet und aus dem mannigfaltigen Symptombild ihre nahe *Verwandtschaft zu dem eosinophilen Lungeninfiltrat* (LOEFFLERsches Syndrom) und der Periarteriitis nodosa angenommen. Die tropische Eosinophilie, die hauptsächlich in *Indien* beheimatet ist, äußert sich in einer schwer zu behandelnden Erkältung, Atemnotanfällen, hohen Gesamtleukocytenwerten, *absoluter Eosinophilie* und *weichen Schatten über der Lunge*. Die leichtesten Fälle gleichen dem LOEFFLERschen Syndrom, die schwersten der Periarteriitis nodosa, die sich in kardialen, intestinalen und Hauterscheinungen äußert. Ferner kann der verhältnismäßig seltene akute Typ in Erscheinung treten als Pleuritispneumonie, Pseudotuberkulose und persistierende Temperaturen. Der chronische Typ äußert sich als Asthma bronchiale. Im Gegensatz zu dem LOEFFLERschen Syndrom und der Periarteriitis nodosa, welche die Möglichkeit einer zielsicheren Therapie vermissen lassen, reagiert die *tropische Eosinophilie gut auf Arsen*. Allen 3 Krankheiten liegt die *Sensibilisierung der Blutgefäße* durch ein *unbekanntes Allergen* zugrunde. Eine allergische Diathese konnte in 88 Fällen nachgewiesen werden, bei denen mehr als ein Familienmitglied befallen war. Bei der tropischen Eosinophilie werden das LOEFFLERsche Syndrom und die Periarteriitis nodosa nur als Abstufungen dieses Krankheitsbildes- betrachtet, wobei fließende Übergänge zu bestehen scheinen.

5. Allergische Bronchitis.

Ob es neben dem allergischen Asthma noch eine echte allergische Bronchitis — ohne Asthmaanfälle — gibt, ist eine noch nicht sicher zu beantwortende Frage. So schwierig es ist, bei einem älteren mit starker Bronchitis einhergehenden Asthma mit „Spezifitätsverlust" die Allergie festzustellen, so wird man vielleicht doch der Ansicht DUCHANIES (Brüssel) zum Teil beipflichten dürfen, nach welcher die Mehrzahl der Respirationserkrankungen, selbst solcher von anscheinend rein infektiösem Ursprung (wie etwa Bronchiektasien) oft eine *allergische Grundlage* haben und daß es vergeblich ist, die Infektion zu behandeln, ohne gleichzeitig die Allergie zu berücksichtigen, und ohne zu versuchen, wenigstens die hauptsächlichsten der zahlreichen ursächlichen Momente auszuschalten. Nicht zu bezweifeln ist, daß nicht wenige Asthmaanfälle aus Bronchitiden erwachsen, viele Asthmatiker nach einiger Zeit an chronischer Bronchitis leiden. Man kann aber schon a priori annehmen, daß es Affektionen der Bronchialschleimhaut gibt, die ätiologisch-pathologisch mit dem Bronchialasthma identisch sind, bei denen aber die anfallsweisen Bronchialspasmen fehlen, während lokalisiertes Ödem, vasale Kongestionen und bronchiale Hypersekretion vorhanden sind. Allerdings ist pathologisch-anatomisch wenig Sicheres bekannt. Man wird die Diagnose „allergische Bronchitis" in Erwägung ziehen, wenn beim Kranken, Blutsverwandten oder Vorfahren allergische Krankheiten vorliegen, wenn das Sputum glasig-schleimig, nicht selten blutig gefärbt und wenig eitrig ist, sich reichlich Eosinophilie bzw. CHARKOW-LEYDENsche Kristalle im Sputum oder Blut finden. Klinisch kann die Bronchitis chronisch, zu Rückfällen neigend oder anfallsweise sein. Außer der Heredität prädisponieren Infektionen von Nase, Nebenhöhlen oder Tonsillen. Oft finden sich solche Bronchitiden zusammen mit allergischer Rhinitis. Jedenfalls wäre wichtig, derartige suspekten Bronchialkatarrhe mit solchen Allergenen zu testen, die nach Anamnese und Fragebogen verdächtig erscheinen. In erster Linie werden wohl die Luftallergene in Frage kommen. Es ist möglich, daß in solchen Fällen Antihistaminsubstanzen nützen, was bei sekundärer, bakterieller Infektion und chronischer Entzündung der Bronchialschleimhaut kaum der Fall sein wird.

Es ist klar, daß auch auf dem Boden derartig chronischer Bronchialkatarrhe *Bronchiektasien* entstehen können. Watson und Mitarbeiter stellen fest, daß ein hoher Prozentsatz von Bronchiektasien in ursächlicher Abhängigkeit von allergisch-bronchitischen Zuständen stehen und durch antiallergische Therapie zu beeinflussen sind. Abgesehen von typischer Desensibilisierung bei nichtbakteriellen Allergenen kommt bei bakterieller Züchtung aus Sputum und Infektionsherden, Testung und Desensibilisierung mit den gefundenen Bakterien in Frage.

6. Conjunctivitis und Keratitis allergica.

Das Thema gehört zur Domäne des Augenarztes. Ich verweise z. B. auf die ausgezeichnete Darstellung von W. Riehm im Handbuch von Hansen. Aber wegen der dauernden Beziehungen der oberflächlichen Augenschleimhäute zu den allergischen Reaktionen der oberen Luftwege sind wenigstens einige Worte notwendig.

Allergische Bindehautkatarrhe sind *außerordentlich häufig*, die Sensibilisierbarkeit schon so lange bekannt als die Ophthalmoreaktion. Kein Wunder, nachdem die Conjunctiva allen von außen kommenden Insulten so besonders stark ausgesetzt ist. Auf eine etwaige allergische Grundlage deutet ja so und so oft schon die gleichzeitige „vasomotorische" Rhinitis oder das Zusammenbestehen mit Asthma hin. Es wird eine *ödematöse, meist akute. und eine nodöse, in der Regel chronische Form* der allergischen Conjunctivitis unterschieden. Für erstere ist das beste Beispiel die oft so starke conjunctivale Reizung beim Heufieber mit den Klagen über heftiges Jucken und Brennen, Tränenfluß, Lichtscheu usw. Diagnostisch wichtig ist auch hier immer *Eosinophilie des Bindehautsekretes* und des Blutes, eine exakte auf Allergie gerichtete Anamnese und Auftreten sonstiger Allergien, wie Urticaria, Quincke, Ekzem, Rhinitis, Asthma.

Die *nodöse* Form zeigt *Follikelbildung*, sog. *follikulär ekzematöser Typ von* Kontzoff. Bei dieser Form scheinen, wie vielfach beim Ekzem, *Medikamente und Chemikalien die wichtigsten Allergene* zu sein, wie z. B. Atropin, Ursol und andere Haarfärbemittel. Therapeutisch gilt in bezug auf Vermeidung der Allergene Milieuwechsel usw., alles, was schon an anderer Stelle gesagt wurde. Auch die Augenärzte empfehlen *spezifische Desensibilisierung*, unter Umständen auch die *perorale*. Zur Milderung der akuten Beschwerden ist auch hier die allergen- und kochsalzfreie Diät nach Funk zu empfehlen. Gegen heftiges Jucken Umschläge mit heißem Wasser (Strebl), Bab empfiehlt lauwarme mit physiologischer Kochsalzlösung, dann die schon lange beim Heuschnupfen bewährten Ephetonintropfen (vgl. S. 460). Anästhetische Mittel sollen nach Bab schädlich wirken. Auch dunkle Schutzgläser werden empfohlen. Innerlich oder subcutan wie bei den sonstigen Allergien Adrenalin, Ephetonin, Atropin.

Keratitis allergica. Es kommen nur die *oberflächlichen* Hornhautschichten in Betracht, meistens als Mitbeteiligung bei allergischem Bindehautkatarrh. Es handelt sich um *ganz feine*, oberflächliche *Hornhautinfiltrate*, um punktförmige Trübungen der äußeren Schichten, manchmal kleine Epithelverluste, bei den leichtesten Formen nur *Ödeme* der Hornhaut, eventuell mit *Hyperkeratose*. PILLAT beschrieb Fälle, die durch *Kautschukallergie* bedingt waren. Charakteristisch war: das Paroxysmale der Erscheinungen, Jucken und Brennen, geringe Gefäßinjektion der Bindehaut, Freibleiben der Hornhauthinterfläche, spurlose Abheilung. Wichtig ist, daß auch *nach Staphylokokkenvaccinierung* eine solche Keratitis beobachtet wurde. Wenn es bei häufigeren allergischen Attacken öfters zu Hornhautinfiltraten kommt, können schließlich auch zarte Narben zurückbleiben. HANSEN und PETERS beschrieben bei einer *Eiklarallergie* mit sonstiger nutritiver Überempfindlichkeit, daß im Anfall jedesmal eine *herpesähnliche* Epithelstreifenerkrankung der Hornhaut eintrat.

II. Allergische Erkrankungen der Haut.

1. Urticaria.

Urticaria, Nesselsucht, ist ein flüchtiges paroxysmales Auftreten kleiner Hautblasen, eine lokalisierte Abhebung der Epidermis mit Austritt von seröser Flüssigkeit. Die Reaktion spielt sich in den oberen Papillenlagen der Cutis ab. Die Benennung kommt zweifellos von der Wirkung der *Brennessel*, man denkt sofort auch an *Floh- und Bienenstiche*. Ätiologisch in Betracht zu ziehen sind weiterhin *Läuse, Wanzen, Spinnen, Mücken* und sonstige *Insekten, Eingeweidewürmer, Trichinen* usw. Manche Insekten wirken *unmittelbar* durch ihr Gift, im übrigen kommen dann *allergische* Vorgänge in Betracht. Bei idiosynkrasisch disponierten Menschen sehen wir weiterhin häufig Nesselsucht nach dem Genuß bestimmter *Nahrungsmittel*, etwa nach *Erdbeeren, Krebsen*. Man spricht von *Urticaria ex ingestis*. Tierische *Eiweißstoffe, Obst* und sonstige pflanzliche Nahrungsmittel können in Frage kommen. Manche Kranke können schon durch Kochsalzeinschränkung genesen. Hier würde es sich also um eine nichtallergische Teilursache handeln, zu der nicht selten auch die Menses zu gehören scheinen. MOORE gibt folgende zweckmäßige Einteilung urticarieller Erkrankungen an:

a) Allergische Ursachen.

1. Infekte.
2. Verdauungsstoffe.
3. Inhalationsstoffe.
4. Injektionsstoffe.
5. Äußere Kontaktstoffe.
6. Physikalische Agentien (Sonnenlicht, Kälte, Hitze usw.).

b) Nicht-allergene Ursachen.

1. Dyspepsie (Verstopfung).
2. Schwangerschaft.
3. Endokrine Störungen.
4. Psychische Faktoren.
5. Interessant ist die durch *Ermüdung* auftretende Nesselsucht. Man hat Kohlensäureüberladung des Blutes bezichtigt. Meines Erachtens könnte aber auch Freiwerden von *Histamin* die Ursache sein (LACKNER und MANN).

Auch v. DOMARUS weist auf solche Beziehungen bei der *Ermüdung* hin, auch bei anderen häufig allergischen Krankheiten, z. B. Asthma. *Inhalationsstoffe* sind bei der Nesselsucht im allgemeinen *selten* die schuldigen Allergene, *Kontaktstoffe*, wie etwa *Cosmetica, Seide, Wolle, Staub*, animalische Produkte kommen häufiger in Frage.

Vor allem von französischen Autoren wurde für dunkle Urticariafälle die *Nahrungsmittelallergie* in den Vordergrund gerückt und besonders *Eier, Milch, Kartoffeln, Reis, Mehl, Weizen, Roggen, Fleisch, Fisch* angeführt. Leider lassen

uns bei der Nesselsucht die *Hautteste* oft deswegen im Stich, weil die Haut des
Erkrankten nicht selten gegen alle möglichen Substanzen *unspezifisch stark
reagiert.* Am besten ist hier die Anwendung einer Suchkost, z. B. nach Funk
(S. 398) oder der Eliminationsdiäten von Rowe (S. 399). Man achte nicht zuletzt
auf den *übermäßigen Genuß* von Nahrungsmitteln oder von *bestimmten* Nahrungsmitteln. Wichtig sind weiterhin *Chemikalien* und *Arzneimittel,* nicht zuletzt
therapeutische Seren.

Eine besonders wichtige, wohl meist allergische Ursache sind dann *Infektionsherde,* wobei offenbar durch Sensibilisierung mit Bakterieneiweiß und dauerndem
Nachschub von Antigen allergische Reaktionen zustande kommen. Also stets
eifrig nach Infektionsherden suchen, besonders von Zähnen, Tonsillen, Nase,
Nebenhöhlen, Gallenblase usw. Basher vertrat schon 1923 die Ansicht, daß im
höheren Alter eher Bakterien als Nahrungsproteine in Frage kommen. Jedenfalls
sollen Eiterherde unbedingt entfernt werden. Auf versteckte *cholecystitische* und
Harnblaseninfektionen soll mit besonderer Aufmerksamkeit geachtet werden.
Manchmal scheint auch nahrungsmittelallergische Urticaria durch Entfernung
eines Infektionsherdes geheilt zu werden (Lariche: 2 Fälle. Auf Fleischgenuß
stets Urticaria, geheilt durch Entfernung einer eitrigen Appendix).

Abgesehen von Nahrungsmittelallergien kommen für die Urticaria ex ingestis
aber auch *bakterielle Vorgänge im Darm* in Frage, wobei die Zusammenhänge
nicht immer völlig aufzuklären sind. Es ist sehr fraglich, ob, wie manche Autoren
meinten, eine bestimmte charakteristische *Anaerobenflora* verantwortlich ist.
Daß aber eine *abnorme Bakterienflora* mit oder ohne *Verstopfung* bzw. *sonstige
Darmstörungen,* Giftstoffe (sog. *Schockgifte*) erzeugen könnten, die unmittelbar
Nesselsucht hervorrufen, ist ohne weiteres denkbar. Eigene, nicht veröffentlichte
Versuche ergaben, daß bei Zusatz verschiedener Stuhlbakteriengemische zu einem
nur Histidin enthaltenden flüssigen Nährboden die einzelnen Bakteriengemische
bald kein, bald wenig, bald reichlich Histamin aus dem Histidin bilden, so daß
die Darmflora der einzelnen Individuen in bezug auf ihre histaminbildende Fähigkeit doch recht verschieden zu sein scheint. Wir wissen, daß Histamin unmittelbar Urticariaquaddeln zu erzeugen vermag. Natürlich ist bei solchen Vorgängen
die *Leistungskraft des Entgiftungsmechanismus der Leber* von besonderer Wichtigkeit und *Überprüfung der Leberfunktion* mit modernen Methoden bei unklaren
Fällen durchaus angezeigt. Die bakteriologische Überprüfung der Darmflora auf
abnorme Zusammensetzung, besonders auch Colivarianten sollte nicht übersehen
werden. Die Urticaria, besonders in ihrer ernsteren und rezidivierenden Form,
gehört zu den Krankheiten, bei denen eine *besondere Erregbarkeit des vegetativen
Nervensystems* auch bei allergischer Nesselsucht bei vielen Fällen im Vordergrund,
vielleicht auch an der Spitze steht. Da die erste Antwort auf den Reiz der cellulären, physikalisch-chemischen Antigen-Antikörperreaktion vom vegetativen
Nervensystem gegeben wird, die dann zum Schock oder Schockfragment führt,
ist es klar, daß *der Zustand des neurovegetativen Apparates* für den Reizeffekt, hier
die Nesselsucht, entscheidend ist. Man hat unter anderem festgestellt, daß bei
einem Hemiplegiker die *Urticaria nur auf der gelähmten Seite* eintritt. So können
schließlich auch *seelische Vorgänge* auf dem Wege über Zwischenhirn und vegetatives Nervensystem durch gewisse Hemmungen normaler Organtätigkeit
(Histaminbildung) zur Nesselsucht führen. Die Verhältnisse liegen hier kaum
anders wie beim Asthma, bei dem ich ausführlich auf diese Beziehung einging.
Ja, es scheint, daß schon recht geringe neurovegetative Störungen und seelische
Erregungen Nesselsucht auslösen können (vgl. auch Vallery-Radot!).

Die neueren Forschungen über die *Histaminquaddel,* wie sie besonders von
Lewis und Grant usw. durchgeführt wurden, stellen eine völlige Identität der

Histaminquaddel und der Quaddel von *Urticaria factitia* fest. Der rein mechanische Reiz der Urticaria factitia macht also offenbar einen histaminartigen Stoff frei, der die Gefäße erweitert, sie durchlässig macht, Plasma austreten läßt und die Quaddel erzeugt.

Therapie. Bei eindeutiger allergischer Ätiologie gegen klar bestimmte Allergene sind vor allem die angeführten *spezifischen Desensibilisierungsmethoden* zu versuchen. Unter Hinweis auf das allgemeine Kapitel der Therapie S. 437 sei noch folgendes herausgehoben: *Calciuminjektionen* können vor allem dann günstig sein, wenn der Calciumspiegel des Blutes niedrig befunden wurde. Im gleichen Sinne wirkend erwiesen sich dann auch *AT 10* und *Quotientin* als nützlich. *Adrenalin* bzw. Suprarenin sollten im akuten Anfall stets versucht werden. Manchmal scheint auch *Nicotinsäureamid* (Nicobion) von Nutzen zu sein. *Eigenserum- oder Eigenblutinjektionen*, die STORM VAN LEEUWEN lobte, erwiesen sich vielfach als günstig. Die Injektionen dürfen aber nicht zu rasch wieder abgebrochen werden. Man entnimmt 10 cm³ Blut und spritzt es sofort vor der Gerinnung wieder intramuskulär ein, unter Umständen 6—8 Wochen lang. Hierzu gehören auch *Peptoninjektionen*, sowie die sog. „skeptophylaktische" Einnahme von 0,5 g Pepton 1 Std vor der Mahlzeit, was besonders für die Urticaria ex ingestis in Frage kommt. Wir selbst hatten gute Ergebnisse mit Peptongaben 1 Std vor der Mahlzeit bei gleichzeitiger Verabreichung von 20 Tropfen Creosot. carbonic. nach der Mahlzeit (PICK).

Ist ein *bestimmtes* Nahrungsmittel als schuldig erkannt, so empfiehlt sich ein Versuch mit *spezifischer Skeptophylaxie*, wie S. 439 beschrieben. In nicht aufzuklärenden Fällen hat oft schon eine *eiweißarme* Kost zum Ziele geführt (z. B. nach SALOMON: Tee, Kaffee, Zucker, Bouillon, Fruchtsäfte, 200 g Schrotbrot, viel Butter, Reis, Grieß, Gerste, Haferflocken, Blattgemüse, Kartoffeln, Obst. Die beste diätetische Therapie sind wohl die S. 399 angeführten *Such- und Eliminationsdiäten* nach ROWE, die mit der Aufklärung des schuldigen Nahrungsmittels auch die Therapie kennzeichnen. Im Zweifelsfalle sind alle *stark gewürzten* sowie *rohen* Nahrungsmittel zu vermeiden (Zerstörung der antigenen Eigenschaften durch Erhitzung), am besten auch gefrorene und vereiste.

Die Versuche, manche Nesselsuchtfälle durch Änderung des *Säurebasengleichgewichts* im Sinne einer Alkalisierung zu heilen (SCHREUSS), möchte ich nur am Rande erwähnen. Auch die *Insulinschocktherapie* (vgl. S. 488) wurde von SCHREUSS und HEINEMANN mit Erfolg gegen urticarielle Efflorescenzen angewandt. Von den zahlreichen empfohlenen *unspezifischen Reizkörpermethoden* wurde von WALPE besonders die *Bienengiftbehandlung* (Apicosan) hervorgehoben.

Im akuten Anfall werden wegen des starken Juckreizes *juckstillende Flüssigkeiten*, Puder und Salben notwendig (z. B. *Mentholspiritus*, Mentholpuder, Mentholsalbe, am besten verschreibe man alle drei). Empfehlenswert sind für die meisten Fälle *Weizenkleie- oder Sodabäder*. Auch gegen Urticaria wurden neuerdings *intravenöse Novocaininjektionen* empfohlen, wobei sich von geeigneten deutschen Präparaten uns das Novocain-Melin gut bewährte (vgl. S. 430).

Vor allem hat sich aber die *Antihistaminbehandlung* gut eingeführt. Schon vor Jahren wurde in Amerika *Pyribenzamin* und *Benadryl* empfohlen.

Für das Studium der *Histamine* und *Antihistamine* ist die menschliche Haut besonders wichtig, da die Histaminwirkung als *Erythem, Hyperämie* und *Quaddelbildung* besonders sinnfällig zutage tritt, so daß man den neutralisierenden Effekt der Antihistamine gegen die einzelnen Teilprozesse besonders gut beobachten kann. Die Erfahrungen mit den *Antihistaminen bei Urticaria* sind *im allgemeinen recht günstig.* Für gewöhnlich genügt es, bei der Nesselsucht die Antihistamine *per os* zu geben, diese Zufuhr bewährt sich durchschnittlich besser als

die Applikation in Salben oder Umschlägen. Bei Unwirksamkeit der Antihistamine muß man immer wieder bedenken, daß gerade die allergisch bedingten
Urticariasymptome wohl *sicher nicht allein durch Histamin* hervorgerufen sind
(vgl. S. 431). So ist z. B. auch sehr bemerkenswert, daß die Wirkung des *Brenn-
nesselgiftes* durch Antihistamine nicht aufgehoben wird, obschon dieses Gift in
der Hauptsache aus Histamin und Acetylcholin besteht und die Antihistamine
experimentell gegen diese Stoffe wirken. Setzt man aber zu diesen beiden Stoffen
noch etwas *organische Säure*, z. B. *Natriumformiat*, dann hört auch hier die
antagonistische Wirkung der Antihistamine auf, so daß wohl die Anwesenheit
dieser Säure im Brennesselgift die Unwirksamkeit gegen die Brennesselwirkung
erklärt. Solche Versuche werfen *Licht auf so manches Versagen der Antihistamine*
bei der so mannigfaltigen Pathogenese der Urticaria. Am besten wird die Wirksamkeit der Histaminantagonisten an Größe und Umfang der mit Histamin
erzeugten Quaddeln geprüft. So ist z. B. die neutralisierende Wirkung von
Pyribenzamin, Neo-Antergan und Soventol schon in viel stärkeren Verdünnungen wirksam als etwa die von Antistin oder Benadryl. STERNBERG, PERRY
und LE VAN verwandten Juckreiz und Hautrötung als Teste und fanden Pyribenzamin, Neo-Antergan und Benadryl am wirksamsten, die letzte Substanz ihrer
Reihe war Antistin. W. BURCKHARDT und STEIGRAD empfahlen gegen Urticaria,
Pruritus und Neurodermitis *Synopen*, 3—4mal täglich 2 Dragees zu 25 mg
(während der Mahlzeit).

Von Interesse ist die neuerdings öfters hervorgehobene gute Wirkung von
Nicotinsäureamid auf Urticaria und Prurigo (LAPP), die nach ALECHINSKY wahrscheinlich mit der Antihistaminwirkung des Nicotinsäureamids zusammenhängt.
Man gibt intravenös 200 mg, intramuskulär 100 mg, oral 2mal täglich 1 Tablette
(zu 100 mg), 6—12 Tabletten Gesamtdosis. Im Tierversuch wurde der Histaminschock durch Nicotinsäureamidinjektionen verhindert.

2. Ekzem, Neurodermitis, Dermatitis und sonstige Hautkrankheiten.

Ich halte mich nicht für kompetent genug, die sonstigen unter Umständen
allergisch bedingten Hautkrankheiten ausführlicher zu behandeln.

Juckreiz, Pruritus gehört wohl zu den allgemeinsten und häufigsten allergischen Symptomen auch beim Tierexperiment, immer kehren auch wieder *Erytheme, allergische Exantheme. Erythema multiforme* ist immer häufiger als ein
allergisches Symptom, durch Wirkung verschiedener Allergene entstehend, erkannt worden, nicht etwa nur durch den Tuberkelbacillus. Es kommen weiterhin
hinzu: *Ekzeme, Prurigoarten, Neurodermitis, Lichenbildungen, Herpes,* Hautreaktionen auf *Insektenstiche* usw. Die Bedeutung einer *Labilität des Nervensystems* als wichtiger dispositioneller und die Erscheinungsformen stark beein-
flussender Faktor wurde in den letzten Jahren noch mehr eingeschätzt als früher.
Bekanntlich nannte BUSCHKE die Haut ein Endausbreitungsorgan des vegetativen Nervensystems und DOERR sprach davon, daß die Haut der weißen Men-
schenrasse als ein vergleichsweise degeneratives Organ anzusehen sei. Es besteht
eine große Variabilität in bezug auf Anfälligkeit und Reizbarkeit, die sehr häufig
familiär vererbt ist. Gerade deshalb ist sie sensibilisierenden Einflüssen, die durch
unsere derzeitige technische Entwicklung noch gewaltig zunehmen, besonders
zugänglich. Für die besondere Gestaltung der allergischen Hauterkrankungen
ist vor allem *der Sitz* der antikörperproduzierenden Zellen in der Haut von
Bedeutung, auch hier das besondere „*Schockgewebe*". Es ist nach BLOCH ein
Unterschied, ob es sich um das *Epithel* und den *Papillarkörper* oder um *subcutanes Bindegewebe* und *Cutisgefäße* handelt. Im ersteren Fall entstehen *Ekzeme*

und analoge *Exanthemtypen*, bei den tieferen Schichten *Erytheme, Urticaria, Dermatitiden*. Die Allergene haben verschiedene Affinitäten zu den einzelnen Gewebsarten und -schichten, der Sitz wird aber auch von der Konzentration des allergischen Reizes abhängen (BLOCH, URBACH usw.).

Die ungemeine ätiologische Mannigfaltigkeit des Ekzems ist bekannt, die verschiedensten *mechanischen* und *chemischen* Schädlichkeiten kommen in Betracht. Daß man die Allergie der *Epithelschicht*, in der sich das Ekzem primär abspielt, anders testen muß als durch Intracutaninjektionen, stammt von JADASSOHN und BLOCH, die das *mit der Testsubstanz getränkte Leinwandläppchen* — die *Läppchenprobe* — einführten (vgl. S. 388 u. 425). Auch an gesunden Stellen erwies sich die Haut von Ekzematikern etwa 7mal empfindlicher als die Normaler. JADASSOHN wollte den *inneren Reizen* gegenüber den so zahlreichen äußeren Einwirkungen für die Ekzemätiologie nur eine geringe Rolle zuweisen. Es kann aber nicht bezweifelt werden, daß auch „*von innen heraus*", also auf *hämatogenem Wege*, Ekzeme entstehen können, also offenbar durch endogen gebildete Giftstoffe. Dabei muß der *alimentären* Ekzementstehung, also durch *Nahrungsmittelallergie*, besondere Beachtung geschenkt werden. Aber auch außerhalb des Magen-Darmkanals darf die endogene Entstehung ekzemauslösender Substanzen vermutet werden. Für die allergischen Beziehungen des Ekzems spricht auch die bekannte *häufige Kombination mit Asthma und Heufieber*. Schon vor vielen Jahren hat besonders BLOCH auf die häufig festzustellende Beobachtung hingewiesen, daß bei vielen Ekzemen *im Beginn* die Allergie nicht selten eine ganz *spezifische und monovalente* ist, daß aber später die *Spezifität* häufig *verlorengeht* und dann alle möglichen Reize auslösend wirken. Ähnlich sehen wir das ja auch beim Asthma und anderen Allergien, wir sehen bei so vielen einen mehr und mehr zunehmenden *Spezifitätsverlust*, von dem vorne schon öfters die Rede war. Daß es sich bei vielen Ekzemen tatsächlich um echt anaphylaktisch-allergische Vorgänge handelt, beweist auch die schon öfters geglückte Antikörperübertragung mit dem Serum des Ekzemkranken durch den PRAUSNITZ-KÜSTNERschen Versuch. Auch bei Meerschweinchen konnte R. L. MAYER durch Sensibilisierung Ekzem erzeugen (Ursolekzeme).

Es wurde bereits erwähnt, daß abgesehen von den direkten äußeren Kontaktstoffen besonders die *alimentären Allergene* für Ekzeme von Bedeutung sind. WHITE nahm (1916) an, daß *80% durch alimentäre Sensibilisierung* entstehen. Bei Untersuchungen von FOX und FISCHER waren *Getreide, Reis, Eiereiweiß* und *Kartoffeln* bei Ekzemen die häufigsten Allergene. Nach SCHLOSS reagieren ganz kleine Kinder unter 16 Monaten besonders auf *Eier* und *Kuhmilch*. SCOTT O. KEEFE wies in 41% der Fälle positive Hautallergie bei Kinderekzem nach. URBACH hielt klinisch und pathogenetisch 3 Ekzemgruppen auseinander: 1. *Chronische Ekzeme*, klinisch nicht besonders charakterisiert, durch Weglassen verdächtiger Nahrungsmittel besserungsfähig (und umgekehrt), Cutanproben uncharakteristisch. 2. *Neurodermitis diffusa* (ROSTs spätexsudatives Ekzematoid). Allgemeine und cutane Allergie bei oraler Allergenzufuhr. Meist starke cutane Allergie gegen *Hühnereiweiß*. Durch spezifische Therapie besserungsfähig. 3. Manche *stark juckende Säuglings- und Kleinkinderekzeme* mit deutlicher Hautreaktion gegen *Eiereiweiß, Milch* und *Weizenmehl*, die durch Intracutaninjektionen günstig beeinflußbar sind. F. A. SIMON entdeckte in menschlichen Hautschuppen ein Antigen, das infantiles Ekzem auslöst. Wie der Autor nachweist, handelt es sich dabei um ein Epidermisprodukt und nicht etwa um ein bakterielles oder sonstiges epidermisfremdes Agens.

Für das von ihm so benannte *exsudative bzw. spätexsudative Ekzematoid* stellte ROST mehrere charakteristische Kennzeichen fest: Allergische Affektionen

in der Blutsverwandtschaft (also allergische Diathese), periodischer Ablauf der
Hautattacken (Frühperiode vom 1.—5. Jahr und Spätperiode mit Gipfel etwa
im 20. Lebensjahr), *Abhängigkeit von der Jahreszeit* (Häufung der Fälle im Frühjahr und Herbst), leptosomer Konstitutionstyp, niedrige Blutzuckerwerte, vorwiegend Anacidität oder Achylie, Eosinophilie, Alkalose, Hypoproteinämie,
relative Kaliumverminderung usw. Meist handelt es sich um *Nahrungsmittelallergie* oft gegen mehrere Nahrungsmittel. Oft gleichzeitig Asthma, Zusammenhänge mit *Ichthyosis* und *Katarakt*. Für die Frühperiode oft identisch mit dem
sog. *Gneis- oder Milchschorf*, die Spätperiode ist wahrscheinlich identisch mit
den folgendermaßen bezeichneten Affektionen: *Dermatitis lichenoides psoriens*
(Neisser), *Neurodermitis, Asthmaekzem, Asthmaprurigo, Prurigo Besnier, atopic
disease*.

Epstein (Wisconsin) berichtet von neueren Studien über *kindliches Ekzem*
bei 247 Fällen. Die Untersuchungen, in vorwiegend ländlichen Bezirken durchgeführt, ergaben bei 75% positive Reaktionen bei Hautscarifikation. In den
ersten 6 Lebensmonaten spielt die positive Reaktion auf *Nahrungsmittel* die
größere Rolle, die *Umgebungsallergene* sind *nach* dieser Zeit von größerer Bedeutung. Jedoch auch im 1. Lebenshalbjahr wurden positive Hautreaktionen auf
Umgebungsallergene in mehr als 40% gefunden. Da es sich vorwiegend um
Farmerkinder handelte, fanden sich bei den Umgebungsallergenen in 79%
positive Reaktionen auf Rind- sowie Pferdeschuppen. Ei, Weizen, Kartoffeln
und Milch gaben die häufigsten Reaktionen bei den Nahrungsmittelallergenen;
Rind, Pferd, Federn, Hausstaub und Wolle bei den Umgebungsallergenen. *Die
Reaktionen auf Ei fielen von 100% während der ersten 3 Monate auf 49% im
2. Lebensjahr*, auf Weizen und Kartoffeln von 27 auf 9% bzw. stiegen bei Kindern
über 3 Monate auf 45 und 25% an. Das Ekzem war bei nichtreagierenden Kindern
im allgemeinen weniger ernst.

Zum Verständnis solcher *jahreszeitlichen Schwankungen* erscheinen mir die Tierversuche von R. L. Mayer wichtig, aber nicht nur für das Ekzematoid, sondern
für die Pathologie der Allergien überhaupt. Der Autor stellte bei den gerade erwähnten, mit Ursol sensibilisierten ekzematischen Meerschweinchen im Frühjahr
einen Häufigkeitsgipfel fest. Während die Sensibilisierung im Winter immer
gelang, war sie im Sommer erfolglos oder schwach. Als Ursache erwies sich die
verschiedene Fütterung. Gab der Autor auch im Sommer normale *Winterkost*
(*saures Trockenfutter* mit Rüben), so waren die Tiere ebenso empfindlich wie im
Winter und umgekehrt weniger empfindlich, wenn sie im Winter *Sommerkost*,
d. h. *basisches Grünfutter* erhielten.

Wichtige Forschungen über die Ätiologie des *Eczema infantum* und der *Dermatitis seborrhoides* verdanken wir dem ehemaligen Heidelberger Kliniker Moro,
auf dessen Monographie verwiesen sei. Es ergab sich meist eine außerordentlich
starke Hautallergie dieser Säuglinge gegen *Hühnereiweiß* und meist auch gegen
Kuhmilch. Die *Cutanreaktionen* (intracutan vermeiden!) bei Kinderekzem waren
fast ausschließlich gegen Eiklar und nur selten gegen andere Antigene positiv,
z. B. *Kuhmilch*, viel seltener gegen *Mehl, Kalbfleisch* und *Kartoffeln*. Therapeutisch am besten Ausschaltung der schuldigen Speisen, Verabreichung von
Mandelmilch und Sojamehl.

Infektionsallergie scheint für Ekzem und Dermatitis nach Rost meist ohne
Bedeutung zu sein. Bei Erwachsenen ist indes in noch höherem Grade auf allerlei
Chemikalien, Arzneimittel, kosmetische Fabrikate, Industrieprodukte zu achten,
alles meist *chemisch definierte Substanzen*. Solche Stoffe sind zum Teil schon
S. 421 bei Arzneimittel erwähnt. Nach B. Swinny sind Cosmetica bei weitem die
häufigste Ursache der *Dermatitis periorbitalis*. An erster Stelle stehen Shampoos

auf Cremebasis (zusammen mit Pudergrundlage), dann Nagellacke, flüssige Poliermittel, Lippenstifte und Brillengestelle. Ferner sind Salbenbehandlungen wie gelbe Quecksilber-, Antihistaminsalben und Antihistamin-Augentropfen, Anästhesin- und Penicillinsalben als Kontaktallergene beobachtet. Als Erreger von Hautaffektionen, Erythemen, Ekzemen, Dermatitiden usw. seien noch einmal besonders angeführt: Antipyrin, Salicylsäurederivate, Quecksilber (Sublimat!), Salvarsan, Chinin, Streptomycin usw. ROST und HORNEMANN beobachteten sogar Allergie gegen *Antihistamine*. Dann *Gewerbeekzeme* wie durch *Ursol, Nickel, Persil, Benzolverbindungen, Terpentinpräparate* (auch inhalatorisch), *harzige Öle*, besonders auch *Schmieröle* (Auto, Maschinen), schlechte *Seifen* und andere *Reinigungsmittel, Lacke*, gewisse *Holzarten* (z. B. Palisanderholz). Zur weiteren Orientierung über gewerbetoxikologische Untersuchungsmethoden empfehle ich das Buch von E. LEDERER[1].

Die wichtigste *Prädisposition* für die allergische Beschäftigungsdermatitis schafft Fehlen von Reinlichkeit, ferner anatomische und physiologische Abweichungen der Haut vom Normalen, Vorhandensein anderer Hautkrankheiten, heißes Wetter und noch andere prädisponierende Ursachen. Die *chemisch-allergischen Ursachen* können klassifiziert werden in *anorganische* und *organische*, in *akute* und *chronische*. Die *Diagnose* der allergischen *Beschäftigungsdermatitis* muß folgende Kriterien berücksichtigen: 1. Anamnese einschließlich der Untersuchung der Exposition und des Beschäftigungsortes. 2. Sitz der Eruption und die Beachtung der besonders dem Allergen ausgesetzten Körperteile. 3. Die Art der Eruption. 4. Der klinische Verlauf. 5. Sorgfältig ausgeführte *Läppchenproben*. Eine positive Läppchenprobe bei einem mit dem Stoff beschäftigten Arbeiter beweist die Beschäftigungsallergie, während negative Teste nicht immer beweisen, daß es sich um keine Beschäftigungsdermatitis handelt. Jedenfalls sollten Arbeiter mit chronischer allergischer Beschäftigungsdermatitis der Exposition ihres Allergens entzogen werden.

BERGSTRAND fand in den Effloreszenzen von *Erythema nodosum* ähnliche histologische Bilder wie in Hautkrankheiten von anaphylaktischem Typ. Er hält, wie ja auch andere Autoren, das *Erythema nodosum für eine Überempfindlichkeitsreaktion*, die bei Tuberkulose wahrscheinlich durch die Kohlenhydratkomponente des Tuberkelbacillus hervorgerufen ist.

Für die *Diagnose der epidermalen Hautaffektionen* sind die *Läppchenproben* (vgl. S. 388), für die tieferen auch die *Intracutanproben* (Vorsicht! vorher cutan; vgl. S. 386) zuständig.

Therapeutisch ist bei eindeutiger spezifischer Allergie abgesehen von der *Vermeidung* des Allergens *spezifische Desensibilisierung* zu versuchen. Häufig hat sich, abgesehen von den allgemeinen antiallergischen Maßnahmen (Adrenalin, Calcium, Antihistamine), auch *unspezifische Protein- und Reizkörpertherapie* bewährt. *Eigenblut-* und *Homoseraninjektionen* wurden empfohlen. Bei *universeller akuter Dermatitis* berichtet ROST über sehr gute Erfolge durch *Penicillininjektionen*, für subakute und chronische Fälle die schon lange bewährte *Röntgenbestrahlung*.

In jüngster Zeit wurde von RANDOLPH, THERON und ROLLINS bei der durch bestimmte Allergene erzeugten *allergischen Dermatitis* die *Wirkung von ACTH* überprüft, wozu die Autoren durch die günstigen Erfolge der ACTH-Behandlung bei Bronchialasthma, Heufieber und anderen Allergien angeregt wurden. In den ersten 2 Fällen wurde das die Allergie veranlassende Nahrungsmittel vorsichtig

---

[1] LEDERER, E.: Hygienische und gewerbetoxikologische Untersuchungsmethoden. Berlin u. Wien: Urban & Schwarzenberg.

verabreicht und gleichzeitig 3 Tage lang ACTH in einer Gesamtdosis von 350 mg gegeben. Es zeigte sich ein schnelles Abklingen der Efflorescenzen und des Juckreizes.

Auch für die *Ekzemtherapie* bieten uns die Nebennierenrindenhormone *ACTH und Cortison* erfreuliche Ausblicke. Nach Miescher (Zürich) *ist der Einfluß von Cortison auf die schweren Formen von ekzematösen und psoriatischen Erythrodermien so günstig, daß er zu den eindrucksvollsten therapeutischen Erfahrungen gehört.* In 4—7 Tagen kann sich die Haut fast völlig normalisieren. Um so mehr war der Autor von der relativ *geringen Beeinflußbarkeit* der *akuten* ekzematösen Kontaktreaktion enttäuscht.

Exantheme bei Tierärzten. Zwei Fälle von *Ekzem* bzw. *Neurodermitis* unserer eigenen Beobachtung seien noch angeführt, wobei besonders das Beispiel des *Tierarztes* von Interesse ist. Bei diesem Beruf, bei dem besonders Allergie gegen tierische Stoffe gar nicht selten ist, wird, wie ersichtlich, oft genaueste Analyse der in Frage kommenden tierischen Antigene notwendig.

1. 38jährige Zahnärztin leidet seit Jahren an einer Neurodermitis. Bei der allergischen Überprüfung mittlere Intracutanreaktion auf Gruppe Mehle und Hühnerei. Bei der Funkschen Suchkost deutliches Aufflackern des Exanthems bei Weizenmehl und Ei. Es zeigt sich in diesem Fall eine eindeutige Parallele zwischen den Ergebnissen der Funkschen Suchkost und den Hautreaktionen.

2. 40jähriger *Tierarzt* mit starkem *nässendem Ekzem* an beiden Armen, das immer dann auftritt, wenn er Kühe *rectal untersucht.* Äußerst schwache Reaktion auf Pferdefleisch, Pferdeserum, Rindfleisch, Rinderserum, Rinderfaeces und Rinderfruchtwasser. Äußerst *starke Intracutanreaktion* dagegen auf *Kuhdarmschleimhaut.*

Poppe weist mit Recht darauf hin, daß *den allergischen Krankheiten der Tierärzte mehr Aufmerksamkeit geschenkt werden sollte.* So z. B. dem sog. *Frühjahrsausschlag* der Tierärzte, einem spezifischen *Erythem* an Händen und Armen, das offenbar mit Allergie gegen *Allergene von Rind und Schwein* zusammenhängt. Es tritt besonders im Frühjahr häufig nach *Mastdarmuntersuchungen*, nach Geburtshilfen, z. B. Ablösung der Nachgeburt, nicht selten schon durch die Benetzung der Haut mit Fruchtwasser auf. Recht bemerkenswert ist auch die *Bangurticaria* (von Poppe als *Brucellaurticaria* bezeichnet). Sie wird nicht durch Infektion mit Bangbacillen als solche hervorgerufen, sondern stellt sich erst nach einer *Sensibilisierung der Haut mit Bacillensubstanz* ein. Neuerlicher Kontakt der sensibilisierten Haut mit Bangbacillen führt dann häufig zu *Papeln* und *Pusteln, ja Nekrosen*, dem sog. Brucellaausschlag von Tierärzten und Melkern. Meist entwickelt sich der Hautausschlag, wie gesagt, *im Anschluß an geburtshilfliche Maßnahmen an banginfizierten Kühen.* Die Agglutination mit Abortus Bang-Bacillen ist bei den Patienten meist positiv. In der Regel treten die Exantheme bei erneutem Kontakt mit banginfizierten Tieren immer wieder auf. Praktisch wichtig ist, daß bei auf diese Weise sensibilisierten Menschen mit einem analog dem Tuberkulin hergestellten Präparat, dem „*Abortin*", durch Einreibung oder Scarifikation nach Art der Pondorf-Impfung eine Reaktion ausgelöst werden kann, die den spontan entstandenen Ausschlägen entspricht. Rice betont, *daß Tierärzte, die an Banginfektion erkrankt waren, „sehr allergisch" seien*, immer wieder an Ekzemen und Schleimhautschwellungen der Augen, Nasen und Nebenhöhlen zu leiden haben. Diese Zusammenhänge gewinnen für die Gutachtertätigkeit wegen Berufsschädigungen besondere Bedeutung. In neueren Versuchen von J. F. Griggs zeigte sich, daß manche *chronische Brucellosen* (16 bis 25%) eine geradezu phantastische *Überempfindlichkeit gegen Brucellenvaccine* (bis zu Verdünnungen von 10^{-20}) aufweisen, so daß Desensibilisierungen sehr erschwert sind. Man nimmt neuerdings an, daß viele sog. chronische Banginfektionen nicht mit einer noch bestehenden Brucellainfektion zusammenhängen, sondern als *Allergie gegen das Brucella-Endotoxin* aufgefaßt werden müssen.

3. Angioneurotisches Ödem (QUINCKE).

Diese Affektion wurde zum ersten Male von QUINCKE 1882 als „Oedema circumscripta cutis" beschrieben. Während sich die Urticaria in den oberen Papillenlagern abspielt, handelt es sich hier um den Angriff gleicher pathogenetischer Noxen auf das *subcutane Gewebe*, wodurch viel umfangreichere umschriebene Schwellungen entstehen. Sie sind meist scharf abgegrenzt, heben sich deutlich von der normalen Haut ab, sind niemals symmetrisch, wie etwa Stauungsödeme, und sehr verschieden groß, befinden sich besonders gerne im Gesicht, an den Augenlidern und Genitalien. Meist sind sie sehr flüchtig, rezidivieren aber gerne und können manchmal auch sehr hartnäckig sein. Gefährlich kann besonders das Ödem der Glottis und der benachbarten oberen Luftwege werden. Diese Gefahr mahnt zur Vorsicht bei Anstellung von Hautproben und der Desensibilisierung. Man führe zunächst nur vorsichtige cutane Scarifikationen aus. Schon QUINCKE vermutete, daß es sich beim MENIÈREschen *Symptomenkomplex* um ein flüchtiges Labyrinthödem handle, das ganz dem von ihm beschriebenen Hautödem entspreche. DEDERING beschrieb Fälle, die außer an QUINCKEschem Ödem zugleich an MENIÈREschen Erscheinungen litten und mit diesen wechselten. Auch in manchen Fällen von *seröser Meningitis* vermutete QUINCKE Äquivalente des angioneurotischen Ödems. Nicht selten bestehen nachweisbar *Störungen des Wasserhaushaltes*, reichliche Urinausscheidungen nach den Anfällen, Sekretionssteigerungen, wie Nasenfluß, Erbrechen, manchmal auch Anzeichen hämorrhagischer Diathese, Haut- und Schleimhautblutungen.

Von Allergie wußte natürlich QUINCKE noch nichts, aber man sah immer wieder nahe Beziehungen zur Nesselsucht und Übergang einer dieser Affektionen in die andere. Konstitutionell liegt sicher in der Regel eine Bereitschaft zu Vasodilatation und Exsudation zugrunde, wobei die Heredität von großer Bedeutung ist. Sind doch Familien beschrieben, bei denen mehrere Personen an Glottisödem (vgl. S. 373) verstarben. Bei einer von LUNDBACK beobachteten Familie kamen in 4 Generationen bei insgesamt 9 Personen QUINCKEsches Ödem vor, bei wahrscheinlich dominantem Erbgang. Das bei einem der Personen gastroskopisch beobachtete gleichzeitige Ödem der Magenschleimhaut gibt bemerkenswerte Ausblicke auf die Möglichkeit allergischer Genese von umschriebenen Magenaffektionen, z. B. auch Ulcus. Oft bringen die Kranken ihre Anfälle mit *seelischen Erregungen* in Zusammenhang, auch bestehen Beziehungen zu Asthma, Migräne und anfallsweisem Juckreiz.

Auch die erwähnte Steigerung der *Permeabilität der Gefäßwände* läßt an allergische Vorgänge denken. Wegen des gelegentlichen Zusammentreffens mit *enteritischen Störungen* dachte WIDAL an intestinale Lokalisation des QUINCKEschen Ödems. So manche Beobachtung spricht für *alimentär-enterale* Entstehung eines Teiles der Quincke-Fälle. Ich habe schon früher auf die Möglichkeit eines Mechanismus hingewiesen, bei der sogar ein Zusammenhang mit Erregung oder Übermüdung über den enteralen Weg zu flüchtigen Ödemen führen könne. Etwa so: Erregung, spastische Verstopfung, gesteigerte bakterielle Zersetzung des Darminhalts, reichlichere Entstehung von histaminartigen Schockgiften, flüchtige Ödeme.

Bei zahlreichen Fällen gelang es, die allergische Ursache klar zu erweisen. *Nahrungsmittelallergie* liegt offenbar *besonders häufig* vor. Mehl, Hühnerei, Fisch, Schweinefleisch, Milch, Kartoffeln, Roggen, Getreide und noch manche andere nutritive Allergene wurden durch Testproben und Toleranzversuche als Antigene festgestellt. Bemerkenswert ist, daß PHILIPPS auch bei 2 jungen Hunden nicht nur QUINCKEsches Ödem, sondern auch dessen Auslösung durch gekochtes

Schweinefleisch (im 2. Fall Fischfleisch) feststellen konnte, mit starken Hautreaktionen bei den Testproben. Auch Medikamente und Chemikalien, wie z. B.
Salicylsäure, wurden als Allergene beobachtet.

   Bakterielle Antigene sind beim angioneurotischen Ödem wohl von der gleichen
Wichtigkeit wie bei der Urticaria (vgl. S. 498). Auch hier kann man oft sehen,
daß das Leiden durch Tonsillektomie, Zahnextraktion, Beseitigung von Neben-
höhleneiterungen oder auch Behandlung mit autogenen Vaccinen (z. B. Streptokokken, Staphylokokken) verschwinden oder sich bessern kann. Ich erinnere
daran, daß die Reaktionen auf bakterielle Vaccinen oft verzögert sind und
auch nach 24 Std kontrolliert werden sollen. Für die Aufklärung so manchen
dunklen Falles scheint mir eine Mitteilung von DORST und HOPPHAN wertvoll zu
sein, weswegen ich sie kurz anführen möchte:
   Drei Fälle von angioneurotischem Ödem zeigen zwar Hautempfindlichkeit
gegen bestimmte Nahrungsmittel, deren Verzicht aber den Zustand nicht besserte.
Bei allen 3 Fällen konnten in mühsamen Untersuchungen *Bakterien als Ursache*
festgestellt werden, deren Vaccinen bei den Kranken starke Cutanreaktionen
gaben. Vorsichtige langsame Desensibilisierung brachte in allen 3 Fällen Heilung.
Im 1. Fall war es ein hämolytischer Staphylococcus aus einer Sinuisitis gezüchtet.
Im 2. Fall wurden aus dem Stuhl 5 Bakterienarten isoliert, von denen ein Bact.
coli haemolyticum sehr stark reagierte, und im 3. Fall wieder Darmbakterien, von
denen ein Bact. coli commune die stärkste Hautreaktion ergab. Auch hier sei
hervorgehoben, daß man wie bei der Urticaria an die unmittelbare Wirkung von
enteral durch bakterielle Zersetzung entstandene histaminartige Schockgifte
denken muß und ein Vorgehen wie S: 499 bei der Nesselsucht beschrieben, notwendig wird. So führt z. B. BASINCO einen Fall von angioneurotischem Ödem an,
bei dem im Anfall der *Bluthistaminspiegel auf das 35fache gesteigert* war. Ich will
noch erwähnen, daß als Ursache angioneurotischer Ödeme auch *Kautschuk
Gummi, Tabakrauch* und *Ursol* (p-Phenylendiamin) beschrieben wurden. Für die
allergische Genese eines angioneurotischen Ödems spricht natürlich auch *Eosinophilie.*

   Neuerdings konnte BRUNN (Kopenhagen) bei 94 Fällen von angioneurotischem
Ödem in mehr als der Hälfte der Fälle die allergische Ätiologie nachweisen. Nach
seinen Erfahrungen muß die Suche nach *medikamentöser Ursache* mehr berück-
sichtigt werden, ebenso die Schuld sauerer und bitterer *Nahrungsmittel*, sowie
Infektionsherde. Von den Medikamenten waren *Acetylsalicylsäure*, sowie *Barbitursäure* und Derivate, *Insulin* und *Leberpräparate* am meisten betroffen, von den
Nahrungsmitteln besonders *Milch* und *Ei* (roh mehr als gekocht), *Fische* und
Obst. Bemerkenswert ist, daß BRUNN in vorhergehenden oder gleichzeitigen
Affektionen der Gallenblase und Gallengänge lokalisierte QUINCKEsche Ödeme
dieser Organe vermutet, ebenso beim LÖFFLERSCHEN Syndrom und intermittierenden Gelenkhydrops. Auch ist bei paroxysmalen Anfällen von Aphasie und Hemiplegie, sowie Menière-Syndrom an lokalisierte intracerebrale Ödeme zu denken.
Bei Befallensein der Blase fand BRUNN Eosinophile im Urin. — Ich selbst beobachtete vor kurzem einen Fall, bei dem nach akut und heftig auftretender, fast
universeller Urticaria, Blasentenesmen und Anurie einsetzten. Die rectale Untersuchung ergab ein Ödem der Prostata, das nach etwa 1 Woche (unter Gebrauch
von Avil) wieder abklang.
   Für die unspezifische *Anfalls- und Dauerbehandlung*, besonders auch für die
Antihistaminica gelten die gleichen Gesichtspunkte wie bei der Urticaria S. 499.
(Im übrigen siehe auch bei allgemeiner Therapie, S. 428.) Ein Fall GRABES
scheint mir hier bemerkenswert, der nach erfolgloser anderweitiger Therapie
10 E Insulin intravenös erhielt (vgl. S. 488), worauf das Ödem nach einigen

Stunden zurückging und dauernd verschwand. Es ist mir jedoch fraglich, ob hierbei die reaktive Adrenalinausschüttung infolge der Hypoglykämie allein maßgebend ist.

Bei *drohendem oder schon bestehendem Glottisödem*, je nach der Intensität der Erscheinungen: Adrenalininhalation, subcutane oder sogar intravenöse Adrenalininjektionen, Trachealkatheterismus, Tracheotomie. Bei einem akut auftretenden Glottisödem mit fast völliger Verlegung der Stimmritze sah RÜDIGER völligen Rückgang der Erscheinungen nach *Antistin* intravenös (2 cm³-Ampulle) und 3 Tabletten oral.

4. Physikalische Allergie (Kälte- und Hitzeurticaria, Urticaria factitia).

Physikalische Schädigungen, als welche in erster Linie, *Kälte, Hitze, Licht* und *mechanische* Reize in Frage kommen, können natürlich nicht als Antigene im Sinne des anaphylaktischen Experiments wirken. Wenn trotzdem Symptomenbilder von Schockfragmenten nach solchen Reizen zur Beobachtung kommen, die allergischen gleichen oder ähneln, wie z. B. Nesselsucht und QUINCKEsches Ödem, so ist das wohl so zu erklären, daß sich durch die physikalische Schädigung aus dem geschädigten Gewebseiweiß ein Schockgift nach Art des Histamins bildet. Die entstehenden Krankheitszustände können daher nicht als im engeren Sinne allergisch bezeichnet werden. Die verhängnisvollen Folgen, zu denen besonders beim kalten Baden eine Kälteallergie führen kann — schwerer Schock und sofortiger Tod — sind bekannt (vgl. die Fälle THANNHAUSERs und GRASSLs u. a.).

Eine jedem Arzt geläufige Erscheinung ist die sog. *Urticaria factitia*. Bei den betroffenen Individuen genügt meist schon das einfache Bestreichen der Haut mit einem stumpfen Gegenstand, etwa einem Spatel, um nicht etwa nur die roten Streifen des Dermographismus, sondern nach kurzer Latenzzeit ausgesprochene Quaddeln entstehen zu lassen. Infolge einer solchen besonderen Reizbarkeit der Vasomotoren ist der Patient sehr häufig auf unbedeutende mechanische Reize hin mit mehr oder weniger zahlreichen juckenden Bläschen behaftet. Auch ein Teil der S. 497 erwähnten Überanstrengungsfälle dürfte hierher gehören.

Da nach HORTON und ROTH die *Kälte* schon an und für sich die *Gewebsdurchlässigkeit steigert*, kommt diese Wirkung noch zu der *Capillarschädigung* durch das freiwerdende *Histamin* hinzu. Man prüft auf Kälteempfindlichkeit durch Eintauchen von Arm oder Bein in Eiswasser oder durch Besprayen mit Chloräthyl. HORTON berichtet über 22 Fälle von Kälteurticaria, die eine Reihe von allgemeinen und lokalen Reaktionen darboten, wie Krämpfe, Kollapse, Bewußtlosigkeit. Alle diese örtlichen und schockartigen Gefäßsymptome waren den beim Histaminschock beobachtenden Erscheinungen sehr ähnlich. Wurde bei solchen Patienten experimentell ein Glied der Kälte ausgesetzt, aber durch Abdrosselung ausgeschaltet, so traten die Allgemeinerscheinungen nicht auf. Schon beim Auftreten mäßiger Urticaria steigt als Zeichen der Histaminausscheidung die freie Magensalzsäure an. Zu entsprechenden Schlußfolgerungen war SKONGE schon 1935 gekommen. Nicht selten besteht bei Kälteurticaria auch *starker Dermographismus* als Anzeichen einer stärkeren Erregbarkeit des Capillarsystems. Eingehend hat HOFF die Kälteurticaria bearbeitet. Der von ihm beschriebene Fall interessiert nicht nur wegen seiner erblichen Allergiebelastung (Mutter Migräne, Vater Asthma), er ist auch bemerkenswert, weil bei ihm die Kälteempfindlichkeit durch schwere und langdauernde Kälteschädigung ausgelöst wurde. Neben schockartigen Allgemeinsymptomen trat hier auch krebsrote Verfärbung der Haut auf. Nach der Anschauung HOFFs handelt es sich indes bei der Kälteallergie nicht einfach um Freiwerden von Histamin durch den Kältereiz, sondern um eine *Sensibilisierung*. Seiner Meinung nach kommt es zunächst durch die Kälte zu einer primären *Schädigung von Hautzellen*, aus denen dann *chemisch veränderte Zellsubstanzen* (wahrscheinlich Zelleiweißkörper) frei werden, gegen die sich Haut und Gesamtorganismus sensibilisieren. Werden nach Eintritt von Sensibilisierung durch erneute Kälteschäden wieder solche Stoffe frei, erfolgt eine schockartige allergische Reaktion. Ich halte vorläufig eine solche Sensibilisierung noch nicht

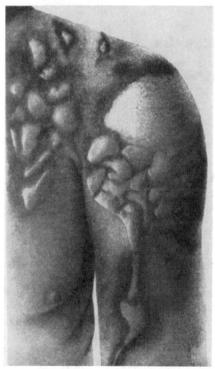

für erwiesen, zumal Hoff selbst die von Lehner 1929 bei Kälteurticaria gefundenen Reagine (sowie deren Überprüfung nach Prausnitz-Küstner) nicht nachweisen konnte. Indes scheint es Sherman und Mitarbeitern gelungen zu sein, durch Übertragung von Serum eines Kälteallergikers (Urticaria) in eine normale Haut eine lokale Sensibilisierung zu erzielen, so daß bei Kontakt mit Eis 24 Std später Quaddelbildung und Erythem eintrat, was bei der gleichen Person später wieder ausblieb. Auch müßte noch sichergestellt werden, ob wirklich engere Beziehungen zwischen Kälteurticaria und den Erscheinungen von Kältehämoglobinurie und Kältehämagglutininen besteht, wie das Harris, Lewis und Vaughan annehmen, weil sie einen Fall mit gleichzeitigem Auftreten dieser Symptome beobachteten. Sie sprechen von einem „*Dermolysin*", das dem Donath-Landsteinerschen Hämolysin (bzw. einem Hämagglutinin) entsprechen würde. Die Fortsetzung entsprechender Versuche bei den nicht allzu seltenen Fällen von Kälteurticaria bzw. den klinisch bei Viruspneumonie und anderen Affektionen vielfach festgestellten Kälteagglutininen wäre sehr wünschenswert.

Abb. 12. Kälteallergie. Aufbrechen von Blasen durch Applikation von Eiswasser auf Schulter, Oberarm und Brust, 2 min lang. (Aus Will. Duke: Allergy. London: Henry Kimpton 1925.)

F. Fabian berichtet über eine Kälteurticaria, die mit hämorrhagischer Diathese kombiniert war. Mit Antistin konnten die urticariellen und hämorrhagischen Erscheinungen geheilt werden. Andere therapeutische Maßnahmen waren erfolglos. Siehe bei Kälteagglutinine S. 586.

Prophylaktisch von Bedeutung scheint mir ein Fall zu sein, den Blanke beschreibt: Ein guter Schwimmer, der *kurz vorher an Urticaria* litt, stirbt an plötzlichem Badetod durch kälteallergischem Schock. Es empfiehlt sich also nach Ablauf einer Nesselsucht auf Kälteempfindlichkeit zu prüfen, ehe man den Kranken kalt baden läßt. Bei einem Fall von Klaus werden als auslösende Momente exsudative Pleuritis und folgende Polyarthritis, starke körperliche Anstrengungen und Fokalinfekte beschrieben.

Vor kurzem erschien eine experimentell-therapeutische Bearbeitung des Themas Kälteurticaria von Illig. Es ergab sich, daß auch hohe parenterale Dosen von Calcium, Vitamin C und Rutin keinen Einfluß auf den urticariellen Reaktionsablauf erkennen ließen, bzw. ein gefäßabdichtender Effekt nicht nachweisbar war, ebensowenig wie dem Novocain zusammen mit Bienenhonig und ACTH im akuten Experiment eine Wirkung auf die Urticariaentstehung zukam. Um so wichtiger ist daher das weitere Ergebnis ILLIGS zu erachten, daß ein *neues Antihistaminicum, das N-Dimethylaminoäthyl-N-p-chlorbenzyl-α-aminopyridin*, ganz gesetzmäßig zu einer fast vollkommenen Aufhebung von Juckreiz und Reflexerythembildung, zu einer eindrucksvollen Ödemhemmung, jedoch zu keiner Verminderung der zentralen urticariellen Hyperämie führte. Der Autor denkt an die Möglichkeit eines direkten Gefäßangriffs des Antihistaminicums. Praktisch noch wichtiger ist vielleicht die weitere Beobachtung, daß schließlich eine *Insulinschockbehandlung* zu einer fortschreitenden Besserung der Überempfindlichkeit führte, die 2 Monate nach Behandlungsabschluß eine echte Heilung erkennen ließ.

Das Gegenstück zur Kälteempfindlichkeit ist die ebenfalls nicht allzu seltene *Wärmeurticaria*. Im heißen Bad, ja bei manchen Individuen schon im zu warmen Zimmer, treten Quaddeln auf. MELCZER und WLASSIES geben sogar an, die Wärmeempfindlichkeit durch Injektionen von Blaseninhalt des Betroffenen auf Tiere übertragen, also Reagine nachgewiesen zu haben.

Auch Fälle mit Auftreten von Nesselsucht *nach starker körperlicher Ermüdung* werden nicht selten beobachtet. Ja, JOLTRAIN konnte durch Injektion des Serums einer Kranken mit Ermüdungsurticaria bei einem anderen Individuum einen typischen Nesselsuchtsanfall provozieren. Schließlich noch die Urticaria durch *Lichteinwirkung*, Urticaria solaris. ARNOLD beobachtet einen Fall, der auf langwellige ultraviolette sichtbare und infrarote Strahlen mit Nesselsucht reagierte. Empfindlich war er auf Strahlen der Wellenlänge 300—320. Höchstempfindlichkeit bei 380—500. Bei diesen Fällen von Lichtempfindlichkeit ist aber sehr auf die Anwesenheit von Lichtsensibilisatoren, z. B. auf Porphyrin zu achten. BLUM und WEST berichten über einen Fall, der urticarielle Reaktionen auf Sonnenlicht zeigte. Nähere Untersuchung ergab eine Überempfindlichkeit auf 4500 und auf 4900 AE (= Absorptionseinheiten) der Absorptionskurve von *Carotinoiden* entsprechend. Solche Stoffe zirkulierten offenbar im Säftestrom des Kranken. Die *Carotinoide* entstammen bekanntlich aus der Nahrung und können wie Porphyrin als *Photosensibilisatoren* wirken.

Die **Therapie** *der physikalischen Allergie* ist trotz dieser in der Konstitution verankerten Bereitschaft zu Schockfragmenten nicht so aussichtslos, als man glauben sollte. An die Spitze ist die *allgemeine Kräftigung*, die Hebung der Widerstandsfähigkeit des Nerven- und Gefäßsystems gegen die verschiedensten Einwirkungen des Lebens zu stellen. Abhärtung, Gewöhnung, frische Luft, Sport, Hydrotherapie, Kurorte, physikalische Therapie usw. Da offenbar in den meisten Fällen von physikalischer Allergie *Histamin*austritt- und -vermehrung in Frage kommt, sind für den Anfall heute in erster Linie *Antihistaminica* zu versuchen. ROTH empfahl bei Kälteurticaria schon 1941 das Torantil, anfangs eine Ampulle täglich, dann mehrere Wochen 1—2 Tabletten täglich. Heute wird man lieber die *neueren Antihistaminica*, wie etwa *Avil, Soventol* usw. verwenden. Vom Erfolg kann man sich bei Kälteurticaria durch Eiswasserprüfung ein Bild verschaffen. Als Dauerbehandlung wurde vielfach eine gestaffelte *Desensibilisierung mit Histamineinspritzungen* und ansteigenden Injektionsmengen versucht, mit der z. B. HORTON deutliche Erfolge hatte. Es ist naheliegend, auch dosierte Kältereize stufenweise zu steigern. So gab z. B. auch ADAM neben täglichen Injektionen kleiner Histaminmengen (steigende Dosierung des Histamins von 0,00001—0,1 mg Porch) *gradweise ansteigende und verlängerte kalte Handbänder*. Ähnlich ging KLAUS vor, dem sich außer allgemeiner Roborierung und Histamininjektionen noch Eigenblutbehandlung als nützlich erwies. CERNEA spricht von einer prompten *Calciumwirkung* bei Kälteurticaria. Bei Wärmeüberempfindlichkeit erzielten MELCZER und WLASSIES durch langsame bzw. wiederholte Wärmeeinwirkung wesentliche Besserung. Im Winter soll man Individuen, die durch kalte Luft Nesselsucht oder angioneurotisches Ödem, besonders des Gesichts

bekommen, jedenfalls gründliche *Einfettung der betroffenen Hautpartien* empfehlen. Ich erinnere mich eines Patienten (Radfahren bei Winterkälte), dem dieser
Schutz vollauf genügte.

III. Allergische Erkrankungen des Magen-Darmkanals und der Leber.

Gleich zu Beginn dieses Kapitels möchte ich hervorheben, daß Nahrungsmittelallergie nicht identisch ist mit allergischen Magen-Darmerkrankungen. Es
kann etwa ein Fischallergiker Asthma nach Fischgenuß bekommen, nach Pollen-
einatmungen sind beim Empfindlichen Magen-Darmsymptome möglich. Der
überzeugende Nachweis echter Allergie (Antigen-Antikörperreaktion) ist bei
Magen- und Darmaffektionen oft recht schwierig. Gerade Magen-Darmallergische
geben oft keine eindeutigen Hautreaktionen, auch wenn die Allergie anderweitig
erwiesen wurde. Man dachte daran, daß vielleicht die Proteine der Nahrungsmittel durch teilweise Verdauung nicht in der ursprünglichen Form resorbiert
werden. Ich halte auch für möglich, daß in der Magen-Darmwand zwar fixe
Antikörper vorhanden sind, aber öfters in der Haut fehlen und auch nicht frei
zirkulieren. Verdächtig sind natürlich stets *gleichzeitige andere allergische Symptome*, wie Urticaria, Quincke, Asthma usw. Da es sich bei echter Allergie immer
nur um Sensibilisierung durch ein in die Zirkulation aufgenommenes Antigen
handeln kann, muß man sich zunächst darüber klar sein, daß Reaktionskörperbildung nur denkbar ist, wenn das Antigen unverändert (vielleicht auch nur fast
unverändert) aus dem Magen-Darmkanal resorbiert wird. Sicher ist, daß Nah-
rungseiweiß unter geeigneten Bedingungen die Darmschleimhaut passieren und
damit sensibilisieren kann. Ganz anthropomorphistisch ausgedrückt, rechnet
auch offenbar die Natur mit dem gelegentlichen Eindringen körperfremder Stoffe
durch die Darmwand in das Pfortadersystem, in das sie die *Leber mit ihrer Ent-
giftungs- und Abwehrfunktion* eingeschaltet hat. Das Eiweiß wird in der Leber
festgehalten, aber Hiki Yoshiynki wies nach, daß diese Fähigkeit der Leber
begrenzt ist und daß bei Steigerung der Menge artfremdes Eiweiß ins periphere
Blut übergehen kann.

Die Möglichkeit enteraler anaphylaktischer Sensibilisierung kann also von der
Leistungskraft der Leber in der Verarbeitung artfremden Eiweißmaterials ab-
hängen. Bei Leberparenchymschäden darf mit einem mehr oder weniger großen
Versagen der proteopexischen Funktion und der Entgiftung gerechnet werden.

Die zarte intestinale Schleimhaut des *Säuglings* ist besonders durchlässig,
vor allem bei der Umstellung von der Muttermilch auf die viel weniger adäquate
künstliche Ernährung. *Bei 70% aller künstlich ernährten gesunden Kinder findet
man Milchantikörper.* Nicht nur der Darm von Säuglingen, auch der von Jugendlichen ist durchlässiger als der Darm von Erwachsenen. Disponierend für eine
solche Allergenpassage sind *zu große Nahrungsmengen,* zu *rasches Essen, Ferment-
schäden* und ganz besonders *Gastritiden* und *Enteritiden.* Von praktischer Bedeutung ist die Erfahrung, daß *Reizstoffe* wie Alkohol, Gewürze, Saponine, Pharmaka,
ja auch Galle, die gastrointestinale Allergisierung begünstigen können. Die antigene Wirkung ist bei *rohen Nahrungsmitteln* größer als bei den durch Kochen
denaturierten. Auch scheinen für empfindliche Individuen ungewohnte Nahrungsmittel einen stärkeren Antigenreiz auszuüben als täglich genossene. Ich
möchte hier noch einmal an die Möglichkeit einer *unmittelbaren* Wirkung von
enteral entstandenen Schockgiften erinnern. Besonders durch die Arbeiten von
Schittenhelm und Weichardt kennen wir ja die anaphylaxieähnliche Wirkung,
besonders der *cyclischen Diamine,* vor allem des *Histamins.* Auch das *Cholin*

ist ein dauernd im Körper gebildetes biogenes Amin, ebenso die sog. Fäulnis-
basen, die besonders bei stärkerer Darmfäulnis mehr oder weniger reichlich
gebildet werden, wie etwa das von EPPINGER besonders studierte *Allylamin* und
das Acrolein. Es kommt hinzu, daß auch *körpereigene Substanzen* nach patho-
logisch-chemischer Umwandlung antigene Wirkung entfalten können, wozu dann
noch *Antigene bakterieller Natur* und solche von *Helminthen* kommen.

Die *Symptomatik der Magen-Darmallergie* ist sehr mannigfaltig, zumal die
einzelnen Abschnitte des Verdauungsapparates selten isoliert betroffen werden.
Schon die Symptome des klassischen anaphylaktischen Tierversuches geben Hinweise, auf das was zu erwarten ist.

Wiederholen wir die wesentlichsten Erscheinungen dieser jederzeit reduzier-
baren Tierversuche:

Würg- und Kaubewegungen, Erbrechen, Kot- und Urinabgang, blutige Durch-
fälle, Enteritis anaphylactica, Urticaria und Ödem, auch der Schleimhäute,
Sekretionssteigerung, Blutüberfüllung, Autointoxikation der Leber, muskuläre
Spasmen im Gebiet der Vena hepatica, Erregung der parasympathischen Nerven-
fasern, der glatten Muskulatur bzw. Reizerscheinungen im ganzen vegetativen
Nervensystem. — Jedenfalls ist es wichtig, bei allen *paroxysmalen oder in wieder-
kehrenden Schüben* auftretenden Symptomen an die Möglichkeit eines allergischen
Vorgangs zu denken, dann aber auch den Beweis zu versuchen.

Im Bereich von *Lippe, Mund* und *Rachen* tritt nicht selten QUINCKEsches
Ödem auf, das beim Übergreifen auf die *Glottis* sehr gefährlich werden kann. So
manche ätiologisch zunächst dunkle *Stomatitis* kann eine allergische Grundlage
haben.

Mit der Frage der Mundschleimhautallergien, die meines Erachtens von
großer praktischer Bedeutung sind, haben sich neuerdings besonders SIDI und
CASALIS (franz.) beschäftigt. Nach ihrer Erfahrung führen besonders Lippenstifte, Zahnpasten und formolhaltige Lösungen zu allergischen Schleimhaut-
reizungen, nach Penicillin- und Arsengebrauch kann es zu Erythemen kommen,
Novocain- und Jodpinselungen können Ödeme veranlassen. Als Stomatitis
auslösende Allergene wurden von den Autoren ferner festgestellt: Phenolphthalein,
Barbitursäure, Pyramidon, Aspirin, Antipyrin, Atophan, Sulfonamide, von
Nahrungsmitteln Eier, Erbsen, Nüsse, Mandeln.

Man muß vorläufig noch dahingestellt sein lassen, ob, wie manche glauben,
30—40% aller Magen-Darmstörungen allergischer Natur sind oder nicht. Denn
tatsächlich ist bis jetzt immer noch bei einem verhältnismäßig recht geringen
Teil der Fälle die allergische Genese aufgeklärt, sondern wird nur vermutet.
Es ist zu bedenken, daß zur enteralen Sensibilisierung eines gesunden Körpers
sowohl die Darm- als auch die Leberschranke durchbrochen sein muß. Wenn
natives Eiweiß, ohne zu Aminosäuren abgebaut zu sein, den Darm durchdringt,
so kommt es vor Eintritt in den großen Kreislauf erst in die Leber, die im gesunden
Zustand „*proteopexisch*" wirkt, also die Allergene zerstört. So viele *vagen subjektiven Symptome wie Druck, Völle, Blähungsgefühl, Übelkeit, Erbrechen* usw.
können natürlich ebenso leicht vegetativ neurotisch als primär enterotoxisch
oder hepatotoxisch verursacht sein wie allergisch. Zu den im ersten Teil erörterten Methoden des Allergienachweises — hier vor allem Entziehung, Belastung,
Hautproben, Eosinophilie, Leukocytensturz usw. — kann auch *Prüfung am
Röntgenschirm* nach Belastung mit Nahrungsmitteln kommen:

TALLANT, EDWARD, O'NEIL, URBACH und Mitarbeiter führten sehr bemerkenswerte *röntgenologische Studien* an Kranken mit gastrointestinaler Nahrungsmittelüberempfindlichkeit mit folgender Technik durch:

Zunächst wurde eine Dünndarmuntersuchung mit Bariumsulfat und Wasser durchgeführt, 4 oder 5 Tage später die gleiche Untersuchung mit Barium, Wasser und dem verdächtigen Allergen wiederholt. Alle Patienten wurden angewiesen, mindestens 4 Tage vor der Bariumbreiuntersuchung das Nahrungsmittel aus der Nahrung wegzulassen, auf das sie später untersucht wurden. Keine Nahrung oder Flüssigkeit war nach 12 Uhr nachts vor dem Tag der Untersuchung erlaubt, das Frühstück wurde weggelassen. Morgens trank der Patient 240 cm³ Brei (120 cm³ chemisch reines Bariumsulfat). Röntgenaufnahmen wurden nach 1, 2, 3, 6 Std gemacht. Magen und Duodenum wurden nicht untersucht, da frühere Untersuchungen des oberen Gastrointestinaltraktes keine besonderen Befunde ergeben hatten. Fünf oder mehr Tage später wurde die gleiche Untersuchung wiederholt: Herstellung einer Suspension (120 cm³ Bariumsulfat in der gleichen Menge Flüssigkeit oder Zusatz von 60 g feinst zerriebenem Nahrungsmittel mit genügend Wasser; Gesamtflüssigkeitsmenge 240 cm³). Soweit wie möglich wurden die Patienten nicht in Kenntnis vom Nahrungszusatz zum Kontrastmittel gesetzt, Bei Patienten mit anamnestischen und klinischen Symptomen einer Nahrungsmittelallergie des Gastrointestinaltraktes war das Schleimhautrelief des Magens normal bei allen Untersuchungen mit der Barium-Wasserlösung. Die Falten erschienen jedoch weit und ödematös in 2 Fällen der Barium-Allergenserie. Das Barium-Wasserkontrastmittel erreichte in keinem Falle das Coecum in 1 Std, dagegen in 6 Fällen bei Verwendung der Barium-Allergengemische. Die auffallendsten Erscheinungen waren in der unteren Hälfte des Dünndarms. *Verengerungen in verschiedenen Abschnitten, Segmentationen* (Aufteilung der Kontrastmittel: säule in verschiedene Ballen, getrennt durch Abschnitte von Verengerung) in fast allen Fällen· Zerstreute Kontrastmittelreste, nachdem der Großteil des Kontrastmittels bereits weitergeschoben wurde, blieben ebenfalls in fast allen Fällen zurück. Die Arbeit enthält Röntgenbilder von Patienten mit gastrointestinaler Überempfindlichkeit gegen Ei und Schweinefleisch.

M. J. Lepore, L. C. Collins und Shermann (New York) geben zur *röntgenologischen Dünndarmdiagnostik bei Nahrungsmittelallergie* folgende Methodik an:

Es wurden etwa 100 g Bariumsulfat in Salzlösung verabreicht und dabei auf folgende Charakteristika geachtet: Magenentleerung, Passagedauer des Breies vom Magen zum Coecum, Schleimhautrelief, Tonuslage und Segmentation der Bariumsäule. *Milch war in 70% der Fälle das auslösende Allergen* der gastrointestinalen Störungen, wie Flatulenz, Bauchschmerzen, Diarrhoen und Erbrechen. Die Anwendung von *Antihistaminica in Elixierform* tat gute Dienste in der Behandlung akuter Symptome und bei Patienten mit mehreren Überempfindlichkeiten, die die Anwendung einer Eliminationsdiät ausschlossen. Durch Verabreichung von Antihistaminica vor der Mahlzeit war die Verabreichung kleiner Allergenmengen möglich.

Der allergische Reaktionsvorgang kann sowohl *Beschleunigung der Peristaltik* als *ausgesprochene Spasmen am Pylorus, Dünn- und Dickdarm* hervorrufen, die nicht selten allergische Migräne ist sehr häufig mit enteralen Spasmen kombiniert. Oft weist *periodisches Auftreten* der Beschwerden auf Allergie hin und das Mißverhältnis der vielfach schweren Erscheinungen zu der geringen Menge des Genossenen.

Nach Fries, dessen Studien allergische Kinder betrafen, spielt der Pylorus bei hyperergischen Reaktionen eine bevorzugte Rolle, *Spasmen und Ödem des Pylorus* sind für Nahrungsmittelallergie besonders charakteristisch. Während normalerweise der Kontrastbrei den Pylorus sofort oder innerhalb 10 min zu verlassen beginnt, fand sich bei 20 von 28 Kindern eine *Verzögerung* bis auch 20 min und mehr. Außerdem kommt es öfters zu Verengerung des Pyloruskanals, Verengerung und Verzogensein des Duodenums, zu pylorospastischen Bildern.

Als Beweis dafür, daß Nahrungsmittelallergie *akute Bauchsymptome* (Ulcusbzw. Gallenblasenperforation, Nierenkolik, akute Pankreatitis, Darmverschluß oder paralytischen Ileus, Coronar- oder Mesenterialthrombose) hervorrufen kann, teilt F. B. Schutzbank (Tucson, Arizona) 5 charakteristische Fälle mit:

1. *Akute* quälende *Bauchschmerzen* mit kollapsartigem Zustand, Schocksymptomen und Bewußtlosigkeit bei einem Patienten mit Überempfindlichkeit gegen *Ei* und *Schokolade* nach Genuß dieser Nahrungsmittel.

2. Akutes abdominelles Bild mit *profusen wäßrigen Diarrhoen* bei einem Patienten, der schon längere Zeit an anderen allergischen Krankheiten (Urticaria,

angioneurotisches Ödem, Asthma, Colitis mit Pruritis ani) litt, nach Genuß von *milchhaltigen* Nahrungsmitteln.

3. Patient mit anderen allergischen Symptomen, der an schwerer *Milchallergie* mit *dyspeptisch-colitischen* Beschwerden litt.

4. Fall einer *Fischallergie* mit Symptomen eines Asthma und einer *abdominellen Krise* nach Fischgenuß.

5. Patient mit *Heufieber*, der oral Pollenextrakt aus therapeutischen Gründen eingenommen hatte, erkrankte nach übermäßigem *Honiggenuß mit schwersten abdominellen Symptomen.* Wahrscheinlich hatte der *Honig genügend Pollen* enthalten, um eine allergische Reaktion auszulösen.

Auch nach SCHUTZBANKs Erfahrung sind *Ausschaltungsdiäten* zur Diagnostizierung fraglicher Nahrungsmittel erfolgversprechender als Hauttests.

COCA hat neuerdings eine sehr einfach durchzuführende Methode ausgearbeitet, die für die Erkennung spezifischer Nahrungsmittelallergene Resultate geben soll. Sie wurde von STORCK nachgeprüft und beruht im wesentlichen auf der Feststellung, daß im Anschluß an die stomachale Aufnahme des schuldigen Allergens *Pulsbeschleunigung* eintritt. Die Pulsdiätkontrolle soll nach STORCK vor allem die Aufklärung von Nahrungsmittelallergie ermöglichen, besonders bei Neurodermitis und Asthma. Der Autor teilt mit, daß er von 73 sicheren oder möglichen Allergikern etwa 30% durch Elimination der pulsaktiven Allergene weitgehend bessern oder heilen konnte. Bei einer Diskussion (gelegentlich des Züricher Internationalen Allergiekongresses) fragte ich den Autor, ob nicht die Angst vor dem vom Patienten selbst vermuteten Nahrungsmittel den Puls in die Höhe treibe, wurde erwidert, daß oft das selbstvermutete Nahrungsmittel keine Beschleunigung verursachte, ein vom Kranken nicht vermutetes aber die Pulszahl erhöhte und dieses Nahrungsmittel sich als das tatsächlich schuldige erwies. Nachprüfungen wären dringend notwendig.

Gastritis. Es ist kein Zweifel und geht schon aus den klassischen anaphylaktischen Tierversuchen hervor, daß die allergische Reaktion das Bild einer akuten Gastritis hervorrufen kann. AFENDULIS sensibilisierte Hunde mit Pferdeserum und stellte nach der Reaktion *gastroskopisch akute Gastritis* mit Schwellung, Rötung, Schleimhauterosionen und Hypersekretion fest. Alle Erscheinungen waren sehr flüchtig. Besonders ausgeprägt kann man unter Umständen *gastritische Bilder bei Eierallergie* sehen, bei welcher von HANSEN Röntgenbilder mit starker Schlängelung der Schleimhautfalten beschrieben wurden. An und für sich liegt es ja nahe, daß bei Gastritis die nutritive Allergie eine große Rolle spielt. HANSEN glaubt, daß sie die Ursache von 20—30% aller Gastritiden ist. Am häufigsten verursacht durch *Milch* und *Ei*, etwas seltener *Fisch*, noch seltener *Mehl*. HANHART *nennt besonders Milch, Ei und Weizen.*

Nach THERON sind, da *Getreidekörner die Grundlage der Ernährung des amerikanischen Volkes* darstellen, alle amerikanischen Ernährungswissenschaftler darüber einig, daß *Getreidekörner die wichtigsten Nahrungsmittelallergene* darstellen. Verfasser ist der Ansicht, daß *Mais-* und *Weizenüberempfindlichkeit* die zwei wichtigsten Ursachen chronischer Nahrungsmittelallergie sind. Mißerfolge bei der Allergiediagnose von Nahrungsmitteln, welche die Patienten in verschiedenen Abständen genießen, lassen sich dadurch erklären, daß die einzelnen Probanden sich noch in einer negativen Phase befinden, die dem vorhergehenden Genuß des betreffenden Nahrungsmittelallergens folgt. Unter diesen Umständen kann man nicht ein unmittelbares Aufflackern der Symptome erwarten, die nach dem Genuß einer das betreffende Nahrungsmittelallergen enthaltenden Mahlzeit auftreten, sondern statt dessen eine gewisse unmittelbare Besserung der chronischen Symptome, der eine langsame Verstärkung der entsprechenden allergischen Erscheinungen auf dem Fuße folgt.

Nach einer Untersuchung von LOVELESS (New York) über die Bedeutung der *Milchallergie* antworteten 91 Pädiater und Allergieexperten in einer Rundfrage, daß 1,5% von 245000 Patienten bei rein klinischer Beurteilung Milch-

allergiker sind, während 2,3% von 180000 Patienten positiv auf Intracutantests antworteten. — Nichtpasteurisierte und entrahmte Frischmilch wurde in
einer Menge verabreicht, wie sie jeder Patient gewöhnlich zu sich nimmt. Es
wurde alles unternommen, damit die Versuchspersonen nicht in Erfahrung
bringen konnten, bei welchem Versuch Milch verabreicht wurde.

Die Frage einer menschlichen Allergie gegen die *Extraktivstoffe alkoholischer
Getränke*, besonders von *Wein* und *Bier*, ist immer noch nicht genügend bearbeitet.
Wir zweifeln nicht, daß diese Stoffe stark sensibilisierend wirken können. Ich
halte nicht für ausgeschlossen, daß auch diese pflanzlichen Substanzen irgendwie
mit den Pollenantigenen verwandt sind und unter Umständen besonders reaktive
Anaphylaktogene darstellen. Die Frage ist wegen der Wirkung alkoholischer
Getränke auf den menschlichen Organismus sicher von Bedeutung. *Ist es doch
bestimmt nicht der Alkohol allein, der schädigende Wirkungen entfaltet,* und schon
vor langer Zeit haben französische Autoren auf die gichtanfallerzeugenden Wirkung ganz bestimmter Weinsorten hingewiesen, die weder vom Alkohol, noch von
der Säure, noch vom Tannin abhing (vgl. S. 573). Wir (vgl. Kämmerer und
Weisshaar) ließen uns von den Sächsischen Serumwerken wäßrige Extrakte aus
einigen Bier- und Weinsorten unter Entfernung des Alkohols in der üblichen
Weise herstellen. Diese Extrakte gaben zunächst in der uns übersandten Konzentration im Durchschnitt zu starke und deswegen zum Teil unspezifische Reaktionen, so daß Verdünnungen notwendig waren. Wir sahen bei den einzelnen
Individuen große Unterschiede in der Reaktivität, z. B.:

53jähriger Buchbinder. Als Kind Keuchhusten, vor 3 Jahren begann Asthma, sei von der
Witterung abhängig, besonders im Frühjahr und Herbst, meist seien Erkältungen der Anlaß.
Hat Verdacht, daß auch Bier auslöst. Hautreaktionen: Bier und Wein stark, mit Ausläufern,
sonst alles negativ.

37jährige Angestelltengattin. Mutter Gicht. Mit 13 Jahren Pneumonie. Von Kindheit
an Bronchitis und Husten. Erster Anfall während der Schwangerschaft. Auf Bier bekomme
sie sofort Hustenreiz. Hautreaktionen: Stärker nur gegen Bier und Wein, sonst unsicher.

Als Gegenbeispiel möchten wir nur den Fall eines 35jährigen Steuerassistenten herausgreifen, eines typischen Haarallergikers, dessen Hautreaktionen gegen Wolle, Roßhaar,
Katzenhaare ausgesprochen positiv, gegen das sonst recht reaktive Weinextrakt aber völlig
negativ waren.

Aus diesen wenigen Beispielen kann man zum mindesten deutliche individuelle
Unterschiede erkennen, sowie daß positive Reaktionen mit Beobachtungen der
Kranken übereinstimmen können. Die Frage der Allergie gegen Wein- und Bier-
extrakte muß auf breiterer Basis noch näher erforscht werden. Wenn man bedenkt, daß bei Alkoholikern durch Parenchymschädigung der Leber deren
Entgiftungsfunktion leidet, darf man annehmen, daß die Abwehr gegen differente Extraktivstoffe der Getränke um so weniger prompt vonstatten geht.

Ob eine festgestellte Gastritis tatsächlich allergisch ist, muß mit den vorne
geschilderten Methoden erhärtet werden. Vor allem *Anamnese mit Fragebogen,
Hauttestungen* und *Probemahlzeiten*. Die Hauttestungen können im Stich lassen,
dann können die *Suchdiäten* noch Aufklärung bringen. Letzte Sicherheit kann oft
nur die *Reaktion nach* Prausnitz-Küstner (s. S. 393) geben. Neben Nahrungsmitteln sind *Arzneimittel* als Allergene von Wichtigkeit. So beschreibt wiederum
Afendulis eine *Chininallergie* mit Magenschmerzen, Erbrechen, Sodbrennen,
Urticaria, Pylorusspasmen, wirrem Schleimhautrelief, Zähnelung und Schwellung
der großen Kurvatur. Auch *gastroskopische Bilder* der allergischen Gastritis
wurden beschrieben. Man sah *Schwellung und Rötung der Magenschleimhaut,
flüchtige Ödeme der Antrumschleimhaut*. Chevallier stellte außer einer Haut-
urticaria gastroskopisch dicht *unterhalb der Kardia* kleine 5—15 mm große
porzellanweiße *urticariaähnliche Flecken* fest, die bald wieder verschwanden.

Natürlich wird man auch beim Nachweis solcher Flecken auf die *Bluteosinophilie* achten. Noch kennzeichnender dürfte der Befund von mehr oder weniger zahlreichen eosinophilen Zellen im Magensaft sein. Man hielt lange Zeit Eosinophilie des Magensaftes für ein Charakteristicum des Magencarcinoms, was sich aber häufig nicht bestätigen läßt. MISSKE fand in 12,5% aller untersuchten Magensäfte von Magenkranken, besonders bei An- oder Subacidität Eosinophile, die im gesunden Magen fehlen. MISSKE nimmt wohl nicht mit Unrecht an, daß *eosinophile Zellen im Magensaft auf nutritive Allergie des Magens* hindeuten. Auch SZANTER hält diese Eosinophilie für ein Symptom allergischen Schleimhautkatarrhs. Es sei noch erwähnt, daß HANHART bei seinen Erbforschungen verhältnismäßig selten Gastritis und Ulcera bei nutritiven Allergien fand, aber häufig *Sekretionsstörungen und spastische Vorgänge.* Prädisponiert sollen *asthenische Vagotoniker* und *Fermentschwache* sein. In einem Fall von Allergie gegen *Hühnerei,* der auch an Migräne litt, ergaben Röntgenuntersuchungen und Probelaparotomie wegen Ulcusverdachtes nur das Bild einer schweren Gastritis. Die Beschwerden verschwanden fast völlig durch Ausschaltung von Hühnerei (OLESEN).

1. Ulcus ventriculi.

Über die Möglichkeit, oder, diese zugegeben, die Häufigkeit einer allergischen Genese der Magengeschwüre herrscht noch Unsicherheit. Die Möglichkeit der Geschwürsentstehung wird man zugeben müssen, nachdem man im klassischen anaphylaktischen Tierexperiment Magenhämorrhagien und auch Magenulcerationen feststellen konnte. Auch ist die Entwicklung eines Ulcus aus einer allergischen Gastritis denkbar, wozu noch kommt, daß die allergische Vagotonie zu Ulcus disponiert. EPPINGER zeigte am Modellversuch mit Histamin, daß eine intensive, seröse Entzündung — wahrscheinlich handelt es sich ja bei der anaphylaktischen Reaktion um eine solche — an der Magenschleimhaut Geschwüre erzeugen kann. Diesem Ergebnis entspricht die Ansicht von G. v. BERGMANN und KAUFMANN, daß Eiweißzerfallsprodukte bei Vorhandensein eines hyperergischen Zustandes zur akuten Entstehung eines Ulcus pepticum führen können. Französische und italienische Autoren konnten durch Zusatz von Primulasäure, Saponinen und Galle Eiweißkörper trotz ihres hohen Moleküls zur Resorption bringen und bei Wiedereinverleibung typische Antrumgastritis mit Ulcerationen erzeugen. HANSEN sammelte viele Erfahrungen darüber, daß beim Ulcus sehr oft eine polymorphe allergische Anamnese sowie eine manifeste nutritive Allergie bestehen und kommt zu der Überzeugung, daß sehr viele Indizien für die Vorstellung „*Ulcus ventriculi* = ARTHUSSche *lokale Anaphylaxie*" vorliegen. Auch die mehrfach beobachtete *Gewebseosinophilie in der Umgebung des Magengeschwürs* (KAYSER, MARX, KONJETZNY usw.) könnte in diesem Sinne sprechen. Allerdings ist der sichere Nachweis einer allergischen Ulcusentstehung bei Menschen nicht gerade einfach, denn daß bei einem Fall irgendwelche allergische Symptome und Ulcus zusammentreffen, besagt bei der Häufigkeit der radiologisch feststellbaren Magengeschwüre und der nicht geringeren Vielzahl allergischer Symptome noch nicht allzuviel. Dazu kommt, daß durch ein vorhandenes Geschwür Allergene vermutlich parenteral leichter eindringen und den Körper *nach* der Geschwürsbildung sensibilisieren können. Es ist dringend notwendig, daß in den Kliniken bei jedem Ulcus die Frage einer allergischen Pathogenese eingehend bearbeitet wird. EHRENFELD, BROWN, STURTEWAND (Amerika) kommen auf Grund klinischer Studien zur Anschauung, daß die Allergie kein wesentlicher Faktor der Ulcusentstehung sei. Sie untersuchten 72 Allergiekranke (Asthma, Heufieber usw.) auf Erkrankung des Magen-Darmkanals und

75 Patienten mit einwandfreiem Ulcus auf Anzeichen von Allergie. 49% der
Allergiekranken hatten zwar stärkere Magen-Darmbeschwerden, aber nur 5,5%
ein sicheres Ulcus. Nur 10% der Ulcuskranken hatten in der Anamnese Anzeichen
einer Allergie. So glauben die Autoren nicht an einen wesentlichen pathogenetischen Einfluß von Allergien. Ebenso hatten die Amerikaner KERN und STEWART
mit Prüfungen auf Nahrungsmittelallergie durch Hauttests und Ernährungs-
proben bei Ulcus ventriculi kein eindeutiges Ergebnis. Solche Versuche müßten
aber mit verschärfter allergischer Methodik noch fortgesetzt werden, und zwar nicht
nur mit nutritiven Allergenen. Nicht zuletzt müßten auch *bakterielle Infektionsherde* in Betracht gezogen werden. Übrigens wird man ja nur bei einem Teil der
Ulcera mit echt allergischer Genese (Antigen-Antikörperreaktion) rechnen dürfen.
Bei vielen Fällen wird schon der neural (vagotonisch) bedingte arterielle Spasmus
zur Entstehung genügen. HENNINGSEN konnte durch *Sensibilisierung mit Pferdeserum* an Kaninchen feststellen, daß es durch Allergisierung gelingt, die Magenwand zu einer Reaktion zu veranlassen, die dem Ulcus anatomisch-histologisch
völlig gleichkommt und in der Regel mit akuter Gastritis und Hypersekretion
einhergeht. Es kommt zu *Durchblutungsschäden*, die weiterhin zu *Ernährungsstörungen der Schleimhaut* führen. Eine Beobachtung von BUSCH und SCHERER
legen bemerkenswerte Zusammenhänge polypöser Wucherungen und allergischer
eosinophiler Granulome nahe. Es handelte sich um einen *Magenpolypen*, der
sich histologisch als *eosinophiles Granulom* erwies und der Patient zugleich an
vasomotorischer Rhinitis, häufiger Urticaria und halbseitigem Kopfschmerz litt.

Man darf zusammenfassend feststellen, *daß es zu den vordringlichen Aufgaben
der Kliniker gehört, bei der wahrhaftig nicht kleinen Zahl von Ulcuskranken in den
Krankenhäusern im Einzelfall nach Möglichkeit zu versuchen, etwaige allergische
Zusammenhänge aufzuklären, bzw. nach schuldigen Allergenen oder bakteriellen
Herden zu fahnden.*

2. Darmerkrankungen.

Den allergischen Darmerkrankungen des Menschen legt man am besten die
klassisch gewordenen Versuche von SCHITTENHELM und WEICHARDT über die
Enteritis anaphylactica zugrunde. Sie sensibilisierten Hunde mit Eiereiweiß und
erzielten nach Reinjektion schwere Darmreizungen mit heftiger *hämorrhagischer
Entzündung*. Die Hunde erbrachen unter heftigem Würgen, entleerten dünnflüs-
sigen blutigen Kot, zeigten bei Obduktion zahlreiche miliare Hämorrhagien vom
Magen bis zum Anus. Es war also der ganze Magen-Darmkanal ergriffen, woran
man sich bei anscheinend begrenzter Lokalisation einer vermutlich enteralen
Allergie stets erinnern sollte. Beim Menschen hatten schon 1906, also lange vor
diesem Tierversuch und ohne Kenntnis allergischer Zusammenhänge, NEUBAUER
und STÄUBLI sog. *eosinophile Darmkatarrhe* beschrieben: akuter Beginn, kein
Fieber, Diarrhoen, Erbrechen, Albuminurie, im Darminhalt *reichlich* CHARKOW-
LEYDEN*sche Kristalle und Eosinophile*, die im Blut fehlten. Rectoskopisch an
der lebhaft geröteten Schleimhaut zahlreiche Erosionen. Die große Ähnlichkeit
mit Bronchialasthma war den Autoren schon damals aufgefallen. Heute zweifeln
wir nicht mehr an der allergischen Genese solcher Fälle, auch wurde ja
mittlerweile das Vorkommen allergischer Enteritis beim Menschen sichergestellt.
URBACH meint, daß manche Bauchoperationen bei besserer Kenntnis der allergischen Verdauungskrankheiten vermeidbar wären. Ich habe schon weiter vorn
auf die eingehenden Studien des Amerikaners ROWE hingewiesen. Für die
Anamnese ist nach ROWE von der größten Bedeutung — und das möchte ich für
die Kliniker und Praktiker besonders unterstreichen — die *Unverträglichkeit
gewisser Speisen* und das *familiäre Vorkommen* der Erscheinungen. Da die Haut-

reaktionen ROWE oft im Stich ließen, führte er die S. 398 angeführte Belastungs-
und Eliminationsdiäten ein. ROWE gehörte auch zu den ersten, die Magen-
Darmallergie im *Röntgenbild* (s. S. 511) studierten, wobei er besonders *Beschleuni-
gung der Peristaltik* und *Colonspasmen* feststellte. Er wies auch auf die Möglich-
keit allergischer Vorgänge bei Erkrankungen der *Appendix* und *Gallenblase* hin.
Diagnostisch ist auch für die allergischen Darmerkrankungen der Befund von
Eosinophilen und CHARKOW-LEYDENschen *Kristallen* im Darmschleim, sowie
Besserung durch Adrenalininjektionen wichtig. URBACH erwähnt noch die günstige
Wirkung seiner Propeptane.

3. Colica mucosa und Colitis ulcerosa.

Die Colica mucosa wurde schon von STRÜMPELL als eine Art von Darmallergie bezeichnet. THEODOR BRUGSCH (1930) dachte bei *Schleimkolik, Colica
mucosa* sowie *spastischer Verstopfung* an die vermutlich große Häufigkeit allergischer Genese. Er sah z. B. nach *Spinat, Salat, Majonaise, Eiern, Rhabarber*
usw. Anfälle von Colica mucosa und danach spastische Verstopfung. Für die
Schleimkolik sollen nach KENNEDY vor allem *Weizen, Eier, Milch, Schokolade,
Kraut, Tomaten, Kartoffeln* in Betracht kommen. Es darf nicht übersehen werden,
daß für Darmallergie auch *Darmbakterien*, normale wie abnorme, als Allergene in
Betracht kommen können. Der heute so beliebte Begriff „*Dysbacterie*" besagt sehr
wenig über tatsächliche Vorgänge. Die Amerikaner DORST und HOPPHAN nahmen
besonders bei spastischer Obstipation, Colica mucosa und anderen Reizzuständen
des Darms *bakterielle Allergie* an, zumal sie bei gastroentestinalen Störungen
lokale und Allgemeinreaktionen mit Vaccinen normaler Darmbakterien feststellten.
Ich glaube, daß man gerade bei der so häufig festzustellenden Besiedlung des
Darmes mit Colivarianten und sonstigen abnormen Bakterien auf allergische
Reaktionen mit Vaccinen dieser Mikroben achten sollte. Sicher könnte eine
Darmallergie bakteriell-allergischer Genese auch *von allerlei Infektionsherden*
ausgehen, wobei immer wieder auf Tonsillen, Nebenhöhlen, Zähne, Gallenblase,
Appendix besonders zu achten wäre. Abgesehen von Nahrungsmittel- und
Bakterienallergenen können durch fermentative Vorgänge im Darm auch *aus
körpereigenen Eiweißsubstanzen* sog. „*Endoallergene*" entstehen. Es gibt auch auf
diesem Gebiet eine Reihe von allergischen Möglichkeiten, aber es fehlt bei den
verdächtigen Fällen noch meist am exakten Nachweis. Vielleicht könnte zur
ersten Orientierung über etwaige allergische Vorgänge ein Hilfsmittel dienen,
das SCHORER schon 1925 angab. Er wies darauf hin, daß *allergieverdächtige
Magen-Darmsymptome oft schlagartig auf eine oder mehrere Adrenalineinspritzungen*
verschwinden. Jedenfalls würde eine solche positive Adrenalinprobe ex juvantibus den Verdacht auf Allergie unterstützen.

Von der relativ harmlosen Colica mucosa sind die oft recht schweren und fieberhaften, sich lange hinziehenden Zustände der *Colitis ulcerosa* entschieden zu
trennen. Ihre Ätiologie ist meist sehr dunkel, aber es handelt sich um eine oft
ohne jeden erkennbaren Grund einsetzende, *in Schüben verlaufende und häufig
rezidivierende Erkrankung*, bei der die Möglichkeit allergischer Vorgänge nicht fern
liegt. Es ist noch wenig Sicheres bekannt. LE NOIR und Mitarbeiter beschreiben
folgenden Fall: Seit 6 Monaten Koliken mit Durchfällen und Verstopfung,
Schleim- und Blutabgang, Gewichtsverlust. Es ergab sich, daß *rohes Fleisch* und
rohe Milch die akuten Anfälle auslöste und Weglassen die Symptome zum Verschwinden brachte. Nach der Ansicht ROWES ist die primäre Ursache der chronischen ulcerativen Colitis sehr häufig eine Allergie gegen *Nahrungsmittel*, weniger
häufig durch andere Allergene, wie z. B. auch Pollen und Arzneimittel. Sekundär

kommt es häufig zu Infektionen und damit wieder zu bakteriellen Allergien. Je schwerer, heftiger und hartnäckiger die Krankheit verläuft, desto mehr treten Avitaminosen, Anämien und Hypoproteinämien in Erscheinung und — ein Circulus vitiosus — damit eine Zunahme der schweren Colitis. Die Erscheinungen am Darm scheinen *der allergischen ekzematösen Dermatitis zu ähneln:* über Erythem und Ödem zu Schleimhautgranulationen, Plasmaexsudation aus den allergisch gereizten Capillaren, herpetischen Ulcerationen mit kleinen vasculären Thrombosen. Die dauernde Plasmaexsudation führt dann zu starken Eiweißverlusten des Plasmas. Durch die sekundären Infektionen kommt es zu Fieber, je nach der Schwere zu Abscessen, Fisteln, Perforationen, ja zu Peritonitis. Je chronischer der Verlauf, desto eher entstehen Vernarbungen und Stenosen.

Es spricht geradezu für Allergie, daß *gar nicht selten spontane Remissionen* vorkommen, eine Tendenz, die wir ja bei allergischen Vorgängen nicht selten beobachten. Nach Rowe zeigen Nahrungsmittelallergien oft im Sommer eine Neigung zur Besserung. Bekanntlich hat man auch für die Entstehung der Colica ulcerosa eine *psychosomatische Ätiologie* als die wesentliche angesehen. Dem sehr erfahrenen Rowe ist wohl recht zu geben, daß für diese Erkrankung psychosomatische Gründe zu häufig beschuldigt werden und daß nervöse Störungen wohl öfters die Folge als die Ursache des oft recht schweren Zustandes sind. Jedenfalls ist es zweckentsprechend, zunächst einmal etwa aufgedeckte psychische Traumen lieber als einen der ätiologischen Faktoren, statt ohne weiteres als *die* Ursache anzusehen.

Diagnostisch lassen auch hier die Hautteste oft im Stich, man ist auf *Suchkost* und *Eliminationsdiäten* angewiesen. Handelt es sich bereits um schwerkranke und anämische Patienten, ist man genötigt, nicht zu wenig und nicht zu einseitige Nahrungsmittel zu geben. Die Suchkost (S. 398) ist daher meist weniger geeignet als eine Rowesche Eliminationsdiät. Dieser Autor bevorzugt meist die frucht- und cerealienfreie (S. 400) und gibt von den erlaubten Speisen reichlich. Die Proteine können durch Fleischsäfte vermehrt werden, auch sollen 2—4 g Calcium carbonicum täglich genommen werden. Rowe *hält die Milch für die häufigste Ursache der Allergie des Colons*, sie sollte wochen-, ja monatelang weggelassen werden. Deshalb kommt auch der sonst so brauchbare Quark (Topfen) nicht in Betracht. Für besonders heftige Fälle mit Appetitlosigkeit und Nausea empfiehlt Rowe folgendes Getränk, das alle 2—3 Std zu reichen ist: Es besteht aus Fleischsaft, Sojaöl, Rohrzucker, Kartoffel- und Arrowrotstärke. Man kocht Stärke und Zucker in etwa 200 cm³ Wasser 10 min, fügt dann Fleischsaft und Öl hinzu, worauf noch 10—15 min bei geringer Hitze erwärmt wird. Bei besserem Appetit und Aufnahmevermögen kann man dann zarte Kartoffeln, Tapioka und Arrowrot, gekocht mit Zucker (auch Karamelzucker oder Salz) hinzufügen. Weiterhin zartes Kalb- oder Lammfleisch und Tee. 3—4mal täglich. Für den Kliniker ist es selbstverständlich, daß bei schweren Zuständen, bei Anämie oder Blutungen Vitamin B-Komplex, Vitamin C, Leberextraktpräparate, B_{12} usw. sowie je nach den Umständen Transfusionen Vitamin K- und Rutinpräparate zu verwenden sind. Bei Hypoproteinämie Transfusionen und Zufuhr von Humanplasma. Man muß anstreben, das tierische Eiweiß auf 150 g zu vermehren, entweder durch Fleischsaft von Kalb- oder Lammfleisch nach der obigen Vorschrift oder in Suppe. Aminosäurezufuhr käuflicher Präparate wird nach Rowe besser vermieden, da gerade bei Colitis ulcerosa die Möglichkeit einer Allergie gegen Milch- und Schweinefleischallergene besteht, die in den käuflichen Aminosäurepräparaten vorhanden sein können. Selbstverständlich sind auch *Antihistaminpräparate*, besonders gegen spastische Zustände zu versuchen. Ebenso wie *bei sekundären Infektionen* je nach dem bakteriologischen Befund der Darmflora *Sulfonamide* oder *Pencicillin* und

Streptomycin bzw. wegen ihrer größeren Wirkungsbreite Aureomycin und Terramycin anzuwenden sind. Behandlung mit *autogenen Vaccinen* aus den gezüchteten Darmbakterien kann sich zur Erhöhung der Resistenz als zweckmäßig erweisen. Bei sehr schweren Fällen kann die Anlegung einer *Witzelfistel* mit Darmspülung als letzte Rettung notwendig werden.

Neuerdings hat WEISSBECKER Fälle von *Colitis ulcerosa* beschrieben, die mit *ACTH und Cortison* schlagartig geheilt werden konnten. Der Autor hält dieses Ergebnis für einen Teilbeweis der allergischen Genese dieser Krankheit und bezieht sich dabei auch auf ihre häufige Anfangsphase mit dem Bild einer Colica mucosa.

Eine neue Methode, die in Deutschland noch unbekannt ist, teilt G. A. ZINDLER (Michigan) mit: *Pyromen* (Baxter Laboratories, Inc., Morton Grove, Illinois) ist eine nicht anaphylaktisch wirkende *bakterielle Substanz* ohne Eiweißcharakter, die durch den Autoklaven nicht zerstört wird und durch den Berkefeld-Filter nicht zurückgehalten wird; es scheint eine *komplexe Polysaccharidverbindung* zu sein. In mäßigen Dosen injiziert, erzeugt die Substanz bei Mensch und Tier eine vorübergehende Leukopenie und Eosinopenie, gefolgt von einer neutrophilen Leukocytose. Ihre Wirkung ist eine *allgemeine Stimulierung des reticuloendothelialen Systems*. Sie erzeugt Fieber, wenn in genügend hohen Dosen verabreicht. Die charakteristischen Blutbefunde sowie die Hypertrophie der Zona reticularis der Nebennierenrinde beim Kaninchen sprechen für eine *ACTH-ähnliche Wirkung des Pyromen*. Es kann in subfebriler Dosierung intravenös (beginnend mit 1 und ansteigend bis 5 in wechselnden Abständen zwischen 3 und 7 Tagen), intracutan (ähnliche Dosierung wie bei intravenöser Applikation) und sublingual (um die Hälfte höhere Dosierung wie bei intravenöser Gabe) verabreicht werden. Pyromen wurde *bei 125 Patienten vorwiegend mit Nahrungsmittelallergie* gegeben und war von günstigem Erfolg bei der Mehrzahl der Patienten. *Die Pyromentherapie soll von größtem Wert bei der Behandlung der Nahrungsmittelallergie sein*, wo die Diät schwierig ist. Die Nahrungsmitteltoleranz hat sich bei einigen Patienten gehoben. Behandelt wurde mit relativ niedrigen Dosen über eine Zeit von 1—17 Monate hin. Bericht unter anderem über eine Patientin mit Nahrungsmittelallergie (Weizen, Hafer, Ei, Milch, Tomate, Orange), aber auch Überempfindlichkeit gegen inhalatorische Allergene (Federn, Hausstaub). Beginn mit 3,5 intravenös mit Muskelschmerzen und Frösteln 24 Std später. Nach 3 Tagen 4 intravenös ohne Allgemeinreaktion; Eier und Milch wurden jetzt vertragen. Dauertherapie mit 4 sublingual jeden 2. Tag und 2,5 intravenös einmal monatlich. Wesentliche Allgemeinbesserung. Gute Verträglichkeit wird hervorgehoben.

Enteritis necroticans. Auf Grund seiner Beobachtungen kommt W. KULPE zu der Ansicht, daß die Enteritis necroticans eine allergische Ätiologie habe. Er stellte in den ersten 3 Krankheitstagen eine starke Gewebseosinophilie der entzündeten Partien des Jejunums fest. Daraufhin stellte er aus einem resezierten Darmstück ein steriles (Berkefeldfilter) Extrakt her, das in Verdünnungen von 10^{-2} bis 10^{-3} nach intracutaner Injektion deutliche Hautreaktionen bei Jejunitiskranken verursachten, die bei gesunden Kontrollpersonen ausblieben.

Allergische Säuglingsdyspepsien. Ein Wort wäre hier über allergische Säuglingsdyspepsien zu sagen, wie sie besonders bei Ekzemkindern beobachtet werden. Diese alimentären Darmstörungen des Säuglings im Verlauf allergischer Krankheiten bieten nicht selten auch das Bild schwerer Intoxikationen und führen oft zu schweren Säuglingsdystrophien. Bei akuten Formen kommt es zum Bild des anaphylaktischen Schocks. Bei solchen Ekzemkindern besteht *meistens eine ausgesprochene Allergie gegen Milch, Eiklar und Weizen.* Man kann die Antikörper gegen diese Allergene im Serum der kranken Kinder nachweisen (durch PRAUSNITZ-KÜSTNER). FROBENIUS und GRÜNHOLZ unterscheiden einen Antikörper A und B. Letzterer kommt nur bei Ekzemkindern vor. Die Therapie besteht abgesehen von Vermeidung der schuldigen Nahrungsmittel in spezifischer Desensibilisierung (vgl. WOERRINGER: Das Säuglingsekzem, Stuttgart 1943).

In der *Rekonvaleszenz von infektiösen Darmerkrankungen*, vor allem der *Ruhr*, beobachtet man hie und da *Nachkrankheiten*, die höchstwahrscheinlich allergischer Natur sind, Antigen-Antikörperreaktionen zwischen dem bakteriellen Antigen und den inzwischen gebildeten Antikörpern. Die bekannten Ruhrrheumatismen und Ruhrneuritiden gehören wohl hierher, auch Urticaria, Nachfieber, Kreislaufversagen, Leukopenie und Eosinophilie werden beobachtet (vgl. G. WALTHER).

Es sei noch darauf hingewiesen, daß nicht stomachal zugeführte *Arzneimittel* als Antigene auch ausgesprochen allergische Magen-Darmsymptome auslösen können. KAYSER beschrieb einen Fall von *Ileus bei Salvarsanallergie* mit starker ödematöser Durchtränkung und reichlicher Eosinophilie der Darmsubmucosa. Auch *Pollenallergie* kann Magen-Darmsymptome auslösen. Bei *Pruritus ani* empfiehlt es sich ebenfalls, auf allergische Zusammenhänge zu achten. VAUGHAN beschrieb *allergisches Afterjucken* nach Eier- und Biergenuß. Überhaupt sehen wir ja Magen- und Darmstörungen sehr häufig mit Reizerscheinungen der Haut, besonders Juckreiz und Urticaria einhergehen. Sicher handelt es sich nicht selten um allergische Vorgänge, vielleicht mögen auch oft verstärkte vegetative Reizbarkeit, erhöhter Vagustonus, Vermehrung intestinaler Toxine zur Erklärung genügen.

4. Appendicitis.

Sehr interessant ist die Beziehung der Wurmfortsatzerkrankungen zur Allergie, an deren unter Umständen allergische Genese gedacht werden muß und schon vor längerer Zeit angenommen wurde, z. B. von ROWE und MCINTOSH. Anatomisch-histologisch wird die Diagnose Allergie dann wahrscheinlich, wenn im erkrankten Appendix große Schleimmassen mit CHARKOW-LEYDENSChen Kristallen und eosinophilen Zellen im Gewebe gefunden werden (MCINTOSH). REDON beobachtete bei einem Fischallergiker einen Appendicitisanfall nach Fischgenuß mit gallertig-ödematöser Durchtränkung des Coecums. Wichtige Tierversuche verdanken wir FISCHER und KAISERLING, die nachwiesen, daß man bei sensibilisierten Versuchstieren durch Reinjektion von Serum (also eines sterilen, nicht bakteriellen Antigens!) in die regionären Lymphgefäße nicht nur allergische *Cholecystitis* und *Pankreatitis*, sondern auch allergische *Appendicitis* hervorrufen könne. Auch ließ sich eine Abhängigkeit von vaso-neurotischen Einflüssen darstellen. Zu diesen allergisch-hyperergischen Reaktionen am Wurmfortsatz gesellt sich vom bakterienhaltigen Lumen des Appendix aus ganz spontan eine Infektion. Die Autoren heben das Bestehen einer *spezifisch-allergischen Reaktionslage* des Wurmfortsatzes, besonders seines *lymphatischen Apparates* und seiner nervösen Zentren als einen wichtigen und vielleicht entscheidenden Faktor für die Pathogenese der Appendicitis hervor. Für diese ist übrigens, wie für so manche andere infektiösentzündliche Erkrankung zu bedenken, daß auch *bakterielle Parallergie* eine Rolle spielen kann. Man könnte sich z. B. vorstellen: Der Wurmfortsatz ist durch einen früheren, ganz leichten, unbemerkt verlaufenen katarrhalischen Vorgang etwa gegen Enterokokken sensibilisiert. Durch den Herdinfekt eines Furunkels kommt Staphylokokkenantigen in den Körper. Durch Parallergie kommt es zu einer allergischen Reaktion im Wurmfortsatz. Mit einwandfrei nachgewiesenen menschlichen Appendixerkrankungen als Folgen echter Allergie (Antigen-Antikörperreaktion) dürfte es bis jetzt jedoch sehr spärlich bestellt sein. Um so mehr sollte in der mehrfach erwähnten Weise bei verdächtigen Fällen der Nachweis versucht werden. Der Amerikaner SHEPPARD beschrieb 1946 eine gutartig verlaufene *paroxysmale Peritonitis*, deren allergische Genese er vermutet: paroxysmal auftretende Peritonealreizung, Erbrechen, Urticaria, Brustschmerz, oft jahrelang ohne besondere Folgen wiederkehrend.

5. Leber und Gallenblase.

Es wurde vorn (vgl. S. 346) schon erwähnt, daß die *Leber* besonders beim Fleischfresser das *Hauptschockorgan* darstellt. Nach den bekannten Versuchen von

MANWARING, FISCHLER und DENEKE bleibt beim Hund der experimentelle anaphylaktische Schock aus, wenn die Leber ausgeschaltet wird. In erster Linie in der Leber und ganz besonders bei Magen-Darmallergien wird der anaphylaktische Reaktionskörper gebildet und haftet wohl an fixen Gewebszellen des Reticuloendothels. Der anaphylaktische Vergiftungszustand des Schocks hat aber eine verhängnisvolle Wirkung auf die wichtigen Funktionen der Leberzelle, es versagen ihre fermentativen Leistungen für den Stoffwechsel, ihre Entgiftungsfunktion. Auhc Störungen des Wasserhaushaltes bei allergischen Schockzuständen sind wohl vor allem Folgen von Leberschädigungen. WÄTJEN weist auf die Beziehungen zwischen Allergie und *zentraler Läppchennekrose* der Leber hin, z. B. als Folge wiederholter Bakterieninjektionen. Nach WÄTJEN können die durch Capillarhyperämie und reichliche Leukocyteninfiltration gekennzeichneten Lebernekrosen mit gutem Recht als Schauplatz einer *allergisch-hyperergischen Entzündung* gelten. Solche Läppchennekrosen lassen sich z. B. auch durch wiederholte Injektionen von Colifiltraten erzeugen. Im experimentellen anaphylaktischen Schock beim Hunde kommt es nach 15 min zu einem *völligen Glykogenschwund* der Leber. Ähnlich bei Kaninchen, wobei der Glykogenschwund wahrscheinlich mit einer verminderten glykopeptischen Fähigkeit der Leberzelle zusammenhängt (vgl. SOOSTMEYER). Die günstige Wirkung der Zuckertherapie beruht nach SOOSTMEYER auf unmittelbarer antianaphylaktischer Wirkung des Traubenzuckers. Nach solchen experimentellen Erfahrungen liegt es nahe, auch bei vielen menschlichen Hepatopathien und infektiösen Hepatitisfällen allergische Mechanismen zu vermuten. Es handelt sich in der Regel um Fälle, bei denen man zunächst einen epidemischen Ikterus annimmt, bzw. sie in den Bereich des sog. Icterus simplex (früher catarrhalis) einreihen möchte. Während nun an der Virusätiologie des epidemischen und sog. Inoculationsicterus nicht zu zweifeln ist, sind für Fälle, bei denen diese Infektion ausgeschlossen werden kann, neben direkt toxischen Wirkungen auch Antigen-Antikörperreaktionen denkbar. Schon beim Icterus, der im Verlauf von Salvarsanbehandlungen eintreten kann, handelt es sich wahrscheinlich meistens um Sensibilisierung mit diesem Mittel bei besonderer individueller Empfindlichkeit. SCHMENGLER und FAHRENBACH suchen an einer Anzahl von Fällen die allergische Genese von Hepatopathien wahrscheinlich zu machen. Besonderes Interesse verdienen die Versuche und Anschauungen EPPINGERs über die Genese des sog. Icterus simplex, den er auch als „akute intestielle Hepatitis mit Icterus" bezeichnete. ROESSLEs Lehre von der *serösen Entzündung*, EPPINGERs Auffassung des Icterus simplex als „seröse Hepatitis" schlägt eine Brücke zu einer unter Umständen allergischen Genese, bei der es sich um eine hepatocelluläre Schädigung handelt und man histologisch das Bild der serösen Entzündung feststellen kann, wie es ROESSLE nach alimentärer Intoxikation sah: Flüssigkeitsansammlungen innerhalb der capillaren Spalträume der Leber, der DISSEschen Räume, dadurch Abdrängung der Capillarwände von den Leberzellen, die zum Teil degenerieren und nekrotisieren. Leukocytenauswanderung ist nur spärlich angedeutet. Für die Frage der Allergie ist es am eindrucksvollsten, daß es EPPINGER gelang, das *Vorhandensein einer serösen Hepatitis auch bei der akuten Histaminvergiftung* zu erweisen. Auch bei dieser läßt sich eine reichliche Ansammlung von Plasma innerhalb der DISSEschen Räume erkennen. Bekanntlich sind es histaminartige Stoffe, welche die Wirkungen des anaphylaktischen Schockes wahrscheinlich in erster Linie bewirken. Schon MANWARING zeigte, daß nach anaphylaktischer Reinjektion in der Leber massenhaft histaminartige, den Schock bewirkende Giftstoffe frei werden. Es wird also ohne weiteres verständlich, daß durch eine Antigen-Antikörperreaktion ein Ikterus bzw. eine seröse Hepatitis zustande kommen kann, unbeschadet der Feststellung, daß es sich vielleicht in der Mehrzahl der akuten Ikterusfälle um Virusinfektionen handelt. Aber es müßte noch aufgeklärt werden, ob nicht auch bei diesen Allergisierungen bzw. Sensibilisierungen öfters eine Rolle spielen.

Wir werden besonders bei *Nahrungsmittelallergie* — Sensibilisierung gegen Nahrungsmittelallergene nach Durchbrechung der Darm- und Leberschranke (vgl. Karady) — auch mit dem Zustandekommen allergischer seröser Entzündungen der Leber rechnen dürfen.

Bei den gerade erwähnten Fällen von Schmengler und Fahrenbach ist allerdings die allergische Genese nur wahrscheinlich gemacht, ohne daß bei den einzelnen Krankheitsbildern eine Antigen-Antikörperreaktion sichergestellt ist. Sie führen mehrere Gruppen an:

1. Ikterusfälle mit bestimmten allergischen Symptomen, wie Urticaria oder Gelenkrheumatismus, mit Blutmonocytose und Bluteosinophilie vor dem Ikterus. Ferner

2. Fälle mit akutem Gelenkrheumatismus ohne Ikterus, aber deutlich nachweisbarem latentem Leberschaden usw.

Die Autoren fassen diese allergisch gedeuteten Leberschäden als seröse Hepatitis auf. Später berichtet Schmengler noch über eine Reihe von Ikterusfällen, deren allergische Entstehung er als gesichert ansah. Ein Fall mit parenchymatösem Ikterus, der an Fischallergie litt, kam nach erneutem Fischgenuß unter vollkommenem Leberzusammenbruch zum Exitus. Bemerkenswert sind besonders auch Fälle mit seröser Hepatitis auf tuberkulöser Grundlage, wobei es offenbar, wie es bei Tuberkulose ja die Regel ist, durch wiederholten Einbruch von Tuberkelbacillen in die Blutbahn zu Sensibilisierungen kommt. Schmengler legt weiterhin besonderen Wert auf sog. „*latente*" *Hepatopathien*, die ohne Ikterus und auffallende klinische Symptome durch chemische Leberreaktionen nicht selten bei Allergien und allergischen Infektionen nachgewiesen werden können. Auch Corelli bemüht sich um den durch Kasuistik und Symptomatologie gestützten Nachweis, daß ein Teil der Ikteruserkrankungen allergischer Natur sei. Er weist auf gastrointestinale Störungen, Gelenkbeschwerden, Urticaria, angioneurotisches Ödem, Hemikranien usw. hin, die er allergisch deutet. Er führt eine Reihe von allergischen Faktoren und suspekten Allergien an, ohne daß allerdings exakte Antigen-Antikörpernachweise geliefert werden. Frimberger berichtet einen Ikterusfall, bei dem im Anschluß an eine Nahrungsaufnahme Urticaria auftrat und bei dem als Allergen die Stoffwechselprodukte von *Ascaris lumbricoides* festgestellt wurden, während bei einem anderen Fall einer Leberschädigung *Lamblien* als Allergenträger in Betracht kamen.

Die Kliniker sollten sich viel mehr bei akuten Ikterusfällen um den Nachweis von allergischen Sensibilisierungen und die möglichst einwandfreie Feststellung (nicht bloß Vermutung) von Allergien bemühen. Man ist wohl zur Zeit etwas zu sehr voreingenommen von dem Gedanken, daß bei einer akuten Ikteruserkrankung stets eine epidemische Viruserkrankung oder eine Inoculationsvirusübertragung vorliegt.

Wir wissen heute, daß die seröse Entzündung der Leber infolge einer zunächst anscheinend leichten Ikteruserkrankung bei heftiger Giftwirkung und akutem Verlauf *zur akuten gelben Leberatrophie*, bei chronischer Entwicklung *zur Lebercirrhose* führen kann, worauf schon vor längerer Zeit Roessle hinwies. So liegt auch die Beziehung allergischer Vorgänge zu diesen beiden viel schwereren Lebererkrankungen auf der Hand. Kaege beschrieb eine *akute gelbe Leberatrophie im Anschluß an eine Serumkrankheit* nach antitoxischen Einspritzungen gegen

Tetanus. Bei Lebercirrhosen müßte noch viel mehr als bisher nach allergischen Zusammenhängen geforscht werden.

Neueste Forschungen ergeben, daß auch bei Leberparenchymerkrankungen eine Bildung der S. 352 besprochenen körper- und arteigenen Autoantigene und Autoantikörper möglich ist. VORLÄNDER untersuchte 49 Leber- und Gallenkranke sowie 25 Kontrollfälle in dieser Richtung und konnte bei Hepatitiden in etwa 90% der Fälle Autoantikörper nachweisen, die sich bei klinischer Ausheilung wieder verloren. Es ergibt sich also ähnlich wie bei der Glomerulonephritis (s. S. 552) das Vorkommen von Autoimmunisierungsvorgängen auch bei entzündlich bedingten Leberparenchymschäden. Nach Ansicht VORLÄNDERs scheinen ganz allgemein bei entzündlich bedingten Parenchymschädigungen Autoimmunisierungsvorgänge möglich zu sein. Nicht nur Bakterien, wie S. 352 und 563 schon berichtet wurde, sondern wie hier ersichtlich auch Viren scheinen also imstande zu sein, das an sich haptene Organeiweiß zum Vollantigen für den eigenen Körper zu ergänzen. Nach den bisherigen Beobachtungen VORLÄNDERs kann jedoch das Vorkommen von Autoantikörpern im Verlauf einer Hepatitis nicht als Ursache einer zusätzlichen klinisch faßbaren Organschädigung angesehen werden. Auch für die Hepatitis wird von guten Erfolgen mit Antihistaminpräparaten berichtet (vgl. FRUGONI und SERAFINI).

Etwas besser bestellt ist es in dieser Hinsicht mit unseren Kenntnissen über *Cholecystopathien* und *Erkrankungen der Gallengänge*, insbesondere *Gallenkoliken*. Aus Tierversuchen ergibt sich, daß im anaphylaktischen Schockzustand die Gallensekretion aufhört. Stagnation der Galle begünstigt aber bekanntlich die Steinbildung. ROWE legt auch für die Auslösung von Gallenwegerkrankungen der *Nahrungsmittelallergie* große Bedeutung bei, ebenso führt der Franzose RENÉ GUTMANN als Folge von Nahrungsmittelallergie auch Gallenblasenkoliken an. Andere französische Autoren beschrieben „*hepatische Koliken*" nach wiederholten *Pferdeseruminjektionen*, Vaccinationen u. dgl. Nach mehrfacher parenteraler Eiweißzufuhr konnte SINGER Gallenkoliken beobachten. Bei dem nicht seltenen Vorkommen von Gallenkoliken in der Anamnese von Allergiekranken ist Vorsicht geboten, da bei der Häufigkeit von Gallensteinanfällen dieses Zusammentreffen keine allzu große Beweiskraft hat. Wie S. 498 erwähnt wurde, hängt die *Urticaria* recht häufig mit *Herdinfekten* zusammen und schon 1927 berichtet SCHUR über Anfälle von Urticaria, die nach Cholecystektomie verschwanden. Von ADELSBERGER und MUNTER sowie v. EISELSBERG wurden Fälle mit nachgewiesener Nahrungsmittelallergie gegen Ei, Schinken, Fisch, Tomaten, Vanille mitgeteilt, die nur bei Genuß dieser Speisen *gallenkolikartige Schmerzen* bekamen. Bei einem Kranken URBACHs traten *nach Hummermajonaise Gallenkoliken* ein und er demonstriert uns das Bild einer Cholecystographie dieses Anfalls mit Hydrops der Gallenblase im Anfall. Wenn auch dem einen oder anderen der so beschriebenen Fälle noch das letzte Glied einer völlig geschlossenen Beweiskette fehlt, legen sie doch die allergische Bedingtheit solcher Gallenblasenaffektionen mit oder ohne Gallensteine nahe. Auch hier möchte ich wieder auf die Möglichkeit hinweisen, daß manche dieser Affektionen *parallergisch* bedingt sind. Oft ist eine *latente* Gallenblasen- bzw. Gallengangsinfektion vorhanden, die das betreffende Gewebe sensibilisiert hat. Nun kann irgendeine andere lokalisierte kleine Infektion oder eine parenterale Eiweißeinverleibung z. B. eine Vaccination in dem sensibilisierten Gewebe einen parallergischen Anfall auslösen. Für die Frage einer reinen Nahrungsmittelallergie der Gallenblase ohne eine bereits überstandene oder bestehende Infektion dieses Organs müssen noch mit größter Kritik beweiskräftige Fälle gesammelt werden.

Therapeutisch kommt für die allergischen Hepatopathien das ganze neuzeitliche Rüstzeug der Leberschutztherapie in Betracht, vor allem intravenöse und
intraduodenale Traubenzuckerzufuhr, Methionin, Aminosäuren, Eiweißbehand-
lung usw. Ein mit Sicherheit erkanntes oder wenigstens dringend verdächtiges
Allergen ist während des akuten Anfalls zu vermeiden. Natürlich empfiehlt es
sich bei allergiesuspekten Hepato- und Cholecystopathien einen Versuch mit
Antihistaminsubstanzen vorzunehmen oder auch *probeweise Suprarenininjektionen*
anzuwenden, zumal wenn andere allergische Erscheinungen wie etwa Urticaria
oder QUINCKEsches Ödem vorhanden sind. CORELLI, der einen Großteil akuter
Hepatitiden und Cholangitiden für allergisch hält, hatte in 80% der Fälle Erfolge
mit folgendem Vorgehen: Dem nüchternen Patienten wird intravenös und recht
langsam eine Mischung injiziert, die Hyposulfit, Calcium, Ascorbinsäure und
Ephetonin enthält, im ganzen 5—7 Einspritzungen.

Bezüglich der *allergischen Diagnostik von Magen-Darm-, Leber- und Gallen-
affektionen* möchte ich hier noch einige Hinweise folgen lassen.

Für den Fall einer Nahrungsmittelallergie ist stets zu bedenken, daß nicht
selten ganz allmählich scheinbar stets schadlos genossene Nahrungsstoffe doch
als latente Allergene gewirkt haben oder wirken. Der Betroffene ist zwar gegen
sie sensibilisiert, aber nur beim Vorhandensein besonders prädisponierender
Momente werden allergische Symptome manifest. Viele Säuglinge und Jung-
kinder sensibilisieren sich gegen Milch, Eier und Mehl. Gegen diese Nahrungsmittel kann dann auch späterhin eine mehr oder weniger larvierte Allergie bestehen. Man achte also nicht zum wenigsten auf diese Allergene. *Die Angabe,
daß die alltäglichen Nahrungsmittel gut vertragen werden, ist kein Gegenbeweis gegen
ihre gelegentliche allergene Wirkung, die oft nur bei besonderer Küchenzubereitung
eintritt.*

Ich verweise hier nochmal auf die Suchkost nach FUNK, S. 398, die Eliminationsdiäten von ROWE, S. 399. Manchmal nützt auch das *skeptophylaktische*
Vorgehen: $^3/_4$ Std vor der Mahlzeit das betreffende Nahrungsmittel in Pillenform
(vgl. S. 439), was diagnostisch und therapeutisch verwendet werden kann. Bezüglich
der Behandlung dieser Erkrankungsgruppe durch Allergenvermeidung verweise
ich besonders auf den Abschnitt Nahrungsmittelallergie, besonders auf die dort
erwähnten Speisezettel und Diätbücher. Selbstverständlich kommt bei einwandfreier Erkennung eines bestimmten Allergens dann auch *spezifische Desensibilisierung* in Frage, sei es parenteral oder stomachal durch steigende kleinste Gaben
des Antigens. Man beginnt mit Pillen, die etwa 3 mg trockene Nahrungsmittel-
substanz enthalten, und steigt dann bis 3mal täglich bis 90 mg und mehr an,
$^3/_4$ Std vor der Mahlzeit. Da eine Art Antianaphylaxie eintritt, darf die Mahlzeit
das allergene Nahrungsmittel enthalten, doch besser nicht in allzu großer Menge.
Resorptionsfördernde Reizstoffe und *Genußmittel* sollten im Diätzettel möglichst
vermieden werden. Ist man wegen Unkenntnis der Allergene auf unspezifische
Maßnahmen angewiesen, so sei für akute Zustände besonders an Adrenalin,
Suprarenin, Aludrin, Sympatol und Ephetonin erinnert. Fehlen Anhaltspunkte
für eine spezifische Diät, dann verwendet man eine längere Zeit durchgeführte
salzfreie Kost mit gleichzeitig reichlichen *Calciumgaben*, wodurch man Herab-
setzung der hyperergischen Entzündungsbereitschaft durch Kochsalzentzug und
Steigerung der Capillardichtung durch Calcium anstrebt. Auch sollten möglichst
Speisen vermieden werden, deren besondere antigene Wirksamkeit bekannt ist,
wie etwa *Krebse, Fische, Ei, Käse*. Wir benutzen, wie gesagt, gerne das von
FUNK aufgestellte Schema einer sog. allergenfreien Kost (s. S. 436).

In einer neueren Arbeit teilt RICHET (Paris) seine Erfahrungen über Nahrungsmittelallergie mit, bei der sich ihm bei Kindern Eier und bei Erwachsenen

Teigwaren, Brot, Miesmuscheln, Bohnen, Kartoffeln, Gewürzstoffe und Eier als besonders wichtige Allergene erwiesen. Es ist nicht sichergestellt, warum nur manche Personen zu diesen Allergien disponieren (vgl. S. 366 allergische Diathese und allergische Disposition). RICHET hält aber für sicher, daß auch unvernünftige Nahrungsaufnahme (Durcheinander im Essen), zu reichlicher Genuß eines Nahrungsmittels, Schleimhauterosionen usw. die Sensibilisierung begünstigen. Therapeutisch empfiehlt RICHET außer der skeptophylaktischen Methode (3 bis 5 g von jedem Nahrungsmittel der Mahlzeit, $^3/_4$ Std vor dieser zu nehmen), sowie der Einnahme von polyvalenten Peptonen — etwa 35—45 min vor der Mahlzeit — ein von ihm selbst und COUDET angewandtes Verfahren: Verabreichung von reinem Paraffinöl in niedriger Dosierung, das infolge Verzögerung der Resorption dem Organismus erlaubt, sich während der Mahlzeiten zu antianaphylaktisieren. E. M. SCHLOSS verwandte zur Behandlung von Nahrungsmittelallergien mit Vorliebe das Antihistaminicum *Thephorin* (Phenindiamin). Von 41 Nahrungsmittelallegikern konnte er bei 26 Kranken eine Beseitigung aller Beschwerden erreichen.

6. Pankreaserkrankungen.

Über Pankreaserkrankungen von sicher allergischer Pathogenese ist nicht viel bekannt. Es gibt jedoch experimentelle Beobachtungen, die eine Beeinflussung der Bauchspeicheldrüse durch allergische Noxen sehr wahrscheinlich machen. So wissen wir, daß *durch Histamin* ebenso wie die Magensaftsekretion *auch die Pankreassekretion* angeregt wird (MARIE SKARZYNSKA). LINN, MATHESON und SCHLAPP wiesen eine Vermehrung von *Pankreastrypsin* im Duodenalsaft durch Histamin nach. Nach den Ergebnissen von HAJOS, der sich mit dem Einfluß innerer Drüsen auf allergische Vorgänge beschäftigte, *steigert das Pankreashormon* (auch Insulin) ebenso wie Thyreoidinextrakt *die allergische Empfindlichkeit,* während sie z. B. Parathyreoidin und Hypophysenhinterlappenextrakt herabsetzen. Von besonderer Bedeutung sind dann weiterhin die Beobachtungen, die zeigen, daß bei stomachal-enteraler Allergenaufnahme durch *intakte Funktion der Verdauungssekrete* infolge von Abbau des Allergenmoleküls die *Sensibilisierung verhindert* werden kann. Man müßte also mit der Möglichkeit rechnen, daß durch eine *Pankreasinsuffizienz* sich viel *leichter* als beim Gesunden *eine alimentäre Allergie* entwickeln könne. In der Tat berichtet NATHAN von einem 8jährigen Kind, das an Hautaffektionen und Durchfällen litt, die vor einer Allergie gegen *Hühnerei* abhingen. Die genauere Untersuchung der Stühle ergab Anzeichen von Pankreasinsuffizienz: schlechte Fett- und Stuhlverdauung. Die dadurch nahegelegte *Behandlung mit Pankreatin* führte bald zu einer Verträglichkeit der Eier, die aber beim Weglassen des Pankreatins wieder zu den alten Symptomen führen. Sind solche Beobachtungen auch nicht restlos beweisend, so ist der ganze Gedankengang doch praktisch sehr wichtig nicht nur für die Genese beobachteter alimentärer Allergien, sondern vor allem wegen der in konkreten Fällen so einfachen Behandlungsversuche mit *Pankreatin, Arbuz* u. dgl. Auch GORDALE und KANDERS sowie HANSEN berichteten Günstiges von der *Pankreatinbehandlung.* ROWE, der besondere Kenner der alimentären Allergie, bezeichnete indes die Pankreatinbehandlung solcher Fälle als nicht erfolgreich. HANSEN bemängelt übrigens mit Recht, daß es noch an genügenden *Untersuchungen des Duodenalsaftes* bei nutritiven Allergien fehlt. Wir wissen schließlich durch die Tierversuche von FISCHER und KAYSERLING, bei denen sie systematisch die Allergene *in die regionären Lymphgefäße* injizierten, daß auf diesem Wege das Eindringen des Antigens beim sensibilisierten Tier auch *Pankreatitis* veranlassen kann. In der sicheren Erkennung über Häufigkeit und Zusammenhänge einer allergischen

Genese von Pankreaserkrankungen werden wir aber erst weiterkommen, wenn systematisch Kliniker wie Pathologen bei entsprechenden Fällen ihre besondere Aufmerksamkeit unter Zuhilfenahme der oft genannten diagnostischen Gesichtspunkte auf diesen ätiologischen Komplex richten.

7. Wurmkrankheiten.

Im Anschluß an die Magen-Darmallergie soll hier die Allergie gegen Eingeweidewürmer behandelt werden, obschon bei dieser nicht immer gastroenterale Symptome im Vordergrund stehen. Schon seit vielen Jahren ist die bei der Wurmerkrankung gewöhnlich vorhandene *Eosinophilie* bekannt. Schon dieses so häufige Zusammentreffen macht allergische Vorgänge wahrscheinlich, da im Hinblick auf die meist *zu lange Verweildauer* und das *Absterben* von Helminthen die Resorption von Wurmeiweiß und damit die Möglichkeit einer Sensibilisierung naheliegen. Daß gegen die eiweißartigen Leibessubstanzen wohl aller bekannten Wurmarten Antikörper im Wirtsorganismus gebildet werden, wurde in zahllosen Fällen durch Präcipitation, Komplementbindung, spezifische Hautteste und noch so manche serologische Reaktionen erwiesen. Gerade bei der Helminthiasis sehen wir oft die *höchsten Werte* von Bluteosinophilie. Tripodi fand die höchsten Zahlen bei Ankylostoma, Bilharziosis, Tänien, geringere Erhöhungen bei Trichocephalus. Befallensein von mehreren Würmern steigert meist noch die Zahl.

In einem Referat beim internationalen Allergiekongreß Zürich 1951 berichtete B. Fust (Basel) über die *Helminthenallergie.* Sowohl Leibessubstanzen wie Stoffwechselprodukte der Helminthen sensibilisieren nicht immer, aber gar nicht selten den Wirtsorganismus. Hauptsächlich wird wohl nach dem Tode des Parasiten der Wirt die auf fermentativem Wege freiwerdenden *Leibessubstanzen resorbieren* und sich dadurch *sensibilisieren.* Unter diesen Umständen kann man auch bei Wurmbefall *Pruritus, Urticaria,* Quinckesches *Ödem, Erythem, Prurigo, Dermatitis, Ekzem, Conjunctivitis, Rhinitis, Asthma, Löfflersyndrom,* selbst *Arthritis* und *Nephritis, Durchfälle, Migräne* u.dgl. beobachten. Meist dann ausgesprochene Bluteosinophilie. Schwierig ist natürlich im Einzelfall die sichere Trennung *primär toxisch* bedingter Symptome von *allergischen* Reaktionen. Bemerkenswert ist, daß die Eosinophilie im Experiment sich nicht nur durch einmalige Injektion von Wurmextrakten auslösen läßt, sondern auch durch Einführung von Fettsäurealdehyden, die von Würmern stammen.

Wichtig ist, daß die Helminthenallergie auch ohne Wurmbefall vorkommen kann, durch *parenterale* oder *percutane* Resorption, ja auch durch *Inhalation.* Auch ist selbstverständlich, daß nicht jeder Wurmbefall notwendigerweise zur Sensibilisierung führt. Praktisch von Bedeutung ist auch die Tatsache, daß mit Helminthenallergenen ausgelöste Hautreaktionen zwar die Ermittlung von Helminthenallergien ermöglichen, aber nicht die sichere Feststellung einer vorhandenen oder abgelaufenen Helminthiasis.

In unseren Gegenden ist wohl neben den Oxyuren der *Spulwurm,* **Ascaris lumbricoides,** der häufigste Darmschmarotzer. Deswegen besteht *auch bei der gesunden Bevölkerung eine weit verbreitete Hautüberempfindlichkeit gegen Ascarisantigen.* Man kann Früh- und Spätreaktionen feststellen. Da die Hautallergie noch weiterbestehen kann, wenn kein Wurm mehr vorhanden ist, eignen sich die Intracutanreaktionen mit Ascarisextrakt nicht zur Diagnosestellung. Nach Schönfeld ist durch wiederholte Intracutanimpfung auch Sensibilisierung möglich. Jones und Mitarbeiter fanden bei $^1/_4$ der untersuchten gesunden Menschen positive Reaktionen bei Cutantestung mit 5%igem Kochsalzextrakt von Schweineascaris.

DIEHL und SCHWOERER stellten *Ascarisantigen* in folgender Weise her:

Zu den Versuchen wurde ein aus einer sehr großen Anzahl von Ascaris lumbricoides selbst hergestelltes Antigen benutzt. Die in Ringerlösung sorgfältig gewaschenen Ascariden wurden über einem Filter sorgfältig zerkleinert. Die abfiltrierte Flüssigkeit, in der Hauptsache Leibeshöhlenflüssigkeit, wurde durch Aufkochen und Abfiltrieren von Eiweißstoffen befreit. Bei einem zweiten Aufkochen blieb die Lösung völlig klar. Zur Sicherung der Sterilität wurde das Extrakt vor der Benutzung durch ein Seitz-Bakterienfilter geschickt. Das Extrakt war klar, nußbraun und hatte noch in großer Verdünnung den charakteristischen Ascaridengeruch.

Die Reaktionen wurden an Gesunden und leichtkranken Erwachsenen angestellt. Unter den untersuchten Allergikern waren 2 Kranke mit Urticaria, alle anderen litten an Asthma bronchiale.

Sie verwandten die Intracutanreaktion, die durchweg am Rücken ausgeführt wurde und beschickten dazu die Haut mit etwa 0,05 cm³ des Antigens. Abgelesen wurde die urticarielle Sofortreaktion, die nur dann als positiv bewertet wurde, wenn die ursprünglich angelegte Quaddel sich deutlich vergrößerte und einen roten Hof zeigte. Um eine unspezifische Reaktion in den bei hoher Verdünnung noch positiv reagierenden Menschen auszuschließen, machten sie in diesen Fällen die Kontrolle mit physiologischer Kochsalzlösung und verwerteten die Ergebnisse nur dann, wenn dabei keine urticarielle Reaktion auftrat.

Zur Vermeidung von Zwischenfällen begannen sie stets mit einer Verdünnung von 1:100 Mill. und steigerten bei negativer Reaktion die Konzentration in Zehnerpotenzen so lange, bis eindeutig positive Reaktionen erhalten wurden; bei diesem Vorgehen mußten sie manchmal allerdings das unverdünnte Antigenextrakt injizieren.

Mit diesem Antigenextrakt prüften die Autoren eine große Zahl von Gesunden, wie auch von allergisch Erkrankten intracutan. Um größere Spezifität zu erzielen, stuften sie die Konzentration des Extraktes ab und bestimmten die jeweils größte, noch positiv reagierende Verdünnung. Auffallend war zunächst die *außerordentlich große Schwankungsbreite* der Extraktverdünnungen, bei denen die Untersuchten Sofortreaktionen unter Quaddelbildung zeigten. Ohne ersichtlichen Grund und ohne Beziehung zu irgendwelchen allergischen Symptomen reagierten manche Probanden *schon bei Extraktverdünnung 1:100 Mill.*, andere erst mit dem unverdünnten Allergen, *niemals wurden negative Reaktionen erhalten.* Diese Ergebnisse sind recht interessant und auffallend. Es ergibt sich die Frage: Sind das alles verschiedene Grade tatsächlicher Sensibilisierung oder sind die Leibessubstanzen der Ascariden von primär-toxischer, entzündungserregender Wirkung auf die Haut? Jedenfalls finden sich diese Würmer so und so oft als gutartige Schmarotzer im Darm, ohne irgendwie bemerkbare Reizerscheinungen zu veranlassen. Ist etwa die hochgradige Differenz der Hautempfindlichkeit nur Anzeichen einer verschiedenen allergischen Diathese, die hier wohl in erster Linie in einer mehr oder weniger hochgradigen Gefäßreizbarkeit mit Plasmaaustritt (Histaminaustritt?) und seröser Entzündung bestünde? Die Autoren glauben selbst nicht, daß die stärksten Reaktionen echt allergischer Natur sind, *sie halten aber die mit der Verdünnung 1:100 positiven Testergebnisse für spezifisch allergisch.* Auffallend ist nur, daß DIEHL und SCHWOERER mit über 90% positiven Reaktionen alle anderen Voruntersuchungen überragen. Hier wären also nach den üblichen Gesichtspunkten für Testextrakte noch weitere Verdünnungen notwendig gewesen, bis zum mindesten ein großer Teil der „Normalen" nicht reagiert hätte. Es besteht indes kaum ein Zweifel, *daß mit einer sehr großen Ascaridendurchseuchung der Bevölkerung zu rechnen* ist und daß auch noch positive Reaktionen zu erwarten sind, wenn sich keine Ascaridenbestandteile mehr im Körper finden. Aus allem ist ersichtlich, daß *aus einer positiven Hautreaktion nicht auf die Gegenwart von Ascaridenleibessubstanzen im Körper des Probanden geschlossen werden kann.* Meines Erachtens müßte jedoch das wirksame Ascarisantigen durch Anwendung von verschiedenen Extraktions- und Fällungsmethoden noch näher analysiert werden, außerdem müßten mit einem so gewonnenen Extrakt die geringsten Konzentrationen festgestellt werden, mit denen möglichst nur noch

sichere Ascaristräger reagieren. Dabei wird natürlich auch die Frage der *Früh-*
oder *Spätreaktion* berücksichtigt werden müssen. Man wird aber auch dann
noch vermutlich nicht über die Wahrscheinlichkeitsdiagnose hinauskommen.
Von großer prinzipieller Wichtigkeit ist jedenfalls das Ergebnis der Autoren,
daß ein großer Prozentsatz der untersuchten Menschen eine sehr starke Hautreaktion
zeigt, ohne allergisch erkrankt zu sein, auch dann nicht erkrankt, wenn die stark
reagierenden Probanden Ascariden beherbergten.

Auch JADASSOHN bestätigt, daß *Asthma, vasomotorische Rhinitis* und *Urticaria*
durch Kontakt mit Ascarisantigen nicht allzu selten beobachtet wurde und daß
hierzu außerordentlich geringe Antigenmengen genügten. Während er nun ebenfalls bei *Menschen zwischen 2 und 40 Jahren bei 80%* eine cutane Sofortreaktion
feststellte, konnte er außerdem zeigen, daß *Kinder unter 1 Jahr stets negativ*
reagieren und daß anscheinend *bei älteren Leuten die Reaktionen etwas seltener*
werden. Eine positive Hautreaktion beweist jedoch keineswegs mit Sicherheit
die Gegenwart von Spulwürmern im Körper, umgekehrt kann aber eine vorhergehende Ascarisinfektion sogar eine negative Hautreaktion geben.

Sehr bemerkenswert ist dann das weitere Ergebnis von JADASSOHN, daß das
Ascarisantigen offenbar *kein Eiweißkörper* ist, da es sich als kochbeständig und
dialysabel, sowie als resistent gegen peptische und tryptische Verdauung erwies.
Durch Kochen mit 10% Salzsäure wurde es unwirksam. Nicht minder eigenartig
als das Ascarisantigen erwies sich in den Studien JADASSOHNs der *Ascarisanti-*
körper. Zunächst konnte der Autor bei hochgradig ascarisallergischen Menschen
keine Präcipitine nachweisen, während ihm mit 5 Seren von Menschen mit starker
Ascarisüberempfindlichkeit eine Übertragung bei zahlreichen normalen Test-
personen gelang, also der *positive Nachweis eines* PRAUSNITZ-KÜSTNERschen *Anti-*
körpers. Während nun 1stündige Erwärmung auf 56° die übertragende Wirkung
des Allergikerserums verminderte (ohne sie allerdings vollständig aufzuheben, was
nur durch 6stündige Erwärmung gelang), während der PRAUSNITZ-KÜSTNERsche
Antikörper nicht im Dialysat nachzuweisen war, erwies er sich aber *weitgehend*
resistent gegen peptische und tryptische Verdauung. Also auch beim Antikörper
nur teilweise das charakteristische Verhalten der Eiweißkörper. Als Bestätigung
einer typischen Antigen-Antikörperreaktion konnte JADASSOHN schließlich noch
nachweisen, daß in vitro die Antikörperwirkung durch das Antigen und die
Antigenwirkung durch den Antikörper aufgehoben wird (Neutralisationsphä-
nomen).

FAHLENBERG beschreibt 1932 einen eigenartigen Fall von *Spulwurmallergie,*
bei dem die Mutter eines 3jährigen Knaben stets an heftiger Urticaria litt, solange das Kind von Spulwürmern befallen war. Während der Wurmfreiheit
verschwand die Nesselsucht, trat aber nach Reinfektion des Kindes wieder auf.
Es ist anzunehmen, daß die Mutter gegen Ascarisantigen stark sensibilisiert war,
besonders in der Haut und daß das Wiedereindringen von Ascarisantigen bei der
Pflege des betroffenen Kindes die Nesselsucht auslöste.

Auch bei **Echinokokkenerkrankungen** entsteht oft eine spezifische Allergie,
für deren Feststellung in erster Linie Komplementbindung und Intracutantestung mit Echinokokkenextrakt in Betracht kommt. Als Antigen dient der
Blaseninhalt einer Echinococcusblase (im Handel als *Echinantigen*). Die Intracutantestung wird nach FISALEN folgendermaßen durchgeführt: Dem Patienten
wird eine Menge von 0,05 cm³ unverdünnten, ultrafiltrierten und auf Keim-
freiheit geprüften Blaseninhalts einer Echinococcusblase (Echinantigen) intracutan in die Haut des Rückens injiziert (a) gleichzeitig an benachbarten Stellen
die gleiche Menge 0,09%iger Kochsalzlösung (b) und Histaminlösung 1:10000 (c).

Frühreaktion: Nach 15—20 min tritt beim Echinococcuskranken an der Injektionsstelle a eine deutliche Quaddel, zuweilen mit, zuweilen ohne Pseudopodienbildung mit rotem Hof auf. An der Injektionsstelle c desgleichen. Bei b erfolgt im allgemeinen keine Reaktion, nur wenn eine Neigung zur Urticaria factitia besteht. Wegen der offenbaren Langlebigkeit der zellständigen Echinokokkenantikörper kann es noch Jahre nach der Operation oder spontanen Entfernung der Cyste zu stark positiven Frühreaktionen, z. B. noch nach 22 Jahren, kommen. Die Reaktion zeigt also nur die erfolgte Infektion an. *Spätreaktion:* Nach 6—24 Std sind um die Injektionsstelle noch eine mehr oder weniger ausgedehnte Infiltration, ein Ödem der Cutis und Subcutis sowie eine Rötung sichtbar. Wenn auch wahrscheinlich der Frühreaktion eine ebenso große diagnostische Bedeutung einzuräumen ist wie der Spätreaktion, sieht doch BOTTERI letztere für die verläßlichere an.

Auch der passive Anaphylaxieversuch kann mit Erfolg durchgeführt werden, als Beweis, daß echte allergische Antikörper im Krankenserum vorhanden sind. FISALEN hat die positiven Intracutanreaktionen histologisch untersucht und fast stets typische hyperergische Entzündung mit eosinophiler und lymphocytärer Infiltrierung sowie Stase der Gefäße nachgewiesen. Auch schwere Bindegewebsveränderungen im Sinne des ARTHUSSchen Phänomens waren in einem Fall festzustellen. Die Bluteosinophilie kann bis 50—60% betragen ohne natürlich gerade Echinococcus zu beweisen.

Trichinose. Auch bei der Trichinose ist Sensibilisierung mit Trichinenleibessubstanz für den Krankheitsverlauf sehr wesentlich. Aus den Ergebnissen von KATHE und PETERS ergibt sich, daß von der 3. Woche nach Infektionsbeginn an ein positiver Ausfall der immunbiologischen Reaktionen mit Trichinellenantigen der Behringwerke erwartet werden kann. Vermutlich ist das ganze Krankheitsbild der Trichinose in seinen wesentlichen Symptomen als ein allergischer Vorgang zu deuten (vgl. LINNEWEH und HARMSEN). Die *Antigenextrakte* werden in der Regel aus stark infiziertem Schweinefleisch durch künstliche Verdauung des Fleisches und Trocknung der wäßrigen Trichinenaufschwemmung gewonnen (LINNEWEH und HARMSEN). Die Ergebnisse der Intracutanreaktion sind hier bessere als die der Komplementbindungs- und Präcipitationsreaktion. Auch hier zeigt sich eine *Frühreaktion* und eine *Spätreaktion* nach 24 Std. Beide sind verwendbar. Wichtig ist, daß auch unterschwellige Infektionen und abortiv verlaufene Erkrankungen mit diesen Methoden nachgewiesen werden können, wenn auch ihre nicht völlig absolute Spezifität zur Vorsicht mahnt. Von der *Trichinenantigenlösung* (Verdünnung 1:500 von I. G. Farben) werden 0,1 cm³ in die Haut des rechten Oberarmes intracutan injiziert. Am linken Arm Kontrolle mit der Lösungsflüssigkeit des Antigens ohne dieses. Ablesung der Sofortreaktion nach 10—20 min und Kontrolle nach 24 Std. Nach Ergebnissen von SPAETH ist die *Komplementbindungsreaktion der Hauttestmethode weit überlegen.* Es ist auch bei Trichinose wieder bemerkenswert, daß die serologischen Reaktionen nach mehr als 9 Monaten bei mehr als ³/₄ der Erkrankten positiv ausfallen (GASSE), nach NAGEL oft länger als 1 Jahr.

Die Stärke der *Eosinophilie* scheint mit der Stärke der Reaktionen und der Schwere des Verlaufs einigermaßen parallel zu gehen (vgl. SCHULZ). Negative Reaktionen sind auch hier nur mit größter Vorsicht verwendbar, was ja für alle derartigen Methoden gilt. Auf eine sehr störende serologische Eigenschaft der Seren von Trichinosekranken macht NAGEL aufmerksam. Die Seren agglutinieren nämlich häufig Typhusbacillen, aber vielfach auch die Erreger von Paratyphus, Enteritis, Ruhr, Bang, ja auch Proteus X 19-Bacillen. Bei dem klinisch zu Beginn oft ähnlichen Verlauf dieser Erkrankungen mit Trichinose (besonders Typhus) kann hierdurch die Differentialdiagnose erschwert werden.

WERNER SCHULZ verglich die klinisch-diagnostische Bedeutung der STRÖBEL-schen Komplementbindungsreaktion, der BACHMANNschen Präcipitationsreaktion und der Intracutanprobe mit *Trichinellenantigen* bis 1:10000. Während sich die *Präcipitationsreaktion als völlig unbrauchbar* erwies, war *der positive Ausfall des Intracutantests stets klinisch verwendbar*, aber nicht der negative. Entsprechend ist nach GAASE der *positive Ausfall der Komplementbindungsreaktion* mit diesem Extrakt der Behringwerke) *stets trichinoseverdächtig*, während ein negatives Ergebnis Trichinose nicht ausschließt.

Untersuchungen über *Allergie* gegen **Bandwürmer** (Taenia solium, saginata, Bothriocephalus latus) existieren noch kaum, obschon die Bearbeitung dieses Gebietes wichtig wäre. Vermutlich wäre die allergische Diagnostik durch Hauttestung und Antikörpernachweis bei den Taemien auch aussichtsreicher als etwa bei Ascaris, da die Durchseuchung dieser Wurmart doch kaum so groß ist als bei Ascaris. Zweifellos lösen auch Tänien öfters allergische Krankheitsbilder aus. URBACH bringt in seinem Buch die Abbildung eines Urticariafalles, der durch Tänien verursacht war. MORCOAS (1926) sensibilisierte Meerschweinchen mit Tänienextrakt und hatte ein positives Ergebnis. CONIGLIO beschreibt einen Asthmakranken, bei dem erst das Abtreiben eines Bandwurmes die Anfälle beseitigte.

Auch Fälle von *Allergie gegen* **Oxyuren** sind beschrieben, man muß sich wundern, daß bei der starken Verbreitung der Madenwürmer nicht mehr über allergische Manifestationen mitgeteilt wird. GOETZ berichtet über einen sicheren Fall von Allergie gegen Oxyuren, die in Anfällen von *nervösem Schnupfen* (Rhinitis vasomotoria) in Erscheinung trat. Positive Hautreaktion mit Oxyurenextrakt, Verschwinden des Schnupfens nach erfolgreicher Kur. Spezifische Hautreaktionen gegen Oxyurenextrakt wurden auch von GRÜBEL und SCHRÖPL mitgeteilt. Über *Rhinitis vasomotoria* durch Oxyuren berichtet übrigens auch HEDDERICH (1933).

SCHRÖPL hat folgende Technik für die Extraktbereitung aus Oxyuren ausgearbeitet:

0,04 g (etwa 60 Stück) frischer Oxyuren, welche aus dem Stuhl gewonnen und durch Ausschütteln in physiologischer Kochsalzlösung gereinigt worden waren, wurden in 4 cm³ 96%igem Alkohol zerrieben und unter wiederholtem Schütteln 24 Std im Brutschrank aufbewahrt. Hierauf wurde filtriert und von dem etwa 1%igen Stammextrakt Verdünnungen im Verhältnis 1:10 und 1:100 hergestellt, die einer Konzentration von 1:1000 bzw. 1:10000 Oxyurensubstanz entsprechen. — Als Kontrollen wurden Alkoholverdünnungen in physiologischer Kochsalzlösung, deren Alkoholkonzentration mit den entsprechenden Extrakt-verdünnungen übereinstimmte, sowie reine physiologische Kochsalzlösung verwendet.

SCHRÖPL führte bei einer größeren Anzahl gesunder und kranker Personen *Intracutanreaktionen* mit einer Extraktverdünnung 1:10000 durch, die zur Erzielung positiver Reaktionen ausreichte. Wie sich zeigte, war es zweckmäßig, für die Ablesung den 2. Tag nach der Injektion zu wählen, um unspezifische Reaktionen auszuschließen. Die Untersuchungen des Autors waren an Zahl zu gering, um ein sicheres Urteil zu erlauben, auch wollte SCHRÖPL den spezifischen Charakter der Reaktion mit Vorsicht beurteilt wissen. Die Untersuchungen ergeben jedoch, daß die Oxyuren nicht nur eine lokale Wirkung auf die von ihnen unmittelbar befallenen Gewebe ausüben, sondern eine Zustandsänderung des gesamten Organismus im Sinne einer Allergie verursachen.

IV. Allergische Erkrankungen des Herz- und Gefäßsystems.

Die Forschung über kardiovasculäre Allergie wurde in den letzten Jahren besonders von HARKAVY (New York) gefördert. In einem bemerkenswerten Vortrag beim Internationalen Allergiekongreß in Zürich 1951 geht er von der

Betrachtung aus, daß pathophysiologische Veränderungen infolge von anaphylaktischen Vorgängen die Folge von *Kontraktion glatter Muskeln* und einer *zunehmenden Permeabilität der Capillaren* sind. Man kann das durch Beobachtungen am Kaninchenohr von mit Serum sensibilisierten Tieren mit nachfolgender Reinjektion beweisen. Man stellt *Kontraktion der Arteriolen, Austritt von Leukocyten* durch die Wände von Capillaren und kleinen Venen fest, in denen die Leukocyten agglutinieren. Es ist lokalisierte Kontraktion von Arterien und Venen zu erkennen, die mit einem lokalen Einfluß auf den Blutdruck in größeren Gefäßen oder mit Nervenimpulsen nichts zu tun haben. Auch die *Teilnahme des Herzens* an der anaphylaktischen Reaktion unabhängig von Nerveneinflüssen wurde besonders von WITTICH an 3 Tage alten Hühnchen nach Applikation von FORSMANN-Antiserum und durch nachfolgende Serumreinjektion beim 18 Tage alten Hühnchen gezeigt. Beim anaphylaktischen Kaninchen fand man *abnorme Elektrokardiogrammkurven, Brady- und Tachykardie, ventrikuläre Extrasystolie, Vorhofflattern, Perioden von Verzweigungsblock usw.*

1. Allergischer Kreislaufschock.

Beim klassischen anaphylaktischen Schock am Versuchstier (man vgl. die Tabelle S. 344) sind weitgehende Kreislaufwirkungen festzustellen, vor allem ausgesprochene Blutdrucksenkungen mit Blässe bzw. Cyanose, hervorgerufen durch eine direkte Wirkung auf das Capillarendothel mit Lähmung der peripheren Vasomotorenapparate und Erweiterung der Bauchgefäße. Bei der Antigen-Antikörperreaktion kommt es zunächst zur Endothelschwellung, dann zur Endothelolyse und schließlich zur Endothelwucherung. An Durchströmungsversuchen konnte man nachweisen, daß es in der Regel an den Capillaren zu einer Erweiterung, an den präcapillaren Gefäßen zu einer Verengerung kommt, die durch Amylnitrit behoben werden kann. Die Gefäße können sich je nach Organ und Species, je nach Ausbildung der Gefäßmuskulatur verschieden verhalten. Das Antigen wird nach der Ersteinverleibung vor allem von den mit einer Bindungs- und Verarbeitungsfunktion betrauten Capillarendothelien (Uferzellen) aufgenommen, wobei dann weiterhin die Permeabilitätsfunktion der Capillaren von Bedeutung wird. Schon bei dieser ersten capillaren Antigenfixation kommt es zur Schwellung, wobei ihre Kerne vielfach schaumige Degeneration zeigen (UNNA). Für die Reaktionsfähigkeit in den verschiedensten Gebieten des Körpers, besonders auch die Ubiquität der Hautreaktionsfähigkeit, ist es wichtig, daß im sensibilisierten Körper *das gesamte Endothelsystem* allergisiert wird. Sobald eine Wiedereinverleibung des Antigens an einer bestimmten Stelle stattfindet, kommt es dann an dieser zu spastischen oder paralytischen allergischen Gefäßreaktionen, ganz unabhängig von dem Ort der Ersteinverleibung. Im sensibilisierten Tier verschwinden Mikroben rascher aus der Blutbahn, auch die Phagocytosefähigkeit ist beschleunigt (Opsonin- bzw. Bakteriotropinwirkung des Antikörpers?). Beim Schock kommt es im Experiment beim Kaninchen zur Konstriktion der pulmonalen (DRICKER und BRONFENBRENNER) wie der peripheren Gefäße (ABELS und SCHENK) sowie zur Zunahme der Gefäßdurchlässigkeit (GEORGY und RICH). Beim Hunde ist die Erweiterung der portalen Venen ein wesentlicher Teil des anaphylaktischen Schocks. Diese reversiblen Erscheinungen können sich bei stärkerer Intensivierung zum ARTHUSschen Phänomen steigern; capillare Stase, Zunahme der Capillarpermeabilität, Thrombosen und irreversible Veränderungen bis zur Gewebsnekrose. Sofort nach der Ersteinverleibung des Antigens scheint ganz unabhängig von der cellulären Antikörperbildung (Globuline) ganz unmittelbar eine neurale Veränderung der Gefäßmotilität einzutreten, die unter anderem durch Entstehung der Gefäßverengerung bei Adrenalinzufuhr nachweisbar ist. Ebenso ist die Gefäßpermeabilität und die Entzündungsbereitschaft beim allergisierten Tier ganz unspezifisch erhöht, so daß es in diesem Zustand nicht nur heftig auf Histamin reagiert, sondern auch eine erhöhte Fähigkeit zur weiteren Sensibilisierung besteht.

Auch für die Entwicklung kardiovasculärer Allergie ist die Heredität von ausschlaggebender Bedeutung. Intra vitam können allerlei unspezifische Faktoren prädisponieren, wie Infektionen, Traumen, chemische und physikalische Einwirkungen. Als spezifische Allergene werden von Harkavy besonders Inhalationsstoffe, Tabak, Nahrungsmittel, Arzneimittel, Chemikalien, artfremdes Serum, Antibiotica und Bakterien angeführt.

Der typisch allergische, d. h. durch Antigen-Antikörperreaktion bedingte Schock beim Menschen geht ebenfalls mit *Kollaps*, d. h. Blutdruckschwäche, Blässe und Kühle, sowie Einfallen der Haut einher. Die zirkulatorische Blutmenge ist vermindert, coronar kann es zu Spasmen kommen, Atemnot, Erbrechen, Würgen, unfreiwilliger Harn- und Stuhlabgang treten ein.

Neuerdings hat bekanntlich Duesberg mehrere Arten von Kollaps unterschieden:

1. Den *Spannungskollaps* oder die *Zentralisation* des Kreislaufs. 2. Den *Entspannungskollaps*. 3. Den *febrilen* oder *paralytischen* Kollaps.

Beim Spannungskollaps ist die Pulswellengeschwindigkeit erhöht, die Blutdruckamplitude stark verkleinert, der mittlere Blutdruck oft erniedrigt, die Pulsfrequenz mäßig vermehrt, die Wandspannung erhöht, oft ausgeprägte Konstriktion der distalen Stromgebiete. Es kommt also zu beträchtlicher Erhöhung peripherer Widerstände bei Verminderung des Minutenvolumens. Es ergibt sich also das Bild einer *Abdrosselung peripherer Gefäßgebiete* und dadurch eine zentralwärts vorrückende Einengung des Blutumlaufs, der Kreilauf beschränkt sich auf die lebenswichtige Mitte des Körpers, die zirkulierende Blutmenge ist nur herz- und aortennah. Duesberg spricht von einer *Notregulation*, die in einer *Zentralisation des Kreislaufs* bestehe. Dieser Typus findet sich besonders bei *Blutverlusten*.

Beim *Entspannungskollaps* ergibt sich eine allgemeine Gefäßdilatation. Wir sehen fast durchwegs die gegenteiligen Symptome wie beim Spannungskollaps. Eine zentrale *Erhöhung des Vagustonus*, die auch darin zum Ausdruck kommt, daß beim Kollaps durch Wirkung von Acetylcholin, dem Vagusstoff, es sich um einen typischen Entspannungskollaps handelt. Fragen wir uns nach der Acetylcholinwirkung überhaupt, so finden wir eine starke Verlängerung der zentralen und peripheren Pulswellengeschwindigkeit, Senkung des mittleren und besonders des diastolischen Blutdrucks, Vergrößerung der Blutdruckamplitude und Frequenzsteigerung. Es kommt zur Spannungsabnahme der Gefäße und Zunahme des Schlagvolumens, die Wirksamkeit des elastischen Widerstandes ist herabgesetzt und besonders stark verringert ist der periphere Widerstand. Diesem Acetylcholineffekt entspricht ganz der Acetylcholinkollaps und der Entspannungskollaps überhaupt. Die Blutversorgung der weiteren Peripherie ist trotz der Erhöhung des Schlag- und Minutenvolumens unzureichend. Die Masse des Blutes wird nach Duesberg bereits in der Bauchhöhle aufgefangen, verströmt und wird zurückgeleitet, ohne die weitere Peripherie erreicht zu haben. In einem Kurzschluß des Kreislaufs wird das Blut über die Wege arteriovenöser Anastomosen zurückgeleitet. Wir erkennen *beim Entspannungskollaps das Vorherrschen des Vagustonus*. Wir wissen, daß Histamin ähnlich wie Acetylcholin wirkt: besonders Erhöhung der Pulszahl und des Minutenvolumens, Capillar- und Arteriolenerweiterung.

Erinnert man sich nun, daß Acetylcholin und Histamin die Hauptwirkstoffe bei der Antigen-Antikörperreaktion und beim anaphylaktischen Schock sind, daß dieser unter dem Zeichen eines erhöhten Vagustonus steht, vergleicht man die S. 344 dargestellten anaphylaktischen Schocksymptome, so ist es klar, *daß beim ausgeprägten anaphylaktischen Schock ein Entspannungskollaps* vorliegt. Das wird auch durch die therapeutischen Mittel bestätigt, die beim Entspannungskollaps wie beim anaphylaktischen Kollaps wirksam sind: Hypophysin, Adrenalin, Atropin, Sympatol, Pervitin.

Für die *Frage der Bluttransfusion* beim Entspannungskollaps stellt Duesberg folgende Erwägungen an, ich halte nicht für unwesentlich, sie anzuführen:

Durch die Erweiterung der Gefäßräume kommt es zu einem relativen Volumen-
mangel, der durch künstliche Vergrößerung der Blutmenge sich beheben läßt.
Durch die bessere Füllung wird Fortbewegung des Blutes in distalere Gebiete
möglich. Wenn im Gefolge der Blutübertragung eine günstige Funktionsände-
rung des entspannten arteriellen Gefäßnetzes eintritt, kann auch Dauerhaftigkeit
der Wirkung erwartet werden.

Der *febrile* oder *paralytische Kollaps* hat Übererwärmung als physiologische Ausgangslage
zur Veranlassung und geht mit starker Erweiterung im Bereich der Arteriolen einher, sämtliche Gefäße der Körperoberfläche erweitern sich. Ein solches Kreislaufverhalten sehen wir
auch bei der Thyreotoxikose. Es ist also ausgesprochen sympathicotonisch im Gegensatz zur
Vagotonie des anaphylaktischen Schocks.

2. Allergische Gefäßstörungen.

Es wurde im vorigen Abschnitt (S. 531) erwähnt, daß es beim anaphylaktischen Schock in der Regel an den Capillaren zu einer Erweiterung, an den präcapillaren Gefäßen zu einer Verengerung kommt. Beim schweren experimentellen
Schock sehen wir ein starkes Absinken des Blutdrucks. Das würde nicht ausschließen, daß bei Schockfragmenten und bei entsprechender dispositioneller
Bereitschaft der Gefäße auch vasospastische Erscheinungen Folge der Antigen-
Antikörperreaktion sein könnten. Besonders wäre bei häufig sich wiederholenden
allergischen Reaktionen im Hinblick auf die starken Wirkungen des anaphylaktischen Schocks auf Herz, Blutdruck und Gefäßsystem an die Entstehungsmöglich-
keit chronischer Herz- und Gefäßkrankheiten zu denken. Wir haben gerade davon
gesprochen, wie rasch und intensiv schon bei der ersten Einverleibung des Antigens die Capillarendothelien beeinflußt und verändert werden, so daß es zu Schwellungen, Wucherungen und schließlich Permeabilitätserhöhungen kommt. Sehen
wir auch beim Schock in der Regel hochgradiges Absinken des Blutdrucks, so
kommt es unter bestimmten Umständen doch auch *anfallsweise zu Gefäßspasmen,*
wie sie vielfach nur als vasoneurotisch angesehen werden können. Das bekannte
krampfhafte Absterben der Finger usw. und ähnliche klinische Bilder sind wahrscheinlich sehr oft ebenfalls allergisch bedingt und wohl nicht selten infektionsallergisch von einem Focus aus. Hierher gehören Fälle von RAYNAUDscher *Krankheit,* einhergehend mit anderen allergischen Erscheinungen, wie sie VALERY-
RADOT und ASSMANN beschrieben. Solche Fälle sowie *intermittierendes Hinken*
sollten auf diese Pathogenese hin überprüft werden (vgl. auch S. 586 bei Kältehämagglutinine).

Schon 1926 hat C. FUNK für wahrscheinlich erachtet, daß *Hypertonie-* und
Atheromatosekrankheiten ein allergischer Faktor zugrunde liegen könnte, allerdings ohne experimentelle und genügend empirisch-klinische Begründung. FUNK
glaubte, daß die meisten *essentiellen Hypertonien* und auch die arteriosklerotischen
Gefäßerkrankungen mit allergischen Nährschäden zusammenhängen. Durch
Versagen des Schutzwalles der Darmschleimhaut und der Leber würden blut-
fremde Proteine aus Nahrungsmitteln und Bakterien in den Kreislauf eindringen
und sensibilisierend wirken. So hielt FUNK auch viele Fälle von Angina pectoris
für allergisch bedingt. Präziser sind die Angaben von WALDBOTT, der ebenfalls
manche Fälle von essentieller Hypertonie mit allergischen Vorgängen in Zusammenhang brachte, da sie sonstige ausgesprochen allergische Erscheinungen
zeigten. Wurden diese gebessert, so sank auch der Blutdruck. KERPPOLA
beobachtete Asthmatiker und Migränekranke mit erhöhtem Blutdruck, der ab-
sank, wenn er die Asthma- und Migräneanfälle durch Adrenalin unterdrückte.

MOSENTHAL führte einen Fall von Blutdrucksteigerung auf *Stärkeallergie,*
LISTON eine solche auf *Schweinefleisch* zurück. Diese Fälle sind wohl nicht

absolut beweisend, obschon nach Karenz und nach Vermeidung der fraglichen
Allergene der Hochdruck zurückging. Es wären unbedingt Beobachtungen mit
exaktem Nachweis von Antigen und Antikörper notwendig.

Die pathogenetische Erklärung, wie bei solchen Allergien der generalisierte
Gefäßspasmus, der einen Hochdruck erzeugen kann, zustande kommt, ist nicht
so ganz einfach. Zunächst ist darauf hinzuweisen, daß OTFRIED MÜLLER bei
seinen *Capillarstudien* auch bei Migränefällen mit ihrer häufig allergischen Grundlage an den Hautcapillaren einen *spastisch atonischen Symptomenkomplex*, d. h.
gehäuftes Auftreten leerer Schlingen und Stasen nachwies. Die generelle Blutdrucksteigerung ist, ähnlich wie wir das noch bei der Nephritis sehen werden,
wohl nur durch die Entstehung und quantitative Anreicherung vasopressorischer
Stoffe zu erklären, wofür aber Adrenalin und Pituitrin nicht in Frage kommen,
was hier nicht näher erklärt zu werden braucht (vgl. S. 548). Es kommen andere
Vasoconstrictoren in Betracht, die wahrscheinlich stets oder wenigstens in erster
Linie in der Niere gebildet werden. Wir können als Beispiel die Eklampsie
nehmen, bei der keineswegs immer Niereninsuffizienz mit Stickstoffretention
usw. vorhanden zu sein braucht, die Blutdrucksteigerung aber doch mit ischämischen Vorgängen in der Niere zusammenhängt. Es ergab sich, daß *Abklemmung
der Arteria renalis zu Hypertensionen von 15 min* führt und daß das *ischämische
Nierengewebe vasoconstrictorische Stoffe* erzeugt. Es scheint, daß die Bildung
solcher Substanzen in erster Linie von der Anwesenheit von *geschädigtem Gewebe*,
wahrscheinlich nicht nur in der Niere abhängt. Man findet schon wenige Minuten
nach Kompression der Nierenarterien im Blut vasoconstrictorische Substanzen
und zunehmende Verengerung der Netzhautarterien. Mit dem Blut solcher Tiere,
welches das von VOLHARD so eingehend bearbeitete Renin enthält, kann man
durch Injektion in normale Tiere Blutdruckanstieg erzielen. FRÖHLICH, NORD-
MANN, DIETRICH usw. wiesen nach, daß im Experiment in der Niere *anaphylaktische Stasen* fast sofort eintreten können. Erzeugt eine anaphylaktische Reaktion
am Glomerulus in genügender Quantität solche Stasen (vgl. S. 548 f.), so kann rasch
eine *generalisierte Vasoconstriction* und damit *Hypertension* zustande kommen.
Auf diese Weise kann also durch Allergie eine allgemeine Blutdrucksteigerung
entstehen und vielleicht auch ein Hochdruck, den wir symptomatisch zu den
genuinen Formen rechnen würden. Wir werden bei Besprechung der Glomerulonephritis noch darauf zurückkommen. Es fragt sich nur, ob das Auftreten von
vasoconstrictorischen Stoffen und damit von Hypertension *ausschließlich an das
Nierengewebe* gebunden ist. Für diese Frage sind Versuche STREHLERs von hohem
Interesse, der in Umgestaltung der Masugiversuche (vgl. S. 549) durch *Sensibilisierung mit Aortenextrakt* Endothelantikörper gewann und sie seinen Versuchstieren injizierte. Es zeigte sich, daß das Endothel der Glomeruli nicht nur gegen
eigentliche Nierenantikörper, sondern *vor allem auch gegen Endothelantikörper
empfindlich* ist, da auch mit diesem wie bei der ursprünglichen MASUGI-Niere eine
Glomerulonephritis mit Hochdruck entstand. Daß aber die Endothelantikörper
auch auf andere Endothelien mit einer Antigen-Antikörperreaktion wirken können,
ergibt sich daraus, daß bei den Tieren auch *verrucöse Endokarditis* zustande kam.
So wird ersichtlich, *daß auf allergischem Wege durch organspezifische Autotoxine
Gefäßschädigungen entstehen können.* Wir wissen allerdings noch wenig Sicheres über
die Entstehung solcher organspezifischer körpereigener Endothel-Autoantikörper
unter natürlichen, d. h. nicht experimentellen Bedingungen. Es wurde oben
erwähnt, wie rasch und intensiv schon bei der ersten Einverleibung antigener
Substanzen die Capillarendothelien beeinflußt und verändert werden, so daß es
zu Schwellungen, Lyse, Wucherungen und schließlich zu Permeabilitätserhöhungen
der Capillaren kommt. Sollten bei den auf solche Weise mehr oder weniger

stark angegriffenen Gefäßendothelien *Modifikationen ihrer Eiweißmoleküle* eintreten, so könnten *auch diese als Antigene* wirken und die Bildung von Endothelantikörpern veranlassen. Über die *antigene Wirkung modifizierter körpereigener Substanzen* wäre noch reichliche Forschungsarbeit zu leisten (vgl. S. 551 f.). Das erwähnte vasoconstrictorische *Renin*, das offenbar in erster Linie für den generellen Hochdruck verantwortlich ist, gehört nach neueren Forschungen zu den *Pseudoglobulinen* und gilt als ein besonders geartetes proteolytisches Ferment, das auf Blutkolloide einwirkt, wobei niedrigmolekulare pressorische Abbaustoffe gebildet werden. Ein solches Blutkolloid ist das Hypertensinogen, das durch Renin in das *aktiv vasoconstrictorische Hypertensin* verwandelt wird.

Jedenfalls, wenn die Erfahrung von Klinikern für einen Zusammenhang mancher Fälle von genuinem Hochdruck mit allergischen Vorgängen spricht, so ist es keineswegs ausgeschlossen, daß der Weg *über allergisch-ischämische Vorgänge in der Niere* mit Reninbildung gehen könnte (vgl. bei Nierenkrankheiten, S. 549). Es bräuchte hierbei noch keine klinisch nachweisbare Nierenerkrankung mit Erscheinungen von Niereninsuffizienz zu entstehen. Aber es sind noch andere bis jetzt unerkannte Wege denkbar. WESELMANN beobachtete bei Scharlachkranken nichtnephritische Blutdruckerhöhungen im Verlauf der Krankheit, ebenso bei Diphtheriepatienten, ferner Auftreten von Gefäßspasmen mit vorübergehender Blindheit. In solchen Fällen kommt es also offenbar auf dem Wege der infektiösen Allergie zur Bildung von vasoconstrictorischen Stoffen.

Es scheint, daß die Blutdrucksteigerung der essentiellen Hypertension öfters mit einer Überfunktion der *Hypophyse* (des Hinterlappens) zusammenhängt. Es ist mir aber nichts darüber bekannt, ob eine solche Überfunktion auch allergisch ausgelöst werden könnte. Für NONNENBRUCH sind als essentielle Hypertension alle Zustände anhaltender Blutdrucksteigerung zu bezeichnen, die *primär zentral-nerval* bedingt sind, vom normalen Gefäß- und Nervensystem bis zu schweren Gefäß- und Nervenveränderungen. Nach NONNENBRUCH (S. 72) handelt es sich beim genuinen Hochdruck um eine *abnorme Empfindlichkeit des regulierenden neuro-hormonalen Apparates* und er schreibt: „Diese Überempfindlichkeiten im vegetativen Nervensystem nennen wir eine *Sensibilisierung.*" Nun ist aber klar, daß nervöse Apparate durch alles Mögliche einschließlich fortdauernder seelischer Reize empfindlicher geworden, im NONNENBRUCHschen Sinne also „sensibilisiert" sein können. Ich möchte aber im Interesse einer pathogenetischen und damit auch diagnostischen Klarheit (und nicht zuletzt im Interesse der Therapie) größten Wert darauf legen, daß wir von einem *allergischen* genuinen Hochdruck nur dann reden dürfen, wenn er Folge einer *Antigen-Antikörperwirkung* ist, wenn es sich um eine *anaphylaktische Sensibilisierung* im eigentlichen Sinne handelt. Ist die erhöhte nervale Erregbarkeit als auslösender Faktor der Hypertension auf anderem Wege zustande gekommen, so dürfte die Blutdruckerhöhung jedenfalls nicht als allergisch oder anaphylaktisch bezeichnet werden. Es wäre auch viel besser, den Ausdruck „Sensibilisierung", falls er nicht als bloßes Vergleichsbild gebraucht wird, für die anaphylaktisch-allergische Antikörperbildung zu reservieren und nicht wie NONNENBRUCH im Sinne einer allgemeinen Empfindlichkeitssteigerung. *Anfallsweise Gefäßspasmen*, wie sie vielfach nur als vasoneurotisch angesehen werden, und das bekannte krampfhafte Absterben der Finger usw. sind wahrscheinlich sehr oft auch allergisch bedingt und wohl nicht selten infektionsallergisch von einem Focus aus. Hierher gehören die verschiedensten arteriell spastischen Zustände der Peripherie, z. B. auch die *Dysbasia intermittens*. Wenn diese auch sehr oft durch Arteriosklerose, Lues und andere Infektionen bedingt ist, so spielen doch sicher nicht selten infektionsallergische Vorgänge, z. B. Zusammenhang mit Gelenkrheumatismus, eine Rolle.

Über die nichtinfektiösen Allergene weiß man noch wenig und klinische Überprüfung, z. B. auch bezüglich Nahrungsmittelallergie, wären sehr wünschenswert. Hierher gehören auch Fälle von RAYNAUD*scher Krankheit*, einhergehend mit anderen allergischen Erscheinungen, wie sie VALERY-RADOT und ASSMANN beschrieben. Jedenfalls sollten verdächtige Fälle von RAYNAUDscher Erkrankung und intermittierendem Hinken stets auf allergische Pathogenese hin überprüft werden. Auch hier vor allem genaue Kontrolle etwa vorhandener Infektionsherde.

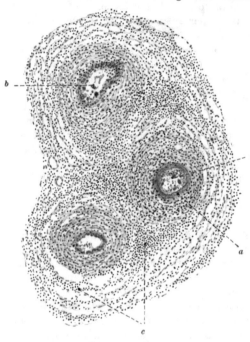

Abb. 13. Periarteriitis nodosa (Prostata). Vergr. 80fach (Hämatoxylin). Alle Schichten der Gefäßwand sind von Zellen infiltriert; bei *a* Nekrose der innersten Schichten; *b* enge Lumina der Gefäße mit Zellen und Zelltrümmern als Inhalt; *c* zellige Infiltration der Umgebung der Gefäße. (Aus BORST, MAX: Pathologische Histologie, 3. Aufl. Berlin: Springer 1938.)

Periarteriitis nodosa. Immer mehr gewinnen in den letzten Jahren die *vasculärproliferativen Prozesse auf allergischer Grundlage* an Interesse, die sicher beim Menschen eine viel größere Rolle spielen, als man sich bisher vorstellte. Werden doch die Allergene in der Mehrzahl der Fälle auf dem Blutweg verbreitet und von den Uferzellen, den Capillarendothelien, zuerst aufgefangen. An ihnen kann sich die Antigen-Antikörperreaktion als lokale Anaphylaxie in ausgeprägten anatomischen Veränderungen der Arterieninnenwand geltend machen. Neuere tierexperimentelle Untersuchungen von RINTELEN zeigen das sehr sinnfällig. Er sensibilisierte subcutan Tiere mit Pferde- oder Schweineserum. Wurde dann später 0,1—0,2 spezifisches Serum intraarteriell injiziert, so konnte eine schwere *Panarteriitis* mit allen Kennzeichen eines hyperergischen Gewebsschadens erzielt werden. Besonders *Arbeitsbelastung des Gefäßsystems* erhöht die Prädisposition für diese allergischen Schäden offenbar sehr, wie KNEPPER und WAALER zeigen konnten. Auch sie sensibilisierten Kaninchen mit Pferde- oder Schweineserum. Ehe sie nun die intravenöse (nicht intraarterielle) Erfolgsinjektion mit dem spezifischen Serum vornahmen, ließen sie die Tiere in einer *Lauftrommel* laufen. Nach der Reinjektion erlitt eine Reihe von Tieren einen tödlichen Schock auf relativ kleine Dosen. Bei den Tieren, die gelaufen waren, fanden sich fibrinoide Verquellungen an den Lungen- und Coronararterien, sowie großzellige Granulombildungen an der Intima, welche die Autoren als *hyperergische Arteriitis* bezeichneten. Natürlich können noch andere Substanzen als Allergene wirken, es ist von vornherein zu erwarten, daß *Mikroorganismen, mikrobische Leibessubstanzen* und *Stoffwechselprodukte* in besonders hohem Grade beteiligt sind, wie sie von Infektionsherden aus in das Gefäßsystem eingeschwemmt werden und sensibilisierend wirken. Auch bei Menschen sind nicht wenige Beobachtungen mitgeteilt, die den Tierversuchen entsprechen und ohne weiteres die allergische Genese nahelegen.

BORST beschreibt das *histologische Bild* der *Periarteriitis nodosa* folgendermaßen: Knotige und diffuse Verdickungen, Verengerungen und Verschlüsse der Gefäße, multiple Aneurysmabildung. Mikroskopisch sind oft alle Wandschichten erkrankt und leuko- und lymphocytenzellig infiltriert. Thrombosen, Nekrosen, ausgedehnte Zerstörungen der Gefäßwand, dadurch oft Ausweitungen, Rupturen, Blutungen. Bei längerer Dauer bindegewebige Wucherungen, die zu teilweiser Ausheilung mit Gefäßverödung führen können. Das auf S. 536 stehende Bild (Abb. 13) illustriert diese Verhältnisse, während bei dem Gefäßquerschnitt von Endarteriitis obliterans (Abb. 14) die starke Intimawucherung zu erkennen ist, die Ausfüllung der Lichtung mit Bindegewebe, in welchem zahlreiche, auch erweiterte Gefäße zu sehen sind (organisierter Thrombus).

Um die Erkennung und Deutung allergischer Gefäßerkrankungen hat sich unter anderen auch der amerikanische Pathologe RICH sehr verdient gemacht. Er ging zunächst von der typischen *Serumkrankheit* aus, deren frische Stadien man ohne weiteres den reversiblen Antigen-Antikörperreaktionen einreihen kann. RICH zeigte nun durch eingehende histologische Studien, daß bei der Serumkrankheit, besonders in ihrem weiteren Verlauf, auch *irreversible* allergische Vorgänge von großer Bedeutung sind. Man findet sowohl bei der tierexperimentellen Serumkrankheit, als auch bei den schweren Fällen beim Menschen *histologische Gefäßveränderungen*, die, wie RICH eingehend begründete, in vieler Hinsicht den histologischen Bildern beim *Rheumatismus* und bei der *Periarteriitis nodosa* gleichen, d. h. ausgedehnte vasculäre Veränderungen mit *perivasculären Infiltrationen* und *Thrombosen*. Zu den im wesentlichen *irreversiblen vasculären Allergien* mit einem wohl in erster Linie sessilen Antikörper darf man nach dem heutigen Stand unserer Kenntnisse in der Hauptsache rechnen: *Arthusphänomen, Serumkrankheit,* SCHÖNLEIN-HENOCHsche („,,anaphylaktische") *Purpura, Periarteriitis nodosa, Thromboangitis obliterans, gewisse allergische Pneumonien* (vgl. S. 494). Schließlich Fälle von Phlebitis. Zu den *reversiblen* Formen mit möglicher allergischer Grundlage rechnet RICH *Angina pectoris, kardiales Asthma, periphere Angiospasmen* und *Angiodilatationen.* Ich zweifle nicht, daß zur Entstehung der genannten Gefäßkrankheiten eine *ererbte allergische Diathese* oder *eine allergische Disposition* in der Regel notwendig sein wird. Vasculäre Allergie sollte besonders dann vermutet werden, wenn *hochgradige Eosinophilie* festgestellt wurde. Sind vasculäre Störungen vorhanden, so können *positive Hautreaktionen, besonders gegen Tabak,* auf eine allergische Ätiologie hinweisen. Solche Substanzen, deren Fähigkeit zu vasculär-allergischen Reaktionen durch klinische Erfahrungen und experimentelle Ergebnisse bereits bekannt ist, sollten vor allem differentialdiagnostisch erwogen und allergisch geprüft werden.

Es ist daher kein Wunder, daß Fälle von *Periarteriitis nodosa* öfters mit Polyarthritis rheumatica, ebenfalls einer focusallergischen Erkrankung, zusammen gefunden wurden und daß nach WILSON und ALEXANDER bei 300 Fällen 18% dieser Gefäßkrankheiten mit Asthma verbunden waren. G. B. GRUBER hat schon 1925 hinter Fällen von Periarteriitis nodosa eine allergische Pathogenese vermutet, Fälle mit vorausgegangener Grippe und Zusammentreffen mit Asthma beschrieben. In einem Regensburger Vortrag drückt er sich folgendermaßen aus: ,,Alle Versuche, ein spezifisches Mikrobion für die Periarteriitis nodosa zu finden, schlugen fehl. Äußerst vielgestaltige infektiöse und krankhafte Vorbedingungen ergaben die Anamnesen, als man viele Dutzende einschlägiger Fälle daraufhin prüfte. Heute weiß man, daß es sich hier nicht um eine ätiologische Krankheitseinheit handelt, sondern um ein anatomisch und histologisch bestimmt ausgeprägtes und symptomatisch unterscheidbares hyperergisch-entzündliches Geschehen am Arteriensystem im Verlauf allgemeiner, infektiös-toxischer bzw. septischer Erkrankung, die sich durch ein sehr wenig bestimmtes, klinisches Bild, oft aber durch lang hingezogenen Verlauf und durch schlechte Prognose auszeichnet. Die 1923 erstmalig ausgesprochene Meinung, die Periarteriitis nodosa gehöre in den Kreis allergischer Krankheiten, ist durch ausgezeichnete Experimente MATAZO MASUGIs im Rahmen von Untersuchungen zur Pathogenese der diffusen Glomerulonephritis 1933 bewiesen worden. Dabei soll aber nicht verschwiegen sein, daß man für die menschliche und die spontane tierische Periarteriitis nodosa vorläufig die Einzelheiten des Antigen-Antikörpergeschehens nicht kennt, die der Krankheit den Stempel der Antikörperdiathese aufdrücken."

Einen typischen Fall unserer eigenen Beobachtung entnehme ich der unter meiner Leitung entstandenen Dissertation von M. SEIBOLD.

29jähriger Unteroffizier litt in der Vorgeschichte an mehreren Erkältungskrankheiten. Im Herbst 1942 Husten und Asthmazustände, Dezember 1942 Lazarettaufnahme wegen Bronchitis mit Asthmaanfällen, bei der Durchleuchtung, Verbreiterung des Hilus. Allmähliche Zunahme der Bluteosinophilen, schließlich bis zu 60%. Im reichlichen Sputum nie Tb-Bacillen, aber häufig Asthmaelemente, Eosinophile und CHARCOT-LEYDENsche Kristalle. Röntgenologisch relativ rasch vorübergehende Infiltrate der Lunge. Im Laufe des Frühjahrs 1943 Verschlechterung des Allgemeinzustandes, Durchfälle mit Blut, Verstärkung der Bluteosinophilie bis zu 70%. Auftreten von Knötchen in der Haut. Bei der Röntgenuntersuchung des Magen-Darmkanals an der kleinen Kurvatur des Magens „carcinomähnlicher" Befund. Eine histologisch untersuchte Drüse ergibt eine leichte eosinophile Entzündung. Rectoskopie zeigt leichte diffuse Colitis. Auch das Infiltrat des Magens bildet sich wieder zurück. Alle Untersuchungen auf Tumor, Leukämie, Tuberkulose im Sputum, Kot usw. negativ. Im Frühsommer 1943 zunehmende Herzinsuffizienz mit Verbreiterung und Zeichen von Myokarditis, doch bleibt der Zustand bei allgemeiner Abmagerung und Appetitlosigkeit im Verlauf des Sommers ziemlich stationär. Blutbild am 24. 8. 43: Erythro 3080000, Leuko 26100, Hb 58%, FI. 0,9, Poly 26%, Stab 2%, Lympho 10%, Eosin 60%, Mono 2%. Während der ganzen Zeit der letzten Beobachtung war der Patient fieberfrei, höchstens hie und da kleine Temperaturspitzen bis 38,3°. Im August 1943 aus relativem Wohlbefinden heraus plötzliche Bewußtlosigkeit, tonischer Krampfzustand und apoplektischer Tod (ohne Hochdruck).

Sektionsbefund (Prof. SINGER; gekürzt). Diagnose: Periarteriitis nodosa, allergische Gewebsreaktionen, Todesursache Apoplexie. Multiple periarterielle Granulombildungen, besonders aus eosinophilen Zellen, Gefäßwandnekrosen und Intimaproliferationen im Bereich des peripheren Arteriensystems (mikroskopischer Befund). Granulomatöse Perikarditis und Peritonitis mit dichten eosinophilen Zellinfiltraten und multiplen Knötchenbildungen. Multiple, teils größere Myokardschwielen. Faustgroße Blutung im rechten Großhirn. Degenerative Veränderungen der kleinen Hirngefäße, multiple Knötchen in der Serosa des Coecum, Colon ascendens und transversum, stellenweise im Mesocolon, in der Leberkapsel. Chronische granulomatöse Peritonitis, besonders im Bereich des Colon. Entzündliche Schwellung der Lymphdrüsen des Bauchraumes. Kleine Milz mit mäßiger Schwellung der roten Pulpa. Keine Tuberkulose, nur einige etwa erbsengroße, verkalkte und verkreidete tuberkulöse Herde im Lungenspitzenbereich. Chronische Bronchitis, Bronchiolitis obliterans in kleineren Herden. Hyperplasie und Schwellung der trachealen und cervicalen Lymphdrüsen. Chronische Tonsillitis, Lipoidose der großen Arterien. Allgemeine Anämie und Kachexie.

Einen bemerkenswerten und für dieses noch lange nicht völlig aufgeklärte Geschehen charakteristischen Fall beschreibt auch neuerdings LUMB (engl.) Eine Frau litt längere Zeit an uncharakteristischem Husten mit Bluteosinophilie und schließlich Asthma. Die Sektion ergab histologische Veränderungen, die fast überall in den Arterien auftraten, mit Intimawucherungen, Nekrose und Thrombose der kleinen Gefäße, ferner Herdnekrosen und Gewebsödemen mit eosinophilen Zellen bei der schon erwähnten Bluteosinophilie. LUMB bezeichnete das Krankheitsbild als *diffuse eosinophile Arteriitis* und hielt es für nahezu identisch mit der *Periarteriitis nodosa* und ähnlichen Krankheitsbildern, wie sie z. B. von MEYER-DICKEN (1934), HARKAVY (1943) und BAYLAY und Mitarbeitern (1943), BERGSTRAND (1946), SMITH (1948) und anderen unter verschiedenen Namen beschrieben wurden. BERGSTRAND (schwed.) stützt die allergische Genese der Periarteriitis nodosa ebenfalls durch die Beobachtung eines Zusammentreffens mit Asthma in 4 Fällen. HARKAVY berichtete beim internationalen Allergiekongreß in Zürich 1951 über Studien an einer Gruppe von Patienten, deren *kardiovasculäre Allergie* auf *Bakterien* und *Antibiotica* (Penicillin und Sulfonamide) zurückzuführen war. Anamnestisch bestand zunächst bei diesen Kranken respiratorische

Allergie, vasomotorische Rhinitis, Sinuisitis und Bronchialasthma. Trotz der Behandlung trat Verschlechterung ein, Entwicklung von Asthmaanfällen mit Fieber und wandernden Lungeninfiltrationen vom Löfflertyp, Veränderung des EKG im Sinne von Myokarderkrankungen (eosinophile Myokarditis), *ausgesprochene Bluteosinophilie* und Manifestationen in verschiedenen Schockorganen, besonders in *serösen Membranen*, wie Pleura, Perikard und Peritoneum mit Eosinophilie, mit Ergriffensein von abdominellen Organen, Leber, Milz, Magen-Darmtrakt, Hauterkrankungen, charakterisiert durch Urticaria, Purpura, angioneurotisches Ödem usw. In 16 dieser Fälle stellte HARKAVY bakterielle Allergie, in 4 anderen Allergie gegen Penicillin und Sulfonamide fest. Von 20 Fällen kamen nur 7 zur Genesung. Bei den anderen fanden sich post mortem bei 5 verschiedene Grade *hyperergischer Gefäßerkrankung mit granulomatösen Veränderungen* in zahlreichen Organen.

Die *klinische Diagnose der Periarteriitis nodosa* kann wegen der verschiedenen unter Umständen betroffenen Gefäßgebiete keine einheitliche sein. Man muß sich vor allem daran gewöhnen, bei schweren Allgemeinerkrankungen mit Eosinophilie an sie zu denken. Meist bestehen Fieber, erhöhte Blutsenkungsreaktion, Verdauungsstörungen, Leukocytose, Splenomegalie und Anämie, häufig polyneuritische Symptome und ein zunehmend kachektisches Krankheitsbild. Als diagnostisch richtunggebend möchte ich auch einen Fall von FISELL (schwed.) anführen: Ausgesprochen allergisches Individuum mit Asthma und Rhinitis. Akuter Beginn mit Fieber, starken Schweißen, rascher Kachexie, polyneuritischen Beinschmerzen, Ödemen, ileusartigen Leibschmerzen, doppelseitiger Pleuritis und Ascites, Bluteosinophilie 49%, im Pleurapunktat 30%. Die Obduktion ergab vor allem ausgedehnte Periarteriitis nodosa.

Die Periarteriitis nodosa kann auch klinisch als *flüchtiges eosinophiles Lungeninfiltrat* in Erscheinung treten. Solche Fälle beschrieb TORENIUS, von denen der eine *leukämoide Reakion* zeigte. Der Autor empfiehlt bei allen solchen Fällen die *Muskelbiopsie aus dem Pectoralis*. Allerdings lassen sich Periarteriitis nodosa, Thromboangitis obliterans und rheumatische Arteriitis histologisch oft schwer unterscheiden. Der 2. Fall konnte mit Antihistaminica, Dicumarol und Penicillin gut beeinflußt werden. Als für die Diagnose von Bedeutung wurden noch *Marasmus* und *Anämie*, *Polyneuritis* und *Polymyositis*, schwere Magen-Darmsymptome, cerebrale Erscheinungen und auffallende Tachykardie erwähnt. SCHEUER KARPIN beschrieb einen Fall mit besonderer Beteiligung der *Zunge*. So wichtig die starke Eosinophilie oft als Leitsymptom sein kann, sei doch erwähnt, daß SPIEGEL sie nur bei einem ihrer 17 Fälle feststellte.

Von einer sehr schweren, von vereiterten Handekzemen ausgehenden generalisierten Panangitis thrombotica sowie Periarteriitis nodosa bei chronischer Sepsis berichtet DONAT. Um die *Diagnose in vivo* zu stellen, besteht schließlich wie erwähnt, die Möglichkeit, *aus einem Muskel, etwa dem M. deltoideus, ein kleines Stück zu excidieren* und dieses histologisch, besonders hinsichtlich etwaiger Gefäßveränderungen zu untersuchen.

Nach den von HYMAN MILLER für seine Allergiekurse aufgestellten Prinzipien ist bei Periarteriitis nodosa *jede unwesentliche Behandlung zu unterlassen* und nur symptomatische Therapie durchzuführen. Alle suspekten Antigene sind fernzuhalten oder zu entfernen. Desensibilisierungsprozeduren sollten hier nicht durchgeführt werden. Zu den suspekten Allergenen gehören nicht zuletzt auch die Sulfonamide.

Auf S. 556 bei Besprechung der Nierenkrankheiten ist dargestellt, daß besonders FAHR die *maligne Nierensklerose* als eine *Periarteriitis nodosa der Nierengefäße* anzusehen geneigt ist, was von FREY entschieden bestritten wird. FREY weist allerdings darauf hin, wie schwer klinisch die Differentialdiagnose zwischen beiden Affektionen sein kann, zumal die schwere Stickstoffretention der malignen Sklerose sekundär naturgemäß auch zu ausgedehnten entzündlichen Komplikationen führen kann. Meist weichen jedoch bei Periarteriitis nodosa die Nierenerscheinungen zurück im Verhältnis zu den zahlreichen schweren, nichtrenalen Erscheinungen, z. B. oft keine Albuminurie, günstiger Wasserversuch, keine Harnstoffretention. Man hat bei Fällen von maligner Sklerose meist den Eindruck, daß sämtliche extrarenalen Symptome von der schweren Erkrankung der Nieren abhängen. FREY weist ferner auf den *allergischen Charakter* der Fälle von Periarteriitis nodosa (schubweiser Verlauf, auffallender Wechsel zwischen Arbeitsfähigkeit und Kranksein, Rezidivierungsbereitschaft im Gegensatz zur stetigen Progression der malignen Sklerose), auf die *Eosinophilie* (auch im Sputum öfters zu finden) und ihren oft *sepsisartigen Charakter* hin.

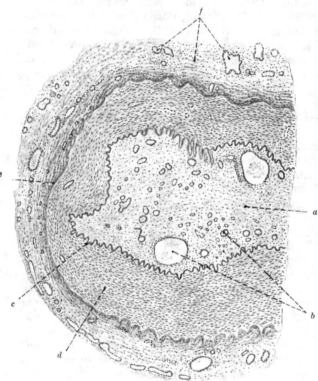

Abb. 14. Sog. Endarteriitis obliterans. Nach einem Präparat von Prof. HUECK, Leipzig. Vergr.: 20fach (Hämatoxylin). *a* Lichtung der Arteria mit Bindegewebe ausgefüllt; *b* zahlreiche auch erweiterte Gefäße in diesem Bindegewebe; *c* Lamina elastica interna; *d* Media; *e* Lamina elastica externa; *f* Adventitia mit Vasa vasorum. (Aus BORST, MAX: Pathologische Histologie, 3. Aufl. Berlin: Springer 1938.)

Endarteriitis obliterans. Die *Endarteriitis* oder *Thromboangitis obliterans* (oder WINIWARTER-BUERGERsche *Krankheit*) läßt histologisch schwere fibrinoide Verquellung und Ödeme der Gefäßwände, besonders der Intima erkennen. Antigen Antikörperreaktionen besonders gegen *Tabak* sind von wesentlicher ätiologischer Bedeutung. Sensibilisierungen, z. B. gegen Bakterien oder deren Toxine, können aber auch die Empfindlichkeit gegen körpereigene Stoffe, z. B. Hormone, verändern. Nach Beobachtungen von HENRY MARCUS und P. SCHMIDT-WEILAND können mit Bakterientoxinen vorbehandelte Kaninchen in manchen Fällen auf nachfolgende wiederholte Einspritzungen von Adrenalin mit Gangrän reagieren, jedenfalls mit Krankheitsbildern, die an RAYNAUDsche Gangrän und Thromboangitis obliterans denken lassen.

Daß dieses Leiden besonders gerne Raucher befällt, ist schon länger bekannt. HARKAVY, HERALD und SILBERT prüften die Tabakempfindlichkeit bei Thromboangitis obliterans bei 68 Fällen und 122 Kontrollfällen durch Vornahme von Intracutanreaktionen gegen Tabakextrakte (vgl. S. 393). Die Kranken reagierten in 83%, die Kontrollen nur in 10% positiv gegen nicotinfreie Tabakallergene, auch ließ sich die Tabakallergie bei 50% nach PRAUSNITZ-KÜSTNER übertragen. In einer neueren Arbeit Harkavys unterzieht er eine Reihe klinischer Fälle mit diagnostizierter Gefäßallergie einer Betrachtung, wobei er auch wieder auf die Befunde von Tabakallergie bei Endangitis obliterans hinweist. Die reagierenden Hautpartien zeigten perivasculäre Infiltrate von Eosinophilen und Ödeme. Bei vorher mit Tabakextrakt sensibilisierten Ratten ließ sich durch intraperitonale Injektion von entnicotinisierten Tabakextrakten Gangrän erzeugen. Die gemeinsame Grundlage aller bei Thromboangitis und Periarteriitis beobachteten histologischen Bilder ist nach Harkavy die veränderte Durchlässigkeit der Endothelien bei von Fall zu Fall wechselndem Schockorgan. Silbert *fand unter 1200 Fällen von Endangitis obliterans nicht einen Nichtraucher.* Nun ist Nicotin zweifellos ein Gefäßgift, ist aber nach den Ergebnissen Harkavys von den in den Tabakextrakten enthaltenen Stoffen nicht als Allergen beteiligt, als solche erwiesen sich Blattallergene, Zigarettenpapier und noch andere Substanzen. Der Versuch, solche Patienten mit Havannaextrakten zu desensibilisieren, mißlang jedoch, da bei den Kranken ein generalisiertes Ekzem und Verschlimmerung des Gefäßleidens auftrat. Harkavy nahm dann weiterhin Tierversuche mit Ratten vor, die er mit nicotinfreien Tabakextrakten sensibilisierte. Intraperitoneale Reinjektionen des gleichen Antigens verursachten bei den Tieren Gangrän. Es sind also zum mindesten noch andere Substanzen als die im Tabakrauch vorhandenen von allergener Bedeutung.

Die Beachtung allergisch begründeter Gefäßkrankheiten ist jedenfalls für die Pathogenese vieler unklarer Krankheitsbilder von außerordentlicher Wichtigkeit, können doch pathologische Gefäßveränderungen die Grundlage der verschiedensten, symptomatisch oft außerordentlich differenten Organerkrankungen sein. So weist z. B. Weselmann auf Grund von Beobachtungen von Scharlach- und Diphtheriekranken (Gefäßspasmen, Hypertensionen usw., vgl. S. 534) darauf hin, daß möglicherweise nicht wenige Infektionskrankheiten latente Gefäßschädigungen hinterlassen, die sich bei überempfindlichen Personen und etwaigem Auftreten chronischer Herdentzündungen durch allergische Reaktionen im Gefäßapparat weiter auswirken könnten. Man erinnere sich an die S. 540 erwähnten Versuche von Marcus und Schmidt-Weiland.

Purpura Schönlein-Henoch (hämorrhagische Capillartoxikose). Das beherrschende Symptom der nach einer alten Bezeichnung Purpura genannten Krankheiten, die subcutanen oder intradermalen Blutergüsse, kann recht verschiedene Ursachen haben. Schon seit langem werden 2 Hauptgruppen unterschieden: 1. Die *thrombopenische Purpura* oder Werlhofsche Krankheit, bei der infolge Mangels an Thrombocyten der Gerinnungsmechanismus gestört ist, so daß dadurch Blutaustritt zustande kommen. Diese Purpuraform, bei der das schädigende Agens zunächst an Blutzellen, den *Thrombocyten*, angreift, wird bei den Blutkrankheiten S. 579 behandelt. 2. Form, die Schönlein-Henochsche *Purpura*, bei der sich nach E. Frank primär zunächst stets ein *echtes Exanthem* entwickelt, das schließlich hämorrhagischen Charakter annimmt, hat ihren Sitz *an den Capillaren* selbst. Nun haben wir aber des öfteren gehört, daß die allergische Reaktion sich in der Hauptsache an den Capillaren abspielt, zunächst an den Capillarendothelien, es kommt je nach dem Grade der Reaktion zu einer mehr oder weniger hochgradigen *Durchlässigkeit der Capillarwand*, so daß es in stufenweiser Steigerung zunächst zum Durchtritt von eiweißfreiem Capillarwasser, dann von mehr oder weniger eiweißreichem Plasma, von leukocytenreichem Plasma und beim *höchsten Grade der allergischen Capillartoxikose* auch von *Erythrocyten*, also von *Gesamtblut* kommen kann.

Schon Schönlein, Henoch und Scheby Busch wiesen darauf hin, daß bei dieser Form der Blutfleckenkrankheit Urticariaquaddeln, Erytheme, angioneurotische Ödeme und Gelenkbeschwerden häufige Erscheinungen sind, ferner auch Magen-Darmstörungen und manchmal hämorrhagische Nephritis. Man hat daher schon früher auch von anaphylaktischer Purpura (FRANK) gesprochen. Manchmal sind die Blutaustritte von einem roten Hof umgeben, auch können hämorrhagische Knötchen auftreten. Pathogenetisch ist eine generalisierte Erkrankung der Capillaren mit erhöhter Durchlässigkeit nicht nur für Plasma, sondern auch für Blutzellen das wesentliche Moment, die allergische Capillartoxikose ist also sozusagen in ihrer höchsten Entfaltung entwickelt. Maßgebend für den Durchtritt auch von corpusculären Elementen aus den Capillaren ist nach den Forschungen von KROGH und HAROP nicht die Art des einwirkenden Giftes, sondern nur der Grad der capillaren Wanderschlaffung, so daß auch durch Reizung capillarerweiternder Nerven Blutaustritte erzielt werden konnten. Gerade deswegen ist wohl meist eine allergische Diathese oder eine erworbene allergische Disposition Voraussetzung. SEIDLMAYER beschreibt eine Sippe, bei der ganz verschiedene allergische Krankheiten beobachtet wurden. Vielfach wurde hochgradige Empfindlichkeit gegen Tuberkulin beobachtet. Während bei der SCHÖN-LEIN-HENOCHschen Purpura die Reizbarkeit der Haut gegen mechanische Insulte bedeutend geringer sein soll als bei der thrombopenischen Purpura ist erstere in der Regel viel empfindlicher gegen intra- und subcutane Proteininjektionen. Dadurch ist leider die Prüfung durch Hautteste sehr erschwert.

Nach unseren neueren Erkenntnissen ist es also kaum zu bezweifeln, daß ein großer Teil, wenn nicht vielleicht alle Fälle von SCHÖNLEIN-HENOCHscher Purpura durch allergische Reaktionen bzw. bakteriell-allergische Schübe zustande kommen. Schon E. FRANK sprach von „anaphylaktoider" Purpura.

Differentialdiagnostisch müssen wir zunächst die WERLHOFsche Purpura durch Feststellung normaler Thrombocytenzahl, normaler Blutungs- und Gerinnungszeit ausschließen. Warum kommt es aber bei manchen Individuen zu diesen stärksten Graden von allergischer Capillarschädigung? Man wird gerade bei solchen Fällen besonderes Augenmerk auf das Bestehen einer *gesteigerten Bereitschaft* zu allergischen Reaktionen richten müssen, sei es eine ererbte allergische Diathese oder eine intra vitam durch allerlei schädigende Einflüsse erworbene allergische Disposition. Eine ausführliche Anamnese in dieser Richtung sollte nicht außer acht gelassen werden. In zweiter Linie müßte das Allergen gefunden und sichergestellt werden. Unter Umständen hat das eine oder andere Allergen eine besondere Eignung zur Auslösung allergischer hämorrhagischer Capillartoxikose. Bei der allergischen Hautprüfung ist hier aber größte Vorsicht am Platz, *da gerade bei Purpurakranken oft hochgradige unspezifische Hautallergie besteht,* z. B. gegen *Tuberkulin,* also Vorsicht und mit starken Verdünnungen beginnen!

Wahrscheinlich kommen Purpuraerkrankungen, die wir ja bekanntlich nicht selten im Zusammenhang mit rheumatischen Erkrankungen sehen können, besonders häufig bei irgendwie eigenartig gelagerten *bakteriellen Allergisierungen* vor, für die uns unter anderem vielleicht das SHWARTZMANN-SANARELLIsche *Phänomen* ein Modell liefert. Injiziert man einem Kaninchen *subcutan* etwas filtrierte Kultur von bestimmten Keimen, so entsteht zunächst nur eine leichte Infiltration. Wird vom gleichen Filtrat schon am nächsten Tag eine *intravenöse* Injektion verabfolgt, so kommt es schon in den nächsten Stunden an der Stelle der Erstinjektion zu einer hämorrhagischen Hautreaktion. Es ist noch nicht klar zu durchschauen, warum die besondere Art und Weise der Sensibilisierung und der Reinjektion die Disposition zu Capillarblutungen schafft. Wenn GRATIA und LINZ Kaninchen in ansteigenden Mengen von 1—5 cm³ Pferdeserum intravenös injizierten an 5 aufeinanderfolgenden Tagen und nach 8—10 Tagen 0,1 bis 0,2 cm³ Pferdeserum subcutan reinjizierten, so zeigten die Tiere keine oder nur schwache lokale Reaktion mit Hämorrhagien. Wiederholten sich jedoch die Einspritzungen nach 8 Tagen, so entstanden Lokalreaktionen mit schweren tödlichen Blutungen. Die Autoren sprechen von einer „heteroallergie hemorrhagique" (vgl. auch SHWARTZMANN-SANARELLI-Phänomen S. 362).

Experimentell konnten besonders durch Streptokokkeninfiltrate und Tuberkulin allergische hämorrhagische Capillartoxikose erzeugt werden. Zweifellos kann beim Menschen von tonsillaren oder dentalen Streptokokkenherden aus hie und da dieses allergische Krankheitsbild entstehen. Aber auch andere Allergene sind als Ursache von anaphylaktischer Purpura mit arthritischen Symptomen beschrieben worden, z. B. von HAMPTON auf Milch, Kartoffeln, Weizen, von KERN auf Zwiebeln (mit nachfolgender Nephritis), nach MALAGAZI VALERI auf Geflügelfleisch, auf Citrone. Anaphylaktoide Purpuraformen, bei denen in erster Linie Blutungen des Magen-Darmkanals festgestellt werden, sind auch als „gastrische Purpura" beschrieben worden. HENOCH beschrieb auch eine Purpura fulminans, bei der in ungemein rascher Entwicklung ausgedehnteste Hautblutungen oft im Verlauf von 24 Std zum Tode führten. Auch hier sind, abgesehen von besonderer konstitutioneller Capillarschwäche, wohl nicht selten Antigen-Antikörperreaktionen maßgebend, wenn auch bis jetzt wohl kaum sicher bewiesen.

An die Möglichkeit der Wirkung von *Schockgiften*, die im Körper, besonders im Darm, auf nichtanaphylaktischem Weg gebildet sind (vgl. S. 510), ist ebenfalls zu denken. Auch andere Gifte können natürlich unter Umständen unmittelbar, d. h. ohne Sensibilisierung wirken, so daß man der „*allergischen*" eine „*toxische*" Purpura gegenüberstellen kann. Wir werden bei den konkreten klinischen Fällen *besonders dann an eine allergische Grundlage* denken, wenn der Verlauf ein *schubweiser* ist, *familiäre Belastung* und sichere *anderweitige Allergien* vorliegen, sowie *Eosinophilie* nachweisbar ist. Abgesehen von der besonderen Vorsicht, die, wie erwähnt, notwendig ist, unterscheidet sich der Nachweis der Allergie durch Testung, Probediäten usw. in nichts von dem früher Erwähnten. Auf genaue Anamnese kommt es sehr an, da *gar nicht selten Arzneimittelallergie* in Frage kommt. Vor kurzem sah ich einen Fall, bei dem die ausgedehnte an den Beinen lokalisierte Purpura mit einer *Kälteallergie* zusammenhing. Sicher verbirgt sich auch hinter sog. *alimentärer Intoxikation* häufig ein allergischer Vorgang. MARVAL berichtet von einem Fall schwerster „anaphylaktischer" Purpura, entstanden nach „alimentärer Intoxikation", bei einem konstitutionell disponierten Patienten, dessen bis jetzt nicht an Purpura erkrankten Brüder an der gleichen alimentären Intoxikation leiden.

KAHN beschreibt einen Fall, der 8 Jahre an Purpuraanfällen litt, bis er durch Weglassen von *Zwiebeln, Fischen* und *Cerealien* aus der Nahrung geheilt wurde.

Bei einem Fall DUTTONS, einer Frau, kam es im Anschluß an den Besuch einer Citronenpflanzung zu Purpura, bei der als Allergen *Citronen* durch den leukopenischen Index festgestellt wurden und nach *Vermeidung von Citronen* Heilung erfolgte. HAMAZAKI und Mitarbeiter (jap.) schildern einen Fall mit HENOCHscher *Abdominalpurpura*, bei der Entzündungen allergischen Charakters an Niere, Darm, Milz und Gallenblase sowie Petechien an serösen Häuten und Darmblutungen festgestellt wurden. Der Fall wurde als eine SCHWARTZMANN-SANARELLIsche Reaktion aufgefaßt.

Phlebitis, Thrombose und Thrombophlebitis. Nach allem Vorausgegangenen liegt es nahe, daß in den Venen, besonders durch schubweise bakterielle Ausschwemmungen, allergische Wandentzündungen und dadurch wieder Thrombosen und Thrombophlebitiden entstehen können. Das Aufsuchen und die Beseitigung *primärer Infektionsherde* ist daher bei diesen Affektionen unsere erste und wichtigste Aufgabe. Prädisponierend sind *Strömungsverlangsamung* etwa durch vorausgegangene Operationen, besonders an bakteriell infizierten Herden, sowie

Erkrankungen des Blutes. A. DIETRICH führte 1937 eine Reihe von Versuchen an Kaninchen über allergische Gefäßreaktionen durch. Es wurde teils mit Pferdeserum, teils mit Colivaccine vorbehandelt, als Erfolgsinjektion wurde teils Pferdeserum, teils Colibacillenaufschwemmung und Pferdeserum in die abgebundene Vene gespritzt, wobei die Tiere vitamin C-arm ernährt wurden und cholestearinangereichert waren. Es ergaben sich *Gefäßreaktionen* mit Quellung der Wandschichten, Auflockerung des Endothels und subendothelialer Zellvermehrung. Die Veneninnenhaut nimmt also teil an der durch Vorbehandlung erhöhten Reaktionsbereitschaft. Allerdings blieben diese Ergebnisse DIETRICHs nicht unwidersprochen. Nach TANNENBERG handelt es sich bei der fortschreitenden Thrombose großer Venen um keinen allergischen Vorgang, da bei seinen Versuchen die Thrombosen sensibilisierter Tiere nicht häufiger waren als bei nicht vorbehandelten nach einmaliger Antigenzufuhr. Trotzdem halte ich für sehr wahrscheinlich, daß vorausgegangene Sensibilisierung die Disposition der Venenwand erhöhen wird, zudem ist bei Vorhandensein dentaler, tonsillogener oder sonstiger Infektionsherde eine latente Sensibilisierung schwer auszuschließen.

Auch Phlebospasmen, z. B. bei Allergie gegen injizierte Arzneimittel (unter anderem Strophanthin) werden beobachtet. HARKAVY hat weiterhin auf den vermutlich häufigen allergischen Ursprung der *Phlebitis migrans* mit ihrem oft schubweisen Verlauf hingewiesen.

Noch keine völlige Sicherheit herrscht über die Rolle des *Tuberkelbacillus* bei Thrombophlebitiden. Sowohl von LIEBERMEISTER als von BERGER wurden in solchen Fällen Tuberkelbacillen nachgewiesen, wozu nach BERGER oft noch eine hochgradige Tuberkulinempfindlichkeit mit erhöhter Thrombosegefahr nach Tuberkulininjektion kommt. Hier ist dringend weitere Klärung notwendig.

3. Allergische Erkrankungen des Herzens.

Nach den Ergebnissen über Arteriospasmen und Hochdruck (vgl. S. 534) lag es nahe, auch manche Fälle von *Spasmen der Coronararterien* und das Symptomenbild der **Angina pectoris** auf allergische Schockfragmente zu beziehen.

Schon EDENS gab die Möglichkeit solcher allergischen Entstehungswege zu. LICHTWITZ beschrieb einen Fall, der seine stenokardischen Anfälle auf Fleischgenuß bekam, die nach Peptongaben $^3/_4$ Std vor der Mahlzeit (s. auch S. 439) ausblieben. Auch WERLEY bringt manche Anfälle von Stenokardie und Angina pectoris mit Nahrungsmittelallergie in Zusammenhang. Nicht nur, weil er bei einer ganzen Reihe solcher Fälle Allergie gegen ein oder mehrere Nahrungsmittel feststellte — was ja noch nichts beweisen würde —, sondern hauptsächlich, weil durch Weglassen der betreffenden Nahrungsmittel die Stenokardie beseitigt wurde. Dies ist auch der Weg, der für den Kliniker leicht zugänglich ist. Prüfung verdächtiger Fälle mit einer Suchkost oder Eliminationsdiät, Weglassen eines als Allergen verdächtigen Stoffes. Es wäre aber auch möglich, wie SHOKOFF und LIEBERMANN annehmen, daß die *chronisch-degenerative (nicht allergische) Erkrankung* der Kranzgefäße diese als *locus minoris resistentiae*, zum Schockorgan, prädisponieren. Präziser sind die Angaben von K. P. v. EISELSBERG über die *allergische Angina pectoris*. Er weist darauf hin, daß beim Tierversuch im anaphylaktischen Schock dieselben Veränderungen wie bei der Angina pectoris gefunden werden. Er beschrieb dann 2 Fälle von Coronarspasmen, deren Grundlage eine nutritiv-allergische war (1. Fall: Karotten und Tomaten, 2. Fall: Milch, Käse, Ei, Tomaten, Spinat, Tee). Behandlung des 1. Falles mit Eliminationsdiät, des 2. mit Desensibilisierung. Propeptan nach LUITHLEN-URBACH führte zum Aufhören der Anfälle.

Auch bei *Rhythmus- und Leitungsstörungen des Herzens* ist wohl häufiger, als wir bis jetzt sicherstellen konnten, Antigen-Antikörperwirkung die Grundlage. Schon 1930 beschrieb MELLI einen Fall, bei dem *Bettfedernstaub* allergische Anfälle von Herzstörungen mit *Galopprhythmus*, Verdoppelung des 2. Pulmonaltons und *atrioventrikuläre Blockerscheinungen* auslöste. In der Beurteilung solcher Herzstörungen, die mit stärkeren anderweitigen allergischen Erscheinungen gleichzeitig auftreten, muß man jedoch vorsichtig sein und sie nicht stets für primär anaphylaktisch halten. GRIEP wies auf Grund elektrokardiographischer Studien darauf hin, daß Störungen, die am Herzen beim anaphylaktischen Meerschweinchenschock auftreten, wie Bradykardie, Systolenverkürzung, Block, Vorhof- und Kammernflimmern, häufig nicht auf anaphylaktische Vorgänge im Herzen, sondern auf Erstickung zurückzuführen sind. Im Schrifttum finden sich öfter Mitteilungen, daß durch allergische Reaktionen *anatomische Veränderungen des Herzmuskels* vorkommen können oder wenigstens die Funktion des Herzens beeinflußt wird. LONGCOPE stellte schon 1915 nach Injektion von artfremdem Eiweiß bei spezifisch sensibilisierten Kaninchen *interstitielle Myokarditis* mit *herdförmigen Degenerationen* fest. Viel wichtiger ist noch, daß bei Patienten, die an schwerer *Serumkrankheit* starben, bei der Obduktion *Myokarditis* und *Klappenveränderungen* nachgewiesen wurden. *EKG-Veränderungen* im Verlauf der Serumkrankheit sind öfters mitgeteilt, auch berichten McMANUS und AALER über die Beobachtung von *Myokardinfarkt* im Anschluß an *Serumkrankheit*. Nach Beobachtungen von CZICKELI kam es in 2 Fällen von *Serumkrankheit* zu typischer *Angina pectoris*, bei dem einen trat 2 Monate nach dem ersten Anfall ein Hinterwandinfarkt mit typischen EKG-Veränderungen auf. Es ist natürlich in solchen Fällen immer die Frage, ob der serumallergische Schock bei bereits bestehenden pathologischen Herzveränderungen den Schock nur auslöste oder ob ein echter lokal anaphylaktischer Vorgang in den Herzgefäßen zum Herzinfarkt führte. Besonderes Interesse verdienen neuere Mitteilungen von BINDER, HUNDERSON, CANNON und ROSOVE über Beobachtungen bei der gar nicht so häufigen *Penicillinallergie*. Abgesehen von urticariellen Exanthemen und schmerzhaften Gelenkschwellungen fanden sich auf der Höhe der allergischen Erscheinungen *am EKG in allen 3 Ableitungen Veränderungen der T-Zacke*, die isoelektrisch oder negativ wurde. Veränderungen, die also ähnlich waren, wie sie schon früher bei allergischen Reaktionen festgestellt wurden. Wichtig ist, daß nach Abklingen der anderen allergischen Erscheinungen auch das EKG bei allen Patienten wieder normal wurde. Es ist überflüssig, zu bemerken, daß es oft nicht leicht sein wird, zu unterscheiden, ob die EKG-Veränderungen bei Penicillinanwendungen durch die penicillinbehandelte Infektionskrankheit oder durch das Penicillin selbst oder durch Penicillinallergie verursacht wurde. Deswegen ist die Feststellung eines raschen Abklingens mit gleichzeitigen anderen allergischen Erscheinungen besonders wichtig. FROUCHTMANN (Barcelona) fand z. B. während eines urticariellen Schubes keine charakteristischen EKG-Veränderungen. Ein etwaiges negatives T könne auch durch eine Anoxämie und andere Einwirkungen auftreten. Die EKG-Veränderungen haben aber nach seiner Meinung eine Bedeutung im Sinne allergischer Einwirkung, wenn sie von *reversiblem Charakter* sind und etwa unter dem Einfluß von *Antihistaminpräparaten* verschwinden.

Nicht selten scheint die **paroxysmale Tachykardie** allergisch ausgelöst zu sein, worauf z. B. O. WEIL hinwies. Das Auftreten in Anfällen, der Wechsel mit anderen allergischen Störungen, wie Urticaria, Asthma, Heufieber, spricht dafür, besonders wenn gleichzeitig Eosinophilie vorhanden ist. Zu einer ähnlichen Annahme kommt MUSSIO-FOURNIER, der auf enge Beziehungen zum Asthma hinweist.

Auch er sah Urticaria, Asthma, Migräne mit paroxysmaler Tachykardie alternierend auftreten. Luria und Wilensky beobachteten Anfälle von paroxysmaler Tachykardie nach Genuß von *Honig* und *Rosinen* und erzielten mit beiden Nahrungsmitteln bei den Kranken auch positive Hautreaktionen. Franz Volhard berichtet mir brieflich von einem Fall, der an häufigen Anfällen von paroxysmaler Tachykardie und Arrhythmie litt. Bei einer stationären Beobachtung in Volhards Nauheimer Klinik im Jahre 1948 äußerte der Patient, daß er beobachtet habe, anfallsfrei zu bleiben, wenn er morgens nur wenig esse, nur Schwarzbrot und Marmelade, aber Weißbrot und Butter vermeide. Auf diese Weise glaubte der Kranke seit Wochen anfallsfrei geblieben zu sein. Die daraufhin durchgeführte Testung durch leukopenischen Index ergab Überempfindlichkeit gegen Grieß, Kuchen bzw. Weizenmehl, Milch, Kartoffeln.

Noch näher liegt der Gedanke an eine allergische Genese von nicht funktionellen, sondern entzündlichen *Endo- und Myokarderkrankungen* wegen ihrer Beziehung zum *Gelenkrheumatismus*. Über diesen finden wir S. 559 wichtige Versuche Klinges, bei denen er durch Sensibilisierung mit sterilem Serumeiweiß, also völlig abakteriell, und Nachbehandlung mit dem gleichen Antigen typische Arthritiden mit rheumatischen Knötchen erzielen konnte. Auf die gleiche Weise gelang Klinge dann auch bei Versuchstieren die Darstellung *allergischer Myokarditis* mit typischen Aschoffschen Knötchen. Es ist daher auch nicht verwunderlich, wenn die mit fortlaufenden sterilen Toxinmengen behandelten *Immunpferde* der Heilserumfabriken hie und da an Endokarditis erkranken. Später hat der Japaner Todo, ähnlich wie Masugi bei der experimentellen Glomerulonephritis (s. S. 548), ein Antiserum gegen Herzmuskel gewonnen und mit diesem Antiserum allergische Schäden am Herzmuskel seiner Versuchstiere erzielt. Es waren spezifische, in Gefäßbindegewebe lokalisierte Veränderungen, die sehr den Klingeschen *rheumatischen Infiltraten* entsprachen.

Interessante Versuche über *allergische Arthritis und Myokarditis* führte Brunn an Kaninchen durch. Wurde sensibilisierten Tieren das Antigen nur einmal in das Kniegelenk reinjiziert, so wurden am Knie *nichtpurulente Entzündungen*, d. h. kleinzellige Infiltrationen erzielt und analoge Veränderungen am *Endo- und Myokard*. Wurden jedoch die Antigenreinjektionen häufiger, etwa 2—3 Monate lang, wiederholt, so wurden die Gelenkveränderungen *hyperplastisch*, ebenso wie die des *Myokards*. Wurde schließlich das Antigen in kleinen Dosen laufend über 1 Jahr verabreicht, so wurden zwar die Gelenkveränderungen erheblich verstärkt, die Herzmuskelbefunde gingen jedoch zurück. Die Versuche geben wertvolle Ausblicke für die Pathogenese rheumatischer Myokardschäden.

Bei den Versuchen von Wilcox und Cowles wurden die *isolierten Herzen* von gegen Pferdeserum *sensibilisierten Meerschweinchen* in ihrer Reaktion gegen kleine Antigendosen beobachtet, es ergaben sich *Veränderungen des Myokards*, die sich im EKG als *Verlängerung des PQ-Intervalls*, der *QRS-Komplexe* und der *T-Zacke* anzeigten. Nach den Angaben von Lissak und Went ist übrigens die Cholinempfindlichkeit des sensibilisierten isolierten Meerschweinchens nicht größer als die des normalen Herzens. Von praktischer Wichtigkeit wegen der mannigfachen Pathogenese *schwerer eosinophiler Myokarditisfälle* ist ein Fall Sikls, bei dem eine generalisierte schwere Dermatitis nach *Bismogenol-Neosalvarsankur* zu *tödlicher Herzschwäche* führte und die Sektion *diffuse Myokarditis* mit Infiltration von *eosinophilen Zellen*, Nekrosen und tuberkuloiden Wucherungen mit Riesenzellen ergab. Therapeutisch verdient Interesse, daß es Fassbender neuerdings gelungen zu sein scheint, mit einer Kombination von DCA und großen Gaben von Vitamin C die allergische Myokarditis zu dämpfen, ein Ergebnis, das wegen des hohen Preises von ACTH und Cortison besondere Beachtung verdient. Die oft so günstige ACTH-Wirkung illustriert eine eigene Beobachtung (Tabelle 7).

Tabelle 7.

R. CH., ♂, 13 Jahre. Rheumatische Pankarditis und Perikarditis.

4. Krankheitswoche:

	von 11. 2.	bis 17. 2.	bis 24. 2.	bis 7. 3.
ACTH	200 mg	200 mg		
	+ Irgapyrin.			
Herzmaße:	ML 11 cm	ML 9,5 cm		
	MR 5,5 cm	MR 4 cm		
BSG:	74/106	68/81	45/85	11/28

Rückgang der Herzdilatation und der Senkungsbeschleunigung auf ACTH (+ Irgapyrin) bei einem Fall von rheumatischer Pankarditis (eigene Beobachtung).

V. Nierenkrankheiten.
Diffuse hämatogene Glomerulonephritis.

Beim ausgeprägten experimentellen anaphylaktischen Schock mit seiner ausgesprochenen Wirkung auf kleine Gefäße und Capillaren können die Nieren nicht unbeteiligt bleiben. Man denke an die Wirkung auf das Capillarendothel, die Lähmung der peripheren Vasomotorenapparate, die Entstehung von Schockgiften. Ich verweise hier auf die Erörterung bei Gefäßspasmen und genuinem Hochdruck (S. 534), auf die auch später noch zurückzukommen ist. HALFER und WOLISCH sensibilisierten Meerschweinchen mit 0,1 cm³ Pferdeserum und reinjizierten nach 14 Tagen 0,3 cm³ Pferdeserum. Während und unmittelbar nach dem Schock zeigte sich *an der ganzen Niere, vor allem an den Glomeruli diffuse Ischämie.* 48 Std nach dem Schock hatten sich die MALPIGHIschen Körperchen an Zahl vermindert, *Hämorrhagien in den Glomeruli* hatten zugenommen und stiegen in den nächsten Tagen noch an. Eine Woche nach dem Schock waren deutliche Anzeichen von *Degeneration der Tubuli contorti* und HENLEschen Schleifen vorhanden. In der zweiten Woche begann langsames Abklingen der entzündlichen und degenerativen Erscheinungen. Dann die Versuche LETTERERs an der lebenden *Froschniere.* Zuerst Injektion artfremden Serums in den Lymphsack der Frösche, nach 14 Tagen Freilegung der Niere, mikroskopische Einstellung der Glomeruli, Beobachtung ihrer Zirkulation. Aufstreuen des gleichen feinpulverisierten Serums auf die Glomeruli, die bei spezifisch vorbehandelten Tieren und nur bei diesen *minutenlanges Stoppen der Zirkulation* und *Leerlaufen* zeigten. Es ist daher längst kein Zweifel mehr, daß bei *bakteriellen Infektionen*, besonders von *Infektionsherden* aus, bakterielle Antigene auch in den Nieren zu Sensibilisierungsvorgängen und bei weiteren Streuungen nach einer genügenden Zwischenzeit zu allergischen Schockabläufen führen können. Wahrscheinlich spielen an den Nieren Allergien eine *ähnliche Rolle wie beim Gelenkrheumatismus.* Man denke an die Scharlachnephritis, die frühestens 14 Tage nach der Scharlachangina entsteht. Man erinnere sich an die vielen Nephritiden als Nachkrankheiten nach banalen Tonsillitiden usw. Gerade der lange Zwischenraum zwischen erster und zweiter Erkrankung ließ ja zuerst den Gedanken an Allergie auftauchen. Es können bei besonderer allergischer Diathese oder Disposition auch unbelebte Allergene gelegentlich einmal eine Nephritis auslösen. Es fragt sich nur, ob und auf welche Weise man sich das Zustandekommen des Bildes der *typischen diffusen Glomerulonephritis* mit ihrer charakteristischen *allgemeinen Blutdrucksteigerung* durch rein allergische Vorgänge erklären kann. Die Blutdrucksteigerung, eines der wesentlichsten Nephritissymptome kann sicher nur durch einen *allgemeinen, zumindest weit ausgedehnten Gefäßspasmus* und nicht durch die Beschränkung eines solchen auf die Nierengefäße und Capillaren erklärt werden. Auffallend war ja, daß Longcope, Boughton u. a. bei Sensibilisierungsversuchen mit Serum oder Eiereiweiß nur *herdförmige Nephritiden* erzielen konnten. Ja, soundso oft konnte man auch bei Sensibilisierungsversuchen mit abgetöteten Streptokokken nur Herdnephritiden zustande bringen. Andere Versuche schienen zu zeigen, daß es darauf ankommt, das reinjizierte Antigen möglichst *unmittelbar* und *massiert* an die Nieren des sensibilisierten Körpers heranzubringen: es kam zu schwerer diffuser Glomerulonephritis, wenn nach Sensibilisierung Kokken unmittelbar an die Nierenarterien oder auch Kokkendialysate intravenös injiziert wurden.

Bekanntlich ging man lange von der *ischämischen Theorie* Volhards aus, nach welcher die Entstehung der akuten diffusen Glomerulonephritis durch einen vorausgehenden, primären diffusen Gefäßkrampf, eine Capillaropathia universali acuta erklärt wurde. Durch diesen primären allgemeinen Gefäßkrampf sollte sekundär sowohl Blutdrucksteigerung als Nierenschädigung zustande kommen. Keine entzündliche Veränderung der Glomeruli, sondern ischämische Kontraktion. Nachdem wir aber die diffuse Glomerulonephritis soundso oft im Zusammenhang und als Nachkrankheit von Infektionen beobachten, nachdem uns die pathologische Anatomie immer wieder ein so *schweres, entzündliches* Ergriffensein der Nieren bei dieser Krankheit vor Augen führt, darf man sich doch fragen: Ist vielleicht die Capillarschädigung der Nieren doch nicht bloß eine Teilerscheinung der Gesamtschädigung der Körpercapillaren? Ist vielleicht doch *primär eine Nierenschädigung* zur Erzielung der diffusen Erkrankung der allgemeinen Capillarschädigung und der Blutdrucksteigerung notwendig?

Nach der *Versuchsanordnung von* Masugi und Mitarbeitern werden den Tieren zur sicheren Erzielung einer anaphylaktischen Nierenzellschädigung *Nierenantikörper* injiziert: Vorbehandlung von Enten mit Kaninchen-Nierenemulsion, wodurch im Entenserum Antikörper gegen Kaninchenniere entstehen. Übertragung dieses Entenserums auf Kaninchen. Dadurch im Nierengewebe des Kaninchens Antigen-Antikörperreaktion. Also sicher *primäres und spezifisches Angreifen der allergischen Noxe am Nierengewebe.* Die Folge ist nicht etwa nur herdförmige Entzündung, Herdnephritis, sondern *typische diffuse Glomerulonephritis* mit Oligurie, großer Albuminurie, Blutdrucksteigerung und Hämaturie, völlig der menschlichen gleichend. Die Deutung ist schwierig, besonders da nach Sarre und Wirtz in der Masugi-Niere selbst keine Gefäßkontraktionen entstehen, aber dennoch allgemeine Blutdrucksteigerung. Es müssen also jedenfalls im Gesamtkörper allgemeine oder wenigstens sehr ausgedehnte Gefäßspasmen eintreten. Durch die anaphylaktische, physikalisch-kolloidale Schädigung der Nierenzelle, besonders der Glomeruli, kommt es in den geschädigten Zellen zur Abgabe giftiger Substanzen. Offenbar ist aber hier nicht die Abgabe von Cholin und Histamin entscheidend, sondern es muß sich wohl wegen der besonderen Art des Nierengewebes, vor allem der Glomeruluszellen, um *Abgabe von vasoconstrictorischen Substanzen* handeln. Es ist naheliegend, an das von Volhard, Enger u. a. postulierte und gefundene *Renotoxin* zu denken.

Die wesentliche Frage, die hier zu beantworten ist, lautet also: Unter welchen Umständen und wo werden bei einer allergischen Antigen-Antikörperreaktion im Bereich der Glomeruli vasoconstrictorische Stoffe gebildet, die auf alle kleinen Körperarterien wirken? Die Frage wurde schon zum Teil S. 534 beim Abschnitt „genuiner Hochdruck" besprochen. Wir haben von dem experimentellen Ergebnis gehört, daß *Abklemmung der Arteria renalis kräftige Hypertension* zur Folge hat, wodurch demonstriert wird, daß offenbar das *ischämische Nierengewebe vasoconstrictorische Stoffe* erzeugt. Die Ausbildung einer Hypertension scheint in erster Linie mit dem *Vorhandensein von geschädigtem Gewebe* zusammenzuhängen. Unter anderem konnte gezeigt werden, daß bei teilweiser Nierengefäßunterbindung sich die Netzhautarterien zunehmend verengern. Die Kompression der Nierenarterien hat eine so *rasche Wirkung*, daß man schon nach wenigen Minuten mit dem Blut des Versuchstiers, das einem normalen Tier injiziert wird, Blutdrucksteigerung erzielen und somit vasoconstrictorische Stoffe nachweisen kann. Nun haben Versuche von FRÖHLICH und NORDMANN, sowie von DIETRICH ergeben, *daß im anaphylaktischen Experiment bei der Auslösung der Antigen-Antikörperreaktion Stase und Ischämie fast augenblicklich eintreten kann.* Daraus ist zu folgern, daß bei ausgedehnter anaphylaktischer Reaktion im Bereich der Glomeruli ausgedehnte Nierenischämie und dadurch sehr rasch generalisierte Kontraktion der peripheren Arterien, sowie allgemeiner Hochdruck eintreten kann. Wenn einst VOLHARD für die Genese der Nephritis eine primär funktionelle, spastisch-arterielle Gefäßkontraktion annahm, so fehlte einmal eine Ursache für diese der Nephritis vorausgehende primäre Vasoconstriction, dann waren aber auch die entzündlichen Vorgänge in der Niere nicht erklärt. Hier sehen wir nun, daß umgekehrt das primäre allergische Schockfragment im Bereich der Glomeruli durch die entstehende renale Ischämie den generalisierten Gefäßspasmus und damit das kennzeichnende Symptom der diffusen Nierenentzündung, die Blutdrucksteigerung zur Folge hat.

Daß in der Niere *vasoconstrictorische Stoffe* gebildet werden können, wurde wohl zuerst von TIGERSTEDT und BERGMANN näher studiert, die sie in Nierenextrakten nachwiesen und das wirksame Prinzip „Renin" nannten. Später wurde das Renin und seine Wirkung von VOLHARD und seinen Schülern eingehend bearbeitet. Diese pressorische Substanz findet sich in der *kolloidalen eiweißartigen Fraktion* der Extrakte. Sie gehört wahrscheinlich zu den *Pseudoglobulinen*.

Ich habe vorne (S. 534) schon erwähnt, daß nach neueren Forschungen das Renin als ein besonders geartetes *proteolytisches Ferment* anzusehen ist, das im Blut mit einem ebenfalls kolloidalen Stoff, dem *Hypertensinogen*, reagiert und daß aus dieser Reaktion das niedrigmolekulare Abbauprodukt *Hypertensin* als die aktiv vasoconstrictorische Substanz hervorgeht. Jedenfalls ist der Mechanismus der von der Niere ausgehenden vasopressorischen Wirkung ziemlich kompliziert und noch in vieler Hinsicht unklar. Es sind auch noch andere Wege denkbar. Nach HOLTZ ist das proteolytische Ferment Renin wahrscheinlich nicht identisch mit dem nur bei Sauerstoffabschluß wirksamen Ferment *Decarboxylase*, das die Aminosäure Dioxyphenylanalin in das blutdrucksteigernde Amin *Oxytyramin* verwandelt. Gerade *die Niere ist das an Decarboxylase reichste Organ*, von der es noch viel mehr bei Sauerstoffabschluß enthält. Physiologisch besteht in der Niere ein Gleichgewicht zwischen der Oxytyramin bildenden Decarboxylase und der diese zerstörenden Aminoxydase. Entsteht Ischämie der Niere, tritt also Sauerstoffmangel ein, so kommt es zu einer Vermehrung von Decarboxylase zuungunsten der Aminoxydase, es kann der *vasoconstrictorische Stoff Oxytyramin* gebildet werden. Wie steht es aber um die Bildung vasoconstrictorischer Substanzen in der Niere, wenn nach SARREs Ergebnissen in der MASUGI-Niere gute Durchblutung und kein Sauerstoffmangel besteht? Ich möchte vermuten, daß dann infolge der allergischen Entzündung und Zellschädigung die in den Nierenzellen als Desmoenzym verankerte Decarboxydase in größerer Menge frei wird und es auch dann zu reichlicher Bildung von Oxytyramin kommt.

Eine für das pathogenetische Verständnis der Nephritisentstehung recht wichtige Weiterbildung der MASUGIschen Versuche ist STREHLER zu verdanken. Er sensibilisierte Meerschweinchen mit *Aortenextrakten* von Kaninchen 18 Wochen lang, so daß er schließlich im Meerschweinchenserum einen *Kaninchen-Aortenantikörper* (*Endothelantikörper*) erhielt. Mit 10 cm³ von diesem behandelte er Kaninchen und erzielte nach 10 Tagen ebenfalls eine *Glomerulonephritis* wie MASUGI mit seinem Nierenantikörper. Es ergibt sich also, daß das Glomerulusendothel ganz allgemein *gegen Endothelantikörper* empfindlich ist und eine Antigen-Antikörper-reaktion zustande kommt. Wie zu erwarten war, erkranken durch Einverleibung eines Endothelantikörpers *nicht nur die Glomerulusendothelien allein,* sondern auch Endothelien anderer Gefäßabschnitte werden je nach ihrer ständigen oder zeitweiligen Disposition mitbetroffen. So erzielte STREHLER durch die Injektion des Aortenimmunserums *außer der Nephritis auch eine verruköse Endokarditis.* Ich habe S. 530, 531 schon erwähnt, warum es gerade beim Eiweiß der Endothelien wohl nicht selten zur Umbildung, zum körpereigenen Antigen kommen kann.

　　In neuester Zeit erbrachte die Forschung über die vielfach doch noch recht ungeklärten genetischen Vorgänge bei der allergischen Nephritis noch eine Reihe recht bemerkenswerter Ergebnisse. Hierbei wurden experimentell besonders die Grundprinzipien der MASUGI-Niere angewandt, ergänzt, ausgestaltet und variiert. Es sei nochmals darauf hingewiesen, daß sich beim typischen MASUGI-Versuch die antigenen Eigenschaften gegen das injizierte Antinierenserum vor allem in der Nierenrinde, ganz besonders in den Glomeruli, nicht so sehr im Mark finden (HEYMANN, GILKEY und SALEKAR).

　　Neuestens hat man sogar die *Glomeruli durch Ultraschall auseinandergesprengt,* die Bestandteile durch Zentrifugieren isoliert und nachgewiesen, daß die *Glomeruluszellen antigene Eigenschaften* haben, die Kapsel nicht, von den Glomeruli-zellen nur die *Basalmembranen.* Einen weiteren wichtigen Schritt tat SMADEL, dem es gelang, auch durch *Sensibilisierung mit Hirnbrei nephrotoxische,* wenn auch schwächer wirkende Antisera zu erzielen. Hiervon ausgehend erzeugten dann SPÜBLER, ZELLINGER und ENDERLIN *nephrotoxische Entenseren durch Sensibilisierung mit Lungen-, Hirn-, Nieren-, Muskel- und Leberbrei,* SEEGAL und LOEB *mit Placenta* und schließlich, wie bereits erwähnt, STREHLER mit *Aortenintima.*

　　Aus allen diesen Versuchen, besonders denen von STREHLER ist der Schluß zu ziehen, *daß der antigen wirkende, celluläre, das Nephrotoxin des Antiserums erzeugende Bestandteil wahrscheinlich in den ubiquitär vorhandenen Basalmembranen der Capillaren zu suchen ist.*

　　Man kann auch aus diesen Forschungen wieder ersehen, daß zunächst scheinbar einfach zu deutende experimentelle Ergebnisse — MASUGI-Niere — nach weiteren Experimenten doch komplizierteren Vorgängen entsprechen als es anfangs erschien, wie es sich neuerdings aus Tierversuchen KAYs, sowie SPÜHLERs und seiner Mitarbeiter ergab. Zunächst zeigte sich, daß nach Einverleibung des nephrotoxischen Serums auf Kaninchen, die Nierenentzündung langsam einsetzte, was für einen *schrittweise* und *allmählich sich vollziehenden Antigen-Antikörperprozeß* sprach. Diese Beobachtungen und auch noch andere Gründe zwangen zur Annahme, daß die Einverleibung des nephrotoxischen Antiserums (d. h. die nachfolgende Antigen-Antikörperreaktion) allein noch nicht zur Glomerulonephritis-erzeugung hinreicht. Man muß vielmehr annehmen, daß sich erst *gegen die Substanzen dieses einverleibten Serums ein weiterer Antikörper bilden muß,* bis es zur Auslösung echter Glomerulonephritis kommt.

　　Die ursprüngliche Annahme MASUGIs und anderer Untersucher einer unmittelbaren Nephritiserzeugung wäre also hinfällig. Man mußte sich nun zunächst fragen: *welche Substanz des Antinierenserums wirkt denn weiterhin als Antigen, als Zweitantigen?* Ist es wirklich das eigentliche Nephrotoxin, der Nierenantikörper selbst, oder sind es andere Substanzen, vermutlich Eiweißkörper des Antiserums? Da zeigte sich nun überraschenderweise in Versuchen von RICH und GREGORY, daß *auch durch Injektion irgendeines nicht durch Sensibilisierung gewonnenen Fremdserums* auf nichtsensibilisierte Kaninchen eine zunächst „milde" Glomerulo-nephritis erzielt werden konnte. Diese Versuche wurden von HAWN und JANEWAG dadurch ausgestaltet, daß sie *Rinderserum-8-Globuline nichtsensibilisierter Tiere* den unvorbehandelten Kaninchen in relativ großer Menge injizierten und dadurch bei 11 von 14 Tieren nach 1 Woche *völlig typische proliferative Glomerulonephritis* erzielten. Aus den Versuchen war zu schließen, daß diese *relativ reichlich zugeführten 8-Globuline* wahrscheinlich ein *Gemisch verschiedenster Globuline* darstellten, und unter diesen sich auch eine „geringe Menge" nephrotoxischer Globuline, mehr oder weniger *identisch mit dem Nephrotoxin* des MASUGIschen Entenserums befanden.

SPÜHLER und Mitarbeiter kommen schließlich zu folgender Hypothese: „Man darf vielleicht annehmen, daß der Sensibilisierungsprozeß an den Enten und Kaninchenorganen zur Bildung einer genügenden Menge dieser spezifisch nephrotoxischen, aber nicht notwendigerweise homologen 8-Globuline führt, daß somit das nephrotoxische Entenserum neben vielen anderen Antikörpern besonders reich an *solchen Globulinen ist, welche sich im Empfangstier sofort an die Nierenkörperchen binden,* hier zu einer *zweiten Antikörperbildung,* also einem *anaphylaktoiden* Prozeß, führen und damit die Nephritis auslösen. Es würde nach dieser Vorstellung ein nicht nieren-spezifisches (vielleicht aber endothel- oder basalmembran-spezifisches) Antigen diese besonderen Antikörper hervorrufen."

Man wird aber der menschlichen akuten diffusen Nierenentzündung experimentell nur dann näher kommen, wenn man irgendwie *Bakterien,* besonders *Streptokokken* und *Staphylokokken* in die Versuche mit hereinbezieht. Ähnlich wie beim akuten Rheumatismus ist auch bei Glomerulonephritis von T. N. HARRIS und Mitarbeitern die *Streptokokkenantihyaluronidase* als erhöht festgestellt worden, ja noch mehr als beim Rheumatismus. SCHWENTKER und COMPLOIER injizierten Kaninchen wiederholt *homologen Nierenbrei und zugleich Staphylo- und Streptokokkentoxin.* Sie erzielten Antikörper gegen Kaninchenniere und Kaninchenhirn, was durch Einverleibung nur eines der beiden genannten Bestandteile nicht gelang. Die Autoren nehmen an, daß das Nierengewebe als *Hapten und das Bakterientoxin als dessen Schlepper* funktioniert, wodurch ein *komplexes Antigen* entsteht. Gegen dieses bilden sich im Körper zwar Antikörper, aber eine Nephritis konnte nicht erzielt werden. So mußten die Autoren wieder eine weitere Hilfshypothese aufstellen und vermuteten, daß die erzielte Antigen-Antikörperreaktion nur eine Teilerscheinung bei der Nephritisentstehung sei, ein eigentlicher bisher noch unbekannter nephrotoxischer Faktor müsse dazu kommen.

Die amerikanischen Autoren CAVELTI und CAVELTI experimentierten (1947) in dieser Richtung weiter mit besserem Erfolg. Auch sie injizierten Kaninchen und Ratten *intraperitoneal homologen Nierenbrei und gleichzeitig Streptokokken.* Sie erzielten nicht nur *Autoantikörper gegen Niere, sondern eine der menschlichen entsprechende Glomerulonephritis.* Durch die bakteriell-toxische Einwirkung wird das *eigene Niereneiweiß körperfremd* und dadurch zum *Antigen.* Dieses Antigen löst *im eigenen Körper Antinierenantikörper* aus, welche die Autoren mit Extrakten homologer Nieren serologisch nachweisen konnten. Ja auch bei Nephritikern gelang verschiedenen Autoren der *Nachweis von Antinierenantikörpern* in deren Serum. Daraus schließen die Aut ren, *daß die menschliche Glomerulonephritis in der Aktivierung von Antigenen in den Glomeruli oder von nahe verwandten Zellen in anderen Geweben besteht, und zwar durch Einwirkung von Streptokokken und deren Produkten mit nachfolgender Antikörperbildung gegen die eigene Niere.* Für eine künftige Therapie ist es dann interessant, daß CAVELTI experimentelle Nephritis durch *Neutralisation der Autonierenantikörper in vivo mit Hilf von Injektionen von homologer Nierensubstanz* weitgehend verhindern konnte.

Daß es also doch zu einer Nephritis kommen kann, wollen auch SPÜHLER und Mitarbeiter durch die Bildung eines zweiten Antikörpers erklären. Nach dem von ihnen aufgestellten Schema ginge die Nephritisentstehung bei den von CAVELTI weitergebildeten SCHWENTKER-COMPLOIERschen Versuchen folgendermaßen vor sich:

1. Aus Hapten (Nierenbrei) und Schlepper (Streptokokken) entsteht komplexes Antigen I.

2. Gegen Antigen I entsteht durch Sensibilisierung Nierenantikörper I.

3. Antigen I + Antikörper I = anaphylaktische Reaktion, aus der neues Antigen II hervorgeht.

4. Antigen II erzeugt (im gleichen Versuchstier) Antikörper II, dieser führt zu Nephritis.

Die Amerikaner Lange, Gould, Weiner und Simon kamen auf Grund ihrer Studien schon 1949 zu der Annahme, daß für die Entstehung und Fortentwicklung der menschlichen Glomerulonephritis *Autoantikörper gegen die körpereigene Nierensubstanz* wohl die wesentlichste Bedeutung haben. Sie bedienten sich dabei einer einigermaßen komplizierten Methode, deren Grundlagen eine sorgfältig präparierte *milchige Suspension feinster Kollodiumteilchen* ist, von deren Freisein von Autoagglutination der Teilchen man sich überzeugen muß. Diese Suspension wird mit einer klaren Lösung von menschlichem Niereneiweiß zusammengebracht und 1 Std stehenlassen, so daß es zu einer ziemlich festen Verklebung bzw. physikalischen Bindung von Niereneiweiß mit den frei schwebenden Kollodiumteilchen kommt. Diese milchige Antigenkollodiumsuspension wird im Hauptversuch verschiedenen Verdünnungen des auf Nierenantikörper zu untersuchenden Serums zugesetzt. Im positiven Fall ergibt sich eine feine Agglutination der Kollodiumteilchen in einer klaren Flüssigkeit, im negativen Fall eine milchige Suspension ohne jede Agglutination. Einzelheiten der Methode s. Original. Mit ihr *wiesen die Autoren bei durchschnittlich 70% von Nierenkranken Antikörper gegen menschliches Nierengewebe nach.* Allerdings auch in 19% der untersuchten Kontrollfälle. Auch diese Autoren kommen zu einer *pathogenetischen Beziehung der Autoantikörper zu Streptokokken.* Sie fanden in den positiven auch einen hohen Antistreptolysintiter, der bei Reinfektionen anstieg. Sie denken an eine digestive Aufsplitterung von Nierensubstanz durch Streptolysine, Entstehung einer Haptenverbindung zwischen Streptokokkensubstanz und Nierenprotein, wodurch dieses zum art- und individualeigenen Antigen wird und Autoantikörper erzeugt. Man vergleiche die Versuche von Vorländer, S. 352. Es sei hier angefügt, daß nicht etwa nur Kollodium, sondern auch rote Blutkörperchen imstande sind, die verschiedensten Antigene zu adsorbieren, so daß jene dann von Serumantikörpern, die gegen diese Antigene gerichtet sind, agglutiniert werden. Diese Tatsache benutzen G. Middlebrook und Dubos in einer sinnreichen Methode zur Diagnose von Tuberkulose. Sie brachten Extrakte von Tuberkelbacillen oder deren Stoffwechselprodukte zur Adsorption an Hammelerythrocyten, die dann durch Seren von gegen Tuberkulose immunisierten Versuchstieren und von tuberkulösen Patienten zur Agglutination gebracht werden können. Bei einer Nachprüfung dieser Methode stellte S. Weidmann fest, daß diese Hämagglutinationsreaktion eine größere Spezifität besitzen soll, als die bisher üblichen serologischen Tuberkulosereaktionen.

Auch Frey erachtet den allergischen Charakter der Glomerulonephritis als erwiesen, schon deswegen, weil bei ihr die Erscheinungen des allergischen Grundversuches am Mesenterium nach Fröhlich in entsprechender Weise gefunden werden. Bekanntlich weiß man aus den Versuchen von Fröhlich, daß anaphylaktische Stasen fast sofort eintreten können und daß anaphylaktische Reaktionen an den Glomeruli sehr schnell eine allgemeine Vasoconstriction zur Folge haben können. Frey *stellt allerdings nicht die allgemeine Blutdrucksteigerung und die Niereninsuffizienz als erforderlich hin, da er die histologische Abtrennung herdförmig und diffus klinisch nicht für durchführbar hält.*

Eine Stütze der Annahme Allergie ist unter anderem der von Rubi geführte Nachweis eines *vermehrten Vorkommens von Histamin* bei der Masugi-Niere. Die Anwendung von *Antihistaminica* lag daher nahe, Rubi konnte eine *Hemmung der Symptome bei der* Masugi-*Nephritis* insbesondere der Hämaturie und Blutdrucksteigerung *durch Antistin* nachweisen. Der gleiche Autor sah *auch bei akuten klinischen Fällen günstige Wirkungen* (Verschwinden der Hämaturie) *bei Gaben von 0,5—1,0 Antistin,* während bei chronischen Fällen der Erfolg sehr zweifelhaft war.

Für das Verständnis der nephritischen pathologischen Vorgänge aufschlußreich ist die Beobachtung bei der experimentellen allergischen Reaktion, daß eine *erhöhte Hydratationstendenz* der allergischen Schockgewebe, eine *vermehrte Wasseranreicherung* besteht, was nach Frey der Grund für eine abnorme Festhaltung von Wasser und Salzen in den Geweben bei Nephritis sein könnte.

Herdnephritis. Für die Ansicht Freys, daß zwischen herdförmiger und diffuser Glomerulonephritis nur ein quantitativer Unterschied bestehe, bieten ebenfalls besonders die S. 549 angeführten Versuche von Fröhlich wichtige Gesichtspunkte. Aus diesen ergibt sich, daß auch nicht sensibilisierte Capillaren eine Reaktionsfähigkeit auf artfremdes Eiweiß besitzen, die aber viel geringer ist als die

Reaktionsfähigkeit der Capillaren des spezifisch sensibilisierten Tieres. Man kann nach FREY von einer *Normergie* und einer *Hyperergie der Capillaren* sprechen, was auch für die Glomeruluscapillaren gilt. Es kommt also wahrscheinlich *bei Normergie der Capillaren in der Regel zur herdförmigen, bei Hyperergie = Anaphylaxie zu diffuser Glomerulonephritis.*

Bei den Versuchen über Nierenerkrankungen, bei denen es sich ja meist um Einwirkung bakteriell-toxischer Produkte handelt, wurde experimentell mit Bakterien — *ohne Sensibilisierung* in der Regel *herdförmige Nephritis* erzielt. Wenn man mit DOERR das Vorliegen von Normergie bzw. Hyperergie nicht anerkennen will, so muß man eben eine *primär toxische Wirkung sowohl der bakteriellen Toxine, wie des artfremden Serums auf die normalen Capillaren* annehmen, die auch nach der Sensibilisierung nicht hyperergisch (gesteigert empfindlich) wären, sondern nur unter dem Einfluß der anaphylaktischen Giftwirkung anders reagierten. Wenn MASUGI und ISILASI Bakterien öfters alle 5—7 Tage injizierten, also sensibilisierten, so konnten sie auch mit Bakterien diffuse Glomerulonephritis erzielen.

Man braucht nach der Meinung FREYs die Begriffe herdförmig und diffus nicht fallen zu lassen (die meiner Meinung nach wegen der so verschiedenen klinischen Folgeerscheinungen ja auch unbedingt notwendig sind), die *Reaktionsbereitschaft des Gewebes* sei aber zweifellos der übergeordnete Vorgang. FREY kommt zu folgendem Schluß: „Herdförmige Nephritiden sind gewöhnlich der Ausdruck von Erstinfektion, können aber auch eine allergische Reaktion der Glomeruli darstellen. Diffuse Nephritiden sind meist allergischer Art, können aber auch bei massiver Einwirkung des Giftes als erste Manifestation einer glomerulitischen Nierenschädigung auftreten."

Wie man also sieht, spielt offenbar die Quantität der einwirkenden Gifte die entscheidende Rolle, praktisch sind aber wohl ohne Zweifel *von Herden ausgehende bakteriell-allergische Sensibilisierungen die häufigste Ursache der diffusen Glomerulonephritis.*

Auch bei Würdigung der *Scharlachnephritis* bezeichnet FREY die meist geringfügigen Nierenerscheinungen der ersten beiden Wochen als *normergische, die diffuse Nephritis der 3. Woche* als *hyperergische* Reaktionen. Auch hier möchte ich nochmals anführen, daß es meines Erachtens für ein klares Verständnis der Vorgänge besser wäre, statt von „*normergisch*" von primär toxischer bakterieller Giftwirkung und statt von „*Hyperergie*" von dem Hinzukommen der anaphylaktischen Reaktion zur primär toxischen Wirkung zu reden.

Nephrose. Nicht sichergestellt ist bis jetzt die Vermutung einer vielleicht ebenfalls allergischen Genese der *tubular-epithelialen* Nierenerkrankungen. Wenn aber durch möglichst reinen Nierenzellenbrei *in einem höheren Grade spezifische Nierenzellenantikörper* erzeugt werden, so scheint es, daß vorwiegend allergische Reaktionen *an der tubulär-endothelialen Nierenzellen* erzeugt werden können. Auch konnte WATJEN durch Sensibilisierung und Reinjektion von Pferde- und Schweineserum nicht nur Lebernekrosen erzielen, sondern auch *Parenchymnekrosen von Herz- und Nieren.* Wenn man bedenkt, daß bei vielen Infektionskrankheiten, wie z. B. Diphtherie, Typhus, Pneumokokkeninfekten, Malaria, Dysenterie, Lues, Tuberkulose usw. es im Verlauf der Krankheit, bei der doch immer wieder Giftausschwemmungen von den Herden aus erfolgen, Nephrosen beobachtet werden, so dürfen wir allergische Sensibilisierungen in Betracht ziehen, auch wenn ihre Rolle und Bedeutung noch sicherzustellen ist. Auch bei *Amyloidoseerkrankungen* wird bekanntlich häufig das klinische Bild der *Nephrose* festgestellt. DOMAGK konnte bei mit Staphylokokkenkulturen sensibilisierten Mäusen schon 2 min nach der Reinjektion Amyloidsubstanz nachweisen. Nach

LOESCHKE und ZELLERER handelt es sich *beim Amyloid um eine Art Präcipitin-bildung* im Gewebe, die wahrscheinlich *durch eine Antigen-Antikörperreaktion* zustande komme. LOESCHKE denkt dabei ganz besonders an *Sensibilisierung mit Substanzen des Eiters*, vor allem *Leukocyteneiweiß*, auch kann ja ein im Verlauf einer zur Kachexie führenden Erkrankung *verändertes Körpereiweiß* zum Antigen werden (LETTERER). Bekanntlich kann man bei zur Heilserumerzeugung verwandten Pferden nicht so selten Amyloid beobachten (ARNDT).

Neue Beobachtungen von McNIDER, BANTING und LONGLEX, VACIRCA machen es wahrscheinlich, daß die durch *giftige Substanzen (z. B. Arsphenamin)* geschädigten Nierenzellen allmählich zu einer *Umgruppierung ihrer Zellstrukturen* gelangen, sich dadurch gegen weitere exogene Schädigungen schützen, daß sie also reaktiv *eine Art von Immunität* zu erhalten vermögen.

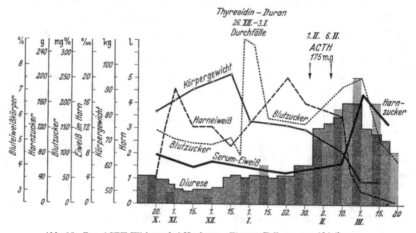

Abb. 15. Zur ACTH-Wirkung bei Nephrose. Eigener Fall unserer Abteilung.
(Demonstriert von W. C. MEYER auf dem Kongreß für Innere Medizin, Wiesbaden 1951.)

Recht wichtig und die Annahme der allergischen Genese unterstützend ist die *günstige Wirkung von ACTH* auf verschiedene Symptome der Glomerulo-nephritis und Nephrose. Zuerst wohl beschrieb FARNSWORTH bei chronischer Nephritis mit nephrotischem Syndrom *raschen Schwund der Ödeme, starke Abnahme der Albuminurie mit Zunahme der Bluteiweißmenge, Abnahme des Blut-cholesterins.* Ähnlich noch andere Autoren. Auch aus meiner eigenen Klinik demonstrierte beim Wiesbadener Kongreß 1951 mein Mitarbeiter W. C. MEYER die vorstehenden Kurven eines Nephrosefalles.

Nach den Untersuchungen von ZOLLINGER, ENDERLIN und SPÜHLER (Zürich) lassen sich bei Kaninchen mit MASUGI-Nephritis 4—5 Tage nach der Injektion des nephrotoxischen Serums Antikörper gegen Entenserum reichlich nachweisen, was aber vollständig oder fast vollständig ausbleibt, wenn die Tiere unter Cortisonbehandlung stehen. Gleichzeitig mit diesem Ausbleiben fehlen auch proliferative Entzündungserscheinungen in den Nieren.

CRAIG, CLAR und CHALMERS konnten durch Anwendung von *Anthisan* bei akuter Nephritis deutliche Verkürzung der Krankheitsdauer im Vergleich zu nicht mit dem Mittel behandelten Kontrollfällen feststellen. Auch in anderen neueren Arbeiten wird für die Behandlung der akuten Glomerulonephritis die günstige Wirkung der Antihistaminica hervorgehoben (vgl. FRUGONI und SERAFINI).

Fragt sich nun der Arzt der Praxis, was er unter Würdigung der allergischen Nephritisgenese bei seinen konkreten Fällen ätiologisch vorwiegend in Betracht zu ziehen hat, so stehen immer noch die *bakteriellen Herdinfekte an erster Stelle*, in erster Linie *Streptokokken*. Ihre Prädilektionsherde sind allen Ärzten geläufig, sei es die *Mandelentzündung*, die *Zahn*granulome, die Affektionen der Nebenhöhlen, Endokarditis, Erysipel oder sonstige Infektionen. In einer Zusammenstellung VOLHARDs waren von 179 Fällen etwa 125 höchstwahrscheinlich auf Streptokokken zurückzuführen. Er schreibt in der vorigen Auflage dieses Handbuches:

„Wenn wir berücksichtigen, daß die Scharlachnephritis wohl ebenfalls von der Scharlachangina bzw. von einem „Rezidiv" derselben (POSPISCHIL und WEISS), ausgeht, daß der Primäraffekt der Purpura, des Gelenkrheumatismus und der Endocarditis meist in einer Angina zu suchen ist, daß für die sog. Erkältungskrankheiten, die influenzaartigen Erkrankungeu einschließlich Rhinitis, Otitis media, Nebenhöhlenerkrankungen, die Infektion in der Regel von dem lymphatischen Rachenring ausgeht, so erhalten wir das bemerkenswerte Ergebnis, daß fast in $^3/_4$ aller Nephritiden bekannter Ätiologie die Mandeln bzw. der lymphatische Rachenring die Eingangspforte für den Infektionserreger bilden."

Aber auch Colibacillen, seltener anscheinend *Pneumokokken* kommen gelegentlich in Frage, *Typhus* und andere Bacillen besonders als Erreger leichter Nephrosen. Es ist besonders bei den leichteren und herdförmigen Formen von Herdnephritis und Nephrose oft wenig übersichtlich, ob bakterielle Sensibilisierungen eine Rolle spielen. Es müßte sich in den Kliniken noch viel mehr einbürgern, mit Vaccinen verdächtiger bzw. aus dem Kranken gezüchteter Stämme Hautteste anzulegen oder sonstige Immunitätsreaktionen zu versuchen. Praktisch ist jedenfalls die *Sanierung infektiöser Herde* auch für die Nierenkrankheiten eine der wichtigsten Aufgaben.

Eine noch recht schwierige Frage, deren Lösung noch fast völlig der Zukunft vorbehalten ist, könnte mit einem alten Begriff als die Frage einer *Autointoxikation der Niere* bezeichnet werden. Unter dem Begriff der Autointoxikation wird man heute aber nicht zuletzt die *Sensibilisierung durch körpereigene Stoffe rechnen müssen, die zu Antigenen wurden.* Wir haben gehört, daß z. B. schon geringe Schädigung des Eiweißmoleküls dieses körperfremd und damit zum Antigen umwandeln können. Nach KLINGE kann man bei Kaninchen schon durch Injektion von Kaninchennierensuspension spezifische Nephrotoxine erhalten. Vielleicht finden eine Reihe von „*Zweitkrankheiten*", hier sekundäre Nierenerkrankungen, nach primären anderen krankhaften Affektionen zum Teil durch solche Sensibilisierungen ihre Erklärung.

Solche körpereigene oder dem Fetus angehörige Stoffe spielen wahrscheinlich auch bei der **Schwangerschaftsniere** eine Rolle, die neuerdings von maßgebenden Autoren als Glomerulonephritis mit sekundärer allgemeiner Capillartoxikose angesehen wird. MASUGI hält auf Grund seiner bekannten nephrotoxischen Versuche die *Schwangerschaftseklampsie für einen allergischen Vorgang.* Auch FREY hält die entzündlichen Glomerulusveränderungen bei der Eklampsie für den Ausdruck einer anaphylaktischen Reaktion besonderer Art. Ein noch gänzlich unsicheres Gebiet ist die etwaige Beziehung der *arteriosklerotischen Schrumpfniere* zu allergischen Vorgängen. Sie hängt natürlich unmittelbar mit der Genese der Arteriosklerose überhaupt zusammen. Die Gedanken wurden bei dieser hauptsächlich deswegen einigermaßen auf die Allergie gelenkt, weil HUECK einen Teil der Arteriosklerosen mit vorausgehenden *entzündlichen Schädigungen der Gefäßwände im Sinne von Endo- und Ektoarteriitis* zusammenbringt und diese Form als sekundäre Arteriosklerose einer primären gegenüberstellt. Die Versuchung, an allergische Vorgänge zu denken, wird um so größer, als HUECK letztere Form mit der Arthrose, erstere mit der Arthritis vergleicht. Verdickung und Verengerung der Arteriolen kann man ja nach EPPINGER schon durch Histaminvergiftung und Nahrungsmittelintoxikation erzielen. Allerdings — ob die vielleicht allergisierenden primär entzündlichen Vorgänge für die eigentliche Arteriosklerose nur den Boden ebnen oder ob sekundär Sensibilisierungen, unter Umständen mit körpereigenen, aber körperfremd gewordenen Eiweißallergenen hinzutreten, muß vorläufig dahingestellt bleiben.

Von der eigentlichen Arteriosklerose der Niere ist das Bild der *sog. malignen Sklerose*, der **arteriolosklerotischen Schrumpfniere** nach der Ansicht mancher Forscher, besonders auch des Pathologen FABER genetisch und histologisch abzutrennen. Bei der Arteriosklerose werden vor allem die größeren Arterien betroffen, die Arteriolen mehr oder weniger verschont, so daß keine infauste Niereninsuffizienz einzutreten braucht, bei der sog. **malignen Sklerose** sind aber *vor allem Arteriolen und Glomeruli* heimgesucht, so daß es zu schwerer Niereninsuffizienz kommt. Es liegt mir ferne die ganze schwierige und nicht völlig aufgeklärte Pathogenese dieses Gebietes darstellen zu wollen, aber da von der malignen Sklerose vorwiegend jüngere Menschen befallen werden, hielt FABER schon deswegen für sehr unwahrscheinlich, daß es sich um eigentliche Arteriosklerose handle. Er denkt bei der malignen Sklerose an *toxische Schädigung durch bestimmte Gifte* wie bei der Glomerulonephritis. Während aber *bei der Glomerulonephritis* zuerst die Capillaren ergriffen würden, eine *Capillaritis* entstünde, komme es umgekehrt bei der *malignen Sklerose* zuerst in den *Arteriolen* zu entzündlichen Vorgängen, zu einer *Arteriolitis*. Bezüglich dieser Giftwirkung spricht nun FABER *von Allergie* und glaubt an eine nahe Verwandtschaft zu einer anderen, wohl meist allergischen Arteriolenerkrankung, der *Periarteriitis nodosa*. So beachtlich dieser von FABER vermutete Zusammenhang für den forschenden Kliniker auch jetzt noch sein mag, neuere Forschungen, besonders von SCHÜRMANN und MACMAHON rücken die Verwandtschaftsbeziehungen der malignen Sklerose doch viel näher zur Arteriosklerose und FREY betont, daß man bei der malignen Sklerose „vergeblich nach Symptomen suche, welche die maligne Sklerose einer entzündlichen Erkrankung an die Seite stellen ließe". Auch ist das allerdings schwer diagnostizierbare klinische Bild der Periarteriitis nodosa mit ihrer hohen Eosinophilie meist ganz anders als bei der malignen Sklerose (s. S. 536). So hält FREY diese doch nur für eine besondere Form der Nierenarteriosklerose, bei der nur die Arteriolen in stärkerem Grade mit einbezogen sind. Wenn es durch die Ausdehnung des Prozesses zu Nierenischämie und zu stärkerer Reninbildung käme, könnten dann stromabwärts Nekrosen und proliferative, scheinbar entzündliche Veränderungen entstehen.

Ich möchte zunächst dahingestellt sein lassen, ob es vielleicht im Zusammenhang mit vorausgegangenen entzündlichen Nierenerkrankungen, besonders Jugendlicher, nicht noch andere Formen maligner Sklerose gibt, bei denen entzündlich-allergische Momente vielleicht doch eine Rolle spielen. Auch sei an das erinnert, was gerade weiter oben über die Genese der sog. malignen Nierenarteriosklerose und die Ansichten von HUECK gesagt wurde. Wenn wir in der Praxis einer so verhängnisvollen Nacherkrankung allergisierender entzündlicher Gefäßerkrankungen der Niere vorbeugen wollen, so müssen wir selbst nach Abklingen der klinischen Entzündung erst recht durch Herdsanierung prophylaktisch zu wirken versuchen.

Fragt man sich, warum bei anderen allergischen Streptokokkenerkrankungen, wie z. B. beim Gelenkrheumatismus und schleichenden Sepsisfällen nicht auch Blutdrucksteigerung entsteht, wie z. B. bei einer tonsillogenen streptokokken-allergischen Glomerulonephritis, so wird ebenfalls wieder der Gedanke auf die *spezifisch allergische Schädigung der Nierenzellen*, auf die *Ischämie der Glomeruli* und ein besonderes sekundär allergisches und renal entstandenes *vasoconstrictorisches Gift* gelenkt. Weiterhin ist aber nicht zu bezweifeln, daß bei manchen Menschen eine *angeborene oder intra vitam erworbene Organbereitschaft* besteht, so daß gerade *die Niere als allergisches Schockorgan* betroffen wird — je nach dem Grade der Ausbildung einer *allergischen Diathese* oder *allergischen Disposition.* Hier ist ein Fall des skandinavischen Autors EHRSTRÖM besonders beachtenswert, eine klinische Beobachtung von einwandfrei allergischer Entstehung diffuser Glomerulonephritis ohne Beteiligung einer bakteriellen Infektion bzw. eines Infektionsherdes.

Bei einer während der Beobachtung 50jährigen Patientin war es schon mit 20 Jahren nach Genuß von Beeren und anderen Früchten zu starker Nesselsucht gekommen. Trotzdem wagte sie sich einige Jahre später wieder an Obst, die Folge war allgemeines Ödem und blutiger Urin. Nach weiteren 4 Jahren erlag sie den gleichen Verlockungen, der Erfolg war derselbe. Erst nach 20 Jahren glaubte sie, wieder einmal einige Früchte riskieren zu dürfen, aber diesmal stellte sich prompt das Bild einer akuten diffusen Glomerulonephritis ein: Eiweiß, Cylinder, Bluthärn, Ödeme, Blutdruck von 235 mm Hg, Hyposthenurie. Jedoch rasches Abklingen nach Weglassen des Obstes. Ein nochmaliges späteres Expositionsexperiment hatte die gleichen Folgen, einschließlich Hypertension.

Eine solche eindeutige Beobachtung weist doch unmittelbar auf eine allergische Diathese, ja auf *eine besondere Bereitschaft des Schockorgans Niere* hin. Sehen wir doch bei den sonstigen gar nicht so seltenen Obstallergien zwar häufig Nesselsucht, QUINCKEsches Ödem, Asthma, Enteritis usw., aber doch wohl äußerst selten typische diffuse Glomerulonephritis.

Wir fragen uns, ob hier die besondere Bindungsfähigkeit des Nierenzelleiweißes oder etwa die spezifische Reizbarkeit des peripheren lokalen Nervennetzes bzw. des Diencephalons schuld ist, wie das neuerdings von mancher Seite vermutet wird und worauf wir noch zurückkommen werden. Ich würde eher glauben, daß man bei einer so ausgesprochenen Empfänglichkeit eines besonderen Organs vor allem an *Minderwertigkeit von Geweben des Organs selbst* denken sollte und erst in zweiter Linie an dessen Nervennetz.

Besonders NONNENBRUCH dachte im Zusammenhang mit den SPERANSKY-schen Lehren neuerdings in erster Linie an den *nervalen Weg* und faßt die unmittelbare Wirkung einer „*Sensibilisierung*" bzw. einer allergischen Reaktion auf das periphere Nervensystem ins Auge. Ich ging S. 535 schon einmal auf die NONNENBRUCHschen Ansichten und seinen Begriff der Sensibilisierung ein. Nach der Vorstellung dieses Autors komme es bei der menschlichen Glomerulonephritis zu einer allgemeinen *Sensibilisierung des Gefäßnervensystems,* die in der Niere zur Entzündung und extrarenal zu Blutdrucksteigerung und Ödem führe. NONNENBRUCH betont mit SPERANSKY, daß das Nervensystem ein Ganzes sei und als Ganzes ergriffen werde. Auch bei ben Nierenkrankheiten sei die Störung eine allgemeine, welche die zentrale Regulation der vegetativen Funktionen, insbesondere den Blutdruck, den Wasser-, Salz-, Eiweiß- und Fetthaushalt mit einbeziehen könne. Die extrarenalen Erscheinungen bei der Glomerulonephritis wären nicht Folgen der Nierenstörung, sondern ihr koordinierte Erscheinungen. Aber trotzdem scheint auch NONNENBRUCH für die diffuse Glomerulonephritis nicht um die primäre Nierenstörung herumzukommen, da er selbst meint, daß die Antigen-Antikörperreaktion sich in der Niere selbst vollziehen müßte und daß nicht von einer höheren Stelle im vegetativen Nervensystem, also vor allem von einem „Allergiezentrum" im Hypothalamus aus, der Reiz nerval oder humoral auf die Niere übertragen wird. Er führt Versuche von SARRE und WIRTZ an, auf die ich auch noch besonders hinweisen möchte, bei denen die allergische Reaktion der MASUGI-Niere auf der Seite ausblieb, wo die Autoren während der Injektion des nierencytotoxischen Antikörpers die Arteria renalis für kurze Zeit abgeklemmt hatten. Auch gibt NONNENBRUCH zu, daß diese Versuche von SARRE und WIRTZ, da die allergische Entzündung auch nach Entnervung des Nierenstils unverändert zu erzielen war, gegen eine Entstehung der diffusen Glomerulonephritis von den extrarenalen Nerven aus sprechen. Jedenfalls — solange die Vorstellungen über

die nervalen Wege einer Entstehung der diffusen Glomerulonephritis so wenig
durchsichtig sind, besteht kein Grund, die zahlreichen exakten experimentellen
Grundlagen und Beobachtungen über die allergische Genese in ihrer Bedeutung
zu unterschätzen.

Wenn bei der diffusen Glomerulonephritis meistens eine bakterielle Allergie
vorliegt, so dürfen wir auch bei dieser *die Möglichkeit parallergischer Vorgänge*
nicht außer acht lassen. Es ist denkbar, daß etwa eine Sinuisitis oder eine vorübergehende Darminfektion das nicht ganz spezifische Antigen für eine parallergische
Reaktion mit den noch vorhandenen (vielleicht spärlichen) Antikörpern liefern
könnte. Das mag an den Nierenzellen nicht anders sein als an anderen Zellsyste-
men des Körpers. Die parallergischen Vorgänge bei den in Schüben verlaufenden
Erkrankungen sind ein noch nicht genügend erforschtes Gebiet. Solange wir eine
antigene oder parantigene Wirkung wahrscheinlich machen oder vermuten
können, ist es für Klinik und Therapie sicher besser nach ihr zu forschen als allzu
rasch an eine nervale, diencephale oder psychische Auslösung einer Nephritis
zu denken oder kurzweg anzunehmen, daß ein neuer Schub etwa mit einer
Rhythmik des autonomen Nervensystems zusammenhängt. Allerdings hätte man
nach den experimentellen Ergebnissen und den Theorien Speranskys bei einer
Entstehung der Glomerulonephritis von Herden aus noch an andersartige Einwirkungen des Nervensystems auf das Krankheitsgeschehen zu denken. Ich halte
es nämlich durchaus nicht für ausgeschlossen, daß auch die Entstehung und das
pathologische Bild der Glomerulonephritis irgendwie von dem von Spheransky
entdeckten sog. ,,*neurodystrophischen Prozeß*" beeinflußt werden könnte, ganz
besonders bei Schüben und Remissionen. Als Beispiel sei das Speranskysche
Experiment der Trigeminusreizung angeführt. Wird bei einem Versuchstier der
2. und 3. Trigeminusast mit Crotonöl getränkt, dann entsteht gleichseitige
Conjunctivitis und Herpes labialis. Wird der Nerv durchtrennt und der zentrale
Stumpf mit Crotonöl behandelt (Zweitschlag), dann kommt es zu schwerer
Conjunctivitis beiderseits, starkem Ödem, Hornhautgeschwür, ja Lungen- und
Darmblutung. Reizte man das Zwischenhirn (das der zentrale Vermittler zu
sein schien), durch eine hinter die Sella eingeschobene Glaskugel, dann waren die
Folgen noch viel umfangreicher: Skorbut, Noma, Papillome der Wangenschleim-
haut, Magen- und Darmblutungen, Ulcera rotunda usw. Wesentlich ist dabei die
segmentale Anordnung der entstehenden ,,neurodystrophischen" Prozesse und die
Neigung zu *Schüben* und *Remissionen*. Da prinzipiell jeder Punkt des Nervensystems Ausgangspunkt sein kann, so sind z. B. bei Ischiadicusreizungen Kopf-
und Lungensymptome möglich, nicht zuletzt gehören *Gefäßphänomene, Ödeme
und entzündliche Prozesse zu den neurodystrophischen Folgeerscheinungen*. Wesentlich für unseren Stoff sind dann die weiteren Ergebnisse Speranskys, daß es
bei infektiösen Erkrankungen nicht so sehr auf die Art der Mikroben, als auf die
betroffene Körperstelle und den Zustand des mitbetroffenen Neurikons ankomme,
daß sich auch die anaphylaktischen Erscheinungen an die von Spheransky
beobachteten lokalisatorischen Regeln halten, wobei die neurale Versorgung aus
dem gleichen Segment wesentlich ist. Besonders beachtenswert und experimenteller Nachprüfung bedürftig ist dann die Feststellung des russischen Autors,
daß ohne das Zustandekommen des neurodystrophischen Prozesses überhaupt
keine typische Krankheit entstehe und daß sich 2 Prozesse nebeneinander vollziehen würden. Der bakterielle mit der Wirkung der Immunisierung bzw. Allergisierung und der neurodystrophische. Dieser sei jedoch der entscheidende und ge-
winne nach einer gewissen Latenzzeit die Autonomie. Die latenten neuralen
Prozesse seien es dann, welche die Remissionen und Schübe verursachen. Nach
dieser Lehre Speranskys stehen wir also vor der weiteren Frage, ob das durch

Infektionsherde bedingte und durch allergische Prozesse sich formierende typische Krankheitsbild der diffusen Glomerulonephritis besonders in seinem weiteren Verlauf *als neurodystrophischer Prozeß* anzusehen sei. Hätte wirklich im weiteren Verlauf auch hier das Nervensystem (und als oberste Instanz wohl das Zwischenhirn) die Führung, die Autonomie, dann wäre die Abhängigkeit späterer Schübe vom Neurikon für möglich zu halten. Über die tatsächliche Berechtigung solcher Vorstellungen ist aber noch weitere Aufklärung, vermutlich durch eine große Reihe experimenteller Forschungen notwendig.

VI. Allergie bei rheumatischen Erkrankungen und Gicht.

Noch in den ersten 20 Jahren dieses Jahrhunderts suchte man immer wieder nach spezifischen Erregern des Gelenkrheumatismus, unter denen auch Viren eine Rolle spielten. Je weniger aber die vielen angeblich spezifischen Erreger bestätigt wurden, desto mehr trat die Vorstellung in den Vordergrund, daß Pathogenese und Charakter dieser Erkrankung *mit einer besonderen Reaktionslage* des Körpers zusammenhänge. Mit dem Fortschritt der Lehre von Anaphylaxie und Allergie wurde allmählich auch beim Gelenkrheumatismus an solche Vorgänge gedacht, um so mehr, als man ja bei der in ihrer allergischen Genese geklärten *Serumkrankheit* (s. S. 426) nicht selten ausgeprägte Gelenkerkrankungen beobachten kann. Besonders die großen Gelenke sind bei ihr oft ergriffen, wobei die Intensitätsgrade recht verschieden sein können von einfachen Arthralgien über deutlichen, aber nicht entzündlichen Gelenkhydrops mit periartikulärem Ödem bis zu Bildern, die alle Charakteristica der entzündlichen Arthritis zeigen. Meist sind mehrere Gelenke befallen, oft alle, besonders aber Knie-, Finger-, Hand- und Schultergelenke.

Es muß erwähnt werden, daß bereits im Jahre 1903 MENZER die Theorie aufstellte, der Rheumatismus entstehe durch eine Vereinigung von Antikörpern mit Streptokokken in den Geweben. 1913 waren wohl FRIEDBERGER und CEDERBERG die ersten, die *mit unbelebten Eiweißkörpern*, nämlich durch Injektion von Pferdeserum in Gelenke vorher sensibilisierter Kaninchen schon nach etwa 4 Std akute exsudative Arthritis und Periarthritis erzielten. Dementsprechend vermutete WEINTRAUD schon 1912 bei Rheumatismus eine *Anaphylaxiereaktion* auf bakterielle Gifte (Angina) und FR. v. MÜLLER vertrat 1913 in London ähnliche Ansichten. In den 20er Jahren hat dann besonders KLINGE die anatomischen und experimentellen Grundlagen des Gelenkrheumatismus bearbeitet mit dem wesentlichen Ergebnis, daß die pathologisch-anatomischen Bilder bei der Polyarthritis in der Hauptsache identisch sind mit denen der *geweblichen Eiweißanaphylaxie.* KLINGE ging unter anderem von dem RÖSSLEschen Begriff der ,,hyperergischen Entzündung" aus, der, wie vorn auseinandergesetzt, auf den charakteristischen pathologisch-anatomischen Veränderungen der *lokalen Anaphylaxie*, des sog. *Arthusphänomens* fußte. Ich verweise auf die S. 361 erwähnten Einwände DOERRs gegen den Begriff der Hyperergie. KLINGE konnte seine allergische Theorie des Rheumatismus durch eine Reihe von Tierexperimenten stützen.

Bekanntlich hatte GERLACH schon 1923 fibrinoide Degeneration der Bindegewebsfibrillen bei der lokalen Anaphylaxie des Arthusphänomens beschrieben.

Wurden von KLINGE Kaninchen mit Serum sensibilisiert und nach entsprechendem zeitlichen Zwischenraum ihnen homologes Serum *in die Gelenke* reinjiziert, so ergab sich histologisch: *Degenerative charakteristische Veränderungen der Bindegewebssubstanz in eigenartiger fibrinoider Verquellung und wachsartiger Nekrose mit einer nachfolgenden proliferativen Komponente, einer großzelligen Wucherung von fixen Gewebszellen, Entstehung eines monocytär-histiocytären*

Granulationsgewebes mit Abkapselung der nekrotischen Bezirke. Charakteristica sind die großzelligen Knötchen an den Weichteilen der Gelenke, ebenso wie am Herzen. Als besonders wichtiges Gesamtergebnis ließ sich zeigen, daß nach wiederholten Injektionen von artfremdem Serum beim Versuchstier die gleichen anatomischen Veränderungen am mesenchymalen Gewebe auftreten, wie beim menschlichen Rheumatismus. Unter Beziehung auf die Ergebnisse von Swift und Singer kam Klinge zu der Ansicht, *daß die rheumatische Erkrankung als eine allergische anzusehen ist, welche durch Streptokokken und ihre Gifte verursacht wird.*

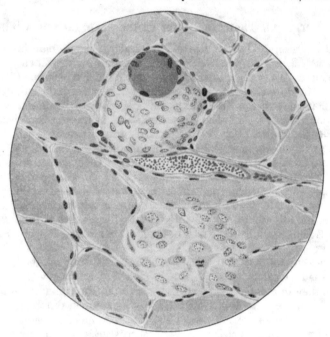

Abb. 16. Zellige Knötchen der quergestreiften Muskulatur nach wiederholter intraartikulärer Eiweißeinspritzung. Die knötchenförmigen Bildungen, die alle ein- und mehrkernige Riesenzellen enthalten, haben auf den ersten Blick eine gewisse Ähnlichkeit mit Tuberkeln.
[Aus F. Klinge: Die Eiweißüberempfindlichkeit (Gewebsanaphylaxie) der Gelenke. Beitr. path. Anat. 83 ,185.]

Bei den interessanten Versuchen von Swift und Mitarbeitern wurden verschiedene Streptokokkenarten verwendet. Wurden Kaninchen mit nicht hämolytischen Streptokokken lokal in die Haut infiziert, so wurde bei nachfolgender Reinfektion — analog dem Arthusschen Phänomen — eine viel stärkere lokale Entzündung erzielt, ganz gleich ob zur Nachbehandlung die gleichen anhämolytischen oder nicht gleichartige hämolytische Streptokokken verwendet wurden. Intravenöse Vorbehandlung war nicht nur außerstande Sensibilisierung zu erzeugen, es konnte sogar durch sie die Überempfindlichkeit der Tiere beseitigt werden. Aber es kann durch intravenöse Injektion noch ein anderes Krankheitsbild entstehen: eine *bakterielle Endokarditis.* Nach Swift handelt es sich beim Menschen um eine *Allergie gegen anhämolytische Streptokokken* (in geringerem Maße auch gegen hämolytische) ohne Agglutinine oder Präcipitine im Serum der Kranken, aber mit erhöhter allergischer Reaktionsfähigkeit der Haut. Für die bakterielle Endokarditis gilt das umgekehrte Verhältnis. Bei den in Amerika von Clawson ausgeführten Versuchen wurden spezifisch vorbehandelten und unvorbehandelten Kaninchen Streptokokken injiziert. Erstere wiesen sehr viele und stark ausgebildete Reaktionsherde (ASCHOFFsche Knötchen) auf. Auch ZINSSER konnte durch Sensibilisierung mit Pneumokokken und Streptokokken verstärkte Entzündung von Gelenkgewebe erzielen.

Prinzipiell recht wichtig waren weiterhin histologische Studien von DIETRICH und SIEGMUND: Wiederholte Injektionen von Kokken führten zu einer *fibrinoiden*

Schädigung der Gefäß-wände ohne Eiterung. Durch wiederholte reichliche Injektionen von Bakterien und bakteriellen Giften kommt eine *Aktivierung des mesenchymalen Apparates* (besonders des Gefäßendothels) zustande, der diese schädigenden Einwirkungen zu verarbeiten hat. Bei dieser fibrinoiden Quellung des Bindegewebes ist eine unmittelbare bakterielle Einwirkung ebensowenig nachzuweisen, wie eine Keimaussaat in Blut und Gewebe. Es handelt sich beim Rheumatismus um eine *allergische (hyperergische) Reaktion des kollagenen Bindegewebes (collagen-deseases)*.

Für das Verständnis der infektiösen Gelenkerkrankungen sind ferner die Beobachtungen BIELINGs an *Immunpferden* der Heilserumfabriken recht wichtig. Bei der Immunisierung von Pferden gegen *Streptokokken* werden zunächst den Pferden *fortlaufend lokale Infektionen* gesetzt, hauptsächlich ins Unterhautzellgewebe, da bei sofortiger intravenöser Infektion eine Allgemein-

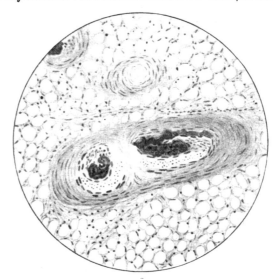

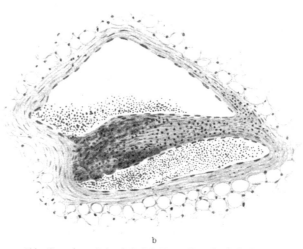

Abb. 17a u. b. a Subendotheliale Verquellungsherde in Arterie.
b Subendotheliale Verquellungsherde in Vene.
[Aus F. KLINGE: Die Eiweißüberempfindlichkeit (Gewebsanaphylaxie) der Gelenke. Beitr. path. Anat. **83,** 185.]

infektion entstehen würde. Das ist nach den vorbereitenden Einspritzungen ins Unterhautzellgewebe nicht mehr der Fall, die krankmachende Wirkung der Bakterien ist abgeschwächt, sie werden, wie BIELING sich ausdrückt, nun ,,*in bestimmte Organe abgedrängt*", und zwar besonders in die *Gelenke* und das *Endokard*. BIELING spricht von einer *Depressionsimmunität, die Immunitätslage, nicht die Bakterienart sei für Lokalisation und Krankheitsbild entscheidend*. Die gleiche Polyarthritis und

Endokarditis kann experimentell mit den verschiedensten Bakterienarten erzielt werden, im Prinzip ist die bakterielle und Serumallergie die gleiche.

Es ist klar, daß bei der natürlichen Krankheitsentstehung des Rheumatismus die *akuten*, besonders aber die *subakuten und chronischen Herdinfekte* zu derartigen bakteriellen, hauptsächlich Streptokokkensensibilisierungen (einschließlich ihrer Gifte) in erster Linie Veranlassung geben. Die günstige Wirkung der Tonsillektomie auf noch reparable Zustände des Gelenkrheumatismus kann nicht mehr bezweifelt werden. Natürlich können auch andere Herde in Betracht kommen, nach denen stets zu fahnden ist. Ob und wie oft die Resorption von *infektiöstoxischen Exsudaten* (mit zu Antigenen umgewandelten Eiweißkörpern) von Bedeutung ist, müßte noch näher erforscht werden. Ebenso ist die Bedeutung von *Nahrungsmittel-* und *anderen Allergenen* noch nicht sichergestellt.

Bekanntlich hat in Deutschland besonders Gudzent die Lehre vertreten, daß auch beim natürlich entstandenen menschlichen Gelenkrheumatismus *unbelebte Eiweißsubstanzen*, nicht zuletzt Nahrungsmittel, als Allergene in Betracht kämen. Nach seiner Ansicht liegt bei allen rheumatischen Prozessen, seien sie am Gelenk-, Muskel-, Nerven-, Sehnen- oder Blutgefäßapparat lokalisiert, eine erworbene (oder auch ererbte) Überempfindlichkeit gegen irgendein artfremdes Eiweiß vor: in 35% auf animalisches, 55% auf vegetabiles Eiweiß und nur in 10% auf Bakterien-, Schimmelpilz- oder Hefeeiweiß. Ähnlich wie Klinge gelang es ihm mit eiweißhaltigen Stoffen, z. B. Extrakten von Nahrungsmitteln, bei sensibilisierten Tieren durch Reinjektion der gleichen Allergene Gelenkentzündungen zu erzielen. Auch Alpers und Mitarbeiter (Stockholm) wiederholten die Versuche Klinges mit Serum und lösten ebenfalls Entzündungen anaphylaktischer Natur in den Gelenken aus. Rich und Gregory gelang es übrigens 1944 durch Sensibilisierung von Kaninchen mit Eieralbumin und Reinjektion *kollagene Erkrankungen des Herzens mit Aschoffschen Knötchen* zu erzielen. Wenn also Gudzent annimmt, daß manche Fälle des menschlichen Rheumatismus und der Gicht durch Eiweißstoffe, besonders Nahrungsmittel, ausgelöst werden, so muß zunächst die Möglichkeit einer solchen Genese nach den Tierexperimenten zugegeben werden. Fraglich ist nur, ob solche allergischen Manifestationen in der Häufigkeit vorkommen, wie sie Gudzent — hauptsächlich auf Grund von Hauttestungen — anzunehmen scheint oder ob sie nur seltene Ausnahmen darstellen. Bis jetzt sind die Meinungen darüber sehr geteilt, in der Mehrzahl wohl ablehnend. Tancoe z. B. hatte bei Testungen mit den Gudzentschen *Allergeninen* bei fast $^{1}/_{3}$ der Fälle von Rheuma und Gicht positive Reaktionen, behandelte seine Fälle durch Weglassen der festgestellten schädigenden Substanz und glaubt, das Gudzentsche Testverfahren zur Feststellung individueller Diätplanung empfehlen zu können. Anders Kirchhof, der ebenfalls Kontrolluntersuchungen mit den Gudzentschen Hauttesten ausführte, aber zwischen Rheumatikern und Rheumagesunden keine grundsätzlichen Unterschiede feststellen konnte, so daß er für die Infektionstheorie eintritt. Zu einer ähnlich ablehnenden Wertung kommen Géronne und Morgan, nach denen die Hautreaktionen mit den Gudzentschen Hauttesten nur eine gesteigerte Reaktionsbereitschaft der Haut gegen die einzelnen Substanzen darstellen, aber für die Gelenke nichts beweisen. Ein Fehler der Gudzentschen Schlußfolgerungen scheint mir darin zu liegen, daß aus positiven Hauttests bei Rheumatikern vielfach zu rasch darauf geschlossen wird, daß das positive Allergen auch tatsächlich die rheumatische Erkrankung auslöst. *Nur ganz einwandfreie klinische Versuche mit Entziehung und Exposition des hautpositiven Allergens könnten die pathogenetische Bedeutung beweisen.*

Benson weist darauf hin, daß auch beim Rheumatismus Nachweis von *Eosinophilie* im Blut, Gewebe und Körperflüssigkeiten für die Allergiediagnose von Wert sein kann, post mortem sollte stets auf die *mononucleären granuloma-tösen Infiltrate*, die ASCHOFFschen *Knötchen* im Gelenkmesenchym und zwischen den Herzmuskelfasern geachtet werden. Ich möchte noch darauf hinweisen, daß GRUBER den rheumatischen ganz entsprechende Knötchen 1925 bei der Peri-arteriitis nodosa feststellte und sie ebenfalls als Produkte allergischer Gewebs-reaktion ansprach. Man erkennt die *nahe Beziehung der allergischen Kollagen-krankheiten zu den allergischen Gefäßreaktionen* (vgl. S. 530 u. f.). KLINGE faßte 1933 die Polyarthritis, die Periarteriitis nodosa und die Thromboangitis obliterans als rheumatisch-allergische Krankheiten zusammen. 1942 gaben KLEMPERER und seine Mitarbeiter allen Krankheiten, bei denen fibrinoide Degeneration der kollagenen Fibrillen beobachtet wird, den Namen „*collagendeseases*", *diffuse Bindegewebserkrankungen*. Zu den bereits genannten Krankheitstypen kamen dann noch der *disseminierte Lupus erythematodes* und die *diffuse Sklerodermie*, die also damit auch in die Gruppe der rheumatischen und allergischen Erkrankungen gelangten. BACH und POLLAK (1946) halten übrigens die Zugehörigkeit des Lupus erythematodes und der Sklerodermie zu den allergischen Kollagenkrankheiten für ungenügend bewiesen.

HYMAN MILLER (Los Angeles) denkt noch an eine andere Möglichkeit der Beziehung von Infektionen zu allergischen Gefäß- und Bindegewebskrankheiten. Er geht hierbei von den S. 551 bereits erwähnten Versuchen von SCHWENKTER und COMPTOIER (1939) aus, die bekanntlich durch Einwirkung von Strepto-kokkenextrakten homologes Niereneiweiß zum Antigen für die Nieren der homo-logen Tierart umwandeln, dadurch Nierenantikörper und schließlich auch Glomerulonephritis erzielen konnten. So hält MILLER es nicht für ausgeschlossen, daß *auch der Rheumatismus durch Produktion von Antikörper gegen homologes Bindegewebe hervorgerufen werde, weil auch hier vielleicht durch bakterielle Intoxi-kation Bindegewebe zum körpereigenen Antigen werden könne.* Der Beweis für einen solchen Vorgang hängt jedoch noch sehr in der Luft. HYMAN MILLER weist übrigens darauf hin, daß der Nachweis eines zirkulierenden oder auch eines fixen Zellantikörpers bei den sog. allergischen Kollagenkrankheiten noch nicht geliefert ist.

Kaum zu bezweifeln ist, daß beim infektionsallergischen Rheumatismus *vor allem die allergischen Gifte* und nicht die Bakterien selbst krankheitserzeugend sind. KLINGE und McEWEN konnten in über 1000 Reihenschnitten von rheumati-schen Frühinfiltraten *keine Streptokokken* finden. Auch DAWSON, OLMSTEAD und BOOTS untersuchten bei 80 Fällen rheumatischer Gelenkerkrankungen Symovial-flüssigkeit und subcutane Knötchen bakteriologisch mit Blutkulturen, *ohne jemals Mikroorganismen züchten zu können*, denen ätiologische Bedeutung einzu-räumen gewesen wäre. Andererseits wies KLINGE nach, daß bei sensibilisierten Kaninchen schon außerordentlich wenige Streptokokken ausgedehnte Gewebs-schäden veranlassen können, daß aber schon nach 24 Std in den geschädigten Herden keine Kokken mehr nachweisbar sind.

Die schon lange angenommenen Beziehungen hämolytischer Streptokokken zur akuten und chronischen Polyarthritis werden besonders durch neuere Untersuchungen über die *Streptokokkenhyaluronidase* noch wahrscheinlicher gemacht, wie sie besonders das Ehepaar T. N. und S. HARRIS anstellten. Die Hyaluronidase ist ein Ferment, das die Hyaluronsäure, die Grundsubstanz des hyalinen Bindegewebes, dem Sitz der rheumatischen Veränderungen, zu depolymerisieren vermag. Gegen dieses Ferment vermag der Organismus eine *Anti-hyaluronidase* zu bilden. Bei den untersuchten Rheumatikern fand sich im latenten Stadium ein Titer von 1/52, im akuten stieg er auf Werte von 1/128 bis 1/4096. Die Titerhöhen können lange erhalten bleiben und bei Exacerbationen wieder ansteigen. Scharlachkranke stiegen nicht über einen Titer von 1/73. Diese neutralisierenden Antikörper finden sich in den *γ-Globulinen*. — Neuerdings wurde von THULIN festgestellt, daß durch Erhitzung hämolytischer Streptokokken auf 120° diese für spezifische Streptokokkenagglutinationsreaktionen brauchbar werden und zur Differenzierung des rheumatischen Fiebers und der rheumatoiden Arthritis gegen andere ähnliche Erkrankungen dienen können. Bei einer Nachprüfung an zahlreichen Kranken und Gesunden kam auch S. J. LIAO zu entsprechenden Ergebnissen, indem die genannten Erkrankungen in einem viel höheren Prozentsatz einen *beträchtlich erhöhten Agglutinationstiter gegen Streptokokken* als Gesunde und andere Kranke aufwiesen.

Auch BIELING setzt für die Pathogenese des allergischen Gelenkrheumatismus die Wirkung der Streptokokken an die erste Stelle, denkt aber auch an die Möglichkeit einer nicht unbedeutenden Rolle der Tuberkelbacillen. In erster Linie ist es BERGER, der die Bedeutung des *Tuberkelbacillus* für die Rheumapathogenese besonders entschieden vertrat. Nach seiner Ansicht [man vgl. seine ausführliche Darstellung in Erg. inn. Med., **53**, 253 (1937)] sprechen eine Reihe von Gründen für die tuberkulöse Grundlage eines hohen Prozentsatzes von akuten wie subakuten und chronischen Gelenkrheumatismen:

1. Zunächst das angeblich gehäufte Vorkommen von Arthritis und Tuberkulose beim gleichen Menschen, was von PONCET, RICCITELLI, HERSTER u. a. auch mit serologischen Methoden zu erweisen versucht wurde.

2. Die häufige zeitliche und qualitative Koincidenz von Arthritis und extraartikulären tuberkulösen Schüben. Die oft außerordentliche hohe cutane Tuberkulinempfindlichkeit nach LIEBERMEISTER.

3. Deutliche Gelenkreaktionen bei Verabreichung von stark verdünnten Tuberkulinlösungen, ausgesprochene Allgemeinreaktion nach kleinsten Tuberkulindosen bei Arthritikern bei Fehlen einer Herdreaktion gegen andere bakterielle Allergene.

4. Tuberkulöser, pleuritischer Resorptionsrheumatismus nach rascher Resorption pleuritischer tuberkulöser Ergüsse.

5. Die angeblich für Tuberkulose charakteristischen Schwankungen der Allergielage bei Polyarthritikern.

6. Positive Erfolge antituberkulöser Behandlungsverfahren.

7. Schließlich weist BERGER noch auf Erregernachweise in Krankheitsherd und Blut, Nachweis der für Tuberkulose pathognomonischen Gewebsveränderungen und Übertragbarkeit auf das Tier hin.

Trotz der großen Fülle des beigebrachten Beweismaterials bieten sich im einzelnen dem kritischen Betrachter doch eine beträchtliche Menge von Einwandsmöglichkeiten, auf die aus Raumgründen hier nicht eingegangen werden kann. Eines ist aber sicher: dem *Anteil der Tuberkulose* an der Rheumagenese müßte von der Forschung auch weiterhin *größte Aufmerksamkeit* geschenkt werden.

Durch Sensibilisierungsversuche von Kaninchen mit Hundeserum in der erwähnten Weise konnten KLINGE und FRICKE auch die *einzelnen Stadien* der menschlichen rheumatischen Erkrankungen zur Darstellung bringen. Man findet bei diesem Vorgehen anfangs, in den *frischen Stadien exsudative und degenerative Mesenchymreaktionen*, nach einigen Wochen kommt es zu einer mehr *reparativen Zellproliferation*. Ganz wie beim Menschen finden sich dann herdförmige wie diffuse *bindegewebszellige, monocytäre Wucherungen*. Schließlich entwickeln sich im Verlauf von 4 Monaten Bilder, die große Ähnlichkeit mit *Arthrosis deformans* zeigen. Außer KLINGE trat besonders FREIBERG für die *allergische Ätiologie auch der* **Arthrosis deformans** ein. Kaninchen wurden Bakterienfiltrate ins Gelenk injiziert, es entstand eine sog. allergische Arthritis. Dadurch wurde auch die Haut sensibilisiert, nachweisbar durch Intracutaninjektion. Lokal entstand nach FREIBERG eine typische Arthritis deformans. So glaubt FREIBERG, daß auch die menschliche Arthritis deformans von einem Infektionsfocus aus allergisch bedingt sei. Bemerkenswert ist seine Angabe, daß man nach intracutaner Prüfung mit verschiedenen, aus den Infektionsherden gewonnenen bakteriellen Allergenen erstaunliche Heilungen durch entsprechende Vaccinebehandlung sehen könne. Nach GRAY und GOWEN hängt die *Arthritis deformans* mit Streptokokken zusammen. Durch den obigen ähnliche Kaninchenversuche stellte BRUNN folgendes fest: Einmalige Injektion in das Kniegelenk sensibilisierter Tiere veranlaßte nicht eitrige entzündliche Veränderungen, histologisch als kleinzellige Infiltrationen mit Veränderungen am Endo- und Myokard. Bei öfteren Wiederholungen (alle 2—3 Monate) der Antigeninjektionen fanden sich hyperplastische Gelenkveränderungen einschließlich der periartikulären Skeletmuskulatur und des Myokards. Laufende Verabreichung des Antigens in kleinen Dosen über 1 Jahr führten zu erheblicher Verstärkung der Gelenkveränderungen bei Rückgang der Herzmuskelbefunde.

BRUNN (Kopenhagen), der, wie erwähnt, die KLINGEschen allergischen Gelenkversuche mit Serumantigen bestätigte, erzielte zudem *durch Kälteeinwirkung beträchtliche Verstärkung der allergischen Gelenkentzündungen*, was für die Rolle von Kälteschäden beim menschlichen Rheumatismus von Bedeutung ist. Auch das Auftreten erheblicher Pankarditis wurde von BRUNN bei diesen Versuchen beobachtet.

Für die Klinik wichtig ist weiterhin der *Einfluß des Traumas* auf die Lokalisation rheumatischer Entzündungen. Nach BOSHAMMER wird das *allergische Geschehen* bei Gewalteinwirkung auf ein Gelenk durch eine umschriebene Gewebsschädigung *auf dieses hingelenkt* bei gleichzeitiger Beeinflussung der Zirkulation, deren Störung zu einer umschriebenen Durchlässigkeit der Gefäßendothelien führen kann. Nach BOSHAMMER lenkt ein *Gelenkhämatom* die im Blut kreisenden Antigene direkt an die Gelenkkapsel, so daß es zu umschriebener allergischer Synovitis kommen kann (z. B. Epicondylitis haem. lat. auch Periarthritis humeroscapularis).

Der Kliniker kann bei genauer Beobachtung nicht selten beim Gelenkrheumatismus noch andere Anzeichen von Allergie finden. So fielen KAHLMETER (Stockholm) die häufigen *flüchtigen Ödeme* in den Gelenken, dem periartikulären Gewebe und den Sehnenscheiden auf, die den QUINCKEschen Ödemen zu entsprechen scheinen. Auch fand er bei einem relativ großen Hundertsatz der Kranken *Urticaria, Migräne, Asthma* usw., sowie allergische Manifestationen bei Blutsverwandten. Ebenso beobachteten TRAUT und VRTIAK bei Fällen von chronischem Rheumatismus und rheumatischen Herzklappenfehlern *2—3mal so häufig allergische Krankheiten* wie Asthma, Heufieber, Urticaria, Ekzem, Migräne und ebenso *größere Sippenbelastung mit Allergien* als bei der übrigen Bevölkerung.

Von den verschiedenen Formen der Gelenkerkrankungen war wohl der *intermittierende Gelenkhydrops* die erste, die als allergisch vermutet wurde. So beschrieb HIS schon im Jahre 1912 in den Charité-Annalen einige Fälle, die er unter der Bezeichnung *angioneurotisches Ödem und intermittierende Gelenkschwellungen* zusammenfaßte. Da diese HISschen Fälle Erhöhung der Blutharnsäure zeigten, werde ich im Abschnitt Gicht auf sie zurückkommen. Höchstwahrscheinlich ist aber nicht die Störung des Harnsäurestoffwechsels, sondern ein allergischer Vorgang das Wesentliche und man hat in Analogie zum angioneurotischen Ödem schon damals auch von *angioneurotischen paroxysmalen Gelenkschwellungen* gesprochen. Neuerdings beschrieb BARGERS (Richmond) einen derartigen Fall, der wegen der Aufklärung seiner Pathogenese Interesse verdient. Eine 26jährige Frau bekommt alle 10 Tage eine 3 Tage anhaltende Schwellung des linken Kniegelenks, leidet ferner an Rhinitis vasomotoria, sowie an einer durch Testung festgestellten Allergie gegen Äpfel, Pfirsiche, Tomaten, Oliven, Ananas und Grapefruit. Die Entfernung eines Zahnherdes beeinflußte die Gelenkaffektion nicht, die erst nach einer der Testung entsprechenden Diät verschwand. Merkwürdigerweise traten anfangs an Stelle der verschwundenen Gelenkergüsse angioneurotische Ödeme an Hals, Brust und über dem linken Kniegelenk auf, und zwar an den Tagen der früheren Gelenkschwellungen. Durch Fortsetzung der Diät verschwanden aber schließlich auch diese Erscheinungen.

Da bei den subakuten und chronischen Formen rheumatischer (und auch neuralgischer) Erkrankungen der exakte klinische Nachweis eines echt allergischen Vorgangs (vor allem durch Antikörpernachweis) bis jetzt in der Regel nicht leicht ist, mag es von Interesse sein, 3 Typen von rheumatischen Krankheitsbildern zu erwähnen, die nach GUNNAR KABLAETER als „echte allergische Rheumatismen" bezeichnet werden können:

1. Allergische Polyarthritis (sowie auch Polytendinitis) gekennzeichnet durch kurzdauernde, flüchtige Anschwellungen, Kombination mit anderen allergischen Manifestationen (Urticaria, Quincke usw.) intraartikuläre, nicht entzündliche seröse Ergüsse, symptomfreie Intervalle, ohne spätere progrediente Veränderungen und Kontrakturen. 2. Intermittierende neuralgiforme Schmerzen, oft mit vasomotorischen Symptomen, auch mit Parästhesien infolge von Gefäßkrämpfen (ähnlich der Migräne). Der Allergiennachweis bei dieser Gruppe dürfte meines Erachtens nicht immer leicht sein. 3. Der soeben beschriebene intermittierende Gelenkhydrops.

Läßt der Kliniker sein Krankengut Revue passieren, so wird er rasch feststellen, daß es zahlreiche rezidivierende Tonsillitiden und andere Herdinfekte, zahlreiche verschieden lokalisierte allergische Manifestationen gibt, ohne daß es bei ihnen jemals zu Gelenkaffektionen kommt. Sicher kommt auch hier eine besondere *allergische Diathese* oder *allergische Disposition* zur Geltung. HANFGARTNER hat die Frage chronische Arthritis, Erbanlage und Allergie bearbeitet und kommt zu dem Ergebnis, daß genetisch enge Beziehungen entzündlicher und degenerativer rheumatischer Erkrankungen zueinander und zur allergischen Diathese vorhanden sind. Er glaubt auch nervöse Belastung feststellen zu können, fand aber keinen bestimmten Körperbautypus. Ich glaube, daß vorausgegangene anderweitige Gelenkschäden von großer Bedeutung sind, auf dem Einfluß von Traumen wies ich schon S. 565 hin.

Wie wir aus den bisherigen Erörterungen und den angeführten experimentellen Forschungen erkennen, können wir also so ziemlich bei allen Formen der akuten, subakuten und chronischen rheumatischen Erkrankungen, selbst bei manchen Fällen von Arthrosis deformans mit allergischen Vorgängen rechnen. Da es auch hier für die Therapie darauf ankäme, die Pathogenese aufzuklären, um wirksam helfen zu können, müssen wir in jedem Fall vermutlicher allergischer Grundlage danach trachten, das schuldige Allergen zu erkennen und nach Möglichkeit auszuschalten. Für die Diagnose wäre also von Bedeutung: 1. der Nachweis, daß tatsächlich ein allergischer Vorgang vorliegt, 2. die Erkennung des Allergens, und falls dieses als bakteriell zu vermuten ist, der Sitz des Focus, von dem aus das Antigen immer wieder in den Kreislauf geschwemmt wird. Der allergische Charakter der Erkrankung wird sehr häufig schon durch den *schubweisen Verlauf* des Prozesses nahegelegt. Allerdings erwachsen oft große diagnostische Schwierigkeiten dadurch, daß Fälle von rheumatischem Fieber ohne Befallensein der Gelenke vorkommen, dann wieder Zustände mit typischer Gelenkerkrankung ohne rheumatisches Fieber, schließlich wieder Fälle mit polyarthritischem Krankheitsverlauf und gleichzeitiger Chorea, aber ohne klinische Gelenkerscheinungen. Man kann die gleiche Pathogenese solcher anscheinend verschiedenen Krankheiten oft nur aus der *analogen Verlaufsart* vermuten, oft auch aus der Beobachtung, daß sie *weder auf Antibiotica, wie Penicillin und Streptomycin, noch auf Sulfonamide reagieren, wohl aber oft bald mehr oder weniger auf Pyramidon und Salicylsäure* ansprechen. Leider läßt auch die *Eosinophilie* meist im Stich. Allerdings müßte man die eosinophilen Zellen durch Kammerzählung und kurvenmäßige Feststellung ihrer zahlenmäßigen Schwankungen besonders vor, während und nach Fieberschüben und Gelenkattacken beobachten. GÉRONNE weist auf die große Bedeutung der Bluteosinophilie bei rheumatischen Erkrankungen hin. Wichtig ist exaktestes Aufspüren von *Infektionsherden*, besonders in Tonsillen und Nebenhöhlen mit Züchtung der gefundenen Bakterien. Der richtige, aber noch wenig beschrittene Weg wäre dann weiter *die Herstellung von Testvaccinen* bzw. Endotoxinextrakten *aus den Reinkulturen sämtlicher gezüchteter Bakterien,* sodann *Untersuchung durch Hautteste,* ob der Kranke sich als allergisch gegen einen oder mehrere der Stämme erweist. Die deutlich positiv reagierenden Stämme wären für einen *Desensibilisierungsversuch* sicher die geeignetsten. Nach den Untersuchungen von C. A. GREEN waren die an Kranken mit akutem und subakutem Gelenkrheumatismus durchgeführten *Hautreaktionen mit Endotoxinen von hämolytischen, Viridans- und indifferenten Streptokokken in weit über 75% der Fälle positiv.* COLLIS, SHELDON und HILL hatten bei rheumatischen und choreatischen Kindern stets positive Reaktionen mit *hämolytischen* und *nichthämolytischen Streptokokken.* Allerdings sollte immer festgestellt werden, ob die verwandte bakterielle Testlösung nicht auch bei sicher Gesunden und rheumafreien Menschen Reaktionen auslöst. Es ist hier so manches noch näher zu untersuchen, z. B. ob sich die Spezifität der *körpereigenen* Stämme als größer erweist, welche Rolle die *Virulenz* der Stämme spielt, ob man die Spezifität durch Verdünnungen der Vaccinen besser erfassen kann usw. Eine besonders *genaue Anamnese* (Fragebogen!) kann vielleicht Hinweise auf *andere Allergien* liefern, so daß dann mit den verschiedensten, nichtbakteriellen Allergenextrakten Hautproben durchgeführt werden könnten. VEIL und BUCHHOLZ stellten bei akuter Polyarthritis, rheumatischer Endokarditis und akuter Glomerulonephritis *Komplementschwund* fest, der stets Hand in Hand mit den akuten und subakuten Schüben des Gelenkrheumatismus usw. ging, nach Meinung der Autoren ein Beweis allergischer Vorgänge. Das Dunkel, das uns die Genese so vieler Gelenkerkrankungen noch verhüllt, sollte uns nicht abschrecken, sondern ermuntern, bei jedem Fall alle Möglichkeiten allergischer Diagnostik auszunützen.

Im Hinblick auf die mögliche ätiologische *Bedeutung der Tuberkulose* beim chronischen Gelenkrheumatismus (vgl. S. 564) wäre auf den Nachweis sonstiger Tuberkulose, sowie auf die Diagnostik mit abgestuften Tuberkulinverdünnungen zu achten. Über die Bedeutung der Wirksamkeit von *Conteben* s. S. 570.

Ich halte es nicht für notwendig, ein großes Kapitel über die **Therapie der Gelenkerkrankungen** anzufügen, da diese Erkrankungen in dem vorliegenden Handbuch gesondert dargestellt sind und in diesem Abschnitt auch die allgemeine allergische Therapie ausführlich behandelt wurde (vgl. Bd. VI, S. 647). Die Erfassung der rheumatischen Erkrankungen als zum großen Teil allergische Vorgänge verlangt es indes, einige Gesichtspunkte zu beachten, die hier nicht unerwähnt bleiben dürfen. Ein Gesichtspunkt ist in der vorausgehenden Darstellung bereits des öfteren erwähnt und hervorgehoben worden: die ausschlaggebende Rolle von Infektionsherden und ihre möglichst radikale Beseitigung. Sie liefern uns auch das Material, aus dem wir die mikrobischen Erreger gewinnen und züchten können — im Hinblick auf Hautproben und die Gewinnung von im geeigneten Moment zu verwendenden Impfstoffen. Bei den rheumatischen Erkrankungen, besonders den subakuten und chronischen gehen die allergischen Antigen-Antikörperreaktionen *in Schüben* vor sich, je nachdem die Antigene in bald größerer, bald geringerer Quantität aus den Foci in den Kreislauf geschwemmt werden. Die Stärke dieser Schockfragmente variiert je nach der Menge des ausgeschwemmten Antigens und der Quantität des Antikörpers, die miteinander zur Reaktion kommen. Wir haben einige Möglichkeiten, wie wir klinisch die Intensität dieser Schockabläufe einigermaßen beurteilen und abschätzen können. Wir beobachten vor allem den *Fieberverlauf* (einschließlich Pulszahl) *Leukocytenzahl, qualitatives weißes Blutbild* und die *Schwankungen der Blutsenkungsreaktion.* Je öfter und genauer wir diese diagnostischen Kriterien benützen, desto mehr bekommen wir Anhaltspunkte für die Prognose und die Art unserer Therapie.

Bei der *akuten Polyarthritis* mit ihrem oft hohen, aber je nach den Schüben — sehr wechselnden Fieber und dem oft rasch wechselnden Befallensein der verschiedenen Gelenke ist meist ziemlich *starke Leukocytose, Polynucleose* und zunächst *geringe Eosinophilie*, ja Eosinophilenmangel festzustellen. In diesem akuten Stadium wirken bekanntlich die *Salicyl- und Pyramidonpräparate* in der Regel vorzüglich, von denen heute zahllose Präparate für oralen und parenteralen Gebrauch vorhanden sind. Beim *subakuten* (bzw. subchronischen) *Verlauf* nützen die *Salicylpräparate und Pyrazolonderivate anfangs meist sehr wenig*, ja die Schmerzen nehmen oft noch zu. Später kann dann doch noch Besserung eintreten, oft unter Zunahme der Eosinophilen. Das *chronische Stadium* ist *mit Salicyl und Pyramidon*, abgesehen von vorübergehender Schmerzbesserung in der Regel *nicht wirksam zu bekämpfen*. Hier stehen die *physikalische Therapie* (z. B. Diathermie, Jontophorese, Fangopackungen usw.) sowie die unspezifische Reizkörpertherapie (z. B. Solganal, Vaccinetherapie usw.) an erster Stelle, hier ist die *Sanierung der Infektionsherde* ein besonders dringendes Gebot. Die Behandlung mit *unspezifischen Vaccinen*, aber auch mit *Bienengift* und *ähnlichen Präparaten* könnte auch als unspezifische Desensibilisierung bezeichnet werden, die „stress"-Wirkung solcher Maßnahmen auf die Nebennierenrinde soll uns später noch beschäftigen. HOLLMANN weist mit Recht darauf hin, daß es bei schweren, fortgeschrittenen Zuständen des chronischen Rheumatismus zu *Schwächezuständen des cellulären Abwehrapparates* kommen kann, die sich unter Umständen durch *Leukopenie* warnend (als „*Anergie*") anzeigen. Er erwähnt 2 Fälle, bei denen die Entfernung chronisch septischer Herde an Mandeln und Zähnen bei erheblicher „leukopenischer Erschöpfung" zu einer akuten *Agranulocytose* führten.

Neben den Tonsillen stellen viele Kliniker die *Zähne* als Infektionsherde an die Spitze, da von der infizierten Pulpa aus ein dauerndes Eindringen von Bakterien, besonders von Streptokokken in das Körperinnere erfolgt und *praktisch jeder pulpatote Zahn in seinem Wurzelkanal mit Streptokokken infiziert* ist. Auch sind die Zahnherde deswegen so bedenklich, weil sie keinen Abfluß nach außen haben. Jedenfalls stellen PROELL und SLAUK die *Kopfherde an die erste Stelle*, etwa $^1/_3$ aller Erwachsenen sind Träger von Kopfherden und SLAUK berechnete sogar, *daß 94% aller Rheumakranken ihr Leiden Kopfherden zu verdanken hätten*. Wesentlich für eine frühzeitige Herdsanierung sollte auch die Erkenntnis sein, daß die Sanierung meist zu spät kommt, wenn die Krankheit *an der 2. Lokalisation selbständig* wurde.

Für die Therapie des Rheumatismus haben sich neuerdings ganz besondere Gesichtspunkte ergeben durch die *Forschungen über ACTH, Cortison und die sonstigen Steroide der Nebennierenrinde*, durch die Untersuchungen SELYEs *über das Adaptationssyndrom*, durch die eigenartige Wirkung des *Contebens* auf rheumatische Affektionen und Bindegewebserkrankungen überhaupt. Alle diese Forschungen führten *zu neuen Erkenntnissen über die Wirkungen der Protein- und Reizkörpertherapie*, die sich ja gerade bei den chronischen Rheumatismusformen so oft als nützlich erwiesen hat, wenn auch leider viele Versager zu verzeichnen sind und die Erfolge oft zeitlich beschränkt waren. Vielleicht können durch die genannten Erkenntnisse auch für die richtige Auswahl und Lenkung der Reizkörperbehandlung neue, die Erfolge verbessernde Anhaltspunkte gewonnen werden. Bekanntlich (vgl. S. 443) verläuft das *Anpassungssyndrom* nach SELYE bei unspezifischen Reizungen von außen, sei es etwa Kälte oder auch Forapin- bzw. Goldinjektionen usw. in 3 Phasen ab: *Alarmreaktion* (mit einer Schockphase), *Widerstandsphase, Erschöpfungsstadium*. Es kommt durch toxische

Stoffwechselprodukte zur *Reizung der Hypophyse* und aus dieser zur Ausschüttung *corticotroper Hormone*, die unter Hemmung der Thymus und des lymphatischen Systems zu einer *Nebennierenrindenaktivierung* führen. Es ergeben sich *charakteristische Blutveränderungen*: *Leukocytose mit Lymphopenie, Eosinopenie*. Lymphopenie wie Eosinopenie sind auf die vermehrte Corticoidbildung durch die Nebennierenrinde zurückzuführen. Die vermehrte Tätigkeit der Nebennierenrinde läßt sich auch an der *vermehrten Ausscheidung von 17-Ketosteroiden* erkennen, die aber rasch wieder absinkt. So konnte man auch z. B. bei Fiebertherapie in fast allen Fällen *Eosinophilensturz* auf weniger als 10% des Ausgangswertes als ein Symptom verstärkter Nebennierenrindenaktivität feststellen, ferner vermehrte 17-Ketosteroid- und Harnsäureausscheidung im Urin. Die neuen Forschungen über die Hormone der Hypophyse und Nebennierenrinde lassen erkennen, daß sowohl in der Nebenniere als in der übergeordneten Hypophyse je 2 antagonistische Hormone mit einer lebenswichtigen umfangreichen Regulationsaufgabe betraut sind. Man kann durch Desoxycorticosteron im Tierversuch (bei Überdosierung) eine Polyarthritis und Myokarditis erzeugen, es wird also durch Desoxycorticosteron die Entzündungsbereitschaft gesteigert, durch Cortison gehemmt. Dieser ganze Mechanismus wird *zentral* von *Hypophyse* und *Zwischenhirn* aus *gesteuert*. Nach HEILMEYER kann man den Rheumatismus als *Gleichgewichtsstörung* (*Adaptationskrankheit*) *entzündungsfördernder und entzündungshemmender Regulationen* als eine Zunahme der gesamten Entzündungsbereitschaft ansehen, wobei sich die Nebenniere in einem hyperaktiven Zustand befindet. Kleinste Reize, z. B. von Infektionsherden ausgehend, können genügen, um die Entzündung manifest zu machen, wobei zu bedenken ist, daß gerade die Gelenke eine besonders hohe Empfindlichkeit für Entzündungsreize besitzen.

LONG (London) kommt auf Grund seiner Forschungen zu der Anschauung, daß bei *bakteriellen Infektionen*, wie etwa der *Rheumatismusallergie*, *Ascorbinsäuremangel* und endokrine Störungen mit einer ausgebreiteten Entzündung des Bindegewebes, gekennzeichnet durch Ödem und Kollagendegeneration, einhergehen. Diese Zusammenhänge waren ihm Anlaß zu bemerkenswerten Studien an *mit BCG infizierten Meerschweinchen*, die mit einer Diät ernährt wurden, welche *Kohl* als Vitamin C-Quelle enthielt. Maßgebend war die Prüfung der *Tuberkulinallergie*. Die große Reihe seiner Versuche, auf die ich im einzelnen nicht eingehen will, faßt LONG in einer Hypothese zusammen, in deren Mittelpunkt der *Ascorbinsäurestoffwechsel* steht. Die reversible Reaktion Ascorbinsäure-Dehydroascorbinsäure geht im Körper vor sich und weitere Oxydation führt zu Ascorbinsäuremangel. Vermutlich ist die *Dehydroascorbinsäure in allen Fällen das desensibilisierende Agens*, da die Ascorbinsäure nur nach ihrer Oxydation zu dieser Form desensibilisierend wirkt. Dazu kommt dann noch, daß der *Kohlfaktor* die Oxydation der Ascorbinsäure *behindert*. Es ist also anzunehmen, daß *Cortison und ACTH* bei den kohlernährten Tieren durch *Zerstörung des Hemmungseffektes* im Kohlfaktor wirken und dadurch die Bildung von Dehydroascorbinsäure erleichtern oder ermöglichen. Es kommt hinzu, daß bei den kohlernährten allergischen Meerschweinchen experimentell erzeugte milde *Thyreotoxikose die Allergie steigert*. Diese Steigerung kann indes nicht als direkter Antagonismus zwischen Thyreoidin und Nebennierenrindenhormon aufgefaßt werden. Wurde nämlich Thyreoidin durch *Propylthiourazil* gehemmt, so fehlte die antiallergische Wirkung von ACTH und Cortison, konnte aber schon durch kleine, nichttoxische Dosen von Thyreoidin wieder hergestellt werden.

Es ist *zu vermuten, daß die günstige Wirkung der Protein- und Reizkörpertherapie — wenigstens zum Teil — auf eine zeitweilig erhöhte ACTH-Produktion zurückzuführen ist* (vgl. auch SCHWARTZ).

Besonders *gute Erfolge* beim Gelenkrheumatismus wurden indes *durch unmittelbare Anwendung von ACTH* und Cortison erzielt. Nach Berichten MASSELLs und WARRENs waren bei über 20 Fällen von schwerem rheumatischem Fieber, meist mit akuter Karditis, die Erfolge sehr gut. Besonders war die Anfangswirkung auf Fieber und Gelenke sehr eindrucksvoll, auch Perikarditis, subcutane Knoten und andere rheumatische Erscheinungen kamen während der ACTH-Therapie rasch

zur Rückbildung. Man konnte aber Fieberremissionen mit Erhöhung der Blutsenkungsgeschwindigkeit beim Abschluß der Therapie beobachten, die meistens
spontan ohne weitere Behandlung in verschiedenen zeitlichen Zwischenräumen
wieder verschwanden. Auch *choreatische* Erscheinungen verschwanden, wenn auch
nicht immer. Bei 3 von den 20 Fällen versagte diese Therapie. Im allgemeinen
schien durch ACTH die Genesung schneller einzutreten als ohne Behandlung,
ja es schien Karditis unterdrückt zu werden. *Frühe, akute Anfälle schienen
leichter und günstiger beeinflußt zu werden als schon monatelang fortschreitende
rheumatische Erkrankungen.* Die eigenartige Wirkung der *Thiosemicarbazone*,
des *Contebens*, dessen Wirkung man ursprünglich als rein antibiotisch, besonders
auf den Tuberkelbacillus wirkend auffaßte, wurde neuerdings von Heilmeyer
bearbeitet und beschrieben. Es handelt sich offenbar viel weniger um eine
tuberkulostatische als um eine *unspezifische Wirkung auf die Plasmakolloide*
bzw. deren Zusammensetzung oder auch um eine Hemmung der diese Zusammensetzung beeinflußenden Faktoren. Bekanntlich ist mit der Contebenanwendung
in der Regel ein *Rückgang der Blutsenkungsbeschleunigung* verbunden. Man findet
aber ebenso wie beim Rückgang der Senkungsbeschleunigung eine Zunahme der
Albumine und eine Abnahme der Globuline, eine Zunahme des Albumin-Globulin-
quotienten und Rechtsverschiebung des Weltmann-Bandes. Dabei nehmen die
α-Globuline relativ viel, die β-Globuline wenig, die γ-Globuline gar nicht ab.
Eine etwa angelegte Tuberkulinreaktion geht mit dem Senkungsabfall stark
zurück, es ist also festzustellen, *daß das Conteben nicht nur die Plasmakolloide,
sondern auch die Entzündungsbereitschaft stark herabsetzt.* Wir wissen, daß beim
chronischen Gelenkrheumatismus eine andauernd erhöhte Entzündungsbereitschaft besteht, welche Conteben in einer großen Anzahl von Fällen zu verringern
vermag. Wir haben gehört, daß ACTH und Cortison ebenfalls ausgesprochene
Besserung der chronischen Polyarthritis mit Rückgang der Blutsenkungsreaktion
(aber meist Wiederansteigen nach Wiederabsetzen) bewirken können und daß beide
Hormone die Plasmazusammensetzung direkt beeinflussen. So ergibt sich, *daß
Cortison und Conteben beim Gelenkrheumatismus eine ganz ähnliche Wirkung haben.*

Ich möchte zum Schluß noch ein Beispiel dafür anführen, was alles als „stress"
im Sinne einer Reizkörperwirkung dienen kann. Polymenakos berichtet über
einen 68jährigen Mann, der an typischem Gelenkrheumatismus erkrankt war.
Nach *Fischgenuß* trat bei dem offenbar fischallergischen Patienten akut Atemnot,
Quinckesches Ödem an Augenlidern und Lippen mit starkem Jucken auf. Nach
Abklingen (Calcium, Benadral, C-Vitamin) verschwand auch völlig der Gelenk-
rheumatismus, Patient war noch nach 6 Monaten symptomfrei. Man darf dem
Autor zustimmen, wenn er die Besserung als „*Adaptationssyndrom*" auffaßt,
wobei der „stress" des allergischen Anfalls die hypophysär-adreno-corticale
Aktivität steigerte.

Gicht und Allergie.

Schon im Jahre 1927 bin ich in den Ergebnissen für innere Medizin und
Kinderheilkunde (Bd. 32) einigermaßen ausführlich auf dieses Thema eingegangen, aber auch jetzt noch gibt es hier viel ungelöste Probleme. Studien über
Gicht waren und sind vielfach auch jetzt noch in den von Kriegen heimgesuchten
Hungerländern erschwert, weil die Gicht durch die Abnahme des Fleischgenußes
viel seltener wurde. Das illustriert deutlich die Mitteilung W. G. Müllers, daß
im Zwickauer pathologischen Institut in den letzten 25 Jahren unter 18000 Sektionen nur eine einzige gichtische Erkrankung festgestellt wurde.

Schon vor Jahren unterschied Schittenhelm 2 verschiedene Prozesse bei der
Gicht, einmal die *allgemeine Stoffwechselstörung*, die zu einer Vermehrung der

Harnsäure im Blut und in den Geweben führt und dann den *akuten Gichtanfall*, bei dem physikochemische Änderungen der Gewebe eine Rolle spielen müßten und das Ausfallen der Harnsäure veranlaßten. Auch französische Autoren haben schon lange die Notwendigkeit einer Trennung zwischen Harnsäurestoffwechselstörung und Gichtanfall betont. Schon im Jahre 1911 tauchte bei LINOSSIER der *Gedanke an Anaphylaxie* auf, wenn er meint, der Gichtanfall sei veranlaßt durch einen kolloidchemischen Prozeß ähnlich der Anaphylaxie. WEIL wies auf die große Ähnlichkeit des akuten gichtischen Gelenkanfalls mit den Gelenkaffektionen der Serumkrankheit hin. Es kommt hinzu, daß bekanntlich Gichtanfälle auch *durch purinfreie Stoffe*, z. B. durch *bestimmte Getränke*, vor allem gewisse *Burgunderweine* ausgelöst werden können (s. S. 573). 1926 hat dann GUDZENT die Möglichkeit einer allergischen Grundlage des Gichtanfalls auseinandergesetzt, nach seiner Auffassung ist der *Gichtanfall eine allergische Reaktion*.

Man muß sich zunächst fragen, welche Beziehungen die uratische Stoffwechselstörung zu gewissen allergischen Vorgängen hat, die ausschließlich oder fast ausschließlich an den Gelenken lokalisiert sind. Sicher müßte doch die gichtige Stoffwechselstörung zu den fraglichen allergischen Anfällen irgendwie disponieren. Wenn CHAUFFARD annimmt, daß die *Harnsäureüberlastung* des Blutes das *kolloidale Gleichgewicht der Säfte* störe, so kann man darauf hinweisen, daß bei anderen Krankheiten mit Harnsäurevermehrung des Blutes wie z. B. bei der Leukämie keine Gichtanfälle auftreten. Ob aber Harnsäureüberlastung des Blutes wirklich zu allergischen Reaktionen disponiert, müßte tierexperimentell angegriffen werden. Neigt ein sensibilisiertes Tier eher zu anaphylaktischen Reaktionen, wenn es vor der Reinjektion mit Harnsäure überlastet wird? Nun konnten THANNHAUSER und WEINSCHENK durch Harnsäureinjektion bei „arthritischen" Menschen, bzw. bei allergischen Kranken allergische Reaktionen auslösen. Man könnte sich also vorstellen, daß ein infolge der gichtigen Stoffwechselstörung hoher oder rasch anwachsender Blutharnsäurewert nach Art der THANNHAUSERschen Injektionen eine allergische Reaktion begünstigt und damit auch bei entsprechender Sensibilisierung und Wiedereinverleibung des Allergens einen Gichtanfall auslöst.

Ich habe schon früher darauf hingewiesen, daß unter den etwas verwaschenen Begriff der *arthritischen Konstitution (arthritisme der Franzosen)* auch die Bereitschaft zu Allergien fällt und daß es daher nicht verwunderlich sei, wenn Harnsäurestörungen und Allergien häufig zusammen vorkommen, ohne daß die Allergiekranken eo ipso einen gesteigerten Harnsäurestoffwechsel haben müßten. HIS beschrieb beim Kongreß für innere Medizin 1911 Fälle von sog. intermittierenden Gelenkschwellungen, die sehr den Eindruck machen, daß hier auf dem Boden des Arthritismus Störungen des Harnsäurestoffwechsels und Disposition zu Allergien einfach vereinigt sind. HIS beschreibt diese Fälle, die er unter der Bezeichnung „*angioneurotisches Ödem und intermittierende Gelenkschwellungen*" zusammenfaßt, folgendermaßen:

1. Fall. Mutter und deren Brüder Gicht. Patientin Ödem und Periostschwellung am linken Unterschenkel. Ein Jahr danach rechtsseitige Ischias. Synovialschwellung beider Kniegelenke. Seit langem Urticaria, besonders nach Obstipation. Im Blut 10,5 mg-% Mononatriumurat.

2. Fall. Vater und Mutter Gicht. Patientin selbst leichte HEBERDEN-Knoten an den Fingern. Von Zeit zu Zeit schwellen beide Knie plötzlich unter starken Schmerzen für einige Stunden an. Ähnliche Anfälle an den Kiefergelenken. Im Blut 5,1 mg-% Mononatriumurat.

3. Fall. Patientin ist korpulent. Seit 10 Jahren Schmerzen in beiden Knien. In unregelmäßigen Abständen schwellen die Knie oder Knöchel rasch an, meist nur für Stunden oder 1—2 Tage. An beiden Händen HEBERDENsche Knoten. Im Blut 9,0 mg-% Mononatriumurat.

4. Fall. Vater Gicht, Mutter arthritisch. Patient selbst hatte bis zum 7. Jahre oft Nesselfieber. Oktober 1911 leichtes Fieber, Gelenkschmerzen ohne Schwellung, Urticaria über den ganzen Körper, Dauer 2 Tage. Januar 1912 Schwellung am rechten Knöchel, Urticaria im Gesicht, in den nächsten Tagen noch andere Gelenkschwellungen. Seitdem öfters kurz dauernde Schwellungen einzelner Gelenke. Durch vegetarische Diät gebessert. Im Blut 10,0 mg-% Mononatriumurat.

His beschreibt dann noch einen Fall von häufig rezidivierendem, herumwanderndem Quinckeschen Ödem mit 9,2 mg-% Mononatrium im Blut ohne Gichtanfälle.

Gerade im Zusammenhang mit den Hisschen Fällen möchte ich nochmals die Frage zur Diskussion stellen, ob auf Grund einer *gemeinschaftlichen Erbanlage* gichtige und allergische Bereitschaft nicht öfters in einem Individuum vereinigt sein könnten, ohne daß eine von der anderen abhängig sein müßte. Bekanntlich ist ja die Allergie sehr verschieden lokalisiert, sei es in der Respirationsschleimhaut oder in der Haut oder im Darmkanal. Das Hauptschockgewebe sind wohl stets die *Capillarendothelien*, während die einzelnen Gefäßgebiete je nach Disposition für das Allergen sehr verschieden empfindlich sein können. Man könnte sich vorstellen, daß durch die Stoffwechselstörung Gicht eine besondere Disposition des Capillarendothels der Gelenke verursacht wird.

1926 hat, wie erwähnt, Gudzent in einer Arbeit über die Tophusbildung und den akuten Gichtanfall die Möglichkeit einer allergischen Grundlage des Gichtanfalles erwogen. Nach seiner Auffassung ist also der Gichtanfall als eine allergische Reaktion anzusehen. Ähnlich wie Thannhauser und Lindberg untersuchte Rondoni den Einfluß der Harnsäure auf allergische Entzündungen. Er setzte kleine, sonst *irrelevante Harnsäuremengen dem reinjizierten Serum* bei einem anaphylaktischen Kaninchenversuch zu, was die *lokalen Entzündungserscheinungen deutlich verstärkte*. Die Versuche von Chini 1933 sind geeignet, uns einen besseren Einblick in das Wesen allergischer Erkrankungen und deren Beziehungen durch vorausgegangene Gelenkschäden zu verschaffen:

Wird ein Versuchstier gelenkfern, etwa mit artfremdem Serum, in der üblichen Weise sensibilisiert, so kommt es denn nach der Reinjektion zu allergischen Gelenkaffektionen, *wenn die betreffenden Gelenke vorher eine ganz unspezifische Entzündung durchmachten*, etwa durdh Einspritzen von *Äther* (ferner Pepton, Histamin) oder auch von *Harnsäure* in die Gelenke. Diese Entzündung hielt viel länger an, entsprach auch röntgenologisch einer chronischen Gelenkentzündung. *Nach Chini ist die Harnsäure im Zustand der Allergie eine entzündunserregende, die capillare Permeabilität für Allergene steigernde Substanz.* 1939 beschäftigte sich dann auch Klinge mit der Gichtfrage. Zusammen mit Rodriguez konnte er zeigen, daß sich *durch intraartikuläre Injektion von 1% bzw. 1⁰/₀₀ Mononatriumuratlösung* allein, ohne Sensibilisierung, bei Kaninchen nur geringgradige und flüchtige entzündliche Haut- bzw. Gelenkreaktionen erzielen lassen, eine *allergische* Lokalreaktion wurde jedoch bei Gegenwart gelöster Harnsäuresubstanzen deutlich verstärkt. Infolge der Lokalisierung durch die Urate im Gelenk entstand also auch in den Klingeschen Versuchen eine allergische Arthritis.

Neuerdings unternahm der mehrfach erwähnte amerikanische Allergieforscher Harkavy, der besonders der Gefäßallergie seine Aufmerksamkeit widmet, auch Studien über allergische Faktoren bei der Gicht. Er beobachtete 3 gichtkranke Personen, bei denen *Allergie gegen Gräser- und Baumpollen*, sowie gegen *Weizennahrung* bestand. Trotz Genuß von purinhaltigen Speisen traten keine Gichtanfälle auf. Durch *Einatmung von Blütenstaub* bei nichtweizenfreier Nahrung konnten jedoch *akute Gichtanfälle*, darunter recht schwere, provoziert werden, durch Weizennahrung allein nur eine unbedeutende Gichtattacke an einem Gelenk, jedoch waren bei weizenfreier Diät Injektionen von Pollenextrakten wirkungslos. Recht schwere polyartikuläre Anfälle traten ein, als während der

Pollenzeit Pollenextrakte injiziert wurden, ja die Gelenkerscheinungen waren noch kombiniert mit Oligurie und Albuminurie und einmal mit einem Anfall von Angina pectoris, der deutliche EKG-Veränderungen zeigte. Diese Erscheinungen mit Einschluß der Ödeme und Venektasien an den Gichtgelenken hält HARKAVY für allergische Gefäßreaktionen und ist geneigt, die *Krankheitserscheinungen der Gicht als Wirkungen von Gefäßreaktionen in verschiedenen „Schockgeweben"* zu erklären. Merkwürdigerweise sieht der Autor aber die Ablagerung der Harnsäure in Gelenken und Geweben als sekundär an und lehnt die Harnsäure als aktivierendes Agens ab. Diese Ansicht will mir nicht recht einleuchten, da die echten Gichtanfälle doch eng mit der Störung des Harnsäurestoffwechsels verbunden sind. Die These HARKAVYs widerspricht auch den gerade mitgeteilten Versuchen KLINGEs u. a.

Die Beobachtungen und Versuche mit Pollen und Weizen leiten aber über zu dem folgenden noch wenig bearbeiteten Thema: **Wein und Gicht.** Die Idee, daß Substanzen, die mit der Störung des Harnsäurestoffwechsels gar nichts zu tun haben, wie etwa Pollen und Weizen, Gichtanfälle auslösen könnten, hat im Zusammenhang mit allergischen Vorstellungen WIDAL-ABRANIN und JOLTRAIN schon 1925 beschäftigt. Sie gingen nämlich um die etwaige anaphylaktische Grundlage der Gichtanfälle aufzuklären, dem Studium von Stoffen nach, deren Genuß von den Kranken oft als Ursache ihres Gichtanfalls bezichtigt wird. Solche Stoffe sind *seit alters Weine*, deren allergene Bedeutung die Autoren durch Hautreaktionen zum Nachweis etwaiger Sensibilisierung festzustellen suchten. Seit langem waren besonders die *roten Burgunderweine* bei den Gichtkranken berüchtigt. WIDAL-ABRANIN und JOLTRAIN konnten bei Gichtkranken nach Genuß von 50 g Burgunderwein einige Male ausgesprochene *hämoclasische Krise mit Leukopenie*, Blutdrucksenkung und Umkehrung der Leukocytenformel nachweisen, was bei „harmlosen" Weinen, wie etwa Medoc nicht der Fall war. Daraufhin führten sie an 19 Gichtkranken mit verschiedenen Weinen Hautreaktionen durch, und zwar mit

1. Burgunderrotweinen (Cortou, Pommard, Beanne, Clos-Vougeat, Musigny), 2. Burgunderweißweinen (Meursaut, Montrachet), 3. Weinen von Côtes du Rhone, 4. Juraweinen (Arbois), 5. Roten Girondeweinen (Haut Brion, Figeac, Medoc), 6. weißen Girondeweinen (Sauterne, Barzac, Graves), 7. Champagner, Madeira, Porto und Rheinweinen. Gleichzeitig Kontrollreaktionen mit anderen allergischen Extrakten, besonders Nahrungsmitteln. Die Ausführung war sehr einfach. Auf die scarifizierte Hautstelle wurde einfach ein Tropfen Wein gebracht und Blasenbildung mit Rötungshof im Verlauf einer $1/_2$ Std als positiv angenommen.

Bei Gichtkranken war diese Hautreaktion von 19 Fällen 16mal positiv, bei Nichtgichtkranken von 80 Fällen 39mal. Die Autoren schlossen daraus, daß es sich um eine Überempfindlichkeit der Gichtkranken gegen die angeschuldigten Weine handelt. Weder der Alkohol, noch die Säure, noch der Tanningehalt waren für die Allergie von Bedeutung. Eher schienen die *Proteinsubstanzen* beachtenswert, da bekanntlich zur *Klärung des Weines* vielfach Eiweißstoffe (z. B. *Hausenblase*) angewandt werden. In Versuchen von SPILLMANN und LAVERGNE bekam ein Kranker auf den *Genuß mancher Weißweine Nesselsucht* und gab mit ihnen positive Hautreaktionen, es waren aber ausschließlich Weine, die mit albuminoiden Stoffen geklärt waren. Die Autoren konnten mit diesen proteingeklärten Weinen auch *Meerschweinchen sensibilisieren*, die bei Reinjektion mit anaphylaktischem Schock reagierten. Hier war also der Wein nur der Träger des Eiweißallergens. Anders war es bei den WIDAL-ABRAMIschen Versuchen, bei denen Eiweißklärungsmittel, wie es scheint, keine Rolle spielten, sondern das Allergen an Besonderheiten gewisser *Crescenzen (crus)* zu haften schien. Wahrscheinlich an jenen Stoffen, die den Stoffen auch den charakteristischen Geruch und Geschmack ihres Wuchsortes (qualité de terroir) verleihen. Würde man, so meint

WIDAL, bei den Weinen, auf die Gichtkranke reagieren, von ihrer „pathologischen Verwandtschaft" sprechen, so würde diese Verwandtschaft durchaus nicht ihrer geographischen entsprechen. Zu den *Gichtweinen gehören* z. *B. die Burgunder-rotweine, aber nicht die Weißweine,* aber die allergene Wirkung beschränkt sich nicht auf die Rotweine. WIDAL und Mitarbeiter kommen zu dem Ergebnis, daß noch am ehesten *der Geschmack der Weine der geeignetste Wegweiser* sei, d. h. mit anderen Worten, die Hautreaktionen würden unsere Geschmackseindrücke von Verwandtschaft der Weine bestätigen. So könnte man denken, daß die gleichen Stoffe, die charakteristisch auf unsere Geschmacksnerven wirken, auch die allergene Wirkung besitzen. Was das für Substanzen sind, ist noch unbekannt und näherer Erforschung bedürftig. Man könnte an die sog. *Blume der Weine* denken, an *ätherische Öle,* aber auch an Allergene, wie sie einst STORM VAN LEEUWEN bei einer Champagnerallergie vermutete, die vielleicht nicht immer mit dem Wuchsort, aber manchmal mit dem Kork und der Flasche zusammenhängen. Die Patientin VAN LEEUWENs bekam nach Champagnergenuß Asthma, war aber nicht gegen jeden Champagner überempfindlich, sondern nur gegen eine bestimmte Marke. So gab eine Traubensorte A-positive, eine Sorte B-negative Reaktion. Auf A wuchs *Schimmel* und *Hefe,* auf B nur Schimmel. Nach ST. V. LEEUWEN hing wahrscheinlich die Allergie mit diesen Mikroorganismen zusammen. Wie ersichtlich, sind alle diese Weinuntersuchungen bis jetzt noch in den Anfängen steckengeblieben und die Ergebnisse bieten daher noch wenig Sicherheit.

Wir selbst hatten schon 1927 auch Untersuchungen mit *Weinallergenen* begonnen und durchschnittlich *ziemlich starke Hautreaktionen* festgestellt (KÄMMERER und APAZA FUENTES). Wir suchten die fraglichen Stoffe der Weine dadurch anzureichern und zu reinigen, daß wir die Weine im Vakuum bei niedriger Temperatur auf $^1/_{10}$ ihres Volumens konzentrierten und dann dialysierten. Die nicht dialysable Fraktion wurde dann entsprechend verdünnt und zum Allergenextrakt verwendet. Leider konnten wir die Versuche damals nicht fortsetzen (vgl. S. 514). Es wäre aber sehr notwendig, über die allergene Wirkung bestimmter Weine und ihre Beziehung zum Gichtanfall weitere Untersuchungen anzustellen. Für Praxis und Therapie der Gicht wäre es also von Bedeutung, nach etwaigen allergenen Einwirkungen zu forschen, besonders durch Hautproben, Suchkosten und Expositionsproben. Die Therapie müßte im wesentlichen in der Elimination der schädlichen Substanz bestehen.

Interesse verdient eine Mitteilung von L. HELLMAN (New York), daß bei einigen Kranken der Gichtanfall auf ACTH ähnlich günstig wie auf Colchizin reagierte, auch wurde vermehrt Harnsäure und N ausgeschwemmt. Es wäre meines Erachtens zu kühn, diese Beobachtung als eine Stütze des allergenen Charakters der Gichtanfälle ansehen zu wollen, zumal der gleiche Autor mit ACTH bei anfallsfreien Gichtkranken auch Gichtanfälle auslösen konnte.

VII. Allergische Erkrankungen des Blutes.

Beim sog. klassischen anaphylaktischen Meerschweinchenschock wurden schon vor langer Zeit charakteristische Blutveränderungen festgestellt, vor allem *Leukocytensturz, Eosinophilie* und *Gerinnungshemmung,* Blutstörungen treten dann auch sekundär ein infolge der *Gefäßdurchlässigkeit,* die sich je nach ihrer Intensität auf das Plasma beschränkt oder sich auch auf den Austritt von Leukocyten und Erythrocyten erstreckt, so daß *Blutextravasate* und *Anämien* die Folge sind. Sterben die Versuchstiere nicht sofort im Schock, kommt es bei subakutem oder chronischem Verlauf des allergischen Zustandes zu häufigeren, aber nicht tödlichen Schockwirkungen von wechselnder Intensität, so wirken die anaphylaktischen

Schockgifte in der Regel sehr *toxisch* auf die *Blutbildungsstätten* des Knochenmarks sowohl auf die *Erythropoese* und *Leukopoese* wie auch nicht selten intensiv und oft elektiv auf *Thrombocytopoese*. *Anämien, Granulocytenschwund* und *Thrombopenien* sind die Folge. Wichtig sind dann weiterhin die Untersuchungen über den Einfluß der Antigen-Antikörperreaktion auf das reticuloendotheliale System, dessen Zellen, in ausgedehntem Maße über fast den ganzen Körper verteilt, bei lokaler Antigen-Antikörperreaktion lebhaft proliferieren — ein Ausdruck ihrer wichtigen Abwehrfunktion.

Nach neuen Untersuchungen von MENKIN soll bei der Antigen-Antikörperreaktion außer Acetylcholin, Histamin usw. auch ein besonderer leukopenischer Faktor, ein Glykopeptid, entstehen, welcher die Granulocyten in den inneren Organen zurückhält.

Nicht wenige Autoren, besonders Pathologen (GRUBER, SIEGMUND, KLINGE, BIELING, DOMAGK, EPSTEIN u. a.) haben bei allergischen und immunisatorischen Abwehrreaktionen der verschiedenen Gewebe immer wieder *starke Wucherungen der reticuloendothelialen Zellen* festgestellt. Werden Antigene einverleibt und kommt es zur Antikörperbildung (Präcipitinreaktion usw.) so entsteht zunächst eine starke Vergrößerung der *Milzknötchen* (ganz ähnlich ist der Vorgang in den Lymphdrüsen- und im reticuloendothelialen System der Leber), die in der Mitte helle Zellen mit geschwollenen zum Teil bereits geteilten Kernen zeigen. Es folgt eine *Randschicht von lymphoiden Zellen,* um diese erkennt man konzentrisch angeordnete Bindegewebsfasern, in welche carminspeichernde *plasmareiche Zellen* eingelagert sind. Durch die Wucherung von innen und die von außen eindringenden Reticulumzellen erfolgt Zurückdrängen des ursprünglichen lymphoiden Gewebes. Besonders 2 Zellarten sind von Bedeutung: die *periadventiellen Histiocyten* (*lymphoide Reticulumzellen*) und die sog. *Plasmazellen* mit *starker basophiler Färbung* und meist mit *perinucleärer Aufhellung*. *Letztere dürften für Allergie, Immunität und Antikörperbildung von ganz besonderer Bedeutung sein,* findet man sie doch bei akuten und chronischen Infektionen und Intoxikationen in ausgesprochener Vermehrung, so daß man auch von *plasmacellulärer Abwehrreaktion* spricht.

Die *starke Plasmazellreaktion* im peripheren Blut und Sternalmark, die MARKOFF auf der *Höhe von Serumkrankheit* feststellte, läßt an der *Bedeutung dieser Zellart für anaphylaktische und immunisatorische Vorgänge* und ihre Abwehrfunktion keinen Zweifel mehr (vgl. S. 359). Neuerdings haben amerikanische Autoren auch die *Lymphocyten* in nahe Beziehung zur *Antikörperbildung* gebracht. Sie injizierten verschiedenartige Antigene Kaninchen in die Ohren und untersuchten dann die regionären Lymphdrüsenschwellungen und Lymphbahnen. Es ergab sich, daß die aus dem Lymphknoten abfließende Lymphe reicher an spezifischem Antikörper war als die zufließende, auch waren die Lymphocyten selbst reicher an Antikörper als das Lymphplasma. Auch sollen die Lymphocyten nach elektrophoretischen Untersuchungen γ-Globuline bilden. Möglicherweise werden die Lymphocyten bei der Abgabe von Antikörpern ganz aufgelöst oder stoßen zum mindesten ihr Protoplasma aus.

Auf dem Internationalen Kongreß für Allergie in Zürich 1951 berichtete DELAUNAY (Paris) über seine Studien, die er über die Lokalisation der Antikörperbildung anstellte und die ich ohne kritische Bemerkungen hier kurz erwähnen möchte. Danach kommen hauptsächlich 3 Zellgruppen in Betracht:

1. Zellen des reticuloendothelialen Systems. Histiocyten des Hautgewebes, Makrophagen, Reticulumzellen der hämatopoetischen Organe, KUPFFERsche Sternzellen usw. Es sind dies hauptsächlich solche Zellen, die auch zugleich phagocytieren.

2. *Lymphocyten* (hauptsächlich nach Forschungen von HEKTOEN 1915, MURPHY und STURM 1925). Man kann experimentell das lymphoide Gewebe durch Röntgenstrahlen quantitativ vermindern und durch trockene Erwärmung des Tieres wieder vermehren und fand durch diese Maßnahmen — entsprechend Verminderung bzw. Vermehrung der Antikörper. EHRLICH und HARRIS fanden 1942 *Antikörper* in den *Extrakten der Lymphocyten*, die sorgfältig gewaschen und dann zerstört wurden. Diese Autoren äußern sich über die Genese der Antikörper folgendermaßen: Bakterien und körperfremde Zellen werden durch Phagocytose eingefangen und zerstört infolge der kolloidopexischen Wirkung der Polynucleären und der Zellen des Reticuloendothels. Dadurch werden die *antigenen Substanzen frei*. Diese werden dann von den *Lymphocyten aufgenommen*. Es kommt durch den Kontakt mit diesen Antigenen *in den Lymphocyten zur Bildung spezifischer Globuline d. h. von Antikörpern*. 1944 nahmen WHITE und DOUGHERTY an, daß das Freiwerden von Antikörpern aus Lymphocyten unter dem Einfluß gewisser Hormone stattfindet.

Besonders skandinavische Autoren vertreten die Ansicht, daß für die Bildung der Antikörper hauptsächlich *3. Plasmazellen* als Bildungsstätten in Betracht kommen. Es entstehen nach FAGRAEUS die Antikörper in Zellen des reticuloendothelialen Systems, die sich bei diesem Vorgang in Plasmocyten verwandeln würden. Man darf also wohl den Schluß ziehen, daß die Antikörper wahrscheinlich aus verschiedenen Elementen des mesenchymalen Gewebes gebildet werden, wobei die Natur der Bildungszellen wahrscheinlich vom Typ des Antigens und Typ des Antikörpers abhängt. Nach BJORNEBOE (Kopenhagen) sprechen verschiedene Beobachtungen für die Bedeutung der Lymphocyten und Plasmazellen für die Antikörperbildung. Zum Beispiel für die Bildung einer erhöhten Antikörperkonzentration im Serum die gleichzeitige Vermehrung von Lymphocyten und Plasmazellen im Gewebe. Hyperimmunisation ist von einer intensiven Proliferation von Plasmazellen in fast allen Organen gefolgt und diese Plasmazellenvermehrung entspricht ganz der Vermehrung der Antikörper im Serum (vgl. auch S. 351).

Weitere neuere Untersuchungen über die lokale Anaphylaxie und die Abwehrreaktionen im Gewebe mit genauerer Beachtung der Zellarten lassen *Reticulumund Plasmazellen* als die wichtigeren erscheinen.

Sehr eigenartig ist nach den Untersuchungen HEILMEYERs das Verhalten des *Serumeisens*, das bei Abwehrvorgängen des Körpers im Serum abnimmt und im reticuloendothelialen System gespeichert wird. Genau antagonistisch verhält sich gleichzeitig das *Serumkupfer*. Aus der Ansammlung des Eisens im reticuloendothelialen System, der Hauptbildungsstätte allergischer und immunisatorischer Antikörper, darf man wohl *auf eine Bedeutung des Eisens* für die Abwehr schließen.

Wollen wir die Erkrankungen der Blutzellen und ihrer Bildungsstätten, die als sichere oder vermutliche Folgen von Antigen-Antikörperreaktionen auftreten, *nach den Zellarten einteilen*, so wird es sich empfehlen, nicht die Erythrocyten, sondern die Leukocyten und vor allem die Eosinophilen an die Spitze zu stellen.

1. Eosinophile Zellen. Die eosinophilen Zellen wurden wegen ihrer besonderen diagnostischen Wichtigkeit schon in einem eigenen Kapitel auf S. 381 abgehandelt, auf das ich verweisen möchte.

2. Neutrophil granulierte Leukocyten, allergische Leukopenie und Agranulocytose. Die charakteristische *Leukopenie* des anaphylaktischen Meerschweinchenschocks ist bei allergischen Vorgängen des Menschen in allen möglichen Varianten und Abstufungen zu beobachten. Der höchste Grad des Leukocytenschwundes, die *Agranulocytose* mit ihren deletären Folgeerscheinungen hängt mit einer myeloischen Insuffizienz, einer „*allergischen Knochenmarkskrise*", wie sie BOCK

nennt, zusammen. Fraglich ist nur, ob man den alleinigen Schwund der Granulocyten als eine Krankheit sui generis oder als Teilerscheinung einer im Prinzip
allgemeinen Erkrankung des Knochenmarks selbst auffassen soll, deren letzter
und stärkster Ausdruck die Panmyelophthise wäre. HOFF rechnet zu den Er-
scheinungsbildern der myeloischen Insuffizienz die Agranulocytose, die hämorrhagische Aleukie, die aplastische Anämie, die Panmyelophthise und schließlich
die akute Leukämie. Sie haben nach HOFF alle Beziehung zu septischen Erkrankungen und stellen nur verschiedene Stadien des gleichen Krankheitsgeschehens dar. Dementsprechend sagte er auch weiterhin, daß eine *Reihe von
Chemikalien*, deren starke allergisierende Fähigkeit wir aus anderen allergischen
Erscheinungen kennen, wie *Benzol, Salvarsan, Gold, Sulfonamide* nicht nur
Agranulocytose, sondern gegebenenfalls auch Panmyelophthise und sogar akute
Leukämie hervorrufen können. Er hebt die großen Unterschiede der Empfänglichkeit hervor, die ich oben schon mit der verschieden starken allergischen
Diathese bzw. Disposition zusammenbrachte. BENARD und ROTHSCHUH sahen
bei 2800 Rheumatikern, die mit hohen Pyramidondosen behandelt wurden, nur
einmal Agranulocytose. HOFF spricht von einer *Überempfindlichkeit des Knochenmarks* mit einer erheblichen Spezifität gegen bestimmte Allergene. Ich glaube,
es handelt sich wohl um die besondere *allergische Disposition eines bestimmten
Schockorgans* und darf dabei die S. 557 erwähnte Patientin EHRSTRÖMs erwähnen,
die auf Beeren und andere Früchte Glomerulonephritis bekam. Jedenfalls denkt
auch HOFF an allergische Vorgänge in fast allen Fällen von Agranulocytose. Daß
übrigens die Überempfindlichkeit nicht auf das Knochenmark beschränkt ist,
ergibt sich aus der *oft starken Hautallergie* (z. B. gegen Pyramidon) bei solchen
Kranken. BOCK rechnet unter die ursächlichen Faktoren neben den erwähnten
Chemikalien vor allem *chronische Infekte*, die umstimmende Wirkung vorausgegangener Erkrankungen (also „allergische Disposition"), die konstitutionelle
Leistungsbreite der blutbildenden Gewebe (also „allergische Diathese"), sowie die
autonom-nervale und hormonale Ausgangslage des Kranken. In letzterer Hinsicht verweise ich auf die S. 553 dargestellte ACTH-Cortisonwirkung.

Im Gegensatz zu diesen beiden Autoren möchte HEILMEYER *an der Sonderstellung der Agranulocytose* festhalten, da ein Teil der Fälle als eine ganz bestimmte
allergische Reaktion des Knochenmarks auftrete. Wenn man indes als pathogenetischen Gesichtspunkt anaphylaktische Antigen-Antikörperreaktionen in
den Mittelpunkt stellt, so möchte ich durchaus für möglich halten, daß je nach
den besonderen Umständen (Art des Antigens, Disposition, Diathese, nerval-
hormonale Situation) *sich beim gleichen Antigen auch einmal die anderen schweren
Formen der myeloischen Insuffizienz* entwickeln können. Es ist jedenfalls auffallend, daß BOCK bei Fällen von reiner Agranulocytose durch quantitative Zell-
auszählungen im Sternalpunktat auch leichte Schädigung der Erythropoese feststellen konnte. Bekanntlich wurde das Krankheitsbild der Agranulocytose zuerst
von WERNER SCHULTZ 1922 beschrieben. Dieser Autor erwähnt aber als Komplikation Ikterus, der ebenfalls an eine Schädigung von Erythrocyten und Blut-
zerfall denken ließe. HEILMEYER führt noch an, daß das rasche Verschwinden der
Leukocyten aus dem Blut, oft in wenigen Stunden, unmöglich durch ein plötzliches
Versagen des Knochenmarks erklärt werden könne, es sei bei dem raschen Verschwinden viel eher an die *Abwanderung in andere Organe* (Schockorgane)
oder *plötzlichen Zerfall der Leukocyten* wie beim anaphylaktischen Schock zu
denken.

Da auf Arzneimittel wie etwa Aminophenazon Agranulocytosen im Vergleich mit der
überaus häufigen Anwendung doch selten eintreten, denkt MOESCHLIN naheliegenderweise
an eine *spezifische individuelle Überempfindlichkeit der Granulocyten*. Man kann natürlich

auch eine besondere Schwäche der leukopoetischen Bildungsstätten im Knochenmark vermuten, aber auch diese wird ja wieder ganz verschiedene Ursachen haben. Nun machte MOESCHLIN an einer Agranulocytosepatientin die merkwürdige Beobachtung, daß nach Einnahme von Aminophenazon jedesmal in ihrem *Serum Antikörper* auftraten, die in vitro nicht nur die körpereigenen, sondern auch normale Leukocyten anderer Individuen *agglutinierten*, wozu verdünnte Aminophenazonlösungen nicht imstande waren. Nach den Beobachtungen wird es sehr wahrscheinlich, daß die agglutinierten Leukocytenhaufen in der Lunge abgefangen werden und aus der Zirkulation verschwinden.

Es sind, wie erwähnt, *vor allem Arzneimittel*, die der Patient meist eine Zeitlang ohne Störung einnahm und gegen die er auf diese Weise sensibilisiert wurde. Besonders dann, wenn das Mittel *einige Zeit ausgesetzt* und dann neuerdings angewandt wurde, kann oft jähes Absinken der Granulocyten und damit der Leukocytengesamtzahl festgestellt werden. Handelt es sich also anfangs nur um ein rasches Abwandern in innere Organe, so kommt es aber später in vielen Fällen zu ernsteren und oft schwer *degenerativen Knochenmarksschädigungen* mit völliger Hemmung der Leukopoese und Leukocytenreifung. Besonders übel beleumundet sind die *Pyrazolonderivate*, wie z. B. *das Pyramidon* und seine so zahlreichen Verwandten und Mischungenmit anderen Chemikalien. Es ist wichtig hervorzuheben daß nach KRAUSE *80% der Agranulocytosen durch Pyramidonderivate* entstehen sollen. Merkwürdig ist dabei die hohe Spezifität. Man konnte z. B. mit Antipyrin bei bestehender Pyramidonallergie keine Agranulocytose auslösen. Es ist selbstverständlich denkbar, daß durch alle möglichen häufig und länger gebrauchten Arzneimittel eine Sensibilisierung eintreten kann, von vornherein darf keines als absolut „nicht allergen" ausgeschlossen werden. Aber die Erfahrung lehrt uns doch eine ganze Reihe von Substanzen kennen, die man mit besonderem Mißtrauen betrachten und nicht ohne häufigere Leukocytenkontrolle anwenden sollte. Dazu gehören besonders das *Salvarsan*, die *Sulfonamide*, die *Thiouracilpräparate*, das *Conteben* und nicht zuletzt die *Barbitursäureverbindungen*. Es ist allerdings behauptet worden, daß letztere nur in Verbindung mit Amidopyrin leukopenisch wirken. Gerade bei den Schlafmitteln besteht aber die Gefahr der langen Anwendung und damit der Sensibilisierung. Sehr zu beachten als gelegentliche Granulocytenschädlinge sind auch die *bakteriellen Vaccinen*, die jetzt so häufig und oft so kritiklos angewandt werden. Von den antiluischen Präparaten gehören übrigens außer dem Salvarsan auch das *Wismuth- und Quecksilber* hierher.

Ich habe schon 1926 in meinem Buch ein Beispiel für eine *dispositionschaffende Wirkung von Infektionen* angeführt und zwar eine Selbstbeobachtung von KÖNIGSFELD. Der Autor stellt dar, wie im Verlauf einer Grippe eine „Idiosynkrasie" gegen Pyramidon mit Asthmaanfällen entsteht, die nach Verlauf der Grippe wieder aufhört. Es ist sehr wahrscheinlich, daß *Fokalinfekte*, die bakterielle Toxine ausschwemmen, zu leukopenischen Arzneimittelallergien disponieren. Vielleicht schon deswegen, weil die bakteriellen Toxine die Knochenmarkszellen bereits geschädigt haben. HANSEN und Mitarbeiter (skand.) berichten über eine durch *0,2 g Amidopyrin* verursachte akute Agranulocytose mit rapidem Leukocytensturz. Wahrscheinlich waren 2—3 frühere Agranulocytoseattacken symptomlos und unbeachtet geblieben. Zwei holländische Autoren (LIEGENBECK und LEEUWENBURGH sahen Agranulocytose nach Gebrauch von *Gardan* (Pyramidon und Antipyrin). Interessant ist auch der in diesem Handbuch von HEILMEYER zitierte Fall STODTMEIERs, der 8 Jahre nach einer ausgeheilten Pyramidonagranulocytose neuerdings im Anschluß an eine Cystopyelitis an ihr erkrankte. Zudem kann man bei dem freien Verkauf so zahlreicher Amidopyrinpräparate in den Apotheken und dem enormen Abusus der Bevölkerung mit diesen Substanzen nie wissen, in welchem Grade irgendein uns bisher unbekannter Patient schon sensibilisiert ist. Auch *Arsen* gehört gelegentlich zu den granulotoxischen

Giften, ob auch primär oder nur nach Sensibilisierung müßte für viele Arznei-mittel und Gifte noch festgestellt werden. Da die Leukopenie meist erst nach längerem Gebrauch des Mittels auftritt, wäre der *Nachweis einer Sensibilisierung* notwendig, was häufig nur mit der *Läppchenprobe*, eventuell auch *Intracutan-probe* oder mit Hilfe einer passiven Antikörperübertragung durch den PRAUSNITZ-KÜSTNERschen Versuch möglich wäre. Jedenfalls zweifeln die meisten Autoren nicht, daß mindestens bei einem Teil der Agranulocytosefälle Antigen-Antikörper-reaktion vorliegt, obschon der exakte Antikörpernachweis fehlt. An Kaninchen konnte man im anaphylaktischen Versuch schweren Granulocytenschwund er-zielen (STAWITZKY). Auch die bekannten *Leukopenien im Verlauf von Infektionen* sind bestimmt zum Teil allergischer Natur, wenn auch eine Reihe von bakteriellen Exo- und Endotoxinen eine *primär toxische Wirkung* besitzt. Zu letzteren gehört das Gift der Typhusbacillen, das vieler Viren usw.

Besonders wenn die Infektionen *chronisch* verlaufen, sind Allergisierungen denkbar. Wie sehr aber primäre Wirkungen leukotoxischer und leukotaktischer Natur mit den allergischen in Konkurrenz treten, erkennen wir an den oft aus-gesprochenen Leukocytosen subakuter und chronischer Infektionsfälle. Das Verhalten der einzelnen Bakterienarten mit und ohne Sensibilisierung sollte zuerst noch eingehend tierexperimentell studiert werden. Als besondere Typen allergi-scher Agranulocytosen kann man chronisch verlaufende Formen abtrennen, besonders bei langsameren und längeren Einwirkungen der allergischen Noxen (wie Salvarsan, Sulfonamiden, Thiouracil, Goldpräparaten usw.). Es kommt dann nicht selten auch zu allmählicher Abnahme der Erythrocyten, Thrombocyten usw., so daß sich das Bild der *Panmyelophthise* entwickelt. ROHR gibt einen wichtigen Hinweis: Kommt es bei Salvarsan oder Gold *zu Eosinophilie* und erreicht sie 12%, so soll die Therapie vorübergehend ausgesetzt werden, um Agranulocytose oder weitere Knochenmarkschäden zu verhüten. Es war bis jetzt nicht möglich, eine sichere Beziehung zwischen der chemischen Struktur und der Eignung zum Antigen bei den Arzneimitteln zu finden.

ACTH und Cortison scheinen gegen Agranulocytosen gut zu wirken, ja man hat auch mit 10—20 mg (intramuskulär) Desoxycorticosteron gute Erfolge erzielt.

Man hat sich gerade bei den Agranulocytosen und Thrombopenien die Frage gestellt, ob die allergische Noxe direkt am Knochenmark oder der primäre Reiz an nervösen Bahnen angreift. ROHR und MOESCHLIN kommen zur Ansicht, daß gerade hier zentralnervöse Faktoren (Zwischenhirn, Hypophysenvorderlappen, Nebennierenrinde) eine Rolle spielen.

3. **Thrombocyten, Thrombopenien.** Beim Absinken der Thrombocyten auf unter 40000 im Durchschnitt kommt es zu starker Schädigung der Blutgerin-nungsfähigkeit und der Gefäßdichtung, dadurch entstehen mehr oder weniger ausgedehnte Blutungen, besonders fleckige Hautsugillationen, das Bild der *Purpura*, wie es die WERLHOFsche *Krankheit* darbietet. Man unterscheidet be-kanntlich die HENOCHsche *Purpura*, die auf S. 541 zur Sprache kam und vielfach auch als „allergische" bezeichnet wird und die WERLHOFsche oder *thrombopenische Purpura*, deren Ursache eben die hochgradige Thrombopenie ist. Wir wissen von einer Reihe von *Chemikalien*, besonders *Arzneimitteln*, daß sie mehr oder weniger *elektiv thrombocytenschädigend* wirken. Es fragt sich nur, ob die Giftwirkung primär ist oder erst durch Sensibilisierung zustande kommt. Es gilt das gleiche wie für die Leukocyten, daß wie dann Sensibilisierung vermuten dürfen, wenn das Mittel schon längere Zeit gut vertragen wurde, aber nach einer Anwendungs-pause bei neuerlichem Gebrauch plötzlich die thrombopenischen Erschei-nungen auftreten. Auch hier wäre natürlich der *Antikörpernachweis* (etwa nach

Prausnitz-Küstner) der entscheidende Allergiebeweis. Tritt nach *Nahrungsmittelgenuß* Thrombopenie auf, so wird kaum etwas anderes als Sensibilisierung in Frage kommen. Von Arzneimitteln sind thrombocytenschädigende Wirkungen von *Chinin, Secale cornutum, Goldpräparaten, Nirvanol* u. a. bekannt geworden. Als das gefährlichste Medikament wurde das *Schlafmittel Sedormid* berüchtigt, das deswegen auch aus dem Handel zurückgezogen wurde. Gerade dieses Mittel wurde vielfach monatelang ohne jeden Schaden benutzt, bis fast schlagartig Hautblutungen eintraten. Das Wesen der allergischen Sedormidpurpura wurde durch J. F. Ackroyd in folgender Weise aufzuklären versucht: Das in den Körper gelangte Sedormid vereinigt sich als Hapten mit dem Eiweiß der Blutplättchen, wird dadurch zum Vollantigen, gegen das bei disponierten Menschen (allergische Diathese) Antikörper gebildet werden. Nach genügender Sensibilisierung kommt es nach Neueinverleibung des Antigens mit diesem und dem Antikörper unter Komplementbindung zur Antikörperreaktion, damit zur Zerstörung zahlreicher Blutplättchen und zur Thrombopenie. Der Autor weist auf den positiven Sedormidläppchentest bei solchen Kranken hin, bei dem im Läppchenbezirk mehr oder weniger zahlreiche hämorrhagische Petechien nachzuweisen sind. Auch das *Schnakengift* wurde in einem Fall von Fatzner als thrombocytenschädigend, wahrscheinlich auf allergischem Wege, erwiesen. Über solche eigenartige selektive Wirkungen von *Insektenstichgiften* auf die Thrombocyten ist bis jetzt noch wenig bekannt, auch scheint mir in dem Fatznerschen Fall ungeklärt, ob es sich um eine *primär toxische* oder echt *allergische* Wirkung des Schnakengiftes handelte. Der Fall ist in seiner elektiv starken Wirkung auch deswegen auffallend, weil es sich nicht nur um einen Schwund der Thrombocyten aus dem peripheren Blut, sondern auch um eine *Reifungsstörung der Megakaryocyten* im Knochenmark handelte. Man sieht auch hier wieder, daß der Kliniker bei der Klarstellung solcher vermutlich allergischer Fälle sich auch mit der Begründung der *besonderen Disposition des Schockorgans*, hier der Megakaryocyten und Thrombocyten, zu beschäftigen hat. Nichts illustriert so klar, wie sehr es auf die besondere Diathese oder Disposition des Schockorgans ankommen muß, wenn wir vernehmen, daß ein Fall von Emile Weil stets nach Genuß von Fleisch, Fisch oder Eiern an thrombopenischer Purpura erkrankte und ein von Dutton beschriebener Fall jedesmal nach Betreten einer Citronenpflanzung. In zweiter Linie ist dann festzustellen, ob *primär toxische* Wirkung (z. B. durch sehr große und starke Giftmengen) vorliegt, oder *erworbene* Überempfindlichkeit gegen Insektengifte (wie z. B. bei Bienenzüchtern nicht selten) oder *angeborene* Überempfindlichkeit, die dann *schon beim ersten Stich* in Erscheinung tritt (vgl. S. 401).

Naheliegender Weise gibt es auch mehr oder weniger *thrombocytenelektive Infektionsgifte*, hier wird jedoch ebenfalls in den meisten Fällen *Sensibilisierung* vorliegen, besonders dann, wenn die subakute oder chronische Erkrankung in Schüben verläuft. Von Landsberger sind Fälle von *Kuhmilchidiosynkrasie* mit thrombopenischer Purpura bei Säuglingen beschrieben worden.

Purpura Schönlein-Henoch. Da es sich bei dieser Form der Purpura um eine allergische Toxikose der *Capillaren* handelt, wurde sie bei *Gefäßkrankheiten* S. 541 dargestellt.

4. Erythrocyten. *Sekundäre und hämolytische Anämien.* Es ist selbstverständlich, daß die thrombopenischen Purpuraformen von einer gewissen Stärke und Dauer der Blutungen ab zu mehr oder weniger beträchtlichen Anämien führen können, ohne daß die zirkulierenden Erythrocyten oder ihre Bildungsstätten primär geschädigt wurden. In diesem Kapitel fragen wir uns nach *schädigenden Einwirkungen auf die Erythrocyten selbst*, die alle letzten Endes zu ihrer Auflösung und damit zu Anämien führen. Heilmeyer hat in diesem Handbuch noch auf weitere Gifte hingewiesen, die für toxische hämolytische Anämien von Bedeutung sind. *Es ist vorläufig noch schwer zu sagen, ob bei den einzelnen Giften Antigen-Antikörperreaktionen maßgebend sind oder nicht.* Ich möchte mich daher begnügen, auf diesen Abschnitt des HEILMEYERschen Bandes (S. 403, Bd. II) zu verweisen. Bei manchen Giften liegt eine Sensibilisierung deswegen nahe, weil der Gifteinfluß erst nach länger dauernder Einwirkung zustande kommt und weil die gleichen Mittel nicht selten typisch allergische Symptome wie Nesselsucht, angioneurotische Ödeme, Ekzeme usw. auslösen. Neben den schon genannten seien *Phenacetin* und von neueren die *Sulfonamide* (besonders auch Conteben) erwähnt. Man beachte bei der Frage Allergie also besonders etwaige ihr zugehörige Symptome und positive Hautreaktionen, z. B. durch Läppchenproben (vgl. S. 388).

Es gibt eine ganze Reihe von *Infektionserregern, deren Ekto- oder Endotoxine an den Erythrocyten angreifen* und dadurch Hämolyse erzeugen. Sicher handelt es sich bei den Erkrankungen, z. B. einer Streptokokkensepsis mit schwerer sekundärer Anämie zunächst um eine primäre unmittelbare hämolytische Wirkung des Streptokokkengiftes genau wie die Streptokokken schon auf der Blutagarplatte einen hämolytischen Hof bilden. Es ist aber leicht möglich, daß bei der langen Fortdauer einer Sepsis und den dauernden schubweisen Überschwemmungen mit bakteriellen Leibessubstanzen auch durch allergische Vorgänge Erythrocytenschädigungen und Hämolysen zustande kommen können. Man denke ferner an die Beobachtungen, die unter der Bezeichnung SCHWARTZMANN-SANARELLIsches *Phänomen* (s. S. 362) zusammengefaßt werden, dessen Zugehörigkeit zur echten Antigen-Antikörperallergie allerdings noch zweifelhaft ist. Im Verlauf von subakuten und chronischen schubweise verlaufenden Infektionen, bei denen sicher allergische Sensibilisierungen wesentlich beteiligt sind, kommen aber auch *noch auf anderem Wege sekundäre Anämien zustande.* Allergische Antikörper werden gerade bei diesen langwierigen Infektionen wohl in großer Menge vom reticuloendothelialen System gebildet und haften größtenteils in diesem. Bei solchen Infektionsvorgängen nimmt aber das *Transporteisen* des Plasmas ab, wird *fest im Reticuloendothel gebunden* und erst nach Bewältigung der Infektion wieder als Transporteisen (HEILMEYER) in das Plasma gelassen. Dadurch *fehlt dieses für den Hämoglobinaufbau*, die Erytrhocyten werden arm an Hämoglobin und auch die Zellbildung leidet unter dem Mangel des katalysatorisch wirkenden Plasmaeisens. Wir sehen solche sekundären Infektionsanämien besonders oft und besonders stark unter anderem bei chronischer schwerer Polyarthritis, deren allergisch-infektiöse Grundlage kaum mehr bezweifelt wird (s. S. 559). Welche Giftwirkungen *allergischer Natur* sind imstande, in der Blutbahn die Erythrocyten aufzulösen und dadurch Hämoglobinämie und Hämoglobinurie herbeizuführen? Wir wissen, daß bei langsamen Freiwerden von Hämoglobin dieses weder im Blut noch im Urin nachweisbar ist, sondern im reticuloendothelialen System zu Gallenfarbstoff verarbeitet wird. Nur bei ganz plötzlichem Zerfall von roten Blutkörperchen kommt vorübergehend intaktes Hämoglobin ins Plasma und Urin. Man spricht von *paroxysmaler Hämoglobinurie.* Dieser anfallsweise Eintritt könnte an eine allergische Schockwirkung denken lassen. Der größere Prozentsatz der zahlreichen toxischen Einwirkungen von Chemikalien scheint, wie gesagt, allerdings nicht mit echten Antigen-Antikörperreaktionen zusammenzuhängen, d. h. viele der hier nicht näher zu behandelnden Gifte haben wohl eine unmittelbare hämolytische Wirkung. Beim *Schwarzwasserfieber* scheint allerdings eine *Chininallergie* maßgebend zu sein. Das Schwarzwasserfieber ist ein Beispiel dafür, daß gewisse Infektionen eine *allergische Disposition* für bestimmte Arzneimittelallergene schaffen (vgl. den

Fall Königsfeld, S. 369). Die Malaria aller 3 Parasitenformen kann anscheinend auch nur bei *besonderer Disposition* einer *Chininallergie* den Weg ebnen. Reichliche Ausscheidung von Hämoglobin im dunkelgefärbten Urin mit Fieber, Ikterus, Anämie, Schüttelfrost und sehr ernsten Allgemeinerscheinungen, oft Benommenheit und schwerem Kollaps werden bei derartig disponierten Malariakranken festgestellt, sobald sie Chinin einnehmen. Die Krankheit schafft aber nicht nur eine Bereitschaft für toxische Chininwirkung, auch nach Phenacetin, Antipyrin, Methylenblau hat man toxische Symptome beobachtet. Sehr merkwürdig ist die *regionäre Bedingtheit* dieser idiosynkrasischen Disposition. In Italien ist sie selten, im tropischen Afrika sehr häufig, in Indien fehlt sie in manchen Gegenden völlig, um in anderen Distrikten wieder häufiger zu sein. Auch erkranken Farbige seltener als Europäer. Sehr wahrscheinlich allergisch ist die *paroxysmale Hämoglobinurie*, die durch die *sog. Bohnenkrankheit* in südlichen Ländern hervorgerufen wird. Der Fabismus (fabisme) entsteht zur Zeit der *Bohnenblüte* (Vicia faba) und zahlreiche Menschen werden von ihr betroffen. Es kommt zu Schwäche, Schlaflosigkeit, Schüttelfrost, Fieber, heftigem Asthma, oft auch zu Urticaria, Quinckeschem Ödem, manchmal Glottisödem. Schließlich entwickelt sich *Ikterus* und *Anämie* als die Folge paroxysmaler Hämoglobinurie, die durch Einatmung der Blütenpollen entsteht. Da die Krankheit immer erst nach längerer Exposition auftreten soll, handelt es sich wohl ziemlich sicher um eine Sensibilisierung analog dem Heufieber. Das Besondere ist nur *die paroxysmale Hämoglobinurie*, die sogar zum Tode führen kann. Zu bedenken ist allerdings, daß Konzis in den Pflanzen Spuren von *Cyanwasserstoffsäure* fand, ferner ein Ferment, die Cyamase, die Hämoglobinurie erzeugen soll, so daß auch an eine primäre Giftwirkung gedacht werden muß. Der Nachweis einer Allergie müßte durch Hautproben mit verdünnten Pollenextrakten, Eosinophilie und womöglich durch den Prausnitz-Küstnerschen Versuch erbracht werden.

Bei vielen Arzneimitteln, die zu hämolytischen Anämien führen können, wissen wir, daß sie nicht selten als Antigene *typische allergische Symptome*, wie *Urticaria, Ekzeme, Quinckesches Ödem* u. dgl. hervorrufen können. Ich nenne z. B. nur *Phenacetin*, dann ganz besonders die *Sulfonamide* und nicht zuletzt *Conteben* (*TB I*). Wenn solche Stoffe bei einem Fall hämolytische Anämie auslösen, müßte ebenfalls zur Erkennung eines allergischen Vorgangs auf länger dauernde Einwirkung und dadurch allmähliche Sensibilisierung, auf Eosinophilie und etwaige positive Hautreaktionen geachtet werden. Es seien noch folgende Substanzen angeführt: Benzolderivate wie Phenylhydrazin (Pyrodin). Phenol, Resorcin, Toluylendiamin, Tyrosin und Tyramin, Trichloräthylen, Extr. filicis, Phenacetin.

Auch bei Arbeitern, die *chronischer Benzineinwirkung* ausgesetzt sind, wurden hämolytische Anämien beobachtet. Aber auch hier ist es bis jetzt noch sehr fraglich, ob Sensibilisierung eine Rolle spielt. Bei der verbreiteten Anwendung und Wichtigkeit dieser Substanz wären Tierversuche mit allergischer Fragestellung angezeigt.

Heilmeyer weist darauf h'n, daß abgesehen von der Purpura (toxischen hämolytischen Anämien) wohl auch die *Innenkörperanämie* öfters auf allergischem Wege zustande kommen könne, da besonders *Sulfonamide* nicht selten diese Anämieform erzeugen, Am stärksten scheint *Prontosilum album* zu wirken. Wir fanden neulich bei einem günstig verlaufenen Fall von tuberkulöser Meningitis nach *längerem Streptomycingebrauch* in der Lumbalflüssigkeit einige Erythrocyten mit Innenkörpern.

Schockzustände und hämolytische Anämien durch artspezifische Hämagglutinogene und Hämolysine. Durch die neueren Forschungen, die sich im Zusammenhang mit den für die Therapie so wichtig gewordenen *Bluttransfusionen* entwickelten, wurden abgesehen von den für jeden Menschen charakteristischen, schon länger bekannten Blutgruppenfaktoren eine Reihe von Antigen-Antikörperreaktionen zwischen Substanzen der Blutkörperchen und des Plasmas entdeckt, die innerhalb der Blutbahn vor sich gehen. Sie führen zu Agglutination und Hämolyse der Erythrocyten und oft sehr schweren, ja tödlichen Schockzuständen. Eine der wichtigsten dieser Antigen-Antikörperreaktionen kommt durch den *Rhesusfaktor* zustande.

Es würde zu weit führen, wenn in diesem Abschnitt des Handbuches auch noch ausführlich auf jene Form der Allergie eingegangen würde, die bei der so umfangreich gewordenen Lehre von der Blutgruppenforschung eine Rolle spielen. Dieses Eingehen wird um so überflüssiger, als HEILMEYER im 2. Band dieses Handbuches S. 159 ausführlich dieses Thema behandelte. Ich möchte aber nicht verfehlen, über die neuerdings so wichtig gewordene *Sensibilisierung mit dem Rhesusfaktor* kurz zu berichten. Bekanntlich nahm das umfangreiche Forschungsgebiet über den Rhesusfaktor im Jahre 1940 von Experimenten LANDSTEINERs und WIENERs seinen Ausgang, die Kaninchen Erythrocyten von Macacus-Rhesusaffen wiederholt zur Gewinnung eines Antiserums injizierten. Man konnte zunächst annehmen, daß durch das Antiserum nur die Erythrocyten der Rhesusaffen agglutiniert würden. Überraschenderweise ergab sich aber, daß *auch die roten Blutkörperchen von 85% der Menschen weißer Rasse* von diesem Antiserum zusammengeballt wurden, d. h. also ein *Rhesusantigen* enthielten. Es gab also Rh-positive und rh-negative Menschen. Dabei ist es aber nicht so, daß rh-negative Individuen von vornherein Anti-Rh-Agglutinine besitzen, sondern diese kommen nur dann vor, wenn sie durch Zufuhr (Sensibilisierung) mit Rh-Antigenen gebildet wurden. Eine solche Sensibilisierung kann durch *Bluttransfusionen* zustande kommen, so daß schließlich Spender, die *Rh-Antikörper* enthalten, bei Blutübertragung auf einen Rh-positiven Empfänger schwere Transfusionsschäden erzeugen können. Aber es gibt noch eine andere, sehr gefahrbringende Möglichkeit: die Erythroblastose der Neugeborenen.

Erythroblastose der Neugeborenen. Die allergische Grundlage dieser Erkrankung wurde durch LEVINE, WIENER und LANDSTEINER aufgeklärt mit dem Ergebnis, daß sie meist oder fast immer mit dem Rhesusfaktor zusammenhängt. Es handelt sich z. B. um einen Rh-positiven Vater und eine rh-negative Mutter. Der Vater vererbt seinen positiven Rh-Faktor auf den Fetus, von diesem aus dringen die fetalen positiven Rh-Antigene diaplacentar ins Blut der Mutter. In deren Organismus entstehen dann rh-Antikörper, die in den fetalen Kreislauf gelangen, die fetalen Blutkörperchen zerstören und das schwere Krankheitsbild erzeugen. Nicht alle negativen Mütter bilden jedoch Agglutinine, so daß die Erythroblastose unter den gleichen Blutgruppenverhältnissen auch gar nicht selten ausbleibt. Die Verhältnisse liegen überhaupt serologisch recht kompliziert, da auch alle möglichen Rhesusuntergruppen zur Wirksamkeit kommen können. So ist es möglich, daß auch manchmal bei Gruppengleichheit von Mutter und Kind Erythroblastose entstehen kann. Da bei gleichem Vater mit jeder neuen Schwangerschaft bei der Mutter der Antikörpertiter steigt, wird die Situation bei jeder neuen Befruchtung schlimmer. Es gibt aber auch Blutgruppenkonstellationen, die zur Erythroblastose führen, ohne daß der Rhesusfaktor eine Rolle spielt. Zum Beispiel ein Fall von AUSTIN und SMITH: Kind hat A-Blutkörperchen Mutter O. Trotzdem kam es zur fetalen Blutzerstörung, da sich nachträglich bei der Mutter ein sehr hoher Isoagglutinintiter gegen A-Erythrocyten feststellen ließ. Von diesen neuen Erkenntnissen ausgehend, ergibt sich eine für die Praxis sehr wichtige Regel: Es ist unbedingt zu vermeiden, rh-negativen weiblichen Personen Rh-positives Blut aus irgend einem Grunde zu transfundieren, damit keine Sensibilisierung eintritt. Konnte doch schon nach *intramuskulären In-jektionen* dieser Art Erythroblastose beobachtet werden.

Es gibt Erythroblastosefälle, die erst einige Zeit nach der Geburt zum Aus-bruch kommen. Forschungen darüber ergaben, daß bei solchen Fällen sog. *inkomplette oder blockierende Antikörper* bei der Mutter entstehen, die infolge ihrer Unvollständigkeit nur dann zur Wirkung kommen, wenn sich im Plasma des Kindes ein *bestimmter Plasmaeiweißkörper, (das sog. X-Protein)* befindet, der jedoch erst nach der Geburt gebildet wird. Der Nachweis blockierender Anti-körper mit dem COOMBS-Test (vgl. S. 590) kann für die Behandlung sehr wichtig werden. Die neueste *Therapie* der Erythroblastose besteht nach WIENER und WESCHER u. a. in der sog. *Exsanguinationstransfusion*, d. h. dem völligen Ersatz des kindlichen Blutes durch einwandfreies Transfusionsblut. Man vergleiche die Lehrbücher der Kinderheilkunde und HEILMEYER, ,,Blutkrankheiten'', in diesem Handbuch, Bd. 2, 4. Aufl.

Wir erkennen also einen pathologischen Vorgang, der ganz den Gesetzen der klassischen Allergielehre entspricht, bei dem es sich *nur um besondere Antigene und Schockorgane* handelt. *Antigene* sind die mobil im Plasma suspendierten *Erythrocyten*, die auf andere Menschen (oder Tiere) übertragen durch Sensibili-sierung *Erythrocytenantikörper* erzeugen. Diese Antikörper auf einen anderen Organismus übertragen finden dort die Antigene und zugleich Schockorgane, die Erythrocyten, mit denen es zur Antigen-Antikörperreaktion kommt. Nach Ansicht von HANSEN und SCHWARTZ handelt es sich um eine *,,inverse Anaphylaxie''* (s. S. 354).

Es ist hier nicht der Ort, auf die weitere Komplizierung des Gebietes durch Entdeckung von *Rhesusuntergruppen* einzugehen. Wird *wiederholt* Rh-positives Blut durch Transfusion auf rh-negative Menschen übertragen, so kann es nach erfolgter Sensibilisierung der letzteren zu schweren Transfusionsschäden infolge von *Hämolyse* und *Hämagglutination* kommen. Die Berücksichtigung des Rhe-susfaktors vor Transfusionen bei Spender und Empfänger ist daher für jeden Kliniker bereits eine Selbstverständlichkeit geworden. Aber trotz der Beachtung dieser Verhältnisse kommen von Zeit zu Zeit mehr oder weniger schwere Trans-fusionsschäden vor. Mittlerweile wurde erkannt, daß es noch andere ungleiche Blutgruppenfaktoren außer den bis jetzt bekannten gibt.

E. BERGER weist in erster Linie auf die anfangs für unschädlich gehaltenen Faktoren M und N hin, die neuerdings als sensibilisierend und schockauslösend erkannt wurden, auch beobachtete man eine antigene Fähigkeit von M-, bzw. N-faktorhaltigen Erythrocyten. Ein sowohl für die Allergie- wie die Transfusions-erfahrung instruktiver Fall wurde von BROMAN mitgeteilt: eine Patientin, die nach 8 reaktionslosen Bluttransfusionen bei der *neunten* stark hämolytisch reagierte. Es waren vorher *viermal M- und N-Spender* verwendet worden und ebenso bei der letzten Transfusion. Also offenbar allmähliche Sensibilisierung. Die Blutuntersuchung der Patientin ergab A 1, N, P+, Rh+, nach dem Zwi-schenfall *Anti-M mit Titer 1:64*. Dies ist nur ein Beispiel für eine Reihe von mit-geteilten ähnlichen Fällen. Man wird aber noch bedenklicher gestimmt, wenn man neuerdings von LUTHERAN-Faktoren, KELL-Faktoren, LEWIS Blutgruppen, DUFFY-Faktoren, P-Substanzen usw. hört, die unter Umständen Transfusions-schäden erzeugen könnten. Zur echten Allergie können wir aber nur solche Fälle rechnen, bei denen eine Sensibilisierung möglich war, während sog. ,,*Nachreak-tionen*'' *ohne Sensibilisierung* auftreten (vgl. WILLENEGGER, BERGER).

Aber es scheint mir nicht bedeutungslos für die ganze Allergielehre, auch hier auf einige praktisch so wichtige Ergebnisse einzugehen, die gerade die *Rhesus-* und *Erythroblastose*forschung in letzter Zeit zutage förderte:

L. HIRSZFELD weist darauf hin, daß die durch die Unähnlichkeit der serologischen Strukturen von Mutter und Frucht hervorgerufenen Schwangerschaftsstörungen sich *nicht auf die Erythroblastose beschränken*, sondern daß Fälle von *unstillbarem Erbrechen*, von *Aborten*, von *Schwangerschaftsödemen*, vielleicht auch von Eklampsie auf diese Genese zurückgehen. Warum einmal Erythroblastose, dann wieder Abort entsteht, hängt damit zusammen, daß es sich bei der Erythroblastose um den Angriff der mütterlichen Antikörper auf die Blutkörperchen der Frucht handelt, ein *humorales Geschehen*, beim Abort um *lokale Allergie an sessilen Zellen* nach Art des ARTHUS-Phänomens. Wegen dieser allergischen Vorgänge kam HIRSZFELD auf den Gedanken, den habituellen Abort mit antiallergischen Mitteln, besonders Antihistaminen zu behandeln. Er kam zu der außerordentlich bedeutensvollen Feststellung, daß durch *Einverleibung von Antistin* (3mal täglich 1 Tablette zu 0,1 1 Woche lang) bei Frauen mit habituellem Abort *in 80% der Fälle die Schwangerschaft zur normalen Beendigung gebracht werden konnte*. Die nach der 9monatlichen Schwangerschaft ausgetragen geborenen Kinder erwiesen sich als völlig normal und entwickeln sich normal weiter.

Die neueren Forschungen haben, wie erwähnt, gezeigt, daß hämolytische Anämien — entstanden durch Agglutination, bzw. Auflösung der Erythrocyten in der Blutbahn — durch eine ganze Reihe von intra vitam entstandenen Hämolysinen hervorgerufen werden können und keineswegs etwa auf die Fälle von ererbtem hämolytischem Ikterus beschränkt sind. HEILMEYER ist sehr ausführlich auf diese verschiedenen Möglichkeiten eingegangen, ich kann hier auf dieses Kapitel verweisen. Es ist klar, daß uns für die Allergiefrage *nur jene hämolytischen Anämien* mit oder ohne Schockzustände interessieren, *bei denen es sich um Antigen-Antikörperreaktionen* handelt. *Das Antigen* sitzt, wie gesagt, hier *in den Erythrocyten, der Antikörper haftet an Globulinen des Plasmas.* Da die kausalen Möglichkeiten sehr mannigfache sind, aber nur ihre richtige Erkennung auch die Beseitigung des Schadens bewirken kann, ist die *Anwendung einer Reihe von serologischen Methoden bei jeder unklaren hämolytischen Anämie zur Aufgabe jeden Klinikers geworden.* Eine diagnostische Vorbemerkung muß noch vorausgeschickt werden. Man hat die *Mikrocytose* und *Kugelzellenbildung* der Erythrocyten lange für ein sicheres Kennzeichen des ererbten hämolytischen Ikterus gehalten, ja gerade diese beiden krankhaften Merkmale sollten die Vererbung beweisen. Das ist, wie HEILMEYER in Band 2 ausführlich darstellt, nicht richtig, *diese Erythrocytenmißbildungen können auch intra vitam z. B. als Folge von artspezifischer Antikörperproduktion*, d. h. von *Autohämolysinen entstehen.* Man muß also bei jeder dunklen ätiologisch unklaren Anämie prinzipiell das Blut auf Mikrocytose, Kugelzellenbildung und herabgesetzte osmotische Resistenz der Erythrocyten untersuchen und man darf sich positivenfalls keineswegs mit der Diagnose „ererbter hämolytischer Ikterus" begnügen, sondern hat die Aufgabe, nach den verschiedenen *Typen der artspezifischen Antikörper, der Autohämolysine*, zu suchen. Natürlich nach Möglichkeit auch nach deren *Entstehungsursachen*, über die vorläufig nicht immer völlige Klarheit zu gewinnen ist. Wahrscheinlich handelt es sich primär meist um toxische und infektiöse Schädigungen der Zellen des reticuloendothelialen Systems, durch welche dieses, als Hauptbildungsstätte der Antikörper, zur Antihämolysinbildung gereizt wird. *Syphilis* und *Malaria* scheinen als Infektionen von besonderer Bedeutung zu sein, aber auch *maligne Tumoren*, wie *Carcinome, Sarkome, Lymphogranulomatosen*, ferner *schwere Lebererkrankungen* werden als ätiologische Faktoren beobachtet (vgl. HEILMEYER).

Es folgt hier ein kurzer *Überblick über diejenigen Autoagglutinine und Autohämolysine*, bei denen man mit *serologischen Methoden* die Antikörper im Serum

nachweisen kann, sowie kurze orientierende Hinweise über das jeweilige diagnostische Vorgehen. Im übrigen sei auf die Arbeiten von Tischendorf, auf den
Heilmeyerschen Band und serologische Speziallehrbücher verwiesen.

Ehe wir auf die beim Menschen beobachteten artspezifischen Erythrocytenagglutinine eingehen, verdienen 2 besondere Arten von Agglutininen der roten
Blutkörperchen Erwähnung, wie sie in pathologischen Zuständen beobachtet
werden. Zunächst die *Virusagglutination*. Viren, besonders der Influenzagruppe,
agglutinieren Menschen-, Meerschweinchen- und Hühnererythrocyten, was Barnet
auf eine *enzymatische Substanz* der Viren zurückführt. Diese führt aber nur in
der Kälte zur Agglutination, die aber, einmal eingetreten, bei starken Verdünnungen und Temperaturen über 37⁰ bestehen bleibt. Dann die *Heteroagglutin-
nation*, bei der menschliches Serum gewisse tierische Erythrocyten agglutiniert
(z. B. *Hammelblutkörperchen* bei der Reaktion von Hanganatziu-Deichercher zur
Diagnose des Pfeifferschen *Drüsenfiebers*). Wir finden die *Heteroagglutination*
sehr häufig zusammen mit der gleich zu erwähnenden *Kälteagglutination*, auch die
Heteroagglutination bleibt bei hohen Serumverdünnungen und 37⁰ bestehen.
Wahrscheinlich scheinen auch bei dieser vor allem *Virusinfektionen* eine Rolle
zu spielen, es besteht noch keine völlige Klarheit über den agglutinierenden
Faktor. Über den Mechanismus der Hämagglutination durch Viren hat sich noch
ergeben, daß die Pertussis- sowie die Influenzavirus-Hämagglutination durch
Stroma von menschlichen Erythrocyten gehemmt wird. S. Fisher wies nach,
daß acetonlösliche Lipoide aus menschlichen Erythrocyten diese hemmende
Wirkung ausüben, wobei es sich wohl um Cholesterin handelt. Über die bisher
erforschten *artspezifischen Hämagglutinine, die Autoagglutinine*, sei folgendes
angeführt:

1. *Kälteagglutinine*. Es handelt sich um Kranke mit der merkwürdigen
Eigenschaft, daß ihre roten Blutkörperchen in der *Kälte agglutinieren*, vielfach
erst nahe bei 0⁰ C, nicht selten aber auch schon wenige Grade unterhalb der
Körpertemperatur, besonders dann, wenn die Agglutinine im Plasma reichlich
vorhanden sind. Das sind dann die Fälle, die klinisch auffallen, z. B. weil die
Blutkörperchen *in der Erythrocytenzählpipette agglutinieren* oder in der Röhre
der Blutsenkungsreaktion infolge der Verklumpung bei Zimmertemperatur
ungemein rasch zu Boden sinken, aber nicht im Brutschrank. Kälteagglutinine
werden sowohl bei Gesunden als auch bei Kranken beobachtet, sie entfalten ihre
höchste Avidität zwischen 0 und 5⁰. Bei Erwärmung wird die Agglutination aufgelöst, um bei Kälte wieder zu erscheinen. Nach Wöhrmann und Würmann ist
auch für Kälteagglutinine wie für andere Hämagglutinine das Vorhandensein
spezifisch gerichteter Globuline ausschlaggebend. Sie sollen der *Euglobulinfraktion*
angehören. Die *Kälteagglutination*, bzw. *Autoagglutination*, ursprünglich nur von
Serologen studiert, wurde in den letzten Jahren auch von Klinikern bei Erkrankungen eingehend untersucht. Koeplin machte auf die Häufigkeit von Autoagglutination bei Anämien aufmerksam. Neuda fand bei Tumoren (Carcinomen)
besonders oft erhöhten Kälteagglutinationstiter, er glaubte, daß Gewebszerfall
zu dieser Agglutininbildung anrege, was von anderer Seite nicht bestätigt wurde.
Schon Neuda glaubte, daß *Kältehämagglutinine* unter Umständen *postoperative
Thrombosen* veranlassen könnten. Foeland u. a. sprachen der Kälteagglutination eine Spezifität und eine diagnostische Bedeutung bei *Viruspneumonien* zu.
Heilmeyer, Hahn und Lehmbothe, sowie Tischendorf, Frank und Punia
betonten ihre vermutlich *große Bedeutung für die Pathogenese erworbener hämolytischer Anämien*. Eingehendere Untersuchungen stammen besonders von
Lippert und Nogalski, sowie Tischendorf, Frank und Punia, (sowie Pestalozzi). Von ihren Ergebnissen ist für den Kliniker besonders wichtig, daß als

Grenzwert für die pathologische Kälteagglutination eine Serumverdünnung von mindestens 1:64, bzw. 1:128 angenommen werden muß. Die meisten Gesunden sollen *Kälteagglutinine bis zum Titer 1:8 besitzen.* Ein gesetzmäßiges Verhalten bei infektiösen und nicht infektiösen Erkrankungen war nicht nachzuweisen. *Hohe Titer* finden sich bei *Infektionen* und sonstigen *Toxikosen*, besonders auch bei *Leberschäden.* Wahrscheinlich wird *Erythrocyteneiweiß durch Giftwirkung zum körpereigenen Antigen*, gegen das im reticuloendothelialen System Antikörperbildung erfolgt. Der Antikörper gerät ins Plasma. In abgekühlten Extremitäten, an der Nasenspitze, besonders im Winter, können Agglutinationen intra vitam entstehen, wenn die Verklebungsfähigkeit *bis nahe an·37⁰* heranreicht. Es kommt zum Krankheitsbild der *Akrocyanose*, oft mit *Neigung zu Thrombosen.* Die Kälteagglutinine wirken meist nicht nur auf die *eigenen Erythrocyten*, sondern auch bei *anderen Menschen*, ja auch *Tierblut (Auto-Iso-Heteroagglutinine).* Sie sind besonders wegen der *Thrombosen* zu fürchten. Auch RAYNAUD-*Kranke* und alle verwandten Affektionen sollten in dieser Richtung untersucht werden. Bei *Durchblutungsstörungen*, besonders bei solchen durch Kälteeinwirkungen, wird man in Zukunft die Kältehämagglutinine mehr berücksichtigen müssen als bisher, bei *Akrocyanosen, Parästhesien*, Absterben der Finger usw. Bei einer allergisch veranlagten Patientin mit Akrocyanose fanden KRAMER und PERILSTEIN Verzögerung des Histaminhauttests und Kältehämagglutination bei 0⁰ C mit einem Titer von 1:512, positivem Kälteversuch im Eiswasser. Besserung durch Antihistamine. An unserer Klinik wurden von meinen Mitarbeitern zahlreiche Untersuchungen über Kälteagglutinine an Kranken vorgenommen. Wir bedienten uns dabei folgender Technik:

Prüfung auf Kälteagglutinine. Man kann bis jetzt bekanntlich folgende Hämagglutinine auseinanderhalten:

1. Die spezifischen Agglutinine der bekannten Blutgruppen und Unterblutgruppen (Rhesusfaktor [rh, RH]).

2. Die unspezifischen Agglutinine: a) Kälteagglutinine; b) unspezifische Hämagglutinine, deren Wesen bis jetzt noch nicht oder unvollständig geklärt ist (vgl. S. 589, Nr. 6).

Prüfung auf Kälteagglutinine. Aus der Vene werden 5—10 cm³ Blut, und zwar ohne Citratzusatz entnommen und dann das Blut sofort in ein im Wasserbad bei 37⁰ gehaltenes trockenes Zentrifugenglas gebracht. Dies ist notwendig, da die im Serum enthaltenen Kälteagglutinine bei Erkalten des Blutes durch die eigener Blutkörperchen abgesättigt werden. Dann sofortiges Zentrifugieren. Zum Versuch benutzt man hohlgeschliffene Objektträger oder Glascuvetten. Man braucht wegen der notwendigen Kontrollen im ganzen 9 Objektträger oder Glascuvetten Es ist daher zweckmäßig, Glasplatten zu benützen, die mit 9 bis 12 Hohlschliffen versehen sind. Die ersten 3 Hohlobjektträger sind für den Aufenthalt im Kühlschrank bei 4⁰ C, die 3 nächsten für die Temperatur von 18⁰ C und die 3 letzten für den Brutschrank bei 37⁰ bestimmt. Verweildauer je ¼ Std. In jeder Reihe kommt in das erste Glas 1 Tropfen Patientenserum + 1 Tropfen Patientenblutkörperchen, in das zweite 1 Tropfen Patientenserum + 1 Tropfen Blutkörperchen der (sicher feststehenden) Gruppe 0 rh, in das dritte 1 Tropfen Patientenserum + 1 Tropfen Blutkörperchen der Gruppe 0 Rh. Dann gut durchmischen, mit Deckglas (bzw. Glasplatte) bedecken und etikettieren. Nach Ablauf der Viertelstunde alle 9 Proben im Agglutinoskop ablesen. Die Gruppen 0, rh und Rh dienen dazu, Agglutinationen durch die Blutgruppen und den Rhesusfaktor auszuschließen. Tritt also eine Agglutination auch bei Wärme oder den 0 rh- oder 0 Rh-Gläsern auf, so handelt es sich nicht um eine Kälteagglutination, tritt sie nicht bei 0 rh und 0 Rh, aber bei Kälte und Wärme auf, so handelt es sich nicht um eine Kälte-, sondern um eine andere unspezifische Agglutination.

Zur weiteren Klärung eines Einflusses der Temperatur auf die Hämagglutination wird dann nach HEILMEYER die gewöhnliche Blutsenkungsreaktion mit dem Patientenblut angesetzt und zwar mit 2 Röhrchen von denen das eine bei 18⁰ C, das andere bei 37⁰ C aufbewahrt wird. Bei positiver Kälteagglutination wird bei 18⁰ C eine raschere Blutsenkung eintreten als bei 37⁰ C.

Man kann schließlich durch *Abkühlen der Hand* des Patienten (10 min in Eiswasser) auf *intravitale* Hämagglutination und Hämolyse prüfen. Sofortige Blutentnahme und Ablesung nach Beendigung des Kühlversuches.

Oft wird man auf das Vorhandensein von Kälteagglutininen zuerst dadurch aufmerksam, daß das Blut beim Aufziehen in die Erythrocyten- bzw. Leukocytenpipette zum Zwecke der Blutzählung agglutiniert. Es wurde oben erwähnt, daß man nach allgemeiner Erfahrung erst dann von pathologischen Kälteagglutination sprechen kann, wenn noch mit einer *Serumverdünnung von mindestens 1:64 bis 1:128* Agglutination eintritt. Hat man also mit dem beschriebenen Versuch das prinzipielle Vorhandensein von Kälteagglutininen festgestellt, so nimmt man zunächst eine *Reihenverdünnung* (1:2, 1:4, 1:8, 1:16, 1:32, 1:64, 1:128, 1:256 usw.) des Krankenserums vor und bringt dann entsprechend der obigen Vorschrift je 1 Tropfen der Serumverdünnung zu 1 Tropfen Blutkörperchenbrei.

Bei Verdacht auf intravitale Wirksamkeit von Kälteagglutininen kann nach Abkühlung der Hand auch eine *capillarmikroskopische Beobachtung* am Nagelfalz stattfinden.

U. FISCHER (Dissertation) untersuchte an unserer Klinik auf Kälteagglutinine eine ganze Reihe von Fällen aus verschiedenen Krankheitsgruppen. Darunter waren: Blutkrankheiten, Pneumonien, insbesondere Viruspneumonien, allergische Erkrankungen, Tumoren, Ikterus mit und ohne Leberparenchymschaden, Lipoidnephrosen, SIMMONDsche Kachexie usw. *Nur bei den Viruspneumonien trat immer und beim epidemischen Ikterus fast immer positive Kälteagglutination auf.* Bei den übrigen Krankheiten war das Verhalten sehr verschieden, es erwies sich sowohl eine positive als negative Kälteagglutination als möglich. Neuerdings beobachteten wir mehrere RAYNAUD-Kranke mit hohen Kälteagglutinintitern.

Es wurde gerade erwähnt, daß die Kälteagglutinine auch Ursache *hämolytischer Anämien* sein können. Nun bräuchte mit der *Hämagglutination* nicht notwendigerweise auch eine *Hämolyse* verbunden zu sein. Im folgenden Abschnitt handelt es sich um ausgesprochene *Kältehämolysine*, bei denen eine Hämagglutination nicht in Erscheinung tritt. Der DONATH-LANDSTEINERsche *Versuch*, mit dem die *Kältehämolysine* (s. S. 589) nachgewiesen werden, bleibt bei den *Kälteagglutininen* negativ. Wenn bei deren Vorhandensein trotzdem hämolytische Anämien eintreten können, so hängt dies zweifellos mit einer geringeren Resistenz der agglutinierten Erythrocyten gegen verschiedene hämolytische Faktoren des Körpers zusammen.

2. Kältehämolysine. Bei der sog. *paroxysmalen Hämoglobinurie* durch Kälte wurde schon recht lange an eine anaphylaktische Grundlage gedacht, so daß ich ihr schon in der ersten Auflage meines Buches (1926), einen Abschnitt widmete. Man dachte, daß ein im *Plasma vorhandenes Hämolysin* sich in abgekühlten Körperteilen an die wahrscheinlich durch Kälte geschädigten Erythrocyten bindet und durch Mitwirkung des Komplements ein Hämolyseanfall entsteht. Besonders WIDAL dachte an solche „anaphylaktische" Vorgänge, zumal er auch Leukopenie, Blutdrucksenkung und Gerinnungsbeschleunigung des Blutes beobachtete. ERICH MEYER und EMMERICH hatten dann die heute näherliegende Vorstellung, *daß Substanzen zerfallener roter Blutkörperchen körperfremd werden und Autohämolysine bilden würden.* Man hätte sich diesen Vorgang also ganz ähnlich wie bei der Viruspneumonie zu denken, nur daß man bei der paroxysmalen Kältehämoglobinurie Hämolyse und keine Agglutination feststellt und über die Genese der Hämolysinbildung bei der paroxysmalen Hämoglobinurie nichts Genaues bekannt ist. WIGGALL wies neuerdings darauf hin, daß die paroxysmale Kältehämoglobinurie eine nicht allzu seltene Erscheinung bei der Syphilis und antiluischer Behandlung gut zugänglich ist. Er behandelte 4 Fälle mit deutlich positiven Luesreaktionen mit Penicillin (4—9 Mill. Einheiten), teilweise mit sehr guter Besserung, obschon die Kältehämolysine auch nach der Behandlung nachweisbar blieben. Versuche von DONATH-LANDSTEINER ergaben, daß zur Wirksamkeit des Autohämolysins Zusammentreffen eines spezifischen *thermostabilen Amboceptors* mit dem in jedem Blut vorhandenen *unspezifischen thermolabilen Komplement* notwendig ist. Zur Diagnose des Kältehämolysins ist der sog. DONATH-LANDSTEINER*sche Versuch* notwendig, dessen Durchführung mit allen Kautelen (s. WEICHARDT sowie HEILMEYER Bd. 2 dieses Handbuches S. 401) etwas kompliziert ist. Im wesentlichen besteht er darin, daß in je einem Röhrchen *Patientenserum*, *Blutkörperchensuspension* und *frisches Meerschweinchenkomplement* zusammengebracht werden und das eine Röhrchen 1—2 Std bei 37⁰, das andere 15 min bei 0⁰—5⁰ und dann 15 min bei 37⁰ belassen wird. Über die pathogenetische Ursache der Kälteautohämolysinbildung müßte noch geforscht werden. Vielleicht sind diese Hämolysine häufiger zu finden, wenn man mit dem DONATH-LANDSTEINERschen Versuch nach ihnen sucht.

3. Eine Krankheit, die schon rein klinisch in der Regel den Eindruck einer allergischen Affektion macht, ist eine von LEDERER (Amerika) beschriebene, akut *mit Fieber auftretende hämolytische Anämie*, bei der starke *Leukocytose*, beträchtliche *Reticulocytenausschwemmung* und viele *kernhaltige Rote* beobachtet werden. Man findet im Serum *Hämolysine*, die auch bei Zimmertemperatur wirken, sich gegen *Blutkörperchen aller Blutgruppen* richten und, was diagnostisch von wesentlicher Bedeutung ist, durch Hinzufügen menschlichen *Normalserums wirkungsunfähig* gemacht werden, so daß die Hämolyse ausbleibt. Auch für die Entstehung dieses Hämolysintyps hat man wieder an die Einwirkung *infektiöser Gifte* gedacht, wobei LEDERER besonders solche intestinalen Ursprungs im Auge hatte. BRENNER vermutete *tonsillogene Infekte*, für die Mehrzahl der Fälle, bei denen eine besondere Neigung zu Überempfindlichkeit bestehen würde, zumal vielfach allergische Erscheinungen, wie Urticaria, Asthma bei der seltenen Erkrankung beobachtet werden. Es liegt nicht ferne, daran zu denken, daß durch die *Bakterienherde* selbst Hämosensibilisierungen mit schubweisen allergischen Anfällen eintreten können, analog etwa den Antikörperbildungen beim Gelenkrheumatismus. Hier im besonderen käme dann auf dem Boden allergischer Diathese (bzw. Disposition) eine besondere *Anlageschwäche der Erythrocyten* (und damit Eignung zur Antigenumbildung) und *Reizbarkeit des reticuloendothelialen Systems* zur Antikörperbildung hinzu.

4. Typische Hämagglutinine können auch bei der *hämolytischen Anämie Typ* DYKE-YOUNG nachgewiesen werden, die man zunächst schwer von der perniziösen Anämie unterscheiden kann, da sie *makrocytär* ist und *hohen Färbeindex* zeigt. Allerdings ist sie resistent gegen Leberpräparate, auch ist die starke Hämolyse an *Bilirubinämie*, starkem *Kältealdehyd*, *Resistenzverminderung*, *Milztumor* zu erkennen. Auch hier muß diagnostisch mit den erwähnten Methoden der serologische Nachweis geliefert werden, daß *atypische Hämagglutinine* oder Hämolysine gegen die eigenen Blutkörperchen vorhanden sind.

5. Es wurden auch hämolytische Anämien beobachtet, die sich durch *anfallsweise nächtliche Hämoglobinurie* auszeichnen (*Typ* MARCHIAFAVA). Verlauf meist sehr chronisch. *Urin nachts dunkler als tags*, da die Hämoglobinausscheidung im Urin am Tag wieder verschwindet, *der Schlaf wirkt auslösend*. Die osmotische Resistenz ist normal oder nur leicht vermindert. Ursache scheint einmal *geringere Resistenz der Erythrocyten* (auch gegen individualfremdes) menschliches Serum zu sein, es gibt aber auch Fälle, bei denen ein *Autohämolysin* nur oder viel ausgesprochener *bei stärker saurem* p$_H$ *des Serums* wirkt, wie dies eben im Schlaf der Fall ist.

6. Wir haben vorn (S. 356) von den sog. *blockierenden oder unvollständigen (inkompletten) anaphylaktischen Antikörpern* berichtet und der Rolle, die ihnen für die Immunität zugeschrieben wird. Solche unvollständige Antikörper können

auch *gegen arteigene Erythrocytensubstanz* im Serum nachgewiesen werden, wo sie im Falle ihrer Komplettierung ebenfalls hämolytische Anämien (*Typ* LOUTIT) erzeugen können. Bei den Studien über den Rhesusfaktor hat man diese unvollständigen Agglutinine als *Glutinine* bezeichnet, ein Terminus, der dann auch auf solche hämolytische Anämien angewandt wird, die mit dem Rhesusantikörper nichts zu tun haben. Bei den Rhesusstudien wurde zunächst folgendes festgestellt: Erythrocyten, die mit blockierendem Antikörper beladen sind, agglutinieren nicht. Sie werden aber agglutiniert, wenn *Plasma* hinzugefügt wird, das den inkompletten Antikörper vervollständigt. LOUTIT, COOMBS und Mitarbeiter vermuteten, daß die blockierenden Antikörper *Globuline* seien. Durch Sensibilisierung von Kaninchen mit gereinigten menschlichen Globulinen stellten sie sich ein *Antimenschenglobulinserum* her. Dieses *Antiglobulin* verbindet sich, falls es zu den mit blockierendem Antikörper beladenen Erythrocyten gebracht wird, mit dem Globulin des blockierenden Antikörpers und dadurch werden die Erythrocyten dann zur Agglutination gebracht. Durch solche unvollständigen Antikörper, die nur durch die *relativ komplizierten Teste von* COOMBS *bzw.* LOUTIT nachzuweisen sind, können ebenfalls *schwere hämolytische Anämien* entstehen, wenn es zur Komplettierung der unvollständigen Antikörper kommt. Die ursprüngliche Annahme von COOMBS u. a. hat sich mehr und mehr bestätigt, daß bei der Agglutination der Erythrocyten, die durch das nach LOUTIT gewonnene Antiserum erzielt wird, *mit den Erythrocyten verankerte* γ-*Globuline* der wesentliche Faktor sind. An diesen γ-Globulinen haften offenbar Antikörper, die verschieden entstandenen Erythrocytenantigenen ihre Bildung verdanken. Man nannte sie zunächst *Antikörper 3. Ordnung.* Das Merkwürdige der Antikörper, die mit dem LOUTIT-Test nachgewiesen werden können, liegt darin, daß sie immer *auf der Stufe des inkompletten Antikörpers stehenbleiben.*

Technisch bedient man sich zum Nachweis inkompletter Erythrocytenantikörper (Glutinine) zur Zeit des direkten und indirekten COOMBS-*Testes.*

a) Direkt: Zur Prüfung, ob *Erythrocyten* mit einem unbekannten Glutinin beladen sind Die fraglichen Erythrocyten werden zur Reinigung von Plasma zweimal mit physiologischer. Kochsalzlösung gewaschen und dann mit COOMBS-Serum (Serum von Kaninchen, das mit menschlichem γ-Globulin vorbehandelt wurde und dadurch Antikörper gegen menschliches Globulin enthält) zusammengebracht. Erfolgt Agglutination, so ist bewiesen, daß die fraglichen Erythrocyten mit inkompletten Antikörpern (Glutininen) beladen waren, die durch den Globulinantikörper des COOMBS-Serums komplettiert wurden, was Agglutination zur Folge hat. Erfolgt keine Agglutination bei Versetzen mit COOMBS-Serum, so fehlen eben die Glutinine.

b) Indirekt (COOMBS-LOUTIT-Test): Zur Prüfung, ob ein fragliches *Serum* Glutinine enthält oder nicht. Das fragliche Serum wird mit gewaschenen Erythrocyten von bekannter Agglutinationsfähigkeit zusammengebracht. (Die Erythrocyten müssen vor allem *frei von Glutininen*, also vorher nach a) geprüft sein.) Es findet keine Agglutination statt, gleichgültig, ob Glutinine im Serum vorhanden sind oder nicht, da ja die Glutinine *inkomplette* Antikörper sind. Aber etwa im Serum vorhandene Glutinine binden sich fest mit den Erythrocyten. Nun werden die Erythrocyten in physiologischer Kochsalzlösung zweimal gründlich gewaschen und dann das erwähnte COOMBS-Serum mit seinem Globulinantikörper zugefügt. Tritt nun Agglutination ein, so hat sich der Globulinantikörper mit dem an den Erythrocyten haftenden Glutinin (des fraglichen Serums) verbunden, hat dadurch dieses komplettiert und so die Erythrocyten agglutiniert. Tritt keine Agglutination ein, so haftete an den Testerythrocyten kein Glutinin und war also auch im fraglichen Serum keines vorhanden.

Über die Art des Antigens geben die COOᵛBS-LOUTIT-Teste keine Auskunft. Die Asidwerke stellen neuerdings ein „COOMBS-*Serum Asid*" her. Es ist ein aus Kaninchen durch Sensibilisierung gewonnenes Antiserum gegen menschliches Globulin, das von diesem Serum präcipitiert wird. Da die artspezifischen Erythrocytenagglutinine ausgeschaltet wurden, reagiert dieses Serum nur mit solchen Erythrocyten, an deren Oberfläche menschliche Globuline haften und bringt sie zur Agglutination. Das Serum komplettiert also die inkompletten Antikörper. Der Packung des COOMBS-Serums Asid ist eine Anleitung über die Ausführung der COOMBS-Teste beigegeben.

Eine weitere noch ungeklärte Beobachtung machten UEBER und DAMESHEK, indem sie bei mehreren hämolytischen Anämien *Rinderalbuminlösung* mit dem gleichen Erfolg wie das LOUTITsche Antiglobulinserum verwenden konnten. Überlegt man sich, durch welche Antigene diese stets inkompletten LOUTIT-Antikörper zustande kommen, so muß ich nochmals auf die Gesichtspunkte zurückgreifen, die ich bereits S. 342 anführte:

a) Die Fähigkeit mancher in den Körper gelangter Substanzen, die man Halbantigene oder Haptene nennen könnte, mit dem Eiweiß der Erythrocyten eine Bindung einzugehen und es so zu verändern, daß es als Antigen im eigenen Organismus Antikörper gegen Erythrocytenantigen auslöst.

b) Da wir durch die Virusforschung wissen, daß von manchen Viren Erythrocyten zur Agglutination gebracht werden, darf man vermuten, daß solche Viren das Erythrocyteneiweiß auch zum Antigen umbilden können. Es kommt hinzu, daß nach der Vermutung von v. SCHULTHEISS, sowie auch von GRUMBACH manche Viren gegen Erythrocyten keine Agglutinine, sondern *nur Glutinine* zu liefern vermögen, so daß die Erythrocyten nicht agglutiniert, sondern *nur blockiert* werden.

Für die klinische Praxis ganz besonders wichtig sind jene Sensibilisierungen, die *durch mehrfach wiederholte Bluttransfusionen* zustande kommen können. Nicht nur wegen des schweren hämolytischen Transfusionsschockes, denn es kommt hinzu, daß im Anschluß an diesen *schwere fortschreitende Anämien* in Erscheinung treten. Es ist anzunehmen, daß die Erythrocyten bei jedem Individuum auch *artspezifische Agglutinogene* enthalten, unter normalen Umständen wird aber der Organismus gegen körpereigene Antigene nicht sensibilisiert. Dies kann sich ändern, wenn in einem solchen Organismus irgendwie *körperfremde Antigene* zur Geltung kommen. Bei Transfusionen kommt es zur *Hämolyse der körperfremden Erythrocyten*, die *Stromata* bleiben zunächst übrig und gegen die in diesen enthaltenen *körperfremden Artantigene* kann der Körper sensibilisiert werden (WIENER). So kann es bei späteren Transfusionen auch eines solchen Blutes, das der Empfänger früher ohne Störung ertrug, zu Schockzuständen kommen. Aber es geht noch weiter, wenn erst einmal diese arteigenen *Antikörper gegen solche Stroma-Antigene* in genügender Menge vorhanden sind, da diese Antikörper auch die *körpereigenen Erythrocyten* angreifen. Es kommt zu *hämolytischer Anämie*, nun können die *eigenen Stromata* durch kolloidale Strukturänderungen zu körperfremden Antigenen werden und wiederum Antikörper erzeugen. Die Folge ist fortschreitende Anämie und unter Umständen mit Todesfolge. Bezüglich der Rolle des Rhesusfaktors bei hämolytischen Schwangerschaftsanämien vgl. S. 583.

Wenn bei hämolytischen Anämien der Verdacht auftaucht, daß es sich *um ein nur mit komplizierten Methoden nachweisbares Autoagglutinin* handelt, so ist es für den praktischen Arzt und Kliniker vorzuziehen, das Blut *in einem serologischen Speziallaboratorium* untersuchen zu lassen.

Sonstige sekundäre Anämien. Die sekundären Anämien, die durch und nach Infektionen, besonders chronischen, entstehen, haben ohne Zweifel weitgehende Beziehungen zu allergischen Vorgängen. Wir können in erster Linie bei so chronischen Infektionen wie *Tuberkulose* und subakuten bzw. *chronischen Rheumatismen* mit ihrem *schubweisen* Verlauf, ihrer wechselnden *Eosinophilie* mit immer wiederkehrenden Antigen-Antikörperreaktionen ausgesprochene *allergische Gefäßreaktionen* finden, wie das besonders im Kapitel Rheumatismus eingehend dargestellt wurde. Die *hypochrome Anämie* kommt, abgesehen von *direkt toxischen* Wirkungen bakterieller Giftstoffe, auch dadurch zustande, daß *das Eisen* für den Hämoglobinaufbau fehlt. Wie bereits erwähnt, wird das Eisen von dem für die Infektabwehr vor allem verantwortlichen reticuloendothelialen

System gespeichert und fest gebunden, da es von diesem wahrscheinlich für die Mikrobenbekämpfung gebraucht wird. Nach Heilmeyer ist die gleichzeitige Verfolgung der *Kupfer- und Eisenverschiebungen* im Blutplasma als *besonders feiner Indicator der Abwehrlage* des Organismus zu werten. Man muß sich die Frage stellen, ob bakterielle Antigen-Antikörperreaktionen allein eine Rolle spielen, oder ob durch die Giftwirkung der Mikroben nicht auch aus verändertem Körpereiweiß *artspezifische Antigene* bzw. *Autohämagglutinine* entstehen, die ihrerseits durch Antigen-Antikörperreaktionen die Anämien verstärken. Auch hier wird diagnostisch die *Eosinophilie*, bzw. rascher Wechsel der Eosinophilenzahl ein Wegweiser sein können.

Anaemia perniciosa und symptomatische perniziöse Anämien. Die *echte* perniziöse Anämie hat nach unseren bisherigen Kenntnissen, besonders nach den so reichen wissenschaftlichen Ergebnissen der letzten Jahre keine greifbare Beziehung zu allergischen Reaktionen des Körpers. Wir müssen uns aber die Frage einer solchen Beziehung vorlegen bei jenen *makrocytären Anämien*, die auch als *symptomatische perniziöse Anämien* bezeichnet werden. Dazu gehört zunächst die *makrocytäre Schwangerschaftsanämie*, bei der man wegen der unheilvollen Wirkung, die Antigen-Antikörperreaktionen beim Vorhandensein des Rhesusfaktors ausüben können, an allergische Vorgänge denken wird. Es hat sich jedoch längst mit genügender Sicherheit durch die Untersuchungen von Strauss und Castle ergeben, daß es sich pathogenetisch bei dieser makrocytären Form um eine *ungenügende Produktion des Intrinsic-Faktors* bei der Schwangerschaft handelt.

Bei der *Bothriocephalusanämie*, die früher immer als klassisches Beispiel der Perniciosa galt, liegt der Gedanke nahe, daß das schubweise Eindringen von Wurmleibessubstanz zur Sensibilisierung führen könnte. Werden doch auch bei anderen Wurmerkrankungen allergische Vorgänge und vor allem hochgradige Eosinophilien beobachtet (vgl. S. 526). Es kommt hinzu, daß Töttermann im Hinblick auf Arzneimittelagranulocytosen einen allergischen Vorgang bei der perniziösen Bothriocephalusanämie annahm. Er verabfolgte Versuchspersonen, die früher Wurmanämien hatten, man also Sensibilisierung annehmen durfte, etwa 3 Wochen lang Wurmsubstanz und erzielte Anämien mit erhöhtem Färbeindex. Wie man sieht, ist also eine gewisse Allergisierung nicht völlig auszuschließen. Dieser pathogenetische Mechanismus scheint jedoch keine besondere Rolle zu spielen, da v. Bonsdorff zeigen konnte, daß der Bothriocephaluswurm, der im Magen-Darmkanal wesentlich *höher hinaufsteigt*, als andere Helminthen, die *Vereinigung des Extrinsic- und Intrinsic- Factors verhindert*. Auch die *perniciosaähnlichen Anämien bei der Sprue* haben nichts mit allergischen Vorgängen zu tun, sondern sind mit großer Wahrscheinlichkeit auf *Resorptionsstörungen des Extrinsic-Factors* zurückzuführen. Das gleiche gilt für die *Cöliakie* der Kinder, die ja nach dem heutigen Forschungsstand als die kindliche Form der Sprue anzusehen ist. Auch die *megalocytäre Pellagraanämie* ist viel zwangloser durch Resorptionsstörungen und Vitaminmangel zu erklären.

Schwere Knochenmarksschäden: Hämorrhagische Aleukie, Panmyelophthise. Wenn auch manche Giftwirkungen, wie z. B. das *Benzol* zweifellos eine *primäre* und elektive Giftwirkung auf das Knochenmark ausüben, so ist nach neueren Erfahrungen und experimentellen Studien nicht zu bezweifeln, daß eine Reihe von Giften ihre, hier im Gegensatz zur Agranulocytose, das ganze Knochenmark betreffende Wirkung *erst nach Sensibilisierung*, d. h. durch Antigen-Antikörperreaktion entfalten. Allerdings auch hier fehlt bei vielen klinischen Beobachtungen der exakte Nachweis der spezifischen Antikörperwirkung (z. B. durch

Läppchenprobe). Auch sollte das Verhalten der Eosinophilen bei solchen Fällen viel öfter und quantitativ exakter verfolgt werden. Wenn gerade das Knochenmark so besonders schwer und elektiv von sonst harmlosen Chemikalien geschädigt wird, läßt das wieder in erster Linie an *konstitutionelle Momente*, an allergische Diathese und Disposition denken. Es ist zu überlegen, daß Diathese und Disposition vielleicht nicht allein das Knochenmark betreffen, sondern zum anderen Teil etwa auf eine besonders leichte Sensibilisierbarkeit des Organismus mit gewissen Haptenen zu beziehen sind. Unter den als *Haptene* für Entstehung von Panmyelophthise häufiger beobachteten Arzneimitteln sind das *Arsenobenzol (Salvarsan)* und *Goldpräparate* besonders berüchtigt. *Schwere Infektionen* bereiten sehr oft die Empfindlichkeit gegen diese Mittel vor, was von den Klinikern bei langwierigen Fällen von Gelenkrheumatismus, Lues und Tuberkulose sehr beherzigt werden sollte (vgl. S. 415).

Leukämien. Daß es sich bei den typischen chronischen Leukämien, der myeloischen wie der lymphatischen, um *echte maligne Tumoren* handelt, wird heute wohl von fast allen maßgebenden Autoren angenommen. Als eigentliche Ursache dieser Krankheiten kommen daher allergische Vorgänge nicht in Betracht. Es ist jedoch eine andere Frage, ob es nicht während des langen Verlaufs dieser chronischen Zustände, bei denen mit der *heterologen Beschaffenheit* des Tumoreiweiß, mit Einschmelzung und *Abbau von Tumorgewebe*, mit *körpereigener Antigenbildung* auch durch Arzneimittel, die als *Haptene* wirken, mit *Molekülveränderungen durch Bestrahlungstherapie* usw. zu rechnen ist, zu Sensibilisierungen und Antigen-Antikörperreaktionen kommen kann. Vielleicht sind manche auffallende Erscheinungen, die während des Verlaufs eintreten, so zu erklären. Gezielte klinische Allergieuntersuchungen könnten hier wohl noch manches Interessante zutage fördern.

Akute Paramyeloblastenleukämie. Wegen des meist hochfieberhaften und stürmischen Verlaufs dieser Erkrankung hat man lange Zeit immer wieder an einen schwer infektiösen, sepsisähnlichen Prozeß gedacht mit besonderer Schädigung der Vorstufen des Granulocytenapparates. Bei dieser Annahme hätte man ähnlich wie bei der Agranulocytose allergische (infektionsallergische oder toxisch allergische) Vorgänge vermuten können. Neuerdings scheint aber erwiesen zu sein, daß man in den Paramyeloblasten eine Zellentartung der normal entwickelten Myeloblasten zu sehen hat (HEILMEYER), so daß die *Paramyeloblastenleukämie* als der primäre, die Entwicklung von Infektionen in dem abwehrlosen Körper als der sekundäre Prozeß anzusehen sei. Diese *paramyeloblastische Entmarkung* dürfte nach dem heutigen Stand unserer Kenntnisse mit allergischen Vorgängen kaum etwas zu tun haben und viel eher auf konstitutionelle Minderwertigkeit zurückzuführen sein.

Plasmocytom. Neuerdings versuchte DRESCHER das Plasmocytom mit allergischen Vorgängen in Beziehung zu bringen. Er weist auf die Beobachtungen MARKOFFs von plasmacellulären Knochenmarksreaktionen bei urticariellen anaphylaktischen Erscheinungen hin und berichtet selbst von einem Plasmocytomfall bei einem seit Kindheit bestehenden Asthma mit generalisiertem Ekzem. Es fand sich ein teigiger lymphoplasmacellulärer Myelomherd im linken Stirnbein und Hinterhaupt. Allerdings ist mit solchen Beobachtungen die Pathogenese dieser bösartigen generalisierten Tumorbildung noch keineswegs aufgeklärt.

Lymphogranulomatose (Lymphogranuloma malignum). Der Gedanke, daß bei der HODGKINschen Erkrankung allergische Vorgänge von Bedeutung sind, wird schon deswegen nahegelegt, weil diese sehr chronische mit *undulierenden Fieberschüben* einhergehende Affektion ganz ähnliche *granulomatöse Bildungen* zeigt, wie sie beim Gelenkrheumatismus, bei der Myokarditis und der Tuberkulose gefunden werden. Wenn Sternberg bei diesen Granulombildungen an einen spezifischen Erreger dachte, so wußte man damals noch nicht, daß es bei vielen solchen granulomatösen Wucherungen weniger auf die Art des Erregers, als auf die *besondere Weise der Abwehr* und die Art des betroffenen Gewebes ankam, sowie daß einer Reihe von entzündlichen Granulationen *Antigen-Antikörper-reaktionen* zugrunde liegen. Bei den Fällen von Lymphogranulomatose kommt noch als besonders auffallend hinzu, daß sie häufig mit *Eosinophilie* und *Juckreiz* verbunden sind. Keine der zahlreichen Untersuchungen, die einen spezifischen Erreger beweisen sollten, hielt bisher der Kritik stand. Immer mehr gewannen die Anschauungen an Boden, die eine *primäre Tumorgenese* des Leidens vertreten, ganz besonders deswegen, weil Übergänge in sehr *maligne Retothelsarkome* gesehen wurden. Weitere Gründe sind: die *cytologischen Bilder* sprechen für Tumorzellen, besonders haben die Studien mit dem Phasenkontrastmikroskop weitere Anhaltspunkte für den *malignen Zellcharakter* ergeben. Nicht zum wenigsten, worauf besonders Heilmeyer hinweist, spricht auch die doch vielfach günstige Wirkung cystostatischer Einwirkungen, wie z.B. von Sinalost und Röntgenbestrahlung für maligne Geschwulstzellen. Wie erklären sich aber dann die an allergische Vorgänge erinnernden Eigentümlichkeiten, die in so charakteristischer Weise bei anderen malignen Geschwülsten nicht gefunden werden: *Eosinophilie, Pruritus, undulierendes Fieber* ? Man kann doch nicht umhin, hier an irgendwelche allergische Vorgänge zu denken, die ja keineswegs nur an von außen eingedrungene Antigene gebunden sind. Ich erinnere an die vorn (S. 352) mehrfach erwähnte *Möglichkeit der Bildung von körpereigenen Antigenen*, an das Körperfremdwerden von organismuseigenem Eiweiß und vielleicht auch von sonstigen hochmolekularen Substanzen. Unter Umständen wird Körpereiweiß durch das Eindringen von *Haptenen* in der molekularen Struktur verändert, andererseits ist das Eiweiß maligner Tumoren an und für sich „*hertolog*" d. h. körperfremd und kann antigene Eigenschaften entfalten, d. h. Antikörperbildung im tumorbehafteten Organismus veranlassen. Es mag sein, daß nicht jede Tumorenart in gleich starker Weise geeignet ist als körpereigenes Antigen zu wirken und fast möchte man vermuten, daß das Eiweiß gerade dieser malignen Tumorzellen in besonderer Weise antigen wirkt oder sich bei beginnendem Zellzerfall in Antigene umwandelt. Dafür spricht, daß z. B. Gross und Zierschank mit einer serologischen Technik bei Lymphogranulomatose *pathologische Eiweißkörper* im Blut nachweisen konnten. Solche Studien und Untersuchungen sind von außerordentlicher Bedeutung, weil sie vielleicht einen Weg zu einer um ein vielfaches *angereicherten Antikörpergewinnung* und damit zur *Therapie eröffnen könnten.*

Boecksche Erkrankung (Lymphogranuloma benignum). Es besteht keine Veranlassung, die noch dunkle Ätiologie des sog. Boeckschen Sarkoids hier eingehend zu erörtern, von dem neuerdings von den meisten Autoren trotz mancher Schwierigkeiten angenommen wird, daß bei ihm *irgendeine Abart der Tuberkulose*, wahrscheinlich eine *abgeschwächte Form* dieser Erkrankung vorliegt. Eine solche Abschwächung der Wirkungsintensität der Tuberkelbacillen kann man sich aber schwer anders als durch einen besonderen allergisch-immunisatorischen Reaktionsvorgang des Organismus erklären. Nun kann man in der Regel feststellen, daß Boeck-Kranke bei der *Tuberkulinprobe negativ* reagieren, was bei Erwachsenen doch sehr selten der Fall ist und meist nur bei völligem Darniederliegen der allgemeinen Reaktionsabwehr beobachtet wird. Ein solches Versagen der allgemeinen Immunkräfte dürfte jedoch bei dem meist relativ guten Zustand der Kranken in der Regel nicht bestehen, so daß man auch von *positiver Anergie* sprach. Nach der Ansicht Lettners würden durch einen besonderen Zustand des antikörperbildenden Gewebes, besonders des reticuloendothelialen Systems, die Antikörper sofort mit den Antigenen des Tuberkelbacillus verankert, so daß bei der intradermalen Tuberkulinreaktion das Antigen des Tuberkulins gar keine freien Antikörper zur Verfügung hätte. Infolgedessen wäre die Anergie eine positive, d. h. durch einen immunisatorisch günstigen Zustand bedingte. Die bei der Boeckschen Erkrankung zu beobachtenden granulomatösen Prozesse darf man auch hier wieder als Ausdruck einer allergisch-immunisatorischen Abwehr auffassen. Man darf dies unter anderem auch deswegen vermuten, weil im Fall einer manchmal zu beobachtenden Weiterentwicklung der Erkrankung zur Tuberkulose die granulomatösen Prozesse verschwinden. Dann wird auch die Tuberkulinreaktion positiv.

Ich schließe das Kapitel Blutkrankheiten mit dem Hinweis, daß hier hinsichtlich allergischer Möglichkeiten noch ein großes Arbeitsfeld vor uns liegt.

VIII. Nervenkrankheiten und Allergie.

1. Allgemeines über Allergie und Nervensystem.

Nachdem Ph. Stöhr nachgewiesen hat, daß *jede Zelle* sämtlicher Gewebe und Organe von feinsten Nervenfäserchen umsponnen ist, die mit dem großen *syncytialen Nervennetz*, das den ganzen Körper überzieht, zusammenhängen, kann schon a priori kaum bezweifelt werden, daß das vegetative Nervensystem mit seinem diencephalen Zentrum auch beim Ablauf des allergischen Geschehens eine wichtige Funktion haben muß. Man muß sich aber fragen, ob *alle Phasen* und *Teilvorgänge* des allergischen Prozesses vom Nervensystem abhängig sind und in welcher Weise. Auf die Frage, ob und in welcher Weise das *Nervengewebe als Schockorgan* in Betracht kommt, gehe ich später noch ein (s. S. 606).

Es sei nochmal betont, daß wir unter Allergie verstehen wollen: *Antigeneinverleibung, Sensibilisierung* (Antikörperbildung) und *Antigen-Antikörperreaktion* (Schock, bzw. Schockfragment). Den Begriff einer „*Sensibilisierung des Nervensystems*" etwa nur als *Reizbarkeitserhöhung*, Bereitschaftssteigerung, müssen wir in diesem Zusammenhang ablehnen, wenn auch eine solche Reizbarkeitserhöhung des Nervensystems als Folge eines allergischen Vorgangs im Krankheitsverlauf eine große Rolle spielen kann.

Wir wissen, daß die *Antikörperbildung* in Plasmazellen, Lymphocyten, besonders aber in fixen Gewebszellen, hauptsächlich der Schockgewebe und vor allem des reticuloendothelialen Systems stattfindet, daß die Antikörper wahrscheinlich an *globulinartigen Eiweißkörpern* haften und im Serum mit den γ-Globulinen verbunden sind, die wohl im reticuloendothelialen System entstehen. Es liegt sehr nahe anzunehmen, daß, wenn auch das Antigen von Blut und Lymphe aus ganz passiv ohne wesentlichen nervalen Einfluß mit der Körperzelle in Kontakt kommen kann, der *aktive Vorgang der Antikörperbildung* etwa ebenso unter der Initiative und dem regulierenden Einfluß des Nervensystems zustande kommt, wie etwa Wachstum, Neubildung, Entzündung. Der Mechanismus eines solchen Vorgangs ist aber noch wenig erforscht. Wenn bei den hochinnervierten höheren Tierarten und beim Menschen ein nervaler Einfluß auf die Antikörperbildung kaum zu bezweifeln ist, so fragt es sich aber, ob eine Antikörperbildung auch ohne Nervensystem zustande kommen kann. Das steht und fällt wieder mit der Frage, ob sich eine Zelle höherer Organismen nach unseren heutigen Kenntnissen über Zellinnervierung (vgl. Stöhr) ohne die Initiative des Nervensystems überhaupt betätigen kann. Bei den einzelligen Organismen sind offenbar viele, auch komplizierte vitale Vorgänge ohne Nervensystem möglich. Der Antigenangriff auf die Zellmembran oder das Protoplasmainnere einer Gewebszelle wird sich zunächst vielleicht in ähnlicher Weise abspielen, wie die Abwehr eines einzelligen Mikroorganismus gegen einen Fremdkörper. Über die Versuche von RÖSSLE, der auf *Paramäzien* spezifische Antikörper einwirken ließ, Versuche, die also die Antigen-Antikörperreaktionen betreffen, werde ich später noch berichten.

Jedenfalls gibt es neuere Autoren, wie z. B. WENT und LISSAK, die auf Grund ihrer Untersuchungen zu der Ansicht kommen, daß das vegetative Nervensystem bei der Regelung von Immunitätserscheinungen keine Rolle spiele. Ich möchte aber auch hier nochmals an die Ergebnisse STÖHRs von der innigen Umkleidung jeder Gewebszelle mit einem Nervennetz erinnern, zudem könnte man meines Erachtens ja auch an peripher gelegene Zentren denken.

Jedenfalls kommt BOGENDÖRFER zu einer anderen Auffassung als WENT und LISSAK. Er erzielte nach Antigenzufuhr *keine Antikörperbildung*, wenn er das *Halsmark* vollständig *durchtrennte*, wohl aber dann, wenn dies an einer tiefer gelegenen Stelle geschehen war. Ja, HEILIG und HOFF glaubten nachweisen zu können, daß der *Antikörpertiter* von der Einwirkung des *Diencephalons* abhänge. Eine Abhängigkeit der Antikörperbildung vom Nervensystem und den höheren Zentren wird man wohl zweifellos annehmen müssen, ob aber z. B. die BOGEN-DÖRFERschen Versuche ein eigenes diencephales Allergiezentrum postulieren, ist doch recht fraglich, wenn man an die starke Beeinflussung des Gefäßsystems bei solchen Halsmarkausschaltungen denkt. BODECHTEL stellt die Frage, wie Antikörper frei werden können, wenn die Blutgefäße — wenn auch nur vorübergehend-gelähmt sind, die ja neben den korpuskulären Elementen auch die im Plasma gelösten Stoffe transportieren. Wir wissen, daß RICKER für die vegetativen Leistungen die allerdings *nerval gelenkte Gefäßfunktion an die Spitze* stellt. HEIM führte Versuche an Katzen durch, die mit artfremdem Serum sensibilisiert waren. An die am Hals freigelegten N. vagi wurden Reizelektroden angelegt, oder der durchtrennte Vagus an seinem Stumpf gereizt. Vor und nach der Reinjektion wurde Blutdruck, Herzfrequenz, Sauerstoffassungsvermögen der Atmungswege usw. untersucht und eine *Zunahme des physiologischen Vagustonus im Anschluß an die Antigenreinjektion* festgestellt, die sich langsam im Verlauf von Stunden steigerte. Wenn nach stattgefundener Antigen-Antikörperreaktion der Vagustonus eine Höhe erreicht hat, in der er für die Organzelle einen überschwelligen Reiz darstellt, so kann es zu Organfunktionsstörungen kommen.

Von allen diesen Versuchen ist aber noch ein weiter Weg zu einer angeblichen Abhängigkeit der Antikörperbildung von rein *psychischen Vorgängen*. Eine solche will METALNIKOW (und nach ihm NIKOLAU u. a.) beweisen durch Versuche, die er den PAWLOWschen Magensaft- und Speichelflußexperimenten über bedingte Reflexe nachbildete. Bekanntlich betreffen die PAWLOWschen Versuche Hunde, bei denen der Einfluß des Anblicks herbeigeschafften Futters auf den Speichelfluß mit ganz bestimmten, immer gleichen anderen Sinneseindrücken verknüpft wurde, z. B. dem Läuten einer Klingel. Nach längerer Einübung wurde die Nahrung fortgelassen und nur die Klingel zum Läuten gebracht, was dann bekanntlich den Speichelfluß ebenso anregte.

METALNIKOW und seine Mitarbeiter bzw. Nachuntersucher stellten verschiedenartige Experimente, hauptsächlich an *Meerschweinchen* und *Kaninchen* an, zu denen allerlei Kritisches zu sagen ist. Als vielleicht geeignetstes Beispiel möchte ich die Versuche von DIAZONO (1933) an sensibilierten Meerschweinchen anführen, deren *Hammelblutantikörper* mit dem üblichen *Hämolyseversuch* bestimmt wurde, da ja diese Technik besonders exakt ist. Vier Meerschweinchen erhielten 26 Tage lang täglich eine Injektion von Hammelblutkörperchen, nachdem kurz vorher — als bedingte Reizung — den Tieren 1 min lang das *rechte Ohr gerieben* worden war. Dann geschah einen ganzen Monat lang gar nichts. Danach wurde aber 6 Tage lang täglich die bedingte Reizung, *das Ohrreiben*, durchgeführt. Der Autor hebt — ganz wie METALNIKOW bei seinen Versuchen — hervor, daß durch den Effekt dieser einen, rein äußeren Reizung die Seren dieser Tiere, deren hämolytische Kraft nach dem Ruhemonat beträchtlich vermindert war, die Hälfte der verlorenen Antikörper wieder zurückgewonnen hätten. Ganz ähnlich war METALNIKOWS eigenes Vorgehen mit *Bakterieninjektionen* auf Meerschweinchen oder Kaninchen.

Es ist klar, daß die Fehlerquellen solcher Versuche sehr groß sind, weshalb von METALNIKOW von vornherein stets auf das strenge Einhalten immer der *gleichen Versuchsbedingungen,* ja haarklein der *gleichen Umgebung* der Tiere hingewiesen wird. Aber die Schwierigkeit steckt schon darin, daß das Ohrkneifen oder das Klingelzeichen ja nicht die einzigen „*bedingten Reize*" sind, schon das Verbringen ins Laboratorium, der Anblick des Experimentators und anderes mehr wirken doch ebenfalls als solche auf das Tier. Das könnte für geimpfte Kontrolltiere von Bedeutung sein, bei denen das Ohrkneifen unterlassen wurde. Tatsächlich sah man *auch bei Kontrollen* öfters Anstiege der Serumantikörper. Meines Erachtens müßten erst ausgedehnte *Kontrollen mit niemals injizierten Tieren ergeben, ob nicht alle möglichen äußeren Reize, Einflüsse des Wetters, der Temperatur, des Wohlbefindens usw. Schwankungen im Titer der Normalserumantikörper hervorrufen können.* Auch müßte man feststellen, ob bei Beimpfung etwa mit Typhusantigen nicht ganz unspezifisch auch vielleicht die Hämolysine usw. ansteigen. Kurzum, es wäre eben sicherzustellen, ob nicht etwa *irgend ein* Reiz zum Titeranstieg genügt, der das antikörperproduzierende Reticuloendothel trifft, das dann *nach Art einer Drüse bald mehr bald weniger Antikörper ins Blut* (-γGlobulin) „*sezernieren*" würde. Die METALNIKOWschen Antikörperversuche sind meines Erachtens auch prinzipiell etwas ganz anderes als die PAWLOWschen Magen- bzw. Appetitsaftversuche. Bei diesen wird durch die Empfindung des bedingten Reizes *eine Vorstellung* ausgelöst, nämlich die der herangebrachten Speise mit ihren optischen und olfaktorischen Sinnesreizen, die bekanntlich bei Tier und Mensch Speichelfluß und Magensaftfluß anregen. Aber von einer Antikörperbildung im Inneren seines Körpers kann bei dem Tier doch keine Vorstellung bestehen. Schon deswegen sind diese Versuche viel weniger einleuchtend als die PAWLOWschen. Die wegen der äußeren Schwierigkeiten meist an nur wenigen Tieren durchgeführten Experimente zeigen daher meist auch nur geringe Titeranstiege und erscheinen ungenügend kontrolliert.

In Deutschland wurden die METALNIKOWschen Versuche von FRIEDBERGER und GARWITZ (1931) an einer Reihe von Kaninchen nachgeprüft. Die Ergebnisse waren nicht befriedigend. Wie schwankend und unsicher die Ergebnisse bei derartigen Versuchen sein können, demonstrieren deutlich die Versuche von OSTROWSKA: 12 Kaninchen wurden mit Typhusbacillenantigen vorbehandelt, 12 nicht. Von diesen letzteren stieg bei 11 der Agglutinationstiter ohne vorausgegangene Antigeninjektion an. Von 11 weiteren, wie die vorhergehenden mit Typhusbacillen beimpften Kaninchen und dann nach METALNIKOW durchgeführten Versuchen stieg bei 9 der Titer an, ohne die bedingte konditionelle Erregung. In der Kritik dieser Experimente führt METALNIKOW naheliegenderweise diese Fehlresultate auf andere konditionelle Gelegenheitsreize zurück. Aber was soll man da überhaupt noch Sicheres sagen können? Alles in allem habe ich den Eindruck, *daß alle diese nach der* METALNIKOW*schen Methode durchgeführten Versuche eine Bildung von Antikörpern auf rein psychischen Wege nicht beweisen.* Selbst wenn man aber zugibt, daß tatsächlich durch die bedingten Reizungen sich die Antikörper (z. B. die Serumhämolysine) vermehrten, so ist bei den nach METALNIKOW durchgeführten Versuchen immer nur *eine Vermehrung* im Serum nachzuweisen. Es wäre aber denkbar, daß diese Antikörper in fixen Gewebszellen bereits in genügender Menge vorhanden waren, z. B. im reticuloendothelialen System und durch den Reiz *nur in das Blut abgegeben* wurden, etwa gebunden an das γ-Globulin. Dann hätten die bedingten Reize *keine Neubildung von Anti-körpern* veranlaßt, sondern nur *eine Art von Sekretion* ins Blut, ähnlich einer *Drüsensekretion*, z. B. der einer *Speicheldrüse* oder des *Magensaft* sezernierenden Epithels, ähnlich vor allem den *Sekretionen innerer Drüsen*. Daß solche Sekretionen durch nervöse psychische Reizungen auszulösen sind, wissen wir ja schon lange.

Metalnikow hat mit der gleichen Pawlowschen Versuchsanordnung durch bedingte Reizungen auch *Leukocytose* im Blut und Peritoneum erzielen können und er macht sich Gedanken darüber, *auf welche Weise die nervösen Zentren auf die freien Zellen* einwirken, die doch keine unmittelbare Verbindung mit dem nervösen System haben und doch augenscheinlich von ihm gelenkt würden. Wenn fremde Substanzen in den Organismus eingeführt würden — meint Metalnikow — könnte man das Phänomen durch positive Chemotaxis erklären. Aber bei seinen Versuchen sei doch nichts eingeführt worden und doch kämen die weißen Blutkörperchen in das Blut und in die Bauchhöhle, um gegen die Mikroben zu kämpfen. Alle diese Beispiele würden beweisen, daß die Leukocyten nicht autonom sind, obgleich sie keine direkte Verbindung mit den Nervenzentren haben, und wir müßten daher annehmen, daß das Nervensystem in der Ferne wirken kann durch Vermittlung gewisser Faktoren, wie „*Induktion* (offenbar elektrische Strahlung) oder Hormone." Über eine derartige Wirkung durch elektrische Induktion oder Strahlungseinflüsse hat meiner Kenntnis nach die Forschung noch nichts zutage gefördert. Aber es ist wohlbekannt, daß die *hormonale Sekretion vom Zentralnervensystem und psychisch auslösbar* ist, wie ich das gerade im Hinblick auf die Antikörper anführte. Auf eine andere wichtige Substanz des Zellstoffwechsels — das *Acetylcholin* — werden wir bald noch zurückkommen. Alle diese Erwägungen machen mir wahrscheinlich, daß eine etwa psychisch-nerval ausgelöste Vermehrung von Leukocyten wie von Antikörpern im Blut *durch solche im allgemeinsten Sinne „hormonale" Einflüsse erklärbar* wäre. Metalnikow weist auch darauf hin, daß nach den Arbeiten Pawlows das *Rindengebiet der Gehirnhemisphären* die Hauptrolle für die Bildung bedingter Reflexe spiele. Ich glaube, das will besagen, daß hierbei *die mit dem konditionellen Reiz verbundenen Erinnerungsvorstellungen von Sinneseindrücken* die Hauptsache sind, worauf ich weiter unten bei der psychischen Auslösung allergischer Krankheitssymptome zurückkommen werde.

Nach der Zeit erfordernden *Sensibilisierung* ist der 2. Akt des allergischen Vorgangs die *Wiedereinverleibung des spezifischen Antigens* und dessen zunächst eine Zellreaktion auslösender *Zusammenstoß mit dem sessilen Antikörper*. Wir erinnern uns, daß nach der Vorstellung von Ehrlich das komplizierte Eiweißmolekül des spezifischen Antikörpers mit einer „*haptophoren*" Atomgruppe ausgestattet sein sollte, die zu der *haptophoren Gruppe des spezifischen Antigens* passen würde wie der *Schlüssel zum Schloß*. So komme es zunächst zu ihrer Vereinigung, was dann weitere, mehr oder weniger schwere Folgen für die Zelle nach sich ziehe, die nach neueren Vorstellungen (besonders von Doerr) in erster Linie *physikalisch-chemischer Natur* sind (*Präcipitation, Dehydratation* usw. s. S. 348). Bei dieser Vorstellung ist vom Nervensystem keine Rede, es scheint überflüssig zu sein. Man hat auch tatsächlich nicht den Eindruck, daß das Nervensystem bei der cellulären Antigen-Antikörperreaktion unbedingt beteiligt sein müsse, hat man doch von Versuchen vernommen, daß *isolierte, spezifisch sensibilisierte Zellen bei Hinzufügen des spezifischen Antigens auch in vitro anaphylaktisch reagieren und nur mit diesem Antigen*. Mutatis mutandis gehören hierher auch die erwähnten *Paramäzienversuche* Rösslen, die er schon 1923 ausführte. Er brachte die *Paramäzien mit Antiparamäzienserum* zusammen, das er durch Sensibilisierung von Versuchstieren mit Paramäzien gewonnen hatte. Es trat zuerst Erregung, dann Lähmung und Tod ein. Gerade auch aus diesen Paramäzienversuchen schloß Doerr, daß es sich bei der Antigen-Antikörperreaktion wahrscheinlich um *physikalisch-chemische* Vorgänge an den *äußersten Schichten* der Zelle, vielleicht an den *Membranen*, handle. Man denke an analoge Antigen-Antikörperreaktionen — *Reagensglasversuche* — der Immunitätslehre, vor denen vielleicht die Komplementbindungsreaktion die populärste ist. Spezifischer Hammelblutamoceptor und sein Antigen (Hammelblutkörperchen) reagieren in vitro aufeinander und es kommt mit Hilfe des Komplements zur Lösung der Erythrocyten. Wird das Komplement aber durch eine andere spezifische Antigen-Antikörpervereinigung gebunden, so bleibt die Lösung der Blutkörperchen aus. Bei diesem Reagensglasversuch ist eine nervale Einwirkung unmöglich. Man wird daraus die Lehre ziehen können, daß man sich auch bei den anderen anaphylaktischen, ja überhaupt biologischen Vorgängen nicht allzu schnell auf nervale Vorgänge festlegen sollte, ehe man die physikalischen, chemischen und rein cellulären Möglichkeiten genügend genau erforscht hat. Ebenso sehr ist aber das Umgekehrte am Platz.

Die celluläre Reaktion zwischen dem anaphylaktischen Antigen und dem Antikörper hat für das Schockorgan und je nach Intensität des Vorganges für den ganzen Körper biologische Erscheinungen zur Folge, die wir als *Schock* oder bei geringerer Entwicklung als *Schockfragment* bezeichnen. Gehen wir nochmals von der wahrscheinlich in erster Linie physikalischen und chemischen Natur des primären Vorgangs bei der cellulären Antigen-Antikörperreaktion aus, wie sie uns besonders DOERR darstellte. Nach ihm soll sich die Reaktion an den *Zellgrenzflächen* abspielen. Beim Zusammentreffen der Moleküle des Antigens mit denen des zellständigen Antikörpers komme es zu einer *elektrischen Entladung*, wodurch die *Kolloidverhältnisse der Grenzflächen* mehr oder weniger weitgehend *gestört* würden. Es komme zu Vorgängen, die etwa der *Präcipitation* in vitro qualitativ (nicht quantitativ) entsprechen, zu *Dehydratation*, zur *Entquellung*. Der Quellungszustand der Grenzflächenkolloide wird vermindert und dadurch die Durchlässigkeit der Zellmembran herabgesetzt. Die physikalischen Veränderungen haben dann wahrscheinlich ganz unmittelbare bio-pathologische Störungen der betroffenen Zelle zur Folge, die vielleicht bis zu ihrer Zerstörung gehen können. Es ist aber von vornherein sehr unwahrscheinlich, daß diese Veränderungen schon genügen das ganze pathologisch-anatomische Bild der allergischen Reaktion herbeizuführen, da nämlich *diese primären Zellmembranveränderungen noch andere Vorgänge auslösen*. Die geringere Durchlässigkeit der Zellmembran hat, wie das besonders eingehend und einleuchtend HEIM darstellt, die Ausbildung eines stärkeren *Acetylcholin-Konzentrationsgefälles* zur Folge, auch dann, wenn die Bildung dieses Überträgerstoffes an den Nervenendigungen gleich bleibt. Je höher das Konzentrationsgefälle ist, um so stärker wird aber die Wirkung des Acetylcholins auf die Erfolgsorganzelle sein, es kommt also zur *Vaguswirkung* und wir sind wieder beim Nervensystem angelangt.

Diese Darstellung stimmt völlig mit den Ansichten DANIELOPOLUs überein, die besagen, daß beim Zustandekommen des anaphylaktischen *Schockes* das *Acetylcholin maßgebend* sein soll, während das Freiwerden von *Histamin* eine *sekundäre* Erscheinung sei. DANIELOPOLU bezeichnet das Acetylcholin als das primum movens des anaphylaktischen Schocks und diesen geradezu als einen Acetylcholinschock, der durch Atropin, dem Gegenspieler des Acetylcholins, aufgehoben werden könne. Es komme beim Schock zu einer Überproduktion von Cholin in den Geweben, von wo dieses wegen der zu starken Konzentration ins Blut übergehe, so daß eine aktive *Acetylcholinämie* entstehe. So komme es zu einem Cholintod oder zu einem reversiblen Cholinschock. Die Hypercholinämie rege aber auch die Sekretion von *Adrenalin* an, was gleichzeitig durch die vom Schock bewirkte Hypotention unter Vermittlung reflexogener Zonen (Carotissinus) bewirkt wird. Die Überproduktion von Histamin bezeichnet DANIELOPOLU als einen sekundären Faktor, da jedes in Funktion befindliche Organ Stoffwechselprodukte, darunter Histamin erzeuge, dessen Überproduktion beim Schock in der großen Zahl von Organen mit erhöhter Contractilität begründet ist.

So ist DANIELOPOLU geradezu der Auffassung, daß das, was Anaphylatoxin
(FRIEDBERGER) genannt wurde, nur eine große Menge von Acetylcholin sei.
Alles in allem ist also ersichtlich, *daß offenbar beim Schock eine Vaguserregung
maßgebend ist* und wir wissen ja schon lange, daß die allergischen Reaktionserscheinungen und Krankheitsanfälle mit einer *Erhöhung des Vagustonus* einhergehen, die ja auch durch *sympathicotonische* Mittel wirksam bekämpft werden
kann. Ja HEIM weist noch auf eine 3. Möglichkeit verstärkter Acetylcholinwirkung bei der Antigen-Antikörperreaktion hin. Er konnte zeigen, daß als Folge
des Antigen-Antikörperzusammenstoßes auch die *Cholinesterase* abnimmt, teils
durch Histaminwirkung, teils durch Dehydratation der Träger dieses cholin-
zerstörenden Fermentes. So kommt es auch hierdurch zu einer Steigerung der
Cholinmenge und *Erhöhung des Vagustonus.*

Überlegt man sich nochmals im Rückblick den ganzen Vorgang der Antigen-
Antikörperreaktion, so hat man den Eindruck, daß das feindliche Antigen bis zum
sessilen Antikörper *zunächst ohne Mitwirkung des Nervensystems* vordringen, auch
primär ohne dieses sich mit dem Antikörper vereinigen und durch diese Vereinigung eine physikalisch-chemische Zellschädigung hervorbringen kann. Diese
hat aber sofort *durch die Vermehrung des Acetylcholins ein Eingreifen des autonomen Nervensystems zur Folge.* Ja, es ist von besonderem Interesse, daß die
primäre Antigen-Antikörperreaktion wahrscheinlich auch sofort eine *zentrale*
Steigerung des Vagustonus auslöst, wie das HEIM durch die erwähnten Versuche
an Katzen wahrscheinlich machen konnte. Es wirken also eine Reihe von
Momenten zusammen, daß sofort mit dem Wiedereindringen des spezifischen
feindlichen Antigens, das von einem darauf vorbereiteten spezifischen Antikörper sozusagen verhaftet wurde, *das Nervensystem eine wesentliche Rolle bei
dieser Abwehr übernimmt.*

Man könnte sich vorstellen, daß beim Eindringen einer sehr geringen Protein-
menge von harmloserem Charakter diese Vaguserregung eine *assimilatorische
Bedeutung* hat. Haben doch Versuche von GREMELS und ZINNITZ ergeben, *daß
der Vagus auf den Stoffwechsel im assimilatorischen Sinne wirkt,* während der
Sympathicus die Verbrennungsvorgänge des Organismus erhöht. Die *Zellverände-
rungen im Schockgewebe* bei der Antigen-Antikörperreaktion *zusammen mit der
Vaguserregung* veranlassen bei aller Verschiedenheit des Antigens je nach dem
betroffenen Schockgewebe das stets gleichartige Bild des *anaphylaktischen Schocks,*
der in erster Linie aus *Bewegungsvorgängen in glattmuskeligen Organen* (Gefäße,
Bronchien, Darm usw.) besteht, sowie in *entzündlichen Vorgängen* in den Erfolgs-
organen. Wesentlich sind besonders *Erhöhung der Capillarpermeabität, Exsudation und Bindegewebsverquellung.* Daß bei einem vielfach zu so ausgeprägten
Krankheitszuständen führenden, komplizierten pathologischen Vorgang wie dem
Schock *das Nervensystem lenkend und regulatorisch eingreift,* ist nach allem bisher
Gehörten selbstverständlich. So selbstverständlich wie bei jeder Krankheit.
Es ist nur zu fragen und für so viele körperliche Vorgänge noch zu ergründen,
wie dies geschieht. Eine Reihe von mehr oder weniger beweiskräftigen Experi-
menten liegt vor, die über den Einfluß des Nervensystems auf den eigentlichen
Schockvorgang aufklären sollen.

KAYSERLING und MATHIES nahmen *Entnervung* des Schockgewebes (der Nieren)
vor und erzielten damit eine *Steigerung* der allergischen Reaktionen. Hier müßte
also ein *regulierender Einfluß des Organnervennetzes* in Wegfall gekommen sein.
Ganz entsprechend sind die Ergebnisse anderer Versuche von KAYSERLING.
Spritzt man sensibilisierten Kaninchen sterile Antigene in die Lymphplexus des
Appendix, so entsteht eine der menschlichen Appendicitis ähnliche Entzündungsreaktion des Wurmfortsatzes. Diese Entzündung verläuft wesentlich *heftiger*

bei Ausschaltung der Vasoconstrictoren durch Splanchnicusdurchschneidung oder *Ganglienentfernung*, es entstehen schwere Zirkulationsstörungen. Umgekehrt bleibt bei Vasoconstrictorenreizung (*Sympathicusreizung*) die Appendicitis aus. Besonders interessant sind auch die Versuche von LEUPOLD, die zeigen, daß das *Befallensein eines bestimmten Schockgewebes* von einem gerade vorhandenen *Innervationszustand* abzuhängen scheint. Sie veranlaßten experimentell Sympathicuslähmungen oder Vaguserregungen in verschiedenen Organgebieten und konnten dann die *Lokalisation des Schockprozesses in dem nerval gestörten Gewebe* feststellen. Also, *wo Vaguserregung, da allergische Reaktion*, wobei vielleicht auch die Gefäßerweiterung und Blutüberfüllung den Kontakt von Antigen und Antikörper erleichtern mag. Auch KULENKAMPF sucht nachzuweisen, daß die bei allergischen Krankheiten beobachtete *Erregbarkeit des vegetativen Nervensystems organgebunden* ist, wofür er als Beispiele allergisches Magenulcus sowie allergische Appendicitis und Darmphlegmone anführt.

Wir haben weiter vorn schon berichtet, daß man bei der primären Antigen-Antikörperreaktion nach dem ersten Kontakt zwischen Antigen und Antikörper *auch eine gleichzeitige Erregung des Vaguszentrums annehmen darf* (HEIM). Wenn man von der Anschauung ausgeht, die ihre Berechtigung durch die bekannten und mehrfach erwähnten Untersuchungen von PHILIPP STÖHR u. a. erhält, daß das alles durchziehende feine *Nervennetz* eine große *plasmatische und funktionelle Einheit* darstellt, so wird man erwarten dürfen, daß als oberstes Zentrum auch das *Diencephalon* bei dem zunächst lokalisierten, cholinergischen autonomen Reiz *sofort in Mitleidenschaft* gerät und als höchster autonomer Regent *lenkend und regulierend* eingreift. Wir wissen, daß *über das Zwischenhirn auch psychische Vorstellungen und Gefühlserregungen* Einfluß auf autonome Organvorgänge gewinnen können, daß diese sich aber unserer willkürlichen Lenkung entziehen.

Wie weit diese *psychische Beeinflußbarkeit der einzelnen Phasen der Antigen-Antikörperreaktion* geht, ist noch wenig exakt erforscht und bis jetzt schwer zu sagen. Wie schon angeführt, bezweifle ich vorläufig, ob mit METALNIKOW Antikörper rein psychisch, etwa durch bedingte Reflexe entstehen können oder daß ein *echt allergischer Schock primär* durch seelische Einflüsse, ohne Vorhandensein von Antikörpern zustande kommen kann. Allerdings gibt es viele Beispiele, *daß gefühlsbetonte Vorstellungen allergische Manifestationen* auch ohne *neue* Antigeneinwirkung auslösen können. Ich möchte nur an den in meinem Buch schon 1926 erwähnten Knaben erinnern, dessen *Allergie gegen Prozessionsspinnerraupen* bereits bekannt war, der aber späterhin schon Juckreiz und nesselartigen Ausschlag bekam, wenn von solchen Raupen nur gesprochen wurde. Bei solchen Vorgängen handelt es sich *nicht um Antigen-Antikörperreaktionen*, sondern der vermutliche Weg ist: Psychische (auch unterbewußte) Erinnerung (Großhirnrinde?) — Zwischenhirn — Vagus — Nervennetz — Acetylcholin — Histamin, Juckreiz — Quaddel — bzw. ein anderes Schockfragment, je nach dem früher betroffenen Schockorgan.

SPERANSKY lehnt den Allergiebegriff völlig ab, bezeichnet ihn als bloßes Wortwesen und hält ihn nicht einmal einer Diskussion für würdig. Zu Mißverständnissen gibt vor allem der Spezifitätsbegriff Veranlassung. Wer mit den bisherigen Ideengängen der Allergielehre vertraut ist, kann nicht recht verstehen, wenn KALBFLEISCH die Ansicht vertritt, SPERANSKY habe den „erlösenden Begriff geprägt", wenn er alle sog. „spezifischen Reaktionen" (z. B. der Allergie) als „Gruppenreaktionen" bezeichnet. Die einzelnen Reaktionen sog. akuter Reizstoffe würden sich aus verschiedenen Komponenten zusammensetzen, die sich mit der Wirkung anderer Reizstoffe ganz oder teilweise decken, so daß „Gruppenvorgänge" zustande kämen. Ja, ist denn das nicht das gleiche, was die sog.

„serologische" Allergielehre von jeher betonte, *daß trotz der ungeheuren Mannig-faltigkeit der Antigene immer wieder gleiche oder ähnliche Bilder der Schock- oder Schockfragmentreaktion zustande kommen?* Und ist denn diese „serologische" Lehre etwas anderes, als wenn Ricker hervorhebt, daß ein Spezifitätsbegriff im Sinne einer bestimmt charakterisierten Wirkung eines bestimmten Reizstoffes nicht richtig ist? Oder wenn Kalbfleisch anführt, daß die verschiedensten Antigene immer die gleiche Schockreaktion, wenn auch je nach dem Erfolgsorgan modi-fiziert, auslösen? Wenn wir aber den Begriff des „spezifischen Antigens" und der „spezifischen Sensibilisierung" nicht festhalten, dann fällt freilich die ganze Allergielehre in sich zusammen.

Jedoch gerade für die praktische Medizin ist die Erkenntnis so außerordent-lich wichtig, daß eine für die Durchschnittsindividuen indifferente Substanz beim Sensibilisierten nach der Wiedereinverleibung krankmachend wirkt, ebenso, daß ihre Fernhaltung oder eine desensibilisierende Behandlung mit ihr die Krankheits-symptome beseitigen kann. Lassen wir zunächst einmal dahingestellt, ob die spezifische Desensibilisierung mit oder ohne spezifischen Antikörper zustande kommt, wir müssen festhalten, *daß die Diagnose der allergischen Krankheiten die Diagnose einer Pathogenese und nicht einer Krankheitsform* (Berger) *ist*, daß diese pathogenetischen Diagnosen und damit die Allergielehre klinisch nicht mehr zu entbehren sind. Übrigens gibt neuerdings auch Speransky zu, daß die Fähigkeit der Antikörperbildung eine *Funktion der normergischen Zelle* ist und wir brauchen an der Fähigkeit einer Anti- oder Reaktionskörperbildung um so weniger zu zweifeln, als wir solche Substanzen (oder Eigenschaften) ja im Serum und in vitro nachweisen können. Ob etwa nach dem Eindringen des Antigens das Nervensystem so umgestimmt wird, *daß die Zellen allein auf diesen Nervenreiz hin spezifische Antikörper bilden*, auch ohne, daß sie mit dem Antigen zusammenstoßen ist noch nicht aufgeklärt. Das Nervensystem müßte aber dann wahrscheinlich auch spezifisch sensibilisiert und nicht nur ganz allgemein irritiert oder um-gestimmt sein. Zweifellos ist es sehr auffallend, daß im Zustand der Allergie möglicherweise alle Zellen des Körpers sensibilisiert sind und auf das Allergen reagieren, was man sinnfällig an den Hautreaktionen beobachten kann, auch wenn z. B. das eigentliche Schockorgan die Bronchialschleimhaut ist. Da vermutlich die eindringenden Antigene sich nicht mit allen Körperzellen verankern können, ist freilich hier eine *Reizübertragung durch das Nervensyncytium ein naheliegender Gedanke*. So ist es vielleicht denkbar, daß Zellen spezifische Antikörper bilden können, ohne mit dem Antigen zusammengestoßen zu sein. Wenn man den disseminierten Juckreiz, z. B. bei allergischer Urticaria, als Hinweis für die *primäre Beteiligung der feinsten Nervenendigungen* anführen will, so kann der Gegner sagen, daß der Juckreiz nur eine Folge der *Ausschüttung von Histamin* oder Acetylcholin sei. Wenn H. Schmidt zum Ausdruck bringt, daß das vege-tative Nervensystem durch den bei der Antigen-Antikörperreaktion gebildeten chemischen Reizstoff (Acetylcholin) in Erregung versetzt wird, so ist damit wohl ebenfalls die *Erregung des Nervensystems als eine Folgeerscheinung des voraus-gehenden physikalisch-chemischen Zellvorgangs* angenommen.

Bekanntlich haben Thaddea und Sturm im *Zwischenhirn* eine zentrale Schaltstelle auch für allergische Vorgänge gesehen, wozu sie besonders durch Beobachtungen an Hirnverletzten veranlaßt wurden. Bei den angeführten Fällen von Migräne, Epilepsie, Schock, Magenulcus, Tabakempfindlichkeit usw. bei Hirnverletzten fehlt aber der exakte Nachweis, daß echt allergische Vorgänge vorlagen, so daß mir der *Beweis für ein gesondertes diencephales Allergiezentrum nicht geliefert* erscheint. Ein gesondertes Allergiezentrum wäre für die „unspezifi-schen" Schockreaktionen ja auch gar nicht notwendig, eher für die „spezifische"

Sensibilisierung und Antikörperbildung. Aber wie gesagt, da fehlt noch der Nachweis, der vielleicht mit der bewundernswürdigen Methodik von W. R. HESS gelingen könnte.

Zu beweisen wäre aber auch erst noch die Annahme KALBFLEISCHs, daß „celluläre wie humorale Antikörperbildung, in manchen Fällen Bildung von H-Stoffen usw. für das Geschehen von sekundärer Bedeutung und eigentlich gleichgültig seien, weil die durch *initiale nervale Reizung* in Gang gebrachten Vorgänge schon längst eingesetzt hätten, ehe die von der serologischen Lehre beschuldigten Stoffe gebildet worden seien". Im Hinblick auf die zahlreichen von der experimentellen wie klinischen Allergieforschung beobachteten Ergebnisse über spezifische Antigen-Antikörperreaktionen und spezifische Desensibilisierungen kann man solche Gedankengänge nicht so schnell verstehen und kann über den Mechanismus dieser initialen nervalen Reizung beim spezifischen allergischen Vorgang nicht so schnell Klarheit gewinnen. Für die Bedeutung der Antikörper sprechen aber zweifellos z. B. die *passive Anaphylaxie* und der SCHULTZ-DALEsche *Versuch an isolierten Organen*, die erwähnten Versuche an Paramäzien mit spezifischem Antiserum. Ob sich bei der passiven Anaphylaxie im Tierkörper und beim SCHULTZ-DALEschen oder analogen Versuchen das Nervensystem durch feinste intracelluläre Nervenfasern noch einschaltet, ist nicht sichergestellt, aber denkbar.

MIESCHER ging von der Feststellung aus, daß bei positiven allergischen Hautproben so und so oft z. B. bei der Pollenallergie der Nachweis freier Antikörper im Blut nicht gelingt und stellt die Frage, ob es sich dabei überhaupt um echt allergische Vorgänge handelt. Erfolgt die Sensibilisierung durch ubiquitäre Ausbreitung des sensibilisierenden Allergens oder durch ubiquitäre Antikörperproduktion und falls letzteres der Fall ist, wie gelangen die Antikörper, die ja im Blut vergeblich gesucht werden in die Haut? Nach den von MIESCHER ausgeführten epicutanen, wie intracutanen Allergeninjektionen besteht nur eine Abhängigkeit des Sensibilisierungserfolges von der Konzentration des Allergens, nicht aber von der Größe der Resorptionsfläche und damit von der Menge der resorbierenden Substanz. Es würde sich also an den entfernten Hautstellen um außerordentlich geringe sensibilisierende Konzentrationen des Antigens handeln. Alles würde gegen eine Sensibilisierung durch zentrifugale Antigenausbreitung sprechen, aber auch Ausbreitung der Sensibilisierung durch fokale Ausbreitung von Antikörpern stoße auf Widersprüche. Auch erfolgt keine intraparenchymatöse Ausbreitung des wirksamen Prinzips im Hautgewebe, spiele zum mindesten keine entscheidende Rolle. Jedenfalls sei die Sensibilisierung ein Vorgang, der von quantitativen Faktoren hinsichtlich Flächenwirkung und Resorptionsgröße der sensibilisierenden Substanz in weiten Grenzen unabhängig sei und nur vom Überschreiten einer Konzentrationsschwelle abhänge. MIESCHER überlegt sich daher, ob die Sensibilisierung überhaupt auf dem Transport von Antigen bzw. Antikörper beruhe, ob nicht vielmehr ein reflektorischer Vorgang vorliege. Der Autor vermutet, daß eine an umschriebener Stelle durch direkte Einwirkung eines differenten chemischen Stoffes angeregte chemo-spezifische Zellfunktion induktiv auf alle übrigen Zellen des Hautorgans übertragen werde im Sinne eines *vermutlich über das vegetative Nervensystem geleiteten Koordinationsreflexes.* Das Antikörperprinzip behielte dann nur für die Einzelzelle Bedeutung und die Abgabe von freiem Antikörper ins Blut erschiene dann nicht mehr als notwendige Forderung. Humorale Antikörper wären als Erscheinungen von sekundärer Bedeutung, die vielleicht nur bestimmten Geweben (Mesenchym) zukomme. Ich glaube nicht, daß diese Vorstellung *das hochgradig spezifische Angepaßtsein von Antigen und Antikörper genügend erklären kann,* wie es besonders sinnfällig durch den SCHULTZ-DALEschen Versuch sich demonstrieren läßt.

Die *Latenz bei der passiven Anaphylaxie* ist doch wohl auch durch eine allmähliche Verfestigung der Antikörper an die Zellen der Schockorgane erklärbar, ohne die wohl keine Schocksymptome zustande kämen, wenn auch SPERANSKY meint, „*Latenz*" sei immer ein Zeichen für das Primat des Nervensystems. Durch die Forschungen von TISELIUS und KABAT u. a. wissen wir, daß man Antikörper gegen bestimmte Antigene quantitativ in der γ-Globulinfraktion nachweisen kann. Man kann die Antikörper mit Hilfe des spezifischen Antigens entfernen, wodurch eine Verminderung des γ-Globulins entsteht und die Verminderung quantitativ der Menge des entfernten Antikörpers entspricht. Diese Beobachtungen wurden durch verschiedene Nachuntersucher auch für den Menschen bestätigt. Auch solche Ergebnisse sprechen doch nicht gerade für die Gleichgültigkeit und Bedeutungslosigkeit der Antikörper, wenn auch noch vieles der Aufklärung harrt.

Höring, der für die sog. cyclischen Infektionskrankheiten die Bedeutung der Antikörper als Träger der Immunität völlig ablehnt, schreibt: ,,Die allergische Reaktion ist nicht unmittelbar aus der Bindung von Allergen und allergischem Antikörper zu erklären, sondern *in ihrer Lokalisation, Stärke und ihrem Ablauf vom Nervensystem des Wirtsorganismus bestimmt.*" Das heißt doch in anderer Weise ausgedrückt: Lokalisation, Stärke und Ablauf der allergischen Reaktion sind zwar vom Nervensystem bestimmt, ausgelöst wird sie aber durch die Bindung von Allergen und allergischem Antikörper. So ist also doch auch für Höring die primäre Antigen-Antikörperbindung für die Allergie das entscheidende Moment, das Wesentliche der Pathogenese. Unsere soeben angestellten Erwägungen ergeben aber auch nichts anderes, *als daß in diesen cellulären Kampf mit dem Fremdstoff sofort das Nervensystem abwehrend und regulierend, die untergebenen Zellen und Organe je nach Bedarf zur Funktion antreibend oder zügelnd, eingreift* und damit das pathologische Bild bestimmt.

Fragen wir uns schließlich nach der Bedeutung des Nervensystems für die sog. *Desensibilisierung,* so müssen wir zunächst von der grundlegenden Beobachtung der klassischen experimentellen Anaphylaxie ausgehen, die man als *Antianaphylaxie* bezeichnete. Spritzt man einem sensibilisierten Meerschweinchen nach Ablauf der zur Sensibilisierung notwendigen Zeit eine solche Dosis des spezifischen Antigens ein, die das Tier nicht tötet, so ist das überlebende Tier gegen eine weitere Antigeninjektion refraktär, es ist ,,desensibilisiert". Einfacher und für unsere nervale Betrachtung vielleicht klarer und übersichtlicher sind Versuche am überlebenden, isolierten Organ, wie etwa der Schultz-Dalesche *Versuch* mit mit dem Uterus des vorher sensibilisierten Tieres:

Ist durch Zusatz des spezifischen Antigens die Uteruskontraktion ausgelöst, so ist das Organ refraktär gegen einen weiteren Zusatz des gleichen Antigens. Die Contractilität der Gebärmutter hat aber keineswegs gelitten, denn war etwa das Tier gegen mehrere Antigene sensibilisiert, so kann man mit jedem einzelnen der angewandten Antigene bei dem gleichen Organ wiederum je einmal eine Kontraktion auslösen, bis es gegen alle desensibilisiert ist. Trotzdem ist aber ein so oft zur Kontraktion veranlaßter Uterus passiv neuerdings sensibilisierbar, wenn man etwa den zuerst angewandten, spezifischen, von einem anderen Tier gewonnenen Antikörper dem desensibilisierten Uterus zusetzt und später das spezifische Antigen: Es erfolgt wieder Kontraktion.

Alle diese Versuchsergebnisse kann man sich kaum anders erklären, als daß der *Antikörper gebunden, jedenfalls ausgeschaltet* ist. Muß man, da das isolierte Organ doch *von allen höheren Nervenzentren abgetrennt* ist, annehmen, daß das Antigen sich unmittelbar, ohne Vermittlung nervaler Einflüsse mit dem Antikörper verbindet und ihn neutralisiert? Werden im Rössleschen Versuch mit Paramäzien diese vermutlich nervenlosen Einzeller nicht auch durch Zusatz von Paramäzienantikörper schockartig geschädigt? Der Gedanke einer Zellreaktion ohne Nervensystem wäre verlockend, wenn nicht auch in dem isolierten Organ der höheren Tiere *das feine Nervengespinst um jede Zelle* erhalten wäre, von der Möglichkeit lokaler, nervöser Zentren ganz abgesehen. Das macht die Angelegenheit recht schwierig und die *Einflußnahme des lokalen Nervennetzes nicht unwahrscheinlich.* Aber das Ob und Wie bedarf dringend weiterer Forschung. Die biologischen Vorgänge bei der Desensibilisierung werden aber besonders unklar, wenn wir etwa beim Heufieber — um ein beliebiges Beispiel herauszugreifen — beobachten, daß durch lange fortgesetzte Antigeninjektionen zwar eine

Desensibilisierung, d. h. ein Ausbleiben der Anfälle gelingt, daß aber trotzdem im Serum des symptomatisch geheilten Patienten noch Antikörper nachweisbar sein können. Zum Beispiel mit Hilfe des PRAUSNITZ-KÜSTNERschen Versuchs. Ist hier also der Antikörper nicht maßgebend? Man wird sich gestehen müssen, daß der Vorgang der Desensibilisierung komplizierter und unklarer ist, als man vielleicht anfangs glaubte, daß aber gerade wegen der Kompliziertheit dieses Prozesses zweifellos mit einer *weitgehenden Einflußnahme des Nervensystems* zu rechnen ist.

Zusammenfassend läßt sich sagen: Die Antikörperbildung nach erstmaligem Eindringen des Antigens beim höheren Organismus kann kaum ohne Mitwirkung des ubiquitären Nervensystems zustande kommen. Noch nicht geklärt scheint mir die Frage zu sein, ob die primäre Antigen-Antikörperreaktion, d. h. der erste Zusammenstoß des wieder eingedrungenen Antigens mit dem spezifischen, sessilen Antikörper als rein cellulär-physikalisch-chemischer Vorgang in Übereinstimmung mit der bisherigen Ansicht aufzufassen ist oder auch hierbei schon das Nervensystem mitwirkt. Die eigentliche allergische Reaktion, der Schock oder das Schockfragment, ist zweifellos durch das Nervensystem beeinflußt und durch dieses in ihrer Form bestimmt. Über die sog. „*Sensibilisierung des Nervensystems*" herrscht noch wenig Klarheit, sie sollte ein Gebiet eifrigster Forschung werden. *Antikörperbildung der Nervenzelle* darf man wohl kaum erwarten, *Engramme* oder *Gedächtnis* des Nervensystems sind zunächst nur naturphilosophische Begriffe, Bilder, die dem Biologen, dem Naturforscher Ansporn zur Erkennung und Erfassung etwaiger materieller Grundlagen sein sollten. Allgemeine und unspezifische Irritation, Umstimmung des Nervensystems kann nicht genügend die spezifische Abstimmung allergischer Vorgänge erklären.

Rein *psychische Entstehungen* von allergischen Antikörpern ohne Einwirkung von Antigen im Sinne METALNIKOWs scheint mir bis jetzt nicht bewiesen zu sein.

Gegen die Ansicht, daß die allergischen Antikörper für die allergische Reaktion bedeutungslos seien, sprechen nicht zum wenigsten die Versuche am überlebenden Organ nach SCHULTZ-DALE.

Auch ohne die unbewiesene Annahme psychischer Antikörperbildung ist Entstehung von Schockfragmenten durch psychische Vorstellungen möglich, da Produktion von Acetylcholin und damit von Histamin und Schocksymptomen ohne weiteres nerval-diencephal denkbar ist.

Der unspezifische Charakter der allergischen Reaktion — des Schocks oder der Schockfragmente — darf nicht dazu verleiten, die Wesentlichkeit der spezifischen Pathogenese und die Spezifität der Sensibilisierung zu übersehen oder zu bagatellisieren.

Trotz der Feststellung weitgehender psychischer Beeinflussung vegetativer Vorgänge dürfen wir nicht vorschnell über das Ziel hinausschießen und müssen mit schärfster Kritik die Frage prüfen, inwieweit psychische, bewußte oder unbewußte Vorgänge des Vorstellens, Fühlens und Wollens Einfluß auf die autonomen vegetativen Prozesse des Körpers gewinnen können, deren zentrale Leitung offenbar dem Zwischenhirn zukommt.

Die Autonomie, die Unabhängigkeit vegetativer Vorgänge vom Bewußtsein, scheint für die Organisation der höheren Tierarten und des Menschen das Zweckmäßige und Sinnvolle, man möchte sagen, das Naturgewollte zu sein. Bewußte Eingriffe des „Ich" stören in der Regel das „Es". Je weniger der Mensch die autonomen Vorgänge seines Körpers kennt und beachtet, desto gesünder ist er meistens. Umgekehrt reagiert aber das autonome System sehr präzis auf Sinnesreize und Vorstellungen mit Funktionen und Organleistungen, die dem Bewußtsein völlig unbekannt bleiben. Darum glaube ich, daß sich der sehr selbstherrliche Herrscher „Diencephalon" von der Psyche nur reizen, aber nicht in seine Maßnahmen hineinreden läßt, die noch dazu weitgehend von eingedrungenen Fremdstoffen bedingt sind. Gibt es erst einmal psychische Antikörper, so gibt es auch bald psychische Carcinome.

2. Das Nervengewebe als Schockorgan.

Die nächste Frage, die wir nun angreifen müssen, ist die, ob das Nervengewebe selbst als *Schockorgan* in Betracht kommen kann. KLINGE bestätigt, daß nach den Untersuchungen von FRÖHLICH und KAISERLING Nervenfasern und Ganglienzellen unmittelbar bei der lokalen Anaphylaxie mitbetroffen werden. Man findet Schädigungen der Ganglienzellen im Reaktionsgebiet. Dann ist besonders das *Gefäßnervensystem* von Bedeutung. Die allergische, Entzündung verläuft nach Lähmung der Vasoconstrictoren viel intensiver. Es ist interessant, daß schon im Jahre 1900 CENTANNI Schafe mit *Kaninchengehirnsubstanz sensibilisierte* und durch intracerebrale Reinjektion des im Schafserum vorhandenen Kaninchengehirnantikörpers cerebrale Veränderungen im Gehirn von Kaninchen allergische Reaktionen und krankhafte Veränderungen hervorrief. Allerdings müßte bei dieser Gelegenheit an die S. 550 im Abschnitt Nierenkrankheiten erwähnten Versuche von SMADEL erinnert werden, der durch Sensibilisierung mit *Hirnbrei* *nephrotoxische* Antisera und mit diesen glomerulonephritische Veränderungen erzielen konnte. Da dies anderen Autoren auch mit *Lungen-, Muskel-* und *Leberbrei* gelang, zog STREHLER den wahrscheinlich richtigen Schluß, daß der antigen wirkende celluläre, das Nephrotoxin des Antiserums erzeugende Bestandteil wahrscheinlich in den *ubiquitär vorhandenen Basalmembranen der Capillaren* zu suchen sei. Mutatis mutandis müßte man bei den CENTANISchen Versuchen auch bei *cerebralen* Veränderungen an die Bedeutung der in dem von ihm angewandten *Gehirnbrei* ebenfalls vorhandenen *Gefäßcapillaren* denken.

Von Bedeutung sind weiterhin die Versuche von BALZER, der durch länger fortgesetzte *Injektionen heterologen Hirngewebes* bei den Versuchstieren Gehirnveränderungen im Sinne von *Encephalomalacie* erzielen konnte. Die Frage ist nur, *warum* unter natürlichen Bedingungen im einzelnen Fall das Hirngewebe zum Schockorgan wird. Wenn nicht eine angeborene allergische Diathese eine besondere Resistenzherabsetzung des Nervengewebes zur Geltung kommen läßt, kann intra vitam vielleicht durch vorhergehende oder gleichzeitige anderweitige Giftwirkung eine allergische Disposition geschaffen werden. Die Forschung ist hier erst am Anfang. Vor allem bedürfte eine ganze Reihe auch recht hypothetischer Vorstellungen über allergische Ätiologie von Nervenkrankheiten einer gründlichen Untermauerung durch exakte, die Annahme „Allergie" stützende Untersuchungen.

3. Neuritis und Polyneuritis.

Den klarsten Beweis, daß *Neuritiden* und *Polyneuritiden* durch allergische Noxen zustandekommen können, liefern uns die gar nicht seltenen Fälle solcher Erkrankungen im Verlauf einer *Serumkrankheit*. Schon 1931 wies ALLEN im Lancet auf die Möglichkeit neurologischer Erkrankung im Zusammenhang mit Allergie gegen Heilserum hin und erwähnt z. B. den Fall einer Lähmung des rechten Armes, die langsam in Heilung überging. Er teilte die neurologischen Komplikationen der Serumkrankheit in 4 Gruppen ein: *Radikulärer, neuritischer, polyneuritischer* und *zentralnervöser Typ*. Auch Zellvermehrung des Liquors wurde beobachtet. Ebenso sahen WILSON und HADDEN Neuritis und Polyneuritis nach Serumtherapie, wobei sie eine *besondere Disposition des Armplexus* feststellen zu können glauben. Auch sie faßten nicht nur die Serumpolyneuritis, sondern vermutlich *auch andere Polyneuritisfälle* als anaphylaktische Erscheinungen auf.

Dieser Gedanke von WILSON und HADDEN, daß außer der Neuritis und Polyneuritis auch andere Neuritiden und Polyneuritiden als die bei Serumkrankheit
allergischer Natur sein könnten, findet sich bereits 1934 in meinem Buch erwähnt.
Im Jahre 1942 fand ELSÄSSER in dem bis dahin mitgeteilten Schrifttum Mitteilungen über 120 Heilserumpolyneuritiden. Durchschnittlich beginnen die
neuritischen Beschwerden etwa *8—14 Tage nach der Serumeinverleibung.* Wie bei
Serumkrankheit überhaupt, ist auch hierbei *Urticaria* keine seltene Begleiterscheinung. Der Intensitätsgrad der Serumkrankheit braucht dem der Neuritis
keineswegs parallel zu gehen. Auch ist einzig und allein das *fremde tierische
Eiweiß* des Serums verantwortlich zu machen, daher gleichgültig, ob es sich um
ein Diphtherie- oder Tetanus- oder sonst ein Schutzserum handelt. Man konnte
aber nicht nur bei Einverleibung von Serumeiweiß, sondern auch bei typischen
anderen allergenen Stoffen, wie z. B. *Pollen,* hie und da Neuritis feststellen. So
beschreiben ADELSBERGER und MUNTER im Zusammenhang mit Heufieber
Neuritiden und Neuralgien. Die allergische Neuritis optica hat wahrscheinlich
weitgehende Beziehungen zum QUINCKEschen Ödem, d. h. es besteht wohl eine
„seröse Entzündung" im Bereich des N. opticus.
    Die Frage liegt in der Luft und im Besitz unserer bis jetzt erworbenen Kennt-
nisse über Allergie sehr nahe, *ob nicht auch andere Gruppen von Neuritiden, besonders sog. rheumatischen,* oder das Krankheitsbild der *Polyneuritis* auf allergischer
Grundlage durch verschiedenartige Allergene entstehen könnten. Diese Ansicht
hat neuerdings besonders entschieden der Neurologe PETTE vertreten. Bei seinem
Referat im Wiesbadener Kongreß 1949 führte er aus, daß es sich bei der Neuritis
nicht um eine Krankheit sui generis handle, sondern um die lokalisierte Mani-
festatation eines allgemeinen Krankheitsgeschehens. Der Begriff der allergisch-
hyperergischen Reaktion stehe auch heute noch im Brennpunkt des Interesses,
wobei er allerdings zugibt, sich zur Klärung pathogenetischer Fragen dieses Begriffes früher vielleicht zu einseitig bedient zu haben. Nach seiner in seinem Buch
„Die akuten entzündlichen Erkrankungen des Nervensystems" aufgestellten
Lehre können neuritische Symptomenbilder sowohl im Sinne einer Plexusneuritis
als auch einer Polyneuritis nicht nur im Anschluß an *Seruminjektionen* (z. B.
gegen Tetanus, Diphtherie, Scharlach), sondern auch nach *Injektionen abgetöteter
Bakterien* (z. B. Typhus, Paratyphus) und anderen Schutzimpfungen z. B. von
Viren in Gewebsaufschwemmungen wie bei Lyssa- oder Pockenschutzimpfungen
entstehen. Über andere Allergene, seien sie *nutritiver* oder *inhalatorischer* Art,
äußert sich PETTE nicht, obschon wir an dem Beispiel *Pollen* erkennen, daß diese
Genese möglich ist. Auf die Bedeutung *bakterieller* Antigene besonders im Zusammenhang mit Herdaffektionen werde ich gleich zurückkommen.
    Die Neuritis kann bekanntlich als *Mononeuritis, Plexusneuritis* oder *generali-
sierte (Poly-) Neuritis* auftreten. Die *histologischen* Befunde sind nicht einheitlich,
indes scheint der Prozeß bei den einzelnen Formen, ob postinfektiös oder toxisch,
meist nur quantitativ unterschieden zu sein. Ohne mich hier auf Einzelheiten
einzulassen, möchte ich nur auf die histologischen Feststellungen hinweisen, die
Ausdruck einer lokalen Antigen-Antikörperreaktion sein könnten. Ich meine
vor allem Veränderungen am Gefäßsystem: Erweiterung der Capillaren und Para-
capillaren sowie der Venolen, Infiltrate der Gefäßwand, die meist nicht sehr hochgradig sind, Austritt lypmhocytärer, selten leukocytärer Elemente in das umgebende Gewebe, meist nur schwache Wucherung gliöser Zellelemente, unter Umständen ödematöse Gewebsschwellung. Bei jedem neuritischen Prozeß steht
Markscheidenzerfall an der Spitze, der Achsenzylinder kann zunächst weitgehend
verschont bleiben. Es folgen dann reaktive Vorgänge neurodermaler und gliöser
Elemente. Nach PETTE machen diese Beobachtungen von *Frühschädigungen des*

Gefäßsystems es wahrscheinlich, daß sich „die Noxe von hier aus auswirkt", es sei ihnen bei den rheumatischen und postinfektiösen Neuritiden besondere Aufmerksamkeit zu schenken, wobei er an die seröse Entzündung von Rössle-Eppinger denkt. Jedenfalls gibt nach Pette das histologische Substrat keine Möglichkeit der Aufteilung nach ätiologischen Gesichtspunkten.

Für die Frage der allergischen Genese dieser Krankheitsgruppe ist es weiterhin von Bedeutung, daß Loewi und Dale in allen cholinergischen Nerven Acetylcholin und Cholinesterase feststellten, die nach v. Muralt als eine chemische elektrogene Funktionseinheit aufzufassen sind. Jede Funktionsstörung im peripheren Nerven ist von einer Störung des Systems *Aneurin-Acetylcholin* abhängig, wobei die Pathogenese der Störung keine Rolle spielt. Daß bei neuritischen Krankheitsabläufen *vegetative Symptome* (wie Parästhesien, Schweißstörungen, Kälteempfinden u. dgl.) selten fehlen, paßt nach Pette gut zu der Auffassung, daß außer den *motorischen* Nervenfasern auch *sympathische* und *parasympathische* als cholinergische aufzufassen sind. Pette stellt sich auch unter Berücksichtigung der Rickertschen Relationspathologie noch die Frage, ob nicht ein durch den veränderten Chemismus ausgelöster Reiz auch das terminale Reticulum trifft und dadurch Zirkulationsstörungen erzeugt, welche nach den Vertretern der Relationspathologie dann gerade die *wesentlichsten* Veränderungen hervorrufen sollen. Ich möchte ihm völlig beistimmen, wenn er in einer solchen Zirkulationsstörung nicht den *primären*, die Neuritis auslösenden Faktor, sondern ein *sekundäres* Geschehen sieht.

Von *diagnostischer* Bedeutung ist die Beobachtung, daß die Neuritis bei Serumallergie sehr häufig, ja überwiegend den *Plexus brachialis* betrifft (besonders C_5 und C_6) also *Schultergürtel* und *Oberarm*. Es handelt sich bekanntlich um schlaffe Lähmungen mit mehr oder weniger starker Muskelatrophie. Wegen klinisch-neurologischer Einzelheiten muß ich natürlich auf den Handbuchabschnitt Neurologie verweisen. Für das vorliegende Gebiet *wichtig sind jedoch die Liquorverhältnisse.* Allerdings sind die vorliegenden Untersuchungen der Lumbalflüssigkeit immer noch zu wenig zahlreich, man fand häufig ganz normale Verhältnisse oder nur ganz geringen Eiweißbefund ohne Zellvermehrung. Wegen der Zusammenhänge mit Neuritiden anderer Genese als Serumallergie ist aber von Bedeutung, daß Bannwarth bei *Serumneuritis* ein *typisches* Guillain-Barrésches *Liquorsyndrom* feststellte, d. h. starke *Eiweißvermehrung bei geringer Zellzahl* und *atypischer Normomastixkurve.* Wir werden auf dieses Syndrom weiter unten zurückkommen. Pathologisch-anatomisch handelt es sich bei der reinen Serumneuritis offenbar um eine lokale Antigen-Antikörperreaktion, um eine *seröse Radikulitis* im Wurzelbereich. Warum gerade der Armplexus von dieser lokalen allergischen Entzündung mit Vorliebe ergriffen wird, ist schwer zu sagen. Wir sehen auch bei anderen toxischen Einwirkungen auf das Nervensystem bestimmte Gebiete vorwiegend beteiligt. Es sind wahrscheinlich Faktoren maßgebend, die das Haften des Allergens in dem betroffenen Gewebe erleichtern. Für diese Möglichkeit kann vielerlei in Betracht kommen, vom *Trauma,* von *Kältereizen* usw. bis zur Einwirkung anderer Gifte als der anaphylaktischen, nicht zuletzt bakteriell-toxischen. Allerdings ist noch wenig darüber bekannt. Man muß auch an eine erblich bedingte höhere Bereitschaft denken. Elsässer empfiehlt zur Vermeidung dieser unangenehmen Komplikation der Serumtherapie die Verwendung von *Fermoseren.* Von klinisch-diagnostischem Interesse ist die wohl nicht sehr häufige Beobachtung, daß nach Heilseruminjektionen auch einmal typische Plexusneuritis und sonstige Neuritiden *ohne Serumkrankheit* auftreten können, so daß Vogel die Neuritis als ein Äquivalent der Serumkrankheit ansprach. Vom allergischen Standpunkt aus in näherer Beziehung zur *Heilserumneuritis* als die gleich zu besprechende Neuritis durch *Behandlung mit Vaccinen* steht die Neuritis, die gelegentlich im Anschluß an *Schutzimpfung gegen Lyssa* auftritt. Bei dieser wird wie beim Heilserum tierisches Eiweiß in Gestalt von *Rückenmarksgewebe* injiziert, wobei die quantitativ geringe Beimengung von abgeschwächtem Lyssavirus kaum sehr ins Gewicht fallen dürfte. Nach der Ansicht neuerer maßgebender Autoren, darunter auch PETTE, ist die Vermutung, es handle sich bei der postvaccinalen Lähmung um eine spezifische Lyssavirusinfektion, durchaus unbegründet. Schon KORITSCHONER und SCHWEINBURG nahmen an, daß die bei Lyssaschutzimpfungen wiederholten *Injektionen von Nervengewebe* an der Entstehung der Lähmungen in erster Linie beteiligt seien. Es ist in der Tat nicht einzusehen, warum das Eiweiß der Rückenmarkssubstanz des Impfstoffes nicht sollte bei Gelegenheit ebenso allergieerzeugend wirken können als Serumeiweiß. Seine sensibilisierende und schockerzeugende Fähigkeit müßte an Versuchstieren leicht festzustellen sein. Warum aber gerade in dem einen oder anderen Fall von Serumallergie oder Lyssaschutzstoffallergie Neuritis oder Polyneuritis entsteht, sollte im Tierexperiment noch näher untersucht werden.

Es ist mir nicht bekannt, ob auch im Zusammenhang mit der *Pockenimpfung* öfters Neuritis oder Polyneuritis beobachtet wird. Das führt uns zu der Frage der *Viruspathogenese* der Neuritis und Polyneuritis, die neuerdings anscheinend von den meisten Autoren *abgelehnt* wird. Es ist aber fraglich, ob wirklich für alle Fälle mit Sicherheit eine Viruserkrankung ausgeschlossen werden kann.

Im Anschluß an die zahlreichen *Schutzimpfungen*, die besonders während der beiden Weltkriege *mit bakteriellen Vaccinen*, z. B. Typhus, Ruhr, Paratyphus, Cholera usw. vorgenommen wurden, hat man schon seit langer Zeit ebenfalls *Neuritiden* und *Polyneuritiden* festgestellt. Der Unterschied gegenüber der Serumallergie besteht bei den bakteriellen Vaccinen darin, daß bei der Wirkung der bakteriellen Leibessubstanzen als Allergenen auch noch ein, wenn auch vielleicht geringerer Einfluß ihrer *Endo- und Ektotoxine* in Betracht gezogen werden muß. Über Auftreten von Neuritis und Polyneuritis nach Impfung mit den allgemein üblichen Typhus-Paratyphusschutzvaccinen hat in letzter Zeit besonders BANNWARTH gearbeitet. In 4 von seinen 5 Fällen trat die Neuritis unmittelbar nach der 2. Injektion auf, der 5. Fall war im 1. Weltkrieg mehrmals gegen Typhus geimpft worden. BANNWARTH vertritt die Ansicht, daß es sich bei der aufgetretenen Neuritis in diesen Fällen um eine *Antigen-Antikörperreaktion* — eine *Sensibilisierung* handele durch die Proteine der Bakterien. Natürlich ist der Gedanke naheliegend, daß mit der wiederholten Einverleibung bakterieller Allergene allergische Reaktionen zustande kommen könnten. Man muß sich nur wundern, daß bei den so zahlreich durchgeführten und oft lange fortgesetzten Kuren mit anderen Vaccinen, Autovaccinen, Streptokokkenvaccinen, Vaccineurin, Pyrifer usw. so außerordentlich selten Neuritiden und Polyneuritiden zur Beobachtung kommen, ja daß Neuritiden, besonders Ischias, doch recht oft erfolgreich mit Vaccinen behandelt werden. Auch ist bei der Typhusschutzimpfung der Zwischenraum von Tagen für eine Sensibilisierung sehr kurz. Es gibt da zweifellos noch offene Fragen. Man könnte bei manchen Fällen vermuten, daß schon eine allergische oder auch parallergische Antigeneinwirkung vorausging oder auch, daß vielleicht manche der abgetöteten Bakterienarten bzw. ihre Toxine in besonderer und *unmittelbarer Weise* die Nervenzellen beeinflussen, so daß eine *Kombinationswirkung* zustande kommt. Welche Rolle bei solchen vermutlich allergischen Vorgängen an peripheren, motorischen und sensiblen Nerven eine Produktion von *Histamin* durch die Nerven spielt, ist ebenfalls noch in keiner Weise zu übersehen. Nach Untersuchungen von KURIATKOWSKI enthalten gefäßerweiternde Nerven der Haut reichlich Histamin, auch sondern zuführende gefäßerweiternde Nerven bei Reizung der hinteren Wurzeln an den Nervenenden Histamin ab, ja es zeigt sich, daß bei Degenerationsvorgängen histaminergische Fasern mehr Histamin als vorher enthalten. Aber man weiß bis jetzt noch nicht, ob außer den gefäßerweiternden Hautnerven noch andere histaminproduzierende Nervenfasern im Körper vorkommen. Auch ist mir fraglich, ob vermehrte Ausschüttung von Histamin allein so schwere Krankheitsbilder, wie etwa eine LANDRYsche Paralyse hervorrufen könnten. Daß gerade für die allergisch bedingte Neuritis allergische *Diathese* bzw. allergische *Disposition* einen wesentlichen pathogenetischen Teilfaktor darstellen, ist mir gerade wegen der relativen Seltenheit der Neuritis nach Vaccinebehandlung nicht zweifelhaft. BOURGUIGON beobachtete *familiäres Auftreten* der Neuritis, auch wies KLINGE an 45 Fällen von Impfschäden nach, daß die impfgeschädigten Personen zum Teil aus „*Allergiefamilien*" stammten. Für den Gelenkrheumatismus wurde in einer nicht geringen Zahl von Tierexperimenten gezeigt, daß mit Bakterien in typischen anaphylaktischen Versuchen bei Einhaltung bestimmter Versuchsbedingungen allergische Gelenkentzündungen erzeugt werden können. Analoge Versuche müßten in überzeugender Weise auch für Neuritiden und Polyneuritiden durchgeführt werden. Ich möchte vermuten, daß dabei durch allerlei unspezifische, d. h. nicht allergische vorausgehende Beeinflussung des Nervensystems besondere „allergische Dispositionen" hergestellt werden müßten. Nun hat BANNWARTH alle diese wahrscheinlich durch allergische Vorgänge bedingten Neuritisformen dem großen *Formenkreis der rheumatischen Erkrankungen* zugerechnet und auch damit zugleich ihre Zugehörigkeit zur Allergie zu legitimieren versucht. Wir haben die Beziehungen des Rheumatismus zur Allergie im Kapitel VI, S. 559 eingehend auseinandergesetzt. Ich möchte besonders auf die histologischen Untersuchungen verweisen, z. B. die Untersuchungen KLINGEs, die zeigen, daß bei diesen lokal-anaphylaktischen Vorgängen im Mesenchym auch das Nervensystem mit einbezogen wird. Schwer zu sagen ist vorläufig, ob wir dabei das terminale Reticulum wirklich zu einer besonders wesentlichen Grundlage unserer Betrachtungen machen müssen, wie es PETTE in Anlehnung an SIEGMUND und H. SCHMIDT annimmt. Sicher sind weitgehende Veränderungen der Durchblutung auf diesem Wege möglich. Trotz sicher vorhandener Beziehungen zwischen den rheumatischen Erkrankungen des *Mesenchymsystems* und denen *nervaler Gebiete* wäre noch experimentell und klinisch aufzuklären, warum es bei einer Antigen-Antikörperreaktion einmal zu Gelenkaffektionen, das andere Mal zu Polyneuritis kommt. Abgesehen von der „besonderen Bereitschaft" (einem sehr allgemeinen Begriff!) des jeweiligen Schockgewebes, spielen da sicher noch körperliche Vorgänge hinein, von denen wir noch kaum etwas wissen. Es liegt nicht ferne, an *organspezifische Antigenentstehung* mit organspezifischer, kompletter oder auch inkompletter Antikörperbildung zu denken. Auch die Möglichkeit *parallergischer* Reaktionen müßte wieder erwogen werden.

Die eindrucksvollste und gefährlichste Form von Polyneuritis ist die LANDRYsche Paralyse, die aufsteigende Lähmung. Im Ausland hält man, wenn auch nicht allgemein, immer noch an der Möglichkeit einer *Virusinfektion* oder auch einer *unmittelbaren nicht allergischen bakteriellen Toxinwirkung* dieser gefährlichen Affektion fest. Letztere Möglichkeit ist wahrscheinlich schwerer zu entkräften als die Virusätiologie. In Deutschland wird aber gerade diese Form hauptsächlich auf die Initiative von BANNWARTH und PETTE hin als einen *rheumatisch-allergischen Vorgang* angesehen, wobei als der Hauptstützpunkt dieser Ansicht das Vorkommen auch des LANDRYschen Typs im Zusammenhang mit Seruminjektionen und Schutzimpfungen erachtet wird. Wenn sie im *Anschluß an die verschiedensten Infektionen* wie Grippe, Rotlauf, Masern, Staphylokokkeninfektionen entstehen kann, so war das für BANNWARTH Anlaß, von einer *post- oder parainfek-tiösen Polyneuritis*, von einer in das *allergische Stadium* eingetretenen Infektion zu sprechen. Aber wie ich schon andeutete, können auch diese post- und para-infektiösen allergischen Vorgänge komplizierter sein, als wir vielleicht denken und sich mit *spätwirkenden bakteriellen Giften* (Toxonen) kombinieren. Neuerdings hat PETTE hervorgehoben, daß der oben erwähnte Liquorbefund von GUILLAIN-BARRÉ *nicht als beweisend für die allergische Entstehung* einer Neuritis angesehen werden dürfe. Ergab sich doch sowohl HOLLER als HERRLICH, daß bei *Ruhr* schon wenige Tage nach Ausbruch der Krankheit deutliche Liquorveränderungen gefunden wurden, zu einer Zeit, als man Antigen-Antikörperreaktionen noch nicht annehmen konnte.

Wir kommen nun zu jenen charakteristischen *Spätlähmungen nach Diphtherie*, die im 2. Weltkrieg bei den in so großer Zahl an Diphtherie erkrankten Soldaten geradezu tausendfach beobachtet werden konnten. Diese Form einer Polyneuritis ist dadurch gekennzeichnet, daß eine *Parese des Gaumensegels* und der *Akkomadation* als sog. Frühlähmung die nervale Erkrankung einleitet, worauf *nach 28 bis 45 Tagen* verschieden schwere *schlaffe Extremitätenlähmungen* einsetzen. Auch hier handelt es sich um *Radikulitis* und BANNWARTH bezog auch die postdiphtherischen Fälle in das von ihm aufgestellte Krankheitsbild der *rheumatischen Polyradikulitis* mit ein, da analoge Fälle auch nach eitrig-phlegmonösen Affektionen, nach entzünd-lichen Darmerkrankungen, nach EDERLE auch nach Fleckfieber zu beobachten sind. Wie vorsichtig man mit allen diesen Annahmen und Deutungen vorläufig noch sein muß, ehe exakte experimentelle und klinische Grundlagen vorhanden sind, ergibt sich unter anderem auch aus dem Anschauungswandel maßgebender Autoren. So dachte PETTE in seinem Buch über die akut entzündlichen Er-krankungen des Nervensystems noch 1942 „an die Auswirkung einer Antigen-Antikörperreaktion bzw. einer hyperergischen Entzündung auf das Nervensystem". Er nahm sogar an, daß das Diphtherietoxin als ein Protein das Antigen darstelle, obschon ja auch die *Leibessubstanzen*, nicht nur die Ektotoxine des Diphtherie-bacillus zur Verfügung stehen und die Toxinantigenhypothese durch nichts be-gründet ist. Bei seinem Referat in Wiesbaden 1949 erklärte PETTE: „Wenn ich früher zur Diskussion gestellt habe, daß für die diphtherische Polyneuritis mög-licherweise eine allergische Reaktion auf das Toxin verantwortlich zu machen sei und BANNWARTH ungefähr gleichzeitig mit mir diese Annahme zur Lehre erhoben hat, so möchte ich mich heute doch eher zu der Auffassung von W. SCHEID und MÜLLER-JENSEN bekennen und annehmen, daß für sie die *direkte Wirkung* eines Teilproduktes des abgebauten *Toxins* verantwortlich zu machen ist." Ich stimme ihm gerne zu, wenn er sagt: „Immerhin ist hier das letzte Wort noch nicht ge-sprochen." Man sollte meinen, es müßten sich mit dem Diphtherietoxin (ebenso mit den Diphtheriebacillenleibessubstanzen selbst) als Antigen mannigfach vari-ierte anaphylaktische Tierversuche machen lassen, die uns der Frage Allergie oder nicht bis zu einem gewissen Grade näherbringen könnten.

4. Toxische Neuritiden.

Es gibt weiterhin eine große Reihe von Neuritiden, die mit *Chemikalien*, darunter auch *Arzneimitteln* zusammenhängen. Von letzteren seien als besonders wichtig die *Sulfonamide* und das *Salvarsan* herausgehoben, von den chemischen Substanzen sind besonders *Arsen, Blei, Thallium* und das *Triorthokresylphosphat* als Nervengifte bekannt geworden. Soweit sie ihre Giftwirkung *primär* entfalten, gehen sie uns hier nichts an. In den letzten Jahren wurde man aber in zunehmen-dem Maße auf die *Allergen-* oder *besser die Haptenwirkung* von Chemikalien

und Arzneimitteln aufmerksam, wovon vorne bereits ausführlich die Rede war.
Wir haben also auch bei der Neuritis und überhaupt beim Schockorgan „Nervensystem" zu fragen, ob eine chemische Substanz wirklich *primär toxisch* oder vielleicht *allergisch* wirkt, ja schließlich, ob nicht mit beiden Wirkungen zu rechnen ist.
Während für *Blei, Arsen, Thallium* ohne Zweifel die *unmittelbar* giftige Wirkung
sich auf das mit besonderer Affinität ausgestattete Nervensystem äußert, hat
für das *Triorthokresylphosphat* MERTENS an ein *teilweise allergisches* Geschehen
gedacht. Das Präparat wurde als Zusatz zum Torpedoöl verwendet, das in der
Not der Kriegszeiten dann wieder zum Kochen genommen wurde. Erst 2 bis
3 Wochen nach Genuß bekamen die Patienten zuerst Krämpfe, später hochgradige
Lähmungen der Füße und Unterschenkel. Trotz dem späteren Einsetzen der
Erkrankung ist aber bis jetzt ein allergischer Vorgang keineswegs sicher erwiesen.
Etwas klarer liegen die Verhältnisse beim *Salvarsan*, von dessen allergenen
Wirkung schon S. 415 die Rede war. Die *Salvarsanneuritis* zeigt vorwiegend
motorische Störungen der unteren Extremitäten, meist nur leichte Paresen an
den Füßen und Schwund der Achillessehnenreflexe. Auch das GUILLAIN-BARRÉ-
sche Syndrom wird beobachtet. Es kann allerdings auch zu sensiblen und atakti-
schen Störungen kommen. TELLENBACH weist auf den schwankenden Verlauf,
das wechselnde Befallensein verschiedener Organe, die Neigung zu Rückfällen
hin, Symptome, die nach seiner Meinung für die allergische Grundlage sprechen,
auch PETTE kommt zu der Auffassung, daß gewisse Fälle von Salvarsanneuritis
eine allergische Grundlage haben. Er denkt allerdings an gleichzeitige, direkt
toxische Wirkungen. Vor allem müßte bei solchen Fällen festgestellt werden, ob
eine positive allergische Hautreaktion mit Salvarsan zu erzielen ist (vgl. S. 416
und 425), ob andere typisch allergische Symptome bestehen, wie sich die Eosinophilen verhalten usw.

Die seröse Neuroradikulomyelitis. Nachdem sich aus vielen klinischen Beobachtungen ergab, daß unter den gleichen hier besprochenen ätiologischen Umständen nicht nur eine *Neuritis* und *Polyneuritis*, sondern auch eine *Myelitis*
entstehen könne, glaubte BANNWARTH für alle diese klinischen Erscheinungsformen in der allergischen Entstehung, dem pathologisch-histologischen Bild der
lokalen Anaphylaxie, der serösen Entzündung nach RÖSSLE-EPPINGER das gemeinsame pathogenetische Band zu erkennen.

EDERLE sprach demgemäß von „*seröser Neuroradikulomyelitis*". Das GUILLAIN-
BARRÉ-*Syndrom* der Zelleiweißdissoziation sollte eines der besten diagnostischen
Anhaltspunkte für diese neuroallergischen Erkrankungen sein. Ich habe aber
bereits erwähnt, daß man inzwischen dieses Liquorsyndrom auch bei Zuständen
beobachtete, die nichts mit Allergie zu tun haben. Als Primärerkrankungen
würden also auch für die seröse Neuroradikulomyelitis die gleichen bereits
erwähnten Affektionen in Betracht kommen: Serumallergie, Lyssa- und Vaccineinjektionen, eitrige infektiöse Darmerkrankungen, wie z. B. Ruhr und schließlich
Diphtherie. Da die Einbeziehung der Myelitis nur die Erweiterung zu einer
größeren Krankheitseinheit darstellt, gelten für diese die gesamten pathogenetischen Betrachtungen, die im vorigen Abschnitt angestellt wurden.

5. Chorea minor.

Bei dieser extrapyramidalen Erkrankung mit ihren auffallenden Störungen des
motorischen Gebietes weisen uns alle klinischen Beobachtungen auf den *Zusammenhang mit dem Gelenkrheumatismus* hin, dem sie soundsooft folgt und oft gleichzeitig mit rheumatischer *Myokarditis* und *Endokarditis* auftritt. Man hat *rheumatische Herde im Neostriatum* angenommen. Die naheliegende pathogenetische

Einheit, das vorausgehende bzw. gleichzeitige Bestehen von *aktiven Infektions-herden*, besonders der Tonsillen, führt fast von selbst zu der Annahme ihrer allergischen Entstehung nach Art des Gelenkrheumatismus, wenn auch das besondere Moment einer übrigens keineswegs so sehr häufigen Beteiligung des Nervensystems viele Fragen offenläßt. Man beobachtet die Chorea meist auch bei Schwangerschaft und dachte an diese als die Ursache dieser Nervenerkrankung. Da aber Schwangerschaftsunterbrechung diese fast nie beseitigt, wird die ursäch-liche Rolle der Gravidität doch recht zweifelhaft. Man hat naheliegenderweise an *Streptokokken* gedacht, da diese ja auch beim Gelenkrheumatismus die wesent-lichste Rolle als Antigene bei den allergischen Vorgängen spielen dürften. Nach Angaben von COLLIS, SHELDON und HILL sollen rheumatische Kinder besonders solche mit Chorea minor *mit hämolytischen Streptokokken stärkere Hautreaktionen* geben als nicht-rheumatische. Für die Frage einer besonderen Disposition für die Beteiligung der extrapyramidalen Gebiete am rheumatisch-allergischen Prozeß wäre zunächst zu erwähnen, daß es sich um eine Krankheit des kindlichen Alters, besonders zwischen 5 und 15 Jahren handelt, mehr bei Mädchen als Knaben, mehr bei Armen als bei Reichen. Da die Chorea minor auch bei anderen akuten Infektionskrankheiten zur Beobachtung kommt, steht man vor der weiteren Frage, ob man etwa auch bei diesen Fällen lokal anaphylaktische Striatumherde annehmen soll. Es wäre bei der rheumatischen Chorea, bei der ja die gleiche Genese wie beim Gelenkrheumatismus am naheliegendsten ist, noch viel ausgedehnter mit *Hauttesten* nach Art von COLLIS und Mitarbeitern zu unter-suchen, ferner nach allergischer Diathese, Vererbung, nach Eosinophilie und anderen allergischen Manifestationen. Interessant für die allergische Frage ist die Wirkung des vielfach als bestes Mittel gegen Chorea gepriesenen Präparates *Nirvanol*: Erzeugung einer Art von allergischer Reaktion durch Gaben von 2mal 0,15, die so lange fortgesetzt werden sollen, bis Eosinophilie im Blut auftritt. Da jedoch schwere Vergiftungen vorkamen, ist vor dem Mittel zu warnen.

6. Multiple Sklerose,
disseminierte und diffuse Entmarkungsencephalomyelitis.

Bis heute noch gehen zwei Meinungen über die Pathogenese der *multiplen Skle-rose* weit auseinander. Auf der einen Seite steht SCHALTENBRAND, der eine *Virus-infektion* annimmt, auf der anderen PETTE, der auch hier *allergische Vorgänge* im Auge hat. Die Berechtigung einer Virusätiologie ist außerordentlich schwer zu beurteilen und sicher vorläufig noch nicht spruchreif. Man kann zwar noch nicht mit Bestimmtheit sagen, daß ein Virus als Erreger absolut ausgeschlossen sei, besonders da bei verschiedenen Encephalitisarten Viren als Erreger festgestellt werden konnten. SCHALTENBRAND gelang zwar durch *Übertragung seines Virus auf Affen* eine *Entmarkung* der hinteren Wurzeln, aber das einwandfreie Bild einer multiplen Sklerose konnte er nicht darstellen. Ein so erfahrener Viruskenner wie BIELING kommt zu dem Schluß, daß ein Beweis für die Virusnatur der multiplen Sklerose bis jetzt nicht erbracht sei. Aber auch von einem Bacterium oder einer Spirochäte ist niemals etwas nachgewiesen worden. Einleuchtender erscheinen die Schlußfolgerungen PETTEs, der davon ausgeht, daß nach Pockenschutz-impfungen, aber auch nach akuten bakteriellen Infektionen, die also nicht durch Viren erzeugt sind, *Encephalomyelitiden* öfters auftreten, die sowohl *Entmarkung* wie *Dissemination* der Herde zeigen können. Bei den sog. *Entmarkungskrankheiten* steht der *Markscheidenzerfall* im Vordergrund, also ein Prozeß der *weißen Sub-stanz*. Die Ganglienzellen werden bei den Entmarkungsmyelitiden fast stets ver-schont, *im Gegensatz zu den Viruskrankheiten*, wie PETTE betont. Pathogenetisch für bedeutungsvoll hält PETTE besonders das häufige Auftreten in unmittelbarem Anschluß an akute Infekte, an Schutzimpfungen, sowie an klimatische und hormonale Einflüsse, ferner das oft schlagartige Einsetzen des Prozesses nach vorausgegangenen und andersartigen Krankheiten innerhalb eines bestimmten Intervalls und schließlich die *Neigung zu Schüben und Rezidiven*. Voraussetzung sei eben eine bestimmte *Reaktionslage* des Körpers. PETTE, der früher von einer Gruppenverwandtschaft dieser Krankheiten sprach, ist heute noch mehr geneigt, sich der Ansicht anzuschließen, daß die Zergliederung bzw. Auflösung der ganzen Krankheitsgruppe nicht berechtigt sei. Nach seiner Meinung bleibt mangels sicheren ätiologischen Wissens nichts übrig als die *anatomischen* Verschiedenheiten herauszuarbeiten und *er teilt die Krankheitsgruppe daher nur in disseminierte und diffuse Encephalomyelitiden auf*. Die Hinzufügung wesentlicher pathogenetischer Faktoren nach dem Vorschlag DÖRINGs, wie etwa *postvaccinal, postmorbillös, juvenil* usw., halte ich für sehr zweckmäßig. Aus diesen Überlegungen heraus, für deren eingehende Begründung ich auf die neurologischen Lehrbücher verweisen muß, rechnet PETTE zu den *disseminierten* Entmarkungsencephalomyelitiden die *akute* und die *chronische multiple Sklerose*, zu den *diffusen* Entmarkungsencephalomyelitiden die *parainfektiöse Encephalomyelitis*, die *akute* und die *chronische diffuse Sklerose*. Schließlich führen ihn seine vergleichenden pathogenetischen Betrachtungen dazu, bei sämtlichen Formen der Entmarkungsencephalomyelitiden eine *neuroallergische Entstehung* anzunehmen. Er geht davon aus, daß die Entmarkungsencephalomyelitiden stets einen *akut entzündlichen Beginn* nehmen. Die ersten Veränderungen werden histologisch am Gefäßsystem gefunden, das *Initialstadium* ist ein *Entzündungsvorgang*, die *zweite Etappe* ist dann der *Entmarkungsvorgng*. Im Hinblick auf die bekannten histologischen Forschungen von RÖSSLE, KLINGE, GERLACH usw. kommt PETTE zu der Auffassung, daß sich das histologische Substrat der Entmarkungsencephalomyelitiden unter Berücksichtigung der Eigenart des neuralen Gewebes durchaus mit der Annahme einer *allergisch-hyperergischen Entzündung* vereinbaren lasse. In Anbetracht der Häufigkeit der genannten *Primärkrankheiten*, von denen die *Allergisierung ausgehen* müßte und der relativen Seltenheit von Entmarkungsencephalomyelitiden muß man jedoch annehmen, daß zu ihrem Entstehen eine exogen entstandene oder auch endogene *Disposition* vorhanden sein muß. Man könnte also auch wieder von einer allergischen *Disposition* bzw. allergischen *Diathese des nervalen Schockorgans* sprechen. Als disponierende Momente kommen nicht zuletzt *hormonale Störungen* in Betracht. Bestimmend für die Annahme eines allergischen Vorgangs und die Ablehnung der Virushypothese waren für PETTE ganz besonders folgende 4 Momente: 1. Das plötzliche Entstehen der Krankheit meist ohne viele Vorerscheinungen, wie das meist die Serumkrankheit zeigt. 2. Das erwähnte Auftreten nach bestimmten Vorerkrankungen als Zweitkrankheit. 3. Die konstitutionelle Häufigkeit bei bestimmten Sippen. 4. Die Neigung zu schubförmigem Verlauf. Besonders die Momente 1. und 4. fallen stark gegen eine Virusinfektion ins Gewicht. So scheinen viele Gründe dafür zu sprechen, daß ähnlich wie Neuritis und Polyneuritis auch die überwiegende Mehrzahl aller Entmarkungsencephalomyelitiden Folge einer *Antigen-Antikörperreaktion "ausgerichtet auf das Zentralnervensystem"* also einer Neuroallergie sind. Allerdings ist noch unbekannt, wodurch die Entmarkung zustande kommt und PETTE muß die Möglichkeit andersartiger, d. h. nicht allergisch bedingter Schäden für die *Entstehung der Entmarkung* zugeben. Beim internationalen Allergiekongreß in Zürich 1951 vertrat BROMAN (Lund) im Hinblick auf die allergischen Hypothesen die Ansicht, daß vermutlich ein *myelinzerstörendes Agens im Blut zirkuliere*. Die Blut-Gehirnbarrière der Cerebrospinalgefäße halte unter normalen Umständen dieses Agens davon ab, das Gewebe des Zentralnervensystems zu erreichen. Ist jedoch die Wand eines Gehirngefäßes verletzt, könne das Agens in Kontakt mit dem Nervengewebe kommen. Es gibt einige *Tierexperimente*, welche die Annahme einer Entmarkungsencephalomyelitis durch Antigen-Antikörperreaktionen stützen können. Nach den Untersuchungen von KENNEDY, COOKE und STEVENSON kann aus Gehirn eine organ-, aber nicht artspezifische Substanz — wahrscheinlich Myelin — gewonnen werden, mit der unter bestimmten Versuchsbedingungen eine disseminierte Encephalomyelitis hervorgerufen werden kann. Es würde sich also um eine Schädigung des Zentralnervensystems durch eine spezifische Organfraktion handeln. Verschiedene Autoren konnten *nach wiederholten bakteriellen Schutzimpfungen* (Typhus, Paratyphus) Entmarkungsencephalomyelitiden feststellen (MELZER, BANNWARTH, K. H. MÜLLER, SINGER, PETTE). Schon 1925 haben KORTISCHONER und SCHWEINBURG durch *Injektion von normalem Nervengewebe* bei Kaninchen entsprechende Folgen festgestellt, die Amerikaner FERRARO und JERVAS sowie BALZER verimpften auf *Affen fortlaufend Kaninchengehirn und erzielten ebenfalls Entmarkungsencephalomyelitis*, klinisch das ungefähre Bild einer multiplen Sklerose. SCHWENT und RIVERS wiesen nach, daß aber nicht nur mit heterologer, sondern *auch mit artgleicher (homologer) Hirnsubstanz* entsprechende Veränderungen erzielt werden können. Allerdings nur dann, wenn das Gewebe durch *Autolyse* oder durch *Vaccinevirus verändert* ist. Diese letztere Feststellung ist von außerordentlicher *prinzipieller Wichtigkeit*. Wirft sie doch Licht auf einen pathogenetischen Weg, wie im *Organismus körpereigene Stoffe zu Autoantigenen* umgewandelt werden können, gegen die im eigenen Körper Sensibilisierung und Antikörperbildung möglich ist (vgl. S. 352). *Organautolyse* kann jedenfalls auf Grund mannigfacher pathologischer Einwirkungen im Körper zustande kommen. Seröse Entzündung des Gewebes mit Plasmaaustritt kann naturgemäß zu *Druckerscheinungen* der Umgebung führen, so daß es zu Nekrosen, *Ödemnekrosen*, kommen kann. Unter diesen Umständen sind autolytische Prozesse naheliegend. JAKOBS hat den sog. Markscheidenherd als *Ödemnekrose* und als erstes Stadium der Myelinauflösung gedeutet.

Jedenfalls darf man nach den bis jetzt durchgeführten tierexperimentellen Beobachtungen folgende Ergebnisse als gesichert ansehen: *Man kann durch fortlaufende Verimpfung von artfremdem und unter bestimmten Voraussetzungen auch von artgleichem neuralen Gewebe sensibilisieren und Antigen-Antikörperreaktionen erzielen. Diese Antigen-Antikörperreaktionen sind imstande, lokal-anaphylaktisch entzündliche Herde im Gehirn und Rückenmark entsprechend einer Entmarkungsencephalomyelitis hervorzurufen.* PETTE wollte die allergische Pathogenese der Entmarkungsencephalomyelitiden nur als *Arbeitshypothese* gewertet wissen. Wenn auch sicher hier noch vieles aufzuklären ist, vor allem auch über die Rolle, die vielleicht Autoantigenen aus körperfremd gewordener Hirnsubstanz zukommt, so darf man jetzt schon zugeben, daß das Problem von Antigen-Antikörperreaktionen bei diesen Erkrankungen keineswegs als undiskutabel abgelehnt werden kann. Therapeutisch besteht bis jetzt trotz so mannigfacher Versuche und Empfehlungen kein Heilverfahren, dem wirklich eine spezifisch kurative Wirkung zukommt. Ein Weg zu spezifischen oder wirksamen unspezifischen Desensibilisierungen ist bis jetzt noch nicht gegeben. Ob wie bei einwandfrei erwiesenen allergischen Erkrankungen vielleicht ACTH und Cortison mit Erfolg versucht wurden, darüber ist meines Wissens noch nichts im Schrifttum mitgeteilt. Man kann von jeder Methode auch nur da Wirkungen erwarten, wo noch keine irreversiblen Schäden als Folge der entzündlichen Gewebsreaktionen entstanden sind.

7. Allergische Meningitis.

Es handelt sich hier um ein Krankheitsbild, das man auch als *abakterielle* Meningitis bezeichnen kann, da *bakterielle Erreger* nicht nachweisbar sind und auch *Viren* nicht gefunden wurden. Bannwarth, dessen Blick durch seine Studien über Neuritis und Polyneuritis schon an und für sich auf allergische Vorgänge gerichtet war, beobachtete und beschrieb Krankheitsbilder, bei denen im Zusammenhang mit *Neuritis* oder auch nur *Neuralgie* eine eigenartige subakut, ja fast chronisch verlaufende Meningitis in Erscheinung trat, bei welcher der *Liquor reichlichen Zellgehalt* bis über 3000/3 aufwies, der *bis zu 90% aus Lymphocyten* bestand. Keine oder geringe Temperaturen, Blutsenkung gering oder mittelstark erhöht. Es dauerte oft Wochen und Monate, bis diese Fälle abheilten, so daß schon allein der Verlauf an subakute bis chronische Rheumafälle erinnern konnte. Bannwarth vermutete daher in Anlehnung an seine vorn beschriebene Anschauung über gewisse Neuritisformen, daß auch hier wohl die Annahme allergischer Reaktionen die Pathogenese am besten erklären könnte, und zwar Allergien von der *subakuten bis chronischen, in Schüben verlaufenden Form*, für welche das beste Beispiel der *Rheumatismus* ist. Man hat neuerdings den Rheumatismus gerne eine allergische *Mesenchymerkrankung* genannt und Bannwarth bezeichnet auch die Meningen als eine große *Bindegewebsfläche*, die in den beschriebenen Fällen an der rheumatischen Allgemeininfektion teilnehmen würde.

Auch bei dieser *lymphocytären Meningitis* ist wie beim Rheuma meist ein *fokaler Infektionsherd* nicht selten eine *Tonsillitis*, als der vermutliche Ausgangspunkt der Erkrankung nachzuweisen. Auch hier stehen wir wieder vor der Frage, ob nicht *bakteriellen Toxinen* neben der Allergie vielleicht eine unterstützende Bedeutung zukommt. Allerdings ist zu bedenken, daß schon allein beim anaphylaktischen Schock die Gefäße der Meningen erweitert und blutüberfüllt sind, der Liquordruck erhöht und meist eine Lymphocytenvermehrung der Lumbalflüssigkeit vorhanden ist. Nun bemerken wir weitaus in der Mehrzahl der Fälle von z. B. posttonsillären rheumatischen Schüben nichts von meningitischen Reizerscheinungen. Vielleicht sollte aber doch öfter auf geringfügige Klagen der Rheumakranken in dieser Richtung, z. B. leichten Kernig, Kopfweh, leichte Nackensteifigkeit usw., geachtet und wo es geht, eine Lumbalpunktion ausgeführt werden. Vermutlich könnte eine leichte lymphocytäre Zellvermehrung hie und da doch festgestellt werden. Im allgemeinen wird auch hier wieder mit besonderer Diathese oder Disposition der Meningen zu rechnen sein, wenn es unter vielen Fällen anscheinend gleicher Pathogenese einmal zu einer allergischen lymphocytären Meningitis kommt.

Diagnostisch wäre also besonders zu achten: 1. auf vorausgehende oder gleichzeitige Aktivierung von Infektionsherden; 2. auf Neuralgien, Neuritiden und Rheumatoide; 3. auf leichtere oder auch deutliche meningitische Symptome; 4. auf meist nicht sehr hohe Fiebertemperaturen und mäßig beschleunigte Blutkörperchensenkungsreaktion; 5. auf lymphocytäre Reaktion des Liquors mit der Zellzahl entsprechendem Eiweißgehalt und die völlige Sterilität der Lumbalflüssigkeit. 6. Außerdem sollte die Beachtung typischer allergischer Symptome und etwaiger Eosinophilie nicht außer acht gelassen werden. 7. Mit Rücksicht auf eine etwa doch vorhandene Virusinfektion wäre auch auf Kälteagglutination des Blutes (zweimal mit nicht zu geringem zeitlichen Zwischenraum) zu prüfen.

Ob auch nicht bakterielle Allergene, sei es inhalatorischer, nutritiver oder sonstiger Art, ähnliche meningitische Bilder erzeugen können, müßte zukünftiger exakter Beachtung überlassen werden. Bei der Serumkrankheit wurden von Lavergun und Abel Druckerhöhung und leichte Lymphocytose des Liquors festgestellt.

8. Migräne.

Schon in der ersten Auflage meines Buches 1926 habe ich die Migräne ausführlich behandelt und ihr in der 2. Auflage 1934 über 12 Seiten gewidmet, auf die ich wegen mancher Einzelheiten hier verweisen möchte.

Die Auffassung der Migräne oder besser gewisser Migränefälle als *allergischer Zustände* bietet der pathogenetischen Erkenntnis nicht geringe Schwierigkeiten, besonders da sie mit landläufigen bisherigen Vorstellungen über den biologischen Mechanismus dieses krankhaften Zustandes nicht harmoniert. Es ist daher notwendig, etwas weiter auszuholen. — Der Name Migräne kommt bekanntlich von *Hemicrania*, halbseitigem Kopfschmerz, doch steht es fest, daß nicht alle Migräneanfälle sich auf die eine Kopfhälfte beschränken. Auch wird es niemand einfallen, jeden halbseitigen Kopfschmerz Migräne zu nennen, etwa einen solchen, der von einem Tumor oder einem eitrigen Ohrprozeß herrührt. Wesentlich für die Migräne ist, wie für das Asthma das *Paroxysmale*, das anfallsweise Auftreten heftiger, oft heftigster Schmerzen, sehr häufig begleitet von allerlei *Nebenerscheinungen* vom einfachen *Flimmerskotom* bis zu *Lähmungen*, *Sprachstörungen*, ja *psychischen Verwirrungen*. Alles verschwindet wieder nach dem Anfall, der oft auch von einer Art *Aura* eingeleitet, von *Polyurie* und heftigen Magen-Darmstörungen begleitet wird.

Gibt es bestimmte körperliche *Konstitutionen*, die zu Migräne disponieren, was schafft überhaupt eine Prädisposition, welche Rolle spielt die *Heredität*? HAHN und STEIN finden ihr Material zum größten Teil dem *asthenischen* Konstitutionstypus im Sinne KRETSCHMERs angehörig, mit kleinem Herz und schmalem Gefäßband, Splanchnoptose, Blässe, Muskelschwäche. Sie sprechen von einem somatisch-degenerativen Typus mit Dyshormonie. Die *vagotonische* und *athritische* Konstitution war in LAUDENHEIMERs Material vorherrschend. CURSCHMANN spricht von der Zugehörigkeit zum *spasmophilen, hypoparathyreoiden* Typus. Ich glaube nicht, daß sich die Migräne auf einen besonderen Typus beschränkt oder ihn nur bevorzugt. Wir haben bei unserem Material neben Asthenikern auch nicht wenig kräftige Leute und Pykniker, ferner Kranke mit Kröpfen und thyreotoxischen Anzeichen. Bei der Betonung des Degenerativen mag man sich erinnern, daß die Migräne keine seltene Erscheinung *bei geistig sehr hochstehenden* Leuten ist, ich erinnere an berühmte Männer, wie MÖBIUS und DU BOIS-REYMOND. Es ist jedoch sicher, die Migräne ist eine *ausgesprochen hereditäre* Erkrankung. SCHULTZE nennt die *Heredität sogar das pathogenetisch einzig Sichere*. Man kann mit ULRICH von der ZIEHENschen Klinik vielleicht von hemikranischer Diathese sprechen. Die Vererbung ist meist dominant.

Ein *Zusammenhang mit Gicht* ist immer wieder behauptet worden. TROUSSEAU nannte bekanntlich die Migräne eine Tochter der Gicht, HAIG spricht von Harnsäurekopfschmerz, CROFTAN fand die endogene Urinharnsäure vermindert, die exogene in der Ausscheidung verschleppt, ihm ist die Migräne eine atypische Gicht, purinarme Ernährung die wichtigste Therapie. Das große von M. ULRICH zusammengestellte Material der ZIEHENschen Klinik ergab nur einen geringen Zusammenhang. ULRICH macht auch darauf aufmerksam, daß die *Migräne im Alter meist abnehme*, was man ja von der Gicht nicht behaupten könne. (Daran könnte allerdings vielleicht auch das verschiedene Erfolgsorgan schuld sein.) Die gichtisch-arthritische Anlage entspricht nur meist dem pyknischen Typus.

HAHN und STEIN fanden bei Migräne vorwiegend Astheniker, man erkennt die Unsicherheit hinsichtlich konstitutioneller Momente. Näher verwandt als mit der Gicht ist die Migräne vielleicht *mit der Epilepsie*. Schon MÖBIUS trat für einen Zusammenhang ein. Es ist nicht zu bestreiten, daß die motorischen und sensiblen Reizerscheinungen an Epilepsie erinnern. Manche Anfälle von Migräne verlaufen so schwer, daß nach Binswanger ihre Abgrenzung gegen epileptische Anfälle Schwierigkeiten bereitet, besonders wenn man noch leichtere epileptische Zustände, Äquivalente in Betracht zieht. Auch bei unserem eigenen Migräne-material verfügen wir über einen Fall, bei dem neben Migräne Anfälle von Be-wußtlosigkeit bestanden. Auch Verwirrtheit mit akustischen und optischen Halluzinationen kommt vor. Pastrovich hebt hervor, daß die hemikranischen Äqualente oft ganz den *epileptischen Dämmerzuständen* gleichen und beschreibt einen Fall, bei dem der hemikranische Zustand sogar zu einem Mord führte. Eine andere Krankengeschichte teilt Ransow mit, hier alternierten Migräne-anfälle mit 4 Wochen dauernden Dämmerzuständen und retrograder Amnesie. Nicht zum wenigsten sprechen auch die *hereditären Beziehungen* für einen *Wesens-zusammenhang*. Darauf weist besonders Buchanan hin, er sucht an einem großen Material zu beweisen, daß die Vererbung der Migräne den Mendelschen Gesetzen folgt. Das Zahlenverhältnis der Geschwister mit Migräne zu jenen ohne Migräne erwies sich als 1:3,08. In den Familien, in denen Epilepsie mit Migräne vorkam, wurde für Epilepsie und Migräne zusammen das gleiche Verhältnis 1:3,09 ge-funden. Von den 64 Kindern dieser Familie hatten 44 Epilepsie und 20 Migräne. Buchanan glaubt ohne weiteres, daß *Epilepsie und Migräne durch die gleiche Erbanlage bedingt seien*. In der Zusammenstellung Stieflers waren 75 Fälle von Migräne verwandt mit Epileptikern. Er erzielte in allen 75 Fällen Besserung mit Luminal und führt auch dies auf die Verwandtschaft mit Epilepsie zurück. Aber auch vorsichtigere Äußerungen werden laut. So meint Petz, man dürfe wegen der Ähnlichkeit hemikranischer Dämmerzustände mit epileptischen nicht ohne weiteres eine Wesensgleichheit beider Erkrankungen annehmen und be-zweifelt den Zusammenhang; auch nach Philips bestehen zwischen beiden Krank-heiten keine inneren Beziehungen. Das ist allerdings nach den Ergebnissen der Erblichkeitsforschungen vielleicht zuviel gesagt. Ich möchte aber eines fragen: Was ist denn das Wesen der genuinen Epilepsie? Wir wissen es nicht, und es ist sehr fraglich, ob sie eine einheitliche Pathogenese hat. Ich möchte noch weiter begründen, daß das auch für die Migräne fraglich ist, und so haben wir allen Grund, über die Beziehungen der beiden Krankheitsbilder vorsichtig zu urteilen.

Geben uns so konstitutionelle Momente wenig sichere pathogenetische An-haltspunkte, so wollen wir jetzt unsere Aufmerksamkeit auf den *biologisch-pathologischen Vorgang* beim Migräneanfall richten. Die älteste und wohl auch primitivste Anschauung, wie sie etwa Tissot vertritt, ist die eines einfachen Reflexes. Ein sensibler Reiz würde von irgendeinem primär affizierten Organ, etwa dem Magen, dem Uterus auf direktem nervösem Reflexweg ohne Ver-mittlung von Gefäßen auf die entsprechenden Gegenden des Gehirns über-springen.

Gibt es denn keine pathologisch-anatomischen Befunde von Migräneanfällen, die den Sitz des Leidens beweisen könnten? Es ist klar, daß bei einem nicht lebensbedrohenden und anscheinend rein funktionellen Leiden wie der Hemi-kranie kaum etwas Verwertbares vorliegt. Schon vor Jahren hat Hilpert in der Umgebung der Gehirnseitenventrikel Gliaverdickungen und Anhäufungen von Corpora amylacea gefunden. Also jedenfalls Veränderungen im Inneren des Gehirns. Ich werde noch darauf zurückkommen.

Schon längst gewann die Anschauung mehr und mehr an Boden, daß das Wesen der Migräne in einer *gestörten Funktion der Gefäße* zu suchen ist. Schon Pearry und Hall ver-traten diese Lehre und mit Entschiedenheit setzte sich Du Bois-Reymond für sie ein, der die Krankheit an sich selbst studieren konnte. Er beschreibt, wie bei seinen eigenen Anfällen sein Gesicht blaß wurde und einsank, wie auf der betroffenen Seite die Arteria temporalis als harter Strang zu fühlen war. Er dachte dabei an einen Weg über den Halssympathicus.

Möbius und Brown-Sequard entgegneten, daß Reizung des Halssympathicus ja keine Schmerzen mache.

Aber trotz mancher Einwände brach sich die Gefäßtheorie Bahn, vor allem die Plötzlichkeit des Beginnes und des Endes der Anfälle weist auf diesen Zusammenhang hin. Die Forschungen über die Innervierung der Gehirngefäße ergeben ein dichtes, mit dem Sympathicus zusammenhängendes Nervengeflecht bis in die feinsten Piagefäße. Es sind aber auch noch lokale Gefäßnervenzentren vorhanden, man denke nur an das Adrenalin, das ja auch noch bei Durchtrennung der langen Nervenbahnen wirksam wird. Odermatts Untersuchungen über die Schmerzempfindlichkeit der Gefäße stellten fest, daß die Innenfläche der Gefäße auf Schmerzreize nicht reagiert, wohl aber die Adventitia. Die Schmerzempfindlichkeit sei eine regionär verschiedene und wenn wir hören, daß er die Carotis communis schmerzlos unterbinden konnte, steigen wieder Zweifel an der Richtigkeit der Gefäßtheorie auf. Kommt es vielleicht auf die Stärke der Gefäßzusammenziehung an? L. R. Müller weist darauf hin, daß ganz allgemein *glatt muskuläre Organe bei besonders heftiger Kontraktion Schmerzen* auslösen, man denke an *Angina pectoris, Dysbasia angiosklerotica.* Aber warum stellen wir keine Schmerzen bei der Gefäßkontraktion durch Adrenalin fest? Hier haben Untersuchungen von Fröhlich und Meyer manches geklärt. Sie fanden einen *Unterschied zwischen den präcapillaren Arteriolen und den mittleren Arterien.* Die Kontraktion jener, durch Adrenalin bewirkt, macht keine Schmerzen. Als ein Gift, das die *mittleren Arterien* kontrahiert, erwies sich das *Chlorbarium* und durch dieses werden *heftige Schmerzen* ausgelöst. Der Migränereiz müßte also an den *mittleren Gefäßen* angreifen. Einen recht instruktiven Fall beschreibt Babuch. Es handelte sich um einen Halsschuß, der nahe an der Carotis communis vorbeiging, sie aber nicht verletzte. Die *Carotis communis* fand sich *3 cm lang stark kontrahiert.* Dieser Kranke hatte ganz *typische Migränesymptome.* Man mag solche Beobachtungen für beweisend halten oder nicht, die Gefäßtheorie würde vor allem die merkwürdigen Komplikationen der Migräne und ihre so flüchtige Natur, wie Erblindung, Doppelsehen, Sprachstörung usw. am zwanglosesten erklären. Die neueren Autoren stehen daher meist auf diesem Standpunkt. Schultze, L. Brunton, Ulrich nehmen eine funktionelle Arterienerkrankung an, Han und Stein sprechen von *Gefäßdyspraxie* bzw. *-ataxie*, von cerebraler Gefäßkrise. Auch die Beziehungen zur Arteriosklerose sprechen für die Gefäßgenese. Es ist bekannt, daß Migräniker nicht selten an *frühzeitiger Arteriosklerose* erkranken und daß sich vielfach verwandtschaftliche Beziehungen zu Arteriosklerotikern feststellen lassen. Auch unser Material spricht in diesem Sinn. Sehr bemerkenswert sind die Untersuchungen von Weber, Mosso und Bruns und die Parallele, die sich zwischen Ermüdung und Migräne ziehen. Durch die Arbeit der normalen, nicht ermüdeten Organe werde ein vasodilatorischer Reiz ausgelöst, der ja zweckdienlich ist. Dieser Reiz würde aber beim ermüdeten Organ in einen vasoconstrictorischen verwandelt. Als Spasmus auslösende Stoffe kämen wahrscheinlich die am Ort der Ermüdung entstehenden sauren Stoffwechselprodukte in Betracht. Nach der Auffassung dieser Autoren ist nun der Migräniker mit dem Ermüdeten zu vergleichen, schon Reize des normalen Lebens würden bei jenem die gleiche vasoconstrictorische Reaktion wie beim Ermüdeten bewirken. So würden hier z. B. sonst gefäßerweiternde infektiöse Toxine gefäßverengernd wirken.

Auf dem Kongreß für innere Medizin 1925 hat L. R. Müller gegen die *vasospastische Theorie* eine entschieden *ablehnende Haltung* eingenommen. Hauptsächlich deswegen, weil die Gefäße der Gehirnsubstanz selbst weder über Gefäßmuskulatur noch Gefäßnerven verfügten, auch eine nur vorübergehende völlige Ischämie der Gehirnsubstanz rasch zur Nekrose führen würde. Nach Ansicht L. R. Müllers lassen sich alle die mancherlei sensorischen Reiz- und Anfallserscheinungen der Migräne und die visceralen Störungen restlos mit einem *erhöhten Liquordruck in den Hirnkammern* erklären, wobei er sich auf die von Quincke und Spitzer aufgestellte Migränetheorie einer *angioneurotischen Steigerung der Hirnwasserausscheidungen* in einem der Seitenventrikel bezieht. Ich bemerkte damals in der Diskussion, daß es bezüglich der Gefäßspasmen wohl auf den besonderen Sitz der Gefäßkontraktion ankomme und wies dabei auf die eben erwähnten *Versuche mit Chlorbarium* und dessen starke Schmerzen auslösende Wirkung auf die *mittleren Arterien* hin. Es müssen ja nicht gerade die bereits in die Hirnsubstanz eingetretenen Gefäße sein, die schmerzhafte Kontraktion könnte doch auch weiter unten stattfinden. H. Curschmann erwähnte, daß *angiospastische Reize* momentan Hemikranie erzeugen können. Aber die Theorie Quinckes und Spitzers, L. R. Müllers, nach der ein erhöhter

Liquordruck als Folge einer Angioneurose, also Transsudation, Exsudation, Ödem usw. vorliegt, rückt uns auch die *Möglichkeit einer allergischen Gefäßdilatation mit Exsudation* näher. OTTO MÜLLER denkt ebenfalls an die Möglichkeit eines *Hirnödems bei Migräne* und sah Nutzen von dem Wasser anziehenden Decholin. Auch KENNEDY hält ein *intrakranielles Ödem* für die Grundlage der Migräne, das *durch Allergie* zustande käme. DÖLLKEN ist ebenfalls der Ansicht, daß die reine Gefäßkrampfhypothese zu einseitig sei, um richtig sein zu können. Nach seiner Ansicht ist das Wesen der Migräne eine Störung im Spannungszustand der 3 Blutgefäßkategorien, Kontraktion der Arterien, Erweiterung und erhöhte Durchlässigkeit der Capillaren, Erweiterung der Venen. Er rechnet die *Migräne* daher ebenfalls *zu den exsudativen Prozessen.* Auch weist er darauf hin, daß echte Migränefälle *durch Histamin provoziert* werden können. Ich erinnere an die Untersuchungen von KLEE und GROSSMANN, die Migräne *durch Cholininjektionen* hervorriefen. Auch nach FRIEDBERGER und PETOW findet sich bei der Migräne *vermehrte Transsudation* in die Umgebung der Gefäße, ausgelöst durch *Schockgifte*, die wohl hauptsächlich durch eine Störung des intermediären Leberstoffwechsels entstünden. *Alle diese Momente lassen den Gedanken einer allergischen bzw. Schockgiftgenese begreiflicher erscheinen.* L. R. MÜLLER sprach nichts von auslösenden Ursachen für solche angioneurotischen Zustandsänderungen. Die gerade erwähnten Versuche von WEBER, MOSSO und BRUNS deuten auf Stoffwechselprodukte hin.

Nach einer neueren Arbeit von NEUNSANN wird die Theorie einer Gefäßlähmung mit Exsudation abgelehnt und die angiospastische Grundlage in Form eines Sympathicusreizzustandes in den Vordergrund gerückt.

Fragen wir uns zunächst einmal, welche Rolle etwa *Stoffwechselprodukte* für die Auslösung eines Gefäßkrampfes spielen bzw. was überhaupt ein Vasospasmus auszulösen vermag. Es könnte in Betracht kommen: 1. eine primäre Vasolabilität, eine konstitutionelle Vasodyspraxie, 2. eine spezifische Reizempfänglichkeit gegen ganz bestimmte Reize, 3. beides könnte auch kombiniert sein. Bei einer primären konstitutionellen Labilität könnten alle möglichen Reize verschiedenartigster Herkunft den Spasmus auslösen, nicht etwa nur Gifte oder gar nur endogen entstehende toxische Produkte. Intensive Sinnesreize, Nicotin, Kälte, Wärme, kurz alles mögliche, vielleicht im bunten Wechsel wäre bei dem gleichen Kranken anfallsauslösend. Bezüglich des *Nicotins* sei eingeschaltet, daß es als Migränegift sicherlich *keine spezifische Rolle* spielt. Gerade die stärksten Raucher leiden in der Regel nicht an Migräne, auch überwiegen in der Statistik dieser Krankheit meist die Frauen (auch in unserem zuletzt zusammengestellten kleinen Material waren unter 16 Fällen nur 3 Männer), die in der Mehrzahl nicht rauchen. Für die spezifische Reizempfänglichkeit spricht in vielen Fällen die sog. *unobligate Manifestation* der Migräne, d. h. die oft langen Pausen zwischen den Anfällen, ohne daß die Lebensweise geändert würde. Hier hat man den Eindruck der Einwirkung eines ganz besonderen Giftes. Sprechen wir von konstitutioneller Vasolabilität, so denken wir zwangsläufig an Vagus, Sympathicus und endokrines System. Es ist in vielen Fällen jedenfalls sehr *schwer, wenn nicht unmöglich, eine bestimmte endokrine Beziehung* herauszubringen und SCHULTZE warnt mit Recht vor der Aufstellung endokriner Romane. Einen Zusammenhang kann aber auch der ärgste Skeptiker nicht leugnen: die *augenscheinliche Abhängigkeit vieler Migräneanfälle von der weiblichen Genitalfunktion*, also wohl von Einflüssen ovarieller und placentarer Hormone. Wir stellen außerordentlich häufig fest, daß bei vielen Frauen die *Migräneanfälle irgendwie mit den Menses verknüpft* sind, daß sie während der Gravidität ausbleiben, mit dem Klimakterium ganz verschwinden. Man hat ja auch günstige Wirkungen von der Injektion von Placentaextrakten gesehen, LÜHRS nennt die Migräne eine Dysfunktion des Ovariums, wird damit aber wohl kaum allen Migränezuständen gerecht. Die Bedeutung der Schilddrüse wird mir aus unserem eigenen Material nicht so sehr ersichtlich. Immerhin wollen ihr HAHN und STEIN, LAUDENHEIMER u. a. eine besondere Rolle zuerkennen, bald im Sinne einer Über-, bald in dem einer Unterfunktion. Neuerdings wurde besonders von HAJOS und HECHT die Bedeutung einer *Insuffizienz der Nebenschilddrüse* für manche Migränefälle, *besonders allergische* hervorgehoben. Die Nebenschilddrüse kann nach HAJOS die Symptome der experimentellen wie klinischen Anaphylaxie vermindern, auch vermag das Parahormon Asthmaanfälle zu beseitigen. Dementsprechend bestehen nach HÖSCH auch enge Zusammenhänge zwischen *Migräne* und *Nebenschilddrüseninsuffizienz.* Das beweise auch die *erfolgreiche Behandlung durch AT 10.* Der Autor glaubt, daß AT 10 als Antiallergicum besonders gegen Migräne noch nicht genügend gewürdigt sei. Die nahen Zusammenhänge von *Migräne* und *Störungen des endokrinen Gleichgewichtes* wurden in den letzten Jahren auch noch von anderer Seite betont, so z. B. von KOGERER, ferner VENZMER, z. B. die nicht selten gesteigerte *Schilddrüsentätigkeit* und die Beziehung zu den *Sexualhormonen,* wobei besonders die *eindeutigen Erfolge mit männlichen Sexualhormonen,* mehr bei Frauen als bei Männern gerühmt werden. BRÜHL weist auf die deutlichen Beziehungen der Migräne zur Funktion des *Hypophysenvorderlappens* hin. Man hat aus allem den Eindruck, daß durch die Migräne auslösende Noxe die endokrine Balance mehr oder weniger stark in Unordnung gerät.

Toxische Stoffwechselprodukte werden von REMOND und ROUZAND in den Vordergrund gestellt, wenn sie von *hepatorenaler Insuffizienz* bei der Migräne sprechen. Daß die Insuffizienz der Nieren, die Retention von Stoffwechselschlacken ähnliche Zustände hervorrufen kann, lehren uns migräneähnliche Zustände bei der Urämie. REMOND beobachtete bei Migränekranken Erhöhung des *Reststickstoffes* und *Cholesterinämie.* HENYI fand fast bei allen seinen Fällen Hyperbilibinämie. Der Gedanke ist natürlich naheliegend, daß in solchen Fällen ernstere organische Erkrankungen zugrunde lagen. Aber immerhin ist die ja nicht neue Idee (man vgl. die Gichthypothese) einer Entstehung mancher Migränefälle durch Einwirkung *toxischer Stoffwechselprodukte* auf die Gefäße so einleuchtend, daß er besondere Beachtung verdient. Denken wir nur an die häufig mit der Migräne verbundene *Verstopfung,* an die bei der Verstopfung gesteigerte *Darmfäulnis,* so scheint auch dieser Zusammenhang auf giftige Abbaustoffe hinzuweisen. Der Begriff der „Autointoxikation", mit dem wir noch so wenig klare Vorstellungen verbinden, taucht auf. Was für Stoffe könnten wirksam sein, wenn endogene Entstehung und Wirkung auf die Gefäße Vorbedingung sind? Als Beispiel eines im Körper entstehenden gefäßreizenden Stoffes haben wir *das Adrenalin.* Aber wir hörten, daß das Hormon der Nebenniere keinen Schmerz bei der Gefäßkontraktion auslöst. Durch Fäulnis im Darm, wohl auch durch sonstige pathologische Vorgänge können aus dem Eiweißmolekül *giftige Amine* mit starker Gefäßwirkung entstehen. Man denke an das *Histamin, Tyramin* (Oxyphenyläthylamin aus der Aminosäure Tyrosin). Ersteres wirkt *gefäßerweiternd* oder wenigstens capillarerweiternd, dieses *gefäßverengend.*

Der Gedanke an die Wirkung giftiger Eiweißabkömmlinge führt schließlich zur Frage, inwieweit bei der Migräne, sagen wir bei manchen Migräneanfällen, allergische Zustände eine Rolle spielen. Es ist interessant, daß schon v. STRÜMPELL die Migräne zu den exsudativen Prozessen rechnet, sie der *Urticaria,* dem *angioneurotischen Ödem,* dem *Bronchialasthma,* also „allergisch" genannten Krankheitserscheinungen an die Seite stellt. Ausgesprochen tun das WIDAL, PASTEUR VALLERY-RADOT u. a., die wenigstens einen Teil der Migränefälle ähnlich wie das Asthma als *anaphylaktische Phänomene auffassen und erfolgreich mit Pepton behandeln.* Daß eine solche Beziehung keineswegs ganz von der Hand zu weisen ist, dafür spricht auch das häufige Auftreten von *Eosinophilie* bei der Migräne. GAENSSLEN *fand bei 42 Migränefällen 31mal Eosinophilie.* In der Literatur mehrt sich die Kasuistik von Fällen, bei denen der allergischidiosynkrasische Zusammenhang auf der Hand zu liegen scheint. So beschreiben

Pagniez und Nast einen Kranken, bei dessen Migräne als auslösende Ursache Milchschokolade festgestellt wurde, 0,5 g Pepton vor den Mahlzeiten schützte vor den Anfällen. Die Disposition zu den auf diese Weise bedingten Migräneattacken war übrigens nicht immer vorhanden. In der Zeit der vorhandenen Disposition veranlaßte Genuß von Milchschokolade Leukopenie an Stelle der gewöhnlichen Verdauungsleukocytose. Auch diese Autoren denken an eine dem Anaphylaxievorgang entsprechende Giftwirkung. Auch Alda vertritt die allergische Pathogenese der Migräne und teilt einen angeblich glatten Heilerfolg durch antiallergische Behandlung bei einem sehr schweren Fall mit. Der Holländer Lubbers teilt die Ansichten Widals, auch er spricht von einigen Migräneformen, die zu den anaphylaktischen Erscheinungen gehören und hämoklasische Krise mit „insuffisence proteopexique" aufweisen. Er beschreibt einen Migränefall mit Überempfindlichkeit gegen weiße Bohnen, die er ebenfalls mit Pepton erfolgreich behandelte. Schlesinger kommt zu den gleichen Schlußfolgerungen auch hinsichtlich der Peptontherapie. Auch Miller und Raulston sehen das Vorhandensein deutlicher Eosinophilie als beweisend für den allergischen Charakter des Migräneanfalls an. Auch ihr Hauptmittel ist Pepton. Unter 25 damit behandelten Fällen blieben 9 mehrere Monate anfallsfrei, 12 wurden erheblich gebessert. Die Ähnlichkeit mit Asthma und die vielfach direkten Beziehungen zu diesem Leiden und verwandten Zuständen hebt dann besonders der Engländer Frank Coke in seinem Buch über Asthma hervor. Schon daß Asthmatiker häufig an Migräne leiden, sei bemerkenswert, viele Migränefälle würden völlig von den gleichen Behandlungsmethoden günstig beeinflußt wie Asthmaanfälle und Coke denkt dabei besonders an die anaphylaktisierenden und desensibilisierenden Einwirkungen. Er behandelte Migränefälle angeblich sehr erfolgreich mit einer Vaccine aus Darmbakterien.

Von Pagniez, Pasteur Vallery-Radot und Nast liegt eine Arbeit vor: „Essai d'une therapeutique preventive de certainse migraines". Die Autoren suchen darzutun, daß gewisse Formen der Migräne zu den „anaphylaktischen Phänomenen" gehören. Drei Fälle konnten sie durch die Hautreaktion aufklären. Einer war überempfindlich gegen Eiereiweiß, einer gegen Sellerie, ein dritter (der soeben bereits erwähnte) gegen Schokolade. Pasteur Vallery-Radot und Blamoutier untersuchten 13 Migränekranke, einer davon war positiv gegen Roggenmehl. Sie zitieren eine Arbeit von Harkavy, der bei einem Migränefall Allergie gegen Getreidemehl, bei einem anderen gegen Fisch feststellte. Obschon Storm van Leeuwen betont, wie schwer es oft ist, bei Migräne und Epilepsie einen allergischen Zustand nachzuweisen, hält er das Vorkommen von Fällen für zweifellos, bei denen der Genuß gewisser Nahrungs- oder Arzneimittel Anfälle von Migräne oder Epilepsie bei den mit diesen Krankheiten behafteten auslöst. Er erwähnt als Beispiele von Allergenen Eier, Schokolade, Borsäure. Storm van Leeuwen glaubt, daß neben den alimentären Faktoren klimatische Einflüsse bei der Migräne sicher eine Rolle spielen. Der Autor schlägt vor, vorsichtige Versuche mit nichtspezifischen desensibilisierenden Methoden, nicht zuletzt mit Tuberkulin, anzustellen. Auch Pepton wird von ihm gelobt, vor allem schaltet er aber die als schuldig erkannten Nahrungsmittel aus.

Auch nach Curschmann ist die Ätiologie der Migräne, wie anderer Organneurosen auch, eine polygene, sei sie thermisch, optisch, alimentär, psychisch, endogen oder exogen, toxisch oder schließlich allergisch bedingt. Man habe bisher besonders Allergie gegen Nahrungsmittel (weiße Bohnen, Eiereiweiß, Sellerie, Schokolade, Fisch, Getreidemehl usw.), selten Klimaallergene gefunden. Curschmann sah auch Migräneanfälle beim Ursolasthma der Fellfärber. Die Cutanprüfungen erweisen sich ihm als nicht zuverlässig, doch ist für die Frage einer allergischen Entstehung auf den Befund einer *Eosinophilie* Wert zu legen. Für manche Fälle hebt CURSCHMANN die große Wirksamkeit der *allergenfreien Kammer* hervor.

BALYEAT und RINKEL liefern wertvolle Beiträge für die Auffassung vieler Migränefälle als allergische Zustände. *Bei 82% fanden sich unter den Vorfahren von Migränekranken Heufieber, Asthma, Urticaria, Ekzem usw. und 81% der Migränekranken waren gleichzeitig an einer oder der anderen dieser Allergien erkrankt* Meist scheint es sich bei diesen Migränefällen um eine spezifische Sensibilisierung *gegen bestimmte Nahrungsmittel* zu handeln. Durch Intracutanprüfungen wurde gefunden, daß besonders *Milch, Eier, Nüsse, Bohnen* und *Fisch* auslösend wirken. Ausschaltung der betreffenden Nahrungsmittel ist die erfolgreichste Therapie. Die Autoren (BALYEAT und BRITTAIN) halten sogar für wahrscheinlich, daß jeder Migränefall mit einer Allergie zusammenhängt, meist *polyvalenter Natur*. Sie empfehlen ausgedehnte *Hautproben*. Prädisponierende Momente kommen dazu. Entfernung der kausalen Allergene ist die Hauptsache. VAUGHAN berichtet über 63 der 82 von ihm bis zu 11 Jahren beobachteten Migränekranken. *Bei 43 (von den 63) ließ sich durch Hautreaktionen eine Allergie feststellen.* 25 blieben bei der Vermeidung des schädlichen Allergens völlig beschwerdefrei. Bei 33 Kranken wurden auch andere allergische Krankheiten, wie Asthma, Heufieber, Nesselsucht, festgestellt. HANSEN schätzt die Beteiligung der *Allergie bei der Migräne mit 60—70%* ein. In einem neueren Bericht VAUGHANs stellt er fest, daß *bei über $^3/_4$ seiner Kranken* mit wiederkehrenden paroxysmalen Kopfschmerzen vom Migränetyp gleichzeitig an einer allergischen Krankheit leiden, besonders oft an *Nahrungsmittelallergie*. Ganz entsprechend konnte SCHELDON ebenfalls *in fast 75% seiner Fälle* mit migräneähnlichen Kopfschmerzen durch Hauttestung und Behandlungserfolg eine *allergische Komponente* nachweisen. GOWIN berichtet über 60 angeblich allergische Migränefälle, die er ausgedehnt mit Hautreaktionen prüfte und von denen er bei 14% Heilung erzielen konnte. Leider scheint die Beobachtungszeit für manche dieser Fälle recht kurz zu sein, so daß kritische Einstellung der Arbeit gegenüber am Platz ist.

Die oben bereits gestreifte Möglichkeit einer Migräneentstehung durch im *Darm unmittelbar entstehende Eiweißabkömmlinge* hat neuerdings CURTIS BROWN in den Vordergrund gerückt. Jede stickstoffhaltige Nahrung enthält nach seiner Hypothese ein Gift, das jedoch nur dann wirksam werden kann, wenn dem Organismus die Fähigkeit zum weiteren Abbau dieses Giftes fehlt. Diese Störung des Eiweißstoffwechsels sei vererbbar. Je nach dem Erfolgsorgan würden die Eiweißgifte ganz verschiedene Krankheitsbilder veranlassen, wie z. B. Steindiathese, Gicht, Asthma, Migräne, Epilepsie, Ekzem. Als akute Erscheinungen wären vor allem *Urticaria, periodisches Erbrechen* und *Migräne* zu nennen. Das Hauptsymptom des *vererbbaren ungenügenden Eiweißstoffwechsels* ist naturgemäß Empfehlung *eiweißfreier bzw. eiweißarmer Kost*. Die Fähigkeit des Organismus zur Entgiftung dieser Stoffe werde durch gleichzeitige Verminderung der Fett- und Kohlenhydratzufuhr erhöht. Diese von CURTIS BROWN vertretenen Theorien entsprechen der hier mehrfach geäußerten Anschauung, daß manche sog. Nahrungsmittelallergien auch durch unmittelbar im Darm entstandene ,,Schockgifte" entstanden ein können. Ich möchte auch hier noch einmal erwähnen, daß KLEE und GROSSMANN *nach Cholininjektionen* typische Migräneanfälle sahen.

Auch der Symptomenkomplex, den HUNT als ,,*Bilions attacks*" oder ,,*abdominale Migräne*" bezeichnet, ist wohl öfters durch *Nahrungsmittlelallergie* bedingt. Bei Oxalurie soll nach LAROCHE Migräne sehr häufig sein und manchmal auch durch oxalsäurehaltige Nahrungsmittel, wie z. B. *Schokolade* und *Rhabarber*, ausgelöst werden. Einen eindrucksvollen Fall, der den *Zusammenhang der*

Migräne mit anderen allergisch-exsudativen bzw. vasoneurotischen Zuständen, wie QUINCKESchem Ödem, Hydrops articulorum intermittens, ja Morbus Raynaud trefflich illustriert, beschreibt ASSMANN.

Schon v. STRÜMPELL rechnete die Migräne zu den „*exsudativen*" Diathesen, QUINCKE spricht von ihr als einer „*angioneurotischen Sekretion*". Alle die verwandten Affektionen wie Urticaria, QUINCKESches Ödem, Asthma, ferner die sensu strictiori eiweißanaphylaktischen Zustände gehen mit *Exsudation*, mit entzündungsartigen Erscheinungen einher. Der Entzündung entspricht lokale Gefäßerweiterung, so daß die genannten Vorgänge an den Gefäßen etwa solchen nach Einwirkung *histaminartiger Stoffe* entsprechen würden. Warum sollte nicht manchen Migränefällen auch Gefäßerweiterung und Exsudation zugrunde liegen, warum sollte nicht eine rasch einsetzende und abklingende „*Urticaria*" *der betroffenen Hirnteile* die Flüchtigkeit der Erscheinungen, Schmerz (durch Exsudatdruck), Augensymptome u. dgl. geradesogut als Gefäßspasmen erklären können? HILPERT stellte bei dem einzigen histologisch bearbeiteten Migränefall fest, daß die vorhandenen Veränderungen wahrscheinlich einer *vorausgegangenen Transsudation in die Pialscheiden der Gefäße* entsprach. Von W. HEUPKE werden neuerdings sehr bemerkenswerte *Einwände gegen die vasospastische Theorie* auf Grund von Versuchen über die Einwirkung von Coffein, Nitroglycerin usw. auf die Hirngefäße gemacht. Jedenfalls gehört zum Krankheitsbild anderer Angiospasmen wie Angina pectoris, Dysbasie usw. nicht das Auftreten von *Eosinophilie*, finden wir sie bei einem Teil der Migränefälle, so muß das immerhin zu denken geben.

Schließlich noch ein Wort über *Migräne und Wetter*, eine Frage, die unter anderen von GOLDI einer Untersuchung unterzogen wurde. Es ist bekannt, daß bei empfindlichen Menschen bei *Wetteränderungen*, besonders bei *Föhneinbrüchen*, häufig über *Kopfschmerzen und Migräne* geklagt wird. Nach GOLDIs Ansicht wird jedoch die Zahl der rein funktionellen Migränefälle immer weniger, da *allergische Vorgänge* immer mehr als Grundlage für *Hemikranien* in Frage kämen. Meist neigen *vegetativ stigmatisierte*, als *meteorolabil* zu bezeichnende Personen zu migränösen Beschwerden aus den verschiedensten Ursachen. GOLDI geht dann ausführlicher auf die „sympathicotonische" Hemikranie ein, die mit dem Schirokko in Beziehung stehe. Er glaubt, daß es sich bei Patienten mit meteorotroper Migräne um Menschen handelt, deren besondere meteorische Sensibilität sich wahrscheinlich in einem sympathischen Hypertonus der Kopfregion und einem vagalen Hypertonus in den abdominalen Abschnitten auswirke.

So sollten wir eigentlich bei *jedem Migränefall die Spuren einer etwaigen allergischen Ätiologie* verfolgen. Als wesentliche Momente für die Beurteilung eines solchen Zusammenhanges sind zu nennen:

1. Eine sehr exakt geführte *Anamnese* über die Auslösbarkeit der Migräne durch bestimmte Stoffe, besonders Proteinkörper, seien es nun stomachal aufgenommene oder inhalierte Stoffe.

2. Auftreten deutlicher *Eosinophilie*.

3. *Hämoklasische Krise:* Blutdrucksenkung und Leukopenie.

4. Positive *Hautreaktionen*.

5. Günstige Wirkung von *Pepton-* und *Desensibilisierungsbehandlung*.

Ich glaube nicht, daß die Pathogenese der Migräne eine einheitliche ist und eine Abschätzung, in welchem Ausmaß allergische Zustände beteiligt sind, ist noch völlig unmöglich.

Therapie. Es besteht hier keine Veranlassung, auf die allgemeine und medikamentöse Therapie einzugehen. Sorgfältige Beachtung der Diät, zeitweiliges Verbieten oder *Einschränken der Eiweißzufuhr* ist jedenfalls bei allen Fällen eines Versuches wert, ebenso wie die *Regelung des Stuhlgangs*. GERSON hat den Wert diätetischer Maßnahmen für die Therapie der Migräne mit besonderem Nachdruck vertreten. Er weist auf *Störungen der Transmineralisation* bei der Hemikranie hin und hält daher bei den Migräneformen von überwiegend toxisch-infektiöser Grundlage strenge Durchführung *ungesalzener* und *eiweißarmer Diät* für dauernd erforderlich. Diätetisch ist in den letzten Jahren vielfach großer Wert auf *entwässernde Maßnahmen*, auf eine sog. „antiretentionale" Diät Wert gelegt worden, da beim Migräneanfall eine *Wasserretention* anzunehmen sei. Zur Entwässerung ist besonders *salzfreie und kohlenhydratarme* Ernährung wichtig. FÖLDES empfiehlt daher eine Kost, die *Kohlenhydrate, Fett, Wasser und Salze beschränkt*, aber reich an Eiweiß und Vitaminen ist (vgl. oben die ähnliche, aber nicht ganz entsprechende GERSON-Diät).

Von vielen Autoren wird heute die Behandlung mit *Hormonpräparaten* in den Vordergrund gestellt. So wird empfohlen: *Praephyson* (STEMMER), *Kallikrein* (Padutin) aus Pankreas.

Bei Zeichen von *Nebenschilddrüseninsuffizienz AT 10* (HOESCH). *Männliche Sexualhormone* (nach VENZMER, besonders gut in erster Linie bei Frauen (VENZ-MER, BRÜHLER), *Cyren* und *Stilben* (VENZMER).

O'SULLIVAN gibt bei verzögerter Periode *Emenin* (Placentarextrakt), im Klimakterium *Progynon B*, bei deutlicher Allergie *Calciumgluconat und Viosterol*.

TIGGES lobt sehr die *Histaminiontophorese* der Migräne und zwar mit Histacon-salbe. Ich möchte nur noch kurz auf die bekannte gute Wirkung von *Gynergen* hinweisen und auf das alte STRASSBURGERsche Mittel *0,1 Luminal pro die, täglich abends vor dem Schlafengehen*, eine Zeitlang fort zu geben. Es muß allerdings gewarnt werden, das Mittel ohne Leukocytenkontrolle allzu lang zu geben wegen der Möglichkeit einer Allergie gegen Barbitursäure. Bezüglich der antiallergi-schen Behandlung der Migräne kann auf Kapitel VIII verwiesen werden. Ein Versuch mit *desensibilisierenden Methoden* auch bei nicht klar allergischen Fällen ist schon deswegen empfehlenswert, weil sie nicht nur momentane Wirkung, sondern Heilung auf längere Dauer in Aussicht stellen. Auch hier steht die *Vermeidung* eines vielleicht durch Hautreaktionen gefundenen allergieerzeugenden Stoffes an allererster Stelle. Sehr häufig wird man sich auf die *unspezifische Desensibilisierung* und die *Peptonbehandlung* beschränken müssen. WIDAL, PASTEUR VALLERY-RADOT empfehlen schon lange *Peptongaben* (0,5 g ³/₄ Std vor dem Essen), die sich auch anderen Autoren bewährten. EISELSBERG berichtet über einen Fall von alimentärer Allergie mit Migräne, der mit Hilfe *artspezifischer Peptone* (*Propeptane*, LUITHLEN-URBACH) erkannt und gebessert wurde.

9. Schwindelzustände und MENIÈREScher Symptomenkomplex.

Vielleicht hatte zuerst QUINCKE im Zusammenhang mit seiner Beschreibung des angioneurotischen Ödems den Gedanken, daß auch MENIÈREsche Symptome Folgen dieser *flüchtigen Ödeme* sein könnten. Schon 1927 wies ich bei meinem Allergiereferat auf dem Hals-Nasen-Ohrenkongreß in Düsseldorf auf die Not-wendigkeit allergischer Untersuchungen und Testungen durch die Fachärzte bei diesen Zuständen hin und 1934 schrieb ich in meinem Buch: „Hat man sich mit der Vorstellung, daß Fälle von Migräne, vasomotorischer Rhinitis, ja viel-leicht auch Epilepsie manchmal allergisch-anaphylaktischer Natur sein können, erst vertraut gemacht, so wird man auch über gewisse *Schwindelzustände* bzw. Erscheinungen des MENIÈREschen Symptomenkomplexes nachdenklich. DRURY (Boston) untersucht die pathogenetischen Grundlagen des Symptoms Schwindel und stellte Untersuchungen an über 1000 Patienten an. Er kommt zu dem

Ergebnis, daß der *N. acusticus gegen toxische Einflüsse besonders empfindlich* sei, dem Schwindel liege eine Stoffwechselstörung zugrunde. Nun „toxische Einflüsse" und „Stoffwechselstörung", diese Bezeichnungen lassen unsere Gedanken etwa den gleichen Weg gehen wie bei der Migräne. Sind doch mit dem Symptom Hemikranie häufig mehr oder weniger starke Schwindelzustände verbunden. Man muß also auch hier an *Allergene, Schockgifte, Histamin* usw. denken. Allerdings fehlen auf diesem Gebiet wohl noch alle Grundlagen, die in erster Linie aus den Kreisen der Ohrenärzte zu liefern wären. Allergische Hautproben, Untersuchungen auf Eosinophilie, genaue Anamnese bezüglich allergischer Zusammenhänge und andere entsprechende Methoden sollten einmal systematisch auf dieses Gebiet angewandt werden." Es ist anzunehmen, daß es sich bei den flüchtigen Anfällen um eine Art von Quinckeschem *Ödem des Labyrinths* handelt, während man bei heftigeren und länger anhaltenden Fällen mit einer *serösen Entzündung* bzw. dem histologischen Bild der lokalen Anaphylaxie in diesem Organ rechnen müßte.

In der Zwischenzeit sind nun eine Reihe von Beobachtungen veröffentlicht worden, die mit genügender Sicherheit die allergische Pathogenese beweisen, wenn auch wohl die Mehrzahl solcher Zustände auf andere Ursachen zurückzuführen sind. Daß Quincke die nahe Verwandtschaft zwischen Quinckeschem Ödem und Ménière schon in den 60er Jahren des vorigen Jahrhunderts richtig voraussah, beweisen die Beobachtungen Dederlings, der mehrere Fälle beschrieb, die gleichzeitig an Quinckeschem Ödem und Ménièreschem Schwindel litten. Leider fehlen hier Untersuchungen über die etwaigen Allergene. Eine sehr charakteristische und meines Erachtens eindeutige Krankengeschichte teilt Ederle mit: Es handelt sich um eine Patientin, bei der die Schwindelanfälle blitzartig auftraten und das Allgemeinbefinden schwer beeinträchtigten. Sie zog 2 Jahre von Arzt zu Arzt, bis schließlich von Ederle durch allergische Testung eine einwandfreie *Überempfindlichkeit gegen Eigelb* festgestellt wurde und es sich weiterhin ergab, daß *Genuß von Eiern* einen Anfall auslöste. Strenge Einhaltung von *Eiabstinenz* erzielte Anfallsfreiheit.

Wenn der Nachweis allergischer Genese irgendwie erschwert ist, so können das *gleichzeitige Vorkommen* mit anderen häufig allergischen Zuständen und gleiche oder allergische Manifestationen wegführend sein und gründliches Suchen nach schuldigen Allergenen veranlassen. Die umfangreichen *Vererbungsuntersuchungen* Hanharts ergaben manche interessante Zusammenhänge. So weist Hanhart auf Grund eines seiner Stammbäume darauf hin, daß man bei Ménièreschem *Schwindel und Colica mucosa* nicht leicht an dieselben Erbfaktoren denken würde, wenn die beiden Krankheitserscheinungen nicht durch das gemeinsame Band der *allergischen Anlage* verbunden würden. Eine seiner Patientinnen war gegen Primeln und Erdbeeren allergisch, die *Erytheme* und *Ekzeme* auslöste, sie bekam später anfallsweise Ménièreschen Schwindel, der durch Calciumtherapie geheilt wurde.

Einer der ersten Autoren, der Schwindelzustände, die allerdings mit Erbrechen und wohl leichten Magensymptomen verknüpft waren, bei 2 Kranken durch *Belastung* und *Ausschaltung* als nahrungsmittelallergisch erkannte, war Duke. Allergene waren im ersten Fall *Erbsen* und *Birnen*, im zweiten *Spinat, Essig* und *Pflaumen*. Es ist wohl nicht ganz sicher, ob es sich hier um echten Ménière handelte. Jedenfalls scheinen nach späteren Beobachtern auch hier *Nahrungsmittel eine besondere Rolle als auslösende Allergene* zu spielen. Ich will hier nur kurz die von mir im Schrifttum aufgefundenen Autoren und die von ihnen festgestellten Allergene anführen:

Rowe und Richet: *Obst, Gemüse, Nüsse.* Adelsberger und Munter: Kombination *Hummer und Alkohol* (nicht einzeln), *Melone, Orsis root* (Schwertlilienwurzel). Urbach beschreibt in seinem Buch und in einer Publikation sehr ausführlich einen Fall, den er zusammen mit Wilder sehr eingehend untersuchte, der auch an Quinckeschem Ödem litt und bei dem er die auslösenden Allergene schließlich durch Ausschaltungs- und Belastungsdiäten nachweisen, sowie durch Vermeidung der schuldigen Speisen und Vorlegung seiner Propeptane weitgehend bessern konnte. Es handelte sich bei diesem Fall auch wieder um *Ei,* ferner um *Schweinefleisch, Schweinefett* und *Tomaten.*

Ich bin nicht sicher, ob bei allen beschriebenen Fällen der Nachweis der allergischen Entstehung stets ganz einwandfrei geliefert war. Jedenfalls ist stets *Zusammenarbeit mit dem Hals-Nasen- und Ohrenfacharzt notwendig,* um andere Faktoren mit möglichster Sicherheit auszuschließen.

10. Epilepsie.

Als ich 1926 in mein Allergiebuch ein eigenes Kapitel „Epilepsie" aufnahm, empfand ich es noch als Kühnheit wegen der Dürftigkeit der bis dahin vorhandenen Unterlagen. Das ist inzwischen einigermaßen besser geworden, wenn auch noch vieles zu tun bleibt. Bumke teilt die genuine Epelipsie in *3 Hauptformen* ein, die er in Kürze folgendermaßen definiert: „Die Frage ererbt oder erworben, genuin oder symptomatisch ist nicht auf ein hartes Entweder-Oder gestellt; wir müssen vielmehr mit einem *Continuum* rechnen mit gar keiner Krampfbereitschaft am Anfang und einer sehr starken am Ende. Diese *Konstitution am Ende,* die von sich aus, ohne besondere von außen kommende Reize, gesetzmäßig epileptische Zufälle erzeugt, nennen wir *genuine Epilepsie;* Fälle, in denen eine unzweifelhaft bestehende *epileptische Anlage* nachweislich erst *unter der Einwirkung äußerer Schädlichkeiten* manifest geworden ist, heißen nach Stauder *provozierte;* die dagegen, in denen diese *äußeren Schädlichkeiten so gut wie allein* wirksam gewesen sind, in denen also der Kranke ohne diese Schädlichkeiten niemals Krämpfe bekommen haben würde, *symptomatische* Epilepsien."

Wir sehen aus dieser Äußerung, daß wir *keine einheitliche Erkrankung* vor uns haben, sondern bei den einzelnen Fällen eine *verschiedenartige Genese* vorliegen kann. Nach der obigen Definition Bumkes würden jedoch *allergische Fälle zu den symptomatischen Epilepsien* gehören. Ein Vergleich drängt sich jedem auf: das experimentell anaphylaktische *Meerschweinchen* zeigt *im Schock epileptiforme Krämpfe.* Die Beziehungen der Epilepsie zur Migräne, das *Paroxysmale der Anfälle,* die Ähnlichkeit mit anaphylaktischen Schocksymptomen erlauben es jedenfalls, an die allergisch, anaphylaktische Entstehung zu denken.

Fischer hebt hervor, wie individuell variabel die cerebrale Krampfbereitschaft schon bei Gesunden sei und hat dabei in erster Linie die *Abhängigkeit dieser Krampfdisposition vom vegetativen Nervensystem* im Auge. Es ist naheliegend, an Beziehungen zu *Spasmophilie* und *Tetanie* zu denken. Die pathologische Anatomie gibt gerade für die eigentlich genuinen Formen nur sehr unzureichende Aufschlüsse. Es liegt mir ferne, hier alle Möglichkeiten der Epilepsiepathogenese erörtern zu wollen. Nur müssen wir zu zergliedern versuchen, *welche Momente für oder gegen eine allergische Genese* eines Teils der Epilepsiefälle sprechen könnten.

Wir stellen bei der genuinen Epilepsie häufig ihre *Vererbbarkeit* fest. Nach Lenz stammen 10% aller Epileptiker von epileptischen Eltern ab. Es ist Epilepsie bei eineiigen Zwillingen beobachtet worden. Man vergleiche über die Erblichkeit der Epilepsie unter anderen Oberholzer. So mag bei einer bestimmten

Epileptikergruppe eine gesteigerte *Krampfbereitschaft der Hirnrinde vererbt* werden. Gelma spricht von einer „besonderen konstitutionellen oder erworbenen Reaktionsfähigkeit der Hirnrinde gegenüber größtenteils nicht faßbaren humoralen Störungen des Organismus". Diese Definition könnte, vom Erfolgsorgan abgesehen, mit einiger Berechtigung auch für das Asthma angewandt werden. Binswanger bezeichnet eine Epilepsiegruppe noch dunkler Ätiologie als „dynamische" Form. Darunter ist eine Störung des dynamischen Gleichgewichts des Zentralnervensystems, ein pathologisch veränderter Erregbarkeitszustand zu verstehen. Auf diese *erhöht erregbare* Großhirnrinde könnten dann neben anderen Schädlichkeiten *auch toxische* einwirken. Zur Diskussion stehen also weiterhin diese fraglichen *humoralen* Störungen und es ist nicht verwunderlich, daß hier vor allem wieder die *Blutdrüsen* herhalten müssen. An sie denkt Gelma vor allem und spricht besonders von einer *thyreogenen* Form der Epilepsie und von glänzenden Erfolgen der Schilddrüsenbehandlung. Das ist wohl sehr problematisch und ebenso ungenügend begründet wie der Einfluß anderer Blutdrüsen. Auch die so oft zur Erklärung mangelhaft erforschter Erscheinungen herangezogene *Vagotonie* bzw. *Sympathicotonie* wurde für die Epilepsiegenese ins Treffen geführt. Orzechowski schließt aus Versuchen mit Pilocarpin, Adrenalin und Atropin, daß sich in Fällen organischer. Epilepsie, besonders im Anschluß an frühzeitige Encephalitis entstanden, eine *Vagotonie* entwickele. In einzelnen Fällen finde man auch sympathicotonische Reaktion. Bis zu einem gewissen Grade könnte die *verwandtschaftliche Beziehung zur Migräne* und vielleicht auch eine *Störung des Harnsäurestoffwechsels* auf eine allergische Bereitschaft hindeuten. Von der Migräne als allergischem Symptom handelt das vorige Kapitel. Nach Rüdin ist übrigens der Beweis eines wirklich inneren Erbzusammenhangs zwischen Migräne und Epilepsie noch nicht erbracht. Jedoch nach Ely haben *Epilepsie* und *Migräne* eine nahe Verwandtschaft. Bei Migräne fand sich in der *Aszendenz* bei 71,1% Migräne und bei 5,7% Epilepsie. Bei 9% der Migränekranken war die Belastung doppelseitig. In der Aszendenz der Epileptiker fand sich in 60% Migräne, aber merkwürdigerweise nur 14,03% Epilepsie. Von den 171 Epileptikern litten 15,2% auch an Migräne, von 104 Migränekranken 8,6% auch an Epilepsie. Verfasser ist der Ansicht, daß die *Nachkommen der Migränekranken in einem viel höheren Prozentsatz der Epilepsie verfallen als die Nachkommen der Epileptiker* selbst, die Migräne schaffe für die Nachkommenschaft eine Disposition zur Epilepsie.

Die Störung des *Harnsäurestoffwechsels* wird neuerdings von Storm van Leeuwen als Symptom *allergischer Disposition* besonders bewertet. Über die Bedeutung dieses Momentes für die Allergien haben wir uns an anderer Stelle geäußert. Ist nun tatsächlich etwas über den Harnsäurestoffwechsel bei Epilepsie bekannt? Haig, der bekannte Monograph der Harnsäure, hat diese als Ursache der Epilepsie angeschuldigt. Rhode und Tintemann stellten eine Vermehrung der endogenen Harnsäure nach dem epileptischen Anfall fest. Goudberg wies aber nach, daß diese erhöhte Ausscheidung nur der gesteigerten Muskelarbeit während des Anfalls zuzuschreiben sei und der Harnsäure keine ätiologische Bedeutung zukomme. Nach de Crinis schwanken die Harnsäureausscheidungswerte, doch sei der Purinstoffwechsel als gestört zu bezeichnen. Aber man hat noch andere endogene toxische Stoffe angeschuldigt. Bolten hält die echte Epilepsie für eine *Toxikose*. Als vermutliche Gifte bezichtigt er normale *Zersetzungsprodukte der Nahrungsstoffe* und normale *Stoffwechselprodukte der körpereigenen Zellen*. Unter normalen Bedingungen würden diese ihrer Art nach unbekannten Stoffe durch Schilddrüse und Nebenschilddrüse neutralisiert, woran es bei der Epilepsie fehle. Die im Gehirn gefundenen Veränderungen seien Folgen dieser *chronischen Intoxikation*. Die therapeutische Konsequenz ist Schilddrüsen- und Nebenschilddrüsenbehandlung, angeblich erfolgreich. Auch PIERET hält den Ursprung des Leidens für toxisch. BOLTEN sucht seiner Theorie entsprechend durch Ernährungsmaßnahmen den epileptischen Zustand zu beeinflussen. Wurden Gärungen im Darmkanal möglichst vermieden, so sah er keinen Einfluß auf die Zahl der Anfälle, ebensowenig konnten Purinbasen oder sonstige Eiweißabbauprodukte als Ursache bezichtigt werden. Traten jedoch bei einem Epileptiker *abnorme Gärungen* auf, so war die Zahl der Anfälle vermehrt. Es mag hier erwähnt werden, daß PFEIFER und DE CRINIS die antiproteolytische Serumwirkung im epileptischen Dämmerzustand, sowie kurz vor und kurz nach epileptischen Anfällen wesentlich erhöht fanden und daraus auf eine Anreicherung von Eiweißabbauprodukten schließen. *Toxische Eiweißspaltprodukte von Amincharakter* sind ja für das Gehirn zweifellos sehr different, man denke an den Botulismus. BURR beschreibt einen Knaben, der im Anschluß an eine *Fischvergiftung* bei einem Zustand allgemeiner Stumpfheit etwa alle Monate einen epileptiformen Krampfanfall bekam. Hier liegt allerdings eine schwere chronische Beeinflussung durch das Gift vor, während es sich bei allergischen Zuständen um paroxysmale und flüchtige Gifteinwirkung handeln würde.

Neuere Stoffwechseluntersuchungen an Epileptikern haben für unsere Frage manches Bemerkenswerte, aber nicht viel Beweisendes zutage gefördert. Ich will nur einiges erwähnen. Daß man nach den Anfällen die *Acidität des Harns* vermehrt findet, ist auf die Zunahme der Phosphorsäure- und Milchsäureausscheidung zurückzuführen. Die Gesamtstickstoffausscheidung steigt mit den Anfällen an (vermehrte Muskelarbeit). Für unsere Frage der etwaigen Auslösung *durch Schockgifte* bedeutungsvoller sind Ergebnisse LOEWEs, nach denen nach dem Anfall im Urin *peptidartige, undialysierbare, stickstoffhaltige Stoffe* auftreten. Sie sollen aus dem Blut stammen und bei Tieren krampferzeugend wirken. LOEWE nannte sie ,,*Pesotoxine*". Auch PFEIFFER und ALBRECHT fanden *erhöhte Toxität des Epileptikerharnes* besonders nach den Anfällen. Ob dieser Harngiftigkeit eine besondere wirklich Bedeutung für die Pathogenese zukommt, bedarf weiterer Klärung. Es ist nicht wahrscheinlich, da sie auch bei JACKSONscher Epilepsie, Dementia praecox, Chorea, multipler Sklerose von den Autoren festgestellt wurde. KRAINSKY und später auch M. MEYER erhielten durch Injektion defibrinierten Blutes von Epileptikern toxische Wirkungen bei Meerschweinchen. Die Tiere bekamen klonisch-tonische Krämpfe meist sämtlicher Extremitäten. Die fraglichen Stoffe sollen sich im Plasma befinden. Der Cholesteringehalt steigt nach DE CRINIS vor dem Anfall an, sinkt danach wieder ab, was der Autor mit fermentativen Vorgängen im Körper zusammenbringt. Nach DE CRINIS wird vor dem Anfall Eiweiß retiniert, auch bestehe Grund zu der Annahme, daß *vor dem Anfall Eiweißspaltprodukte im Blut vermehrt* vorhanden sind.

Schon durch die von KAUFFMANN und DE CRINIS angenommene Oxydationsstörung bei der Epilepsie können nach diesem Autor durch mangelhafte Eiweißoxydation *toxisch wirkende Eiweißstoffwechselprodukte* entstehen. So ist DE CRINIS schließlich überzeugt, daß toxische Produkte im Plasma vorhanden sind, besonders nachdem sich *Epileptikerserum* bei einer Anzahl von Autoren *im Tierexperiment als giftig* erwiesen habe. Dieser giftig wirkende Körper in der Blutbahn sei für die Anfälle verantwortlich zu machen.

Für die *Wesensverwandtschaft des epileptischen Anfalls mit anaphylaktischen Vorgängen* setzte sich besonders HARTMANN ein und wies auf die vielfachen Analogien hin. DE CRINIS glaubt, daß diese Anschauung durch neuere Ergebnisse der Epilepsieforschung gestützt werde, wobei er besonders an Harntoxizität, Blutbild, antitryptischen Titer, Gerinnungsfähigkeit, Verhalten des Lipoidstoff-

wechsels denkt. Auch die Verzögerung der Blutgerinnung vor dem Anfall will
DE CRINIS auf Vermehrung hochmolekularer Eiweißspaltprodukte im Blut bezogen wissen, auch das Blutbild komme dem bei Anaphylaxie nahe. DE CRINIS
ist ferner ebenfalls zu der Annahme geneigt, daß auch *vom Darm aus — Autointoxikation —* giftige Abbauprodukte den epileptischen Krampf auslösen könnten.
STRAUSS, ähnlich KRAUS, bezeichnen sowohl den anaphylaktischen Schock wie
den epileptischen Anfall als *Vagussturm.* Neuere Stoffwechseluntersucher kamen
vielfach zu recht negativen Ergebnissen. LENNOX, O'CONNOR und WRIGHT
untersuchten Gesamtrest-N, Harnstickstoff, Harnsäure-, Kreatinin und „Rest"-
stickstoff im engeren Sinn. Mit Ausnahmen von einem Fall (von 129) waren
alle Werte normal. Daraus schließen die Autoren, *daß keine Eiweißstoffwechsel-
störung bestehe, ebensowenig wie eine Störung der Nierentätigkeit für Eiweißabbauprodukte.* ALLERS legt in einem 1911 erschienenen großen Sammelreferat eine
präparoxysmale Stickstoffretention große Bedeutung bei, hält ferner eine Störung
im Purinstoffwechsel für wahrscheinlich (vgl. auch MEYER und BRÜHL). WUTH
kommt auf Grund umfangreicher Untersuchungen zur Ablehnung beider Annahmen. Das Hauptergebnis der WUTHschen Untersuchungen ist die *Feststellung
intervallärer Schwankungen,* besonders des Serumeiweißgehaltes, des Blutbildes,
der Gerinnungszeit, des antitryptischen Titers, des Cholesterins, des Blutdrucks,
des Blutzuckers usw. WUTH fand diese Schwankungen allerdings auch bei
Krampfanfällen anderer Genese. Der Schlußsatz WUTHs im Jahre 1925 lautete:
*„Die bisherigen Resultate der Untersuchung der Körperflüssigkeit erlauben uns
noch keine Schlüsse auf das Wesen und den Sitz der Grundstörung bei der genuinen
Epilepsie zu ziehen."* Die Spuren etwaiger toxischer Wirkung weiter verfolgend,
erinnere man sich an die krampferzeugende Wirkung von *Graviditätstoxinen* und
Infektionsgiften. Durch *Malaria* können epileptische Anfälle ausgelöst werden
und bei Malaria larvata als Äquivalent der Fieberanfälle auftreten.

Neuere *Elektroencephalogrammstudien* von SUSAN C. DEES und H. LÖWENBACH (North
Carolina) zeigten bei Kindern mit *allergischen Krankheiten* und bei solchen mit *Krampfleiden* deutliche Ähnlichkeiten. Bei beiden Gruppen fand sich eine charakteristische Abnormität, die *occipitale Dysrhythmie.* Es werden Beobachtungen bei 37 Kindern unter
14 Jahren mitgeteilt, die sowohl *Krampfleiden* vom Typ eines *grand* und *petit mal* als auch
eine *allergische Erkrankung* hatten. Obige Anomalie im Elektroencephalogramm fand sich
in 73% aller Fälle. Es werden 4 Fälle beschrieben, bei denen die genaue Überwachung der
allergischen Erkrankung von einer Besserung des klinischen und elektroencephalographischen
Befundes begleitet war. Bei Unterbrechung der antiallergischen Lebensweise kehrt das
allergisch-konvulsive Syndrom wieder zurück. Daraus wird geschlossen, daß Kinder mit
einem Krampfleiden zusammen mit einer allergischen Erkrankung therapeutisch gleichzeitig
mit krampflösenden und antiallergischen Medikamenten behandelt werden sollen.

Vom modernen Standpunkt der Erforschung *allergischer Zustände* aus packen
WALLIS, MACKENZIE und NICOL das Problem an. Sie sprechen vorsichtigerweise
nur von einer *„besonderen Gruppe von Epileptikern"* (a special group of epileptics),
denn nur um eine solche könne es sich ja handeln. Sie stellten zunächst die
üblichen *Hautproben* bei Epileptikern an, und zwar prüften sie nur gegen *Nahrungsproteine.* Scarifizierungsmethode, Lösung der Testsubstanz unmittelbar vor
dem Gebrauch in $1/_{10}$ n-Natronlauge, etwa 20 mg in 10 cm³. Sie prüften: *Fleisch,
Fisch, Eier, Milch, Vegetabilien, Getreide. Von 122 Epileptikern reagierten 70
negativ, 46 jedoch mit irgendeinem der Extrakte positiv.* Auffallend war das
Schwanken (man vergleiche die intervallären Schwankungen WUTHs) *der Hautallergie* bei den einzelnen Kranken und daß die Reaktionen am stärksten vor
den Anfällen verliefen. Nach den Anfällen konnten die Reaktionen negativ
werden. Behandlung: 1. Fortlassen der reaktionsauslösenden Nahrungsmittel,
2. zweimal täglich 1 g Pepton. Die Autoren wollen *gute Erfolge mit der Entfernung der schädlichen Stoffe aus der Nahrung* gesehen haben, in einigen Fällen

auch eine gewisse Besserung durch die *Peptonbehandlung*. Sie schlagen auch Desensibilisierung durch Zufuhr dosierter kleinster Proteindosen vor. Auch EDGEWORTH sah beträchtliche Besserungen bei Epileptikern *durch Peptoninjektion*. Er spritzte 23 Epileptikern 5% AMOURs Peptonlösung intravenös ein. In 9 Fällen hörten die Anfälle nach den Einspritzungen für 1—3 Monate auf, in 6 Fällen nahm die Zahl der Anfälle ab. Er gab meist 5—6 Injektionen (vgl. Pepton-behandlung). Man wird natürlich positiven Hautproben bei Epileptikern keine unmittelbare Beweiskraft für die ätiologische Bedeutung des betreffenden All-ergens zusprechen dürfen. Auch das Ausbleiben von Anfällen ist bei einer meist so unregelmäßig verlaufenden Krankheit mit Kritik zu verwerten. Aber Be-achtung verdienen diese Forschungswege zweifellos und sollten weiterhin be-schritten werden. COKE macht auf die *Ähnlichkeit zwischen Asthma und epi-leptischen Anfällen* aufmerksam, bei beiden *Periodizität, Plötzlichkeit der Anfälle* usw., bemerkt allerdings, daß unter seinen 350 Asthmafällen nicht einer war, der gleichzeitig an Epilepsie litt. Nun ist ja allerdings Asthma wohl häufiger als Epilepsie und es wäre vielleicht wichtiger nachzusehen, ob bei Epileptikern häufiger Asthma oder andere allergische Symptome vorkommen. Mir ist bis jetzt darüber nichts bekannt geworden. Ein Fall von PAGNIEZ und LIEUTAUD (der übrigens schon im Kapitel „Migräne" zitiert wurde), verdient Erwähnung. Die Autoren stellten bei einem *Epileptiker Abhängigkeit der Anfälle von dem Genuß von Schokolade* fest. Auch fanden sie konstant zwischen Schokoladezufuhr und Anfall die Symptome der *hämoklasischen Krise*. Durch *kleinste Schokoladegaben* ³/₄ *Std vor Einnahme* einer größeren Schokoladenmenge konnte der Ausbruch von Anfällen verhindert werden. Wenn in diesem Fall wirklich alles Psychogene mit Sicherheit auszuschließen war, ist er Beispiel einer allergischen Epilepsie. Über das Vorkommen *hämoklasischer Krise* bei Epilepsie sind noch einige andere Beobachtungen niedergelegt, deren Beweiskraft allerdings nicht sehr hoch ein-zuschätzen ist. TINET und SANTENOISE fanden nicht nur bei epileptischen, sondern auch bei manisch-depressiven Anfällen spontane und auch digestive Leukopenie und halten diese Anfälle dementsprechend für „hämoklasischer" und anaphylaktischer Natur. In einer weiteren französischen Arbeit von TUDOREN wurde an 46 Epileptikern die WIDALsche hämoklasische Probe vorgenommen. Von 16 Kranken zeigten 12 hämoklasische Krise. Bei 23 Kranken trat nach der Milchgabe aber Hyperleukocytose mit gleichzeitiger Blutdrucksenkung auf, bei einigen wurde aber auch Blutdrucksteigerung beobachtet. Man sieht also, daß eine Regelmäßigkeit nicht vorhanden ist.

Man wird sich fragen, ob denn die Beobachtung des Blutbildes nicht vielleicht bei einer Anzahl von Epilepsiefällen *Eosinophilie* oder sonstige Anhaltspunkte allergischer Reaktion gibt. Nach J. H. SCHULTZ kennzeichnen sich die Anfälle echter genuiner Epilepsie durch lymphocytäre Leukocytose mit *Eosinopenie*, wobei die Blutveränderung vielfach dem Anfall vorausgehe. FALKENHAIN untersuchte 100 Epileptiker und fand bei 78% kurz vor und nach dem Anfall ebenfalls die Leukocyten erheblich vermehrt, und zwar besonders die großen Mononucleären (jedenfalls also auch einkernige Zellen). HARTMANN und DI GASPERO fanden *das Blutbild im epileptischen Anfall im großen und ganzen übereinstimmend mit dem anaphylaktischen Schock*. WUTH fand in oder kurz nach dem Anfall Leukocytose mit relativer Lymphocytose, *Eosinopenie mit nachfolgender Eosinophilie*. Nach V. SCHILLING ist die Lymphocytose im An-fall vielleicht analog der Schreilymphocytose der Säuglinge durch Muskel-tätigkeit bedingt. Immerhin erscheint mir der *Befund von Eosinopenie und Eosinophilie auffallend* und bis zu einem gewissen Grad auf allergische Vor-gänge hinweisend.

Nach Storm van Leeuwen gibt es „zweifellos" Fälle, bei denen der Genuß eines gewissen *Arznei- oder Nahrungsmittels* Anfälle von *Migräne* oder *Epilepsie* bei solchen Personen auslöst, die an einer dieser Krankheiten leiden. Er glaubt, daß ein *primärer Faktor zentrale Zentren prädisponiert* und daß die *allergische Reaktion als sekundärer Reiz* wirke. „Die Tatsache, daß eine Allergie manchmal Anfälle von Migräne und Epilepsie verursache, könne nicht geleugnet werden." Ich weiß nicht, ob auch bezüglich der Epilepsie unsere Sicherheit wirklich schon so groß ist. Storm van Leeuwen empfiehlt, *unspezifische Desensibilisierungsmethoden*, besonders *Tuberkulin* zu versuchen. W. Fränkel hebt die günstige Wirkung der *Röntgenstrahlen* bei Epilepsie hervor. Ich führe diesen der Bestätigung bedürftigen Befund nur an, weil damit eine weitere Parallele zum Asthma vorliegen würde und nach Hajos sich ja auch der experimentelle anaphylaktische Anfall durch Röntgenstrahlen beeinflussen läßt.

Offenbar gibt es hie und da Fälle, die ohne unmittelbar beweisend zu sein, doch den allergischen Entstehungsmodus wahrscheinlicher als jeden anderen erscheinen lassen. Solche Fälle sind neuerdings von Kennedy mitgeteilt: Bei einem 2jährigen Mädchen, das an häufigen *Urticariaanfällen* litt, treten *im Anschluß an Urticariaeruption epileptiforme Krämpfe* auf, die erst auf Lumbalpunktion verschwinden. Dieses Mädchen litt anscheinend auch an *migräneartigen Kopfschmerzen. Weglassen der Milch* befreite das Kind 17 Monate von Nesselsucht, epileptiformen Krämpfen und Kopfschmerzen. Fall 2: Mann in mittleren Jahren hat gleichzeitig mit *Urticaria* passagere *Hemiplegie* und *motorische Aphasie.* Vorher wiederholte Anfälle von Quinckeschem Ödem. In einem 3. Fall litt die Mutter an *Fischurticaria,* der Kranke selbst als Kind an *Asthma,* bekam dann häufige Anfälle von Quinckeschem Ödem. Diese Anfälle gingen schließlich mit schweren *paroxysmal-cerebralen Symptomen* einher, wie Kopfschmerzen, Schläfrigkeit, Sehstörungen bis 14tägige Blindheit. Schließlich schwere Taubheit, Aphonie, Zungenparese usw. In der Diskussion erwähnte Gordinier einen Fall von *Asthma bronchiale,* der an Jacksonschen *Krämpfen* litt. Rose teilt neuerdings 2 *Epilepsiefälle* mit, deren Anfälle durch *Desensibilisierung mit Pollen* bzw. *Pferdehaar* dauernd verschwanden.

Dattner bearbeitet die *nervösen Folgeerscheinungen alimentärer Allergie,* hebt besonders diese Ätiologie für manche *Epilepsie- und Migräneformen* hervor. Er beschreibt einen „*allergischen" Epilepsiefall.* Aber auch eine Reihe abgeschwächter vegetativer Dysfunktionen sind so bedingt. Die Dauerfolgen öfterer allergischer Anfälle bezeichnet der Autor als chronischen anaphylaktischen Zustand und empfiehlt zur Behandlung unter anderem die Urbachschen Propeptane. Beim *internationalen Allergiekongreß in Zürich 1951* teilte Davison (Atlanta, USA.) etwa folgendes mit: „In unserer Praxis häufen sich Patienten, bei denen eine Anzahl *allergischer Manifestationen mit Symptomen,* neurologischen, geistigen und emotionellen, zusammenfallen, die auf das periphere oder zentrale Nervensystem bezogen werden müssen. Einige von diesen Patienten hatten *typische epileptiforme Anfälle, teils petit mal, teils grand mal.* Ein Teil dieser Kranken hatte Krämpfe ohne Anzeichen von Allergie und nach allmählichem Abklingen der Anfälle entwickelten sich Symptome, die als allergisch bedingte erwiesen werden konnten. Andere wieder begannen mit allergischen Symptomen, später entwickelte sich Epilepsie, die zusammen mit den allergischen Symptomen anhielt. Einige Kranke zeigten zusammen mit allergischen Zuständen eine Mischung von neurologischen, geistigen und emotionellen Symptomen, manche mit momentanen Bewußtseinstrübungen (black outs) oder kurzen Perioden von Bewußtlosigkeit, aber ohne Krämpfe. Diese Symptome legten beginnende epileptische Anfälle nahe, die Davison als *präepileptische Stadien* bezeichnete. — Er berichtet weiter von einer *Zusammenfassung von Arbeiten über Allergie und Epilepsie* und über Ergebnisse einer *Umfrage* an allergisch interessierte Ärzte. Es wird über Fälle von Epilepsie berichtet, die *erfolgreich durch allergische Maßnahmen behandelt* wurden, auch wurden epileptische Anfälle zufällig oder absichtlich *durch Ernährung* mit spezifisch allergischen Nahrungsmitteln *hervorgerufen*. Der Vortragende bezeichnete es als notwendig, entscheidende Kriterien für die Diagnose der durch Allergie erzeugten Epilepsie festzustellen und befürwortet die Zusammenarbeit von Internisten, Pädiatern, Neurologen usw. mit der „Society for the Study of Epilepsy".

Man hat auch nach diesen neuen amerikanischen Angaben den Eindruck, *daß es noch an einwandfrei sicheren Grundlagen fehlt.*

Fassen wir alles über „*Epilepsie als Allergie*" Bekanntgewordene zusammen, so ist das Resultat noch ein ziemlich bescheidenes. Immerhin bin ich mit einiger Ausführlichkeit auf die hierhergehörigen Berichte eingegangen, um Richtlinien anzugeben, in denen noch Untersuchungen notwendig sind. Vielleicht darf man sagen:

Es ist möglich, daß bei Menschen mit besonderer ererbter Krampfbereitschaft des Gehirns auch allergische Noxen oder primäre Schockgifte Anfälle auslösen können. Sicher bewiesen ist dieser Zusammenhang bis jetzt noch nicht, er bedarf dringend weiterer Bearbeitung. Eine sorgfältige diesbezügliche Anamnese, Hautreaktionen, versuchsweise Entziehung mancher Nahrungsmittel, Beachtung der Eosinophilen und die Wirkung desensibilisierender Methoden würden hierbei besondere Beachtung verdienen.

11. Psychosen und Allergie, spezifische und unspezifische Anergie bei metaluischen Erkrankungen.

Obschon die im engeren Sinn psychischen Erkrankungen nicht in das Gebiet des Verfassers gehören, sollen hier doch einige Hinweise folgen, da die Pathogenese mancher endogen psychotischen Zustände mit der in den letzten Abschnitten geschilderten vermutlich allergischen Entwicklung gewisser neurologischer Krankheitsbilder größte Ähnlichkeit zu haben scheint.

Ich möchte zu Beginn auf einen illustrativen Fall eingehen, den M. MIVELAR (Lausanne) beim Internationalen Allergiekongreß in Zürich 1951 schilderte: Junger Mann von 25 Jahren, in dessen Familie vorkamen: Schizophrenie, Selbstmord, Bronchialasthma, Ekzem. Er selbst litt vorher an Ekzem, Parotitis, chronischen Gelenkrheumatismus an 2 Knien. Er erhielt um 8 Uhr vormittags die erste *Injektion von Tetanusantitoxin*, worauf ein heftiger *Erregungszustand* seine Internierung in eine Klinik notwendig machte. Gleich nach der Aufnahme: kardiovasculäre Störungen, Fieber, Apathie und Somnolenz, wechselnd mit psychomotorischer Unruhe. *In der Lumbalflüssigkeit fand sich* GUILLAIN-BARRÉ*sche Dissoziation und Globulinvermehrung.* In der Folgezeit entwickelte sich ein typisches Bild: *depressive Katatonie, mimische Verarmung, Gehörhalluzinationen, Stupor.* MIVELAR nimmt an, daß es sich hier um eine „*seröse*" *Encephalitis* handelte, verursacht durch einen *hyperergischen Prozeß.* Er schließt sich der Meinung von PETTE und SIEGERT an, nach der eine *nichtspezifische Sensibilisierung des Organismus gegen irgendein Antigen* bestehen kann. Schutzpockenimpfung oder infektiöse Kinderkrankheiten würden genügen, eine solche Sensibilisierung hervorzurufen. Es ist augenscheinlich, daß der Autor hiermit den Vorgang meint, den wir als *Parallergie* bezeichnen. Die hereditäre Belastung des Patienten MIVELARs habe die Entwicklung der Katatonie ermöglicht in einem konstitutionell prädisponierten Organismus. Der Zustand des Patienten beim Verlassen der

Anstalt nach 1 Jahr war stationär: Halluzinationen, Bradypsychie, Bewegungsarmut. Natürlich kann man bei diesem bemerkenswerten Fall den Einwand machen, daß die Schockwirkung der Anatoxininjektion vielleicht nur die bereits latent vorhandene Schizophrenie zur Manifestation brachte. Hat doch auch Luxenburger von *„symptomatischer Schizophrenie"* gesprochen, wenn anzunehmen ist, daß bei *schizophrener Veranlagung* durch die *Einwirkung einer körperlichen Erkrankung* ein schizophrener Zustand zur Auslösung kommt. Andererseits ist die Ähnlichkeit der Entwicklung zwischen diesem Krankheitsbild und den oben geschilderten *neuromyelo-encephalitischen Erkrankungen* auf rheumatischer Grundlage sehr groß, zumal auch hier Gelenkrheumatismus vorausging. Sehr bemerkenswert ist ja auch die gleichzeitige allergische Diathese des Patienten, die sich also hier mit einer *besonderen Disposition des Gehirns* kombiniert, das dadurch vermutlich zum Schockorgan wurde.

Nun ist ja auffallend, daß gerade der *Gelenkrheumatismus zu psychischen Erkrankungen zu disponieren* scheint. Bei der postpolyarthritischen *Chorea minor* handelt es sich ja schon um eine cerebrale (extrapyramidale) Affektion und es ist schon lange bekannt, daß die späteren Stadien des Gelenkrheumatismus *endogene Psychosen* veranlassen können. Griesinger hat für die Psychosen nach Gelenkrheumatismus eine, wie es scheint, besonders häufig wiederkehrende *Trias von Symptomen* beschrieben: psychomotorische *Erregungszustände, Sinnestäuschungen, depressive Stimmungen* (vgl. auch Ederle).

Es ist klar, daß bei allen bisherigen derartigen Beobachtungen *ein wirklicher Beweis für die unmittelbare Entstehung einer endogenen Psychose durch eine Antigen-Antikörperreaktion keineswegs geliefert ist.* Bis jetzt lieferten alle solche Fälle, auch die interessante Beobachtung von Mivelar nur anregendes Material für Arbeitshypothesen und weitere Untersuchungen. Auch hier sollte die klinische Forschung nicht an den spezifisch-allergischen diagnostischen Prüfungen, besonders Testverfahren, Eosinophilie, Beachtung typisch allergischer Symptome usw. vorübergehen.

Bei den *metaluischen Psychosen* und *Nervenerkrankungen* ist an und für sich die Ätiologie völlig klar. Bemerkenswert für die allergische Forschung ist nur die Beobachtung, daß im Hinblick auf die lange Latenz der metaluischen Erkrankungen infektionsallergische Antigen-Antikörperreaktionen nicht nur zu erwarten, sondern nach dem Ausfall spezifischer und unspezifischer Hautreaktionen auch tatsächlich vorhanden sind. Führt man bei Syphilitikern mit einem *Spirochätenextrakt Hautreaktionen* aus, so findet man im *Tertiärstadium fast stets positive*, oft recht starke Reaktionen, aber, was für das Gebiet der Nervenerkrankungen von Wichtigkeit ist, bei den *metaluischen Erkrankungen nach den Angaben meist negative.* Man sprach daher von einer *hyperergischen Reaktionslage im Tertiärstadium, einer Anergie bei der Metalues.* Allerdings geben andere Untersuchungen den Eindruck, daß die Reaktionsfähigkeit der Haut des Metaluikers unspezifisch herabgesetzt sei. So teilte Dattner mit, daß bei metaluischen Erkrankungen sich die Reaktionsherabsetzung der Haut auch gegen *Alttuberkulin* richte. Ich glaube aber auf Grund eigener Erfahrungen nicht, daß hier eine Besonderheit vorliegt. Ich habe bereits im Jahre 1912 Hautreaktionen mit *Spirochätenextrakt* vorgenommen, und zwar mit einem Extrakt, das ich von Noguchi (New York) erhalten hatte. Ich war somit wahrscheinlich einer der ersten, die bei Luikern und Normalen „spezifische" Hautreaktionen ausführten. Die Reaktionen wurden stets so durchgeführt, daß an einem Oberarm der Spirochätenextrakt (das Luetin) verwandt wurde, am anderen Oberarm die Kontrollflüssigkeit. Diese bestand aus dem von Spirochäten freien Nährboden mit allen seinen Bestandteilen (Ascitesagar) und Phenolzusatz. Ich machte nun bald die

Beobachtung, daß bei starkem Ausfall der Reaktion die Kontrollseite nicht selten bis zu Bläschen- und Pustelbildung mitreagierte. Ich untersuchte unter anderem auch eine auf Tuberkulose verdächtige Kranke, die Virgo intacta, bei der von Lues nichts bekannt und Wa.R. negativ war. Die Luetinreaktion verlief auch negativ. Am 8. Tag wurde eine PIRQUETsche Tuberkulinimpfung in der üblichen Weise vorgenommen. Schon am nächsten Tag war ein deutliches Aufflammen der Luetinreaktion am anderen Arm wahrnehmbar. Ich habe damals schon aus solchen Erfahrungen den Schluß gezogen, daß die *Reaktionsfähigkeit der Haut durch mancherlei ganz unspezifische Reize umgestimmt werden kann.* Es könnten das *parallergische* Reaktionen sein, ich möchte mich aber hier im Urteil sehr zurückhalten, ich hatte damals leider nur wenig metaluische Fälle. Aber ich erinnere mich an einen Paralytiker mit einer ausgesprochen starken Luetinreaktion. Wenn also eine Störung der Antigen-Antikörperfunktion bei metaluischen Erkrankungen (vgl. EDERLE) angenommen werden soll, so sind zum Beweis eines solchen Mechanismus wohl doch noch weitere Untersuchungen notwendig. Gerade bei der Dementia paralytica könnte man ja vielleicht mehr als irgendwo an die Hypothese einer nervalen Übermittelung der allergischen cutanen Reaktionsfähigkeit denken und an deren Störung bei gewissen schweren metaluischen Nervenerkrankungen.

Schlußwort.

Ich habe mich nach reiflicher Überlegung entschlossen, von einer Darstellung allergischer Vorgänge bei den *Infektionskrankheiten einschließlich der Tuberkulose* im vorliegenden Abschnitt „Allergische Krankheiten" Abstand zu nehmen, da diese Fragen in dem Doppelband „Infektionskrankheiten" bei jedem einzelnen Krankheitstypus ja an und für sich eingehend behandelt werden müssen. Man vergleiche übrigens den Abschnitt: Allergie bei infektiösen Erkrankungen, S. 407.

Am Schlusse angelangt, bedrückt mich das Gefühl, die unübersehbare Hochflut von Publikationen über Allergie in den letzten Jahren, die täglich noch ansteigt, nicht genügend bewältigt zu haben, besonders die außerdeutsche. Ich bitte jeden Autor um Entschuldigung, der sich als übersehen oder benachteiligt empfindet.

Ich hoffe, der Leser wird wenigstens den Eindruck gewonnen haben, daß das Problem der Sensibilisierungen und Antigen-Antikörperreaktionen für die innere Medizin und nicht nur für diese von großer Bedeutung ist und es durch die künftig zu erwartenden Forschungsergebnisse noch mehr werden wird, besonders auch für Diagnose und Therapie.

Literatur.

ABEL (ABELL) and SCHENK: J. of Immun. **34**, 195 (1938). — ABRAM, LEWIS and FRÄNKEL: Ann. Allergy **1951**, No 5, 669. — ABRAMSON, H. A.: Arch. Physic. Ther. 21, 261, 316 (1940). — Fortschritte der Allergielehre (KALLOS), S. 84. 1949. — ACKROYD, J. F.: Progress in Allergy (KALLÓS), Bd. III. 1952. — ADAM: Zbl. ärztl. Fortbildg **34**, 531 (1937). — ADAMS, J.: Ann. Allergy **7**, 482 — ADELSBERGER u. MUNTER: Alimentäre Allergie. 1934. — Med. Klin. **1935**, 25. — ADKINSON: Genetics **5** (1920). — AFENDULIS: Zbl. exper. Med. **103**, 226 (1938). — Dtsch. med. Wschr. **1943**, 398. — AHLSTRÖM: Zur Pathogenese der akuten diffusen Glomerulonephritis. Kopenhagen: Levin und Munksgaard 1936. — ALBUS: Bericht des Heufieberbundes 1939. — Klin. Wschr. **1939**. — ALDA: Brit. Med. J. **1920**, 567. — ALECHINSKI, A.: Ann. Inst. Pasteur **63**, 41. — ALEXANDER: J. of Immun. 12, 401 (1926); **39**, 457 (1940). — J. Allergy 17, 340 (1946). — ALLEN: Lancet **1931** II, 1128. — ALLERS: Sammelreferat 1911. Zbl. Neur. **4** (1912). — ALPERN: Acta med. scand. (Stockh.) 80, 154 (1933). — ALYELA: Ann. Allergy **1951**, No 5, 585. — ANCONA: Policlinico, Sez. med. **1923**, H. 2. — ANCORY u. HEIDELBERGER: Siehe bei HEIDELBERGER. — ANDERSON: Acta allergol. (København) 5, 52, 58 (1952). —

Andresens: Rev. Gastroenterol. 18, 779 (1951). — Anson u. Mitarb.: J. gen. Physiol. 16, 59 (1932); 22, 79 (1938). — Arndson: Acta med. scand. (Stockh.) 138, Suppl. 246, 17 (1950). Arndt: Arch. Tierheilk. 1931, 63. — Arner: Acta med. scand. (Stockh.) Suppl. 138, 239, 327 (1950). — Arnold: Arch. of Dermat. 43, 607 (1941). — Arntzen: Norsk. Mag. Laegevidensk. 94, 160 (1933) u. engl. Zusammenfassung S. 165. — Arthus: C. r. Soc. Biol. Paris 55, 817 (1903). Weitere Literatur siehe bei Doerr, Anaphylaxie 1950, S. 188. — Aschoff: Krankheitsforschung, Bd. IV, S. 4. Leipzig: S. Hirzel. — Ascoli: Radiol. med. 8 (1921). — Ashley: Ann. of Otol. 58, 417 (1949). — Assmann: Dtsch. med. Wschr. 1932 II, 1275. — Auld: Brit. Med. J. 1920 I, 489. — Austin and Smith: Brit. Med. J. 1946, No 4464, 123.

Baagoe: Ugskr. Laeg. (dän.) 1924, 33. — Acta med. scand. (Stockh.) 80, 4 (1933). — Bab: Klin. Mbl. Augenheilk. 80, 667 (1928). — Baird, K. A.: Ann. Allergy 10, 2, 153 (1952). — Balch, H. u. Mitarb.: J. of Immun. 64, 397 (1950). — Balyeat and Rinkel: Ann. Int. Med. 5, 713 (1931). — Balyeat and Brittain: Ann. J. Med. Sci. 180, 212 (1930). — Balyeat and Ray-Stennen-Taft: J. Allergy 3, 227 (1932). — Balser, B. H.: Arch. of Neur. 43 (1940). — Bandelier u. Röpke: Klinik der Tuberkulose, 4. Aufl. 1920. — Bannwarth: Arch. f. Psychiatr. 113, 284 (1941); 115, 566 (1943). — Banting and Longley: J. Pharmacie 69, 171 (1940). — Banzky, L. v., u. W. Kremer: Z. Immun.forsch. 55, H. 1/2 (1938). — Baron: Münch. med. Wschr. 1933, Nr 1, 35. — la Barre et Hartog: C. r. Soc. Biol. Paris 105, 470 (1930). — Bartelheimer: Dtsch. med. Wschr. 1938 II, 1254. — Bartosch: Pflügers Arch. 230, 129, 674 (1932); 231, 616 (1933). — Baruch: Zit. nach Hellwig, Arch. klin. Chir. 128 (1924). — Basher: Brit. J. Dermat. 35 (1923). — Bayley: Arch. of Path. 40, 376. — Beckmann: J. Allergy 1, 496 (1930). — Beigelböck: Wien. klin. Wschr. 1938, 1188. — Belaieff: Nord. Med. 1939, 2343. — Benson, Robert: Bacterial Allergy, Instruc. C. I Allergy. Univ. of Oregon, Course 12. — Bentolila, L.: Ann. Allergy 9, 4 (1931). — Beuster u. Holldack: Schweiz. med. Wschr. 1951, 922. — Berg: Einführung in die Klimatologie. Bonn: Bouvier & Co. 1947. — Berger u. Hansen: Dtsch. Arch. klin. Med. 173, 469 (1932). — Berger u. Lang: Beitr. path. Anat. 87, 71 (1931). — Z. Hyg. 113, 206 (1931). — Berger, Herbert: J. Amer. Med. Assoc. 112, 2402 (1939). — Berger, W.: Wien. klin. Wschr. 1927 I, 687; 1931, 789. — Erg. inn. Med. 53, 253 (1937). — Schweiz. med. Wschr. 1941 II, 1362. — In Berger-Hansen, Allergie. Leipzig: Georg Thieme 1939. — Bergmann: Schweiz. med. Wschr. 1934, 987. — Bergmann, G. v.: Funktionelle Pathologie. Berlin: Springer 1932. — Bergstrand: Nord. Med. 1939, 2343, dtsch. Zusammenfassung S. 2345. — Acta dermato-verner. (Stockh.) 29, 539 (1949). — Bernard: Münch. med. Wschr. 1952, 819. — Bernstein: J. Allergy 1937, 221; 8, 2211 (1937). — Besançon et Jaquelin: Presse méd. 1931 II, 1585. — Besredka, A.: Ann. Inst. Pasteur 21, 117, 950; 22, 496; 25, 393. — Handbuch der Technik und Methodik der Immunforschung, Erg.-Bd. 1. — Antianaphylaxie. Jber. Immun.forsch. 8, 66. — Theorie de l'anaphylaxie. Paris: Masson & Co. 1927. — Traité Physiol. norm. et path. 7, 434. — Biedl u. Kraus: Z. Immun.forsch. 10, 15. — Bieling: Viruskrankheiten (Monographie). Internat. Allergie-Kongr. Zürich 1951. — Bindder: Amer. Heart J. 40, 4 (1950). — Binswanger: Die Epilepsie. Wien u. Leipzig 1913. — Ref. 6. Jverslg Ges. Dtsch. Nervenärzte, Hamburg 1912. — Biving and Lee: J. Amer. Med. Assoc. 115, 1434 (1940). — Bjorneboe: Acta path. scand. (Københ.) 20, 221 (1943). — Internat. Allergie-Kongr. Zürich 1951. — Black: J. Allergy 4, 24. — Bloch: 14. Kongr. Dtsch. Dermat.-Ges., Dresden 1925. — Bloch u. Steiner-Wourlich: Arch. f. Dermat. 152, 283 (1926). — Bloch, Br. u. Kasser: Beibl. z. Vjschr. naturforsch. Ges. Zürich 13 (1927). — Blum and West: J. Clin. Invest. 16, 261 (1937). — Bock, H.: Agranulocytose. Vortr. aus der prakt. Med., 18. H. Stuttgart: Ferdinand Enke 1946. — Klin. Med. 1951, 38, 1012. — Bodechtel: Kongr. Ges. Inn. Med., Wiesbaden 1949. — Bogendörfer: Arch. exper. Path. u. Pharmakol. 124 u. 126 (1927). — Bolten, v.: Nederl. Tijdschr. Geneesk. 1, 25 (1913). — Bonsdorff, v.: Nord. Med. 1941, 2877. — Acta med. scand. (Stockh.) 100, 436. — Bordet: Ann. Inst. Pasteur 57, 357 (1936). — Borst: Pathologische Histologie, 3. Aufl. Berlin: Springer 1938. — Boshammer: Chirurg 14, 34 (1942). — Botteri: Wien. klin. Wschr. 1925, 1186. — Bovet u. Serafini: Internat. Allergie-Kongr. Zürich 1951. — Boyley u. Mitarb.: Arch. Pat. 40, 376. — Bram-Rose: Internat. Allergie-Kongr. Zürich 1951. — Breinl u. Haurowitz: Siehe bei Haurowitz. — Brenner: Z. Kinderheilk. 60, 405 (1939). — Brett: Dtsch. med. Rdsch. 6, 201 (1948). — Med. Mschr. 1950, 287. — Pharmazie 4, 150 (1949). — Promedico 9 (1949). — Hautarzt 1, 2 (1950). — Broch: Acta med. scand. (Stockh.) 113, 311 (1943). — Bronfenbrenner, J.: Pennsylvania Med. J. 18, 2 (1914). — Proc. Soc. Exper. Biol. a. Med. 12, 3, 6 (1914). — J. of exper. Med. 21, 221 (1915). — J. Labor. a. Clin. Med. 1, 573 (1915); 26, 102 (1940). — Amer. Rev. Tbc. 36, 293 (1937). — Trans. Amer. Acad. Ophthalm. a. Otol. 45, 30 (1941). — Ann. Allergy 2, 472, 476 (1944). — J. Allergy 19, 71 (1948). Brown: Brit. Med. J. 1925, 33. — J. Allergy 4, 468 (1933). — Brown, G. T.: Arch. of Otolaryng. 15, 202 (1932). — Brown and Goodgold: J. Allergy 1951. — Brühler, F.: Dtsch. med. Wschr. 1939 II, 1739. — Brugsch: Med. Klin. 1930, 1435. — Brunn, E.: Virchows Arch. 303, 524. — Acta Allergologica 3, 4, 257. — Internat. Allergie-Kongr. Zürich 1951. —

BRUNS: Siehe bei WEBER, MONO u. BRUNS. — BUCHANAN: N. Y. Med. J. 45 (1921). — BUCHER: Amer. J. Med. Sci. 105. — BUCHER-MIRSKY: Siehe bei MIRSKY: J. Clin. Invest. 27, 818 (1948). — BÜRGER: Z. Immun.forsch. 22. — BUMKE: Genuine Epilepsie. In Krankheiten des Nervensystems, Teil 2. Berlin: Springer 1939. — BURCKHARDT u. STEIGRAD: Schweiz. med. Wschr. 1949, 480. — BURNS and MERKLIN: Endocrinology 44, 439 (1949). — BURR: J. Am. Med. Assoc. 62 (1914). — BUSCH u. SCHERER: Ärztl. Wschr. 1952, Nr 30, 707. — BUSCHKE: Med. Klin. 1932. — BUSINCO: Boll. Soc. ital. Biol. sper. 14, 646 (1939).

CAMPBELL u. Mitarb.: J. Allergy 21, 519 (1950). — CANNON: J. of Immun. 40, 27 (1941). — Amer. J. Path. 17, 777 (1941). — CANNON and ROSOVE: Amer. Heart J. 40, 940 (1950). — CAPELLI: Radiol. med. 17, 1308 (1930). — CASTAIGNE: Siehe bei RATHERY. — CASTLE and STRAUSS: Amer. J. Med. Sci. 182, 741 (1931). — CATTERUCCIA: Policlinico, Sez. med. 38, 576 (1931). — CAVELTI, PHILIPP: J. Allergy 21, 532 (1950). — CAVEY: Dtsch. med. Wschr. 1951, 190. — CHASE: Proc. Soc. Exper. Biol. a. Med. 59 (1945); 61 (1946). — CHAUFFARD: Presse méd. 1922, 253. — CHEVALIER: Arch. des Mal. Appar. digest. 32, 95. — CHINI: Boll. Soc. ital. Biol. sper. 6, 419 (1931). — Boll. Ist. sieroter. milan. 12, 657 (1933). — CEDERBERG: Siehe bei FRIEDBERGER. — CENTANNI: Riforma med. 1900, 371. — CERNEA: Z. Hautkrkh. 1946, H. 11, 325. — CLAWSON: Ann. Int. Med. 4, 433 (1930). — COCA, A. F.: J. of Immun. 4, 223 (1919); 5, 297, 363 (1920); 7, 193 (1922); 8, 163 (1923). — J. of Physiol. 90, 349 (1937). — Amer. J. Physiol. 123, 40 (1938); 127, 78 (1939). — Ann. Allergy 1, 120 (1943). — COCORAN: Amer. J. Med. Sci. 196, 359 (1938). — COHEN and GLINSKY: J. Allergy 22, 63 (1951). — COKE: Asthma. Bristol: John Wright a. Sons 1923. — Amer. J. Med. Sci. 183, 309 (1932). — J. of Exper. Med. 62, 733. — COKE u. STOESSER: Proc. Soc. Exper. Biol. a. Med. 38, 636 (1938). — COKE and STULL: J. Allergy 4, 87 (1933). — COLLDAHL: Acta allergol. (København.) 5, 133, 143, 154 (1952). — COLLIS, SHELDON and HILL: Quart. J. Med. 1, 511 (1932). — CONIGLIO: Giorn. Clin. med. 4, 226 (1923). — COOKE: Ann. Int. Med. 31, 17—32 (1949). — COOKE, R. A.: Progress in Allergy (KALLÓS), Bd. II. 1949. — COOMBS u. Mitarb.: Brit. J. Exper. Path. 26, 255 (1945). — Lancet 1945 II, 15; 1946, Nr 6358; 1946, Nr 6391. — Proc. Soc. Exper. Biol. a. Med. 64, 372 (1947). — CORELLI: Dtsch. Arch. klin. Med. 185, 600 (1940). — COSTA, DE: Acta allergol. (København.) 5, 79 (1952). — COSTANZI: Presse méd. 1934 II, 2099. — COWIE u. Mitarb.: Arch. Int. Med. 57, 85. — CRADDOCK jr., CH. G.: J. Labor a. Clin. Med. 34, 158 (1949). — CRAIG, CLAR and CHALMERS: Brit. Med. J. 1949, 6. — CRINIS, DE: In KRAUS-BRUGSCH, Spezielle Pathologie und Therapie, Bd. 10. 1924. — CROFTAN: Int. Med. J. 1912, 19. CURRY, W.: Ärztl. Forsch. 5/6, 81 (1948). — CURSCHMANN: 217. Kongr. für Inn. Med. 1920. — Münch. med. Wschr. 1922. — Nervenarzt 1931, 71. — CURTIUS: Klin. Wschr. 1932, 177. — CZICKELI: Klin. Med. 1950, 8.

DAHL: Klin. Wschr. 1937 II, 491. — DALE: J. of Pharmacol. 4, 167, 517 (1912/13). — Brit. J. Exper. Path. 1, 103 (1920). — Lancet, 1929 I, 1285. — DALE, H. H., and C. H. KELLAWAY: J. of Physiol. 54, 143 (1921). — DALE u. LAIDLAW: Zbl. Physiol. 1913, 27. — DAMMIN and BUCKANTZ: J. Amer. Med. Assoc. 139, 358 (1949). — DANIELOPOLU, D.: Klin. Wschr. 1943, 740. — Dtsch. med. Wschr. 1943, 529. — C. r. Soc. Biol. Paris 137, 299 (1943). — Paraphylaxie et choc paraphylactique. Paris: Masson & Co. 1943. — Phylaxie-paraphylaxie et maladie specifique. Paris: Masson & Co. 1946. — Schweiz. med. Wschr. 1948, 567. — DATTNER: Zbl. Neur. 111 (1927). — Nervenarzt 4, 523 (1931). — Moderne Therapie der Neurosyphilis. Wien: Wilhelm Maudrich 1933. — DAVISON: Ann. Allergy 1951, No 5, 568. — Internat. Allergie-Kongr. Zürich 1951. — DAWSON, OLMSTEAD and BOOTS: Arch. Int. Med. 49, 173 (1923). — DECKER: Münch. med. Wschr. 1928, 515. — In HANSEN-DECKER-ROST, Praktikum der allergischen Krankheiten. Leipzig u. Stuttgart: Montana-Verlag 1930. — DEDERLING: Arch. Ohr.- usw. Heilk. 126, 121 (1930). — DELAUNAY: Internat. Allergie-Kongr. Zürich 1951. DERBES u. Mitarb.: Ann. Allergy 9, 354 (1951). — DIAZ, JIMENEZ: El Asma y otras enfermedades alergicas. Madrid: Editorial españa 1932. — Schweiz. med. Wschr. 1942 I, 205. — Rev. clin. españ. 3, 504, dtsch. Zusammenfassung S. 508 (1941). — DIAZ, JIM., et C. ARJONA: Les anticorps allergiques. Acta allergol. (København.) 3, Suppl. 1, 106 (1950). — DIAZONO: Arch. Inst. Pasteur Tunis, 22 (1933). — DIEHL u. SCHWOERER: Arch. exper. Path. u. Pharmakol. 183, 1 (1936). — DIEHL u. SCHENCK: Arch. exper. Path. u. Pharmakol. 159 (1931). DIETRICH, A.: Zbl. Path. 68 (Erg.-H.) 142 (1937). — DIETRICH u. NORDMANN: Krkh.forsch. 6, 297 (1928). — DIETRICH: Verh. dtsch. Ges. inn. Med. 1925. — Verh. dtsch. path. Ges. 32 (1937). — DITTMAR: Diätetische Behandlung der Nahrungsmittelallergien. Stuttgart 1942. — DÖRING: Dtsch. Z. Nervenheilk. 153 (1941). — DOERR: Zusammenstellung der DOERRschen Arbeiten. In Die Immunitätsforschung, Bd. VI, R. DOERR: Die Anaphylaxie. — DOLKEN: Münch. med. Wschr. 1928, Nr 7. — DOMAGK: Med. Klin. 1927, 345. — Verh. dtsch. path. Ges. 22, 156 (1927). Diskussion zu GROLL. — DOMARUS, v.: Klin. Wschr. 1939, 1551. — DONATH-LANDSTEINER: Erg. Hyg. 7, 184 (1925). — DORST and HOPPHAN: J. Labor. a. Clin. Med. 18, 7 (1932). — DORST and MORRIS: Amer. J. Med. Sci. 180, 650 (1930). — DOUGHERTY, R. F.: Internat. Allergie-Kongr. Zürich 1951. — DRAGSTEDT and MEAD: J. of Immun. 30, 319

(1936). — Drescher: Med. Rdsch. 2, 475 (1948). — Drey u. Lossen: Strahlenther. 10 (1920). — Drinker and Bronfenbrenner: J. of Immunol. 9, 387 (1924). — Droege: Ann. Allergy 10, 288 (1952). — Drury: J. Amer. Med. Assoc. 87, 26 (1926). — Du Bois-Reymond: Arch. f. Anat. 1860. — Duchanie: Internat. Allerg·e-Kongr. Zürich 1951. — Duesberg u. Schröder: Pathophysiologie und Klinik der Kollapszustände. Leipzig: S. Hirzel 1944. — Dunger: Aus Müller-Seifert, Taschenbuch der klinischen Diagnostik. — Durien: Acta chir. belg. 1946, 1, 2. Ref. Ärztl. Forsch. 1, 29 (1947). — Dutton: J. Amer. Med. Assoc. 111, 1920 (1938).

Edens: Verh. dtsch. Ges. inn. Med. 1931. — Ederle: Allergie und Nervensystem. Stuttgart: Wissenschaftliche Verlagsgesellschaft m. b. H. 1947. — Edgeworth: Brit. Med. J. 1920 II, 78. — Edlbacher, Jucker u. Baur: Z. physik. Chem. 247, 63 (1937). — Ehrenfeld, Brown and Sturtewand: J. Allergy 10, 342 (1939). — Ehrhardt u. Warnat: Siehe bei Schittenhelm. — Ehrich and Harris: J. of Exper. Med. 8, 4 (1945). — Ehrich, W. E. u. Mitarb.: J. of Exper. Med. 90, 157 (1949). — Ehrlich: Klin. Jb. 1897 u. v. Leyden-Festschrift 1898. — Die Wertbemessung des Diphtherieheilserums. — Ehrström: Acta med. scand. (Stockh.) 106, 182 (1941). — Eickhoff, W.: Die pathologisch-anatomischen Grundlagen der Allergie. Stuttgart: Georg Thieme 1948. — Eiselsberg, K. P.: Wien. klin. Wschr. 1932, 332. — Klin. Wschr. 1933, 1174; 1934, 619. — Ellis and Ahrens: J. Allergy 3, 247 (1932). — Elsässer: Nervenarzt 15, 281 (1942). — Ely: Arch. of Neur. 24, 943 (1930). Emrich, H.: Med. Klin. 1952, Nr 10, 316. — Engel: Med. Klin. 1935 II, 1466. — Beitr. Klin. Tbk. 87, 239 (1935). — Epifanio and Ascoli: Radiol. med. 8 (1921). — Eppinger: Die seröse Entzündung. Wien 1935. — Wien. klin. Wschr. 1941 I, 11. — Die Permeabilitätspathologie. Wien 1948. — Epstein, St.: Ann. Allergy 1951, No 4, 421. — Erdstein: Med. Klin. 1952, 1534. — Erikson u. Lihr: Acta allergol. (København.) 4, 158 (1951). — Ertl, Egberg: Wien. klin Wschr. 1939 II, 643. — Evang: Nord. hyg. Tidskr. 19, 117 (1938).

Fabian, F.: Med. Klin. 1952, 29, 966. — Fagraeus: Acta med. scand. (Stockh.) 1948, 204. — J. of Immun. 58, 1 (1948). — Sang 21, 480 (1950). — Fahr: Zbl. Path. 21, 481 (1916), ferner bei Frey, Nierenkrankheiten, In Handbuch der inneren Medizin, Bd. 8. 1951. — Falkenhain: Kongr. inn. Med. Wiesbaden 1914. — Farago: Z. exper. Med. 85, 289 (1932). — Farner, Loeb u. Petow: Klin. Wschr. 1930, 1539. — Farnsworth: Proc. Soc. Exper. Biol. a. Med. 74, 57 (1950). — Farrerous, F. S. A. u. Mitarb.: Acta allergologica 3, 3 (1950). — Fassbender: Internat. Allergie-Kongr. Zürich 1951. — Fatzner: Lit. nach Heilmeyer in Handbuch der inneren Medizin, Bd. 2. 1951. — Feinberg, Dannenberg and Malkin: J. Allergy 22, 195 (1951). — Feinberg, S.: Ann. Allergy 1952, 260. — Feldberg: Pflügers Arch. 230, 129, 674 (1932); 231, 616 (1933). — Feldberg and Kellaway: J. of Physiol. 99 (1941). — Fellinger: Med. Klin. 1951. 33. — Ferraro and Secras: Arch. of Neur. 43, 195 (1940). — Findeisen: Bioklimat. Beibl. 10, 23 (1943). — Neue med. Welt, 1950, Nr 33 (Pervitin); 1950, Nr 33/34. — Fisaku, H.: Virchows Arch. 309, 471 (1942). — Fischer u. Kayserling: Virchows Arch. 297, 146. — Fischer, H.: Schweiz. med. Wschr. 1951, 890. (Arzneimittelallergie. Mit umfangreichen Schrifttumsangaben.) — Fischer, Ursula: Inaug.-Diss. München 1952. — Fisher, S.: Brit. J. Exper. Path. 29, 357 (1948). — Fleckseder: Wien klin. Wschr. 1916, 637, 641. — Fleming, D. S.: Amer. J. Med. Sci. 217, 345 (1949). — Flügge, C.: Grundriß der Hygiene, 10. Aufl. Berlin 1927. — Földes, Eugen: Klin. Wschr. 1929 I, 390. — Fohlenberg: Schweiz. med. Wschr. 1932, 582. — Formyne: Internat. Allergie-Kongr. Zürich 1951. — Forssmann: Biochem. Z. 66, 308 (1914); 77 104 (1916). — Foster and Naylor: Lancet 1951 I, 614. — Fox u. Fischer: Presse méd. 1922, Nr 32. — Fränkel u. Levy: Klin. Wschr. 1927, Nr 17. — Fränkel, W.: Zbl. Gynäk. 1924, H. 37. — Brit. Med. J. 1938, 68. — Frank: Die hämorrhagische Diathese. In Handbuch der Krankheiten des Blutes usw. Berlin: Springer 1925. — Frank u. Punia: Klin. Wschr. 1949, 121. — Freemann: Lancet 1930 I, 744. — Freiberg: J. Labor. a. Clin. Med. 15, 1109 (1930). — Freund: Med. Klin. 1920, 437. — Frey, Walter: Die hämatogenen Nierenkrankheiten. In Handbuch der inneren Medizin, Bd. 8. 1951. Dort ausführliches Schrifttum. — Frey u. Walterspiel: Med. Klin. 1948, Nr 9/10, 172. — Friebel: Jub.-J.-Bericht des Heufieberbundes 1949. — Friedberger, E.: Z. Immunforsch. 11, 389 (1911). — J. of Immun. 16, 109 (1929). — Friedberger u. Mitarb.: Z. Immunforsch. 3, 581 (1909); 10, 362 (1911); 39, 395 (1924). — Dtsch. med. Wschr. 1911; 1912, 204; 1912, Nr 6. — Klin. Wschr. 1925, 1823. — Z. Immun.forsch. 14, 371 (1912); 19, 460 (1913); 51, 276 (1927). — Friedländer: Ann. Allergy 1951, No 5, 588. — Fries: J. Allergy 1952. — Frimberger: Med. Welt 1940, 678. — Frobenius u. Grünholz: Med. Klin. 1946, Nr 19, 439. — Fröhlich u. Mitarb.: Z. Immun.forsch. 20, 476 (1940). — Frouchtman: Acta allergologica 3, 313 (1950). — Frugoni u. Serafini: Acta allergol. (København.) 3, 198 (1950). — Funk, C.: Fortschr. Med. 44 (1926); 7 (1927). — Die diätetische Behandlung der Allergie. Leipzig: Johann Ambrosius Barth 1934. — Fust, B.: Internat. Allergie-Kongr. Zürich 1951.

Gaensslen: Med. Klin. 1921, 1232. — Galdi, F.: Med. Klin. 1910 I, 136. — Gass, A.: Münch. med. Wschr. 1941 I, 472. — Gelam: Rev. Méd. 1913, 26. — Gerlach, F.: Z. Immun.-

forsch. **34**, 75 (1922). — GERLACH, W.: Verh. dtsch. path. Ges. **1925**, 272. — Krankheits-forsch. **4**, 29 (1927); **6**, 131, 279 (1928). — GERONNE: Dtsch. med. Wschr. **1936**, 1745. — GERONNE u. MORGAN: Dtsch. med. Wschr. **1939** I, 497. — GERSON: Verh. dtsch. Ges. inn. Med. **1930**, H. 27. — Wien. klin. Wschr. **1932**, 744. — GILKEY: Siehe bei HEYMAN. — GOETZ: Med. Klin. **1927**, Nr 47/48. — GOLTMAN, J. S.: Ann. Allergy **10**, 278 (1952). — GOODALE: Boston Med. J. **175**, 181. — GOODGOLD: J. Allergy **1951**. — GORDINIER: Diskussion zu KENNEDY, S. 136—140. — GOTTSCHALK: Lit. nach VOLLBRACHT, Wien. med. Wschr. **1924**, Nr 2. — GOUDBERG: Z. Neur. **89** (1924). — GOWIN: J. Allergy **3**, 557 (1932). — GRABAR: Les globulines du serum sanguin, Liege 1947. — Ann. Inst. Pasteur **79**, 640 (1950). — Acta allergol. (København.) **5**, 30 (1952). — GRABÉ: Nederl. Tijdschr. Geneesk. **1941**, 56. — GRÄSER, S.: J. Amer. Med. Assoc. **112**, 1223 (1939). — GRAFE: Ther. Gegenw. **74**, 7 (1933). — GRASSL: Münch. med. Wschr. **1932**, 1469. — GRATIA: C. r. Soc. Biol. Paris **114**, 927 (1933). — GRATIA et LINZ: C. r. Soc. Biol. Paris **109**, 585 (1932). — GRAVESEN: Acta med. scand. **96**, 523 (1938). — GRAY and GOWEN: Amer. J. Med. Sci. **182**, 682 (1931). — GRECO, J. B.: Rev. Assoc. méd. Minas Geraes **1**, 163—165 (1949). — GREMELS u. ZINITZ: Arch. exper. Path. u. Pharmakol. **188**, 79 (1937). — GRIEP: Arch. Int. Med. **48**, 1098 (1931). — GRIESINGER: Gesammelte Abhandlungen, Bd. 1. 1860. — GRIGGS, J. F.: Ann. Allergy **7**, 350 (1949). — GRIMM: Das Asthma. Jena: Gustav Fischer 1925. — Zbl. Gewerbehyg., N. F. **4**, 233 (1927). — GRÖDEL: Verh. dtsch. Röntgen-Ges. 12. — GROSS u. MARBURG: Verh. Kongr. Inn. Med. Wiesbaden 1951. — GROSS u. ZIESCHANK: Dtsch. med. Wschr. **1949**, 1293. — GRUBER, G. B.: Virchows Arch. **258**, 441 (1925). — GRÜBEL: Dermat. Wschr. **4** (1927). — GRUMBACH: Schweiz. med. Wschr. **1947**, 815. — GUDZENT: Klin. Wschr. **1926**, Nr 24. — Dtsch. med. Wschr. **1932**, 1170. — GUNTER: Schweiz. med. Wschr. **1941**, 11, 958. — GUTMANN: Z. klin. Med. **78**, 399 (1913). — GUTMANN, ROST u. HORNEMANN: Siehe bei ROST. — GUTMANN, M. J.: Die Pollenallergie. Verlag der Ärztlichen Rundschau 1929 (Monographie). — Münch. med. Wschr. **1933**, 258. — GUTMANN, RENÉ: Presse méd. **1932**, 1654. — GYOERGY, MORO u. WITEBSKY: Klin. Wschr. **1930**, 1435.

HAAG: Klin. Wschr. **1932**, 1228; **1933**, 1091; **1935**, 264. — Münch. med. Wschr. **1935**, 1389. — HAAG u. SCHREMS: Strahlenther. **42** (1931). — HAAG u. WERNER: Z. Hyg. **124**, 190 (1942). — HAAS, HANS: Histamine und Antihistamine. Aulendorf (Wttbg.): Cantor 1951. — HAHN: Med. Gesell. Düsseldorf 1947. — Klin. Wschr. **1947**, 193; **1948**, 573. — HAHN u. STEIN: 12. Jverslg Dtsch. Nervenärzte in Halle 1922. — HAIG: Harnsäure als ein Faktor bei Entstehung von Krankheiten. Übersetzt von BIRCHER-BENNER, Berlin 1902. — HAJOS: Z. exper. Med. **38**, 229 (1923); **45** u. **46** (1925). — Wien. klin. Wschr. **1930**, 421. — HALPERN u. Mitarb.: Inst. v. Pasteur Valery-Radot, Paris, Etudes cliniques, experimentales et thera-peutique sur l'Allergie, L'expension. 1948. — HAMPTON: J. of Allergy **12**, 579 (1941). — HAMAZAKI: Ikayana-Igakkai-Zasshi **52**, 2311, dtsch. Zusammenfassung S. 2322 (1940). — HALFER e WOLISCH: Atti Soc. med.-chir. Padua **8**, 167 (1931). — HALLHUBER u. RETT: Wien. med. Wschr. **1921**, Nr 15, 271. — HANGARTER, W.: Z. Konstit.lehre **16**, H. 3 (1931). — Dtsch. med. Wschr. **1937** II, 1215. — HANHART: Erbpathologie der sogenannten Entartungs-zeichen, der allergischen Diathese und der rheumatischen Erkrankungen. In Handbuch der Erbpathologie des Menschen. Berlin: Springer 1940. — HANSE: Nervenarzt **7**, 17 (1934). — HANSEN, KARL: Allergie, 2. Aufl. Leipzig: Georg Thieme 1943. Hier ausführliches Schrifttum der HANSENschen Arbeiten. — HANSEN, K., u. FRENZEL: Internat. Allergie-Kongr. Zürich 1951. — HANSEN, KARL u. PETERS: Klin. Mbl. Augenheilk. **105**, 521 (1940). — HANSEN, ROST u. DECKER: Praktikum der allergischen Krankheiten. Montana-Verlag 1930. — HANSEN, KARL u. SCHWARTZ: Internat. Allergie-Kongr. Zürich 1951. — HANSEN u. Mitarb.: Acta med. scand. (Stockh.) Suppl. 78, 566, 630 (1936). — HARKAVY: Arch. Int. Med. **67**, 709 (1941). — J. Allergy **14**, 507 (1943). — J. Amer. Med. Assoc. **139**, 75 (1949). — J. of Exper. Med. **90**, 169 (1949). — Internat. Allergie-Kongr. Zürich 1951. — HARKAVY, HEBALD and SILBERT: J. Allergy **9**, 475 (1938). — Proc. Soc. Exper. Biol. a. Med. **30** (1932). — Cardiovascular Allergy. In COOK, Allergy in theory and practice, S. 366. Philadelphia u. London: W. B. Saunders Company 1947. — HARKAVY, JOSEPH: Arch. Int. Med. **67**, 709 (1941). — HARRIS, LEWIS und VAUGHAN: Heart **14**, 305 (1929). — HARRIS and WALLEY: Lancet **1950** I, 112. — HARRIS u. Mitarb.: Ann. Int. Med. **32**, 917 (1950). — HARRIS, T. N., and S. HARRIS: Amer. J. Med. Sci. **217**, 174. — HARTMANN, H. U.: Schweiz. med. Wschr. **1933** II, 1233. — HART-MANN u. DI GASPERO: Handbuch der Neurologie, Bd. 5. — HASE, ALBRECHT: Z. angew. Entomol. **12**, 243 (1927). — HASHIMOTO: Arch. exper. Path. u. Pharmakol. **78** (1915). — HATHAWAY, M. L. u. Mitarb.: J. Allergy **8**, 1 (1936). — HAUROWITZ: Hoppe-Seylers Z. **245**, 23 (1937). — In KALIós, Fortschritte der Allergielehre. New York: Karger 1939. — HAWN and JANEWAY: J. of Exper. Med. **85**, 571 (1947). — HEDDERICH: Z. Hals- usw. Heilk. **1933**, 429. — HEGGLIN: Vorlesungen über Kinderkrankheiten, 5. Aufl. 1890. — HEILMEYER: Klin. Wschr. **1950**, 254. — Dtsch. med. Wschr. **1950**, 473. — Blut und Blutkrankheiten. In Handbuch der inneren Medizin, Bd. 2. Berlin: Springer 1951. — HEIDELBERGER u. Mitarb.: J. of Exper. Med. **52**, 477 (1930); **58**, 137 (1933); **62**, 697 (1935); **65**, 487 (1937); **71**, 271 (1940). —

J. of Biol. Chem. **144**, 555 (1942). — HEIDRICH: Ther. Gegenw. **1949**, H. 5, 141. — HEILIG u. HOFF: Klin. Wschr. **1928**, 2057. — HEIM: Ärztl. Forsch. **1947**, 285. — HEIM u. RUETE: Klin. Wschr. **1946**, 86. — HEIM, FRITZ: Arch. exper. Path. u. Pharmakol. **196**, 51 (1940). — HEINECKEN u. DEUTSCHMANN: Münch. med. Wschr. **1906**, 797. — HEINEMANN: Klin. Wschr. **1928**, 2057. — HEINSEN: Dtsch. med. Wschr. **1952**, 70. — HELLMANN: Science (Lancaster, Pa.) **109**, 280 (1949). — HENNEMANN: Z. inn. Med. **1951**, 385. — HENNINGSEN: Arch. klin. Chir. **202**, 446 (1941). — HEPP, W.: Bierallergie. Münch. med. Wschr. **1940**, 1140. — HERALD: Siehe bei HARKAVY, HEBALD u. SILBERT: Proc. Soc. Exper. Biol. a. Med. **30**, 104 (1932). — HERFF: Die klinische Bedeutung der Arzneimittel als Antigene. Leipzig: Georg Thieme 1937. — HERMS: Klin. Wschr. **1932**, 777. — HERRLICH: Nervenarzt **1948**, 167. — Med. Mschr. **1948**, 73. — HESCHELES: Z. Kinderheilk. **34** (1922). — HESS, W. R.: Kongr. für Inn. Med., Wiesbaden 1949. — HETENYI: Arch. Verdgskrkh. **31** (1923). — HEUBNER: Z. exper. Med. **10**, 269 (1920). — HEUPKE, W.: Z. exper. Med. **44**. — HEYMANN, GILKEY and SALKAR: Proc. Soc. Exper. Biol. a. Med. **73**, 385 (1950). — HIKI: Sci. Rep. Gov. Inst. Inf. Dis. 1 (1922). — HILLER: Münch. med. Wschr. **1950**, 875. — HILPERT: Klin. Wschr. **1924**, Nr 38. — HIRSZFELD: Internat. Allergie-Kongr. Zürich 1951. — HIS: Charité-Ann. **36** (1912). — 28. Kongr. für Inn. Med. 1911. — HITZELSBERGER, RUPPEL u. WEISSBECKER: Klin. Wschr. **1952**, 47. — HOCHREIN: Klin. Wschr. **1939** I, 665. — HOCHREIN u. SCHLEICHER: Klin. Wschr. **1939**, 665. — HÖRING: Ärztl. Forsch. **1948**, 1. — HOESCH: Zbl. inn. Med. **1937**, H. 49, 945. — HOFF, F.: Dtsch. med. Wschr. **1941**, 417. — Z. klin. Med. **140**, 128 (1941); **142**, 726 (1943). — HOFFSTAEDT: Med. Klin. **1931** I, 52. — HOIGES: Internat. Allergie-Kongr. Zürich 1951. — HOLLER: Erfahrungen über Bazillenruhr. Berlin u. Wien: Urban & Schwarzenberg 1941. — HOLTZ, PETER: Klin. Wschr. **1946**, 65. — HOMMA: Virchows Arch. **233** (1921). — HORNEMANN: Hautarzt **1950**, 299. — HORSTER: Klin. Wschr. **1938**, 1610. — HORTON, BROWN and ROTH: J. Amer. Med. Assoc. **107**, 1263 (1936). — HUECK: Münch. med. Wschr. **1920**, 535; **1938**, 1. — HUNECKE, W.: Impletoltherapie. Hippokrates-Verlag 1952. — HUNT: Lancet **1930** II, 1001.

ILLIG: Klin. Wschr. **1952**, 642. — IMHOF: Med. Welt **1942**, 574. — INTOSCH, MC.: South. Med. J. **1930**.

JADASSOHN: Klin. Wschr. **1926**, 1957. — Arch. f. Dermat. **156**, 3 (1928). — Internat. Allergie-Kongr. Zürich 1951. — JADASSOHN u. BLOCH: Sitzg Dermat. Ges. München 1925. — JAENSCH: Grundzüge einer Physiologie und Klinik der psychischen Persönlichkeit. 1926. — JANULEIT: Z. klin. Med. **1943**, 292. — JOLTRAIN: Ann. Méd. **28**, 32 (1930). — JONEZ, H. D.: Ann. Allergy **10**, 454 (1952). — JORES: Vgl. SCHWÖBEL, Ärztl. Forsch. **1949**, 475. — Amer. J. Hyg. **22**, 406 (1935).

KABAT, E. A.: Immunochemistry. Progr. Allergy **2**, 265 (1949). — KABAT, E. A. u. Mitarb.: J. of Exper. Med. **69**, 103 (1939). — Amer. J. Med. Assoc. **1947**, 535. — Immunochemistry of proteins. J. of Immun. **47**, 513. — J. of Immun. **44**, 69; **48**, 181 (1944); **56**, 377 (1947). — Progress in Allergie (KALLÓS), Bd. II. 1949. — KAEGER: Inaug.-Diss. Berlin 1939. — KÄMMERER u. APAZA FUENTES: Münch. med. Wschr. **1927**, 1651. — Erg. inn. Med. **32**, 373 (1927). — Verh. dtsch. Ges. inn. Med. 1928 (Asthma). — Z. ärztl. Fortbildg **1928**, 97 (Rundfunkvortr.). — KÄMMERER u. HAARMANN: Münch. med. Wschr. **1928**, 393 (allergenfreie Kammer). — Kongr. der Ges. für Hals-Nasen-Ohren-Ärzte, Düsseldorf 1928. Referatvortr. Z. Hals-usw. Heilk. **20** (1928). — Z. Krkhauswes. **1928**, 658 (allergenfreie Kammer). — KÄMMERER u. WEISBECKER: Arch. exper. Path. u. Pharmakol. **111** (1925). — Fortschr. Ther. **1929**, H. 2. — Med. Klin. **1930**, Nr 32 (Rundfrage über bakterielle Asthmaallergie); **1932** (Aussprache bei BUSCHKE, Allergie als Ursache der Ekzeme). — Verh. dtsch. Ges. inn. Med. **1933**. — Allergische Diathese und allergische Erkrankungen, 2. Aufl. München: J. F. Bergmann 1934. (1. Aufl. 1926.) — Ther. Gegenw. **1935**, H. 7. — Immunität usw. **3**, 225 (allergische Diathese). — Rev. méd. **1936**, 452. — J.kurse ärztl. Fortbildg **1937**, 37 (Heufieber). — Med. Welt **1937**, Nr 34. — Münch. med. Wschr. **1939**, 1720. — KÄMMERER u. WEISSHAAR: Dtsch. Arch. klin. Med. **183**, H. 1 (1938). — 2. wissenschftl. Woche in Frankfurt: Allergene der Luft. Organism. u. Umwelt **1939**, 165. — Wien. klin. Wschr. **1941**, 5 (Magen-Darm). — Ärztl. Forsch. **1948**, 10 (z. all. Nephritis); **1948**, 169 (Diskussion KALBFLEIS H). — Neue med. Welt **1950**, Nr 20 (nervale Theorie der Allergene). — KÄMMERER, H.: Münch. med. Wschr. **1907**, Nr 39 (Eosinoph.); **1912**, Nr 28 (Luetin); **1920**, Nr 13; **1922**, Nr 15; **1924**, 459; **1925**, Nr 16 (Migräne). — KAHLMETER: Z. Rheumaforsch. **4**, 457 (1941). — KAHN: J. Labor. a. Clin. Med. **14**, 835 (1929). KAISER: Arch. klin. Chir. **188**, 36 (1937). — KALBFLEISCH: Ärztl. Forsch. **1948**, 169. — KALLÓS: Progress in Allergy, Bd. I, II u. III. Basel u. New York: S. Karger 1939, 1949, 1952. — KALLÓS, P.: Asthma bronchiale. Praxis (Bern) **1949**, 536. — KALLÓS, P., u. K. DEFFNER: Fortschritte der Allergielehre, II. Basel u. New York: S. Karger 1949. — KARRENBERG: Dermat. Z. **1932**, 63. — KARTAGENERt Schweiz. med. Wschr. **1942**, 862. — KATHE u. PETERS: Z. Immun.forsch. **103**, 1 (1943). — KAUDERS: Wien. med. Wschr. **1921**, 1602. — KAUFMANN: Ann. Allergy **9**, 517 (1951). — Beiträge zur Pathologie des Stoffwechsels bei Psychosen,

Teil 2. — Die Epilepsie. Jena: Gustav Fischer. — KAUFFMANN, F.: Krkh.forsch. 2 u. 3 (1926). — KAY: J. Med. Sci. 204, 483 (1942). — KAYSERLING u. MATTHIES: Virchows Arch. 295, 458 (1935); 299, 253 (1937). — KEEFE, O.: Boston Med. J. 183 (1920). — KEIDERLING u. WESTPHAL: Verh. dtsch. Ges. inn. Med. 1951. — KELLAWAY and COWELL: Brit. J. Exper. Path. 3, 268 (1922); 4, 255 (1923). — KENNEDY: Arch. of Neur. 15, No 1 (1926). — Internat. Clin. 3, 41 (1931). — Brit. Med. J. 1932, No 3729. — Progress in Allergy (KALLÓS), Bd. II. 1949. — KERN and STEWART: J. Allergy 3, 51 (1931). — KERPPOLA: Acta Soc. Medic. leur. Duodecim. 13, H. 2 (1931). — KIRCHHOF: Z. Rheumaforsch. 1, 305 (1938). — KLAUS: Dtsch. med. Wschr. 1941 II, 845. — KLEE: Bei DOMAGK, Chemotherapie der Tuberkulose mit Thiosemicarbazonen. Stuttgart: Georg Thieme 1950. — KLEE u. GROSSMANN: Münch. med. Wschr. 1925, Nr 7. — KLEWITZ: Strahlenther. 1921. — Münch. med. Wschr. 1922 u. 1924. — KLINGE: Virchows Arch. 279, H. 1 (1930); 294, 587 (1935). — Verh. dtsch. path. Ges. (26. Tagg) 1931. — Der Rheumatismus. Berlin: Springer 1933. — Beitr. path. Anat. 83, 1. — Münch. med. Wschr. 1943, 5. — Klin. Wschr. 1927, 2265. — Erg. Path. 27, 1 (1933). — KLOPSTOCK: Z. Immun.forsch. 48, 97 (1926). — KLOPSTOCK u. SELTER: Klin. Wschr. 1927, 1662. — KNEPPER u. WAALER: Virchows Arch. 294, 587 (1935). — KOELSCHE, MAYTUM, PRICKMANN and CARRYER: Ann. Allergy 1951, No 5, 573. — KÖNIGSFELD: Z. klin. Med. 102, H. 2/3 (1926). — KOEPLIN: Z. klin. Med. 129, 512 (1936). — KOESSLER and LEWIS: Arch. Int. Med. 39, 163 (1927). — KOHN, J. u. Mitarb.: Amer. J. Dis. Childr. 55, 1018 (1938). — KOLLER: Internat. Allergie-Kongr. Zürich 1951. — KONJETZNY: In HENKE-LUBARSCH' Handbuch der pathologischen Anatomie, Bd. IV/2, S. 768. — KONZIS: Zit. nach STICKER, Das Heufieber usw. — KORITSCHONER u. SCHWEINBURG: Z. Immun.forsch. 42, 217 (1925). — KOVACS: Experientia (Basel) 1950, 349. — KRAINSKY: Allg. Z. Psychiatr. 54, 612 (1898). — KRAMER u. PERILSTEIN: Angiology 2, 4, 283 (1951). — KRAUS: Dtsch. med. Wschr. 1920. — KRAUSE: Allergische Diathese usw. Ärztl. Wschr. 1947, 1100. — KREISSL: Dtsch. med. Wschr. 1949, 342. — KREHL: Pathologische Physiologie. 1918. — KREHL u. MATTHES: Arch. exper. Path. u. Pharmakol. 36, 437. — KRETSCHMER, E.: Körperbau und Charakter. Berlin: Springer 1921. — KÜHNE: Dtsch. med. Wschr. 1950, 1366, 1445. — KÜHNE-MARTINI: Verh. 4. Dtsch. Bädertagg, Bad Pyrmont 1950. — KULENKAMPFF: Med. Welt 1937, 1030. — KULPE, W.: Klin. Wschr. 1949, 8. — KYLINS: Klin. Wschr. 1927, Nr 37.
LAËNNEC: Zit. nach KÄMMERER. Allergische Diathese usw. — LAIDLER: Riv. Pat. sper., N. s. 2, 389 (1934). — LANDSBERGER: Z. Kinderheilk. 39, 569 (1925). — LANDSTEINER and JAKOBS: J. of Exper. Med. 61, 443 (1935). — LANDSTEINER and WIENER: Proc. Soc. Exper. Biol. a. Med. 43, 223 (1940). — LANDSTEINER u. Mitarb.: Z. Immun.forsch. 1917, Nr 26. — J. of Exper. Med. 39, 631 (1924); 52. 347 (1930); 54, 295 (1931); 57, 633 (1933); 63, 813 (1936); 66, 337 (1937); 67, 79 (1938); 69, 767 (1939); 73, 431 (1941). — J. of Med. 215, 1199. — Proc. Soc. Exper. Biol. a. Med. 28, 983 (1931); 30, 1413; 44, 559 (1940); 49, 688 (1942). — Schweiz. med. Wschr. 1941 II, 1359. — LANGE, GOULD, WEINER and SIMON: J. of Clin. Invert. 28, 50 (1949). — LAROCHE: Nutrition (Paris) 3, 37 (1933). — LAROCHE u. Mitarb.: L'anaphylaxie alimentaire. Paris 1919. — LASCH: Med. Klin. 1935 II, 975. — LATTERI: Riv. Pat. sper., N. s. 2, 389 (1934). — LAUDENHEIMER: Ther. Gegenw. 6 u. 8, 1922 (1926). — Kongr. für Inn. Med. 1926. — LEBINSKI: Ther. Gegenw. 83, 92 (1942). — LEDERER, EUGEN: Hygienische und gewerbetoxische Untersuchungsmethoden, Abt. IV, Teil 16. Berlin u. Wien: Urban & Schwarzenberg 1932. — LEDERER: Journ. gastro-enterol. belg. 7, 551 (1939). — LEHMANN: Die Filterung der Atemluft und deren Bedeutung für Staubkrankheiten. Berlin 1938. — LEHNER u. RAUKA: Krkh.forsch. 5, 57 (1927). — Z. exper. Med. 53 (1927). — LEITNER: Beitr. Klin. Tbk. 88, 388 (1936). — LENNOX u. Mitarb.: Arch. of Neur. 11 (1924). — LEON-KINDBERG: Presse méd. 1940, 277. — LEPORE, N. Y. COLLINS and SHERMANN: J. Allergy 22, 146 (1950). — LERICHE: Presse méd. 1936 I, 916. — Ärztl. Wschr. 1949, 91. — LERMOYEZ: Bull. Soc. méd. Hôp. Paris 1921, Nr 26. — LESCHKE: Z. exper. Path. u. Ther. 14 (1913). — LETTERER: Verh. dtsch. path. Ges. 1925. — Beitr. path. Anat. 75, 486 (1926). — Zbl. Path. 58 (Sonderbd.), 121 (1933). — Ärztl. Wschr. 1948, 196. — LEUPOLD: Frankf. Z. Path. 52, 392 (1938). — LEVINE, R.: Internat. Allergie-Kongr. Zürich 1951. — LEWIN and MOSS: Ann. Allergy 1951, No 4, 471. — LEWINE: Blood 3, 404 (1948). — LEWIS and GRANT: Heart 11 (1924); 13, 219 (1926). — LEWIS and HARMES: Heart 14, 19 (1927). — LEWIS and LOOMIS: J. of Exper. Med. 41, 3 (1925). — LIAO, S. J.: J. Clin. Invest. 28, 331 (1949). — LICHTWITZ: Klin. Wschr. 1925, 2353. — LIEBERMANN: Siehe bei SKOKOFF. — LIEBERMEISTER: Dtsch. med. Wschr. 1926 I, 1067. — LINDBERG: Finska Läk. sällsk. Hdl. 67, 943 (1925). Ref. Kongreßzbl. inn. Med. Bd. 42. — LINN, MATHESON and SCHLAPP: Quart. J. Exper. Physiol. 13, No 3 (1923). — LINNEWEH u. HARMSEN: Dtsch. med. Wschr. 1943 I, 359. — LINOSSIER et LÉRI: 12. Congr. franç. med. Maon 2, 126 (1913). — LINZ: Siehe GRATIA u. LINZ. — LINZ et Gratia: C. r. Soc. Biol. Paris 109, 585 (1932). — LIPMANN, W. H.: Ann. Allergy 7, No 3, 384 u. No 4, 492 (1949). — Dtsch. med. Rdsch. 4, 164 (1950). — LIPFERT u. NOGALSKI: Klin. Wschr. 1949, 196 (1938). — LISSAK u. WENT: Arch. exper. Path. u. Pharmakol. 180, 466 (1936). — LISTON: Zit. nach HANSEN, Allergie, 2. Aufl., S. 503. —

Loeb: Fortschr. Ther. **6**, 167 (1930). — Loeffler: Beitr. Klin. Tbk. **79**, 368 (1932). — Schweiz. med. Wschr. **1936**, 1069. — Löhr: Z. exper. Med. **24**, 57 (1921). — Loeschke: Beitr. path. Anat. **77**, 231. — Loewe: Z. Neur. **7**, 73 (1911). — Lewi: vgl. bei Dale. — Loiseleur: Antikörper. Internat. Allergie-Kongr. Zürich 1951. — Ann. Inst. Pasteur **1946**: **1947**; **1950**. — Long: Internat. Allergie-Kongr. Zürich 1951. — Long and Miles: Lancet **1950** I, 492. — Longcope: J. of Exper. Med. **18**, 678 (1913). — Longley: Siehe bei Banting. — Lootit u. Mitarb.: J. of Path. **58**, 711 (1946). — Lossen: Siehe bei Drey. — Loveless: J. Allergy **21**, 489 (1950). — Loveless, Dorfmann and Downing: J. Allergy **9**, 321. — Lubbers: Nederl. Tijdschr. Geneesk. **9**, H. 2 (1921). — Luckner u. Mann: Klin. Wschr. **1939** I, 767. — Lührs: Dtsch. med. Wschr. **1923**, 150. — Luippold, E. J.: Ann. Allergy **1951**, No 1, 97. — Luithlen-Urbach: Siehe bei Urbach, Allergie usw. — Lumb. George: Brit. Med. J. **1950**, 645. — Lundback: Bibl. Laeg. (dän.) **130**, 345 (1938). — Luria et Wilensky: Zit. bei Mussio-Fournier, Presse méd. **1932**, 1225. — Luxenburger: Psychiatrische Erblehre. (Mschr.), S. 95. München-Berlin 1938.

Macanly: Internat. Allergie-Kongr. Zürich 1951. — Majer, E. J.: Internat. Allergie-Kongr. Zürich 1951. — Malmström: Sv. Läkartidn. **1941**, 2073. — Malten: Münch. med. Wschr. **1938**, 166. — Manwaring: Z. Immun.forsch. **8**, 1 (1910). — Proc. Soc. Exper. Biol. a. Med. **22**, No 1 (1924). — Marbais: Schweiz. med. Wschr. **1933** II, 669. — Marcoff: Dtsch. Arch. klin. Med. **180**, 530 (1937). — Marcussen: Acta dermato-vener. (Stockh.) **29**, 410 (1949). Markovitz, E.: Röntgentherapie. Leipzig: Georg Thieme 1934. — Marrak, J. R.: Internat. Allergie-Kongr. Zürich 1951. — Martini, H.: Dtsch. med. Wschr. **1952**, 683. — Marval. Luis de: C. r. Soc. Biol. Paris **122**, 304 (1936). — Marx, H.: Mitt. Grenzgeb. Med. u. Chir. **188**, H. 4 (1925). — Massell and Warren: J. Amer. Ser. Med. **1950**, 1935. — Massino: Arch. of Path. **12**, 30 (1950); **30**, 185 (1949). — Masugi u. Mitarb.: Zbl. ges. inn. Med. **56**, 417. — Klin. Wschr. **1935**, 373. — Beiträge path. Anat. **96**, 391 (1936). — Masugi-Matazo: Trans. jap. Path. Soc. **23**, 857 (1933). — Klin. Wschr. **1935** I, 373. — Mauther u. Pick: Z. Immun.forsch. **20** (1914). — Münch. med. Wschr. **1915**, 1141. — Biochem. Z. **127**. — Mayer, List u. Kaufmann: Med. Klin. **1931**, 1742. — Mayer, R. L.: Sitzungsbericht zit. nach Klin. Wschr. **1931**, Nr 12, 569. — Mayr u. Moncorps: Münch. med. Wschr. **1925**; **1926**. — McManus and Lawlor: New England J. Med. **242**, 17 (1950). — McMaster and Kruse: J. of Exper. Med. **89**, 583 (1949). — Meier u. R. Basel: Internat. Allergie-Kongr. Zürich 1951. Meier, F.: Wien. klin. Wschr. **1949**, 702. — Meier, R., u. F. Gross: Dtsch. med. Wschr. **1951**, 1179. — Melczer u. Wlassies: Arch. f. Dermat. **175**, 157 (1937). — Melli: Seuchenbekämpfg **7**, 177 (1930). — Melzer: Zbl. Neur. **94**, 306 (1939). — Menkin: Lancet **1947**, 660. Menkin, Pivovane and Friedhofer: Proc. Soc. Exper. Biol. a. Med. **75**, 378 (1950). — Metalnikow: Presse méd. **1934**, 1893. — Meyenburg, v.: Schweiz. med. Wschr. **1942** II, 809. — Meyer u. Brühl: Z. Neur. **75** (1922). — Meyer u. Emmerich: Dtsch. Arch. klin. Med. **96** (1909). — Meyer, Ernst: Dtsch. med. Wschr. **1939** I, 58. — Meyer, M.: Nachr. Psychiatr. **1912**, 56. — Meyer, W. C.: Wiesbadener Kongr. 1951. — Meyer-Bisch: Z. klin. Med. **94** (1922). — Meyer-Dörcken: Virchows Arch. **292**, 374 (1934). — Meyer-Gottlieb: Experimentelle Pharmakologie, 7. Aufl. 1925. — Michel, H.: Med. Mschr. **4**, 292 (1950). — Middlebrook and Dubos: Amer. Rev. Tbc. **58**, 700 (1948). — Miescher: Schweiz. med. Wschr. **1941** II, 1360. — Internat. Allergie-Kongr. Zürich 1951. — Millberger: Z. inn. Med. **2**, 251 (1947). — Millberger u. Mitarb.: Zbl. Bakter. I Orig. **154**, 167 (1949). — Miller, Hymann: Los Angeles. Course No 29. — J. Allergy **12**, 335 (1941). — Miller, v., and Piness: J. Allergy **2**, 436 (1931). — Miller and Raulston: J. Amer. Med. Assoc. **80** (1923). — Minet et Warenbourg: Presse méd. **1939** I, 357. — Misske: Zbl. inn. Med. **1942**, 457. — Mitschel, H. S.: J. Allergy **22**, 71 (1951). — Mivelar: Internat. Allergie-Kongr. Zürich 1951. — Möbius: Nothnagels Handbuch Bd. 12, Teil 3. — J. Physiol. et Path. gén. **4** (1861). — Moeschlin: Schweiz. med. Wschr. **1942**, 119. — Kongr. Inn. Med. Wiesbaden 1952. — Moldevan: Reticulina-M-Cluy. 1940. — Molnut: J. of Immun. **37**, 113 (1939). — Moore: Course in Allergy, University of Oregon, Med. School, Nov. 1948. — Morcoas: Arch. des Mal l'Appasdiged. **16**, 1035 (1926). — Moro: Eczema infantum und Dermatitis seborrhoides. Berlin: Springer 1932. — Moro u. Keller: Dtsch. med. Wschr. **1925**, 1015. — Mosenthal: Zit. nach Berger-Hansen in Hansen, Allergie. Leipzig: Georg Thieme 1943. — Müller, Fr. v.: Zit. nach Kämmerer, Allergische Diathese usw. — Müller, H. H.: Mschr. Psychiatr. **58**, 127 (1909). — Müller, L. R.: Die Lebensnerven. Monographie. — Müller, Otfried: Die Kapillaren usw. Stuttgart: Ferdinand Enke 1922. — Müller, Otto: Med. Klin. **1931**. — Müller, W. G.: Zbl. **85**, 148 (1949). — Murray, Cowie and Buenaventura Jimenez: Arch. Int. Med. **57**, 185 (1936). — Murry and Robinson: Ann. Allergy **1952**, 1, 2. — Mussio-Fournier: Presse méd. **1932** II, 1225.

Nagel: Pflügers Arch. **230**, 129, 674 (1932); **231**, 616 (1933). — Z. Immun.forsch. **102**, 424 (1943). — Nathan: Bull. Med. **34**, 59 (1920). — Nathan u. Grundmann: Klin. Wschr. **1931** II, 2169. — Neber u. Dameshek: Blood **2**, 371 (1947). — Neubauer u. Stäubli: Münch. med. Wschr. **1906**, 2380. — Neuda: Klin. Wschr. **1906**, 2380. — Neumann, W.:

Med. Klin. **1933**, 771. — Wien. klin. Wschr. **1940**, 1024. — NIDER, MC.: J. of Pharmacol. **73**, 186 (1941). — NIELSBY: Acta allergol. (København.) **2**, 57 (1949). — NIELSEN, NIELS: Ugeskr. Laeg. (dän.) **1936**, 781. — NIKOLAEFF u. GOLDBERG: Z. exper. Med. **73**, 464 (1930). — NIKOLAU u. Mitarb.: Soc. de Biol. 1929, 133, t. C II. — NITTI: C. r. Soc. Biol. Paris **124**, 1164 (1937). — NOELPP and ILSE NOELPP-ESCHENHAGEN: Internat. Arch. Allergy a. appl. Immunol. **2**, H. 4 (1951). — NONNENBRUCH: Med. Klin. **1947**, 672. — Nierenkrankheiten. Monographie. Stuttgart: Ferdinand Enke 1949. — NOON: Lancet **1911**, 1572. — NORDMANN u. DIETRICH: Krkh.forsch. **6**, 217 (1928).

OBANZA, FERNANDES: Rev. clin. españ. **3**, 405, 408, dtsch. Zusammenfassung, S. 408 (1941). — OBERHOLZER: Z. Neur. **16** (1913). — OBERMAYER u. PICK: Wien. klin. Rdsch. **1902**, Nr 15. — OKAMOTO: Mitt. med. Akad. Kioto **6**, 939 (1932). — OLESEN: Ugeskr. Laeg. (dän.) **1938**, 978. — OPIE: J. of Immun. **9**. — ORZECHOWSKI u. Mitarb.: Epilepsia 4, Nr 2/3 (1913). — Arch. exper. Path. u. Pharmakol. **190**, 226; **196**, 237 (1940); **197**, 387 (1941); **200**, 176; **202**, 79 (1943). — OSLER, W.: Amer. J. Med. Sci. **127**, 751 (1904). — OSTROWSKA: Arch. Inst. Pasteur 44, 340 (1930). — O'SULLIVAN, MARY: Endocrinology 24, 414 (1939). — OTTO: Münch. med. Wschr. **1907**, Nr 34; **1907**, 1665. — Handbuch der pathogenen Organismen, Erg.-Bd. 2. 1908. — LEUTHOLDsche Gedenkschrift, 1. 1905.

PAGEL: Z. exper. Med. **77**, 396 (1931). — PAGNIEZ et NAST: Presse méd. **1920**, Nr 26. — PAGNIEZ et PASTEUR: Presse méd. **1919**, Nr 19. — PASTEUR-VALERY-RADOT u. Mitarb.: Presse méd. **1921**, Nr 22; **1941** II, 1245. — Études clin. exper. et ther. sci. franç. Nutrit. (Paris) **5**, 5 (1935); **1951**. — Études cliniques, experimentales et therapeutiques sur l'Allergie. L'expension scientifique française (editeur) 1952. — PASTROVICH: Giorn. Psychiatr. clin. **1913**, 445. — PAUL and PRESLEY: Illinois Med. J. **97**, 283 (1950). — PAULING u. Mitarb.: J. of Exper. Med. **76**, 211 (1942). — PERRIN et CUENOT: Presse méd. **1932** I, 1014. — PESHKIN: Internat. Allergie-Kongr. Zürich 1951. — N. Y. Med. J. a. Med. Rec. 117 (1923). — Progress in Allergy (KALLÓS), Bd. III. 1952. — Course in Allergy. Oregon Med. School 1948 (Course 22). — PESTALOZZI: Ann. Allergy **9**, 6, 727 (1951). — PETERSEN and HUGHES: J. of Biol. Chem. **63**, 2 (1925). — PETOW u. WITTKOWER: Klin. Wschr. **1930** II, 1712. — PETTE: Die akuten entzündlichen Erkrankungen des Nervensystems. Leipzig: Georg Thieme 1942. — PETTE u. SIEGERT: Siehe bei PETTE. — PFEIFFER u. ALBRECHT: Z. Neur. **4**, H. 8 (1912). — PFEIFFER u. DE CRINIS: Z. Neur. Orig.-Bd., 18 (1913). — PHILIPS: J. Amer. Med. Assoc. 78 (1922). — PICK: Wien. med. Wschr. **1912**, 345. — PIERET: Reone med. **1913**, Nr 7. — PILLAR: Wien. klin. Wschr. **1940**, 1005. — PIRILA: Acta allergologica **4**, 319 (1950). — v. PIRQUET, CLAUDIUS: Erg. inn. Med. **1** (1904). — Allergie. Berlin 1910. — PLOKKER: Allergische Hepatopathien (holl.). Leiden 1941 (Monogr.). — PLUM: Ugeskr. Laeg. (dän.) **1943**, 81. — PÖHLMANN, C.: Münch. med. Wschr. **1932**, 1916. — POLYMENOKOS: Lancet **1951**, 831. — PONCET, RICCITELLI u. HERSTER: Zit. nach W. BERGER. — POPPE: Dtsch. Tierärztebl. **1941**, H. 4/5. — PRAUSNITZ-KÜSTNER: Zbl. Bakter. I Orig. 86, H. 2 (1920/21). — PREUNER, R.: Med. Klin. **1941**, 9; **1942** I, 9, 32. — Z. Hyg. 121, 559 (1939); **122**, 320, 346 (1939/40). — PRIBILLA, W.: Münch. med. Wschr. **1950**, 111. — PROELL u. KLEES: Z. Rheumaforsch. **5**, 474 (1942). — PUNIA: Siehe bei FRANK. — PÜTZ: Neue med. Welt **1950**, Nr 27/28, 970.

QUIDDY: J. Allergy 6, 123 (1935).

RACKEMANN, F. M.: J. Allergy 11, 147 (1940); 15, 249 (1944). — Arch. Int. Med. 77, 700 (1946). — RAMSDELL: J. of Immun. 12, 231 (1926). — RANDOLPH and ROLLINS: J. Labor. a. Clin. Med. 36, 242 (1950). — RANDOLPH and YEAGER: Ann. Allergy 7, 651 (1949). — RANDOLPH u. Mitarb.: Ann. Allergy **1951**, No 1, 1. — RANKE: Münch. med. Wschr. **1920**. — RAPIN: Des Angioneuroses familiales. Genève 1908. — RATHERY: Bull. Soc. méd. Hôsp. Paris III **1939**, 580. — RATNER u. Mitarb.: Proc. Soc. Exper. Biol. a. Med. **23**, 17, 327 (1925); **26**, 679 (1929). — Amer. J. Dis. Childr. 34, 23 (1927); **58**, 699 (1939). — J. of Immun. 14, 249 (1927). — Amer. J. Hyg. 10, 236 (1929). — Arch. of Path. 8, 635 (1929). — J. of Exper. Med. **49**, 835 (1929); **53**, 677 (1931). — J. Amer. Med. Assoc. 94, 2046 (1930); 111, 2345 (1938). — J. Clin. Invest. **13**, 517 (1934). — J. Allergy 12, 272 (1941). — Allergy, Anaphylaxis and Immunotherapy. Baltimore 1943. — RATNER and GRUEHL: Med. Clin. N. Amer. 6, 8175 (1922). — REDON: J. de Chir. 53, 360. — REHSTEINER, R.: Diss. Zürich 1926. — REID and HUNTER: Lancet **1948**, 20, 806. — REMOND et ROUZAND: Rev. Méd. **1921**, 97. — REUBI: Helv. et med. Acta Suppl. 18 (1946). — REYER, W.: Penicillinallergie. Ann. Allergy **1952**, No 3, 270. — RICE: J. Amer. Med. Assoc. **1947**, 111. — RICH u. FOLLIS: Internat. Allergie-Kongr. Zürich 1951. — RICH and GREGORY: Bull. Hopkins Hosp. 72, 65 (1943). — RICHET: C. r. Soc. Biol. Paris 1904. — Amer. Med. 27, 524 (1930). — RICHET, CH.: Acta allergol. **5**, 182 (1952). — RICKER: Wissenschaftliche theoretische Aufsätze für Ärzte. Leipzig 1936 usw. — RIEHM: In HANSEN, Allergie, 2. Aufl. Leipzig: Georg Thieme 1943. — RINTELEN, WERNER: Virchows Arch. **299**, 629 (1937). — RIMINGTON: Internat. Allergie-Kongr. Zürich 1951. — ROBINSON: Ann. Allergy **1952**, 1, 2. — RÖSSLE: 19. Tagg Dtsch. Pathol., Göttingen 1923. — Wien. klin. Wschr. **1932**. — Klin. Wschr. **1933**, 574. — Zbl. Path. **33**. — ROGERS: Course in Allergy. University of Oregon, Medic. School 1948. — ROHR: Helvet. med. Acta

6, 611 (1939). — Dtsch. Arch. klin. Med. 190 (1943). — Blood 97 (1949). — ROLLINS: Ann.
Allergy 1951, No 1, 1. — RONDONI: Zbl. Path. 48 (Erg.-H.), 119 (1930). — ROSA u. DOWALL:
(Isol. menschl. Bronchus) Acta allergol. (København.) 4, 293 (1951). — ROSENAU and ANDERSEN:
Bull. Hyg. Lab. 29, 73 (1906). — ROST: Hautarzt 1, 299 (1950). — Allergie und Praxis. Berlin:
Springer 1950. Hier ausführliches Verzeichnis der ROSTschen Arbeiten. — ROTH: Schweiz.
med. Wschr. 1941 I, 89. — ROTHENHEIM: Süddtsch. Apoth.-Ztg 1933, Nr 21. — ROTTMANN, A.:
Allergie und Lues. Wien. med. Wschr. 1949, 440; 1950, 66. — ROWE: J. Labor. a. Clin. Med.
13, 31 (1927). — ROWE et McINTOSH: J. méd. franc. 19, 170 (1930). — ROWE and RICHET:
In ROWE, clinical Allergy, Dieto, Foods etc. Philadelphia: Lea a. Febiger 1937. — Elimination
diats. Philadelphia: Lea a. Febiger 1944. — RUDDER, DE: Grundriß einer Meteorobiologie
des Menschen. Berlin 1938. 3. Aufl. 1952. — Med. Welt 1938, 187. — RÜDIGER: Dtsch. med.
Wschr. 1949, 408. — RUHENSTRUCK: Med. Klin. 1910, Nr 27. — RUPPEL u. HITZELSBERGER:
Schweiz. med. Wschr. 1941, 928.

SACHSSE: Z. menschl. Vererbgs- u. Konstit.lehre 22, H. 2 (1938). — SALEN: Arch. Allergie
4, 223 (1951). — Nord. med. Tidskr. 1935, 241. — SALKAR: Siehe bei HEYMANN. — SALOMON:
Wien. klin. Wschr. 1913, Nr 35. — SAMSON: Z. exper. Med. 52, H. 1/2 (1926). — SAMTER, M.:
J. Allergy 21, 296 (1950). — SANARELLI: Giorn. Med. mil. 83, 206 (1935). — SANCHEZ-
CUENZA: Medicina (Madrid) 9, 95 (1941). — SANDOR: C. r. Acad. Sci. Paris 228, 282 (1949). —
SARRE: Dtsch. med. Wschr. 1952, 1158. — SARRE u. WIRTZ: Dtsch. Arch. klin. Med. 189, 1
(1942). — Weitere Arbeiten von SARRE im Band Nierenkrankheiten von v. FREY. — SAVONEN:
Acta med. scand. (Stockh.) 138, Suppl. 239, 133 (1950). — SAYERS and SAYERS: Endo-
crinology 40, 265 (1947). — SCHÄFER, K. H.: Mschr. Kinderheilk. 96, 18 (1948). — SCHALTEN-
BRAND: Med. Welt 1938, 13. — Ber. physik.-med. Ges. Würzburg 41. — SCHEBY-BUCH u.
HENOCH: Berl. klin. Wschr. 1874, Nr 51. — SCHEID: Dtsch. med. Wschr. 1941, 682. —
SCHEUER-KARPIN: Z. inn. Med. 5, 65 (1950). — SCHICK: Kinderärztl. Prax. 1, 12 (1930). —
SCHILD, H.C. u. a.: Lancet 1951, No 6679, 376. Ref. Med. Klin. 1952, No 8, 264. — SCHILLING:
Dtsch. med. Wschr. 1909. — SCHITTENHELM: Z. exper. Path. u. Ther. 10/11 (1912). — Z.
Immun.forsch. 14, 1912, 1920. — SCHITTENHELM u. WEICHARDT: In MOHR u. STAEHELIN,
Handbuch, 2. Auflage: Serumkrankheit. — Dtsch. med. Wschr. 1911, Nr 19. — SCHITTEN-
HELM, EHRHARDT u. WARNAT: Klin. Wschr. 1927, Nr 42. — SCHLECHT: Med. Klin. 1951 II,
1303. — SCHLESINGER: Schweiz. med. Wschr. 1923, 77. — SCHLOSS: Amer. J. Diss. Childr.
19 (1920). — SCHLOSS, E. M.: Gastroenterology 13, 311 (1949). — SCHLOSSBERGER: Dtsch.
med. Wschr. (Allergiebeilage) 1952, 13, 21. — SCHMENGLER: Klin. Wschr. 1940, 1155. —
SCHMIDT, H.: Z. Immun.forsch. 45, 496 (1926). — Zbl. Path. 68 (Erg.-H.), 36 (1937). —
Naturforschung und Medizin in Deutschland, Bd. 64. Wiesbaden: Diedrich 1939—1946. —
Bei HANSEN, Allergie, 2. Aufl. 1943. — Fortschritte der Serologie. Dietrich Steinkopff 1950.
(Ausführliche Schrifttumsangaben.) — SCHMIDTMANN: Zbl. Path. 60 (Erg.-H.), 134 (1934). —
SCHÖN, E.: Persönliche Mitteilung. — SCHÖNFELD: Arch. f. Dermat. 175, 54 (1937). —
SCHÖNHEIMER u. Mitarb.: J. of Biol. Chem. 144, 541, 545 (1942). — SCHÖNLEIN: Spezielle
Pathologie und Therapie, 5. Aufl., Teil 2, S. 41. — SCHORER: Schweiz. med. Wschr. 1925,
340. — SCHREUSS: Münch. med. Wschr. 1928, 340. — SCHREUSS u. HEINEMANN: Münch.
med. Wschr. 1928, 340. — SCHREUSS u. WILMS: Fortschr. Ther. 7, 266 (1931). — SCHRÖDER:
Beitr. Klin. Tbk. 46 (1920). — SCHRÖPL: Dtsch. med. Wschr. 1926, 1508. — SCHÜRMANN
u. McMAHON: Virchows Arch. 291, 47 (1933). — SCHULTHESS: Inaug.-Diss. Zürich 1948. —
SCHULTZ, J. H.: Das endogene Training. Mschr. Psychiatr. 35, H. 1 (1914). — Klin. Wschr.
1939, 665, 995. — Münch. med. Wschr. 1939. — SCHULTZ, W. H.: J. of Pharmacol. 1, 549
(1910a); 2, 221 (1910b); 3, 299 (1912a). — Bull. Hyg. Labor. 1912b, No 80. — SCHULTZ,
WERNER: Verh. Ges. Inn. Med. 1935. Sitzgsber. 1. Haematol.-Tagg 1937. — Münch. med.
Wschr. 1941 II, 1085. — SCHULTZE: Erg. inn. Med. 21 (1922). — SCHÜPPLI: Internat. Allergie-
Kongr. Zürich 1951. — Schweiz. med. Wschr. 1951, Nr 25, 589. — SCHUR: Wien. klin. Wschr.
1927, 40. — SCHUTZBANK, F. B.: Ann. Allergy 8, 6, 777 (1950). — SCHWARTZ: J. Allergy
22, 1 (1951). — SCHWARZMANN, A.: Schweiz. med. Wschr. 1949, 498. — SCHWEIZER u. REBER:
Z. exper. Med. 116, 265 (1950). — SCHWENKER u. SCHLECHT: Z. klin. Med. 1912, 77. —
SCHWENT and RIVERS: J. of Exper. Med. 60, 559 (1934). — SCHWENTKER and COMPLOIR:
J. of Exper. Med. 70, 223 (1939). — SCHWÖBEL: Ärztl. Forsch. 2, H. 24, 481; 1949, 475. —
SCOTT and O. KEEFE: Boston Med. J. 183 (1920). — SECOMTE: Acta allergol. (København.) 5, 88
(1952). — SEELIGER: Balneologe 3, 545 (1936). — SEGAL and AARONS: Ann. Allergy 8 (1950).
SEGAL and LOEB: J. of Exper. Med. 84, 211 (1946). — SEIBOLD, M.: Inaug.-Diss. München
1947. — SEIDLMAYR: Zbl. Kinderheilk. 61, 217 (1939). — SELYE: The General Adaptation
Syndrome and the diseases of Adaptation. — Canad. Med. Assoc. J. 50, 426 (1944). —
J. Clin. Endocrin. 6, 117 (1947). — Brit. Med. J. 1949, 1139. — Medical Publisher. Montreal
1950. — Acta Inc. Med. Publ. Montreal 1951. — SEVAG: Dtsch. med. Wschr. 1952, 1133. —
SHELDON u. Mitarb.: Ann. Allergy 1952, 1, 24. — SHELDON, JOHN: Amer. J. Med. Sci. 190,
232 (1935). — SHEPPARD, S.: Amer. Int. med. 23, 1, 91. Ref. Med. Klin. 1946, 525. — SHERMAN
u. Mitarb.: J. Allergy 21, 414 (1950). — SHOKOFF and LIEBERMANN: J. Allergy 4, 65, 506,

513 (1932/33); **5**, 76 (1933/34). — SHWARTZMANN: J. of Exper. Med. **55**, 889 (1932); **57**, 859 (1933). — SIDI et CASALIS: Presse méd. **1951**, 730. — SIEGEL: Amer. Heart J. **39**, 302 (1950). — Arch. Int. Med. **1936**, 993. — SIEGENBECK, V., u. A. v. LEEUWENBRUGH-SLAUK: Geneesk. Tijdschr. Nederl.-Indië **1937**, 66. — SIEGMUND: Verh. dtsch. path. Ges. **1923**; **1925**; **1937**. — SIKL, H.: Frankf. Z. Path. **49**, 283 (1936). — SILBERT u. LYNN: Internat. Allergie-Kongr. Zürich 1951. — SIMON, F. A.: Progress in Allergy (KALLÓS), Bd. II. Basel u. New York: S. Karger 1949. — SINGER: Arch. Verdgskrkh. **42**, 322. — SINGER, W.: Encephalomyelitis. Inaug.-Diss. Hamburg 1941. — SJÖBERG: Acta allergol. (København). **4**, 357 (1951). — SKARZYNSKA, MARIE: C. r. Soc. Biol. Paris **90** (1927). — SKONGE: Dtsch. Arch. klin. Med. **177**, 151 (1935). — SMADEL and FARR: J. of Biol. Chem. **134**, 71 (1940). — SMITH: J. of Path. **60**, 489 (1948). — SMITH, THEOBALD: J. Med. Res., N. s. **8**, 341 (1908). — SMITS: Münch. med. Wschr. **1929**, 896. — SÖDERHOLM, BR.: Acta allergologica **3**, 329 (1950). — SOMMER: Beitr. Klin. Tbk. **99**, 78 (1943). — SOOSTMEYER: Virchows Arch. **306**, 554 (1940). — SPAETH: Dtsch. med. Wschr. **1942**, 935. — SPAICH u. OSTERTAG: Z. menschl. Vererbgs- u. Konstit.lehre **19** (1936). — SPAIN u. STRAUSS: J. Allergy **1951**, No 1, 47. — SPERANSKY: Grundlagen einer Theorie der Medizin. Berlin: Dr. Sänger 1935. — SPIEGEL: Arch. int. Med. 993 (1936). — SPILLMANN et SAVERGNE: Presse méd. **33** (1938). — SPIRO u. Mitarb.: J. Labor. a. Clin. Med. **35**, 899 (1950). — SPÜHLER, ZOLLINGER u. ENDERLIN: Schweiz. med. Wschr. **1951**, 904. — STAHLE: Fol. haemat. (Lpz.) **59**, 341 (1938). — STALLYBRASS: Proc. Roy. Soc. Med. **43**, 137 (1950). — STATE and WANGENSTEEN: J. Amer. Med. Assoc. **130**, 990 (1946). Ref. Klin. Wschr. **1946**, 45. — STAUDER: Zit. bei BUMKE. — STAWITZKY u. Mitarb.: J. of Immun. **63**, 389 (1949). — STEEL, S. J.: Brit. Med. J. **1952**, 415. — STEINBRINK: Z. inn. Med. **5**, 9, 10, 311 (1950). — STEINER-WOURLISCH: Arch. f. Dermat. **152**, 283 (1926). — STEINMANN: Helvet. med. Acta **1943**, 111. — STEMMER: Fortschr. Ther. **1937**, H. 6. — STERNBERG, PERRY and LE VAN: J. Amer. Med. Assoc. **142**, 969 (1950). — STEVENSON, L.: Progress in Allergy (KALLÓS), Bd. II. 1949. — STIEFLER: Dtsch. Z. Nervenheilk. **81** (1924). — STICKER: Das Heufieber und verwandte Störungen, 2. Aufl. Wien u. Leipzig: Alfred Hölder 1912. — STÖHR, PH.: Mikroskopische Anatomie des vegetativen Nervensystems. Berlin 1928. — STÖTTER: Klin. Wschr. **1937**, Nr 34. — STORCK: Internat. Allergie-Kongr. Zürich 1951. — STORCK, HOIGNE u. KOLLER: Internat. Allergie-Kongr. Zürich 1951. — STORM VAN LEEUWEN: Nederl. Tijdschr. Geneesk. **1921**, Nr 10. — Allergische Krankheiten, 2. Aufl. Berlin: Springer 1928. — Z. Immun.forsch. **63**, H. 1/2 (1929). — Münch. med. Wschr. **1929**, 2130. — STOTTMEISTER: Siehe HEILMEYER, Blut und Blutkrankheiten. In Handbuch der inneren Medizin, Bd. 2. Berlin: Springer 1951. — STRASSBURGER, H.: Münch. med. Wschr. **1942**, 625. — STREHLER: Kongr. Ges. Inn. Med. 1950. — STRÜMPELL, V., u. SEYFERTH: Lehrbuch der speziellen Pathologie und Therapie innerer Krankheiten. Leipzig: F. C. W. Vogel 1930. — STÜTTGEN: Jub.-Bericht des Heufieberbundes 1949. — STUDER: Internat. Allergie-Kongr. Zürich 1951. — STURM: Klin. Wschr. **1941**, 1139. — SUGIBARA u. Mitarb.: J. Allergy **22**, 500 (1941). — SURKES: Schweiz. med. Wschr. **1948**, 662. — SUSAN, C. DEES, and H. LÖWENBACH: Ann. Allergy **9**, 446 (1951). — SWIFT u. DEERICK: J. of Exper. Med. **49**, 883 (1919). — SWIFT u. Mitarb.: Ann. int. Med. **31**, 715 (1949). — SWINEFORD and REYNOLDS: J. Allergy **1951**, No 4, 350. — SWINNY, B.: Ann. Allergy **9**, 774 (1951).

TALLANT, EDWARD O'NEIL and URBACH: Amer. J. Digest. a. Nutrit. **16**, 140 (1949). — TANCRÉ: Münch. med. Wschr. **1938**, 899. — TANNENBERG, JOSEPH: Arch. of Path. **23**, 501 (1937). — TELEKY u. ZITZKE: Arch. Gewerbepath. **3**, 1 (1932). — TELLENBACH: Internat. Allergie-Kongr. Zürich 1951. — THADDEA: Zbl. inn. Med. **146** (1939). — THANNHAUSER u. WEINSCHENK: Dtsch. Arch. klin. Med. **139** (1922). — Münch. med. Wschr. **1932**, 1890. — THERON: J. Allergy **21**, 471 (1950). — THIEME and SHELDON: J. Allergy **9**, 246 (1938). — THORN: New England J. Med. **243**, 783 (1950). — Dtsch. med. Wschr. **1950**, 1539. — THULIN: Siehe S. L. LIAO. — TIEFENSEE: Schr. Königsberg. Gelehrten-Ges. Naturwiss. Kl. **6** (1926). — TIGERSTEDT u. BERGMANN: Skand. Arch. Physiol. (Berl. u. Lpz.) **8**, 223 (1898). — TIGGES: Fortschr. Ther. **10**, 40 (1942). — TILLET and FRANCIS: J. of Exper. Med. **52**, 561 (1930). — TISCHENDORF: Dtsch. med. Wschr. **1949**, 449. — TISELIUS and KABAT: J. of Exper. Med. **69**, 119 (1939). — TISELL, FRITZ: Acta med. scand. (Stockh.) Suppl. **123**, 284 (1941). — TODO, SANGO: Mitt. med. Ges. Chiba **16**, H. 4, dtsch. Zusammenfassung S. 43 (1938). — TÖTTERMANN: Acta med. scand. (Stockh. **96**, 268 (1938). — Nord. Med. **1943**, 333. — TOMENIUS, J.: Acta med. scand. (Stockh.) **83**, 1 (1949). Ref. Wien. med. Wschr. **1950**, Nr 5/6, 131. — TRAUT u. URTIAK: Ann. int. Med. **13**, 761 (1939). — TRIPODI: Arch. ital. Sci. med. colon. e Parassitol. **24**, 29 (1943). — TRUITT: Ann. Allergy **1951**, No 4, 513. — TSUJI: C. r. Soc. biol. Paris **87**, 27 (1922). — Acta Scholae med. Kioto **15**, 195 (1932). — TUDOREN: C. r. Soc. Biol. Paris **87**, Nr 27 (1922).

UFFENHEIMER: 38. Tagg Dtsch. Ges. Kinderheilk., Budapest 1927. — ULRICH, M.: Mschr. Psychiatr. **31** (Erg. H.) (1912). — UMBER: Klin. Wschr. **1930** II, 2039. — UNGER: J. Allergy **5**, 115 (1934). — Internat. Allergie-Kongr. Zürich 1951. — URBACH, E.: Klinik und Therapie der allergischen Krankheiten. Wien: Wilhelm Maudrich 1935. Neuerdings in

2. Aufl. in Amerika in engl. Sprache erschienen. Dort ausführliche Schrifttumangaben der URBACHschen Arbeiten. — URBACH u. WILDER: Med. Klin. **1934**, Nr 43.

VALLERY-RADOT u. Mitarb.: Nutrition (Paris) **5**, 5 (1935). Siehe PASTEUR-VALERY-RADOT. — VAUGHAN, W. T.: Amer. J. Med. Sci. **185**, 821 (1933). — J. of Allergy **6**, 421 (1935). — J. Amer. Med. Assoc. **106**, 1988 (1936). — J. Labor. a. Clin. Med. **21**, 1278 (1936). — Practice of Allergy. St. Louis: Mosby 1939. — VEER, ALBERT VAN DER: J. Allergy **6**, 551 (1935). — VEIL: Kongr. für Inn. Med. 1926. — VEIL u. BUCHHOLZ: Klin. Wschr. **1932 II**, 2019. — VENZMER, GERHARD: Med. Welt **1942**, 315; **1943**, 249. — VITEN: Ärztl. Wschr. **1946**, 225. — VOGEL: Nervenarzt **8**, 214 (1935). — Dtsch. med. Wschr. **1939**, 171. — VOLHARD: Handbuch der inneren Medizin (BERGMANN-STAEHELIN), 2. Aufl., Bd. 6. Berlin: Springer 1931. — VORLAENDER: Z. exper. Med. **118**, 352 (1952). — VOSS, E. A.: Z. Kinderheilk. **59**, 612 (1937/38). — Z. Immun.forsch. **94**, 281 (1938). — VOUNO u. STRUYCKEN: Dermat. Z. **67**, 43 (1933).

WÄTJEN: Verh. dtsch. path. Ges. **148** (1937). — WAGNER and RACKEMANN: Ann. Int. Med. **11**, 505 (1937). — WALDBOTT: J. Amer. Med. Assoc. **94**, 1390 (1930). — J. Labor. a. Clin. Med. **26**, 1593 (1941). Siehe Fortschritte der Allergielehre (KALLOS), S. 83. — WALKER: J. Med. Res. **1917**, 35. — Boston Med. J. **1918**, No 9. — Arch. Int. Med. **28** (1921). — Lancet **1923**. — WALTER, GROSS u. E. ZIERSCHANK· Dtsch. med. Wschr. **1949**, 1293. — WALTHER, G.: Münch. med. Wschr. **1941**, 381. — WARNSHUIS: Arch. physic. Ther. **11**, 532 (1930). — WARREN u. DIXON: Amer. J. Med. Sci. **216**, 136 (1948). — WATSON: J. Allergy **10**, 364 (1939). — WEBER, H.: Wien. klin. Wschr. **1942**, 687. — WEBER, MOSSO u. BRUNS: Zit. nach KÄMMERER, Allergische Diathese usw., S. 274. — WEGIERKO: Wien. klin. Wschr. **1937 I**, 163, 195. — WEICHHARDT: Erg. Hyg. **7**, 189; **25**. — WEICHHARDT u. SCHRADER: Münch. med. Wschr. **1919**, 289. — WEIL, EMILIE: Ann. Med. **17**, 2 (1925). — WEIL, O.: Presse méd. **1932**, 376. — WEIL u. Mitarb.: J. of Immun. **35**, 47. — WEINTRAUD: Berl. klin. Wschr. **1913 II**, 1381. — WEIDMANN: Klin. Wschr. **1952**, 651. — WEIR: J. of Immun. **34**, 75 (1938). — WEISER u. Mitarb.: J. Inf. Dis. **68**, 97. — WEISSBECKER: Internat. Allergie-Kongr. Zürich 1951. — WELLICH: Med. Klin. **1931 I**, 244. — WELPE: Wien. klin. Wschr. **1937 II**, 1257. — WENT u. LISSAK: Z. Immun.forsch. **99**, 215 (1941). — WERLEY: J. Allergy **3**, 65 (1932). — WERNER, M.: Internat. Allergie-Kongr. Zürich 1951. — WESSELMANN, D. A.: Klin. Med. **1934**, 181. — WESTPHAL: Internat. Allergie-Kongr. Zürich 1951. — WESTPHAL u. Mitarb.: Z. Naturforsch. **6b** (1951); **7b**, 148 (1952). — WHITE: J. Cutan. Dis. **34** (1916). — WHITE u. DOUGHTERYT: Proc. Soc. Exper. Biol. a. Med. **53**, 136 (1943). — WIDAL-ABRANIN u. SOLTRAIN: Semaine méd. **1913**, 613. — Presse méd. **1920**, 21; **33**, 86 (1925). — WIEDEMANN: Münch. med. Wschr. 1952 Nr 7/8 — WIENER, A. S.: Proc. Soc. Exper. Biol. a. Med. **56**, 173 (1944). — WIGGALL: Amer. J. Syph. **33**, 450 (1949). — WILCOX u. CLOWES: J. of Exper. Med. **67**, 169 (1938). — WILDER: Med. Klin. **1934**, Nr 43. — WILENSKY: Siehe bei LURIAN). — WILLENEGGER: Helvet. med. Acta **9**, 15 (1942). — WILLENBERGER u. BOIKL: Der Blutspender. Basel: Benno Schwabe & Co. 1947. — WILMER: J. Amer. Med. Assoc. **89**, 956 (1927). — WILSON and ALEXANDER: J. Labor. a. Clin. Med. **30**, 195 (1945). — WILSON and HADDEN: J. Amer. Med. Assoc. **98**, 1193 (1932). — WINKLE: Mikrobiologische und serologische Diagnostik. Jena: Gustav Fischer 1947. — WINTER: J. of Physiol. **102**, 373 (1945). — WIRTH, F.: Dtsch. med. Rdsch. **1941**, 2 t. — WITTICH, F. W.: J. Allergy **12**, 247, 523 (1941). — Course in allergy, University of Oregon, medical School, Nov. 1948. — Fortschritte der Allergielehre, Bd. 2. Basel u. New York: S. Karger 1949. (Allergic deseases in animals.) — J. of Physiol. **104**, 71. — WOLFER, R.: in ev. A. rg.e Kongr. Zürich 1951. (Inhalationstherapie) — WOLFER-BIACHI: Internat. Allergie-Kongr. Zürich 1951. — WOLFF-EISNER: Das Heufieber. 1906. — WUNDERLY u. WUHRMANN: Naturforschungsges. Zürich 1946. — WUTH: Z. Neur. **97**, 172 (1925).

YOUNG: J. Amer. Med. Assoc. **98**, 1139 (1932).

ZANCAN: Med. contemp. (Torino) **5**, 651 (1939). — ZIERSCHANK: Dtsch. med. Wschr. **1949**, 1293. — ZINDLER: Ann. Allergy **9**, 494 (1951). — ZINSSER u. Mitarb.: J. of Exper. Med. **26**, 411 (1917). — Proc. Soc. Exper. Biol. a. Med. **18**, 57 (1920). — J. of Immun. **9**, 75 (1924); **10**, 725 (1925); **18**, 483 (1930). — Immunity **5**, 347 (1939). — ZIPPERLEN: Arch. f. Hyg. **113**, 1 (1934). — ZOLLINGER: Die interstitielle Nephritis. Basel: S. Karger 1945. — ZOLLINGER u. Mitarb.: Internat. Allergie-Kongr. Zürich 1951. — ZOYSA, DE: Ann. Allergy **1951**, No 5, 621. — ZUSSMANN: Ann. Allergy **8**, 751 (1950).

Krankheiten
der Knochen, Gelenke und Muskeln.

Von

R. Schoen und W. Tischendorf.

Mit 228 Abbildungen.

Die Vertiefung der Kenntnisse von Bildung, Entwicklung und Stoffwechsel der Gewebsanteile des Skelet- und Bewegungsapparates innerhalb des Gesamtorganismus, die modernen Forschungen zur Pathogenese und Therapie des Rheumatismus, die auf umfangreiche Untersuchungen begründete Unterscheidung eines primären und sekundären Hyperparathyreoidismus durch ALBRIGHT zwingen zu einer einheitlichen, aber sehr weitfassenden Darstellung der Krankheiten der Knochen, Gelenke und Muskeln als eines durch enge Wechselbeziehungen innerhalb der gesamten inneren Medizin verbundenen Komplexes. Es ist um einer einheitlichen Darstellung willen selbstverständlich, daß nicht nur Krankheitssyndrome, sondern in gleicher Weise anatomische, physiologische und pathophysiologische Erkenntnisse als Grundlage des Verständnisses den klinischen Betrachtungen vorangestellt werden müssen. Viele Krankheitssyndrome von seiten des Skelet- und Bewegungsapparates, die noch vor Jahren ungeklärt und selbständig ohne innere Beziehung zu großen Krankheitseinheiten erschienen, sind heute als Teilerscheinung oder nur als Nebensymptom übergeordneter Krankheiten erkannt. Es wird sich daher nicht vermeiden lassen, daß der Einfluß der inneren Sekretion und von Stoffwechselstörungen (als Folge und als Ursache davon), die Auswirkung von Mangelzuständen aller Art und von anlagemäßig gebundenen Störungen des allgemeinen Verständnisses wegen kurz gestreift und gelegentlich Grenzgebiete zur Chirurgie berührt werden. Die engen funktionellen Verflechtungen zwischen Zentralnervensystem, hormonalen Regulationsstörungen der Hirnanhangsdrüse, der Nebennieren, der Nebenschilddrüsen und der Sexualdrüsen spiegeln sich wider in Störungen des Mineralstoffwechsels, im Wachstum des Organismus und in der Nierenfunktion.

Die moderne Forschung auf dem Gebiet der Krankheiten der Knochen, Gelenke und Muskeln bewirkte schon jetzt eine ungewöhnliche Ausweitung unserer Kenntnisse. Vieles besitzt jedoch noch die Bedeutung reiner Hypothesen, deren Zuverlässigkeit noch nicht gesichert ist und dauernd überprüft werden muß (UEHLINGER). Die Forschung ist auf keinem anderen Gebiet noch so im Fluß, man denke nur an das Adaptationssyndrom SELYEs, so daß eine synoptische Darstellung in vielem unbefriedigend, aber doch verlohnend sein wird. Allerdings müssen dabei die gesicherten Grundlagen besonders beachtet werden.

I. Anatomische und physiologische Vorbemerkungen zum Verständnis der Pathogenese der Krankheiten des Skelet- und Bewegungsapparates.

1. Entwicklung und funktionelle Morphologie des Knochens, der Gelenke und der Muskeln.

Die Zusammensetzung des Skeletsystems aus Knorpel, Knochen, Bindegewebe, die mannigfachen speziellen Vorgänge, die bei Knochenaufbau und -abbau morphologisch festliegen, sowie die Art der Verbindung mit dem Muskelsystem werden aus Entwicklungsvorgängen verständlich und den krankhaften Vorgängen immer zugrunde zu legen sein.

Die Knochen sind recht spät in der Entwicklung auftretende Bildungen. Es gibt im embryonalen Leben eine Zeit, zu der Muskeln, Nerven, Gefäße und selbst das Gehirn schon ausgebildet, Knochen aber noch nicht vorhanden sind. In dieser frühembryonalen Zeit wird das Skelet vom embryonalen Bindegewebe und vom hyalinen Knorpel gebildet. Mit Ausnahme einiger Teile des Schädels sind sämtliche Knochen im Knorpelgewebe präformiert. Die Knorpelanlagen sind solide gebaut und nicht hohl, wie z. B. der ausgebildete Oberschenkelknochen. An die Stelle des knorpeligen Skeletes tritt erst allmählich das knöcherne Skelet. Die zuerst auftretende Knochensubstanz vermag aber auch ohne Anlehnung an Knorpel als Bindegewebsknochen zu entstehen; Bindegewebsknochen sind vor allem die knöchernen Bildungen des Schädels. Für die Bindegewebsknochen liegen die Entwicklungsverhältnisse sehr einfach. Die zuerst entstehende Knochensubstanz ist sog. geflechtartiger Knochen, der verkalktes Bindegewebe darstellt. Die Bildung von Knochen aus Knorpelgewebe setzt dagegen sehr komplizierte Entwicklungsvorgänge voraus. Knorpel entsteht aus dem mesenchymalen Gewebe, indem die Lücken zwischen Cytoplasmasträngen dieser Zellverbände zunächst kleiner werden und schließlich vollständig verschwinden. An Stelle der Lücken bilden sich zunächst dünne Scheidewände, die der Intercellularsubstanz des späteren Knorpels entsprechen.

Zwischen den verschiedenen Derivaten des Mesenchyms und dessen krankhaften Erscheinungen bestehen enge Beziehungen, so daß Krankheiten mesenchymaler Gewebe, die früher als völlig unabhängig voneinander betrachtet wurden, unter dem Begriff der „Kollagenkrankheiten" heute zusammengefaßt werden. Die Kollagenkrankheiten befallen nicht nur das kollagene Bindegewebe, sondern sämtliche Derivate des Mesenchyms: Bindegewebe, Reticulum, Knorpel, Knochen und Muskeln (s. S. 958).

a) Knorpelgewebe.

Typisches Knorpelgewebe entsteht erst durch Vermehrung der Intercellularsubstanz, deren breite Ausbildung die Zellen voneinander entfernt. Die vollständig von Intercellularsubstanz umschlossenen Knorpelzellen teilen sich und tragen so zum Wachstum des Knorpels bei. Durch die ständige Neubildung der Intercellularsubstanz vergrößert sich der Abstand zwischen den einzelnen Zellen immer mehr. An der Oberfläche des Knorpels, insofern der Knorpel an Bindegewebe (Perichondrium) angrenzt, kommt von dort her die sog. appositionelle Knorpelbildung zusätzlich zustande. Der Knorpel entspricht einem straffen Bindegewebe.

Wanderzellen und Blutgefäße sind im Knorpel nicht vorhanden; die Knorpelzellen sind bei Stoffwechselvorgängen auf einen langsamen Diffusionsstrom angewiesen.

Unter den Knorpelarten werden unterschieden:

a) Der hyaline Knorpel, der sich in den Knorpeln des Respirationstraktes, in Nase, Ohr und im Bereich der Gelenkflächen findet; er ist von bläulicher, milchglasartiger Farbe und sehr elastisch. Die inneren Teile dicker Knorpelbildungen, die vom Ernährungsstrom weit ab liegen, weisen sehr früh Zellschädigungen, Faserbildung und Einlagerung von Kalksalzen in die hyaline Grundsubstanz auf, wie es an Kehlkopf und Rippenknorpeln, unabhängig vom Alter zu sehen ist.

b) Elastischer Knorpel kommt am Ohr und am Kehldeckel vor. Im Gegensatz zum hyalinen Knorpel ist er von gröberen und feineren elastischen Fasern durchsetzt.

c) Bindegewebsknorpel enthält reichlich fibrilläres Gewebe. Er ist in den Ligamenta intervertebralia, im Knorpel des Capitulum ulnae und des Schlüsselbein- sowie des Kiefergelenkes ausgebildet.

b) Knochen und Knochenbildung.

Das Knochengewebe besitzt engste Beziehungen zum Knorpel und zu den kollagenen Substanzen. Anscheinend kommt eine direkte Umwandlung von Knorpelgewebe in Knochengewebe nicht vor; man muß nach v. MÖLLENDORFF annehmen, daß indifferente Teile des Bindegewebes sich unter verschiedensten Einflüssen bald zu Knorpel, bald zu Knochen oder Sehnen entwickeln können. Die Knochenentwicklung direkt aus Mesenchym ohne Knorpelzwischenstufe wird als *membranöse Knochenbildung* bezeichnet. Die *enchondrale Knochenbildung* greift dagegen auf die Knorpelgrundgewebe zurück. Man muß sich vorstellen, daß zunächst Hypertrophie und Proliferation der Knorpelzellen erfolgt und dann die Intercellularsubstanz verkalkt wird. Es resultiert dabei der sog. „provisorische" Knochen mit „Primärtrabekeln". Dieser primäre Knochen wird vascularisiert und die primären Trabekel werden abgebaut. Erst dann erfolgt die Bildung dauerhaften Knochens auf diesem Wege. Die enchondrale Knochenbildung führt demnach zunächst zur Bildung von Osteoid unter Mithilfe der Osteoblasten, die zur Anlagerung von Hydroxylapatit (Calcium-Phosphat-Carbonat) und schließlich zur echten Knochenbildung (Sekundärtrabekel) Veranlassung geben (siehe Tabelle der metabolischen Knochenkrankheiten S. 708). Durch Feinstrukturuntersuchungen haben BRANDENBERGER und SCHINZ gezeigt, daß praktisch nicht nur der anorganische Bestandteil der normalen Knochen, sondern auch derjenige der kranken Knochen aus Hydroxylapatit besteht. Carbonatapatit und andere Krystallarten kommen anscheinend nicht vor.

Auch die zahlreichen Verkalkungen im menschlichen Körper außerhalb des Skeletsystems bestehen nur aus Hydroxylapatit mit Ausnahme der Gehörsteine, der kalkhaltigen Gallensteine und der Pankreassteine, die aus Calcit bestehen.

Der Begriff der *endostalen Knochenbildung* beschreibt lediglich den Zustand des dauernden Knochenaufbaues und -umbaues während des Wachtums und des Lebens.

Die erste Bildung von Knochensubstanz geht von der gleichen mesenchymalen Zelle aus, aus der sich auch das Stützgewebe entwickelt. Der Knochen unterscheidet sich nur dadurch vom einfachen Bindegewebe, daß die Fibrillen fest zusammengefügt werden. Die Verfestigung der interfibrillären Substanz erfolgt unter dem Einfluß der Osteoblasten (s. S. 682), wie es für die enchondrale Knochenbildung in Fortsetzung der Entwicklung des Osteoids beschrieben ist. Zum Unterschied von Knorpel grenzen sich die Knochenzellen nicht sogleich vollständig voneinander ab, sondern bleiben durch Stränge und feine Ausläufer miteinander verbunden, wie es für die Osteocyten charakteristisch ist.

Das Zahnbeingewebe entsteht ähnlich dem Knochengewebe, nur werden seine Bildner als Odontoblasten oder Adamantoblasten bezeichnet. Sie enthalten aber im Gegensatz zu den Osteoblasten keine Phosphatase (s. S. 687).

Die Intercellularsubstanz des Knochengewebes ist durch ihre Härte und Festigkeit sowie durch Elastizität gekennzeichnet. Die große „Funktionsbreite" des Knochens erklärt sich aus der glücklichen Kombination organischer und anorganischer Stoffe und Gewebe. Es müssen ebenso wie für den Knorpel verschiedene Typen von Knochengewebe unterschieden werden:

a) Der grobfaserige, geflechtartige Knochen, der als verknöchertes Bindegewebe aufgefaßt werden kann (vgl. universelle Calcinosis, S. 699). Der primär entstandene Faserknochen wird später besonders in der Umgebung der Gefäße, die eine bessere Blutversorgung des Knochens im Vergleich zum Knorpel ermöglichen, in lamellären, feinfaserigen Knochen umgebaut.

b) Der lamelläre Knochen stellt den vollentwickelten Knochen dar.

An den Röhrenknochen werden im Gegensatz zu den platten Knochen die Substantia compacta und die Substantia spongiosa scharf getrennt. Epiphysen und kurze Knochen bestehen vorwiegend aus spongiöser Substanz, während die platten Knochen bald dickere, bald dünnere Rinden kompakter Substanz um das spongiöse Zentrum aufweisen. Die Substantia spongiosa besteht nur aus Knochengewebe, während die Compacta neben den Knochenkanälchen ein zweites System der Haversschen Kanälchen besitzt, sie enthalten die Blutgefäße. Die Lamellen des kompakten Knochens lassen nach ihrem Verlauf die „Kittlinien" erkennen, die sowohl bei der Pagetschen Knochenkrankheit als auch bei der Marmorknochenkrankheit besonders hervortreten (s. S. 823). Diese Kittlinien liegen konzentrisch in mehreren Schichten um die Haversschen Kanälchen herum.

Der Knochen selbst wird vom Periost überdeckt, welches einer gefäßreichen und nervenreichen Adventitia entspricht.

Die Knochengrundsubstanz wird von Knochenhöhlen durchsetzt, welche durch ein fein verästeltes System der Knochenkanälchen ein ausgezeichnetes Kanalsystem innerhalb des Knochens bilden. In den Knochenhöhlen liegen die kernhaltigen Knochenzellen, welche ihre Fortsätze in die Kanälchen erstrecken.

Die gute Durchblutung und Durchströmung des Knochens erklärt die wechselnde Bildungsfähigkeit dieses Gewebes, welches sich allen Anforderungen des Umbaues durch An- und Abbau anpaßt.

Wesentlich ist, daß weder im Knorpel noch im Knochen im Gegensatz zum Knochenmark Gewebsmastzellen vorhanden sind (Bremy).

Die Knochenregeneration geht nach den bisherigen Anschauungen von den vorhandenen osteogenetischen Zellen bzw. den Osteoblasten aus, insofern es sich nicht um extraossale Knochenbildung handelt. Die ektopische Ossifikation kann nur aus dem pluripotenten jungen Bindegewebe erklärt werden. Levander hat in organischen Geweben eine Substanz nachgewiesen, die die Knochenregeneration begünstigen soll. Ein alkoholischer Knochenextrakt vermag, in die Weichteile injiziert, die heterotope Knochen- und Knorpelbildung zu begünstigen; Annersten bestätigt diese Versuche Levanders. Roth befaßt sich von der chirurgischen Seite der Knochentransplantation her mit diesen osteogenetischen Substanzen, die in einem Knochenspan dem Organismus zugeführt werden können. Roth weist besonders darauf hin, daß bei der Knochenkonservierung in erster Linie die Erhaltung der osteogenetischen Substanz von Bedeutung sei, da nur sie für die Differenzierung des Bindegewebes in Knochen- und Knorpelgewebe sorgt. Mit Extrakten konservierter Knochen gelang es experimentell unter bestimmten Voraussetzungen, ektopische Knochenbildungen hervorzurufen. Lediglich die Extrakte aus frischem Knochenmaterial ergeben einen hohen Prozentsatz heterotoper Knochenbildung, während Extrakte aus macerierten oder gekochten Knochen negative Ergebnisse erbrachten. Die Erhaltung der osteogenetischen Substanz muß daher im Mittelpunkt aller Knochenkonservierung stehen.

c) Störungen des Gleichgewichtes zwischen Knochenaufbau und -abbau (Osteosklerose und Osteoporose).

Die Knochenbildung kann aus verschiedenen Ursachen und in wechselnder Art gestört sein. Übersteigerter Knochenanbau führt zum klinischen Bild der Osteosklerose, vermehrter Abbau zur Osteoporose. Mangel an Kalksalzen aus verschiedenen Ursachen bedingt bei erhaltener Fähigkeit zur Bildung osteoiden Gewebes die Osteomalacie. Die klinisch-röntgenologische Abgrenzung dieser Knochenaufbaustörungen kann sehr schwierig, häufig unmöglich und in vielen Beispielen erst pathologisch-anatomisch sicher sein.

In Anlehnung an die Arbeiten von Askanazy und Rutishauser hat Uehlinger ein Schema über die verschiedenen Osteoporose- und Skleroseformen aufgestellt, welches durch Einführung erklärender Begriffe die *bei röntgenologischer Untersuchung anfallenden Skeletveränderungen* verständlich macht. Das Schema bezieht sich lediglich auf die Osteoblasten und Osteoclastenfunktionen. Das osteoporotische Knochenbälkchen ist dünner als das normale, weil entweder die Osteoblastentätigkeit herabgesetzt ist (*Osteoblasten-Osteoporose*) oder weil von einem gewissen Zeitpunkt ab nur Osteoid gebildet wird (*Osteoid-Osteoporose*) oder weil die Osteoclastentätigkeit erhöht ist (*Osteoclasten-Osteoporose*). Röntgenologisch sind diese drei Formen der Osteoporose nicht zu unterscheiden; zur Aufklärung ist die Probeexcision notwendig. Ist ein Knochenbälkchen im Vergleich zur Norm verdickt, so kann es sich nur um eine vermehrte Osteoblastentätigkeit handeln (*Osteoblasten-Osteosklerose*), oder um eine verminderte Osteoclastentätigkeit (*Osteoclasten-Osteosklerose*) oder um eine *Osteoid-Osteosklerose*, wie sie in Verkalkung des Osteoids bei geheilter Osteomalacie hervortritt. Im Röntgenbild kann man andere Veränderungen der Knochenstruktur erkennen. Die Atrophie erscheint bei der *Compacta-Osteoporose* als Wandverdünnung des Knochens; es handelt sich um Osteolyse an der Außenwand. Bei Spongiosa-Atrophie kann röntgenologisch das Grobmaschigwerden festgestellt werden, wobei Druck- und Zuglinien verschwinden und andere verstärkt werden (hypertrophische Atrophie); es kann aber auch die Osteolyse der Spongiosa, die als Außendefekt oder Innendefekt zu erkennen ist, im Vordergrund stehen. Hypertrophie der Struktur äußert sich an der Compacta außen als Periostose, innen als Enostose. Die Spongiosa kann bis zur Spongiosklerose verdichtet werden.

Die metabolischen Knochenkrankheiten unter besonderer Berücksichtigung der Osteoblastenfunktion und der alkalischen Knochenphosphatase.

(In Anlehnung an F. ALBRIGHT und E. C. REIFENSTEIN.)

I. *Zu schwache Verkalkung des Knochens.*

a) *Knochenbildung zu gering.*

α) Ungenügende Bildung von Knochengrundsubstanz (Osteoid) infolge Mangel an Osteoblasten bei Osteoporose (normale Verkalkung des spärlichen Osteoids bei normaler Serumphosphatase):
1. infolge von Inaktivitätsatrophie,
2. infolge Mangel an Östrogenen,
3. bei kongenitalem Osteoblastendefekt der Osteogenesis imperfecta (s. S. 818),
4. infolge verminderter Grundsubstanzbildung bei Mangel an Androgenen (senile Osteoporose, Eunuchoidismus),
5. infolge Eiweißmangel bei Unterernährung, Vitamin-C-Mangel, CUSHINGscher Krankheit und „Alarmreaktion",
6. bei Akromegalie und idiopathisch aus unbekannter Ursache.

β) Funktionsschwäche der Osteoblasten bei Osteogenesis imperfecta (SMITH, MITCHEL) als Ausdruck einer hereditären Hypoplasie des Mesenchyms. (Reichlich Osteoblasten mit hoher Serumphosphatase bei gestörter Verkalkungsfunktion der Osteoblasten, trotz ausreichenden Calciumangebotes.)

γ) Störung der Verkalkung des Osteoids aus verschiedener Ursache bei Überproduktion von Osteoid durch Osteoblasten und hoher Serumphosphatase: bei Osteomalacie.
1. Vitamin D-Mangel,
2. Vitamin D-Resistenz,
3. Steatorrhoe (Phosphor-Kalk-Seifenstühle),
4. Renale Acidose (tubuläre Insuffizienz ohne Glomerulusinsuffizienz) sowie bei FANCONI-Syndrom (s. S. 737),
5. Idiopathische Hypercalcurie.
6. Hyperparathyreoidismus unter und im ersten Verlaufe nach Entfernung der Nebenschilddrüsen.

b) *Knochenresorption zu stark.*

α) Ostitis fibrosa generalisata (Hyperaktivität der Osteoblasten mit hoher Serumphosphatase bei gleichzeitiger Hyperaktivität der Osteoclasten).

β) Chronische Acidose (Hyperaktivität der Osteoclasten).

II. *Zu starke Knochenverkalkung.*
  a) *Knochenbildung übersteigert.*
    α) Übersteigerte Bildung von Grundsubstanz:
      1. bei Phosphorintoxikation,
      2. infolge ungewöhnlicher Hypermotilität (im Gegensatz zur Inaktivitätsatrophie),
      3. geheilte Ostitis fibrosa und geheilte Osteomalacie.
  b) *Knochenreorption vermindert.*
    α) Osteopetrosis.
    β) Hypoparathyreoidismus.

Fermente in der Physiologie des Bewegungsapparates.

  1. *Phosphatase* (z. B. in den Osteoblasten und im Muskel) spaltet Ester der Phosphorsäure (Bildung von Hydroxylapatit im Knochen und bei der ektopischen Knochenbildung).
    a) Alkalische Knochenphosphatase.
    b) Saure Phosphatase (Prostata und Prostatacarcinome).
  2. *Cholinesterase*, wichtig für die Fettresorption im Darm und für den Muskelstoffwechsel bzw. die Muskelkontraktion (Cholinesterase spaltet Acetylcholin in Cholin und in Essigsäure).
  3. *Hyaluronidase* (Hyaluronsäure enthält Acetylglucosamin und d-Glucuronsäure) dient zur Aufbereitung von Mucopolysacchariden auf der Zelloberfläche (vgl. Hirst-Test). Hyaluronidase steigert die Permeabilität des Bindegewebes (Minderung der Viscosität = spreading-factor).
    a) Hyaluronidase greift die Knorpelchondroitinschwefelsäure an.
    b) Das eigentliche Substrat für die Hyaluronidase ist die Hyaluronsäure.

d) Muskelgewebe.

Die Muskelgewebe sind, insofern es sich um quergestreifte Muskeln handelt, eng mit dem Stützgewebe verbunden. Der Differenzierungsvorgang, der zur Bildung von Muskelzellen führt, besteht in der Bildung neuer intraplasmatischer Strukturen, die in Fibrillen auftreten. Ein besonderes Merkmal des Muskelgewebes ist seine ausgesprochene Formveränderlichkeit. Die Wirkung, die sich aus den zur Formänderung Veranlassung gebenden Stoffwechselveränderungen (s. S. 886) ergibt, ist ohne die Verbindung der Muskeln mit dem Stützapparat undenkbar. Die Anlage der Muskelzellen geht auf die gleiche mesenchymale Frühanlage zurück.

In der quergestreiften Muskulatur liegt eine besondere Funktionsform vor. Die Entwicklung aus Myoblasten, die zu Muskelfasern werden, ist sehr kompliziert; embryonale Muskelfasern besitzen noch die Fähigkeit der Längsteilung (v. Möllendorff). Die Skeletmuskelfasern haben die Form langer, zylindrischer Fäden, deren Enden im Inneren größerer Muskeln zugespitzt oder abgestumpft sind. Selbst Anastomosen der Fasern kommen vereinzelt an den quergestreiften Muskeln vor. Der scharfe Abschluß der Muskelfaser gegen das umgebende Stützgewebe beruht auf dem Sarkolemm als Hülle; dieses ist ebenfalls dehnbar. Die mechanische Bedeutung des Sarkolemms beruht offensichtlich auf seiner Verbindung mit der Grundmembran und auf dem Zusammenhang mit der Sehne. Die Grundlage der Substanz der Muskelfaser ist das Cytoplasma (Sarkoplasma), welches als spärliche Schicht zwischen den Fibrillen liegt. Der stark positive Ausfall der Oxydasereaktion an diesen Gewebsteilen läßt auf besondere Funktionen im Muskelstoffwechsel schließen (s. S. 886). Der Reichtum an Cytoplasma wechselt bei den Muskelzellen erheblich. Die tätigen Muskeln besitzen besonders cyto-(sarko-)plasmareiche Fasern.

In den Myoblasten bilden sich schon sehr früh Muskelfibrillen. Diese prägen sich in der Längs- und Querstreifung aus. Diese Muskelfibrillen bedingen offensichtlich die rasche willkürliche Kontraktionsfähigkeit der Muskeln.

Im Gesamtaufbau der aus zahlreichen Muskelfasern bestehenden Muskeln spielt das lockere Bindegewebe wiederum eine einflußreiche Rolle, da es die Blut- und Lymphgefäße in reichlichem Maß trägt. Das Perimysium dient in seiner Gesamtheit der Ernährung; das von kollagenen Querfasern verstärkte Perimysium verhindert eine zu starke Verdickung der einzelnen Muskelfasern; dagegen erleichtert es infolge der längsverlaufenden elastischen Fasern die Verkürzung gedehnter Muskelfasern.

Die an die quergestreiften Muskeln herantretenden *motorischen Nervenstämmchen* zerfallen in Äste und bilden einen intermuskulären Nervenplexus. Die einzelnen Nervenfasern verbinden sich je mit einer Muskelfaser. Die bis dahin noch markhaltige Nervenfaser spitzt sich zu; ihre Hülle wird marklos und verschmilzt mit dem Sarkolemm der Muskelfaser. Durch die Auffaserung des Achsenzylinders sowie durch die Ansammlung von Zellkernen (SCHWANNsche Kerne) wird die motorische Endplatte gebildet. Die Nervenendigung liegt hypolemnal, wie es für die sensiblen Nervenendigungen gilt. Wahrscheinlich wird jede Muskelfaser cerebrospinal-motorisch und gleichzeitig sympathisch innerviert; diese doppelte Innervation scheint zur Aufrechterhaltung des Muskeltonus sehr wichtig.

In den Skeletmuskeln der Wirbeltiere lassen sich nach KRÜGER histologisch zwei Arten von Muskelfasern unterscheiden. Es gibt auch beim Menschen (GÜNTHER und KRÜGER) Muskelfasern, deren Querschnitt gleichmäßig über die Fläche verteilte Muskelfibrillen aufweist und Muskelfasern, bei denen der Querschnitt mit unregelmäßig gestalteten, flächigen Gebilden ohne eigentliche Fibrillen (Felderstruktur) ausgefüllt ist. Die Muskeln mit Fibrillenstruktur sind nach KRÜGER die tetanischen Muskeln. Die Muskelfasern enthalten eine spezifische Innervation. Beide Muskelarten sollen über eine unterschiedliche spezifische Innervation verfügen. Die Fasern von Fibrillenstruktur enthalten dicke markhaltige Nervenfasern mit Endplatten. Die beim Rheumatismus auftretenden tastbaren und schmerzhaften Muskelhärten (Myogelosen) finden sich hauptsächlich in nervenreichen Gebieten (LANGE, SCHADE). Der Hartspann soll auf einer krankhaften Steigerung des rheumatischen Muskeltonus beruhen (s. S. 897).

Die *Schleimbeutel* und *Sehnenscheiden* sind im Perimysium entstandene Lücken, die mit klarer Flüssigkeit gefüllt, meist von einem einfachen Plattenepithel innerhalb der Bindegewebshülle ausgekleidet sind. In den Sehnenscheiden kommen blutgefäßführende Zotten vor.

e) Gelenke.

Die Gelenke vermitteln die Verbindung zwischen den einzelnen Knochenteilen. Schon zu einer Zeit, in der die Skeletteile noch knorpelig sind, entscheidet es sich, ob eine Synarthrose oder eine Diarthrose entsteht. Die Ligamenta intervertebralia sind derartige faserige Synarthrosen, wobei der Nucleus pulposus zwischen den Wirbelkörpern aus weichen, von Knorpel durchsetzten, faserigen Geweben besteht. Eine faserige Synarthrose ist das Symphysengelenk.

Die Diarthrose erlaubt die optimale Gelenkbeweglichkeit, zumal die Enden der das Gelenk bildenden Knochen von Knorpel überzogen sind und dazwischen die Synovia vorhanden ist. Der Knorpelüberzug besteht aus hyalinem Knorpel, der Chondroitinschwefelsäure (Knorpel) und Hyaluronsäure und Gelenkflüssigkeit enthält (s. S. 706); der Knorpelüberzug ist in einer tieferen, knochennahen Schicht verkalkt. Nicht alle Gelenke zeigen den Bau der beschriebenen Diarthrose; die distalen Gelenkflächen des Radius z. B. sind von straffem Bindegewebe überzogen.

Das Periost der Knochen setzt sich über den Gelenkspalt in die *Gelenkkapsel* fort, die von Bändern straff und fest gehalten wird. Die innere Schicht entspricht der Synovialmembran, die sich übergehend von der Faserschicht in einen Endothelbelag verliert; die Synovialzotten sitzen dicht am Rande der Gelenkfläche und enthalten Gefäße sowie Lymphbahnen. Auch Nerven liegen in der lockeren

Bindegewebsschicht. Die Gelenkschmiere (Synovia) selbst enthält Zellfragmente, Eiweiß, Salze und zu 96% Wasser (s. Hyaluronsäure, S. 706 ff.).

Von Holmdahl und Ingelmark[1] wurden auf Grund eingehender anatomischer Untersuchungen direkte Kontakte zwischen den Markhöhlen der Knochenenden und den basalen Partien des Gelenkknorpels nachgewiesen. In der Mehrzahl der Fälle ist es der verkalkte Knorpel, welcher der Knochenmarkhöhle anliegt. Ausläufer von Markhöhlengewebe konnten bis hinaus in den unverkalkten Gelenkknorpel festgestellt werden. Das Knochengewebe weist offensichtlich an den Kontaktstellen eine spezielle Anordnung des Knochengewebes auf, in dem konische Knochenmanschetten entstehen.

Hydarthrosen entwickeln sich gelegentlich bei vasomotorischen Störungen. Sie können periodisch auftreten oder auch lange Zeit vorhanden bleiben. Die Angrenzung von traumatischen Gelenkergüssen kann schwierig sein. Diese Hydarthrosen sprechen auf die Strahlentherapie gut an (May und Robins).

Horvath und Hollander untersuchten mit Hilfe von Thermoelementen die Temperatur in *Kniegelenken* bei bestimmten Gelenkkrankheiten. Vergleichsweise wurde die Temperatur der Haut über den Gelenken gemessen. Es zeigte sich, daß Haut und Gelenkinnentemperatur nicht parallel liefen. Im Innern des Gelenkes war bei Gicht, Reiterscher Krankheit und primär-chronischer Polyarthritis die Temperatur erhöht.

Einer kurzen Erwähnung bedarf das gar nicht so selten im Metacarpophalangealgelenk bei Extensionen stärkeren Grades zustande kommende Knacken. Das Knacken kommt dadurch zustande, daß die Gelenkenden plötzlich etwas weiter auseinanderspringen, wobei es hörbar knackt. Auffällig ist, worauf Roston und Haines hinwiesen, daß nach kurzer Pause durch eine viel geringere Extension die maximale Spaltweite der Gelenke, ohne daß Knacken hörbar wird, herbeigeführt werden kann. Sie konnten zeigen, daß sich zwischen den Gelenkenden eine Aufhellung zeigt, die als eine gefüllte Vakuumblase (Wasserdampf und Blutgase) aufgefaßt wird. Mit der Bildung dieser Gasblase soll es zum Extensionsknacken kommen, indem bei genügendem Druck durch das plötzliche Freiwerden gebundener Gasteilchen in der Synovialflüssigkeit und damit im Gelenk Druckverschiebungen auftreten.

Die röntgenologische Darstellung der Gelenke ist häufig unbefriedigend, so daß versucht wurde, mit Luftsauerstoff oder Stickstoff (Schinz-Baensch, Uehlinger, Rakofsky, Clausen, Möhlmann, Madlener, Paas) Arthrographien anzufertigen. Diesen negativen Kontrastverfahren stehen positive Kontrastverfahren gegenüber, deren Voraussetzung die Injektion eines jodhaltigen Kontrastmittels (Perabrodil) oder wasserlöslichen Jodurons ist. Beide Methoden können kombiniert werden. Auf diese Weise gelingt es, z. B. auch die kleinen Kiefergelenke röntgenologisch darzustellen. Auch zur Darstellung des Schultergelenkes (Lindblom) findet die positive Arthrographie Anwendung. Zur Darstellung der Hüftgelenke ist sie nicht so notwendig, da sich diese ebenso wie die Kniegelenke auf der Röntgenleeraufnahme ausreichend darstellen. Lediglich zum Nachweis der Meniscusläsionen ist das Arthrogramm wertvoll. Die Arthrographie findet daher hauptsächlich zur Aufklärung chirurgischer Gelenkleiden Anwendung.

Die Tomographie wurde erstmalig von Mordasini zur Frühdiagnose der Lendenwirbel- und Kniegelenkstuberkulose herangezogen. Die Tomographie ist aber auch zur Lokalisation und zum Nachweis umschriebener Knochen- und Gelenkkrankheiten von Nutzen (Brocher, Herdner).

---

[1] Holmdahl, D. F., u. B. F. Ingelmark: Der Kontakt zwischen Gelenkknorpel und Knochenmarkhöhle. Uppsala Läk.för. Förh. **55**, 147—171 (1950).

2. Entwicklung des Skeletsystems unter Berücksichtigung der Entwicklung des Markraumes und des Knochenmarks.

Die Art des Knochenwachstums bedingt, daß die Knochensubstanz im Rahmen des Körperwachstums dauernd umgebaut werden muß. Der harte Knochen kann nur durch Apposition wachsen. In anderen Knochenteilen muß nicht nur Knochen angebaut, sondern vordem Knochen abgebaut werden. Überall, wo diese Knochenresorption erfolgt, finden sich an den Knochenrändern scharfe Vertiefungen (HOWSHIPsche Lacunen); in ihnen liegen syncytiale Zellen, *Osteoclasten* (s. S. 682). Osteoclasten sind Ausdruck des Knochenabbaues wie *Osteoblasten* Ausdruck des Knochenanbaues oder Neubaues sind. Bei der Umwandlung von Knorpel in Knochen treffen mehrere Wirkungsmechanismen zusammen; perichondrale und enchondrale Ossifikation, wobei die perichondrale Knochenbildung darauf beruht, daß perichondrales Bindegewebe unter Wirkung von Osteoblasten direkt zum Knochen wird. Die enchondrale Ossifikation, die sich an den Orten der ersten Knochenbildung, in der Mitte der Diaphyse durch Verkalkung der Knorpelzellen in sog. „Verkalkungspunkten" zeigt, erlaubt den übrigen Knorpelteilen weiterhin zu wachsen; dadurch werden die Knorpelzellen zu säulenartigen Reihen angeordnet. An der Oberfläche des Verkalkungspunktes bildet sich gleichzeitig ein an Blutgefäßen reiches Gewebe, das osteoblastische Gewebe; dieses dringt in den Knorpel ein und bringt die verkalkte Knorpelsubstanz zur Auflösung. Dadurch entsteht die Höhle im Verkalkungspunkt, die der *primordiale Markraum* genannt wird. Im Zuge einer gleichen fortschreitenden Entwicklung vergrößert sich der Markraum mehr und mehr; Blutgefäße wuchern im Markraum und schließlich erscheint das erste *Knochenmark.* Das Knochenmark wird durch eine einschichtige Gewebslage und durch den Osteoblastenraum vom Knochen scharf getrennt (s. Abb. 36). So wird nach und nach das solide Knorpelstück der ersten Anlage in spongiösen Knochen überführt, dessen Bälkchen noch Reste verkalkter Knorpelgrundsubstanz enthalten. Durch perichondrale Bindegewebsknochenbildung und enchondrale Knorpel-Knochenbildung entsteht der Röhrenknochen.

II. Hereditäre und anlagemäßige Störungen der Entwicklung und Differenzierung des Skeletes unter besonderer Berücksichtigung der Anlage und Ausbildung von Knochenkernen und Epiphysen.

Am Röhrenknochen beginnt die Verknöcherung der Diaphyse viel früher als die der Epiphyse. So entsteht nach v. MÖLLENDORFF im Humerus der Ossifikationspunkt in der Diaphyse in der 8. Fetalwoche, in den Epiphysen dagegen im 1. Lebensjahr. Das trifft auch für die Knochenkerne der Handwurzelknochen zu, die zu unterschiedlichen Zeiten, infolge hormonaler Wachstumsstörungen verspätet in Erscheinung treten können und wesentliche Bedeutung für die Urteilsbildung über die Altersreifung eines Skeletes besitzen (s. S. 656 ff.). Die zwischen Diaphyse und Epiphyse liegende Epiphysenfuge bleibt bis zum entsprechend vollendeten Wachstum knorpelig (im Röntgenbild „offen"). Kurze Knochen ossifizieren zunächst wie die Epiphysen enchondral, platte Knochen dagegen zuerst perichondral.

Die Entwicklung des wachsenden Organismus ist eng mit dem Wachstum des Skeletes, letzten Endes mit der Knochenneubildung verbunden (Abb. 1—9). Die mit dem 2. Fetalmonat beginnende und mit der geschlechtlichen Entwicklung in der Pubertät abgeschlossene Reifung macht einen dauernden Knochenabbau und -aufbau (Resorption und Apposition von Knochengewebe) notwendig, um die

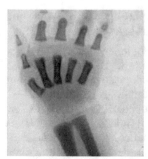

Abb. 1. 7 Tage.

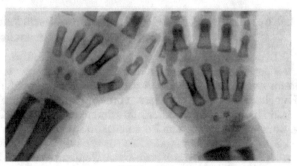

Abb. 2. 1 Jahr.

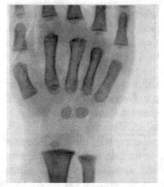

Abb. 3. 1¹/₂ Jahre.

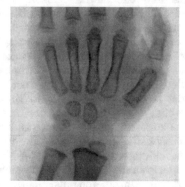

Abb. 4. 1³/₄ Jahre.

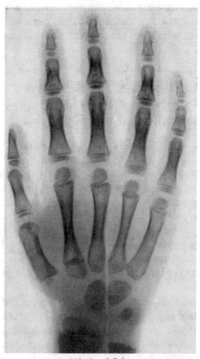

Abb. 5. 6 Jahre.

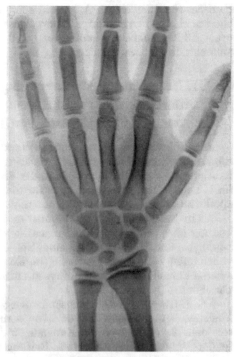

Abb. 6. 10 Jahre.

altersgebundene Entwicklung des Skeletes herbeizuführen. Diese Entwicklung und Differenzierung erfolgt gesetz- und anlagemäßig und unter dem Einfluß der endokrinen Regulationen. Dem jeweiligen Entwicklungsstand des Organismus entspricht ein entsprechender Ossifikationszustand, der lediglich dann von der Norm abweicht, wenn bestimmte Krankheitszustände die Skeletentwicklung und das Wachstum beeinflussen. HALDEN, RÜCKENSTEINER sowie F. SCHMID haben in zusammenfassenden Darstellungen über die Störung der altersgebundenen Skeletossifikation bei verschiedenen Krankheiten berichtet und als Unterlage der

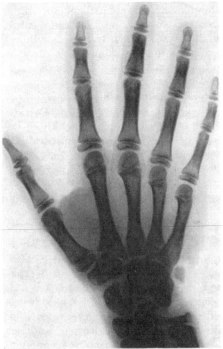
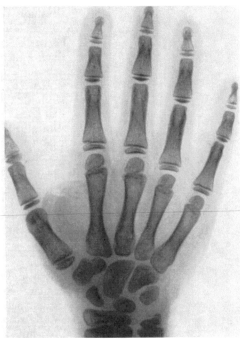

Abb. 7.   14. Lebensjahr.   Abb. 8.   17. Lebensjahr.
Abb. 1—8.   Entwicklung des Handskeletes im Röntgenbild während verschiedener Lebensalter.

Erörterung das Handskelet zugrunde gelegt (Abb. 9). Neben den kurzen Röhrenknochen und deren Epiphysen liegen im Handwurzelbereich 11 im Laufe der ersten 14 Lebensjahre auftretende Ossifikationszentren beisammen, die in ihrem gegenseitigen Differenzierungs-, Größen- und Formenverhältnis klinisch-röntgenologisch einwandfrei beurteilt werden können. Selbständige Knochenkerne (Carpalia), Epiphysenkerne und Verschmelzung der Epiphysenlinien bieten zudem unterschiedliche Beziehungen zum Längenwachstum, zur allgemeinen Entwicklung und zur geistigen Differenzierung. Geschlechtsunterschiede und Konstitution (fragliche Acceleration der Ossifikation beim weiblichen Geschlecht) bedingen physiologische Variationen, die innerhalb ihrer Grenzen liegen.

Es ist notwendig, auf die Pseudoepiphysen hinzuweisen, die in der Reihenfolge: proximales Ende des Metacarpale II und V, distales Ende des Metacarpale I und der Mittelphalanx V vorkommen. Sie stellen die Folge einer abwegigen Entwicklung dar und werden bei Chondrodystrophie und anderen kongenitalen Skeletanomalien erhalten gefunden, dürfen jedoch nicht mit den physiologischen Epiphysen verwechselt werden (Abb. 10 und 11).

Ossifikationsstörungen treten als anlagebedingte Anomalien, als endokrine Wachstumsstörungen und als Folge exogener Wachstumsstörung auf. Wegen der Häufigkeit abartiger Entwicklung der aus dem Mesenchym hervorgegangenen Gewebsverbände wird als letzte Ursache eine „Insuffizienz des mittleren Keimblattes" angenommen (v. Pfaundler).

Mißbildungen sind nicht immer Folge krankhafter Erbanlage, wenn sie nicht gehäuft in einer Familie auftreten. In den letzten Jahren (Büchner, Grebe, Landauer, Ingalls, v. Verschuer) sind Beweise erbracht, daß verschiedene äußere Einwirkungen auf die frühe Embryonalentwicklung den gleichen Effekt erzielen wie krankhafte Gene. Chemische Noxen, wie Schädigungen durch Urethan, Vitaminmangel, Trypanblau und Colchicin können Mißbildungen (Mikromelie beim Krüperhuhn) hervorbringen. Nach Büchner kommt dem intrauterinen Sauerstoffmangel als auslösender Mißbildungsursache eine wesentliche Bedeutung zu. Der Sauerstoffentzug kann experimentell als typisch bekannte Mißbildungen serienmäßig erzeugen. Indirekt wirken sich somit auf die frühe Embryonalentwicklung bestimmte Schädigungen aus: Embryopathien, Strahlenschäden, Abtreibungsversuche, wobei letzten Endes die unzulängliche Sauerstoffversorgung des embryonalen Organismus möglicherweise für die Mißbildungen verantwortlich ist (Grebe, Windorfer).

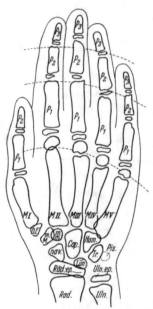

Abb. 9. Handskelet eines 9jährigen Mädchens.

1. Angeborene enchondrale Ossifikationsstörungen (polytope erbliche enchondrale Dysostosen).

Unter polytopen erblichen enchondralen Dysostosen versteht Cocchi eine Gruppe von Krankheiten, die durch zahlreiche streng symmetrisch auftretende Störungen im Bereich des Skeletknorpels (Epiphysen und Epiphysenfuge) ausgezeichnet sind. Häufig sind Zwerg- und Minderwuchs und familiäre Deformitäten des Skeletes (s. S. 724) damit verbunden.

Die Chondroosteodystrophie (Brailsford), die Chondrodystrophia congenita tarda (s. S. 659), der Morbus Kaschin-Beck (s. S. 661), die Dysostosis multiplex (v. Pfaundler-Hurler) (s. S. 870), der Gargoylismus, das Silverskiöldsche Syndrom und das Morquiosche Syndrom (s. S. 664) gehören hierher. Cocchi gibt einen umfassenden Literaturbericht zu den seltenen, meist nicht einheitlichen Krankheiten, unter denen das Pfaundler-Hurlersche Syndrom (s. S. 870) infolge seiner relativen Häufigkeit eine gewisse Sonderstellung einnimmt, zumal neben dem Minderwuchs und der mongoloiden Schädelmißbildungen auch Hornhauttrübungen und Hörstörungen dazu gehören. Meist läßt sich der einfach recessive Erbgang mit Wahrscheinlichkeit feststellen.

a) Anlagemäßiger Miß- und Zwergwuchs (Nanosomia primordialis).

Der *echte Zwergwuchs* (*Nanosomia primordialis*, Hansemann) stellt den Prototyp anlagemäßiger Wachstumshemmung dar. Der proportionierte Zwergwuchs (s. S. 724) unterscheidet sich nicht von dem der Pygmäen (s. S. 728), bei denen die Knochenkerne zu richtiger Zeit und in richtiger Reihenfolge auftreten (Wieland, Assmann).

b) Chondrodystrophie.

Die Chondrodystrophie (s. S. 776) stellt eine anlagebedingte Systemanomalie dar, die durch abwegige Knorpelwucherung und durch frühzeitiges Sistieren der enchondralen Ossifikation zur Störung der Relation Knorpel-Knochen führt. Die Ossifikationsstörungen des Handskeletes sind dabei charakteristisch und lassen

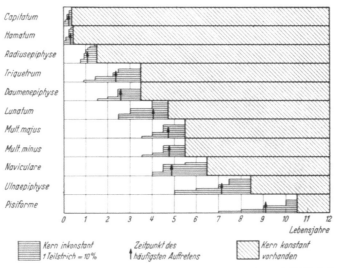

Abb. 10. Differenzierung der Handwurzelknochen nach F. SCHMID.

eine röntgenologische Abgrenzung zu. Die Differenzierung der Handwurzel-knochen ist in den ersten Lebensmonaten meist normal. Os capitatum und Os hamatum sind nach SIEGERT gehörig angelegt. Nach dem 1. Lebensjahr

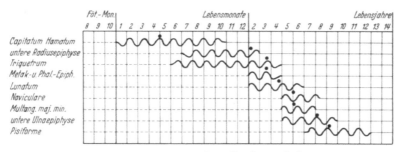

Abb. 11. Differenzierung der Handwurzelknochen nach GRASHEY.

treffen extreme Differenzierungsverzögerungen, beschleunigte Ossifikation und Variationen der Reihenfolge der Anlage der Handwurzelknochen zusammen. Carpalia und Epiphysenkerne zeigen bizarre Formen mit ausgefranster Begren-zung; sie bleiben in der Größe gegenüber der normalen Entwicklung zurück. Ein sehr wesentliches Merkmal der Chondrodystrophie ist die Symmetrie der Form- und Strukturanomalien.

Die Chondrodystrophie (KAUFMANN) ist durch die Minderung des Knochen-wachstums und insbesondere der langen Röhrenknochen gekennzeichnet (Abb. 12). Die Kurzgliedrigkeit (Mikromelie) steht im Vordergrund. Die Entwicklungsstö-rungen beginnen zumeist fetal im 2.—3. Embryonalmonat. Die Chondrodystrophie steht im charakteristischen Gegensatz zum rachitischen Zwergwuchs, bei dem nur die durch die Last des Kopfes verkrümmten Beine und auch die verkrümmte Wirbelsäule auffallen, während die Länge der Extremitätenknochen normal ist. Während die Fingerspitzen der herabhängenden Arme des rachitischen Zwerges oft bis zu den Knien reichen, berührt der Chondrodystrophiker damit kaum den Trochanter (Kassowitz) (s. Abb. 55). Im Röntgenbild ist an den kurzen und plumpen Röhrenknochen ein Hervortreten besonders starker Muskelansätze sichtbar. Die Knorpel-Knochengrenze ist unregelmäßig gestaltet und erscheint wie ausgefasert.

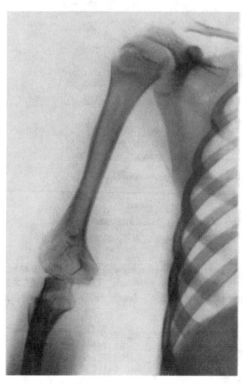

Den kurzen Diaphysen sitzen die stark verbreiterten Epiphysen pilzförmig auf. An den Phalangen fällt die kurze und breite, fast quadratische Form auf. Infolge der Verdickung der Weichteile zwischen den Mittelhandknochen stehen die drei mittleren Finger wie ein Dreizack häufig auseinander (main en trident).

Als Ursache der Chondrodystrophie wird neuerdings wieder eine Hypophysenstörung vermutet (s. S. 719). Dadurch soll es zu mangelhafter enchondraler Knorpel- und Knochenbildung kommen, während die periostale Ossifikation ungestört ist.

Neuere Untersuchungen zum Problem der Wechselbeziehungen zum Knochenmark (vgl. myelogene Osteopathien, s. S. 774) lenken das Augenmerk auch auf die Chondrodystrophie. Nachtsheim und Klein berichten zum Formenkreis der fetalen Chondrodystrophie über Beziehungen zwischen Pelger-Huetscher Kernanomalie der Leuko-

Abb. 12. Chondrodystrophie.

cyten und Chondrodystrophie bei neugeborenen homozygoten Pelger-Kaninchen. Beim homozygoten Pelger-Gen handelt es sich nach Klein um einen Letalfaktor. In Analogie zu den bekannten Ergebnissen Landauers am Krüperhuhn wird seine Hauptwirkung in einer allgemeinen Wachstumshemmung erkannt. Sie führt zu schweren chondrodystrophischen Ossifikationsstörungen, zu Fixation des Thorax, Entfaltungsstörungen der Epiphysen sowie zu interstitieller Pneumonie. Klein kommt zu dem Urteil, daß sich bei der vergleichenden Pathologie der Chondrodystrophie von Mensch und Tier keine Anhaltspunkte für eine endokrine Krankheitsursache finden. Die Knochenmarkleistung für den Knochenbau gewinnt dadurch wesentlich an Bedeutung (Markoff, Tischendorf und Naumann).

c) Chondrodystrophia calcificans congenita.

Eine Sonderform der Chondrodystrophie stellt die Chondrodystrophia calcificans congenita dar (G. B. Gruber, Kaufmann, Kwerch, Swoboda). Die Chondrodystrophia calcificans congenita entspricht einer sehr eigenartigen und seltenen

Skeletaffektion bei Säuglingen und Kleinkindern, wobei der Skeletknorpel besonders im Epiphysenbereich eigenartige Kalkeinlagerungen und Ossifikationsstörungen aufweist. CONRADI berichtet 1914 erstmalig über dieses Krankheitsbild. Im neueren angloamerikanischen Schrifttum (FAIRBANK) wird die Krankheit als „stippled epiphyses" oder als „Dysplasia epiphysialis punctata" bezeichnet. Die letztere Bezeichnung beschreibt die röntgenologisch nachweisbaren Veränderungen in charakteristischer Weise. SWOBODA berichtet unter Einbeziehung der gesamten Literatur über die Chondrodystrophia calcificans congenita eines Knaben, der klinisch außer den symmetrischen Verkalkungsstörungen im Calcaneusbereich mit kleinen kalkdichten Flecken eine hochgradige Störung der Hämatopoese aufwies. Die hämatopoetische Schädigung stellt sich in Anämie, Thrombopenie, hämorrhagischer Diathese und Icterus neonatorum dar. Diese ossalen und hämatologisch faßbaren Veränderungen bildeten sich innerhalb von 2 Jahren vollkommen zurück. Doch behielt das Kind bis zum Alter von 4 Jahren in der Physiognomie und in den körperlichen Proportionen Zeichen einer leichten chondrodystrophischen Wachstumsstörung bei.

d) Die KASCHIN-BECKsche Krankheit.

Die KASCHIN-BECKsche Krankheit stellt wahrscheinlich eine Variation der anlagebedingten Chondrodystrophie dar. Sie wird nach GRAZIANSKY (vgl. ASSMANN) auf Intoxikationen mit an Fäulnisstoffen überladenem Trinkwasser einiger transbaikalischer Flüsse zurückgeführt und läßt sich nach der Art der Ossifikationsstörungen nicht von der Chondrodystrophie unterscheiden (F. SCHMID). Neuerdings führt HIYEDA sie auf eine übermäßige Überschwemmung des Organismus mit anorganischem Eisen zurück (s. toxische Knochenschäden, S. 814), die besonders im Frühjahr und im Herbst auftreten soll, wenn wegen Hochwasser der Eisengehalt der Quellen steigt. Es treten dabei auch Gelenkschwellungen auf. Im späteren Kindesalter entstehen grubenartige Arrosionen der Gelenkflächen, denen reparative Knochenwucherungen folgen. Hierdurch werden grobe Unregelmäßigkeiten der Gelenkflächen hervorgerufen, die in der weiteren Jugendzeit zunehmen. Sie betreffen in symmetrischer Weise die Interphalangealgelenke der Finger, aber auch der übrigen Extremitäten, vorwiegend die Knie-, Hand- und Fußgelenke, seltener die Hüftgelenke (GOLDSTEIN und NIKIFOROV); Verkrümmungen, namentlich Genu valgum oder varum, werden beobachtet. Neben den Ossifikations- und Gelenkstörungen werden außerdem bei der KASCHIN-BECKschen Krankheit Kropfbildung, skorbutartige Blutungen, hämorrhagische Ausschläge und Polyneuritis (SCHIPATSCHOFF) beschrieben.

Bei den angeborenen enchondralen Verknöcherungsstörungen lassen sich nach MARQUARDT zwei große Formenkreise unterscheiden:

Die *Chondrodystrophie*, bei der die enchondrale Verknöcherungsstörung vorzüglich auf einer Veränderung der subperiostalen Knorpelverknöcherung beruht; sie ist demnach an die metaphysären Abschnitte der Wachstumsfugen der Röhrenknochen gebunden.

Die *subchondrale Verknöcherungsstörung*, welche im wesentlichen an Epiphysen und kurzen Knochen zur Auswirkung kommt.

Pathologisch-anatomische Untersuchungen liegen nicht vor; beide Typen der Verknöcherungsstörung entsprechen dem unproportionierten Zwergwuchs; der subperiostalen Fehlentwicklung entspricht der kurzgliedrige, verhältnismäßig langrumpfige Zwerg, während der subchondralen Verknöcherungsstörung der kurzrumpfige langgliedrige Zwerg zugehörig ist. Diese beiden Arten des Zwergwuchses entsprechen auf der einen Seite der Chondrodystrophie, auf der anderen Seite der MORQUIOschen *Krankheit* (subchondraler Mißwuchs, s. S. 664). Fließende

Übergänge zwischen beiden Krankheitsbildern können bestehen. Gemeinsam sind beiden die klinischen Beschwerden von seiten der sekundären Arthrosen, die beim subchondralen Mißwuchs infolge der stärkeren Veränderungen der Gelenkkörper allerdings im Vordergrund stehen.

e) Angeborene Dysplasie der Hüfte und der Wirbelsäule sowie Erbleiden der Gelenke.

Nach Erlacher ist die Ursache aller der Zustände, wie Hüftluxation, Coxa plana (Perthes), Arthrose und Malum coxae senile, die *angeborene Dysplasie der Hüfte.*

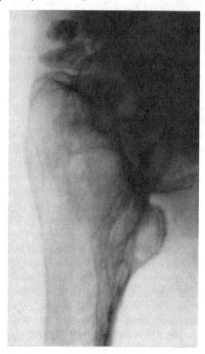

Zu diesem Syndrom gehört vor allem die Hüftluxation und die Epiphysenlösung, wobei die gesamte Hüfte und sämtliche dazugehörenden Gewebe diese Zeichen einer Unterentwicklung bzw. einer Entwicklungshemmung aufweisen. Idelberger hält ebenfalls die typische, auf der Basis einer angeborenen Dysplasie der Hüftgelenke entstandene Luxatio coxae für ein Erbleiden, welches allerdings lediglich äußere Einwirkungen klinisch zu manifestieren vermögen. Der Knochenaufbau ist dabei gestört und die Verknöcherung verzögert. Der Knorpel ist mehr plastisch als elastisch, der Limbus ist weit und locker und die Bänder sind schlaff. Schon kurz nach der Geburt soll eine Neigung der Muskulatur zu Rigidität bestehen. Die „lockere Hüfte", die Präluxation ist eines der ersten Zeichen der Dysplasie, die lange Zeit ohne Erscheinungen bleiben und erst nach Jahren die genannten Folgen mit sich bringen kann (Abb. 13). Bei der Luxation beginnt die Auswirkung der Dysplasie bereits in der frühesten Kindheit und erreicht entsprechend dem rapiden Wachstum der Gewebsteile hohe Grade (Lindemann). Es

Abb. 13. Zustand nach Osteochondritis dissecans mit schwerer Deformierung des Hüftgelenkes und abgesprengten Knochenteilen am Pfannendach.

kommt zu einem Umbau, aus dem sich schließlich eine typische Coxa plana entwickeln kann. Bei der Coxa plana, die im Durchschnitt etwa im 8. Lebensjahr beginnt, ist die Entwicklung von Oberschenkelkopf und Pfanne bis dahin normal abgelaufen. Die Pfanne wird immer weiter und flacher, die Inkongruenz zwischen Kopf und Pfanne führt zur Arthrose. Die Gefäßversorgung des Gelenkgebietes wird gestört und es ist nicht verwunderlich, daß zu Zeiten gesteigerten Wachstums in der Pubertät die Lockerung der Epiphysen auf kleinste Traumen mit Epiphysenlösung antwortet. Das Röntgenbild zeigt auf dem Höhepunkt schwere Veränderungen im Sinne einer Arthrosis deformans mit verschmälertem und unregelmäßigem Gelenkspalt, mit Randzacke am Pfannendach und mit Veränderungen des Kopfes und Halses des Oberschenkels. Die Veränderungen sind von denen der Arthrosis deformans im höheren Lebensalter nicht mehr zu unterscheiden.

Die *Dysplasie* soll auch an der *Wirbelsäule* vorkommen. Der *Sitzbuckel* des Säuglings, die *Adoleszentenkyphose* (Scheuermann), die *Bandscheibendegeneration des Erwachsenen,* die *Spondylosis* und die *Spondylarthrosis* des Alters sind Veränderungen, die vermutlich ebenfalls auf einer angeborenen Minderwertigkeit entstehen (s. S. 871 f.). Unter den Erbleiden der Gelenke sind vielerlei kongenitale Mißbildungen zu erwähnen, vor allem die hereditäre Ankylose, der angeborene steife Finger, die Geradfingrigkeit werden des öfteren beobachtet. Die Gelenkkapsel und die Gelenkbänder können anlagemäßig abnorm schlaff sein, was sich in der Überstreckbarkeit einzelner Finger- und Zehenglieder zeigt. Die habituellen bzw. kongenitalen Luxationen einzelner Gelenke beruhen auf einer solchen Minderwertigkeit des Gelenkkapselgewebes.

f) Angeborene Kyphosen und Adoleszentenkyphose (SCHEUERMANNsche Krankheit).

Angeborene Kyphosen sind relativ häufig, zumal man auch während des fetalen Lebens erworbene Veränderungen der Wirbelsäule (z. B. anguläre Kyphose beim kongenitalen Myxödem) dazuzählt. Die häufigste Form der Kyphose der Jugendlichen, der Rundrücken der Jugendlichen, ist die SCHEUERMANNsche Krankheit (Adoleszentenkyphose, Epiphysitis vertebralis). In ätiologischer Hinsicht wird vornehmlich das nicht seltene Zusammentreffen von Coxa vara, multiplen Epiphysenstörungen, aseptischen Knochennekrosen und Osteochondritis dissecans erwähnt. Klinisch wird gelegentlich auch eine Krankheitsform ohne Kyphose beschrieben. Rarität scheinen neurologische Ausfallserscheinungen (im Gegensatz zur Kyphoskoliose bei der Spondylosis deformans, s. S. 877) zu sein. Röntgenologisch

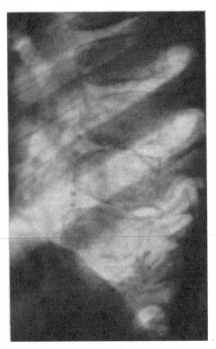

Abb. 14. SCHEUERMANNsche Krankheit.

finden sich unregelmäßige Begrenzung der Wirbeldeckplatten, oft mit Sklerose, Knorpelknötchen, Keilwirbel und Verschmälerung der Bandscheiben (Abb. 14).

Die Adoleszentenkyphose, der Rundrücken der Jugendlichen, beruht nach SCHMORL auf Veränderungen der Bandscheiben an den mittleren und unteren Brustwirbeln oder an den oberen Lendenwirbeln. Die Bandscheibe deformiert, die Wirbelflächen werden uneben und die Wirbel selbst werden oft keilförmig umgebildet. Residuen des zwischen dem 12. und 16. Lebensjahr auftretenden Leidens sind die ausgesprochenen Keilwirbel, die niedrigen Bandscheiben, Bandscheibenhernien und versteifte Kyphose, wobei gleichzeitig deformierende Veränderungen an den Wirbeln auftreten.

Die Pathogenese der Adoleszentenskoliose ist zweifellos äußerst komplex. Muskelkrankheiten, Wirbelsäulenkrankheiten, Asymmetrien und Schädigungen der Zwischenwirbelscheiben sind sicherlich für die Skoliose bedeutsam. BOUVIER und H. v. MEYER sehen in der Adoleszentenskoliose lediglich eine Akzentuierung der physiologischen Skoliose, für die mechanische Momente ausschlaggebend sein sollen. Nach HOFFA gehört aber zur Skoliose das minderwertige Skelet. SCHEDE ist der Ansicht, daß es nicht möglich ist, der „Wirbelinsuffizienz" eine ätiologische

Bedeutung zu geben. Rupprecht, Engelmann, Schede u. a. sehen eine wesentliche Ursache für die Entstehung der Skoliose in einer durch Rachitis bedingten Knochenerweichung. Neue Gesichtspunkte zur Skolioseentstehung gibt Erlacher, der die Störung in der Quellbarkeit des Schleimkernes der Bandscheibe in den Mittelpunkt stellt, an. Durch die Quellung wird die Bandscheibe höher; gibt das vordere Längsband dem Druck nach, soll eine Lordose entstehen. Wird die Lordosierung verhindert durch Standhalten des vorderen muskulären Längszuges, so kann die Wirbelsäule nur seitlich ausweichen und es entsteht die Skoliose. Lindemann hat die gleichen Bandscheibenveränderungen auch für die Adoleszentenskoliose verantwortlich gemacht. Trotz dieser theoretischen Erklärungen ist die Entstehung der Adoleszentenskoliose jedoch noch keineswegs aufgeklärt. Schuknecht weist auf entzündliche Gelenkveränderungen, auf die beschleunigte Blutsenkungsgeschwindigkeit und auf Myogelosen im Bereich der Wirbelsäulenmuskulatur hin und will entzündliche und fokaltoxische Schädigungen möglicherweise auf dem Wege der Schädigung des Bandscheibenapparates für die Skoliose verantwortlich machen.

g) Calvésche Krankheit.

Die Osteochondritis vertebralis infantilis wird meist bei Kindern beobachtet, kommt aber auch bei Erwachsenen vor (Hess). Sie ist klinisch durch Rückenschmerzen und Lumbalkyphose gekennzeichnet. Anatomisch liegt den Veränderungen der Vertebra plana osteonecrotica zugrunde, der sich bis zur Keilwirbelbildung deformieren kann. Neyroud unterscheidet drei Krankheitsstadien von mehreren Wochen Dauer, in denen die „Osteoporose" wieder ausgeglichen werden kann. Gerade diese Rückbildung einigermaßen normaler Verhältnisse läßt es zweifelhaft erscheinen, ob es sich um eine anlagemäßige Mißbildung bei der Calvéschen Krankheit handelt. Man diskutiert neuerdings die Möglichkeit der Einreihung der Krankheit in die große Gruppe der aseptischen Epiphysennekrosen.

h) Morquiosche Krankheit und Calvé-Legg-Perthessche Krankheit.

Die Morquiosche Krankheit ist durch multiple Epiphysenstörungen gekennzeichnet. Die Entwicklungsstörung betrifft meist die Knochenenden zahlreicher Gelenke, vorwiegend den Femur- und den Humeruskopf (W. Müller). Im Röntgenbild erscheinen die betreffenden Epiphysen abgeflacht und unregelmäßig begrenzt. Die Knochenkerne zeigen unregelmäßige Aufhellungen, oft sind sie unregelmäßig gestaltet. Die Wirbel sind meist abgeflacht. Infolge der Verschmälerung der Wirbelkörper ist die Wirbelsäule und damit die Körpergröße verkürzt (Assmann, Cocchi).

Die Veränderungen sind sämtlich auf schwere Störungen in der Entwicklung der Epiphysen zurückzuführen. Sie betreffen die gleichen Stellen wie die Vorgänge bei der Osteoarthrosis bzw. Osteochondrosis deformans juvenilis (Calvé-Legg-Perthessche Krankheit), somit besonders den Femurkopf. Die Veränderungen bei der Morquioschen Krankheit sind jedoch im Gegensatz zur Perthesschen Krankheit meist doppelseitig ausgeprägt. W. Müller lehnt daher jeden Zusammenhang zwischen beiden Krankheiten ab. Der von Assmann und Dorner beschriebene Krankheitsfall eines hypophysären Zwergwuchses, der zahlreiche epiphysäre Veränderungen am Femurkopf und an den Köpfchen der Metacarpalia und Metatarsalia im Sinne der Perthesschen Krankheit aufwies, könnte einer Kombination beider Krankheiten entsprechen.

Ähnliche Krankheiten, denen eine nekrotisierende Knochenzerstörung der dem Gelenk benachbarten Epiphysenabschnitte gemeinsam ist, sind die Ostearthrosis (Osteochondrosis) deformans juvenilis nekroticans und die Osteoarthrosis (Osteochondrosis) coxae juvenilis (PERTHES). Gelegentlich schließen sich daran deformierende Gelenkveränderungen sekundär an. Der grundsätzliche Unterschied gegenüber der Arthrosis deformans zeigt sich jedoch darin, daß bei dieser die primäre Läsion im Gelenkknorpel, bei der juvenilen Form dagegen im subchondralen epiphysären Knochen besteht. Das wichtigste und bekannteste Beispiel dieser Gruppe ist die CALVÉ-LEGG-PERTHESsche *Krankheit* der Hüftgelenke.

Die PERTHESsche Krankheit beginnt nach histologischen Untersuchungen mit einer Nekrose der Epiphyse, während der Gelenkknorpel zunächst erhalten bleibt. Infolge der Nekrose der Epiphyse kommt es zu Strukturveränderungen am knöchernen Gelenkende, das zusammengepreßt wird, ferner zu Infraktionen und zu Frakturen. Sekundär entwickeln sich später die Merkmale der Osteoarthrosis deformans. Die Ursache der Nekrose der Epiphyse ist nicht bekannt; Infekte (RIEDEL), Gefäßembolien (AXHAUSEN) oder Traumen wurden verantwortlich gemacht. Die Osteochondrosis ist nicht als Folge gröberer traumatischer Einwirkungen aufzufassen, dagegen vermögen immer wiederkehrende Mikrotraumen zweifellos eine pathogenetische Rolle zu spielen (SCHALLOCK). Die von PICK geäußerte Ansicht, daß Ernährungsstörungen des Knochens auf dem Boden embolischer Gefäßverschlüsse dafür verantwortlich sind, wird von SCHALLOCK abgelehnt. Natürlich spielen auch derartige Störungen sowie nervöse Ausfälle eine beigeordnete Rolle. Erbliche Einflüsse sind nicht erwiesen. Trotzdem kommt man nicht ohne die Annahme einer endogenen, durch Entwicklungsstörung verursachten Minderwertigkeit der Epiphysen aus. Leichte Traumen vermöchten sekundär die PERTHESsche Krankheit zur Manifestation zu bringen. Endokrine Störungen (Hypothyreoidismus, Hypophysenstörungen nach ASSMANN) werden ebenfalls vermutet. ECKE beschreibt der PERTHESschen Krankheit entsprechende Gelenkveränderungen bei Zwergen einer Liliputanergruppe (hypophysäre Zwerge). Das Röntgenbild der PERTHESschen Krankheit zeigt eine ungeordnete Struktur der knöchernen Epiphyse, später auch gröbere Deformierung, Abschleifung und Knochenneubildung am Femurkopf. Besonders kennzeichnend ist die Abflachung des oberen Randes der Epiphyse und die Verkleinerung des Schenkelhalsneigungswinkels. Dadurch entsteht die Coxa-plana-Stellung. Hierdurch wiederum wird bei der PERTHESschen Krankheit das charakteristische klinische Zeichen einer verminderten oder aufgehobenen Abduktion bei erhaltener Flexion hervorgerufen. Oft finden sich subchondrale Aufhellungsherde, die auf Resorption von erweichten nekrotischen Knochen zu beziehen sind und nicht mit tuberkulösen Herden verwechselt werden dürfen (ASSMANN). Das Frühstadium der Osteochondrosis deformans juvenilis coxae ist meist durch die unregelmäßige wellige Verformung der Epiphysenlinien und die sklerotische Verdichtung derselben gekennzeichnet. MAURER berichtet letzthin über einen doppelseitigen Morbus Perthes, der sich nach vierjähriger einseitiger Krankheitsentwicklung auf der gegenseitigen Hüfte einstellte.

Der obere Pfannenrand des Hüftgelenkes erhält sein endgültiges Gepräge durch das Os acetabuli, welches ein Schaltknochen ist (SCHINZ). Bei seiner Ossifikation können an der Nahtstelle Knorpel- und Bindegewebsinseln zurückbleiben, wodurch der minderwertige Knochen Schäden durch Dauerbelastungen ausgesetzt ist. Es können in diesem anlagemäßig-minderwertigen Knochenbereich Knochenbälkchen einbrechen und nekrotisieren. In der Umgebung kann es sogar zu Knochenwucherungen kommen, so daß Verwechslungen mit der Arthrosis deformans (Malum coxae) möglich sind (s. S. 875). BURGKHARDT spricht von Verletzung durch Selbstzerstörung des Bewegungsmechanismus bei der Osteochondrosis dissecans (HACKENBROCH, FIEDLER). Differentialdiagnostisch sind luxierte

und verlagerte Knochenstücke, der frakturierte Pfannenrand, das persistierende
Os acetabuli, der Knochensequester bei Beckenosteomyelitis, Verknöcherungen
im Limbus oder am Ligamentum ileo-femorale zu erwägen.

2. Dysostosis multiplex (Pfaundler-Hurlersche Krankheit).

Zwischenstellungen zwischen anlagebedingten und endokrin bedingten Abartungen nehmen der dysostotisch familiäre Zwergwuchs (DE RUDDER) und die
Dysostosis multiplex (Pfaundler-Hurlersche Krankheit, Gargoylismus, Lipo-
chondrodystrophie s. S. 870), bei denen Ossifikationsanomalien des Skeletes
Hauptsymptome neben Kyphose, Hornhauttrübung und Hepatosplenomegalie
(Ulrich) sind, ein (s. S. 675). Es handelt sich um generalisierte Ossifikationsstörungen, worauf F. Schmid ausdrücklich hinweist. Mit zunehmendem Alter
bleibt die Entwicklung der Knochenkerne immer mehr zurück, so daß große
Lücken zwischen den Handwurzelknochen entstehen; die Knochenkerne der
Hand- und Fußwurzel pflegen verspätet aufzutreten; Entwicklungsverzögerungen
bis zu 3 Jahren sind beschrieben. Die Epiphysenkerne sollen physiologisch entwickelt sein, aber sämtliche Carpalia fehlen gelegentlich. Metacarpalia und Phalangen zeigen hierbei wie bei der Dysostosis multiplex gelegentlich Zuckerhutform.
Das Fehlen von Handwurzelknochen bei voll entwickelten Epiphysenkernen beweist dabei, daß selbständige Knochenkerne und Epiphysenkerne in ihrer Entwicklung anscheinend von verschiedenen Faktoren gesteuert werden. Es kommen nach
Ulrich auch Spätfälle der vererbbaren Krankheit (Böcker und Grebe) vor.
Gelegentlich ergibt sich das gleichzeitige Vorkommen von Dysostosis Morquio,
wobei die Ossifikationsanomalien weniger bekannt sind, nach F. Schmid aber
hochgradige Strukturauflockerungen am gesamten Handskelet vorkommen.

3. Lokale Skelet- und Knochenmißbildungen.

Knochenmißbildungen gibt es in großer Zahl. Angeborene Defekte einzelner
Knochen oder einzelner Glieder werden häufig beobachtet.

a) Dysostosis cleidocranialis.

Die Dysostosis cleidocranialis gehört abgesehen von der Chondrodystrophie
zu den am längsten bekannten Anomalien des Skeletsystems. Sie tritt dominant,
aber auch manchmal geschlechtsgebunden hereditär, häufig familiär, aber auch
anlagemäßig spontan auf. Sowohl der Schädelknochen und die Clavicula können
gleichzeitig von der Mißbildung betroffen, als auch kann die Entwicklung der
Clavikel allein gehemmt sein. Am Schädel findet sich ein ausgesprochenes Zurückbleiben des Wachstums, vor allem der Belegknochen, woraus die median
gelegenen Knochenlücken und die Einlagerung zahlreicher Schaltknochen in die
offenen Nähte resultiert. Meist ist trotz der schweren Ossifikationsstörung der
Hirnschädel überaus groß. Manchmal bestehen Zahnanomalien gleichzeitig, indem überzählige Zahnkeime und Persistenz der ersten Dentition bis ins Erwachsenenalter hinein beobachtet werden kann. Antonini hat sich besonders mit
der Entwicklung des Zahnsystems bei der Dysostosis cleidocranialis beschäftigt.
Persistenz der Milchzähne, Retention der bleibenden Zähne, überzählige bleibende
Zähne und Zahndeformierungen neben Kieferanomalien und Zahncysten sind
nachgewiesen. Die Clavicula weist eine charakteristische mangelhafte Entwicklung auf. Sie kann ein- oder doppelseitig völlig fehlen. Aber auch das übrige
Skelet weist abgesehen von dem Wachstumsrückstand eine Unreife in der Verknöcherung auf. Einzelne Skeletteile können infolge der allgemeinen Störung
der enchondralen Ossifikation unverknöchert erhalten sein. Die Epiphysenlinien

sind meist sehr weit. Pathogenetisch ist die Störung der fetalen Ossifikation der Bindegewebsknochen und die Störung der perichondralen Ossifikation (dünne Corticalis, spindelförmig dünne Knochen, bikonvexe Form der Wirbelkörper) bedeutsam. Das epiphysär enchondrale Wachstum ist selektiv gestört. PESMA, VERGER und MONTOUX berichten über eine Beobachtung an einem 6jährigen Kind, das an einem besonderen Typ einer cranio-facialen, nicht familiären Dysostose litt. Besondere Kennzeichen waren der affenartige Gesichtsausdruck, fehlender Tuber frontalis, charakteristisches Röntgenbild des Schädels und eine Linsenektopie mit Schlottern der Iris, die durch die Linse nicht oder nur schlecht gehalten wird. In der Literatur sind gleiche Fälle noch nicht beschrieben worden. Die augenärztliche Untersuchung ergab im besonderen eine starke Hypertension, wie man sie gewöhnlich bei der Linsenektopie findet. Beziehungen zum MARFAN-schen Symptomenkomplex und zum WEIL-MARCHESANI-Syndrom werden diskutiert.

Nach GÜNTHER und F. SCHMID setzen die Ossifikationsstörungen in der Schlüsselbeinanlage im 6. Embryonalmonat ein. Als obligate Symptome bestehen ein- oder doppelseitig partieller oder totaler Schlüsselbeinmangel und Anomalien der Schädelossifikation; ENGEL berichtet über 228 Beobachtungen in der Weltliteratur; KAHLER stellt in einer Familie von 72 Personen die Dysostosis cleidocranialis bei 15 minderwüchsigen Mitgliedern fest. Minderwuchs und Erblichkeit sind richtungweisend. Nebenbei kommen auch Differenzierungsverzögerungen am Handskelet vor. Die Veränderungen sind symmetrisch und die jüngsten Knochenkerne sind stecknadelkopfgroß. F. SCHMID beschreibt Anomalien an der ontogenetisch ältesten Endphalange I und an dem ontogenetisch jüngsten Skeletteil der Mittelphalange V; auch sind Pseudoepiphysen beschrieben und Brachyphalangien (Hypoplasie des Daumenstrahles) im Falle F. SCHMID beobachtet.

b) Kurzgliedrigkeit, Spalthand, Humero-Radialsyndrom, multiple angeborene Gelenkstarre, Syndaktylie, MADELUNGsche Deformität.

Unter den angeborenen Knochenmißbildungen spielen die Brachydaktylien in ihren verschiedensten Variationen eine klinisch wenig bedeutsame Rolle. Das gilt auch für die Hyperphalangien, unter denen besonders dreiphalangige Daumen und Großzehen zu erwähnen sind. Syndaktylien können als cutane Syndaktylie oder als echte ossäre Syndaktylie auftreten. Die totale Syndaktylie entspricht der Löffelhand (s. S. 870). Wesentlich seltener sind die Oligodaktylien, deren relativ häufigste Erscheinungsform die Tetradaktylie ist. Als Spalthand oder Spaltfuß treten schwere körperliche Mißbildungen auf, deren Störungsprozesse im Grenzgebiet zwischen dem ulnaren und radialen Handgebiet angreift.

Die MADELUNGsche Deformität umschreibt die spontane Subluxation der Hand nach vorn. Am Unterschenkel kommen Tibiaaplasie, Fibulaaplasie, Patellaaplasie und Patellenmißbildungen vor. Humerusaplasie ist meist die Folge amniotischer Abschnürung.

Die *Kurzgliedrigkeit* ist abgesehen von dem innersekretorischen Zwerg- und Minderwuchs häufig Ausdruck einer konnatalen Entwicklungsstörung, die wie die abnorme Kurzfingrigkeit familiär auftreten kann (s. Abb. 15 und 16). Die angeborene knöcherne Verbindung zwischen Ober- und Unterarm *(Humero-Radialsynostose)* ist eine zwar nicht häufige, gelegentlich aber mit *Mikromelie* verbundene Mißbildung (FRANK).

Unter dem Namen *multiple angeborene Gelenkstarre (Arthrogryposis multiplex congenita)* ist ein sehr seltenes Leiden bekannt, welches seine Träger zeitlebens schwer behindert. Das Leiden ist charakterisiert durch angeborene symmetrische Bewegungshemmungen der Extremitätengelenke. Die Ellbogen stehen in Streck-,

die Knie- und Hüftgelenke in Beugestellung. Schulterankylosen und Krallen-
finger können dazu kommen. Klumpfüße und Klumphände bilden sich nur bei
sehr schweren Krankheitsformen. Redard bezeichnete die erkrankten Kinder
wegen der „Steife" als „Holzpuppen". Der Intellekt ist meist normal. Die Be-
wegungshemmung kommt durch eine fibröse Ankylose zustande; der knöcherne

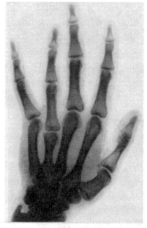

Abb. 15a.

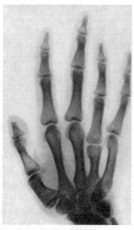

Abb. 15b.

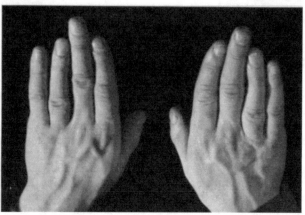

Abb. 16.

Abb. 15a u. b und 16. Angeborene Mißbildung mit Verkürzung der Metacarpalia IV beider Hände.

Anteil der Gelenke zeigt keine Veränderungen. Der Knorpelüberzug der Gelenkflächen ist dünn oder fehlt ganz. Oft bestehen auch Entwicklungshemmungen
der Extremitätenmuskulatur, wobei die Muskelanlagen vorhanden, aber im
Fettgewebe verkümmert sind. Die Ätiologie des Leidens ist unbekannt, jedoch
nimmt man heute an, daß der Muskelschwund primär und die Gelenkstarre
deren Folge ist (U. Müller, Kallio, Lewin, Roscher, Schanz).

c) Fehlbildungen der Wirbelsäule (Kranial- und Caudalvariation, Halsrippen und Klippel-Feilsches Syndrom).

Die erste Anlage der Wirbel geht von zwei bilateral symmetrisch angelegten
Mesenchymkernen aus. Die Halbwirbel verschmelzen. Die Herausbildung der

knorpeligen Wirbelkörperanlage erfolgt ebenfalls von zwei bilateralen Vorknorpelkernen. Das Verknöcherungsstadium wird eingeleitet mit dem Auftreten eines unpaaren zentralen perichondralen Kalkknorpelkernes, der von einwachsenden Blutgefäßen her aufgelöst wird, wodurch der primäre Markraum entsteht. Durch Vereinigung des dorsalen und ventralen Teiles des primären Markraumes entsteht der typische unpaare Knochenkern. In seltenen Fällen verzögert sich die Verschmelzung des dorsalen und ventralen Kernanteils. Im Wirbelbogen beginnt die Verknöcherung perichondral im rechten und linken Zwischengelenkstück an der inneren Oberfläche gegen den Wirbelkanal zu. Die Bandscheibe besitzt schon frühembryonal eine bindegewebige Außenzone, die Innenzone ist hyalin-knorpelig. Beim Neugeborenen besteht der Wirbel aus 3 Knochenstücken, dem Körper und den beiden Bogenschenkeln. Der Atlaswirbel besteht jedoch nur aus 2 Knochenstücken. Am Kreuzbein tritt zu den 3 Knochenkernen noch vor der Geburt je ein weiterer Knochenkern am 1., 2. und 3. Kreuzwirbel hinzu. Die Verschmelzung der Bogenschenkel beginnt im 1. Jahr. Beim Atlaswirbel erfolgt der hintere Bogenschluß etwa im 2. Lebensjahr. Die Körper des Kreuzbeins verschmelzen miteinander vom 11. Lebensjahr an. Um das 10. Lebensjahr treten die Kerne in der Wirbelepiphyse auf. Die Epiphyse verschmilzt mit dem Wirbelkörper nach dem 18. Lebensjahr.

Der Wirbelkörper besteht aus einem Spongiosaknochen, aus dünner Corticalis und dichter Spongiosa. Der Wirbelbogen dagegen ist mit dicker Corticalis wie ein Röhrenknochen aufgebaut. Nicht selten beobachtet man an den Wirbelkörpern ausgesprochene Wachstumslinien.

Die Bandscheiben bestehen aus dem äußeren sehnigen Faserring, der mit dem Wirbel fest verbunden ist und eine feste Kapsel für den gallertigen Nucleus pulposus darstellt. Der Nucleus ist das elastische Polster, welches die Wirbelkörper vor Stößen und Erschütterungen schützt. Im Bereiche des Nucleus sind die Wirbelflächen mäßig eingebuchtet. Die Höhe der Bandscheiben ist individuell verschieden (s. Adoleszentenkyphose und Spondylosis deformans, S. 877).

Das vordere Längsband ist fest am Wirbelkörper und locker an der Bandscheibe befestigt. Das hintere Längsband ist dagegen locker am Wirbelkörper und fest an der Bandscheibe angebracht.

Die normale Wirbelsäule eines Menschen besteht aus 33 Wirbeln, 7 Hals-, 12 Brust-, 5 Lenden-, 5 Kreuz- und 4 Steißbeinwirbeln. Bei Jugendlichen findet sich öfters eine kleine Rippe am 7. Halswirbel. Es gibt verschiedene Variationen der Wirbelsäule, die sich folgendermaßen zusammenstellen lassen.

1. Hauptmerkmale der Variationen kranialer Wirbel:

a) Halsrippe,
b) kurze 12. Rippe oder fehlende Rippe,
c) kleiner Querfortsatz am 4. Lendenwirbel,
d) Sacralisation des 5. Lendenwirbels.

Die Sacralisation des 5. Lendenwirbels liegt dann vor, wenn er dem 1. Kreuzwirbel ähnlich wird.

2. Hauptmerkmale der Variationen caudaler Wirbel:

a) kurzer Querfortsatz des 7. Halswirbels,
b) lange 12. Rippe,
c) Rippe am 1. Lendenwirbel,
d) Lumbalisation des 1. Kreuzwirbels,
e) Sacralisation des 1. Steißwirbels.

Lumbalisation des 1. Kreuzwirbels liegt vor, wenn er dem 5. Lendenwirbel ähnlich wird.

Entwicklungsgeschichtliche Mißbildungen der Wirbelkörper sind häufig, inwieweit sie in Störungen der Anlage der Knochenkerne verursacht sind, ist noch strittig.

Eine Variation der Wirbelsäulenentwicklung, die klinische Bedeutung erlangt, ist die Entwicklung von Halsrippen, die meist symptomlos vorhanden sind, aber auch in etwa 10% der Fälle Beschwerden herbeiführen. Die schmerzhafte Spannung der Musculi scaleni und ihr Druck auf den Plexus brachialis und die Arteria subclavia ruft das Scalenussyndrom hervor. Dabei treten Schmerzen in Schulter und Arm, Cyanose und Ödem der Finger, in seltenen Fällen auch Atrophie des Daumenballens auf (Costo-Clavicularsyndrom).

Der Platyspondylie (angeboren und erworben) steht die Bildung der Vertebra plana gegenüber, die von v. Hecker und Thews zu den aseptischen Knochennekrosen gerechnet wird. Plattwirbel sind meist keil- oder sanduhrförmig deformiert. Sie kommen kongenital und hereditär vor, besonders bei Wirbelmißbildung, bei Chondrodystrophie, bei polytopen Dysostosen und bei Kretinismus. Es sind die Veränderungen der Calvéschen Krankheit. Ähnliche Wirbelsäulenveränderungen kommen auch bei der Osteogenesis imperfecta tarda vor (Bornebusch). Die häufigste Mißbildung der Wirbelsäule ist die Spina bifida occulta in ihren zahllosen Variationen. Die schwerste Form der lumbosacralen Mißbildungen ist die lumbosacrale Agenesie, mit der die Kranken weder gehen noch sitzen können. Das Krankheitsbild der Spondylolisthesis wird allgemein heute auch als Folge einer angeborenen Mißbildung, und zwar einer Spaltbildung im Zwischengelenkabschnitt des Wirbelbogens aufgefaßt. In das Gebiet der Entwicklungsstörungen gehört auch die Scheuermannsche Krankheit, die durch Entwicklungsstörungen der Bandscheibe mit Nucleusprolapsen bedingt sein soll.

Unter den Fehlbildungen und Anomalien der Wirbelkörper sind der Spaltwirbel, der Halbwirbel und der Blockwirbel besonders zu erwähnen. Der Spaltwirbel besteht aus zwei Teilen. Der Spaltwirbel ist in der Regel etwas breiter als der normale benachbarte Wirbel. Spaltwirbelbildung kann für Kyphoskoliose die Ursache sein. Der Halbwirbel ist die Folge einer halbseitigen Wirbelentwicklungshemmung. Der Halbwirbel kann unter der Belastung keilförmig „komprimiert" erscheinen. Bei der Blockwirbelbildung verschmelzen und verknöchern mehrere Wirbel miteinander. Unter den Anomalien der Wirbelbogen sind die Bogenspalten zu erwähnen; bei Meningocelen und bei der Spina bifida können die entsprechenden Bogen völlig fehlen. Bei Rückenschmerzen, die therapieresistent sind, muß wegen des dauernden Paraspinalschmerzes auch an das Bestehen einer Lendenrippe (Caudalsyndrom) oder einer Fraktur des Transversalfortsatzes gedacht werden (Gross).

Eine kombinierte Wirbelfehlbildung stellt die Wirbelsäulenveränderung bei Morbus Klippel-Feil dar (Abb. 17—20). Wegen seiner klinischen Erscheinungen infolge Kompressionsneuritis ist das Klippel-Feilsche Syndrom bemerkenswert. Einen umfassenden Beitrag dazu gibt Herzog. Er beschreibt die Blockwirbelbildung mehrerer Halswirbel bei gleichzeitigem Vorkommen einer linksseitigen Halsrippe und bei Fehlen des 12. Rippenpaares. Eine Spina bifida lag dabei nicht vor. Auf Grund der in der Literatur mitgeteilten Fälle sieht Herzog in dem Klippel-Feilschen Syndrom kein selbständiges Krankheitsbild. Es soll sich bei der Entstehung der Blockwirbelbildung um einen Hemmungsvorgang bei der Segmentierung der Wirbelsäule handeln (W. Russel-Brainau und A. D. Wright, Schwarze). Die Ursache des Kurzhalses kann eine angeborene Halswirbelsynostose sein; dabei bilden der 2.—6. Wirbelkörper eine einzige knöcherne Masse ohne Andeutung von Zwischenwirbelräumen. Meist ist dabei das Klippel-Feilsche Syndrom vorhanden. Außer dem Kurzhals besteht als besonderes Merkmal ein tiefer Haaransatz im Nacken und seitliche Bewegungseinschränkung des Kopfes nach den Seiten, während die Nick- und Drehbewegungen fast normal vorhanden sind; ferner sind behinderte Mundöffnung und das Fehlen jeglicher fieberhaften Erkrankungen oder anamnestischer Anhaltspunkte

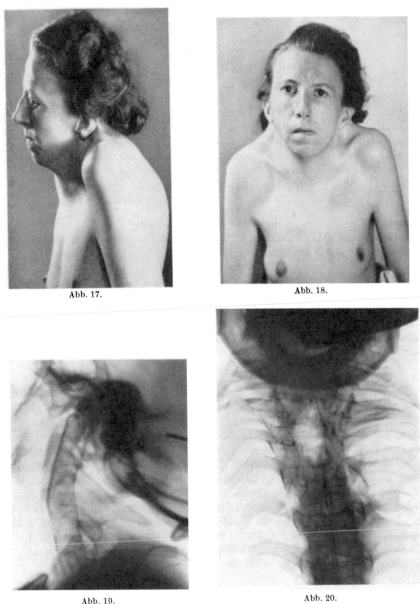

Abb. 17. Abb. 18.

Abb. 19. Abb. 20.

Abb. 17—20. KLIPPEL-FEILsche Krankheit. (Röntgenbefunde der Halswirbelsäule.)

für eine Spondylitis tuberculosa oder gummosa zu erwähnen. Selbst bis in die oberen Brustwirbel hinein können die Wirbelkörper und -bögen verschmelzen unter Bildung von Halsrippen („thorax cervical", masse cervico-dorsale"). Dazu können Schulterblatthochstand, Skoliose und Torticollis kommen.

d) Status Bonnevie-Ullrich.

Unter den Dyscraniodysphalangien sind einzelne Syndrome wie die Pterygien-bildung (Flughautbildungen) und kongenitale Ödeme für den Status Bonnevie-Ullrich charakteristisch. Es handelt sich um Befunde, wie angeborenes lymph-angiektatisches Ödem beider Fußrücken, Pterygium colli (Turner-Syndrom), Mamillenhypoplasie, angeborene Pectoralisdefekte und Hemmungsmißbildungen von Rippen. Inwieweit der Typus Amstelodamensis (C. de Lange), die Dys-cranio-Pygophalangie und die Dysostosis mandibulo-facialis (Franceschetti) dazugehören, ist noch ungeklärt. Schönenberg berichtet zur Kasuistik des Status Bonnevie-Ullrich über multiple Abartungen, unter denen besonders die Mamillenhypoplasie erwähnt ist. Als charakteristisch wird auch von Schönenberg die gesteigerte Liquorproduktion bezeichnet. Sie soll durch die embryonale Entwicklungsmechanik bedingt sein, indem es in frühester embryo-naler Zeit zum Auspressen einer gesteigerten Liquormenge durch das Foramen anterius (Lücke im Dach des späteren 4. Ventrikels) kommt. Infolge der dadurch ausgelösten Druck- und Spannungswirkung soll die subtile Organdifferenzierung gehemmt werden. Charakteristisch ist jedoch allen diesen Kranken (mit Aus-nahme des Klippel-Feilschen Syndroms) die gesteigerte Liquorproduktion.

e) Arthro-Onychodysplasie.

Brixey und Burke berichten über ein hereditäres Syndrom, welches sie mit Arthro-Onychodysplasie bezeichneten. Die Merkmale sind Deformierung und Luxation des Radiusköpfchens, Hypoplasie oder völliges Fehlen der Patellen, Spornbildung an den hinteren Beckenabschnitten und Dystrophie der Finger-nägel. Verbunden mit diesem Syndrom sind Nierenveränderungen, die an chronische Glomerulonephritis erinnern, so wie Cystitis, Atheromatose der Haupt-schlagader und Bluthochdruck. Dieses seltene, in keiner Weise ätiologisch ge-klärte Syndrom wird von Brixey und Burke an zwei Gliedern der gleichen Familie beschrieben.

f) Arachnodaktylie (Marfan-Syndrom) und andere Mißbildungen.

Unabhängig von den Dysostosen sind die Skeletanomalien bei Arachnodak-tylie, die H. Baur als Chondrohypertrophie der Chondrodystrophie gegenüber-stellt. Die Beschränkung der Krankheit auf das mittlere Keimblatt (Mesenchym) führte zu der Bezeichnung Dystrophia mesodermalis congenita Typus Marfan, worüber Dorrance an 247 Beobachtungen über Lang- und Schmalgliedrigkeit, reduziertes Fett-Muskelpolster und Dolichocephalie berichtet. Differenzierung, Form und Struktur sowie Größe der Handwurzelknochen sind dabei normal. Moehlig nimmt als Ursache der Arachnodaktylie (Marfan-Syndrom) eine Dys-funktion der Hypophyse an; da sich die Hypophyse vom Mund aus entwickelt, soll ein „hoher Gaumen" auf eine Entwicklungsstörung der Hypophyse schließen lassen können. Diese Hypothese ist nicht erwiesen und vermag nicht die meist mit dem Marfan-Syndrom verbundene Sehstörung infolge Subluxation der Linse mit Irisschlottern zu erklären.

4. Begleitende Ossifikationsstörungen bei verschiedenen Krankheiten (Myositis ossificans, Lawrence-Moon-Biedl-Bardet-Syndrom, Status dysraphicus, Gänsslen- und Curtiussches Syndrom, Akrocephalosyndaktylie).

Ossifikationsstörungen kommen bei der Myositis ossoficans (Coppin und Pingle 1741) zur Beobachtung (s. S. 700ff.) Am Handskelet fällt meist eine über-stürzte Differenzierung bei normaler Form und Struktur der Carpalia auf. Kurzgliedrigkeit des Daumens und der Großzehe kann vorhanden sein (CATEL). Syndaktylie, cartilaginäre Exostosen (s. Knochengeschwülste) und Defektbildungen am Ohr, Epilepsie und Imbezillität lassen die Myositis ossificans als anlagebedingte Ossifikationsstörung auffassen, die mesenchymal und ektodermal (bei gleichzeitiger Gehirnmißbildung) entsteht.

Korrelierte Entwicklungsstörungen stellen das LAWRENCE-MOON-BIEDL-(BARDET)sche Syndrom [Anomalien der Netzhaut, des Zwischenhirn-Hypophysentractus, des Skeletes mit Polydaktylie und Syndaktylie, Retinitis pigmentosa, Fettleibigkeit, Hypogenitalismus (vgl. BOENHEIM)], der Status dysraphicus (multiple Skeletanomalien mit Verkrümmung der ulnaren Finger und Defekten im Nervensystem), das GÄNSSLENsche Syndrom (Turmschädel, hämolytischer Ikterus, Poly- und Brachydaktylie, s. S. 776), das Syndrom von CURTIUS (Microcephalie, Zahnmangel, Hemeralopie, Amplyopie, Syndaktylie, Nageldystrophie, Mammaunterentwicklung) und die Akrocephalosyndaktylie (Kombination von Turmschädel und Löffelhand im Sinne extremer Syndaktylie) dar.

Die lokalisierten Mißbildungen einer Hand stellen endogene Ossifikationsstörungen dar, die Ausdruck einer primären keimplasmatischen Entwicklungsstörung sind. Diese Mißbildungen interessieren in diesem Zusammenhang nicht. Oligo-Mikrodaktylie, Hyperphalangie, Makrodaktylie, Hexadaktylie, mangelhafte Längsteilung (Spalthand) und mangelhafte Querteilung (Brachymesophalangie) gehören hierher.

5. Krankheiten der Handwurzelknochen und der epiphysären Randleisten (Os lunatum, Os naviculare, Os triquetrum, KIENBÖCKsche Krankheit, SCHLATTERsche Krankheit, SCHEUERMANNsche Krankheit).

Os naviculare und lunatum nehmen in der Röntgenliteratur eine besondere Stellung ein. Klinische und anatomische Übersichten über Veränderungen an diesen Knochen geben MÜLLER sowie GRUBER. Die Zweiteilung des Os naviculare wird häufig fälschlich als Ausdruck einer Fraktur aufgefaßt. Man sollte besser von der Hemmung der Verschmelzung zweier Ossifikationsknospen (HASSELWANDER, F. SCHMID, HEIDENHOFFER, VIETEN, KRAUSE) sprechen. Das *Os lunatum* ist weniger häufig bipartiert (*Os triquetrum* und Rachitis, s. S. 675). CHAMBERS berichtet über bilaterale Thalo-Navicularsynostosen, die klinisch zur Entwicklung eines spastischen Plattfußes und zu Peroneusspasmen Veranlassung geben. Bei anlagemäßiger Zusammenbildung von Os naviculare und Calcaneus kann die Verbindung zwischen Calcaneus und Os naviculare knorpelig unter Beibehaltung einer gewissen gelenkartigen Bewegungsfähigkeit ausgebildet sein. Es können in anderen Beobachtungen fibröse Bindegewebslagen dazwischengeschaltet oder beide Knochen knöchern verwachsen sein.

Zu den über den ganzen Körper verteilten Osteochondropathien gehört die *aseptische Nekrose* des Os lunatum (AXHAUSEN, NORDMANN), die als KIENBÖCKsche *Krankheit* in die Literatur eingegangen ist. Über doppelseitiges Auftreten der KIENBÖCKschen Krankheit *(Lunatummalacie)* berichten SOBEL und SOBEL. Durch das späte Auftreten im 20. und 30. Lebensjahr stellt sich die auf konstitutioneller Minderwertigkeit des Knorpelknochengewebes beruhende KIENBÖCKsche Krankheit aus dem Rahmen der übrigen Osteochondropathien. Eine solche aseptische Knochennekrose stellt auch die Kahnbeinmalacie dar, bei der häufig Ermüdungsbrüche mit Pseudarthrose vorhanden sind. Wie auch die Preßluftschäden (s. S. 858) lassen sie sich nicht ohne konstitutionelle Disposition erklären (ANDREESEN und BEYER). Eine familiär gehäuft auftretende Anomalie des Handgelenkes ist die

Madelungsche Handgelenksdeformität, wobei es sich um einen steilen Abfall der Gelenkflächen des Radius zur Ulna und um eine Raumverschiebung der Carpalia handelt. Die Madelungsche Deformität ist deswegen zu erwähnen, weil sie mit luischer Osteochondrose röntgenologisch verwechselt werden kann (angeborene Lues bei 2 Säuglingen im Falle Erlacher). Heute werden auch Verbindungen zwischen „aseptischen" Knochennekrosen und Virusinfekten und Brucellosen vermutet (S. 804).

Über aseptische Nekrosen an den Fingergelenken, die Thiemann 1909 und Fleischer 1923 erstmalig als „*jugendliche Epiphysenwachstumsstörungen*" beschrieben. berichtet in letzter Zeit Steingräber (s. Abb. 21—23).

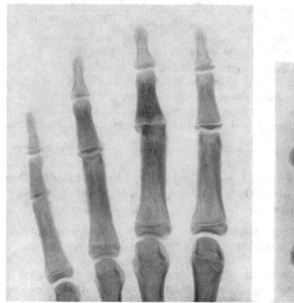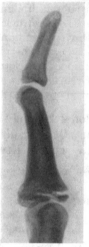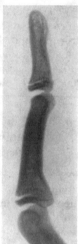

Abb. 21.   Abb. 22.   Abb. 23.

Abb. 21—23. Thiemannsche Krankheit.

Die Köhlersche Krankheit besteht in der *Zerklüftung des Aponeurosenkernes* bzw. des *Abrisses des Epiphysenfortsatzes* der Tibiakante.

Vielleicht ist auch die noch wenig geklärte Osteochondritis dissecans, bei welcher einzelne Knochen und Knorpelteile sich von den Gelenkenden lösen, zu den juvenilen nekrotisierenden Epiphysenstörungen zu rechnen. Die abgesprengten Knorpelteile bilden dabei freie Gelenkkörper.

Folgende Affektionen treten bei der Frühossifikation der Kerne auf: Morbus Köhler I am Os naviculare pedis, Morbus Perthes an der Femurkopfepiphyse. Morbus Schlatter an der Tibiaapophyse, die sog. Apophysitis an der Calcaneusapophyse, Vertebra plana am Wirbelkörper. Zur Zeit des Epiphysenschlusses beobachtete man den Morbus Köhler II an den Köpfchen der Metatarsalia. die Epiphyseolyse des Femurkopfes und die Scheuermannnsche Erkrankung. Beim erwachsenen Individuum, also nach Synostosierung der Fugen, pflegt man die Kienböcksche Lunatummalacie, die Kümmel-Verneuilsche Krankheit, den Morbus Köhler II der Metatarsalköpfchen und den Morbus Dietrich der Metacarpalköpfchen zu finden.

6. Ossifikationsstörungen bei Nerven- und Stoffwechselkrankheiten (Wachstumsstörungen bei Diabetes mellitus, bei nutritiven Schäden und Infektionskrankheiten).

Ossifikationsstörungen begleiten zahlreiche *heredo-degenerative Krankheiten des Nervensystems.* So werden Pseudoepiphysen bei angeborener Idiotie, genuiner Epilepsie, mongoloider Idiotie und Enuresis erwähnt.

Ossifikationsstörungen bei *Stoffwechselkrankheiten* kommen in verschiedenen Variationen vor, ohne daß Gesetzmäßigkeiten festzustellen wären. Im Verlaufe verschiedener später eingehend besprochener Krankheitsbilder [Glykogenspeicherkrankheit Gierke, Morbus Gaucher, NIEMANN-PICKsche Krankheit, CHRISTIAN-SCHÜLLER-HANDsche Krankheit (s. S. 860), Calcinosis (s. S. 703), Kalkgicht (s. S. 702), Lipocalcinogranulomatosis Teutschländer (s. S. 868)] kommt es zu temporärem Wachstumsstillstand und somit zu Ossifikationsverspätungen.

Es finden sich Ossifikationsstörungen und Verzögerung des Wachstums weiterhin bei *Status thymicus,* bei Unterfunktion der Bauchspeicheldrüse und beim renalen Zwergwuchs (s. S. 737) sowie bei schweren Leberstörungen (Rachitis hepatica), worauf F. SCHMID und GERSTENBERG hinweisen. Die Wachstumsstörungen beim *Diabetes mellitus* bedürfen der ergänzenden Erwähnung. Diabetische Kinder sind bei Beginn der Krankheit meist besonders groß; das Wachstum bleibt später zurück. Korrelative Störungen von seiten der Hypophyse werden dafür verantwortlich gemacht. Als Ursache der Entwicklungsstörung darf langfristige unzureichende Ernährung mit aufbauwichtigen Bestandteilen nicht außer acht gelassen werden, wenn man nicht erb- und anlagebedingte Minderwuchsbildung (v. VERSCHUER, PANNHORST, v. PFAUNDLER) dafür verantwortlich machen will. Bei längerer Dauer des Diabetes mellitus während der Entwicklung kommt es zur Verzögerung der Ossifikation. Atrophie der Knochenstruktur weist auf Wachstumsbehinderung und Querbänder an den Diaphysen (s. Abb. 71) deuten auf Perioden vorübergehenden Wachstumsstillstandes hin (vgl. Umbauzonen, S. 743). Die Verzögerung der Handskeletentwicklung kann sich bis auf 3 Jahre in seltenen Fällen jugendlicher Diabetiker ausdehnen.

1930 beschrieb MAURIAC ein neues Krankheitsbild beim diabetischen Kind. Es ist als „Syndrom MAURIAC" in die Literatur übernommen worden. Erhebliche Wachstumsrückständigkeit, ungewöhnlich dicker Leib mit Leberschwellung und Venektasie der Bauchhaut, dicke Pausbacken und Fettansammlungen am Stamm bei extrem schlanken Extremitäten sind dafür typisch. HOUET hat 37 Fälle der Literatur gesammelt. WINDORFER berichtet letzthin darüber. Der kindliche Diabetes ist meist sehr schwer. Man faßt die Krankheit als Glykogenose auf und bringt sie zu erblichen Wachstumsstörungen (HANHART) in Beziehung. Das Fehlen der äußeren Pankreassekretion wird dabei häufig beobachtet. Auch Störungen im Hypophysenvorderlappen sind festgestellt, so daß an eine Auswirkung des kontrainsulären Hypophysenhormons (LUCKE) gedacht wird. Wahrscheinlich besteht eine kombinierte Störung der insulären und der kontrainsulären Wirkungsgruppe. Wachstumsstörungen (Kleinwuchs) kommen auch bei fibrocystischer Pankreasdegeneration vor (MATHESON).

Ossifikationsstörungen bei *nutritiven Schäden* (Vitamin-D-Mangel, Osteomalacie usw., Rachitis juvenilis), die sich meist auch in Ossifikationsstörungen, allerdings bei Rachitis am häufigsten im 1.—3. Lebensjahr zeigen, werden eingehend besprochen (s. S. 747). Vorzeitiges Erscheinen des Os triquetrum soll auf Rachitis hinweisen (SIEGERT, GRASER). Es ist nach F. SCHMID stets als pathologisch zu bewerten, weist aber nicht allein auf Rachitis hin (Lues connata, mongoloide Idiotie).

Infektionskrankheiten (Osteochondritis, Periostitis, Osteomyelitis luica, Brucellose, Tuberkulose) bedingen nur dann gröbere Abweichungen von der normalen Ossifikation, wenn stärkere Schäden durch lokalen Befall des angelegten Skeletes. durch entzündliche Granulome bzw. Granulationsgewebe hervorgerufen werden. Die Differenzierung und Größenentwicklung der Knochen des Handskeletes kann bei Tuberkulose sogar im Sinne der Acceleration bzw. der Größenzunahme vorhanden sein.

Störung der inneren Sekretion vermag die ausgesprochensten Disharmonien zwischen Lebensalter und somatisch-psychischer Entwicklung herbeizuführen (s. S. 711).

Die Ossifikationsstörungen richten sich weitgehend nach der Ursache, die komplex sein kann (anlagemäßig-schicksalhaft, endokrin, exogen bei Unterernährung, Lues, Tuberkulose, Rachitis, nephrogen, intestinaler Infantilismus, Cöliakie, Heubner-Hertersche Krankheit). Es kommen auch Mischformen vor, wobei besonders die Dystrophia adiposogenitalis mit Zwergwuchs und Speicherkrankheiten (s. S. 860) vergesellschaftet sein kann.

7. Akromegaloide Wuchsstörungen
[Hemihyperplasie, partieller Riesenwuchs und akromegaloide Osteose (Hyperostosis generalisata mit Pachydermie, Uehlinger)].

In diesem Zusammenhang bedarf der *angeborene allgemeine Riesenwuchs*, der sich lediglich in partiellem Riesenwuchs, Halbseitenriesenwuchs und Hemihyperplasien bzw. -hypoplasien zeigen kann, besonders der Beachtung. Ein Vergleich der Carpalia zeigt, daß nicht immer ,,Hyperplasien" vorliegen, sondern auch Hypoplasien einer Seite zum Bilde des halbseitigen Riesenwuchses führen (z.B. angeborene und familiäre Mikrodaktylie). Immer verläuft nach F. Schmid die Differenzierung streng seitengleich und ist wie beim echten Zwergwuchs vom Körperwachstum unabhängig (Hoen). Die ursächliche funktionelle Bedeutung der Hypophyse ist dabei nicht erwiesen. Berblinger hat an einschlägigen Fällen an der Hypophyse keinen krankhaften Befund erheben können. Der angeborene örtliche Riesenwuchs hat wahrscheinlich mit Wuchsstörung aus endokriner Ursache nichts zu tun. Nach Curtius sind genotypische Faktoren verantwortlich für die Anlagestörung. In einem Falle Zondeks wies eine Tante der Kranken Polydaktylie und eine andere Tante multiple Lipome auf. In einer eigenen Beobachtung (Tischendorf) war mit partiellem Riesenwuchs eines Fingers (s. Abb. 24 und 25) die Ausbildung einer partiellen Wabenlunge vergesellschaftet, während in einer zweiten Beobachtung die partielle Hyperplasie einer Zehe (s. Abb. 26 und 27) ohne andere Mißbildungen oder Krankheiten ausgebildet war. Die *Hemihyperplasie* geht nach eigener Beobachtung gelegentlich mit der Bildung von Venektasien auf der befallenen Gesichtshaut und der vergrößerten Körperseite einher. Der örtliche Riesenwuchs kann als gekreuzte Hyperplasie, als bilateral symmetrische Hyperplasie, als Monohyperplasie oder als partieller Riesenwuchs in Erscheinung treten. v. Oeynhausen berichtet über Monohyperplasien, wobei die Aufmerksamkeit der Eltern dem kleineren ,,schwächeren Bein" regelmäßig zugewendet war. Zusammenfassende Übersichten finden sich bei Langsteiner, Stiefler und G. B. Gruber. Elephantiastische Knochenauftreibungen finden sich auch bei Knochenlipomatose (s. S. 834).

Es sei jedoch darauf ausdrücklich hingewiesen, daß *körperliche Asymmetrien* beim Menschen häufig vorkommen und nichts Krankhaftes darstellen, insofern sie nicht zum Riesenwuchs werden. Das linke Bein ist häufig etwas kräftiger. der rechte Arm zumeist stärker entwickelt; gelegentlich ist nur das subcutane

Gewebe oder die Muskulatur kräftiger entwickelt (FERRITZ, LANGSTEINER und STIEFLER, PAGENSTECHER, HASSE und DEHNER, LUDWIG, POLITZER, RODE-SVENAKIJ). Es gibt aber Grenzfälle, wo die physiologische Asymmetrie aufhört und der örtliche krankhafte Riesenwuchs anfängt. Über erbliche Belastung ist beim örtlichen Riesenwuchs nichts bekannt, wenn auch die Anlage ebenso wie bei der

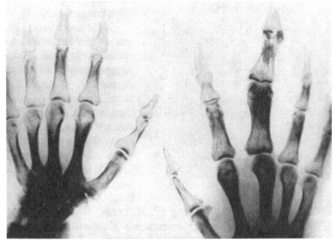

Abb. 24.

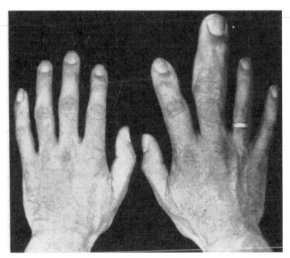

Abb. 25.

Abb. 24 und 25. Partieller Riesenwuchs des 2. und 3. Fingers der rechten Hand (bei gleichzeitiger Wabenlunge).

physiologischen Asymmetrie wohl schon intrauterin vorhanden ist. HUECK, der den halbseitigen Riesenwuchs als Doppelbildung auffaßt, beschreibt gleichzeitig Lungenhypertrophie, Vergrößerung des Gehirns mit Vermehrung der Windungen auf der vergrößerten Körperhälfte sowie Größenzunahme einer Niere. Der halbseitige Riesenwuchs betrifft die Größenzunahme des Skeletes eines Fußes (Abb. 28), die Längenzunahme der Arme und die Volumenvermehrung eines Beines; die knorpeligen Anteile des Ohres beteiligen sich bei Hemihyperplasie am Geschehen. Man muß einen Fehler in der embryonalen Anlage verantwortlich machen.

Neben der „Hyperplasie" gibt es zweifellos auch partielle echte „Hypoplasien" einzelner Knochen, ohne daß Erbfaktoren oder amniotische Abschnürungen dafür verantwortlich gemacht werden können. Das Beispiel der Abb. 15 und 16 zeigt eine bilaterale symmetrische „Hypoplasie" beider Metacarpalia IV.

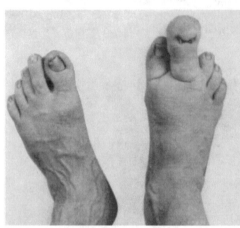

Abb. 26.

Eine besonders eigenartige *Form periostaler Knochenverdickung,* die gleichzeitig mit Weichteilverdikkungen verknüpft ist, ist die *akromegaloide Osteose* (idiopathische familiäre *generalisierte Osteophytose* Friedrich, Erb-Arnold), die mangels nachweisbarer Hypophysenveränderungen nicht ohne weiteres als Folge einer innersekretorischen Störung (Jores) erklärt werden kann. Der klinische Befund und das Röntgenbild der Knochen sind charakteristisch (Öhme, W. Müller, Glitsch, Assmann). Das äußere Erscheinungsbild mit den tatzenartigen Händen und Füßen ist ebenso typisch. Die Krankheit kommt sporadisch in aller Welt vor.

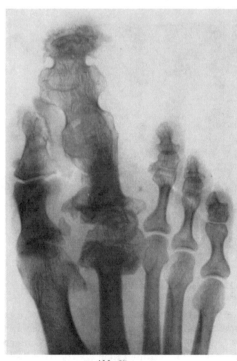

Abb. 27.

Abb. 26 und 27. Partieller Riesenwuchs (Hyperplasie der 2. Zehe).

Ühlinger berichtet in Ergänzung des Begriffes und des Krankheitsbildes der *akromegaloiden Osteose* über die *Hyperostosis generalisata mit Pachydermie.* Es handelt sich dabei um eine generalisierte Skeletkrankheit, die mit Langgliedrigkeit, Verknöcherung der interossalen Membranen der Wirbelsäulenbänder, der kleinen Gelenke (Intervertebral-, Interphalangeal-, Fuß- und Handwurzelgelenke), Pachydermie der Unterarme und Unterschenkel, gelegentlich auch der Schädel- und Stirnhaut, mit Trommelschlegelfinger- und -zehen und Uhrglasnägeln einhergeht (s. dysproteinämische Osteoarthropathie, S. 970). Die Skeletprozesse sind durch starke Verdickung der langen Röhrenknochen, mäßige Sklerose der Schädeldachknochen und Umbau der gesamten Spongiosa im Sinne der sklerotischen Atrophie gekennzeichnet. Die neuen Spongiosastrukturen sind in ihrer Architektur auf statisch-dynamische Anforderungen abgestimmt. Die klinischen Erscheinungen sind beherrscht durch die Volumenzunahme der Unterarme und Unterschenkel sowie durch die Pachydermie neben den Gelenkstörungen im Bereich der kleinen Gelenke. Ätiologisch soll nach UEHLINGER eine mesenchymale Mutation mit recessivem Erbgang vorliegen. Synonyma sind: Hyperostosis generalisata mit Pachydermie (UEHLINGER), akromegaloide Osteose, Pachyakrie, Ostéoarthropathie hypertrophiante pneumique mit Veränderungen des endokrinen Systems, idiopathische generalisierte Hyperostose, Megalia (Hyperplasia) ossium et cutis (Abb. 29—32).

Pathologisch-anatomisch besteht der Krankheitsprozeß der Hyperostosis generalisata in der Volumenzunahme der Röhrenknochen, besonders der langen Röhrenknochen bei gleichbleibender Länge, einer Verdickung der kurzen platten Knochen des Beckens, der Rippen, der Schulterblätter und des Schlüsselbeins. Nur in den Schädeldach- und Basisknochen beschränkt sich die Hyperostose auf eine Verdichtung der Spongiosa unter Erhaltung der Sella turcica und der Nebenhöhlen. In den übrigen Knochen erfolgt ein vollständiger Umbau der Spongiosa. Die Knochenverdickung erfolgt durch Ablagerung periostaler, kammartig angeordneter Knochenbälkchen, die durch tangentiale Knochenplättchen zu einem geschlossenen Mantel vereinigt werden (Abb. 33). Gleichzeitig wird vom Markraum her die alte Compacta durch Ausweitung der HAVERSschen und VOLKMANNschen Kanäle fortschreitend aufgelockert. Schließlich verschmilzt der Knochen zu einer Einheit. Der Markraum ist mit Fett- und „Lymphoidmark" (UEHLINGER) erfüllt, also phthisisch-leer.

Die Weichteilvergrößerungen entwickeln sich gleichzeitig mit der Hyperosteose. Die Kranken klagen über „ungeschickte" Hände, rasche Ermüdbarkeit und rheumatoide Schmerzen. Die Verknöcherung der Bänder der Wirbelsäule führt schließlich zu Versteifung. Schließlich kommen Druckerscheinungen durch Osteophyten innerhalb des Wirbelkanals auf spinale Wurzeln und Rückenmark zustande. Die generalisierte Krankheit befällt ausschließlich das männliche Geschlecht. Die Manifestation der Hyperosteose bei zwei Vettern 1. Grades mit Inzuchtstammbaum ist für den recessiven Erbgang beweisend (UEHLINGER).

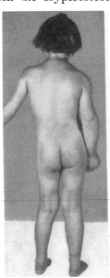

Abb. 28.
Halbseitiger Riesenwuchs (Hyperplasie von rechtem Arm und rechtem Bein). (Nach v. OYNHAUSEN.)

Differentialdiagnostisch gegenüber Osteopathia hypertrophicans toxica (MARIE-BAMBERGER), Akromegalie, Ostitis deformans Paget und gegenüber osteoplastischen Knochencarcinomen muß diese seltene Krankheit abgegrenzt sein. Das Skeletschema demonstriert die Unterschiede der Verteilungen der Skeletveränderungen bei Hyperostosis generalisata und Osteopathia hypertrophicans toxica (s. S. 817). CASTEX, MAZZEI und SCHAPOSNIK beschreiben aus der Gruppe der Pachydermia plicata ein besonderes Bild mit hypertrophischer Periostose. Dieses Krankheitsbild der Pachyperiostiodermie gehört in die große Gruppe der Osteodermopathien und wurde in Verbindung mit einem Bronchialcarcinom beobachtet.

VOGT gibt einen Überblick über *generalisierte Hyperostosen* und ähnliche Systemkrankheiten der Knochen, unter denen die Hyperostosis generalisata eine Sondergruppe darstellt, wenn sie auch nach VOGT im Gegensatz zur Auffassung UEHLINGERs nicht eine Krankheit sui generis darstellen soll. VOGT berichtet über eine generalisierte Hyperostose, bei der es sich dem Röntgenbefund nach um den Zustand der Zwischenphase mit starker endostaler Sklerosierung und Rarefizierung sowie mit periostaler Sklerosierung ohne Bänder- und Sehnenverkalkung handelt. Im Verlaufe vierjähriger Beobachtung erwies sich der Skeletumbau nur gering progredient. Familiäre Krankheitsbereitschaft wird nicht angenommen.

Die Krankheit ist symmetrisch an den Knochen ausgebildet. Sämtliche Röhrenknochen sind verdickt, am Schädeldach und an der Schädelbasis bestehen
ebenfalls endostale Hyperostosen. Die Spongiosa ist am Gesamtskelet mehr oder
weniger im Sinne „einer sklerosierenden Atrophie" verändert. Bänderver-
knöcherung, besonders an der Membrana interossea der Unterschenkel und im
Bereich der Fußknochen tritt erst sehr spät in Erscheinung. Die Krankheit soll
in 3 Phasen ablaufen. In der Initialphase erscheint die Knochenstruktur im
Röntgenbild diffus verwaschen, in der Zwischen-
phase, die ebenso wie die Initialphase über mehrere
Jahre schubweise verlaufen kann, bilden sich die
sklerosierenden Veränderungen immer mehr aus,
wobei erst im Übergang zur Schlußphase Bänder-

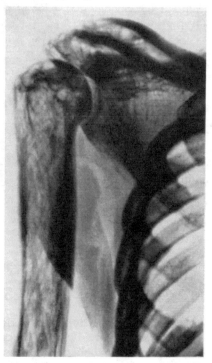

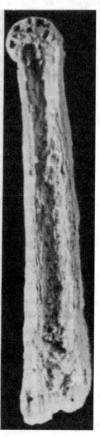

Abb. 29.   Abb. 30.

verknöcherungen und Synostosen entstehen. Die Schlußphase ist aber vor
allem durch die Druckwirkungen der Hyperostosen auf die Spinalwurzeln
und das Rückenmark gekennzeichnet. Histologisch ist die Verbreiterung der
Spongiosabalken (Uehlinger) gekennzeichnet. Endokrine Korrelationsstörungen
sind nicht nachweisbar, die Blutwerte von Calcium und Kalium sind nach
Fiedler normal. Über die Phosphatase ist nichts bekannt. Es gibt zweifellos auch Krankheitsfälle mit Hautbeteiligung. Man spricht von Pachydermie,
zu der auch Uhrglasnägelbildung und eine Cutis gyrata gehören. Die Abgrenzung der Krankheit gegenüber der Pagetschen Knochenkrankheit oder
der Osteoathropathie hypertrophiante pneumique ist schwierig, bzw. unmöglich.
Auch die Abgrenzung der sog. Compactainseln mit Periostreaktionen ist notwendig, wenn man auch über ihre Pathogenese nicht unterrichtet ist. Bei dem

adulten Typ der in Schüben verlaufenden, vorwiegend endostalen Osteosklerose werden auch Asymmetrien der Sklerosierung beobachtet. Vogt weist auf einseitige grobsträhnige und grobwabige Sklerosierungen der Bälkchenstruktur als Ausdruck der generalisierten Hyperostose hin. Inwieweit die corticalen Osteo-

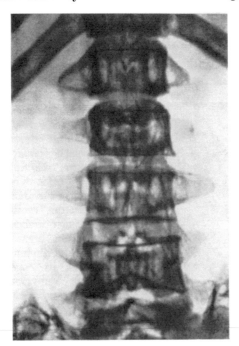

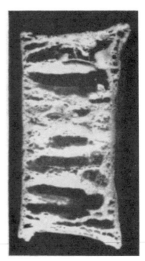

Abb. 31. Abb. 32.

Abb. 29—32. Akromegaloide Osteose mit Pachydermie (Abb. 29 und 30 Humerus, Abb. 31 und 32 Wirbelkörper). (Nach Uehlinger.)

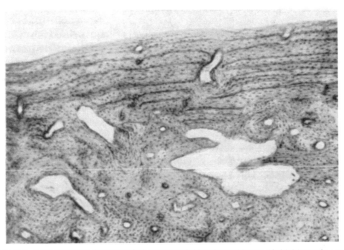

Abb. 33. Histologischer Schnitt vom Knochen bei akromegaloider Osteosklerose (Schichtung des neugebildeten Knochens ähnlich dem Osteoid-Osteom). (Nach Uehlinger.)

sklerosen (Ribbing) zu dieser Krankheitsgruppe gehören, läßt sich nicht erweisen. Vogt rechnet jedoch zum Formenkreis der generalisierten Hyperostose in Anlehnung an die von M. B. Schmidt gegebene pathologisch-anatomische

Systematik generalisierte Osteosklerose sowie polyostotische sklerosierende Krankheiten des Knochensystems, bei denen es zu einer Gesamthyperostose endostaler und periostaler Art kommt.

III. Osteoblasten und Osteoclasten.

Osteoblasten und Osteoclasten spielen für die Knochenentwicklung eine bedeutsame Rolle. Sowohl die Bildung des Osteoids unter normalen und krank-

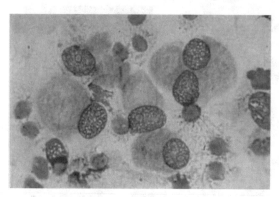

Abb. 34. Osteoblasten aus dem embryonalen Knochen.

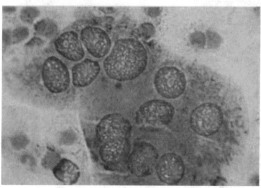

Abb. 35. Osteoclast (Polykaryocyt).

haften Bedingungen, als auch die Anlage des dauerhaften Knochengrundgewebes und seine Festigung durch das Hydroxylapatit erfolgt unter dem direkten Einfluß der Osteoblasten. Der Knochenabbau sowohl unter normalen Bedingungen des wachsenden fetalen und jugendlichen Organismus als auch beim pathologischen Abbau von Knochengewebe steht in enger Beziehung zur Funktion der Osteoclasten. *Osteoblasten* und *Osteoclasten* gehören zu einer Gruppe von Zellen, welche nach ihrer Lagerung an der äußeren und inneren Grenzschicht der Knochen, besonders nach ihrer Lagerung an der Grenzschicht zwischen Knochen und Knochenmark für beide Gewebsteile gleichermaßen bedeutsam sind. Osteoblasten finden sich besonders reichlich im Bereiche der Wachstumszonen der einzelnen Knochen; Osteoclasten sitzen in einer gleichen Lagerung in den Lacunen der in Resorption begriffenen Skeletteile. Osteoblasten und Osteoclasten wurden nach histologischer Untersuchung im allgemeinen als völlig voneinander verschiedene Zellformen aufgefaßt. Die Osteoblasten erinnern im histologischen Schnitt, wo sie z. B. an der knochennahen Innenfläche eines fetalen Oberschenkels in einer mehrschichtigen Wachstumszone durch einen einschichtigen reticulären Zellbelag vom Knochenmarkparenchym streng getrennt sind, an plasmacelluläre Reticulumzellen. Die Osteoclasten erinnern an Polykaryocyten, wie sie unter verschiedensten normalen und krankhaften Bedingungen auftreten können. Bereits im Schnitt fallen die zahlreichen Einzelkerne (bis 20 und mehr) in einem weiten Plasmasaum auf und geben den Zellen das charakteristische Gepräge. Vielfach wurden diese Riesenzellen als Knochenmarkriesenzellen aufgefaßt, sie haben jedoch nichts mit diesen und der Thrombocytopoese zu tun (vgl. Schoen und Tischendorf), wenn auch Damashek und Miller unter besonderen Umständen eine direkte Entwicklung von Blutplättchen aus „Osteoclasten" annehmen.

Nach histologischen Untersuchungen herrscht Einigkeit darüber, daß Osteoblasten Knochenbildner sind; die Bedeutung der Osteoclasten wird jedoch immer noch unterschiedlich erklärt, obwohl es keinem Zweifel unterliegt, daß die Polykaryocyten mit dem Knochenabbau zu tun haben. Es wird den Osteoclasten die aktive Funktion der Knochenzerstörung zugesprochen; es werden in den Osteoclasten jedoch auch Riesenzellen nach Art der Fremdkörperriesenzellen (s. Abb. 43) gesehen, die sich mit der Phagocytose des beim Knochenabbau freiwerdenden Materials befassen; schließlich vermutet man in den Osteoclasten Knochenzellen aus den HOWSHIPschen Lacunen, somit zellige Reste des abgebauten Knochens.

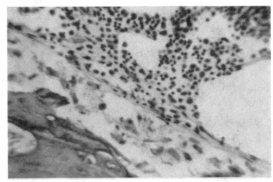

Abb. 36. Osteoblastensaum aus dem embryonalen Knochen.

Die *hämatologische Untersuchung von Osteoblasten* (Abb. 34, 36—39) *und Osteoclasten* (Abb. 35, 40—42) vermag zur morphologischen Differenzierung dieser Zellen wesentlich beizutragen. Osteoblasten und Osteoclasten sind im „fetalen Knochenmarkquetschpräparat" häufige Befunde; zu einer Zeit fetaler Entwicklung, die etwa dem 3.—4. Fetalmonat entspricht, finden sich im Quetschpräparat mangels Entwicklung eines blutbildenden Knochenmarkes nur Osteoblasten. Diese Osteoblasten erinnern nach der dunkelblauen Tingierung des Plasmas bei May-Grünwald-Giemsa-Färbung und nach der exzentrischen Lagerung des meist durch eine hellere (oft blauere) Nucleole gekennzeichneten Kerns an plasmacelluläre Reticulumzellen (siehe Abb. 34, 36). Sie sind häufig damit verwechselt worden, solange man nicht die meist vorhandene feine azurophile Plas-

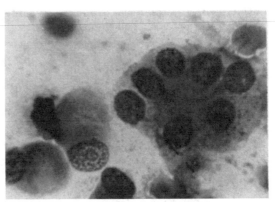

Abb. 37. Osteoblasten und Osteoclasten aus dem embryonalen Knochenquetschpräparat.

mabestäubung, die an plasmacellulären Reticulumzellen ungewöhnlich ist, zu bewerten lernte. Osteoblasten werden auch in Knochenmarkpunktaten Erwachsener gefunden; sie erscheinen meist nur vereinzelt und nur unter besonderen Umständen in seltenen Grüppchen im Zellbild. Die Cytologie ermöglicht eine scharfe Trennung der Osteoblasten und Plasmazellen aus dem Knochenmarkpunktat. Im embryonalen Knochenquetschpräparat finden sich gleichzeitig immer zahlreiche Osteoclasten. Sie stellen sich als vielkernige Riesenzellen dar. Es ist unverkennbar, daß Kerne und Plasmazeichnung völlig dem der Osteoblasten entsprechen. DI GUGLIELMO wies bereits darauf hin, daß die Osteoclasten aus primitiven mononucleären histioiden Zellen durch Zusammenfließen zu vielkernigen Zellformen entstehen; allerdings sind auch für ihn Polykaryocyten und Megakaryocyten identische Zellformen. Es sei jedoch besonders vermerkt, daß Megakaryocyten meist mit einem gewundenen und gelappten Kern ausgestattet sind, während die Osteoclasten bis zu 30 Einzelkerne tragen können (Tischen-dorf und Heckner, Esser, Undritz, Markoff, Naumann). Anscheinend sind für Di Guglielmo auch Osteoblasten und Osteoclasten völlig verschiedene

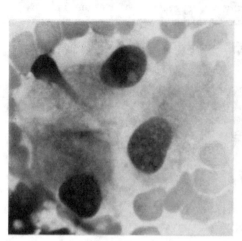

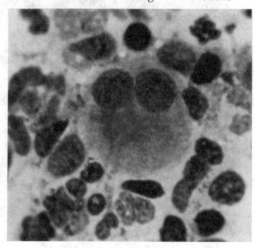

Abb. 38.   Abb. 39.
Abb. 38 und 39. Osteoblasten aus dem Knochenmarkpunktat eines Erwachsenen.

Zellformen, wie es auch Undritz vermutet. Nach eigenen vergleichenden Studien der Cytomorphologie kann es keinem Zweifel unterliegen, daß beide Zell-

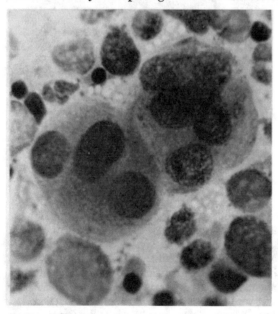

Abb. 40.

formen sehr enge Verwandte und Variationen der gleichen Zelle in verschiedenem Funktionszustand darstellen. Die Osteoclasten sind Entwicklungsformen aus einkernigen Osteoblasten (s. Abb. 39, 40). Die Häufung dieser Zellen im wachsenden embryonalen Knochen zu einer Zeit, als die Entwicklung des Knochenmarkparenchyms einen dauernden Knochenumbau zur Bildung der Markhöhle notwendig macht, läßt auf ihre grundsätzliche Bedeutung für Knochenauf- und -abbau schließen. Osteoblasten und Osteoclasten entfalten bestimmte gekoppelte mesenchymale Funktionen in enger Beziehung zum Knochenmark (myelogene Osteopathien, s. S. 774ff.). Ob die Endothelschicht zwischen Knochen und Knochenmark, wie es Askanazy annimmt, der eigentliche Träger osteoclastischer und osteoblastischer Endothelfunktion ist, mag dahingestellt bleiben; Osteoblasten, Osteoclasten und die Zellen dieser Endothelschicht bilden eine Einheit allerdings wechselnder Funktion.

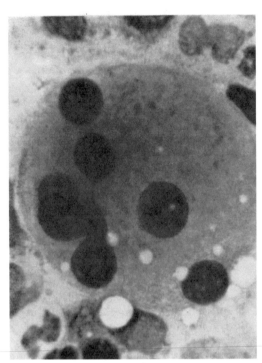

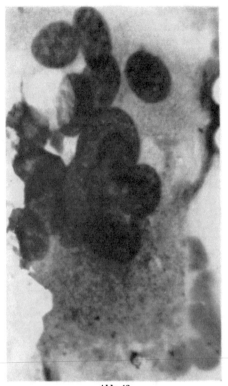

Abb. 41.

Abb. 40 und 41. Osteoclastische Polykaryocyten
aus dem Knochenmarkpunktat eines Erwachsenen.

Abb. 42.

Osteoclast aus dem Punktat
eines Paget-Knochens.

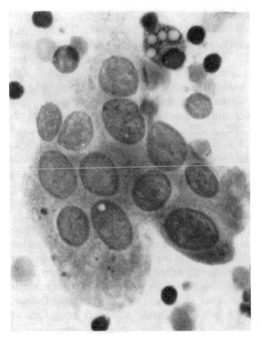

Abb. 43.

Fremdkörperriesenzellen
aus dem Punktat eines
Lymphknotens
mit Amyloidose.

Abb. 36—43. Osteoblasten
und Polykaryocyten.

Osteoclasten können im Knochenmarkpunktat unter verschiedensten krankhaften Bedingungen gefunden werden. *Bei Knochenmarkmetastasierung* können bei gezielter Punktion einzelner Metastasen Polykaryocyten aus dem Randsaum der Metastase abgesaugt und im Ausstrich untersucht werden. Auch aus dem lockeren Knochengewebe der Pagetschen *Knochenkrankheiten* können Polykaryocyten (s. Abb. 42) neben typischen Osteoblasten gewonnen werden; die Osteoblasten und Osteoclasten der Pagetschen Krankheit unterscheiden sich morphologisch nicht von den normalen Zellen des embryonalen Knochenquetschpräparates. Auch im Knochenmarkpunktat *schwerer Anämien und bei Myelomen* (Plasmocytomen) finden sich manchmal mehrere Osteoclasten. Immerhin sind aber beide Zellformen im Punktat erwachsener menschlicher Knochen selten.

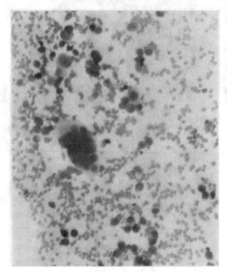

Abb. 44.

Der seltene intravitale Nachweis dieser Zellen im Aspirationspräparat mag in ihrer leichten Zerstörbarkeit bzw. in der schweren Lösbarkeit der Osteoclasten aus dem Gewebsverband seine Erklärung finden.

Mesenchymale *osteoclastische und osteoblastische Gewebszellen vermögen anscheinend auch in selbständigen Geschwülsten in Erscheinung zu treten.* Gelegentlich werden riesenzellige Geschwulstbildungen, welche sowohl in Beziehung zum Knochenmark als auch zum Knochen stehen können, beobachtet. Das Verständnis dieser Riesenzellgeschwülste (s. Osteoclastome, S. 841) stößt auf große Schwierigkeiten. Die Bezeichnung als Riesenzellsarkom kann für die Geschwulstbildungen der Epulis und der „braunen Tumoren" (Blutpigment-Phagocytose in Osteoclasten und Reticulumzellen?) der Ostitis fibrosa generalisata keine Gültigkeit haben, da ihre Geschwulstbildungen im allgemeinen nicht den verwilderten Charakter sarkomatösen Gewebsaufbaues aufweisen. Es stellen diese Polykaryocyten Gewebsbildungen nach Art physiologischer Osteoclasten, allerdings im Zustand krankhafter Vermehrung und Überfunktion dar. Wahrscheinlich sind sie meist Ausdruck osteoclastischer Reaktionen, worauf im Zusammenhang eingegangen wird (s. S. 682). Allerdings kommen auch echte „sarkomatöse" Riesenzellgeschwülste im Knochenmark mit Zerstörung des Knochens vor. Tischendorf und Heckner beschrieben eine solche Geschwulst im Sternum, wobei nach dem histologischen Schnitt einer „Metastase" im Unterhautgewebe des Unterarmes bei dem 20jährigen Mädchen die Verdachtsdiagnose eines Ewing-Sarkoms gestellt war. Rundzelliger Primärtumor und polymorphzelliger Tumor im Knochenmarkpunktat des Brustbeines unterschieden sich grundsätzlich. Es fanden sich vielkernige Riesenzellen neben wilden, polymorphen Tumorzellen aller Variationen, so daß die Frage entsteht, ob es sich um osteoclastische Reaktionen um den Knochenmarktumor im Sinne der myelogenen Osteopathien oder um eine echte Riesenzellgeschwulst handelt. Es sei nur der Riesenzellen wegen auf diese Beobachtung hingewiesen, die sich durch die bizarren Gestaltungen der vielkernigen Zellen im Vergleich zu den „gutartigen" Osteoclasten des embryonalen Knochens oder der Pagetschen Krankheit besonders auszeichnet. Riesenzellen aus dem Knochen können unter geschwulstartigen Voraussetzungen in den wildesten Variationen erscheinen (s. Abb. 44 und 45).

Wie eingangs erwähnt, werden Osteoclasten auch als Fremdkörperriesenzellen, die den beim Knochenabbau anfallenden Detritus abräumen, aufgefaßt. Vergleicht man Fremdkörperriesenzellen aus entsprechenden Geweben oder aus dem Lymphknotenpunktat, worauf TISCHENDORF anläßlich der cytologischen Beobachtung einer riesenzelligen Amyloidose hinweist und DÜNNER bei einem Plasmocytom mit Knochenamyloid aufmerksam macht, so zeigt sich, daß Osteoclasten und Fremdkörperriesenzellen morphologisch fast völlig übereinstimmend sein können. Auch die Fremdkörperriesenzellen sind Polykaryocyten (vgl. Abb. 43).

Wie schon bei Besprechung der Knochenentwicklung erwähnt worden ist, entsteht bei enchondraler Ossifikation aus den proliferierten Knorpelzellen durch

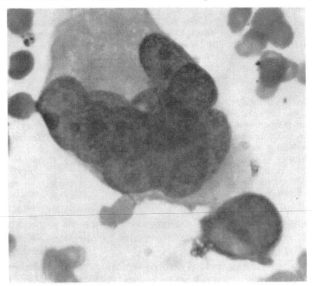

Abb. 45.

Abb. 44 und 45. Cytologisches Bild von Riesenzellen aus dem Punktat einer bösartigen Riesenzellgeschwulst des Knochenmarkes.

Verkalkung der Intercellularsubstanz der provisorische Knochen. Dieser provisorische Knochen wird vascularisiert und die primären Trabekel werden resorbiert. Dann erst erfolgt die Anlage des dauerhaften Knochengrundgewebes durch die Osteoblasten. Die Osteoblasten bilden Osteoid, in welches die Calciumphosphatcarbonate in Hydroxylapatit eingelagert werden, so daß das System der dauerhaften Sekundärtrabekel entsteht. Die Osteoblasten bilden nicht nur das Knochengrundgewebe, sondern ermöglichen obendrein infolge ihres Produktes, der Phosphatase (Phosphorylase) die Bildung des freien Phosphats, welches im Apatit in das Osteoidgewebe eingelagert wird. Über die fragliche „chemische" Wirkung der Osteoclasten ist dagegen nichts bekannt.

IV. Phosphatasen (Phosphorylasen) im Stoffwechsel der Knochen, Muskeln und Gelenke.

1. Die Phosphatasen (alkalische und saure Phosphatase).

Die Phosphatasen spalten hydrolytisch Ester der Phosphorsäure; sie sind demnach Phosphoresterasen. Über die Biochemie dieser Enzyme liegen eine Reihe von Zusammenfassungen und Referaten der neueren Literatur vor:

H. Baur, Folley und Kay, Albers, Bamann und Meisenheimer, Massart, Moog, Haurowitz, Bachmann, Neumann. H. Baur gibt eine den praktischen Bedürfnissen entsprechende vollständige und moderne Übersicht.

Das Holoferment der Phosphatase läßt sich in Co- und Apoferment trennen: das Coferment ist bei den Phosphatasen wahrscheinlich immer dasselbe, obwohl verschiedene Phosphatasen unterschieden werden (Abderhalden). Phosphatase spaltet bei verschiedener Reaktion des Milieus die Phosphorsäureester. Das gilt für die Phosphorylierungsvorgänge im Darm und im Knochen. Im Knochen macht sie Phosphor aus dem Hydroxylapatit $[Ca_{10}(PO_4)_6 \cdot (OH)_2]$ frei. Die so gebildete Phosphorsäure steht erneut zur Phosphorylierung der Glucose zur Verfügung.

Phosphatasen sind offensichtlich auch für die Kernteilungsvorgänge notwendig. Biochemisch scheint im Colchicin der Antagonist eines solchen Wirkstoffes vorzuliegen. Die fermentative Phosphatabspaltung aus Desoxyribonucleotiden wird durch eine m/100 Colchicinlösung verlangsamt. Trotzdem dürfen nach Lettré Mitosegifte nicht gleich Phosphatasegifte gesetzt werden, da das Phlorrhizin als klassisches Phosphatasegift keine Mitosegiftwirkung entfaltet. Kontraktion der Zellspindel und Muskelkontraktion scheinen gewisse Parallelen aufzuweisen. Dem Myosin des Muskels ist eine Adenosintriphosphatase vergesellschaftet. Die energieliefernde Spaltung der Adenosintriphosphorsäure und die gleichgeordnete Spindelkontraktion sind von Phosphatasen abhängig. Die Zellspindel ist „ein Muskel mit einem zusätzlichen System unbekannter Art, welches durch Colchicin inaktiviert werden kann". An Fibroblasten in vitro zeigt Cortison keine wachstumshemmende Wirkung, während in vivo eine Hemmung der Bindegewebswucherung nachgewiesen ist. Die dem Cholchicin synergistische Wirkung der Nebennierenrindenhormone ist durch deren Beziehung zum Phosphatstoffwechsel verständlich. Desoxycorticosteron benötigt für seine synergistische Wirkung nur eine Grenzdosis an Colchicin, während Cortison auch eine unterschwellige Colchicinmenge wirksam machen kann.

Man unterscheidet Phosphomono- und Polyesterasen, die sich durch verschiedene Bevorzugung des α- und β-Glycerophosphats als Substrat, durch ungleiche Reaktion auf Magnesium und durch die Lokalisation in verschiedenen Organen unterscheiden.

Die *alkalische Phosphatase* mit Wirkungsoptimum bei p_H 9 findet sich überwiegend im Knochen; experimentell ist erwiesen, daß die alkalische Serumphosphatase maßgeblich von der Knochenphosphatase gebildet wird; Phosphatase gleicher Wirkung findet sich auch im Darmepithel. *Saure Phosphatase* mit Wirkungsoptimum p_H 4,5—5 findet sich vorwiegend in Prostata, Milz, Leber und Niere; auch diese saure Phosphatase gewinnt in der Pathologie der Knochenkrankheiten bei der Knochenmarkmetastasierung der Prostatacarcinome besondere differentialdiagnostische Bedeutung. Die saure Erythrocytenphosphatase mit Wirkungsoptimum p_H 6 sei nur erwähnt.

Phosphodiesterasen spalten sekundäre Phosphorsäureester hydrolytisch. Dazu gehören die Polynucleotidasen, welche zusammen mit der Nucleosidase (Glucosidase) und der Nucleotidase das System der Nuclease bilden. Von den Pyrophosphatasen, welche aus dem Pyrophosphorsäureestern die o-Phosphorsäure abspalten, hat die Adenosintriphosphatase und die Hexokinase eingehende Untersuchungen erfahren.

2. Phosphataseaktivität und ihr Nachweis.

Die Phosphataseaktivität kann chemisch und histochemisch bestimmt werden. Die chemischen Methoden beruhen entweder auf der Spaltung von Phosphorsäureestern mit Bestimmung des freigesetzten anorganischen Phosphats (Bodansky u. a.) oder auf der Spaltung von Phenylphosphat, Phosphotyrosin (Binkley, Shank und Hoagland) oder Natriumphenolphthaleinphosphat (Huggins und Talalay). Bei diesen Methoden wird das freigesetzte Phenol, Tyrosin oder Phenolphthalein bestimmt. Normalwerte der alkalischen Phosphatase sind nach

den einzelnen Methoden wechselnd und betragen nach BODANSKY 5 E auf 100 cm³;
die saure Phosphatase beträgt dagegen nach KING und ARMSTRONG nur 0,6 bis
4,5 E auf 100 cm³.

Die histochemischen Methoden ermöglichen den Nachweis der Lokalisation und
Bestimmung der ungefähren Konzentration. Zum Nachweis der alkalischen
Phosphatase werden entparaffinierte Gewebsschnitte in einer Substrat-Puffer-
lösung inkubiert (Natriumglycerophosphat, Calciumchlorid). Das von der Phosphatase aus dem Substrat freigesetzte Phosphat fällt im Gewebe als $Ca_3(Po_4)_2$
aus, wird mit Calciumfärbemitteln gefärbt oder in schwarzes Kobaltsulfit überführt (GOMORI) (s. Abb. 46). Umgekehrt kann auch das präformierte Calcium-

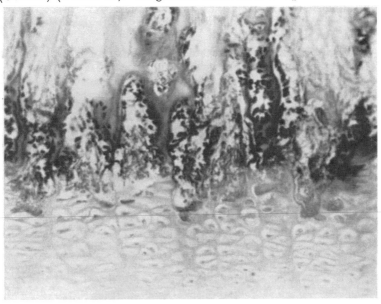

Abb. 46. Histologische Darstellung der Knochenphosphatase in den Osteoblasten (nach BACHMANN und NEU-
MANN). Knorpelknochengrenze im Metacarpus eines Rinderembryos von 15 cm Länge. Reaktion auf alkalische
Phosphatase nach vorsichtiger Entkalkung in Acetatpuffer pₕ 4,7. Der Epiphysenknorpel enthält keine Phosphatase, in der Zone beginnender Verkalkung ist dagegen reichlich Phosphatase in den Osteoblasten (Schwärzung)
vorhanden. Die eigentliche Knochengrundsubstanz ist phosphatasefrei.

phosphat in Kobaltsulfit überführt und nach der Inkubation das ausgefällte
Phosphat mit Acridinrot gefärbt werden (GOMORI). Zum Nachweis der sauren
Phosphatase wird wegen der differenten Löslichkeitsbedingungen statt Calcium-
chlorid Bleinitrat gebraucht (GOMORI). Über eine Methode der quantitativen
Bestimmung der Phosphataseaktivität in $2,5 \cdot 10^7$ mg Gewebe mittels histologi-
scher Technik berichten BACHMANN und NEUMANN.

Der chemische Ablauf der GOMORIschen Reaktion ist folgender: alkohol- oder
acetonfixierte Gewebsstücke werden nach besonderer histologischer Technik in
Paraffin oder Celloidin eingebettet und auf 5—10μ Dicke geschnitten. Die Schnitte
werden in einer auf das optimale pₕ gepufferten Lösung von Calciumnitrat und
organischem Phosphorsäureester bei 37⁰ C einige Zeit bebrütet. Dabei spaltet
die im Gewebe vorkommende Phosphatase den Phosphorsäureester. Die freiwerdende Phosphorsäure verbindet sich mit $Ca^{..}$ zu unlöslichem Calciumphosphat,
und zwar am Ort ihrer Entstehung. In den folgenden Schritten der Reaktion wird
dieses Calciumphosphat in Kobaltphosphat und das hinwiederum zu dem nun
sichtbaren schwarzen Kobaltsulfid umgesetzt.

Die *Phosphataseaktivität* variiert physiologischerweise in Abhängigkeit vom Alter des Individuums, vom Wachstum, vom Geschlecht, von Gravidität und Lactation, von der Jahreszeit (Tierversuche), von der Resorption und vom Stoffwechsel. Da physiologisch die alkalische Blutphosphatase zum überwiegenden Teil aus dem Knochen stammt und wahrscheinlich von den Osteoblasten gebildet wird, sind die erhöhten Phosphatasewerte des wachsenden Organismus wohl auf die hohe Aktivität der Knochenphosphatase während der Osteogenese zu beziehen (Armstrong und Banti). Mit zunehmendem Alter sinkt der Phosphatasegehalt. Männliche Individuen sollen eine gering erhöhte Phosphatase im Blut besitzen. Höchste Werte der alkalischen Serumphosphatase werden im Winter bzw. im Frühjahr gefunden und in Beziehung zu einer leichten D-Hypovitaminose gebracht. Die saure Serumphosphatase erfährt im Frühjahr eine Steigerung (Baur, Tuba).

Die Mitosegifte Colchicin, Hydrochinon und Urethan sind wahrscheinlich zu einem Teil wirksam durch ihre Einwirkung auf Fermente, unter denen die Phosphatasehemmung besonders zu erwähnen ist (Schoetensack).

3. Darm- und Leberzellphosphatase.

Neben der *alkalischen Knochenphosphatase*, auf deren Beziehung zur Ossifikation im folgenden eingegangen wird, sind die *Phosphatasen in der Mucosa des oberen Darmtraktes* zu erwähnen, die neben den Nucleasen (Polynucleotidasen spalten die Thymonucleinsäuren) Desoxyribonucleinsäure und die Ribonucleinsäure spalten. Die Phosphatasen sind in das oberste Darmepithel lokalisiert; der Gehalt an alkalischer Phosphatase ist im Darm besonders hoch. Gallensäuren mindern die Aktivität derselben. Der Einfluß der Phosphatasen auf Resorptions- und Stoffwechselvorgänge ist unverkennbar und der Wirkung der Knochenphosphatase sehr ähnlich. Für den phosphorilytischen Glykogenabbau sind sie vor allem bedeutsam. Anscheinend sind sie auch für die Fettresorption wichtig (Verzár und Laszt). Eiweißmangel wirkt hemmend auf die Aktivität der sauren und alkalischen Darmphosphatasen. Der Reichtum der Leberzellen an Phosphatasen (Sherlock und Walshe) ist ebenfalls verantwortlich für lebhafte Dephosphorylierungsvorgänge in der Leber und im Darm; mit der Galle werden sie an den Darmsaft abgegeben und bei der Spaltung der Mononucleotide der Nahrungs-Nucleoproteine benötigt. Bei Krankheiten, die zu Obstruktion der Gallenwege führen (Cholelithiasis, Gallenwegscarcinome) erfolgt eine markante Aktivierung der alkalischen Phosphatase (Roberts, Bodansky und Jaffé, Mallet-Guy und Excoffier); Morris und Peden wiesen auf die Möglichkeit hin, daß die Vermehrung der alkalischen Phosphatase in Leberzellen und Serum beim Obstruktionsikterus durch die Fett- und Calciumresorptionsstörung und durch die sekundäre Osteoporose verursacht sei. Baur faßt diese Ansicht dahin nach den modernen Erkenntnissen zusammen, daß die infolge der Achylie gestörte Resorption der Knochensalze zu Störung der Aktivität der Darmphosphatase und sekundär durch die Ossifikationsstörung zu Veränderung der Aktivität der Knochenphosphatase führt; die extrahepatischen Organphosphatasen stauen sich hinter dem Hindernis des Gallenabflusses. Die Bestimmung der *alkalischen Serumphosphatase* ist ein Hilfsmittel zur Abgrenzung verschiedener Ikterusformen. Van der Meer findet eine konstante starke Vermehrung beim Verschlußikterus, während Fälle mit hepatocellulärem Ikterus normale oder wenig erhöhte, nur ausnahmsweise stark ansteigende Werte darbieten. Beim hämolytischen Ikterus ist die Serumphosphatase stets normal, bei der Lebercirrhose meist ziemlich stark vermehrt. Man kann aus diesen Befunden zum mindesten schließen, daß die Kombination einer starken Hyperbilirubinämie mit einer normalen oder nur mäßig erhöhten Phosphatase einen Verschlußikterus ausschließt. Der Grund der Phosphatasevermehrung bei gewissen Formen von Gelbsucht ist unbekannt. Jedenfalls handelt es sich nicht nur um eine Retention infolge behinderten Gallenabflusses, weil beim mechanischen Ikterus eine Parallelität zwischen Serumalbumin und Phosphatase nicht besteht; ferner weil auch bei der Lebercirrhose die Phosphatase meist erhöht ist. Offenbar spielt die Leberzelle selbst eine wichtige Rolle im Phosphatasestoffwechsel. Die saure Phosphatase ist beim Ikterus nie vermehrt.

Sherlok und Walshe zeigten histochemisch, daß bei Morbus Paget und Knochencarcinosen das Lebergewebe eine starke Zunahme der alkalischen Phosphatase aufweist, obwohl ein Leberzellschaden nicht vorliegt. Die signifikante Zunahme der alkalischen Serumphosphatase bei kompletter Obstruktion der

Gallenwege gewinnt dadurch differentialdiagnostische Bedeutung, da sie bei allen anderen „Leberschäden" ausbleibt. Phosphatase ist in den Gewebsmastzellen angereichert (NOVAK und MONTAGNA).

4. Phosphatase und Vitamine.

Von besonderer Bedeutung für die Phosphataseaktivierung sind Störungen in der Vitaminzufuhr, die indirekt einen Einfluß auf die Knochenpathologie gewinnen. A-Avitaminose führt im Tierversuch neben Hypercalcämie zu Zunahme der alkalischen Phosphatase in verschiedenen Organen, in den Knochenepiphysen und im Serum. Während Vitamin B_1 die Phosphatasen nicht beeinflußt, bedingt leichte C-Avitaminose im Tierversuch ebenfalls eine leichte Erhöhung der alkalischen Serumphosphatase, wobei die skorbutische Avitaminose eine starke Abnahme der alkalischen Serumphosphatase herbeiführt. Die skorbutische Hypophosphatämie kann durch Vitamin C ausgeglichen werden. Citronensäure und Vitamin P können Vitamin C nicht ersetzen (Literatur bei H. BAUR). SMITH bestätigt auch an skorbutischen Kindern den Mangel an Serumphosphatase. Die Osteoblastenaktivität wird durch C-Mangel behindert. Die Änderungen der Phosphatase bei Vitamin-D-Mangel werden im Zusammenhang kurz berücksichtigt. Bei Nicotinsäuremangel kommt es im Meerschweinchenversuch ebenso wie bei Vitamin-C-Mangel (notwendig zur Knorpelbildung, Chondroitinschwefelsäure) zu typischen Gelenk- und Calcifikationsstörungen, im Serum zu Zunahme von Calcium und Phosphor bei gleichzeitiger Abnahme der alkalischen Phosphatase (VAN WAGTENDONK und Mitarbeiter). Cholinmangel löst im Tierversuch Hyperphosphatasämie und histochemisch Verminderung der Leberzellphosphatase aus.

5. Phosphatasen und ihre Aktivatoren Magnesium und Mangan.

Die Phosphatase wird durch Magnesium aktiviert. Der Magnesiumstoffwechsel ist daher neben dem Kalkstoffwechsel sehr bedeutsam für die Osteoblastenfunktion (s. Osteomalacie, Hungerosteoporose und Magnesiummangel, S. 752). 50 bis 80% des mit der Nahrung aufgenommenen Magnesiums werden in Urin und Faeces ausgeschieden. Parathormon erhöht vorübergehend die Magnesiumausscheidung im Urin, während Parathyreoidektomie die Ausscheidung vermindert. Magnesium und Phosphatase arbeiten chemisch zusammen; das zeigt sich auch darin, daß chronischer Magnesiummangel ohne jede Störung im Calcium- und Phosphorhaushalt Tetanie hervorrufen kann (SELYE). Parathormon aktiviert demnach die Osteoclasten, indem es die funktionelle Umwandlung von Osteoblasten in Osteoclasten herbeiführt. Kleine Dosen Parathormon stimulieren dagegen die Osteoblastenfunktion derart, daß sogar „Marmorknochenkrankheit" (Osteopetrosis) im Tierversuch entsteht (SELYE). Magnesium und Mangan aktivieren die Phosphatase. Manganmangel führt zum Schwund der Knochenbälkchen an den distalen Diaphysenenden im Tierversuch. Vergiftungen mit verschiedenen Schwermetallen (Mangan und Strontium) lösen über die Aktivierung der Osteoblasten und der Phosphatase Osteosklerose aus.

6. Phosphatasen und Hormone.

In besonderem Maße beeinflussen verschiedene Hormone und Störungen der inneren Sekretion die Phosphataseaktivität, wie es bei ihren charakteristischen Wirkungen auf die Skelet- und Knochenbildung zu erwarten ist. Die Knochenphosphatase wird sowohl durch gonadotrope wie durch das thyreotrope Hypophysenvorderlappenhormon erhöht. Das Wachstumshormon des Hypophysenvorderlappens verursacht lokalisierten Phosphataseanstieg in den Knochen-

44*

epiphysen (Whicher und Watson). Das adrenocorticotrope Hormon des Hypophysenvorderlappens wird als Antagonist des Wachstums- und des lactogenen Hormons betrachtet (Cortison und Phosphatase bzw. Cholinesterase s. S. 715). Die Wirkung der Nebennierenrindenhormone auf die Phosphatase ist unterschiedlich. Adrenalektomie bewirkt im Tierversuch Anstieg der Knochenphosphatase (Arcuri und Filippon). Nebennierenrindenextrakte bedingen eine markante Zunahme der alkalischen Leberphosphatase, was darauf schließen läßt, daß das Enzym maßgeblich am glykoneogenetischen Effekt der Steroidhormone der Nebenniere beteiligt ist. Die Phosphorylierungsvorgänge des Kohlenhydratstoffwechsels werden über die Phosphatasen durch die Nebennierenrinde gesteuert. Auch das Pankreashormon Insulin beeinflußt die Phosphatase und bewirkt bei Überdosierung am Menschen unter Absinken der Phosphorausscheidung eine Vermehrung der sauren Phosphatase im Harn. Desoxycorticosteron steuert die Phosphatase ebenfalls. Nach Exstirpation der Nebennieren wird die Aktivität der Phosphatase der Darmwand und der Nieren herabgesetzt.

Auch die Schilddrüse beeinflußt die Ossifikation. Bei Thyreotoxikosen kommt es zu erhöhter Aktivität der alkalischen Plasmaphosphatase; diese Beobachtung ist jedoch nicht einheitlich. Bodansky und Jaffé wiesen erstmalig auf den Zusammenhang zwischen Hyperphosphatämie und negativer Calciumbilanz sowie Begleitosteopathie bei Thyreotoxikose hin. Beim Morbus Basedow kommt es nicht zu Osteomalacie, sondern zu gesteigertem Knochenabbau im Sinne fibröser Osteodystrophie nach v. Recklinghausen. Dagegen sind die Phosphatasewerte bei Myxödem nicht besonders erniedrigt.

Der Einfluß der Glandulae parathyreoideae wird in Anbetracht ihrer besonderen Wirkung auf die Ossifikation im Zusammenhang besprochen (s. S. 728).

7. Phosphatase bei Prostatageschwülsten und bei anderen Tumoren sowie deren Skeletmetastasen.

Der Einfluß der Keimdrüsen auf die Phosphataseaktivität ist sehr wesentlich. Zum Verständnis der therapeutischen Maßnahmen, die zur Behandlung von Prostata- und Mammacarcinosen heute Anwendung finden, ist eine eingehende Betrachtung notwendig. Wie schon eingangs betont, ist das Prostatagewebe außerordentlich reich an Phosphatase. Das gilt auch für die Spermaflüssigkeit. Die in diesen Geweben gebildete saure Phosphatase tritt normalerweise nicht ins Blut über (Woodard und Dean, Gutman, Tuba, Kutscher und Wolbergs). Die weiblichen Geschlechtsorgane sind ebenfalls reich an Phosphatase, jedoch überwiegt darin der Gehalt an alkalischer Phosphatase, der besonders auf dem Höhepunkt der Gravidität im Blute erheblich zunimmt. Auch die Lactation bedingt Hyperphosphatasämie. Die Kastration setzt dagegen im Tierversuch die saure Phosphatase im Urin und im Plasma deutlich herab. Zu einem Teil begründen sich darauf die therapeutischen Maßnahmen bei Kranken mit Prostatacarcinom, indem die Kastration die pathologischen Serumwerte an saurer Phosphatase erniedrigt. Da androgene Hormone eine lebhafte Aktivitätssteigerung der Phosphatase herbeiführen, sind sie bei Prostatacarcinomträgern kontraindiziert. Weibliches Keimdrüsenhormon übt dagegen einen hemmenden Einfluß auf die Serumphosphatase aus. Weibliche Sexualhormone normalisieren bei Kranken mit Prostatakrebs im Verlaufe einer kontinuierlichen Oestrogentherapie die erhöhten Werte der sauren Serumphosphatase. Wahrscheinlich erfolgt die Wirkung über eine Hemmung der androgenen Hormone unter der Oestrogenzufuhr; vielleicht werden die gonadotropen Hormone des Hypophysenvorderlappens gebremst. Wie androgenes Hormon die Aktivität der sauren Phosphatase beim Manne steigert, vermehrt Oestrogen den Gehalt der weiblichen Geschlechts-organe an alkalischer Phosphatase.

Bei Prostatacarcinomträgern, vor allem aber bei solchen mit ausgedehnter Knochenmetastasierung, ist die saure Phosphatase im Blute stark erhöht (WODDARD und HIGINBOTHAM). Das Ausbleiben des Abfalls der sauren Serumphos-phatase nach Entfernung des Prostatacarcinoms beweist geradezu die Knochen-metastasierung, weil auch die metastatischen Geschwulstzellen saure Phosphatase im Überschuß produzieren. Bei Mammacarcinomträgern ist der Gehalt an saurer Blutphosphatase nicht erhöht und meist normal.

Trotzdem ist die Phosphataseaktivität bei ausgedehnter Knochencarcinose auch von der Osteoblastenfunktion abhängig. Lebhafte Ossifikation steigert be-kanntlich den Phosphatasegehalt. Nur so wird es verständlich, daß bei osteo-lytischen Knochenmetastasen eines Prostatacarcinoms die Werte der alkalischen Serumphosphatase bei gleichzeitiger Erhöhung der sauren Phosphatase erniedrigt sind. Die saure und die alkalische Serumphosphatase werden in der Niere durch tubuläre Sekretion ausgeschieden. DETTMAR und ARNHOLDT stellten fest, daß bei Prostatacarcinomen gegenüber den Prostatahypertrophien ein abnorm niedriger Ausscheidungsquotient, sowie sehr niedrige Werte für das Filtrat (Koppelung der Inulin-Clearance mit den Versuchen) und den Exkretionsindex bei der alkalischen Phosphatase gefunden werden. Ob diese niedrigen Aus-scheidungswerte der alkalischen Phosphatase für das Prostatacarcinom typisch sind, ist noch nicht geklärt.

Die im Vergleich mit anderen Geweben mehr als 100mal höhere Aktivität der sauren Phosphatase in der Prostata und in ihren carcinomatösen Wucherungen hat die Bestim-mung der sauren Phosphatase zu einer diagnostisch wertvollen Untersuchung gemacht. Die Bestimmung ist nicht einfach, zumal der p_H-Wert zwischen 4,5 und 5,0 exakt ein-gehalten werden muß, wenn alkalische und saure Phosphatase getrennt bestimmt werden sollen. Es kann auch die Adenosintriphosphatase bei Prostatametastasierung erhöht sein.

Wie schon erwähnt, wird die hemmende Wirkung des Oestradiols auf die saure Phosphatase im Prostatakrebs therapeutisch nutzbar gemacht. Praktisch wird heute die chirurgische Behandlung immer mit Oestrogen-applikation kombiniert. Die Kastration ist ebenso notwendig, weil diese die saure Serumphosphatase ebenfalls in wenigen Stunden erniedrigt. Es sei jedoch erwähnt, daß Oestrogenapplikation auch für Carcinombildungen verant-wortlich sein kann [Entstehung von Mammacarcinomen bei behandelten Prostata-carcinomkranken ist mehrfach beobachtet (ALLABEN und OWEN, HAAGENSEN und RANDALL)].

Es ist anzunehmen, daß auch andere bösartige Tumoren einen wesent-lichen Einfluß auf die Phosphataseaktivität haben; bei der Mehrzahl der Carci-nome sind die Gewebs- und Serumphosphatasewerte erhöht. KOLLER und ZUPPINGER bestimmten den Gehalt an alkalischer Serumphosphatase bei ver-schiedenen Tumoren. Benigne Knochentumoren üben keinen Einfluß auf den Serumspiegel der alkalischen Phosphatase aus. Bei Skeletmetastasen besteht nur dann eine Vermehrung, wenn die Tochtergeschwülste osteoplastisches Knochenwachstum anregen. Für das EWING-Sarkom und das Plasmocytom ist ein normaler Phosphatasespiegel charakteristisch. Manchmal geht bei Plasmocy-tom und Knochencarcinose eine Vermehrung der Leberzellphosphatase parallel (s. S. 690). Erhöhung der alkalischen Phosphatase tritt demnach nur bei Knochen-veränderungen ein, die mit einer erhöhten Osteoblastentätigkeit einhergehen. Allerdings vermag gleichzeitig herabgesetzte Leberfunktion (z. B. Lebermetastasen) Erhöhung der alkalischen Blutphosphatase vorzutäuschen. Es sei bedacht, daß auch bei Morbus Paget, beim Morbus v. Recklinghausen, bei Osteopetrosis und Lungencarcinommetastasen erhöhte Werte von saurer Serumphosphatase auftreten können (Gutmann, Watkinson, King und Haddow).

Der Serumwert der alkalischen Phosphatase hängt von Osteoclasie oder Osteoplasie im wesentlichen ab.

8. Phosphatasen im Knochen- und Muskelstoffwechsel.

Die Mitwirkung der Phosphatase bei der Knochenbildung stellt nur einen kleinen Teil des Ossifikationsproblems dar, welches sich von der Funktion der Skeleteiweißmatrix bis zum chemischen Aufbau und der Struktur der Knochenkrystalle erstreckt. Auf die zentrale Bedeutung der Osteoblasten wurde bereits ausdrücklich aufmerksam gemacht.

Phosphorsäure vereint mit Calcium — 97% des im Organismus vorhandenen Calciums sind im Knochen eingelagert — findet sich im Knochen als Hydroxylapatit; in geringerer Menge ist Carbonatapatit enthalten. Daneben sind Magnesiumphosphat, Natrium und Kalium reichlich vorhanden. Dazu kommt Citronensäure. Im Dentin und vor allem im Zahnschmelz ist zusätzlich Fluor eingelagert. Der Knochen und das Skelet haben nicht nur mechanische Bedeutung, vielmehr dienen sie zur Schaffung eines Vorrates an Calcium und Phosphorsäure.

Nach Robison und Rosenheim ergibt sich folgende *Theorie der Ossifikation*: Salze der Phosphorsäureester diffundieren aus dem Blut in die Gewebsflüssigkeit, welche im wachsenden Knochen die Osteoblasten und die Knorpelzellen umgibt. In dieser Knochenmatrix bei Gegenwart von genügend Albumin bewirkt die alkalische Phosphatase der Osteoblasten durch die Hydrolyse der Phosphorsäureester eine lokale Übersättigung an Knochensalzen. Das Löslichkeitsprodukt der relativ schwer löslichen Calciumphosphate wird lokal überschritten. Knochensalz krystallisiert aus mäßig übersättigten Lösungen jedoch nicht ohne weiteres aus. Nachdem rachitische Knorpel auch in vitro in Lösungen von anorganischen Calciumphosphorsalzen calcifizieren, erscheint es naheliegend, daß *neben der Hydrolyse der Phosphorsäureester durch die Phosphatase* noch ein zweiter Vorgang in Gang kommen muß. Es ist der *lokale Calcifikationsfaktor*. Infolge des Kalkverbindungsvermögens der tierischen Gewebe (Ma Lean) kommt es zu Krystallisation und Deponierung der Knochensalze aus gesättigten anorganischen Lösungen und zu dem Einbau der Salze in die Matrix. Es kommt zu Komplexverbindungen von Calcium, Phosphat und Carbonat mit Eiweiß. Die Organisation der Proteinmatrix ist daher die Voraussetzung der Verkalkung. Die physiologische Rolle der alkalischen Phosphatase besteht demnach nur in einer Beschleunigung des Ossifikationsvorganges. Die Konzentration der Phosphorsäureester scheint obendrein zu gering, um als Substrat für die Knochenphosphatase zu genügen. Das gleichzeitige Vorkommen von Phosphatase und Glykogen in den hypertrophischen Knorpelzellen (aber nicht im Osteoblasten) wurde von Harris in Analogie zu den Vorgängen im Muskel so erklärt, daß die Knorpelzelle die Phosphorsäureester nicht nur dem Blute, sondern auch den Zwischenprodukten der Synthese und des Abbaues von Knorpelgewebe entnimmt. Die Phosphorsäureester stammen demnach zum Teil aus der Glykogenolyse (Phosphorolyse).

9. Phosphatasen und Knochenkrankheiten.

Die Vermehrung der alkalischen Phosphatase ist nicht für bestimmte Knochenkrankheiten pathognomonisch. Sie ist lediglich Ausdruck der Hyperfunktion der Osteoblasten. Die Aktivitätssteigerung betrifft bei osteoblastischer Überfunktion

Tabelle 1. *Serumphosphatasegehalt bei verschiedenen Krankheiten.*

Krankheits-zustand	Knochengewebe, Ostoldgewebe	Osteo-blasten	Osteo-clasten	Serumphosphatase	
				alkalisch	sauer
Osteoporose	Osteoid ungenügend	vermindert	wenige	normal-erniedrigt	
Osteopetrosis	Knochen und Osteoidmassen	reichlich	wenige	normal-erhöht	
Hyperpara-thyreoidismus: primär	Osteoid reichlich	vermehrt	vermehrt	erhöht	+
sekundär	wechselnde Befunde				
Hypopara-thyreoidismus	wechselnde Befunde				
PAGETsche Krankheit	Osteoid sehr reichlich	stark vermehrt	stark vermehrt	sehr hoch	+
Spondylosis deformans	normale Verhältnisse				
Osteomyelitis	reaktive Osteoidwucherung	vermehrt	normal	sehr hoch	

nicht nur die alkalische Monoesterase, sondern auch Adenosin-Triphosphatase. Trotz der Ausweitung der Kenntnisse trägt die Bestimmung des Phosphatase-gehaltes jedoch nur wenig zur Differentialdiagnose der Knochenkrankheiten bei (KIRBERGER und MARTINI).

V. Cholinesterase und Anticholinesterase.

Eng verbunden mit der Wirkung der Phosphatase ist der Stoffwechseleffekt der Cholinesterase, die zur Fettresorption wichtig und im Pankreassaft, in Gewebe, in Erythrocyten und im Blutserum vorhanden ist. Der Gehalt an Serumcholin-esterase steht zweifellos in direkter Beziehung zum Gehalt an Acetylcholin, welches an der myoneuralen Endplatte besondere Wirkungen auf die Muskelfunktion entfaltet. Die Spaltung des Acetylcholins durch die Cholinesterase führt zur Bil-dung von Cholin und Essigsäure. Cholin bewirkt zweifellos eine Hemmung der Muskelerregbarkeit. Die Wirkung des Acetylcholins und seines Spaltproduktes Cholin ist jedoch noch nicht eindeutig geklärt. Vielleicht tragen die Unter-suchungen über die Curarewirkung auf den quergestreiften Muskel zum Verständ-nis bei, insofern die Curarewirkung schlagartig durch Anticholinesterasen auf-gehoben werden kann. Anticholinesterasen sind: Cholin, Eserin, Physostigmin, Prostigmin, Natriumfluorid, Calciumchlorid, Methylenblau und Cocain. Auch das Insecticid Parathion, das in dieser Eigenschaft das DDT weit übertrifft, wirkt als Anticholinesterase (GROB, GARLICK, HARVEY und McGEHEE). Es ruft bei Vergiftung muscarinartige Wirkungen und zentralnervöse Symptome hervor. Die Plasma- und Blutkörperchencholinesterase wird weit mehr als die Gewebscholin-esterase durch Parathion gehemmt.

Die Cholinesterase verursacht die Hydrolyse des Acetylcholins. Dieser fer-mentative Prozeß ist vielfältigen Steuerungsmechanismen unterworfen (O. LOEWI und H. DALE, AUGUSTINSSON, SCHAEFFER). Acetylcholin ist der einzige, im Tier-körper nachweisbare Cholinester. Eine hemmende Wirkung auf die Cholinesterase entfalten Physostigmin und Prostigmin, wobei allerdings das Ferment selbst nicht zerstört, sondern nur gehemmt oder inaktiviert wird. Auch das Diisopropylfluorophosphat und das Hexaäthyltetraphosphat entfalten eine gleiche hemmende Wirkung, wie es aus der Myasthenietherapie bekannt ist (s. S. 902). Calcium, Mangan und Magnesium scheinen das Ferment zu aktivieren. Sicher ist aber, daß die Aktivität des Fermentes erst dann maximal wird, wenn die Acetylcholinkonzentration ihren Höhepunkt erreicht hat. Offensichtlich wird erst dann die Abgabe des Cholinesterasefermentes aus dem Gewebe und aus den Erythrocyten ermöglicht.

Das Apoferment der Cholinesterase soll nach Schaeffer das Lecithin in den Nerven sein.

Die Aktivität und der Gehalt des Blutserums an Cholinesterase sind bei den verschiedensten Krankheiten gemessen worden. So ist bei Leberkrankheiten die Cholinesterase vermindert, bei bösartigen Geschwülsten erhöht und erniedrigt gefunden. Vermehrt fand sie sich bei essentieller Hypertonie und bei Bürgerscher Krankheit. Im Beginn des Menstruationscyclus ist die Cholinesterase vermehrt, während mit dem Follikelsprung eine starke Verminderung einsetzt, an die sich eine postmenstruelle Überproduktion anschließt (Pagliari). Die Serumcholinesterase ist sehr starken Schwankungen unterworfen. Eine vorübergehende Hemmung erfolgt nach Operationen, bei schweren Wundinfekten, bei allergischen Prozessen und Verbrennungen sowie nach Prostigmingaben. Eine anhaltende Aktivitätsminderung wird bei Kachexie und Urämie beobachtet, während vorübergehende Aktivitätszunahme beim Erysipel sowie nach Calcium- und Adrenalinmedikation festgestellt werden kann (Holle).

W. Schmidt untersuchte den Gehalt an Cholinesterasen im Serum von Krebskranken und Tumormäusen. Anscheinend werden bei Krebskranken im Gegensatz zu normalen Menschen zu einem hohen Prozentsatz erniedrigte Esterasenmengen im Serum gefunden. Wiederholte Messungen ließen sogar eine Senkung des Fermentspiegels im Laufe der Krankheit verfolgen, wenn es zur Ausweitung der Geschwulstbildung auf parenchymatöse Organe kam. Die Tierexperimente scheinen die klinischen Beobachtungen zu bestätigen. Cholinesterase spaltet Acetylcholin in Cholin und Essigsäure. Es müßte also bei Krebskranken parallel zur Herabsetzung des Cholinesterasespiegels ein erhöhtes Anfallen von Acetylcholin die Folge sein.

Besondere Bedeutung besitzt die Cholinesterase für die *Myasthenie* und die *Myotonia congenita*. Bei der Myasthenie, die durch große Muskelschwäche und abnorme Muskelermüdbarkeit (s. S. 750) gekennzeichnet ist, besteht eine gesteigerte Aktivität der Cholinesterase. Bei der Myotonia congenita, die im Gegensatz zur Myasthenie eine Muskeltonussteigerung und verlangsamte Muskelerschlaffung aufweist, scheint eine Verminderung der Cholinesterase bei gleichzeitig erhöhtem Anfall von Acetylcholin an der myoneuralen Endplatte vorhanden zu sein. Augustinsson gibt eine zusammenfassende Literaturzusammenstellung dazu.

Die *Wirkung des Curare* gibt einen guten Einblick in die Vorgänge in der Muskulatur unter dem Cholinesteraseeinfluß. 1935 wurde Curare erstmalig von dem Amerikaner King chemisch rein dargestellt. 1942 wurde es von Griffith und Johnson in die Narkosebehandlung eingeführt, weil Curare als ein leicht reversibles Muskelrelaxan eine allgemeine Muskelerschlaffung herbeiführt, ohne daß eine sehr tiefe Narkose nötig ist. Auch zur Bekämpfung von Spasmen und Muskelkrämpfen wurde Curare gebraucht. Zur Behandlung spastischer Muskelsyndrome bei rheumatischen Krankheiten und schweren deformierenden Gelenkleiden wurde Curare herangezogen (vgl. Margolis und Caplan). Zur Therapie der Myasthenie jedoch ist es kontraindiziert. Curare findet als d-Tubocurarinchlorid Anwendung. Dieser Stoff ist eine quaternäre Ammoniumbase mit zwei quaternären Stickstoffgruppen. Die für die Muskellähmung verantwortlichen Gruppen des Moleküls sind diese beiden Stickstoffe. Schon die einfache quaternäre Ammoniumbase Tetramethylammoniumjodid oder das Cholin zeigen eine leichte lähmende Wirkung am quergestreiften Muskel. Die Lähmung wird an den

Nervenendplatten ausgelöst, wo das den Muskel erregende Acetylcholin in seiner Wirkung inaktiviert wird. Auf die sensiblen Nervenendigungen und das Bewußtsein hat Curare keine Wirkung, so daß Schmerzmittel auch bei Narkose notwendig sind. Bei parenteraler Applikation wird die quergestreifte Muskulatur schrittweise gelähmt (zuerst mimische, dann Extremitäten-, Rumpf- und zuletzt Intercostal- und Zwerchfellmuskulatur). Oral wird Curare nur sehr langsam und ohne Muskelwirkung resorbiert. Curare wird sehr schnell mit dem Harn ausgeschieden. Der Lähmungsvorgang ist sehr schnell reversibel, auch wenn hohe Dosen (1 cm = 20 E je 18 kg Gewicht) während der Narkose verabfolgt werden. Die Anticholinesterasen heben die Curarewirkung sofort auf. Prostigmin, Eserin, Physostigmin u. dgl. sind innerhalb von Sekunden wirksam.

Synthetische Stoffe mit Curarewirkung sind: 1. Dekamethioniumjodid, welches dreimal so stark wie Tubocurarin wirksam ist. Die Wirkung des Dekamethioniumjodid läßt sich aber nicht durch Anticholinesterase aufheben. 2. Flaxedil [Tri-(diäthylaminoäthoxy)-benzoltriäthyljodid], welches nur Bruchteile der Curarewirkung entfaltet, aber durch Anticholesterinase gebremst werden kann. 3. Myanesin (Orthokresylglyceinäther); chemisch bestehen keine Beziehungen zum Curarin. Die Wirkung des Myanesins ist offensichtlich zentralnervös gebunden. Nebenbei entfaltet Myanesin jedoch eine hämolysierende Wirkung.

Nicht nur die Hemmung der Auflösung von Acetylcholin, sondern auch die Bildungshemmung von Acetylcholin sollen nach WELLER und TAYLOR mit dem Kaliumzellstoffwechsel verknüpft sein. Außerdem sind Kohlenhydrat- und Acetylcholinstoffwechsel eng gekoppelt. Der Glucosestoffwechsel wirft Phosphat von hoher Energie ab, welche durch die Vermittlung von Acetylphosphat an der Bildung von Acetylcholin beteiligt ist. Es ist von Interesse, daß bei Kranken mit periodischer familiärer Muskellähmung (s. S. 750) durch Insulin und Adrenalin Anfälle von Lähmungen ausgelöst werden können. Beide Hormone bewirken, daß das Kalium aus dem Plasma in die Zellen wandert. Man diskutiert sogar die Möglichkeit, daß die Myasthenia gravis, bei der die Paralyse durch Cholinesterasehemmstoffe gebessert wird, als eine Störung des Kaliumstoffwechsels aufgefaßt werden kann.

Cholinesterase, Phosphatase, Cholin und Acetylcholin spielen im Muskelstoffwechsel eine bedeutsame, aber im einzelnen noch nicht gesicherte Rolle. Cholin als Baustein der Phosphatide wird durch Cholindehydrase in Glykokollbetain überführt. Die Bildung dieser Aminosäure, die in ihrer Bedeutung für die progressive Muskeldystrophie erwiesen ist, erfolgt in der Leber. Cholinesterase wirkt nur bei Gegenwart von Adenosintriphosphorsäure und Kaliumionen, die zum Teil wie die Adenosintriphosphorsäure dem Muskelstoffwechsel entstammen. Auch das Hormon, Cortison (s. S. 902) greift in diese Stoffwechselvorgänge ein, wie es der Anticholinesteraseeffekt des ACTH bei der Myasthenie bestätigt.

VI. Muskelstoffwechsel.

Die Zellen des Skeletmuskels enthalten *Proteine* und *Kohlenhydrate*. Das *Glykogen* im Muskel ist der Energiespender zur Arbeitsleistung. Das in der Leber freie oder an Eiweiß gebundene Glykogen dient der Muskulatur nach anstrengender Arbeit als Depot, dem es entnommen werden kann. Die Muskulatur greift, wenn ihre Vorräte an Glykogen erschöpft sind, in jedem Falle auf den Lebervorrat zurück.

Der *rote Muskelfarbstoff* Myoglobin steht dem Hämoglobin nahe. An Stelle von 4 Häm-Molekülen findet sich nur ein solches mit Globin verknüpft (ABDERHALDEN, RIESSER). Sehr rasch arbeitende Muskeln enthalten kaum Myoglobin. Myoglobin ist Speicher für Sauerstoff, der bei Energieleistung in großer Menge dem Muskel aus dem Farbstoff zugeführt werden kann.

Im Kot von Kranken mit progressiver Muskeldystrophie ist ein brauner Farbstoff vorhanden, der aus einer Eiweißkomponente und Mesobilifuscin besteht. Dieses Myobilin zeigt spontane Fluorescenz; es ist ein Gemisch von Dioxypyrromethenen. Die Nebennierenrinde ist von besonderem Einfluß auf die Muskeltätigkeit (s. Krankheiten der Muskulatur, S. 902).

Die Zellen des Skeletmuskels enthalten mehrere *Proteine* mit verschiedener Eigenschaft. Sie sind sämtlich mit dem Vorgang der Muskelkontraktion und -erschlaffung verknüpft. Insgesamt weist der Skeletmuskel etwa 20% Eiweiß auf. Davon entfallen 50% auf das Protein *Myogen*. Dieses ist in Wasser löslich und stellt ein Albumin dar. Die unlöslichen Muskelproteine sind *Myosin* und *Actin*. Sie bilden in den Muskelfasern einen hochwirksamen Komplex, der *Actomyosin* genannt wird. Eiweißkörper des Sarkoplasmas und Fibrillen werden in den Muskelzellen unterschieden. Das Hauptinteresse richtet sich auf die Proteine der Fibrillen, die sich verkürzen und wieder verlängern können. Fibrillenprotein ist Myosin. Daneben findet sich als weiteres Eiweißprodukt Actomyosin. Es ist ein unverkennbares kontraktiles hydrophiles Kolloid und steht dem Fibrin nahe. Die Myosinfraktion bindet Kalium und enthält außerdem die Muskeladenosintriphosphatase. Vom Myosin getrennt, ist die *Phosphatase* durch *Kreatinin* wieder reaktivierbar (vgl. H. Baur). Während bei der Bildung des Actomyosinkomplexes (Linearprotein) SH-Gruppen des Myosins eine Rolle spielen, setzt die Phosphatase das endgültige Phosphorsäuremolekül unter Bildung von Adenosindiphosphorsäure in Freiheit. Dadurch wird Energie geliefert. Bei Totenstarre des Muskels besteht ein Schwund an Adenosintriphosphorsäure. Actomyosin ist im ruhenden Muskel in langgestreckter Form vorhanden. Unter dem Einfluß von Kaliumionen erfolgt Entspannung des Actomyosinkomplexes. Er schnurrt zusammen und nimmt dabei Spiralform an. Die in der erschlafften Muskelzelle vorliegende Form ist demnach die Aktivform, während im kontrahierten Muskel die Ruhephase vorliegt. Adenosintriphosphorsäure beeinflußt die Eigenschaft des Actomyosins, indem es die Viscosität stark vermindert.

Die modernen Untersuchungen haben eine Wandlung der Anschauungen in der Beurteilung der im Muskel sich vollziehenden energetischen Umsätze herbeigeführt. Man weiß, daß sämtliche beim Abbau des Glykogens ablaufende, reversible Reaktionen im Dienste der Energieaufladung jener Verbindungen stehen, die im Moment der Erregungsauslösung unmittelbar und in großer Konzentration zur Verfügung stehen müssen, damit sich der Kontraktionsvorgang abspielen kann. Die Phosphatasen haben darauf einen erheblichen Einfluß. Zur Zeit sind als Träger der Energie bekannt: Adenosintriphosphorsäure und Kreatininphosphorsäure, welche die Phosphatase aktiviert. Beide finden sich im Skeletmuskel in größerer Menge, geringer im Herzmuskel und in der glatten Muskulatur. Der Abbau der Adenosintriphosphorsäure geht demjenigen des Phosphagens voraus und ist die Voraussetzung für diesen. Adenosintriphosphorsäure wird aufgespalten in Phosphorsäure und Adenosinmonophosphorsäure = Adenylsäure. Phosphagen wird in Kreatin (Kreatinin = Methylguanidinoessigsäure) und Phosphorsäure gespalten. Milchsäure geht bei der Muskeltätigkeit aus der Glucose hervor; sie dient zum Teil als Baumaterial des Glykogens, welches in einer wasserlöslichen (Lyo-) und in einer unlöslichen Eiweißverbindung (Desmoglykogen) vorliegt. Es zeichnen sich engste chemische Zusammenhänge und Zweckverbindungen ab.

Kalium erfüllt, wie erwähnt, bei der Muskelkontraktion eine wichtige Funktion. Es findet sich an Glykogen gebunden, ein geringerer Teil ist an Myosin gekoppelt. Die Kaliumkonzentration ist im erschlafften Muskel hoch. Natrium verhält sich gerade umgekehrt. Das Verhältnis von Kalium- zu Natriumionen verschiebt sich mit Beginn der Muskelkontraktion so, daß die freiwerdenden Kaliumionen in die extracelluläre Flüssigkeit diffundieren. Gleichzeitig wandern äquivalente Natriumionen den umgekehrten Weg. Dieser Zustand ist reversibel. Acetylcholin depolarisiert die Zellgrenzschichten und macht sie für die Ionenwanderung durchgängig. Magnesium und Calcium spielen (in Verbindung mit Phosphatase) eine noch nicht genau abgesteckte Rolle. Die Nebennierenrindenhormone haben einen entscheidenden Einfluß auf die Verteilung von Kalium- und Natriumionen im Gewebe und in den Körperflüssigkeiten und damit auf die Muskulatur (vgl. Morbus Addison).

Ein vollkommenes Bild der Vorgänge des Muskelstoffwechsels kann hier nicht (s. Krankheiten der Muskulatur, S. 886, und Cholinesterase, S. 695) gegeben werden. Er ist der Ausdruck eines sehr komplexen Geschehens (vgl. DEUTICKE). Nahrungsversorgung und Sauerstofftransport, Abtransport von Stoffwechselschlacken, erhöhte Herztätigkeit bei Muskelarbeit, gesteigerte Durchblutung, Zunahme des Minuten-Herzvolumens, Zunahme des Atmungsvolumens sind Ausdruck dieser gekoppelten Reaktionen. Durch diese kombinierten Reaktionen wird der Muskel leistungsbereit gemacht. Das sympathische Nervensystem beherrscht den gesamten Vorgang, in den die Phosphatasen, Cholinesterasen und verwandte Enzyme maßgeblich eingreifen.

VII. Ektopische Ossifikation.

Bei der Besprechung der Ossifikation wurde bereits darauf hingewiesen, daß über die Osteoblastenfunktion hinaus ein lokaler Calcifikationsfaktor vorhanden sein müsse. Obwohl physiologisch ektopische Kalk- und Knochenbildung nicht vorkommt, sind Verkalkungen der Gefäße, der Nieren bei Sublimatvergiftung und auch der Muskulatur unter krankhaften Umständen bekannt. Ein Beispiel ist die Myositis ossificans circumscripta traumatica (HAENISCH). Sie kann umschrieben nach Massage und Bewegungsübungen entstehen (JUNGE).

Tuberöse Knochenbildung ist in der Lunge relativ häufig. Meist handelt es sich um jüngere Menschen mit Herzfehler oder um Kranke mit chronischer pulmonaler Stauung, wobei die Größe und Dichte der Verknöcherungen in der Lunge in apico-caudaler Richtung zunimmt (BRASS).

Die allgemeine Calcinosis ist Ausdruck einer solchen ektopischen Ossifikation, die nicht in Beziehung zu einer Osteoblastenfunktion steht, sondern ausschließlich durch lokale Faktoren hervorgerufen wird. Inwieweit die Phosphatase der Muskulatur dabei eine Rolle spielt, ist nicht erwiesen; es sei darauf hingewiesen, daß experimentell von BLUM im Tierversuch durch intramuskuläre Injektion von Phosphatase und Calciumglycerophosphat ektopische Knochenbildung hervorgerufen werden konnte. Die Beschleunigung der Calcifikation von Trichinenkapseln mittels toxischer Dosen von Vitamin D (BRAND, HOLTZ und VOGEL) läßt an ein Zusammenspiel mit lokalen Muskelphosphatasen denken. Nach neueren Untersuchungen über experimentelle ektopische Knochenbildung bei Transplantation von Blasenepithel kann man aber annehmen, daß ohne Gegenwart von Osteoblasten auch eine in der Wirkung mit der Knochenphosphatase identische Phosphatase des Blasenepithels das Phosphat aus seinen Esterverbindungen befreit und die Verknöcherung unter Heranziehung des ionisierten Blutcalciumanteils herbeiführt (CADILLO, WELCKER).

Der Anti-Stiffness-Faktor soll in Beziehungen zu Kollagenkrankheiten und zur Calcinosis stehen. Der Anti-Stiffness-Faktor ist ein fettlöslicher Stoff, welcher den Phosphorstoffwechsel regulieren soll. Er soll in grünen Pflanzen, in roher Sahne, in unerhitzter Melasse und rohem Zuckersirup vorhanden sein. Ergostanylacetat soll das aktive Prinzip des Anti-Stiffness-Faktors darstellen (OLESON); es entfaltet eine gegen die Gewebsverhärtung (Steifheit) gerichtete Wirkung in Dosen von 0,002 mg. Das Fehlen des Faktors in der Nahrung soll im Tierexperiment zu Calcinosis führen, wobei zunächst die Skeletmuskeln atrophieren; zwischen den Muskelfasern und um die Gelenke, aber auch unter der Haut werden dabei Kalksalze eingelagert. Infolgedessen verwachsen Haut und Unterhautgewebe miteinander. Auch die Gefäßverkalkung wird dem Mangel an Anti-Stiffness-Faktor zur Last gelegt. Alopecie, Polydipsie, Diarrhoen treten im Experiment auf. Pathologisch-anatomisch entstehen Muskelnekrose, Fragmentation der Muskel-fasern und Kollagennekrose ohne nennenswerte zellige Reaktion. Manchmal finden sich Makrophagen und Riesenzellen in den befallenen Muskeln. Auch Leberzellnekrosen werden bei schweren, zum Tode des Versuchstieres führenden Mangelzuständen beobachtet. Makrocytäre Anämien, Eosinophilie, Beschleunigung in der Blutsenkungsgeschwindigkeit entwickeln sich in Verbindung mit Störungen des Eiweißstoffwechsels. Die klinischen Ausfallserscheinungen können im Tier-experiment nach Ausgleich der Mangelernährung weitgehend behoben werden. Lansbury, Smith, Wulzen und Wagtendonk haben die experimentellen Studien auf menschliche Krankheiten übertragen und vor allem bei Calcinosis und Muskel-verhärtungen Nutzen gesehen. Sowohl bei umschriebener Calcinosis, bei Gelenk-krankheiten mit Sklerodermie, bei primär-chronischer Polyarthritis und Fibrositis wurde eine an Anti-Stiffness-Faktor-reiche Kost verabfolgt. Aber lediglich eine gewisse Wirkung auf die Hautveränderungen der Sklerodermie wurde erzielt, ohne daß daraus auf die primäre Ursache der Hautveränderungen geschlossen werden könnte.

1. Myositis (Myopathia) ossificans progressiva und andere selbständige Formen ektopischer Ossifikation.

Die Myositis ossificans progressiva ist ein seltenes, in etwa 200 Einzelbeobach-tungen beschriebenes Krankheitsbild. Es wurde bereits 1648 von Guy Patin und 1741 von John Copping beschrieben. Virchow sprach noch von Osteoma multiplex, während Münchmeyer erstmalig die Bezeichnung als Myositis ossi-ficans gebrauchte. Weitere Bezeichnungen sind: Polyossificatio congenita pro-gressiva, Fibrocellulitis ossificans, Myopathia osteoplastica (Gruber). Gelegent-lich kommen Mißbildungen neben der ossifizierenden Myositis vor, so daß Uehlinger die Krankheit als eine mesodermale Mutation auffaßt. Uehlinger beschrieb erstmalig die Einbeziehung des Gelenkknorpels in den Krankheits-prozeß.

Die Myositis ossificans (besser: die Myopathia congenita fibroplastica und osteoplastica progressiva) kann schon während des intrauterinen Lebens ent-wickelt sein oder in früher Jugend mit Bindegewebsentwicklung in der Skelet-muskulatur, zunächst am Nacken und am Rücken, auftreten. Sie schreitet in Schüben diskontinuierlich apicocaudal auf die vordere Brustwand und den Schultergürtel übergreifend fort. Das neugebildete Bindegewebe weist eine rasche Tendenz zur Verknöcherung auf, so daß es zu ausgedehnten, oft bizarren Verknöcherungen der betroffenen Muskeln, Fascien, Sehnen und Aponeurosen kommt. Zwischen Wirbel- und Rippengelenken und auch zwischen den großen Gelenken (besonders den Hüftgelenken) können sich Synostosen entwickeln. Diese Weichteilverknöcherungen und Gelenkveränderungen führen zur Versteifung der Wirbelsäule. Die glatte Muskulatur, die Zwerchfellmuskulatur und der Herz-muskel bleiben stets frei. Pathognomonisch sind Mißbildungen an Händen und Füßen (symmetrische Mikrodaktylie). Pathologisch-anatomisch findet sich über-mäßige Bindegewebsentwicklung in der Muskulatur und ausgedehnte Bildung zum Teil markhaltigen Knochens. Das männliche Geschlecht scheint etwas häufiger befallen zu sein. Wir beobachteten ein 19jähriges Mädchen, das die typische Entwicklung des Krankheitsbildes zeigt (STÖTTER). Die Myopathie beginnt in der frühesten Jugend.

Der Muskelknochenbildung geht eine eigenartige Schwellung der Weichteile voraus, die sich nach 14 Tagen bis 3 Wochen wieder zurückbildet. In dieser Zeit entwickelt sich die Muskelverhärtung, die schließlich die Knochenneubildung einleitet. Es handelt sich wahrscheinlich bei der teigigen Schwellung um ein angioneurotisches Skeletödem; histologisch sind im probeexcidierten Muskel keine Entzündungsvorgänge nachweisbar (GOTO und UEHLINGER).

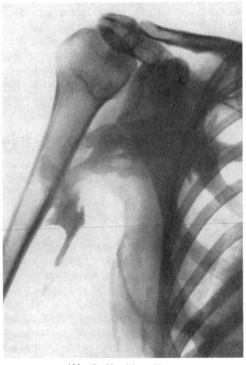

Abb. 47. Myositis ossificans.

Der Verlauf ist schubweise; Wochen und Jahre können zwischen den einzelnen Schüben liegen. Die Versteifung der Nacken- und Rückenmuskulatur erfolgt zuerst, später wird der Musculus sternocleidomastoideus befallen. Auch die Kaumuskulatur (Kiefersperre) kann betroffen sein. In weiteren Schüben werden die Oberarmbeuger und die Adductoren der Oberschenkelmuskulatur ergriffen. Bei der Untersuchung fallen die geweihartig vorspringenden Knochenspangen, über denen die Haut oft kaum verschieblich ist, auf.

Röntgenologisch findet sich an dem proportionierten Skelet meist Osteoporose mit deutlicher Verschmälerung der Corticalis. Die Muskelknochen sind im Gegensatz dazu auffallend schattendicht; sie bestehen aus glatten bis daumendicken Spangen, die dem Muskelverlauf folgen (Abb. 47). Die Knochenneubildungen zeigen eine feine spongiöse Struktur und unterscheiden sich dadurch eindeutig von den Kalkeinlagerungen bei der Kalkgicht (s. S. 703). Die Knochenneubildungen sind immer mit dem Knochen verbunden, weshalb VIRCHOW die Ansicht vertrat, die Muskelknochenbildung stehe mit dem Periost im Zusammenhang. Die Knochenneubildungen bevorzugen häufig die Übergangsstellen von Sehnen und Muskeln, so daß Exostosen vorgetäuscht werden.

Stoffwechseluntersuchungen lassen bei der Myopathia ossificans keine wesentlichen Abweichungen erkennen. Der Blutkalkspiegel ist normal. IPPONSUGI fand bei der Obduktion ausgedehnte Kalkdepotbildungen im Dickdarm, in den Nierenkanälchen, in der Milzarterie, den Gefäßen der Stammganglien und der Epiphyse. Es finden sich demnach auch Veränderungen wie beim experimentellen Hyperparathyreoidismus ALBRIGHTs. WILKINS, REGEN und CARPENTER stellten außerdem eine excessive Erhöhung des alkalischen Phosphatasewertes in den noch nicht verknöcherten Knochenneubildungsherden fest.

Pathogenetisch ist die Myopathia ossificans ungeklärt. Anscheinend kommt sie familiär vor. VAUGHAN-BURTON und FANNING berichten über die Krankheit bei

Vater und Sohn, Gester bei Großvater, Vater und 3 Söhnen. Mißbildungen sind meist gleichzeitig vorhanden, so daß an der Entwicklungsstörung kein Zweifel sein kann. Auch in der eigenen Beobachtung waren beim Vater der Erkrankten nur 2 Phalangen an den Zehen angelegt. Inwieweit innersekretorische Störungen mitspielen, ist nicht erwiesen. Allerdings sind eosinophile Hypophysenadenome (Ipponsugi), Epithelkörperchenlipomatose und Epithelkörperchencysten beschrieben. Uehlinger fand pathologisch-anatomisch keine Veränderungen an den Organen der inneren Sekretion.

Die Therapie der Myopathia ossificans ist sehr problematisch und praktisch nur symptomatisch. Entfernung der Nebenschilddrüsen (wenigstens von zwei Epithelkörperchen), Thymusexstirpation und acidotische Diätkuren wurden allein oder kombiniert versucht. Der Sinn der Thymusexstirpation soll in der der Operation nachfolgenden acidotischen Stoffwechsellage liegen. Jedoch haben sich sämtliche therapeutischen Versuche als nutzlos erwiesen. Die diätetische Behandlung (Kohlenhydrat, Fett, Gemüse) soll mit Röntgenbestrahlung kombiniert werden, weil die Osteoblastenaktivität im Muskelbindegewebe durch Bestrahlung gehemmt wird.

2. Systematisierte Muskelverkalkungen.

Differentialdiagnostisch ist Abgrenzung der Myositis (Myopathia) ossificans von der lokalisierten Form (Myositis ossificans circumscripta traumatica) notwendig (Markwald). Auch die Abgrenzung gegenüber der Calcinosis interstitialis progressiva muß herbeigeführt werden. Die Calcinosis interstitialis (Krause und Trappe), die als eine Systemkrankheit gilt, und die Kalkgicht (Minkowski, M. B. Schmidt), bei der die Kalkablagerungen vorwiegend im Unterhautgewebe abgelagert sind und meist Fistelbildung besteht, müssen abgegrenzt werden. Die sog. Lipocalcinogranulomatose (Teutschländer), ein Krankheitsbild, bei dem es in den Muskelfasern zunächst zu einer cholesterinhaltigen Lipoidose kommt, kann zur Verwechslung mit Myositis ossificans Veranlassung geben (s. S. 700); das neugebildete Granulationsgewebe um die Cholesterinablagerungen neigt nämlich ebenfalls zur Verkalkung und Knochenbildung. Aber auch bei der Lipocalcinogranulomatosis stehen Kalkablagerung und nicht die Knochen-Spongiosabildung im Vordergrund. Die Abgrenzung der Myositis ossificans von der Myositis fibroplastica ist nur nach dem klinischen Erscheinungsbild, aber nicht in jedem Falle möglich.

3. Myopathia lipofibrocalcaria.

Ein sehr seltenes Krankheitsbild ist die *Myopathia lipofibrocalcaria*, die offensichtlich hereditär vorkommt und erstmalig von Foggia bei den Einwohnern eines Tales nahe Verona beobachtet wurde. Die Kranken weisen degenerative Stigmata auf wie Zwergwuchs, Kyphose, Lähmungen, nervöse und psychische Abwegigkeiten und Epilepsie. Die Krankheit beginnt akut mit Fieber unter symmetrischer Muskelschwäche. Im Verlaufe von Jahren tritt eine spindelförmige Verhärtung der erkrankten Muskeln ein, die sich wie Holz anfühlen. Mit dieser Muskelverhärtung ist die Haut meist verwachsen, sie weist eine rot-violette Farbe auf. Anatomisch besteht Atrophie der Muskelfasern mit lipoider Entartung und Verkalkung. Das interstitielle Bindegewebe ist vermehrt, hyalin entartet und kleinzellig infiltriert. Manche Muskelfasern weisen eine pastöse Konsistenz auf. Die Sensibilität im Bereich der befallenen Muskelgebiete ist meist herabgesetzt. Orlandini berichtet in letzter Zeit über eine 26jährige Frau, bei der schon 12 Jahre vorher die ersten Krankheitszeichen aufgetreten waren.

4. Kalkgicht.

Der Calcinosis nahe verwandt ist die Kalkgicht, von der vor allem die oberen Gliedmaßen, namentlich die Gegend der Fingergelenke und der Vorderarme befallen werden. Unterhaut-, Muskel- und Sehnenverkalkung sind in gleicher Weise wie bei der Calcinosis vorhanden. Erhöhung des Serumkalkspiegels (ASSMANN) gehört zur Rarität. Das Röntgenbild zeigt krümelige und maulbeerartige Schatten im Unterhautgewebe, besonders in der Gegend der Fingergelenke und der Endphalangen (MOOSBACHER, LEWY, STEINITZ, COHN und FREYE, PETERS, HORN, GREENMAN). Bevorzugt ist das weibliche Geschlecht in höherem Alter.

RENNER berichtet aus der JORESschen Klinik über ein außergewöhnliches Bild von Kalkgicht; in der Familie des Kranken fand sich eine Häufung von Diabetes mellitus und Tuberkulose. In der Familie der Mutter sind Geisteskrankheiten bekannt. Der Kranke selbst hatte als Kind an Rachitis, Lungentuberkulose, Polyarthritis gelitten. Jahrelang litt der Kranke an immer wiederkehrenden eigenartigen Abscessen am ganzen Körper; wenn sich diese „Furunkel" unter leicht bläulich-rötlicher Verfärbung entleerten, zeigte sich eine krümelige bis breiig-trockene weißliche Masse. Später kam es zu diffuser teigiger Schwellung der Ober- und Unterschenkel, später auch im Gesicht und in der Brustwand. Der Serumcalciumspiegel war mit 10,1 mg-% wie in der Mehrzahl der Beobachtungen normal.

M. B. SCHMIDT faßt unter dem Begriff der Kalkgicht (MÜNCHMEYER) eine Reihe von Krankheiten zusammen: 1. Calcinosis universalis, 2. Calcinosis interstitialis progressiva et regressiva, 3. PROFITSche Krankheit, 4. Diabète phosphatique Teissier, 5. Tendofascitis calcarea rheumatica, 6. Rheumatismus nodosus, 7. Acrocalcinosis subcutis et cutis. NAEGELI stellte der Kalkgicht noch das Syndrom Thibierge-Weißenbach (Sklerodermie und Kalkgicht) zur Seite, ebenso die Myositis ossificans. DURHAM fand auf 60 Sklerodermiefälle einen mit Kalkgicht kombiniert.

5. Calcinosis interstitialis universalis.

Die *Calcinosis interstitialis universalis* ist nach STERREN von der Myositis ossificans circumscripta traumatica, von der Myositis progressiva, von Kalkmetastasen, von Kalkgicht und Gefäßstörungen mit Kalkkonkrementen differentialdiagnostisch abzugrenzen. Die Calcinosis ist eine Krankheit des Bindegewebes mit Kalkeinlagerung im Sinne einer Thesaurismose (von GIERKE), bei der es nach SWANSON und FORSTER auch zu Kalkeinlagerungen in der Haut und im subcutanen Bindegewebe sowie den Weichteilen der Gelenke, jedoch ohne Beteiligung der Gelenke selbst kommt. Manchmal soll sie mit Sklerodermie und Raynaud-ähnlichen Gefäßspasmen verbunden sein (RAMSDELL). Calcinosis universalis soll nach BOLAM auch in Verbindung mit Osteomyelitis und Hyperparathyreoidismus auftreten. Die Ursache ist kaum geklärt. FIRMENICH berichtet über eine Calcinosis interstitialis universalis bei einer 59jährigen Frau, die eine familiäre Belastung durch Tuberkulose und Stoffwechselkrankheiten aufweist. Im einzelnen ist an der Krankengeschichte bemerkenswert: Starke Beschleunigung der Blutsenkungsgeschwindigkeit infolge chronischer Entzündung im Unterhautzellgewebe, nicht immer völlig normaler Ausfall der Leberfunktions- und Serumlabilitätsproben zusammen mit einem im Verlaufe der fortschreitenden Krankheit auftretenden Subikterus der Haut und der Skleren. SCHOGER vermutet Beziehungen zu rheumatischen Krankheiten.

VOGT berichtet über eine kleinfleckige Calcinosis interstitialis universalis bei Vater und Tochter. Er stellt das erbliche Auftreten der generalisierten Bindegewebsveränderungen in den Vordergrund. Auch Mißbildungen kommen dabei vor, Brachydaktylie und Exostosen sind gleichzeitig beschrieben. Im Falle VOGT scheint wesentlich, daß gleichzeitig beim Vater ein Asthma bronchiale besteht. Histologisch erweist sich das kollagene Bindegewebe in der Umgebung der Verkalkungen derbfaserig gequollen und hyalin entartet. Die Verkalkungen können in Schollen und Körnern, aber auch in wellenförmigen Stäbchen entwickelt sein. Häufig sind Fremdkörperriesenzellen im Bereich der Verkalkungen. Meist ist gleichzeitig eine Gefäßsklerose vorhanden, indem die Tunica elastica stark aufgelockert und die Intima polsterartig verdickt erscheint. Die pathologisch-anatomische Untersuchung (Versé, Dietschy) ergibt aber, daß es sich teilweise um Verkalkungen und Knochenbildung im inter- und perimuskulären Gewebe und im peritendinösen Gewebe handelt, während die Muskulatur selbst zwar atrophisch, aber von der Verkalkung nicht betroffen ist. Sehr reichlich sind dagegen Fascien und Bänder verkalkt. Daneben finden sich auch unregelmäßige Kalkniederschläge im Unterhautzellgewebe, die durch die Haut hindurch gefühlt und entleert werden können. Diese können mit und ohne Abscedierung die Haut durchbrechen und eine krümelig-breiige Masse entleeren. Sie besteht aus phosphorsaurem und kohlensaurem Kalk. Diese Verkalkungen treten im Röntgenbild hervor.

Allmählich, oft in Schüben entwickelt sich eine zunehmende Verhärtung verschiedener Muskeln, welche besonders die sehnigen Anteile und deren Ansätze an den Knochen betrifft. Hierdurch tritt eine Versteifung der Gliedmaßen ein, die oft in Kontrakturstellung fixiert werden. In den schwersten Fällen erstarrt der ganze Körper. Allmählich schreitet der Marasmus bis zum Tode fort, der zumeist im Verlaufe eines interkurrierenden Allgemeininfektes eintritt. Rückbildungen der Verkalkungen werden allerdings auch beobachtet. Die Calcinosis tritt gewöhnlich im kindlichen und jugendlichen Alter auf.

Die Entstehung dieser eigenartigen Krankheit ist nicht geklärt. Eine Störung des Mineralstoffwechsels liegt nicht vor. Insbesondere ist der Kalkspiegel des Blutes normal. Wahrscheinlich handelt es sich um eine auf konstitutioneller Grundlage entstandener Mesenchymkrankheit (vgl. Kollagenkrankheiten, S. 958, 970).

Berichte über Calcinosis stammen von Krause, Trappe, Hirsch, Löw-Beer, Rindermann, Friedländer, Paucke, Aisenberg und Scholz, Vogt. und Soeur sowie Starke und Katthagen.

6. Sturge-Webersche Krankheit.

Das Krankheitsbild Sturge-Webers bedarf insofern der Erwähnung, als auffällige Kalkeinlagerungen in das Gehirn dabei vorkommen, die sich röntgenologisch auf der Schädelaufnahme darstellen. Die Verkalkungen liegen im Bereich der Gefäße. Pathogenetisch wird für das Krankheitsbild eine kongenitale Mißbildung der Blutgefäße der Pia mater im Sinne einer Angiomatose vermutet. Immer muß bei verdächtigen Röntgenbildern an die Toxoplasmose gedacht werden. Röntgenaufnahmen vom Schädel bei Toxoplasmose können zahlreiche, unregelmäßig angeordnete, mehr oder weniger dichte intracerebrale Kalkschatten erkennen lassen, womit manchmal Mikrocephalus und Symptome mongoloider Idiotie verbunden sein können (Calmettes, Déodati und Gally).

Nach Bergstrand wird unter der Bezeichnung Sturge-Webersche Krankheit ein eigentümliches Krankheitsbild mit Verkalkungsneigung zusammengefaßt, welches durch einseitige Naevi vasculosi des Gesichtes, kontralateral-spastische Hemiparese sowie durch epileptische Anfälle gekennzeichnet ist. Sommer berichtet über ein derartiges Krankheitsbild, welches seit Jahren beobachtet wurde. Die Sturge-Webersche Krankheit stellt eine kongenitale erbliche Gefäßmißbildung des Gehirns, der Pia, der Chorioidea und der Haut (Trigeminus, Naevus) dar.

Nach neuesten Auffassungen wird dieser Symptomenkomplex als der „Kern" der Phakomatose angesehen, um den sich die verschiedenen Fehl- und Mißbildungen aller drei Keimblätter herumgruppieren können. Koch gibt die moderne und die Literatur vollständig berücksichtigende Zusammenfassung. Dem hirnorganischen Prozeß parallel — die Verkalkungen im Gehirn sind röntgenologisch bei der Schädelübersichtsaufnahme eindeutig sichtbar in parallel verlaufenden, geschlängelten, doppelt konturierten Verkalkungsstreifen zu sehen — kann es zu Verkleinerung einer Schädelhälfte auf der Seite der atrophischen Hemisphäre kommen; eine Schädelhälfte kann verdickt werden; im Bereich des Gesichtsnaevus kann eine Osteohypertrophie eintreten. LARMANDE reiht unter dem Begriff der Phakomatosen die STURGE-WEBERsche Krankheit in folgendes Schema ein:

1. Neurofibromatose (s. S. 772),
2. Tuberöse Sklerose,
3. v. HIPPEL-LINDAUsche Krankheit,
4. Neurocutane Angiomatosen,
   a) Neuroangiomatose encephalo-facialis (STURGE-WEBERsche Krankheit),
   b) verschiedene Angiome und Kavernome,
   c) Naevus osteohypertrophique (v. KLIPPEL-TRENNAUNAY),
5. Neurocutane Melanose,
6. Bestimmte Formen arteriovenöser Aneurysmen,
7. Polyostotische fibröse Dysplasie (ALBRIGHT) (s. S. 770),
8. OLLIERsche Dyschondroplasie (s. S. 836),
9. Multiple umschriebene Lipomatose.

7. Neuropathische und traumatische Muskelverknöcherungen.

Verknöcherungen der Muskulatur können aus verschiedener äußerer Ursache entstehen. Örtliche Verkalkungen kommen bei mangelnder Resorption von Blutergüssen mit nachfolgender Verknöcherung vor. Einmalige oder chronische Traumen, auch wiederholte unphysiologische Massagen z. B. bei Poliomyelitis (BORS), können die Ursache sein; der Reit- oder Exerzierknochen in der Adductorenmuskulatur der Oberschenkel bzw. in Schulter- und Brustmuskel ist bekannt. Auch ohne traumatische Schädigung kommen bei bestimmten Nervenkrankheiten (Tabes dorsalis und Syringomyelie, akuter Myelitis und traumatischen Schädigungen des Rückenmarkes) Muskelverknöcherungen vor. Sie sind wahrscheinlich die Folge trophischer Störungen und nicht so sehr Folge traumatischer Absprengung von Periostteilchen. ISRAEL und BERGK bringen umfassende Literaturzusammenstellungen. ISRAEL beschreibt eine ossifizierende Myopathie, die an mehreren Stellen der unteren Körperhälfte nach einer Schußverletzung des Rückenmarks entstanden war. LAUX beobachtete bei einer akuten Myelitis eine starke Bewegungseinschränkung beider Kniegelenke und im Röntgenbild das Auftreten intensiver streifiger Schatten, welche schalenförmig die Femurknochen parartikulär und entsprechend den Ansätzen verschiedener Muskeln umgeben. In ähnlicher Weise sah LÄSKER in einem Falle von Alkoholpolyneuritis mit KORSAKOFF-Psychose eine Hüftgelenkversteifung sich rasch entwickeln und im Röntgenbild parartikuläre Schatten, die auf eine ausgedehnte Verkalkung in der Umgebung der Hüftgelenke bezogen wurden. Weitere wahrscheinliche Zusammenhänge zwischen Nervenkrankheiten und pathologischen Verkalkungen bzw. Verknöcherungen sind von Voss beschrieben.

8. Verkalkungen von Schleimbeuteln.

Verkalkungen von Schleimbeuteln (Periarthritis humeroscapularis) bedürfen ebenfalls in diesem Zusammenhang der Betrachtung. Eine Verkalkung von Schleimbeuteln in der Umgebung des Schultergelenkes (Bursa subacromialis, subdeltoidea, subcoracoidea) und zum Teil des periartikulären Gewebes tritt gelegentlich nach Traumen, meist aber ohne erkennbare äußere Veranlassung auf. Es werden Schmerzen im Schultergelenk, die auch in die Arme ausstrahlen können, hervorgerufen. Ähnliche Verkalkungen der Schleimbeutel kommen auch in der Hüftgegend an der Bursa ileopectinea und an der Bursa trochanterica vor. Im Röntgenbild werden an den entsprechenden Stellen dichte, zum Teil aus einzelnen Flecken zusammengesetzte, zum Teil gleichmäßig wolkige Verschattungen gesehen; oft ist die Kalksichel typisch. Die gelegentlich günstige Wirkung der Röntgenbestrahlung ergibt sich aus der Strahlenwirkung auf den Knochen im allgemeinen (s. S. 856) und aus der Rückbildung der Kalkeinlagerungen in der Gelenkkapsel (vgl. artikulogene Muskelatrophien, S. 766).

9. Verknöcherungen in Sehnen und Fascien (Spornbildungen).

Gelegentlich tritt Verkalkung bzw. Verknöcherung an den Ansätzen der Sehnen und Fascien an den Knochen ein, die als Spornbildung bezeichnet wird. Sie kommt am häufigsten an den Ansätzen der Plantaraponeurose und der Achillessehne, am Calcaneus, seltener an der Insertion der Sehnen des Triceps, Biceps und Brachialis internus, an den Armknochen, ferner am Ansatz des Ligamentum nuchae, am Occiput und der Vastussehne, an der Patella sowie an einigen anderen Stellen vor. Die Entstehung der Spornbildung ist nicht immer sicher zu erklären. Für manche Fälle von Calcaneussporn ist angenommen worden (Assmann), daß eine Entzündung, besonders gonorrhoischer Natur (vgl. hierzu Morbus Bechterew und Gonorrhoe, S. 989) der unter der Fascie und Sehne gelegenen Schleimbeutel den Anreiz zur Verkalkung gegeben hat. Diese Vermutung ist durch nichts erwiesen (Assmann). In vielen Fällen werden die röntgenologisch hervortretenden Verkalkungen nur als belangloser Nebenbefund festgestellt, ohne daß der Sporn irgendwelche Beschwerden mit sich brächte, wie es auch für die Calcinosis intervertebralis (s. S. 880) gilt.

VIII. Hyaluronidase und Grundsubstanz von Geweben, insbesondere von Gelenken.

Spritzt man Versuchstieren gleichzeitig Farbstoffe (Evans-Blau) und Hyaluronidase subcutan ein, so wird der Weitertransport der Farbstoffe ins Gewebe auffällig beschleunigt. Duran-Reynals schrieb diese Diffusionsbeschleunigung einem Wirkstoff zu, den er „*spreading factor*" nannte, zumal er ihn nicht entsprechend der heutigen Auffassung als *Hyaluronidase* erkannte. Chain und Duthie erkannten erst 1939 die Identität zwischen den beiden Faktoren. Das Hyaluronidaseferment trifft man überall dort an, wo es gilt, einen normalen Zellverband aufzulösen. In besonders hoher Konzentration findet es sich in Hoden und Nebenhoden, in der Haut, in der Milz und im Hypophysenhinterlappen. In geringerer Konzentration kommt es im Gehirn, in der Leber, in Niere und Lunge, im quergestreiften Muskel sowie im Uterus und im Ovar vor. Nicht nur der Cervicalkanal wird durch die Hyaluronidase geöffnet, sondern auch der Befruchtungsvorgang selbst wird sichtlich beeinflußt, indem die Hyaluronidase die Coronazellablösung vom Ei vor der Befruchtung herbeiführt. Die Fertilität wird somit durch Hyaluronidase gesteuert. Außerdem wird Hyaluronidase in manchen Schlangen-, Spinnen- und Moskitogiften, im Blutegelkopf, in carcinomatösen Geweben und in verschiedenen Bakterien (Streptokokken) gefunden (Joel).

Vor 17 Jahren entdeckten Meyer und Mitarbeiter in den mesenchymalen Geweben Schleimstoffe, die als Hauptbestandteile der Grundsubstanz von Geweben mesodermalen Ursprungs erkannt wurden. Diese Schleimstoffe, zu denen die Hyaluronsäure und die Chondroitinschwefelsäure gehören, sind Polysaccharidsäuren, welche im wesentlichen die Kittsubstanz des Bindegewebes und der Muskulatur bilden.

Eine Gruppe von Enzymen, die als *Hydrolasen* bezeichnet werden, und zu denen die *Hyaluronidase* gehört, sind zur Aufbereitung bestimmter *Mucopolysaccharide* notwendig. *Schwefelsäurehaltige Mucopolysaccharide sind Heparin und Chondroitinschwefelsäure.* Haut- und Knorpelchondroitinschwefelsäure unterscheiden sich voneinander lediglich durch die Drehung. Doch wird die Hautchondroitinschwefelsäure im Gegensatz zur Knorpelchondroitinschwefelsäure nicht durch Hyaluronidase angegriffen. Die Chondroitinsäure im Knorpel scheint nicht das gewöhnliche Substrat für die Hyaluronidase zu sein (vgl. Laves). Das schwefelsäurefreie Mucopolysaccharid Hyaluronsäure ist das eigentliche Substrat. Die Hyaluronsäure findet sich in bestimmten mesenchymalen Geweben. 1936 wurde diese Substanz von MEYER, RAGAN, SMYTH und DAWSON aus dem Glaskörper des Auges isoliert und erhielt deshalb (Hyalos = Glas) den Namen *Hyaluronsäure*. Die Herkunft und der Aufbau dieser Mucopolysaccharidsäure ist bis heute nicht völlig geklärt. Sie findet sich auch in der Nabelschnur, in der Synovia der Gelenke und im Gelenkknorpel. Die Hyaluronsäure bildet als hochmolekulare Säure eine Gallerte und ist im landläufigen Sinne ebensowenig eine Säure wie die aus vielen Aminosäuren bestehenden gelatinösen Eiweißkörper. Sie enthält Acetylglucosamin und d-Glucuronsäure.

Hyaluronsäure wird durch das Ferment Hyaluronidase aufgespalten. Die Synovialflüssigkeit verliert unter Zusatz von Hodenextrakt, in dem reichliche Mengen von Hyaluronidase vorhanden sind, an Viscosität. Ähnlich verhält sich die Synovia unter dem Einfluß bestimmter *Streptokokken*, die infolge ihres Gehaltes an *Hyaluronidase* für die Gelenkveränderungen der Polyarthritis wichtig

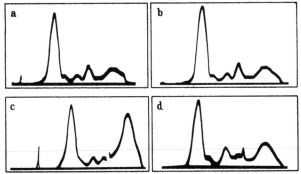

Abb. 48. Elektrophoretische Darstellung der Hyaluronsäure in Kniegelenkspunktaten vor und nach Einwirkung von Hyaluronidase. (Nach SCHÜRCH und VIOLLIER.)

sind (s. S. 931). Hyaluronidase setzt auch die Viscosität der Chondroitinschwefelsäure herab. Durch diese Abnahme der Viscosität kommt es zu einer *Steigerung der Permeabilität des Gewebes*. Therapeutisch fand die Hyaluronidase auf Grund dieser Beobachtungen Anwendung, um das fibröse Gewebe bei Sklerödem und DUPUYTRENscher Kontraktur zu erweichen und um günstige Voraussetzungen für die subcutane Infusion zu schaffen.

Der Nachweis der Hyaluronidase erfolgt auf verschiedene Weise. Überzeugend ist der Nachweis von JOEL und EICHENBERGER, die das Ferment mittels der Spaltung eines Mucinpräparates aus menschlichen Nabelschnüren erfaßten.

Das Mucinpräparat wird folgendermaßen hergestellt: Ein wäßriger Extrakt der fein zerhackten und von Blut befreiten Nabelschnur wird mit Essigsäure — und angesäuertem Alkohol zur Fällung des Mucins versetzt. Der Brei wird im Vakuum über Calciumchlorid getrocknet und dann pulverisiert. Das Pulver wird in physiologischer Kochsalzlösung gelöst. Eine 0,3%ige Lösung hat eine Viscosität, die 3—4mal größer ist als die des Wassers.

In der zwischenzelligen Substanz des Bindegewebes kommt die Hyaluronsäure mit Schwefelsäure verestert vor; wahrscheinlich sind zum Abbau mehrere Fermente notwendig; allerdings greifen Trypsin, Pepsin und Diastase diesen Körper nicht an. Hyaluronsäure findet sich in besonderer Menge im Gelenkpunktat von Kranken mit rheumatischer Arthritis und kann auch elektrophoretisch nachgewiesen werden. SCHÜRCH, VIOLLIER und SÜLLMANN haben Kniegelenksergüsse von frischen posttraumatischen Schädigungen, von rezidivierenden posttraumatischen Ergüssen und von entzündlichen Ergüssen auf ihren Eiweißgehalt untersucht. SCHÜRCH und Mitarbeiter konnten *Hyaluronsäure elektrophoretisch* als eine der Albuminfraktion vorauseilende Komponente nachweisen (s. Abb. 48).

Tabelle 2.

| Knochenkrankheiten | Serum | | | | | Calcium Nierenschwellenwert 6,5—8,5 mg je 100 ml Serum mg/24 Std | Urin | | Faeces |
	Phosphatase, saure Bodanski-Einheit 100 ml	Phosphatase, alkalische Bodanski-Einheit 100 ml	Anorganischer Phosphor mg-%	Calcium mg-%	Gesamt-eiweiß g-%		Phosphor mg/24 Std	Bence-Jones Gm/24 Std	Calcium mg/24Std
Normale Erwachsene	0—1,1	1,5—5,0	2,5—4,5	8,5—11,5	6—8	55—220	1 Gm		400—800
Normale Kinder		5—15	vor Abschluß des Wachstums 4—6,5	11—12,5					
Entzündungen	normal	gewöhnlich normal	normal	normal					
Heilende Frakturen		vermehrt (5—15)	vermehrt (5—7)						
Rachitis	normal	leicht vermehrt bis hoch (mild, 20—30, schwere Form, 60 oder mehr)	normal oder niedrig (1—2)	normal oder niedrig	normal oder niedrig	niedrig			vermehrt
Renale Rachitis		vermehrt	vermehrt	normal oder niedrig		vermindert			
Osteomalacie		Osteoblasten reichlich, Verkalkung des Osteoids unmöglich, vermehrt (5—15)	normal oder niedrig	normal oder niedrig	normal oder niedrig	vermindert oder vermehrt je nach Ursache	vermindert	gelegentlich positiv	vermehrt
Senile Osteoporose	normal	normal	normal oder leicht vermindert	normal	normal	normal			normal
Primärer Hyperpara-thyreoidismus		normal bis vermehrt (20—50)	normal oder niedrig (Kinder 1,4—5,0)	hoch (11—29)	normal	vermehrt	vermehrt	gelegentlich positiv	normal
Sekundärer Hyper-parathyreoidismus		vermehrt	erhöht	normal bis vermehrt		stark vermehrt	normal bis vermindert		
Hypoparathyreoidis-mus	normal	normal	leicht vermehrt	vermindert	normal	vermindert	vermindert		normal

Ostitis deformans Paget	normal oder leicht vermehrt	Osteoblasten und Osteoclasten stark vermehrt, sehr hoch (15—200)	normal	normal (selten vermehrt)	normal	normal oder vermehrt	normal		normal
Riesenzelltumoren	normal	normal oder leicht vermehrt (6—9)	normal	normal	normal				normal
Gutartige Tumoren	normal	normal	normal	normal	normal	normal			
Ewing-Sarkom	normal	normal oder leicht vermehrt	normal	normal	normal				
Osteolytisches metastatisches Carcinom	normal	normal oder vermehrt, 6—7 oder mehr, hoch in Anwesenheit von Lebermetastasen	normal oder leicht vermehrt	normal oder vermehrt (12,5)	normal	vermehrt			
a) Nicht-prostatische Carcinome	normal (95% der Fälle) bis vermehrt	hoch (20 oder 30)	normal	normal oder niedrig	normal	normal			
b) Prostatische Carcinome	vermehrt, 85% der Fälle (kann 300 erreichen)	hoch	normal	normal	normal	hoch			
Osteogene Sarkome	normal	normal oder vermehrt (2—15)	normal	normal	normal bis sehr hoch				
Multiple Myelome	normal	normal oder wenig vermehrt	normal oder hoch	normal bis sehr hoch, 10—20,2 (vermehrt in 50%)	normal bis sehr hoch	normal bis vermehrt	normal bis vermehrt	gelegentlich positiv 30—50 (positiv in 60%)	
Knochen-Syphilis	normal	vermehrt (10—20)	normal	normal		normal	normal		
Osteogenesis imperfecta		erhöht, (Osteoidbildung behindert. Funktionsschwäche der vermehrten Osteoblasten	normal						

Im Diagramm von Kranken mit Polyarthritis rheumatica tritt die Hyaluronsäure-zacke am stärksten hervor. In diesen Fällen ist die Viscosität besonders hoch in der Gelenkflüssigkeit. Eine zweite Zacke zwischen der Hyaluronsäurezacke und der Albumingrenzschicht entspricht wahrscheinlich an Eiweiß gebundener Hyaluronsäure. Diese zweite Zacke ist ebenso wie die erste nach Zusatz von Hoden-Hyaluronidase nicht mehr nachweisbar. Die Hyaluronsäurezacke verschwindet sowohl in vitro als auch nach intravitaler Injektion der Hyaluronidase ins Gelenk (innerhalb von 2 Tagen). In einem Falle war 9 Tage nach der Injektion die Hyaluronsäurezacke im Diagramm wieder vorhanden (Abb. 48). Hyaluronsäure geht mit Sicherheit eine Eiweißverbindung ein. Der hohe Gehalt der Gelenkflüssigkeit an γ-Globulinen könnte darauf hinweisen. Der Hyaluronsäuregehalt in der Gelenkflüssigkeit beträgt normalerweise 0,02—0,05%.

Die Gelenkflüssigkeit wird möglichst sofort nach der Punktion verarbeitet. Gerinnsel und Flockungen, die im Verlaufe einer Stunde entstanden waren, werden durch Zentrifugieren entfernt. Auch nach Oxalatzusatz tritt eine feine Flockung auf. Gesamteiweißgehalt, Viscosität und elektrophoretische Zusammensetzung können nun geprüft werden.

Hyaluronidase enthält neben Eiweißkörpern und einer prostetischen Gruppe organisch gebundenen Phosphor und auch organisch gebundenen Schwefel. Sie wird durch Pepsin und Trypsin sowie durch Ultraviolettbestrahlung und durch kurzes Kochen inaktiviert. Die Hyaluronidase ist nicht dialysierbar und weist ein Molekulargewicht von weniger als 10000 auf. Die Wirkung der Hyaluronidase hängt stark von der vorhandenen Salzkonzentration ab. Unter diesem Gesichtspunkt scheinen Natrium, Kalium und Calciumionen als Aktivatoren zu gelten.

Die Hyaluronidase entfaltet *antigene Eigenschaften* (McClean, Humphrey und Leonard). Diese Vermutungen werden jedoch in Zweifel gezogen, nachdem man *Hyaluronidasehemmer* gefunden hat, zu denen zweifellos das Cortison gehört. Sie kommen spontan vor und sind nicht das Produkt einer Antigen-Antikörper-reaktion. Diese Hemmsubstanz ist an die Pseudoglobulinfraktion des Serums gebunden, und wird, weil sehr hitzelabil, bei 56° zerstört. Durch Magnesium (s. Phosphatase, S. 691) soll die Wirkung des Hyaluronidasehemmers aktiviert werden. Darüber hinaus wurden Hemmsubstanzen gefunden, die sich besonders gegen Streptokokken- und Pneumokokken-Hyaluronidasen richten. Die Stoffe sind an die γ-Globulinfraktion gebunden und sind relativ hitzestabil. Haas hat solche Hemmsubstanzen als Proinvasin und Antiinvasin bezeichnet. Außer dem erwähnten Cortison sind Hyaluronidasehemmsubstanzen: die abgebaute Hyaluronsäure, Heparin, Morphin, Gentisinsäure, Hydrochinon, Chinone, Homogentisinsäure, Testosteron, Oestron, Cholesterin, die Vitamine P und C und Salicylsäure. Salicylsäure entfaltet keine echte Hemmwirkung auf die Hyaluronidase, bremst aber die Hyaluronsäurebildung. Offensichtlich läßt sich die Antihyaluronidase elektrophoretisch erfassen. Während Glick und Moore die Anti-Hyaluronidase mit dem Albumin wandernd nachwiesen, stellten Moore und Harris bei Kranken mit Streptokokkeninfekten und rheumatischen Krankheiten eine solche fest, welche mit den γ-Globulinen wandert.

Guerra konnte zeigen, daß beim Rheumatiker Farbstoffe und Tusche bei intracutaner Injektion eine viel größere Ausbreitung aufweisen als beim normalen Menschen. Diese besondere Diffusionsneigung beim Rheumatiker wird durch Natriumsalicylat gemindert. Injiziert man zum Vergleich normalen Personen ein Hyaluronidase-Farbstoffgemisch intracutan und am nächsten Tage nochmals nach vorheriger peroraler oder intravenöser Gabe von Natriumsalicylat, so findet man die Diffusion des Farbstoffes auf 60% im Vergleich zu der Ausbreitung am Vortage herabgesetzt. Das Natriumsalicylat entfaltet somit eine dem Cortison oder dem ACTH entsprechende Wirkung, ohne daß man zu der Annahme Hoffs berechtigt sein kann, daß die Salicylsäure über das Zwischenhirn und die Hypophyse einen Cortisoneffekt auslöst. Natriumsalicylat ist somit ein funktioneller Hyaluronidasehemmer (Swyer).

Über die *Bedeutung des Hyaluronsäure-Hyaluronidasesystems für die Pathogenese der „Kollagenkrankheiten"* gibt es bisher nur wenig einheitliche Ansichten. Bei der akuten Polyarthritis (s. S. 907) liegt offensichtlich eine erhöhte Aktivität des Fermentes Hyaluronidase vor. Die für die Entstehung des Gelenkrheumatismus verantwortlich gemachten Streptokokken produzieren Hyaluronidase; man stellt sich vor, daß eine starke Ausschwemmung von Hyaluronidase aus den Krankheitsherden in den Gelenken, im Knorpel und in dem gesamten Mesenchym einsetzt und daß durch weitgehende Spaltung der Hyaluronsäure die bekannten Krankheitserscheinungen herbeigeführt werden. Die Hyaluronidase erzeugt Antihyaluronidasen. Die akute Polyarthritis unterscheidet sich dadurch von der chronischen Polyarthritis, bei der eine Überproduktion wenig differenzierter Bindegewebszellen vorhanden ist und von den degenerativen Arthrosen, die auf einer aus unbekannter Ursache entstandenen Schädigung des Chondrotin-Proteinkomplexes beruhen. Der Begriff der Kollagenkrankheiten (KLEMPERER, s. S. 760) umfaßt Krankheiten, bei denen Kollagen als Produkt der Fibroblasten vorhanden ist — und direkt oder indirekt das Hyaluronsäure-Hyaluronidasesystem gestört ist.

Die modernen Anschauungen über die *Entstehung der Gelenksubstanz* im mesenchymalen Gewebe spiegeln diese Krankheitsvorgänge unter dem Einfluß des Hyaluronsäure-Hyaluronidasesystems wieder. Die Fibroblasten sezernieren Hyaluronsäure und Chondroitinschwefelsäure. Die Hyaluronsäure lagert sich als Vorstufe des Kollagens in den Gewebsspalten ab, wo durch lokale Säuerung in unmittelbarer Nähe der Zellen Kollagenfasern entstehen. Diese sind unlöslich. Das Hyaluronat wird nach und nach durch Chondroitinschwefelsäure ersetzt. Nur in Geweben mit sehr aktivem Stoffwechsel, z. B. in der Haut hält die Hyaluronsäurebildung weiter an. (Die Haut enthält sehr viel Hyaluronsäure. Die Hautveränderungen des Pemphigus werden z. T. als Folge lokaler Hyaluronidasewirkung aufgefaßt.) Im Nucleus pulposus Gewebe dagegen herrscht die Neigung zur Kollagenbildung und Faserverdichtung vor, so daß man den Morbus Bechterew mit der Verdichtung des Bandapparates ebenfalls zu den Kollagenkrankheiten rechnet. Die Ascorbinsäure spielt bei der Faserbildung insofern eine Rolle, als sie ein Bestandteil der Chondroitinschwefelsäure ist und im Gewebe zur Verfügung steht. Es haben die Hydrolasen besonderen Einfluß auf diese Krankheitsbilder, zu denen neben der akuten und chronischen Polyarthritis auch die Periarteriitis nodosa, der Lupus erythematosus, die Sklerodermie und die Dermatomyositis gehören. Die neuen Untersuchungsergebnisse über die Wirkung des ACTH und des Compound E (REICHSTEIN, KENDALL, HENCH) auf die Resorption der Gelenkentzündung stehen in enger Beziehung zu diesem Fermentsystem (s. S. 757).

IX. Hormone und innersekretorisch bedingte Krankheiten des Skeletsystems und des kollagenen Gewebes.

Verschiedenartige Krankheiten des Skeletsystems haben ihre Ursache in Funktionsstörungen der Drüsen mit innerer Sekretion.

Besonderen Einfluß auf das Knochenwachstum hat das somatotrope Hormon des Hypophysenvorderlappens, dessen vermehrte Hormonsekretion ein gesteigertes Knochenwachstum, dessen mangelhafte Inkretabscheidung im Wachstumsalter Minderwuchs mit sich bringen kann. Unter den Drüsen mit innerer Sekretion nimmt die Hypophyse eine funktionelle Vorrangstellung ein, indem ihr maßgeblicher Einfluß auf die übrigen Inkretdrüsen zukommt. Es scheint, daß die eosinophilen Zellen des Hypophysenvorderlappens das Wachstumshormon und das thyreotrope Hormon produzieren, während die basophilen Zellen möglicherweise das adrenocorticotrope Hormon bilden. Das Wachstumshormon wirkt direkt auf das Erfolgsorgan, das Skeletsystem, während die gonadotropen Hormone, das adrenocorticotrope Hormon, das thyreotrope Hormon und das lactogene Hormon indirekt über ihre Erfolgsorgane auf die Entwicklung und das Wachstum des Skeletsystems Einfluß haben. Schinz, Uehlinger und Botsztejn weisen für die hormonalen Knochenkrankheiten besonders darauf hin, daß die Hypophyse in charakteristischer Weise das Knochenbild beeinflußt. Nachdem

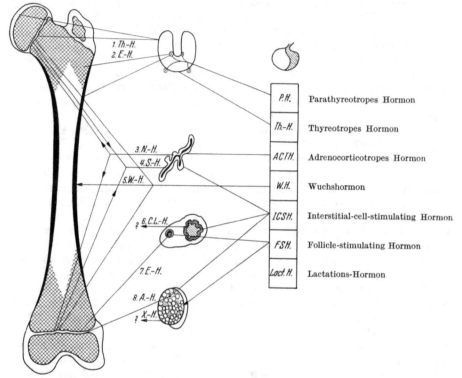

Abb. 49. Schematische Darstellung der Beziehung zwischen Hormonen und Skeletwachstum, Skeletreifung und Skeletstoffwechsel. In der Ecke oben rechts die Hypophyse, allen übrigen Drüsen mit innerer Sekretion gegenüber als primus inter pares. 1. Thyreogenes Hormon: Längenwachstum und Skeletreifung. 2. Parathormon: Calcium-Phosphorstoffwechsel. 3. Nebennierenrinden-N-Hormon: Präpuberal-Längenwachstum und Skeletreifung. 4. Nebennierenrinden-S-Hormon: Skeletstoffwechsel. 5. Wuchshormon: Längen- und Dickenwachstum. 6. Corpus luteum-Hormon: Skeleteffekt ungeklärt. 7. Follikelhormon: Skeletreifung. 8. Androgenes Hormon: Skeletreifung. 9. X-Hormon: Effekt ungeklärt.
(Aus Schinz, Baensch, Uehlinger, Friedl. Stuttgart: Georg Thieme 1951.)

Evans und seine Mitarbeiter aus den zahlreichen Hypophysenvorderlappenhormonen sechs als Proteine isoliert und zum Teil rein dargestellt haben, hat die systematische Forschung einen wesentlichen Auftrieb erhalten (Abb. 49).

1. Hypophysäre Wachstumshormone.

Das Knochenwachstum geht von den knorpeligen Epiphysen aus. Das Wachstum und die Verknöcherungen erfolgen durch Wucherung der Epiphysenknorpel, durch Aufnahme von Kalk in den Knorpel im Sinne primärer und sekundärer Trabekelbildung (s. S. 649). Wenn der abgebaute Knorpel durch neugebildeten Knochen ersetzt ist, ist das Wachstum abgeschlossen. Eine Steigerung der Knorpelwucherung über das übliche Maß hinaus führt zu Hoch- und

Riesenwuchs, wobei die Verknöcherung der knorpeligen Epiphysenfugen rechtzeitig oder verspätet eintreten kann (s. S. 655 ff.). Minderung oder vorzeitiges Aufhören der Knorpelwucherung bewirkt Klein- oder Zwergwuchs, wobei häufig die Epiphysenfugen lange Zeit über das normale Maß offenbleiben. Skeletuntersuchungen an hypophysektomierten Tieren (FREUD, RAY und EVANS) haben eindeutig gezeigt, daß die Epiphysenknorpelplatte nach Entfernung der Hypophyse an Dicke abnimmt. Knorpelbildung und Knochenwachstum werden vorübergehend gebremst und durch Wachstumshormon wieder beschleunigt, wobei unter der Hormonwirkung zunächst Chondrogenese und erst danach Osteogenese erfolgt. Hypophysen- und Nebennierenhormone spielen hierbei zusammen oder sind Gegenspieler. Das S-Hormon der Nebennieren (s. S. 715) steuert vorzüglich die membranöse Knochenbildung, während das adrenocorticotrope Hormon der Hypophyse den gesamten Wachstumsvorgang im Sinne der Wirkung der Wachstumshormone beeinflußt. Das N-Hormon der Nebennieren (s. S. 716) ist anscheinend während der Entwicklungsjahre für den Epiphysenschluß verantwortlich, beeinflußt aber die Knochenentwicklung selbst nicht, obwohl es ebenfalls eine Art „Wachstumshormon" darstellt. Offensichtlich stehen sich auch N- und S-Hormone als Gegenspieler gegenüber (vgl. S. 760).

Unter den Hypophysenvorderlappenhormonen sind weiterhin noch ungereinigte und nicht eindeutig isolierte Wirkstoffe zu erwähnen, die die Ovulation induzieren, renotrope Wirkung besitzen oder Nephrosklerose und Hochdruck hervorrufen. Die Wirkung des Hypophysenvorderlappens auf die Nebenschilddrüsen wird noch diskutiert. Nach Applikation von Hypophysenvorderlappenextrakten wird gelegentlich Hyperplasie der Nebenschilddrüsen beobachtet (SELYE). Das Wachstumshormon entfaltet anscheinend auch thymotrope Wirkung. Wahrscheinlich bewirken diese nicht rein dargestellten Vorderlappenhormone während der „Alarmreaktion im Sinne des Adaptationssyndroms" die Atrophie des Thymus und des lymphatischen Parenchyms (s. S. 757).

2. Gonadotrope Hormone und Skeletbildung.

Die gonadotropen Hormone wirken mittelbar über die Gonaden auf das Skelet. Das follikelstimulierende Hormon, welches die Produktion der Gameten kontrolliert und das Interstitialzellenhormon, welches die interstitiellen Gewebe in Hoden und Ovarien stimuliert und gleichzeitig die Nebennieren zur Produktion von N-Hormonen anregt (ALBRIGHT), sind für das Knochenwachstum von ausschlaggebender Bedeutung, indem sie die Bildung der Geschlechtshormone steuern. Die Geschlechtshormone ihrerseits wirken in folgender Weise auf die Knochenbildung:

1. Oestrogene (Oestradiolbenzoat, Diäthylstilboestrol), die namentlich bei der Therapie der Knochen- und Knochenmarkmetastasierung von Prostatacarcinomen wichtig geworden und segensreiche Anwendung erfahren haben (s. S. 798), setzen die Calcium- und Phosphorausscheidung im Urin herab; sie senken gleichzeitig die Phosphorwerte im Blutserum. Der Phosphatasegehalt wird nicht durch Oestrogene beeinflußt; die Stickstoffausscheidung im Urin wird dagegen herabgesetzt und die Ausscheidung der 17-Ketosteroide (s. Nebennierenhormone, S. 716) gesenkt.

2. Die Androgene (Nebennieren und Gonaden) setzen ebenfalls die Calcium- und Phosphorausscheidung im Urin herab, bedingen ebenfalls keine nennenswerte Änderung der Phosphataseaktivität, steigern aber in beträchtlichem Maße die Ausscheidung der 17-Ketosteroide (vgl. N-Hormone der Nebennierenrinde, S. 716).

Adynamie und Muskelatrophie können Ausdruck übersteigerter Follikelhormonbildung sein. Klinisch spricht man von Hyperfollikulinie, also von zu starker Follikelhormonbildung durch Mangel an androgenen Eigenschaften (Hypocorticismus).

Die präpubertale Ovarektomie verstärkt das somatische Wachstum, schiebt aber die Verknöcherung des Knorpels hinaus. Die Follikelhormone bremsen das Längenwachstum und verursachen vorzeitige Ossifikation der Epiphysen; außerdem begünstigen sie die endossale Ossifikation, so daß es im Tierversuch zu Sklerose der Röhrenknochen kommt (Selye). Der Ausfall der Geschlechtshormone im Klimakterium und Senium begünstigt die Entwicklung der Osteoporose im Senium und nach der Menopause.

3. Adrenocorticotropes Hypophysenhormon (ACTH) und Hormone der Nebennierenrinde.

Das adrenocorticotrope Hormon des Hypophysenvorderlappens übt über charakteristische Störungen einen wesentlichen Einfluß auf das Skeletsystem aus, abgesehen von seiner Bedeutung für die Steuerung der kollagenen Gewebe (Kollagenkrankheiten, primär-chronische Polyarthritis usw., s. S. 970ff.). Das adrenocorticotrope Hormon stimuliert Wachstum und Funktion der Nebennierenrinde und führt zu Minderung ihres Gehaltes an Lipoiden und Vitamin C. Nachdem bis heute etwa 28 Nebennierenrindenhormone und Hormonderivate nachgewiesen und dargestellt sind, ist es verständlich, daß die Pathologie der Nebennierenrinde eine wesentliche Erweiterung in den letzten Jahren erfahren hat und noch erfährt. Die Rindenhormone lassen gemessen an ihrer Ausscheidung im Harn wesentliche differentialdiagnostische Möglichkeiten erkennen, die um so bedeutender sind, als die Nebennieren nur bei Verkalkungen (Morbus Addison) im Röntgenbild oder erst nach perirenaler Luftfüllung darstellbar sind, abgesehen davon, daß die röntgenologische Untersuchung auch dann noch im Stich lassen kann.

Hench, Kendall, Reichstein, Pooley, Slocomb sowie Winterstein und Pfiffner, Thorne und Mitarbeiter haben sich um die Wirkung und Reindarstellung des adrenocorticotropen Hormons (ACTH) des Hypophysenvorderlappens und um das Cortison bzw. Compound E als Entdecker der Wirksamkeit dieser Stoffe auf die akute und primär-chronische Polyarthritis sowie auf die Kollagenkrankheiten hervorragende Verdienste erworben.

Die *Corticosteroide* werden in 3 Gruppen eingeteilt: Zum Verständnis ist eine übersichtliche Aufteilung dieser Hormone notwendig, die unter dem direkten *Einfluß des adrenocorticotropen Hormons des Hypophysenvorderlappens (ACTH)* stehen.

Adrenocorticotropes Hormon (ACTH)

1. erhöht die Harnsäureausscheidung,
2. steigert die Ausscheidung der 17-Ketosteroide im Harn,
3. erhöht den 11-Oxysteroidblutspiegel,
4. vermindert den Cholesterin- und Vitamin-C-Gehalt der Nebennierenrinde (vgl. Cortiron und Vitamin C bzw. Methylenblau),
5. bewirkt hypokaliämische und hypochlorämische Alkalose, die sich in Ermüdbarkeit und Muskelschwäche manifestiert.

Nebennierenrindenhormone, Corticosteroide.

1. Desoxycorticosteron (DOCA, Salzfaktor, Mineralocorticoid, Hypocorticismus = Morbus Addison). Die Mineralocorticoide bewirken bei Überdosierung Ödembildung und stimulieren das Mesenchym. Sie regulieren den Haushalt des Stickstoffes, von Phosphor, Kalium, Natrium und Chlorid. Durch Desoxycorticosteron werden in der Gewebskultur (v. Möllendorf) die Fibroblasten aktiviert und zu beschleunigtem Kernteilungsablauf veranlaßt (Studer).

Der X-Faktor (Selye) ist der für die Desoxycorticosteronausschüttung aus der Nebenniere notwendige hypophysäre Akivator. Ob er mit dem somatotropen Hormon identisch ist, muß noch offen bleiben.

Desoxycorticosteron spielt in der Pathogenese der rheumatischen Krankheiten eine besondere Rolle. Der Rheumatismus stellt zwar eine Überempfindlichkeitsreaktion auf Streptokokkeninfekte (Studer) dar, aber vielleicht wird zuviel Desoxycorticosteron gebildet (Selye). Der chronische Rheumatismus ist durch hohe 17-Ketosteroidausscheidung und durch verminderte Cortisonausscheidung gekennzeichnet, während die Desoxycorticosteronausscheidung hoch ist. Führt man einem Addisonkranken Desoxycorticosteron in täglichen Mengen von 300 mg zu, so entwickelt sich infolge der toxischen Wirkung ein „Gelenkrheumatismus" (Heilmeyer).

Desoxycorticosteron ist der partielle Antagonist des 11-Oxycorticoids.

2. Glykocorticoide (Sugar-S-Zucker-Faktor, S-Hypercorticismus bei Cushing-Syndrom, Vermehrung der 11-Oxysteroide im Harn, Akromegalie und S-Hypercorticismus ohne Vermehrung der 17-Ketosteroide im Harn, Alarmreaktion = S-Hypercorticismus).

    a) *Corticosteron* (Compound B),
    b) *Dehydrocorticosteron* (Compound A),
    c) *17-Hydroxy-11-desoxycorticosteron* (Compound E) = Cortison,
    d) *17-Hydroxycorticosteron* (Compound F) Hydrocortison.

Der Zuckerfaktor fördert die Glykogenogenie (aus Eiweiß) und die Glykogenablagerungen. Er hat einen ausgesprochen hemmenden Einfluß auf das Mesenchym. Die Mitosen der Fibroblasten in der Kultur werden im Metaphasenstadium gehemmt, so daß das Cortison als körpereigenes Mitosegift bzw. als Mesenchymgift nach Lettré bezeichnet werden kann. Die Wundheilung hört unter Cortison auf, wie auch Kranke mit S-Hypercorticismus (Morbus Cushing) eine stark verzögerte Wundheilung bei gleichzeitiger Lymphopenie und Eosinopenie aufweisen. Das Cortison bremst die Aktivität des Mesenchyms und hemmt die Ektodermmitosen, während die Endodermmitosen durch Cortison nicht beeinflußt werden (Studer). Aus dem Mesenchym werden gleichzeitig geringere Histamin- und Hyaluronidasemengen ausgeschwemmt, bzw. entfalten Cortison und ACTH Antihyaluronidasewirkung (z. B. akute rheumatische Polyarthritis) sowie Anticholinesteraseeffekt (s. Myasthenie S. 902). Cortison reguliert auch die Ausschwemmung der Zellen aus dem Knochenmark; bei perniziöser Anämie treten im Blutbild Normoblasten in Massen auf. Das perniziös-anämische Knochenmark wird beeinflußt; jedoch wird die Megaloblastose nicht behoben. Reticulocytose und Polycythämie entstehen unter Cortison wie bei der unbehandelten Cushingschen Krankheit. Thymus und lymphatisches Parenchym, vorübergehend auch lymphosarkomatöse Gewebswucherungen (lymphosarkomatöse und akute Leukämien) werden gehemmt. Der Thorne-Test (Verminderung der Eosinophilen und der Lymphocyten im Blut) erlaubt die Kontrolle der Cortison (ACTH-)Wirkung. Er ist aber nur dann beweisend für eine ACTH-Ausscheidung, wenn die Wirkung auch am hypophysen- oder nebennierenlosen Versuchstier erzielt wird.

Es zeigt sich, daß die Art des „stress" ausschlaggebend ist. Die Kälteeinwirkung bewirkt durch geringere Ausschwemmung von ACTH bzw. Cortison und durch erhöhte Abscheidung des X-Faktors (s. S. 715) eine Verschlechterung der primär-chronischen Gelenkveränderungen, während der Hungerstress umgekehrt nach Böni einen günstigen Einfluß auf den Ablauf der primär-chronischen Arthritis hat.

Im Stoffwechsel bewirkt Cortison zunächst eine mäßige Retention des mit dem Harn auszuscheidenden Natriums und des Chlors, zugleich eine vorübergehende Steigerung der Kaliumausscheidung. Cortison bewirkt Hyperkaliurie und Hypokaliämie. Nach Böni erhöht Cortison auch die Kreatin- und Kreatininausscheidung, was für die Entwicklung des Cortisonkaters nicht bedeutungslos ist. Später kehrt sich dieses Verhältnis um. Nach ACTH kommt es zunächst zu Wasserretention und Na- sowie Cl-Retention. Cortison und ACTH bewirken bei hoher Dosierung einen hypokaliämischen Zustand und hypochlorämische Alkalose (wie beim Morbus Cushing), Ermüdbarkeit und Muskelschwäche. Die Calcium- und Phosphorausscheidung ist bisweilen erhöht. Die Glucocorticoide entfalten außerdem eine diabetogene Wirkung, führen eine negative Stickstoffbilanz herbei und lösen vermehrte Harnsäureausscheidung aus, was Heilmeyer auf einen vermehrten Zellabbau zurückführt. Die Harnsäureausscheidung steigt unter Cortison und ACTH zunächst stark an, um später wieder normal zu werden. Außerdem fördert Cortison die Mobilisation von Plasmin aus Plasminogen und bewirkt so Verlängerung der Gerinnungszeit des Blutes (Li). Cortison bewirkt weiterhin Zunahme des Körperfettes, Amenorrhoe, Cushing-Syndrom sowie Atrophie der Haut und ihrer Anhänge.

Zur Gichtbehandlung wird Cortison gebraucht: etwa 30 mg alle 6 Std. Nach Absetzen des Cortison tritt ein Rezidiv ein; daher muß vorher Colchicin gegeben werden. Von ACTH ist nur die Hälfte der Cortisonmenge notwendig.

Sowohl Desoxycorticosteron wie Cortison eignen sich zur Behandlung des Morbus Addison, obwohl DOCA und Cortison partielle Antagonisten sind.

Die Glucocorticoide regulieren die enchondral-membranöse Knochenbildung (Osteoporose bei Hypercorticismus im Cushing-Syndrom) wahrscheinlich auf dem Wege über die Osteoblastenhemmung und Minderung der alkalischen Phosphatase.

3. Instabiles 17-Hydroxy-11-desoxycorticosteron (Compound S).

4. Nebennierenrindenandrogene [N-(Nitrogen)-Stickstoff-Faktor].

Rindenandrogene treten erst unter der Pubertät auf und machen $^2/_3$ der männlichen und $^3/_3$ der weiblichen Androgenaktivität aus (N-Hypercorticismus s. S. 723).

a) 11-Oxytestosteron (= 2 c ohne Seitenkette).

b) Testosteron (= 2 c ohne Seitenkette und ohne O in H-Stellung).

c) Oestradiol, Progesteron, Pregnandol.

Der N-Faktor kontrolliert die Geschlechtsbehaarung (Virilismus, z. B. mit Klitorishypertrophie und Pubertas praecox) und erhöht die 17-Ketosteroidausscheidung im Harn. Der N-Faktor aktiviert in besonderem Maße das Epiphysenwachstum.

Die Strukturformeln dieser Hormone sind:

Cyclo-pentano-perhydro-phenantren

Dehydrocorticosteron, Compound A

17-Hydroxycorticosteron, Compound F

Cholesterin

11-Dehydro-17-hydroxycorticosteron, Compound E (Cortison)

Desoxycorticosteron

Corticosteron, Compound B

Die N- und S-Hormone, die bei verschiedensten Krankheiten der inneren Sekretion und des Skeletsystems in Erscheinung treten, sind durch moderne Untersuchungen in ihrer spezifischen Wirkung aufgeklärt. Die Untersuchungen sind im Fluß. DOEBELI berichtet über eine persönliche Mitteilung von ZELLER, wonach die Wirkung auf die Muskelzelle über den Kohlenhydratstoffwechsel, auf das Bindegewebe über Fermente und wahrscheinlich auch auf den Knochen erfolgen soll. Menschen, die reichlich Cortison erhielten, wiesen eine erniedrigte Serum-Cholinesterase auf; bei langdauernden Versuchen an weiblichen Ratten stellt sich Abnahme der Hirn- und Muskelcholinesterase und der Hirn-Adenosintriphosphatase ein. Es scheint eine ausgesprochene Geschlechtsabhängigkeit zu bestehen, wie sie für die primär-chronische Polyarthritis bekannt ist.

Die Nebennierenüberfunktion, insbesondere die Nebennierenrindentumoren zeichnen sich durch Ausscheidung von oft erheblichen Mengen von 17-Ketosteroiden aus. Diese androgenen Stoffe können colorimetrisch im Urin bestimmt werden. Es handelt sich dabei vorwiegend um β-Steroide, insbesondere um Transdehydroandrosteron (CALLOW, TALBOT). Sie machen normalerweise etwa nur $1/5$—$1/10$ der Harnandrogene aus. Sie stammen aus der Nebennierenrinde im Gegensatz zu den α-Steroiden (Androsteron) der Gonaden. Bei Nebennierentumoren sind sie bis um das 10—100fache erhöht. Die normale Harnausscheidung von 17-Ketosteroiden beträgt bei Männern täglich bis zu 30 mg, bei Frauen bis zu 20 mg, bei Kindern weniger. Bei Kastraten sind die Werte unternormal (vgl. ZIMMERMANN).

Die Cortisonwirkung zeigt sich ebenfalls eindrucksvoll an der Ausscheidung der 17-Ketosteroide. Die vor der Behandlung gesteigerte 17-Ketosteroidausscheidung bei primär-chronischer Polyarthritis, bei Lymphadenosen und akuter Leukämie sinkt unter der Cortisongabe auf annähernd normale Werte ab, um 3 Tage nach der letzten Cortisoninjektion wieder anzusteigen. Unter ACTH zeigen sich dagegen die 11-Oxycorticoide, zu denen das Cortison funktionell gehört, eine starke Zunahme, so daß man auch daraus schließen kann, daß ACTH eine Ausschüttung von Cortison aus der Nebennierenrinde veranlaßt. Die Desoxycorticoide zeigen dagegen keine nennenswerte Änderung der Ausscheidung, obwohl die 17-Ketosteroide im Harn ansteigen.

Die physiologische Chemie hat die große Wichtigkeit dieser Cyclo-pentanoperhydrophenanthren-Abkömmlinge im Körperhaushalt aufgedeckt. Auch das Vitamin D$_3$ ist ein Cyclo-pentan-perhydrophenanthren-Derivat. Das gilt auch für bestimmte Herzglykoside, die wie das natürliche Vitamin D (in seinen Vorstufen) in Pflanzen gebildet werden. Es steht in Anbetracht der Schwierigkeiten der Herstellung von Cortison zur Diskussion, inwieweit aus Naturstoffen mit präformiertem, möglichst ähnlichem chemischen Aufbau, namentlich ein Sauerstoffatom mit Doppelbindung in 11-Stellung, seine Herstellung möglich ist (Sarmentogenin aus einer bestimmten Strophanthusart ist offensichtlich ungeeignet). Stoffwechselentgleisungen dieser Stoffe spielen eine wichtige Rolle bei jetzt zum Teil noch wenig aufgeklärten Krankheiten. Vom Cholesterin und von den Cholesterinestern lassen sich die Steroidhormone ableiten, die in der Nebennierenrinde abgelagert werden, wo eine große Menge von Vitamin C gespeichert wird. Die Konzentration beider Stoffe ist vom ACTH des Hypophysenvorderlappens abhängig. In Gegenwart dieses Hormons nimmt das Cholesterin und das Vitamin C in der Nebennierenrinde ab, wenn ein Versuchstier einem „stress und strain" ausgesetzt wird (Kälteeinwirkungen, Verbrennungen, Trauma, Blutungen). Aller Wahrscheinlichkeit nach ist das Cholesterin der Grundstoff des Corticosterons. „Stress und strain" reizt das sympathische System und die Adrenalinsekretion; Adrenalin veranlaßt die eosinophilen Zellen der Hypophyse, das adrenocorticotrope Hormon zu bilden und auszuscheiden. ACTH bewirkt in der Nebennierenrinde unter Cholesterin und Vitamin-C-Verlust Cortisonausschwemmung. Es sind die physiologischen Vorgänge der Alarmreaktion (S-Hypercorticismus) (Selye). Im Frühstadium führt es zu einer Überreaktion der Rinde, beim längeren Anhalten zur Erschöpfung und im Sinne des „General Adaption Syndrom" (Selye) zu verschiedenen Krankheitssyndromen. Godlowski konnte nachweisen, daß auch mittels intravenöser Adrenalininfusion die für die Cortisonwirkung charakteristische Blutveränderung und selbst die Erscheinungen bei primär-chronischem Rheumatismus behoben werden konnten. Die Besserung der Beschwerden war nicht nur subjektiv vorhanden, sondern auch objektiv nachweisbar. Godlowski injizierte 10 mg Adrenalin auf 600 cm³ Kochsalzlösung intravenös durch Infusion bei einer Einlaufsgeschwindigkeit von 5—12 Tropfen je Minute. Ebenso soll eine Insulinkur wirken.

Es ist in diesem Zusammenhang ein kurzer Hinweis auf die Bedeutung des cytotoxischen Antireticulumserums in der Behandlung der verschiedenen Rheumatismuskrankheiten notwendig. Es ist bekannt, daß mit dem cytotoxischen Reticulumserum (Bogomolts, Metschnikoff, Marchuk) erhebliche Reaktionen innerhalb des reticulären Parenchyms nicht nur der blutbildenden Organe hervorgerufen werden können (Tischendorf und Franke). Wenn Layani, Bengui und May das cytotoxische Antireticulumserum bei der Behandlung chronischer Gelenkkrankheiten in Anwendung brachten, so können die interessanten Beobachtungen und die Erfolge lediglich durch eine Reaktivierung des reticuloendothelialen Gewebes und seiner Funktionen verstanden werden; offensichtlich kommt es zu Reaktion und Gegenreaktion innerhalb der Gewebssysteme, die auch für die dysproteinämischen Störungen bei den primär-chronischen Gelenkleiden Ursache sind.

4. Klinische Erscheinungen hormonaler Wachstumsstörungen.

a) Hypophysärer Riesenwuchs, Akromegalie, Morbus Cushing, Hyperostosis frontalis interna.

Hypophysärer Riesenwuchs ist Folge einer Überproduktion von Wachstumshormone im Vorderlappen, worauf das eosinophile Adenom hinweist. Der *primordiale Riesenwuchs* ist bereits bei der Geburt vorhanden und stellt ein äußerst seltenes Krankheitsbild dar. Die Epiphysenfugen bleiben offen, so daß über das 20. Jahr hinaus das Wachstum möglich ist; oft bleibt die Genitalentwicklung hinter der allgemeinen Entwicklung zurück. Die Sella turcica wird häufig infolge Adenombildung im Hypophysenvorderlappen als vergrößert befunden. Vor Abschluß der Reife lösen eosinophile Vorderlappenadenome Hochwuchs aus; eosinophile Adenome, die erst nach Abschluß der Reife entstehen, führen in einem gewissen Gegensatz dazu zum Bild der *Akromegalie* (S-Hypercorticismus ohne nennenswert vermehrte 17-Ketosteroidausscheidung im Harn). Es kann keine allgemeine Vergrößerung der Gliedmaßen mehr eintreten, da die Epiphysenfugen bereits zu diesem Zeitpunkt geschlossen zu sein pflegen. Dagegen entwickelt sich eine Vergrößerung der äußeren Teile des Knochenskeletes und eine Verdickung der Weichteile an den äußeren Enden der Gliedmaßen, namentlich eine starke Ausbildung der Augenbrauenhöcker und der Jochbogen, der Protuberantia occipitalis externa, eine Erweiterung der pneumatischen Höhlen des Schädels und ein unverhältnismäßig starkes Wachstum des Unterkiefers, der den Oberkiefer überragt; die Phalangen der Hände und Füße werden unter Ausbildung von knöchernen Zacken an den Ansatzstellen der Muskeln verdickt. Verkalkung und Ossifikation der Ohrmuschelknorpel kommen ebenfalls vor (NITHANSON und LOSNER). Sind diese Veränderungen mit einer gleichzeitig abnormen Wachstumssteigerung vereinigt, so resultiert akromegaler Riesenwuchs. Akromegalie kann mit seltenen, als Erbleiden aufgefaßten Veränderungen des Skeletsystems vorkommen; multiple cartilaginäre Exostosen und Neurofibromatose (s. S. 772) können gleichzeitig bestehen; im Bereich der Fortsätze und der Ligamenta der Wirbelsäule sind manchmal mächtige zackige Exostosen angeordnet. Sie sollen der abnorm starken Ausbildung anderer Sehneninsertionsstellen am Knochen Akromegaler, wie z. B. an der Linea aspera und an der Tuberositas deltoidea entsprechen. Offensichtlich ist die besondere Wachstumsbereitschaft des Periostes bei der Akromegalie dafür verantwortlich. Differentialdiagnostisch muß die von ERDHEIM beschriebene akromegale Spondylosis deformans mit der Umgürtung der Wirbelkörper beachtet werden. Exostosenbildungen an den Fortsätzen der Wirbel kommt auch in Form der Spondylodesmie (KREUZFUCHS) vor (MAHAM, GILMORE, CHIARI, ERDHEIM). Darauf und auf die Kombination von *Akromegalie und Chondrodystrophie* weisen SCHINZ, UEHLINGER und BOTSZTEJN ausdrücklich hin (s. S. 659). Die Chondrodystrophie wird nach neueren Auffassungen als ein durch Hypophysenunterfunktion verursachtes Leiden der Akromegalie gegenübergestellt. Daß das Wachstumshormon der Hypophyse bei der Entstehung der hypophysären Wuchsstörungen maßgeblich ist, beweisen die tierexperimentellen Studien von EVANS, der nachweisen konnte, daß bei hypophysektomierten Ratten die chondrotrope und die osteotrope Wirkung des isolierten Wachstumshormons einwandfrei sichtbar wird.

MAMOU, CATTAU, CARASSO und CORNILLOT berichten über Osteoporose bei Akromegalie, wofür sie eine Überfunktion der Nebenschilddrüse mitverantwortlich machen. Auch der Hyperrenalismus soll ursächlich mitbestimmend sein, bzw. eine Dysfunktion des ovarialen Hormonsystems Osteoporose auslösen.

Der *Morbus Cushing* wird seit der ersten Beschreibung des Krankheitsbildes durch CUSHING im Jahre 1932 auf ein basophiles Adenom der Hypophyse zurückgeführt. Es kommt zu Stammfettsucht, Hypertonie und Osteoporose, die von SCHINZ, UEHLINGER und BOTSZTEYN als Osteoblastenosteoporose bezeichnet wird. Die Atrophie der Rippen und Wirbel soll Folge einer funktionellen Minderwertigkeit der Osteoblasten sein (vgl. Osteoblasten und Osteoclasten, S. 682). Es besteht eine ausgesprochene weibliche Geschlechtsdisposition. Nebennierenhyperplasie kann völlig fehlen oder bei nicht durch basophiles Hypophysenadenom hervorgerufenem CUSHING-Syndrom in einer Nebennierengeschwulst vorhanden sein. Die Hyperfunktion des adrenocorticotropen Hormons bzw. die primäre

Überproduktion von S-Hormon der Nebennieren sind die charakteristischen Krankheitsmerkmale (S-Hypercorticismus mit Erhöhung der 11-Oxysteroidausscheidung im Harn, funktioneller Morbus Cushing und S-Hypercorticismus unter ACTH und Cortisontherapie; Heilmeyer und Mitarbeiter, Bansi und Mitarbeiter.) Der Morbus Cushing beruht auf einer Überproduktion von S-(Zucker-Sugar-)Hormonen, indem entweder bei Entwicklung eines Nebennierentumors eine überschießende S-Hormonbildung bei gleichzeitig gesteigerter

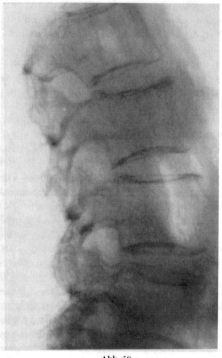 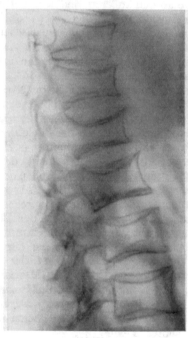

Abb. 50.   Abb. 51.

Abb. 50 und 51. Hochgradige malacische Osteoporose der Wirbelkörper mit Fischwirbelbildung im Verlaufe eines Morbus Cushing.

11-Oxysteroidausscheidung im Harn einsetzt oder eine geschwulstartige Überproduktion von adrenocorticotropen Hypophysenvorderlappenhormonen die S-Hormonbildung sekundär überschießend werden läßt (Albright und Reifenstein, Talbot, Saltzman, Wixom, Wolfe, Simpson, Li und Evans). Das N-Hormon (Stickstoff-Nitrogenhormon), welches verantwortlich für die 17-Ketosteroidausscheidung im Harn ist, wird beim hypophysären Morbus Cushing nur in unterschwelligen Mengen oder gar nicht gebildet. Dagegen soll beim adrenocorticalen Cushing-Syndrom eine hohe Ketosteroidausscheidung vorliegen (Zimmermann). Verschiedene Cushing-Symptome, wie Polyglobulie und Atrophie des lymphatischen Gewebes, sind direkte Folge des S-Hypercorticismus (Lympho- und Eosinopenie). Hypophysenlose Tiere lassen eine progrediente Atrophie des Thymus und der lymphytischen Organe erkennen. Die Veränderungen der Haut und der Hautanhangsgebilde (rote Striae, Vollmondgesicht, Verdünnung der Haare, Geheimratswinkel) sind neben der Hypertension ebenso charakteristisch für das Cushing-Syndrom wie die typische Polyglobulie; letztere kann allerdings, worauf im Zusammenhang einzugehen ist (s. S. 780 ff.), im Sinne der „myelogenen Osteopathien" für die Pathogenese der die Krankheit begleitenden Skeletveränderungen wesentlich sein, wenn ihr eine Hyperaktivität der Knochenmarkblutbildung parallel geht.

Außerdem bedingen die hormonalen Dysregulationen bei Morbus Cushing auch Störungen im Mineralstoffwechsel, wobei Erhöhung des Natrium- und Senkung des Kaliumspiegels im Blute beobachtet wird. Wahrscheinlich ist der Grad der Muskelermüdbarkeit beim Morbus Cushing von der Höhe des Kaliumspiegels abhängig (vgl. periodische Muskellähmungen mit Hypokaliämie, S. 750). Ob eine parathyreotrope Wirkung der Hypophyse und damit ein Einfluß auf den Mineralstoffwechsel vorliegt, ist nicht geklärt.

Es sei darauf hingewiesen, daß Cortison zu sekundärem CUSHING-Syndrom führen kann. Hypercorticoidismus (Nebennierenrindentumoren mit CUSHING-Syndrom und Pubertas praecox, s. S. 723) führen zu erhöhter Ausscheidung von 17-Ketosteroiden (speziell des Dehydro-iso-androsterons) im Urin, während Nebennierenrindencarcinome zu charakteristischer erhöhter 2-(β)-Hydroxy-17-ketosteroid-Ausscheidung führen.

Gleichzeitig mit dem CUSHING-Syndrom und mit dem basophilen Hypophysenvorderlappenadenom und der Nebennierenhyperplasie kann eine *Hyperostosis frontalis interna im Sinne des* MORGAGNI-STEWART-MORELschen *Syndroms* bestehen (SCHINZ, UEHLINGER und BOTSZTEJN). Das Syndrom: Hyperostosis frontalis interna bei intakter Tabula interna, Fettsucht und Virilismus wurde bereits 1761 von MORGAGNI beschrieben. STEWART und später MOREL sprachen die Ansicht aus, daß es sich dabei um eine endokrine Störung, um einen Dyspituitarismus mit Veränderungen im Bereich der Tuber-, Infundibulum- und Hypophysengegend handele. Zahlreiche Beiträge zum MORGAGNI-Syndrom sind in den letzten Jahren gesammelt worden (R. HAAS, BARTELHEIMER, CARR, HENSCHEN, MOORE und MORTIMER sowie APPEL). Von der Hyperostosis frontalis interna gibt es zweifellos fließende Übergänge zur Nebula frontalis mit mehr flächenhaften Verdickungen der Stirnbeinschuppe und zur allgemeinen Dickenzunahme des Schädels mit Verdichtung der Diploe und bis zur Hyperostosis frontoparietalis (mit vom Stirnbein auch auf das Scheitelbein übergreifenden Veränderungen), worauf MOORE besonders hinwies. Die typischen Schädelveränderungen werden zwischen dem 40. und 60. Lebensjahr vor allem bei Frauen gefunden. Schon ROSSIER wies darauf hin, daß die frontale Hyperostose nicht nur einer durch Altersinvolution bedingten innersekretorischen Störung entspricht. APPEL beobachtete die Krankheit auch an jugendlichen Kranken. Die Gesichtszüge der Kranken können infantil, akromegal oder normal sein. Der Kinnbart imponiert nach APPEL als besonderes Merkmal des MORGAGNI-Syndroms. Veränderungen des knöchernen Skeletes sind jedoch selten, wenn auch Mißbildungen (Spina bifida, lumbosacrale Übergangswirbel und überzählige Rippen) bestehen können. Kopfschmerzen, Schwindel, Schwerhörigkeit und gleichzeitige Hypertension können Ausdruck der Hyperostosis sein; neurologische Ausfallserscheinungen werden nach APPEL jedoch nicht beobachtet. MOORE, GRAY und MOREL vermuteten bei der Hyperostosis frontalis eine Störung im Calciumstoffwechsel, die APPEL in systematischen Untersuchungen nicht feststellen konnte. Zweifellos weist das äußere Aussehen der MORGAGNI-Kranken manche Ähnlichkeit zum CUSHING-Syndrom auf. Bei Akromegalie und CUSHING-Syndrom ist sehr häufig eine Störung im Kohlenhydratstoffwechsel bekannt. BARTELHEIMER wies als erster darauf hin, daß das MORGAGNI-Syndrom bei etwa 25% aller Zuckerkranken zu finden ist, und wertet die *Hyperostosis frontalis als Symptom des Überfunktionsdiabetes*, der infolge einer Funktionsstörung des Systems Hypophysenvorderlappen-Zwischenhirn entsteht. APPEL bestätigt die

Glykosurie bei vielen Kranken mit Morgagni-Syndrom. Beim Diabetes mellitus berichtet Bartelheimer unter 75 eingehend untersuchten Kranken in 16 Fällen

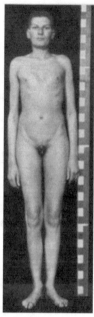
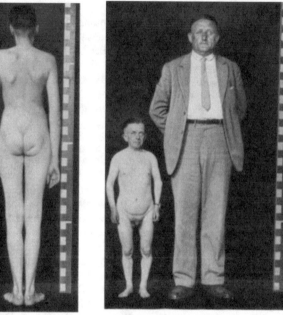

Abb. 52.   Abb. 53.
Abb. 52 und 53. Hypogenitalismus
(Kryptorchismus, Typ Frühkastrat), 24 Jahre.

Abb. 54. 53jähriger Primordialzwerg neben
gesundem Bruder.

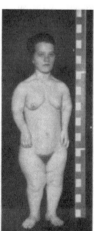
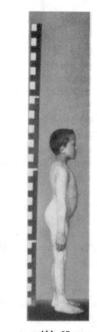

Abb. 55.   Abb. 56.
Abb. 55. Chondrodystrophie, 16 Jahre.
Abb. 56. 27jähriger hypophysärer Riese.

Abb. 57.   Abb. 58.
Abb. 57. Hypophysärer Zwerg, 15 Jahre.
Abb. 58. Physiologischer Hochwuchs, 14 Jahre.

über Hyperostosis frontalis interna, die bevorzugt bei Frauen auftritt. Auch die *Hyperostosen des Schädels bei Akromegalie* ordnet Bartelheimer in gleichem Sinne ein. Beim Simmonds-*Syndrom*, bei der Magersucht anderer Genese, bei *polyglandulären Störungen* und *Hypogenitalismus* (und Hodenatrophie, Warter und Moise) sind entsprechende Schädelveränderungen ebenfalls häufig. Es ergibt sich daraus, daß bei Verdacht auf Störung im Hypophysenbereich nicht nur das meist kaum pathologisch veränderte Gebiet der Sella turcica, sondern auch die vollständige seitliche Schädeldarstellung notwendig ist.

Über diffuse Hyperostose des Schädels im Sinne der „Hyperostosis frontalis interna" berichtet H. Dietrich.

Als Nebenbefund sei vermerkt, daß sich mit dem Morgagni-Syndrom vergesellschaftet häufiger Degenerationsmerkmale bei den Kranken finden: eingewachsene Ohrläppchen, zusammengewachsene Augenbrauen, überstreckbare Gelenke, überspreizbare Finger, Schwimmhautbildung und Heterochromie der Iris (Curtius). Außerdem kommt das Morgagni-Syndrom in einem geringen Prozentsatz familiär vor (vgl. Appel). Es ist heute kein Zweifel mehr, daß das Morgagni-Stewart-Morel-Syndrom nicht mehr einem einheitlichen Krankheitsbild, sondern einer eigenartigen Konstitutionsanomalie entspricht.

b) N-Hypercorticismus (mit Pubertas praecox) und Zwergwuchs.

Im Gegensatz zum S-Hypercorticismus äußert sich der N-Hypercorticismus recht verschieden je nach Geschlecht und Zeitpunkt des Auftretens der Nebennierenhyperplasie. Der N-Hypercorticismus zeigt sich kongenital beim Knaben nur als Tumor der Nebennierenrinde (klinisch: Pseudopylorusstenose nach Uehlinger). Bei Mädchen äußert sich der N-Hypercorticismus in der Präpubertät in besonderer Weise. Nach normaler Entwicklung bis zum 3.—4. Lebensjahr kommt unter temporärem Riesenwuchs eine extragonadale Pubertas praecox mit Klitorishypertrophie und Priapismus gelegentlich hervor; Ovarien und Uterus sind vorhanden. Bei der Pubertas praecox kann es zu Differenzierungsbeschleunigung des Handskeletes kommen. Die Differenzierungsbeschleunigung ist meist extrem und kann um 10 Jahre beschleunigt sein. Das gilt im gewissen Sinne, aber nicht in meßbarer Form, für die beschleunigte Ossifikation beim hypophysären Riesenwuchs und bei Calcinosis bzw. Myositis ossificans. Postpubertal sind die Krankheitszeichen des N-Hypercorticismus noch wesentlich eigentümlicher (vgl. Schinz, Uehlinger und Botsztejn). Nierensteine, Fettsucht, Hypertonie, Zunahme der Körper- und Gesichtsbehaarung sind in den Krankengeschichten typisch. Die Bildung der Scham- und Achselhaare steht viel mehr unter der Kontrolle des N-Hormons der Nebennierenrinde als unter dem Einfluß der Gonaden. Am Skelet finden sich nur selten Veränderungen, wenn man von geringer Osteoporose absieht. Ein Teil der Fälle des N-Hypercorticismus wird zweifellos mit der S-Hyperproduktionsfolge beim Morbus Cushing verwechselt. Die Feststellung der erhöhten Ausscheidung der 17-Ketosteroide bzw. 11-Oxysteroide im Harn ist differentialdiagnostisch ausschlaggebend (vgl. polyostotische fibröse Dysplasie mit Pubertas praecox, S. 770). Hoff faßt die Knochendysplasien mit Pubertas praecox als Folge einer Fehlsteuerung des Zwischenhirnhypophysensystems auf. Krankhaft gesteigertes Wachstum mit Pubertas praecox wird auch bei Tumoren der Zirbeldrüse (Glandula pinealis) oder der Keimdrüsen beobachtet (vgl. Assmann, Foerster).

c) Eunuchoider Hochwuchs.

Vom hypophysären Riesenwuchs, bei dem eine allerdings nicht meßbare Beschleunigung der Differenzierung des Handskeletes vorkommen soll, ist der *eunuchoide Hochwuchs* streng zu trennen. Nicht nur die abnorme Steigerung der Körperlänge, sondern vor allem das Mißverhältnis zwischen dem Wachstum des Rumpfes und der Gliedmaßen kennzeichnet diese Hochwuchsform. Infolge abnormer Länge der Beine übersteigt die von der Fußsohle bis zum oberen Rand der Symphyse gemessene Unterlänge die von dort bis zum Scheitel reichende Oberlänge. Die an den ausgebreiteten Armen gemessene Klafterlänge ist größer als die Körperlänge. Bei diesem eunuchoiden Hochwuchs, der vornehmlich beim männlichen Geschlecht vorkommt, findet sich immer eine mangelhafte Bildung der Genitalien (Unterentwicklung der Hoden und des Penis), geringer Bartwuchs, horizontales Abschneiden der Schambehaarung mit endogener Unterfunktion der Testes. Der eunuchoide Hochwuchs kann auch die Folge der Kastration sein. Meist geht Fettsucht mit dem Hochwuchs einher. Insulinresistenz ist dabei bekannt (Tandler, Gross und Falta). In der Regel sind X-Beine vorhanden. Im Röntgenbild der Knochen fällt ein überlanges Offenbleiben der Epiphysen auf.

Beim Eunuchoidismus liegt eine Dissoziation zwischen Knochenkerndifferenzierung und Epiphysenverschmelzung vor. Die Knochenkerne sind regelrecht angelegt, aber die Epiphysenfugen bleiben lange offen und bedingen dadurch eine charakteristische Hochwuchsform.

Beim Rehbock entsteht nach Kastration das Perückengeweih, bei Hirsch ein Stangengeweih, welches nicht gefegt wird und permanent bleibt. Auch tierische Kastraten wachsen dysproportioniert.

d) Innersekretorisch bedingter Zwergwuchs.

Im Gegensatz zu den Riesenwuchsformen stehen die *Zwergwuchsformen*. Hier müssen der hypophysäre Infantilismus (Nanosomia infantilis), der hypothyreotische Infantilismus oder Kretinismus, der Hertersche Infantilismus (bei schweren anlagemäßigen Darmstörungen) und der Paltaufsche Infantilismus bei Status thymico-lymphaticus mit Verzögerung der sexuellen Entwicklung sowie der experimentelle Nebennierenrinden-Zwerg (Lucke) unterschieden werden. Von den Infantilismusformen mit sexueller Unter- und Spätentwicklung ist diejenige Form streng abzugrenzen, die nicht mit sexueller Minderwertigkeit vergesellschaftet ist: der primordiale Zwergwuchs (Nanosomia essentialis, v. Hansemann), der in den Pygmäen (s. S. 728) zutage tritt. Diese Zwerge (Menschen und Tiere) sind physisch und psychisch normal und proportioniert entwickelt. Eine besondere Form stellt die Achondroplasia oder die Chondrodystrophia fetalis dar, die kongenital, gelegentlich vererbt in Erscheinung tritt. Es findet sich dabei eine Störung der enchondralen Verknöcherung der langen Röhrenknochen und der Schädelbasis; die Störung wird durch Einwachsen von Bindegewebe vom Periost her in den Wachstumsknorpel verursacht. Die Extremitäten sind kurz, Hals und Kopf normal entwickelt. Infolge der Knochenbildungsstörung der Schädelbasis ist die Nase dieser Menschen platt und der Unterkiefer prominent. Intellekt und Sexualität sind normal entwickelt.

Bei den verschiedenen Infantilismusformen weisen die Neugeborenen meist normale Körpergröße auf; später bleibt das Längenwachstum und die Gesamtentwicklung zurück. Die Psyche bleibt kindlich, die Intelligenz ist jedoch nicht herabgesetzt. Die Körpermaße sind verkleinert, aber proportioniert. Unterlänge ist gleich Oberlänge. Das Auftreten der Knochenkerne in den Epiphysen (s. S. 655) erfolgt meist verspätet, der Epiphysenschluß ist verzögert. Auch die Genitalentwicklung bleibt hinter der Norm zurück. Das trifft für sämtliche aus verschiedener Ursache entstandenen Infantilismusformen zu.

α) **Hypophysärer Zwergwuchs.** Der *hypophysäre Zwergwuchs* ist durch Störung des Hypophysenvorderlappens (Hypoplasie des Hypophysenvorderlappens,

Cysten, zum Teil mit sekundärer Schilddrüsenatrophie, vgl. ASSMANN) hervorgerufen. Diese Menschen kommen ebenfalls normal entwickelt zur Welt. In manchen Fällen, aber nicht in allen, treten die Knochenkerne verspätet auf. Es bleibt dann die Handwurzeldifferenzierung in charakteristischer Weise zurück. Differenzierungsrückstände um 6—8 Jahre kommen vor (LUCKE). Die Entwicklung der Epiphysenkerne kann dabei der tatsächlichen Körpergröße eines solchen Zwerges entsprechen, während die Differenzierung der Carpalia um 6 und mehr Jahre zurückgeblieben sein kann. Metacarpalia und Phalangen sind gleichzeitig grazil und die Endphalangen auffallend kurz (Akromikrie), wodurch sich der hypophysäre Infantilismus eindeutig vom thyreogenen Zwergwuchs unterscheidet. Im Zeitpunkt des normalen Abschlusses der Reife werden die Epiphysenfugen

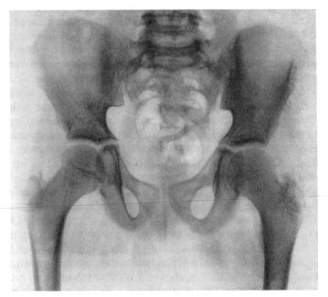

Abb. 59. Epiphysenfugen des Oberschenkels und des Beckens bei hypophysärem Zwergwuchs.

noch offenstehend angetroffen; deshalb wird manchmal ein Wachstum nach dem 21. Lebensjahr beobachtet (Abb. 59). Die Wachstumsstörung zeigt sich gelegentlich nur in der Akromikrie (Finger und Zehen). Gelegentlich läßt eine erweiterte Sella turcica auf einen ursächlichen Hypophysentumor schließen. Primäre und sekundäre Geschlechtsmerkmale sind gewöhnlich mangelhaft ausgeprägt. In Einzelbeobachtungen ist abnorme Fettverteilung unter dem ausgesprochenen Bilde einer Dystrophia adiposogenitalis vorhanden. Meist ist das Kopfhaar seidenweich. In einzelnen Beobachtungen besteht eine erhöhte Assimilationsgrenze für Kohlenhydrate und verminderte Insulinresistenz, die bis zur erhöhten Insulinempfindlichkeit gesteigert sein kann.

In *Liliputanergruppen* herrschen meist die hypophysären Zwerge vor, wobei es sich häufig um Geschwister bei gesunden und normal entwickelten Eltern handelt. Als besondere Eigenart fand ECKE außer dem meist verzögerten Epiphysenschluß Störungen der epiphysären Entwicklung im Sinne der Osteochondrosis juvenilis an der Hüfte, die unter dem Bilde der PERTHESSchen Krankheit verläuft, und sekundäre osteoarthrotische Veränderungen. Veränderungen im Sinne allgemeiner Epiphysenstörungen wurden in einem von DORNER beobachteten Falle von ASSMANN beschrieben. Weiter wird auf die verzögerte oder ausbleibende

Pneumatisation der Nebenhöhle des Kopfes als eines Gegensatzes gegenüber der Akromegalie aufmerksam gemacht (Schinz, Baensch und Friedl). Der Paltaufsche Zwergwuchs dürfte identisch mit dem hypophysären Zwergwuchs sein.

β) **Morgagni-Turner-Syndrom.** Das Morgagni-Turner-Syndrom bezeichnet aus der großen Gruppe des Infantilismus des weiblichen Geschlechtes eine klinische Krankheitseinheit, die durch hochgradigen Infantilismus bei primärer Insuffizienz der Ovarien und durch Kleinwuchs gekennzeichnet ist. Das Syndrom ist nach Heni relativ häufig zu beobachten, zumal das anlagemäßige Fehlen der Ovarien oder die primäre Agenesie Voraussetzung sind und das Syndrom erworben („klimakterisch") mit Hypogenitalismus entstehen kann.

γ) **Heredo-degenerativer Zwergwuchs (Hanhart).** Vom hypophysären Zwergwuchs muß der *heredo-degenerative Zwergwuchs* getrennt werden, der in verschiedenen Familien des Samnauntales und im Appenzeller Land in der Schweiz sowie auf der Insel Veglia bei Fiume angetroffen wird. Die zwerghafte Wachstumsstörung betrifft mehrere Glieder einer sonst normal entwickelten Familie, so daß recessive Vererbung der Anomalie angenommen werden kann. Auch diese Zwerge werden normal geboren. Meist erst im 3. Lebensjahr setzt die Wachstumsstörung ein. Röntgenologisch findet sich ebenfalls ein verspäteter Verschluß der Epiphysen; dauernde Persistenz der Epiphysenfugen besteht jedoch nicht. Gewöhnlich ist dieser Zwergwuchs mit Dystrophia adiposo-genitalis gekoppelt. Der heredo-degenerative Zwergwuchs ist als Hanhartscher Zwergwuchs in die Literatur eingegangen. Ob eine Abtrennung dieser Form des Zwergwuchses vom hypophysären Zwergwuchs berechtigt ist, zweifelt Assmann nach eigenen Anschauungen von Zwergen des Kompatschgebietes an.

δ) **Nebennierenrinden-Zwergwuchs (Lucke).** Im Hinblick darauf, daß zwischen Hypophyse und Nebennieren enge Bindungen bestehen, sei Luckes *Nebennierenzwergwuchs im Tierexperiment* erwähnt. Es gelang Lucke, nach Entfernung einer Nebenniere und Entnervung sowie Verlagerung des zweiten Organs beim jungen Hunde eine Wachstums- und Entwicklungsstörung zu erzeugen, die auch hinsichtlich des Stoffwechsels manche Übereinstimmungen zum hypophysären Zwergwuchs aufwies. Lucke vermutete, daß das Wachstumshormon des Hypophysenvorderlappens an zentralnervösen Gebilden, vielleicht im Gebiet des Hypothalamus angreift, von denen aus durch Vermittlung peripherer vegetativer Nervenbahnen die Tätigkeit der Nebennierenrinde gesteuert wird (vgl. Polyostotische fibröse Dysplasie, S. 770). Nebennierenzwerge sind allerdings in der menschlichen Pathologie nicht bekannt. (Auf den N-Hypercorticismus mit Pubertas praecox und Zwergwuchs wird gesondert eingegangen, S. 723.)

ε) **Thyreogener Zwergwuchs und Störungen der Skeletentwicklung beim Myxödem.** Zwergwuchs bei Unterfunktion der Schilddrüse wird als thyreogener Zwergwuchs bezeichnet. Er wird sowohl bei der sporadisch auftretenden angeborenen Athyreose als auch beim endemischen Kretinismus beobachtet. Er tritt in der Regel mit anderen Zeichen thyreogener Störung kombiniert auf; häufig finden sich Kretinismus und geistige Unterentwicklung. Die Genitalentwicklung braucht nicht gestört zu sein. Die Knochenkerne der Epiphysen treten verspätet auf. Ebenso erfolgt der Epiphysenschluß verspätet oder gar nicht. Die Proportionen von Kopf, Gliedmaßen und Rumpf weichen kaum von der Norm ab. Die Gliedmaßen pflegen gering verkürzt zu sein. Die Skeletreifung kann erheblich (um 2 und mehr Jahre) zurückbleiben. Dagegen kann bei juveniler Thyreotoxikose, die allerdings sehr selten ist, die Skeletreifung beschleunigt sein. Bei Substitution von Threoideadrüse besteht die Gefahr der accelerierten Ossifikation mit vorzeitigem Epiphysenschluß und Wachstumsstillstand (Schlesinger und Fischer). Auch finden sich osteoarthrotische Veränderungen. So werden am Hüftgelenk Umgestaltung des Femurkopfes (Coxa vara cretinosa), Abschleifungen und Wucherungen in der Hüftgelenkspfanne gleichzeitig festgestellt. Die Hände sind plump und tatzenartig, die Handwurzelknochen eng zusammengeschlossen. Die Schädelbasis weist ungenügendes Wachstum auf; die basalen Knochen werden verkürzt, wodurch die Nasenwurzel mehr oder weniger tief eingezogen wird. Dagegen ist der Gesichtsschädel und insbesondere der Unterkiefer vorgeschoben. Extreme Ossifikationsverzögerungen im Kindesalter gehören zu Athyreose bzw. zum Kretinismus. Hierbei können in Verbindung mit allgemeinen Wachstumsstörungen und Idiotie Carpalia und Tarsalia bis zu 10 Jahren völlig fehlen (F. SCHMID); Phalangen und Metacarpalia sind plump und gelegentlich verdichtet, gering osteosklerotisch. Die hantelförmigen Phalangen und Metacarpalia lassen die Athyreose röntgenologisch von der familiären dysostotischen Zwergwuchsbildung mit ihrer „Zuckerhutbildung" deutlich abgrenzen (s. S. 870). Die Plumpheit und relative Größe der Knochen ist ein untrügliches Zeichen der „Hypothyreose". ENGESET, IMERSLUND und BLYSTAD berichten über Skeletveränderungen bei infantiler Hypothyreose mit Entwicklungsstörungen und Zurückbleiben der Skeletreife, mit lückenhafter unregelmäßiger Struktur der Ossifikationszentren am Talus, Calcaneus und am Os cuboideum sowie mit gehemmtem Längenwachstum der Knochen. Sie finden außerdem eine Mitbeteiligung der Knochennähte an dem Störungsprozeß und vergleichen sie mit den Veränderungen beim infantilen Skorbut, weswegen auf die Möglichkeit einer, die infantile Hypothyreose begleitenden Skorbutkrankheit hingewiesen wird. Sämtliche Skeletveränderungen bilden sich auf Substitution von Glandula thyreoidea-Präparaten zurück.

Die anguläre Kyphose beim kongenitalen Myxödem findet sich zumeist am Übergang von Brust- zur Lendenwirbelsäule. Man findet in der Regel am 2. Lendenwirbel eine Abstufung der vorderen oberen Kante des Körpers, wodurch eine unvollständige keilförmige Verbildung entsteht, die zur kyphotischen Abwinkelung der Wirbelsäulenlängsachse führt. Die Gibbusbildung, die daraus resultiert, ist häufig geringfügig und kann klinisch übersehen werden. Die Abgrenzung dieser angulären Kyphose beim angeborenen Myxödem der Säuglinge und Kleinstkinder kann daher sehr leicht übersehen werden. Die Wirbelsäulenveränderungen im Röntgenbild lassen differentialdiagnostisch an die Veränderungen bei der PFAUNDLER-HURLERschen Krankheit (s. S. 870) denken, die aber infolge Fehlens von Leber- und Milzschwellung, von Hörstörungen, von Corneaveränderungen und von Gelenkkontrakturen leicht ausgeschlossen werden kann. Die Ursache der Skeletveränderungen beim kongenitalen Myxödem ist ungeklärt. SWOBODA weist darauf hin, daß die Störung des Stützgewebes in einem frühfetalen Stadium der Entwicklung einsetzen muß. Der Schilddrüsenmangel verursacht zweifellos bereits beim Embryo die Wachstumsstörung.

ζ) **Dyscerebraler Zwergwuchs.** Der *dyscerebrale Zwergwuchs* (GIGON, RÖSSLE) ist durch mangelhafte geistige Entwicklung und ungenügende Genitalentwicklung vom thyreogenen Zwergwuchs unterschieden. Als Sitz cerebraler Störungen wird die Hypothalamusregion angesehen. Bei Craniopharyngeomen, welche diese Gegend zerstören, ist mehrfach Zwerg- bzw. Kleinwuchs beschrieben (BAILLEY, FÖRSTER).

Mit Zwergwuchs verbunden ist mitunter *mongoloide Idiotie,* deren Ätiologie noch nicht geklärt ist. Im Röntgenbild ist außer dem verringerten Längenwachstum ein verspätetes unregelmäßiges Auftreten der Knochenkerne bekannt. Der Schädel ist klein und rund, die Nasenwurzel ist eingezogen, die Lidspalten sind schmal und schief gestellt, am inneren Augenwinkel ist ein Epicanthus sichtbar. Meist findet sich die von SIEGERT beschriebene Verkürzung der Mittelphalanx der kleinen Finger. Auch der Daumen ist meist kurz. Außerdem sind Degenerationszeichen anderer Art (am Metacarpus des Zeigefingers, dessen proximales Ende eine Knopfbildung mit ringförmiger Abschnürung bei geringer Ausbildung eines einheitlichen Höckers aufweisen kann).

η) **Rachitischer Zwergwuchs.** Der rachitische Zwergwuchs, der nicht auf Störungen der inneren Sekretion beruht, sei der Vollständigkeit halber erwähnt. Das gilt auch für die renale Rachitis, die gelegentlich mit Zwergwuchs gekoppelt sein kann. Die renalen Osteopathien werden im Zusammenhang besprochen (s. S. 733, 737).

Es sei daran erinnert, daß verschiedene Tierrassen auf das Wachstumshormon verschieden reagieren. Bei Teckeln und Bulldoggen läßt sich Riesenwuchs, bei Shepherds jedoch (Evans) nicht erzeugen. Daß rassenmäßige Bindungen bestehen, zeigt der „akromegale Riesenwuchs" der Bernhardinerhunde und die Chondrodystrophie der Teckel. Bei Tier und Mensch tritt die Chondrodystrophie rassegebunden auf (Staffe). Wie die Pygmäen gibt es Zwerghaustiere, mikromele, brachycephale und prognathe Zwergziegen, Zwerghühner und Zwergflußpferde.

e) Nebenschilddrüse und Skeletbildung.

Neben Hypophyse, Schilddrüse, Nebennieren, Gonaden und Thymus kommt der Nebenschilddrüse besondere Bedeutung in der Knochenphysiologie und -pathologie zu; Hyperparathyreoidismus kommt nicht nur primär in einem geschwulstartigen Adenom, sondern auch sekundär (reaktiv) zustande, worauf Albright erstmalig aufmerksam machte. Nebenschilddrüsen und Nierenfunktion sind innerhalb des Mineralstoffwechsels gekoppelt, so daß komplexe Reaktionen als Ursache der Demineralisation des Knochens für einen krankhaften Knochenaufbau verantwortlich sind (s. S. 730).

Unter den innersekretorischen Drüsen nehmen die *Epithelkörperchen (Nebenschilddrüsen)* zweifellos in bezug auf ihren Einfluß auf die normale Skeletentwicklung und die Knochenpathologie eine Sonderstellung ein. Die Abhängigkeit der Nebenschilddrüsen von der übergeordneten Hypophyse ist nicht eindeutig erwiesen, wenn auch gewisse Wechselbeziehungen zwischen „parathyreotropen" Hormon und Parathyreoideahyperplasie nach Hypophysektomie gesehen worden sind. Dem primären Hyperparathyreoidismus (Morbus v. Recklinghausen, mit und ohne Skeletbeteiligung, s. S. 729) hat Albright den sekundären Hyperparathyreoidismus (bei schweren Nierenschädigungen, bei renaler Rachitis und anderen Krankheiten, s. S. 733ff) gegenübergestellt. Hier ist wiederum die polyostotische fibröse Dysplasie (Albright-Syndrom oder Osteofibrosis juvenilis deformans Uehlinger bzw. Jaffe-Lichtensteinsche polyostotische fibröse Dysplasie, s. S. 770) zu erwähnen, bei der ähnliche Knochenveränderungen vorkommen.

Der *Hypoparathyreoidismus* spielt in der Knochenpathologie eine geringe Rolle; gelegentlich sind Osteoporosen bei Tetanie in Verbindung mit Polyglobulie und Leukocytose beschrieben, worauf anläßlich der Besprechung der myelogenen Osteopathien nochmals eingegangen werden wird (s. S. 774). Der *Pseudohypoparathyreoidismus* wird ebenfalls als umstrittenes Krankheitsbild im Zusammenhang aufgezeichnet (s. S. 742).

Der *Wirkungsmechanismus des Parathormons* ist durch die Untersuchungen Albrights in vielem verständlich geworden; allerdings sind manche Wirkungen erst die tertiären Folgen der sekundären Störungen im Mineralstoffwechsel. Nach Albright und Mitarbeitern beruht die Wirkung des Parathormons zunächst darauf, daß die Nierenschwelle für Phosphor herabgesetzt wird; nach hohen Hormondosen kommt Hyperphosphaturie mit Hypophosphatämie zustande. Gleichzeitig kommt es im Serum zur Hypercalcämie. Die Folge der Hypercalcämie und der Hyperphosphaturie ist die Mineralverarmung des Organismus und die Demineralisation des Knochens; Phosphate und Calciumsalze werden aus den Knochen gelöst und dem Blute zugeführt. Wahrscheinlich muß das Parathormon außerdem in eine aktuelle chemische Verbindung mit Calcium treten, um wirksam zu werden. Es ist jedoch nicht bewiesen, daß eine wasserlösliche nichtionisierte Calcium-Parathormonverbindung vorkommt (GREENWALD und GROSS, zit. nach SELYE). Experimentell ist der Einfluß der Nebenschilddrüsen und der Nieren auf den Knochen in klassischen Untersuchungen erwiesen. Führt man bei Ratten die totale Nephrektomie durch, so kommt es infolge endogener Parathyreoideahypertrophie zu osteoclastischer Knochenresorption. Nimmt man bei diesem Experiment gleichzeitig die Nebenschilddrüsen weg, so bleibt das Skelet durch die Nephrektomie unbeeinflußt. Nephrektomie führt zur Hyperproduktion von Parathormon, um die urämische Hyperphosphatämie auszugleichen; der Calciumspiegel wird jedoch durch Nephrektomie nicht beeinflußt. Gibt man nephrektomierten Versuchstieren hohe Dosen von Parathormon, so kommt es zu verstärkter osteoclastischer Reaktion.

Demgegenüber löst die Injektion von Phosphaten die Bildung wasserlöslicher Calcium-Phosphorverbindungen aus, welche nicht ionisiert sind und schnell ausgeschieden werden. Die herabgesetzte Calcium- und Phosphatausscheidung bei Hypoparathyreoidismus kann dadurch erklärt werden. Bei Ratten ist nach Parathyreoidektomie außerdem der Kalkmangel der Schneidezähne charakteristisch.

Überdosierung von Parathormon bewirkt bei jungen Ratten *sklerodermieähnliche Hautveränderungen* (s. Sklerodermie, S. 996) mit Ödem, Nekrose und nachfolgender Verkalkung. Bei der menschlichen Sklerodermie kommen bekanntlich auch hyperplastische Adenome der Nebenschilddrüsen vor.

Das gilt auch für die *Marmorknochenkrankheit,* die gelegentlich mit Parathyreoideaadenom vergesellschaftet ist. Parathormon in großen Dosen verursacht Umwandlung von Osteoblasten in Osteoclasten, Knochenabbau und Abwanderung von Mineralien ins Blut. Kleine Dosen Parathormon über lange Zeit im Tierexperiment gegeben, stimulieren die Osteoblastentätigkeit derart, daß der Mineralgehalt der Knochen zunehmend steigt und schließlich eine der Marmorknochenkrankheit ähnliche Osteosklerose entsteht.

α) **Hyperparathyreoidismus (mit und ohne Skeletveränderung).** *Nebenschilddrüsen,* 1880 vom Norweger SANDSTRÖM erstmalig beschrieben; Hypoparathyreoidismus: CLARKE, KELIE, SCHIFF, ERDHEIM, MACCOLLUM und VOEGTLIN; Nebenschilddrüsenextrakt: HANSON und BERMAN, später COLLIP; Ostitis fibrosa generalisata: v. RECKLINGHAUSEN, Ostitis fibrosa-Übersichten bei ALBRIGHT und REIFENSTEIN, ASKANAZY, SCHLAGENHAUFER, BODANSKY, JAFFE und BLAIR, HELLNER.

I. Primärer Hyperparathyreoidismus durch Hormonüberproduktion aus unbekannter Ursache bei Nebenschilddrüsenadenomen oder -geschwülsten:

a) Adenome (einer oder sämtlicher Drüsen).

b) Carcinome der Parathyreoidea (GUTMAN, CASTLEMAN).

c) Sekundäre Hyperplasie der Nebenschilddrüsen prädisponiert zum Adenom (vgl. II b) der Tabelle).

d) Sind Skeletveränderungen vorhanden, so zeigen sie sich in allgemeiner Decalcifizierung mit Cysten und gutartigen Riesenzelltumoren (Fremdkörperriesenzellen mit Einschluß von Blutpigmenten = braune Tumoren) = Ostitis fibrosa generalisata (v. RECKLINGHAUSEN). Die Cysten enthalten auch fibröses Gewebe. Eine Ostitis liegt allerdings nicht vor.

e) Mineralstoffwechsel und Nierenfunktion.

1. Polyurie, Hypercalcurie und Hyperphosphaturie (Fehldiagnose: Diabetes insipidus); Oligurie stellt ein bedrohliches Symptom nach Entfernung der Nebenschilddrüsen dar (Albright, Bauer, Ropes, Ellsworth, Snapper).

2. Nierensteine durch 1. (Calciumphosphat und Calcium-Oxalatsteine, sekundäre Infektion der Harnwege, alkalischer Urinausfall von Magnesium- und Ammoniumphosphat mit Calciumphosphat, Circulus vitiosus; Therapie: Ansäuern des Urins (Albright, Bloomberg). Infolge Cystopyelonephritis schwere Störungen).

3. Hypercalcämie (QT-Zeit im EKG verkürzt, gegenüber der Verlängerung bei Tetanie), Herabsetzung der neuromuskulären Erregbarkeit mit Hypotonie der Muskulatur.

II. Sekundärer Hyperparathyreoidismus.

a) Bei Nierenkrankheiten (Retention von Nichteiweiß N, Retention von Phosphor, wodurch Hyperplasie der Nebenschilddrüsen veranlaßt wird). Generalisierte Skeletkrankheit: renale Ostitis fibrosa generalisata (Albright). Renale Rachitis. Acidosis (Diabetes und Urämie).

b) Hyperplasie bei

1. vorausgegangener Rachitis;

2. Osteomalacie;

3. Calciummangel im allgemeinen (Gravidität, Darmresorptionsstörung bei Spiue usw.);

4. kalkarmer Ernährung (Milch, Eier, Vegetabilien) (Wilder);

5. Natriumphosphatüberfütterung im Tierversuch (Kaninchen) ruft Hyperplasie der Epithelkörperchen hervor (Pierre, de Boissezon, Lombard);

6. experimenteller Rachitis bei Ratten (mit Hypocalcämie (Ham, Lindner, Drake, Robertson, Tisdall);

7. Hypophysenhormone beeinflussen die Epithelkörperchen: Atrophie der Parathyreoidea der Hunde bei Hypophyseninsuffizienz (Houssay). Hypophysenvorderlappenhormon bewirkt Hyperplasie der Nebenschilddrüsen (?) (Eosinophile Hypophysentumoren mit Akromegalie und Hyperplasie der Parathyreoideae (Erdheim); basophiler Hypophysentumor mit Parathyreoideahyperplasie und Ostitis fibrosa (Schmorl);

8. Pankreasinsuffizienz stört bei Hunden die Funktion der Glandulae parathyreoideae (Houssay) bei gleichzeitigem Mangel an Calcium und bei Hyperphosphatämie. Pankreas-Inseladenom, Hypophysentumor, Akromegalie und Parathyreoidea-Adenom bei einem Kranken (Lloyd).

III. Die Unterscheidung von primären und sekundären Hyperparathyreoidismus ist histologisch nicht möglich (Albright, Sulkowitsch, Bloomberg).

β) **Skelet, Calcium-, Strontium- und Phosphorstoffwechsel, Nieren, Glandulae parathyreoideae und Vitamin D.** Das Skelet ist der Hauptträger von Calcium und Phosphor. 99% der 700 g betragenden Gesamtmenge von Calcium sind in die Knochensubstanz eingebaut. Nicht so groß ist der Gehalt des Skeletes an Phosphat. Die Aufnahme dieser Mineralien erfolgt durch den Darm, ihre Ausscheidung durch Nieren und Darm, die Ausscheidung der Phosphate bevorzugt durch die Nieren. Der Calcium-Phosphatstoffwechsel wird, wie bereits anläßlich der Besprechung der hormonalen Einflüsse auf das Skeletsystem erläutert, im wesentlichen durch das Sekret der Epithelkörperchen, abgesehen von äußeren Mangelzuständen und Resorptionsstörungen reguliert. Der Mineralaustausch im Knochen erfolgt durch die gekoppelten Osteoblasten-Osteoclastenfunktionen. Schon physiologischerweise sind Knochen und Mineralgehalt einem dauernden Umbau bzw. einer immer wiederkehrenden Umlagerung unterworfen. Mittels radioaktiver Isotope ist die Umbaugeschwindigkeit exakt gemessen. Nach HEYESY erscheinen radioaktive Phosphate schon nach wenigen Stunden im Skelet; in Tierversuchen findet sich in 29% der markierte Phosphor in den Epiphysen und nur 7% im Bereich der Diaphysen, Femur und Tibia. Der Umbau des Skeletsystems, der in 2 Jahren vollkommen ist, macht sich an den Epiphysen in einer 4mal schnelleren Zeit bemerkbar.

VOGT gibt einen summarischen Überblick, der ausführlich in einer Arbeit in der Acta med. Scand. dargestellt wird, über die Knochenchemie beim Menschen. Knochen wurde mittels Punktion vom Beckenkamm gewonnen, um reines Trabekelgewebe veraschen zu können. Es wurden Untersuchungen an Leichenmaterial und an intravital gewonnenem Untersuchungsgut verglichen. Die Phosphataseaktivität schwankt zwischen 20 und 80 BODANSKY-Einheiten. Die Phosphataseaktivität scheint mit zunehmendem Alter abzunehmen; nach dem 50. Lebensjahr steigt sie jedoch wieder an. Der Calciumgehalt steigt ebenfalls mit zunehmendem Alter, wobei gleichzeitig der Wassergehalt von 30 auf 20% im Senium sinkt. Der Nitrogengehalt verhält sich wie das Calcium. Der Phosphorgehalt schwankt ebenfalls. Er hat sein Maximum zwischen dem 40. und 50. Lebensjahr und sinkt dann ab. Der Phosphorgehalt verhält sich umgekehrt zur Phosphataseaktivität.

Der Strontiumstoffwechsel ist ähnlich, aber nicht identisch mit dem Calciumstoffwechsel. In den letzten Jahren sind viele Erkenntnisse darüber gesammelt worden. Mit Hilfe spektrographischer Untersuchungsmethoden wurde der Strontiumgehalt des Skeletes bei Säugetieren und beim Menschen bestimmt, zumal Strontium bevorzugt im Skeletsystem deponiert wird. So haben GERLACH und MÜLLER in Knochen und Bindegewebe von Vögeln und Säugetieren nachgewiesen, daß Strontium in einer Konzentration von 0,01—0,1 γ je Gramm Frischgewebe vorhanden ist. HODGES, McDONALD, NUSBAUM, STEARNS, EZMIRLIAN, SPAIN und McARTHUR haben sich eingehend mit dem Strontiumgehalt menschlicher Knochen befaßt. Im fetalen Knochen ist entsprechend der geringen Verkalkungsprozesse wesentlich weniger Strontium als in Knochen des Erwachsenen vorhanden. Der fetale Strontiumgehalt des Knochens beträgt etwa 0,016%, der Strontiumgehalt der Knochen Erwachsener 0,04%. Anscheinend schwankt der Strontiumgehalt in verschiedenen Knochenteilen nur geringfügig und nicht signifikant. Es ist aber sicher, daß Strontium ein notwendiger wichtiger Bestandteil des menschlichen Knochens ist.

Klinische Studien über primäre Störungen der Nebenschilddrüsen hatten bereits das Augenmerk auf die zentrale Bedeutung der Nebenschilddrüsen für den Mineralstoffwechsel gerichtet. Erst die Schule ALBRIGHTs hat die physiologischen Grundlagen durch exakte Untersuchungen gefestigt. Mit Parathormon (COLIP) läßt sich im Tierexperiment der Calciumspiegel des Serums erhöhen und die renale Calciumausscheidung steigern. JAFFE, BODANSKY und BLAIR konnten beim Hunde sogar das Bild der Osteodystrophia fibrosa generalisata hervorrufen. Offensichtlich erfolgt die Wirkung des Hormons über die Leistung von Osteoblasten und Osteoclasten.

BURNETT, ALBRIGHT und Mitarbeiter berichten über ein Syndrom, welches sich nach ungewöhnlich langer Aufnahme von Milch und Alkali (bei Magengeschwürsträgern) entwickelt hatte und an den primären Hyperparathyreoidismus erinnerte. Es fanden sich Kalkablagerungen in der Lunge, subcutan, in der Falx cerebri und in den mesenterialen Lymphknoten. Die Seriumcalciumwerte waren erhöht, der Phosphorwert im Serum erwies sich normal bis leicht vermehrt. Eine Hypercalcurie bestand nicht. Der relativ hohe Phosphorwert wird auf den hohen Phosphorgehalt der Milchnahrung zurückgeführt und bedeutet eine sichere Abgrenzung vom primären Hyperparathyreoidismus. Auch eine Skeletdemineralisation wurde ebensowenig gefunden wie eine Vermehrung der alkalischen Serumphosphatase. Nach Herabsetzung der Milch- und Alkalizufuhr konnten sämtliche Krankheitserscheinungen gebessert werden.

γ) **Primärer Hyperparathyreoidismus.** Beim *primären Hyperparathyreoidismus* erfolgt eine wesentliche Überproduktion von Parathormon. Die Reckling-hausensche Krankheit (s. S. 739) ist durch Osteoporose, Knochencysten und braune Tumoren gekennzeichnet. Es entstehen Riesenzellgeschwülste, die aus Osteoclasten bestehen; dadurch kommt es zu einer Vermehrung des Knochen-umbaues, wobei der osteoblastische Knochenanbau ungenügend bleibt. Die Folge dieses Umbaues ist die Demineralisation des Skeletes. Die Compacta wird auf-gesplittert, die Spongiosa atrophisch und der Knochen brüchig. Als Ausdruck der Demineralisation und der speziellen Wirkung des überschüssigen Parathormons kommt es zur Hypercalcämie, die beträchtliche Grade erreichen kann. Sie hat eine starke Vermehrung der renalen Kalkausscheidung zur Folge, so daß von einem Kalkdiabetes (Schüpbach) gesprochen wird. Die häufig die Ostitis fibrosa (besser Osteodystrophia generalisata) begleitenden Nierensteine und Verkalkungen werden dadurch verständlich. Der Kalk wird im Nierenparenchym zunächst in den Sammelröhrchen, später auch im Zwischengewebe niedergeschlagen; es kommt zur Nephrocalcinosis (Abb. 60). Im Nierenbecken wird der Kalk häufig in Steinform ausgefällt. Verständlicherweise kommt es zu chronischen Nierenentzündungen, die sich

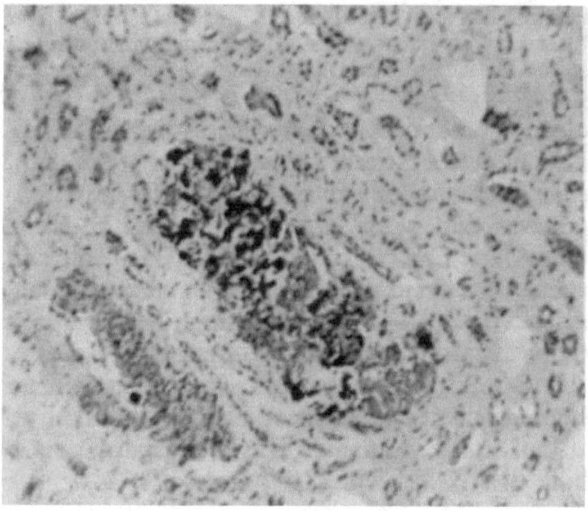

Abb. 60. Kalkinfarkt der Niere bei osteoclastischer Knochenmetastasierung eines Uterussarkoms.

bis zur Urämie steigern können, ohne daß wesentliche Symptome auf den Beginn der Krankheit hinweisen; nephrogener Hochdruck mit allen seinen Auswirkungen kann entstehen. Die blutchemischen Charakteristika des primären Hyper-parathyreoidismus sind Hypercalcämie und Hypophosphatämie.

Nephrolithiasis und Nephrocalcinosis sind somit unzweifelhaft Merkmale eines primären Hyperparathyreoidismus, der ohne jede Skeletveränderung (Albright, Kreating) vorhanden sein kann. Es ist das Verdienst Albrights, bei scheinbar primären Nierenkrankheiten und bei Nephrolithiasis durch systematische Unter-suchungen den primären Hyperparathyreoidismus ohne Skeletkrankheit erst-malig nachgewiesen zu haben, wobei Hypercalcämie und Hypophosphatämie diesen primären hyperparthyreoidischen Zustand vom sekundären reaktiven Geschehen sicher unterscheiden lassen. Adenome der Nebenschilddrüsen wurden sicher bei diesen primären hyperparathyreotischen Krankheiten gefunden.

Das Erfolgsorgan des Parathormons ist nicht allein das Skelet, sondern Nieren und Skelet werden in einer gekoppelten Reaktion beeinflußt, wobei die Nieren eine Vorzugsstellung einnehmen. Die Injektion von Parathormon hat zunächst eine vermehrte renale Phosphataussscheidung zur Folge. Diese soll Ausdruck der durch das Parathormon verursachten Hemmung der Rückresorption in dem tubulären Nierensystem sein. Die unmittelbare Auswirkung der Hyperphosphat-urie ist die Hypophosphatämie, wie sie beim primären Hyperparathyreoidismus vorliegt. Zur Erhaltung des Ionengleichgewichtes im Serum vermehrt der Orga-nismus gleichzeitig die Calciumionen. Wenn die alimentäre Calciumzufuhr infolge

Mangel oder Resorptionsstörung nicht ausreicht, wird der Kalk der Spongiosa (und vor allem des Schädeldaches bei der v. RECKLINGHAUSENschen Krankheit) zum Ausgleich mobilisiert. Wahrscheinlich erfährt das Osteoblasten-Osteoclasten-system durch das Parathormon eine Anregung (Abb. 61).

Insofern die ALBRIGHTsche Vorstellung von der Regulation bzw. der Störung der renalen Phosphatrückresorption unter dem Einfluß des Parathormons richtig ist, muß in Übereinstimmung mit UEHLINGER die Möglichkeit diskutiert werden, daß die Phosphatausscheidung auch bei Nierenschrumpfung durch verstärkte Funktion der Nebenschilddrüsen gesteigert und die Retention harnpflichtiger Substanzen verzögert werden kann. BERGSTRAND, PAPPENHEIMER und WILENS

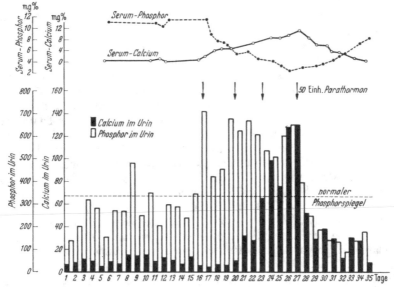

Abb. 61. Idiopathischer Hypoparathyreoidismus. Calcium- und Phosphorstoffwechsel unter Parathormonwirkung. (Nach ALBRIGHT und ELLSWORTH.)

wiesen tatsächlich bei chronischem schwerem Schrumpfnierenleiden eine meßbare (reaktive) Vergrößerung der Nebenschilddrüse nach. Die Hyperplasie der Neben-schilddrüsen zeigt sich oft nur in der Gewichtszunahme und in der allgemeinen Vergrößerung, wobei das zwischengeschaltete Fettgewebe durch Drüsengewebe erfüllt wird und die Hauptzellen in vermehrtem Maße zu Follikeln angeordnet werden. Die Umwandlung des granulierten Plasmas in ein wasserklares Zell-plasma ist für die Hyperplasie charakteristisch.

δ) **Sekundärer Hyperparathyreoidismus und renale Ostitis fibrosa.** Dieser sekun-däre Hyperparathyreoidismus unterscheidet sich blutchemisch vom primären durch die Erhöhung des Phosphatspiegels bei meist gleichzeitiger Erniedrigung des Serumkalkspiegels. Der Calciummangel ist bedingt durch eine verminderte enterale Calciumresorption, indem die auf den Darm übergeleiteten Phosphate Calcium zurückhalten. Des weiteren kommt Calciummangel durch eine verstärkte renale Calciumausscheidung zustande, indem das Calcium für das Ammoniak-kation einspringt, dessen Synthese in der Schrumpfniere vermindert ist. Die Pathogenese der schweren renalen chronischen Insuffizienz und der Skelet-veränderungen ist ungeklärt. Der pathogenetischen Betrachtung zugrunde gelegt wird die ALBRIGHTsche Auffassung, daß der durch die Niereninsuffizienz gesteigerte Serumphosphor die Aktivität der Nebenschilddrüsen steigert und zum sekundären Parathyreoidismus führt.

Der Organismus gebraucht Ammoniak zur Neutralisation von Säuren. Die Nieren sind neben der Leber die Hauptstätte der Desaminierung. Die Ammoniakbildung steht somit im Dienste der Regulierung des Säuren-Basengleichgewichtes. Die auszuscheidenden Säuren sind im Blute meist als Natriumsalze vorhanden. Ihre Ausscheidung in dieser Form würde für den Organismus Verlust wichtigen Natriums bedeuten. In der Niere erfolgt deshalb der Austausch von Na- und NH$_4$-Ionen. Das in die Blutbahn zurückkehrende Natrium steht danach erneut zur Säurebildung bereit. Harnstoffbindung und Bindung von Ammoniak an Säuren sind Schutzmaßnahmen des Organismus. Diese Desaminierung ist bei Urämie gestört. Infolge Alkaliverlustes kommt es dabei zu Acidose. Eine besondere Bedeutung bei der Aufrechterhaltung einer bestimmten Blutreaktion kommt außerdem dem Blutfarbstoff zu, der als wichtige Puffersubstanz bekannt ist. Durch Abgabe von H- oder OH-Ionen kann die Reaktion nach der einen oder der anderen Richtung verschoben werden. Auch die Bluteiweiße sind solche Puffer.

Hoher Calciumbedarf und relativer Calciummangel wirken sich maßgebend auf den Knochenumbau aus. Das wesentliche ist, daß Calcium nicht mehr zur Verfügung steht und das Osteoid nicht zur Knochenbildung verkalkt werden kann. Der sekundäre Skelethyperparathyreoidismus unterscheidet sich durch die enge Verbindung mit Osteomalacie grundsätzlich von der primären Ostitis fibrosa generalisata. Der primäre Hyperparathyreoidismus führt zu Osteoporose, bei der der restliche Knochen durch normalen Kalkgehalt und damit durch normale Härte gekennzeichnet ist. Lediglich der Verlust an Knochengewebe ist krankhaft und veranlaßt Frakturen. Beim sekundären Hyperparathyreoidismus wird der Knochen nicht nur brüchig, sondern infolge des kalkarmen Osteoids auch weich und verformbar, wie es sich in den Looserschen Umbauzonen bzw. im Milkmanschen Syndrom zeigt (s. S. 743). Es resultiert das Verbiegungssyndrom der Osteomalacie mit breiter Kyphose, seitlichem Einfallen der Brustwand, Coxa vara und Genua valga (Uehlinger). Des weiteren unterscheidet sich der sekundäre Hyperparathyreoidismus dadurch, daß das Skelet als Mineralspeicher zur Neutralisierung der renalen Acidose herangezogen wird. Der Knochenabbau bei sekundärem Hyperparathyreoidismus ist vor allem lokalisiert auf das Schädeldach, das Becken, die Epiphysen der langen Röhrenknochen und die Abschnitte der Wirbelkörper in der Nähe der Bandscheiben. Diese Skeletveränderungen treten klinisch dabei kaum in Erscheinung. Sie werden um so ausgesprochener, je länger der Nierenkrankheitsprozeß dauert und je schwerer die tubuläre Schädigung ist. Dann resultiert ein Krankheitsgeschehen, welches unter dem Bilde der Osteomalacie maskiert ist. Wesentlich ist der Hinweis, daß zu dem primären Nierenschaden beim sekundären Hyperparathyreoidismus die sekundäre Nephrocalcinose hinzukommen kann.

Entwickelt sich eine initiale Niereninsuffizienz im Wachstumsalter, so kann der physiologische Knochenumbau schwer gestört sein. Die Aufbaustörung steht im Vordergrund. Die Störung der enchondralen Ossifikation führt zu Minderwuchs und zu Verbreiterung der knorpeligen Epiphysenfugen. Ist die Kalkzufuhr gleichzeitig ungenügend, so kommt es lediglich zur Bildung von Osteoid. Im Gegensatz zur avitaminotischen Rachitis bleiben die langen Röhrenknochen meist gerade. Im Epiphysengebiet finden sich histologisch eine Fibroosteoclasie (Uehlinger). Nach Parson können dabei folgende Skeletveränderungen festgestellt werden: a) Ein atrophischer Typus bei typischer Rachitis mit Osteoporose, b) der florid rachitische Typus mit gut kalkhaltigem Schaft und c) der wollige Typus im Sinne Brailsfords.

Diese Skeletveränderungen zeichnen sich durch eine hohe, wenn auch nicht absolute Vitamin-D-Resistenz aus. Vitamin D ist in gewissem Sinne der Gegenspieler des Parathormons. Vitamin D hat 2 Hauptfunktionen: es steigert die Calciumresorption vom Darm und es erhöht den Phosphatschwellenwert der Nieren. Die gesteigerte Absorption des Calciums vom Darm bewirkt eine Steigerung des Serum-Calciumblutspiegels. Dadurch kommt es zu einem funktionellen Hypoparathyreoidismus, in dessen Gefolge die Urinphosphorausscheidung sinkt und der Serumphosphorspiegel steigt. Die Übersättigung des Blutes mit Calciumphosphat führt letzten Endes zur Entwicklung von Kalk metastasen (Calcinosis) (s. S. 703). Der funktionelle Hypoparathyreoidismus ist die Folge der Auswirkung der Hypercalcämie bei Vitamin-D-Zufuhr. Vitamin D in hohen Dosen löst Decalcifikation des Skelets aus.

Auch beim infantilen und juvenilen sekundären Hyperparathyreoidismus sind die Phosphate im Blut erhöht. Die Hyperphosphatämie kann hohe Werte erreichen. Der Calciumspiegel ist zwar häufig erniedrigt, aber Tetanieerscheinungen fehlen, da die renale Acidose die Ionisation des Calciums fördert. In Fällen von schweren Nierenkrankheiten, die zur Niereninsuffizienz führen, werden Veränderungen der Knochen angetroffen. Die Verminderung des Kalkgehaltes ist typisch;
zunehmend können sich die Merkmale des sekundären Hyperparathyreoidismus entwickeln; die energetisch-dynamische Herzinsuffizienz (HEGGLIN) ist ebenfalls meist vorhanden (s. Abb. 62, EKG-Veränderungen, s. S. 751). Zuerst haben FLETSCHER und PARSON bei Kindern diese Zusammenhänge erfaßt. Meist ist Zwergwuchs damit verbunden. Besonders eindrucksvoll ist die multiple Epiphysenstörung, die sich in starkem Klaffen der Iliosacralgelenke und der Femurepiphysenspalte zeigen. Auch rachitische Veränderungen mit Klaffen der Wachstumsfugen und becherförmigen Umbildungen sind vorhanden (MOSEBACH).

Die Form des Nierenschadens ist von sekundärer Bedeutung. Zwei Formen der Nierenschäden stehen im Vordergrund: 1. Nieren-

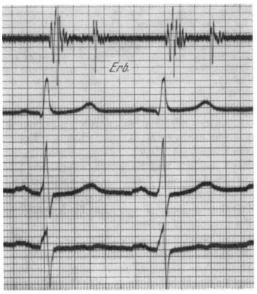

Abb. 62. Energetisch-dynamische Herzinsuffizienz nach HEGGLIN bei sekundärem Hyperparathyreoidismus im Verlauf einer chronischen Niereninsuffizienz.

schäden auf dem Boden kongenitaler Mißbildungen (Hydronephrose, Cystenniere); 2. chronische Nephritiden, die durch interstitielle mononucleäre Infiltrate, Hyalinose der Glomerulusschlingen und der Kanälchen sowie durch das Fehlen sklerotischer Gewebsprozesse gekennzeichnet sind. Die Glomerulosklerose scheint des öfteren mit familiären erblichen Eiweißstoffwechselstörungen in Verbindung zu stehen (s. S. 737, Amindiabetes nach FANCONI). Bei den Nierenkrankheiten handelt es sich zumeist um Schrumpfnieren, die primären Charakter tragen oder nach einer Pyelitis entstehen. Teilweise ist familiäres Vorkommen beschrieben. Meist tritt das Stadium schwerer Niereninsuffizienz mit Störung der Konzentrationsfähigkeit und Stickstoffausscheidung ein. Im Blut finden sich außer der Rest-N-Erhöhung und der Xanthoproteinerhöhung Steigerung des Phosphorspiegels sowie Verminderung des Calciumspiegels. Der Calcium-Phosphorquotient ist vermindert, die Alkalireserve erniedrigt. Das Verhalten ist vom Zustand der Nierenfunktion abhängig, die stärksten Veränderungen finden sich bei Urämie.

Seit der ersten Mitteilung von ALBRIGHT, DRAKE und SULKOWITSCH sind etwa 17 Fälle von Niereninsuffizienz des Erwachsenen mit chronischer Acidose,

Skeletveränderungen und Hyperplasie der Parathyreoideadrüsen, Kalkmetastasen (sekundärer Hyperparathyreoidismus) in der amerikanischen Literatur beschrieben.

Dreskin und Fox berichten kasuistisch unter Berücksichtigung der amerikanischen Mitteilungen über eine weitere Beobachtung. 27jähriger Mann, seit 3 Jahren starke Ermüdbarkeit, Schmerzen und Unfähigkeit zum Gehen, Schmerzen der Weichteile der unteren Extremitäten, zunehmende Verdickung der Weichteile der Extremitäten, in denen röntgenologisch „Kalk" nachgewiesen wurde. 6 Jahre vorher „Nierenkrankheit" (ohne nähere Diagnostik). Befund: normaler Blutdruck, Hyposthenurie und Albuminurie, Anämie, Hypoproteinämie von 6,7 g-% (4,7 Albumin, 2,0 Globulin), hochgradige Gefäßverkalkung entlang der Fingerarterien, tumorartige Schwellung am oberen Pol des linken Schilddrüsenlappens (histologisch Hyperplasie einer Nebenschilddrüse), Hydronephrose mit Uretererweiterung (Zustand nach Prostataresektion, röntgenologische Nierendarstellung), bronzeartige Hautpigmentationen. Blutchemische Befunde: nicht-eiweißgebundener Stickstoff 166 mg-%, Serumcalcium 4,7 mg-%, anorganischer Phosphor 16,2 mg-%, Phosphatase: 12,9 Bodanski-Einheiten. Histologischer Untersuchungsbefund: Nieren mit verminderter Zahl der Glomeruli, die zum Teil vernarbt und bindegewebig ausgefüllt sind, Tubulusatrophie, Rundzelleninfiltrate, Kalksalze im Interstitium (Kalkmetastasen), übrige Nebenschilddrüsen ohne Befund, Knochen mit Verengung des Markraums, fibrose Kalkmetastasen im interstitiellen Gewebe, Knochenan- und -umbau mit zahlreichen Osteoblasten und Osteoclasten. Verlauf: Vorübergehende Rückbildung der subcutanen Verkalkungen nach Entfernung des einen Nebenschilddrüsenadenoms.

Die Tubulusinsuffizienz ohne Glomerulusinsuffizienz (renal tubular acidosis Albright und Mitarbeiter) führt zu einem klinischen Syndrom, welches manchmal nur schwer von Krankheiten der Nebenschilddrüse abzugrenzen ist. Es ist gekennzeichnet durch hochgradigen Kalium- und Calciumverlust im Harn, durch Acidose und Skeletveränderungen in Form von echter Osteomalacie oder Osteomalacie mit Pseudofrakturen (Looser-Milkman-Syndrom). Die Knochenveränderungen erinnern an Spätrachitis. In Einzelfällen ist die Störung der Tubulusfunktion (Folge der Sulfonamidbehandlung?) mit pyelonephritischen Erscheinungen gekoppelt.

Bei Kindern werden vorwiegend fleckförmig auftretende Osteoporosen in der Gegend der Metaphysen und dem Typus der Rachitis entsprechende Begrenzungen der knöchernen Diaphysen beobachtet. Schon äußerlich sind die bei der avitaminotischen Rachitis bekannten Krankheitszeichen wie die Verdickung der Epiphysen der Röhrenknochen, der rachitische Rosenkranz, die Harrisonsche Furche und der verspätete Fontanellenschluß festzustellen. Im Röntgenbild ist an den Metaphysen eine wabige, fleckige, wie von Motten zerfressene, auch als „wollig" bezeichnete Struktur (Teall) des Knochens und eine unregelmäßige aufgefaserte Abgrenzung gegen die Epiphyse sichtbar. Bei jugendlichen Kranken finden mehr Umbaustörungen ähnlich der Osteomalacie statt, bei welchen die Knochenbälkchen von breiten Osteoidsäumen umgeben sind und das Mark teilweise fibrös umgewandelt ist. Die Epiphysen zeigen dagegen hierbei ein normales Verhalten und keine rachitischen Veränderungen. Sowohl bei der kindlichen als auch bei der jugendlichen Form wird Klein- und Zwergwuchs beobachtet. Dieser ist nicht auf rachitische Verkrümmungen der Knochen, sondern auf mangelnde oder ungenügende Entwicklung der Knochenkerne zurückzuführen. Beim Erwachsenen sind Knochenveränderungen am geringsten ausgesprochen; es kommt eine Osteoporose durch Resorption des Knochens zustande.

Experimentell können nach experimenteller *Nierenschädigung durch Blei- und Uransalze* Knochenveränderungen mit Auflockerung der Knochenbälkchen und fibröser Umwandlung des Knochenmarkes im Sinne der Ostitis fibrosa beobachtet werden (Eger, s. S. 815). Gleichzeitig kommt es dabei zu Hypertrophie der Epithelkörperchen. Dagegen bleiben nach Exstirpation der Epithelkörperchen die Skeletveränderungen aus. Aus diesen Versuchen ergibt sich eine Stütze für die von ALBRIGHT, DRAKE und SULKOWITSCH vertretene Auffassung, daß die renale Rachitis der Kinder als Gegenstück zur nephrogenen Ostitis fibrosa generalisata der Erwachsenen anzusehen ist.

ε) **Renale Acidose vom FANCONI-Typ einschließlich Amindiabetes und Cystinosis (LIGNACsche Krankheit).** Cystineinlagerungen im Organismus wurden erstmalig 1903 von KAUFMANN und ABDERHALDEN, später erneut von LIGNAC beschrieben. FANCONI beschrieb 1936 (vgl. ausführlichen kasuistischen Beitrag zur Cystinspeicherung mit renalem Zwergwuchs und Rachitis von R. LOOSER) ein Syndrom hereditärer Wachstumsstörung, Rachitis, Albuminurie, renalem Diabetes, alkalischem Urin (Anstieg organischer Säuren, Ammonium, Phosphor und Calcium im Urin), Hypophosphatämie ohne Hypercalcämie, Erniedrigung des Blutcarbonatspiegels und Degeneration der Tubulusepithelien der Nieren. McCUNE, MASON, CLARKE sehen in der renalen Glykosurie, in der Hyperaminosäureurie sowie in der Hyperphosphaturie den Ausdruck einer Rückresorptionsstörung in den degenerativ minderwertigen Tubulusepithelien. Vielleicht kommt es auch zu einem sekundären Hyperparathyreoidismus. Wegen der hohen Aminosäureausscheidung spricht FANCONI von „Amindiabetes".

Nach modernen Gesichtspunkten untersucht ist die Beobachtung der Cystinosis von BEUMER und WEPLER. Die ausgesprochensten histologischen Veränderungen weisen die Nieren auf. Die Glomeruli sind unterentwickelt. Daneben besteht eine chronische interstitielle Entzündung, die auch in Milz und Leber hervortritt. Die hochgradigste Cystinablagerung findet sich im interstitiellen Gewebe (sowohl der Milz als auch der Lymphknoten). Das klinische Bild ist folgendes (FREUDENBERG, MELLE, EDIN, BARNES): Atrophie, Wachstumsstörung, Anorexie, Erbrechen, Durst, Fieber, Albuminurie und Glykosurie; der Krankheitsbegriff des nephrotisch-glykosurischen Zwergwuchses mit hypophosphatämischer Rachitis ist treffend. Es hängt von dem Ausmaß der Stoffwechselstörung ab, ob die Cystindiathese als eine für den Träger harmlose, oft zeitlebens unerkannte Cystinurie oder als Steinkrankheit der Niere, oder als eine die Lebensfähigkeit sehr schnell in Frage stellende Cystinkrankheit verläuft. Moderne Studien zum Cystinstoffwechsel haben auf die Bedeutung der schwefelhaltigen Aminosäuren Cystin und Methionin auch für die Cystinkrankheit aufmerksam gemacht. Das Methionin vermag das fehlende Cystin der Nahrung nicht nur zu ersetzen, sondern nimmt sogar vor dem Cystin eine Vorrangstellung ein, weil eine durch Methioninmangel herbeigeführte Wachstumshemmung durch Cystinzusatz nicht ausgeglichen werden kann (BARNES, ROSE und Mitarbeiter). Der Cystinuriker scheidet mit erhöhter Eiweißzufuhr steigende Cystinmengen im Urin aus, vermag dagegen reines verfüttertes Cystin restlos abzubauen. Auch die Zufuhr von Methionin führt zu besonders lebhafter Cystinausscheidung; das gilt auch für das entmethylierte Methionin, Homocystein. BRAND und Mitarbeiter folgern daraus, daß die Störung bei der Cystindiathese nicht im Abbau des Cystins, sondern dem des Cysteins gelegen ist. Der Sitz der Stoffwechselanomalie wird von BEUMER und WEPLER in die Nieren verlegt, wobei nephrotoxische Einflüsse des unverbrauchten Cystins entstehen. Dadurch kommt es zu Nierenschädigung, Retention von Cystin und Ablagerung von Cystin in den verschiedensten Geweben. Die auffallende Wachstumshemmung findet jedoch dadurch keine Erklärung. Nach BEUMER und WEPLER stellt die Cystinkrankheit einen Sonderfall des renalen bzw. nephrotisch-renalen Zwergwuchses dar (Abb. 63).

BEUMER und WEPLER nehmen Beziehungen zwischen FANCONI-Syndrom und Cystinosis an. LOOSER und neuerlich UEHLINGER berichten über generalisierte Cystinosis mit Cystindepots in Knochenmark, Lymphknoten, Milz und Nieren innerhalb des RES. Sie nehmen an, daß Cystinosis mit Depotbildung nicht zu

Cystinurie und umgekehrt führt. Cystindepots treten aber nur auf, wenn eine Exkretionsschwäche der Nieren dafür besteht. Dent nimmt an, daß die Ursache der Aminurie in einer Verminderung der Nierenschwelle gegeben ist; sämtliche Aminosäuren, auch Cystin erscheinen im Urin. Infolgedessen kommt es zur Osteomalacie (Entkalkung des Knochens zur Lösung der Salze!). Die Aminurie kann durch Erhöhung des Blutspiegels freier Säuren oder durch Nierenschädigungen entstehen. Es ist jedoch wesentlich, daß die Aminosäuren Glykokoll und Alanin bei der renalen Acidose nicht vermehrt ausgeschieden werden. Im Fanconi-Syndrom mag die Acidose Folge der erhöhten Ausscheidung von Basen in direkter Beziehung zur gestiegenen Ausscheidung organischer Säuren sein,

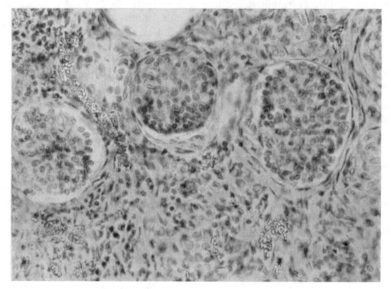

Abb. 63. Cystinosis. Cystinkristalle in der Niere und in der Umgebung der Gefäße nach Wepler und Beumer.

während bei der renalen Acidosis die Acidose Folge der verminderten Fähigkeit der Nieren zur Ammoniakbildung und zur Ausscheidung eines sauren Urins ist.

Bei beiden Formen der renalen Acidose kommt es im Knochenmark zu einer ausgesprochenen Fibrose, die bei verschiedenen Skeletkrankheiten vorkommt und regelmäßig bei Rachitis vorhanden ist. Uehlinger spricht daher von einer fibrösen Osteodystrophie bei chronischer renaler Insuffizienz. Mach und Rutishauser stellten auch bei der experimentellen Uranylnephrose erwachsener Hunde diese Fibrose fest.

Der Zwergwuchs ist ein charakteristisches Symptom dieser Syndrome. Er findet sich als echter rachitischer Zwergwuchs durch mangelhafte Knochenneubildung an den Ossifikationszonen und sekundär infolge der Skeletverbiegungen. Für den renalen Zwergwuchs scheint die chronische Niereninsuffizienz von besonderer Bedeutung zu sein, ohne daß nähere Einzelheiten darüber bekannt sind. Die Kombination von renalem Zwergwuchs und Cystinstoffwechselstörung dürfte auf eine konstitutionelle Minderwertigkeit außerdem schließen lassen.

Rohr beschreibt familiäre Panmyelophthise mit Fanconi-Syndrom.

Die Prognose des primären Hyperparathyreoidismus wird durch das Ausmaß der Nierenschädigung und der Skeletdeformität bestimmt. Durch die Entfernung des Nebenschilddrüsenadenoms wird lediglich die Störung des Calcium-Phosphat-stoffwechsels behoben und die Remineralisation des Skeletes eingeleitet. Nach UEHLINGER kann sich in seltenen Fällen an den primären ein sekundärer Hyperparathyreoidismus anschließen, wenn die Nephrocalcinose mit einer irreparablen Nierenschädigung verbunden ist. Beim sekundären Hyperparathyreoidismus wird die Prognose durch die Nierenkrankheit bestimmt. Die Epithelkörperchen dürfen nicht entfernt werden, weil lediglich durch die Überfunktion der Nebenschilddrüsen der Phosphatstoffwechsel einigermaßen normalisiert werden kann.

ζ) **Ostitis fibrosa generalisata (v. RECKLINGHAUSEN).** Die Ostitis fibrosa generalisata wird als Systemkrankheit des Skeletes infolge innersekretorischer Störungen aufgefaßt. Mineralstoffwechselstörungen und Hyperparathyreoidismus sind die gemeinsame Ursache der hemmungslosen Knochenentkalkung. Die modernen Auffassungen über die Pathogenese dieser Systemkrankheit stimmen unter Berücksichtigung der adenomatösen (und carcinomatösen, v. ALBERTINI, WASSALOW und VAROLENER, JOUNG und EMERSON) Wucherungen der Nebenschilddrüsen dahin überein, daß ein primärer Hyperparathyreoidismus die sekundären Veränderungen im Mineralstoffwechsel und dadurch die Krankheitserscheinungen verursacht (ALBRIGHT und REIFENSTEIN). HELLNER dagegen sieht in Übereinstimmung mit der Theorie ERDHEIMs in den Nebenschilddrüsenadenomen, die allo- und orthotopisch auftreten können, nicht die Ursache, sondern die Folge des gestörten Mineralstoffwechsels. HELLNER sieht demzufolge in der Ostitis fibrosa generalisata einen „sekundären" Hyperparathyreoidismus (allerdings besonderer Art, wie die Darstellung von primären und sekundären Hyperparathyreoidismus auf S. 729 zeigt). Es trifft in der Tat zu, daß Nebenschilddrüsenadenome nicht nur zum Erscheinungsbild der RECKLINGHAUSENschen Krankheit gehören, sondern vor allem sich auch bei Osteomalacie, bei Rachitis, bei Knochencarcinosen usw. entwickeln können; allerdings treten sie niemals mit der Regelmäßigkeit wie bei der Ostitis fibrosa generalisata auf. Obwohl die Ostitis fibrosa generalisata v. RECKLINGHAUSEN durch die Exstirpation der Epithelkörperchen sehr günstig beeinflußt werden kann, sind die ursächlichen Zusammenhänge zwischen Nebenschilddrüsenadenom und Knochenkrankheit noch nicht endgültig geklärt und dadurch ungemein kompliziert, daß beim sekundären Hyperparathyreoidismus ähnliche Veränderungen vorkommen können. KIENBÖCK, GEISSENDÖRFER, GIEBLER, HELLNER, BAUER, v. REDWITZ, BACHMANN und F. SOMMER fassen auch bei der v. RECKLINGHAUSENschen Krankheit den Epithelkörperchentumor „mehr" als sekundäre Reaktion bei einer primären Stoffwechselkrankheit auf (v. ALBERTINI).

In der Ostitis fibrosa generalisata treffen 3 Krankheitssymptome zusammen: Stoffwechselstörungen, Skeletveränderungen und Nebenschilddrüsenadenome.

Der Hyperparathyreoidismus ist mit überwiegender Wahrscheinlichkeit die Folge der hormonalen Hyperfunktion der geschwulstartig adenomatös gewachsenen Nebenschilddrüsen. Die Adenome können sich an einer oder mehreren Nebenschilddrüsen entwickeln. Auch carcinomatöse Wucherungen (ob primär oder sekundär entartet, ist nicht aufzuklären) sind gefunden (BERTRAND-FONTAINE und MOULONGUET). SOMMER und DEMOULLIN berichten über einen verkalkten Epithelkörperchentumor.

Über eine Ostitis fibrosa generalisata ohne Epithelkörperchenadenom berichten FONTAINE, FRANK, WARTER und STOLL, die in ihrer klinischen Symptomatologie mit charakteristischen röntgenologischen Veränderungen am Schädel, an der Halswirbelsäule, an den Rippen und am Schlüsselbein, sowie am Becken und an den Oberarmen und am Femur den Merkmalen der RECKLINGHAUSENschen Krankheit entspricht. Es findet sich in diesem Falle weder Hypercalcämie,

Hyperphosphatämie und Hyperphosphatasämie. Die Calciumbilanz ist normal. Weder die Biopsie noch der operative Eingriff ergaben das Vorhandensein eines Tumors der Nebenschilddrüsen.

Häufig entzieht sich das Adenom dem chirurgischen Nachweis, da es innerhalb der Schilddrüse im Sinne allotopischer Wucherung vorhanden sein kann. Auch entlang der Carotisarterie am Halse, substernal im Jugulum und im Mittelfeld sind Adenome postmortal nachgewiesen worden. Histologisch handelt es sich um Hauptzellenadenome, um eosinophile Tumoren oder um einfache Hyperplasien (insofern es sich histologisch differenzieren läßt).

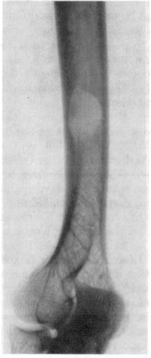

Abb. 64. Ostitis fibrosa generalisata (Knochenherd im Oberarm).

Der mit dem Nebenschilddrüsenadenom verbundene primäre Hyperparathyreoidismus führt zu vermehrter Bildung und Ausschwemmung von Parathormon, wodurch die Knochenentkalkung verursacht wird, weil Calcium und Phosphor nicht in den natürlichen Ablagerungsstätten trotz des dauernden „Stoffwechsels" zurückgehalten werden. Die Ausscheidung dieser Mineralien durch den Darm bleibt normal. Als Ausdruck der negativen Calciumbilanz kommt es jedoch zu einer um das zehnfach erhöhten Ausscheidung von Calcium durch den Harn. Der Blutcalciumspiegel ist im Gegensatz zum sekundären Hyperparathyreoidismus absolut erhöht; die Werte schwanken in ausgesprochenen Fällen zwischen 12 und 18 mg-%. Nach Hellner soll der Höchstwert mit 29,4 mg-% für Calcium gefunden worden sein. Der Blutphosphorspiegel ist gering erniedrigt und liegt um 3 mg-%. Die Phosphatdiurese ist anscheinend die einleitende, sowohl beim primären als auch beim sekundären Hyperparathyreoidismus festgestellte Veränderung. Die stark erhöhte Kalkausscheidung durch die Nieren vermag schwere Nierenschädigungen herbeizuführen. Nierenverkalkungen, Nierensteine und nephrotische Syndrome sind vorhanden; dadurch können zumeist in Verbindung mit sekundären Infektionen der abführenden Harnwege hochgradige Nierenfunktionsstörungen, urämische Symptome und Acidose ausgelöst werden, die wiederum einen „sekundären" Hyperparathyreoidismus veranlassen.

Petit und Clark berichten an Hand einer eigenen Beobachtung über Hyperparathyreoidismus während der Schwangerschaft. Bei einer 23jährigen Frau, die im 5. Monat schwanger war, bestand ein Tumor am Kinn, der einem Adenom der Nebenschilddrüse entsprach. Es hatten sich typische Knochenveränderungen entwickelt; bei einer Hypercalcämie von 18,7 mg-% waren röntgenologisch auch Verkalkungen der Nieren nachweisbar. Blutphosphatwerte und die alkalische Serumphosphatase waren normal.

Die Skeletveränderungen bei der Ostitis fibrosa generalisata bestehen feingeweblich in einem gesteigerten osteoclastischen Knochenabbau. Die Knochenbälkchen werden in weiter Ausdehnung resorbiert. In diesen Abbaugebieten kommt es zu osteoclastischen Wucherungen, Gewebsuntergang und Blutungen (braune Geschwülste), schließlich zu fibröser Reaktion, Knochenneubildung (kalkarmes Osteoid) und wiederum zum gesteigerten Abbau des reaktiven Knochengewebes. Häufig sind Cysten, in die es bluten kann; sie entsprechen den braunen Geschwülsten (Abb. 64). Infolge der schweren Knochenaufbaustörung kommt es zu sekundären Funktionsstörungen: Infraktionen, Frakturen, Verbiegungen. Die Rinde der Röhrenknochen wird verschmälert (besonders wenn die Cysten bis zum Periost ausgedehnt sind), die Markräume werden erweitert. Im Beginn ist das Knochenmark oft hyperaktiv; mit Fortschreiten der Skeletveränderungen und zunehmender Neigung zur Fibrose schwindet das funktionstüchtige Markparenchym mehr und mehr, so daß sich allgemeine Blutveränderungen mit Anämie und Leukopenie einstellen können.

Das Röntgenbild bei beginnender Krankheit der Knochen ist wenig charakteristisch; es besteht zunächst eine mehr oder weniger allgemeine Osteoporose. Mit Fortschreiten der Krankheit kann die Knochencorticalis feinwabig aufgelockert sein. Entwickeln sich cystische Herde oder braune Tumoren, so kommt es zu Entstellungen und Verbiegungen. Der Schädel kann von diffusen feinfleckigen Aufhellungen durchsetzt sein. Umschriebene Knochendefekte gibt es nur, wenn isoliert braune Tumoren auftreten. Meist sind aber mehrere Cysten zu einer wabigen Auflockerung unter Auftreibung des Knochens bei gleichzeitiger Verdünnung der Corticalis vereinigt.

Nach HELLNER sind mehr Männer als Frauen betroffen. Nach REISCHAUER ist das 3.—5. Lebensjahrzehnt bevorzugt. Meist werden Schmerzen im Skelet geklagt. Mit zunehmender diffuser Knochenentkalkung können sich die klinischen Erscheinungen der Osteomalacie einstellen. Eine allgemeine Muskelschwäche ist die Folge des gesteigerten Blutcalciumspiegels und der hierdurch herabgesetzten elektrischen Erregbarkeit der Muskeln. Zahnverluste erklären sich aus dem malacischen Schwund der Alveolarfortsätze.

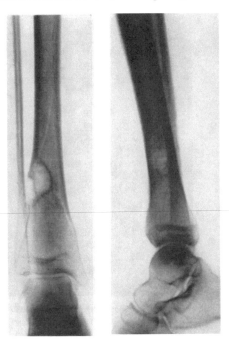

Abb. 65. Ostitis fibrosa localisata.

Über Riesenzellgeschwülste der Ostitis fibrosa localisata (Abb. 65) schreiben BANGE, BAUER, SCHUMANN und FINSTERBUSCH. Beziehungen zwischen Riesenzellgeschwulstbildung und Traumen sowie Blutungen vermutet KONJETZNY.

Differentialdiagnostisch ist die Abgrenzung der Ostitis fibrosa generalisata von der lokalisierten Cystenbildung, vom Osteoclastom (s. S. 841), von der polyostotischen fibrösen Dysplasie (s. S. 770) und von der renalen Rachitis (s. S. 733) unerläßlich. Der Hyperparathyreoidismus kann röntgenologisch auch eine PAGETsche Krankheit vortäuschen.

Die strenge Differentialdiagnose ist die Voraussetzung der Behandlung, indem nur bei der v. RECKLINGHAUSENschen Krankheit die operative Entfernung des Nebenschilddrüsentumors einen Nutzen mit sich bringt. Natürlich bedürfen trotz Beseitigung des primären Hyperparathyreoidismus die Cysten brauner Tumoren der Ausschälung und Auskratzung. Offensichtlich gibt es aber auch spontane Heilungen. Örtliche Eingriffe an den Knochen selbst haben ohne operative Entfernung des Parathyreoideaadenoms keinen Zweck. Die Gefahr der Tetanie nach operativer Entfernung der Nebenschilddrüsengeschwulst ist groß.

η) Pseudohypoparathyreoidismus. Der Pseudohypoparathyreoidismus (Albright, Burnett, Smith und Parson) bedarf der kurzen Erwähnung. Er ist
gekennzeichnet durch Hypoparathyreoidismus, der gegenüber Zufuhr von Parathormon refraktär bleibt, dagegen auf AT 10 gut anspricht. Ein Mangel an Parathormon scheint nicht vorzuliegen. Dieses Syndrom ist gleichzeitig durch verschiedene Abnormalitäten besonders gekennzeichnet. Das Krankheitsbild offenbart sich als Pseudoepilepsie mit positivem Chvostekschen Zeichen und geringer
Erniedrigung des Calciumspiegels bei leicht erhöhtem Phosphorspiegel. Die allgemeinen Zeichen sind: Rundgesicht, dicke und kurze Statur infolge frühzeitigen
Epiphysenschlusses. Beard hat die Verkürzung der Metacarpal- und Metatarsal-

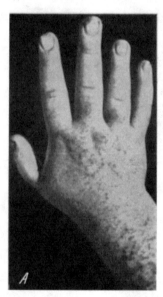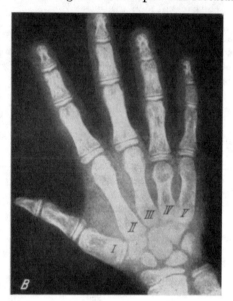

Abb. 66. Pseudohypoparathyreoidismus. (Nach Albright und Reifenstein.)

knochen beschrieben. Es zeigt sich die Verkürzung lediglich im Bereich der 4. und
5. Finger, an denen die Epiphysenfugen im Vergleich mit dem übrigen Handskelet geschlossen sind (vgl. Abb. 66).

Schüpbach und Curvoisier, Zellweger und Girardet nehmen zu dem
von Albright aufgestellten Krankheitsbild des Pseudohypoparathyreoidismus
kritisch Stellung. Während Albright eine vorgetäuschte Unterfunktion der
Nebenschilddrüsen, weil die Erfolgsorgane auf das Hormon nicht ansprechen, annimmt, konnten Schüpbach und Curvoisier doch in einem einschlägigen Falle den
Hormoneffekt nachweisen. Der Nachweis der Hormonwirkung gelingt jedoch
nur mittels der Methode der provozierten Hyperphosphaturie nach Ellsworth
und Howard. Schüpbach und Curvoisier empfehlen, nicht von Pseudohypoparathyreoidismus, sondern von Crétinisme parathyreoidien zu sprechen.

X. Calciprive Osteopathien (Osteomalacie und Osteoporose).

Osteomalacie oder Rachitis der Erwachsenen und Osteoporose sind Knochenkrankheiten wenig einheitlicher Pathogenese. Die *Osteomalacie* beruht immer
darauf, daß Calciumsalze nur in ungenügender Menge im Organismus vorhanden sind und daß das Osteoidgewebe, reichlich gebildet, nicht verkalkt wird.

Der Calciumspiegel ist für den Spiegel an anorganischem Phosphor im Blutserum relativ zu niedrig, bzw. der Gehalt an anorganischem Phosphor ist zu niedrig, um bei dem Calciumangebot entsprechende Apatite zu bilden, die in das Osteoid eingelagert werden können. Trotzdem ist der Serum-Calciumspiegel meist normal hoch, nur selten erniedrigt. Der Serum-Phosphorspiegel liegt im allgemeinen an der unteren Grenze der Norm, gelegentlich ist er sogar gering vermindert. Der Osteoidknochen ist infolge seiner Armut an Knochensalzen schwach und nachgiebig. Die Osteoblasten befinden sich entsprechend der lebhaften Osteoidbildung im Stadium der Hyperaktivität, wie klinisch aus dem hohen Serumwert für alkalische Phosphatase bei Osteomalacie geschlossen werden muß. Die Rachitis der Jugendlichen unterscheidet sich prinzipiell von der Osteomalacie lediglich dadurch, daß die Epiphysenstörung im Vordergrund steht, indem bei der infantilen Rachitis sich die gestörte Verkalkung in der Zone des provisorischen Knochens zeigt. Vitamin-D-Zufuhr hebt dabei die Mangelbildung auf, indem Hypercalcämie und Hyperphosphatämie einsetzt. Gleich welcher Pathogenese, stellt bei der Osteomalacie der Knochen ein Vorratslager an Calcium und Phosphorsäure sowie Citronensäure dar. Im Hungerzustand liefern z. B. die Teile des Skeletsystems, die weniger lebenswichtig sind, in bestimmter Reihenfolge Material: Schädel, Rippen, während die Knochen mit Stützfunktion zuletzt befallen werden. Im Knochen vollzieht sich bereits normalerweise fortlaufend ein Stoffwechsel, aus dem der dauernde Auf- und Abbau von Knochen resultiert. Untersuchungen mittels radioaktiven Phosphors haben gezeigt, daß innerhalb von 27 Tagen normalerweise 45% des zugeführten Phosphors durch die Nieren ausgeschieden werden.

Die Bedeutung der Nebenschilddrüsen für die porotische und malacische Form der calcipriven Osteopathie ist noch umstritten. Ein primärer Hyperparathyreoidismus wird nach heutiger Auffassung als Ursache der Osteomalacie abgelehnt (ALBRIGHT und REIFENSTEIN, HELLNER). Offensichtlich handelt es sich um einen sich langsam im Krankheitsablauf einstellenden sekundären Hyperparathyreoidismus, der in einem Circulus vitiosus die letzten Reste der Mineraldepots in dem Knochen im Zuge einer acidotischen Stoffwechselverschiebung zum Schwinden bringt (s. S. 733). Bleibt bei Osteomalacie der kompensatorische Hyperparathyreoidismus aus oder infolge der totalen Kalkverarmung des Skeletes erfolglos, so wird der Calciumspiegel im Blutserum erniedrigt und der Phosphorspiegel bleibt normal. Kommt dagegen ein sekundärer Hyperparathyreoidismus zustande, so wird der Calciumspiegel im Blutserum normalisiert und der Phosphorspiegel erniedrigt (s. S. 733).

Differentialdiagnostisch ist bedeutsam, daß bei der Osteoporose im Gegensatz zur Osteomalacie der Calciumgehalt, der Phosphor- und Phosphatasegehalt im Blutserum normal sind, während bei der Ostitis fibrosa generalisata der Serum-Calciumspiegel immer sehr hoch, der Phosphorspiegel erniedrigt und der Phosphatasegehalt im Serum sehr hoch ist.

1. LOOSER-MILKMANsche Umbauzonen und Ermüdungsbrüche.

Der *osteomalacische Knochen* ist durch Osteoidreichtum und durch Kalkarmut gekennzeichnet. Er ist schwach biegsam und reagiert auf kontinuierliche Belastung mit Ermüdungserscheinungen. Es können dabei oft symmetrisch angeordnete Entkalkungszonen an verschiedenen Stellen des Skeletes vorkommen und Infraktionen im Röntgenbild vortäuschen. LOOSERsche Umbauzonen sind meist mit Osteomalacie vergesellschaftet, kommen aber auch als ,,multiple idiopathische symmetrische Frakturen (MILKMAN-Syndrom) beim Gesunden vor. Im allgemeinen stimmen dabei Calcium-, Phosphor- und Phosphatasewerte im Blutserum mit denen bei Osteomalacie überein (ALBRIGHT und REIFENSTEIN, BURNETT, PARSON, ROOS). Über die *Morphologie der Entkalkungsvorgänge* kann man intravital nur recht wenig sagen, da morphologisch lediglich histologisch und klinisch nur unter Berücksichtigung der Phosphatasewerte eine sichere Unterscheidung von Osteomalacie und Osteoporose möglich ist, so daß in der klinischen Literatur meist von kombinierten Krankheitszuständen gesprochen wird. Mittels der Phosphatasebestimmung gelingt die Unterscheidung der Entkalkungsosteopathie gelegentlich. Röntgenologisch ist die Unterscheidung kaum möglich. Natürlich spricht in ausgesprochenen Fällen die verwaschene wie ausradierte Feinstruktur des an seinen Konturen unscharfen Knochens

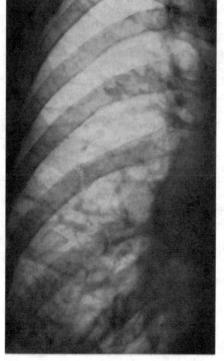

für Osteomalacie, während die Verringerung des Kalkgehaltes bei großporiger Zeichnung und strichförmiger Darstellung der Compacta für Osteoporose kennzeichnend ist.

Abb. 67.   Abb. 68.

Im Jahre 1930 (etwa 20 Jahre nach LOOSER) hat MILKMAN nach Röntgenbefunden *bandförmige, querverlaufende, symmetrische Aufhellungszonen (Umbauzonen,* Abb. 67—70) unterhalb des Trochanters im Femurschaft, im distalen Drittel der Ulna, im Metatarsale III, im Schulterblatt und an zahlreichen Rippen beschrieben. Die Entkalkung beginnt jeweils cortical und breitet sich im Verlaufe von Jahren über den gesamten Knochenabschnitt aus. Erst final kommt es zu stärkeren Fragmentverschiebungen. Der Calciumstoffwechsel, das endokrine System und das übrige Skeletsystem erweisen sich als gesund, so daß eine Deutung des Prozesses MILKMAN nicht zu geben vermochte. Später berichteten MICHAELIS, LEEDHAM-GREEN und CAMPBELL, GOLDING, HOPF und LÜDIN über entsprechende Beobachtungen.

Bevorzugte Lokalisation sind in jedem Falle die Schambeinäste, die Femurschäfte unterhalb dem Trochanter, mittleres und unteres Drittel von Ulna und Radius, die Mitte des lateralen Randes der Schulterblätter, die Rippen, die Mitte des Metatarsus III und die Mitte der Clavicula. Die Umbauzonen können isoliert und lokalisiert, aber auch mehrfach an diesen Stellen vorkommen. Bei ihrem

Einzelvorkommen dürfte es sich im wesentlichen um Belastungsschäden des Skeletes handeln. BARTELHEIMER beschreibt Umbauzonen im Dornfortsatz der Hals-

wirbelkörper. Er erklärt die Lokalisation einer solchen Zone im 7. Halswirbel dadurch, daß ein von dem darunterliegenden Processus spinosus rhythmisch ausgeübter Druck infolge des Zusammensinkens der kalkarmen Wirbelsäule Anlaß zu dieser bandförmigen Entkalkung gewesen ist. KÖHLER beschreibt ebenso wie BAASTRUP die Osteoarthrosis osteomalacica der Processus spinosi. Besonders im Bereich der Wirbelsäule sind osteomalacische Mangelschäden meist sehr ausgesprochen vorhanden. Die Umformung der Wirbelkörper zu Plattwirbeln, Keil- und Fischwirbeln, bei denen die Deckplatten konvex eingedrückt werden, ist regelmäßig vorhanden (s. Abb. 50 und 51). Die entspannte Zwischenwirbelscheibe nähert sich im Bereich des Nucleus pulposus der Kugelform und komprimiert den erweichten Wirbelkörper

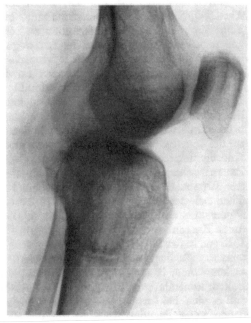

Abb. 69.

(SCHMORL, GÜNZ). Während bei der Alterskyphose die Zwischenwirbelscheiben abgeplattet werden, sehen wir bei den Mangelosteopathien gerade eine ballonartige Auftreibung. BARTELHEIMER sieht hierin wohl das wesentlichste Unterscheidungsmerkmal. Die Verbiegung des Beckens zu Kartenherzform, wie sie bei der puerperalen Osteomalacie eintreten kann, bildet sich bei Erwachsenen nicht mehr aus. Dagegen ist die Entwicklung des Glockenthorax ein häufiges Ereignis, meist in Verbindung mit unerkannt gebliebenen Rip-

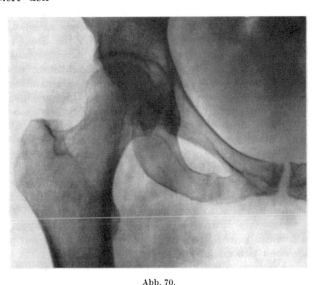

Abb. 70.

Abb. 67—70. LOOSERsche Umbauzonen: Abb. 67 und 68 an den Rippen; Abb. 69 an der Tibia und Abb. 70 am Sitzbein.

penfrakturen. Bei den calcipriven Osteopathien kommen auch Knochenauswüchse an den Ansatzstellen der Muskeln und der Sehnen vor; das sog. Stachelbecken ist dafür typisch.

Hier sind auch die Dornfortsatzveränderungen der Wirbelsäule bei der Schipperkrankheit zu erwähnen (Schröder).

Im Zusammenhang mit der Entwicklung der Umbauzonen bedürfen die *Ermüdungsbrüche* der Rippen noch einer besonderen Erwähnung. Rippenporose kann aus verschiedensten Gründen zu schleichenden Frakturen führen. Meist geben chronische Infektionen der Luftwege und der Lungen, auch das Bronchialcarcinom mit seinem Hustenreiz Veranlassung zu sog. *Hustenfrakturen.* Diese haben nichts mit den Druckusuren an den Rippen zu tun, wie sie bei der Isthmusstenose der Aorta fast regelmäßig vorkommen. Ermüdungsbrüche der Rippen stellen im Vergleich zu den Druckatrophien etwas wesentlich anderes dar. Sie treten wie die Umbauzonen als schleichende Frakturen auf. Ermüdungsbrüche finden sich an verschiedenen Skeletteilen, wie die Marschfraktur, die Fraktur des Dornfortsatzes bei Erdschippern und die bereits beschriebenen aseptischen Knochennekrosen bei Köhlerscher, Schlatterscher, Thiemannscher und Perthesscher Krankheit (S. 664, 674) zeigen. Osteoporotische Hustenfrakturen der Rippen sind auch bei zahlreichen Knochenkrankheiten beschrieben, vor allem bei der Osteopsathyrose. Zur beschreibt osteoporotische Frakturen bei allgemeinen auszehrenden Krankheiten. Die Lokalisationen der Rippenfrakturen durch Husten an der 1. und 2. Rippe sind beachtenswert. Sie finden sich an der 1. Rippe in der Nähe des Tuberculum scaleni, wo der vordere Musculus scalenus ansetzt. Es liegt nahe, daß diese Lokalisation mit der Funktion des Musculus scalenus beim Husten etwas zu tun hat. Bei Lungenoperierten kann die Hustenfraktur kontralateral auftreten. Nach den Röntgenbildern hat man den Eindruck, daß es sich bei fortgesetztem Husten um schlechtheilende Zustände handelt, bei denen sogar Pseudarthrose auftreten kann.

Die Looserschen bzw. Milkmanschen *Umbauzonen* und die *Ermüdungsfrakturen* (Mussgnug, Schröder, Wilhelm Rieder, Andreesen, Honecker) erscheinen entsprechend der typischen Lokalisation an den statisch im Sinne der Scherung und Biegung meist beanspruchten Stellen des Skeletes. Loosersche Umbauzonen und Milkman-Syndrom scheinen funktionell und pathogenetisch gleichwertig zu sein. Neuerdings berichtet Schmitt darüber. Auch er faßt die Milkmansche Krankheit als eine rachitische, malacische Osteopathie auf, wobei die unrationelle Lebensführung, qualitative Unterernährung, Störungen im Mineralstoffwechsel und in der Ovarialfunktion sehr wesentlich sind. Heidenhoffer nimmt engere Zusammenhänge zwischen Umbauzonen und Störungen der Ovarialfunktion an, weil das weibliche Geschlecht besonders häufig die Umbauzonen aufweist.

Die Voraussetzung dieser Ermüdungsbrüche und Umbauvorgänge ist nicht immer die Osteoporose bzw. die Osteomalacie oder die Osteogenesis imperfecta, sondern auch völlig Gesunde, allerdings meist untrainierte Menschen, die außergewöhnliche einzelne Dauerleistungen zu erbringen haben, können spontan erkranken. Die Milkmanschen Umbauzonen finden sich auch bei der chronischen Cadmiumvergiftung (s. S. 814). Buchtala nimmt an, daß auch die von ihm bei Ultraschallschädigung an Hundeknochen beschriebenen Veränderungen auf der gleichen Grundlage entstandene Umbauzonen sind.

Die Ermüdungsbrüche können durch eine uncharakteristische Symptomatologie eingeleitet werden. Charakteristisch ist der neuralgische Schmerz im Periostbereich des überanstrengten Knochens, aus der sich eine ossifizierende Periostreizung entwickelt hat. Erst wenn das Knochengewebe rarefiziert, tritt dann die Spontanfraktur des erschöpften Knochens hervor (vgl. Wernly).

Ein sehr wichtiger Faktor ist das symmetrische Auftreten dieser Osteomalacie, die auch bei Dystrophie nach langanhaltender Unterernährung (s. S. 752) vorkommt.

UEHLINGER bestätigt nach pathologisch-anatomischen Untersuchungen, daß den Aufhellungsbändern des MILKMAN - Syndroms Umbauzonen im Sinne von LOOSER mit fehlender Heilungstendenz zugrunde liegen. Ungeklärt ist, ob den Umbauzonen eine Fraktur vorausgeht oder ob die Fraktur Folge des umschriebenen Knochenumbaues ist. Nach den neueren Auffassungen kann aber kein Zweifel sein, daß fermentative Umsetzungen, wie sie im Hungerzustand und bei Vitamin D-Mangel vorkommen, eine ebenso wichtige Ursache darstellen, jedoch stellen die Umbauzonen kein Äquivalent der Rachitis oder der Osteomalacie dar.

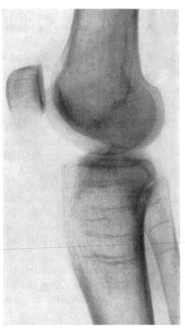

Umbau bedeutet Überführung von lamellären Knochen in Faserknochen. Diese Zone bleibt unter Umständen Monate und Jahre unverkalkt. UEHLINGER konnte den Entwicklungsgang des Prozesses im histologischen Schnitt verfolgen und kommt zu dem Urteil, daß man nicht einfach von einer schleichenden Fraktur mit atypischer Callusbildung sprechen kann. Der Umbau beginnt an der Corticalis und schreitet gegen das Knocheninnere vor. Zentral findet sich eine verdichtete fibröse Narbe, in deren Randzonen lediglich Osteoid gebildet wird. Zum Unterschied von der echten Callusbildung bei einer Fraktur fehlt die ödematöse Quellung des Knochenmarkgewebes. Fissuren, Frakturblutungen und Trümmerfelder konnte UEHLINGER nicht nachweisen. Es handelt sich um Callusbildung ohne Fraktur. Zweifellos spielen mechanische und statisch-dynamische Faktoren eine Rolle. Nach UEHLINGER läßt der Initialvorgang, der sich in einer Änderung der Knochenmarksvascularisation zeigt, auf neurovasculäre Störungen schließen (s. neurale Osteoarthropathien, S. 768).

Abb. 71. Querstreifung (nach Ausheilung von Umbauzonen, Markierungen vorübergehenden Wachstumsstillstandes?) bei malacischer Osteopathie.

Gelegentlich weisen röntgenologisch strichförmige, meist quergelagerte Verdichtungszonen im Bereich der vom MILKMAN-Syndrom bevorzugten Skeletteile auf die dort stattgehabte Wachstumsstörung noch nach Jahren hin (s. Abb. 71).

2. Ursachen der Osteomalacie.

a) Vitamin D-Mangel.

Mangel an Vitamin D bedingt Osteomalacie nicht nur in Form der juvenilen Rachitis, sondern auch der Osteomalacie der Erwachsenen. Vitamin D hat 2 Hauptfunktionen: Steigerung der Calciumabsorption vom Darm und der Phosphorausscheidung im Urin. Durch die Steigerung der Calciumabsorption vom Darm wird der Serum-Calciumspiegel erhöht und die Nebenschilddrüsenfunktion im Sinne des Hypoparathyreoidismus gebremst (ähnliche Wirkung entfaltet das Parathormon, s. S. 728). Gleichzeitig wird die Urinphosphorausscheidung erniedrigt, wodurch es zu einer Erhöhung des Phosphorspiegels im Blut, schließlich zu Übersättigung des Blutes mit Calciumphosphat und nach und nach zu Präcipitation von Calciumphosphat und zu Entwicklung von Kalkmetastasen kommt.

Erst bei der Intoxikation durch Vitamin D treten Störungen der Niere auf, die sich in Albuminurie, Hyposthenurie, Polyurie und Polydipsie zeigen. Die Erhöhung des Phosphorspiegels im Blutserum kommt dabei über die infolge der Hyper-calcämie entstandene Minderleistung der Nebenschilddrüsen zustande. Hannon, Chen, Chou und Wang sowie Liu konnten bei Stoffwechseluntersuchungen an Einwohnern Nordchinas zeigen, daß sich die infolge des echten Vitamin D-Mangels entstandenen Stoffwechselstörungen voll ausgleichen lassen. So verschwinden nach Gargilll, Gilligan und Blumgart die gesteigerte Calcium- und Phosphor-ausscheidung im Stuhl und die Calciumausscheidung im Urin unter der Vitamin-D-Zufuhr. Zweifellos gibt es neben dem Vitamin D-Mangel auch primäre Nieren-störungen, die zu einem erhöhten Calciumverlust mit dem Urin bei normalem Blutcalciumspiegel führen und Osteomalacie hervorrufen.

Albright, Butler und Bloomberg berichten auch über Osteomalacien bei *Resistenz gegenüber Vitamin D*.

b) Chronische Steatorrhoe.

Im Verlaufe von *chronischen Steatorrhoen* kommt es meist zu ausgesprochener Osteomalacie. Sicherlich ist dabei der Mangel an Vitamin D infolge der Resorp-tionsstörung des fettlöslichen Vitamins bedeutsam; aber es kommt dabei gleich-zeitig auch zu K- und A-Avitaminose, so daß kombinierte Krankheitsursachen für die wechselvollen klinischen Erscheinungen (Osteomalacie, Hypalbuminose. symptomatische perniziöse Anämie, hypoprothrombinämische Blutungsbereit-schaft) in Erscheinung treten können. Die Steatorrhoe kommt idiopathisch bei chronischer Pankreatitis oder beim Spruesyndrom, beim Whipple-Syndrom (s. S. 984) bzw. bei Cöliakie, Pellagra und gastrokolischer Fistel, selbst bei Achylia gastrica vor. Meulengracht spricht daher von einer Osteomalacia achylica. Sarasin beschreibt Osteomalacie auch bei Kranken mit hyperchromer Anämie und Resorptionsstörungen nach Magenresektion. Schließlich sind die Formen der Knochenentkalkung, die bei chronischer Gallenfistel, bei schweren Leber-parenchymschädigungen (Mayor) oder bei exkretorischer Pankreasinsuffizienz erscheinen können, hier zu erwähnen. Diarrhoen können im klinischen Bild lange Zeit fehlen. Der Phosphorspiegel ist meist normal, während der Calcium-spiegel im Blutserum bis zum Auftreten des klinischen Bildes der Tetanie gesenkt sein kann. Bei diesem blutchemischen Befund ist es verständlich, daß bei dieser Form der Osteomalacie sehr früh ein kompensatorischer Hyperparathyreoidismus einsetzt. Auf die Wechselbeziehungen der steatorrhoischen Osteomalacie und der Hungerosteomalacie wird noch einzugehen sein. Es sei aber bereits an dieser Stelle hervorgehoben, daß infolge des endogenen Mangelzustandes auch bei der Steatorrhoe Hypalbuminämie und Mangel an Magnesium zustande (Melling-hoff) kommt, so daß die Verfestigung des Osteoids infolge des Albuminmangels sowie infolge der Minderung der Osteoblastenaktivität bei gestörter Magnesium-zufuhr (Magnesium = Aktivator der Phosphatase, S. 691) ausbleibt oder ge-hemmt wird.

c) Renale Acidose.

Auch die *renale Acidose* vermag symptomatisch zu Osteomalacie zu führen. Der Organismus versucht den infolge der Nierenstörung entstandenen Säure-überschuß auszuscheiden und durch hohe Säureausscheidung im Harn die Acidose zu verringern. Dabei kann die Ammoniakbildung durch die Nieren gesteigert werden. Sinkt der p_H-Wert im Urin unter den neutralen Punkt, so wird mehr und mehr organische Säure, frei von basischen Stoffen ausgeschieden; Phosphat erscheint im Urin in der Form des primären Phosphats. Im Verlaufe dieser Entsäuerungsversuche können Knochensalze in größerer Menge gelöst werden; durch Lösung der Calciumionen aus dem Skelet werden Calciummengen frei, die die Mineralsäuren im Urin zu neutralisieren vermögen. Bei schweren Nierenfunktionsstörungen (vgl. sekundärer Hyperparathyreoidismus, S. 733), vor allem bei Tubulusstörungen ohne Glomerulusinsuffizienz kann Calcium als Base in Verlust geraten und im Urin ausgeschieden werden, so daß Nierensteine und Nephrocalcinose sekundär verursacht werden können. Infolge des Kalk-

verlustes mit dem Urin entsteht Hypocalcämie, die bei längerem Bestehen den sekundären Hyperparathyreoidismus bedingt; es erfolgt darauf Abbau von Calcium aus dem Skelet und Steigerung des Blut-Calciumspiegels. Der Phosphorspiegel im Blutserum sinkt entgegengerichtet ab. So resultiert ein Circulus vitiosus, der zur Osteomalacie führt, wobei allerdings aus unbekannter Ursache trotz reichlichen Osteoids und lebhafter Phosphatase eine Osteoidverfestigung nicht möglich ist (vgl. v. LUTTEROTTI, BARTELHEIMER). BARTELHEIMER weist in diesem Zusammenhange auf eine Krankheitsgruppe hin, über die von HINDEMITH und REINWEIN berichtet wurde: Infantiler Kleinwuchs mit Mißbildungen der Harnwege und Diabetes insipidus.

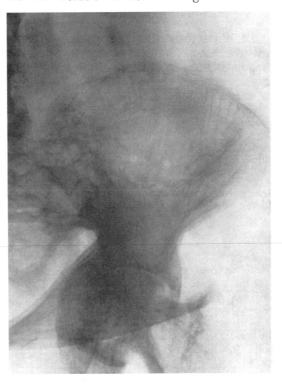

Abb. 72. Osteomalacie der Beckenschaufel.

Im Verlaufe der renalen Acidose kommt es zuerst zu Hyperkaliurie und in ihrem Verlauf zu Hypokaliämie (BROWN, CURRENS, MARCHAND). HADORN beschrieb letzthin ein Osteomalaciesyndrom, welches durch ausgesprochene Hypokaliämie und klinisch durch anfallsweise muskuläre Schwächezustände gekennzeichnet war (s. S. 750).

Im Gegensatz zur renalen Osteomalacie besteht bei der renalen Rachitis eine gesteigerte Knochenzerstörung ohne eigentlichen Kalkmangel. Auch in der Art der Nierenstörung bestehen Unterschiede, obwohl die Veränderung im Säure-Basengleichgewicht beiden Krankheitsformen gemeinsam ist. Durch die Minderung der Ammoniakbildung wird zwar die Säureausscheidung, aber gleichzeitig auch Hypercalcurie gesteigert, Hypocalcämie und sekundärer Hyperparathyreoidismus verursacht. Bei der renalen Rachitis kommt es jedoch nicht zur Phosphordiurese, weil Phosphorretention besteht; der Serum-Phosphorspiegel bleibt bei der renalen Rachitis immer erhöht. Meist besteht Urämie (vgl. auch renale Acidose vom FANCONI-Typ, S. 737).

d) Schwangerschaftsosteomalacie.

Die *Schwangerschaftsosteomalacie*, bedingt durch den erhöhten Kalkbedarf beim Skeletaufbau des Fetus — die Hyperplasie des Knochenmarkparenchyms ist möglicherweise im Sinne der myelogenen Osteopathien (s. S. 774) die Ursache des „Knochenabbaues" —, ist Ausdruck des erhöhten Kalkbedarfs des Fetus, der seinen Bedarf aus den Skeletsalzen der Mutter deckt, insofern der Mutter nicht genügend Kalksalze mit der Nahrung zugeführt werden (Abb. 72).

e) Knochenerweichung bei Lichtmangel.

Die *Knochenerweichung bei Lichtmangel*, besonders bei der Osteomalacie der Adolescenten, ist meist die Folge einer komplexen Krankheitsursache, bei der Vitamin-D-Mangel, Minderernährung oder Hunger gleichzeitig eine Rolle spielen. Hansen gibt ein charakteristisches Beispiel für die Lichtmangel-Osteomalacie. Es soll näher beschrieben werden.

Ein 20jähriger Student leidet an Ekzem; im Verlaufe der Krankheit stellen sich psychische Störungen, Reflexsteigerung und Gehstörungen ein, so daß an multiple Sklerose oder Polyneuritis gedacht wurde. In Wirklichkeit handelte es sich um eine echte Osteomalacie mit Verminderung der Körpergröße, Watschelgang, Sternalschmerz und entsprechenden Röntgenbefunden. Die Ursache der Osteomalacie war, daß der Kranke wegen des „Lichtekzems" ängstlich jeden Sonnenstrahl von seiner Haut fernhielt. Zwei Jahre lang hielt sich der Student in der Wohnung auf und ging nur in der Abenddämmerung auf die Straße, bis infolge der Unmöglichkeit, die Straßenbahn zu besteigen, die Diagnose der Osteomalacie „über den Umweg einer systematisierten Nervenstörung" möglich wurde.

f) Osteomalacie bei Geschwulstkranken.

Sehr komplex sind die Ursachen für die Entwicklung von *Osteomalacie bei Carcinomkranken*, bei denen Knochenmetastasen noch nicht bestehen (s. S. 791).

g) Osteomalacie mit paroxysmaler hypokaliämischer Muskellähmung.

Zwischen Kalium, Muskel- und Nervenfunktion scheinen enge Beziehungen zu bestehen. Beim Morbus Addison besteht Hyperkaliämie und Hypoglykämie, beim Insulinschock Hypokaliämie und Hypoglykämie, beim Diabetes Normokaliämie (15—21 mg-%) und Hyperglykämie und bei paroxysmaler Muskellähmung Hypokaliämie und Hyperglykämie. Hypokaliämie kann ihre Ursache haben: 1. in mangelnder Zufuhr (Brechdurchfall, große Glucose-Infusionen); 2. in K-Verlust (Durchfall, Darmfistel); 3. in exzessiver K-Diurese (Überdosierung von DOCA, ACTH, Morbus Cushing, Coma diabeticum; 4. durch K-Verlagerung aus dem extra- in den intracellulären Raum (paroxysmaler Anfall von Lähmung) und 5. in Blutverdünnung (K-arme Infusionen).

Ein Syndrom von Osteomalacie mit Hypokaliämie und anfallsweise muskulären Schwächezuständen ist als besonderes Krankheitsbild bekannt. Es handelt sich um periodische Muskellähmungen, die bereits Westphal 1885 beschrieb. Die Beteiligung des quergestreiften Herzmuskels mit Dilatation des Herzens und relativer Mitralinsuffizienz ist aus der Beobachtung von Jung und Jantz sowie von Voss bekannt. Die Ödeme, die als Anasarka bezeichnet werden, werden als Folge der Störung des Wasser-Mineralstoffwechsels aufgefaßt. Im späteren Verlauf können Muskelatrophien auftreten. Die Erkennung leichter Fälle der periodischen Muskellähmung ist sehr schwierig, meist wird die Diagnose: Vegetative Labilität oder Hysterie gestellt. Oft wird das Symptom mit nächtlichen Wadenkrämpfen abgetan. Bei dem neurovegetativ sehr labilen Kranken Hadorns kam es im Anschluß an ein Osteomalacierezidiv zu einem anfallsweise schweren Krankheitsbild mit hochgradiger muskulärer Schwäche, Erbrechen und Diarrhoen. Muskelschlaffheit, Fischmaulatmung, Exsiccose, Kreislaufkollaps und Acidose kennzeichnen den Zustand der Hypokaliämie. Die Muskelschwäche betraf vorwiegend die Arm- und Bein-, aber auch die Atem-, Nacken- und Kehlkopfmuskeln. Gelegentlich kam es gleichzeitig zu Vorhofflimmern und zu Anfällen von Tetanie mit Hypocalcämie. Im Vordergrund stand die ausgesprochene Hypokaliämie von 9,1 mg-% bei gleichzeitiger Erhöhung der Chlor- und Natriumwerte. Die QT-Dauer im EKG war dementsprechend erheblich verlängert. Das Auftreten der Lähmungserscheinungen geht immer einer hochgradigen Hypokaliämie parallel; mit Verschwinden der Lähmungsphase steigt der Kalispiegel an. Auch die zur Zeit der Hypokaliämie vorhandenen elektrokardiographischen Veränderungen mit den Zeichen der sog. energetisch-dynamischen Herzinsuffizienz (HEGGLIN) bilden sich gleichzeitig mit Verschwinden des Kalimangels zurück.

Bei Hypocalcämie wie bei Hypokaliämie kommt es zu Veränderungen des QT-Intervalls im EKG. Für die Hypocalcämie ist die Verlängerung der ST-Strecke mit isoelektrischem Verlauf charakteristisch. Bei Hypokaliämie beruht die Verlängerung der Systolendauer dagegen auf einer Abrundung und Verbreiterung der T-Zacken, deren Amplitude dabei im allgemeinen abnimmt. Die ST-Strecke ist bei Hypokaliämie nicht verlängert, aber meistens gesenkt und häufig finden sich U-Wellen dabei (ERNSTENE und PROUDFIT).

Zur Ätiologie der paroxysmalen Lähmungen berichten CERNY und KATZENSTEIN über eine Sippe mit gleichzeitig gehäuftem Vorkommen von Sellabrücken und RAYNAUDscher Krankheit. Sie fassen die paroxysmalen Lähmungen als eine Adaptationskrankheit im Sinne SELYEs auf, wobei eine anlagebedingte Labilität der stoffwechselregulierenden Funktionen des hypophysär-diencephalen Systems zugrunde liegen soll. Der paroxysmale Lähmungsanfall soll vorwiegend in die Gegenschockphase fallen und seine Prodrome sollen mehr oder weniger in der eigentlichen Schockphase beginnen. Auffällig ist, daß eine erhöhte Ausscheidung des Follikelreifungsfaktors im Urin festgestellt wird, während sich die Ausscheidung der 17-Ketosteroide im Urin als sehr schwankend erweist.

Gewisse Zustände von Muskelschwäche bei Diabetikern vor oder im Beginn des hypoglykämischen Schocks stehen mit der Insulinbehandlung in engem Zusammenhang. Der Abfall der Kaliumwerte im Blutserum unter Insulin ist bekannt (MELLINGHOFF). GEORGI und BEIGLBÖCK beschreiben unter der Insulinschockbehandlung auftretende Verminderung des Serumkaliums bei gleichzeitiger Erhöhung des Natrium- und Chlorspiegels. Die im Coma diabeticum zu beobachtende allgemeine Muskelschwäche läßt sich ebenfalls mit einer Verminderung des Serumkaliums in Einklang bringen, vorausgesetzt, daß bereits Insulinbehandlung eingesetzt hat. Eine Verminderung des Serumkaliums liegt auch bei chronischer Nephritis vor und kann durch Kaliumbehandlung gut beeinflußt werden (BROWN, CURRENS und MARCHAND). Die Ätiologie dieses Syndroms ist ungeklärt. Die Vermutung einer neurovegetativen Störung des Kalium-Zuckerstoffwechsels (HEROLD) trägt nicht zur Klärung bei.

HADORN weist in diesem Zusammenhang auf die renalen Osteopathien hin, wie sie ALBRIGHT und REIFENSTEIN beschreiben. Bei dieser besonderen Form der Osteomalacie ist die NH_3-Synthese gestört und infolgedessen werden Hypercalcurie und Hyperkaliurie, parallel dazu Hypocalcämie und Hypokaliämie festgestellt. Die mangelhafte Verkalkung des Osteoids bei dieser Stoffwechselstörung wird auf den Mangel an Mineralien zurückgeführt. Dabei kommen auch periodische Lähmungen vor, die zweifellos auf hypokaliämische Krisen zurückzuführen sind.

Offensichtlich gibt es auch periodische Lähmungen bei Erhöhung des Serum-kaliums. Über die Bedeutung der Veränderung des Kreatinstoffwechsels bei der periodischen Muskellähmung ist nichts Sicheres bekannt. Hyperkreatininämie ist beschrieben. Vielleicht steht sie mit der beginnenden oder bereits ausge-sprochenen Muskelatrophie in Zusammenhang (vgl. progressive Muskeldystrophie, S. 905).

Harrington hatte bereits auf empirischem Wege den therapeutischen Nutzen der Kalium-Citratbehandlung beschrieben, welche lebensrettend wirken kann. Therapeutisch wird Kaliumchlorid in Mengen von 5—15 g pro die gegeben, wobei wegen der sehr schlechten Verträglichkeit unter größter Vorsicht 20 bis 50 cm³ einer 2%igen Lösung innerhalb von 20—30 min verabfolgt werden. Prostigmin ist wirkungslos.

h) Alimentäre und Hungerosteomalacie.

Die auch *Hungerosteomalacie* genannte *alimentäre Mangelosteopathie* hat wohl die am meisten komplexe Ursache. Sie wird durch Fett- bzw. Vitamin D-Mangelkost und durch einseitige Gemüsekost bei gleichzeitigem völligen Mangel an tierischem Eiweiß hervorgerufen. Daß durch Durchfälle, die den Hunger-zustand ungemein komplizieren, Resorptionsstörungen, Magensaftmangel mit Achylia gastrica (Meulengracht), Steatorrhoe und Kalkmangel, infolge Bildung unlöslicher Fettseifenbindungen auch Vitamin D-Mangel und nahrungsbedingter Kalkmangel entscheidend beteiligt sind, ist selbstverständlich, wie es von der Sprue, der Cöliakie und dem Erscheinungsbild der *gastrokolischen* Fistel und vom Whippleschen Syndrom bekannt ist.

Die Hungerosteopathie war während und nach den Ernährungskatastrophen vergangener Jahrzehnte und im Altertum ein anscheinend recht häufiges Krank-heitssymptom. Die letzten Jahre haben in den von den Kriegswirren heim-gesuchten Gebieten in der ganzen Welt alimentäre Osteopathien in geringerer Zahl entstehen lassen. Die klassischen Mangelkrankheiten wie Beri Beri, Pellagra und Skorbut mit ihren Skeletveränderungen sind jedoch weit zurückgetreten. Aus Deutschland berichten Bartelheimer, Fehre, Bittorf, Jüptner, Drisch sowie Klotzbücher und Dalicho sowie in einem zusammenfassenden Überblick über Ernährung, Hunger und calciprive Mangelosteopathien R. Schoen. Über Mangelosteopathien haben kasuistische Mitteilungen und Zusammenfassungen im deutschen Schrifttum weiterhin Schmidt, Brugsch, Spitzner und Less-mann, Bartelheimer, Heilmann, Heinrich, Wolff-Eisner, Loos, Alwens, Joseph Schmitt und Assmann sowie Kienboeck, Schutzer, Crawford und Cuth-Berson, Weissenbach, Lebowich, Christianson gegeben. Im aus-ländischen Schrifttum liegen zahlreiche Veröffentlichungen über Knochen-entkalkung vor (Ruitz, Gior, Justin-Besançon, Glanzmann, Meulengracht, Lichtwitz, Burrows und Graham, Kesson, Morris und McCutcheon).

Im Gegensatz zu der Kalkverarmung des Skelets steht die Neigung zu ab-normer Verkalkung in anderen Geweben bei der Hungerosteopathie. So finden sich in den Nieren, aber auch in den Gefäßwänden Verkalkungen. Selbst die Knorpelringe der Luftröhre, die Magenwand und die Haut können Kalkablage-rungen aufweisen (Schmitt), wie es vom Hyperparathyreoidismus bekannt ist.

Daß der Dystrophie eine Mangelernährung zugrunde liegt, ist selbstver-ständlich. Der Defekt im Mineralhaushalt allein kann aber für die Kalk-verarmung des Knochensystems nicht ausschlaggebend sein. So ist die Patho-genese der Hungerosteopathien ungemein vielfältig: Mangel an Mineralien (Cal-cium, Magnesium und Phosphor), Mangel an Eiweiß (Albumin für die Osteoid-bildung), Mangel an Fett (Vitamin D), Mangel an Vitamin D und schließlich der

Lichtmangel sind die pathogenetischen Momente, die zusammentreffen müssen, um den Zustand der universellen calcipriven Osteopathie herbeizuführen. Mehr Beachtung als bisher verdient der im Hungerzustand deutlich erniedrigte Magnesiumgehalt (normal 1,9—2,5 mg-% nach MELLINGHOFF) als Ursache der Osteomalacie, nachdem Magnesium neben Mangan (s. S. 691) als wesentliche Aktivatoren für die Phosphatase und damit für den Knochenaufbau erkannt worden sind. Zweifellos leidet die Calciumzufuhr während der Hungerzeit außerdem erheblich, zumal die wesentlichen Calciumträger Eier, Käse, Milch in der Nahrung völlig zu fehlen pflegen. Der Calciumtagesbedarf wird von RUBNER mit 0,4 g, von HELLNER aber mit 1—2 g festgelegt. Dieser Bedarf wird bei der Mangelernährung nicht gedeckt.

3. Osteoporose und ihre Ursachen.

Von der Osteomalacie ist die Osteoporose klinisch nur schwer zu trennen. Röntgenologisch ist die Unterscheidung der Skeletveränderungen zumeist nicht sicher möglich, da ein allgemeiner Knochenschwund in Erscheinung tritt. Bei der Osteomalacie handelt es sich um eine Knochenkrankheit, die auf einem Mangel an Calciumsalzen aus verschiedener Ursache beruht, wobei das im Überschuß gebildete Osteoid nicht verkalkt werden kann; der Phosphatasegehalt ist entsprechend der osteoplastischen Hyperaktivität im Blutserum bei der Osteomalacie immer sehr hoch. Bei der Osteoporose befinden sich dagegen die Osteoblasten aus verschiedener Ursache im Stadium der Unterfunktion; der Phosphatasegehalt im Blutserum ist als Ausdruck dessen erniedrigt. Es erfolgt also trotz ausreichenden Calciumangebotes mangels aktiver Osteoblastenfunktion keine ausreichende Knochenbildung. Der bei Osteoporose spärlich noch erhaltene Knochen ist im Gegensatz zur Osteomalacie immer ausreichend verkalkt. Bei der Osteoporose kommt es jedoch auch zu Hypercalciurie. Dadurch kann es zu Nierensteinbildung und zu sekundären acidotischen Stoffwechselstörungen kommen. Wenn mit der Hypercalciurie bei Osteoporose der Knochen entkalkt ist, wird die Calciumausscheidung im Urin normal oder vermindert. Die Osteoporose findet sich im Gegensatz zur Osteomalacie meist nicht am Schädel. Auch die Lamina dura der Zähne bleibt bei Osteoporose im Gegensatz zum Hyperparathyreoidismus immer erhalten. Die in der Kindheit zu beobachtende Form der Osteoporose bleibt pathogenetisch häufig ungeklärt und geht meist mit Hypercalcämie einher (ALBRIGHT und REIFENSTEIN).

Osteoporose kommt aus verschiedener Ursache zustande, wobei ausdrücklich zu betonen ist, daß die Unterscheidung porotischer und malacischer Osteopathien klinisch nur bei extremen, schweren Osteopathien einigermaßen möglich ist.

a) Inaktivitätsatrophie des Skeletes.

Die *Inaktivitätsatrophie* des Skelets als Ursache der Osteoporose kann generalisiert oder auch lokalisiert auftreten; sie hat im strengen Sinne nichts mit der SUDECKschen Knochenatrophie gemeinsam (s. S. 763). Inaktivitätsatrophie findet sich bei bettlägerigen Kranken, lokalisiert bei chirurgischen Leiden oder im Gefolge chirurgischer Behandlung mit Ruhigstellung befallener Extremitäten.

b) Unter- und Mangelernährung.

Unter- und Mangelernährung spielen ebenfalls eine Rolle für die Entstehung der Osteoporose. Gerade bei den durch Unterernährung bedingten Knochenatrophien ist oft nicht möglich, den Anteil osteomalacischer und osteoporotischer

Vorgänge im Skelet zu erkennen und zu trennen; Rachitis, Rachitis tarda und Hungerosteopathie ordnen sich in eine Gruppe ein, wobei man sich darüber im klaren sein muß, daß der Vitamin D-Mangel nur eine Teilursache darstellt. Bartelheimer sowie Droese sind der Auffassung, daß Vitamin D-Mangel mehr zu porotischen als zu malacischen Skeletveränderungen führt. Meist treffen Altersinvolution, innersekretorische Störungen, Stoffwechselstörungen und allgemeiner Vitaminmangel neben Eiweißmangel zusammen.

c) Mangel an Vitamin C.

Im Gefolge von *Mangel an Vitamin C* kommt es zu ungenügender Bildung von Knochengrundgewebe. Das Vitamin C stellt einen Protoplasmawirkstoff dar, der für die Osteoidentwicklung wichtig ist. Bei Kindern ist vor allem, abgesehen von den subperiostalen Blutungen im Sinne der Möller-Barlowschen Krankheit, der Epiphysenschluß gestört (Salter und Aub); auch die Zahndefekte bei Kindern erklären sich zum Teil daraus.

d) Präklimakterische Osteoporose.

Die Osteoporose tritt bei Frauen spontan präklimakterisch in Erscheinung. Osteoporose in der Menopause und Altersosteoporose haben vieles gemeinsam. Die Wirkung der Geschlechtshormone auf die Bildung der Knochen und des Skelets wurde auf S. 711 ff. dargestellt. Die physiologische Altersosteoporose ist der Ausdruck der Kombination verschiedener Wirkungen, unter denen die Minderung der Bildungsfähigkeit für Geschlechtshormone, allgemeine Störungen der Nahrungsverwertung (Achylia gastrica nach Meulengracht, Sarasin, sowie nach Fehre und Eschbach [58%]) und der Unterernährung usw. eine entscheidende Rolle spielen.

e) Osteoporose bei Morbus Cushing.

Osteoporose gehört in besonderem Maße zum *Krankheitsbild des Morbus Cushing* (s. S. 719). Die Überproduktion von Nebennieren-S-Hormonen (s. S. 715) ist das Wesentliche. S- und N-Hormone der Nebenniere sind in bezug auf die Beeinflussung des Skeletsystems Gegenspieler; S-Hormon steuert die membranöse Knochenbildung, während das N-Hormon für den Epiphysenschluß, aber nicht für die Knochenbildung verantwortlich ist. Die Erscheinungen des Adaptationssyndroms, die sich auch in der Hungerosteopathie darstellen können, beruhen auf einem funktionellen S-Hypocorticismus, der sich als „Gegenschock" auf den primären Schock mit S-Hypercorticismus entwickelt (s. S. 715). Die Osteoporose bei Akromegalie gehört ebenfalls hierher, wenn auch die Ursache nicht aufgeklärt ist; vielleicht spielt ein durch den eosinophilen Hypophysentumor bedingter S-Hypercorticismus eine wesentliche Rolle. Allerdings fehlt bei der Akromegalie die für S-Hypercorticismus typische 11-Oxysteroidausscheidung im Harn (s. S. 719).

f) Idiopathische Osteoporose.

Osteoporose kommt auch idiopathisch vor; nach Albright und Reifenstein bleibt die Pathogenese dabei meist ungeklärt. *Acidose bei Diabetes mellitus* und *Hyperthyreose* werden gelegentlich verantwortlich sein (s. myelogene Osteopathien S. 774). Ein echter *Calciummangel* als einzige Ursache der „idiopathischen" Osteoporose ist unwahrscheinlich.

g) Osteogenesis imperfecta.

Schließlich gehören auch die Skeletveränderungen bei den verschiedenen Formen der *Osteogenesis imperfecta* (s. S. 818) ins Gebiet der Osteoporose. BARTEL-HEIMER konnte dabei funktionell das Erscheinungsbild der calcipriven Osteopathien nachweisen, wobei allerdings die Knochenbildungsstörung als familiäres oder hereditäres Geschehen die ausschlaggebende Bedeutung hat.

h) Osteoporose bei hämatopoetischen Reaktionen und Hämoblastomen.

Die *Osteoporose bei hämatopoetischen Reaktionen und Hämoblastomen* wird eingehend unter Berücksichtigung der Wechselbeziehungen zwischen Knochenmark und Knochen bei den myelogenen Osteopathien beschrieben (s. S. 774ff.).

i) Hepatogene Osteoporosen.

Das Skeletsystem ist bei chronischen Leber- und Gallewegserkrankungen klinisch nur selten beachtet worden. Bekannt sind experimentelle Untersuchungen, die auf die hochgradige Osteoporose bei Gallenfisteln tragenden Tieren hinweisen. Im übrigen sind nur vereinzelte klinische Beobachtungen gesammelt worden. COCCHI hat an 27 eigenen Untersuchungen (chronische Leberschädigungen, Lebercirrhosen, akute gelbe Leberatrophie) mit und ohne Ikterus, bei Verschlußikterus und äußeren Gallenfisteln, nicht aber bei bösartigen Neubildungen der Leber eine diffuse Osteoporose vor allem an der Wirbelsäule, aber auch am Handskelet nachweisen können. Nach COCCHI handelt es sich bei der hepatogenen Osteoporose, die sowohl als Osteoclasten- wie Osteoblasten-Osteoporose auftritt, um die Folge recht komplexer endogener Störungen. Die Störung der Kalk- und Fettresorption aus dem Darm, D-Hypovitaminose, sekundärer Hyperparathyreoidismus infolge ungenügender Kalkresorption und Kalkzufuhr, Ausschaltung des Inaktivierungsvorganges der Oestrogene in der kranken Leber sowie Hodenatrophie mit Nebennierenrindenhyperplasie und S-Hypercorticismus können kombinierte Ursache sein.

4. Die klinischen Erscheinungen der calcipriven Osteopathien.

Die klinische Symptomatologie der *Skeletveränderungen* bei Osteomalacie, Osteoporose und Hungerosteopathie stimmen in vielen Punkten, abhängig von der Schwere des Zustandes überein. Die abnorme Verbiegungsfähigkeit der Extremitätenknochen, die beiderseitige oder einseitige Schenkelhalsfraktur, die besonders in den letzten Nachkriegsjahren in verstärktem Maße hervorgetreten ist (HELLER, KLOTZBÜCHER und DALICHO), die Druckschmerzhaftigkeit der Knochen im Bereich der Schambeine, der Rippen, in besonderem Maße und als typischer Osteomalacieschmerzpunkt gekennzeichnet: die Druckempfindlichkeit des Brustbeins im Übergang zum Processus xiphoideus sind charakteristisch. Knochenverbiegungen derart schweren Ausmaßes, wie sie KAUFMANN beschrieb, dürften kaum mehr zur Beobachtung kommen. Die von KAUFMANN beschriebene gummiartig nach beidseits laterale Verbiegbarkeit der unteren Extremitäten, die zu einer grauenhaften Entstellung führen, sind Kuriosität. Viel häufiger sind geringfügige Veränderungen, die meist übersehen und infolge „rheumatischer" Beschwerden fehl eingeordnet werden. HANSEN betont mit Recht, daß die Osteomalacie viel häufiger sei, als sie diagnostiziert wird. Die mehr oder weniger

schwere Kyphose der Wirbelsäule, abhängig von dem Ausmaß der Fischwirbelbildung und die wohl regelmäßige Angabe der Kranken, daß sich ihre Körpergröße
verringert habe, sind die direkte Folge der Verschmälerung der Wirbelkörper.
Der Watschelgang, die Schmerzen der Extremitäten beim Gehen werden im
allgemeinen ebensowenig berücksichtigt, wie die für den Osteomalacischen
charakteristische Querfalte in der Bauchhaut, wenn sich infolge der Kyphose
Rippenbogen und Beckengürtel bis zur Berührung genähert haben. Auch das
Liegen der Kranken ist nicht ohne Schmerzen möglich, zuweilen nur in einer
bestimmten Körperhaltung. Diese wird streng beibehalten und jede Lage-
änderung vermieden, „um die elektrischen bzw. rheumatischen Schmerzstiche"
im gesamten Skeletsystem zu vermeiden. Gelegentlich weisen die bei den
calcipriven Osteopathien relativ häufigen Knochenauswüchse an den Ansatzstellen der Muskeln und der Sehnen, z. B. als Stachelbecken auf die schweren
Knochenumbaustörungen hin.

Dalicho und Klotzbücher haben in einer zusammenfassenden Arbeit aus
einem großen Krankengut die Verteilung der porotischen bzw. malacischen
alimentären Skeletveränderungen im Organismus statistisch festgelegt. Bei 85%
der 120 Beobachtungen fand sich eine Verbreiterung der Zwischenwirbelplatte,
bei 10% bestanden Infraktionen der oberen Schlußplatten der Sanduhrwirbel.
Bei weiteren 10% der Fälle waren Loosersche Umbauzonen nachweisbar, bei
15% waren Frakturen vorhanden, bei 3 Kranken waren lineare Verdichtungen
im Sinne von Jahresringen (s. S. 747) ausgebildet. Bei 70% waren die
Rippen von der Osteoporose betroffen, während das Becken in 31%, Scham-
und Sitzbeine in 39% der Beobachtungen regelmäßig befallen waren. Die
oberen Extremitäten waren bei 52% der Kranken porotisch. Die Compacta
erwies sich im Verhältnis zur Spongiosa verschmälert, so daß der Corticalis-
Markraumindex (Heinrich) abnahm. Osteoporose der unteren Extremitäten war
selten. Bei nur 6% der Kranken fand sich eine Porose der Schädelknochen; in
13% der Beobachtungen wies die Spongiosa des Humerus eine cystoide Auflagerung auf.

Mit dem *malacischen Knochenschwund* ist meist eine *Rückbildung der Muskulatur* verbunden. Die Muskulatur ist hypotonisch und gering entwickelt; ihre
elektrische Erregbarkeit ist im Gegensatz zur Tetanie erniedrigt (Marti); Adductorenspasmen sieht man selten. Meist ist die Haut über diesen Gebieten abnormer
Knochenentkalkung und Muskelschwundes sehr dünn, schilfrig und in knittrigen
Falten abhebbar. Die Hautveränderungen erinnern an Alterserscheinungen;
manchmal stehen *pellagroide Veränderungen der Haut* im Vordergrund, worauf
Reinwein hinweist. Wenn man berücksichtigt, daß Anacidität des Magensaftes (Meulengracht), Resorptionsstörungen mit Steatorrhoe, Zungenbrennen,
Mundwinkelrhagaden und pellagraähnlichen Hautveränderungen unter dem
Bilde der Hungerosteopathien zusammentreffen können, so zeigt sich daraus
wiederum nur ihre komplexe Ursache und die Vielfältigkeit der klinischen Erscheinungen.

Klinische Hinweise für die Differentialdiagnose der mit Skeletentkalkung verbundenen Knochenkrankheiten können *blutchemische Untersuchungen* erbringen.
Bei der calcipriven Osteopathie ist der Blutcalciumwert nie erhöht, meist normal,
während der Serumphosphorwert sich an der unteren Grenze der Norm zu halten
pflegt. Justin-Besançon beschrieb den Serumphosphorwert mehrfach als sicher
vermindert. Die Hypophosphatämie erinnert an die Verhältnisse bei der Rachitis
und läßt gewisse Rückschlüsse auf die pathogenetische Bedeutung des Vitamin-D-
Mangels bei der Osteomalacie zu. Der Phosphatasegehalt wird zwar übereinstimmend als vermehrt bezeichnet (Marti, Kesson, Albright und Mitarbeiter),

aber von MEULENGRACHT sowie von BURROWS und GRAHAM als meist normal und selten nur erhöht gefunden. Es sind diese blutchemischen Untersuchungs-befunde ebenso wie der Gehalt an Serumeiweißkörpern abhängig von der Eigenart der klinischen Krankheitsentwicklung und ihrer Ursache. KLOTZBÜCHER und DALICHO haben sich unter diesen Gesichtspunkten mit blutchemischen Befunden eingehend befaßt. In 44% Beobachtungen bestand eine Senkung des anorgani-schen Phosphorgehaltes im Serum bei normalen oder wenig gesenkten Calcium-werten, oder es fand sich eine starke Senkung des Calciumwertes mit verschieden hohen Phosphatwerten, die als Ausdruck einer rachitischen Stoffwechselstörung gewertet wurden. Der Serumcalciumspiegel allein war nur bei 11% der unter-suchten Blutseren erniedrigt.

ALBRIGHT und REIFENSTEIN, welche die überragende Bedeutung der Sexual-hormone bei der Bildung der organischen Knochenmatrix in den Vordergrund stellen, unterscheiden *4 Formen der Osteomalacie*:

1. Die chemische Osteomalacie bei normalen Phosphatasewerten und ohne klinisch-radiologischen Skeletbefund. Serumcalcium- und Serumphosphorwerte erweisen sich normal bis erniedrigt.

2. Die chemische Osteomalacie mit erhöhten Phosphatasewerten, aber ebenfalls ohne klinisch nachweisbaren krankhaften Skeletbefund.

3. Die chemische Osteomalacie mit sehr hoher Phosphatase, mit Umbauzonen, aber ebenfalls noch ohne nachweisbare allgemeine Kalkverarmung des Skelets (MILKMAN-Syndrom bzw. LOOSERsche Umbauzonen, Ermüdungsfrakturen usw.).

4. Das Vollbild der Osteomalacie mit den charakteristischen blutchemischen Veränderungen, mit hohen Phosphatasewerten, mit genereller Entkalkung des Skelets und mit multiplen Umbauzonen.

XI. Adaptationssyndrom (SELYE), Adaptationskrankheiten und ihre Beziehungen zu Krankheiten der Knochen, Gelenke und Muskeln.

Am Beispiel des primären und sekundären Hyperparathyreoidismus ließ sich eindeutig klarlegen, wie ein Regulationssyndrom infolge der Anpassung an Störungen verschiedener Art zur Krankheit werden kann. SELYE faßt die Ge-samtheit der unspezifischen Abwehrvorgänge, welche der Organismus gegen akut und chronisch einwirkende infektiöse Schäden, gegen physische und psychische Belastungen (stress and strain) mobilisiert, unter dem Begriff des General-adaptationssyndroms zusammen. Diesen zur Krankheit gewordenen Regulations-störungen liegen einheitliche Veränderungen im gesamten Stoffwechselsystem zugrunde. Sie manifestieren sich morphologisch vornehmlich in der Hyperplasie der Nebennierenrinde und der Involution des lymphatischen Gewebes. Der zeit-liche Ablauf des Adaptationssyndroms erstreckt sich über drei Vorgänge: die Alarmreaktion, die eigentliche Adaptations- und Resistenzphase und die Erschöp-fungsphase. Nach UEHLINGER ist die Hungerkrankheit ein klassisches Beispiel dafür (HOTTINGER, GSELL, SALZMANN, LABHART). Alarmreaktionen im eigent-lichen Sinne sind: Homoiostasis (CANNON, CLAUDE BERNARD) und der Schock in seinen Variationen, zu denen auch unspezifische Reaktionen und letzten Endes auch die Steigerung der Phagocytosefähigkeit des Organismus gehört (Crise caryoclasique DUSTIN = Steigerung der Kernpyknose in Thymus und Lymph-knoten; Crise hémoclasique WIDAL = Leukopenie, Albuminurie, Fieber, Senkung des Blutdruckes, Verlängerung der Gerinnungszeit; Syndrom polypeptidotoxique, seröse Entzündung Rössle, Eppinger = Albuminurie in die Gewebe, gesteigerte Capillarpermeabilität).

Im Mittelpunkt der Adaptation steht die Nebennierenrinde; diese wird im Ablauf einer noch keineswegs gesicherten Reaktionskette über Hypothalamus und Hypophysenvorderlappen mit Ausschwemmung des adrenocorticotropen Hormons (ACTH) zu einer gewaltigen Produktion von Hormonen angeregt, welche den Abwehrvorgang in Gang bringen bzw. aufrecht erhalten. Der sekundäre Hypercorticismus kann an bestimmten Organen und Organgeweben krankhafte Veränderungen, schließlich die Adaptationskrankheiten entstehen lassen. So läßt sich experimentell durch hohe Dosen Desoxy-Corticosteron-Acetat (DCA) im Tierversuch eine nichteitrige Polyarthritis und Myokarditis erzeugen (s. S. 958) (Selye, Sylvester, Hall und Leblond, Pirozynski und Akert). Nebennierenlose Tiere weisen im Experiment wesentlich lebhaftere polyarthritische und myokarditische Reaktionen auf DCA auf, so daß geschlossen werden kann, daß die Nebennierenentfernung die Versuchstiere eines wirksamen Schutzes gegen die Vergiftung mit DCA beraubt. Diese Vermutung wurde in vielen Punkten durch die Schutzwirkung des Kendallschen Compound E (17-Hydroxy-11-dehydrocorticosteron) bestätigt (Hench, Kendall, Slocumb, Polley), welche eine ausgezeichnete Wirkung auf die primär-chronische Polyarthritis des Menschen entfaltet (s. S. 944). Dieses Compound E oder Cortison hat wie ACTH eine antiallergische Wirkung und vermag wahrscheinlich infolgedessen die Formalinarthritis und die allergischen Arthritiden zu verhindern.

Im Schock entwickelt sich ein charakteristisches Erscheinungsbild. Die Körpertemperatur sinkt, Hyperglykämie entsteht unter „stress". Das Leberglykogen nimmt ab und das Stickstoffgleichgewicht wird gestört. Die Kreatininausscheidung im Harn steigt, die Globuline werden im Blutserum vermehrt und es resultiert eine γ-Hyperglobulinämie. In Verbindung damit entsteht der Effekt einer schweren Schädigung des lymphatischen Systems. Der Mineralstoffwechsel wird in charakteristischer Weise beeinflußt: Verminderung der Chloride, Erniedrigung des Blutnatriumgehalts, Steigerung des Kaliumspiegels, Hyperphosphatämie. Die Gerinnungszeit wird verlängert; man nimmt an, daß die Beschleunigung der Fibrinbildung dafür durch Verbrauch desselben verantwortlich ist; wahrscheinlich kommt es auch zur bevorzugten Bildung des proteolytischen Enzyms Plasmin aus Plasminogen (Globulinfraktion), welches Fibrinolyse herbeiführt (Macfarlane und Biggs). Auch die Blutungszeit wird beeinflußt. Der Blutdrucksenkung läuft eine Phase vorübergehender Blutdruckerhöhung voraus. Das Blutbild kann durch Leukocytose mit Neutrophilie und Lymphopenie gekennzeichnet sein. Die Wirkung von ACTH und Cortison ist dem sehr ähnlich.

Das allgemeine Adaptationssyndrom resultiert aus allen unspezifischen und allgemeinen Reaktionen, die nach Einwirkung irgendeiner angreifenden Noxe (Selyes stress, Trauma, Vergiftung, Anoxämie, Röntgenbestrahlung usw.) auftreten. Dieses Syndrom spielt sich in drei gut differenzierten Phasen ab: die Alarmreaktion, das Widerstandsstadium (Gegenschock) und das Ermüdungsstadium. Die Alarmreaktion ist die Zusammenfassung aller unspezifischen Reaktionen, die dann auftreten, wenn der Organismus einem „stress" ausgesetzt ist. Der Primärreiz findet an der Peripherie statt und wirkt von dort auf den Hypophysenvorderlappen. Der „Weg" ist humoral oder nervös bestimmt. Die Hypophyse gibt corticotrope Hormone ab. Die Nebennieren produzieren ihrerseits corticoide Substanzen, welche auf die lymphoiden Gewebe wirken. Diese Wirkung zeigt sich in der Involution des lymphatischen Parenchyms, wobei

Globuline bzw. Antikörper freigemacht werden sollen. Nach UNGAR soll die Milz dabei das Splenin A bilden oder freiwerden lassen.

Der Schock bildet die erste Phase der Alarmreaktion. Er ist begleitet von Tachykardie, Anurie, Steigerung und anschließender Herabsetzung der Glykämie, Acidose, Herabsetzung der Chlorämie, Beeinflussung der Blutungs- und Gerinnungszeit (Fibrinolysine) und Hypertrophie der Nebennierenrinde. Entsprechend diesen Charakteristika sollte die Nebennierenrinde zur Cortisonproduktion durch eiweiß- und kochsalzarme Kost bei gleichzeitiger reichlicher Eiweißzufuhr und durch säuernde Nahrungsmittel (Ammoniumchlorid) angeregt werden können (SELYE). An den Schock schließt sich der Gegenschock (klinischer Schock!) an, welcher durch Steigerung der Diurese, der Glykämie, der Chlorämie und der Temperatur gekennzeichnet ist. Die Hypertrophie der Nebennierenrinde ist die Folge dieser Alarmreaktion, bei der im Dauerzustand Atrophie des lymphatischen Apparates (einschließlich des Thymus) und Ulcera im Magen auftreten.

Mit der Zeit der Einwirkung von „stress and strain" adaptiert sich der Organismus. Die Nebennierenrinde bleibt jedoch hypertrophisch, und solange eine reichliche Cortisonbildung erfolgt, besteht die Hemmung der Lymphopoese, gemessen an der Lymphopenie des Blutes. In unterschiedlichen Zeitabständen erlöschen diese Reaktionen und geben der Ermüdungsreaktion Platz. CRIEP nimmt für die Entwicklung der fibrinoiden Kollagendegeneration als sehr bedeutsam das Phänomen der Überempfindlichkeitsreaktion an.

Man kann sich nun die Entwicklung von Krankheiten vorstellen, die durch Mangel an Adaptation und Herabsetzung bzw. Ermüdung der Nebennierensekretion verursacht sind (postoperative Krankheiten?). SELYE hat aber besonders hervorgehoben, daß auch durch zu starke Adaptation Krankheiten entstehen können. Offensichtlich begünstigen die Mineralocortiocoide (Cortiron) der Nebennierenrinde, die die Gegenspieler des Cortisons sind, diese Adaptationskrankheiten, zumal durch Zufuhr von DOCA „rheumatische Krankheiten" und „entzündliche Gefäßprozesse" experimentell erzeugt werden können.

Die Adaptationskrankheiten infolge innersekretorischer Störungen können folgendermaßen schematisiert werden.

I. Hyperfunktionell:
   1. a) CUSHING-Syndrom (Hypophysen-Überfunktion).
      b) Nebennierentumoren bei CUSHING-Syndrom (Nebennierenrinden-Überfunktion).
      c) Chromaffine Tumoren der Nebennieren.
      d) Renale Hypertension.
   2. Sekundäre Krankheiten infolge der innersekretorischen Störung:
      a) Einige Formen der Hypertension.
      b) Periarteriitis nodosa.
      c) Nephrosklerose.
      d) Einige Formen der Nephritis.
      e) Rheumatische Krankheiten.
      f) WATERHOUSE-FRIEDRICHSEN-Syndrom.
      g) Eklampsie.
      h) Akzidentelle Thymushypoplasie.
      i) Einige Formen der Tonsillitis und Appendicitis.

II. Hypofunktionell:
   1. a) SIMMONDSsche Krankheit (Hypophysen-Unterfunktion).
      b) ADDISONsche Krankheit (Nebennierenrinden-Unterfunktion).
      c) Status thymico-lymphaticus.
   2. Sekundäre Krankheiten infolge II, 1.
      a) Sekundärer Schock mit nephrotischem Amyloid und Mastzellenhyperplasie.
      b) Gastrointestinalgeschwüre.

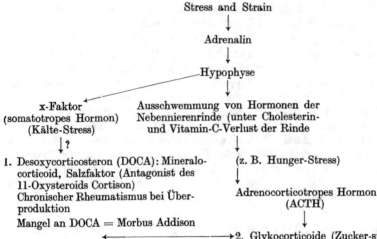

Stress and Strain
↓
Adrenalin
↓
Hypophyse
↓

x-Faktor
(somatotropes Hormon)
(Kälte-Stress)
↓?

Ausschwemmung von Hormonen der
Nebennierenrinde (unter Cholesterin-
und Vitamin-C-Verlust der Rinde

1. Desoxycorticosteron (DOCA): Mineralocorticoid, Salzfaktor (Antagonist des
11-Oxysteroids Cortison)
Chronischer Rheumatismus bei Überproduktion
Mangel an DOCA = Morbus Addison

(z. B. Hunger-Stress)
↓
Adrenocorticotropes Hormon
(ACTH)
↓

← Antagonisten →

2. Glykocorticoide (Zucker-sugar-S-factor =
   11-Oxysteroid) S-Hypercorticismus: Morbus Cushing (hohe Cortisonausscheidung
   im Harn) Alarmreaktion, Akromegalie (?).
   a) Corticosteron, Compound B
   b) Dehydrocorticosteron, Compound A
   c) 17-Hydroxy-11-dehydrocorticosteron-
      Cortison, Compound E
   d) 17-Hydroxycorticosteron,
      Compound F.

3. Instabiles 17-Hydroxycorticosteron,
   Compound S.

4. Nebennierenrindenandrogene (N-Stick-
   stoff-Faktor, Rindenandrogene entwickeln
   sich erst zur Zeit der Pubertät. N-Hypercorticismus = Wachstumshemmung und
   Virilismus.
   a) 11-Oxytestosteron (Cortison ohne Sei-
      tenkette).
   b) Testosteron = Cortison ohne Seiten-
      kette und ohne O- in H-Stellung.
   c) Oestradiol, Progesteron, Pregnandol.

Bei den verschiedensten Krankheiten, nicht nur bei den eigentlichen Kollagenkrankheiten (Klemperer, Aegerter und Long), können „stress and strain"
immer wieder als pathogenetisch bedeutsam in Erscheinung treten und das
typische Bild der Adaptationskrankheit aufschießen lassen. Es sind die Krankheiten, die nur aus einer engen funktionellen und tatsächlichen Verwandtschaft
zwischen den verschiedenen Derivaten des Mesenchyms und dessen krankhaften
Erscheinungen verständlich werden. Der Begriff der Kollagenkrankheit führt
zu einer einheitlichen pathogenetischen Anschauung verschiedener Krankheiten,
die vordem für sich und als völlig getrennt betrachtet wurden. Die Kollagenkrankheiten befallen nicht allein das kollagene Gewebe, sondern sämtliche
Derivate des Mesenchyms: Bindegewebe, Reticulum, Knorpel, Knochen und
Muskel. Die gleiche abnorme Antwort dieser Gewebe innerhalb der Überempfindlichkeitsreaktion führt zu der besonderen zelligen Reaktion, zu fibrinoider
Degeneration, zu Zellwucherungen der Reticulumzellen. Selyes Theorie nach
stellen die Kollagenkrankheiten die Folge einer Erschöpfung der für die akute

Schockreaktion verantwortlichen S-Hormonüberproduktion in der Nebennierenrinde und demzufolge eines Mineralocorticoid-Hypercorticismus dar,
wie es die experimentelle Entwicklung von „Rheumatismus" nach Desoxycorticosteronacetat und die therapeutische Cortisonwirkung veranschaulicht
(s. S. 939 ff.).

Cortison sowie ACTH entfalten bei einer Reihe von Krankheiten, insofern
ein echter oder funktioneller S-Hypocorticismus der Nebennierenrinde oder ein
Defizit an Hypophysenvorderlappenhormon bzw. ein Desoxycorticosteronüber-
schuß besteht, eine therapeutische Wirkung, die allerdings noch nicht genügend
untermauert ist. Nach SELYE können folgende Krankheiten genannt werden:

1. Günstiger Effekt des Cortisons bei
   Agranulocytose,
   Alkoholismus,
   Allergien verschiedener Art (allergische Rhinitis und Asthma), Heufieber,
   atrophischer Dermatitis,
   Blepharitis, Chorioiditis, Iritis, Keratitis, Dermatomyositis (s. S. 998),
   Intoxikationèn verschiedener Art,
   Ekzem, *exfoliativer Dermatitis,* Erythema multiforme,
   Gicht,
   hämolytischen Anämien (erworbene),
   Herpes zoster,
   HODGKINscher Krankheit,
   idiopathischer Hypoglykämie,
   akuten Leukämien (vgl. DAMESHEK),
   Lupus erythematosus disseminatus (L.E.-Zellen),
   Lymphosarkom,
   Nephrose,
   Neurodermatitis, retrobulbärer Neuritis,
   Periarteriitis nodosa,
   primär-atypischer Pneumonie,
   Psoriasis,
   akutem Gelenkrheumatismus (s. S. 907),
   primär-chronischer Polyarthritis und Spondylitis (s. S. 970),
   Serumkrankheit,
   Kehlkopftuberkulose,
   Colitis ulcerosa.

2. Fraglicher Effekt des Cortisons bei
   BOECKschem Sarkoid,
   Glaukom,
   Hypertension,
   Keloid,
   Hyperthyreoidismus,
   Lebercirrhose,
   paroxysmaler Muskellähmung,
   Myasthenia gravis (s. S. 902),
   Nephritis (allergisch),
   Pemphigus,
   Sklerodermie,
   Thrombangitis obliterans (BUERGER).

Die verwirrende Vielfalt der Krankheitsbilder, die unter dem General-Adap-
tations-Syndrom vereinigt werden, läßt gewisse Zweifel an der endgültigen Auflösung der Gedanken und Experimente aufkommen; es kann aber heute schon
kein Zweifel sein, daß die Adaptationskrankheiten und „stress and strain" weit
mehr in den klinischen Betrachtungskreis, namentlich auch in der Betrachtung
der Kollagenkrankheiten (Knochen, Gelenke und Muskeln) einbezogen und
berücksichtigt werden müssen (STUDER).

Durch die Entdeckung der therapeutischen Wirksamkeit von Cortison und ACTH scheint die Lehre von der Herdinfektion rheumatischer Krankheiten (Veil) einer erheblichen Einschränkung bedürftig. Sturm versucht die neuen Erkenntnisse und das neurovegetative Problem bei der Herdinfektion in Übereinstimmung zu bringen. Er weist darauf hin, daß infolge der Änderung des Symbiosegleichgewichts zwischen menschlichem Organismus und Keimen im Herd durch eine bestimmte Empfindlichkeitswirkung des Wirtes eine Zustandsänderung der Keime herbeigeführt wird, welche als Zeichen ihrer Pathogenität ihre ursprünglichen Standorte verlassen, lympho- oder hämatogen über den Organismus verstreut werden. Die unmittelbare Berührung der Keime mit dem Gewebsmesenchym soll einen Kontakt mit dem in ihm liegenden Neurifibrillennetz herbeiführen und eine „Ganzheitsreaktion" veranlassen. Sturm sieht in Übereinstimmung mit der Speranskyschen Lehre darin einen neurodystrophischen Reflex, bei dem vom Reizort in einem afferenten nervalen Schenkel ein bestimmter Impuls dem in das Zwischenhirn als hypothalamisches Quellgebiet des autonomen Nervensystems (W. R. Hess) lokalisierten Reflexzentrum zugeht, welches seinerseits auf efferenten Bahnen im Sympathicus bestimmte segmentäre Reaktionen im Reizort herbeiführen soll. Die Neurodystrophielehre stimmt mit den Sturmschen Ansichten in vielen Punkten überein, unterscheidet sich aber in wesentlichen Vorstellungen, die in der „Reaktionskette" nach Tonutti den neuen Vorstellungen über die zentrale Bedeutung des Hypophysenvorderlappens angepaßt sind. Die Tonuttischen Versuche finden in den Adaptationskrankheiten Selyes und in den zu ihrer Aufdeckung führenden Experimenten eine Paralleles Auf infektiöse oder sonstige Schäden treten unspezifische Abwehrfunktionen des Organismus auf, denen einheitliche Veränderungen im gesamten Stoffwechsel zugrunde liegen. Die Voraussetzung dafür ist eine über den Hypophysenvorderlappen veranlaßte Hyperplasie der Nebennierenrinde. Stress und Strain (physische und psychische Belastungen) vermögen in gleicher Weise diesen Reaktionsablauf in Gang zu bringen, der sowohl humoral im Sinne der Allergielehre, als auch neural [hypothalamische Lokalisation der zentral-nervösen Beeinflussung der Schutzkräfte des Organismus (Hoff)] erfolgt. Auf die humoralen Faktoren haben sowohl Speranski als auch Rickers und Kalbfleisch nicht hingewiesen. Das Allergieproblem steht seit den ersten Mittteilungen von Rössle, Gerlach, Klinge und Aschoff im Mittelpunkt der rheumatischen Krankheiten. Es handelt sich um unspezifische Abwehrreaktionen, die nur allergisch verstärkt in Erscheinung treten. Die Wirkung von Pyramidon und Salicyl wird von Sturm auf ihren Effekt als Zwischenhirnnarkotica bezogen, die Novocaintherapie wird in ihren Erfolgen auf die Blockierung des nervalen Schenkels der Reaktionskette zurückgeführt. Sturm ist der Überzeugung, daß der Herdsanierung (Pässler und Veil) nach wie vor eine besondere Bedeutung zukommt, da der Focus eine Störung im vegetativ-hormonalen System bedeutet (Siegmund) und die „Adaptation" auslöst. Es scheint uns jedoch noch angemessene Zurückhaltung in jeder Beziehung am Platze und eine klare Erklärung der Phänomene noch keineswegs gegeben.

XII. Zentrales Nervensystem
und Störungen der Verknöcherungen.

Während sich die vegetativ-nervöse Steuerung des sympathischen und parasympathischen Nervensystems bedient, neuro-hormonal erfolgt oder am Knochenmarkparenchym angreift (myelogene Osteopathien, S. 774) und somit indirekt die Knochengestaltung beeinflußt, übt das zentrale Nervensystem einen direkten Einfluß auf das Skeletsystem und das Muskelparenchym aus. Die Sudecksche Knochenatrophie, die Osteoarthropathien bei organischen Nervenleiden, arthogene Muskelatrophien und zentrogen bedingte Gelenkdeformierungen bei Arthritiden, lokale (nervöse) Formen der Osteoarthropathie hypertrophiante pneumique und schließlich auch die Osteofibrosis deformans juvenilis (siehe polyostotische fibröse Dysplasie, S. 770) sind charakteristische Beispiele für die Auswirkung zentrogener Störungen im Nervensystem auf den Bewegungsapparat. Besonders das Krankheitsbild der Sudeckschen Knochenatrophie gewährt einen tiefen Einblick in die Vorgänge des zentralen Nervensystems, die für die trophischen Störungen kennzeichnend sind.

1. Das Sudeck-Syndrom.

Bei dem Sudeckschen Syndrom handelt es sich um meist im Anschluß an traumatische oder entzündliche Gewebsläsionen auftretende schmerzhafte trophische Störungen an den Extremitäten mit Ödembildung, mit häufig sehr ausgesprochenem Muskelschwund ohne elektrische Entartungsreaktion, mit Gelenkbeteiligung und vor allem mit Verminderung des Kalkgehaltes der Knochen (Osteoporose). Der akute fleckige Knochenumbau stellt dabei nichts anderes als ein unspezifisches Krankheitssymptom dar. Dieser akute Umbau ist als ganz allgemeine Reaktion des Knochens auf jede Noxe tatsächlich allen Nervenverletzungen gemeinsam, obwohl er keineswegs immer röntgenologisch in Erscheinung tritt. Erst die Dystrophie zeigt sich mit starker Strukturverwaschung der Spongiosabälkchen bis zum fast völligen Verschwinden derselben (Verringerung an Zahl) und mit starker Verdünnung der Corticalis in typischer Form. Die Lockerung der Spongiosa löst auf dem Röntgenbild eine weit- und grobmaschige Knochenzeichnung aus ähnlich der Osteoporose. Als Sudeck 1900 das Krankheitsbild zuerst beschrieb, erklärte er es nach der sog. Reflextheorie von Charcot und Vulpian; die „Atrophien" der Extremitätenknochen sollten demnach nicht die unmittelbare Folge einer Gewebsläsion, sondern Ausdruck einer zentralnervösen trophischen Störung sein, die ihrerseits reflektorisch von einer peripheren Gewebsläsion ausgelöst wird. Erst 1937 führten die Untersuchungen Rieders über den Knochenumbau zu der Vorstellung von der „peripheren Eukolloidalitätsstörung" mit ihren Folgen für die periphere Durchblutung im Sinne Riekers. Die Ansicht Charcots wurde seitdem mehr und mehr aus den Aufklärungsversuchen der Pathogenese des Sudeckschen Syndroms verdrängt. Mascher weist jedoch darauf hin, daß man wohl doch der Lehre Charcots von der deuteropathischen spinalen Affektion wesentlich mehr Raum geben müsse (vgl. Mascher und Hempel, Trosdorf, Hirschmann, Mayr). Man beobachtet tatsächlich, daß ein stumpfes Gelenktrauma eine sehr ausgedehnte Sudecksche Knochenatrophie auslösen kann (Mascher, Rieder, Maurer). Jedes örtliche Trauma soll zu einer Acidose führen und die Sudeck-Symptomatologie nach den Auffassungen von Krömer, Maurer, Rieder, Mayr in Gang bringen. Auch Frostschäden können zur Sudeckschen Knochendystrophie führen (Breitner und Ruckensteiner, Oehlecker). Geller und Laubenthal berichten über eine halbseitige Polyarthritis bei zentraler spastischer Lähmung. Auch die Gelenkdeformitäten bei chronischen Arthritiden können in diesem Sinne erklärt werden, worauf bereits Charcot hinwies. Er unterteilt bereits die Gelenkveränderungen bei chronischen Arthritiden je nach der Fingerstellung im ersten Interphalangealgelenk in „Flektions- und Extensionsstellung", zu der eine „Beugestellung in den Grundgelenken und eine ulnare Abwicklung der Hand und der Finger kommt". Diese krampfhaften Hand- und Fingerstellungen können nicht allein durch Schmerz und Gelenkdeformität erklärt werden. Offensichtlich handelt es sich um Muskelwirkungen, durch die die Finger in die entsprechende Stellung verbracht werden, in der sie dann durch Schrumpfung der Gelenkkapsel fixiert werden (Abb. 971 ff.). Charcot sieht darin die Folge zentralnervöser Erscheinungen, die reflektorisch hervorgebracht werden, wie es bei der Athetose und auch bei Parkinson-Lähmungen der Fall ist.

Dem Sudeck-Syndrom infolge peripherer Nervenverletzungen kommt eine besondere Bedeutung zu. Man unterscheidet neurotische bzw. neuritische und

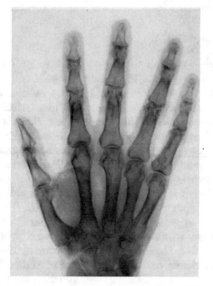 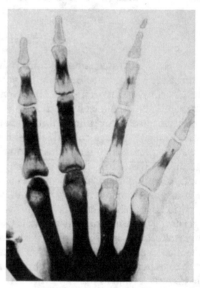

Abb. 73. Sudecksche Knochenatrophie der rechten Hand (nach Anästhesie des Ganglion stellatum, traumatischer Pneumothorax rechts).

Abb. 74. Partielle Sudecksche Knochenatrophie des 4. und 5. Fingers bei Medianusverletzung. (Nach Mascher.)

traumatische bzw. thrombotische Formen der Krankheit, wobei die neuritische Form des Sudeckschen Syndroms auf die Einwirkung der schädigenden Noxe am neuralen Gewebe zurückzuführen ist, während die „traumatische" Form auf die bei der Gewebsläsion freiwerdenden Substanzen und deren Reiz auf das periphere vasomotorische System zu beziehen ist. Die lokale Acidose ist für das Sudeck-Syndrom conditio sine qua non. Fehlt diese, so bleibt trotz nervöser Reizwirkung die Dystrophie aus. Umgekehrt findet sich bei echten vasomotorischen Störungen (Endangitis usw.) keine Sudecksche Symptomatologie, so daß dem „neuralen Faktor" eine besondere Bedeutung beigemessen werden muß. Mascher und Hempel berichten über zahlreiche Beobachtungen von Sudeckschem Syndrom und „Abschaltungsdystrophie", wobei eine reine Nervenverletzung wie bei experimenteller Nervendurchschneidung vorlag. Sie kommen unter überzeugender Argumentation zu dem Urteil, daß die Dystrophie bei peripheren Nervenverletzungen nicht durch den Vorgang der traumatischen Nervenschädigung an sich entsteht (Abb. 73 und 74).

Die Sudecksche Atrophie des Knochens kommt nur zustande, wenn der „krankheitsspezifische Faktor" der Kausalgie gegeben ist. Trostdorf konnte zeigen, daß bei Kausalgien trophische Dystrophien regelmäßig gefunden werden.

Klinisch zeigt sich eindeutig, daß bei Nervenverletzungen zwei Schmerzformen unterschieden werden müssen: der elektrische-reißende lokale Schmerz und der ausgesprochen „brennende" Schmerz der Kausalgie. Der kausalgische Schmerz pflegt sich nicht an das Verletzungsgebiet zu halten, zeigt sich besonders lebhaft bei leiser Hautberührung und verschwindet im Schlafe. Die Grenzstrangblockade wirkt schlagartig auf den kausalgischen Schmerz, wobei allerdings (nach eigenen Beobachtungen) in zwei Fällen die Entwicklung bzw. Manifestation der Sudeckschen Atrophie klinisch zu verzeichnen war. Es sei nebenbei betont, daß die nicht lege artis ausgeführte Injektion des unteren Cervicalganglions gleichzeitig zur Entwicklung eines spontanen Pneumothorax Veranlassung geben kann. Humperdinck und Gauggel berichten über Gewebeschädigung unter dem Bilde einer Sudeckschen Knochenatrophie infolge langjähriger immer wiederkehrender mechanischer Arbeiten (Weberknoten).

Wenn man berücksichtigt, daß bei akuter Entwicklung des Sudeckschen Krankheitsbildes die Haut über dem befallenen Gebiet eine ausgesprochene Hyperthermie, Ödem, verstärkte Schweißsekretion und gelegentlich sogar Hypertrichosis aufweist, so weist das auf die zweifellos neurogen gesteuerten pathogenetisch bedeutsamen Zirkulationsstörungen hin. Die gelegentlich beim Sudeck-Syndrom beobachtete Steigerung des Grundumsatzes kann nur im Rahmen der Gesamtbetrachtung der nervösen Übererregbarkeit Betrachtung finden. Mascher berichtet außerdem, daß die Sudecksche Atrophie, wie auch von anderer Seite mitgeteilt wurde (Remé, Nonne) im Verlaufe rein zentralnervös bedingter Prozesse (Hirntumor mit Sudeck-Syndrom auf der Gegenseite, Poliomyelitis, Dystrophie mit segmentaler Hyperästhesie) entstehen kann, ohne daß überhaupt eine periphere Läsion bestanden hat. Allerdings kann bei gleichzeitigem Auftreten einer zentralnervösen und peripheren neuritischen Läsion eine sichere Abgrenzung nicht möglich sein. Jedoch finden sich bei eindeutig durch periphere Noxen (Traumen, Entzündungen, Thrombosen) ausgelösten Sudeckschen Dystrophien segmentale Sensibilitätsstörungen und Reflexveränderungen, die nur unter der Annahme der Einbeziehung zentralnervöser Abläufe in den Krankheitsprozeß verstanden werden können. Der neurale Abschaltungsumbau des Knochens stellt einen bindenden Beweis für die Bedeutung des neuralen Faktors dar. Foerster, Maliva und Reznicock sowie Mascher demonstrieren, daß z. B. bei totaler Durchtrennung des N. ulnaris außer der diffusen Entschattung des ganzen Handskelets (sämtliche Extremitäten können gleichzeitig von der Sudeck-Symptomatologie erfaßt sein) eine besonders lebhafte Atrophie im Versorgungsgebiet der durchtrennten Nerven zustande kommt (s. Abb. 74). Es handelt sich bei den Beobachtungen Maschers keineswegs nur um die Folgen lokaler Hyperämie infolge Vasomotorenausfalls (nach thermoelektrischen Untersuchungen Duensings), sondern „um höchst kompliziert abgestufte Regulationen des Terminalreticulums". Die Wechselbeziehungen zwischen nervöser Regulation, zwischen Knochenmarkfunktion und Skeletgestaltung zeichnen sich hier bereits ab. Der krankheitsspezifische Faktor der Kausalgie liegt nach Trostdorf und Ewald im zentralen Nervensystem, so daß die Knochenatrophie und die damit verbundenen klinisch-neurologischen Erscheinungen auf das Vorliegen zentralnervöser Erscheinungen in Anlehnung an die alte Lehre Charcots zurückgeführt werden müssen.

Daß es sich bei diesen Entkalkungen des Knochens nicht um rein atrophische Prozesse, sondern um ein höchst aktives trophisches Geschehen, bei dem osteoblastischer Anbau kaum hinter osteoclastischem Abbau zurücksteht, handelt, läßt sich aus den histologischen Studien Rieders erkennen. Offensichtlich kommt es gleichzeitig mit der Knochenschädigung auch zu Muskelatrophien und zu Muskelkontrakturen, wie sie bei den „artikulogenen Veränderungen der Muskulatur" wieder zutage treten (s. S. 766).

2. Artikulogene Muskelatrophie (traumatisches Syndrom, Schulter-Hand-Syndrom, Duplay-Syndrom, Periarthritis humeroscapularis und Dupuytrensche Kontraktur).

Artikulogene Muskelatrophien und Muskelkontrakturen werden bei einfachen *Gelenkverletzungen* beobachtet. Daß diese Muskelveränderungen mit dem Sudeck-Syndrom identisch sind, wurde bereits von Sudeck und von Charcot erkannt. Charcot sah darin ein *neurologisches Krankheitsbild*, indem der primäre traumatische Gelenkreiz auf reflektorischem Wege im Spinalmark einen pathologischen Zustand auslöst, der schließlich die muskulären Veränderungen bedingt. Auch experimentell sind diese Vermutungen untermauert (Schiff und Zack), wobei nach Injektion von reizenden Substanzen in das Kniegelenk regelmäßig artikulogene Atrophien der Muskulatur entstanden. Rieder konnte allerdings diese Versuche nicht reproduzieren; er folgerte daraus, daß die primäre Gewebsschädigung, die zur artikulogenen Atrophie führt, zur Bildung „humoraler Stoffe" Veranlassung gibt, die einen Reiz auf die lokale Vasomotorik ausüben. Die daraus resultierende Hyperämie soll im Sinne der Theorien Rickers zu dem aktiven Gewebsumbau führen. Die bereits erwähnte Störung der Eukolloidalität soll zu einer lokalen Acidose führen, die schließlich die Dystrophie veranlasse. Rieder lehnt somit die Ansicht der deuteropathischen spinalen Affektion als Ursache der Gewebsdystrophien ab. Mascher stimmt jedoch mit der Ansicht Charcots insofern überein, als die vasomotorische Störung nicht ohne zentrale Steuerung abläuft, wie es für die Headschen Zonen und die défense musculaire gilt. Die experimentellen Studien von Schiff und Zack mittels Durchschneidung des Dorsalmarkes bestätigen außerdem, daß eine über die spinalen Zentren ablaufende Beeinflussung der Muskulatur durch einen Gelenkreiz verursacht werden kann, wobei allerdings Muskelatrophien nicht zustande kommen. Darin ist aber kein Widerspruch gegeben, insofern als die Sudecksche Atrophie einem aktiven Umbauprozeß entspricht. Daß die Sudecksche Knochenatrophie keineswegs immer auf die geschädigte Extremität beschränkt bleibt, sondern bei Kausalgien auf sämtliche 4 Extremitäten ausgedehnt sein kann, spricht für die zentrale Störung, die sich nach den Beobachtungen Maschers von Sudeckscher Atrophie bei Hirnschädigungen als bewiesen erweist. Auch die Skeletentkalkungen bei Poliomyelitis sprechen in diesem Sinne. Diese zentrogenen Sudeck-Syndrome lassen sich nur unter der Annahme einer mindestens über weite Strecken des Rückenmarks verlaufenden, wahrscheinlich auch noch höhere Zentren ergreifenden Beteiligung des Zentralnervensystems erklären. Inwieweit das Knochenmark in den zentralen Auslösungsmechanismus, der zur Osteoporose führt, zwischengeschaltet ist, ist im Zusammenhang aufgezeichnet (s. S. 774).

Die Symptome des „*Schulter-Hand-Syndroms*" sind differentialdiagnostisch kaum von der Sudeckschen Atrophie abzutrennen (Steinbrocker, Idelberger). Die Schmerzhaftigkeit der Schulter ist bemerkenswert; die Schmerzen strahlen bis in den Arm und in die Finger aus. Die Subcutis der Hand ist regelmäßig geschwollen. Auch bestehen vasomotorische Störungen und gelegentlich Fingerkontrakturen, wie bei der Dupuytrenschen Kontraktur. Die Hand ist hochgradig osteoporotisch, häufig auch das befallene Schultergelenk. Differentialdiagnostisch sind das Scalenussyndrom, die chronische Polyarthritis, das Sudeck-Syndrom, die Gicht und die Sklerodermie zu berücksichtigen. Ähnliche Zustände sind nach Traumen, bei Arthrosis der Halswirbelsäule, bei Herpes zoster cervicalis und vor allem bei Myokardinfarkt beschrieben worden. Alle diese Zustände werden zusammengefaßt als Reflexdystrophie der oberen Extremität (Trophoneurose, Reizzustand des cervicalen Sympathicus) und stehen gelegentlich in direkter Beziehung zur Spondylosis deformans (S. 877).

Das Schulter-Hand-Syndrom steht in enger Beziehung zur DUPLAYschen Krankheit und zur DUPUYTRENschen Fingerkontraktur. Wahrscheinlich finden sich pathogenetische Wechselbeziehungen.

Bereits im Jahre 1872 beschrieb DUPLAY *das Krankheitssyndrom* des Schultergelenks, das unter der Bezeichnung *Periarthritis humero-scapularis* in die Literatur eingegangen ist. Man hat die Krankheit meist als traumatisch aufgefaßt und die Verkalkung der Burse als ein Kardinalsymptom beschrieben. Die Ätiologie der Krankheit ist aber in vieler Beziehung unklar geblieben. Neuere anatomische Untersuchungen haben gezeigt, daß sich auch degenerative Veränderungen innerhalb des Sehnenteils der Schultergelenkmuskelkapsel vor allem in der Supraspinatussehne abspielen; in deren Verlauf kommt es zu periartikulären Einlagerungen von Kalk, wobei auch die Bursa subacromialis später davon befallen werden kann. In der Ätiologie des DUPLAYschen Syndroms spielen Alter, Geschlecht, mechanische regelmäßige Beanspruchung des Armes (Stricken, Schreibmaschineschreiben) und angeblich auch der Krankheit vorausgehende Luminalmedikation eine Rolle (ASK-UPMARK). Das männliche Geschlecht überwiegt und eine Häufung der Krankheit wird um das 40. Lebensjahr verzeichnet. Die mechanische Beanspruchung läßt sich daraus erkennen, daß die Krankheit vorwiegend im rechten Schultergelenk bei schwer arbeitenden Männern mit oder ohne lokales Trauma auftritt. Das Trauma führt häufig zu einem Riß der bereits degenerativ veränderten Supraspinatussehne. Die Bedeutung des Luminals für die Entstehung des DUPLAYschen Syndroms ist nicht erwiesen. Luminal wirkt nach ASK-UPMARK ungünstig auf das Mesenchym ein und kann zu Knoten und strangförmigen Granulombildungen in der Palmaraponeurose ähnlich der DUPUYTRENschen Krankheit (s. S. 767) führen; ähnliche Veränderungen sollen sich auch in den mesenchymalen Anteilen der Gelenkkapsel einstellen. Gelegentlich wird das Zusammentreffen von Coronarinsuffizienz, Herzinfarkt und DUPLAY-Syndrom beschrieben (SCHERF, ASK-UPMARK; s. Spondylosis deformans, S. 877), wobei es noch fraglich ist, ob eine Krankheitseinheit dabei angenommen werden kann. Man muß daran denken, daß die gleichen zur Coronarinsuffizienz führenden Gefäßveränderungen die Blutgefäßversorgung in gleicher Weise oder reflektorisch im Bereich der oberen Extremität beeinträchtigen. Es ist möglich, daß eine gewisse Häufung von Periarthritis bei Fettsüchtigen und Diabeteskranken auf die mit diesen Krankheiten verbundenen Blutgefäßveränderungen zurückzuführen ist. MOSELY hat eine zusammenfassende Darstellung der pathogenetischen und klinischen Krankheitsmerkmale (vgl. Fibrositis, S. 897) gegeben.

Für die pathogenetischen Erörterungen zum DUPLAY-Syndrom ist nach ASK-UPMARK besonders bedeutsam, daß das Schultergelenk als Verbindung zwischen Arm und Rumpf sowohl entwicklungsgeschichtlich als auch in seiner Eigenschaft als Vermittler der Analysierungsaufgaben der Hand eine Sonderstellung einnimmt.

Bei der DUPUYTREN*schen Kontraktur* werden ähnliche Erscheinungen an der Plantaraponeurose gesehen und Beziehungen zu gelegentlich begleitenden anderen Bindegewebsveränderungen festgestellt. Das häufige Vorkommen der Erkrankung bei Epileptikern führt zu kritischer Untersuchung möglicherweise vorliegender Zusammenhänge. Die Ätiologie der DUPUYTRENschen Kontraktur ist ungeklärt. Die bisherigen Theorien werden größtenteils von SKOOG widerlegt. Die mikroskopischen Arbeiten, bei denen auch das Elektronenmikroskop benutzt wurde, führen zusammen mit den klinischen Beobachtungen zu der ätiologischen Auffassung, daß die DUPUYTRENsche Kontraktur an Palmar- und Plantarfascie durch traumatisch bedingte Risse im prädisponierten und pathophysiologisch veränderten Aponeurosengewebe verursacht wird. Diesem Vorgang schließt sich eine narbige Schrumpfung an. Die handarbeitende Bevölkerung ist mit Vorzug betroffen. Während die sehr häufigen Fingerknöchelpolster (Krantz) als Begleiterscheinungen Dupuytrenscher Handflächenveränderung sich mikroskopisch mit den Gewebsveränderungen an der Aponeurose identisch erweisen, läßt sich ein Zusammenhang mit der Induratio penis plastica, dem Keloid und dem Torticollis nicht nachweisen. Für das sehr häufige Auftreten der Dupuytrenschen Kontraktur bei *Epileptikern* (42%) wird langanhaltende Behandlung mit Phenolbarbitalen, aber kein Zusammenhang mit der Epilepsie selbst angenommen. Als Behandlung kommt nur das operative Vorgehen in Frage mit dem Ziel, die normale Funktion der Hand wieder herzustellen. Dazu wird die totale Excision der Plantaraponeurose in allgemeiner oder Plexusanästhesie bei Blutleere gefordert. Bei dieser Behandlung, den verschiedenen Schweregraden entsprechend, ist das Durchschnittsergebnis mit 86% als ausgezeichnet und bei den restlichen 14% als sehr gut zu bewerten. Die allgemein übliche Therapie der Dupuytrenschen Kontraktur besteht in der operativen Entfernung des hypertrophischen Bindegewebes. 1946 hat Steinberg über gute Resultate mit Vitamin-E-Behandlung, die sich auch bei der Behandlung klimakterischer Erschöpfungszustände nutzbringend erwies, berichtet. Die Erfolge Steinbergs wurden bestätigt durch Scott und Scardino, die mit 300 mg natürlichem Tokopherol oder 200 mg Ephynal behandelten. Auch Thompson berichtet Günstiges. Andererseits hatten Langston und Badre, Parsons, King auf Grund überzeugender und kritischer Erhebungen keine objektiv nachweisbaren Erfolge erzielen können.

3. Neuropathische Gelenk- und Knochenkrankheiten (Tabes, Syringomyelie, Lepra und Diabetes mellitus).

Die neuropathischen Gelenkkrankheiten haben mit den neurovegetativen Störungen des Knochenbaues im strengen Sinne nichts zu tun, obwohl ihr Zustandekommen, abgesehen von mechanischen Belastungen bei Ataxie [Tabes dorsalis, Zustand nach Apoplexie, amyotrophische Lateralsklerose (Wild und Madelener)], keineswegs geklärt ist. Jedoch ist sicher, daß für die tabische Osteoarthropathie die Lues selbst nicht direkt verantwortlich ist. Vergleicht man die tabische Arthropathie mit der bei Syringomyelie, so ist es nicht von der Hand zu weisen, daß auch hierbei trophoneurotische Einflüsse maßgeblich sind. Bei der Tabes werden oft schnell auftretende große blutige und seröse Gelenkergüsse, ferner hochgradige Abschleifung und hypertrophische Veränderungen an den Knochenenden gefunden. Es sind Veränderungen, die sich im Gelenk nicht von den Vorgängen beim *Blutergelenk* unterscheiden (s. Abb. 177—179), wobei der destruierende Prozeß mit reaktiver Hyperplasie zu schweren Gelenkversteifungen führen kann. Infolge der Erschlaffung der Gelenkkapsel kommt es zu Subluxationen, die die Arthrosis deformans mechanisch begünstigen. Man darf aber die für die neuropathischen Gelenkkrankheiten charakteristische abnorme Knochenbrüchigkeit nicht außer acht lassen, die möglicherweise einem Sudeck-Syndrom entspricht. Es kommt nicht nur zu Frakturen, sondern auch zu Knorpelabrissen, wobei die freien Gelenkkörper die deformierenden Vorgänge in nennenswertem Maße begünstigen. Röntgenologisch gleichen die Gelenkveränderungen denen bei der Osteoarthrosis deformans, wobei gleichzeitig markante Knochenatrophie und Osteoporose vorhanden sein können (s. S. 871). Charakteristisch für eine neuropathische Knochen- und Gelenkkrankheit ist der „pied tabique", der allerdings auch bei Syringomyelie angetroffen wird. Der stark entwickelte Plattfuß ist dafür klinisch typisch. Dieser ist aber dadurch vom gewöhnlichen Plattfuß unterschieden, daß die zerstörten Mittelfußknochen, Taluskopf, Naviculare, selten einige Cuneiformia gleichzeitig nach oben herausgepreßt werden und einen Buckel am Fußrücken bilden. Das Mal perforant du pied an der großen Zehe ist ebenfalls ein häufiger Begleitbefund. Daß am Hüftgelenk gleichzeitig die Pfanne verändert ist, erklärt sich als sekundäre Arthropathie im Sinne der übermäßigen unpassenden Abnutzung.

Ähnliche Veränderungen wie bei der Tabes kommen auch bei der *Syringomyelie* vor. Doch treffen sie entsprechend der verschieden bevorzugten Lokalisation meist andere Körperteile, besonders die oberen Extremitäten, während die tabischen Störungen sich hauptsächlich an den unteren Extremitäten entwickeln. Häufig sind bei Syringomyelie Spontanfrakturen am Collum humeri und Zerstörungen sowie Knochenwucherungen am Schulter- und Ellenbogengelenk. An den Enden der Fingerglieder kommt es zu Atrophie, Verschmälerung und Verkrüppelung der Phalangenknochen und zu spontaner Abstoßung derselben.

Gewisse Ähnlichkeit können die *leprösen Skeletveränderungen* aufweisen, wobei es, abgesehen von den lokalen Schädigungen durch Lepragewebsbildungen im Knochen, bei der Lepra nervosa auf dem Weg über die Nervenschädigung, zu Knochen- und Gelenkveränderungen kommt. BARNETSON gibt einen ausführlichen Überblick auf Grund von 107 Beobachtungen an Eingeborenen mit Nervenlepra über Knochenveränderungen. Im Frühstadium werden Aufrauhungen der Endglieder von Fingern und Zehen beschrieben, wobei sich eine zunehmende Atrophie bis zum partiellen und totalen Verlust der Endphalangen und schließlich auch der Mittelphalangen einstellen kann. Mit der Dauer der Krankheitsentwicklung oft innerhalb von Jahren und vielen Jahrzehnten kann sich eine diffuse Osteoporose an den peripheren Extremitätenknochen entwickeln. Schließlich können auch die Metatarsen konzentrisch atrophisch werden, wobei der Schaft der kurzen Röhrenknochen sich einengt und nach und nach völlig atrophiert. Selbstverständlich beschleunigen sekundär-entzündliche Veränderungen im Bereich der befallenen Extremitäten den Prozeß des Knochenschwundes. BARNETSON hat sich auch mit den histologischen Veränderungen der Knochenlepra eingehend befaßt und sie in Vergleich zu den Röntgenbildern gebracht. Wenn diffuse Osteoporose eintritt, wird die Knochencorticalis auffällig dünn und die osteoclastische Aktivität unverkennbar. Es kommt sowohl vom Periost wie vom Markraum her zu einer Fibrose, wodurch der Knochenmarkraum auf dem Höhepunkt des Knochenschwundes völlig erfüllt sein kann. Aber nicht immer wird die osteoclastische Absorption des Knochens nachgewiesen. Offensichtlich laufen die Veränderungen in Schüben von Osteoclasie und Knochenmarksklerose ab.

Mit den Knochenveränderungen bei Tabes und Syringomyelie sind oft sekundäre Verknöcherung der Gelenkkapsel und der Muskulatur in der Umgebung verbunden. Selbst das Bild der Myositis ossificans soll entstehen können (vgl. S. 700). Arthropathien können auch neuroparaplegisch auftreten. Bei dem sog. CHARCOTSchen Syndrom (Metalues) sind die Erosionen der Gelenke bekannt. Auch die Kapsel und Bändererschlaffung gehört dazu. Bei langem Bestehen der Paraplegie können Ossifikationsanomalien in den Weichteilen auftreten und Muskelverkalkungen entstehen (SOLOVAY und SOLOVAY). LÜDECKE konnte bei 38 infolge Rückenmarks- und Hirnverwundung Gelähmten 12mal paraostale Knochenbildungen an der medialen Fläche des distalen Femurendes und 9mal Verknöcherungen in der Umgebung des Hüftgelenks nachweisen. Die paraostalen Verknöcherungen der Kniegelenke liegen immer extrakapsulär; sie liegen an der ventromedialen Fläche. Gewebszerreißungen mit Blutungen durch Valgusknickung des Kniegelenks sind auch beim Querschnittsgelähmten die Ursache der ektopischen Verknöcherung.

4. Osteofibrosis deformans juvenilis Uehlinger [polyostotische fibröse Dysplasie Jaffe-Lichtenstein, Osteodystrophia fibrosa unilateralis (Borak und Doll, Goldhamer), Ostitis fibrosa disseminata (Albright), Cystofibromatose des Skeletes (Kienböck) oder halbseitige Recklinghausensche Krankheit].

Die polyostotische fibröse Dysplasie stellt eine Knochenkrankheit dar, die monomel, monostotisch, polyostotisch, unilateral oder bilateral in Erscheinung treten kann (Albright, Uehlinger, Butler, Zampton und Smith, Hoff. Boenheim, Bogart und Imler, Psenner und Heckermann). Trial, Ginestet.

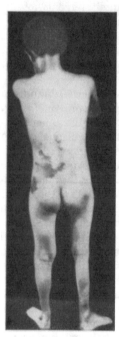

Abb. 75. Polyostotische fibröse Dysplasie mit segmental angeordneten Hautpigmentationen. (Nach Selye.)

Rescanieres und Duranceau berichten über das Albrightsche Syndrom mit hemifacialer Anordnung. Über monostotische fibröse Dysplasie isoliert an den Rippen berichtet Theilkäs. Hoff, Engelien, Wyatt und Randall, Wells, Riberos, Thompson, Boggino. Hopf sowie Wachs bringen moderne Beiträge zur Kenntnis der polyostotischen fibrösen Dysplasie. Hillenbrand berichtet über die Osteofibrosis deformans juvenilis bei 2 Jugendlichen im Alter von 10 und 15 Jahren. Die polyostotische fibröse Dysplasie unterscheidet sich histologisch nicht durch nennenswerte Abweichung von der Ostitis fibrosa von Recklinghausen. Es weisen aber die Kranken gelegentlich lokalisierte braune (Cadde au lait) Hautpigmentationen im Niveau der Haut auf der Seite und oft im Segmentbereich der Knochenkrankheit auf (Abb. 75). Nur bei Kranken weiblichen Geschlechts kommt es zu Pubertas praecox.

Die Natur dieser Krankheit ist wenig aufgeklärt. Nach Albright und Reifenstein ist sie das Ergebnis einer überschüssigen Bildung gonadotroper Hormone der Nebennieren [N-Hypercorticismus mit Pubertas praecox (s. S. 723)] bzw. von Hypophysenvorderlappenhormon. Die Stimulation erfolgt über den Hypothalamus zur Hypophyse und im Zuge einer neuro-humoralen Regulation. Auch Hellner weist auf die zentrogene Krankheitsursache hin, wobei in einem Falle MacMahons sogar eine Bildungsstörung der Corpora mamillaria mit zusätzlicher Kernbildung im umgebenden Gewebe nachgewiesen wurde. Diese Beobachtung rechtfertigt die Vermutung einer ursächlichen hypothalamischen Störung (Hoff), die jedoch allein ohne die Annahme einer partiellen peripheren neurogenen Störung nicht die Ursache der Krankheit darstellen kann. Das Krankheitsbild ist infolge der lokalisierten Ausbreitung nicht allein hormonal-humoral erklärbar. Sicherlich spielen neurologische, hormonale und entwicklungsmäßig gebundene Erscheinungen eine gemeinsame Rolle. In einer Beobachtung Albrights fehlten Bauchdeckenreflexe und Cremasterreflex auf der Seite der Hautveränderung und Knochenveränderung. Zweifellos kommt dazu eine Entwicklungsstörung im Sinne einer primären Fehldifferenzierung des Knochenmarks, was sekundär den Knochenbau wesentlich beeinflußt (Uehlinger).

Die Osteofibrosis deformans „juvenilis" ist der Ausdruck einer meist einseitigen Störung der Skeletentwicklung mit ausgedehntem Ersatz des Knochenmarks durch zellarmes, faserreiches Bindegewebe, Spongiosierung und exzentrischer Atrophie der Compacta unter Ausweitung und Verkrümmung der langen

Röhrenknochen und Auftreibung der platten Knochen. Bevorzugter Sitz sind die Dia- und Metaphysen der langen Röhrenknochen und die zugeordneten Abschnitte des Becken- und Schultergürtels. Die Krankheit beginnt in der Kindheit und verläuft in Schüben. Die Epiphysen bleiben intakt, so daß die Gelenkfunktion in jeder Weise gewährleistet bleibt. Nur ausnahmsweise dringen nach knöchernem Schluß der Epiphysenfugen einzelne fibröse Sprossen in die epiphysäre Spongiosa ein und erzwingen den Umbau derselben unter Bildung eines Paget-ähnlichen Knochens mit Mosaikstrukturen im histologischen Bild. Im Schnitt findet man gelegentlich Knorpelinseln, welche anscheinend von den Epiphysenknorpeln stammen, so daß auch eine Dyschondroplasie vorliegt. Die starke Compactareduktion in der Wachstumsperiode führt sekundär zu statischen Belastungsdeformitäten (Torsionen) und zu Spontanfrakturen. Besonders typisch sind mehrfache Spontanfrakturen der proximalen Femurabschnitte mit hirten-stabartiger Verkrümmung des ganzen Oberschenkelknochens. In den platten Knochen hat die Markfibrose eine starke Verdickung mit Ausweitung der Corticalis und alveolärem Schwund der Spongiosa zur Folge. Entzündliche Infiltrate. Cysten und gutartige Riesenzellgeschwülste (Osteoclasten, Fremdkörperriesen-zellen) fehlen jedoch. Die Ausbreitung der Krankheit geht aus der schema-tischen Skeletzeichnung hervor (Achsen- und Strahlentypen) (s. S. 817).

Die röntgenologischen Merkmale bestehen in starker Ausweitung, Verbiegung und Verschmälerung der Compacta der langen Röhrenknochen. Besonders charakteristisch ist die hirtenstabartige Verkrümmung des Femur. Die Wirbel-säule bleibt unbeeinflußt und unverändert. Nach ihrer Feinstruktur entsprechen die röntgenologischen Veränderungen denen der Ostitis fibrosa. Verdichtungs-und Auflockerungszonen liegen nebeneinander. Am Schädel kann sich die fibröse Dysplasie multilokulär, meist aber halbseitig entwickeln. Der befallene Knochenanteil ist verdickt und weist röntgenologisch Aufhellungen auf, die Tabula interna bleibt meist intakt. Die Schädelbasis ist meist ausgesprochen hyperostotisch, so daß die Proptosis einer oder beiden Augen dadurch erklärt wird. Besonders häufig ist eine Region am Schädel (Übergang von Basis zum Occiput)-Hinterhaupt hyperostostotisch. Die Lamina dura der Zähne bleibt erhalten. Weitere Prädilektionsstellen sind: die Metatarsalia und die Meta-carpalia, die Phalangen, die oberen Enden des Femur und die Tibia. Am häufigsten weisen die Skeletveränderungen folgende Verteilung auf: Eine Ex-tremität mit Becken, Kopf und Hals des Femur, der Tibia und der Metatarsen und der Metacarpalen einer oder zweier Zehen. Selten sind fibröse Dysplasien an der Wirbelsäule, wo cystenähnlicher Knochenumbau mit verdichteten Randzonen auffällt. Die obere und untere Abschlußplatte der befallenen Wirbel sind nicht arrodiert. Spondylolisthesis kann zustande kommen. Die befallenen Rippen sind be-trächtlich aufgetrieben und lassen in diesem Bereich röntgenologisch jede normale Knochenzeichnung vermissen. Die Veränderungen an den Extremitätenknochen sind analog, meist aber durch alte Frakturen und durch narbig-sklerotische Zonen besonders gekennzeichnet. Man unterscheidet (Psenner und Heckermann) eine Skleroseform, bei der eine Spongiosa ausdifferenziert ist, die sich von der normalen Spongiosa durch einen feinporigen und engmaschigen Bau unterscheidet. Die Seifenblasenform ist durch waben- und cystenartige Aufhellungen charakterisiert. Mischformen kommen vor. Der Differentialdiagnose wird ein breiter Raum ein-gewiesen werden müssen. Chondrome, Knochencysten, Pagetsche Knochenkrank-heit kommen differentialdiagnostisch in Betracht, ebenso die Ostitis fibrosa gene-ralisata cystica. Differentialdiagnostisch sind ferner zu beachten: Lipoidgranulo-matosen (eosinophile Knochengranulome und Christian - Schüller - Handsche Krankheit) sowie Xanthomatose und Recklinghausensche Neurofibromatose.

Die Hautpigmentierungen liegen immer im Segmentbereich der befallenen Knochen. In einem Falle Albrights fand sich auch die Mundschleimhaut pigmentiert. Das Pigment, welches heller als das bei Neurofibromatose ist, enthält Melanin (Albright und Reifenstein).

Die ausschließlich beim weiblichen Geschlecht mit der polyostotischen Dysplasie vergesellschaftete Pubertas praecox ist ein besonderes Krankheitsmerkmal. Wahrscheinlich kommt es infolge der hypothalamischen Störung nur zur Ausschwemmung von Follikel stimulierendem Hypophysenhormon und nicht zur Bildung luteinisierender Hormone des Vorderlappens. Das erstere bewirkt Oestrogenbildung bei der Frau, das zweite die Androgenbildung beim Manne. Die Frühreife der weiblichen Kranken zeigt sich in einer allgemeinen Skelet- und somatischen Frühreife. Die Mädchen wachsen sehr schnell und sind sehr groß im Vergleich zum chronologischen Alter. Sehr früh schließen sich die Epiphysenfugen, so daß die Kranken nach vorzeitiger Entwicklung im Wachstum gehemmt bleiben. Bei Männern bleibt die Geschlechtsfunktion immer intakt. In einem Falle von McCune und Bruch bestand gleichzeitig Hyperparathyreoidismus. Die Pubertas praecox unterscheidet sich von der bei Nebennierenrindengeschwülsten (vgl. N-Hypercorticismus, S. 716). Katamnestisch kann festgestellt werden, daß die erste Menstruation bereits im 1. Lebensjahr erfolgen und regelmäßig bis zum 54. Lebensjahr vorhanden sein kann. Anatomisch weisen die Ovarien keine Merkmale der Ovulation auf.

Eine allgemeine Schädigung der Blutbildung mit Anämie kommt bei polyostotischer fibröser Dysplasie nicht zustande, da das Knochenmark in den nicht geschädigten Knochenmarkgebieten funktionell ausreichend ist.

Die blutchemischen Untersuchungen tragen nicht zur Diagnose bei. Bei Calciumbestimmungen liegen die Werte um 10 mg-%. Nur Borak und Doll geben einmal einen auf 19 mg-% erhöhten Calciumwert an. Störungen im Calciumstoffwechsel kommen nach Jaffe, Albright und Uehlinger regelmäßig aber nicht vor. Die Serumphosphatasewerte sind normal, lediglich Albright weist auf gelegentlich sehr hohe Phosphatasewerte hin. Auch die Plasmaphosphatase ist normal, allerdings kommen auch sehr stark erhöhte Werte der Plasmaphosphatase (18—32 EH Bodansky nach Garlock und Lichtenstein sowie nach Freund und Meffert) vor. Meist bestehen dann gleichzeitig Spontanfrakturen mit lebhafter Callus-Osteoidbildung.

Dustin und Ley[1] erörtern die Möglichkeit der sarkomatösen Degeneration der fibrösen Dysplasie.

5. Neurofibromatosis.

Bei der als Recklinghausenschen Krankheit bezeichneten Neurofibromatose kommen Veränderungen im Skelet vor, die auf eine gleichzeitige sowohl am Nerven als auch am Knochensystem einwirkende Störung der Erbanlage bezogen werden. So werden Verbildungen der Wirbelsäule, Kyphosen, Skoliosen und osteomalacieähnliche Bilder, periostale Cysten und auffällige in verstärktem oder vermindertem Längenwachstum einzelner Knochen oder ganzer Gliedmaßen bestehende Mißbildungen beobachtet (Tanner, Assmann). In einer eigenen Beobachtung täuschte ein großes Neurofibrom einen Beckenknocheninnentumor vor, der zu Druckatrophie des Beckenknochens und gleichzeitig zu Symptomen einer Darmstenose Veranlassung gab.

Bei den Knochenveränderungen der Neurofibromatose, die sich nach Schinz, Baensch, Friedl, Uehlinger höchstwahrscheinlich auf hereditärer Grundlage entwickelt, sind zwei Typen auseinanderzuhalten: 1. Entwicklungsstörungen.

---

[1] Dustin, P. jr., et R. A. Ley: Rev. belge Path. **20**, 52 (1950).

die sich in vielfältiger Form darstellen können (Defekte der Rippen, Muskel-
aplasien, Spaltbildungen der Wirbelsäule usw.), 2. partielle Atrophien und
Wachstumshemmungen, Druckusuren und malacische Skeletveränderungen.
Schädelasymmetrien, Ober- und Unterkieferatrophien und Jochbeinhypoplasie
sind die Begleiterscheinungen der neurofibromatösen Veränderungen der Gesichtshaut. Infolge der von den Periostnerven ausgehenden Neurofibromatose
sollen lokale Hyperostosen und Periostosen entstehen können.

Zwischen RECKLINGHAUSENscher Neurofibromatose und tuberöser Sklerose
als „Dysplasie mit blastomatösem Einschlag" (BIELSCHOWSKY) bestehen sehr
enge Wechselbeziehungen, die sich im klinischen Erscheinungsbild zeigen. Abgesehen von den Haut- und Unterhautgewebsveränderungen, vom Exanthema
sebaceum, von Lipo-Fibro-Neuro-Blastomen und Gliawucherungen im Zentralnervensystem können bei beiden Krankheitsbildern Skeletveränderungen auftreten, die sich bei der tuberösen Sklerose in periostaler Knochenapposition
(zentralcystische Aufhellungen in Finger- und Zehenknochen mit ausgesprochen
periostalen Verdickungen) und in osteosklerotisch-osteolytischen Prozessen darstellen (Entwicklung in jüngsten Jahren vor der Pubertät). Als Skeletveränderungen bei der Neurofibromatose, die erst nach der Pubertät aufzutreten pflegen,
kommen subperiostale Wucherungen neurofibromatösen Gewebes, subperiostale
Cysten und Spontanfrakturen vor. Sie nehmen ihren Ursprung vom periostalen
Nervengewebe. Daneben ist sehr häufig eine Kyphoskoliose ausgebildet, deren
Ursache ungeklärt ist, wenn nicht Mißbildungen der Wirbel oder große Tumoren
bestehen. Anlagemäßige Mißbildungen sind sehr häufig mit der Neurofibromatose
vergesellschaftet (Spina bifida, Dysplasie der Hüfte, Sacralisation, Syndaktylie,
Fehlen der Patellen, Dyslokalisation von Radius und Ulna). BORBER gibt eine
zusammenfassende moderne Darstellung der Skeletveränderungen bei tuberöser
Sklerose und Neurofibromatose.

Die Neurofibrome können als „gutartige" Tumoren lebensbedrohend werden. So
berichtet HERRBACH über eine Neurofibromatose mit vorwiegend intrathorakalen
und intrakraniellen Wachstum, abgesehen von einem Riesenfibrom im Abdomen.
Exophthalmus infolge intrakranieller Fibrombildung kann das Bild beherrschen
und zu Fehldiagnosen Veranlassung geben. Wahrscheinlich bestehen Wechselbeziehungen zwischen innersekretorischen Störungen und Neurofibromatose.

Die RECKLINGHAUSENsche Neurofibromatose kommt gelegentlich mit Störungen der
inneren Sekretion, zumeist mit Funktionsstörungen der Hypophyse gekoppelt vor. Kombi-
nationen von Neurofibromatose und Akromegalie sind in der Literatur des öfteren beschrieben.
PIERRE-MARIE wies bereits auf die Häufigkeit der Mollusca pendula bei der Akromegalie hin.
In einzelnen Fällen traten die Hauttumoren erst viele Jahre nach der Akromegalie in Er-
scheinung. Es ist auch bekannt, daß während der Gravidität, wohl infolge der hormonalen
Umstellung eine vorhandene Neurofibromatose verschlimmert werden kann (ADRIAN und
FEINDEL, HIRSCH und STARCK). ALSLEV berichtet über eine Krankheitsgeschichte eines
Akromegalen, der 14 Jahre lang beobachtet werden konnte und bei dem in den letzten
Jahren warzenförmige Hautanhänge auftraten. (Typische Akromegalie, bei der histologisch
ein malignes eosinophiles Adenom festgestellt wurde.) Es wird die Möglichkeit diskutiert,
daß die endokrinen Störungen nicht das Primäre, sondern wahrscheinlich Teilerscheinungen
der Symptomatologie der Neurofibromatose sind. BOHN und BROCHER nehmen eine Störung
im vegetativen Nervensystem, die zu einer Korrelationsstörung endokriner Organe führt,
an. Diese Ansicht wird nicht allgemein vertreten. Es ist aber auffällig, daß Neurofibromatose relativ häufig mit endokrinen Störungen vorkommt, manchmal gleichzeitig mit
dysontogenetischen Fehl- und Mißbildungen, z. B. der LAWRENCE-MOON-BIDLschen Krankheit besteht. STARCK und MEISS bezeichnen das Syndrom als Dystrophia dysontogenetica
RECKLINGHAUSEN und rechnen dazu die tuberöse Hirnsklerose und das MARFAN-Syndrom.
BARTELHEIMER nimmt Veränderungen eines pleiotropen oder polytopen Gens mit dadurch
bedingten Bildungsanomalien, mit Wachstums- und endokrinen Störungen an.

RÖSGEN und BIRK konnten angeblich mittels Urethan einen Stillstand der
RECKLINGHAUSENschen Neurofibromatose herbeiführen.

XIII. Funktionelle Beziehungen zwischen Knochenmark und Knochen (Osteoporose, Osteosklerose, hämatische Dysplasie, myelogene Osteopathie und osteogene Myelopathie einschließlich Skeletveränderungen bei Blutkrankheiten).

1. Allgemeines zum Begriff der myelogenen Osteopathie.

Knochenmarkfunktion und Knochenbildung stehen in engen Wechselbeziehungen. Manche hormonale und neurovegetative Regulationen, die sich

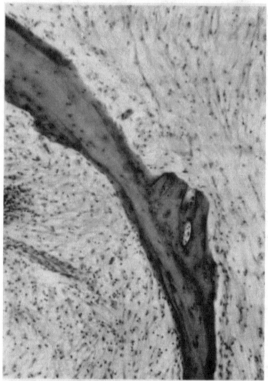

auf Knochenbildung und Entwicklung des Skeletsystems auswirken, lösen gleichzeitig direkt oder indirekt über Stoffwechselvorgänge auch Reaktionen am Knochenmark aus, so daß es in Anbetracht des in keiner Weise aufgeklärten Ossifikationsmechanismus diskutabel ist, daß dem jeweiligen Funktionszustand des Knochenmarks eine für den jeweiligen Stand der Knochenbildung maßgebliche Bedeutung zukommen kann. Die Ursache des Knochenmarkschwundes und der Knochenneubildung mit Osteosklerose bzw. die Ursache der Knochenmarkhyperplasie und der meist damit verbundenen Osteoporose ist noch wenig bekannt und heftig umstritten. Diese Wechselbeziehungen wurden lange Zeit fast vollständig vernachlässigt, indem man sich mit der Feststellung begnügte, daß der Knochen lediglich eine Schutzhülle für das Knochenmarkparenchym darstellt. Neuere

Abb. 76. Knochenmarkfibrose.

Forschungen zeigen jedoch, daß zwischen diesen anatomisch und funktionell so verschiedenen Organsystemen Korrelationen bestehen. Markoff sowie Tischendorf und Naumann (vgl. auch Schoen und Tischendorf) nehmen auf Grund der klinischen Beobachtungen bei hämatischen Dysplasien (Gänsslen) (Erythroblastosen bei Mittelmeeranämien, kongenitale hämolytische Anämien, Skeletveränderungen bei leukämischen Hämoblastosen, Plasmocytome, Osteosklerosen und Osteomyelosklerosen), die mit charakteristischen Skeletveränderungen einhergehen, an, daß die primäre Veränderung meist vom Knochenmark ausgeht. (Obwohl bei Plasmocytom Sklerosen des Knochens im allgemeinen nicht bekannt sind und fast regelmäßig eine ausgesprochene Osteolyse besteht [Liechti], berichten Kohler und Lauer über herdförmige Osteosklerose beim Plasmocytom.)

Markoff prägte den Begriff der myelogenen Osteopathie. Die gesetzmäßigen Beziehungen ergeben sich aus den Korrelationen von Knochenmarkfunktion

zum Knochenbau, insbesondere zu den drei Endostfunktionen: osteoblastische, osteoclastische und fibroplastische Endostfunktion. MARKOFF kommt zu dem Urteil, daß sich bei Knochenmarkhyperplasie eine Mehrleistung der osteoclastischen, bei Knochenmarkhyperplasie eine Mehrleistung der osteoblastischen Endostfunktion einstellt, wobei zwischen osteoblastischer und osteoclastischer Endostfunktion insofern enge Verbindungen bestehen, als die Osteoclasten lediglich einen besonderen Funktionszustand der Osteoblasten darstellen (s. S. 682). Es ist dementsprechend Zellmark (parenchymatöse Knochenmarkhyperplasie)
mit Osteoporose, Fasermark (parenchymatöse Hypoplasie) mit Osteosklerose verbunden (Abb. 76 und 77).

Bereits im Embryonalleben zeigen sich diese Koppelungen. Vor dem 4. Embryonalmonat, wenn das Knochenmark noch nicht entwickelt ist und noch keine blutbildende Funktion erkennen läßt, ist nach Untersuchungen an Quetschpräparaten des Knochens die „Markhöhle" von Osteoblasten erfüllt (Abb. 34 und 35), die fälschlicherweise wegen ihrer morphologischen Ähnlichkeit mit Plasmazellen zu Fehldeutungen Veranlassung geben (TISCHENDORF und HECKNER). Bei Fehlen eines eigentlichen Knochenmarks ist der embryonale Knochen nur auf Knochenbildung und Wachstum des Skeletsystems eingestellt. Erst wenn in der Markhöhle aus vorgebildeten Gefäßnestern Knochenmarkzellen im Sinne der Umlagerung der Blutbildung von der extramedullären (Leber und Milz sowie Gonaden

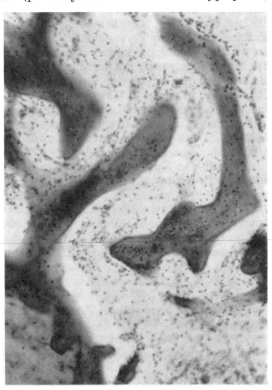

Abb. 77. Knochenmarkfibrose mit beginnender Osteosklerose (Osteoidbildung).

[ontogenetisch und phylogenetisch]) zur medullären erfolgt, treten in direkter Beziehung zu der notwendigen Erweiterung der Markhöhle unter Wahrung des für das Knochenwachstum dauernd notwendigen Knochenumbaues (An- und Abbau) neben den Osteoblasten die Osteoclasten mehr und mehr hervor. Beim Neugeborenen ist das Knochenmark sehr zellreich-hyperplastisch; dem Knochenmark entspricht der erwartete Bau des Knochens, der bis zum 4. Lebensmonat eine physiologische Osteoporose aufweist. Diese Beziehungen treten auch in der klinischen Pathologie immer wieder in Erscheinung. Schwangerschaftsosteoporose, senile und klimakterische Osteoporose sind ebenso wie die erythrämischen und leukämischen Osteoporosen bei Knochenkrankheiten mit Hyperplasie (im funktionellen Sinne) des Knochenmarks gekoppelt. Das gilt auch für reaktive Hyperplasie des Knochenmarks bei Acidosen (diabetische und experimentelle Acidose), beim Morbus Cushing mit Polyglobulie u. v. a., wobei auch die gelegentlich bei Tetanie vorhandene Osteoporose durch die begleitende reaktive

Hyperplasie des Knochenmarks erklärt werden könnte. Moeschlin vertritt die Auffassung, daß Leukämien häufig sekundär zu Osteosklerose und Spongiosklerose führen, was der Ansicht von Tischendorf und Naumann widerspricht. Zweifellos kommt in seltenen Einzelfällen chronischer Myelose wie auch der Polycythämie finale Myelosklerose vor. Dieser Ablauf ist aber ungewöhnlich und unter Umständen zu therapeutischen Maßnahmen in Beziehung zu setzen. Die acidöse Osteopathie (im Tierexperiment bei einseitiger Ernährung) vielleicht auch die Bleiosteopathien (Berner) sind eindeutige Beweise dafür. daß Knochenmarkhyperplasie mit Knochenabbau zusammentrifft. Die geringfügigen porotischen Knochenveränderungen bei häufig komatösen Diabeteskranken und bei der Thyreotoxikose mit ihrer Polyglobulie vermögen so erklärt zu werden. Es zeigt sich, daß auch für den Erwachsenen gilt, was Gänsslen für das Wachstumsalter mit dem Begriff der hämatischen Dysplasie festgelegt hat.

Die Theorie der myelogenen Osteopathie trägt natürlich noch sehr viel Problematik in sich und läßt sich nicht ohne Kritik hinnehmen. Die Begriffe der Knochenmarkhyperplasie und der Knochenmarkhypoplasie sind viel zu unbestimmt, als daß sie zu einer pathogenetischen Einheit werden könnten. Gehören doch leukämoide Reaktionen und echte Überreaktion z. B. bei Stoffwechselstörungen mit Acidose ebenso hierher wie die echten Leukämien. Auch der Begriff der Knochenmarkhypoplasie ist pathogenetisch ebensowenig einheitlich. Trotzdem stellen entsprechende klinische Beobachtungen bereits beachtenswerte Tatsachen dar. Warum sich aber nachweisbare Veränderungen im Knochenaufbau erst nach langem Krankheitsablauf einstellen und wenn sie entstehen, erst nach 1—2 Jahren röntgenologisch sichtbar werden, bleibt ungeklärt. Sicherlich spielen bei der Entwicklung von Knochenveränderungen bei Jugendlichen die gesteigerten Umbauvorgänge eine wesentliche Rolle, wie es gerade die hämatischen Dysplasien (vgl. auch Knochenmark und Chondrodystrophie, S. 660) demonstrieren. Andererseits entwickeln sich atrophische Knochenveränderungen bei Ruhigstellung nach chirurgischen Krankheiten (neurovegetative Regulationen, Adaptation) und bei der Sudeckschen Knochenatrophie ungemein schnell. Es können ohne gleichzeitige Berücksichtigung der noch wenig geklärten hormonalen und neurovegetativen Steuerungen die Korrelationen zwischen Knochenmark und Knochen nicht verstanden werden. Rohr vertritt die Ansicht unter Hinweis auf experimentelle Studien Röhlichs (vgl. Schoen und Tischendorf), daß neben einer myelogenen Osteopathie auch eine osteogene Myelopathie diskutiert werden kann, weil zweifellos auch dem Knochen primäre Einflüsse auf das Knochenmark zukommen. An den Beziehungen zwischen Knochenmarkhypoplasie und Osteosklerose, bzw. zwischen Knochenmarkhyperplasie und Osteoporose kann trotzdem kein Zweifel sein, allerdings muß berücksichtigt werden, daß es sich bei diesen gekoppelten Reaktionen um fließende Funktionsabläufe handelt, so daß schließlich der eine Zustand in den anderen übergehen kann.

2. Hämolytische Syndrome, hämatische Dysplasien und ihre Beziehungen zum Skeletsystem.

In vielen Fällen hereditärer hämolytischer Anämien bzw. leukämieartiger Erythroblastosen mit hämolytischen Symptomen werden über konstitutionelle bzw. hereditäre Formanomalien der Erythrocyten hinaus noch weitere „Konstitutionsanomalien" gefunden. Dabei stellen Deformitäten an den Händen (Schwimmhautbildung, Skeletanomalien, Zahnanomalien, hoher Gaumen, Ohrmißbildungen usw.) echte Mißbildungen dar. Eine der charakteristischen Ano-

malien ist der Turmschädel bei manifesten und latenten Trägern der Kugelzellen-
krankheit (Abb. 78). Bei gleichzeitiger Abflachung des Nasenrückens und größeren
inneren Lidwinkelabstandes erhält der Kopf einen „Neger- bzw. mongolen-
ähnlichen Ausdruck" (s. Abb. 81 und 82). Seltener bei kongenitalen hämolytischen
Anämien, regelmäßig bei Mittelmeeranämiesyndrom finden sich am gesamten
Skeletsystem Veränderungen, unter denen besonders die Erweiterung der
spongiösen Markräume zu beachten ist, wodurch es im Bereich der Hände
zur Bildung auffällig plumper Endphalangen und im Bereich des Schädels
zur Bürstenschädelbildung
kommen kann (s. Abb. 79,
80 und 83). Selbst beim
Erwachsenen können sich
in seltenen Einzelbeob-
achtungen Knochenver-
änderungen mit exzessiver
Verdünnung der Corticalis
bei lamellärer Endostauf-
lockerung im Rahmen einer
allgemeinen Osteoporose
ausbilden, wenn die häma-
tische Dysplasie einen viel-
jährigen andauernden Zu-
stand der Knochenmark-
hyperplasie (Erythropoese)
aufgewiesen hat (TISCHEN-
DORF und NAUMANN, WIN-
TROPE, FARRERAS, PAPAYA-
NOUPOULOS und BELESONIS)
(Abb. 84). Chronische, familiäre und rassengebun-
dene hämolytische Anämien
gehen mit charakteristi-
schen Skeletveränderungen
einher. Bei der COOLEY-
Anämie kommt es ent-
sprechend der Hyperplasie
des roten Knochenmarks

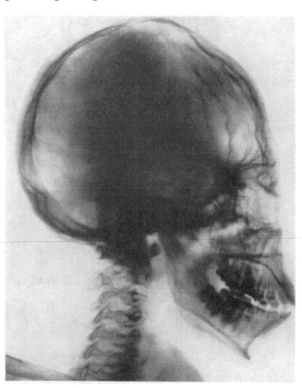

Abb. 78. Turmschädel bei kongenitalem hämolytischem Ikterus.

zur Spongiosaosteoporose, wodurch die charakteristischen Skeletveränderungen
am Schädel entstehen sollen. CAFFEY berichtet über 4 Kranke mit COOLEY-
Anämie, die von frühester Kindheit bis ins 2. und 3. Lebensjahrzehnt fortlaufend beobachtet wurden. Es zeigt sich, daß die Atrophie der Knochencorticalis an den Röhrenknochen der Extremitäten die bei gleichzeitiger Verminderung der Knochenbälkchen für die hyperplastische Erythropoese der
COOLEY-Anämie typisch ist, mit zunehmendem Alter sich zurückbildet. So
erklärt es sich, daß nicht bei allen Kranken mit COOLEY-Anämien Skeletveränderungen beobachtet werden. Die Skeletveränderungen entwickeln sich vor allem
in Metacarpalen und Metatarsalen, sowie an anderen kurzen Röhrenknochen,
die Rindenatrophie, Erweiterung des Markraumes, Entkalkung und Rarefikation
der Knochenbälkchen aufweisen. Sehr charakteristisch ist die als Dauerzustand
nachweisbare verminderte Pneumatisation der Nasen-Nebenhöhlen, womit die
Schwellung besonders des Oberkieferknochens in engem Zusammenhang steht.
Letzteres bedingt abartige Zahnstellungen, wobei die Schneidezähne des Ober-

kiefers nach außen und oben verdrängt sind. Die Ursache für diese Skeletveränderungen ist zweifellos in der Überaktivität und in der Wucherung des Knochenmarkes gegebene, welches bei Kranken mit Cooley-Anämien im Gegensatz zum

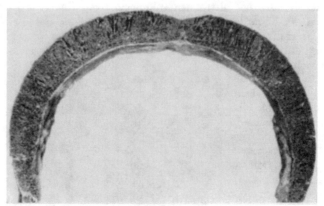

Abb. 79.

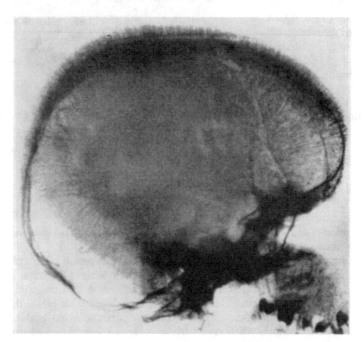

Abb. 80.

Gesunden übernatürlich lang in den peripheren Knochen aktiv bleibt. Bousser
und Savoie berichten über röntgenologische und anatomische Feststellungen bei
10 Erythroblastosen, bei denen abnorme Verdichtungen der Knochenstruktur im
Röntgenbild, wie sie für die Osteosklerosen charakteristisch sind, zu finden sind.
Es handelt sich weniger um generalisierte, als um mehr oder weniger lokalisierte
Veränderungen. Die chronische Erythroblastose mit Osteosklerose ist im Endstadium auf der einen Seite durch mehr oder weniger Myelofibrose, auf der

anderen durch Zunahme der Wucherung eines osteoiden Gewebes gekennzeichnet. Bei der Sichelzellenanämie kommen Skeletveränderungen ebenfalls

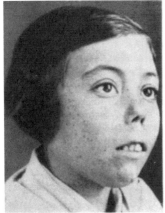

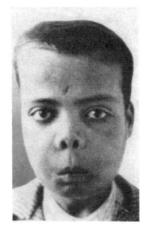

Abb. 81. Abb. 82.

Abb. 79—82. Hämatische Dysplasie bei COOLEY-Mittelmeeranämicsyndrom.
Abb. 79 und 80 Bürstenschädel. Abb. 81 und 82 Mongoloider Gesichtsausdruck. (Nach HEILMEYER.)

vor, wobei allerdings die parietalen Schädelknochen
von der Porose mehr betroffen sein sollen als die
frontalen Schädelabschnitte (SUSSMAN). Am seltensten
sind Skeletveränderungen beim hereditären hämolytischen Ikterus, bei dem sich auch gleichzeitig
Knochenmißbildungen finden. CARROL berichtet über
Röntgenbefunde des Skelets, bei Sichelzellenanämie
und beschreibt dabei die für die hämatischen Dysplasien

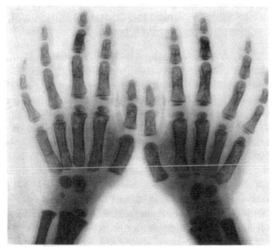

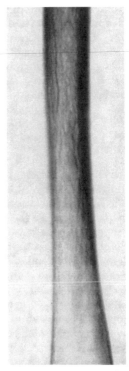

Abb. 83. Verbreiterung der Fingerphalangen bei COOLEY-Anämie.
(Nach M. CHEDIAK, Cuba.)

Abb. 84. Knochenatrophie bei
kongenitalem hämolytischen
Ikterus.

charakteristischen Befunde: Verschmälerung der Corticalis und Erweiterung
des Markraumes der langen Röhrenknochen, Kompressionsfraktur eines Wirbel-

körpers (Henkin), dazu Periostschwellung, Osteoporose und Verbreiterung der Diploe am Schädel, Fischwirbelbildung. Janus und Dietz untersuchten das Skelet bei intrauteriner Erythroblastose und schließen auf vorübergehende Störungen des enchondralen Knochenwachstums, worauf die typischen Wachstumslinien hinweisen. Skeletveränderungen mit Zunahme von Sklerosierungen beschreiben im Gegensatz dazu Ritvo, Shauffer und Krosnick bei Kindern, die intrauterin an Erythroblastose verstorben sind. Diese ,,konstitutionellen'' Skeletveränderungen können zum Teil aus dem allgemeinen Krankheitsgeschehen erklärt werden. Das Knochenmark als Erfolgsorgan übernimmt die Hauptleistung der kompensatorischen Erythropoese. Mit der Knochenmarkhyperplasie ist immer vermehrte Durchblutung verbunden. Diese beeinflußt die Knochenbildungszentren um so mehr, als bei Manifestation der hämatischen Dysplasie (hämolytische Anämie) im jüngsten Lebensalter das Skeletsystem noch bildungs- bzw. umbildungsfähig ist.

Nebenbei besitzen gerade die Cooley-*Anämien* ein wesentlich *paläontologisches Interesse*. Schädelstudien an Mumien und Skeleten früherer Eingeborenenvölker Amerikas (Inkas in Peru, Williams; Indianer Kolumbiens, Feingold und Case; Azteken Mexikos, Maya-Indianer von Yukatan, Moore, Wakefield) haben gezeigt, daß diese Menschen unmißverständliche Schädelskeletveränderungen wie Individuen mit Drepanocytose, Cooley-Anämie und anderen hämolytischen Syndromen aufwiesen (Chini und Malaguzzi, Valeri). Man vermutet sogar, daß für das Auslöschen dieser Völker Mutationen infolge Vererbung und Zucht, nicht zuletzt die im Gefolge dieser hereditären Auswirkungen gehäuft auftretenden hämolytischen Blutkrankheiten verantwortlich sind. Osteoporose, Turm- und Bürstenschädelbildung, mongoloide Schädelanomalien sind die Merkmale der ,,myelogenen'' Skeletveränderungen, die auch bei Mumien Ägyptens (Mittelmeervölker und Mittelmeeranämien) gefunden sind, bzw. bei Angehörigen von Mittelmeervölkern mit hämatischer Dysplasie heute noch gefunden werden.

3. Porotische und sklerotische Skeletveränderungen bei leukämischen Hämoblastosen und Osteomyelosklerose.

Die hämatologische Literatur gibt viele Beispiele, die die Skeletveränderungen bei allgemeinen Krankheiten in dem besonderen Licht der myelogenen Osteopathien erscheinen lassen. Bei leukämischen Hämoblastosen, insofern sie jahrelang verlaufen, gehört die Osteoporose zum Krankheitsgeschehen. Osteosklerose kommt bei myeloisch-leukämischen Zuständen nach eigener Erfahrung äußerst selten vor (vgl. Osteosklerose, S. 800ff.). Nicht die ,,Hyperplasie'' des einen oder des anderen blutbildenden Parenchyms bzw. aller drei Knochenmarkzellsysteme innerhalb der genannten Krankheitszustände, sondern auch die ,,leukämieartige'' Vermehrung reticulärer Gewebsteile des Knochenmarks (Reticulosen, Plasmocytome) läuft gewöhnlich der Porosierung des Knochens parallel. Es gibt kaum ein Plasmocytom des Knochenmarks, welches mit ,,Osteosklerose'' verbunden wäre. Obwohl beim Plasmocytom der Knochenabbau geradezu charakteristisch ist (Liechti), wird in seltenen Einzelfällen auch herdförmige Osteosklerose beschrieben (Kohler und Lauer) (s. S. 849). Im allgemeinen handelt es sich um nichtleukämische Krankheiten mit Knochenmarkzerstörung und scheinbarer Vermehrung restlicher Plasmazellen, wie es von verschiedenen mit Knochensklerose einhergehenden Krankheiten bekannt ist. ,,Leukämien'' mit Osteosklerose sind wahrscheinlich primäre Knochenmarkkrankheiten, in deren Verlauf extramedulläre Blutbildung für die leukämieähnlichen Blutveränderungen verantwortlich ist. Moderne Beiträge zu osteosklerotischen Blutkrankheiten geben ACHENBACH, VOGT und HIRSCH. WINDHOLZ und FOSTER beschreiben bei Blutkrankheiten und Hämoblastomen, die zu Reticulose und Faserbildung führen, endostale und periostale Sklerosen. Sie betonen ausdrücklich, daß die Sklerose bei „Leukämien" auf die Tendenz des Knochenmarks zu fibröser bzw. aplastischer Umbildung hinweist.

Osteosklerosen wurden früher meist als Folge endostaler Sklerose bei chronischen Leukämien angesehen. Besonders ASSMANN beschrieb mehrere Beobachtungen bei Erwachsenen, die neben der allgemeinen Anämie kein eigentlich leukämisches Blutbild zeigten, aber mehr oder weniger lebhafte extramedulläre Blutbildung aufwiesen. Es ist retrospektiv zweifelhaft, ob es sich um sichere Leukämien handelte. Die Fälle von HEUCK, SCHMORL, SCHWARZ, NEUWERK und MORITZ erinnern an Myelosen mit Osteosklerose, während ASSMANN eine Lymphadenose mit entsprechenden Knochenveränderungen beschreibt. HEILMEYER betont unter kritischer Bewertung solcher Befunde ebenso wie SCHOEN und TISCHENDORF mit Recht, daß das Heer der Leukämien und Polycythämien keine Osteosklerose aufweist. Lediglich bei leukämischen Krankheiten des Kindesalters werden mitunter periostale und endostale Knochenwucherungen beobachtet. Periostale Reaktionen sind aber auch bei Erwachsenen in Verbindung mit Leukämien festgestellt (TISCHENDORF und NAUMANN). Knochenläsionen sind im Verlaufe akuter Leukämien des Kindesalters nicht selten (DRESNER, COCHEZ, GLAUMÉ

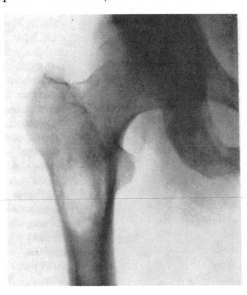

Abb. 85. Lymphogranulomatöser Knochenherd im rechten Femur und im rechten Sitzbeinknochen.

und DURAND). Ihre differential-diagnostische Abgrenzung gegenüber syphilitischen (generalisierte Osteosklerose mit positiver Wa.R.) und osteomyelitischen Veränderungen trifft meist auf Schwierigkeiten, solange das hämatologische Erscheinungsbild infolge des häufigen subleukämischen Verlaufs der akuten Leukämien im Kindesalter nicht voll ausgebildet ist. Die Knochenveränderungen bestehen zumeist in osteolytischen Vorgängen. Die Expansion der Knochenmarkhöhle führt zu Destruktion der Trabekel, zu Erosion und Verdünnung der Corticalis und zu Entkalkung. Diese Veränderungen können lokalisiert oder generalisiert auftreten. Die langen Röhrenknochen sind bevorzugt befallen. Aber auch der Schädelknochen, die Rippen, das Becken und die Kieferäste können betroffen sein. Leukämische Knochenveränderungen können sich auch als Periostitis bzw. als periostale „Reticulosarkome" manifestieren, wenn es zu subperiostaler Ausbreitung der leukämischen Knochenwucherungen kommt. Auch das Epiphysenwachstum kann gestört sein. Unter Behandlung der leukämischen Krankheit mit Folsäureantagonisten bilden sich mit der vorübergehenden Rückbildung der leukämischen Wucherungen vor allem die subperiostalen leukämischen Wucherungen zurück, was röntgenologisch und pathologisch-anatomisch erwiesen werden konnte. Röntgenologisch lassen sich nach Silverman und Dale in mehr als der Hälfte der leukämischen Kinder Skeletveränderungen erfassen. Meist bestehen sie in Querbändern verminderter Schattendichte in den Metaphysen der Röhrenknochen. Häufig finden sich um die Querbänder osteolytische Auflockerungen der Knochensubstanz. Osteolytische Herde können auch vereinzelt auftreten und lassen den Knochen wie von Motten angefressen destruiert erscheinen. Osteosklerotische Veränderungen sollen nach Sussman in etwa 10% der akuten Leukämien auftreten. Es finden sich endostale Sklerosen, aber auch periostale Sklerosen. Die Corticalis der Röhrenknochen kann sehr stark verdickt sein, auch an den Rippen und an Hand- und Fußskelet können Verdichtungen der Corticalis in Erscheinung treten. Beim Chlorom finden sich häufig in direkter Beziehung zu periostalen leukämischen Wucherungen herdförmige Auflösungen der Knochensubstanz am Schädel, im Bereich der paranasalen Sinus der Orbita, aber auch an den Wirbeln und an den Rippen. Bei chronischen Leukämien sind die Skeletveränderungen seltener. Es können dabei ebenfalls osteolytische und sklerotische Veränderungen auftreten. Häufiger aber sind Röntgenveränderungen im Sinne der Knochendestruktion. Die Querbänder (Baty und Vogt, Landolt, Idelberger) verminderter Strahlendichte in den metaphysären Knochenabschnitten sind besonders in der Umgebung der Kniegelenke aber wie alle genannten Skeletveränderungen nicht für die Leukämie typisch, sondern kommen auch bei Ernährungsstörungen und nach Strahlenschädigung (Atombombe, Nagasaki, Thomas) zur Beobachtung. Die Skeletveränderungen können sehr schnell erscheinen und sich sehr schnell zurückbilden. Studien über die Einwirkung von Folsäureantagonisten (Karpinski) haben gezeigt, daß

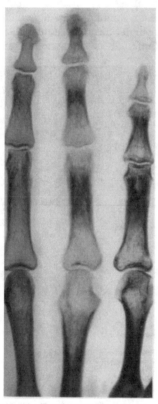

Abb. 86. Knochenatrophie bei chronischer Myelose (diffuse und partielle Osteoporose der Fingerknochen, Mittelfinger von drei Kranken.)

innerhalb von 6 Tagen osteolytische Knochenzonen reossifiziert werden können. Silverman beschreibt die völlige Rückbildung der Querbänder 4—6 Wochen nach Einsetzen der Aminopterinbehandlung. Lokale Röntgenbestrahlung, aber auch die Behandlung mit radioaktiven Isotopen P[32] vermag die Skeletveränderungen über die Beeinflussung des leukämischen Gewebes zur Rückbildung zu bringen. Sussman nimmt auf Grund der Beobachtungen der günstigen Beeinflussung der leukämisch-osteolytischen Knochenherde durch Folsäureantagonisten an, daß die Folsäure, das Vitamin B_{12} und verschiedene Aminosäuren, darunter Cystin und Cystein sowie Methionin für die Knochenentwicklung und Bildung von Bedeutung sind, wobei besonders die genannten Aminosäuren für die Entwicklung der Knochenmatrix und damit für die Osteogenese wichtig sind.

Idelberger berichtet außerdem über schwere generalisierte Wachstumshemmungen des Knochens bei einer subleukämischen Lymphadenose eines Kindes, bei der das Knochenmark bzw. die lymphadenotischen Wucherungen herdförmig in einen fibrösen Narbenzustand übergegangen war.

Zur Frage osteosklerotische Anämie oder Leukämie gibt ASSMANN unter Hinweis auf die Arbeit von TISCHENDORF und NAUMANN seine Einstellung folgendermaßen zur Kenntnis: „Die neuen anatomischen und klinischen Beobachtungen scheinen eine weitere Stütze für die Annahme zu sein, daß bei besonderen Formen der osteosklerotischen Anämie des von HEUCK und ASSMANN geschilderten Typs eine primäre oder vielleicht auch eine der Osteosklerose kombinierte Erkrankung des Knochenmarks zugrunde liegt, und daß die extramedullären Blutbildungsherde nicht nur als kompensatorische Vorgänge im Sinne der leukämoiden Ersatzblutbildung, sondern als ein der primären Markerkrankung

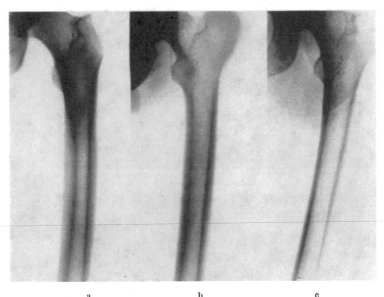

a   b   c

Abb. 87a—c. Funktionelle Beziehungen zwischen Knochenmark und Knochen. a Verdickung der Corticalis eines Oberschenkels bei Panmyelophthise (nach 2jährigem Verlauf). b Normaler Oberschenkel mit gehöriger Weite des Markraumes und normaler Corticalisdicke. c Erweiterung der Markhöhle und Verdünnung der Corticalis bei chronischer Lymphadenose.

parallele Erscheinung aufzufassen sind". Man muß trotzdem feststellen, daß eine Entscheidung über die Richtigkeit der strittigen Auffassungen heute noch nicht möglich ist.

Die Störung der periostalen Knochenbildung findet wahrscheinlich ihre zwanglose Erklärung in der Organisation subperiostaler Hämatome wie beim kindlichen Skorbut (MÖLLER-BARLOWsche Krankheit), die bei diesen Blutkrankheiten häufig sind. Osteosklerosen gehören dabei auch im Kindesalter zu einer ungewöhnlichen Erscheinung, zumal sich auch histologisch (Auflockerung des Knochengerüstes bzw. der Spongiosa) trotz der Periostverdickung Osteosklerosen nicht feststellen lassen. ASSMANN erklärte die Osteosklerose bei Leukämie als Folge „eines Narbenstadiums mit Bildung von Faserwerk und Knochenwucherung".

Osteosklerose geht im Sinne der myelogenen Osteopathien immer mit mehr oder weniger ausgesprochenem Schwund der blutbildenden und speziellen, dem blutbildenden Parenchym zugehörigen reticulären Anteile einher. Knochenschwund löst die gekoppelte osteoblastische Reaktion aus. Die Marmorknochenkrankheit mit ihrer diffusen Sklerose (vgl. Abb. 90) ist das typische Beispiel. Auch hierbei kommt es zu lebhafter extramedullärer Blutbildung, wie es für den Typus VAUGHAN der Osteosklerose in gleicher Weise gilt; das Knochenmarkparenchym wird reduziert und völlig zur Erschöpfung gebracht. Selbst bei vieljährig bestehenden Panmyelophthisen (dauernde Blutübertragungen) kann mit dem Knochenmarkzellschwund Osteosklerose entstehen. Auch experimentell soll nach Strontiumintoxikation infolge der Zerstörung des Knochenmarks Osteo-

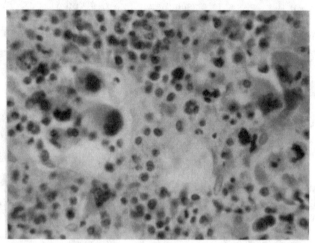

Abb. 88.

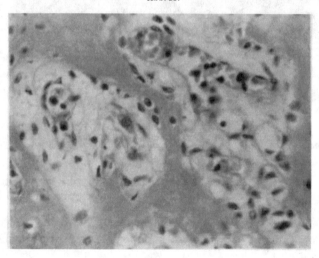

Abb. 89.

Abb. 88 und 89. Histologische Knochenschnitte bei Osteomyelosklerose mit zahlreichen Riesenzellen und vermehrter Gefäßbildung (Finalstadium einer chronischen Myelose).

sklerose entstehen (Markoff), was allerdings nach eigenen tierexperimentellen Studien nicht bestätigt werden kann (vgl. Feuerhake).

Sklerotische Skeletveränderungen treten vor allem bei der *Myelosklerose* mit leukämisch-erythroblastischer Anämie in Erscheinung. In der Myelosklerose sieht Sussman ein häufiges Endstadium der Polycythämie, wenn die leukämischen Wucherungen „ausgebrannt" sind. Dann ist das Knochenmark durch Reticulumreichtum und durch die Riesenzellen gekennzeichnet. Die Knochenneubildung erfolgt über das Osteoid, welches im Laufe der Krankheit zu reifem Knochen umgebaut wird, wodurch die Sklerose entsteht. Sussman erörtert im Anschluß an die Feststellung von Thorn, daß ACTH-Behandlung Vermehrung der roten Blutkörperchen auslöse, die Bedeutung eines cortisonähnlichen Stoffes für die Entstehung der Polycythämie, wobei das unregelmäßige und seltene Auftreten der Myelosklerose in Beziehung zu der Schutzfunktion des Hypercorticismus gegenüber der Wucherung des Bindegewebes stehen könnte (Ragan). Da Osteoblasten und Osteoclasten im allgemeinen bei osteosklerotischen Anämien selten im Knochenmark zu finden sind, nimmt Sussman an, daß in der Pathogenese der Skeletveränderungen primär die Änderungen im Proteinaufbau stehen. Sicherlich bestehen enge Wechselbeziehungen zwischen leukämischer „Osteosklerose" und Osteomyelosklerose, die unter der Osteosklerose Vaughan primär oder sekundär nach langjähriger Behandlung chronischer Myelosen von uns beobachtet ist. Auch Hittmair, welcher beide Krankheiten als einheitlich verstanden wissen will, berichtet über Beobachtungen mit Fibrose des Knochenmarks bei gleichzeitiger Riesenzellansammlung im Knochenmark und in extramedullär blutbildenden Organen. Die Osteomyelosklerose ist aber nicht nur mit vorwiegend endostaler Ossifikation, sondern auch mit Knochenmarkfibrose gekoppelt. Daß es sich bei den dabei ubiquitär aufschießenden Riesenzellen um Megakaryocyten handelt, ist zumindest für die Polykaryocyten des Knochenmarkpunktates zweifelhaft. Es ist naheliegend, die Riesenzellen der Osteomyelosklerose von Endostzellen abzuleiten und Osteoclasten gleichzusetzen (Abb. 88 und 89); allerdings würden die vermehrten Osteoclasten dann neben dem gesteigerten Knochenanbau auch eine gleichzeitige vermehrte Knochenlösung annehmen lassen, wie es das Nebeneinander von Osteoblasten und Osteoclasten bei Ostitis fibrosa generalisata und disseminata sowie bei der Pagetschen Knochenkrankheit ausdrückt (Tischendorf und Heckner). Als Ursache der Osteomyelosklerose wird neuerdings die tuberkulöse Infektion unter Hinweis auf Literaturangaben (Miliartuberkulose) von Cetingil und Ergani-Göck erörtert.

Im Jahre 1936 wurde von Vaughan und Harrison eine Anämieform beschrieben, die durch leukämoide Blutveränderungen durch Milzschwellung sowie röntgenologische Veränderungen des Skeletsystems mit ausgedehnten Osteosklerosen besonders gekennzeichnet ist. Es handelte sich nicht um homogene, sondern mehr fleckförmige Osteosklerosen. Der histologische Befund weist eine hochgradige Fibrose des Knochenmarks auf, die auch als Myelosklerose in Verbindung mit der Osteosklerose eingeordnet wird. Im Knochenmarkraum besteht ein zellarmes Fasergewebe, in das in großer Zahl Polykaryocyten eingestreut sind, die bald als Osteoclasten, bald als Megakaryocyten imponieren. Viele Einzelmitteilungen bestätigen die Eigenart dieser Befunde (Rohlfs, Waitz, Warter sowie Chevallier und Sée, Burkert, Stodtmeister). Häufig taucht der Begriff der Megakaryocytenleukämie auf, zumal neben der Ansammlung der Polykaryocyten im Knochenmark auch „Megakaryocyten" in der hämatopoetisch aktiven Milz in Massen vorhanden sein können (Hittmair). Unter Berücksichtigung der gelegentlich leukämischen bzw. leukämoiden Blutveränderungen, bzw. der Anaemia leuco-erythroblastica, kann es schwer sein, zu entscheiden, ob eine echte Blutkrankheit oder eine leukämoide Reaktion vorliegt (Schoen und Tischendorf, v. Boros, Dubois-Ferrière und della Santa).

Myelosklerose, durch Aplasie des Knochenmarks und Metaplasie der leukämoiden Blutbildung in der Milz gekennzeichnet, ist deshalb nur schwer von einer Leukämie abzugrenzen, weil Leukämie und Osteomyelosklerose ineinander im Verlaufe eines Krankheitsgeschehens übergehen können, wie es im osteomyelosklerotischen Endstadium einer jahrelang beobachteten chronischen Myelose beobachtet ist. Allerdings weisen zahlreiche Mastzellen im spärlichen, zellarmen Markpunktat eher auf die leukämische Natur des Leidens hin. Meist kommt es zu Megakaryocytenwucherungen in der Milz, die neben der Fibrose charakteristisch sind. Die Fibrose ist allerdings dabei das Merkmal des aplastischen Markraumes (Levinson, S. A. und L. R. Limarzi). Wood und Andrews weisen in einem Bericht über subakute Myelosklerose vor allem darauf hin, daß neben Milzschwellung und Knochensklerose mit Knochenmarkfibrose auch Lymphknotenhyperplasien und Schilddrüsenschwellung gleichzeitig vorkommen, so daß an hormonale Regulationsstörungen als Ursache der Osteomyelosklerose gedacht wird. Es besteht jedoch kein Anhalt, bei der osteosklerotischen Anämie von splenischer Anämie zu sprechen.

4. Marmorknochenkrankheit (Albers-Schönberg).

Die Osteopetrosis wurde als abnorme Knochenentwicklungsstörung zuerst von Albers-Schönberg im Jahre 1904 beschrieben. Sie wird als Marmorknochenkrankheit bezeichnet. Synonyma sind die Begriffe: Osteosclerosis fragilis generalisata und kongenitale Osteosklerose. Die Engelmannsche Krankheit stellt eine generalisierte Hyperostose dar, die meist als Albers-Schönbergsche Krankheit eingeordnet wird. Die Engelmannsche Krankheit unterscheidet sich von der Marmorknochenkrankheit durch die für die erstere typische Sklerose und Verdickung der Diaphysen der langen Röhrenknochen. Es handelt sich allem Anschein nach um eine kongenitale Verknöcherungsstörung. Sie stellt wahrscheinlich nur eine besondere Gruppe unter den anderen kongenitalen osteogenen Dystrophien (Albers-Schönbergsche Krankheit, Melorheostose und Osteopoikilie) dar. Wiedemann berichtet über systematisierte sklerotische Hyperostose des Kindesalters mit Myopathien, Watschelgang und symmetrischer end- und periostaler Osteosklerose der diaphysären Abschnitte aller langen Röhrenknochen. Er ordnet dieses seltene Krankheitsbild, welches auch von Engermann sowie von Janker beschrieben ist, in die Gruppe der erblichen Osteosklerosen ein und stellt es ebenfalls in Parallele zu Marmorknochenkrankheit, Osteopoikilie und Melorheostose.

Unter den selbständigen generalisierten Osteosklerosen verdient vor allem die als Osteopetrosis bezeichnete Marmorknochenkrankheit (Albers-Schönberg) der Beachtung. Sie ist vereinzelt schon bei neugeborenen Kindern, etwas häufiger (aber insgesamt nur vereinzelt) bei Jugendlichen und Erwachsenen beschrieben. In einigen Fällen ist familiäres Auftreten beobachtet (Sick, Lorey, Reye, Dusi und Jacotti, Kudrjawezewa, Frank, Harnapp, Pagenstecher, McPeak, Kramer). Weicker und Schmitz-Cliever berichten zur Klinik und Pathogenese der Marmorknochenkrankheit über die Ausbreitung der Krankheit bei 5 Angehörigen einer Familie. Die Kinder zwischen 3 und 18 Jahren ließen eine langsame, aber zunehmende Entwicklung der Knochenverdichtungen erkennen, die beim Vater mit 46 Jahren über das gesamte Skeletsystem ausgebreitet waren. Eine Sippe mit Marmorknochenkrankheit (dominanter polyphäner Erbgang und starke intrafamiliäre Variabilität) beschreibt neuerdings auch Cocchi. Es handelt sich um die Familie, die bereits 23 Jahre vorher von Lauterbur untersucht worden ist. Mehrfach ist Blutsverwandtschaft der Eltern festzustellen (Orel, Windholz, Alexander, D'Istria). Dementsprechend wird auch ein recessiver Erbgang angenommen. Offensichtlich kommt die Marmorknochenkrankheit (diffuse Osteosklerose) auch spontan, ohne daß familiäre Beziehungen festgestellt werden können und ohne jegliche klinische Erscheinungen als Zufallsbefund zur Beobachtung, wie wir in 3 Fällen bei Erwachsenen von 21 und 27 Jahren nachweisen konnten.

Die vergleichenden Untersuchungen von WEICKER und SCHMITZ-CLIEVER gestatten einen Überblick über die Frühmanifestation der Krankheit, die auf eine stufenweise Steigerung von zarten Anfängen bis zu deutlicher Verdichtung und vollkommener Sklerose bei den Kindern hinweist. Die entstehenden Verdichtungen sind vollkommen symmetrisch. Die Blutveränderungen sind anfänglich gering; man sieht die Entwicklung der Anämie als einen sekundären Vorgang erst nach langem Bestehen der Krankheit. Die Ursache der kompletten Eburneation des Skelets sehen WEICKER und SCHMITZ-CLIEVER nicht in einer örtlichen Mißbildung im Knochenaufbau, sondern in einer übergeordneten, möglicherweise zentralen Fehlleistung, von welcher hämatologische und ossale Veränderungen weitgehend unabhängig voneinander gesteuert werden. Es läßt sich die Störung der Ossifikation nicht ohne die Annahme einer zentral oder hormonal gesteuerten Beeinflussung der enchondralen Ossifikation, allerdings unter dem Einfluß erblicher Faktoren erklären. Die Annahme der zentralen Fehlsteuerung geht auf die Vorstellung HOFFs zurück. WEICKER und SCHMITZ-CLIEVER weisen unter Berücksichtigung lokaler Sklerosierung bei Marmorknochenkrankheit darauf hin, daß das Leiden nicht ohne weiteres als Ausdruck einer „Knochenmißbildung" aufgefaßt werden kann. Sie erwähnen Untersuchungen HOFFs, die auf eine zentrale Fehlleistung, von welcher jene

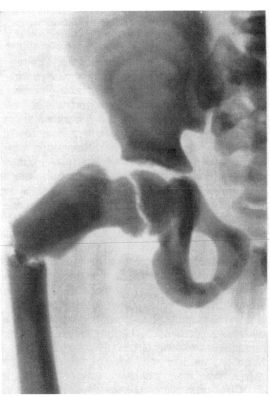

Abb. 90. Marmorknochenkrankheit. (Nach FREY.)

hämatologischen und ossalen Veränderungen in mangelhafter Parallelität und weitgehend unabhängig voneinander gesteuert werden, schließen lassen. Trophische Störungen vermögen halbseitige sowie symmetrische Sklerosierung zu erklären. Beweise dafür sind aber in keiner Weise erbracht. In den Beobachtungen von SEIGMANN und KILBY wird auf die symmetrischen Knochenveränderungen und auf die Hypoplasie von Endphalangen der Finger und Zehen besonders hingewiesen.

Bei manchen Fällen sind Beziehungen zu innersekretorischen Krankheiten, insbesondere der Hypophyse (M. B. SCHMIDT), der Schilddrüse (LAURELL und WALGREEN) und der Epithelkörperchen (PEHU, POLICARD und DUFOURT) vermutet worden. Die Anlage der Knochenkerne der Handwurzel erfolgt jedoch zur gehörigen Zeit und in normaler Reihenfolge; lediglich sind die Knochenkerne „verdichtet"-sklerotisch. Auch Stoffwechselstörungen sind verantwortlich gemacht worden, da Erhöhung des Blutcalciumspiegels und auch Kalkmetastasen in Nieren und Arterienwänden sowie Ausscheidung von Kalkkonkrementen gefunden wurden (Zwerg und Laubmann, Westphal, Köhler, Lamb und Jackson). In anderen Fällen wurde jede Kalkstoffwechselstörung vermißt. Pincus, Gittleman und Kramer nehmen an, daß mit der Marmorknochenkrankheit regelmäßig eine Rachitis verbunden sei. Die Hyperphosphatämie bei der Marmorknochenkrankheit wird als Folge der Überfunktion der Nebenschilddrüse aufgefaßt und zu der Hyperphosphatämie in der Heilphase der Rachitis in Parallele gesetzt.

Seigmann und Kilby geben an Hand einer Beobachtung ausführliche Untersuchungen über die Blutchemie wieder. Der Blutzucker, der Albumin-Globulinquotient, der Blutcholesteringehalt, der Calcium- und Phosphorwert sind meist normal. Die saure Phosphatase ist ebenso wie die alkalische normal. Die 17-Ketosteroidausscheidung im Urin ist erniedrigt.

Pathogenetisch nimmt man nach neueren Vorstellungen auch eine Störung der vasculären und Knochenmark-Anlage an. Histologisch besteht der Marmorknochen aus einem gefäßarmen Bindegewebe. Die Knorpelzellage ist verringert. Im Bereich der Metaphysen findet sich ein dichtes Netzwerk von chondroosteoidem Gewebe, wobei das Knochenmarkparenchym durch ein Bindegewebe ersetzt ist. Im Gegensatz zu den Angaben der Literatur nehmen Pines und Lederer Veränderungen der Rinde und des Periosts aller Knochen an. Das Periost weist eine fibroossale Metaplasie auf. Zawisch-Ossenitz stellt fest, daß die erste Anlage der Knorpelknochenbildung intakt ist, wobei sich erst später eine unbekannte Störung auf die Knochenentwicklung auswirkt. Zawisch-Ossenitz nimmt an, daß sowohl die Anämie wie die Störung der Knochenbildung auf den Mangel eines unbekannten Wirkstoffes zurückzuführen seien.

Die Blutveränderungen der Marmorknochenkrankheit können sehr stark variieren bis zur Ausprägung einer aplastischen Anämie. Die Anämie ist hyperchrom, die Blutplättchenzahl ist meist normal, gelegentlich nur erniedrigt. Die Leukocytenzahl ist niedrig und das periphere Blutbild kann durch mehr oder weniger ausgesprochene leukämoide Veränderungen gekennzeichnet sein. Entsprechend der Veränderungen der Markräume ist der Knochenmarkanteil verringert. Lymphknotenschwellungen, Hepato- und Splenomegalie sind die Folge der akzessorischen Blutbildung. Kinder sind meist häufiger betroffen und zeigen besonders schwere Grade der Anämie. Die leukämoiden Blutveränderungen bestehen, wenn vorhanden, im Auftreten von Normoblasten und Myelocyten neben mehr oder weniger schwerer Anämie im strömenden Blut.

Wenn auch sehr ausgesprochene leukämoide Blutveränderungen unter Umständen mit lebhafter extramedullärer Blutbildung bei der Marmorknochenkrankheit vorkommen, sind die Blutveränderungen, wie oben bereits erwähnt, häufig sehr unauffällig oder völlig fehlend. Nimmt man an, daß die zunehmende Sklerosierung schließlich auch zu einer zunehmenden Vernichtung des myeloischen Systems (Naegeli) führt, so sieht man schwere Anämie und (metaplastische) leukämoide Leukocytose als Folge einer primären Knochenkrankheit an. Demgegenüber steht die Annahme einer primären Knochenmarkkrankheit, die zu einer myelogenen Osteopathie führt (wie es Markoff annehmen möchte). Wenn extramedullär-blutbildende Organe inaktiv ausbleiben, so könnte diese relativ häufige Feststellung lediglich besagen, daß die normale Myelopoese noch immer zureichend ist. Auch im Falle Freys konnte bei der kindlichen Marmorknochenkrankheit noch eine geringe Myelopoese im Knochenmarkpunktat von Tischendorf festgestellt werden.

Arneth sieht in der Anämie ein selbständiges Syndrom, was weder mit Sklerose des Knochens noch mit der Markverödung etwas zu tun habe. Für die Endphase der Krankheit, die durch den Schwund des Knochenmarkparenchyms gekennzeichnet ist, kann diese Auffassung jedoch keineswegs zutreffend sein.

Anatomisch liegt eine allgemeine endostale Sklerosierung des Skelets ohne primäre Beteiligung des Periosts vor. Die Markhöhlen sind hochgradig eingemauert

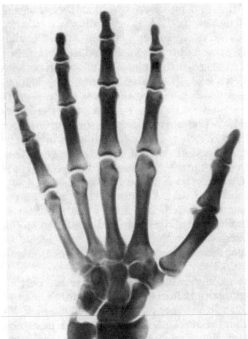

Abb. 91.

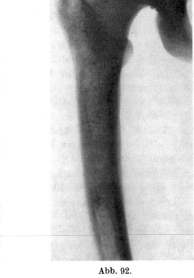

Abb. 92.

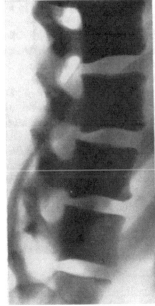

Abb. 93.

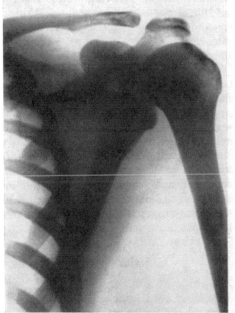

Abb. 94.

Abb. 91—94. Allgemeine Osteosklerose eines jungen Mannes (klinische Krankheitserscheinungen sind ebensowenig nachweisbar wie eine familiäre Krankheitsbereitschaft, keine Typhus- oder Luesanamnese).

oder fast völlig zum Schwund gebracht. Das enchondrale Längenwachstum an den Epiphysenfugen, die oft ungewöhnlich lange erhalten bleiben, ist gehemmt. Trotzdem erreichen Kranke mit Marmorknochenkrankheit meist nicht die dem Alter entsprechende Körpergröße. An den Epiphysen und den benachbarten Knochenteilen ist eine schwere Störung der enchondralen Ossifikation zu erkennen, die zu verlangsamtem, aber stetigem Knochenanbau von primären Osteoid-bälkchen ohne vorherige völlige Resorption des Knorpelgrundgerüstes führt. Somit kommt es nach Assmann nicht zur Ausbildung sekundärer Knochen-bälkchen und Haversscher Lamellenstruktur. Hierdurch entsteht eine keulen-förmige Auftreibung der Metaphysen, die sich nach der Diaphyse zu verjüngen. Diese sitzt in ausgeprägten Fällen wie ein Flaschenhals der verbreiterten Meta- und Epiphyse auf. Durch abwechselnde Perioden von stärkerer und schwächerer Ossifikation entstehen jahresringähnliche Knochenstrukturen (Röntgenbild). Die grundlegende Störung im Ablauf der Ossifikation besteht nach Gerstel in dem Hineinragen von unverbrauchter Knorpelgrundsubstanz in die Diaphysen. Diese Fortsätze verhindern die Bildung der primitiven Knochenbälkchen, so daß sich der primäre Knochen zu Ballen vereint und als „Füllmasse" in die Diaphyse hineinwächst. An der Außenfläche der Knochen finden sich, wenn das Periost nicht völlig unverändert bleibt, bräunliche Auflagerungen, die mikroskopisch „braunen Tumoren" (s. S. 841) auffällig ähneln und in denen sehr lebhafter Knochenumbau stattfindet; aber auch diese subperiostalen Knochenumbau-zonen sind vom Periost überdeckt.

Durch die Knochenveränderungen an der Schädelbasis kann es im Bereich des Foramen opticum zu einer Einengung des Sehnerven und zu dadurch beding-tem „Exophthalmus" (Fall Frey-Eggert) und sogar zu Blindheit kommen. Eite-rungen mit Fistelbildung von den Zähnen im Unterkiefer aus sind mehrfach beschrieben. Der Gesichtsschädel und der Gesichtsausdruck sind meist ver-ändert. Die Nase ist breit und platt, die Lippen sind verdickt und der Knochen des Frontalschädels ist vorgewölbt. Hydrocephalus, Nystagmus und subarachnoi-dale Blutungen wurden beobachtet. Klinisch treten oft zahlreiche Frakturen in Er-scheinung. Die infolge des Elastizitätsverlustes des vollständig verkalkten Knochens eintretenden Frakturen sind ausgesprochene Querbrüche (s. Abb. 90). Schließlich können auch sekundäre arthrotische Gelenkveränderungen ubiquitär auftreten.

Röntgenologisch ist das Skeletsystem durch die homogene Verdichtung der Knochenschatten gekennzeichnet, wobei sämtliche Knochen betroffen sein können. Die Markhöhle ist reduziert und manchmal völlig verschwunden. Die Längenentwicklung der Knochen ist gehörig. Knochenstrukturen fehlen ab-gesehen von den „Jahresringen" meist völlig. Besonders dichte Schattenbänder treten an den den Epiphysen benachbarten Metaphysen und in gewissen Ab-ständen davon außerdem parallel verlaufende, schichtweise angeordnete Quer-streifen in verschiedenen Röhrenknochen auf. Charakteristisch sind diese trans-versalen Streifen von geringerer oder stärkerer Strahlendurchlässigkeit. Am Schädel erscheinen die Nähte oft weiter als normal. Die Sella turcica erscheint manchmal eingeengt. Die Nasennebenhöhlen und die Mastoidzellen sind häufig nicht oder nur gering pneumatisiert.

5. Melorheostose (Osteosis eburnisans monomelica) und Caffey-Smith-Syndrom.

Seitdem 1922 Léri und Joanny die Melorheostose beschrieben hatten, sind zahlreiche Mitteilungen gemacht worden. Zahlreiche Fälle sind beschrieben, bei denen der Sklerosestreifen nicht nur durch eine Extremität, sondern auch in der Extremitätenwurzel bzw. im Schulterblatt und in der Becken-schaufel verlief (WOYTEK, KLOPFER, HAENISCH, BRAILSFORD). ALBERTI beschrieb sogar die Melorheostose an 4 Extremitäten. HÖFFKEN und HEIN stellen Bezie-hungen zwischen Melorheostose und Osteofibrosis deformans juvenilis (ALBRIGHT-Syndrom, polyostotische fibröse Dysplasie, s. S. 770) besonders heraus, zumal bei den Kranken mit Melorheostose auch große Pigmentflecken in den zu-gehörigen Körperquadranten vorkommen. Man nimmt heute eine frühembryonale Entwicklungsstörung an. BOECKER diskutiert die pathogenetische Bedeutung von Gefäßschäden für die Melorheostose; jedoch muß man wohl annehmen, daß die sklerotischen Gefäßveränderungen im Bereich der erkrankten Knochen-partien sekundär infolge der Osteopoikilie entstehen.

Die Melorheostose [Osteosis eburnisans monomelica (PUTTI, ZIMMER)] weist lokalisierte Verkalkungen an den oberen Extremitäten vorwiegend auf; die eigenartige Verteilung der Sklerosen, die nicht an den Verlauf von Gefäßen und Nerven gebunden sind, erinnert nach F. SCHMID an Strahlenmißbildungen der Hand. Röntgenologisch findet sich eine streifenförmige Sklerose, die nur in der Hauptachse eines Gliedes verläuft. Das Bild erinnert an das an einer brennenden Kerze herunterfließende Wachs (ASSMANN). Die intensiven Schattenstreifen grenzen sich scharf im Röntgenbild vom normalen Knochen ab; sie können auch nur einzelne Finger betreffen. Osteopoikilie im Sinne der streifenförmigen und inselartigen Verdichtungen der Spongiosa beschrieben FÜSSMANN, HELLNER und HORNITZKI.

Bei der *Pléon-Osteose* (πλέως = voll) oder der LÉRISchen Krankheit handelt es sich um eine kongenitale Osteodystrophie mit prämaturer Ossifikation des Gliedmaßenskelets. Sehr häufig kommen dabei Gelenkversteifungen vor. ROCHER beschreibt dabei auch Störungen der Knochenbildung des Beckens, Vergrößerung der Sella turcica und Veränderungen der Cornea. Eine Hypophysenstörung konnte nie nachgewiesen werden.

Das CAFFEY-SMITH-Syndrom ist durch Hyperostosen der Corticalis vor allem am Unterkiefer, an Ober- und Unterschenkeln und an den Rippen gekenn-zeichnet. Am Gesicht bestehen schmerzhafte Schwellungen. Die Kranken, meist Kinder, sind gesteigert reizbar. Nach GOLUBOFF soll die Blutphosphatase bei normalen Calcium- und Phosphorwerten erhöht sein. Die Ätiologie ist völlig unklar.

6. Allgemeine Knochen- und Knochenmarkmetastasierung einschließlich der Skeletveränderungen infolge Wucherung sarkomatöser Hämoblastome [Lymphogranulomatose, Lymphosarkomatose und großfollikuläre Lymphadenopathie (BRILL-SYMMERS)].

Osteosklerose und osteolytischer Knochenabbau kommen streng voneinander getrennt oder eng vermischt als sekundärer Vorgang bei diffuser Durchsetzung des Knochenmarks und des Knochens mit Tumormetastasen (WALTHARD) vor. Meist handelt es sich um Knochenmarkcarcinosen, wie sie bei primären Prostata-carcinomen, auch bei Magencarcinomen, bei Uterussarkomen und anderen Weich-teilsarkomen, bei Mamma- und Schilddrüsencarcinomen besonders häufig sind. Hodenkrebse metastasieren selten in den Knochen. LAFFERTY und PENDERGRASS berichten über ausgedehnte Knochenmetastasen eines Hodencarcinoms bei einem Pseudohermaphroditen. Über Knochenmetastasen bei melanotischen Tumoren berichten WILMER und BRECKENRIDGE. Oft ergibt sich der Befund aus dem Sternalmark- oder Beckenkammpunktat, bzw. aus dem gezielten Tumor- oder Lymphknotenpunktat. Zur Frage der cytologisch-klinischen Erkennung der Geschwulstmetastasen sei auf die zusammenfassenden Darstellungen von TISCHENDORF sowie TISCHENDORF und FRANK hingewiesen.

Schinz und Botsztejn befassen sich mit den verschiedenen Metastasierungstypen bei bösartigen Geschwülsten. Je nach dem Sitz des Primärtumors lassen sich 6 verschiedene Metastasierungstypen abgrenzen.

1. Der Lungentypus, bei dem das Capillarnetz der Lungen den Primärfilter darstellt, entsteht bei allen extraintestinalen Krebsen.

2. Beim Lebertypus stellt das Capillarnetz der Leber den Primärfilter dar, während

3. der Pulmonalistyp bei allen primären Lungentumoren in Erscheinung tritt.

Die hämatogene Metastasierung erfolgt bei diesen 3 Typen auf Grund von hydrodynamischen Gesetzen des

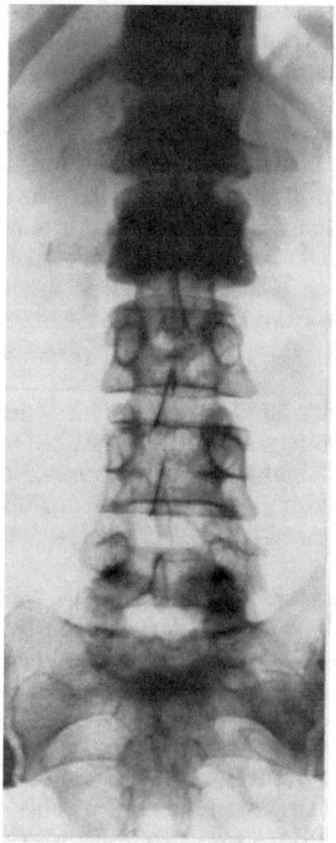

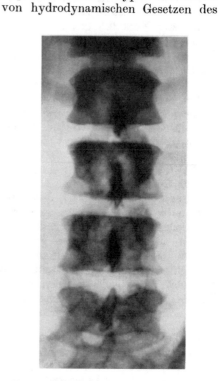

Abb. 95. Particielle Osteosklerose der Wirbelsäule.

Abb. 96. Osteoplastischer und osteoclastischer Knochenumbau nebeneinander.

Kreislaufs. Diesem hämodynamischen Typus stellen Schinz und Mitarbeiter drei weitere Metastasierungstypen gegenüber, die sie als „elektiver Typus" zusammenfassen.

4. Der Knochenmarktypus, bei dem der medulläre Primärtumor bei ungehinderter Passage der Lungencapillaren in das Skeletsystem metastasiert.

5. Der lymphatische Typus und

6. der Retotheltypus, bei dem der Primärtumor im reticuloendothelialen System lokalisiert ist und die hämatogenen Absiedlungen sich wiederum dort finden. Dieser elektive Typus unterscheidet sich von dem hämodynamischen Typus dadurch grundsätzlich, daß sich bei elektivem Typus die Metastasen nur in den Geweben finden, die dem Mutterboden der Geschwulst gleich oder sehr ähnlich sind. Dazu gehören Meristome und Cytoplastome sowie Rundzellen-

sarkome, Lymphosarkome, Plasmocytome, Ewing-Sarkom und leukämische
Neoplasien. Nach Schoen und Tischendorf handelt es sich bei den Hämoblastomen und ihrer weiten Verbreitung über den Organismus wohl nicht
um Metastasen, sondern um
multilokuläre Primärtumoren.
Claus Munk Plum vermutet,
daß die während des embryonalen Lebens auch in Lunge
und Nieren vorhandene Blutbildung die Voraussetzung für
die häufige Metastasierung
von Lungen und Prostata-
carcinomen in die Knochen
sei. Die Blutbildungseigen-
tümlichkeiten dieser Gewebe
sollen die Grundlage für „verwandtschaftliche" Wechselbeziehungen zwischen den Geschwülsten dieser Organe und
deren Metastasen abgeben.

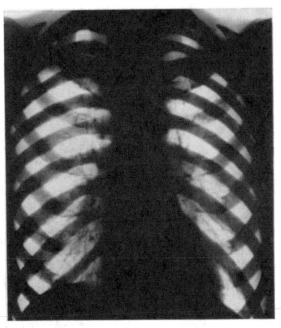

Durch die Tumorwuche-
rung kann entweder der
Knochen selbst abgebaut bzw.
zerstört oder sogar eine
Knochenneubildung ausgelöst
werden. Es kommen sowohl
osteoclastische wie osteoblastische Metastasen vor.

Abb. 97. Diffuse Sklerose des Thoraxskeletes bei Prostatacarcinom.
Abb. 95—97. Osteosklerotische (osteoplastische)
Knochenmetastasierung.

Unter Umständen können
reaktive leukämoide Blutveränderungen zustande kommen (vgl. Schoen und
Tischendorf). Skeletmetastasen kommen am häufigsten an den Knochen
des Rumpfes, an der Wirbelsäule, in den
Beckenschaufeln (die Punktion des Darmbein-
kamm-Knochenmarks führt besonders häufig
zur cytologischen Tumordiagnose), in Rippen,
Schlüsselbein und Sternum vor. Keineswegs
selten sind Metastasen im Schädel- und in
Gliedmaßenknochen. Metastasen können in
sämtlichen Knochen entstehen. Mitunter weisen
lokale Auftreibungen, Knochenschmerzen oder
Spontanfrakturen darauf hin. Die Beschwerden
werden leider häufig als „rheumatisch" abgetan; bei hartnäckigen Beschwerden sollte
immer an Knochencarcinose oder Plasmocytom
gedacht und die Knochenmarkpunktion neben
der Röntgenuntersuchung zur Diagnostik herangezogen werden.

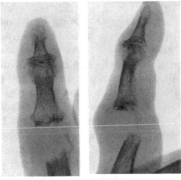

Abb. 98. Carcinommetastasen (Hypernephrom)
im Fingerknochen.

Röntgenologisch zeigen sich bei osteoclastischer Metastasierung teils umschriebene, örtlich begrenzte, teils multilokuläre Einzelherde oder zusammen-
geflossene Geschwulstkonglomerate. Teils handelt es sich um lokale Defekte
mit ungleichen zerrissenen Rändern der knöchernen Begrenzung, besonders
in den Röhrenknochen; manchmal finden sich zahllose runde Einzelherde

(s. Abb. 95—104), die gegenüber dem umgebenden Knochen aufgehellt sind. Diese Herde können nur linsengroß sein und übersehen werden, bzw. als Pacchionische Granulationen im Stirnbein oder als Gefäßkanäle in Knochen fälschlich eingeordnet werden. Die Rippen können diffus von derart kleinen Herden erfüllt sein und lediglich porotisch erscheinen. Carcinommetastasen in den Wirbelkörpern bewirken Defekte im Wirbelschatten, die in ventrodorsalen sagittalen Bild oder manchmal noch besser auf Quer- und Schrägaufnahmen bzw. tomographischen Aufnahmen erkannt werden. Am Schädel kann das Bild einer Landkarte auftreten, wie es auch bei osteomalacischen Porosen bekannt ist.

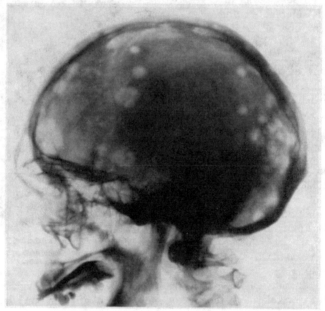

Abb. 99. Schädelmetastasen bei Uterussarkom.

Die osteoplastische Form der Knochencarcinose, bei welcher Knochenanbau stattfindet, ist durch Schattenvermehrung auf dem Röntgenbild gekennzeichnet; osteoclastische und osteoplastische Herde können nebeneinander vorhanden sein. Die endostale Knochenwucherung ist charakteristisch; diese führt zur Verdichtung der Knochenbälkchen und damit zur Verdichtung der Knochenstruktur. Die Osteoplasie kann bis zur diffusen Eburneation der Knochen ausgedehnt sein, wie es besonders bei Prostatacarcinomen beobachtet wird.

Enge Beziehungen zwischen Knochenmark und Knochen lassen sich auch bei der Knochenmarkmetastasierung bösartiger Geschwülste vermuten. Osteoclastische (osteolytische) und osteoplastische (osteosklerotische) Formen von Knochenmarkmetastasen der gleichen Primärgeschwulst werden aus diesen Wechselbeziehungen erklärt. Nach Markoff ist es bei der Knochenmarkmetastasierung vom Funktionszustand des Knochenmarks abhängig, ob Osteoclasie oder Osteoplasie zustande kommt. Bewirkt der Reiz der Tumorzellen Entwicklung einer reaktiven Knochenmarkhyperplasie, so kommt es erfahrungsgemäß zu vermehrter Osteoclastentätigkeit bzw. zu vermindertem Knochenanbau. Umgekehrt bewirkt die Entwicklung von Fett- und Fasermark, bzw. Schwund des Markparenchyms unter der Knochenmarkmetastasierung vermehrte Osteoblastentätigkeit bzw. verminderte Osteoclasie.

Die klinischen Krankheitserscheinungen der Knochencarcinose sind häufig durch Blutarmut gekennzeichnet, wenn auch wesentliche Blutveränderungen lange Zeit vermißt werden können. Hochgradige Anämien mit extramedullärer Blutbildung und Normoblastose sind häufiger bei osteoblastischen Carcinosen und stimmen mit dem allgemeinen Schwund des Knochenmarkparenchyms überein. Osteoclastische Metastasenbildungen, oftmals eines gleichartigen Tumors, der bei einem anderen Kranken zu Osteoplasie führt, lassen dagegen trotz weiter Verbreitung im Skeletsystem nennenswerte Anämien oft lange Zeit vermissen; meist findet sich neben der metastatischen Ausbreitung der Geschwulstzellen

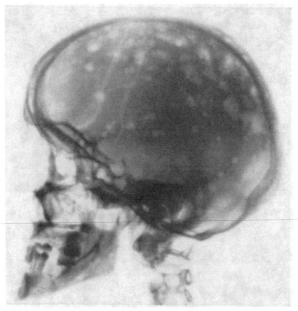

Abb. 100. Schädelmetastasen bei Bronchialcarcinom.

eine besonders lebhafte Bildung von Knochenmarkzellen, so daß das Fehlen einer nennenswerten Anämie im Sinne der myelogenen Osteopathien (Knochenmark-hyperplasie und Osteoclasie) seine Erklärung findet. Ein besonderes Merkmal der generalisierten Knochencarcinose ist die Normoblastose bzw. die Aus-schwemmung von Myelocyten im Sinne der leukämoiden Reaktion ins Blut aus extramedullären Blutbildungsstätten. So kommen Leukocytosen bis zur Höhe vieler Tausend Zellen (bis zu 100000 Zellen, vgl. SCHOEN und TISCHENDORF) vor.

Anämien bei Krebskranken kommen natürlich aus verschiedenen Ursachen zustande: 1. durch Blutverluste; 2. durch Unterernährung; 3. durch Hämolyse oder durch Knochenmarkschädigung infolge von Metastasierung. SHEN und HOMBURGER kommen zu der Überzeugung, daß die Gegenwart von Knochen-metastasen gewöhnlich keine Beziehung zur Blutarmut hat. Unter 193 ihrer Krebskranken hatten rund 40% keine Anämie und 60% eine ausgesprochene Anämie. Von letzteren war die Hälfte nur gering anämisch. Von 77 Kranken ohne Anämie hatten 22, d. h. 33% Knochenmetastasen. Umgekehrt fand sich unter 116 Kranken mit Anämie in 20% keine Knochenmarkmetastasierung. Es wird daraus geschlossen, daß eine schwere Anämie bei Krebskranken meist auf Blutverlust durch Hämolyse zurückzuführen ist und daß Knochenmark-metastasierung von sich aus nicht zu einer so schweren Knochenmarkschädigung

und Anämie zu führen braucht. Die Krebskranken mit Anämie wurden der
Kobaltbehandlung unterzogen (Kobaltchlorid per os in Dosen von 60—240 mg
täglich). Auch bei ausgedehnter Knochenmetastasierung führte die Kobalt-
therapie zu einer Besserung der Anämie und zu Reticulocytose.

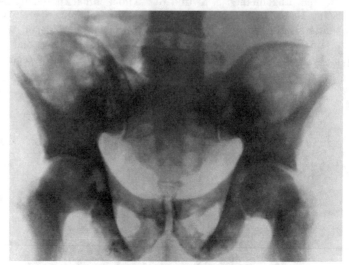

Abb. 101.

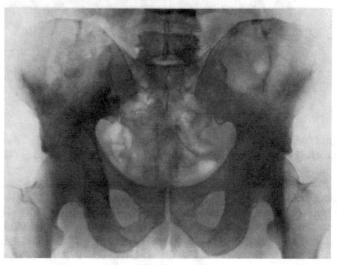

Abb. 102.

Die Ausbreitung von Knochenmetastasen innerhalb der Wirbelkörper verdient besonders der Erwähnung, weil infolge der Caries, die am häufigsten beim
Mammacarcinom beobachtet wird, eine Querschnittsläsion des Rückenmarks
zustande kommen kann. Auch das direkte Überwuchern des Tumors auf die
Meningen und das Eindringen von Geschwulstmassen in diese vermag Wurzel-
symptome in Gestalt radikulärer Schmerzen und Lähmungen hervorzurufen.
An der Schädelbasis entstehen infolge Kompression der austretenden Nerven
und durch Wucherungsprozesse am Knochen nicht selten Lähmungen einzelner

Hirnnerven (N. facialis, opticus, abducens) sowie Parästhesien im Gebiet des Nervus trigeminus. Auf Durchsetzung des Felsenbeins durch Tumoren und dadurch hervorgerufene Osteosklerose zu beziehen ist eine Otosklerose, welche sowohl Störungen der Schallempfindung von labyrinthärem Charakter als auch der Schalleitung aufweist. Schließlich sei darauf hingewiesen, daß Tumoraus-

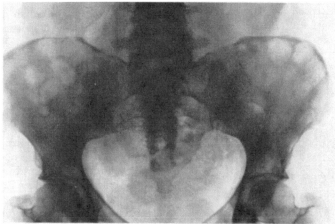

Abb. 103.

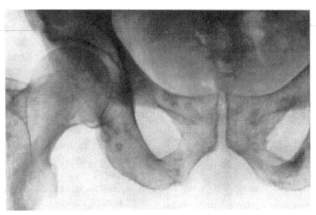

Abb. 104.

Abb. 101—104. Knochenmetastasen. Osteoclastische Metastasen im Beckenskelet bei Mammacarcinom (Abb. 101, 102) und bei Bronchialcarcinom (Abb. 103). Herdförmige osteoplastische Metastasen bei Mammacarcinom (Abb. 104).

breitung in der Schädelbasis (z. B. bei Bronchial-Carcinommetastasierung) das Bild einer Meningitis (in eigener Beobachtung das Bild einer ,,tuberkulösen" Meningitis mit Fieber, Leukocytose-Lymphocytose, Liquorzuckererniedrigung und Spinngewebsgerinnsel) herbeiführen kann.

Daß neben der generalisierten Knochencarcinose sich eine mehr oder weniger ausgebildete Kachexie des Kranken einstellt, versteht sich von selbst.

Von differentialdiagnostischer Bedeutung sind einzelne blutchemische Untersuchungsergebnisse. Während der Serumcalciumwert erhöht (meist normal) sein kann, erweist sich der Serumphosphorwert bei generalisierter Knochencarcinose immer als normal. Die Serumphosphatase kann erhöht sein, wobei die Vermehrung der sauren Phosphatase meist bei metastasierenden Prostatacarcinomen beobachtet wird, während bei Mammacarcinomen eine besonders erhöhte Aktivität der alkalischen Phosphatase besteht. Hypercalcämie kommt bei osteolytischen Carcinomen im wesentlichen durch die Knochenentkalkung zustande. Allerdings spielen auch Resorptionsstörungen und Anorexie eine Rolle. Swyer und Mitarbeiter beschreiben auch Nephrocalcinosis dabei.

Osteosklerosen im Bereich der befallenen Knochen, vornehmlich der Wirbelkörper, gehören auch zum Bilde der Lymphogranulomatose (Tischendorf und Naumann, Kottlors, Farreras). Cooper und Watkins geben eine statistische Übersicht über die Beteiligung des Skeletsystems an bösartigen „Lymphomen". Die Hodgkinsche Lymphogranulomatose befällt nach diesen Autoren in 8,3% der Fälle das Skeletsystem entweder durch kontinuierliches Einwandern (Brustbeinknochen vom Mediastinum her) oder durch „Metastasen" bzw. multilokuläre Entwicklung (Steiner). Parker rechnet sogar mit einer Knochenausbreitung der Lymphogranulomatose in 23%, Vieta in 14,8%, wobei diese Ausbreitung nicht erst final zustande kommt. Panmyelophthise bei Lymphogranulomatose weist klinisch darauf hin. Über Knochenlymphogranulomatose berichten nach Einzelbeobachtungen: Funstein, Terplan, Buday, Uehlinger, Gordon, Ratkoczy, Dresser, Kremser, Baumann-Schenker, Fleischner, Heilmeyer, Friedrich, Heider, Mazet.

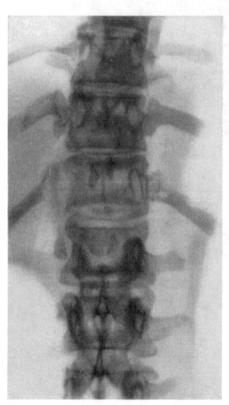

Abb. 105. Osteoclastische Carcinose, lokalisiert im 12. Brustwirbel und im 1. Lendenwirbelkörper.

Bei Lymphosarkom kommt es im Stadium der Generalisation und damit erst auf dem Höhepunkt der Krankheit zum Befall des Skelets. Sugarbaker und Craver nehmen bei 9,7% der Lymphosarkomatosen eine späte Skeletbeteiligung an, was zu hoch gegriffen nach eigenen Beobachtungen scheint. Auch die großfollikuläre Lymphadenopathie kann sich im Knochenmark ausbreiten (Cooper und Watkins, vgl. auch Tischendorf und Heckner).

Die generalisierten Knochencarcinosen verdienen insofern heute eine besondere Beachtung, als sie zwar nach wie vor in der Gesamtheit den aussichtslosen Endzustand einer Geschwulstkrankheit darstellen, aber durch *therapeutische Maßnahme* lange Zeit in erträglichen Grenzen und Beschwerden gehalten werden können. Hier soll nochmals an die Cobalttherapie der Tumoranämie erinnert werden. Über den gegenwärtigen Stand der Chemotherapie der Geschwülste berichten zusammenfassend Karnowsky und Burchenal. Erfolge sieht man fast ausschließlich bei Prostatacarcinomen und in wesentlich geringerem Maße bei Mammacarcinomen mit Knochenmetastasen, nicht aber bei Knochenmetastasen anderer Geschwülste, insbesondere nicht Hypernephrommetastasen.

Weibliche Sexualhormone vermögen trotz hochgradiger Ausdehnung der Knochen-metastasierung eines Prostatacarcinoms die subjektiven Krankheitserscheinungen derart in den Hintergrund treten zu lassen, daß einzelne Kranke bei sub-jektivem Wohlbefinden wieder vorübergehend schmerzfrei, beweglich und arbeits-fähig werden können. Der Hormoneffekt hielt bei Dauerbehandlung mit weib-lichen Sexualhormonen in einem Falle über 2 Jahre an, so daß der Kranke trotz der unveränderten generalisierten osteoclastisch-osteoblastischen Carcinose eine

verantwortliche Arbeitsstelle wei-terhin leiten konnte. Die Wirkung der männlichen Sexualhormone auf die Knochenmetastasen der Mammacarcinome ist weniger er-folgreich. Über die Hormonbe-handlung ist in vielen Einzel-mitteilungen berichtet worden. KUHLMANN berichtet über Ergeb-nisse der Behandlung von 41 Pro-statacarcinomen und stellt in 63% der Fälle eine nachweisbare Beein-flussung des Tumorwachstums und selbst bei hochgradiger Metastasierung subjektive Be-schwerdefreiheit unter der Ein-wirkung der oestrogenen Stoffe fest. Natürlich kommt es nicht zur Heilung, sondern nur zum Einhalten des Wachstums, in seltenen Fällen zu Rückbildung der Ausbreitung der Prostatage-schwulst (HOWALD). Bei gewöhn-licher Prostatahypertrophie hat die Hormonbehandlung mit Stilb-östrol nach übereinstimmenden Beobachtungen (HERROLD) keinen Erfolg. Das gilt auch für die metastatischen Geschwülste der Hypernephrome und Blasen-carcinome beim Manne (WILD-BOLZ), was wir bestätigen können.

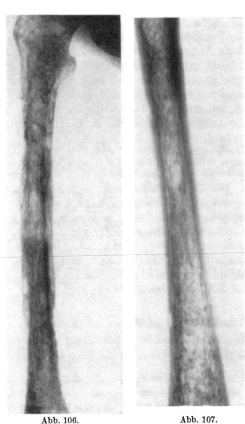

Abb. 106.   Abb. 107.

Abb. 106 u. 107. Osteoclastisch-osteoblastische Metastasierung von Bronchialcarcinomen im Oberschenkel.

Die Wirkung von Steroidhormonen beim Mammacarcinom und seinen Meta-stasen wurde von dem „Therapeutic Trials Commitee of the Council on Pharmacy and Chemistry of the American Medical Association" geprüft (vgl. WINKLE). Grundsätzlich kann gesagt werden, daß die Behandlung mit männlichen Hor-monen nicht zur Heilung von Mammacarcinomen und deren Metastasen führt; jedoch vermag Testosteron in Einzelfällen die Knochenmetastasen der Mamma-carcinome derart zu beeinflussen, daß sogar Recalcifizierungen der osteolytischen Zonen im Knochen beobachtet werden kann und die Knochenschmerzen ver-schwinden (DAVISON und LETTON). ADAIR und Mitarbeiter empfehlen zur Hor-monbehandlung der Mammacarcinome Testosteronpropionat in Dosen von 100 mg 3mal wöchentlich. Oestrogene Substanzen sind bei Knochencarcinose im Verlaufe von Mammatumoren unwirksam.

Die Dosierung des Stilböstrols scheint für die Behandlung von besonderer Bedeutung zu sein (KAHLE, OGHDEN, GETZOFF). Anscheinend kommt es auf die

Gesamtdosis und nicht auf die tägliche Gabe des Stilböstrols an. Wildbolz injizierte jeden 2. Tag vom Diäthylstilböstroldiacetat 5 mg bis zu einer Gesamtmenge von 75 mg; vom Östradioldipropionat ist die doppelte Menge des Hormons notwendig.

Aus der Erfahrung, daß der Erfolg der Röntgenbestrahlung des Prostatacarcinoms viel günstiger ist, wenn die Testes der Bestrahlung mit ausgesetzt sind, wurde versucht, die Hormonbehandlung durch gleichzeitige Kastration bzw. die Röntgenkastration zu verstärken. Es sollen günstige Erfolge der Behandlung mit weiblichen Sexualhormonen in Verbindung mit der Kastration der Prostatacarcinomträger erzielt worden sein (Munger, Lowsly).

In Anbetracht der Aussichtslosigkeit jeder Therapie stellt die symptomatische Behandlung mit weiblichen Sexualhormonen eine wesentliche Bereicherung bei Prostatacarcinomen und ihren Metastasen dar. Die Nebenwirkungen der Behandlung mit weiblichen Sexualhormonen beim Manne wie Gynäkomastie, sogar Mammacarcinom, Hodenatrophie und Verlust der Libido können in Anbetracht der Aussichtslosigkeit des Krankheitszustandes als Risiko übernommen werden.

In diesem Zusammenhang sei darauf hingewiesen, daß auch bestimmte leukämische Krankheiten der blutbildenden Gewebe wie akute und subakute Myeloblastenleukämien durch Stilböstrole, allerdings in sehr hoher Dosierung von täglich 250 mg vorübergehend beeinflußt werden können.

Die Strahlentherapie der Skeletmetastasen ist erfahrungsgemäß nutz- und zwecklos (vgl. Röntgenstrahlen und Skelet, S. 856). Am Krankengut der chirurgischen Klinik *Göttingen* konnte Paul nachweisen, daß die Behandlung der Knochenmetastasen von Mammacarcinomen mit Röntgenstrahlen nicht lebensverlängernd wirkt. Wenn auch durch die Röntgenbestrahlungen in Einzelfällen Freiheit von Knochenschmerzen erzielt werden kann, so wird jedoch der Ablauf der Krankheit statistisch nicht verzögert (vgl. auch Strahlentherapie der Knochengeschwülste, S. 856).

7. Lokalisierte herdförmige Osteosklerose, Osteomyelitis, lokale Zirkulationsstörungen (einschließlich Skeletveränderungen bei Caissonarbeitern), endangitische Osteomyelosklerose, toxische Schädigungen und Knocheninfarkt.

Die Osteosklerose, welche durch endostale, zum Teil auch durch periostale Knochenneubildung zustande kommt und in einer Verdickung der Corticalis sowie der spongiösen Knochensubstanz besteht, kommt als reaktive Folgeerscheinung auch lokalisiert um Krankheitsherde im Knochen vor. Lokale Osteosklerose wird bei Osteomyelitis, Knochentuberkulose in der Abheilung, bei Lues [um Knochengummen herum (Tischendorf und Naumann)], als scheinbar idiopathische Krankheit bei der Hyperostosis frontalis interna (s. S. 721) und z. B. auch bei der polyostotischen fibrösen Dysplasie (s. S. 770) gefunden. Es handelt sich bei Osteomyelitis und Lues um endostale und periostale herdförmige Sklerosen.

Unter dem Einfluß toxischer Schäden verschiedener Art (s. S. 813) kommt er mefst im Wege direkter Ablagerung oder durch Fremdkörperreiz zu tiefgreifenden Veränderungen am Gefäßsystem oder am Knochenmarkparenchym mit reaktiver Störung der gekoppelten Endostfunktionen, zu osteoblastischem Knochenanbau, meist im Wechsel mit osteoclastischem Knochenabbau.

Endzündliche Knochenkrankheiten können sowohl von der Knochenhaut, vom Periost als auch vom Knochenmark her ausgehen, sich nach und nach über den gesamten Knochen ausbreiten. Bei Periostitis bildet sich eine Auftreibung der Knochen, über der die Haut oft hyperämisch und ödematös geschwollen ist. Das gilt auch für die subperiostalen Hämatome, wie sie für die MÖLLER-BARLOWsche Avitaminose charakteristisch sind (s. S. 754). Bei Entzündungen des Knochenmarks bilden sich im Markraum eitrige leukocytäre Zellansammlungen, die die Abscedierung einleiten. Im Bereich der Entzündung wird der Knochen nekrotisch und zum Teil eingeschmolzen, teils sequestriert.

Die Entzündungen des Knochens, im eigentlichen Sinne die des Knochenmarks *(Osteomyelitis)*, betreffen vorwiegend das chirurgische Fachgebiet, da sie meist, abgesehen von der Behandlung mit Antibiotica, ein operatives Eingreifen erfordern. Ihre Kenntnis ist aber auch für den Internisten von Wichtigkeit, da Osteomyelitiden nicht selten im Verlauf septischer Allgemeinkrankheiten auftreten. Die durch die bekannten Eitererreger (Staphylokokken, Streptokokken, Pneumokokken) hervorgerufene Osteomyelitis, die vornehmlich in den Diaphysen vor Abschluß des Wachstums bei Jugendlichen auftritt, zeichnet sich meist durch sehr starke Schmerzhaftigkeit, deutliche Periostwucherungen und Schwellung sowie Rötung der Haut über dem erkrankten Gebiet und durch Fieber aus. Die eitrige Osteomyelitis kann in jahrelangem Verlauf immer wieder Knochensequester abstoßen und doch unter allgemeiner endostaler und periostaler Sklerose zur Heilung kommen. Sehr bedeutsam ist die chronische eitrige Osteomyelitis innerhalb des septischen Geschehens dann für die Entwicklung einer allgemeinen Amyloidosis. Die periostalen Knochenwucherungen, die Knochendeformierung und cystischen Aufhellungen geben dem Röntgenbefund ein mehr oder weniger charakteristisches Bild.

Im Anschluß an toxische und entzündliche Schädigungen des Periosts und des Knochenmarks treten periostale oder endostale Knochenwucherungen auf, die zu erheblicher Verdickung des Knochens (Osteosklerose), mitunter zur Bildung einer gleichmäßig dichten Knochenmasse (Eburneation) Anlaß geben. Im *Osteoidosteom* liegt eine solche reaktive Knochenwucherung vor, die schon häufig zu Fehldeutung als „osteogenes Sarkom" Veranlassung gegeben hat (s. S. 832).

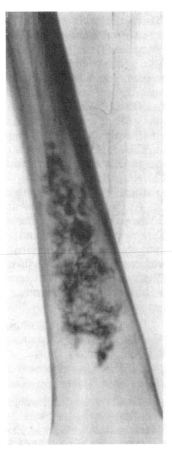

Abb. 108. Knocheninfarkt bei hochgradiger arteriosklerotischer Durchblutungsstörung.

Auch die herdförmige Knochenmarksklerose (Osteomyelosklerose) ist pathologisch-anatomisch nach M. B. SCHMIDT und APITZ durch die Fibrose des Knochenmarks und durch den Einbau (nicht den Umbau) neuer Knochensubstanz in die alte gekennzeichnet. Die äußere Gestalt des Knochens wird dabei nicht verändert, zumal periostale Knochenverdickungen meist fehlen. Die Entwicklung dieser Skeletveränderungen läßt sich am Beispiel des Knocheninfarkts sehr gut erklären.

Frische *Knocheninfarkte* (Abb. 108) sind röntgenologisch natürlich nicht nachweisbar, insofern sie noch keine Verkalkungstendenz nachweisen. Knocheninfarkte sind pathologisch-anatomisch schon lange Zeit bekannt. Röntgenologisch

wurden sie erstmalig 1910 von Kienböck nachgewiesen. Man hat sie als aseptische Knochennekrosen bezeichnet. Sie werden meist als Zufallsbefund chirurgisch oder autoptisch erhoben. Nach Schinz und Uehlinger tritt der Knocheninfarkt in verschiedener Form in Erscheinung. Es können streifige und strähnige, ringförmige und polycystische Flecken auftreten. Sie finden sich meist als
Einzelherde, können aber auch multipel auftreten, wie es bei der Endangitis obliterans und bei Caissonarbeitern beschrieben ist. Multiple Knocheninfarkte treten
vor allem bei Negern mit Sichelzellenanämien auf (Lagant und Ballrop).
Knocheninfarkte (Uehlinger, Phemister und Kahlstrom sowie Burton) werden
besonders bei Caissonarbeitern beobachtet, bzw. erst Jahre und Jahrzehnte später
röntgenologisch nachgewiesen. Das Röntgenbild zeigt dabei im metaphysären
Markgebiet der langen Röhrenknochen keilförmige, gegen die Diaphyse spitz
auslaufende oder kettenartige, kalkdichte Ringschatten. Es handelt sich histologisch um vernarbte Knocheninfarkte, wobei die Nekrosefelder von einem
fibrillären Bindegewebe und Niederschlägen von Hydroxalapatit umschlossen
sind (Uehlinger). Bei Caissonarbeitern dürfte die Knochenmarknekrose auf
eine temporäre Zirkulationsblockade infolge intra- und extravasaler Stick-
stoffblasenbildung (Azotämie) zurückzuführen sein. Knocheninfarkte haben
Phemister und Kahlstrom auch bei älteren Menschen mit stenosierender
Sklerose der Blutgefäße beobachtet. Manchmal ist bei älteren Infarkten
anatomisch ein Zottengelenk nachweisbar, wenn die Knochennekrose bis in
die Kapselnähte ausgedehnt war. Meist ist gleichzeitig eine schwere Arteriosklerose vorhanden. Offensichtlich sind die Knochenveränderungen bei der
Endangitis obliterans und vielleicht auch bei der Periarteriitis nodosa (Wepler) ebenso Ausdruck lokaler Zirkulationsstörungen, wenn man von den Auswirkungen der entzündlichen Gewebsveränderungen (auch im Bereich des
Periosts und der Gelenkgewebe) absieht. Uehlinger beschreibt den Knocheninfarkt auch bei Sklerose und schwerem Blutverlust bei gleichzeitiger Gefäß-
ruptur.

Der *Knocheninfarkt* nimmt als lokalisierte endossale Sklerose insofern eine
Sonderstellung ein, als er nicht nur bei lokalen Durchblutungsstörungen (Arteriosklerose), sondern auch bei *Knochenmarkgumma* beobachtet wird (Abb. 108
und 112). Eine besondere, aber relativ seltene Ursache endossaler Verkalkung
ist die Induration von Knochengummen (Jakob).

Die klinisch-röntgenologische Differenzierung solcher Sklerose-Herde ist einfach, ihre pathogenetische Aufklärung jedoch sehr schwierig. Man spricht solche
Kalkherde als verkalkte Enchondrome, als verkalkte Parasiten, als verkalkte
Knorpelinseln (Ferguson) oder als besondere Formen einer zur Vernarbung
und zu Verkalkung neigenden Osteomyelitis an. Es ist aber zu betonen, daß
Enchondrome im allgemeinen in den gelenknahen Knochenabschnitten vorhanden
sind, während die Knocheninfarkte sich häufig bis in die Metaphysen der Röhrenknochen erstrecken. Heute weiß man, daß die Mehrzahl solcher endossaler Sklerosen auf sog. Knocheninfarktbildung zurückzuführen sind. Eine zusammenfassende Übersicht über die Differentialdiagnose gibt Jakob. Der Knocheninfarkt ist jedoch nur Symptom einer Grundkrankheit. Jede Unterbrechung
der Zirkulation (Endarteriitis, Embolie, Arteriosklerose) verursacht eine endossale
Knochennekrose. Das nekrotische Material wird entweder phagocytiert oder
reorganisiert; bei größeren Nekrosen kommt es meist zu ausgedehnten Verkalkungen.

8. Knochenkrankheit bei „spezifischer Osteomyelitis".

a) Knochenkrankheit bei Typhus, Brucellosis und Pilzkrankheiten (Sporotrichose, Coccidiomykose, Aktinomykose, Cryptokokkose).

Im Anschluß an den *Typhus abdominalis* kommen sowohl Entzündungen und Wucherungen des Periosts, die am häufigsten an der Tibia sowie an Rippen und Sternum auftreten, als auch Erkrankung des Knochenmarks vor. welche die genannten Knochen ebenfalls, aber bevorzugt die Wirbelkörper betreffen. Sie rufen dauernde „rheumatische" Knochenschmerzen hervor, bis sich der Schmerz auf den umschriebenen Knochen mit der lokalisierten Osteomyelitis

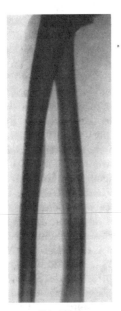
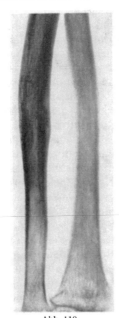
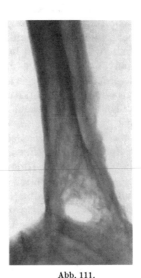

Abb. 109.
Chronische Myelose.

Abb. 110.
Umschriebene Periostverdickung
am Radius (traumatisch).

Abb. 111.
Chronische Osteomyelitis.

Abb. 109—111. Periostreaktionen.

typhosa bzw. paratyphosa beschränkt. Im Knochenmarkpunktat kann gelegentlich das Vorhandensein von Reticulumzellhaufen (Typhusknötchen) auf die beginnende Osteomyelitis hinweisen (FRANK). Wie bei der gewöhnlichen Osteomyelitis können durch Knocheneinschmelzung im Röntgenbild umschriebene Aufhellungen des Knochenschattens, später infolge reaktiver Knochenwucherung Verdichtungen desselben entstehen. Corticalisfissuren wurden bei paratyphöser Osteomyelitis, die als Komplikation einer Sichelzellanämie aufgetreten war, von WEIGH und THOMPSON festgestellt. Röntgenbilder des Schädels, des knöchernen Thorax, des Beckens, der Wirbelsäule und der langen Röhrenknochen können derartige Corticalisfissuren erkennen lassen. Die Skeletveränderungen treten ostitisch, osteomyelitisch oder periostal auf. Häufig ist die Spondylitis typhosa. SCHUMANN berichtet an Hand von 16 Beobachtungen über vielfältige Skeletveränderungen, unter denen besonders zu erwähnen sind: Zerstörungsherde an Epiphyse und Köpfchen des II-Metatarsale, Corticalisherde mit Unterbrechung der äußeren Knochenbedeckung und cystischen Aufhellungen, Zerstörung des Oberschenkelkopfes und der Gelenkpfanne mit Pfannenwanderung.

Typhöse Gelenkerkrankungen sind wesentlich seltener und finden sich als Rheumatoid, seröse oder eitrige Gelenkentzündung. Typhöse Gelenkentzündungen können an allen größeren Gelenken auftreten.

Klinisch bedeutungsvoll ist die oft lange Latenz des Entzündungsprozesses, die sogar Monate und Jahre betragen kann, so daß der Zusammenhang der Skeletveränderungen mit dem lange Zeit vorausgegangenen Typhus häufig nicht von vornherein erkannt wird. Typhöse Knochenkrankheiten treten zumeist in der Rekonvaleszenz oder viele Wochen später auf. Der Beginn der Knochenveränderungen läßt sich meist auf die 7.—8. Woche nach der Entfieberung zurückverfolgen.

Die *Aktinomykose* ruft langdauernde fistelnde Knocheneiterungen hervor, die selten vom Knochen, häufiger von den Weichteilen ausgehen und den Knochen sekundär befallen. Die *Aktinomykoseschädigung* der Knochen erfolgt durch direkte kontinuierliche Infektion von Weichteilherden aus. Die besonders starke periostale Reaktion sowie die Neigung zu Sklerosierung ist für die von außen an den Knochen herantretenden Aktinomykosen charakteristisch (Collins, Cope).

Selten werden auch bei der Bangschen *Krankheit* und bei anderen *Brucellosen* osteomyelitische Herde und Periostitis nachgewiesen. Jensen sah eine durch Bang-Bacillen hervorgerufene Spondylitis, die dem Bilde der typhösen Spondylitis glich. Betoulieres und Maleki heben besonders hervor, daß bei *Maltafieber* Knochenschmerzen zwar häufig sind, aber nur selten ein objektiver Befund festgelegt werden kann, der differentialdiagnostisch schwer von Tuberkulose, Typhus oder gonorrhoischen Knochengelenkveränderungen abzugrenzen ist. Über Spondylitis bei *Brucellosen* wurde verschiedentlich berichtet (Rienzo). Über Spondylarthritis der Halswirbelsäule im Verlaufe von Brucellosen berichten auch Janbon und Mitarbeiter. Die Spondylitis bei Maltafieber ist schon Jahrzehnte bekannt (Hugues) und als Ursache der chronisch-fieberhaften rheumatischen Beschwerden aufgefaßt worden (Roger, Mestrezat, Trotta, Cantieri, de Martin, Michel, Becket, Culbertson, Puig und Chavet). Rienzo fand, daß bevorzugt die Wirbelkörper, die Bandscheiben und Bänder sowie die Iliosacralgelenke bei Brucellosen befallen werden. Röntgenologisch können sich die ersten Prozesse am Zwischenwirbelkörper mit den von Schmorl beschriebenen hypertrophischen Knoten der Bandscheiben völlig decken. Erst wenn die Bandscheibe verödet, werden die Deck- und Grundplatten der Wirbelkörper unter den Erscheinungen einer knöchernen Reaktion der Umgebung durch Sklerose verändert. Die brucellöse Spondylitis unterscheidet sich von der tuberkulösen Spondylitis manchmal durch die sehr auffällige Knochenreaktion, die an in Ausheilung befindliche osteomyelitische Prozesse denken läßt. Gelenkentzündung kommt auch im Verlaufe von Brucellosen vor (Celoria und Griechener).

Nach Löffler und Moroni müssen *differentialdiagnostische Erwägungen zwischen Brucellosen und aseptischen Knochennekrosen* (Morbus Scheuermann, Perthes, Schlatter, Köhler I und II, Kienböck) angestellt werden. Sie beschreiben Bang-Spondylitis mit irreversiblen Destruktionen und Deformierungen der mittleren sowie unteren Brustwirbelsäule, die röntgenologisch als typischen Morbus Scheuermann angesprochen worden wären, wenn nicht die Hepatosplenomegalie die Differentialdiagnose auf die Bang-Infektion gelenkt hätte. Die Ätiologie der sog. aseptischen Knochennekrosen ist noch völlig unbekannt. Die angenommenen Mikrotraumen, ungewöhnliche Belastungen, besonders in der Wachstumsperiode, dürften kaum mehr zur Erklärung genügen. Löffler und Moroni weisen daher unter Berücksichtigung der Untersuchungen von Alessandrini, Huddleson und Evans darauf hin, daß die Knochennekrosen häufig sogar „septisch" sind und zu Brucellosen in Beziehung stehen. Ähnliches gilt auch für andere Anlagestörungen, die nicht durch Keimschädigung, sondern durch Fruchtschädigung zustande kommen. Die Häufigkeit von Entwicklungsdefekten bei Früchten diabetischer Mütter und die Mißbildungen von Kindern solcher Mütter, die Virusinfekte, insbesondere Rubeolen während der Schwangerschaft erlebten, weisen auf die Fruchtschädigung hin (KLEBANOW und HEGNAUER).

Das Krankheitsbild der *Knochensporotrichose* ist wenig bekannt und selten (BÜRGEL und MEESEN). Die Krankheit beginnt akut meist im Anschluß an ein Trauma, so daß man annehmen kann, daß das Trauma lediglich die bereits erfolgte Infektion zur Manifestation bringt. Die Diagnose kann allein auf dem bakteriologischen Nachweis des Erregers aufbauen, der die Abgrenzung gegenüber der dabei häufig vermuteten Tuberkulose ermöglicht. Die Sporotrichose beginnt meist mit hohem Fieber und Gelenkergüssen als Gelenksporotrichose. ZEITLIN berichtet über Sporotrichose der Rippen bei einer jungen Frau, die gleichzeitig an der Dermatomykose litt. Ähnliche Befunde geben ALTSCHUL, NIKROTRA und SCHENK sowie BÜRGEL und MEESEN, SMITH. Auf die klinischen Merkmale und die bakteriologischen Möglichkeiten zur Unterscheidung von 10 Sporotrichonarten kann in diesem Zusammenhang nicht eingegangen werden.

COLLINS berichtet an Hand von 200 Fällen von *Cryptococcosis* über zahlreiche begleitende Knochenaffektionen, die sich in multiplen disseminierten Herden osteolytischen Charakters zeigen und sich nur schwer von den Knochenveränderungen bei Blastomycosis, Coccidioidosis (MILLER und BIRSNER) und der Aktinomykose abgrenzen lassen. Bei der Cryptococcosis treten nach COLLINS Knochenveränderungen sehr häufig auf. Es finden sich bohnen- bis walnußgroße Aufhellungen in den Knochen mit scharfem Rand. Gelegentlich kommt eine periostale Reaktion zustande, wenn der Hefezellherd bis zur Oberfläche reicht. Die Knochenherde bei der Cryptococcosis sind im allgemeinen disseminiert verteilt. Ihre Abgrenzung von Knochensarkomen, Lymphogranulomatosen und aktinomykotischen Knochenveränderungen kann sehr schwierig und nur nach der bakteriologischen Untersuchung bzw. durch den Nachweis der Hefezellen möglich sein.

b) Luische Knochen- und Gelenkkrankheiten einschließlich eitriger Gelenkentzündung (z. B. Pocken).

Eitrige Gelenkentzündungen können auf verschiedenem Wege entstehen. Die Infektion des Gelenkes ist in besonderem Maße abhängig von der Virulenz der Erreger und von der Schwächung der Widerstandskraft des Organismus. Die eitrige Gelenkentzündung kommt durch direkte Implantation wie durch hämatogene Infektion zustande. Hüft- und Kniegelenke sind besonders häufig befallen. Meist sind Fascien und Muskelzwischengewebe mitbetroffen, so daß sehr schnell allgemeine Auswirkungen entstehen. Die direkte Implantation führt meist innerhalb von 12 Std zu einer sehr ausgeprägten Gelenkentzündung, so daß man raten muß, daß Behandlungsmaßnahmen bereits in der ersten Stunde nach der Verletzung erfolgen sollten. Sekundäre Sepsis kann die Folge sein. Ebenso häufig ist die pyogene Arthritis infolge septischer hämatogener Streuung. Der Primärherd kann in verschiedenen fern gelegenen Entzündungsherden gegeben sein. Furunkel, Abscesse, Bursitis, Otitis media, Purpurasepsis, Scharlach und selbst Masern können die Infektionsquelle darstellen. Häufig sind es Staphylokokkeninfektionen, die seröse Exudation, Anstieg des hydrostatischen Druckes und dadurch Blockade der abführenden Lymphbahnen bedingen. Das seröse Exsudat enthält Mucin, Leukocyten und Fibrin. In diesem Stadium bleibt der Gelenkknorpel noch unbefallen. Mit zunehmender Eiterbildung werden Lymphocyten und auch Monocyten in größeren Mengen gefunden. Erythrocyten finden sich meist nur im Frühstadium der eitrigen Arthritis im Punktat. Mit fortschreitender Entzündung wird das periartikuläre Gewebe befallen. Die Synovia wird ödematös, die Entzündung greift auf die Kapsel über, auf Bursen und Sehnen. Für die jetzt eintretende Knorpelzerstörung sind proteolytische Fermente verantwortlich. Mit dem Verlust der Knorpelschicht kommt es auch zur Destruktion des Knochens, schließlich im Ausheilungsstadium zu fibröser und knöcherner Ankylose. STEINDLER berichtet unter 352 pyogenen Arthritiden über 127 lokale Behandlungen mit Antibioticis und Sulfonamiden. Lokale Applikation unter Evakuation und Spülung des Gelenkes werden empfohlen. Dadurch werden auch die symptomatischen Beschwerden infolge des hydrostatischen Druckes vermindert. Drainage des Gelenkes kann notwendig sein, um so mehr, weil die eitrige, nicht drainierte pyogene Arthritis viel häufiger zu Ankylose neigt als die Tuberkulose. Schließlich werden chirurgische Behandlungsmaßnahmen (mobilisierende und plastische Therapie) notwendig.

Im Verlaufe der *Pocken* wird relativ häufig Polyarthritis beobachtet. Sie entsteht bevorzugt bei Kindern und Jugendlichen. Die Gelenkentzündungen finden sich meist symmetrisch. Nach der akuten Krankheitsphase, bei der keine Eiterung oder Fistelbildung erfolgt, entsteht ein chronisches Krankheitsstadium mit Deformierung, Schmerzen und seitlicher Gelenkabweichung. Röntgenologisch lassen sich Beschädigungen der epiphysären Wachstumsscheibe nachweisen; ist diese beschädigt, so kommt es zu tiefgreifenden Knochenschädigungen (Osteomyelitis). Vermutlich wird die Krankheit durch das Pockenvirus selbst hervorgerufen (WIERSEMA, Djakarta, Niederländisch-Indien).

Im Krankheitsgeschehen der *Lues* spielen Veränderungen der Knochen eine sehr wesentliche Rolle. Sie kommen in allen Stadien der Lues vor, werden besonders häufig im 2. und 3. Stadium festgestellt. Die tropische Lues scheint bei ausgesprochener Neigung zur Gummenbildung Knochenkrankheiten in bevorzugtem Maße herbeizuführen. Knochenveränderungen gehören zu den häufigen klinischen und anatomischen Manifestationen der angeborenen Frühsyphilis. Meist treten sie in Form der luischen Osteochondritis auf. Nach ARZT bestehen bei Kindern behandelter und unbehandelter luischer Mütter in 36,3% Skeletveränderungen, nach THOMSONS in 86% der Beobachtungen. Diese Zahlen scheinen allerdings in Anbetracht der Schwierigkeiten der Differentialdiagnose gegenüber unspezifischen Knochen- und Periostkrankheiten zu hoch. Besonders die „Bismut lines" (s. S. 813) im fetalen Knochen nach Injektionsbehandlung der mütterlichen Lues zwingen zu einer scharfen Abgrenzung, da sie einer syphilitischen Osteochondritis außerordentlich ähnlich sein können (CAFFEY).

Bei der kongenitalen Lues ist zunächst die *Osteochondritis* der Feten und Neugeborenen zu erwähnen, bei welcher die normalerweise zarte, geradlinige. rein weiße Verkalkungszone eine zackige verbreiterte gelbweiße Linie darstellt, die vor der Epiphyse durch eine weiche Granulationsmasse abgegrenzt ist. An dieser Stelle auftretende Verschiebungen des distalen Teiles gegenüber dem Schaft bilden die Ursache der PARROTschen Pseudoparalyse. Weiterhin tritt die kongenitale Lues des Kindesalters in Form einer Periostitis auf, bei welcher das Periost der langen Röhrenknochen, namentlich der Tibien, in beiderseits symmetrischer Weise auf längere Strecken ziemlich gleichmäßig wuchert und Knochengewebe bildet. Man vermutet, daß die Bevorzugung der Knorpel-Knochengrenze durch die Syphilis lediglich auf den besonderen Gefäßreichtum zurückzuführen ist, womit RÖSSLE jedoch nicht übereinstimmt. Die Vielgestaltigkeit der angeborenen luischen Knochenveränderungen nach ihrem histologischen Erscheinungsbild ist zum Teil auf die bereits intrauterin einsetzenden Narbenbildungen im Sinne des Heilungsversuches zurückzuführen; es sei

darauf hingewiesen, daß frühzeitige Behandlung der luischen Mutter die Narbenbildung in dem fetalen, luisch erkrankten Knochen begünstigt (GERSTEL).

Die osteochondritischen Gewebsteile enthalten ein an Riesenzellen reiches
Granulationsgewebe. Es kommt auch zu pilzhutartigen Knochenwucherungen,
die sich auf das alte nekrotische Gewebe aufsetzen. Meist findet sich auch eine
quer zur Knochenlängsachse verlaufende Knorpelzone, welche an eine neue
Knorpelepiphyse erinnert. Eine starke Vascularisation dieser Gewebe ist daher
die Voraussetzung einer erfolgreichen Granulation. Die Foramina nutritia sind
meist besonders weit. Es entwickeln sich nach GERSTEL Gefäßverbindungen
zwischen Epiphyse und Markräumen außen über das Periost. Die hier entstehenden Bildungen haben histologisch manche Ähnlichkeit mit den entsprechenden Gewebsreaktionen bei Chondrodystrophie und Osteogenesis imperfecta (s. S. 659, 818). Daß das Knochenmark fibrös ist und keine Blutbildung
in den befallenen Gebieten mehr erkennen läßt, ist selbstverständlich und steht
unter Berücksichtigung der myelogenen Osteopathien in enger Beziehung zu
den Sklerosierungsvorgängen, die um Knochengummen (vgl. Knocheninfarkt,
S. 801) in noch viel stärkerem Maße hervortreten.

Viele dieser histologisch faßbaren Knochen-Periostveränderungen sind röntgenologisch nicht nachweisbar. Im Röntgenbild erscheint die Periostitis als
Verbreiterung und lokalisierte Sklerose der Corticalis. Es kann sich eine ausgesprochene Osteosklerose entwickeln. Seltener sind eigentliche osteomyelitische
Knochenveränderungen vorhanden, die allerdings besonders an den Grund- und
Mittelphalangen der Hände und Füße Knochenverdickungen hervorrufen. Die
im späteren Jugendalter auftretende sog. Lues congenita tarda führt zur Verdickung der langen Röhrenknochen, am häufigsten zu typischen säbelscheiden-
artigen Verkrümmungen der Schienbeine.

Bei der erworbenen *Lues der Erwachsenen kommen Knochenveränderungen*
sowohl im sekundären als im tertiären Stadium vor. Bei der *sekundären Knochen-
lues* handelt es sich zumeist um *Entzündungen der Knochenhaut*, welche schmerzhafte Schwellungen und derbe hyperämische Infiltrationen hervorrufen. Im
tertiären Stadium treten umschriebene Gummiknoten im Knochen auf. Diese
Gummen können im Inneren einschmelzen, so daß die Knochenauftreibungen
Fluktuation aufweisen. Nach erfolgter Resorption wird über den dadurch entstandenen grubigen Knochendefekt die Haut narbig zusammengezogen. Außerdem
entwickeln sich im *Tertiärstadium der Lues* durch endostale und periostale
Wucherungen erhebliche Knochenverdickungen (Osteosklerose, Knocheninfarkt,
S. 801). Die Gummen können sich in sämtlichen Knochen (Clavikeln, Rippen,
besonders häufig im Schädel) entwickeln (vgl. Abb. 112 und 113). Besonders
charakteristisch sind die Gesichtsveränderungen bei Lokalisation der Knochendefekte im Gebiet der Nasenwurzel und der Jochbögen. Von klinisch-differential-
diagnostischer Bedeutung ist die gute Rückbildung (gelegentlich innerhalb
weniger Tage) von Gummen unter antiluischer Behandlung mit Penicillin und
Jodkali (10,0 auf 150,0, 4mal täglich 1 Eßlöffel).

Gelenkkrankheiten durch Lues sind wenig bekannt (ASSMANN). Im Sekundär-
stadium der Lues treten mitunter Gelenkschmerzen auf; seltener sind Schwellungen. Im Tertiärstadium kommen noch viele Jahre nach erfolgter Infektion
Gelenkschwellungen vor, welche meist nicht schmerzhaft sind, aber umschriebene
Druckpunkte aufweisen und oft eine nächtliche Exacerbation der Beschwerden
zeigen. Es können gleichzeitig unter hohem Fieber mehrere Gelenke wie bei der
Polyarthritis acuta ergriffen werden. Auffällig häufig sind die Sternoclavicular-
und Sternocostalgelenke befallen (rheumatische und gonorrhoische Gelenkveränderungen kommen an ihnen nicht vor). Die WASSERMANNsche Reaktion

fällt im Gelenkpunktat meist positiv aus (Dysproteinämie, s. S. 970), auch wenn sie im Blute negativ ist. Knochen- und Periosterkrankungen werden gleichzeitig meist nicht festgestellt. Besonders verdächtig auf luische Ätiologie sind periostale

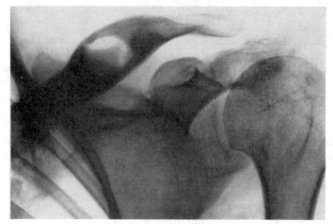

Abb. 112. Gumma im Schlüsselbein.

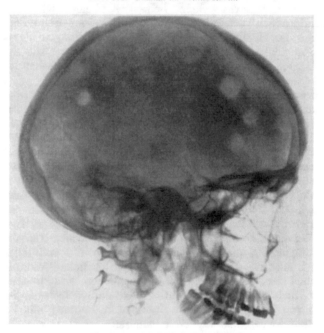

Abb. 113. Gummabildung im Schädel.

Schwellungen im Bereich der Diaphysen (Freund). Manche mono- oder poly-artikuläre tertiär-luische Gelenkkrankheiten gehen mit Zerstörung des Knorpels und des darunterliegenden Knochens einher und können sogar einer chronischen „Gelenktuberkulose" ähnlich sein (Dufour, Schlesinger). Auf dem Boden tertiärer Lues entstehen im Kindesalter, insofern nicht eine frühzeitige kom-binierte Therapie (Penicillin-Salvarsan) einsetzt, Gelenkergüsse vor allem in den Kniegelenken, die durch Schmerzlosigkeit gekennzeichnet sind. Sie sind meist symmetrisch angeordnet, wodurch sie sich von den monartikulären einseitigen Fungus genu unterscheiden. Röntgenologisch sieht man an den Kniegelenken Knochenusuren, die gewöhnlich an den seitlichen Konturen der Knochen, nicht an der Gelenkfläche selbst sitzen (ASSMANN).

c) Knochentuberkulose und tuberkulöse Gelenkveränderungen.

Die *Knochentuberkulose* tritt am häufigsten in Gestalt umschriebener Zerstörungsherde auf, die vorwiegend in den Epiphysen der Knochen am Schambein oder in den Wirbelkörpern (mit Senkungsabsceß) gelegen sind. Von diesen Prozessen geht oft eine sekundäre Gelenktuberkulose aus. Zumeist erfolgt die

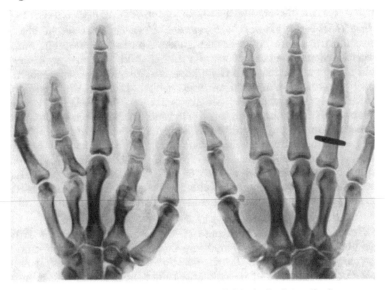

Abb. 114. Tuberkulose einzelner Knochen und Gelenke der linken Hand.

Infektion der Knochen hämatogen, wenn nicht durch Durchbruch eines verkäsenden Krankheitsherdes (Lymphknoten) eine direkte kontinuierliche Überwanderung der tuberkulösen Krankheitsvorgänge stattfindet. Die Knochentuberkulose erscheint im Röntgenbild als umschriebene Aufhellung, innerhalb deren ein Knochensequester sichtbar sein kann. Die Wirbelkörper brechen ein: Keilwirbelbildungen sind typisch und die Ursache der im Ausheilungsstadium bekannten Gibbusbildung. Das Knochengewebe weist im Gegensatz zu den Gummen, die wohl immer von einem sklerotischen Randsaum umgeben sind, häufig eine Atrophie auf. Periostale Veränderungen sind bei Tuberkulose ebenfalls selten; verhältnismäßig häufig sind periostale Reaktionen noch bei der im Kindesalter auftretenden Spina ventosa der Fingerknochen. Häufig gehen von den tuberkulösen Knochenherden Abscesse aus, die sich entlang den anatomisch gegebenen Bahnen weithin verbreiten können; sie wandern meist der „Schwere folgend" abwärts; es kann aber auch der Senkungsabsceß (der gar nicht so selten, wenn er in den Herzschatten projiziert ist, übersehen wird) „aufsteigend" oberhalb des eingeschmolzenen Wirbelkörpers ausgebildet sein. Von der Caries eines Wirbels ausgehende Senkungsabscesse können sich entlang dem Musculus psoas bis zur Leistengegend vortreiben. Die Haut zeigt über diesen kalten Abscessen keine oder nur geringe Rötung. Oft sind die tuberkulösen Einschmelzungen einzelner Wirbelkörper so symptomenarm, daß erst der plötzliche Zusammenbruch eines Wirbels und die Querschnittsmyelitis die Diagnose in die richtige Bahn lenkt.

Eine schwere Form der lokalisierten tuberkulösen Gelenkkrankheit stellt die *fungöse Arthritis* dar, welche meist an einem Gelenk oft unter heftigen Entzündungserscheinungen und unter langanhaltender Schwellung auftritt. Mitunter schließt sich ein hartnäckiger Erguß in einem Gelenk, meist im Kniegelenk an ein belangloses Trauma an; es ist die tuberkulöse Monarthritis. Weiter können tuberkulöse Gelenkkrankheiten auch unter dem Bilde der Caries sicca auftreten, welche durch starke Knorpel und Knochenzerstörungen ausgezeichnet ist und sich häufig an eine tuberkulöse Osteopathie (vornehmlich der Wirbelkörper) anschließt. Sie ist ebenso häufig an Schulter- und Hüftgelenken.

Diffuse Gelenkerkrankungen tuberkulösen Ursprungs treten in verschiedenen Formen auf. Im Laufe einer hämatogenen Aussaat kommt ein zunächst der Polyarthritis rheumatica ähnliches Krankheitsbild vor, bei welchem zugleich oder bald nacheinander mehrere Gelenke unter Ausbildung eines serösen Ergusses erkranken (Poncet). Anatomisch unterschied Poncet die histologisch und bakteriologisch gekennzeichnete Miliartuberkulose der Gelenke von einer einfachen banalen Entzündung von serofibrinösem, später fibrösem Charakter, die er „tuberculose flammatoire" nannte und auf eine geschwächte Form der Gewebsreaktion gegen eine tuberkulöse Infektion bezog. Tuberkelbacillen können freilich nur in einer kleinen Zahl der Fälle direkt färberisch oder im Tierversuch des Gelenkpunktates nachgewiesen werden (Berger, Kienböck). Histologisch kommen in der verdickten Synovia keine typisch tuberkulösen Gewebsreaktionen, dagegen Lymphocyten- und Plasmazelleninfiltrate vor (vgl. akute Polyarthritis, S. 907).

Die *Behandlung der Knochen- und Gelenktuberkulose* hat, wie die Tuberkulosetherapie überhaupt, durch die moderne Chemotherapie ebenfalls eine beträchtliche Verbesserung erfahren. Trotz aller Fortschritte steht im Mittelpunkt der Therapie der Knochen- und Gelenktuberkulose noch immer die Klimato-Heliotherapie und die chirurgische Behandlung. Die Behandlung der Knochen- und Gelenktuberkulose gehört daher immer noch in das Gebiet der Chirurgie. Allerdings hat die innere Medizin durch die spezifischen Mittel: Streptomycin, PAS (Paraminosalicylsäure) und Conteben (TB I) sowie Isonicotinsäurehydrazid neue erfolgversprechende Wege beschritten, die im Zusammenhang mit der Therapie der Lungen- und Organtuberkulose in diesem Handbuch besprochen werden. Die Streptomycinbehandlung erweist sich anscheinend nur als günstig zur Behandlung frischer tuberkulöser Knochen- und Gelenkkrankheiten. Bei älteren tuberkulösen Prozessen bleibt der therapeutische Effekt aus. Die Peteosthorbehandlung hat sich nicht eingeführt.

d) Ostitis multiplex cystoides, Besnier-Boeck-Schaumannsche Krankheit. Sarkoidosis.

Eine besondere Form multipler Knochenherde, die vorwiegend in den distalen Knochen, namentlich in den Phalangen lokalisiert sind und nur wenig auffällige örtliche Krankheitserscheinungen verursachen, findet sich beim Boeckschen Sarkoid, welches von manchen Autoren als eine eigenartige, torpid verlaufende Form der Tuberkulose aufgefaßt wird (Leitner), obwohl die Tuberkulinreaktion meist negativen, nur selten schwach positiven Ausfall gibt (Leitner). Wenn auch die Ätiologie des Boeck-Schaumannschen *Sarkoides* noch keineswegs geklärt ist (vgl. LEITNER), so wird jetzt mehr als früher die Anschauung ihres tuberkulösen Ursprungs erörtert.

Das BOECKsche Sarkoid wird gelegentlich als Hyperparathyreoidismus angesehen. Die Hypophosphatämie ist aber nicht typisch, wenn sie auch gelegentlich beobachtet wird. Hypercalcämie ist ebenso wie Hypercalciurie und Nierensteinbildung bei diesem Syndrom zu finden. Die Phosphatasewerte sind immer sehr hoch. Regelmäßig aber findet sich Hypoprotein- und Hyperglobulinämie (HARREL und FISHER).

Unter den Knochenveränderungen beim BOECKschen *Sarkoid* interessiert, abgesehen von den direkten Störungen des gelegentlich im Knochen wuchernden epitheloidzelligen Granulationsgewebes, der Nachweis einer Ostitis multiplex

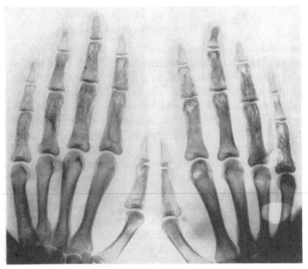

Abb. 115. Cystische Tuberkulose (BOECK-SCHAUMANN-BESNIERsche Krankheit ?) des Handskeletes.

cystoides (JÜNGLING). Es werden sowohl die Knochen des Handskelets wie des Fußskelets befallen. Es kann zu grobflächigen Umbau- sowie zu großwabigen Cystenbildungen kommen. Der kleinfleckige Typ gibt der Knochenstruktur das Bild eines feinen Gitterwerkes (vgl. Abb. 115). Gelegentlich sind auffällige schmerzhafte Schwellungen um die von der Cystenbildung befallenen Grundphalangen ähnlich der Spina ventosa vorhanden. Die Knochenherde erscheinen zumeist in kreisrunden Aufhellungen.

Dabei treten auch an anderen Organen ähnliche tuberkulöse Herde, die durch ihr blandes Verhalten und histologisch durch eine großzellige bzw. epitheloidzellige Hyperplasie des Granulationsgewebes ausgezeichnet sind (MYLIUS, SCHÜRMANN), in Erscheinung. Sie finden sich an der Haut im Sinne des Lupus pernio (BESNIER, BOECK), in Milz, Leber, Lungen und Lymphknoten. Sie können auch im Knochenmark auftreten (DRESSLER).

Die JÜNGLINGsche Form der Ostitis fibrosa steht der fibrocystischen Knochentuberkulose nahe (KIENBÖCK, WEISS, MEVES, ALAJOUANINE und MILLIEZ). Ähnliche Bilder wie bei der fibrocystischen Knochentuberkulose kommen auch bei luischen Infektionen vor (MARTIN). Knochencysten finden sich nur an Händen und Füßen und zeigen sich röntgenologisch in scharf ausgestanzten, kleinen cystenähnlichen Aufhellungen bei grober Trabekelzeichnung des umgebenden Knochens.

e) Echinokokken im Knochen.

Echinokokken können sich in seltenen Fällen im Knochen ansiedeln und hier hochgradige Zerstörungen hervorrufen. Auch Knochenfrakturen können dadurch zustande kommen. Das Röntgenbild zeigt umschriebene rundliche Aufhellungen innerhalb aufgeblasener Knochenkonturen. In Spätstadien können die Aufhellungen unregelmäßig und wie zerfressen erscheinen. Das Röntgenbild des Knochenechinococcus zeigt die typische cystische Geschwulst, die allein röntgenologisch nicht von anderen mit umschriebener Aufhellung einhergehenden Geschwülsten (Chondrome, Osteoclastome) unterschieden werden kann. Nach Grigorjan befällt der Echinococcus in 1—1,5% der menschlichen Echinokokkenkrankheiten das Knochensystem.

f) Reitersche Krankheit.

Unter den infektiösen Gelenkleiden stehen an erster Stelle der akute Gelenkrheumatismus (Polyarthritis rheumatica acuta, s. S. 907) und die akuten Arthritiden, die als pyogene Gelenkentzündung bei Sepsis, Gonorrhoe und beim Reiterschen Syndrom bekannt sind und als Komplikation verschiedener Allgemeinkrankheiten (Tuberkulose, Lues) vorkommen. Verschiedentlich wird auch auf Beziehungen des Reiterschen Syndroms zum Stevens-Johnson-Syndrom hingewiesen, indem auch ein polymorphes Erythema exsudativum gleichzeitig vorkommt (Grignolo). In einer kritischen Betrachtung zu Reiters Syndrom und zum Fiesinger-Leroy-Syndrom (Gelenkmanifestation, Urethritis, Colitis und Conjunctivitis) weist Duhamel auf die pathogenetische Bedeutung der Shigella-Infektion hin.

Im Verlaufe der Ruhr treten gelegentlich hartnäckige Gelenkergüsse auf, die noch lange Zeit nach Abklingen der Darmerscheinungen mit Fieberschüben bestehen. Im Verlaufe der akuten Bacillenruhr kommt es allerdings selten zur Bacilleninvasion in die Gelenke und zu infektiös-toxischer Gelenkentzündung, die auf Streptomycin nach Chadhuri sehr gut ansprechen soll. Bei Typhus und Paratyphus sowie bei Fleckfieber und bei Brucellosen (s. S. 803) sind Gelenkentzündungen seltene Befunde. Gelenkergüsse finden sich sowohl bei der Shiga-Kruse-Ruhr wie bei anderen Dysenterieformen. Die durch Punktion gewonnene Gelenkflüssigkeit ist serös, fibrinreich und steril. Mit dem Zustand der Gelenkentzündung treten bisweilen Conjunctivitis, Iritis, Episkleritis und eine unspezifische Urethritis auf. Manchmal besteht auch eine Sehnenscheidenentzündung. Unter der geröteten Haut finden sich periostitische Entzündungsherde, die sehr druckschmerzhaft sind. Schittenhelm und Schlecht sprechen von Polyarthritis enterica. Für die Bedeutung einer Spirochäte als Ursache der Krankheit haben sich keine sichereren Beweise herbeibringen lassen. Es ist aber weder der Nachweis eines Virus noch eines anderen Erregers gelungen. In der Beobachtung Reiters wurde eine besondere Spirochätenart im Blute nachgewiesen, im Falle Pflegers wurden Enterokokken im Stuhl und Urin des Kranken gezüchtet. Young und McEwen sind der Ansicht, daß die Reitersche Krankheit trotz des strittigen Erregernachweises in der Mehrzahl der Fälle eine Ruhrkomplikation darstellt.

Seitdem im Jahre 1916 von Reiter in Deutschland dieses Krankheitsbild mit seiner Trias: Urethritis, Conjunctivitis und Arthritis als Krankheit sui generis beschrieben ist, sind in der Weltliteratur mehrere Hundert Fälle beschrieben worden (Fiesinger und Le Roy, Kuske, Dienes, Zimbal, Paronen, Wachsmuth und Wirths). Neben den typischen Krankheitsmerkmalen der Trias, vor allem neben der häufig auch monartikulären Arthritis kommen dabei auch perichondrale Krankheitsprozesse im Bereich des Nasen- und Ohrknorpels sowie an der Symphyse vor. Auch an den serösen Häuten der Pleura, den Meningen, sowie am Endokard kann sich die Krankheit manifestieren. Auch Sehnenscheidenentzündungen im Bereich des Musculus peronaeus wurden beobachtet. Erkrankungen parenchymatöser Organe wie Nephritis, Prostatitis, Myokarditis, Encephalitis (SCHUERMANN und BEIGLBÖCK), Parotitis, Orchitis und Lymphknotenschwellungen kommen vor.

Die Prognose ist quoad vitam meist gut, aber die Krankheit kann sich auf viele Wochen und Monate in Schüben verlaufend hinziehen und durch ihre Komplikationen von seiten der serösen Häute und der parenchymatösen Organe gefährlich werden.

9. Skeletveränderungen bei toxischen Schädigungen (Phosphor, Blei, Strontium, Cadmium, Fluor, Kryolith, Wismut, Schiefer u. a.).

Phosphor in kleinen Dosen stellt ein Reizmittel für die Osteoblasten dar und fördert das Knochenwachstum. Die enchondrale Knochenbildung wird vor allem verstärkt. Beim wachsenden Knochen kommt es zu einer starken Verdichtung der primären Spongiosa. Ist das Knochenwachstum abgeschlossen, so ist die Wirkung kleiner Phosphormengen auf die periostale und enossale Hyperostose beschränkt. Beim wachsenden Knochen treten unter der Phosphormedikation Spongiosklerosen als schattendichte Phosphorlinien auf. Sie sind mächtiger und breiter als die Wachstumslinien, die vorwiegend auf die Metaphysen der Röhrenknochen beschränkt sind (s. Abb. 71). Sie können in Form von Jahresringen erscheinen, wie sie bei der Marmorknochenkrankheit (s. S. 786) bekannt sind. In großen Dosen ist der Phosphor ein schweres Knochengift, welches vor allem Zahn- und Kiefernekrosen hervorbringt. KLINGHARDT beschreibt bei einer chronischen Phosphorvergiftung mit knochensklerotischen und atrophischen Veränderungen sowie mit sekundärer Arteriosklerose das Symptom der Tetanie.

Strontium wirkt ebenfalls spezifisch auf das Knochensystem und stellt einen starken formativen Reiz für das Osteoblastengewebe dar. Strontiumschäden zeigen sich in Spongiosa- und Compactasklerosen. Enossale Sklerosen werden experimentell auch bei chronischer *Strontiumintoxikation* beobachtet (MARKOFF). Eigene Untersuchungen mit FEUERHAKE vermochten diese Ergebnisse allerdings nicht überzeugend zu bestätigen, wenn auch die primäre Auswirkung des Strontiumgiftes auf die Knochenmarkzellbildung im Sinne der fortschreitenden Reticulose unverkennbar ist.

Bezüglich der *Wismutlinien* (Bismut lines) sei auf die luischen Knochenkrankheiten S. 806 verwiesen.

Die *Bleischädigung* führt beim Kinde zu einer starken Verdichtung der primären Spongiosa an den Schaftenden der langen Röhrenknochen. Bleilinien treten auf, ähnlich den Wismutlinien. Die Bleilinien können in der Metaphyse gestaffelt sein. Blei wird vorwiegend im Kalkknorpel deponiert. Beim Erwachsenen wird Blei in der Tela ossea und auch im Knochenmark gespeichert, wodurch die Fibroosteosklerose zustande kommt. Bei Bleiintoxikation kommen auch Skeletveränderungen vor, die sich röntgenologisch durch homogene Verdichtungen in den Metaphysen der erwachsenen Knochen zeigen. Die Ausdehnungen und Dichte dieser Veränderungen hängen ab von der Menge des zugeführten Bleies und von der Dauer der Intoxikation. Nach Entfernung des Kranken aus dem toxischen Milieu kann das in den Knochen abgelagerte Metall an das Blut abgegeben werden; es kann dieses Blei wieder resorbiert werden und so zur

Verdoppelung der Verdichtungen führen. Bei der Blei-Meningo-Encephalitis tritt gelegentlich ein Klaffen der Schädelnähte in Erscheinung. Die Abgrenzung der Verdichtungen in den Metaphysen von denen bei der Phosphorvergiftung ist klinisch möglich. Cooper schreibt, daß erst 3 Monate nach der Inhalation von bleihaltigem Rauch und frühestens 6 Monate nach der Resorption vom Magen-Darmkanal her im Röntgenbild Veränderungen auftreten.

Cadmiumschäden wurden von Nicaud und Mitarbeitern beschrieben. Nur bei der chronischen Cadmiumvergiftung kommen Skeletveränderungen vor. Die akute Cadmiumvergiftung stellt eine in schweren Fällen sehr schnell tödliche Reizgasvergiftung dar. Die chronische Cadmiumvergiftung ist zuerst bei den Zinkschmelzern in Wales von Stephens beschrieben worden. Lokale Cadmium-schäden treten im Bereich der knorpeligen Bezirke der Nase (Septumperforation) vor allem bei der elektrolytischen Verarbeitung von Cadmiumoxyd auf (Man-cioli). Nach Baader treten die vielseitigen Krankheitsbilder, vor allem die merkwürdigen Knochenveränderungen bei Arbeitern alkalischer Akkumulatoren-fabriken auf. Das Looser-Milkman-Syndrom ist ein charakteristisches Zeichen auch der chronischen Cadmiumvergiftung (Nicaud, Lafitte und Gros). Durch diese ubiquitär im Skelet auftretenden Umbauzonen erklären sich vielfältige Gang- und Bewegungsstörungen sowie die neuralgischen Schmerzen, die sich erst lange Zeit nach den ersten uncharakteristischen Allgemeinerscheinungen (Erbrechen, goldgelbe Verfärbung des Zahnschmelzes im Sinne des Schwer-metallsaumes, Verlust des Geruchsinnes, Bronchitis mit Emphysem, Cadmium-schnupfen, stark beschleunigte Blutsenkungsgeschwindigkeit, Nephro- und Hepatopathien durch Cadmiumablagerung) einstellen.

Fluorvergiftung wird beim Menschen endemisch nach dauerndem Genuß von fluorhaltigem Wasser und als Gewerbekrankheit beobachtet. Die keramische Industrie und die Aluminiumgewinnung sind die Voraussetzungen dafür. Ein charakteristisches Merkmal der Fluorvergiftung sind die gesprengelten Zähne. Der Schmelz verliert seine Transluzenz und wird brüchig, so daß die Zähne stark abgenutzt werden. Allgemein am Skeletsystem kann sich Periostose. Endostose und Spongiosklerose entwickeln. Bei der Fluorosis kann es zu mas-siven Verdickungen der Knochen und zu erheblicher Vergröberung der Knochen-zeichnung, zu teilweiser oder vollständiger Ankylose der Gelenke kommen. Neben der Neigung zu Osteosklerose kommt offensichtlich auch eine solche zu Osteoporose vor. Das Krankheitsbild der chronischen Fluorvergiftung (ge-tüpfelte Zähne, mottled teeth, Hypocalcaemie, Urticaria, Blutdruckerniedrigung, Ulnarisneuritis, Alopecie, Dermatosen, Nagelveränderungen, wechselnde Skelet-veränderungen) erinnert sehr stark an den sog. idiopathischen Hypoparathyreo-idismus. Obstbaumspritzstoffe (Kryolith, $Na_3\,AlF_6$) sind häufig direkte oder indirekte Ursache der Vergiftung. Bei *Kryolitharbeitern* ist eine eigenartige diffuse sklerotische Veränderung der Knochen, ferner auch von Bändern und Muskelansätzen beschrieben, die auf Niederschläge von Calciumfluorid zurück-geführt wird. Auch Perlmutterdrechsler neigen zu Periostose (s. S. 815).

In China scheint die Fluorose häufiger vorzukommen. Es soll eine abnorme Erhöhung des Fluorgehaltes im Wasser für diese Veränderungen verantwortlich sein (Kieselborn, Outerbridge, Hay Peng Lei). Inwieweit Beziehungen zwischen Fluorosis und Kaschin-Beckscher Krankheit bestehen, ist nicht be-kannt (s. S. 661).

Berner bemühte sich in zahlreichen experimentellen Untersuchungen um die Bedeutung einer gleichzeitig bestehenden Alkalose bei der experimentellen nephrogenen Osteodystrophie und bei der *Bleiosteopathie* (s. renale Acidose.

S. 736 ff.). In Ergänzung der Untersuchungen von RUTISHAUSER und seiner Mitarbeiter konnte BERNER feststellen, daß Uranylnitrat zu Osteoclasie führt, welche bei Gegenwart von Natriumbicarbonat nicht eintritt. Auch die *Thalliumsulfatosteoclasie* läßt sich bei gleichzeitig bestehender Alkalose (durch Natriumbicarbonatzufuhr) aufheben. Lediglich bei der Bleivergiftung verhindert nach BERNER die Alkalisierung des Organismus das Erscheinen einer fibrösen Osteopathie nicht. Anscheinend begünstigt das Bicarbonat die Ablagerung und die Retention des Bleies innerhalb der Knochen. Diese chemisch-toxischen Stoffe wirken als Fremdkörperreiz, der das Reticulum zu Reticulose und Phagocytose, das Endost meist zur Osteoblastenbildung anregt.

Zum Zwecke der Pseudarthrosenbehandlung wurden Fremdkörper verschiedener Art in die Frakturenden eingepflanzt. Der Sinn dieser chirurgischen Behandlung ist die *Anregung der Osteosynthese.* Man versucht einen *osteoblastischen Fremdkörperreiz* auszulösen. BREINLINGER sieht im *Schiefer* einen Stoff, der eine hervorragende osteogenetische Wirkung entfaltet. Obwohl in der Mehrzahl der Beobachtungen die Osteoblastenwucherungen vom Periost her erfolgt, kommt es anscheinend auch zu einer endostalen Knochenbildung. Allem Anschein nach spielt auch die ektopische Knochenbildung (Verknöcherung von Kalk um den Fremdkörper) eine Rolle, wobei nach BREINLINGER durch metaplastische Umwandlung des jungen Granulationsgewebes zu Osteoblasten die sekundäre Knochenbildung erfolgen soll.

Die Knochensarkose bei Leuchtziffermalern wird im Zusammenhang mit den Strahlensarkomen besprochen (s. S. 845).

10. Ostéoarthropathie hypertrophiante pneumique.

In engem Zusammenhang mit den Skeletveränderungen bei toxischen Schädigungen verdient die Ostéoarthropathie hypertrophiante pneumique (BAMBERGER - PIERRE MARIE) besondere Beachtung. Dieser erstmalig von BAMBERGER im Jahre 1889 und unabhängig von diesen von PIERRE MARIE im Jahre 1890 beschriebene Symptomenkomplex ist klinisch durch schmerzhafte Verdickung der Röhrenknochen mit Bevorzugung der distalen Teile von Tibia und Vorderarmknochen, durch Verdickung von Mittelhand-, Mittelfuß- und Phalangealknochen und besonders durch die Verdickung des Endstückes der letzten Phalange mit höckerigen und blumenkohlartigen (BAMBERGER) Knöpfchen und durch Trommelschlegelfinger- und Zehenbildung gekennzeichnet. Gelegentlich sind Gelenkschwellungen damit verbunden. PIERRE MARIE beschreibt außerdem Verdickungen von Nase und Alveolarrand des Oberkiefers im Sinne einer akromegaloiden Veränderung. Verbunden mit diesen lokalen Veränderungen sind intrathorakale eitrige Prozesse (Lungenabscesse), zerfallende Lungengeschwülste, angeborene Herzfehler, Pulmonalstenose, Stauung der Armvenen bei Aneurysmen und Mediastinaltumoren, Bronchektasien, Thymusgeschwülste, seltener kavernöse Lungentuberkulosen, auch Herzfehler mit chronischer Lungenstauung und mit gleichzeitig endokarditisch-floriden Prozessen (Endocarditis lenta), selten bösartige Tumoren und selbst die cholämische Lebercirrhose, die über allgemeine dysproteinämische Arthroosteopathien zur Entwicklung ausgeprägter Trommelschlegelfinger führen (WUHRMANN und WUNDERLY). Ähnliche periostale Auflagerung an den Diaphysen der Röhrenknochen und am Unterkiefer findet man bei Perlmutterdrechslern, wobei sich Osteosklerose entwickeln kann (ASSMANN). Es sind daher lokalisierte (Ostéoarthropathie hypertrophiante) und allgemeine (Trommelschlegelfingerbildung bei Dysproteinämie, s. S. 952) Störungen zu unterscheiden. Möglicherweise sind neben der Dysproteinämie auch arteriovenöse Anastomosen für das Syndrom der Trommelschlegelfinger und -zehen, vor allem bei kongenitalen Herzfehlern bedeutsam. Nach SCHWAB könnte man sich die Pathogenese der

Trommelschlegelfinger so vorstellen, daß infolge Eröffnung arteriovenöser Anastomosen das Capillarblut der Acren besonders weitgehend reduziert wird. Ist
bereits eine arterielle Hypoxämie vorhanden, so kann die Herabsetzung des
capillaren O_2-Druckes soweit gehen, daß ein Wachstumsreiz zur Neubildung von
Capillaren und Bindegewebe ausgelöst wird. Die gesteigerte Wärmeabgabe der
Trommelschlegelfinger könnte ebenfalls darauf schließen lassen (Mendlowitz.
J. Aschoff).

Die Pathogenese der Ostéoarthropathie hypertrophiante pneumique ist noch
unklar. Die meisten Untersucher nehmen an, daß das Grundleiden Toxine bildet.
die auf hämatogenem Wege eine Periostreizung mit Knochenneubildung hervorrufen (vgl. H. Tobler). Wesentlich sind aber Zirkulationsstörungen, die unter
Verlangsamung des Blutstromes die
lokale Wirkung der „Toxine" ermöglichen. Offensichtlich spielen auch
nervöse Einflüsse eine Rolle. Es sollen
bei chronisch-eitrigen Prozessen der
inneren Organe schwere periphere
Neuritiden vorkommen, so daß einzelne Autoren die Periostverdickung
als tertiäre Folge der nervösen Regulationsstörung (vgl. Sudeck-Syndrom)
auffassen. In letzter Zeit wird das
Augenmerk vorwiegend auf ursächliche Störungen im Oxydationsstoff-
wechsel gelenkt, indem die Entgiftung
durch die Lungen geschädigt sei.
Compere führt die Trommelschlegelfingerbildung auf Blutstase und damit
auf lokalen Sauerstoffmangel zurück.
Er vergleicht die Ostéoarthropathie
hypertrophiante pneumique mit entsprechenden Veränderungen, die bei

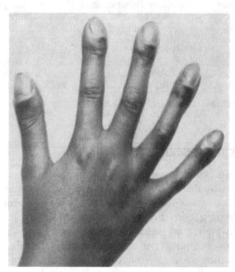

Abb. 116. Trommelschlegelfinger.

Gesunden bei dauerndem Aufenthalt in großen Höhen (Mexiko) auftreten.
Haslhofer beschreibt Höhenreduktion der Rippen, Synostosen und Osteophyten. Die Ostéoarthropathie hypertrophiante pneumique (Pierre Marie und
Bamberger) kommt in Einzelbeobachtungen nicht mit Lungenveränderungen
und Bronchektasen, sondern in Verbindung mit infektiös-toxischen Allgemeinkrankheiten, Tumoren und mit Lebercirrhose vor. Sie berichten über die Ostéoarthropathie hypertrophiante bei einer biliären Lebercirrhose. Die Sauerstoff-
sättigung des arteriellen Blutes erwies sich als normal. Auch setzt man diese
Form der Ostéoarthropathie hypertrophiante mit ihren Periostverdickungen im
Bereich der Röhrenknochen in Beziehung zur pachydermen Hyperostose
(Uehlinger), zur Pachydermia plicata mit Pachyperiostose, ohne dadurch
die Ätiologie und Pathogenese aufklären zu können.

Auf eine phylogenetische Eigentümlichkeit sei hier verwiesen; Zangerl berichtet über
Knochenveränderungen des Pachypleurosaurus beim Übergang vom Land- zum Wasserleben,
wobei sich Pachyostose entwickelt.

Aus allen diesen Tatsachen geht hervor, daß pathogenetisch bedeutsam
unbekannte Reizstoffe sind, die auf dem Blutwege das Periost bestimmter
Knochen erreichen und dieses zum Dickenwachstum anregen. Störungen der
Drüsen innerer Sekretion werden ebenfalls gleichzeitig mit in die Erklärung
der Pathogenese einbezogen. Beziehungen der Ostéoarthropathie hypertrophiante

zur Akromegalie wurden von PIERRE MARIE vor allem erwogen. M. B. SCHMIDT weist ebenfalls auf derartige Kombinationen hin, die im Spätstadium von Akromegalie wohl infolge chronischer Stauung im venösen Kreislauf auftreten [Akromegalia osteoarthropatica pneumica (M. B. SCHMIDT)]. Es handelt sich aber nur um symptomatische akromegalieähnliche Veränderungen, zumal echte Hypophysenveränderungen niemals erwiesen wurden (KONSCHEGG). Ebenso symptomatisch sind begleitende Veränderung mit Hyperhidrosis, Pigmentanomalien

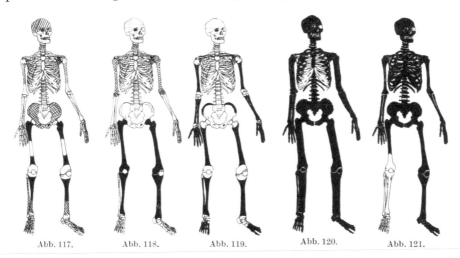

Abb. 117.   Abb. 118.   Abb. 119.   Abb. 120.   Abb. 121.

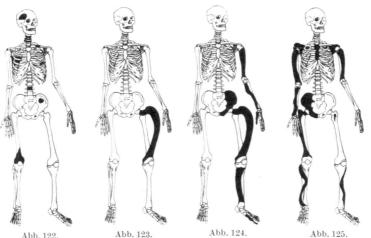

Abb. 122.   Abb. 123.   Abb. 124.   Abb. 125.

Abb. 117—125. Schematische Darstellung der Ausbreitung und Verteilung der Skeletveränderungen bei verschiedenen Skeletkrankheiten.

Abb. 117. Verteilung der primären Lokalisation des EWING-Sarkoms. Schwarz: häufigste Lokalisation; kariert: häufige Lokalisation; schräg schraffiert: gelegentliche Lokalisation; punktiert: seltene Lokalisation. Man beachte das Freibleiben der Epiphysen.
Abb. 118. Verteilung der primären Lokalisationen des Knochen-Reticulosarkoms. Die Verteilung stimmt mit den primären Skeletlokalisationen des EWING-Sarkoms weitgehend überein, die Epiphysen sind aber mitergriffen.
Abb. 119. Lokalisation der Osteopathia hypertrophicans toxica.
Abb. 120. Lokalisation der Hyperostosis generalisata. (Nach E. UEHLINGER.)
Abb. 121. Morbus Paget kann mono- und polyostotisch auftreten, befällt aber nie das gesamte Skeletsystem, wie es die schematische Zeichnung eines fast generalisierten Paget demonstrant.
Abb. 122. Herdförmig disseminierte Form der Knochenveränderungen bei polyostotischer fibröser Dysplasie.
Abb. 123. Lokalisation der Osteofibrosis deformans juvenilis. Monostotischer Typus.
Abb. 124. Lokalisation der Osteofibrosis deformans juvenilis. Unilateraler Typus. (Nach E. UEHLINGER).
Abb. 125. Lokalisation der Osteofibrosis deformans juvenilis. Bilateraler Typus.

der Haut (vgl. polyostotische fibröse Dysplasie, S. 770), Ichthyosis, Ekzem und lederartiger Verdickung der Haut (vgl. akromegaloide Osteose, S. 678).

Wolf und Becken berichteten über zwei Fälle von Ostéoarthropathie hypertrophiante ohne erkennbare Ursache, die zweifellos aber mit Störung in der Zusammensetzung der Serumeiweißkörper gekoppelt sind.

Bei beiden Kranken ließ sich eine spezifisch dynamische Eiweißwirkung nicht nachweisen, so daß unter Berücksichtigung der herabgesetzten Reaktion von Blutzucker und Pulsfrequenz unter Suprarenin an eine nicht näher definierte Hypophysenvorderlappenstörung gedacht wurde. Sehr wesentlich an dieser Beobachtung von Wolf und Becken ist, daß unter einer rheumatischen Diathese die Unterarme der Kranken dicker geworden sind. Die Dickenzunahme beruht auf einer Verdickung der Knochen. Sowohl die Corticalis der Ulna und des Radius sowie der Fibula erwiesen sich röntgenologisch verdickt und mit Periostauflagerungen versehen. Diese Periost- und Corticalisverdickung fand sich auch an den Händen, so daß die Möglichkeit der Beziehung dieser Skeletveränderungen zum Bilde der Akromegalie diskutiert wurde. Die von Wolf und Becken mit Periostverdickung an den Extremitäten beschriebene Form der Ostéopathie hypertrophiante pneumique wird in der französischen bzw. der italienischen Literatur als Osteodermopathie bzw. als Pachydermie mit elephantiastischen bzw. akromegaloiden Veränderungen beschrieben (Franceschetti, Gilbert Klein und Wettstein). Die Pachydermie erscheint in den verschiedensten Variationen im Gesicht, an den Extremitäten und wird als Cutis capitis striata (Fischer) oder als Cutis mamelonnata (Pasini) bzw. als Buldog scalp (Cushing und Davidoff) benannt. Das Syndrom ist erstmalig mit seinen charakteristischen Hautveränderungen von Golé beschrieben. Franceschetti und Mitarbeiter haben die Literatur eingehend berücksichtigt und den vererbbaren Charakter der Krankheit an zahlreichen Beispielen nachweisen können (R. Friedreich und Arnold, Oehme, Shen und Yamanuchi). Offensichtlich steht das von Uehlinger beschriebene Krankheitsbild der Pachydermie mit akromegaloider Osteoporose (s. S. 678) damit in Verbindung.

Anatomisch werden die Veränderungen als Osteoperiostitis ossificans von Sternberg und E. Fränkel erstmalig eingehend untersucht. Es handelt sich um eine generelle Osteophytose mit lebhafter periostaler Knochenbildung, die platt und grobhöckerig sein kann. Anatomisch ist die Synovialmembran verdickt. Die Weichteilverdickungen (Trommelschlegel) zeichnen sich durch Hyperämie und Hyperplasie des Fett- und Bindegewebes aus, wobei die Verdickung des Nagelgliedes vorwiegend durch die Weichteilzunahme entsteht. Die anatomischen Merkmale werden in einer zusammenfassenden Dissertation aus der Uehlingerschen Schule von H. Tobler dargestellt, worauf verwiesen wird.

Im Röntgenbild sind an den Phalangen trotz starker Weichteilverdickung (toxische Weichteilreaktion und Arthritis) gewöhnlich normale Knochenstrukturen vorhanden. Nur ausnahmsweise werden pilzartige Auftreibungen (Periostitis hyperplastica bei Thymuscarcinom nach Assmann) der äußeren Knochenenden beobachtet. Die Periostverdickungen werden schon häufiger gesehen und stellen sich in Periostreifen an den Seiten der Röhrenknochen röntgenologisch dar. An den Gelenken sind röntgenologisch keine Veränderungen zu sehen.

XIV. Osteogenesis imperfecta congenita und tarda.

Die Osteogenesis imperfecta ist eine dominant-hereditäre angeborene Skeletkrankheit, deren Wesen auf einer ungenügenden Tätigkeit der knochenbildenden Zellen beruht. Diese bilden zu wenig Knochensubstanz, was eine abnorme Knochenbrüchigkeit zur Folge hat. Die Osteoblastenfunktion ist gemindert, ihre Zahl aber nicht verringert (Albright und Reifenstein). Der Phosphatasegehalt im Serum ist meist hoch, während Serum-, Calcium- und Phosphorwerte normal sind. Weder Hypercalcurie noch Hyperphosphaturie treten auf. Aus unbekannten Gründen kann von den zahlreichen Osteoblasten Osteoid nicht gebildet werden, so daß dünne kalkarme Knochen entstehen. Diese dünnen Knochen neigen zu Frakturen. Oft werden 20—30 und mehr

Knochenbrüche in der Anamnese von der Kindheit bis ins hohe Alter angegeben, ohne daß Narbenzustände nach Frakturen an den verschiedenen Skeletteilen röntgenologisch zu sehen sind. Darüber wurde mehrfach ausdrücklich berichtet (SINGER, FRANKE, GUTZEIT, TERRY, BLEGVAD-HAXTHAUSEN, GRUBER. MYLIUS, BORNEBUSCH, GEHENTGES). Die Knochen neigen zur Brüchigkeit, weil

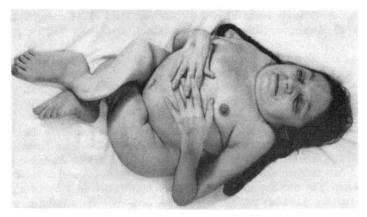

Abb. 126.

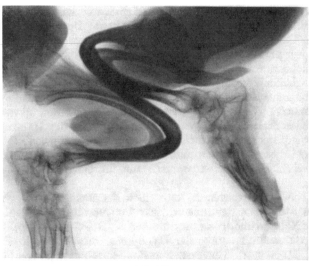

Abb. 127.

Abb. 126 und 127. Osteogenesis imperfecta tarda (42jährige Frau) mit extremer Verbiegung des Skeletes, insbesondere der Knochen der unteren Extremitäten (Körperlänge 110 cm). (Vgl. Röntgenbild.)

sie dünn sind, während bei der Ostitis fibrosa generalisata grade „dicke" Knochen brechen. Röntgenologisch sind die Knochen dünn und kalkarm; der Schädel ist meist jedoch nicht entkalkt, weswegen ALBRIGHT auf das Ausbleiben eines sekundären Hyperparathyreoidismus bei diesem Krankheitsbild schließt. Dieser abnormen Knochenbrüchigkeit und Knochenminderbildung geht eine allgemeine „Bindegewebsschwäche" parallel. Die blauen Skleren sind typisch (allerdings regelmäßig nur bei der Spätform entwickelt); die Skleren sind dünn, so daß die gefäßreiche Chorioidea durchschaut. Gefäße, Fascien, Periost und subcutanes

52*

Gewebe sind besonders „geschmeidig", biegsam und nachgiebig. Die Knochen-brüchigkeit ist häufig mit Schwerhörigkeit gekoppelt. Die Ursache der Schwer-hörigkeit ist Otosklerose.

Die abnorme Knochenbrüchigkeit wird dominant vererbt. In einer von uns beobachteten Familie fand sich die abnorme Knochenbrüchigkeit in drei Gene-rationen 11mal, während das Symptom der blauen Skleren noch häufiger ohne Neigung zu Frakturen vorhanden war (Hirschmann). Es wurden Stammbäume von über 60 Mitgliedern bis zu 5 Generationen angegeben (Schnee, Harman, Dighton).

Nach dem Zeitpunkt des ersten Auftretens der ersten Spontanfrakturen unterscheidet man (vgl. Assmann):

a) die Osteogenesis imperfecta congenita (Typus Vrolik) und

b) die Osteogenesis imperfecta tarda (Typus Lobstein) oder die Osteo-psathyrosis mit blauen Skleren.

Die klinische Trennung der Osteogenesis imperfecta congenita und tarda wird nach neueren Auffassungen nicht mehr streng beibehalten. Besonders K. H. Bauer, Hellner und Bornebusch vertreten die unitarische Auffassung. Jedoch behalten Wieland, vor allem Lenz und Glanzmann die Ansicht von der Wesens-verschiedenheit beider Krankheitsbilder auch heute noch bei. Voegelin aus dem Uehlingerschen Institut vertritt ebenfalls diese Ansicht. Voegelin sieht die maßgeblichen Unterschiede, abgesehen von den klinischen Unterscheidungs-merkmalen im pathologisch-anatomischen Erscheinungsbild.

1. Bei der Osteogenesis congenita handelt es sich vorwiegend um eine Hemmung der Endostfunktionen, so daß die Knochen kaum Spongiosa enthalten.

2. Bei der Osteogenesis imperfecta tarda handelt es sich vorwiegend um eine Hemmung der periostalen Knochenbildung im Gebiet der langen Röhren-knochen, welche normal lang, aber schlank sind.

Von den beiden Formen angeborener Knochenbrüchigkeit (Osteogenesis imperfecta congenita, Typus Vrolik, und der Osteopsathyrosis idiopathica tarda, Typus Lobstein, s. S. 818) geht nach übereinstimmenden Feststellungen nur letztere mit Ossifikationsstörungen der Knochenkerne der Handwurzeln einher, zumal die Träger der ersteren meist im Säuglingsalter sterben. Die Ossifikation selbst läuft bei dieser Systemkrankheit zeitlich regelrecht ab; die Handwurzel-knochen erweisen sich sehr atrophisch mit unregelmäßigen Maschenräumen (s. S. 655 ff.).

Die Ursache der Osteogenesis imperfecta ist nicht geklärt. Von einzelnen Autoren sind Störungen der inneren Sekretion vermutet worden. Störung der Funktion der Nebenschilddrüsen beschreiben K. H. Bauer, Fahr, Ritter, Hart sowie Dietrich; auch Tumoren der Hypophyse wurden gleichzeitig festgestellt (Hagenbach, Meissner). Ebenso selten sind Einzelmitteilungen über Störungen der Schilddrüsen, der Thymus-, der Nebennieren- und der Keimdrüsenfunktion. v. Lutterotti sieht die Ursache in Stoffwechselstörungen, wobei Veränderungen im Säure-Basengleichgewicht für die Minderung der Osteoblastenfunktionen, ähnlich den bei acidösen Osteopathien beobachteten myelogenen Osteopathien verantwortlich sind. Beweise für die Acidose sieht v. Lutterotti in dem hohen NH_3-Gehalt, im erhöhten Säuretiter und in der leichten Erniedrigung des p_H-Wertes im Serum. Ob diese Acidose die direkte Ursache der Hemmung der Osteoblasten-funktion ist oder ob die Reaktion über eine Aktivierung der Knochenmark-blutbildung abläuft, ist nicht zu entscheiden. Im Mittelpunkt der Pathogenese steht jedenfalls die Leistungsschwäche der Osteoblasten, die trotz reichlichen Calciumangebotes den angebotenen Kalk nicht verarbeiten können. Osteoporose des Skelets ist in dem von der Krankheit befallenen Skeletbereich die Folge.

Die *Osteogenesis imperfecta congenita* wurde erstmals 1849 von VROLIK beschrieben. 1892 berichtet KAUFMANN über anatomische Studien. DIETERLE und K. H. BAUER geben zusammenfassende Überblicke. Synonyma sind: Fragilitas osseum, fetale Osteoporose, periostale Aplasie und myeloplastische

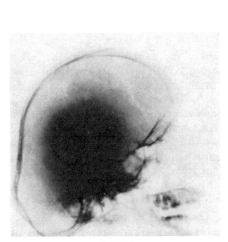

Abb. 128.

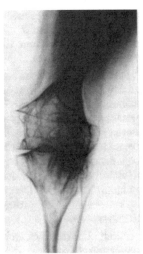

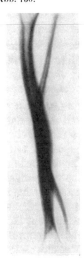

Abb. 130.

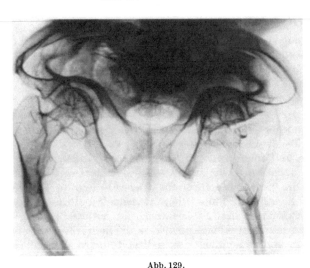

Abb. 129.

Abb. 131.

Abb. 128—131. Osteogenesis imperfecta congenita.

Malacie. VOEGELIN aus der UEHLINGERschen Schule gibt einen umfassenden Bericht über die Geschichte der Krankheit. Unsere eigenen Beobachtungen wurden von HIRSCHMANN zusammengestellt und nach klinischen Gesichtspunkten gewertet.

Klinisch weisen die Kranken meist Mikromelie auf; die Gliedmaßen erscheinen abnorm kurz und deformiert, wobei die Haut in Falten gelegt erscheint. Es handelt sich um Pseudomikrie, da die Proportionen der nicht durch Frakturen verkürzten Knochen normal sind. Der Schädel ist gewöhnlich groß, das Gesicht recht klein.

Die Schädelknochen sind mangelhaft und papierdünn. Hand- und Fußwurzelknochen, Wirbelsäule, Schulter- und Beckengürtel sind meist nicht betroffen. Die Rippen werden häufiger befallen. Blaue Skleren werden bei der kongenitalen Form nur vereinzelt beobachtet. Da eine blaue Tönung der Skleren bei gesunden Neugeborenen physiologisch ist, wird die Beobachtung meist getäuscht. Schwerhörigkeit ist im Gegensatz zur Spätform ebenfalls ungewöhnlich. Das Blutbild ist meist normal. Jedoch wird gelegentlich Hypercalcämie beschrieben (Hellner). Überleben die Kinder die Geburt, so sterben sie meist in den ersten 2 Lebensjahren.

Im Röntgenbild fallen die zahlreichen, meist mit verkalktem Callus in Knickstellung geheilten Frakturen der langen Röhrenknochen auf. Die gebrochenen Knochen sind durch Stauchung verkürzt. Die stark verdünnte Corticalis ist häufig „auseinandergetrieben". Die Bälkchenstruktur im Knocheninneren fehlt. Die Knorpel-Knochengrenzen zeigen überall eine etwas verbreiterte präparatorische Verkalkungszone. Die Knochenkerne treten zur gehörigen Zeit auf, sind an den unteren Extremitäten oft auffallend groß. Die Schädeldecke ist auffallend verdünnt und besteht gelegentlich nur aus gering schattengebenden Knocheninseln. Die Diaphysen der langen Röhrenknochen und der Rippen sind meist unregelmäßig aufgetrieben und verkürzt, wobei die Epiphysen nicht deformiert sind. Die Epiphysenfuge ist gleichmäßig schmal und scharflinig.

Nach Uehlinger fehlen meist die Osteoblasten, weswegen die Knochenanlagerung fehlt und die Bildung primärer und sekundärer Spongiosa stark gehemmt ist. Osteoclasten sind nur spärlich vorhanden. Die weiten Markräume enthalten neben zelligen auch Fasermarkanteile. K. H. Bauer beschreibt auch Veränderungen des Knorpeltypus mit krausfaserigen Fibrillenbildungen.

Das Wesentliche der kongenitalen Form der Osteogenesis imperfecta ist, daß zwar häufig familiäres Vorkommen, aber keine sichere Vererbung nachgewiesen wird. Besserer beschreibt familiäre und hereditäre Beziehungen zwischen Osteogenesis imperfecta und Myasthenia gravis (s. S. 692).

Die *Osteogenesis imperfecta tarda* oder die *Osteopsathyrosis* unterscheidet sich klinisch durch das Fehlen der Pseudomikromelie. Es kommen scheinbar normale Kinder zur Welt. Die abnorme Knochenbrüchigkeit tritt erst nach den ersten Lebensjahren auf. Wird das Erwachsenenalter erreicht, so bleibt die Neigung zu Knochenbrüchen mehr und mehr aus. In einer eigenen Beobachtung vermochte ein junger Mann, nachdem er bis zum 15. Lebensjahr etwa 1 Dutzend Frakturen erlitten hatte, die strapaziöse Reise im Tragstuhl und zu Fuß quer durch den afrikanischen Kontinent ohne jeden Zwischenfall durchzuführen. Offensichtlich läuft die Spätform der Osteogenesis sehr unterschiedlich ab. Manchmal kommt es nur zu häufigen Knochenbrüchen, die man röntgenologisch kaum nachweisen kann. In anderen Fällen stehen Verbiegungen der Knochen gleichzeitig im Vordergrund. Nur selten kommt es zu Komplikationen, vor allem zu Versteifung von Gelenken.

Gelegentlich besteht eine auffällige Schlaffheit der Gelenke, wodurch es zu Luxationen kommt. Die allgemeine Mesenchymschwäche manifestiert sich somit auch am Bandapparat. Die Gelenke sind häufig überstreckbar (Paal, Blegvad-Haxthausen). Die Überstreckbarkeit der Finger und vor allem des Daumens beruht darauf. In manchen Fällen ist von der Nachgiebigkeit nur ein Gelenk betroffen, es neigt zu habitueller Luxation bei gleichzeitigem Bestehen von blauen Skleren. Infolge des häufigen „Umknickens" kommt es zu Gelenkergüssen (Elevaut, Togano, Bronson, Schnee, Behr). Über Pseudarthrosen bei Osteogenesis imperfecta berichtet Daubenspeck.

Gelegentlich sind die Träger der Osteogenesis imperfecta tarda mit Merkmalen lymphatischer Konstitution behaftet.

Meist handelt es sich bei den Trägern der Osteogenesis imperfecta tarda um kleine und grazile Individuen mit Panniculus adiposus des Rumpfes. Die Oberschenkel können hirtenstabartig verbogen sein; meist sind äußere Krankheitsmerkmale der Skeletveränderungen nicht zu erkennen. Die kurzen Röhrenknochen an Händen und Füßen sind häufig überschlank. Der Schädel ist verknöchert, selten deformiert. HIRSCHMANN weist auf die Seltenheit der Schädelveränderungen bei der Spätform hin (STENVERS, SINGER, WIRTH). Das Hinterhaupt springt dabei, wie die Abb. 128 zeigt, kielartig vor und die hintere Schädelgrube ist stark ausgebuchtet. Die Nähte bestehen aus Bindegewebe, welches Neigung zu vorzeitiger Verfestigung aufweist und zu einem wesentlichen Teil für die Schädelveränderungen verantwortlich ist.

Im Röntgenbild zeigen die Knochen an Stellen früherer Frakturen knotige Anschwellungen und Verdichtungen. Die Schaftabschnitte sind sehr schlank und „glasartig" dünn. Die Compacta ist übereinstimmend mit der kongenitalen Form sehr dünn und fast strukturlos. Gelegentlich finden sich an besonderen Belastungspunkten „Umbauzonen".

Hämatologisch weisen die Kranken keine Veränderungen auf. Insbesondere ist nach eigenen Untersuchungen eine Veränderung des Knochenmarks nicht vorhanden, welches allerdings überaus zell- und blutreich ist. Auch blutchemisch finden sich über die Hyperphosphataseämie hinaus keine Abweichungen. Ergänzend sei noch vermerkt, daß auch ausnahmsweise Hypercalcämien wie bei der kongenitalen Form nicht beschrieben sind. FUNK bestimmte auch den Serum-Magnesiumwert, den er mit 2,42—3,17 mg-% angibt (vgl. S. 691).

Anatomisch ist bei Osteopsathyrose meist ein ausreichendes Osteoblastengewebe vorhanden, welches in der Knorpelzone sogar meist gut verkalkt. Auch die Osteoclasten finden sich in reichlicher Zahl (LOOSER, O. SCHMIDT, BIERRING). HIRSCHMANN befaßt sich näher mit der pathologischen Anatomie der Skleraveränderungen. Die Farbe der Sklera beruht nicht auf Pigmentreichtum der Sklera, sondern auf Strukturveränderungen und reichlicher Pigmentierung des Uvealtractus (STEINHÄUSER). Cornea und Sklera sind um etwa die Hälfte dünner als normal. Das Stützgewebe ist verringert, so daß die dünne Membran der Skleren durchsichtig und durchscheinend wird. Auch das Trommelfell erscheint „blau".

XV. Ostitis deformans Paget.

Die PAGETsche Knochenkrankheit wurde 1876 erstmalig dem heutigen Stand der Kenntnis weitgehend entsprechend beschrieben. Die Ursache dieser schweren Knochenumbildungsstörung ist bis heute jedoch nicht genügend geklärt. Die Tatsache, daß nach HENSCHEN nicht weniger als 15 Theorien der Pathogenese vorliegen, beweist die Unsicherheit dieser Auffassungen. PAGET selbst nimmt eine chronische Entzündung der Knochen an. Nach LOOSER wird dieser Prozeß durch chronische, mechanische, bakterielle und chemische Reize ausgelöst. Nach HELLNER und RÖSSLE handelt es sich um eine chronische Ostitis mit abgeschwächten Entzündungserscheinungen bei einer primären Osteomyelitis. HELLNER faßt in Übereinstimmung mit LOOSER, ERDHEIM, KNAGGS, GAETANO und HASLHOFER den Morbus Paget als eine „Sonderform" einer chronischen, unspezifischen Ostitis bzw. Osteomyelitis auf. Auch die Möglichkeit spezifischer Infektion, der blastomatösen Genese oder der Einfluß trophischer Nervenstörungen oder selbständige Gefäßkrankheiten wurden diskutiert. ALBRIGHT sieht in der Störung des Gefäßsystems die Ursache für die Entstehung der Paget-schen Krankheit. Es ist unverkennbar, daß nach histologischen Untersuchungen (s. Abb. 133 und 134) im sog. vasculären Vorstadium der Blutgefäßreichtum des Fasermarks, der dem Knochen eine bläulich-rötliche Farbe gibt, im Vordergrund steht, bevor sich die typischen Knochenveränderungen entwickeln. Meist besteht bei den Kranken eine allgemeine Arteriosklerose und besonders eine Sklerose der Knochenarterien. Das Anwachsen der Krankheitsbereitschaft mit zunehmendem Alter steht mit der progredienten Arteriosklerose in enger Verbindung. Wenn der Schädel von der Krankheit befallen ist, findet sich meist eine besonders dicke und stark geschlängelte Temporalarterie. Die Hauttemperatur über den befallenen Knochen ist immer erhöht. Als Ursache der gesteigerten Blutdurch-strömung nimmt man heute einen Shunt zwischen arteriellen und venösen Gefäßen, vielleicht sogar arteriovenöse Aneurysmen an. Nach Edholm, Howarth

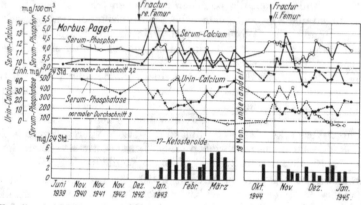

Abb. 132. Verhalten der Calciumwerte, des Phosphor- und Phosphatasespiegels sowie der Ausscheidung von Calcium und 17-Ketosteroiden nach Knochenfrakturen bei Morbus Paget. (Nach Albright und Reifenstein.)

und McMichael ist die Blutdurchströmung auf das 20fache im Paget-Knochen gesteigert. Sogar Störungen im Herzgefäßsystem sollen durch die zwar lokalisierten, aber für den Blutkreislauf nicht bedeutungslosen Blutgefäßveränderungen hervor-gerufen werden können. Die von McMichael beschriebene Hyperthermie der Haut wurde von Gieseking bei der Frühform des Morbus Paget nicht beob-achtet. Da meistenteils eine allgemeine Arteriosklerose sehr lebhaft entwickelt ist, hat man in dem Morbus Paget eine vorzeitig einsetzende krankhafte Alters-veränderung gesehen.

Von einigen Autoren wird eine Vitamin-A-Umsatzstörung (Schneider, Widmann, Lyon) angenommen, wobei für den A-Mangel eine Hyperthyreose verantwortlich sein und somit der Pagetschen Knochenkrankheit eine inner-sekretorische Störung zugrunde liegen soll. Der Vitamin-A-Spiegel wird gelegent-lich bei gleichzeitig erhöhten Blutcalciumwerten als vermindert befunden. Er-höhung des Calciumspiegels ist aber derart ungewöhnlich, daß man an ihrer Richtigkeit zweifeln könnte. Der Serumcalciumspiegel ist gerade im Gegensatz zur Recklinghausenschen Krankheit meist normal (Snapper). Gelegentlich besteht eine geringfügige Erhöhung der Blutphosphorwerte. Der Phosphatase-gehalt ist allerdings sehr hoch. Innersekretorische Störungen sind jedoch nicht nachgewiesen; insbesondere liegen keine Veränderungen der Epithelkörperchen vor, wodurch sich die Ostitis deformans Paget grundsätzlich von der Ostitis fibrosa generalisata (Osteodystrophia fibrosa v. Recklinghausen, s. S. 739) unter-scheidet. Wenn der Morbus Paget in seltenen Fällen mit Vergrößerung der Nebenschilddrüsen gekoppelt ist, so handelt es sich um den Ausdruck eines sekundären Hyperparathyreoidismus. Die PAGETsche Knochenkrankheit ist durch lokalisierte deformierende Veränderungen einzelner oder mehrerer Knochen gekennzeichnet. MOEHLIG und ABBOTT vertreten die Ansicht, daß die PAGETsche Erkrankung eine Allgemeinkrankheit mit Störung des Kohlenhydrat- und Calciumstoffwechsels darstellt. Unter der Kohlenhydratbelastung soll regelmäßig eine diabetische Blutzuckerkurve gefunden werden. Die lokale Beschränkung auf einzelne Abschnitte des Skeletsystems spricht gegen die Vermutung, daß der Morbus Paget auf dem Boden metabolischer oder innersekretorischer Störungen entstehe.

Ein *konstitutioneller Faktor*, der den Boden bereitet, kann jedoch nicht außer acht gelassen werden. Die Ostitis deformans kommt zweifellos familiär vor (vgl. ASCHNER-ENGELMANN, HANKE). Die Frage der *Erblichkeit*, ohne daß sie mit einer sicheren Urteilsbildung diskutiert worden wäre, wird von LUNN, KILMER, STAHL, CHAUFFARD, GUTMAN und ROBERTS erörtert. BOGAERT berichtet über eine hereditäre Form der PAGETschen Krankheit mit Chorioretinitis pigmentosa, die durch 5 Generationen verfolgt werden konnte. Die Retinitis wurde als dominantes Merkmal mit Bevorzugung des männlichen Geschlechts übertragen.

Beweise für eine Beziehung zwischen Unfall und PAGET-Knochenkrankheit liegen nicht vor.

Beachtenswert ist die sarkomatöse Entartung der PAGETschen Knochenkrankheit, die nach amerikanischen Statistiken in 14% der Fälle eintreten soll. V. ALBERTINI sieht in der PAGETschen Knochenkrankheit eine *Präsarkomatose*. LAYANI und DURUPT fassen die PAGETsche Krankheit ebenfalls als eine Präsarkomatose auf. In 2% der Fälle soll sich nach SPEISER ein Sarkom entwickeln (JANKER und GERSTEL). Sarkomatöse Degeneration soll in 0,6—0,9% nach SCHÜRCH und UEHLINGER, in 8% der Beobachtungen nach OLIVIER, DA COSTA und BIRD zu beobachten sein. Die Ostitis deformans Paget kann somit in ein *sekundäres osteogenes Sarkom* übergehen (Osteoclastom, vgl. UEHLINGER, sowie TISCHENDORF und HECKNER) (s. S. 841, 687). Noch viel seltener ist die Entwicklung einer Ostitis deformans Paget im Gefolge eines Sarkoms (FLESCH-THEBESIUS, WIEGMINK; die Ostitis deformans wurde in diesem Beispiel 18 Jahre nach Entfernung eines Sarkoms zufällig entdeckt, was bei der Häufigkeit der PAGETschen Knochenkrankheit ein Zufallsbefund sein kann). Über Knochengeschwülste in Beziehung zur PAGETschen Krankheit wird im Zusammenhang mit den Osteosarkomen (s. S. 842) berichtet.

PAGET hat darauf hingewiesen, daß die Ostitis deformans sehr selten sei. Die modernen Untersuchungsmethoden führten aber zweifellos zu einem wesentlichen häufigeren Nachweis. KIENBÖCK nimmt, die abortiven Fälle mit einbezogen, eine Erkrankungszahl von 2% der Menschen an. SCHMORL kommt nach anatomischer Statistik zu einer Zahl von 3% der 40jährigen. Somit ist das Leiden auch heute noch als selten zu bezeichnen.

Die Ostitis deformans stellt eine Knochenkrankheit von chronischem Verlauf dar, die Jahre bis zur Ausprägung ihres Vollbildes benötigt. Nach einem jahrelangen uncharakteristischen „rheumatischen" Vorstadium wird meist eine Verkrümmung und Verdickung einzelner Röhrenknochen oder eine Zunahme des Schädelumfanges vom Kranken selbst festgestellt, wenn der getragene Hut zu „eng" wird. Die klinische Diagnose erfolgt meist zufällig auf Grund der Röntgenuntersuchung. Für die röntgenologische Frühdiagnose (WETZEL und NORDMANN) sehr wichtig ist die Kenntnis der Osteoporosis circumscripta cranii (SCHÜLLER, GIESEKING, SCHINZ, KIENBÖCK). Es handelt sich dabei um ein kalkarmes Umbaufeld im Bereich des Stirn- und der Scheitelbeine auf der Höhe der Schädelwölbung; mit Weiterentwicklung der Veränderungen kommt es dann zu Verdichtungen der Knochenstruktur im Röntgenbild. Histologisch weist der Knochen der Osteoporosa circumscripta bereits die typischen Paget-Veränderungen auf (Hellner). Mit dem Fortschreiten der Krankheit kommt es zunehmend zur Dickenzunahme einzelner Skeletteile. Der Dickenzunahme der befallenen Knochen geht Abnahme des Gewichts sowie der mechanischen und statischen Widerstandsfähigkeit der Knochen parallel. Es sind daher Spontanfrakturen der erkrankten Knochen nicht selten, nachdem sich schon längere Zeit eine Umbauzone eingestellt hat (s. S. 743); allerdings heilen sie wider Erwarten schnell und fest. Der befallene Extremitätenknochen wird krümmer. Die Rinde wird streifig aufgelockert und die Knochenbälkchen werden plumper; letztere sind funktionell gerichtet. Das Leiden tritt in seinem jahrzehntelangem Verlauf bei Männern und Frauen etwa gleich häufig polyostotisch auf; allerdings kann es jahrelang monostotisch vorhanden sein.

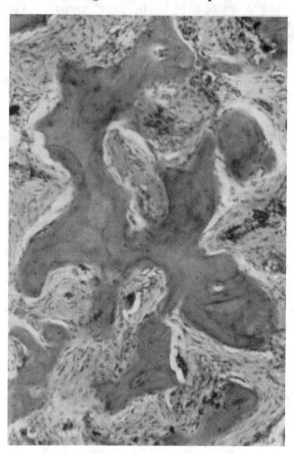

Abb. 133. Fibrose des Knochenmarkes, Riesenzellen, vermehrte Vascularisation und Kittlinien.

Typisch sind die *klinischen Erscheinungen*. Der Allgemeinzustand ist lange Zeit durchaus normal. Selbst bei recht ausgedehnten Knochenveränderungen fühlen sich die Befallenen nicht krank. Säbelscheidentibia, O-Beine je nach Ausdehnung und Lokalisation der Veränderungen werden beobachtet. Die Verdickung des Schädels tritt äußerlich auffällig wenig in Erscheinung, wenn nicht bei gleichzeitigem Befallensein des Gesichtsschädels ein Löwengesicht entsteht. Meist sind aber gerade die Gesichtszüge fein und normal. Die zusammengesunkene und vornübergebeugte Haltung fällt bei Paget-Kranken mit Beteiligung der Wirbelsäule besonders ins Auge. Nehmen die Skeletveränderungen zu, so tritt das Affenähnliche hervor (Paget): Der große Kopf bei der Beugehaltung auf dem Brustkorb aufsitzend, die langen Arme, die O-Beine bei der insgesamt zusammengesunkenen Körperhaltung. Es ist selbstverständlich, daß sich je nach der Entwicklung der Skeletveränderungen neurologische Ausfallserscheinungen bemerkbar machen können, wozu allerdings die uncharakteristischen Kreuzschmerzen und das rheumatische Gliederreißen nicht gehören.

Nur insoweit die deformierten Knochen unmittelbar auf Hirn-Rückenmark bzw. auf periphere Nerven drücken, werden Schmerzen geklagt. Die rheumatischen Schmerzen erklären sich aus der „Skeletinsuffizienz", aus der Periostreizung und stellen zum Teil statisch bedingte Muskel- und Gelenkschmerzen dar. Auch Schwerhörigkeit durch Druck auf den Hörnerven, Sehstörungen infolge Opticusdruck sind bekannt. Am Schädel ist aber in besonderem Maße meist der Hirnschädel von der PAGETschen Krankheit betroffen, so daß sich die Stirn der Kranken stark vorwölbt, die Scheitelbeine verdickt und das Hinterhaupt vorgetrieben sein können. KIENBÖCK spricht vom „occipitalen Senk-

schädel". Die Einengung des Canalis optici löst gelegentlich auch weitere ophthalmologische Ausfallserscheinungen aus. SCHOEN beschrieb einen Fall mit Hirnnervenausfällen durch Verengung der Austrittsstellen bei hochgradigen Knochenveränderungen an der Schädelbasis. Blutungen in die Netzhaut, Chorioideaveränderungen, Opticusatrophie, Hemianopsie, Pseudoneuritis optica und Hemeralopie wurden beschrieben. Die Wirbelsäule wird häufig kyphotisch und skoliotisch deformiert, wenn Wirbelkörper befallen sind. Die Bewegungseinschränkung der Wirbelsäule ist jedoch meist die Folge sekundärer spondylarthrotischer Veränderungen, die sich einstellen, wenn sich die Wirbelkörper verschmälern. Bei Ausbreitung

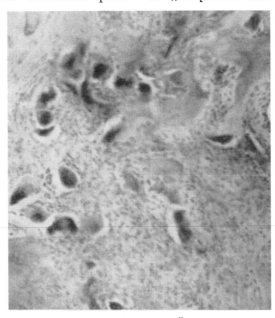

Abb. 134. Osteoclastennester (Ölimmersion).
Abb. 133 und 134. Histologische Knochenschnitte bei PAGETscher Krankheit.

der Krankheit im Beckengürtel kommen Hüftgelenksbeschwerden und Neuralgien vor. In Einzelfällen kann der Enddarm oder die Blase eingeengt werden, so daß die Fehldiagnose der Prostatahypertrophie bei den meist über 50 Jahre alten Kranken möglich ist.

Die Veränderungen am knöchernen Schädel vermögen das Gehirn zu drücken und abzuplatten. Veränderungen der Intelligenz sind dabei nicht bekannt. Ob gelegentliche Psychosen Folgen der begleitenden Arteriosklerose oder der sekundären Wirkung auf das Gehirn sind, ist ungeklärt. Doch kommen auch sichere, durch Druck bedingte Ausfälle vor: Allgemein gesteigerter Hirndruck, Diabetes insipidus (?), Gleichgewichtsstörungen, hypothalamische Erscheinungen.

Das Skeletsystem weist einzelne Prädilektionsstellen der PAGETschen Knochenkrankheit auf: das Os sacrum, die Lendenwirbel in viel geringerem Maße, die Brustwirbelkörper, untere Extremitätenknochen, obere Extremitätenknochen in wesentlich geringerem Maße, häufig der Kopf, wobei es zu einer Verdichtung der beiderseitigen Knochenteile im Bereich des Semizirkularkanals des inneren Ohres kommen kann (NEWMAN, RECHTSCHAFFEN, HIRSCH; merostotische Entwicklung DUNLAP und TURMAN).

Die *Röntgenbilder* geben ein sehr gutes Negativbild der Skeletveränderungen. Die Knochen erweisen sich ebenso verdickt und verborgen. Die weitmaschige und der Längsachse parallele strähnige Auflockerung der Diaphysenrinde an den Röhrenknochen kommt sowohl bei mehr sklerosierenden, als auch bei mehr porotischen Formen der Krankheit im Röntgenbild vor. Oft wird die Verdickung im Röntgenbild durch eine kalkarme glasige Schicht gebildet, unter der der umgebaute Knochen liegt. Neben Sklerose und Entkalkung sind auch cystische Aufhellungen zu beobachten. Die Bälkchenzeichnung an den Wirbelkörpern ist vergröbert und strähnig, solange nicht sklerosierende Verdichtungen im Vordergrund stehen. Im Röntgenbild zeigt die Pagetsche Krankheit meist einen derart hochgradigen Knochenumbau, daß die Bezeichnung Kienböcks als multiple *Skleromalacie*

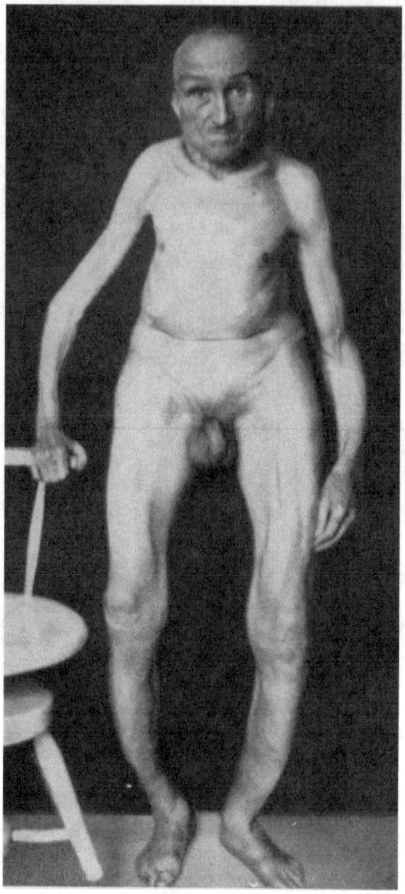

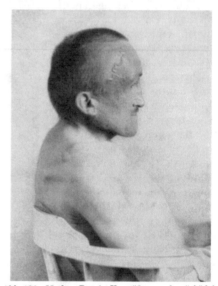

Abb. 135. Typische Körperhaltung bei Morbus Paget. (Nach Assmann.)

Abb. 136. Morbus Paget. Vergrößerung des Schädels mit Hervortreten der Schläfengefäße. (Nach Hellner.)

zutreffend ist. Die befallenen Knochen sind plump und verdichtet. Bei primärem Befall eines Wirbelkörpers kann sich röntgenologisch das strähnig-streifige Bild eines Hämangioms zeigen, bevor sich die typischen Paget-veränderungen in den anderen Wirbelkörpern und im Bereich der Sacro-iliacalgegend einstellen. Die Knochenschatten erweisen sich grundsätzlich als verbreitert. Aufhellungen und wolkige Trübung, scharf abgegrenzte Herde und schwammartige Gewebe wechseln miteinander. Die Corticalis ist meist erheblich verdickt, gelegentlich auch abwechselnd fleckförmig porotisch. Das Periost ist meist mitbeteiligt und wie bei der Osteomyelitis verdickt und mißgestaltet. Es finden sich im Pagetknochen hyperostotische und hypostotische Bezirke nebeneinander, denen die dauernde Hyperostose folgt. Der erste Vorgang ist zweifellos der Knochenabbau (Schmorl).

Der histologische Befund ist ebenso charakteristisch. Die Spongiosabälkchen werden plump und breiter. Die Mosaikstruktur ist Ausdruck des Knochenumbaues. Durch An- und Abbauvorgänge entstehen die Kittlinien, wenn zwischen den An- und Abbauvorgängen Ruhephasen dazwischen liegen. Voll-

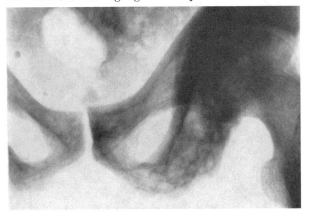

Abb. 137. Morbus Paget im Sitzbein.

ständige HAVERSsche Kanälchen werden nicht aufgebaut. Der Knochenumbau beginnt immer mit osteoclastischem Knochenabbau. Der Pagetknochen ist von massenhaften Osteoblasten und Osteoclasten erfüllt, die sich im Gewebs-

punktat cytologisch nicht von den üblichen Osteoclasten unterscheiden lassen (s. S. 682). Das Knochenmark wird im erkrankten Knochen, ohne daß das Blutbild des Kranken beeinflußt würde, zunehmend in ein Fibroblastenmark überführt, wobei sich gleichzeitig die osteoblastischen Zellwucherungen unter Erhöhung der alkalischen Serumphosphatase in sklerotischen Knochenwucherungen widerspiegeln. In den faserigen Markanteilen finden sich zahlreiche, meist von Blut überfüllte Gefäße, Capillaren und Arteriolen, die gelegentlich erweitert erscheinen. Entzündliche Veränderungen außer einigen spärlichen Rundzellen finden sich nicht. Das Knochenmark ist in den befallenen Knochen von Anfang an stark vas-

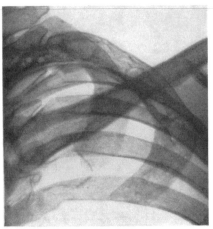

Abb. 138. Morbus Paget einer Rippe.

cularisiert. Der Gefäßreichtum, die zahlreichen Osteoblasten und Osteoclasten nebeneinander, die gute Verkalkung des Osteoids, die Zementlinien mit der Mosaikstruktur des Knochens unterscheiden den Pagetknochen sicher von dem kalkarmen entkalkten Knochen der Ostitis fibrosa generalisata. Der Beginn der Krankheit leitet sich anatomisch nach ERDHEIM und LOOSER mit Knochenmarkzellvermehrung und Knochenabbau gleichzeitiger gesteigerter Blutdurchströmung des Markes ein. Daran anschließend entwickelt sich ein Ödem mit Zurückdrängung des Knochenmarkparenchyms und beginnender Fibrose. Man spricht von seröser Osteomyelitis. Es handelt sich, wenn überhaupt, um eine mehr oder weniger zellfreie Entzündung.

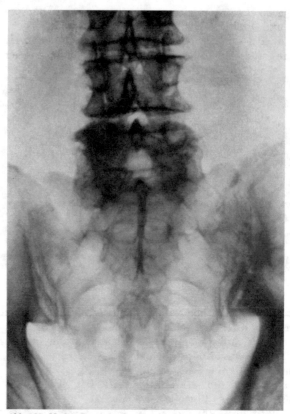

Abb. 139. Morbus Paget der Lendenwirbelsäule und des Kreuzbeins.

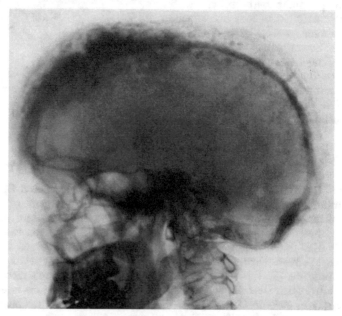

Abb. 140. Morbus Paget des Schädelknochens.

Die Skeletveränderungen bei Morbus Paget sind nach ALBRIGHT und REIFEN-STEIN maßgeblich von „stress and strain" beeinflußt (s. SELYE, Adaptations-krankheiten, S. 757). Stellt man eine erkrankte Extremität eines Pagetkranken ruhig, so wird die Knochenbildung infolge Minderung der Osteoblastenaktivität stark abgeschwächt und der Phosphatasegehalt im Serum gesenkt, sobald die Calciumausscheidung im Urin ansteigt. Ruhigstellung eines Knochens bedeutet

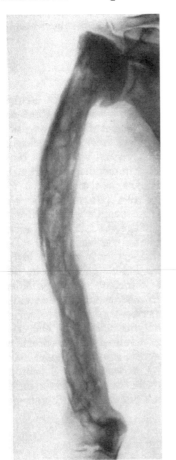
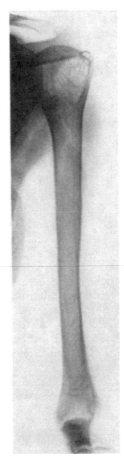
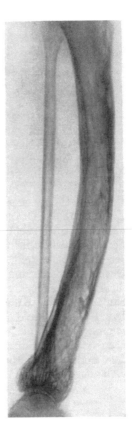

Abb. 141. Morbus Paget eines Oberarmes im Vergleich zum gesunden Oberarm.

Abb. 142. Morbus Paget der Tibia.

Osteoporose. FORBES, DONALDSON, ALBRIGHT und REIFENSTEIN stellten bei Morbus Paget eine Minderung der 17-Ketosteroidausscheidung im Harn fest.

Ruhigstellung des vom Morbus Paget befallenen Skeletes ist daher nicht als Behandlungsmaßnahme geeignet und kontraindiziert, da die Gefahr des „chemischen Todes" (ALBRIGHT) droht. Hypercalcämie, Hypercalcurie, Nieren-steine und metastatische Calcinose werden hervorgerufen und obendrein ver-stärkt durch eine Milchkost, die allerdings bei gleichzeitiger Zufuhr hoher Dosen von Vitamin D (3mal 60000 EH Vitamin D täglich) ungefährlich ist. Weibliche Kranke sollten in der Menopause mit Oestrogenen gleichzeitig behandelt werden. Die Behandlung mit männlichen Sexualhormonen (Androsterone + Vitamin D_2) bringt keinen Fortschritt. Zur symptomatischen Therapie des Morbus Paget macht Lasch auf die kombinierte Behandlung mit Östradiol und Vitamin D₂ aufmerksam (3 Serien von je 15 Tagen bei 5 mg Östradiol und 3mal 30 Tropfen Vitamin D₂ täglich).

Die Behandlung mit Parathormon und saurem Natriumphosphat (Colt und Lyall), mit Nebennierenrindenhormonen bei gleichzeitiger Kalkmedikation (Berman) und schließlich mit ACTH (Albright und Barter, Beiglböck und Clotten) soll manchmal zu Erfolgen geführt haben. In einer eigenen Beobachtung erwies sich Cortison als völlig wirkungslos. Die Röntgenbestrahlung wirkt vorübergehend schmerzlindernd.

XVI. Die Knochengeschwülste.

Die bioptische Untersuchung von Knochentumoren ist mit vielen Fehlerquellen behaftet. Fortlaufende klinische Beobachtungen und wiederholte Röntgenuntersuchungen geben im allgemeinen einen weit besseren Aufschluß darüber, ob der krankhafte Knochenprozeß einer *bösartigen* oder einer *gutartigen Geschwulst* entspricht. Der durch die Beobachtung entstehende Zeitverlust kann meist ohne Schaden in Kauf genommen werden, da nach übereinstimmenden Erfahrungen im Falle der Bösartigkeit die Lebensaussichten der Kranken auch durch die sofortige Behandlung nicht oder kaum gebessert werden (Brailsford). Die histologische Untersuchung und Diagnostik der Knochengewächse ist verhängnisvollen Irrtümern unterworfen, wenn dem Pathologen zu wenig oder nicht richtig entnommenes Gewebsmaterial zur Untersuchung vorgelegt wird. Die Auffindung der Grundkrankheit stellt häufig ein Zerfallsergebnis auch bei histologischen Untersuchungen dar. Im Vordergrund der Fehldiagnosen steht das Corticalosteoid oder das Osteoidosteom, welches als „Sarkom" trotz optimalen ärztlichen Erwägungen eingeordnet werden und zu voreiliger Amputation eines Gliedes Veranlassung geben kann (Hellner, Konjetzny). Auch Nida weist in einem Beitrag zum Corticalosteoid auf die Fehldiagnosen hin, die sich viel häufiger für eine Knochengeschwulst als für eine Osteomyelitisfolge aussprechen. Das Corticalosteoid ist die Folge von Periostauflagerungen im Bereich von sequestrierten Knochennekrosen. de Puoz und Miller weisen im Gegensatz dazu besonders darauf hin, daß in seltenen Fällen Gliedmaßensarkome unter dem Bilde einer Paronychie, einer chronischen Bursitis oder eines Enchondroms verlaufen können.

1. Klinische Diagnostik der Knochengeschwülste.

Zur Diagnostik der Knochentumoren im allgemeinen betont Zuppinger auf Grund seiner klinischen Erfahrungen, daß das Ergebnis der Röntgenuntersuchung bei einem Knochentumor nur dann eine Abweichung von der Norm erkennen läßt, wenn entweder der Calciumgehalt des Knochens eine recht tiefgreifende Änderung erfahren hat oder der Knochen bereits umgebaut ist. Es werden demzufolge unter Umständen Wochen und Monate vergehen, bis eine Knochengeschwulst röntgenologisch überhaupt nachweisbar wird. Gelegentlich können tomographische Aufnahmen zur Differenzierung der Knochenkrankheiten beitragen (Theilkäs).

Die klinische Beobachtung ist daher trotz aller Fortschritte der Röntgendiagnostik sehr wichtig. Durch subfebrile Temperaturen, gelegentlich auch durch hohe Fieberschübe sind einzelne Knochengeschwülste, vor allem die Ewing-Sarkome und die Osteosarkome gekennzeichnet. Beim Ewing-Sarkom tritt gelegentlich eine stärkere Leukocytose in Erscheinung. Anämien stärkeren

Grades sind meist erst dann vorhanden, wenn sich eine weite Ausbreitung des Tumors im Knochenmarkraum gebildet hat. Die metastatischen Knochengeschwülste sind ein typisches Beispiel dafür, daß selbst ausgedehnteste Knochen- und Knochenmarkmetastasierung, insofern sie infolge reaktiver Knochenmarkhyperplasie zu einem osteoclastischen Knochenabbau führt, ohne jede Anämie lange Zeit verlaufen kann. Neuerdings haben die Untersuchungen der Zusammensetzung der Serumeiweißkörper auch bei den Knochengeschwülsten gewisse Veränderungen erkennen lassen, die allerdings nicht so ausgesprochen wie beim Plasmocytom sind. TISCHENDORF und HARTMANN sahen bei ausgedehnten metastatischen Knochengeschwülsten sowohl Vermehrung der α- wie auch der γ-Globuline im Elektrophoresdiagramm. LOCHER betont, daß selbst ausgedehnte maligne Tumoren keine Verschiebung der Serumeiweißkörper hervorrufen brauchen. Bestehen ausgedehnte Lungen- und Knochenmetastasen gleichzeitig, so findet LOCHER regelmäßig ein Absinken der Albumine. Die Zusammensetzung der Serumeiweißkörper ist lediglich uncharakteristisch verändert.

Die Diagnostik der Knochentumoren muß daneben die Altersverteilung, die Geschlechtsdisposition und die lokal bevorzugte Lokalisation einzelner Knochengeschwülste berücksichtigen.

Die Probepunktion eines Knochentumors kann die cytologische Diagnose der Geschwulst ermöglichen. Es ist aber nicht gefahrlos, in einen zu spontaner Fraktur neigenden Geschwulstprozeß des Knochens mit einer relativ dicken Punktionsnadel hineinzustechen, um Tumorgewebe zu aspirieren. Die Cytodiagnostik der Knochengeschwülste greift auf die gleichen Grundlagen zurück, die in der Knochenmarksuntersuchung (ROHR, MARKOFF) und im Lymphknotenpunktat (STAHEL, TISCHENDORF) festgelegt sind.

Neuerdings wird der Bestimmung der Phosphataseaktivität eine richtungweisende diagnostische Bedeutung zugesprochen. Wie bereits bei der Darstellung der verschiedenen Phosphatasen des Organismus (s. S. 687; Knochencarcinose, S. 798) beschrieben ist, ist der Gehalt an alkalischer Phosphataseaktivität mehr oder weniger unspezifisch und meist erst bei weit fortgeschrittenen Knochengeschwülsten erhöht. Bei Knochencarcinosen finden sich meist dann besonders hohe Werte von alkalischer Serumphosphatase, wenn gleichzeitig Lebermetastasen bestehen (vgl. Phosphatasegehalt und Verschlußikterus, S. 690). Die saure Phosphatase nimmt insofern eine Sonderstellung ein, als ihre Vermehrung auf ein Prostatacarcinom und seine Knochenmetastasen schließen läßt.

Vergleichende anatomisch-pathologische und röntgenologische Untersuchungen an Knochengeschwülsten haben gezeigt, daß bei osteoclastischen Geschwulstprozessen zwischen Osteoporose und Osteolyse unterschieden werden muß. Lediglich die Osteolyse ist der Ausdruck der direkt oder indirekt durch den Geschwulstwachstumsvorgang bedingten Destruktion der Knochenmatrix. Eine Knochengeschwulst kann auch druckosteolytisch wirken. Druckosteolytische Knochenherde weisen meist eine scharfe Begrenzung im Röntgenbild auf, während die Resorptionsosteolyse mit der unscharfen Begrenzung des Knochendefektes Ausdruck des infiltrativen Wachstums der Knochengeschwulst ist. Osteonekrose kommt nur vor, wenn Metastasen oder der Primärtumor im Knochen entzündlich eingeschmolzen sind. Neben den osteolytischen Prozessen kann auch bei den primären Knochengeschwülsten die Osteosklerose sehr ausgesprochen sein, wobei allerdings häufig begleitende Periostverdickungen durch periostale Knochenneubildung die Osteosklerose vortäuschen. Der periostale Osteophyt ist der unspezifische Ausdruck einer Periostreaktion um einen „Knochenprozeß" und hat als Osteoidosteom schon bösartige Geschwulstprozesse im Knochen vorgetäuscht (GESCHICKTER und COPELAND).

Tabelle 3. *Klinische Einteilung der primären Knochengeschwülste.*

	Häufigkeit unter Beachtung der generellen Seltenheit	Wichtigste Differentialdiagnose
1. Gutartige:		
Fibrom, simplex oder ossificans	selten	Cyste
Osteom	häufig	(Morbus Paget)
Lipom	sehr selten	Fibrom
Angiom, Hämangiom	häufig	Morbus Paget
„ Glomustumor	selten	
(Eosinophiles Granulom)	(selten)	(Riesenzelltumor, Speicherkrankheiten, Knochenmetastasen, Lymphogranulom)
(Osteidosteom, Corticalisosteoid)	(selten)	(Periostitis, osteogenes Sarkom. Osteomyelitis)
2. Bedingt gutartig:		
Myxofibrom	selten	Fibrom, Chondrom
Chondrom	häufig	Knochenchondromatose
Riesenzelltumor	häufig	Solitäre Knochencysten,
(Osteoclastom)		Osteolytisches Sarkom, v. Recklinghausensche Krankheit
Chordom	sehr selten	Knochenmetastasen
Adamantinom	selten	Riesenzelltumor, Cysten
3. Bösartige:		
a) Osteogene Sarkome	häufig	Osteomyelitis
Fibrosarkom (osteolytische, osteogene Sarkome)		Knochenmetastasen
Chondrosarkom		
Osteoblastisches Sarkom		Eosinophiles Knochengranulom
b) Reticuläres Sarkom (Ewing-Sarkom und Retothelsarkom)	selten	Osteomyelitis
c) Myelom (Plasmocytom)	häufig	Osteoporose, v. Recklinghausensche Krankheit
d) Parostale Sarkome	selten	Gutartige Tumoren
e) Seltene: Hämangiosarkom Lymphosarkom	sehr selten	Osteogenes Sarkom

In einer *Sammelstatistik über Knochenkrankheiten* gibt Moore einen eindrucksvollen Überblick über die Zunahme der Knochengeschwülste. Unter 32 654 röntgenologisch nachgewiesenen Knochenkrankheiten innerhalb eines Zeitraumes von 37 Jahren läßt sich eine stetige Zunahme der seltenen Knochenkrankheiten erweisen, während luische und tuberkulöse Knochenveränderungen an Zahl abnehmen. Die Ostitis deformans und die neurogenen Arthropathien behalten nach der modernen amerikanischen Statistik etwa den gleichen Prozentsatz dauernd bei. Seit 1926 aber ist eine stetige Zunahme der möglicherweise vordem verkannten bösartigen Knochengeschwülste festzustellen: seit 1940 nehmen die metastatischen Knochengeschwülste erschreckend zu, wie es auch die klinischen Erfahrungen an den deutschen Kliniken offenkundig machen.

2. Gutartige Knochengeschwülste (Fibrom, Lipom, Hämangiom, Chondrom).

Unter den Knochengeschwülsten müssen gutartige und mehr oder weniger bösartige Wucherungen unterschieden werden. Unter den *gutartigen primären Knochentumoren* sind vor allem das *Knochenfibrom* und das *Knochenlipom*

(ZUPPINGER) zu erwähnen. Sie stellen seltene Veränderungen dar, die ebenso wie das Myxofibrom und das Chondrom klinisch oft nicht eindeutig zu erfassen sind. Lipome treten in seltenen Einzelfällen bei generalisierter Lipomatose auch im Knochen auf, wobei nach einer Beobachtung von FAIN-SINGER und HARRIS elephantiastische Knochen-auftreibungen vorkommen, die sich bis zum partiellen Riesenwuchs ausprägen können, wenn es sich um Kinder oder Jugendliche mit bildungs-fähigem Knochen handelt. Inwieweit anlage-mäßige Mißbildungen für die Skeletverände-rungen infolge der Knochenlipomatose verant-wortlich sind, ist unbekannt. Jedoch bestehen im Beispiel FAINSINGER und HARRIS auch Haut-pigmentationen, Syndaktylien und Gefäßano-malien mit Hämorrhoidalblutungen, wie sie bei den verschiedenen Formen des angeborenen Riesenwuchses und der Hemihyperplasie be-kannt sind. Die Fibrome sind nur schwer gegen Knochencysten abzugrenzen. Die langsame Pro-gredienz und die Neigung zu Verkalkung kann dabei auf das Myxofibrom hinweisen. Eine der häufigen Fehldiagnosen ist die lokalisierte ostotische fibröse Dysplasie, deren röntgeno-logisches Erscheinungsbild dem einer Cyste oder

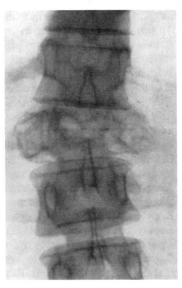

Abb. 143. Hämangiom der Wirbel (zusammengebrochener Wirbelkörper).

eines Fibroms entsprechen kann. Nicht immer zeigt das Fibrom das typische Röntgenbild eines gutartigen, scharf abgesetzten Wucherungsprozesses. Histo-logisch kann entsprechend der möglicher-weise vorhandenen Infiltrationstendenz bei

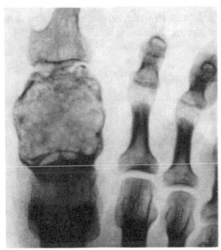

Abb. 144. Chondrom an der Großzehe.

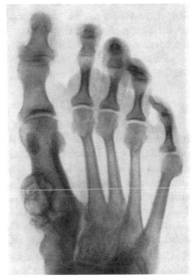

Abb. 145. Knorpelgeschwulst der Großzehe.

besonderem Zellreichtum des Fibroms die klinische Diagnose sehr in Zweifel stehen und ein Sarkom vermutet werden. *Hämangiome* finden sich (Abb. 143) verschiedenenorts im Skeletsystem. In den Wirbelkörpern sind sie häufiger vorhanden, wobei es sich anscheinend bei diesen Hämangiomen um angeborene Gefäßerweiterungen, wie auch um sichere Neubildungen mit ausgesprochener Wucherungsneigung (Schwingenheuer) handeln kann. Das „Wirbelhämangiom" kann der erste Ausdruck einer Pagetschen Knochenkrankheit sein. Nach Junghanns findet man in nahezu 13% aller autoptisch untersuchten Wirbelsäulen Hämangiome, vor allem in der Brustwirbelsäule. Bezold weist auf statistische Erhebungen von Schmorl, Töpfer und Junghanns hin, die das Wirbelhämangiom bei 10% der Sektionen feststellten. Wyke verzeichnet Knochenhämangiome aus einer großen Zahl von Knochentumoren nur mit 0,8%. Histologischer weist sich im Bereich des befallenen Knochens das Knochenmark fibrös umgewandelt mit eisenspeichernden Histiocyten. Breite Osteoblastensäume umlagern junge Knochenbälkchen, die zwischenräume sind von kavernös erweiterten Blutgefäßen ausgefüllt. Offensichtlich können diese Geschwülste der Gefäße wachsen. Nach Herzog erfolgt das Wachstum dieser Geschwülste durch fortschreitende Differenzierung von Angiomkomplexen, wodurch es zur Zerstörung des Knochens kommt. Bezold hat solche Herde mit offensichtlich stärkerem Wachstum besonders vermerkt und zentrale Auflösungen der Struktur des Knochens als Ausdruck gesteigerten zentralen Wachstums der Blutgefäßgeschwülste beschrieben. Differentialdiagnostisch ist wichtig, daß die pathologischen Veränderungen in erster Linie das Wirbelkörperzentrum betreffen. Dabei verdichten sich die vertebralen Spongiosazüge, während sich die horizontalen stark rarefizieren. Röntgenologisch kommt daher eine netzartige Wirbelstruktur mit linear angeordneten Verdichtungsstreifen und Verdichtung der äußeren Corticaliszone zur Darstellung. Je nach Ausmaß und Lokalisation des Hämangioms, besonders ausgesprochen, wenn eine Kompression der Intervertebralforamina entsteht, können sich radikuläre Symptome entwickeln.

Unter den *Chondromen* (Abb. 144—146) werden lokalisierte und multilokuläre Wucherungen unterschieden. Bei generalisierter Ausbreitung spricht man von Chondromatose, deren anatomisches Substrat das bereits von J. Müller 1838 beschriebene Enchondrom ist. Das Enchondrom stellt eine reine Knorpelgeschwulst dar. In der Ollierschen *Wachstumsstörung* tritt die *Chondromatose (Dyschondroplasie, Enchondromatose)* in einem klinisch besonders charakteristischen Krankheitsbild auf.

3. Olliersche Chondromatose.

Bereits 1899 berichtete Ollier über zwei Fälle von multiplen Enchondromen. die mit Ausnahme der Hände und Füße ausschließlich eine Körperhälfte betrafen. Die Olliersche Dyschondroplasie wurde von Witek eingehend untersucht. Er faßte sie als ein selbständiges Leiden auf, dessen hervorstechendes Symptom die Störung des Längenwachstums der betroffenen Extremität ist. Frangenheim lehnte ebenso wie Bojesen, Uehlinger, Bienert, Bentzon, Weiss, Jansen. Beuing, Valentin, Flotow, Hackenbroch, Fritsch, Hellner, Gäde, Desgrez. Ledoux-Lebard, Kirsch, Atoi, Herzog. Cassucio und Fairbank die Selbständigkeit der Ollierschen Krankheit ab.

Die Olliersche Krankheit kann Hemihyperplasie bzw. Hemihypoplasie vortäuschen. Zellweger und Uehlinger beschreiben einen Fall von halbseitiger Knochenchondromatose Ollier mit Naevus ichthyosiformis. Das hervorstechende Merkmal im Sinne der Ollierschen Chondrodysplasie ist die halbseitige Verkürzung der langen und der kurzen Röhrenknochen der Gliedmaßen, während der Zeitpunkt der Ossifikation sowie die epiphysäre Ossifikation und das periostale Dickenwachstum nicht gestört erscheinen. Die Längenverluste der

Extremitäten schwanken zwischen 13 und 27 mm. Die anatomische Grundlage ist die starke Verkürzung des Säulenknorpels, d. h. der Wachstumsschicht des Epiphysenfugenknorpels. Das Knorpelgewebe verknöchert nicht im Bereich der ganzen Epiphysenlinie in gleicher Weise, sondern persistiert teilweise. Daneben können Enchondrome und Exostosen bestehen.

Die Knorpelgeschwulst bei der OLLIERschen Krankheit geht zwar nicht vom Gelenküberzug aus, bevorzugt aber trotzdem die Knochenenden. Die Enchondromatose greift von der Metaphyse auf die Diaphyse über und ersetzt das Knochengewebe meist völlig durch Knorpel. Zuerst streng endosal lokalisiert, durchbricht der Prozeß nach und nach die Corticalis und verändert die Außenkontur des Knochens. Durch ihr destruierendes Wachstum erinnern die Chondrome klinisch und röntgenologisch an bösartige Geschwülste. Es wird sogar echte bösartige Entartung beobachtet. Wie alle Chondrome und Fibrome weisen auch die Knorpelgeschwülste der Dyschondroplasie (HERZOG) häufig feine und grobflächige Verkalkungen auf. Die Tumoren entwickeln sich in 10- und 20jährigem Verlaufe langsam progredient. Im fortgeschrittenen Stadium zeigt die Chondromatose oft groteske Verunstaltungen des Skelets, die die Ursache erheblicher Funktionsstörungen sein können. Spontanfrakturen kommen vor. Neben der Extremitätenverkürzung können Gelenkfehlstellungen und Kontrakturen entstehen.

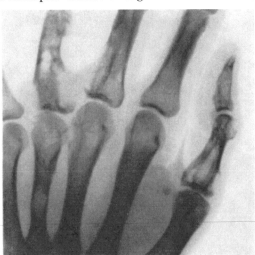

Abb. 146. Chondromatose.

Ursächlich werden Störungen der vasalen Innervation oder Erbfaktoren verantwortlich gemacht, oder es wird auch Tumorbildung vermutet (SCHINZ) (Chondrome, s. S. 834). Dabei besteht im Falle ZELLWEGER-UEHLINGER ein eigenartiger, ebenso wie die Skeletanomalie streng halbseitiger und segmental angeordneter Naevus ichthyosiformis. Diese Veränderungen deuten ebenfalls auf die Kombination ektodermaler, neuroektodermaler und mesenchymaler Störungen hin.

Die Erblichkeit der multiplen Enchondrome ist im Gegensatz zu den hereditären cartilaginösen Exostosen nicht erwiesen; allerdings kann die Krankheit pränatal entwickelt sein (VIRCHOW). Gelegentlich ist die Chondromatose mit Neurofibromen, Hämangiomen, Vitiligo und anderen Segmentanomalien (HELLNER) vergesellschaftet. Wahrscheinlich handelt es sich um eine Entwicklungsstörung des mittleren Keimblattes, wobei nach EXNER noch die Eigentümlichkeit besteht, daß die Segmentanomalien ausschließlich auf der von den Enchondromen bevorzugten linken Körperhälfte vorhanden sind.

Die Chondromatose ist im allgemeinen gutartig, jedoch kann sie zu bösartigen Degenerationen überleiten, wie sie im Chondrosarkom und im Chondromyosarkom beschrieben sind (HERZOG, WEBER).

EXNER berichtet über 22jährige Beobachtung einer Dyschondroplasie, die schubweise verlief.

Die Therapie der Enchondrome kann nur symptomatisch sein, insofern es nicht gelingt, einzelne Herde operativ auszuräumen und durch anschließende orthopädische Behandlung und durch Einpflanzung von Knochenspänen Besserung herbeizuführen.

4. Osteome und Exostosen.

Osteome sind vor allem im Bereich des Schädels zu finden, sie finden sich aber auch in Gestalt der cartilaginären Exostosen (Abb. 147—150), die an verschiedenen Stellen des Skelets vorkommen können. Die knöchernen Exostosen

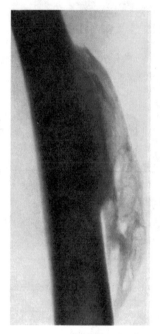

Abb. 147.   Abb. 148.

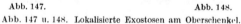

Abb. 147 u. 148. Lokalisierte Exostosen am Oberschenkel.

entwickeln sich auf dem Boden einer vererbbaren Krankheitsbereitschaft, aus einem knorpeligen Stadium, aus welchem im Verlaufe der Ossifikation echter Knochen entsteht.

Osteogene Exostosen sind bevorzugt im Bereich der Knochen von Ober- und Unterschenkel um das Kniegelenk herum entwickelt (etwa in Höhe der Epiphysenfugen). Diese echten Knochengeschwülste sollen in seltenen Einzelfällen bösartig degenerieren können. Die *Osteome* als echte Knochengeschwülste sind häufiger am Schädel entwickelt. Sie kommen als fronto-orbito-ethmoidale Osteome vor. Diese Nebenhöhlenosteome sind zweifellos anlagebedingt vorhanden. Man muß aber beachten, daß Schädelosteome auch reaktive Hyperosteosen bei Meningeomen sein können. Kieferosteome werden meist mit Odontomen verwechselt. Wie schon betont, sind die Osteoidosteome bzw. die Corticalosteoide nicht Geschwülste, sondern geschwulstähnliche reaktive, zur Ossifikation neigende Periosthyperplasien. Differentialdiagnostisch muß beim Schädelosteom die Hyperostosis frontalis (s. S. 721) in Betracht gezogen werden. Osteoidosteome täuschen Knochensarkome gelegentlich vor.

Für die Chondrome ist die Heredität nicht nachzuweisen; außerdem fehlt in ihnen die Neigung zu Verknöcherung. Das Chondrom bleibt auch in der weiteren Entwicklung eine Knorpelgeschwulst, die bevorzugt im Bereich der Extremitäten, besonders an Fingern und Zehen aufzutreten pflegt (DESGREZ, LEDOUX-LEBARD, KIRSCH, ATRI). Die cartilaginären Exostosen können dagegen hereditär und familiär entwickelt sein. Histologisch handelt es sich meist um Osteochondrome, die in ihrem Ursprung nicht Absprengungen vom Wachstumsknorpel verdanken, sondern selbständige Wucherungen der osteogenetischen

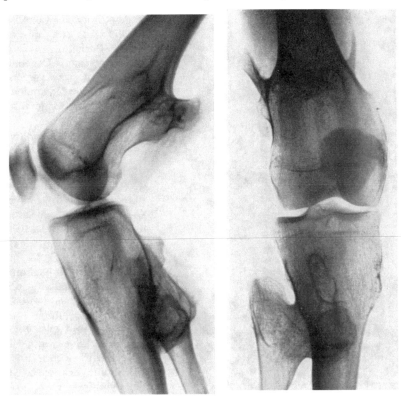

Abb. 149. Abb. 150.

Abb. 149 u. 150. Multiple Exostosen an Ober- und Unterschenkel sowie Beckenschaufel (Abb. 151) des gleichen Kranken.

Schicht des Periosts sind. Sie haben vieles gemeinsam mit dem Osteoidosteom, bzw. dem Corticalosteoid, welches lediglich eine kräftige periostale Knochenreaktion mit Bildung osteoiden Gewebes um irgendwelche Knochenkrankheitsherde darstellt. Die *cartilaginären Exostosen* finden sich demgegenüber in besonderem Maße an den Stellen des Skeletsystems, an denen Sehnen ansetzen, d. h. an den Stellen, an denen ein Knochenvorsprung zur Verankerung einer Sehne vorhanden ist. Die multiplen cartilaginären Exostosen (Abb. 149—151) werden von K. H. BAUER als Osteodysplasia exostotica, von KIENBÖCK als multiple Osteomatose und von HELLNER als multiple hereditäre Exostose bezeichnet.

Das präcartilaginäre Bindegewebe kann selbständig wuchern und als Exostose in Erscheinung treten. Histologisch ist demzufolge eine derartige *Exostose* von außen nach innen zu von einem primitiven Bindegewebslager, welches mit der Sehne verschmolzen ist, bedeckt. Weiter zentral kommt die Schicht hyalinen

Knorpels, der in der Tiefe verkalkt, schließlich zentral der normale Knochen, der in der Exostose sogar eine Knochenmarkhöhle mit Fettmark enthalten kann. Neben diesen reinen Osteochondromen gibt es auch Fibromyxochondrome. Klinisch werden die Exostosen meist bei jüngeren Menschen beiderlei Geschlechts gefunden. Sie finden sich an der Schädelbasis, an der distalen Femurmetaphyse an der proximalen Tibia- und Humerusmetaphyse. Solitäre Exostosen sind nicht selten. Gelegentlich ist die Exostose mit Chondromen abwechselnd ausgebildet. Die Röntgenbilder sind sehr typisch.

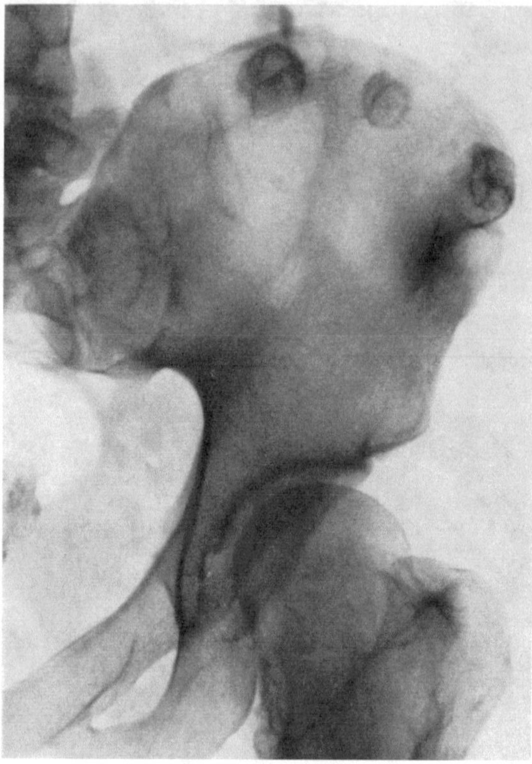

Abb. 151. Lokalisierte Exostosen am Becken (vergl. Abb. 149 u. 150).

Osteogene Sarkome bevorzugen die gleiche Lokalisation, so daß Hellner auf die möglichen Beziehungen zwischen der bösartigen Degeneration und der in der Exostose verankerten embryonalen Geschwulstkeimanlage hinweist.

5. Odontogene Geschwülste.

Eines kurzen Hinweises bedürfen die odontogenen Kiefergeschwülste. Das Adamantinom ist eine vom ektodermalen Gewebe des Zahnschmelzes abzuleitende Geschwulst. Es bleibt in seiner Entwicklungsstufe auf der Stelle stehen, auf der Ameloblasten und Schmelzpulpazellen bereits gebildet sind. Das Adamantinom befällt gewöhnlich jüngere Menschen und tritt vor allem im Unterkiefer auf. Histologisch wird es gern mit einem Carcinom verwechselt wegen der zylindrischen epithelialen Zellen vom Typ der Ameloblasten. Es tritt als solide Geschwulst oder auch polycystisch auf. Die Geschwulst ist gutartig. Nach der operativen Ausschälung tritt gewöhnlich Heilung ein. In seltenen Fällen kann das Adamantinom, besonders wenn es anbehandelt worden ist, sarkomatös entarten. Selten sind aberrierende Adamantinome, die im Sinne von Teratombildungen mit besonders ins Auge fallenden Zahnkeimbildungen in der Tibia von Fischer-Wasels, Rehbock und Barber sowie von Herzog beschrieben sind.

Odontome sind weiterentwickelte Gewächse, die sich durch die Ausbildung von Odontoblasten kennzeichnen. Es handelt sich um geschwulstartig veränderte Zahnanlagen eines Zahnes oder mehrerer Zähne. Sie können auch in der Geschwulst den Zahnaufbau nachbilden und können cystisch degenerieren, Fibrome bilden oder sich in Richtung der Zementbildung differenzieren und zum Zementodontom werden (Siegmund und Weber). Die Wachstumsdauer der Odontome beträgt viele Jahre und Jahrzehnte und befällt vor allem Jugendliche.

Röntgenologisch findet man beim harten Odontom eine bröckelige Masse enthaltende, meist scharf abgekapselte Geschwulst mit zurückgehaltenen Zähnen. Die Zahncysten können differentialdiagnostisch damit verwechselt werden.

6. Osteoclastome.

Neben diesen Knochengeschwülsten und neben den Knochencysten, die in verschiedener Lagerung, vor allem bei Jugendlichen vorkommen, spielen die gutartigen Riesenzellgeschwülste eine wesentliche Rolle. Nach HELLNER gehören die *gutartigen Riesenzellgeschwülste* und die Knochencysten nach ihrer Entstehung und nach ihrem Wesen eng zusammen. Ihre nahe Verwandtschaft geht nach HELLNER schon aus dem häufigen gleichzeitigen Vorkommen bei der Ostitis fibrosa generalisata von RECKLINGHAUSEN (s. S. 739) vor. Jedoch hat das Einzelvorkommen von Riesenzellgeschwülsten und Cysten ätiologisch nichts mit der RECKLINGHAUSENschen Krankheit zu tun. Es handelt sich dabei um örtliche krankhafte Knochenveränderungen, die nicht auf dem Boden einer Allgemeinkrankheit entstanden sind. Es ist daher von der Bezeichnung „lokalisierte Ostitis fibrosa" Abstand zu nehmen, worauf KONJETZNY und HASLHOFER mit Nachdruck aufmerksam machen. Braune Tumoren und Knochencysten als Folge der Resorptionsvorgänge von Blutergüssen und Knochennekrosen kommen bei den verschiedensten traumatischen und mechanischen Einwirkungen zur Beobachtung. Es werden folgende gutartige Cysten und Riesenzellgeschwülste unterschieden: 1. Das *Osteoclastom*, welches nach seinem röntgenologischen Erscheinungsbild oft nur schwer von dem eosinophilen Knochengranulom abzugrenzen ist. Die Osteoclastome erscheinen in der Literatur als „tumeurs des os à cellules géantes", „tumeurs à myeloplaques" oder als „benign giant cell tumors". 2. Umschriebene jugendliche Knochencysten [Cystofibrom (KIENBÖCK), Osteodystrophia juvenilis cystica v. MIKULICZ, Kyste des os, benign bone cysts].

NÉLATON beschrieb erstmalig gutartige solitäre Riesenzelltumoren der Knochen als tumeurs à myeloplaques. Die verschiedenen Synonyme für dieses Krankheitsbild im deutschen Sprachgebrauch umschreiben die Natur des Krankheitsgeschehens in typischer Weise: Riesenzelltumor, Osteoclastentumor, Riesenzellsarkoid und brauner Tumor (mit Fremdkörperriesenzellen). Einzelne Autoren, vor allem KONJETZNY, SCHMORL und LOOSER sowie LUBARSCH fassen die Riesenzellwucherungen als resorptives Granulom nach Knochenmarkblutung auf und stellen damit die Riesenzellen den reaktiven Fremdkörperriesenzellen gleich. Andere Autoren, vor allem SCHINZ, UEHLINGER und v. ALBERTINI, sehen in dem „Osteoclastom" eine echte Geschwulst der Osteoclasten. Die Diagnose der Krankheit, die mit uncharakteristischen rheumatischen Schmerzen einhergeht, ist wohl nur anatomisch zu stellen. Die Geschwülste mit ihrem schokoladenbraunen Inhalt und ihren polykaryocytischen Riesenzellen sichern die Diagnose. Das Tumorgewebe selbst ist meist stark vascularisiert und durch Blutungen aufgelockert. Hämosiderinablagerungen sind häufig. Die Tatsache, daß das Gewebe im Spätstadium weitgehend bindegewebig organisiert werden kann, spricht für die reaktive Riesenzellwucherung.

Die Osteoclastome sind vorwiegend in der Epiphyse, seltener in der Metaphyse lokalisiert. Es kommt zu Knochenauftreibung, zum Verlust der Spongiosastruktur und zu cystenähnlichen Aufhellungen. MIGNOLI und COCCHI vergleichen die lockeren Geschwülste nach ihrem Röntgenbild mit Seifenblasen. Die Corticalis bleibt immer intakt und das befallene Knochengewebe bleibt gegen den Gelenkknorpel gut abgegrenzt. Erst später steht die reine Osteolyse im Vordergrund, wobei die dünne Knochenschale manchmal verschwinden und ein großer

Knochendefekt übrigbleiben kann. Charakteristisch sind die napfförmigen subperiostalen Aussparungen des Knochens. Auch im Oberkiefer können die Tumoren lokalisiert sein.

Differentialdiagnostisch sind hier vor allem die Adamantinome zu berücksichtigen, die zu lokaler Destruktion des Knochens führen und einen bösartigen Knochentumor vortäuschen können. Das Adamantinom neigt zum Rezidiv nach operativer Entfernung und setzt Metastasen, ist also der Ausdruck einer bösartigen Knochengeschwulst. Das Osteoclastom unterscheidet sich gerade durch das Fehlen der Metastasierung vom *Osteosarkom* (Mignoli und Cocchi. Geschickter und Copeland, Christensen, Schumann, Finsterbusch).

Therapeutisch empfehlen Mignoli und Cocchi die Röntgenbestrahlung, aber bei lokalisierten Herdbildungen die chirurgische Behandlung. Bei den Fällen. die maligne Entartung aufweisen, bringt auch die radiologische Behandlung keinen, gelegentlich durch frühzeitige Rezidive gekennzeichneten Effekt. Es ist noch strittig, ob die relativ gutartigen Riesenzellgeschwülste zu bösartigen Tumoren werden können. Zuppinger tritt der Auffassung von Schürch und Uehlinger gegenüber, die annehmen, daß Riesenzelltumoren durch Bestrahlung bösartiger werden können. Die Prognose ist im allgemeinen gut, aber Higginbotham nimmt doch an, daß in 15% der Fälle die Krankheit bösartig wird. Leucutia und Cook versuchten ebenfalls die bösartige Degeneration an sich benigner Riesenzelltumoren des Knochens statistisch zu erfassen. Es zeigt sich. daß in 10—15% der Riesenzelltumoren eine maligne Entartung eintritt, die selten spontan, häufiger nach chirurgischer Behandlung und Röntgenbestrahlung erfolgt.

7. Bösartige Knochengeschwülste.

Neben den gutartigen Knochengeschwülsten verdienen die primär-bösartigen Knochentumoren der besonderen Beachtung. Die bösartigen Geschwülste des Skeletsystems werden auch heute noch nach der alten von Geschickter und Copeland[1] erstmalig angegebenen Einteilung differenziert. Man unterscheidet die eigentlichen bösartigen Knochengeschwülste, die meist als Spindel- oder polymorphzellige Sarkome sowohl vom Periost, vom Knochen als auch von den Endostzellen ausgehen. Es kommen somit parostale Sarkome ebenso wie Endostsarkome und Hämangiosarkome vor. Es können zunächst gutartig erscheinende Osteoclastome zu Riesenzellgeschwülsten des Endostes oder in seltenen Fällen die osteoclastischen Wucherungen (z. B. bei der Pagetschen Knochenkrankheit) riesenzellig-sarkomatös entarten. Das Hämangiosarkom ist im Knochen sehr selten. Das periostale Sarkom sitzt meist im Bereich der äußeren Periostschichten. wächst sehr langsam und bewirkt nur nach langem Verlauf eine Knocheninfiltration, obwohl es von Anfang an bereits als Knochensarkom wachsen kann. Im Röntgenbild ist der dem Knochen aufliegende, gelegentlich Verkalkung aufweisende Weichteiltumor mit und ohne Druckusur des Knochens charakteristisch. Die Spindel- und polymorphzelligen Knochensarkome stören von Anfang an in sehr ausgesprochenem Maße die Knochenbildung, die sie anzuregen, aber auch zu hemmen vermögen. Über multiple osteogene Sarkome berichtet Ackermann. Neben diesen Knochengeschwülsten, die als sklerosierende (osteoblastische) oder als osteolytische (osteoclastische) Sarkome auftreten können, gibt es auch bösartige Geschwülste des knorpeligen Anteils. Das Myxochondrosarkom kann von Anfang an als bösartige Geschwulst bestehen, aber sich auch erst sekundär aus einem Enchondrom entwickeln. Sehr bösartig sind chondroplastische Sarkome.

---

[1] Copeland, M. M.: Benign tumors of bone. Surg. etc. **90**, 697 (1950).

Neben osteogenen Sarkomen sind die *Sarkome nichtknöchernen Ursprungs* besonders zu beachten, zumal sie, wenn man von den periostalen Sarkomen absieht, als hämatologische Krankheitsbilder in Erscheinung zu treten pflegen. Es sind die EWING-*Sarkome*, welche dem *Reticulosarkom bzw. dem Retothelsarkom* des Knochenmarks gleichzusetzen sind und die *Plasmocytome.* Wenn man in modernen Büchern über Knochengeschwülste auch heute noch liest, daß die Myelome in Erythroblastome, Myeloblastome und Myelocytome zu trennen sind, so widerspricht das in der ganzen Welt einheitlich festgelegten Beobachtungen. Es gibt als Myelomgeschwulst nur Wucherungen der plasmacellulären Reticulumzellen im blutbildenden Gewebe (Plasmocytom und lymphatisches Plasmocytom mit Makroglobulinämie s. S. 849). Als Knochenmarkgeschwulst bewirken sowohl das Reticulosarkom wie auch das Plasmocytom Osteolyse, wobei allerdings Knochenbildung durch reaktive periostale Osteoidosteome vorgetäuscht werden kann.

Die allgemeine Diagnostik der Knochenmarkgeschwülste setzt eine eingehende klinische und röntgenologische Untersuchung voraus. Oft wird erst, wenn nicht die cytologische Untersuchung des Knochenmarkpunktates die Diagnose klärt, die histologische Untersuchung zu Rate gezogen werden müssen.

Vergleichende histologische Untersuchungen haben gezeigt, daß etwa die Hälfte der Knochentumoren osteogene Sarkome sind (CHRISTENSEN, KOLODNY). Abgesehen von den Plasmocytomen sind bei den mehr oder weniger lokalisierten primären Knochengeschwülsten allgemeine Auswirkungen auf den Stoffwechsel und die chemische Zusammensetzung des Blutserums kaum zu erwarten. Keineswegs immer sind die Phosphatasewerte erhöht. Oft sind sie normal oder auch erniedrigt, wenn der Knochenabbau im Vordergrund steht. Die Calciumwerte im Blutserum sind ebenfalls uncharakteristisch, sie werden als erhöht oder erniedrigt, meist aber als normal bezeichnet. Zweifellos kommen Verschiebungen in der Zusammensetzung der Serumeiweißkörper vor. Sie sind wiederum, abgesehen vom Plasmocytom, im allgemeinen uncharakteristisch und für die Beschleunigung der Blutkörperchensenkungsgeschwindigkeit verantwortlich.

Das Frühsymptom der Knochensarkome ist der Knochenschmerz, der bohrend und stechend häufig des Nachts auftritt. Spontanfrakturen kommen erst bei weit fortgeschrittener Geschwulst vor. Fieber ist selten und weist, wenn die Temperaturen anhaltend erhöht sind, auf Lungenmetastasen hin, die entsprechend dem hämatogenen Embolietyp (*Cava*-Typus) im Sinne WALTHERs recht häufig sind. Die lymphogene Ausbreitung der echten Knochensarkome ist relativ selten.

Die Beziehungen zwischen Sarkomentwicklung und Trauma sind von verschiedener Seite erörtert worden. Die Überlegungen berühren das Gebiet der Geschwulstentwicklung im allgemeinen. Die Fraktur nach einem Trauma ist bei der vorbestehenden Knochengeschwulst ein zufälliges Ereignis. GESCHICKTER und COPELAND haben aber die Entwicklung osteogener Sarkome in einem gewöhnlichen Frakturcallus sicher beobachtet. Als Voraussetzung für die Anerkennung des traumatischen Ursprungs eines Knochensarkoms muß gefordert werden, daß eine erhebliche Gewalteinwirkung zu deutlichen lokalen Erscheinungen an einem vordem gesunden Knochen geführt hat und sich die Geschwulst zuerst am Orte der Gewalteinwirkung entwickelte. Die Annahme einer Verschlimmerung durch Trauma kann nur dann Gültigkeit gewinnen, wenn der übliche fortschreitende Krankheitsverlauf eine ganz ungewöhnliche Beschleunigung erfahren hat.

Von den osteogenen Sarkomen bedürfen einige charakteristische Geschwulstbildungen der speziellen Erörterung.

a) Chondromyxosarkom.

Das *primäre Chondromyxosarkom* stellt unter den osteogenen Sarkomen
eine besondere Gruppe dar, weil dieser Geschwulstbildung die Fähigkeit zur
Knochendifferenzierung fehlt. Hellner hat dabei allerdings auch geschwulst-
mäßige Knochenbildungen beobachtet. Die perlmutterartige weiche Geschwulst
liegt meist unter dem Periost, nagt die Corticalis an und infiltriert das Knochenmark. Sie vermag auch in die umgebenden Weichteile einzubrechen. Röntgenologisch entzieht sich diese Geschwulst meist dem Nachweis, solange die
Knochenrinde nicht angenagt ist. Histologisch handelt es sich um die Wucherungen eines undifferenzierten Bindegewebes. Meist befällt die Krankheit Jugendliche.

Ihre Prognose ist schlecht. Die Mehrzahl der Kranken sterben im ersten
Jahr unabhängig von jeder Behandlung an Lungenmetastasen.

b) Osteoblastisches Sarkom.

Das *osteoblastische Sarkom* entspricht einer hochdifferenzierten Geschwulst,
die reichlich Knochenbildung erkennen läßt. Histologisch sind alle Stufen der
Proliferation knochenbildender Bindegewebszellen nachzuweisen. Es finden sich
Spindelzellen und Osteoblasten, die als bösartige Geschwulstzellen den primitiven
geflechtartigen Knochenbälkchen aufliegen. Das Ursprungsgewebe ist die osteogenetische Cambiumschicht des Periosts an den Metaphysen. Mit Vorliebe entwickelt sich die Geschwulst an der Kniegelenksgegend bei Jugendlichen.

Das Röntgenbild des osteoblastischen Sarkoms ist sehr charakteristisch;
besonders die neben der Knochenzerstörung auftretende unregelmäßige strahlige
Knochenspießbildung (strahliges Sarkom, Schinz, Uehlinger, sun-ray appea-
rence) ist typisch. Die Progredienz des osteoblastischen Sarkoms ist langsamer
als beim Chondromyxosarkom, die Totalexstirpation des erkrankten Knochens
vermag Heilung herbeizuführen. Der Phosphatasespiegel im Blut scheint regelmäßig erhöht zu sein.

c) Chondroplastisches Sarkom.

Das *chondroplastische Sarkom* wird auf Wucherungen knorpeliger Gewebs-
keime in den Epiphysen zurückgeführt (Herzog). Der gallertige gefäßreiche,
zum Teil von Blutungen durchsetzte Tumor liegt unter dem Periost der Knochenepiphysen und bevorzugt den distalen Radius und die Scapula. Röntgenologisch
erweist sich das Zentrum der Epiphyse wie durch Mottenfraß zerstört. Der
Tumor dehnt sich vorwiegend in Schaftrichtung aus; Hellner berichtet über
Umhüllungen des Gelenkendes. Das chondroplastische Sarkom tritt relativ
häufig um das zweite Lebensjahrzehnt auf.

d) Osteolytisches Sarkom.

Das *osteolytische Sarkom* (Angiosarkom, teleangiektatisches osteogenes Sarkom [Ewing]) bevorzugt jugendliche Menschen. Es kommen auch Riesenzellgeschwülste im Sinne von sekundären Sarkomen auf dem Boden von anfänglich
gutartigen Riesenzelltumoren (vgl. Osteoclastom, S. 841) vor. Meist leitet die
Spontanfraktur die Symptomatologie ein; auch Lungenmetastasen entstehen
sehr schnell. Die Prognose ist dementsprechend sehr ungünstig.

Der Tumor ist von dunkelroter Farbe, sehr gefäßreich und enthält sinusartige Bluträume, die mit den großen Gefäßen in direkter Verbindung stehen und für die klinisch nachweisbaren Pulsationen über diesen Geschwülsten verantwortlich sind. Neben Rund- und Spindelzellen herrschen die vielkernigen Polykaryocyten vor. Das osteolytische Sarkom entwickelt sich vom Endost im epiphysennahen Teil der Markhöhle der langen Röhrenknochen. GESCHICKTER und COPELAND sehen in der Geschwulst ein sehr verwildertes osteoblastisches Sarkom, womit auch HELLNER[1] übereinstimmt. HERZOG sieht darin ein bösartiges Osteoclastom, während TISCHENDORF die Möglichkeit erörtert, daß die osteoclastischen Riesenzellen nur reaktiv in den Tumorrandpartien entstehen.

Der Krankheitsverlauf ist entsprechend der großen Bösartigkeit sehr kurz.

e) Sekundäre osteogene Sarkome (z. B. PAGETsche Knochenkrankheit, Knochensarkom der Leuchtziffermaler [Strahlensarkom]).

In enger Bindung an die osteolytischen Sarkome sind die *sekundären osteogenen Sarkome* zu erörtern, bei denen es sich um sarkomatös degenerierte Chondrome, Chondromyxome und andere zunächst gutartige Riesenzellgeschwülste handelt. Selbst die cartilaginären Exostosen, die Granulationswucherungen im Fracturcallus und eine chronisch fortschreitende Osteomyelitis können die Voraussetzung zur sarkomatösen Degeneration des primitiven Bindegewebes in sich tragen. Sowohl die systematisierte Chondromatose als auch die Krankheit der cartilaginären Exostosen läßt in einem hohen Prozentsatz (nach GESCHICKTER und COPELAND in 7%, nach HELLNER in einem geringeren Prozentsatz)

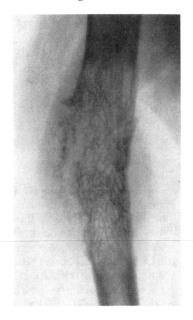

Abb. 152. Oberarmsarkom (osteolytisches Sarkom des Humerus).

bösartige Umwandlung erkennen. Bei der *Ostitis deformans Paget* kann es im Verlaufe der pathologischen Anbau- und Umbauvorgänge zu einer Fehlregeneration (FISCHER-WASELS) und nach SPEISER sowie SEAR in Australien in 2%, nach CODMAN in 14% der Fälle zur *Entstehung eines multilokulären sekundären Knochensarkoms* kommen (UEHLINGER). SCHÜRCH und UEHLINGER berichten in einer kasuistischen Mitteilung über ein osteogenes Sarkom der distalen Femurmetaphyse, das sich auf dem Boden einer latenten poylostotischen Ostitis deformans entwickelte und 9 Monate nach einem Schlag auf das Knie bei einem 55jährigen Mann klinisch festgestellt wurde. Die Bedingungen, unter denen die Ostitis deformans maligne entarten kann, sind unbekannt. Allerdings faßt v. ALBERTINI bereits die Gewebsveränderungen der PAGETschen Krankheit als Präsarkomatose auf. Die PAGET-Sarkome sind jedoch selten und das Trauma scheint keine ausschlaggebende Rolle zu spielen. Nach SCHÜRCH und UEHLINGER wird durch das Trauma diese Entwicklung nicht wesentlich begünstigt. Wenn ROETZER betont, daß die ständigen Reize, die sich aus dem dauernden Gewebsumbau und -anbau ergeben, zu Überführung einer Präsarkomatose in eine

---

[1] HELLNER, H.: Reaktive oder neoplastische Veränderungen des Skelets. Bruns' Beitr. **811**, 163 (1950).

Sarkomatose genügen, so möchte man annehmen, worauf auch Tischendorf und Heckner hinweisen, daß die Osteoclasten dabei sarkomatös degenerieren.

Ins Gebiet der sekundären *Knochensarkome* gehören auch die bei *Leuchtziffermalern* infolge der chronischen oralen Radiumaufnahme aus einer Radiumostitis entstandenen Sarkome (Martland und Humpries, Browning s. S. 856). Dutra und Largent berichten über Osteosarkom durch Berylliumoxyd. Sie konnten im Tierversuch nach Inhalation von Berylliumstaub bei einer allerdings sehr beschränkten Zahl von Versuchstieren (Ratten) die Entwicklung von osteogenem Sarkom beobachten.

Wann ein gutartiger Riesenzelltumor zu einem osteolytischen bzw. osteoclastischen Sarkom wird, ist selbst nach dem histologischen Bild nicht ohne weiteres festzustellen, so daß eine klare histologische Diagnose nicht einmal immer möglich ist. Wenn auch Traumen gelegentlich bei der Umwandlung zum bösartigen Geschwulstbild eine gewisse Rolle zu spielen scheinen, so besteht doch über die Ursache der Entartung keine einheitliche Auffassung. Es darf aber nicht unbeachtet bleiben, daß unzulängliche chirurgische Behandlungsmaßnahmen, Röntgenbestrahlungen und chronische Infekte die Sarkomentwicklung begünstigen können (Cooley).

f) Parostale Sarkome.

Extraperiostale (parostale) Tumorbildungen der die Knochen umgebenden Weichteile vermögen die Knochen zu arrodieren und zu durchsetzen. Von den Gelenkkapseln, Bändern, Fascien, Sehnen, von den Schleimbeuteln und von den fibrösen Periostlagen können diese parostalen Sarkome ausgehen. Unter den bösartigen, im allgemeinen als Knochentumoren erscheinenden Weichteilgeschwülsten im Bereich der Extremitäten bedarf das Synoviasarkom der Erwähnung (Shackman). Auch Neurosarkome können bei Einbruch und Zerstörung der Knochenoberfläche Knochensarkome vortäuschen. Myosarkome (Rhabdomyosarkome) sind selten und vereinzelt bei Myositis ossificans (s. S. 700) beobachtet worden. Ewing beobachtete solche parostale Sarkombildungen, die auf den Knochen übergriffen, bei Myositis ossificans.

Synovialgeschwülste selbst werden im Zusammenhang mit den Muskelgeschwülsten (Myoblastome, S. 907) besprochen.

8. Ewing- und Retothel-Sarkom.

Von den osteogenen bzw. parostalen Sarkomen müssen die Sarkome des Knochenmarkreticulums streng unterschieden werden. Der Hauptunterschied liegt darin, daß bei diesen Geschwülsten (Ewing-Sarkom und Plasmocytom) die Tumorentwicklung nur unter den Gesichtspunkten, die für die Hämoblastome Gültigkeit haben, betrachtet werden können. Die Geschwulstbildung entwickelt sich multilokulär und ist wie beim Plasmocytom nicht allein an das Knochenmarkparenchym, sondern auch an die extramedullär blutbildenden Organe gebunden. Sämtliche Autoren (Ewing, Kolodny, Codman, Bloodgood, Cooley. Campbell, Oberling, Raileanu, Oberndörfer, Conner, Herzog, Wolfert. Tischendorf und Heckner) stimmen darin überein, daß die Zellen des Reticuloendothels das Tumorgewebe des Ewing-Sarkoms (vgl. Reticulosen und Speicherkrankheiten S. 860) darstellen.

Im Jahre 1921 beschrieb James Ewing unter dem Namen „endotheliales Myelom" ein hochgradig strahlenempfindliches Rundzellensarkom des Skelets. In den folgenden Jahren wird der Begriff des Ewing-*Sarkoms* rasch erweitert. Alle nicht ossifizierenden, mehr oder weniger strahlenempfindlichen Knochengeschwülste werden als EWING-Sarkome eingeordnet. CONNER bemühte sich als erster um eine feinere histologische Differenzierung, die schließlich in der Folgezeit zu der Entscheidung kam, daß das EWING-Sarkom ein Knochenreticulosarkom ist. Der Aufbau der Geschwulst ist histologisch durch die netzartige Anordnung amöboider Zellen, durch die reichliche argentophile fibrilläre Zwischensubstanz und durch die Neigung zu Osteolyse und Osteosklerose gekennzeichnet. WILLIS faßt schließlich seine Meinung über die Diagnose des EWING-Sarkoms dahin zusammen, daß trotz der Einordnung als Reticulosarkom die Geschwulst keine pathologisch-anatomische Einheit darstellt. Extraossäre Primärtumoren, Neuroblastome und Hämangiosarkome können im Bilde des

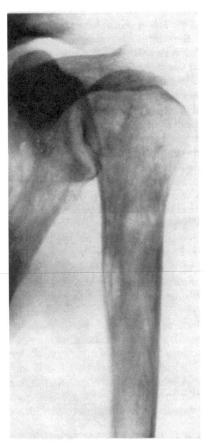

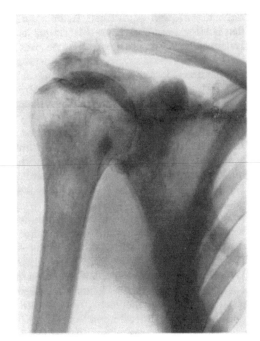

Abb. 153. Retothelsarkom des linken Oberarmknochens.

Abb. 154. Retothelsarkom im rechten Oberarm.

Retothelsarkoms erscheinen. Auch UEHLINGER, BOTSZTEIN und SCHINZ stimmen mit WILLIS überein, daß klinische Verwechslung eines EWING-Sarkoms mit einem metastasierenden Neuroblastom möglich ist. Das EWING-Sarkom ist histologisch ein außerordentlich zellreiches rundzelliges, wenig differenziertes Sarkom. Topographisch findet sich das Tumorgewebe gleichzeitig im zentralen Markraum, in der Corticalis, in der Compacta und unter dem Periost. Die Sarkomzellen sind im allgemeinen größer als die Knochenmarkzellen und meist davon auch lagemäßig scharf getrennt. Sowohl im Primärtumor wie in den Metastasen lassen sich Geschwulstzellketten innerhalb der Marksinus verfolgen. Knochenneubildung ist ebenso wie Knochendestruktion die sekundäre Folge der Invasion mit Tumorgewebe. Im Frühstadium herrscht meist die Knochenbildung, im Spätstadium die Osteolyse vor (KOLODNY). Die Knochenauflösung ist weniger die Folge einer Gefäßdrosselung und dadurch bedingten Ernährungsstörung um das Tumorgewebe als Ausdruck der Vernichtung und Verdrängung der Osteoblasten durch das Sarkom.

Gegenüber dem Ewing-Sarkom ist allerdings das histologische Bild des Reticulosarkoms viel unruhiger. Das Cytoplasma gewinnt hierbei gestaltenden Einfluß auf die Geschwulstgliederung. Die Zellen sind spindel- und sichelförmig. Die Tumorzellen des Retothelsarkoms wuchern infiltrativ in die Venenwände und bilden subendotheliale Polster. Nach Uehlinger ist die Intimasarkomatose und die frühzeitige Durchdrängung der Haversschen Kanälchen durch das Retothelsarkom der Ausdruck allgemeiner Sarkommetastasierung. Ob die Geschwulstzellen von Gefäßendothelien oder vom Reticulum im Knochenmarkparenchym abgeleitet werden, bleibt klinisch für die recht bösartigen Geschwülste dieser Gruppe gleichgültig. Sämtliche Geschwülste sind Reticulo- bzw. Reticuloendothelio-Sarkome (Oberling). Alle modernen Ansichten (Sherman und Snyder, Lichtenstein und Jaffe) stimmen darin überein, daß das Ewing-Sarkom auf dem primitiven Knochenmarkmesenchym basiert. Die Geschichte der Histogenese des Ewing-Sarkoms ist auch heute noch eine Geschichte von Irrtümern und Hypothesen (Botsztein, Uehlinger und Schinz.

Rohr und Lorenz haben auf überraschende Ähnlichkeit von Ewing-Sarkom und akuten Leukosen hingewiesen. Aber solche Vermutungen überschreiten den Rahmen unserer heutigen Erkenntnis. Es wird sich nicht vermeiden lassen. daß eine Sondergruppe ,,noch nicht klassifizierbarer", nichtosteogener Knochengeschwülste übrigbleibt.

Das Röntgenbild des Ewing-Tumors im Skelet zeigt sehr wechselnde Befunde. Anfangs steht die zentrale, unscharf begrenzte Aufhellung und Erweiterung der metaphysennahen Markhöhle im Schaft eines Röhrenknochens im Vordergrund. Die reaktive Periostitis ossificans verursacht zwiebelschalenähnliche Knochenauflagerungen, wie sie allerdings auch bei der Osteomyelitis gesehen werden.

Klinisch treten die intermittierenden Schmerzen und die Fieberperioden besonders hervor. Spontanfrakturen sind selten. Das Ewing-Sarkom setzt neben der multilokulären Entwicklung auch Metastasen, wodurch es sich von den Knochensarkomen besonders unterscheidet. Beckenknochen, Schädelbasis und Wirbel sowie Rippen werden von den metastatischen Geschwulstabsiedlungen bevorzugt. Lungenmetastasen sind häufig. Die Prognose des Ewing-Sarkoms ist in jedem Falle schlecht, auch wenn es gelingt, durch Röntgenbestrahlung den Ablauf zu protrahieren.

Uehlinger, Botsztein und Schinz berichten über 31 anatomisch, röntgenologisch und klinisch sorgfältig untersuchte Fälle von Ewing-Sarkomen und Knochenreticulosarkomen, die sie als zwei biologisch durchaus verschiedene Typen von bösartigen Geschwülsten des Knochenmarks trennen. Das Ewing-Sarkom befällt in der Regel Kinder und Jugendliche. während das Knochenreticulosarkom eine Krankheit des mittleren Alters ist. Das Ewing-Sarkom ergreift beide Geschlechter etwa in gleicher Zahl, während das Reticulosarkom das männliche Geschlecht bevorzugt. Die Ewing-Sarkome wachsen wesentlich rascher als die Knochenreticulosarkome, die jahrelang beobachtet werden können. Das Ewing-Sarkom verläuft wie eine entzündliche Krankheit und ist einer subakuten bis akuten Osteomyelitis täuschend ähnlich. Temperatursteigerungen, Leukocytosen und starke Beschleunigung der Blutsenkungsgeschwindigkeit sind festzustellen. Uehlinger betont, daß beim Ewing-Sarkom eine Osteomyelitis durch das klinische Bild, beim Reticulosarkom durch das Röntgenbild vorgetäuscht wird. In bezug auf die Lokalisation der Geschwülste im Skeletsystem bestehen keine wesentlichen Unterschiede. Becken- und Wirbelknochenmark sind in beiden Fällen kaum befallen. Prädilektionsstellen sind die Diaphysen am Übergang zur Metaphyse, wobei das Reticulosarkom eher epiphysenwärts verschoben ist (s. Abb. 846). Die metaphysennahen Schaftschnitte der Röhrenknochen werden von der Geschwulst bevorzugt befallen. Epiphysenbefall ist nach Dorak und Ewing sehr selten. Das Röntgenbild ist mehr oder weniger charakteristisch. Es entstehen in der Spongiosa zentralgelegene kleinste mottenfraßähnliche bis bohnengroße Aufhellungen und eine geringe Periostabhebung. Wenn die Osteolyse fortschreitet, kommt es zu periostalen Reaktionen mit zwiebelschalenähnlicher Schichtung.

9. Plasmocytom (plasmacelluläres Myelom).

Das *Plasmocytom* ist die zweite, aber durch die hämatologischen Untersuchungen weitgehend in ihrer Cytogenese aufgeklärte hämoblastotische Geschwulst, die zu schweren und röntgenologisch eindeutigen Knochenveränderungen führt. Hämatologisch handelt es sich meist um multiple, recht scharf begrenzte Tumoren des Knochenmarks, neben der mehr diffusen Infiltration desselben. Es sind Geschwulstbildungen des plasmacellulären Reticulums, die nicht nur im Knochenmark, sondern überall in den blutbildenden Geweben vorkommen und auch extramedullär in Lymphknoten, Milz und auch in der Schleim-

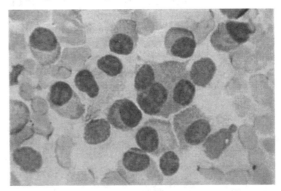

Abb. 155. Plasmazellen aus dem Knochenmarkpunktat eines Plasmocytoms.

haut des Oesophagus und Magen- und Darmtraktes entstehen. Die ersten Beschreibungen des Plasmocytoms benennen die Geschwulst als multiples Myelom.

Damit soll gesagt sein, daß Knochenmarkgewebe geschwulstartig wuchert. Die Beobachtungen in der gesamten Weltliteratur stimmen darin überein, daß das „Myelom" immer einem Plasmocytom entspricht.

Man sieht im Knochenmarkpunktat die typischen Plasmazellen mit tiefblauer Plasmatingierung, mit Vacuolen, RUSSELL-Körperchen und mit kristallinen Eiweißeinschlüssen. Der Kern, der histologisch eine Radspeichenstruktur aufweist und mit Methylgrünpyronin eine charakteristische Grünfärbung im rötlich gefärbten Plasma erkennen läßt, ist dicht und schollig. Er enthält manchmal Kernkörperchen, besonders

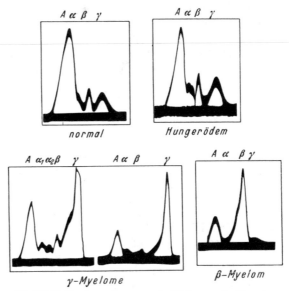

Abb. 156. Elektrophoresediagramme des Blutserums des Normalen, bei Hungerödem und Plasmocytom (γ- und β-Typ).

dann, wenn die Plasmazellen jüngeren Entwicklungsstufen angehören und morphologische Verwandtschaft zu undifferenzierbaren Reticulumzellen des Knochenmarks erkennen lassen. Diese Plasmazellen sind offensichtlich die Produzenten der beim Plasmocytom im Blutserum im Überschuß vorhandenen normalen oder pathologischen Proteine.

Die Hyperproteinämie und die Hyperglobulinämie sind charakteristisch. Nicht erst die modernen elektrophoretischen Untersuchungen haben Unterschiede nach dem Gehalt des Blutserums an den einzelnen Globulinfraktionen aufdecken lassen. Meist besteht eine γ-Hyperglobulinämie. Aber auch die β-Hyperglobulinämie ist relativ häufig. Meist sind es nach dem Serumeiweißbild Mischtypen von beiden. α-Hyperglobulinämien sind eine Rarität. Anläßlich der dysproteinämischen Osteoarthropathien (s. S. 970) wird auf die Beziehungen zwischen reaktiver Plasmazellvermehrung und primär-chronischen Polyarthritiden, zwischen FELTY-Syndrom und STILL-CHAUFFARDscher Krankheit und den dabei vorkommenden Hyperglobulinämien hingewiesen. Die stark beschleunigte Blutsenkungsgeschwindigkeit, die ihr Maximum in den ersten 10 min bereits erreicht, die Agglomerationsneigung der Erythrocyten, die die Auszählung

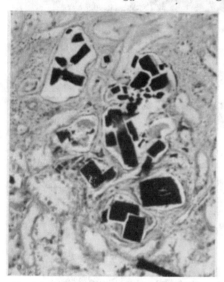

des Blutbildes infolge der extravasal bei Abkühlung eintretenden Erythrocytenagglomeration unmöglich machen kann, und der krankhafte Ausfall von Serumeiweißproben sind darauf zurückzuführen. Die Veränderungen im WELTMANNschen Koagulationsband, die positive Cadmiumsulfatreaktion, der positive Ausfall der Takatareaktion sind die direkte Folge dieser pathologischen Hyperglobulinämie und nicht Ausdruck einer das Myelom begleitenden Leberschädigung. Durch Abstufungen der Serumeiweißreaktionen kann man bis zu einem gewissen Grade auch ohne elektrophoretische Untersuchungen die Unterscheidung von β- und γ-Globulintypen herbeiführen.

Abb. 157. Eiweißkristalle in den Harnkanälchen bei Plasmocytom mit hochgradiger Dysproteinämie.

Offensichtlich vermögen diese Eiweißkörper durch Ablagerung in der Gefäßwand Gefäßschädigungen und Blutungsbereitschaft, wie es von der myelomartigen WALDENSTRÖMschen Makroglobulinämie (vgl. TISCHENDORF und HARTMANN) bekannt ist, hervorzurufen. Es ist wahrscheinlich, daß die Eiweißkörper sich auch in den bindegewebigen Anteilen der Gelenke anlagern und die Symptomatologie der primär-chronischen Polyarthritis bei Plasmocytom hervorrufen können. Ob es sich dabei um normale oder um pathologische Eiweißkörper handelt, ist nicht entschieden. RANDERATH vertritt die Ansicht, daß es sich um Paraproteine, d. h. um ungewöhnliche, um nicht zu sagen krankhafte Globuline handelt, die vom Organismus ausgeschieden, in den Nierentubuli rückresorbiert und als Paramyeloid auf den genannten mesenchymalen Gewebsanteilen ablagern können. Die tubuläre Nephrose ist das anatomische Substrat der Schädigung der Nieren durch Paraprotein. Im BENCE-JONESschen Eiweißkörper werden dem Urin der Plasmocytomkranken pathologische Eiweißkörper beigemischt, die nach ihrem physiologisch-chemischen Verhalten etwas Besonderes darstellen. Sie sind bei 56⁰ fällbar und werden bei weiterer Erhitzung im Urin wieder gelöst. Allerdings kann daneben auch eine echte Albuminurie bestehen, die Ausdruck der schweren Resorptionsnephrose ist. Ob der BENCE-JONESsche Eiweißkörper das Produkt einer besonderen Nierenfunktion ist — das Molekulargewicht des BENCE-JONESschen Eiweißkörpers beträgt etwa die Hälfte dessen der Globuline — oder ob er das Filtrationsprodukt der Serumglobuline in den Urin ist, ist nicht endgültig entschieden (HARTMANN). Die engen Beziehungen zwischen

Plasmazellwucherungen und Hyperglobulinämie werden indirekt durch Beobachtungen unter der Therapie der Plasmocytome bewiesen. Nach Pentamidin und Stilbamidin sowie nach Neostibosan kann die Dysproteinämie vorübergehend gehemmt werden. Gleichzeitig damit treten in den Plasmaleib der Plasmazellen durch Verbindung dieser chemischen Stoffe mit Ribonucleinsäuren bei MAY-GRÜNWALD-GIEMSA-Färbung schwarzbraun tingierte Granula auf.

Die klinischen Erscheinungen des Plasmocytoms sind demzufolge sehr vielseitig. Im Vordergrund stehen „die rheumatischen Schmerzen" im Skelet; die Druckempfindlichkeit, die spontanen Frakturen können gelegentlich ebenso wie der Zusammenbruch eines Wirbelkörpers mit Querschnittssyndrom die Diagnose in eine völlig andere Richtung lenken.

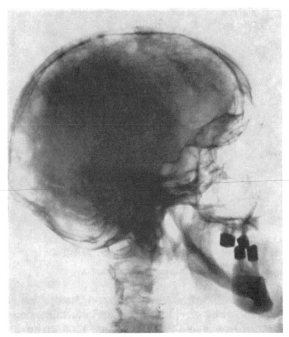
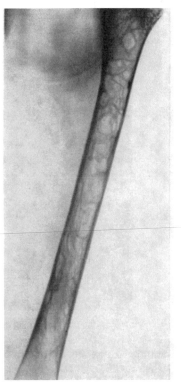

Abb. 158. Abb. 159.
Abb. 158 und 159. Plasmocytom des Schädels und des Femur.

Erst der Nachweis der Veränderung in der Zusammensetzungen der Serumeiweißkörper, der Nachweis des BENCE-JONESschen Eiweißkörper und das charakteristische Röntgenbild erweisen die Diagnose. Es sei aber bereits an dieser Stelle darauf hingewiesen, daß bei ausschließlich diffuser Ausbreitung des Plasmocytoms Herdbildungen und damit die charakteristischen multiplen Ausstanzungen im Röntgenbild fehlen können. Die hochgradige diffuse Osteoporose kann in solchen Fällen leicht übersehen und fehlgedeutet werden.

Beim typischen Plasmocytom bestehen röntgenologisch wie mit einem Locheisen ausgestanzte multiple Aufhellungen im Skeletsystem, vor allem im knöchernen Schädel, in den Beckenknochen; aber auch in den Extremitätenknochen, sowie in den Wirbelkörpern, Rippen und Sternum können diese osteoclastischen Herde nachgewiesen werden. Die Abgrenzung von osteoclastischen Carcinommetastasen und Myelomherden dürfte klinisch nicht schwer fallen.

Besonders an den Wirbelkörpern, die wie bei der Osteomalacie und bei der Altersosteoporose verkürzt und durch die Zwischenwirbelscheiben zu bikonkaven Scheiben *(Fischwirbel)* zusammengedrückt werden können, sind die Veränderungen immer mehr oder weniger typisch. Das Plasmocytom führt praktisch ausschließlich zu osteoporotischen Skeletveränderungen. Über Osteoporose und diffuse Plasmocytose gibt in letzter Zeit Morvay an Hand von Röntgenbildern einen zusammenfassenden Überblick, der bestätigt, daß die diffuse Plasmocytose zu einer diffusen Osteoporose führt, wobei allerdings die grobwabigen Herde in den platten Knochen einen sklerotischen Randsaum aufweisen und eine herdförmige Osteosklerose vortäuschen können.

Einen Hinweis als Erklärungsversuch für die ausschließliche Entwicklung von Osteoporose beim Knochenmarksplasmocytom und den verwandten Zu-

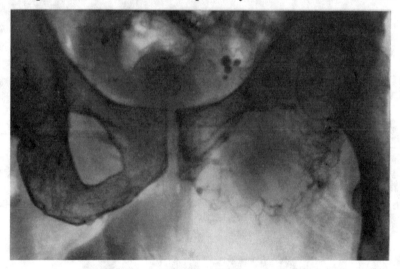

Abb. 160. Zerstörung des Sitzbeinknochens durch Plasmocytomwucherungen.

ständen zu geben, ist noch notwendig. Die Theorie der myelogenen Osteopathien wird nicht nur auf die primäre Bedeutung der Funktion der blutbildenden Zellanteile des Knochenmarks für die Knochenbildung bezogen, sondern auch die den blutbildenden Geweben eigentümlichen Reticulumzellen, wie die Plasmazellen, können auf den Weg über die durch das Knochenmark beeinflußten Knochenveränderungen für die myelogene Osteoporose verantwortlich sein. Die plasmacellulären Reticulumzellen verhalten sich in ihrer hämoblastotischen Wucherung wie eine Metaplasie knochenmarkseigentümlicher Zellen. Hyperplasie des blutbildenden Gewebes regt über die gekoppelten Endostfunktionen die Osteoclastenaktivität an und mindert die Osteoblastenfunktion, so daß zwangsläufig Osteoporose entsteht, wobei es nicht ausgeschlossen ist, daß um die osteoblastischen Herde periostale Sklerosierungen in Einzelfällen eintreten (s. S. 780).

Blutchemische Untersuchungen tragen zur Erkennung der Plasmocytome kaum bei. Der Serumcalciumwert kann überhöht sein, meist ist er normal. Besteht eine Hypercalcämie, so kommt es auch zu Hypercalcurie und zu Nephrolithiasis bzw. zu Nephrocalcinose (Albright). Der Serumphosphorspiegel ist ebenfalls meist normal und nur selten erhöht. Wenn eine Hyperphosphatämie besteht, so soll sich ein sekundärer Hyperparathyreoidismus entwickeln können und die Hyperphosphatämie der Hypophosphatämie Platz machen. Daß der

Phosphatasewert im Blutserum nie erhöht ist (BODANSKY, JEAFFE, GUTMAN, THYSON und JACOBSON) beweist lediglich, daß die Knochenbildung und damit die Osteoblastenaktivität (s. S. 682) beim Plasmocytom entsprechend der Osteoporose gemindert bzw. gehemmt ist.

Das Plasmocytom ist im Gegensatz zum EWING-Sarkom eine Krankheit der älteren Menschen. Es tritt zumeist multilokulär in Erscheinung, wenn auch einzelstehende solitäre Plasmocytome des Knochens beobachtet sind. Anscheinend sind Männer häufiger befallen als Frauen.

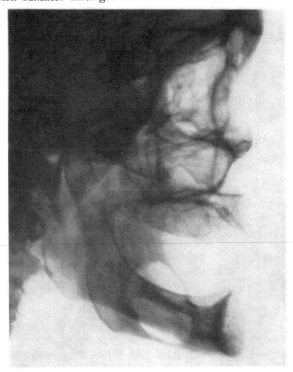
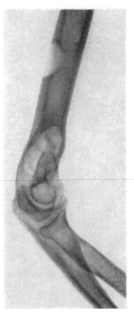
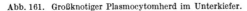

Abb. 161. Großknotiger Plasmocytomherd im Unterkiefer.

Abb. 162.
Großknotiger Plasmocytomherd
im Humerus.

Gelegentlich zeigt die Myelomzelle mehr lymphoidzelligen Charakter, so daß ROHR den *lymphoid-plasmocytären Typ des Plasmocytoms* abgrenzt. ROHR und KOLODNY nehmen an, daß dieser lymphoide Typ des Plasmocytoms im allgemeinen einen mehr chronischen Verlauf nimmt. Aber auch beim typischen Plasmocytom kommt eine Krankheitsdauer von mehreren (1—2) Jahren vor. Vielleicht bestehen zwischen diesem lymphoidzelligen Typ und den von WALDENSTRÖM beschriebenen Krankheitsbildern gewisse Beziehungen. WALDENSTRÖM beschrieb Gerinnungsstörungen bei Hyperglobulinämie mit starker Hyperviscosität des Blutes in zwei Fällen von „chronischer aleukämischer Lymphadenose". Im Knochenmark fand sich eine „Lymphocytose" ohne Myelomherdbildungen. Nach übereinstimmenden cytologischen Feststellungen (TISCHENDORF und HARTMANN, HECKNER) ist es wenig wahrscheinlich, daß es sich bei der Makroglobulinämie WALDENSTRÖMs um eine aleukämische Lymphadenose handelt. Sind doch auch lymphoidzellige Plasmocytome mit Erscheinungen der *Makroglobulinämie* im Falle TISCHENDORF und HARTMANNs mit gleichzeitiger

Hyperplasie der Gewebsmastzellen bekannt. Die klinische Symptomatologie dieser hochgradigen Dysproteinämie wurde bereits bei den dysproteinämischen Osteoarthropathien besprochen (s. S. 970). Auch diesen mit diffusen myelomartigen Knochenmarksinfiltrationen einhergehenden Makroglobulinämien sind wie bei diffusen Plasmocytomen röntgenologisch nachweisbaren Skeletveränderungen, die sich in einer diffusen Osteoporose zeigen, eigentümlich.

Das Plasmocytom ist nach Schoen und Tischendorf der Ausdruck einer diffusen multilokulären Hämoblastombildung, die zu gleicher Zeit oder nach

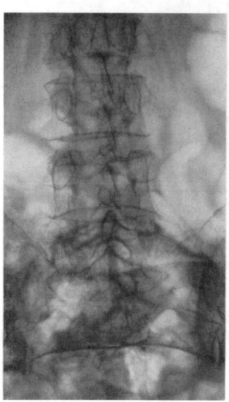

Abb. 163 (vgl. Abb. 164 u. 165).

und nach autochthon im gesamten blutbildenden Parenchym aufschießen kann. Primärtumoren sind abgesehen von einzelnen solitären und auch weiterhin solitär wachsenden Myelomen nicht bekannt, so daß im Vergleich mit den anderen leukämischhämoblastotischen Wucherungen eine bevorzugte Metastasierung in das Knochenmark (Apitz, Rohr) nicht sehr überzeugend erscheint. Wenn eine Plasmazellenleukämie, d. h. eine Ausschwemmung von Plasmocytomzellen ins Blut zustande kommt, so läßt das auf extramedulläre autochthone Plasmocytomwucherungen in Leber und Milz schließen.

10. Therapie der Knochengeschwülste.

Die Prognose sämtlicher Knochensarkome und Knochencarcinosen ist schlecht. Die *Behandlungserfolge* mittels Strahlentherapie bei malignen Knochengeschwülsten insbesondere bei osteogenen Sarkomen sind *äußerst unbefriedigend* (Kolondy). Sehr große Unterschiede bestehen in der zu erwartenden Lebensdauer bei den einzelnen Knochengeschwülsten, so daß therapeutische (zeitliche) Erfolge vorgetäuscht werden können. Es sei aber darauf hingewiesen, daß schon manches gutartige Osteoidosteom als „Sarkom" bestrahlt worden ist oder die Amputation fälschlicherweise veranlaßt hat. Werden Spontanheilungen beschrieben, so muß in jedem Falle die Verwechslung mit gutartigen Riesenzelltumoren in Betracht gezogen werden. Sämtliche Autoren stimmen darin überein, daß etwa ein Zehntel der Fälle nach 3 Jahren, kaum einer nach 5 Jahren noch am Leben ist. Codmann konnte unter 500 osteogenen Sarkomen nur 175 Jahresheilungen feststellen. Die Ursache dafür liegt allem Anschein nach in dem schnellen Geschwulstwachstum, in der häufigen hämatogenen Lungenmetastasierung und in der Strahlenresistenz begründet. Leider bieten meist weder die *Operation*, noch die *Strahlentherapie*, noch die Kombination beider Behandlungsmethoden Aussicht auf Erfolg, wenn auch die Frühamputation völlige Heilung einer Knochengeschwulst mit sich bringen kann (Geschickter und COPELAND). Entscheidend für die Frage der operativen Behandlung sind die anatomische Zugängigkeit und die solitäre Entwicklung der Geschwulst.

Die osteogenen Sarkome zeichnen sich im allgemeinen durch Strahlenresistenz aus. Sie werden erst durch Strahlendosen beeinflußt, die nicht nur eine schwere Störung der umliegenden Gewebe, sondern auch zu einer Strahlenostitis Veranlassung geben. Unter der Strahlenbehandlung nimmt die Schmerzhaftigkeit der Geschwulstbildung im allgemeinen sogar zu. Sarkome auf dem Boden einer Ostitis deformans sind besonders strahlenresistent. Demgegenüber

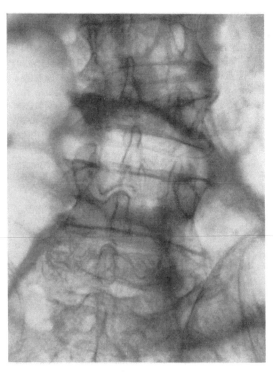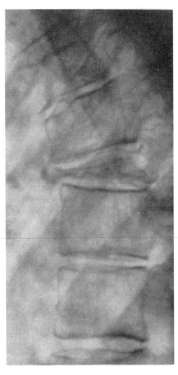

Abb. 164. Abb. 165.

Abb. 163—165. Diffuse Plasmocytose mit hochgradiger Knochenatrophie der Wirbelsäule und Keilwirbelbildung.

weist das EWING-Sarkom eine besondere Radiosensibilität auf. Auch die extraperiostalen differenzierten Fibrosarkome bieten der Therapie ein dankbares Betätigungsfeld (vgl. S. 791 ff.).

Die Therapie der Knochentumoren hat durch die *Behandlung mit radioaktiven Isotopen* gewisse Fortschritte gemacht, die allerdings noch in keiner Weise zu übersehen sind und nicht überwertet werden dürfen. Radioaktives Strontium sowie radioaktiver Phosphor wurden zur Behandlung von Knochengeschwülsten und hämoblastotischen Knochenmarkskrankheiten gebraucht. Der Bestrahlungseffekt durch P 32 kommt etwa dem einer Röntgenbestrahlung gleich. Radioaktives Jod findet vor allem zur Behandlung der Schilddrüsenkrebse und deren Metastasen Anwendung. SEIDLIN, ROSSMAN, OSHRY und SIEGEL weisen darauf hin, daß die Speicherung von radioaktivem Jod, wenn die Metastasen dieses nicht aufnehmen, durch Entfernung der Schilddrüse oder durch Zugabe von thyreotropischem Hormon herbeigeführt werden kann. TURNELL, MARINELLI, DUFFY, HILL, PEACOCK und RAWSON konnten unter 25 metastasierenden Schilddrüsentumoren nur einmal eine genügende spontane Jodspeicherungsfähigkeit in den Metastasen feststellen, so daß sie in den übrigen 24 Fällen durch Thyreoidektomie, durch thyreotropes Hormon und Entzug des Thiouracils erzeugt werden mußte. Die toxischen Nebenwirkungen des radioaktiven Jods sind aber beträchtlich: Hyperthyreose, Amenorrhoe und Schädigungen des gesamten blutbildenden Systems (vgl. Schoen und Tischendorf). Im Verlaufe der Behandlung des Schilddrüsencarcinoms und seiner Knochenmetastasen scheint das Myxödem häufig zu sein. Die Anreicherung von radioaktiver Strahlung im Schilddrüsenkrebs und im Bereich seiner Ansiedlung im Knochen ist unverkennbar, was wir nach eigenen Versuchen mittels Messungen im Geiger-Zählrohr bestätigen können. Offensichtlich treten die Komplikationen durch Myxödem und Knochenmarkschädigung erst nach längerer Strahleneinwirkung (von 50 millicurie und mehr) auf. Jod 131 wird allerdings in großer Konzentration mit dem Speichel ausgeschieden, was die vorübergehende mumpsartige Schwellung der Speicheldrüsen unter der Behandlung erklären kann. Die Wirkung der Röntgenstrahlung auf das Knochengewebe selbst ist sehr unterschiedlich und im Experiment gelegentlich sogar mit der Entwicklung von Strahlensarkomen verbunden, welche als Knochenstörungen aus äußerer Ursache in Zusammenhang (s. S. 656) dargestellt werden.

In mehreren Veröffentlichungen konnten Schürch und Uehlinger über die Erzeugung von Knochengeschwülsten durch radioaktive Substanzen berichten. Die so entstandenen Primärgeschwülste wurden einer fraktioniert protrahierten Bestrahlung unterworfen. Die Bestrahlungsdosen schwanken zwischen 450 r in 3 Sitzungen und 2340 r in 13 Sitzungen. Die Überlebensdauer der Tiere war sehr kurz. Dies zeigt, daß ein nennenswerter Strahleneffekt nicht erzielt werden konnte. Histologisch wurde jede Strahlenwirkung vermißt. Es mag in diesen Experimenten von Bedeutung sein, daß es sich um strahlengewöhnte, durch Strahlung entstandene Geschwülste handelt, und die Tumorfortentwicklung nur aus Zellen möglich ist, die von Anfang an eine gewisse Strahlenresistenz aufweisen. Die Versuche bestätigen erneut, daß eine Strahlenbehandlung osteogener Sarkome kaum Erfolg bringt.

XVII. Knochenschädigungen aus äußerer Ursache.

1. Die Einwirkung der Röntgenstrahlung auf Knochen.

Die Röntgenbestrahlung reduziert die Vitalität und die Wachstumsfähigkeit der Knochenzellen, so daß unter der Bestrahlung sehr früh sogar Frakturen auftreten können (Cluzet, Sommer). Sommer bestätigt nach Beobachtungen unter Röntgenbestrahlungen den Befund der Gefäßschädigung, den Osteoblastenschwund und die Markfibrose in den Knochen. Baensch beschreibt Spontanfrakturen der Knochen als Spätkomplikation von Röntgenbestrahlungen. Ewing konnte nachweisen, daß die histologischen Veränderungen am bestrahlten Knochen derartig ausgedehnt sind, daß eine besondere Neigung zu Infektionen besteht. Die moderne Literatur zur Frage der Knochenveränderungen unter der Bestrahlung wird von Smithers eingehend beschrieben.

In Tierversuchen konnten Hillstrom, Rigler und Holmstrom eindeutig die Verzögerung des Knochenwachstums bei hoher Strahlendosierung nachweisen. Therapeutische Dosen schädigen den Knochen allerdings kaum. Knochennekrosen werden vor allen Dingen bei Bestrahlung von Knochengeschwülsten mit hohen Strahlendosen gesehen, wobei die Knochennekrose häufig durch eine sekundäre Infektion oder eine Spontanfraktur kompliziert wird. Röntgenstrahlen in hoher Dosierung begünstigen die Spontanfrakturbildung, die eigentümlicherweise bei Frauen bevorzugt und dann am Oberschenkelhals auftritt. Wahrscheinlich spielen die besonderen Verhältnisse der Blutgefäßversorgung für die Bevorzugung der Spontanfraktur am Femurhals dadurch eine besondere Rolle.

daß die strahlengeschädigten Gefäße im Ligamentum teres nicht oder nur un-genügend durch ein kollaterales Gefäßsystem ersetzt und ergänzt werden können (WATSON-JONES). Histologisch fanden sich Obliterationen und Sklerose der Blutgefäße, Verschmälerung und Irregularisierung der Trabekel bei gleichzeitiger Zunahme des Fettmarks. Der Knochenabbau wird anscheinend gesteigert und die Knochenneubildung verhindert (BAENSCH, CONZETT, GATES und BAKER, ZÖLNER). Die Ursache der Knochennekrose ist nicht klar, wahrscheinlich ist sie die Folge der verminderten Durchblutung, die auf der zunehmenden Gefäß-sklerose beruht. Röntgenologisch ist die Knochennekrose nach Röntgenbestrah-lung nicht von der aseptischen Nekrose (vgl. Knocheninfarkt, Brucellosen, S. 800 ff.) aus anderer Ursache zu unterscheiden (PHEMISTER). Manchmal erweist sich der nekrotische Bezirk röntgenologisch sogar strahlendichter, so daß fälschlicherweise osteoplastische Reaktionen angenommen wurden.

Die Versuche von SCHÜRCH und UEHLINGER zeigen eindeutig, daß durch Be-strahlung auch bösartige Knochengeschwülste entstehen können, insofern die Ge-webe genügend lange Zeit der Strahleneinwirkung ausgesetzt sind. Sarko-matöse Geschwülste sind im Experiment bei Kaninchen durch Einlagerungen von Mesothorium in die Markhöhle des Oberschenkels hervorgebracht worden. Auch Beobachtung bei Menschen lassen in Einzelfällen zumindest an die Mög-lichkeit der Geschwulstentstehung durch Röntgenbestrahlung denken.

2. Ultraschall und Skeletsystem.

In letzter Zeit wird die Frage der Ultraschallbehandlung bei Gelenk- und Knochenkrankheiten diskutiert. Ihr Wert ist noch zweifelhaft, zumal objektiv faßbare Besserungen bei Vergleich der Röntgenbilder an dem Skeletsystem nicht nachgewiesen werden können. Trotzdem bedarf die Ultraschallwirkung im Vergleich zum Einfluß der Röntgen- und radioaktiven Strahlung einer kurzen Besprechung. Bereits die hämatologische Literatur hat bestätigt, daß der Ultraschall z. B. auf das Milzorgan eines Versuchstieres etwa die gleiche Wirkung wie die Röntgenbestrahlung auslöst. Die speziellen lymphatischen und reticulären Zellen in der Milz werden durch die Ultraschallwirkung hochgradig beeinflußt und schwer geschädigt, wie es aus den Nekrobiosen, aus den Kern-atypien und aus der Vacuolisierungstendenz des Zellplasmas zu erkennen ist. Daß eine tiefgreifende Beeinflussung der Gewebe durch Ultraschall zustande kommt, ist bekannt. Hauttumoren können zu weitgehender Rückbildung gebracht werden. WOEBER untersuchte die Wirkung des Ultraschalls auf experimentell erzeugte Mäuse-Rattentumoren und konnte zeigen, daß die Hauttumoren nach 2—3 Wochen eine völlige Rückbildung aufwiesen. Die Versuchstiere vertrugen diese Behandlung anscheinend ohne nachteilige Folgen. Das Auftreten von tiefgreifenden Schädigungen ist offensichtlich von der Dosierung abhängig. BARTH und BÜLOW bestätigen, daß bei vorsichtiger Dosierung des Ultraschalls. wenn man von unbedeutenden reversiblen Hauterscheinungen absieht, Schädi-gungen ausbleiben. Insbesondere kommen BARTH und BÜLOW zu der Ansicht, daß die Gefahr der Schädigung des wachsenden jugendlichen Knochens nicht überschätzt werden darf. Jugendliche Knochen sind nicht mehr als das aus-gewachsene Skelet gefährdet. BUCHTALA beschrieb schwere Schädigung an den Knochen von nicht ausgewachsenen jungen Hunden.

BARTH und BÜLOW prüften die Untersuchungen BUCHTALAS nach. Die Versuchsanordnung ist folgende: Es wurde ein Ultraschallapparat der Siemens-Reiniger-Werke gebraucht. Die Behandlung erfolgte mit dem von HORVATH beschriebenen Piezo-Quarz für 800 kHz, der einen Durchmesser von 80 mm hat. Die Dosismessung erfolgte in einem mit Wasser gefüllten Becken in 2 cm Tiefe und einem Abstand von 4 cm vom Quarz mit einem Vielfach-Thermoelement. Dieses Element war an ein Lichtmarkengalvanometer angeschlossen. Die Erwärmung des Wassers hielt sich in Grenzen. Obere und untere Extremitäten der Versuchshunde wurden beschallt, wobei die Dosis schwankte zwischen einer Beschallung von 2,5 Watt je Quadratzentimeter und 4 Watt je Quadratzentimeter. Die Beschallungszeit betrug zwischen 3 und 8 min.

Bei jugendlichen Hunden wird nach einer Beschallung von 2,5 Watt je Quadratzentimeter bei einer Behandlungsdauer von 3-, 15-, 10mal 2 und 10mal 3 min röntgenologisch und autoptisch kein krankhafter Befund erhoben. 3,25 Watt je Quadratzentimeter über 5 min sind bei jugendlichen Hunden die Grenze der knochenschädigenden Dosis. Bei 15minutigen Einwirkungen kommt es bereits zu schweren Störungen; die starken Schmerzäußerungen ist das erste Merkmal, später kann es zum Kollaps kommen. Nach 1—2 Wochen sieht man röntgenologische Skeletveränderungen.

Zunächst kommt es unter Beschallung des Skeletes im Experiment zum Stillstand im Epiphysenwachstum, dann zu einer Auflösung der Compacta und Spongiosastruktur, schließlich zu einer schleichenden Fraktur. Knochennekrosen und totale Zerstörung des Knochens treten erst bei sehr hohen Dosen ein. Eine Summation der Strahlenwirkung erfolgt nicht. Der Schmerz ist der Indicator für die höchstzulässige Dosis der Ultrabeschallung, um eine Knochenschädigung zu vermeiden. Diese Untersuchungen zwingen dazu, obwohl Barth und Bülow an zahlreichen Kindern keine Schallschädigungen des Knochens beobachteten, die Dosierung der Ultrabeschallung kritisch zu überwachen. Die Wirkung des Ultraschalles auf die Gewebsatmung scheint im Mittelpunkt der Schädigungen zu stehen. Das biologische Medium wird durch die Schallabsorption erwärmt bzw. überwärmt, was die Herabsetzung der Gewebsatmung herbeiführt (Lehmann und Vorschütz). Majno wies experimentell nach, daß durch Ultraschall Knochen- und Sehnenläsionen hervorgerufen werden können. Weichteile und Knochengewebe erweisen sich gegenüber dem Ultraschall viel empfindlicher als der Knorpel, der erst sekundär von der im Bereich der Grenzflächen auftretenden Knochennekrose beschädigt wird. Die Beschallung chronischer Osteomyelitiden stellt nach Buchtala eine Gefährdung des Kranken dar, da beschleunigte Sequestrierung zustande kommen soll. Jugendliche Knochen sollen besonders schallempfindlich sein und bei Einwirkung verhältnismäßig kleiner Energien im Wachstum beschleunigt werden, was auch als Schädigung aufgefaßt werden muß. Durch die Verschiebung der Eiweißzusammensetzung und vor allem durch die Denaturierung normalen Gewebes bzw. von Tumorgewebe sollen allergische Reaktionen ihre Erklärung finden.

3. Knochen- und Gelenkschädigungen bei Arbeiten mit Preßluftwerkzeugen.

Erkrankungen von Knochen und Gelenken sowie Muskeln sind bei Arbeitern, die mit Preßluftwerkzeugen tätig sind, beschrieben. Schädigungen durch Preßluftwerkzeuge werden dann als Berufskrankheit anerkannt, wenn es sich um tragbare Apparate handelt, die mit einem Rückstoß gekoppelt sind und die den Arbeiter zum dauernden Auffangen des Rückstoßes zwingen (vgl. Taeger sowie Lucke, Beyer, Hagen). Auf die speziellen schädigenden Berufseinwirkungen einzugehen, ist hier nicht der Platz. Die durch die Bedienung von Preßluftwerkzeugen entstehenden typischen Schäden sind vorwiegend an den Gelenken der Arme, insbesondere an den Ellenbogengelenken und sehr selten an den Schultergelenken festzustellen. Die Gelenkkapsel, die Gelenkfläche und schließlich der benachbarte Knochen können nacheinander oder kombiniert betroffen werden. Das erste Merkmal der Schädigung ist der Muskelschmerz bzw. der Muskelkater. Die mechanischen Behinderungen der betroffenen Gelenke entwickeln sich schleichend unter dem Bilde der *Periarthritis humero-scapularis bzw. der Arthrosis deformans*. Entsprechend finden sich im Röntgenbild Unschärfen und Unregelmäßigkeiten der Gelenkkonturen, Absprengung von Knorpelteilen und freie Gelenkkörper. Die freien Gelenkkörper kommen aber auch bei der gewöhnlichen Arthrosis deformans, bei der Tabes dorsalis, bei der Syringomyelie, bei der Osteochondritis dissecans und im Verlaufe von Traumen vor; auch die allgemeine Chondromatose kann zur Entwicklung freier Gelenkkörper führen. Man wird daher entsprechende Veränderungen nur dann als Folge der Arbeit mit Preßluftapparaten anerkennen, wenn die genannten Krankheiten differentialdiagnostisch ausgeschlossen sind. Finden sich auch in anderen, nicht von dem Rückstoß des Preßluftgerätes betroffenen Gelenken arthrotische Veränderungen, so ist die berufliche Schädigung und damit die entschädigungspflichtige Berufskrankheit unwahrscheinlich.

Am *Handgelenk* manifestieren sich die durch Arbeit mit Preßluftwerkzeugen entstehenden Schädigungen entweder als *Mondbeinnekrose* oder als *Kahnbeinpseudarthrose*. Warum durch die Einwirkung des gleichen Traumas am Mondbein die Nekrose und am Kahnbein das falsche Gelenk entsteht, ist unbekannt. Röntgenologisch ist die Kahnbeinpseudarthrose bei ulnarer Abduktion der Hand und

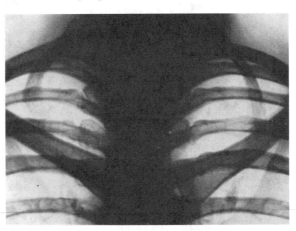

Abb. 166. Doppelseitige Halsrippenbildung.

in leichter Dorsalflexion am besten zu erkennen. Für die Anerkennung derartiger Schädigungen als Berufskrankheit gelten ebenfalls die oben geschilderten Einschränkungen, zumal Entwicklungsstörungen des Skeletsystems aus verschiedener Ursache gleiche Veränderungen mit sich bringen können.

Gleichzeitig *auftretende Muskelatrophien* beruhen auf einer Schädigung der die betreffenden Muskeln versorgenden peripheren Nerven. BAADER berichtet über Atrophie der Pectoralismuskulatur und BEINTKER sowie SEYRING über Atrophien der Extremitätenmuskulatur. Offensichtlich spielt die direkte Druckwirkung eine Rolle, indem die Muskulatur auch direkt geschädigt werden kann. Primäre Krankheiten des Zentralnervensystems müssen natürlich, um eine Berufskrankheit anzuerkennen, ausgeschlossen werden. Die DUPUYTRENsche Kontraktur der Handaponeurose kommt zwar bei gewissen Berufen (Kutscher, Fuhrleute, Maurer, Kellner) als Berufskrankheit vor, wird aber nicht als eine sichere Folge des Umgangs mit Preßluftwerkzeugen anerkannt (s. S. 766). Das gilt auch für Sehnenscheiden- und Schleimbeutelentzündungen und Meniscusschäden des Kniegelenkes, die nur unter besonderer Voraussetzung als Unfallfolge entstehen können.

Inwieweit Gefäßkrankheiten (RAYNAUD und WINIWATER-BÜRGERsche Krankheit) als Folge der Arbeit mit Preßluftwerkzeugen anzuerkennen sind, ist nicht entschieden. JUNGHANNS nimmt eine angioneurotische traumatische Endangiitis an. In Anbetracht der Tatsache, daß die Ursache dieser vasomotorischen Störungen nicht eindeutig geklärt ist, muß damit gerechnet werden, daß dauernde Erschütterungen bei der Preßluftarbeit eine ätiologische Rolle spielen. Vielleicht sind derartige Durchblutungsstörungen für die Entwicklung der Skeletveränderungen bei Preßluftarbeitern mitverantwortlich.

4. Mechanische Knochenschädigung und Druckatrophie.

Die klinische Pathologie liefert viele Beispiele für die direkte Druckschädigung der Knochen. Am bekanntesten sind die druckbedingten Arrosionen von Rippen und Brustbein bei hochgradigen Aortenaneurysmen. Ebenso bekannt sind die Rippenusuren bei Drucksteigerung in den Intercostalarterien und deren Erweiterung, wie sie fast regelmäßig bei der Isthmusstenose zu finden ist. Doch ist nicht allein die Isthmusstenose die Ursache derartiger *Rippenusuren*, sie kommen auch bei anderen angeborenen Herzfehlern, z. B. bei der FALLOTschen Tetralogie gelegentlich vor (BATSCHELDER und WILLIAMS).

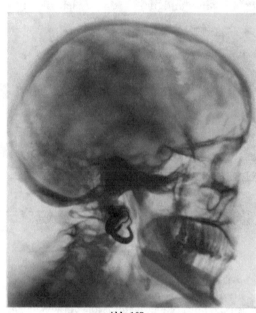

Abb. 167.
Schädeldeformierung bei chronischer Hirndrucksteigerung.

Sogar Wirbelsäulenverbiegungen finden sich bei angeborenen Herzfehlern. Während bei der gewöhnlichen Wirbelsäulenverbiegung eine vertikale Kraft die Verbiegung und kompensatorische Rotation der Wirbelkörper bewirkt, ist bei den angeborenen Kardiopathien diese zur Deformierung führende Kraft eher horizontal wirksam. Bei kongenitalen Vitien mit Cyanose weisen 30% eine Verbiegung der Wirbelsäule nach DONZELOT und Mitarbeitern auf, während bei den Vitien ohne Cyanose lediglich 14,5% mit Deformierung einhergehen. Bei den Kranken mit Ventrikelseptumdefekt (Morbus Roger) findet sich keine Verbiegung der Wirbelsäule. Häufig ist sie dagegen bei Kranken mit Isthmusstenose.

Druckusuren an den Rippen können auch durch dauernden Druckreiz von Tumoren im Brustraum ausgelöst werden. Der PANCOAST-Tumor der Lunge ist dafür besonders bekannt (BARABAS und LENDVAI). Auch gutartige Cysten und Lipome vermögen ebenso wie bösartige Geschwülste Drucknekrosen des befallenen Knochens auszulösen.

XVIII. Speicherungskrankheiten
(Reticulose, Lipoidose und Xanthomatosen).
1. Allgemeine Übersicht über Lipoidgranulomatosen mit Skeletveränderungen.

Die Skeletlipoidosen oder die Lipoidgranulomatosen entsprechen Systemkrankheiten des reticuloendothelialen Gewebes. Die Grundlage dieser Stoffwechselkrankheiten ist die Reticuloendotheliose, die zur Speicherung der je nach der Krankheit unterschiedlichen Lipoide führt. Der Formenkreis der eigentlichen Xanthomatosen, der durch die Schaumzellen in den Geweben sowie durch die Cholesterineinlagerung gekennzeichnet ist, umfaßt dagegen verschiedenartige, in ihrer Ätiologie unterschiedliche Krankheitsbilder. THANN-HAUSER hat eine umfassende Klassifizierung der Xanthomatosen gegeben. Diese sind im allgemeinen der Ausdruck einer Störung des Cholesterin-, Cholesterin-ester- bzw. Fettstoffwechsels. In manchen Fällen lassen sich Organkrankheiten oder übergeordnete Stoffwechselstörungen nicht nachweisen. Die Cholesterin-ablagerungen erscheinen essentiell wie bei der CHRISTIAN-SCHÜLLER-HANDschen Krankheit. Hypercholesterinämische Xanthomatosen finden sich außerdem ohne erkenntliche Ursache in den bekannten Xanthomen der Augenlider und im Xanthoma tuberosum der Haut. Xanthome können auch in den Sehnen auftreten. Auch die Atheromatose des Endokards und der Hauptschlagader gehört in diese Gruppe. Neben der essentiellen bzw. familiären Hypercholesterin-ämie kommt es zur symptomatischen Xanthomatose auch im Verlauf von Leber-krankheiten.

Die verschiedenen Erscheinungsformen der Xanthomatosen mit eosinophilen Granulationsgeschwülsten gelten nach heutigen Auffassungen als Vorstufe bzw. als Synonyma der CHRISTIAN-SCHÜLLER-HANDschen Krankheit. Die Vielfältig-keit der klinischen Erscheinungen erklärt sich daraus, daß sämtliche Organe und das Skelet lokalisiert oder generalisiert befallen sein können. Mehr oder weniger typisch ist der die CHRISTIAN-SCHÜLLER-HANDsche Krankheit begleitende Diabetes insipidus. Ebenso eindrucksvoll können die ekzematoiden disse-minierten xanthomatösen Hautveränderungen sein. Auch die LETTERER-SIVE-sche Krankheit (s. S. 864 ff.) gehört in diese Krankheitsgruppe hinein, wenn sie auch durch die ausgedehnte Reticulose in blutbildenden Organen als etwas Besonderes erscheinen könnte und mehr den reticulären Hämoblastomen zu-gehört. Auch Lungenfibrose kommt im Verlaufe der Lipoidgranulomatosen vor (SCHNIERSON und SCHNEIDER). Xanthome mit normalem Blutcholesteringehalt können im Verlaufe solcher Krankheiten gesehen werden, die mit Einlagerung von Schaumzellnestern in entzündliche Gewebe und in echte Tumoren ver-bunden sind.

Eruptive Hautxanthome treten gelegentlich gleichzeitig mit Hyperlipämie auf, wodurch es im Gegensatz zur Hypercholesterinämie zu einer milchig-sahnigen Trübung des Blutserums kommt. Diese Hyperlipämie kommt idio-pathisch, manchmal auch familiär bei Kindern vor allem unter den Krankheits-erscheinungen der hepatosplenomegalen Lipoidose von BÜRGER und GRÜTZ vor. Idiopathisch tritt bei Erwachsenen gelegentlich die Hyperlipämie mit Anhäufung von Neutralfett im Blutserum und sekundären Hautxanthomen auf. Glykosurie sowie Leber- und Milzvergrößerungen kommen dabei vor. Abgesehen von diesen idiopathischen Hyperlipämien entstehen symptomatische Formen bei schwerem unbehandeltem Diabetes, gelegentlich gleichzeitig mit Xanthomen. Auch die chronische Pankreatitis, sowie die Glykogenspeicherkrankheit und die Nephrose können mit Hyperlipämie einhergehen, wobei nur bei der Nephrose Xanthome nicht vorkommen.

Unter den Speicherungskrankheiten bilden die Lipoidosen des Morbus Gaucher, der NIEMANN-PICKschen Krankheit sowie der amaurotischen Idiotie (TAY-SACHS) und der HURLER-PFAUNDLERschen Krankheit umschriebene Krankheitsherde. Praktisch unterscheidet man nach der Art der Lipoidose die NIEMANN-PICKsche Krankheit (Phosphatidlipoidose), die GAUCHERsche Krankheit (Cerebrosid-lipoidose) und die CHRISTIAN-SCHÜLLER-HANDsche Krankheit (Cholesterin-lipoidose). Das Kerasin ergibt auf Grund des Vorhandenseins der Hexosegruppe eine charakteristische purpurrote Reaktion mit Periodsäure-Leukofuchsin. Die

Schaumzellen der Niemann-Pickschen Krankheit werden dadurch nicht angefärbt (Morrison, Hack, McManus, Hotchkiss). Die Gauchersche Krankheit entwickelt sich vorzüglich in den visceralen Organen. Ein sehr ausgesprochener Milztumor macht auf die Krankheit aufmerksam. Bei der Niemann-Pickschen Krankheit steht die Hepato-Splenomegalie im Vordergrund. Auch diese Formen der Lipoidose wie der Morbus Christian-Schüller-Hand sind mit Skeletveränderungen vergesellschaftet, allerdings treten sie nicht so stark hervor.

Speicherungskrankheiten.

(Lipoidgranulomatosen, Reticulosen [mit Skeletveränderungen: *Schrägdruck*].)

I. **Glykogenosen** (Glykogenspeicherung).
II. **Xanthomatosen** (Cholesterinstoffwechselstörungen).
  a) Xanthome mit normalem Blutcholesteringehalt.
    1. *Eosinophiles Knochengranulom,*
    2. Letterer-Sivesche *Reticulose.*
  b) Cholesterinämische Xanthomatosen.
    1. Xanthome der Haut und essentielle Xanthomatose,
    2. Xanthoma tuberosum,
    3. Atheromatose der Gefäße.
  c) Xanthome mit Vermehrung vorwiegend der Cholesterinester.
    1. *Morbus Christian-Schüller-Hand.*
  d) Lipoidosen.
    1. Essentielle Hyperlipämie (*Psoriasis vulgaris ankylopoetica*),
    2. Symptomatische Hyperlipämie,
    3. *Morbus Gaucher* (*Cerebrosidlipoidose*).
    4. Morbus Niemann-Pick (Phosphatidlipoidose),
    5. Amaurotische Idiotie von Tay-Sachs (Gangliosidlipoidose des Gehirns (zuckerhaltiges Lipoid) nach Bürger),
    6. *Dysostosis multiplex* Pfaundler-Hurler.
  e) *Lipocalcinogranulomatose* (Cholesterinlipoidosis mit Calcinosis, Teutschländer).

Bei den primären essentiellen Xanthomatosen findet sich meist mit der Cholesterinvermehrung in den Geweben ein Überwiegen des freien Cholesterins (Herrmann, Nathan, Dirscherl). Die Christian-Schüller-Handsche Krankheit weist dagegen eine starke Vermehrung des Estercholesterins auf, welches in zahlreichen chemischen Analysen von Lipoidgranulomen gefunden wurde (Bürger, Dietrich, Thannhauser). Allerdings beschreibt Bürger beim cystischen Schädelgranulom auch einmal ein geringes Überwiegen des freien Cholesterins. Bei den eosinophilen Knochengranulomen finden sich ebenfalls hohe Gesamtcholesterinwerte (bis 14,6 g des Trockengewichtes), wobei sich freies und gebundenes Cholesterin gewöhnlich die Waage halten, wenn auch Estercholesterin reichlich vorkommt. Ein starkes Übergewicht des freien Cholesterins beweist daher die essentielle Xanthomatose. Blutchemisch sind so scharfe Abgrenzungen wohl nicht möglich, obwohl es Beobachtungen mit stark erhöhtem Neutralfett ohne manifestiere Hyperlipämie gibt. Charakteristisch für die Christian-Schüller-Handsche Krankheit ist das Auftreten granulomatöser und lipoidzelliger Veränderungen in den Geweben, die entweder als Ausdruck einer primären Granulomatose (Zeelen, Chester, Gerstel, Letterer, Siegmund, Wätjen, Schafer) oder als eine primäre Stoffwechselkrankheit (Bürger, Chiani, Pick, Rowland) angesehen werden. Neuerdings sieht Bürger in diesen Granulomen sekundäre reparative Gewebsreaktionen auf lokale und allgemeine Cholesterinanreicherungen, so daß zwischen Lipoidgranulomatose und Lipidose bzw. Xanthomatose kein prinzipieller Unterschied mehr besteht.

2. Lipoidgranulom- und Xanthomzellen.

Der morphologische Ausdruck der Cholesterinxanthomatosen sind die Schaumzellen (Abb. 169 und 173), die meist in Anlehnung an Gefäße und Bronchien oder in direkter Beziehung zum Lymphgefäßendothel beobachtet werden. Nicht alle Schaumzellen zeigen eine Doppelbrechung der in ihnen gespeicherten Lipoidmassen. Auch eine Siderose der Schaumzellen kommt vor. Die Entwicklung der Schaumzellen (Lubarsch, Letterer und Arnold) ist eingehend studiert.

Es wird nachdrücklich von LUBARSCH auf die Möglichkeit der Bildung echter Fremdkörperriesenzellen (s. Osteoclasten, S. 682) hingewiesen. Neben den Schaumzellen finden sich im Knochenmarkgewebe reticuläre Reaktionen mit

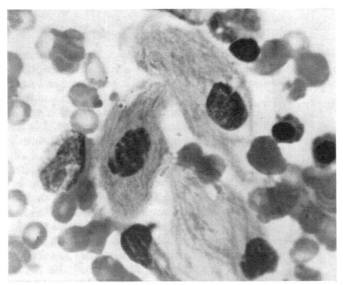

Abb. 168. GAUCHER-Zellen aus Knochenmarkpunktat.

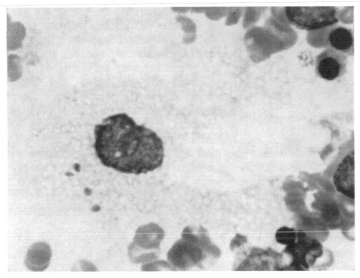

Abb. 169. Lipoidophage aus Knochenmarkpunktat bei cholesterinämischer Granulomatose.

Vermehrung der plasmacellulären Reticulumzellen und Plasmazellen mit Vacuolisierung und RUSSELL-Körperchen. Je nach der Ausdehnung dieser Gewebswucherungen und lokaler Xanthome kommt es zu osteolytischen Veränderungen vorwiegend im Schädel und im Beckenknochen; wenn sie mehr flächenhaft entwickelt sind, lassen sie eine sichere Abgrenzung von der CHRISTIAN-SCHÜLLER-HANDschen Krankheit nicht mehr zu, wenn nicht die Hyperlipämie die Diagnose der CHRISTIAN-SCHÜLLER-HANDschen Krankheit klinisch ablehnen läßt. Der morphologische Ausdruck der Lipoidose der Morbus Gaucher sind die charakteristischen GAUCHER-Zellen, die sowohl in Milz- wie in Leber- und Knochenmarkpunktat gefunden werden können (LÜDIN) (Abb. 168 sowie 173 und 174).

3. Eosinophiles Knochengranulom.

1940 beschrieben OTANI, EHRLICH und fast gleichzeitig LICHTENSTEIN und JAFFÉ ein Krankheitsbild, welches sie als solitäres eosinophiles Granulom bezeichneten. Die *Granulombildung*, die in sämtlichen Knochen lokalisierte Herd-

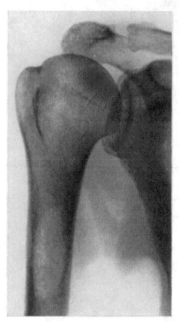

bildungen hervorrufen kann, bereitet differentialdiagnostische Schwierigkeiten vor allem gegenüber den Knochensarkomen. Die Krankheit beginnt mit leichten Fieberschüben, mit stechenden Schmerzen im Bereich der Lokalisationsstelle des Granuloms infolge der Periostreaktion. Abgesehen von den lokalen, häufig in die Weichteile lokalisierten Schmerzen sind die *klinischen Erscheinungen* gering. Selbst Fieber kann fehlen. Das eosinophile Granulom ist vorwiegend in das Skelet lokalisiert und kann dort solitär oder multilokulär auftreten. Eine gewisse Bevorzugung der Rippen und des Schädels scheint zu bestehen. LOEHR beschreibt einen Fall mit gleichzeitiger Lokalisation des Granuloms in einer Endphalanx, in einem Metacarpale und im Radius. Die Herde können sowohl in der Epi-, Meta- und Diaphyse der Röhrenknochen entwickelt sein, sie können zentral oder auch der Corticalis sehr nahe sitzen.

Röntgenologisch läßt die Knochenläsion an einen osteolytischen Prozeß denken. Die Knochendefekte sind häufig oval, gelegentlich unscharf begrenzt und erinnern an Cysten-

Abb. 170. Eosinophiles Knochengranulom.

bildungen. Sklerosierung um das Granulom wird nur selten beobachtet. Häufiger sind die periostalen Reaktionen um Granulomherde, die die Compacta eines Knochens angreifen. Auch endostale Sklerosen kommen vor. Die Periostverdickung kann geschichtet erscheinen oder locker wolkig sein (Osteoidosteome). Wenn die Compacta des Knochens durchbrochen wird, kann eine pathologische Fraktur die Folge sein. Die Granulome wachsen nach dem Röntgenvergleich außerordentlich schnell.

Das eosinophile Granulom kommt auch in regionären Lymphknoten vor und kann vom Knochen her auf die Haut übergreifen. Auch in der umgebenden Muskulatur und im Bindegewebe können je nach dem Sitz des Granuloms entsprechende Gewebswucherungen auftreten. WALTHARD und ZUPPINGER beobachteten sogar einmal ein flüchtiges Lungeninfiltrat, welches das eosinophile Knochengranulom begleitete. PARKINSON beschreibt bei einem Jungen mit eosinophilem Granulom das gleichzeitige Vorhandensein einer Wabenlunge. Diese *extraossalen Manifestationen* sind aber selten.

Blut- und blutchemische Untersuchungen sind eingehend durchgeführt worden. Die Blutsenkung kann gering beschleunigt sein. Auch geringfügige hypochrome Anämien kommen vor. Im Differentialblutbild fällt bei einer meist normalen

Gesamtleukocytenzahl eine mehr oder weniger ausgesprochene Eosinophilie auf. Eosinophilie und Monocytose können allerdings auch fehlen. Ob das Absinken der Bluteosinophilen unter der Beobachtung Ausdruck der Spontanheilung des Knochenprozesses ist, ist nicht bekannt. Selbstverständlich zeigt das Knochenmarkpunktat bei lebhafter Bluteosinophilie auch eine eosinophile Reaktion. Der Phosphatasegehalt, Serumcalcium- und Phosphorwerte sind nach der Literatur normal (THANNHAUSER).

Die *histologische Untersuchung* des Granuloms gibt ein kennzeichnendes Bild. In einem reticulären Grundgewebe mit runden und ovalkernigen Zellen, die häufig Ausläufer des Plasmas aufweisen, liegen diffus oder herdförmig eosinophile Leukocyten. Auch mehrkernige Riesenzellen (Fremdkörperriesenzellen s. S. 683, bis 30 Kerne) liegen in diesem Gewebe. Sie erinnern an Osteoclasten, stellen aber wohl Fremdkörperriesenzellen dar, zumal sie eine lebhafte Phagocytose aufweisen können. Blutungen, herdförmige Nekrosen, Lymphocyten- und Plasmazellansammlungen, lebhafte Vascularisierung mit eosinophiler Gefäßwandinfiltration sind mehr oder weniger Nebenbefunde. In Nekroseherden fallen gelegentlich CHARCOT-LEYDENsche Krystalle auf. An einzelnen Stellen des Granuloms kann sich als Ausdruck der spontanen Heilung ein bindegewebiges Granulationsgewebe entwickeln. Vereinzelt, für die Pathogenese von besonderer Bedeutung, sind Schaumzellen nach Art der Pseudoxanthomzellen, manchmal als Cholesterinspeicherzellen, vorhanden.

Die Natur der makroskopisch sulzig-käsigen, verfetteten Gewebswucherungen ist noch ungeklärt. ENGELBRECHT-HOLM, TEILUM, CHRISTENSEN und FARBER vertraten 1944 die Ansicht, daß die CHRISTIAN-SCHÜLLER-HANDsche Krankheit und das eosinophile Granulom als verschiedene Phasen einer Krankheit (s. S. 866) anzusehen sind. Diese Ansicht vertreten auch HANSEN und HELLNER. Ascarideninfektionen wurden unter Berücksichtigung gleichzeitiger eosinophiler Lungeninfiltrate ursächlich verantwortlich gemacht. Ein Beweis dafür ist jedoch nicht erbracht. Histologisch steht das eosinophile Granulom, wenn die histiocytäre Komponente sehr stark ausgeprägt ist, dem Gewebsbild der HODGKINschen Krankheit nahe. Aber das Fehlen der STERNBERGschen Riesenzellen und die für die Lymphogranulomatose ungewöhnlich hohe Eosinophilie lassen die Lymphogranulomatose ausscheiden. Die vorhandenen Riesenzellen sind Polykaryocyten und infolge ihrer Vielkernigkeit von den einkernig gelappten STERNBERGschen Riesenzellen sicher zu unterscheiden. Nach modernen Anschauungen faßt man das eosinophile Knochengranulom als Reticulose auf. Wie schon betont, bestehen histologisch Ähnlichkeit zur Réticulose histiomonocytaire und zu Lipoidspeicherkrankheiten. HADDERS faßt das eosinophile Knochengranulom als eine gutartige Reticulose auf. Das Befallensein jugendlicher Menschen, die reticulären Wucherungen im Granulom und der Lipoidreichtum der Gewebsbildungen, die makroskopisch käsig-verfettet erscheinen, erinnern sehr stark an entsprechende Befunde bei Lipoidspeicherkrankheiten. Eine infektiöse Genese ist bisher durch nichts erwiesen.

HADDERS berichtet über eine größere Zahl eosinophiler Knochengranulome. WALTHARD und ZUPPINGER beschreiben neuerdings 8 eigene Beobachtungen, deren Symptomatologie die Charakteristika der Krankheit in eindrucksvoller Form zeigt. In einem Fall war das eosinophile Granulom im Mastoid entwickelt und in den äußeren Gehörgang eingebrochen. In einem anderen Fall wurde ein Knochengranulom im Bereich der rechten Beckenschaufel gefunden, wo es nach einem traumatischen Ereignis zufällig klinisch in Erscheinung getreten war. Auch in der Tibia findet sich mit spindelförmiger Auftreibung des Knochens und lebhafter Periostreaktion das eosinophile Granulom. Kein Knochen des

Skelets wird verschont. Im Os frontale des Schädels, im Occiput werden Knochendefekte als lokalisierte und unter Umständen völlig isolierte Herdbildungen hervorgerufen. Meist sind es Jugendliche, häufig Kinder im ersten Lebensjahrzehnt. Aber auch im höheren Alter kann die Geschwulstbildung auftreten. Hadders nimmt an, daß das männliche Geschlecht bevorzugt davon befallen wird. Weitere Beobachtungen wurden von Bass, Beck, Uehlinger, Schinz und Baensch, Henschen, Green und Faber, Mignon, Schairer, Platt und Eisenberg, Scheibner, Leger, Ducroquet, Gautier-Villars, Tschekoff. Thannhauser, Nuboer, Ackermann, Adams und Kraus, Dill, French. McCullough, Sousa und Mendes, Gepts und Vertruyen, Berwouts, Stelzner. Pretl mitgeteilt. Scheibner gibt an Hand eines Beispiels ebenfalls einen umfassenden Literaturüberblick über das eosinophile Knochengranulom. Frischknecht berichtet im Falle eines 2jährigen Kindes über eine typische retikuläre Geschwulst mit vielen Makrophagen.

Bei vorwiegender Lokalisation im Bereich des Schädels kann die *differential-diagnostische* Abgrenzung gegenüber der Lipoidspeicherkrankheit (Christian-Schüller-Hand), bei Lokalisation in anderen Skeletteilen gegenüber der Réti-culose histiomonocytaire (Cazal) oder der Sive-Letterer-Abtschen Krankheit (Schafer) sehr schwierig sein. Nur die histologische Untersuchung gewährleistet in jedem Fall die sichere Diagnose. Das Ewing-Sarkom kann völlig übereinstimmende Röntgenbilder hervorrufen. Auch osteolytische osteogene Sarkome lassen sich klinisch und röntgenologisch nicht sicher abgrenzen. Die voreilige Amputation eines Gliedes könnte vermieden werden, wenn die histologische Untersuchung vorher in Anbetracht der Schwierigkeit der Differential-diagnose vorgenommen würde.

Die *Therapie* ist chirurgisch oder radiologisch. Das Auslöffeln eines Granuloms kann zu völliger Heilung führen. Liegt der Knochendefekt jedoch in der Nähe einer Gelenkfläche, so kann die chirurgische Behandlung unerwünschte Komplikationen mit sich bringen. Die Röntgentherapie wird fraktioniert durchgeführt, wobei bei Einzeldosen von 150—200 r insgesamt 1500—2000 r je nach der Tiefenlage des Prozesses verabfolgt werden. Hamilton, Barner und Kennedy nehmen jedoch nicht an, daß die Röntgenbestrahlung eine schnellere Knochenregeneration herbeiführt. Walthard und Zuppinger sind der Ansicht. daß man auf die Röntgenbestrahlung nicht verzichten sollte, da eine radikale Entfernung des Herdes außer den isolierten Rippenherden ohne Verstümmelung wohl kaum möglich ist und andererseits bei Weiterschreiten des Prozesses die Möglichkeit der Spontanfraktur dauernd besteht.

Die Granulomherde können spontan abheilen. Diese *Spontanheilung* ist aber selten. Die chirurgische Behandlung ist trotzdem sehr frühzeitig zu empfehlen. um so mehr, als differentialdiagnostisch lokalisierte Knochensarkome nur an Hand des histologischen Befundes sicher davon abgegrenzt werden können.

4. Christian-Schüller-Handsche Krankheit.

Wahrscheinlich bestehen zwischen der Christian-Schüller-Handschen Krankheit und dem eosinophilen Knochengranulom sehr enge Beziehungen. indem bei beiden eine normalcholesterinämische xanthomatöse Lipoidose besteht. Die generalisierte Form des eosinophilen Granuloms hat ihrerseits sehr viel Ähnlichkeit mit der von Letterer und Sive im Kindesalter beschriebenen Reticuloendotheliose (Engelbrecht-Holm, Theilum, Christiensen). Nach modernen Auffassungen, die Hellner und Konjetzny vertreten, stellt das eosinophile Granulom lediglich eine Anfangsphase der Christian-Schüller-

HANDschen Krankheit dar. Hierbei entwickelt sich die Xanthomzelle im eosinophilen Granulom, unabhängig vom Cholesteringehalt des Blutserums. Der Gehalt des Serums an Cholesterin, Phosphorlipoiden und Neutralfett ist beim eosinophilen Granulom noch normal, obwohl im Gewebe eine sehr starke Vermehrung des Gesamtcholesterins besteht. Zwischen diesen Speicherungsreticulosen, den eosinophilen Granulomen und den reticulären Hämoblastomen bestehen Beziehungen, so daß UEHLINGER und ROHR unter den Reticulumkrankheiten unterscheiden: die Speicherungsreticulose, die generalisierte Reticuloendotheliose und das Reticulosarkom.

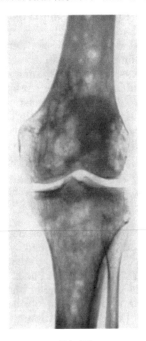 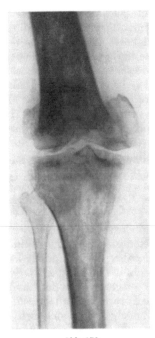

Abb. 171.   Abb. 172.

Abb. 171 und 172. CHRISTIAN-SCHÜLLER-HANDsche Krankheit (fortschreitende Knochenveränderungen des gleichen Falles mit Infraktionen).

Die CHRISTIAN-SCHÜLLER-HANDsche Krankheit wurde sowohl klinisch wie pathologisch-anatomisch häufig beschrieben (LETTERER, CHIARI, BÜRGER, THANN-HAUSER, SIMON, KUTSCHER und VRLA). Die Krankheit kommt in jedem Lebensalter, jedoch meist bei Kindern zwischen 3 und 5 Jahren vor und bevorzugt nicht wie der Morbus Gaucher oder die NIEMANN-PICKsche Krankheit Angehörige jüdischer Rasse. Zumeist stellen sich die ersten Symptome in einer lokalisierten Anschwellung am Schädelknochen dar. Knochenschmerzen im knöchernen Schädel. im Bereich der Rippenbogen, im Beckengürtel pflegen sich sehr bald zu entwickeln. Manchmal kommt es zu einer diffusen ekzemartigen Xanthomatose der Haut und im weiteren Verlauf wohl immer zu schweren Störungen des Wasserhaushaltes, wie sie als Diabetes insipidus bekannt sind. Sehstörungen kommen gelegentlich vor, wenn sich das Xanthom im Hypophysengebiet unter Druck auf den Nervus opticus ausbreitet. Auch ein einseitiger Exophthalmus kann entstehen; auch Hautxanthome vor allem im Bereich der Augenlider sind häufig. Der Exophthalmus, der im klinischen Erscheinungsbild des Morbus Christian-Schüller-Hand recht häufig vorkommt, ist manchmal die indirekte Folge der vor allem am Schädel und an der knöchernen Orbitalwand entwickelten Lipoid-granulomatosen, in deren Umgebung das Periost in einen Reizzustand versetzt und zu periostaler Knochenbildung veranlaßt wird. Auch Wachstumsstörungen (Zwergwuchs und Dystrophia adiposo-genitalis, Simmondssche Kachexie (Hoch-stetter und Veit) wurden beschrieben. Im Beginn kann sogar ein hypo-physärer Hochwuchs bei Kindern vor Eintreten des Wachstumsstillstandes ent-wickelt sein. Wir beobachteten nach 16 Jahren den von v. Barnuth beschrie-benen Fall mit unveränderter Symptomatologie, woraus auf die Lebenserwartung geschlossen werden kann (Naumann).

Der Blutcholesterinspiegel ist bei der Christian-Schüller-Handschen Krankheit im allgemeinen unauffällig. Die Diagnose wird meist relativ spät aus dem Diabetes insipidus, aus der Bluteosinophilie und aus den charakte-ristischen Veränderungen der Knochen im Röntgenbild gestellt. Nicht immer sind die klassischen Zeichen, die als Christiansche Trias bekannt sind: Land-kartenschädel, Exophthalmus, Diabetes insipidus, gleichzeitig vorhanden. Das volle Syndrom mit ausgedehnter Beteiligung des Skeletsystems wie bei der eigentlichen Christian-Schüller-Handschen Krankheit ist aber in vielen Fällen nicht ausgeprägt. Oft kann ein Zwischenraum von vielen Jahren einzelne Krank-heitsphasen trennen, bevor die Christiansche Trias im Vollbild entwickelt ist.

Die Serumcalciumwerte sind meist normal, seltener vermindert.

Bremer und Lübbers beschreiben in letzter Zeit eine generalisierte Xanthomatose mit Knochenbefall und diffuser Plasmazellwucherung im Knochenmark bei essentieller Hyper-lipämie. Diese Krankheit erinnert in manchem an die Befunde, wie sie bei der Schüller-Christian-Handschen Krankheit beschrieben sind.

Bei den Skeletveränderungen der Christian-Schüller-Handschen Krankheit steht die Osteolyse im Vordergrund. Die Bevorzugung des Schädelknochens ist eigentümlich, aber die Krankheit kann auch völlig generalisiert entwickelt sein. Das Röntgenbild der Christian-Schüller-Handschen Krankheit weist mehr oder weniger ausgesprochen den Landkartenschädel auf. Im Beginn findet sich eine feinlöcherige Porose, die zunehmend konfluieren und große osteolytische Defekte des Schädelknochens mit sich bringen kann. Lochförmige Ausstanzungen sind festzustellen, wie Knochenveränderungen auch völlig fehlen können. An der Schädelbasis fällt gelegentlich die Zerstörung des Türkensattels auf. Im Becken und in der Wirbelsäule und in den übrigen Knochen können cystisch-wabige Aufhellungsherde vorhanden sein. Wie beim diffusen Myelom erweist sich die Wirbelsäule gelegentlich hochgradig kalkarm, glasartig mit Fischwirbelbildung und Wirbelkompression. Die Vielfalt der röntgenologischen Erscheinungen erklärt sich zwanglos.

5. Lipocalcinogranulomatose (Teutschländer).

Die Lipocalcinogranulomatose, auf die Teutschländer erstmalig hinwies, ist ein sehr seltenes Krankheitsbild, welches aber durch charakteristische rönt-genologisch nachweisbare Veränderungen gekennzeichnet ist. Seitdem ist über mehrere Beobachtungen berichtet (Sommer und Tress, Füllsack, Theiss, Andreas). Es handelt sich zumeist um symmetrisch im Knochen, im Periost und in den umgebenden Weichteilen auftretende Tumoren, die histologisch aus einem derben Bindegewebe mit Zerfallshöhlen bestehen. In diesen Zerfallshöhlen findet sich ein nekrotisches, mit Kalksalzen durchsetztes Material, eine lipoidreiche Flüssigkeit und ein an Epitheloid- und Fremdkörperriesenzellen reiches Granula-tionsgewebe. Die Krankheitsvorgänge spielen sich auch in der Muskulatur und in den Schleimbeuteln ab. Es handelt sich chemisch um eine echte Cholesterin-lipoidose, die gelegentlich nur schwer von der Myositis ossificans abzugrenzen ist (ANDREAS). Die Herde stellen sich röntgenologisch als kalkdichte Schatten dar. TEUTSCHLÄNDER sieht in der Krankheit, die zweifellos den Speicherungs-krankheiten nahesteht, eine fortschreitende Systemkrankheit des Schleim-beutelapparates. Histologisch findet sich immer die bindegewebige Kapsel um die Granulome, die Kalk (Calciumphosphat und Carbonat) in Schollen und Staubform, nekrotisches lipoidreiches Material und ein an Lipophagen reiches Granulationsgewebe enthal-ten. Offensichtlich handelt es sich bei der Lipocalcino-granulomatosis um eine Kon-stitutionsanomalie.

6. GAUCHERsche Krankheit.

1892 wurde die Krankheit von GAUCHER beschrieben. Die GAUCHERsche Knochenkrank-heit ist dadurch gekennzeich-net, daß die Knochen von einem kerasinhaltigen Reti-culum, von den sog. GAUCHER-Zellen durchsetzt sind. Es

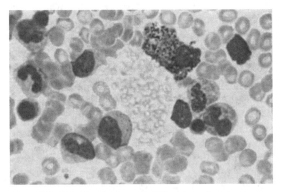

Abb. 173. Lipoidophagen bei Lipoidgranulomatose.

handelt sich um eine familiäre Krankheit, bei der eine kon-stante Störung im Lipoidstoff-wechsel besteht, wobei infolge inkompletten Abbaues kom-plexer Lipoide Kerasin ent-steht, welches in den Reti-culumzellen gespeichert wird. GAUCHER-Zellen wurden in Leber, Milz, Knochenmark und Lymphknoten nachgewiesen. Die Milz ist meist stark ver-größert, die Leber weniger groß. Die Haut erscheint oft braun pigmentiert, die Kon-

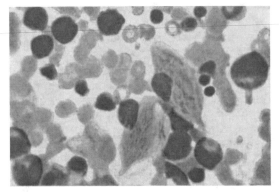

Abb. 174. Speicherzellen bei Morbus Gaucher (Knochenmarkpunktat).

junktiven sind in Corneanähe im Sinne der Pinguecula verdickt. Hämato-logisch stehen Anämie, Leuko- und Thrombopenie häufig im Vordergrund.

PICK berichtet erstmalig über Skeletveränderungen, die sich in Gibbusbildung, in pathologischen Frakturen der langen Röhrenknochen und in palpablen Knochen-verdickungen kennzeichnen. Vor allem die Hüftknochen scheinen bevorzugt beteiligt zu sein. Die Knochen können aufgetrieben sein. Es sind Spontan-frakturen und Kompressionsbrüche von Wirbelkörpern auch beim Morbus Gaucher beschrieben, die verständlich werden, wenn man die anatomischen und cytologischen Veränderungen zugrunde legt.

Das gesamte blutbildende Gewebe kann durch die Lipoidspeicherzellen ersetzt oder verdrängt sein. Die Lipoidspeicherzellen können sich bei ihrer retikulosenartigen Wachstumstendenz auf Kosten und unter Zerstörung (Osteo-lyse) im Skeletsystem vielerorts entwickeln. Allgemeine Knochenschmerzen und

lokale Symptome finden ihre Erklärung. Potter und McRae beschreiben
Ödembildung im Periost und gelatinöse schokoladenartige Massen im Knochenmarkraum. Es kommt gelegentlich zu aseptischen Nekrosen im Bereich der
Knochen, in deren Gefolge z.B. das Acetabulum des Hüftgelenks völlig verschwindet
und eine deformierende Osteoarthritis bzw. eine Perthessche Krankheit oder
eine Knochentuberkulose röntgenologisch vorgetäuscht werden kann, worauf
Scheinn und Arkin sowie Determan hinweisen. Diese Fehldiagnose wird
gelegentlich im Kindesalter gestellt. Klinisch stehen intermittierende Knochenschmerzen, geringe Temperatursteigerungen oft so im Vordergrund, daß an einen
Rheumatismus gedacht wird.

Röntgenologisch sind Knochenatrophie infolge Calciummangel, Porose der
Knochentrabekel, Zerstörung des spongiösen Gewebes und das Fehlen perostaler
Reaktionen kennzeichnend (Kleiker und Junghagen).

Wegen der begleitenden Hepatosplenomegalie wird *differentialdiagnostisch*
an Blutkrankheiten, an das Bantische Syndrom, an Panmyelophthise mit
Thrombopenie (Davis, Genecin und Smith), an die Niemann-Picksche Cirrhose,
an die familiäre amaurotische Idiotie und an die Letterer-Sivesche Krankheit
gedacht. Auch das eosinophile Knochengranulom kann fälschlicherweise angenommen werden. Bei der Niemann-Pickschen Krankheit weist aber die
Schrägstellung der Augen sowie der mongoloide Gesichts- und Schädeltyp
auf die in jüngsten Jahren entstandenen Skeletveränderungen hin, wie sie
auch bei Kranken mit Mittelmeeranämien, nicht aber beim Morbus Gaucher
bekannt sind.

7. Dysostosis multiplex (Pfaundler-Hurler).

Die Pfaundler-Hurlersche Krankheit wird als *Gargoylismus* bezeichnet,
weil damit ein Fratzengesicht beschrieben wird, wie es sich häufig an Wasser-
speiern gotischer Kathedralen befindet. Bürger rechnet diese Krankheit, die
mit affenartigem Gesichtsausdruck, mit eingezogenem Nasenrücken, mit Hornhauttrübungen einhergeht, zu den Lipoidosen. Es finden sich neben einer auf-
fälligen Zungenvergrößerung vor allem Leber- und Milzschwellung sowie Hornhauttrübung. Am Skeletsystem zeigen sich röntgenologisch vorzeitige Verknöcherung der Lambdanaht, Verbildung der Wirbelkörper, Krümmung des
Radius, Zuckerhutformen der Phalangen und der Metacarpalia bei normaler
Knochenkernentwicklung. Die Krankheit wird nur in jüngsten Jahren beobachtet.

Bei der Dysostosis multiplex bzw. bei der Pfaundler-Hurlerschen Krankheit werden Granulationsanomalien an den weißen Blutkörperchen beobachtet
(Reillysche Granulationsanomalie). Möglicherweise stimmen die Reillysche
und die Aldersche Granulationsanomalie morphologisch und pathogenetisch
überein. Alder beschrieb die Anomalie der groben dunklen, ins rötliche
schimmernden Granulation der neutrophilen Leukocyten und auch der eosinophilen Leukocyten sowie der granulocytären Knochenmarkzellen erstmalig bei
einem Geschwisterpaar, bei dem sich innerhalb vieljähriger Beobachtung Wachstumsstörungen am Skeletsystem einstellten. Röntgenologisch fielen fleckige
zerfressene Partien in den Femur sowie in den Humusköpfen auf. An einigen
Stellen hatte sich der Knorpel nicht in Knochen umgewandelt, so daß unter der
Belastung der Femurkopf walzenförmig deformiert wurde. Die Bilder erinnerten
an die Perthessche Krankheit. Wegen des Befalles auch anderer Skeletteile und
wegen des familiären Auftretens wurde auch an die Ribbingsche Epiphysen-

destruktion gedacht. Die anatomische Untersuchung ergab in einem Falle, daß Unterbrechungen der Knorpel-Knochengrenze bestehen, wobei am Knochen Auflösungszeichen zu erkennen waren und das Einwachsen von Knorpel in den Knochen nachweisbar wurde. ALDER demonstriert diese Befunde in Abbildungen. Auch Knochennekrosen kommen vor. Das Charakteristikum ist die enchondrale Ossifikationsstörung, wobei gleichzeitig mächtige Erweiterungen der Knochenmarkblutgefäße fast bis zur Angiomatose bestehen. Sekundär kommt es zu Frakturen und deformierenden Arthronosen, mit Tiefenvascularisation des Gelenkknorpels. JORDANS beschrieb später eine ähnliche Granulationsanomalie mit Teil- und Vollträgern in einer Familie. In Verbindung mit der HURLER-PFAUNDLERschen Krankheit berichtet erstmalig BRUGSCH über die REILLYsche Granulationsanomalie (ULLRICH). Die von ALDER beschriebenen histologischen Befunde stimmen im allgemeinen mit den Beobachtungen über Störungen des Knochenwachstums beim PFAUNDLER-HURLERschen Gargoylismus mit Zwergwuchs überein.

Die MORQUIOsche Krankheit muß davon abgegrenzt werden; sie unterscheidet sich lediglich durch das psychisch normale Verhalten der Kranken und durch das Fehlen der charakteristischen Hornhauttrübung. Die RIBBINGsche Krankheit ist als hereditäre Epiphysenstörung, die meist bei großen und kräftigen Menschen vererbt recessiv auftritt, ebenfalls zu erwähnen. In diese Gruppe gehört auch die hereditär-degenerative Osteoarthropathie von SCHINZ und FURTWÄNGLER sowie HORSCH. Das Charakteristikum ist für diese Krankheiten die Kombination von Granulationsanomalie der Leukocyten mit Knochenwachstumsstörungen. Es sei in diesem Zusammenhang an Beziehungen zwischen PELGERscher Kernanomalie und Knochenveränderungen erinnert (s. S. 774, 660). Ähnliche Befunde werden von GASSER sowie FANCONI mitgeteilt.

XIX. Osteoarthrosis deformans.

Unter den chronischen Gelenkleiden muß zwischen den primär- (s. S. 969ff.) sowie sekundär- (s. S. 978) chronischen Polyarthritiden und den degenerativen Gelenkveränderungen unterschieden werden. In der Folge chronischer Entzündungen, bei denen ossäre Ulcerationen der Gelenkenden, Gelenkspaltverschmälerung, bindegewebige und knöcherne Ankylosen, Subluxationen, ossäre Verdickungen im Sinne der HEBERDENschen Knoten, endostale Knochensklerosen neben Knochenatrophie und Weichteilverdickungen vorkommen, entwickeln sich meist deformierende Veränderungen, die kaum mehr vom Erscheinungsbild der primären Arthrosis bzw. der Spondylosis deformans abzugrenzen sind.

Die Arthrosis bzw. Spondylosis deformans entspricht dagegen einem von Anfang an chronisch-degenerativen Leiden nicht infektiös-entzündlicher Natur. Nach modernen Auffassungen nimmt man eine Schädigung des Chondroitin-Proteinkomplexes aus unbekannter Ursache pathogenetisch an. Sie betrifft in erster Linie den Gelenkknorpel und erst später den Knochen im Sinne der Osteochondrosis. Der röntgenologische Nachweis gelingt erst im Stadium der Osteoarthrosis, d. h. wenn der primär erkrankte Knorpel bis auf den Knochen abgeschliffen ist und Knorpelwucherungen ossifiziert sind (Abb. 175 und 176).

Die *Ätiologie* der deformierenden Osteoarthrosen ist sehr vielgestaltig. Ursächlich kommen verschiedene Zustände exogener und endogener Natur in Betracht: Abnutzung bei schwer arbeitenden Menschen, meist infolge fortgeschrittenen

Alters (Malum coxae senile), Traumen, Veränderungen der statischen Verhältnisse, deren Ursache außerhalb der Gelenke liegen kann (Genua valga) und chemische Stoffe, unter denen das Blei zu erwähnen ist. Jeder Krankheitsvorgang, der den Gelenkknorpel schädigt, kann die Osteoarthrosis auslösen. Altersabnutzung, Gelenkblutungen, Stoffwechselkrankheiten (Ochronose, Alkaptonurie, Gicht; s. S. 1002) und Störungen im endokrinen Zusammenspiel, besonders der Ausfall der weiblichen Sexualhormone mit den Wechseljahren können beteiligt sein. Auf endogene Einflüsse lassen die Beobachtungen der Osteoarthrosis bei hypophysären Krankheiten, bei Schilddrüsenunterfunktion, bei Akromegalie und im Klimakterium der Frau schließen. Menge spricht

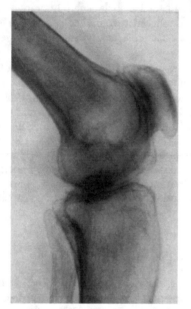 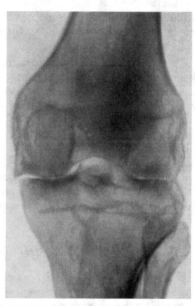

Abb. 175. Arthrosis deformans des Kniegelenkes (trockenes Gelenk mit Deformierung der Patella).

Abb. 176. Sekundäre Arthrosis deformans bei primärchronischer Polyarthritis (trockenes Gelenk).

sogar von Osteoarthropathia ovaripriva nach Kastration mittels Röntgenbestrahlung der Ovarien. Schaal berichtet unter Hinblick auf die Beziehungen zwischen Gelenkleiden und Nebennierenrindenfunktion über das Auftreten von Arthrosis deformans unter Desoxycorticosteronbehandlung des Morbus Addison. Erbleiden vermögen sich in Knorpelläsionen und in sekundärer Arthrosis deformans zu äußern (s. S. 969). Auch im Verlaufe langjährig bestehender Nervenkrankheiten, wenn statische Einflüsse und Störungen der Sensibilität bzw. der Tiefensensibilität ungewöhnliche Belastungen der Gelenkflächen bedingen, entsteht Arthrosis deformans, wobei trophische Störungen nicht bedeutungslos sind (s. S. 768). Unter den nichtentzündlichen Gelenkleiden bedarf die Osteoarthrosis deformans der Blutergelenke ausdrücklicher Erwähnung. Durch wiederholte Blutergüsse in die Gelenkhöhle bei Hämophilie kommt es zu Wucherungen der stark mit Eisen durchtränkten Synovialis mit bindegewebiger Organisation der Blutklumpen und zu Schädigungen der Knorpelfläche der Gelenke. Blutergelenke können sogar ankylosieren (s. Abb. 177—179). Einen Übergang vom Physiologischen zum Pathologischen bilden die *Altersveränderungen der Gelenke*, denen zweifellos altersbedingte Störungen im Aufbau des Chondroitin-Proteinkomplexes (vgl. braune Degeneration des Herzmuskels) zugrunde liegen. Sie stellen sich in einzelnen Teilen des Skeletes, besonders an der Wirbelsäule manchmal schon auffallend früh ein. An den Gelenken zeigt sich die Altersosteoarthrosis erst in höherem Alter. Daß für die Altersvorgänge am Gelenk sklerotische Durchblutungsstörungen maßgeblich sind, ist wahrscheinlich. Für die Arthrosis deformans der Kniegelenke spielen allerdings arterielle Durchblutungsstörungen keine entscheidende Rolle. Dagegen soll nach DE BOURGUESDON die venöse Stase pathogenetische Bedeutung haben, zumal Varicen im Bereich der unteren Extremitäten sehr häufig sind. Trotz der Vielartigkeit der äußeren und inneren Ursachen kann aber gesagt werden, daß

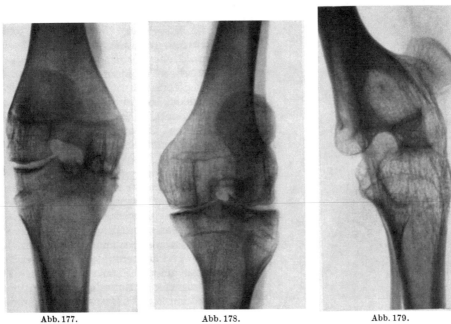

Abb. 177. Abb. 178. Abb. 179.
Abb. 177—179. Hochgradige Gelenkdeformierung des Blutergelenkes (Kniegelenke).

prinzipiell die Widerstandsfähigkeit der Gewebe, insbesondere des Knorpels im Laufe des Lebens geringer wird, als sie für die normale Dauerbelastung notwendig ist (Bradytrophie des Knorpels; BÜRGER, EHRENBERG).

Wachstum und Alter des Skeletes werden sehr wesentlich durch Hormone, vor allem durch die Geschlechtshormone beeinflußt. Wahrscheinlich wirken die Hormone als direkte und indirekte Katalysatoren im Auf- und Abbau organischer Substanzen und beeinflussen dadurch Wachstums- sowie Alterungsvorgänge. Unter den indirekten Wirkungen sind vor allem die Auswirkungen auf den Phosphatasestoffwechsel zu erwähnen. Die hormonalen Einflüsse sind von verschiedenen Faktoren, von Alter und Geschlecht, vom Ernährungszustand sowie vom Mineral- und Vitaminstoffwechsel beeinflußt. Das Längenwachstum des Skeletes erfolgt normalerweise dadurch, daß der epiphysäre Knorpel von einem undifferenzierten Zellager aus wuchert. Wenn sich an der epiphysären Seite der Wachstumszone neue Zellen formen, nehmen die älteren, nach der Diaphyse liegenden Zellen an Größe zu. Wenn der hypertrophische Knorpel einen bestimmten Entwicklungszustand erreicht hat, verkalkt er und wird durch Blutcapillaren aufgebrochen, schließlich durch Knochen ersetzt.

Jede einzelne Knorpelzelle durchläuft so einen bestimmten Cyclus von Wachstum, Reifung und Altern. Darüber hinaus altert der Knorpel als bradytrophes Gewebe in seiner Gesamtheit. Dieser Alterungsvorgang zeigt sich in der Abnahme des Wachstums und in der Zunahme regressiver Vorgänge (Atrophie, Hyalinisierung, Verkalkung oder Erweichung von Knorpelzellen und Stützsubstanz). Während der normalen Wachstumsperiode besteht ein Gleichgewicht zwischen Wachstum und Altern des Knorpels. Ist der Wachstumsvorgang herabgesetzt, bzw. sind die Alterungsvorgänge im Knorpel beschleunigt, so kommt es während der Entwicklung zu einer vorzeitigen Verengerung bzw. zum vorzeitigen Schluß der Epiphysenfugen. Gleichzeitig werden gewisse Alterungsvorgänge im Knorpel wie Schwellung, Verflüssigung und Nekrose nachweisbar, die, wenn sie krankhafte Ausmaße erreichen, die typischen Veränderungen der Arthrosis deformans auslösen. Man unterscheidet bei der Skeletentwicklung drei, durch fließende Übergänge verbundene Phasen: die Wachstumsperiode mit lebhafter Knorpelwucherung, die Degenerationsperiode, die etwa mit der geschlechtlichen Reife einsetzt und den Stillstand des Knorpelwachstums einleitet. Der Gehalt des Knorpels an Cholesterol, Glykogen und Enzymen, darunter der Phosphatase nimmt ab (Riddle). Die Verknöcherung der Epiphysenfugen und das Dickenwachstum des Knochens schreiten gleichzeitig fort und leiten auf die Resorptionsperiode über, während welcher Abbauvorgänge vorherrschen. An den Epiphysenfugen kommt es zu Durchbruch und Verschmelzung der Markhöhle. Der Knochen nimmt an Masse und Wassergehalt ab und wird infolge erhöhten Gehaltes an anorganischem Material

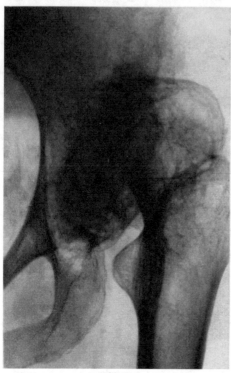

Abb. 180.

brüchiger. Tierexperimentelle Studien (Silberberg und Silberberg, sowie Rössle und Roulet) haben diese Beobachtungen bestätigt. Auf diese Reifungsperioden wirken die Hormone der Hypophyse (das sog. Wachstumshormon des Vorderlappens) in besonderem Maße ein. Untersuchungen an hypophysektomierten Tieren (Rössle, Evans) haben aber gezeigt, daß die Steuerung des Wachstums wahrscheinlich mehreren hormonalen Faktoren unterliegt und nicht allein von der Hypophysentätigkeit abhängt. Das Vorkommen von Arthrosis deformans bei Akromegalie (Benett, Silberberg, Lucke und Hueckel, Erdheim) spricht dafür, daß auf den menschlichen Gelenkknorpel Hormone des Hypophysenvorderlappens eine Wirkung entfalten. Das Auftreten von Arthrosis deformans im Klimakterium vermag ebenfalls auf eine erhöhte Hypophysentätigkeit hinzuweisen, die durch den Ausfall der Sexualhormone bedingt ist (Hemberton). Auch der Ausfall des Schilddrüsenhormons führt zu Verzögerung, Stillstand oder fehlerhaften Skelet- und Zahnwachstums. Zum Beispiel ist die

Organisation des knöchernen Callus verlangsamt. Das Knorpelwachstum ist verlangsamt, aber weniger als nach Hypophysenausfall. Vor allem die enchondrale Verknöcherung wird gestört. Das Schilddrüsenhormon beschleunigt nach tierexperimentellen Studien wie das Hypophysenvorderlappenhormon alle Phasen der Skeletentwicklung. Somatotropes Hormon steigert das Knorpelwachstum mehr als das Schilddrüsenhormon, welches die Alterungsvorgänge stärker beeinflußt. Auch die Nebenschilddrüse und die Nebennieren mit ihren Corticosteroiden beeinflussen sowohl Knochen- wie Knorpelwachstum. Im normalen Organismus ist das Skelet einer Reihe von direkten, teils synergistischen, teils antagonistischen Einflüssen unterworfen, wobei jedes einzelne Hormon seine charakteristischen Wirkungen auf das Endorgan entfaltet. Über die Natur der Alterungsvorgänge ist im speziellen zur Zeit nur wenig bekannt. Der Effekt der Hormone wird weitgehend vom Alter des Individuums bestimmt. Im allgemeinen wird nach SILBERBERG die Maximalwirkung eines zugeführten Hormons in demjenigen Alter erzielt, in welchem Hormonwirkung und physiologische Auf- und Abbauvorgänge in gleicher Richtung verlaufen.

Die *Osteoarthrosis deformans* verläuft schleichend progredient. Es kommt zu Knorpelwucherung und zu knöchernen Randwulstbildungen im Bereich der betroffenen Gelenke, zu Blutungs- und Geröllcysten im Knochen in Gelenknähe, zu subchondralen Spongiosacysten vor allem im Bereich der Knie- und Hüftgelenke. Das Malum coxae senile ist der

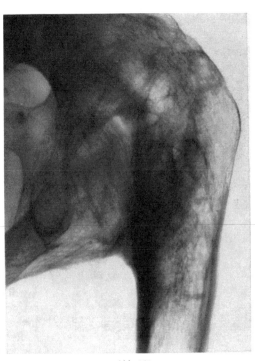

Abb. 181.

Abb. 180 und 181. Osteoarthrosis deformans des Hüftgelenks.

häufigste Abnutzungszustand. Randzacken und Randwülste können sich osteomartig vorwölben und zu schweren Funktionsstörungen (Knirschen, Knacken, Einschnappen abgesprengter, freier Gelenkkörper) in den befallenen Gelenken führen. Gerade bei Veränderungen am Pfannendach der Hüfte (vgl. Dysplasie der Hüfte, Osteochondritis dissecans, S. 662) muß an Malum coxae senile gedacht werden, wenn auch hier anlagemäßige Störungen häufig sind. Arthrosis deformans findet sich an sämtlichen Körpergelenken, sogar im Kiefergelenk, wofür vor allem Bißanomalien verantwortlich zu machen sind.

Häufig ist von der Arthrosis deformans nur ein einziges Gelenk befallen, meist nur ein Hüftgelenk bevorzugt betroffen. Natürlich können auch mehrere Gelenke nach und nach betroffen werden. Am Hüftgelenk und an den Kniegelenken zeigt sich dann die Abschleifung der Gelenkflächen im Röntgenbild. Besonders am Gelenkkopf des Oberschenkels zeigt sich die Abschleifung des Humeruskopfes, welcher Kegel-, Pilzhut- oder Walzenform annehmen kann (s. Abb. 180 und 181). Die Hüftpfanne wird ausgeschliffen und kann nach „oben" wandern.

Am Ellenbogengelenk wird die Höhlung des Processus coronoideus ausgeschliffen und der Vorsprung selbst zugespitzt oder werden Teile vom Olecranon abgesprengt. Im Kniegelenk treten lippenförmige Umbiegungen der Gelenkfläche an ihren freien Rändern unter Spornbildung auf. Teilweise sind auch die Knochenvorsprünge und Verbreiterungen an den distalen Fingergelenken, die Heberdenschen Knoten, zur Osteoarthrosis deformans zu zählen. Mit Osteoarthrosis der Kniegelenke ist gelegentlich Chondromalacie der Patellen verbunden, wobei Osteophyten, Degeneration der Gelenkknorpel und Störungen der Synovialmembran auftreten (Gray).

Als *Arthrokatadysis* (Otto Palvis) wird eine besondere Vertiefung der Hüftgelenkpfanne bezeichnet. Es werden primäre und sekundäre Krankheitsformen unterschieden (vgl. Scandalis und Mitarbeiter).

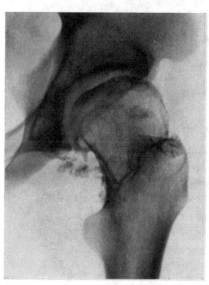

Natürlich können auf dem Boden primär entzündlicher Gelenkkrankheiten nichtentzündliche deformierende Veränderungen entstehen. Auch können selbst bei der auf Abnutzungsvorgängen beruhenden Arthrosis deformans akute Schübe mit Schmerzen, Schwellungen und starker akuter Beeinträchtigung der Bewegungsfähigkeit eintreten, die auf sekundär-entzündliche Reaktionen zurückzuführen sind.

Die *Behandlung* der Arthrosis deformans gebraucht im allgemeinen kombinierte interne, balneologische und orthopädische Anwendungen sowie Röntgenbestrahlungen. Die Heilerfolge sind in Anbetracht der fortschreitenden degenerativen Veränderungen gering. Heute versucht man durch operative Maßnahme die Heilerfolge zu verbessern. Allerdings soll der verstümmelnde Eingriff der künstlichen Gelenkversteifung nicht darunter verstanden werden. Vor allem die Behandlung des Malum coxae senile ist durch Hüftgelenkplastiken wesentlich verbessert worden. Die plastischen Eingriffe am Hüftgelenk sind allerdings nicht geringfügig. Die subtronchantere Osteotomie, mit der man gleichzeitig die den Gang störenden Adductorenspasmen beseitigen kann, ist noch nicht verlassen, obwohl moderne Methoden der Hüftgelenkplastik mehr und mehr Anwendung finden und trotz des Alters der meisten Kranken in Anbetracht der Fortschritte der Methodik und der Narkosetechnik erfolgreich ausgeführt werden. Sie bestehen im Aufsetzen von Kappen oder Kronen zwischen die künstlich erweiterte Gelenkpfanne und den verkleinerten Oberschenkelkopf. Die Vitalliumkappe und die Plexiglaskrone (Lange) sind am bekanntesten. Eine neuere Methode, die die Resektion des Schenkelkopfes und die Polsterung mit alloplastischem Material vor Aufsetzen der Plexiglaskrone zur Voraussetzung hat, ist die von J. und R. Judet und McAusland angegebene. Neben den großen Eingriffen sind auch kleinere palliative Operationen zu empfehlen, die prinzipiell auf der Entfernung von Randexostosen und defekten Knorpelpartien beruhen. Am Kniegelenk wird die Excochleation der Substantia spongiosa ohne Eröffnung des Gelenkraumes von Vogl empfohlen.

Abb. 182. Verkalkungen im Kapselgebiet des Hüftgelenks bei chronischer Entzündung mit sekundärer Arthrosis deformans.

XX. Spondylosis deformans und Osteochondrosis der Wirbelsäule einschließlich der Bandscheibendegeneration (Discusprolaps) und der Verletzungsfolgen.

Die *Spondylosis deformans* ist die häufigste Krankheit der Wirbelsäule. Nach SCHMORL ist ihre Ursache die Degeneration des Faserringes der Bandscheibe. Hierbei entwickeln sich oft hochgradige Randwülste, Schaltknochen und Knochenklammern, so daß die Wirbelsäule bambusstabartig verformt erscheinen kann. Die Abgrenzung der Spondylitis ankylopoetica (BECHTEREW-sche Krankheit, s. S. 989) kann dann auf Schwierigkeiten stoßen, wenn sogar einzelne kleine Gelenke oder auch noch Teile des Sacroiliacalgelenkes von den Begleitveränderungen der Spondylosis betroffen sind.

Nach COCCHI treten spondylotische Veränderungen der Halswirbelsäule bei chronischen Rheumatikern um einige Jahre früher auf als bei Menschen ohne rheumatische Vorgeschichte. COCCHI sieht in der Spondylosis eine Abnutzungskrankheit, bei der viele klinische Beschwerden durch eine rheumatische Perispondylitis verursacht sind. Die Perispondylitis beschleunigt die Entwicklung der Spondylosis. Meist geht der Spondylosis deformans eine röntgenologisch nachweisbare Verschmälerung der Zwischenwirbelscheiben parallel. Praktisch aber bleiben im Gegensatz zur BECHTEREWschen Krankheit die kleinen Gelenke der Wirbelsäule frei. Die Schrägaufnahme (45°) oder die Tomographie ermöglicht die eindeutige, für die Urteilsbildung notwendige Darstellung der kleinen Wirbelgelenke wohl immer. Die Spondylosis stellt mehr noch als die Arthrosis deformans eine Alters- und Abnutzungserscheinung dar, die im Anfangsstadium starke Schmerzen machen kann. Die ersten Veränderungen spielen sich gewöhnlich um die Zwischenwirbelscheibe herum ab. Mit der Abplattung der Zwischenwirbelscheiben treten die ihnen anhaftenden Knochenteile nach außen hervor und bilden zackige Vorsprünge. Die Höhe der Wirbelkörper ist meist verringert. Die Knochenvorsprünge wachsen und vereinigen sich, wobei die oberen die unteren dachziegelartig überdecken können. Verknöcherung der Zwischenwirbelgelenke und der Bänder kann nur in seltenen und vereinzelten Fällen in beschränktem Umfange vorhanden sein, wenn eine Spondylitis die Ursache der sekundär-deformierenden Veränderungen ist; sie gehört aber nicht zum Krankheitsbild. Die Einengung der Foramina intervertebralia kann zu vielfältigen nervösen Störungen und zu Schmerzen führen, wenn man von den Belastungsbeschwerden selbst absieht. Manchmal ist eine mehr oder weniger ausgesprochene Bandverknöcherung (Osteophytose) gleichzeitig vorhanden, die meist lokalisiert entwickelt ist (umschrieben bei Discusprolaps, Spondylolisthesis).

Pathologische Veränderungen an den Bandscheiben sind häufig. Abnorm hohe Bandscheiben bestehen bei der Osteochondrose der Wirbelsäule. Porotische Wirbel geben dem Druck des Nucleus pulposus nach, so daß die Wirbelkörper wie zusammengedrückt erscheinen. Die Fischwirbelbildung bei der Osteomalacie, beim Morbus Paget, beim Morbus Cushing, bei Metastasen und Plasmocytomen im Wirbelkörper ist dafür typisch. Degeneriert der Faserring der Bandscheibe, so wird die Bandscheibe locker und die Wirbelkörper können sich gegeneinander verschieben. Es entwickelt sich das *Syndrom der Spondylolysis* bzw. der *Spondylolisthesis*. Bei Austrocknung, Mißbildung und Fibrose der Bandscheibe verliert sie an Höhe und wird unelastisch. Es kann sich dabei schon sehr frühzeitig der Zustand der Spondylosis deformans gleichzeitig herausbilden. Zum Bild der *Osteochondrosis intervertebralis* gehören auch die *Kalkablagerungen* im verdichteten Faserring und im Nucleus. Doch muß die Calcinosis intervertebralis

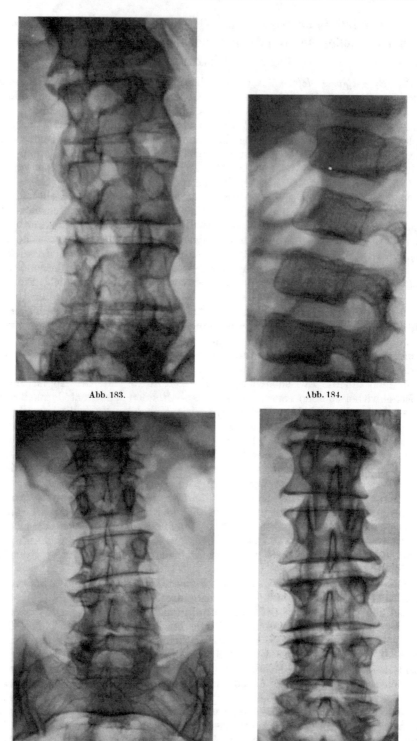

Abb. 183.   Abb. 184.

Abb. 185.   Abb. 186.

davon getrennt werden. Das Bandscheibengewebe kann durch Lücken in der Knorpelplatte in die Wirbelspongiosa eindringen. Es entstehen Nucleus pulposus-Hernien, Wirbelrandhernien und SCHMORLsche *Knorpelknötchen* (Abb. 191). Durch

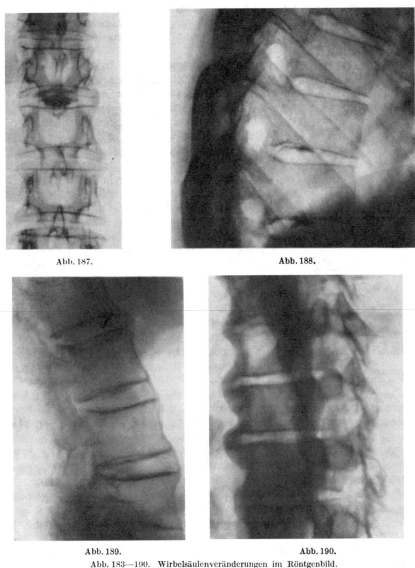

Abb. 187.   Abb. 188.

Abb. 189.   Abb. 190.

Abb. 183—190. Wirbelsäulenveränderungen im Röntgenbild.
Abb. 183. Spondylosis der Wirbelsäule mit Bandverdickungen (ähnlich dem Morbus Bechterew).
Abb. 184. Wirbelsäule eines Jugendlichen mit hypophysärem Zwergwuchs. — Abb. 185 und 186. Spondylosis deformans. — Abb. 187 und 188. Calcinosis intervertebralis. — Abb. 189 und 190. Verkalkungen der Längsbänder.

Risse im hinteren Abschnitt des Faserringes wird das Bandscheibengewebe in den Wirbelkanal vorgepreßt, worauf die bedrohliche *Symptomatologie der Discushernie* beruht. Durch die Lücke im Faserring wird das Nucleus pulposus-Gewebe vorgewölbt und tritt aus. Dem vorfallenden Nucleus quellen die übrigen Massen nach. Faserringsequester werden anatomisch gefunden. Es ist selbstverständlich, daß durch derartige Vorgänge Nervenbahnen (s. S. 883) schwer geschädigt

bzw. komprimiert werden können. Die von Schmorl beschriebenen Knorpelknötchen entstehen durch Wucherung von Knorpelgewebe nach Einbruch des
Nucleus pulposus in die Umgebung durch Risse in der Knorpelplatte der Bandscheibe. Die Schmorlschen Knötchen stellen sich als unregelmäßig begrenzte
Aufhellungen an den Deckplatten der die aufgequollene Zwischenwirbelscheibe
begrenzenden Wirbelkörper dar. Neigung zu Verkalkung und bindegewebiger
Verhärtung ist oft damit verbunden.

Die *Calcinosis intervertebralis* zeigt demgegenüber Verkalkung der zentralen
Partien des Nucleus pulposus. Im Röntgenbild erscheinen diese zentralen Verkalkungen als strichförmige oder ovalär-mandelkernähnliche intensive Verschattungen, welche gegen die Umgebung scharf abgegrenzt sind. Sie sind

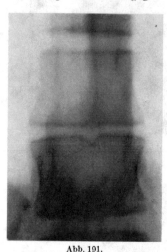

ein belangloser Nebenbefund, während das
Schmorlsche Knötchen auf schwere Schädigungen
des Bandscheibenapparates hindeutet.

Die *Osteochondrose* stellt eine durch Bandscheibendegeneration eingeleitete Krankheit dar.
die durch reaktive Vorgänge an der Knorpelplatte und am benachbarten Wirbelkörper gekennzeichnet ist. Im Alter fast obligatorisch
werden nach Junghanns vom 50. Lebensjahr ab
etwa 80% der Männer und 70% der Frauen befallen. Die Entquellung der Bandscheibe, die
die Symptomatologie in Gang bringt, kann schon
um das 30. Lebensjahr beginnen. Sie kommt an
der Hals-, Brust- und Lendenwirbelsäule vor, am
häufigsten im Bereich der letzten präsacralen
Bandscheibe. Ohne jede Beschwerden und mit
stärksten „Rückenschmerzen", unter Umständen
mit ausgesprochenem Ischiassyndrom und neurologischen Ausfällen kann die Osteochondrose
einhergehen. Die Lendenwirbelsäule ist im er-

Abb. 191.
Schmorlsches Knorpelknötchen
(Schichtaufnahme der Wirbelsäule).

krankten Bereich oft druck- und klopfempfindlich. Röntgenologisch finden sich
Verschmälerung des Zwischenwirbelraumes und ungleiche Konturierung der Deckplatten, Verdichtungen infolge Sklerosierung der angrenzenden Wirbelkörper-
spongiosa und Geradstellung bzw. Geradhaltung des darüberliegenden Wirbel-
säulenabschnittes. Die klinische Symptomatologie der Osteochondrose ist manchmal nicht vom Discusprolaps und seinen Erscheinungen abzugrenzen.

Der *Nachweis der Discushernie* als ätiologischer Faktor bei Ischias hat die
Diskussion über die Ätiologie und Pathogenese der *Ischiaskrankheit* grundsätzlich beeinflußt. Sie wird eingehend in Bd. V dieses Handbuches dargestellt.
Es handelt sich dabei nicht um neuralgische oder neuritische Vorgänge, sondern
um Wurzelaffektionen in der Lumbal-Sacralregion (L_5—S_1), welche in den aller-
meisten Fällen durch die Discushernie verursacht werden (Norleyn, Foerster).
Schon Foerster hob hervor, daß bei Reizung einer Wurzel eine Schmerzausstrahlung erfolgt, die je nach der gereizten Wurzel variiert. Bei Reizung der
4. Lumbalwurzel erfolgt eine Schmerzempfindung, die in die Hüftregion, in die
Vorder- und Innenseite des Oberschenkels bis in die Kniegegend, in vielen Fällen
nach der Vorderseite des Unterschenkels ausstrahlt. Bei Reizung der 4. Lumbalwurzel findet man nie ausstrahlende Schmerzen im Fuß oder im Zehenbereich.
Bei Reizung der 5. Lumbalwurzel strahlen Schmerzen auf der Rückseite des
Beines bis in den Fuß und die Großzehe aus. Bei Reizung der 1. Sacralwurzel
strahlt der Schmerz auf der Rückseite des Beines bis in die Ferse, gelegentlich

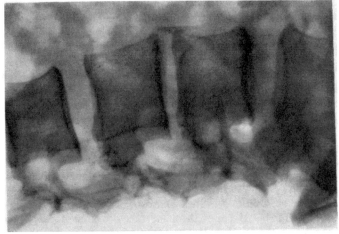

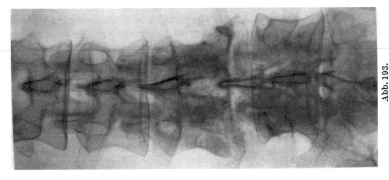

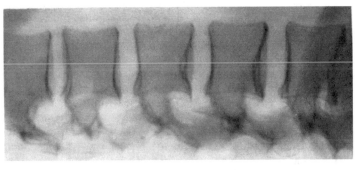

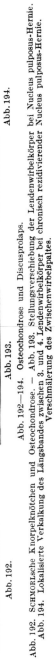

Abb. 194.

Abb. 193.

Abb. 192.

Abb. 192—194. Osteochondrose und Discusprolaps.
Abb. 192. SCHMORLsche Knorpelknötchen und Osteochondrose. — Abb. 193. Stellungsverschiebung der Lendenwirbelkörper bei Nucleus pulposus-Hernie.
Abb. 194. Lokalisierte Verkalkung des Längsbandes zwischen 3. und 4. Lendenwirbelkörper bei chronisch rezidivierender Nucleus pulposus-Hernie.
Verschmälerung des Zwischenwirbelspaltes.

auch auf die laterale Fußseite aus. Die Reizung der 2. Sacralwurzel verursacht ausstrahlende Schmerzen nach der Rückseite des Beines nur bis in die Kniehöhe, niemals tiefer. Die Schmerzausstrahlung bei Reizung der 4. Lumbalwurzel stimmt gut mit der Schmerzausbreitung bei der Arthrosis deformans coxae überein. Sie stimmt auch mit den nervösen Ausfallserscheinungen bei Discushernie zwischen L_3 und L_4 überein, wenn hauptsächlich die 4. Lumbalwurzel komprimiert ist. Inwieweit die Areflexie im Bereich der Achillessehne diagnostisch Wert für die Lokalisation hat, liegt anatomisch nicht völlig klar. Die Bahnen des Achillessehnenreflexes verlaufen nach Foerster über die 5. lumbale und 1. sowie 2. sacrale Wurzel, nach Norleyn jedoch über die 2., 3. und 4. lumbale Wurzel. Störungen der peripheren Sensibilität in Form von Taubheitsgefühl und Parästhesien, gelegentlich sogar Hyperästhesie, sind keineswegs selten. Früher war man der Auffassung, daß die Sensibilitätsstörungen bei Discushernie in erster Linie im Fußbereich, jedenfalls unterhalb des Knies auftreten. Heute aber steht fest, daß darüber hinaus eine Herabsetzung der Sensibilität bis auf den Oberschenkel und die Glutäalregion vorkommt. Selbst lokalisierte Paresen sind bei Discusprolaps nicht ungewöhnlich. Bei der Discushernie, die vom 4. lumbalen Zwischenwirbel ausgeht, ist meist eine Parese des M. extensor der Großzehe zu finden. Bei Affektion der 5. Lumbalwurzel besteht oft Atrophie des M. extensor digitorum brevis. Das Syndrom der 5. Lumbalwurzel zeigt folgende Symptomatologie: Ausstrahlende Schmerzen auf der Rückseite des Beines bis in den Fuß und die Großzehe, Sensibilitätsstörungen am Fußrücken und der Großzehe, Lähmung des Dorsalflektors des Fußes und der Großzehe sowie des M. extensor digitorum brevis und Erhaltensein des Achillessehnenreflexes. Das Syndrom der 1. Sacralwurzel ergibt folgende Ausfälle: ausstrahlender Schmerz auf der Rückseite des Beines bis in die Ferse und in die kleine Zehe. Herabsetzung der Sensibilität auf der Außenseite des Fußes, keine Lähmung der Dorsalflektoren oder des M. extensor digitorum brevis, aber Aufhebung oder Herabsetzung des Achillessehnenreflexes. Eine genaue Bestimmung der Schmerzausbreitung kann daher Aufschluß über die Topographie des Discusprolapses geben. Die Myelographie dürfte zur Lokalisation nicht mehr notwendig sein, zumal sie nicht ungefährlich ist. Zur Darstellung der hinteren Bandscheibenvorfälle vermag sich die Peridurographie, d. h. die Kontrastdarstellung des Periduralraumes, nützlich zu erweisen (Junge). Ritter weist auf die Gefahren und Fehldeutungen der Myelographie bei Verdacht auf Bandscheibenvorfall hin.

Es unterliegt keinem Zweifel, daß der *Bandscheibenprolaps* Ausdruck einer *Systemkrankheit des Bandscheibenapparates* ist. Der Bandscheibenprolaps kann im ganzen Wirbelsäulenbereich vorkommen. Die Wirbelsäule ist im Bereich der Lendenwirbelsäule besonderen statischen Belastungen ausgesetzt, am geringsten im Bereich der Brustwirbelsäule, die am seltensten erkrankt. Im Bereich der oberen 5. Brustwirbel sollen nach Findeisen Hernien der Bandscheiben infolge der geringen Belastung nicht vorkommen. Beim *cervicalen und thorakalen Prolaps* finden sich häufig Reizerscheinungen des sympathischen Nervensystems (Zukschwerdt, Bradford und Spurling). Schmorl und Junghanns haben die Möglichkeit einer Kompression der austretenden Nervenwurzeln und der zugehörigen Gefäßbahnen durch die Osteochondrose noch abgelehnt. Seitdem aber die Kenntnis der Nucleus pulposus-Hernien mehr und mehr Allgemeingut geworden ist und Beobachtungen von cervicalem Discusprolaps mit Wurzelschädigung häufiger beschrieben sind (Bradford, Hansen und Mitarbeiter, Glettenberg, Moritz u. a.), wurde auch auf neurologische Ausfälle bei deformierenden Veränderungen an der Wirbelsäule geachtet. Sie zeigen sich in Paresen, in Atrophien an Unterarmen und Händen. Duus hat darauf aufmerksam gemacht, daß die Einengung der Foramina intervertebralia durch osteochondrotische Prozesse ein regelmäßiger Befund ist. Bei Schrägaufnahmen kann die Verengerung der Intervertebrallöcher bei Osteochondrose nachgewiesen werden. Die Einengung der Foramina intervertebralia kann für vielfältige neuralgische Schmerzzustände im Bereich des Schulter- und Beckengürtels sowie der Extremitäten verantwortlich sein. Am Hals werden die initialen Beschwerden meist in Form eines steifen Halses geklagt. Die Beugebewegung ist behindert. Später strahlen die Schmerzen in beide Arme aus. Nachts werden die Schmerzen stärker. Sensibilitätsausfälle sind meist in C_{5-7} segmental vorhanden. Die Symptomatologie stimmt somit weitgehend mit den Erscheinungen des Nucleus pulposus-Komplexes überein. REISCHAUER hat als erster auf die osteochondrotischen Veränderungen der unteren Cervicalbandscheiben und die an ihnen auftretenden Bandscheibenprolapse als Ursache der Brachialgien und Omalgien aufmerksam gemacht (IDELBERGER). UHLEMANN hat an einem größeren Krankengut die Fälle von Plexusneuritis nachuntersucht und ursächliche Zusammenhänge zwischen Beschwerden und Symptomen einerseits und degenerativen Veränderungen andererseits der Halswirbelsäule mit Nervenstörungen in C_{5-8} feststellen können. Taubes Gefühl in Händen und Fingern, zunehmende Schwäche der Muskulatur, trophische Störungen in der Haut, distale Hypästhesien sind regelmäßig in verschiedener Ausdehnung beobachtet. Die Abgrenzung dieser häufig als Alterspolyneuritis bezeichneten Störungen ist nur mittels einer exakten neurologischen Diagnose möglich. Auch die Brachialgia paraesthetica nocturna (SCHULTE) gehört in dieses Gebiet der mechanischen Nervenstörungen durch Veränderungen am knöchernen Skelet der Halswirbelsäule. Der Bandscheibenprolaps im Bereich der Lumbalwirbelsäule wird zwar meist als charakteristisches klinisches Symptom erfaßt, im Bereich der Halswirbelsäule und der Brustwirbelsäule aber häufig übersehen.

GUTZEIT berichtet im Zusammenhang mit allgemeinen Veränderungen im Gebiet der Halswirbelsäule über Krankheitsbilder, die sich nur durch Irritation des vegetativen Nervensystems erklären lassen sollen. Ebenso wie sich die neurogenen Ausfallserscheinungen bei lumbaler Discushernie nicht allein mechanisch durch Druck verursacht erklären lassen, ebensowenig sollen die bei Veränderungen der Halswirbelsäule zu beobachtenden Schmerzempfindungen unter dem Bilde der Pseudangina pectoris lediglich mechanisch erklärt werden können. Auch bestimmte Symptomatologien mit Leibschmerzen will GUTZEIT ebenso wie gürtelförmige Intercostalschmerzen mit typischen Druckpunkten auf Affektionen der Wirbelsäule zurückführen; wie die Gastroenteritis sollen auch Singultus, Sodbrennen und Ruptus sehr häufig bei deformierenden Prozessen der Brustwirbelsäule sein. JOSÉ und MURPHY berichten über präkardiale Angstzustände durch Ruptur einer Bandscheibe der Halswirbelsäule, STURM über cervical-nervös bedingte Angina pectoris. Auch essentielle Hypertonien sollen mit Bandscheibenverschmälerungen und Osteophytenbildungen in Zusammenhang gebracht werden können. GUTZEIT spricht von cervicalen Hochdruckformen, erwähnt die Migraine cervicale, weist auf das Schulter-Hand-Syndrom (s. S. 766) in Beziehung zu diesen Krankheitsbildern hin, die zweifellos vorkommen, und betont, daß der vertebrale Faktor bei Organkrankheiten und Funktionsstörungen von grundlegender Bedeutung sei und daß dem vegetativen Nervensystem dabei eine Schlüsselstellung zukomme. MORITZ führt das MENIÈRE-Syndrom auf ähnliche Ursachen zurück.

Unter den *Verletzungen der Wirbelsäule* sind solche durch direkte oder indirekte Gewalteinwirkung, die ausschließlich in das Gebiet der Chirurgie gehören, und solche durch Muskelzug zu unterscheiden. Am häufigsten sind die indirekten

Verletzungen der Wirbelsäule durch Streckung und Beugung über das Normalmaß hinaus, wodurch Wirbelbrüche, Wirbelluxationen, Brüche der Dornfortsätze oder der Wirbelbögen entstehen. Frakturen durch Muskelzug kommen am häufigsten an den Querfortsätzen der Lendenwirbel vor, sie sind seltener an den Dornfortsätzen der unteren Hals- und oberen Brustwirbel. Isolierte Brüche der Dornfortsätze der unteren Hals- und oberen Brustwirbel entstehen vor allem durch Muskelzug im Gebiet des Musculus rhomboideus und trapezius beim Schaufeln. Sie sind als „Schipperkrankheit" bekannt. Es brechen in der Regel der Dornfortsatz des 7. Hals- und des 1. Brustwirbels. Diese Dornfortsätze sind lang und annähernd horizontal gerichtet, die Hebelwirkung des Muskelzuges ist an ihnen am stärksten ausgeprägt.

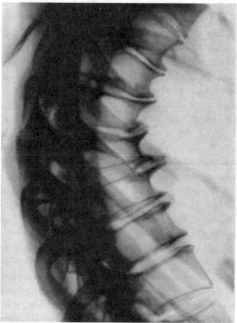

Abb. 195. Spondylosis deformans.

Als Kümmell-Verneuilsche Läsion der Wirbelsäule wird die erworbene posttraumatische Kyphose der Wirbelsäule bezeichnet, bei der sich nach einem oft geringfügigen Trauma erst nach Monaten und Jahren aus voller Gesundheit ein porosierender Prozeß der unteren Brust- und Lendenwirbelsäule einstellt. Die histologische Untersuchung zeigt Einbrüche der Schlußplatte, Knochenmarksblutungen, Mikrofrakturen und Nekrosen von Knochenbälkchen. Dabei entwickeln sich an Schmorlsche Knorpelknötchen erinnernde Veränderungen. Röntgenologisch findet man im Frühstadium meist nichts krankhaftes, bei Spätuntersuchungen isolierte atrophische Wirbel von Biskuitform, die eine endostale Knochensklerose (Elfenbeinwirbel) aufweisen können. Zum Bilde dieser Krankheit gehören demnach nicht diejenigen Wirbelveränderungen, die sich unmittelbar an die Gewalteinwirkungen und die Wirbelfraktur einstellen.

Ein Wirbel kann sich samt der darüberliegenden Wirbelsäule gegenüber dem darunterliegenden Wirbel verschieben, wenn die Bandscheiben zwischen beiden Wirbeln locker geworden sind. Die Verschiebung im Sinne der Spondylolisthesis erfolgt meist nach vorn. Häufig bestehen Spaltbildungen der Wirbelbogen dabei. Im Gegensatz dazu besteht bei der Pseudospondylolisthesi (Junghanns) eine Störung im Bereich der Wirbelgelenke. Die Spondylolysis umschreibt den Bruch in der Kontinuität des interartikulären Teiles des Neuralbogens des Wirbels. Von Spondylolisthesis spricht man, wenn die beiden Knochenteile in der Bruchstelle auseinandergleiten und der Wirbelkörper mit dem vorderen Teil des Bogens und dem oberen Artikularprozeß sowie die gesamte darüberliegende Wirbelsäule nach vorwärts rutschen. Spondylolysis und Spondylolisthesis sollen aus verschiedener Ursache zustande kommen können. Neugebauer, Junghanns u. a. nehmen eine kongenitale Deformität des Wirbels an. Meyer-Burgdorff sieht in dem Krankheitsvorgang ein erworbenes Geschehen. Zum Beispiel kann bei Metastasenbildungen und aseptischen Knochennekrosen im interartikulären Teil der Wirbel eine Spondylolisthesis entstehen. KÖNIGSTEIN, WÖHLER, TURNE und MARKELLOW kommen demgegenüber zur Ansicht, daß es keine traumatischen Spondylolysen gibt. UNANDER-SCHARIN berichtet über eine erworbene lumbale Spondylolysis, die 5 Jahre nach einer lumbalen Osteosynthese wegen Discusprolaps aufgetreten ist. Diese Beobachtung UNANDER-SCHARINs stellt die einzige Beschreibung einer sicher nachgewiesenen erworbenen Spondylolysis dar.

Die Beweglichkeit der Wirbelsäule und der Sacroiliacalgelenke hängt von der Unversehrtheit folgender Systeme ab: 1. des statischen Apparates: Wirbel,

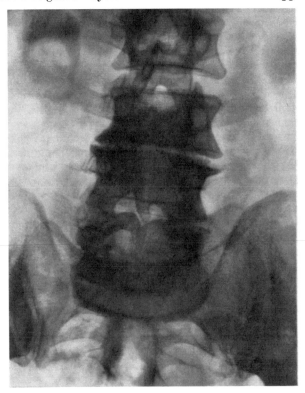

Abb. 196. Osteomyelitische Sklerose bei gleichzeitigem Bestehen einer Spaltbildung des letzten Lendenwirbels.

Zwischenwirbelscheiben, Zwischenwirbelgelenke und Wirbelsäulenbänder; 2. des dynamischen Apparates: Muskulatur von Rücken, Nacken und Abdomen, ferner Muskulatur der proximalen Gliedmaßenabschnitte. Mit der funktionsfähigen Muskulatur können vielfältige klinische Krankheitsbilder und Anomalien (Halsrippen, Sacralisation, Spondylolisthesis, kongenitale Keilwirbel, pathologische Sacrumstellung) völlig ausgeglichen werden und beschwerdefrei sein. Eine kräftig ausgebildete Muskulatur kann die infolge der Anomalien vermehrte Belastung bestimmter Wirbelsäulenabschnitte lange Zeit, manchmal während des ganzen Lebens kompensieren. Erst mit der „Dekompensation" treten die subjektiven Beschwerden hervor, die als „Kreuzschmerzen" erscheinen.

Im Zentrum des *Kreuzschmerzproblems* stehen zweifellos die Krankheiten auf der Grundlage degenerativer Veränderungen der Zwischenwirbelscheiben. Ihrer Häufigkeit nach kommen sie noch vor den Kreuzschmerzen aus statischer Ursache, die MARTIUS für die bedeutendste Gruppe hält. Eine sichere Unterscheidung zwischen den durch die Lockerung im Bandscheibengelenk hervorgerufenen Irritationsschmerzen der Rückenstrecker ist nicht immer möglich, schon deshalb nicht, weil beide häufig zusammen vorkommen. Als Anhalt mag dienen, daß die Übermüdungsschmerzen der Muskulatur weniger distinkt sind.

Gravidität, Entbindung und viele gynäkologische Krankheiten sollen eine Auflockerung der Gewebe und Herabsetzung der Festigkeit der Gelenke und der gelenkartigen Beckenverbindungen herbeiführen. Besonders im Bereich der Sacroiliacalgelenke, die infolge der Stellung der Gelenkflächen zueinander und infolge der straffen Bandverbindungen sehr wenig bewegungsfähig sind, finden sich bei „Rückenschmerzen" sehr häufig Veränderungen. Auch die Arthrosis deformans verschont dieses Gelenk nicht. Relativ häufig ist die Tuberkulose der Iliosacralgelenke. Auch bei akuten unspezifischen Entzündungen kommt eine Arthritis im Sacroiliacalgelenk zustande (vgl. Morbus Bechterew). Die Gelenkzerstörungen im Bereich der Sacroiliacalgelenke lassen sich röntgenologisch eindeutig nachweisen. Eine seltene Ursache für Rückenschmerzen ist die *Ostitis condensans ilei*, bei der es zu umschriebenen und gegen die Umgebung abgegrenzten Verdichtungsherden um die Iliosacralgelenke kommt. Sie finden sich häufig nach Geburtsverletzungen, die mit Hämatombildungen einhergegangen sind, worauf Verhagen nach mehreren Beobachtungen aufmerksam macht. Natürlich können sich sekundär-spezifische Krankheitsprozesse auch im Bereich der durch die Ostitis condensans ilei geschädigten Sacralgelenke einstellen, wenn sie in einer Beobachtung Verhagens nicht überhaupt die Ursache der Knochenverdichtung einseitig um ein Sacroiliacalgelenk sind. In jedem einzelnen Falle von Kreuzschmerzen muß man sich vor Augen halten, daß entzündliche Krankheiten der Wirbelsäule und des knöchernen Beckens, der Sacroiliacalgelenke und Entzündungen in den Beckenweichteilen sowie Geschwülste mit Knochenmetastasen recht ähnliche Beschwerden bewirken können. Der vom Knochen ausgehende Kreuzschmerz ist oft ein „scharfer" Schmerz, im Gegensatz zu dem „dumpfen" Ermüdungsschmerz der Muskulatur. Blitzartige Knochenschmerzen kommen gelegentlich beim Krankheitsbild der „*Kissing spines*" vor, wenn meist im Lendenbereich — bei bestimmten Bewegungen (Überstreckung) — 2 Dornfortsätze gegeneinander reiben. Die bei der Spondylolyse — dem echten Wirbelgleiten vorausgehende Spaltbildung (Umbauzone?) in der Interartikularportion der Wirbelbogen — mitunter geklagten Beschwerden dürften von der allmählich immer größere Ausmaße annehmenden Lockerung im nächsttieferen Bandscheibengelenk abhängen. Die Schmerzen bei der Spondylolisthese haben dagegen vorwiegend Ischiascharakter. Auch die bei den Skoliosen durch den Bandscheibenverschleiß verursachten Beschwerden sind hier ebenso zu erwähnen wie die Lumbalgien und Sacralgien aus statischer Ursache.

XXI. Krankheiten der Muskulatur.

1. Allgemeine Übersicht über Krankheiten der Muskulatur und des Muskelstoffwechsels einschließlich der Mißbildungen.

Als Grundlage zum Verständnis der selbständigen Muskelkrankheiten ist die Kenntnis des Muskelstoffwechsels unerläßlich (s. S. 697). Die ektopische Ossifikation der Muskeln bei Myositis ossificans und Calcinosis (s. S. 699) steht in direkter Beziehung zu Abweichungen des Stoffwechselgeschehens, möglicherweise in Beziehung zum Phosphatase-Fermentsystem (s. S. 694). Die systematisierten sklerotischen Hyperostosen des Kindesalters mit Myopathie rechnet man zu den erblichen Osteosklerosen (s. S. 768 ff.). Die hypokaliämische Muskellähmung (s. S. 750) ist eine Stoffwechselstörung. Das gilt auch für die Änderung der elektrischen Erregbarkeit der Muskeln in Abhängigkeit vom Blutcalciumspiegel (s. S. 888). Insbesondere kommt dem Fermentsystem der Cholinesterase für die Stoffwechselvorgänge und für die nervöse Erregung der Muskelfasern von der motorischen Endplatte Bedeutung zu (s. S. 902). Störungen im Cholinesterasestoffwechsel sind besonders für das Krankheitsgeschehen der Myasthenie ausschlaggebend, worauf im Zusammenhang bei der Darstellung der Störungen vom Standpunkt des Neurologen aus eingegangen wird. Die Muskulatur ist aber in Anbetracht ihrer engen morphologischen und funktionellen Bindung zum Skeletsystem auch für Knochen- und Gelenkbildung und Funktion ausschlaggebend. Die Heilung von Knochenfrakturen demonstriert ihre direkte Abhängigkeit von einer funktionstüchtigen Muskulatur. Nicht nur die mechanische Bedeutung der Muskulatur für die Ruhigstellung der Frakturenden, sondern auch die von einer kontraktionsfähigen Muskulatur ausgehenden Wirkungen auf den Stoffwechsel der Bruchenden (Produktion von Phosphorsäure und H-Ionen) bedürfen gemäß der Auffassung von REHN der Beachtung, wenn auch diesen physiologisch-chemischen Auswirkungen heute weniger Bedeutung beigemessen wird. Der mechanischen Bedeutung der Muskeln für die Knochenentwicklung kommt um so mehr Bedeutung zu, als infolge von Muskelanlagestörungen schwere Gelenkmißbildungen (Athrogryposis multiplex, s. S. 667) entstehen. Derartige Muskelanlagestörungen sind angeborene Muskeldefekte, die als lokalisierte Mißbildungen besonders an den Rumpfmuskeln, am häufigsten am M. pectoralis major, am M. pectoralis minor, an den Schultermuskeln und im Zwerchfell (Zwerchfellhernien) vorkommen.

2. Störungen des Kreislaufes und ihre Auswirkungen auf die Muskulatur.

Die Muskeln sind gegenüber arteriosklerotischer Einengung oder gegenüber embolischer Verstopfung kleinerer Arterien wenig empfindlich, da ein sehr ausgedehntes kollaterales Gefäßsystem besteht. Erst bei Verlegung des arteriellen Hauptstammes, welche zu Gangrän führt, kann auch die betroffene Muskulatur absterben. Die „ischämische Lähmung" der Muskeln bei Abschnürungen aus verschiedener Ursache beruht meist auch auf hämorrhagischen Nekrosen im Muskel. Bei Gangrän kommt es zu scholligem Zerfall und zur narbigen Kontraktur. Zwar können Muskelwunden im allgemeinen nur durch Narbenbildung fibrös abheilen, aber in beschränktem Maße ist auch eine Muskelregeneration vom Sarkoplasma her möglich, insofern die Zellen des Sarkoplasmas unbeschädigt erhalten geblieben sind.

Muskelrupturen entstehen außer durch Gewalteinwirkung durch plötzliche übermäßige Kontraktionen, seltener durch Überdehnung. Bei bloßer Ruptur der Muskelhüllen und Fascien stülpt sich der Muskel bei der Kontraktion durch den Riß vor (Muskelhernie). Meist kommt es dabei akut zu Hämatomen in den betroffenen Muskeln.

Das *Caput obstipum congenitum* (Schiefhals) wird auf Narbenbildungen zurückgeführt, die nach intrauterinen Blutungen entstanden sein sollen, sofern nicht eine Stammhirnstörung vorliegt.

3. Muskelhypertrophie.

Die Hypertrophie der Muskeln bei Arbeitshypertrophie geschieht nur durch Verdickung der vorgebildeten Muskelzellen und nicht durch „Neubildung". Bei der Myotonia congenita (THOMSENsche Krankheit) besteht eine solche Hypertrophie ohne äußere Ursache, wobei gleichzeitig mit dem Übervolumen der Muskeln funktionelle Störungen und manchmal auch Atrophie und Vacuolisierung bestehen. Die Pseudohypertrophie der Muskulatur der progressiven Muskeldystrophie (S. 905) hat nichts mit echter Muskelhypertrophie gemeinsam.

4. Muskelatrophie.

a) Inaktivitätsatrophie.

Muskelatrophien sind meist der Ausdruck und die Folge allgemeiner Störungen und somit Symptom einer Grundkrankheit. Unter den atrophischen Vorgängen ist besonders die Inaktivitätsatrophie der Muskeln oder einzelner Muskelgruppen zu erwähnen. Die Muskelatrophie kann sich bei Ruhigstellung einer Extremität, aber auch bei schmerzhaften Gelenkkrankheiten, die durch Ruhigstellung des Gelenkes das Muskelspiel verringern, in sehr kurzer Zeit entwickeln. Trophische Störungen sind anscheinend dafür bedeutungslos.

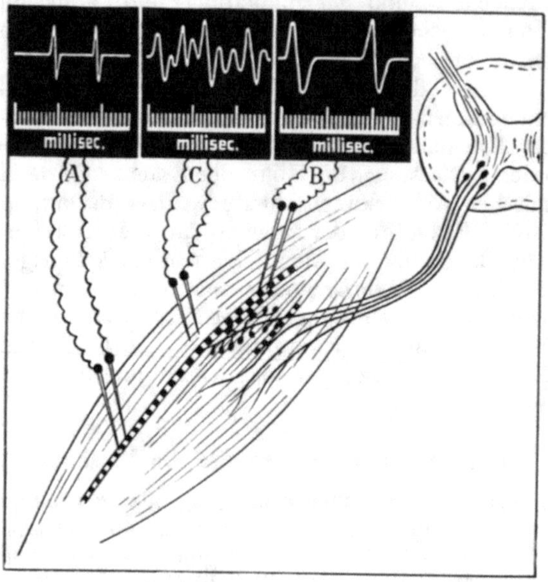

Abb. 197. Muskelaktionsströme. (Nach Bauwens).
A Aktionspotential (1 millisec) einer einzelnen Muskelfibrille;
B Aktionspotential (3—10 millisec) einer einzelnen motorischen Einheit, bestehend aus mehreren Muskelfibrillen; C Aktionsströme einer Gruppe von motorischen Einheiten (eines Muskels.)

b) Neurale Muskelatrophie.

Störungen der Muskelinnervation führen regelmäßig zu Muskelatrophie. Periphere Nervenschädigungen bedingen ebenso wie Schädigungen des trophischen Zentrums des peripheren Neurons an den Vorderhornganglienzellen eine Atrophie der abgehenden Nervenfasern und der davon versorgten Muskulatur. Die spinale Muskelatrophie (Du-chenne-Aran), die Poliomyelitis, die Syringomyelie und andere Nervenkrankheiten sind Beispiele dafür (s. S. 768). Außerdem kommt eine anscheinend primäre Atrophie bzw. Dystrophie der Muskulatur auf degenerativer, oft familiärer bzw. erblicher Grundlage vor, welche ebenso wie die Myotonie, die Myasthenie (s. S. 902) und andere chronische degenerative Krankheiten der Muskulatur wegen gleichzeitiger Störung der sympathischen und parasympathischen Innervation (Kuré) nach der üblichen Einordnung im Zusammenhang mit den Nervenkrankheiten besprochen werden.

Muskelaktionsstrommessungen wurden bei einer Reihe von Erkrankungen des neuro-muskulären Apparates (Buchthal) durchgeführt. Die gefundenen Aktionsströme werden dabei meist nur von einer oder von sehr wenigen motorischen Einheiten abgeleitet werden müssen, was nur mit sehr empfindlichen Elektromyographen möglich ist (Rein). Ihlenfeld führte Aktionsstrommessungen bei der spinalen Kinderlähmung durch, wobei sich ergab, daß funktionsuntüchtige Muskeln elektrisch inaktiv sind. Insofern nicht eine vollständige Muskellähmung besteht, werden auch über funktionsuntüchtigen Muskeln noch Aktionsströme vermessen (vgl. de Larramendi sowie Bauwens). Bauwens berichtet nach neuen Untersuchungen über die Elektromyographie. Die Kurven, die in verschiedensten Variationen auftreten, werden durch direkten Einstich der Elektrode in den zu untersuchenden Muskel gewonnen. Muskel und Nerv bilden eine

Einheit im Sinne der sog. motorischen Einheit. Es erscheinen diphasische oder dreiphasische Kurven, die nach Millisekunden berechnet werden. Nach SARGENT können polyphasische Potentiale bei dem Muskelfibrillieren und Kurzdauerpotentiale bei allgemeinen Myopathien, z. B. auch bei der Myatonia congenita beobachtet werden. Lange Potentiale werden bei der WERDNIG-HOFFMANNSchen Krankheit beobachtet. Im speziellen sei auf die Mitteilung von BAUWENS verwiesen (Abb. 197).

5. Degenerativer Muskelschwund.

a) Wachsartige Degeneration (ZENKER).

Neben dem atrophischen Muskelschwund werden sehr häufig auch degenerative Muskelveränderungen beobachtet. Degenerative generalisierte Verände-

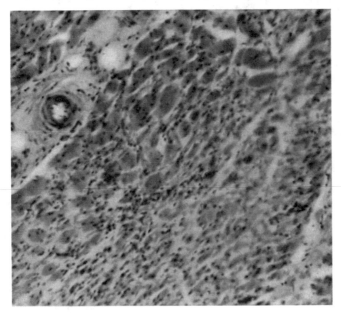

Abb. 198. Histologische Veränderungen der Muskulatur bei Dermatomyositis.

rungen an der Muskulatur müssen häufig als kryptogen bezeichnet werden, wobei allerdings BEISCH einzelne Formen als stoffwechselbedingte „Rhabdomyopathia degenerativa" auffaßt. BEISCH sieht das Wesen der Muskelveränderungen in der Überhäufung des Muskelgewebes mit Milchsäure, wenn gleichzeitig diabetische Stoffwechselstörungen und Leberparenchymschädigung bestehen. Die degenerativen Muskelstörungen treten meist nach akuten Schädigungen der Muskulatur auf. Bei vielen Infektionskrankheiten kommt es nicht zu einer direkten Schädigung der Muskulatur, sondern die Muskelschmerzen sind Ausdruck der degenerativen Vorgänge am Muskelparenchym. Das gilt in besonders charakteristischem Maße für die WEILsche Krankheit. Die *fettige Degeneration* der Muskeln wird bei verschiedenen Infektionskrankheiten festgestellt. Bei Diphtherie, nach Phosphorvergiftung sowie bei Knollenblätterschwammvergiftung ist sie beschrieben. Schwere Entartung der Muskulatur führt zu sog. *wachsartigen oder ZENKERschen Muskeldegenerationen*. Die ZENKERsche Degeneration kommt sehr häufig bei Typhus abdominalis, bei Variola, bei Recurrensfieber und beim Tetanus zustande. Auch Vergiftungen durch Schlangenbiß bewirken wachsartige Muskeldegeneration. Scholliger Zerfall oder Fragmentation der Muskelfasern neben der wachsartigen Degeneration und dem Verlust der Querstreifung (s. Abb. 199) kommt bei Verbrennungen und Erfrierungen zustande. Meist besteht die wachsartige Degeneration in der Bauchmuskulatur, wodurch sich die Schmerzen der Kranken beim Anspannen der Bauchmuskeln erklären. In den degenerierten Muskeln können Blutungen (Hämatome) und auch sekundäre Entzündungen im Sinne der Pyomyositis vorkommen (vgl. Dermatomyositis, S. 998).

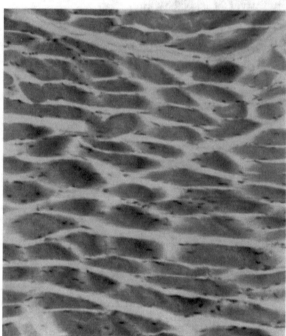

Abb. 199. Histologische Veränderungen der Muskulatur bei wachsartiger Degeneration der Muskulatur.

b) Fischfleischartige Muskeldegeneration und Myoglobinurie bzw. Myoporphyrie.

Die fischfleischartige Degeneration der Muskelfasern muß streng von der wachsartigen Degeneration getrennt werden. Bei der fischfleischartigen Degeneration kommt immer die Verarmung des Muskelgewebes an Myoglobin dazu. Durch Übertritt des Muskelfarbstoffes in das Blut kommt es zur Myoglobinämie und schließlich zur Myoglobinurie. Es ist jedoch nach moderner Auffassung sehr strittig, ob bei den mit schwerer Muskeldegeneration einhergehenden Krankheiten auch tatsächlich „Myoglobin" und nicht doch Hämoglobin ausgeschieden wird. Bei der paroxysmalen spontanen Myoglobinurie ist Myoglobin spektrographisch sicher nachgewiesen (Kreutzer, Strait und Kerr).

Die *Haffkrankheit* hat mit diesen Krankheitszuständen vieles gemeinsam. Wir wissen heute, daß die Haffkrankheit Ausdruck der Schädigung vor allem des Muskelfarbstoffes durch bestimmte Gifte ist, die in Sulfitlaugen gegeben sind, welche mit Abwässern dem Haffwasser und dem Schlick beigefügt, von Fischen aufgenommen und durch Fischgenuß auf den Menschen übertragen werden.

Inwieweit die *Marschhämoglobinurie* und die *Hämoglobinurie nach schweren Muskeltraumen* (Crush-Syndrom) (s. S. 893) ausschließlich Myoglobinurien sind, ist noch nicht eindeutig festgelegt. Mit den älteren Literaturangaben über *paroxysmale Hämatoporphyrinurie bei Malaria und Lues* (Pal) muß man sehr vorsichtig sein, da erst die neueren Untersuchungsmethoden eine einigermaßen sichere Unterscheidung von Myo- und Hämoglobin zulassen.

In diesem Zusammenhange bedürfen auch die *Myoporphyrien* (Vannotti) der Erwähnung, die sich in seltenen Einzelbeobachtungen im Verlaufe entzündlicher oder degenerativer Veränderungen der quergestreiften Muskulatur, z. B.

auch bei der Muskelatrophie, entwickeln können. Das Krankheitsbild der Myoporphyrie ist nicht häufig und läßt sich von den anderen Porphyrieformen (BORST und KÖNIGSDÖRFER, MEYER-BETZ, KRATZENSTEIN, vgl. auch SCHOEN und TISCHENDORF) kaum unterscheiden. Offensichtlich vermögen verschiedene Noxen (Infektionskrankheiten und toxische Substanzen wie Sulfonal, Veronal, Blei und Chloroform) akute Porphyrien hervorzubringen. Allerdings scheint aber eine bestimmte Konstitution die Voraussetzung zu sein. GÜNTHER hat bestimmte Konstitutions-anomalien bei solchen Kranken nachgewiesen und die gesamte klinische Erscheinung des sog. *Porphyrismus* zusammengefaßt.

Die Porphyrie geht mit charakteristischen klinischen Erscheinungen einher. Die Anamnese ist meist atypisch; vor allem die abdominellen Beschwerden werden meist übersehen, solange nicht die dunkle Farbe des Urins auf den Krankheitsvorgang aufmerksam macht. Zu diesem Zeitpunkt stellt sich sehr schnell die starke Druckschmerzhaftigkeit der Skeletmuskulatur und ihre Bewegungseinschränkung ein. Die Muskulatur weist Entartungsreaktion auf. Unter Progredienz der Muskellähmungen an den Extremitäten, unter Blasenlähmung, Darmlähmung, schließlich unter Zwerchfelllähmung tritt der Tod ein. Histologisch erscheint die geschädigte Muskulatur verändert im Sinne der Myositis acuta.

VANNOTTI beschrieb bei rasch fortschreitender *Myositis*

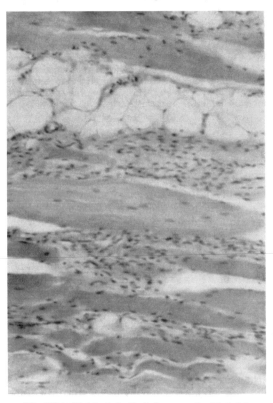

Abb. 200. Histologische Veränderungen der Muskulatur bei progressiver Muskeldystrophie mit Pseudohypertrophie (Fettgewebsvermehrung).

mit Muskelatrophie nach schlaffer Lähmung infolge peripherer Neuritis auch Uro- und Koproporphyrin im Urin in größeren Mengen. Wahrscheinlich ist die Ausscheidung dieser Farbstoffe überhaupt die Folge einer Muskelstoffwechselstörung, zumal auch Kreatin gleichzeitig ausgeschieden wird.

Das Pigment der quergestreiften Muskulatur wird auch als Myohämatin bezeichnet; jedoch ist dieser Begriff zugunsten des Myoglobins verlassen. Myoglobin besitzt fast alle Eigenschaften des Hämoglobins; jedoch gehen Hämoglobin- und Myoglobingehalt nicht parallel. Bei perniziöser Anämie ist der Muskel trotz hochgradiger Blutarmut recht farbstoffreich. SCHUMM wies nach, daß sich aus dem Muskelfarbstoff ein Hämatin abspalten läßt, welches mit dem des Hämoglobins identisch ist, so daß man annimmt, daß sich Myo- und Hämoglobin lediglich durch die Eiweißkomponenten unterscheiden. Die Affinität des Myoglobins zu Sauerstoff übersteigt 6mal die des Hämoglobins. Das Myoglobin ist das Sauerstoffreservoir der Muskulatur. THEORELL konnte nachweisen, daß Myoglobin mit Cytochrom (VANNOTTI) komplementär sein kann. Das Cytochrom zeigt nähere Beziehungen zu den Porphyrinen. Hämatin und Hämoglobin weisen keine Fluorescenz auf; diese entsteht lediglich nach Eisenentzug. Unter dem Einfluß starker Säuren können Porphyrine aus Hämoglobin entstehen (Nencki). Dhéré bewies, daß Natriumhydrosulfid (vgl. Haffkrankheit,) bei Zusatz von Eisessig aus Hämatin Porphyrin entstehen läßt. Das gleiche Umsatzgeschehen gelingt auch mit Milchsäure, die im Muskelstoffwechsel reichlich bei Muskelarbeit anfällt.

Vannotti und Waldenström haben bei sekundären Porphyrien, die unter dem Begriff der Myoporphyrien zusammengefaßt werden, Fluorescenzstudien angestellt. Mit Hilfe der Fluorescenzmikroskopie lassen sich verschiedene Porphyrine unterscheiden. Borst und Königsdörfer unterschieden eine primäre, den Porphyrinen eigene Fluorescenz und eine sekundäre Fluorescenz, die erst durch besondere chemische Behandlung hervorgerufen wird. Vannotti beschreibt eine dritte Form der aktivierten Porphyrinfluorescenz. Aus Blutfarbstoff entsteht unter Zusatz von Säuren und unter Lichteinwirkung Porphyrin. Diese dritte Fluorescenzform läßt sich auch am normalen Skeletmuskel nachweisen. Auf diesem Wege hat Vannotti die Myoporphyrinurie objektiv erfaßt. Es ist sicher, daß unter besonderen Bedingungen Muskelfarbstoffe aus der Muskelzelle austreten und im Harn ausgeschieden werden können. Dabei kommt es zu Muskelatrophie; nicht nur Muskelfarbstoffe, sondern auch der Eiweißanteil der Chromoproteide der quergestreiften Muskulatur verläßt die atrophische Muskelzelle, wodurch die Ausscheidung von braunen Eiweißpigmenten neben dem Porphyrin erklärt wird. Die Porphyrinfluorescenz in der Muskulatur verliert sich mit zunehmendem Verlust des Farbstoffes nach außen weitgehend.

c) Das myorenale Syndrom.

Seit den Untersuchungen Ponficks besteht die Anschauung, daß Nierenschädigungen bei Hämoglobinurie dadurch entstehen, daß der ausfallende Blutfarbstoff die Harnkanälchen verstopft. Die Nierenschädigung läßt sich jedoch nicht mehr in so einfacher Weise erklären, worauf Bingold und Stich neuerdings auch im Gegensatz zu Bywaters hinweisen, zumal bei schweren Muskelzerfallserscheinungen jede Myoglobinurie bzw. Hämoglobinurie vermißt werden kann. Trotzdem können Störungen des Wasserhaushaltes und der Nierenfunktion im Sinne des extrarenalen Ursprunges der Urämie vorhanden sein. Bingold und Stich sehen in dem Muskelzerfallssyndrom ein extrarenales Nierensyndrom (Nonnenbruch); sie sprechen vom myorenalen Syndrom. Seinem Mechanismus nach ist es der Ausdruck starken Eiweißzerfalles, wie er bei schweren Hepatitiden (hepatorenales Syndrom), bei Salzmangelzuständen (hypochlorämische Azotämie), bei Verbrennungen und Erfrierungen, beim Tumorzerfall und beim Gewebszerfall nach größeren Operationen vorhanden ist. Das myorenale Syndrom Bingolds kann in sehr abgeschwächter Form in Erscheinung treten. Es kommt nur dann zu Hämolyse und Hämoglobinurie, wenn die Myolyse erhebliches Ausmaß annimmt. Bei leichter Muskelschädigung treten lediglich die Erscheinungen der Wasser- und Mineralstoffwechselstörung, der Kreislaufschwäche und angedeutete Nierenfunktionsstörungen in Erscheinung. Durch diese Verschiebung im Mineralhaushalt bestehen Beziehungen zwischen myorenalem Syndrom und seröser Entzündung. Die hämoglobinurische Nephrose soll beim myorenalen Syndrom nicht die Ursache der Nierenstörung sein, die allein in extrarenalen Faktoren gegeben ist. Auch Bingold nimmt an, daß durch die primäre Oligurie eine Ablagerung von Pigmenten im Tubulussystem erfolgt, welche bei sauerem p_H gefördert wird. Die Pigmentablagerungen der Nieren soll nicht die Ursache, sondern die Folge einer herabgesetzten Nierentätigkeit sein (Trueta).

Übereinstimmend wird darauf hingewiesen, daß das myorenale Syndrom nicht nur nach Verschüttungen, sondern aus jedweder Ursache heraus entstehen kann, z. B. nach Quetschungen und Zertrümmerungen der Muskulatur durch Gewalteinwirkungen bei der Entbindung, nach ausgedehntem Muskelzerfall bei Gasgangrän. Auch die Myoglobinurien bei Myopathien durch Kohlenoxydvergiftung, bei Myositis myoglobinurica (Günther), bei der Myoglobinuria paralytica, bei der Haffkrankheit, der Marschhämoglobinurie, der Sporthämoglobinurie und der Myoporphyrie (Vannotti) und schließlich auch bei der myopathischen Hämoglobinurie der Pferde, Rinder und Kälber werden mit diesem Syndrom in Verbindung gebracht. Die Myoglobinurie nach körperlicher Züchtigung, nach Hochspannungsunfällen (bei Niederspannungsunfällen kommt es zum Herztod) gehören hierher. Bei Hochspannungseinwirkung kommt es zu Muskelnekrosen und erst sekundär zu Nierenstörungen und Myoglobinurie.

BYWATERS und Mitarbeiter haben sich histo- und blutchemisch eingehend mit dem Fragenkomplex beschäftigt. Sie konnten bei akuten und schweren Muskeltraumen nachweisen, daß aus dem Muskel 75% Myoglobin, 75% Phosphate, 66% Kalium, 70% Kreatin sowie 95% Glykogen in den Kreislauf abströmen, während Plasma in den Muskel einströmt. Dadurch kommt es zu Wasser- und Kochsalzretention, wie es RUMPF und SCHUMM bei der Muskeldegeneration im Gefolge akuter Polyneuritiden nachwiesen. Dadurch kommt es auch zu Herzstörungen; z. B. einer Verbreiterung des QRS-Komplexes im EKG. Die Acidurie ist charakteristisch für das Geschehen. Je saurer der ausgeschiedene Urin ist, um so stärker wird die Nierenfunktionsstörung, die dem Muskeltrauma folgt.

Diese vielfältigen Krankheitserscheinungen sind heute unter dem Begriffe des *Crush-Syndroms* zu einem Krankheitsbild vereinigt.

6. Crush-Syndrom und traumatischer Schock.

Im Jahre 1941 berichteten BYWATERS und Mitarbeiter, 1943 BINGOLD, später SELBERG über das Krankheitsbild, welches sich als Folgezustand von stumpfer Gewalteinwirkung auf größere Muskelflächen entwickelt hatte. Klinisch zeigen sich nach Befreiung des Unfallgeschädigten aus seiner Lage, unabhängig von dem primären traumatischen Schock, die Veränderungen der betroffenen Muskeln: aktive und passive Bewegungseinschränkungen, oft harte Schwellungen, Druckempfindlichkeit oder Hyperästhesie. Die über diesem Muskelgebiet liegende Haut ist gespannt, gelegentlich gerötet und Hautblasen können entstehen. Am 4. Tag nach dem Unfall soll öfters ein Herpes labiales vorkommen. Zu diesem Zeitpunkt tritt gewöhnlich Subikterus auf. Mit diesen Veränderungen entwickelt sich ein sekundäres Schockbild: Blässe, kalter Schweiß, Erbrechen, Blutdrucksturz, periphere Bluteindickungen. Auch cerebrale Symptome kommen dabei vor. Aber auch ohne jedes Schockzeichen kann infolge Anurie im Coma uraemicum in einer Woche der Tod eintreten. Die Urinveränderungen sind charakteristisch. Während die ersten Harnportionen noch völlig normal sein können, entwickelt sich mit zunehmender Oligurie eine Acidurie (p_H —4,8): Eiweiß, Kreatinin, Myoglobin und Zylinder werden im Harn nachgewiesen. Das spezifische Gewicht des Harns wird immer niedriger. Man findet Oxy- und Methämoglobin in Lösung; Hämoglobin und Hämaturie entsteht. Harnstoff- und Harnsäureausscheidung werden geringer. Die Myoglobinurie läßt sich chemisch eindeutig nachweisen. Kommt es in diesem Stadium zur Heilung, so erst nach einem Zeitraum von 6 Monaten. Anderenfalls kommt es zu den Erscheinungen einer „Niereninsuffizienz". Harnstoff, Harnsäure, Rest- N, Kreatinin, Kalium, organischer Phosphor und Bilirubin steigen im Blutserum an, während der Natriumchloridgehalt absinkt. Fibrinogen und Calciumwerte sind normal. Neben der Hämo- bzw. Myoglobinämie besteht bei diesen Fällen auch eine Hämatinämie.

Die Engländer bezeichnen dieses Krankheitsbild als Crush-Syndrom und bringen es mit einer traumatischen Myoglobinurie in Zusammenhang, die SELBERG im Gegensatz zu BYWATERS nicht erfassen konnte.

Ein zusammenfassendes Referat über die Literatur zum Crush-Syndrom und die verwandten Krankheitsbilder gibt LOUSTALOT. Er sowie BRASS berichten eingehend über die *pathologisch-anatomischen Veränderungen*. Die Muskelmassen sind fischfleischartig entfärbt. Hyalinschollige, feintropfige oder wachsartige Degeneration der Muskeln wird histologisch gefunden. Rundzelleninfiltrate und kleine Blutungen entstehen, die Sarkolemmschläuche sind leer. Experimentell lassen sich die anatomischen Veränderungen der quergestreiften Muskulatur reproduzieren. Man nimmt auf Grund dieser Experimente an, daß der Proteinabbau im ischämischen Muskel in einer ersten Phase durch ein Gewebskatepsin bedingt ist. In der zweiten Phase soll der Proteinabbau durch leukocytäre Fermente fortgesetzt werden.

Die Veränderungen der Nieren zeigen sich makroskopisch in der Größe und der Schwellung der Organe. Punktförmige Nierenbeckenblutungen sind beschrieben. Histologisch finden sich schwere Schädigungen des Tubulusepithels mit Desquamation und Epithelnekrosen. Im Interstitium finden sich Rundzelleninfiltrate. Die Glomerulusschlingen sind meist intakt. Gelegentlich kommt Exsudatbildung im Kapselraum vor. Ähnliche Reaktionen an der Niere werden außer bei Crush-Syndrom auch bei verschiedenen anderen Noxen beobachtet, ohne daß eine traumatische Muskelischämie vorhanden sein braucht: Hitzschlag, Alkalose nach Erbrechen, Sulfonamid-, Thyroxin-, Chinin-, Pilz-, Tetrachlorkohlenstoff- und Alkoholintoxikation.

Die Histologie der Leber wurde nur wenig beachtet. Es werden anämische Infarkte, undeutliche Läppchenzeichnung, feintropfige Verfettung und Stauungshyperämie beschrieben. Bywaters berichtet über Leberzellnekrosen, die er auf eine Leberanoxämie zurückführt, die auch experimentell reproduziert werden kann.

Loustalot faßt das klassische Crush-Syndrom als eine komplizierte Form des traumatischen Schockes auf.

Die *Behandlung* des myorenalen Syndroms ist demzufolge sehr kompliziert: Bekämpfung der bedrohlichen Kreislaufschwäche mit peripheren und zentralen Analeptica, Kochsalzinfusionen, Alkalitherapie (die Ausscheidung der Häminproteide wird dadurch verbessert). Die Behandlung muß sich auf Versuche beschränken. Zur Alkalisierung des Urins ist Alkalizufuhr notwendig. Sie kann per os oder intravenös in einer 1,3% Na-Bicarbonatlösung bestehen. Setzt die Diurese bei der vorbestehenden Anurie ein, so ist nach Fischer, Fröhlicher und Rossier die Alkalitherapie so lange durchzuführen, wie die Myoglobinurie besteht. Es kann infolge der schweren Muskelschädigung zu Kaliumvergiftung kommen und infolgedessen intravenöse Calciumtherapie notwendig werden.

7. Muskelschädigung durch Starkstromverbrennung.

Unfälle durch Verbrennungen infolge Starkstromdurchganges (sog. Hochspannungsunfälle durch Berührung von Leitungen mit 45000—50000 Volt Spannung) führen, wenn sie nicht sofort tödlich ausgehen, zu mehr oder weniger ausgedehnter Muskelschädigung. H. Fischer, Fröhlicher, Brünner und Rossier berichten über einschlägige Beobachtungen. Die schwere Schädigung der Muskulatur ist die Folge elektrischer Muskelzerstörung, die zu Myoglobinämie, Myoglobinurie und myoglobinurischer Nephrose führt. Das Krankheitsbild erinnert an das Crush-Syndrom. Bei Hochspannungsunfällen kann es auch nur zu mehr oder weniger ausgedehnten latenten Muskelveränderungen, die sich palpatorisch als teigige Schwellung im Sinne des elektrischen Ödems von Jellinek zeigen, kommen. Das Ausmaß der Schädigung des Kranken hängt dabei lediglich von der Schwere der Myoglobinvergiftung ab. Nur bei Hochspannung und hoher Stromleistung kommt es infolge der riesigen Stromdichte zur Zerstörung großer

Muskelgebiete, die bei niedergespannten Stromwirkungen wegen der mangelnden Stromdichte selbst bei länger dauernder Stromeinwirkung unvorstellbar sind. Es kommt zum „Kochen" der Muskulatur mit ausgedehnten Nekrosen (Fischfleischfarbe), zum Zerfall des Sarkolemms und der Muskelfibrillen. Es finden die gleichen therapeutischen Maßnahmen wie beim myorenalen bzw. beim Crush-Syndrom Anwendung.

8. Lokale Muskelentzündungen, Tuberkulose, Lues, Rotz und parasitäre Myositis.

Örtliche Muskelentzündungen finden sich als *Pyomyositis* bei lokalen oder septischen infektiösen Krankheiten verschiedener Art. Muskelabscesse sind dabei häufig. In diesem Zusammenhang bedürfen die Gasbildungen in der Muskulatur bei Anwesenheit gasbildender Bakterien besonders der Erwähnung. Sie sind röntgenologisch feststellbar (vgl. HAUBRICH).

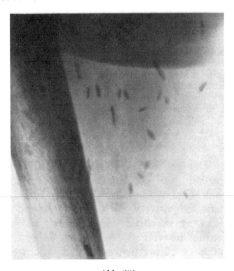

Unter den *spezifischen Muskelentzündungen* sind tuberkulöse Reaktionen nach Übergriff von *tuberkulösen Entzündungen* aus der Umgebung auf die Muskulatur zu erwähnen. ECK bringt in einer neueren Veröffentlichung einen zusammenfassenden Beitrag zur Muskeltuberkulose, die in Verbindung mit einer in Schüben verlaufenden Miliartuberkulose der Lungen und der Milz als diffuse vernarbende interstitielle Muskeltuberkulose in Erscheinung treten kann. Hämatogene Streuungen der Tuberkulose in die Muskulatur gehören zur Rarität. Der

Abb. 201.
Cysticerken in der Muskulatur des Oberschenkels.

Psoasabsceß stellt eine relativ häufige Komplikation der Tuberkulose der Wirbelsäule dar. Natürlich dürfen paravertebrale und extradurale tuberkulöse Abscesse nicht außer acht gelassen werden.

Die *Syphilis* vermag Syphilome und kleinere Gummata in der Muskulatur zu bilden. Auch soll es eine diffuse *fibröse Myositis syphilitica* geben (ASCHOFF).

Sehr häufig sind bei der *Rotzinfektion* Muskelentzündung und Abscesse. Sie sind Teilerscheinung einer allgemeinen eitrigen Infektion, die zu eitriger Myositis führt.

Sämtliche derartigen Entzündungsprozesse vermögen unter Schwielen- und Narbenbildung lokal auszuheilen.

Die *parasitäre Myositis*[1] weist klinisch und histologisch charakteristische Befunde auf.

Die Bluteosinophilie, der typhöse Krankheitszustand, die Kontinua der Temperaturkurve, das Gesichts-Augenlidödem und die Durchfälle weisen auf die *Trichinose* hin. Die Trichinen wirken direkt auf die Muskelfasern, in denen sie sich bewegen und ablagern, aber auch indirekt durch ihre Gifte ein. Daneben bildet sich die interstitielle Myositis aus, die die Grundlage für die fibrösen Herde und die Abkapselung der Trichinen nach Abheilung der akuten

---

[1] Siehe Handbuch der inneren Medizin, Bd. 1, Infektionskrankheiten. Springer 1952.

Krankheitserscheinungen darstellt. Nach Abklingen der akuten Myositis rollen sich die Trichinen in den Sarkolemmschläuchen spiralig zusammen und bilden Längsspindeln, die darauf vom Sarkolemm her verkalken. Mit der Trichinose sind meist Plasmazellhyperplasie im Knochenmark und Hyperglobulinämie verbunden (Carter). Das akute allergisch-toxische Krankheitsbild der Trichinosenfektion ist durch ACTH bzw. Cortison beeinflußbar.

Die *Cysticerkosis* ist seltener. Cysticerken kommen als einzelne, seltener als gehäufte und diffuse Muskelverkalkungen zur Beobachtung. Lediglich die verkalkten Cysticerken lassen sich röntgenologisch darstellen, während sich die kleineren Trichinen dem Nachweise entziehen (Abb. 201). Bei der Cysticerkosis kommt relativ häufig eine Cysticerkosis des Gehirns vor mit epileptiformen Anfällen.

Noch seltener ist Befall der Muskulatur durch *Echinokokken.* Echinokokken vermögen allerdings zu großen Blasen in der Muskulatur anzuwachsen.

Verkalkungen des ausgewachsenen Wurmes kommen auch bei anderen Parasiten vor, z. B. beim Dracunculus medinensis (Guineawurm). Dieser Wurm gelangt im Endstadium in die Subcutis der unteren Extremitäten und wird lang ausgezogen oder eingerollt im Röntgenbild auf die Muskulatur projiziert. Auch die Filarien (Loa loa) können verkalken und im Röntgenbild sichtbar werden. Das gilt auch für Larvenstadien verschiedener Bilharzien, vor allem für das Schistoma haematobium, welches in der Blasenwand sich einlagert und im Übersichtsbild der Beckenaufnahme röntgenologisch nachweisbar werden kann (Samuel).

9. Myositis acuta epidemica (Bornholmsche Krankheit).

Die durch starke Schmerzhaftigkeit der Muskulatur, besonders der Brustmuskeln, der Bauch- und Zwerchfellmuskeln gekennzeichnete fieberhafte Infektionskrankheit mit ausgesprochener Myositis wurde in einigen nordischen Ländern, neuerdings auch in der Oldenburger Gegend (Glattkowski) beobachtet. Sylvest beschrieb sie zunächst 1930 auf Bornholm. Über die Bornholmsche Krankheit sind in den letzten Jahren mehrere Mitteilungen außerhalb Deutschlands veröffentlicht worden (Schweiz Gsell, USA. Howard, Nordafrika Scadding, sowie Finn, Weller, Morgan, Curnen, Shaw und Melnick, Hopkins, Findlay und Howard, Gärtner, Klöne). Meist wird jedoch die Krankheit wegen ihres Auftretens in Sommer- und Herbstmonaten, wegen der Oberbauchschmerzen, wegen der Kopfschmerzen und der serösen Meningitis zur Poliomyelitis gezählt, zumal auch ein bisher unbekannter Erreger, das Coxsackie-Virus (Dalldorf und Sickless) für die Überschneidungen mit der Poliomyelitis verantwortlich sein soll [1].

Die Erkrankung beginnt mit Fieber, Kopfschmerzen, Erbrechen, Diarrhoen, Nasenbluten und führt sehr schnell zu Muskelschmerzen. Häufig soll hartnäckiger Singultus vorhanden sein (Assmann). Gelegentlich besteht Herpes labialis, meist Leukocytose. Die Krankheitsdauer beträgt etwa 1 Woche. Die befallenen Muskeln sind druckempfindlich. Die Muskelschmerzen verlieren sich meist nach einigen Wochen. Das Hauptsymptom dieser vordem allgemein als *Bornholmsche Krankheit* bezeichneten Virusinfektion ist der oft unerträgliche Muskelschmerz, der gewöhnlich Bauch- und Rückenmuskeln, Intercostalmuskulatur und das Zwerchfell befällt. Eine nicht seltene Kombination der Myalgia epidemica bzw. der Bornholm-Krankheit ist die Meningitis serosa oder myalgica (Gsell, Huss, Lindberg, Findlay und Howard). Die Resistenz der Erythrocyten soll herabgesetzt sein. Urobilinogen wird im Urin vermehrt ausgeschieden. Die Prognose der Krankheit ist wohl immer günstig, wenn nicht Komplikationen (Pneumonie, Perikarditis, Orchitis oder Encephalitis) dazukommen.

---

[1] Vgl. zusammenfassendes Referat in Dtsch. Med. Wschr. **1951**, 489.

Die paroxysmale Hämoglobinurie der Pferde ist eine verwandte Krankheit, bei der es zu schweren Muskelschädigungen mit Lähmung der hinteren Extremitäten kommt. Man hat dabei eine Vermehrung der Blutmilchsäure im Muskel festgestellt und demzufolge angenommen, daß die Krankheit auf die Anhäufung saurer Stoffwechselprodukte in der Muskulatur infolge der Infektion zurückzuführen ist.

10. Diffuse rheumatische Muskelentzündung, Myogelosen und fibrilläre Muskelzuckungen.

Die *Dermatomyositis* als seltenes Beispiel diffuser Muskelentzündung ist unter den „Kollagenkrankheiten" besprochen (s. S. 757). Der *Muskelrheumatismus* bzw. die *rheumatische Myositis* sollte ebenfalls in dieser Krankheitsgruppe bzw. als akute rheumatische Infektion (s. S. 907) zusammenfassende Darstellung finden. Sie soll hier nur kurz gestreift werden.

Die rheumatische Myositis stellt offensichtlich die Teilerscheinung einer allgemeinen rheumatischen Infektion dar. Es können im Perimysium lokalisierte großzellige Infiltrate und Granulationsgewebe entstehen, aber auch wachsartige Degeneration und Atrophie sich ausbilden. Der „Muskelrheumatismus" als Krankheit sui generis weist klinisch den Befund der Myogelosen und pathologisch-anatomisch Schwielen mit fibrösen Herden auf. Herdförmige Myositis und degenerative Muskelveränderungen (Atrophie, Plasma- und Kernschäden) werden sowohl bei der primär-chronischen, als auch bei der akuten Polyarthritis gefunden. Meist treten sie erst bei Kranken in höherem Lebensalter auf. Die Pathogenese des sog. Muskelrheumatismus ist noch sehr umstritten. Die dabei auftretenden *Muskelhärten* wurden von BAYER mit elektro-physiologischen Untersuchungsmethoden als *Muskeltetanie* erkannt. Diese Muskelhärten und die tetanischen Kontraktionen, die möglicherweise im Verlaufe lokaler Durchblutungsstörungen auftreten, sind die direkten Ursachen der Schmerzen.

Der Begriff des Muskelrheumatismus ist wenig einheitlich und das Vorhandensein eines besonderen Krankheitsbildes dieser Art problematisch, zumal sich die Mehrzahl der myalgischen Beschwerden durch spinale Kompression infolge von Discushernien, durch parenchymatöse Myositis, durch interstitielle Myositis und durch selbständige Myopathien erklären lassen.

Fokaltoxisch bedingt bei akut verlaufendem Muskel- und Gelenkrheumatismus und anderen herdbedingten Krankheiten sollen fibrilläre Bewegungen verschiedener Muskelgruppen am Fußinnenrand ausgelöst werden können. SLAUK vertritt die Ansicht, daß von entzündlichen Herden im Bereich des Kopfes ein rheumaerzeugendes Toxin auf perineuralem Lymphwege in den Liquorraum eindringe, an die sacralen Abschnitte des Rückenmarkes gelange und hier über die Vorderhornzellen zu fibrillären Zuckungen der kleinen Fuß- und Wadenmuskeln führe. Nach PETTE ist diese Anschauung unbewiesen. GÉRONNE findet eine besondere Häufigkeit des *Muskelfibrillierens* bei vasomotorisch übererregbaren Menschen. KIRCHHOFF fand eine besondere Häufung von Muskelfibrillieren bei Kranken mit Senk- und Spreizfüßen, ohne daß eine nervöse Störung oder eine Herdinfektion vorhanden war, so daß er in dem Phänomen des Muskelfibrillierens mit Recht eine unspezifische, segmentär angeordnete Reflexerscheinung sieht.

11. Fibrositis und Panniculitis (CHRISTIAN-WEBERsche Krankheit).

Fibrositis ist ein namentlich von anglo-amerikanischen Autoren beschriebener entzündlicher Zustand des Bindegewebes, verbunden mit Steifigkeit und Schmerzen, die bei aktiver Bewegung gesteigert sind. Er entspricht in mancher Beziehung dem, was als Muskelrheumatismus bezeichnet, oder, bei anderer Lokalisation, als Synovitis, Tendosynovitis, Periostitis, Bursitis oder Perineuritis eingeordnet wird. Es soll nach STOCKMANN dabei ein neues Bindegewebe gebildet werden, das sich vom normalen durch seine Tendenz zu Schwellung, Schmerzhaftigkeit und Empfindlichkeit sowie Schrumpfung unterscheidet. Oft

ist der ganze Muskel befallen, oder aber man findet nur umschriebene, knötchenförmige Verhärtungen. Nach Wilson ist die *primäre Fibrositis*, die allein oder
unabhängig von anderen Krankheiten auftritt, von der *sekundären Fibrositis*
im Gefolge von Arthritis, Alkoholismus, Diabetes, Tuberkulose, Menopause,
Stoffwechselstörungen, Hypothyreoidismus und nach wiederholten traumatischen Einwirkungen zu trennen.

Gemeinsame Symptome beider Formen sind konstant vorhandene Schmerzen,
die bei schnellen Bewegungen besonders verstärkt sind, sowie Spasmen, Muskel-
und Gelenksteifigkeit. Beim primären Typus ist der Schmerz scharf und tritt
plötzlich auf, meist nach einmaliger heftiger Muskelkontraktion oder nach
wiederholten Überanstrengungen. Bei Fibrositis der Schultermuskulatur findet
man gewöhnlich auch eine Bursitis namentlich der Bursa subdeltoidea. Beim
sekundären Typus kann der Schmerz beim Spannen oder auf Druck auch heftig
sein. Die befallenen Muskeln fühlen sich gespannt und oft bretthart an. Gewöhnlich sind sie auch mit Bursitiden, Tendosynovitis oder Perineuritis verbunden.
Oft findet man Hypalgesie, weniger häufig Hyperalgesie bei Sensibilitätsprü-
fungen der Plexusnerven. Charakteristisch für die Fibrositis ist die Einseitigkeit.

Bei Fibrositis im Sinne der *Cephalodynie* fühlt man auf Fingerdruck einseitige, empfindliche Knötchen unterhalb der oberen Nackenlinie sowie Schmerzhaftigkeit im Bereich der Occipitalnerven. Mit *Scapulodynie* wird die Fibrositis
der Scapularmuskulatur bezeichnet, speziell der Mm. rhomboidei und des Levator
scapulae. Knötchen fühlt man entlang dem Vertebralrand der Scapulae und
einen Finger breit vom Angulus medialis superior. *Dorsodynie* befällt die Erector
trunci-Gruppe mit empfindlichen Stellen beim sekundären Typus fingerbreit
neben dem Processus spinosus. Unter *Pleurodynie* versteht man Fibrositis der
intercostalen und pectoralen Muskeln. Tief atmen ist schmerzhaft und beschränkt, Knötchen liegen an der Insertionssehne des M. pectoralis major. Das
Thorakolumbalsyndrom entspricht in gewissem Sinne der Lumbago, es wird
auch oft als „*Ischias*" diagnostiziert wegen Ausstrahlen der Schmerzen in die
Glutäalgegend und in die Rückseite des Oberschenkels bis zum Knie hinunter.
Die als Begleiterscheinung der Spondylarthrosis bekannten Muskel-Nerven-
Syndrome bedürfen der Beachtung (s. S. 883).

Die Diagnose der Fibrositis wird aus der Anamnese mittels Palpation und
per exclusionem gestellt. Laboratoriumsbefunde und Röntgenuntersuchungen
können wenig helfen. Umschriebene empfindliche Muskelverhärtungen, Druck-
schmerz an Schleimbeuteln, Sehnen und periartikulärem Gewebe sind von
Bedeutung. Zum Aufsuchen der Fibrositisknötchen sollten die Muskeln möglichst erschlafft sein. Der Untersucher steht am besten hinter dem Patienten
und palpiert in der Gegend hinter dem Processus mastoideus beginnend nach
abwärts, zuerst den Muskelfasern entlang und dann quer zu ihnen unter Verschiebung der darüberliegenden Haut. Messung der Gelenkbeweglichkeit mit
dem Goniometer dient zur Erkennung von Funktionsbehinderungen, ihre Auf-
zeichnung zur Kontrolle therapeutischer Maßnahmen.

Beim *extraartikulären Rheumatismus* (*„Fibrositis"*) sind entzündliche Veränderungen von Muskulatur und Bindegewebe jedoch nach Copeman selten
nachweisbar. Die klinisch wichtigen Druckpunkte mit Schmerzausstrahlung
können fibröser (Sehnen usw.), spastischer (Muskel) oder ödematöser (Fett,
Bindegewebe) Natur (vgl. Myoödem) sein.

Die bisher wenig beachteten *Veränderungen des Fett-Bindegewebes* wurden
erst in letzter Zeit klinisch und anatomisch studiert (Copeman). Infekte, Trauma,
Abkühlung u. a. können Ödeme subcutaner Fettläppchen und dadurch Span-
nungsschmerz im Bindegewebe verursachen. Die Prädilektionsstellen (Erector

trunci lumbalis, Crista iliaca, Sacroiliacalgelenke, Interscapulargegend) entsprechen dem auch bei Kachexie erhalten bleibenden „Residualfett". Die
Schmerzen können durch Herniation eines tiefer liegenden Fettläppchens durch
die Fascie und dadurch entstehendes Fettgewebsödem entstehen. Die Prä-
dilektion der *Fetthernienbildung* ist durch Einbettung von Fett in areoläres
Bindegewebe bedingt. In der Lumbalregion kommen gestielte und ungestielte
Fetthernien mit Durchbruch der Fascie und präformierte Hernien an Nerven-
und Gefäßdurchtrittsstellen vor. Über der Scapula liegt das schmerzhafte Fett-
ödem in verdicktem fibrösem Gewebe und kann eventuell wegmassiert werden.
Periarticuläre Fettpolster können schmerzhafte Gelenkerkrankungen vortäuschen.
Als „*Panniculitis*" werden analoge schmerzhafte Veränderungen in abnorm
lokalisiertem Fettgewebe bezeichnet (obere Rückengegend, Außenseite der
Extremitäten, Knie- und Sprunggelenke). Als Ätiologie des schmerzhaften
Fettödems kommen allgemeine Wasser-Fett-Stoffwechselstörungen, örtliche
Wirkungen hormonaler Funktionsstörungen (Hypophyse, Ovarien, Nebennieren-
rinde) und genetische Faktoren (Körperbautypus) in Betracht.

    Zwischen den rheumatischen Krankheiten des Bindegewebes und des Fett-
gewebes, welches nahezu 20% des Körpergewichtes des menschlichen Organismus
ausmacht, bestehen enge Wechselbeziehungen. Die Fibrositis als rheumatisches
Syndrom ist schon lange Zeit bekannt und zu „Muskelspasmen" in Beziehung
gesetzt worden. STOCKMAN spricht von chronischer Entzündung des weißen
Bindegewebes der Fascien und Aponeurosen, der Muskel- und Nervenscheiden,
der Ligamente und Sehnen, des Periostes und des subcutanen Gewebes. Diese
macht sich in Schmerzen, Steifheit und entzündlichen Begleiterscheinungen
bemerkbar. Muskeldruckpunkte und fibrositische Knötchen können lokalisiert
getastet werden. Anatomisch finden sich Bindegewebswucherung, Muskelödeme
und Fettgewebsentzündung sowie Fettgewebsödem auch dabei. Manchmal ist
auch das periartikuläre Fettgewebe betroffen, vor allem im Bereich der Kniegelenke und der Patellae.

    Die WEBER-CHRISTIAN*sche Krankheit* entspricht dieser chronisch-rezidi-
vierenden, fieberhaften, nichteitrigen Entzündung des Fettgewebes (Panniculitis),
die mit knötchenförmigen Entzündungsprozessen im subcutanen Gewebe und
im Fettgewebe einhergeht. Fieber besteht dabei, solange die Knötchen selbst
vorhanden sind. Die Knötchen sind schmerzlos, nur die darüberliegende Haut
ist gerötet und später nach Abklingen des entzündlichen Prozesses pigmentiert.
Histologisch besteht im Frühstadium ein Ödem und entwickelt sich langsam
eine leukocytäre Infiltration, jedoch ohne eigentliche Eiterung. Die Fettzellen
kollabieren und Fettphagocyten treten auf. Erst sehr spät kommt es zur Fett-
gewebsnekrose und zur reaktiven Vermehrung kollagenen Zellgewebes. BRUDNO
berichtet über WEBER-CHRISTIANsche Krankheit in Verbindung mit rheumatischem Fieber. In Beobachtungen von SHUMAN ist die CHRISTIAN-WEBERsche
Krankheit (Panniculitis) rezidivierend mit immer wieder auftretenden Knotenbildungen im subcutanen Fettgewebe und mit hohen Temperaturen in Verbindung
mit Hypocalcämie aufgetreten. Röntgenbestrahlung konnten den Verlauf nicht
beeinflussen. Cortison brachte nur vorübergehende Wirkung. Man vermutet
bakterielle Allergie in der Pathogenese der Panniculitis. WEBER selbst erörterte
eingehend die Beziehungen zum Gelenkrheumatismus, zumal auch Gelenkschmerzen und Schwellungen mit der Panniculitis vergesellschaftet sein können.
DURAN-REYNALS berichtet über WEBER-CHRISTIANsche Krankheit mit Nekrosen
im Fettgewebe und in der Muskulatur. BRUDNO ordnet diese mit rheumatischen
Erscheinungen einhergehende Krankheit in die Gruppe der Kollagenkrankheiten ein.

Als *Behandlung* kommen in erster Linie physikalische Methoden in Betracht: Wärmeapplikation, Kurzwellen, Diathermie, Massagen, in 2—3wöchigen Serien, sowie vorsichtige aktive Bewegungen, passive nur dann, wenn die Muskeln durch Wärmebehandlung erschlafft sind. Gewaltsames Strecken ruft oft Verschlimmerung hervor. *Prostigmin*, täglich 1 cm³ der 0,5⁰/₀₀igen Lösung subcutan 1 Woche bis 10 Tage lang, wirkt oft gut auf die Muskelsteifheit und erlaubt rasche freie Beweglichkeit. Es bleibt aber nur ein Adjuvans der physikalischen Therapie. Seit einigen Jahren versucht man vielfach auch *Vitamin E* zur Behandlung der Fibrositis heranzuziehen und hat namentlich bei der primären Form über Erfolge berichtet. Als Tagesdosis empfiehlt Steinberg 300 mg per os in den ersten Wochen, dann allmählich Rückgang auf 150 mg und später noch weiter auf 100 mg täglich. Was die Erklärung der Wirkungsweise des Vitamin E in solchen Fällen, auch bei der Dupuytrenschen Kontraktur (s. S. 766) anbetrifft, so ist nach Markees anzunehmen, daß die Angriffspunkte im Mesenchym liegen, wo es im Sinne einer Abdichtung der Capillaren, Entquellung und Restitution der kollagenen Bestandteile wirksam wird. Head berichtet über die Behandlung der Fibrositis mit lokalen Injektionen von Benzylsalicylat in Öl (5 Teile Benzylsalicylat, 5 Teile Campher ad 100,0 Arachisöl). Die Wirkung soll besser als die der lokalen vielfach empfohlenen Novocaintherapie sein.

12. Das myalgische Syndrom.

Abgesehen von den Muskelschmerzen nach Anstrengungen, die als Muskelkater bekannt sind und wahrscheinlich die Folge der Überlastung des Gewebes mit Stoffwechselendprodukten bei Verarmung an Sauerstoff darstellen, treten „Myalgien" als symptomatische Beschwerden bei zahlreichen Krankheiten auf, wobei selbständige entzündliche oder eitrige Veränderungen in der schmerzhaften Muskulatur nicht nachweisbar sind. Häufig jedoch sind die Muskelschmerzen als „Muskelrheumatismus" mit einem rheumatischen Geschehen verknüpft und in besonderen Fällen durch das Auftreten von Hartspann, Myogelosen und rheumatischen Knoten gekennzeichnet (s. rheumatische Myositis und Fibrositis, S. 897). In die Pathogenese der Myalgien gewähren die bei der Addisonschen Krankheit manchmal in Verbindung mit der herabgesetzten Muskelspannung (Tonus) vorhandenen Schmerzzustände einen Einblick. Hedinger vertritt die Ansicht, daß die Nebennierenrindensteroide am Skeletmuskel verschiedene, zum Teil antagonistische Reaktionen auslösen. Überdosierte Desoxycorticosteronbehandlung kann beim Addison-Kranken neuromuskuläre Schmerzen (Thorr, Dorreance und Day) sowie Muskellähmungen (Thorr und Mitarbeiter, Kuhlmann, Ragan) hervorrufen. Die Hypokaliämie dürfte dabei eine wesentliche Rolle spielen (vgl. hypokaliämische Muskellähmung, S. 750), zumal sie bei den periodischen hypokaliämischen Muskellähmungen im Verlaufe der Osteomalacie (Hadorn), im Coma diabeticum (Holler, Nicholson und Branning) in gleicher Weise vorkommt. Gewisse Parallelerscheinungen zeigen sich am Herzmuskel (energetisch-dynamische Herzinsuffizienz, Hegglin; s. S. 735). Die Überproduktion des S-Hormons (vgl. Glucocorticoide, S. 719) verursacht beim Morbus Cushing (s. S. 715) ebenfalls Muskelschwäche und Muskelschwund. Demgegenüber steht der N-Hypercorticismus (s. S. 723), der meist mit übernormaler Muskelentwicklung vergesellschaftet ist. Kinder mit N-Hypercorticismus weisen häufig einen herkulischen Körperbau auf. Die klinische Bedeutung des Fetthormons (Compound A Kendalls, s. S. 714) ist noch ungeklärt, soll sich nach Kepler gelegentlich bei Überproduktion in Muskelschwund neben der Fettgewebsvermehrung zeigen. Davon streng zu trennen ist die Lipomatose zwischen den Muskelfasern, wie sie von Askanazy beim Morbus Basedow beschrieben ist. Inwieweit die Muskelveränderungen beim Gelenkrheumatismus auf eine hormonale Störung zurückzuführen sind (LICHTWITZ), ist noch unbekannt.

Wenn den Nebennierenhormonen zweifellos auch eine ursächliche Rolle bei der Entstehung von Muskelschmerzen zukommt — die Muskelschmerzen des Addison-Kranken lassen sich nach HEDINGER durch Percorten beheben —, so ist jedoch nicht angängig, Muskelschmerzen bei Infektionskrankheit aller Art, besonders bei der Schweinehüterkrankheit und bei anderen Leptospirosen auf eine „Nebenniereninsuffizienz" zu beziehen. Ist doch der Muskelschmerz sehr häufig der Ausdruck am schmerzhaften Muskelgebiet ablaufender organischer Krankheitsmerkmale. Die Muskelschmerzen bei der Trichinose (s. S. 895) sind Ausdruck der Myositis und der Schädigungen durch den Trichinenbefall, wie die Pyomyositis die Folge einer lokalen oder septisch-eitrigen Entzündung, sehr häufig in einem degenerierten Muskelgebiet (s. S. 895) ist. Die rheumatische Muskelverhärtung ist zweifellos Ausdruck des lokalen Fasertetanus, der infolge einer krankhaften Steigerung der Muskelsensibilität schon bei geringer motorischer Innervation auftritt (BAYER, Untersuchungen mit dem Muskulometer).

Zweifellos spielen auch Änderungen des Quellungszustandes der Gewebe aus verschiedener Ursache eine Rolle für die Entstehung von Muskelschmerzen. Beim *Myoödem* sind rheumatoide Muskelschmerzen bekannt. Unter den funktionellen Störungen in der Muskulatur bedarf das Myoödem eines besonderen Hinweises (GRAVES und STOKES), da es *Ausdruck eines Mangelzustandes* sein kann. Mangelhafte Ernährung führt nach KÜCHMEISTER zu einer Störung der Eiweißstruktur, wodurch die Tendenz zur Gewebsquellung gegeben ist. Damit verbunden sind die Erscheinungen der Herabsetzung des Muskeltonus und die abnorme Ermüdbarkeit, welche von DEBRUNNER als allgemeine Gewebeermüdung bzw. als Überbeanspruchungsreaktion zu den Ermüdungsbrüchen in Parallele gesetzt werden. TAYLOR und CHUTTANI berichten neuerdings über Myoödeme bei Soldaten aus dem Südirak, die gleichzeitig eine allgemeine Minderung der Leistungsfähigkeit und Polyneuritis aufwiesen. Aus der Tatsache, daß durch gute Ernährung und Thiaminbehandlung das Myoödemsymptom verschwand, wird geschlossen, daß auch ein *Vitamin B-Mangel* dabei wesentlich sei.

Vitamin E-Mangel scheint für den Muskelstoffwechsel von Bedeutung zu sein, zumal auf Vitamin E-Medikation endogene Muskelkrankheiten verschiedener Art gut ansprechen und auch die DUPUYTRENsche Fingerkontraktur (s. S. 766) dadurch beeinflußt werden soll. Im Tierexperiment (HEINRICH und MATTILL) findet sich bei Vitamin E-Mangel eine erhöhte Kreatinsynthese in der Leber bei gleichzeitiger Verminderung seiner Phosphorylierung im Muskel.

Daß *Gefäßstörungen* (Arteriosklerose, Embolien, Thrombangitis obliterans, Dermatomyositis; s. S. 998) direkt oder indirekt Muskelschmerzen verursachen können, ist ebenso verständlich wie die Schmerzsymptomatologie bei zentral- oder periphernervösen Störungen. Inwieweit der „Muskelrheumatismus" durch Nervenstörungen infolge Nucleus pulposus-Hernie (auch an der Halswirbelsäule) oder infolge hochgradiger Einengung der Foramina intervertebralia bei degenerativen Wirbelsäulenkrankheiten (s. S. 877) hervorgerufen ist, muß klinisch entschieden werden.

Myalgien treten nach pathologisch-anatomischen und physiologischen Gesichtspunkten in 2 Gruppen auf, wobei in jedem Falle eine sichere Differentialdiagnose notwendig ist: 1. Als Muskelschmerzen bei Myoporphyrien und Myoglobinurien (paroxysmale Myoglobinurien, Haffkrankheit, Marsch-Hämoglobinurie, Kohlenoxydvergiftung, Durchblutungsstörungen und Blutungen). 2. Als Myalgien, für die sich ein anatomisches Substrat häufig nicht finden läßt (mit Ausnahme der Myogelosen und knotigen Rheumatismusformen sowie der Fibrositis und der Muskelveränderungen bei primär-chronischer Polyarthritis): Beschwerden des Muskelkaters nach Überanstrengungen, bei dem möglicherweise die von Deuticke nachgewiesenen Löslichkeitsänderungen der Muskeleiweiße bei Arbeit (v. Muralt) eine Rolle spielt.

13. Vorwiegend erblich auftretende neuromuskuläre Krankheiten.

Vorwiegend erblich auftretende neuromuskuläre Krankheiten, die im Abschnitt der Nervenkrankheiten dieses Handbuches eingehend dargestellt werden:

  a) Myotonia congenita hereditaria (Thomsen) mit Muskelhypertrophie
  b) Dystrophia myotonica (Thomsensche Krankheit mit Muskelschwund)
  c) Myatonia congenita (H. Oppenheim) mit degenerativer Muskelatrophie
  d) *Myasthenia gravis.*

Das Krankheitsbild der Myasthenia gravis wird im allgemeinen ebenso wie die progressive Muskeldystrophie unter dem Gesichtspunkt neurologischer Betrachtung eingeordnet. Doch zwingen die modernen Untersuchungen zur pathologischen Physiologie des Muskelstoffwechsels auch die Myasthenie an dieser Stelle einer eingehenderen Betrachtung zu unterziehen, zumal der Nachweis einer Thymushyperplasie oder des Prostigmineffekts die engen Beziehungen zwischen hormonalen Faktoren und Enzymen in der Pathogenese dieser Krankheit als eines „inneren Geschehens" immer deutlicher werden läßt (s. S. 712ff.).

Die Myasthenia gravis pseudoparalytica zeigt sich in der allmählich oder auch sehr rasch zunehmenden Ermüdbarkeit der befallenen Muskeln. Die ersten gezielten Bewegungen gelingen, während weitere Bewegungen infolge der rasch einsetzenden Ermüdung nicht mehr ausführbar sind. Die hochgradige Ermüdbarkeit der Muskeln findet sich nicht nur bei aktiver Muskeltätigkeit, sondern auch bei faradischer Reizung. Eine kurze Erholungspause genügt, um in jedem Falle die Bewegungsfähigkeit wiederkommen zu lassen. Gegenüber dem galvanischen Strom kommt es jedoch nicht zur myasthenischen Reaktion, wie sie bei faradischer Reizung auftritt. Bei intermittierender faradischer Reizung in Sekundärabständen erscheinen die Kontraktionen anfangs normal, nehmen aber sehr schnell ab und bleiben aus. Entartungsreaktion tritt nicht auf. Atrophie der Muskulatur fehlt (Elektromyographie s. S. 888).

Befallen sind im Anfang meist zunächst die äußeren Augenmuskeln; später erkranken auch die vom Rautenhirn versorgten Muskelgruppen des Schlundes, der Kaumuskulatur, der Lippen, des Gaumens und der Stirn. Auch die Atemmuskulatur kann betroffen sein und bei Lähmung derselben kann es zu lebensbedrohlichen Erstickungsanfällen kommen. Bei ausgesprochener myasthenischer Reaktion der Kopfmuskeln entwickelt sich eine Maskenstarre, hängen die Lippen schlaff und gewinnt der Gesichtsausdruck einen „traurigen" Blick. Auch die Extremitätenmuskeln können befallen sein. Grosse-Brockhoff und Welter berichten über Beobachtungen von Myasthenia gravis mit akut nach Muskelarbeit auftretenden Ermüdungserscheinungen. Die Arbeitsbelastung wurde bei gleichzeitiger arterieller Drosselung durchgeführt. Die Ermüdungserscheinungen traten dabei nicht in den an dem Arbeitsversuch beteiligten Muskelgruppen, sondern fern davon in den Lidmuskeln sowie in Nacken-, Arm- und Handmuskeln auf. Dieses Phänomen bildete sich spontan zurück.

Die myasthenischen Erscheinungen erinnern häufig an das Bild der Bulbärparalyse, was für die Systematisierung der Krankheit ausschlaggebend war.

Die Krankheit verläuft meist chronisch und besteht gelegentlich familiär. Häufig sind Konstitutionsanomalien in der Familie des Kranken zu finden (Uvulaspaltung, Polydaktylie, Hypoplasie). BESSERER beschreibt bei dem dritten Kind einer Mutter mit Myasthenie das Bild der Osteogenesis imperfecta (s. S. 818), weswegen eine gemeinsame Anlagestörung vermutet wird. Pathologisch-anatomisch fallen Thymushyperplasie und lymphoide Zellinfiltrate in der befallenen Muskulatur auf. Diese Veränderungen sind erst neuerdings mit den klinischen Krankheitserscheinungen in Übereinstimmung gebracht worden.

In den Erörterungen über die pathologische Physiologie der Myasthenie wurde häufig das Vorkommen Curare-ähnlicher Stoffe (Inaktivierung des Acetylcholins) diskutiert (WALKER, NEVIN und SCHWEITZER). Zum Teil wird vermutet, daß eine ungenügende Bildung von Acetylcholin an den motorischen Nervenendigungen nicht allein für die Myastheniesymptome verantwortlich sein kann. Heute kennen wir die zentrale Bedeutung der Cholinesterase im pathogenetischen Geschehen, die verschiedene therapeutische Maßnahmen verständlich werden läßt. Die moderne Therapie der Myasthenie (chirurgisch: Thymektomie, intern: Prostigmin, Cortison usw.) hat klare Erkenntnisse geschaffen. Entweder beruht der therapeutische Effekt auf der Ausschaltung der Thymusaktivität oder auf der chemischen Behinderung des normalen Reaktionsablaufes zwischen Acetylcholin und Cholinesterase (s. S. 695) an der myoneuralen Verbindung bzw. an der motorischen Endplatte.

Die Glykokollmedikation (THOMAS) hat nur mehr theoretischen Wert, zumal bei Myasthenie manchmal gesteigerte, meist verminderte Kreatinausscheidung besteht. Wie der Curareblock (s. S. 695) an der Muskelendplatte durch Calciumchlorid prompt aufgehoben werden kann, ebenso wird auch die Myasthenie durch Calciumchloridzufuhr wesentlich gebessert. Bedauerlicherweise kommt dieser Behandlung der Myasthenie infolge der Unverträglichkeit wirksamer Calciumchloriddosen jedoch keine Bedeutung zu. Die interne Behandlung der Myasthenie gebrauchte bisher Acetylcholin und Neostigmin bzw. Prostigmin. Prostigmin wirkt als Anti-Cholinesterase. Prostigmin wird intramuskulär in Mengen von 1—2,5 mg, bzw. peroral in Mengen von 15—20 mg verabfolgt. Die Wirkung hält ebenfalls nur wenige Stunden an, so daß zur täglichen Behandlung bis 1000 mg per os und 7,5 mg intramuskulär gegeben wurden. Gleichzeitig sollte neben Prostigmin Atropin gegeben werden, da unangenehme Intoxikationserscheinungen des Prostigmins (Speichelfluß, Erbrechen usw.) auftreten.

Neostigmin wurde zur Behandlung der Muskelspasmen nach Poliomyelitis verwendet, dann aber auch zur Therapie von Spasmen bei Polyarthritis und verwandten Leiden und bei posttraumatischen Zuständen. Weniger teuer, aber gleich wirksam ist Physostigmin-Salicylat. Es mindert ebenso wie Neostigmin selbst jahrelang bestehende Spasmen der quergestreiften Muskulatur. Die dabei eintretende Schmerzlinderung ist bei gleichzeitiger Atropin-Medikation auffallend. Die Wirkung auf die cholinergischen autonomen Nerven allein genügt zur Erklärung nicht, da Atropin trotz seiner parasympathicolytischen Wirkung den therapeutischen Physostigmineffekt am spastischen Skeletmuskel nicht aufhebt.

Neue Mittel scheinen eine ähnliche Wirkung wie das Prostigmin zu entfalten. Die Dosierung von Diisopropylfluorophosphat liegt bei 2—3mal täglich 2—4 mg intramuskulär. Hexaäthyltetraphosphat hat ähnliche Wirkung, macht nur höhere Dosierung bis 10 mg nötig. Ein dritter Stoff dieser Art ist das Tetraäthylpyrophosphat, welches in Mengen von 8—12 mg am Tage peroral gegeben wird (BURGEN, KEELE, MCALPINE, STONE und RIDER). Sowohl Pyrophosphat als auch Diisopropylfluorophosphat und Hexaäthyltetraphosphat wirken als Cholinesterase-Inhibitoren und setzen den Blutcholinesterasespiegel auf geringste Werte herab. Prostigmin vermag als Vagusreizstoff die Wirkung dieser Cholinesterase-Inhibitoren aufzuheben. Offensichtlich schützt es die Cholinesterase vor der Inaktivierung. Möglicherweise bedingt die vagusbedingte Acetylcholinausschwemmung die Neutralisation dieser Wirkung.

Es zeigt sich jedenfalls, daß das Acetylcholin-Cholinesterasesystem nicht nur für die Symptomatologie der Myasthenie, sondern auch für Muskelkrämpfe aus anderer Ursache wichtig ist, wie die vielfältigen Erfolge der Prostigmintherapie zeigen. Der Cholinesteraseüberfluß bei Myasthenia gravis bedingt eine übersteigerte Aufspaltung des Acetylcholins in Cholin und Essigsäure, was sowohl durch die Cholinesterase-Inhibitoren als auch durch den Acetylcholineffekt des Prostigmins kompensiert wird.

Es ist selbstverständlich, daß auch das ACTH-Cortisonsystem in den Kreis der Betrachtung und Untersuchung einbezogen wurde. Torda und Wolff haben unter der ACTH-Behandlung der Myasthenie eindeutig ein Ansteigen der Acetylcholinsynthese nachweisen können. ACTH entfaltet zweifellos eine Wirkung auf das myasthenische Krankheitsbild, wie Torda und Wolff am Elektromyogramm und am biochemischen Test zum Studium der Synthese von Acetylcholin nachweisen konnte. Die Krankheitserscheinungen, wie Übelkeit, Kopfschmerzen, Cyclusstörungen, Durchfälle und Gefäßkrämpfe verlieren sich sehr schnell. Es stellt sich eine Besserung der Muskelfunktion ein, so daß die Kranken aus eigenem Antrieb die therapeutische Menge des Prostigmins verringern. Offensichtlich wird die Acetylcholinsynthese unter der Hormonbehandlung wesentlich gebessert. Die Wirkung des ACTH auf die Myasthenie ist von 2 Gesichtspunkten aus bedeutsam. ACTH steigert als Cholinesterase-Inhibitor die Acetylcholinsynthese und mindert die Funktion des lymphatischen Parenchyms, einschließlich der Thymusdrüse. Thymusextrakt stört die Acetylcholinsynthese im Experiment, so daß möglicherweise der Erfolg der Thymustumorexstirpation bei Myasthenie — insofern ein Thymustumor vorhanden und nachweisbar ist — ebenfalls auf dem Eingriff in das Cholinesterase-Acetylcholinsystem beruht.

Thymome bei Myasthenie sind gutartige Geschwülste, können aber lokal rezidivieren. Die Thymusausschaltung erfolgt entweder mittels der durch Röntgenbestrahlung zu erzielenden Unterfunktion oder durch die Thymektomie (Viets, Keynes, Harvey, Stone, Rider, Eaton, Good, McDonald Rouquès); die Thymektomie nach dem 40. Lebensjahr wird jedoch übereinstimmend widerraten.

Viets berichtet über 36 operativ behandelte Fälle. Von diesen hatten 7 einen Tumor (Thymom). Nach der Thymektomie waren 2 weitgehend geheilt, 1 Fall gebessert; 2 starben unmittelbar im Anschluß an den operativen Eingriff, 2 weitere 1½ Jahre später in einer myasthenischen Krise. Von den 29 Fällen ohne Tumor überlebten 25 den operativen Eingriff. 10 waren weitgehend gebessert oder beschwerdefrei, 4 zeigten eine leichte Besserung, 4 keine oder nur unbedeutende Änderung und bei 7 war die Beobachtungszeit nach der Operation für eine Erfolgsbeurteilung zu kurz. Leichte Fälle, welche sich mit Prostigmin gut einstellen ließen und zu Spontanremissionen neigten, wurden nicht operiert. Die Operation, welche nicht ungefährlich ist, sollte nie als Noteingriff während einer myasthenischen Krise vorgenommen werden. Prostigmin wird während der Operation intravenös verabreicht.

Die von Thevenard und Leger angewandte Denervierung des Carotissinus zur Behandlung der Myasthenie, die allerdings noch nicht auf breiter Basis untersucht ist, wirkt vielleicht auch auf hormonalem Wege. Meurer sieht in dem Effekt eine Zwischenhirnwirkung auf die Myasthenie, die er als Zwischenhirnregulationsstörung auffaßt.

Die Myasthenia gravis demonstriert in charakteristischer Weise die Vielfalt der pathogenetischen Faktoren, die sich in Störungen der Muskelfunktion und des Muskelstoffwechsels offenbaren.

14. Senile „Myasthenie" (Krankheiten des muskulo-artikulären Gewebes).

Krankheiten des muskulo-artikulären Gewebes nehmen mit zunehmendem Alter des Menschen erheblich zu und stellen wohl die Hauptgruppe der degenerativen Krankheitszustände des muskulär-skeletalen Funktionssystems dar. Unter dem Begriff der „senilen Myasthenie" werden diese zweifellos auf dem Boden der Altersinvolution entstehenden Krankheitserscheinungen, die gesteigerte Muskelermüdbarkeit, Bewegungseinschränkung der Gelenke und schließlich schmerzhafte, deformierende Gelenkveränderungen betreffen, zusammengefaßt, ohne daß ihre komplexe Pathogenese eine richtunggebende Aufklärung dadurch erführe (STEINBROCKER, SCHWARTZ, SVERDLIK, BERNSTEIN). Störungen des funktionellen Ausgleiches im muskulo-skeletalen System entwickeln sich im höheren Lebensalter meist im Endstadium der degenerativen Osteoarthrosis. Braune Atrophie der Muskeln wird häufig gleichzeitig festgestellt. Aber auch spezifisch-neurologische Ausfälle im hohen Alter mit ihren Auswirkungen auf die Muskulatur (Dystrophie und Atrophie) und auf den Gelenkapparat (Abnutzungsveränderungen) vermögen das funktionelle Gleichgewicht zwischen Muskulatur und Skeletsystem derart zu stören, daß man regelmäßig bei Paraplegien oder bei amyotrophischer Lateralsklerose sekundäre Gelenkalteration und „senile Myasthenie" erwarten kann. Nur dann kann die medico-mechanische Behandlung eine Besserung der Abnutzungserscheinungen herbeiführen oder den fortschreiten, den Veränderungen Einhalt gebieten, wenn ein Grundleiden klinisch nachweisbar und beeinflußbar ist.

15. Dystrophia musculorum progressiva (ERB) und Kreatinstoffwechsel.

Bei der progressiven Muskeldystrophie, die schon im Kindesalter aufzutreten pflegt, handelt es sich um eine sog. Pseudohypertrophie, weil das Volumen der Muskeln infolge Ersatzes der degenerierten oder unterentwickelten Muskelfasern durch Fett- und Bindegewebe vergrößert erscheint (s. Abb. 200). Bei der Dystrophia musculorum progressiva können Röntgenaufnahmen der Muskulatur eine feine Fiederung der Muskelzeichnung erkennen lassen, die bereits von BECKER sowie von MELDOLESIS, neuerdings von BOECKER nachgewiesen ist. Die Ursache dieser Nachweisbarkeit der feinen Muskelfiederung läßt sich aus der geänderten Strahlenabsorptionsfähigkeit der pseudohypertrophischen Muskulatur erklären. Offensichtlich bedingen die zwischen die Muskelbündel eingelagerten Fettmassen die Fiederzeichnung. Dieses Symptom ist jedoch nicht allein für die Dystrophia musculorum progressiva charakteristisch, sondern wird auch bei älteren Menschen infolge der vermehrten Bindegewebseinlagerung zwischen die Muskelfasern, ohne daß sie Krankheitswert gewinnt, beobachtet.

Die progressive Muskeldystrophie tritt in verschiedenen Typen auf als:

1. Scapulo-humeraler Typus ERB.

2. Facio-scapulo-humeraler Typ LANDOUZY-DÉJÉRINE, bei welchem die Mitbeteiligung der mimischen Muskulatur dem Gesicht ein maskenartiges Aussehen verleiht.

3. Atrophischer Typus der pelveo-femoralen Form LEYDEN-MOEBIUS.

4. Pseudo-hypertrophischer Typus ERB-DUCHENNE-GRIESINGER.

PFÄNDLER weist vielfache Typendifferenzierung in einer dominant-einfach recessiv und geschlechtsgebunden recessiven Form der Muskeldystrophie nach. Neben den Muskelveränderungen können bei der progressiven Muskeldystrophie auch andere Organe betroffen sein. So war bei 2 von VORDERWINKLER untersuchten Brüdern mit progressiver Muskeldystrophie der Verlust der Knochenbildungszone an der Knochen-Knorpelgrenze besonders auffällig.

Die Pathogenese der progressiven Muskeldystrophie ist nicht aufgeklärt. Zweifellos spielen Stoffwechselstörungen eine verantwortliche Rolle. Vorderwinkler vertritt im Gegensatz zu Ken Kuré die Ansicht, daß die progressive Muskeldystrophie auf eine Degeneration autonom-trophischer Zentren in der Intermediärzone des Rückenmarkes zurückgeführt werden soll.

Gerade die progressive Muskeldystrophie bietet einen interessanten Einblick in die *Kreatinstoffwechselvorgänge im Muskelsystem* (s. S. 697). Kreatin (Methylguanidinoessigsäure) findet sich als intermediäres Stoffwechselprodukt im menschlichen Organismus vorwiegend in der Muskulatur. Bürger konnte ze'gen, daß 96% des im Körper vorhandenen Kreatins an die Muskulatur, vor allem an die Skeletmuskulatur gebunden ist. Das Muskelkreatin, welches als Kreatinphosphorsäure (Phosphagen) vorhanden ist, wird bei der Muskelkontraktion in Kreatin und Phosphorsäure gespalten. Diese Spaltprodukte werden in der Erholungsphase der Muskulatur durch den energieliefernden Prozeß des Glykogenabbaues wieder zu Kreatinphosphorsäure resynthetisiert. Ein geringer Teil des Kreatins wird in Kreatinin überführt, welcher als Anhydrid des Kreatins das Stoffwechselendprodukt darstellt. Beim gesunden Erwachsenen fehlt die Kreatinurie, die beim Säugling physiologisch vorhanden ist. Bei Frauen besteht während der Schwangerschaft eine geringe Kreatinurie (Abderhalden und Buadze). Die Kreatinurie der Kastraten kann durch Testosteron wieder aufgehoben werden. Offensichtlich steht die Kontrolle des Kreatinstoffwechsels unter der Überwachung durch die Nebennierenrinde. Überproduktion von Kreatin tritt auf bei azidophilen Tumoren des Hypophysenvorderlappens, dessen Hormone die Bildung von Guadinoessigsäure als Vorstufe des Kreatins aktivieren. Bei der Hyperthyreose liegt dagegen ein Minderverbrauch an Kreatin vor. Bei primär-chronischer Polyarthritis bedingen hohe Dosen von Testosteron eine Steigerung der Kreatin- und Kreatininausscheidung. Die im Erwachsenenalter auftretende Kreatinurie scheint auf einer Störung in den normalen Beziehungen zwischen Nebenniere-, Sexual- und Schilddrüsenhormonen zu beruhen. Cortison ruft bei primär-chronischer Polyarthritis eine deutliche Minderung der Kreatinurie hervor, sofern der Behandlungserfolg eintritt (Böni und Jung). Die Beobachtung des Kreatinstoffwechsels hat ergeben, daß normalerweise eine nennenswerte Kreatinausscheidung im Urin kaum stattfindet und daß bei Zufuhr von Kreatin sowie von Stoffen, die für die synthetische Bildung von Kreatin in Betracht kommen, z. B. von Glykokoll (Glycin) der normale Organismus Kreatin nicht in vermehrtem Maße ausscheidet. Bei der progressiven Muskeldystrophie und manchmal auch bei der Myasthenie (s. S. 902) besteht dagegen von vornherein eine Mehrausscheidung von Kreatin, welches der erkrankte Muskel anscheinend nicht verwerten kann. Diese Ausscheidung steigert sich auf Zufuhr von Glykokoll bis zu einem Gipfel und sinkt dann allmählich unter den Ausgangswert ab. Der Stoffwechsel nähert sich unter Glykokoll somit dem der Gesunden, zumal in der Behandlungsperiode eine erstaunliche Kräftigung der vordem geschwächten Muskeln zu verzeichnen ist. Leider pflegt aber die übliche tägliche Medikation von 10—20 g Glykokoll keine Dauerheilung herbeizuführen, obwohl durch wiederholte Gaben ein günstiger symptomatischer Erfolg zu erzielen ist, so daß diese von Thomas vorgeschlagene Therapie in jedem Falle auch weiterhin zu versuchen ist.

Kreatinurie ist bei den verschiedensten Krankheiten nachweisbar und steht meist in direkter Beziehung zum Muskelstoffwechsel. Jede Kreatinurie mit Ausnahme der bei Niereninsuffizienz scheint allgemeine oder lokale regressive Veränderungen der Muskulatur zur Voraussetzung zu haben, worauf vor allem Bürger hinweist. Bei regressiven Veränderungen der Muskulatur, bei Trichinosis und Poliomyelitis, bei Dystrophia musculorum progressiva, bei Verbrennungen und im Hungerzustand, bei einzelnen innersekretorischen Störungen, vor allem beim Morbus Addison, d. h. bei sämtlichen Krankheiten mit regressiven Vorgängen in der Muskulatur ist sie vorhanden. Bekannt ist *die postoperative Kreatinurie,* auf die bereits CUTHBERTSON hinwies. BRUCH und LINKE beobachteten ebenfalls hochgradige Kreatinurien nach operativen Eingriffen, die Teilerscheinung der postoperativen Azoturie (BÜRGER) und unabhängig von der Harnsäureausscheidung vorhanden ist. BRUCH und LINKE sehen die hypothetische Ursache der postoperativen Kreatinurie in der Schädigung der Muskelzellen, fern vom Operationsgebiet durch toxisch wirkende Eiweißabbauprodukte aus dem Wundgebiet, wobei allerdings die gleichzeitige Hypoxämie nicht bedeutungslos ist. Die örtliche Muskelschädigung selbst ist anscheinend für die Kreatinurie nicht verantwortlich (vgl. myorenales Syndrom, S. 892).

16. Geschwülste der Muskeln, Fascien und Gelenkkapseln.

Primäre Muskelsarkome kommen äußerst selten zur Beobachtung. Sie können nur dann als „Muskelgeschwülste" eingeordnet werden, wenn ihre Fasern histologisch Querstreifung aufweisen und damit *Rhabdomyome* bzw. *Rhabdomyosarkome* vorliegen. Der Hauptteil der Muskelgeschwülste geht aus den größeren Bindegewebszügen hervor und stellt Lipome, Fibrome, Sarkome oder Angiome dar. Seit der ersten Beschreibung durch ABRIKOSSOFF 1926, später durch C. WEGELIN hat die Myoblastomfrage immer wieder Diskussionen hervorgerufen. Auch die zusammenfassende Arbeit aus der Mayo-Klinik (MURPHY, DOCKERTY und BRODERS) wird nicht ohne Widerspruch aufgenommen werden. Sie gibt eine genaue Beschreibung 10 neuer Fälle und eine summarische Analyse der bisher publizierten und anerkannten 219 Fälle, die bis 1947 registriert werden konnten. Über die Lokalisation der Rhabdomyome bzw. Myosarkome gibt die Studie folgende Zahlen: 34,1% in der Zunge, 9,6% in der Haut, 7,9% in der Brustdrüse, 7% in der Subcutis, 4,8% in der Skeletmuskulatur. Es folgen Stimmband, Lippen, Gesäß, Mund, äußerer Gehörgang, Trachea, Vulva mit 3,5—4,3%. Am häufigsten treten Myoblastome zwischen 30 und 49 Jahren auf. Es wird die Frage nicht endgültig beantwortet, ob das sog. Myoblastom eine echte Geschwulst ist oder ein „Speicherzellentumor", wie es besonders von deutscher Seite angenommen worden ist. Der polymorphe Typ ist meistens bösartig und dürfte auch seines histologischen Verhaltens wegen als echte Geschwulst aufzufassen sein.

Metastatisch entwickeln sich *Geschwülste* nur ausnahmsweise *in der Muskulatur.*

Von den *Geschwülsten der Gelenkkapsel* muß die unter dem Namen der villonodulären pigmentierten Synovitis beschriebene Gruppe besonders abgetrennt werden (LEWIS). Die Abgrenzung der Muskel- und Fasciengeschwülste von Synovialsarkomen ist sehr schwierig und macht in jedem Falle die histologische Untersuchung und den operativen Eingriff notwendig. LAUCHE berichtet nach neuen pathologisch-anatomischen Untersuchungen über Geschwülste der Gelenkkapsel und Schleimhäute, die histologisch entsprechend der wechselnden Bösartigkeit verschiedenartige Bilder zeigten und bald dem Sarkom, dem Myxom, bald dem Fibrom entsprachen. Über Synoviome (mesoblastische Tumoren) berichtet HARRIS.

XXII. Rheumatische und rheumatoide Krankheiten.

1. Der akute Gelenkrheumatismus.

(Polyarthritis rheumatica acuta.)

Wenige Krankheiten des jugendlichen Alters sind von so großer Bedeutung für das Lebensschicksal des Betroffenen wie der akute Gelenkrheumatismus, woraus sich schon die große soziale und volkswirtschaftliche Wichtigkeit dieser Krankheit ableitet; wenige Krankheitsbegriffe sind nach Ätiologie und

Pathogenese mehr umstritten und zeigen zugleich in ihrer örtlichen Verteilung und ihrer Häufigkeit größere Schwankungen. Immerhin zeichnen sich jetzt in der Auffassung der Krankheit gewisse klare Richtlinien ab, so unsicher die eigentliche Ursache auch bleiben mag. Ist die akute Polyarthritis eine spezifische Infektionskrankheit (Rheumatismus infectiosus specificus, Aschoff, Graeff) oder stellt sie eine besondere Reaktionsweise eines allergisierten Organismus gegen Streptokokkeninfekte dar (Coburn, Swift, Klinge, Rössle u. a.), gehört sie genetisch zum chronischen Gelenkrheumatismus und damit zur engeren Gruppe rheumatischer Krankheiten oder zu den Infektionskrankheiten? Man findet sie in den Lehr- und Handbüchern bald da, bald dort abgehandelt, und die Hereinnahme zum Rheumatismus im vorliegenden Falle bedeutet schon eine Stellungnahme in diesem Streit der Meinungen, eine Option zugunsten der *besonderen Reaktionsweise.*

Wie die Auffassung vom Wesen dieser Krankheit schwankt, so hat sie mehrere Namen. Im englischen Sprachbereich heißt sie „Rheumatic fever", im französischen „Maladie de Bouillaud" oder „Rhumatisme articulaire aigu". Der Name „Gelenkrheumatismus" stellt das Gelenksymptom etwas zu einseitig in den Vordergrund, während doch die Carditis rheumatica allein das Bild mit geringen oder sogar fehlenden Gelenkerscheinungen beherrschen kann. Auch die Bezeichnungen „rheumatische Infektion" oder „rheumatisches Fieber" sowie „Rheumatismo infettico" der Italiener sind zu eng gefaßt. Am wenigsten präjudiziert der Name „Rheumatismus acutus verus" der Pädiater (Fanconi und Wissler) oder der historische Name der „Bouillaudschen Krankheit".

In der Tat hat zuerst der Franzose Bouillaud (1835) in seinem Buch „Traité clinique des maladies du coeur" die Gesamtheit des akuten Gelenkrheumatismus einschließlich der Carditis rheumatica in ein Krankheitsbild zusammengefaßt und in einem 2. Buch „Traité clinique du Rhumatisme", welches 1840 erschienen ist, die Krankheit zum erstenmal einheitlich dargestellt. Sein Name wird also mit voller Berechtigung mit dieser Krankheit verbunden. Der Engländer Hope hatte wohl das Zusammentreffen von Herzerkrankung und Gelenkschwellung bereits beschrieben, aber die gesetzmäßige Koinzidenz noch nicht klar erkannt. Kurz vor Bouillaud hatte Chomel noch den Rheumatismus visceralis abgelehnt (1813). Lasègue hat dann später die Rheumatoide bei verschiedenen Infektionskrankheiten abgetrennt, welche Bouchard (1881) als „infektiösen Pseudorheumatismus" definitiv gekennzeichnet hat. Seither hat der akute Gelenkrheumatismus seine Sonderstellung auch gegenüber den chronischen Formen in der französischen Schule im Gegensatz zu anderen Ländern beibehalten.

Natürlich geht die Kenntnis des Gelenkrheumatismus wesentlich weiter zurück als an den Anfang des 19. Jahrhunderts (Delpench). Sie beginnt, wie so vieles in der Medizin, schon bei Hippokrates, welcher unter den Begriff des τῦφος auch die schmerzhafte, plötzliche Schwellung der Gelenke mit Neigung zu Rezidiven einbegreift. Bei Galen sind Rheumatismus und Gicht noch nicht unterschieden. Erst im 16. Jahrhundert trennt Cardanus in Pavia (1505) den „Morbus articularis" vom „Podagra", eine Ansicht, welche auch der Spanier Luiz Mercado vertritt. Baillou (Ballonius) beschreibt am Ende des 16. Jahrhundert die Gelenksymptomatologie des akuten Rheumatismus in klassischer Weise; sein Buch über den Rheumatismus wurde aber erst 1643 von seinem Neffen Thévard veröffentlicht und hat im französischen Sprachgebiet das Krankheitsbild früher als in anderen Ländern bekannt gemacht (Klinge).

Im 20. Jahrhundert ist durch die Entdeckung des rheumatischen Granuloms im Herzmuskel durch Aschoff in Deutschland 1904 eine neue Entwicklung der Lehre vom Rheumatismus eingeleitet worden, welche in ihrer Folge an die Arbeiten von Klinge und Rössle geknüpft ist. Während die bakteriologische Forschung die Ätiologie des akuten Gelenkrheumatismus nur nach der negativen Seite hin klären konnte, da in Gelenken Erreger regelmäßig nicht nachweisbar sind, hat die Allergielehre die Forschung über die Pathogenese befruchtet, nachdem es Klinge gelungen war, das Bild des rheumatischen Granuloms ubiquitär im Mesenchym allergisierter Tiere durch Seruminjektionen zu erzeugen. Damit war an die alte Vorstellung von Weintrand angeknüpft, der zuerst 1913 den Allergiebegriff mit der akuten Polyarthritis verknüpft hatte. Die Entwicklung der Lehre von der Herdinfektion durch Gurich und Päsler, in Amerika durch Rosenow bakteriologisch in Richtung bestimmter Streptokokken erweitert, führte dort zu wichtigen Untersuchungen über die Bedeutung von Streptokokken (POYNTON und PAINE, COBURN, SWIFT) für die Schaffung der „rheumatischen" Reaktionslage, als deren Wesen von RÖSSLE die hyperergische Entzündung angesehen wird. Der Kreis schließt sich durch die jüngsten Untersuchungen der Humoralpathologie des rheumatischen Geschehens, die Veränderung von Fermenten, die Bildung von Immunstoffen, die hormonalen Einflüsse, welche durch die Entdeckung von Cortison (KENDALL) und seiner antirheumatischen Wirkung (HENCH) zu einem vorher ungeahnten Aufschwung in der Rheumaforschung schon heute geführt haben. Zur Zeit dieses Berichtes stehen wir noch mitten in dieser Entwicklung, die sich noch nicht absehen läßt, aber immerhin schon wichtige Grundzüge klargestellt hat. Die Therapie erscheint dadurch in völlig neuem Licht.

Wenn auch die Annahme eines unbekannten spezifischen Erregers der akuten Polyarthritis nicht widerlegt werden kann, so bleibt sie doch unbewiesen. Auf der anderen Seite hat die neue Entwicklung der Forschung eindeutig gezeigt, daß eine allergisch-hyperergische Reaktionslage als Grundlage des rheumatischen Gewebsschadens angesehen werden darf, daß rezidivierende Streptokokkeninfektionen — ob allein oder in Verbindung mit einem spezifischen Virus bleibt offen — die rheumatische Infektion einleiten und unterhalten und der humorale Abwehrapparat in charakteristischer Weise darauf reagiert. Die Sonderstellung des akuten Gelenkrheumatismus als spezifische Infektionskrankheit läßt sich aber schon deshalb nicht aufrechterhalten, weil die moderne Betrachtungsweise diesen mehr als bisher in eine Linie mit der großen Gruppe der subakuten und chronischen Polyarthritiden stellt. Die Entdeckung des Cortisons hat die Einheitlichkeit des rheumatischen Geschehens an den therapeutischen Effekten erneut bekräftigt und nicht nur künstliche Trennungswände beseitigt, sondern durch den Begriff der *Kollagenkrankheiten* (SELYE) das Gebiet der Erkrankungen des Mesenchyms, deren wichtigste Gruppe der Rheumatismus ist, erweitert und neu gestaltet. Auf viele damit zusammenhängende Fragen wird später einzugehen sein.

Es bedarf aber noch einer kurzen Besprechung des *Rheumabegriffs* als ganzem. Eine einheitliche Definition ist nicht möglich, solange unter Rheuma völlig heterogene Krankheitsbilder entzündlicher und degenerativer Art, oft völlig unklarer Genese, wie zahlreiche Myalgien oder statisch bedingte Störungen zusammengefaßt werden. Das Gemeinsame ist hierbei nur das vieldeutige *Schmerzsymptom der Bewegungs- und Stützorgane.* Darauf läßt sich natürlich keine pathogenetisch einheitliche Krankheitsgruppe begründen. Rheumatismus ist also lediglich eine empirische Bezeichnung für heterogene Vorgänge im Bereich der Bewegungs- und Stützorgane (Muskeln, Sehnen, Fascien, Knochen, Gelenke einschließlich der Gelenkkapsel und der Synovialmembran und periphere Nerven) mit dem verbindenden Symptom des fließenden ($\varrho\varepsilon\varepsilon\tilde{\iota}\nu$ = fließen) Schmerzes und keine wissenschaftlich zu definierende Einheit. In diesem ziemlich willkürlich zusammengewürfelten Sammeltopf finden sich aber zusammengehörige Gruppen. Die wichtigste darunter ist der eigentliche *Gelenkrheumatismus* mit akuten und chronischen Verlaufsformen. Alles, was pathogenetisch als rheumatisch bezeichnet wird, bezieht sich auf diese Gruppe. Die deformierenden Gelenkleiden stehen in einem Zusammenhang damit, sofern sie sich sekundär aufpfropfen. Die primäre Arthrosis deformans ist jedoch ihrem Wesen nach weitgehend degenerativ und nicht rheumatisch. Die als Muskelrheumatismus, Fibrositis, Panniculitis, Tendinitis laufenden, diagnostisch oft schwer erfaßbaren Krankheitsbilder sind anatomisch uneinheitlich und zum Teil überhaupt nicht faßbar. Dies gilt ebenso von schmerzhaften Nervenerkrankungen verschiedener Art, sofern sie nicht wie die Ischias überwiegend in den Kreis der degenerativen Wirbelsäulenerkrankungen und Nucleus pulposus-Hernien gehören. Der übergeordnete Begriff der *Kollagenkrankheiten* deckt sich nicht mit dem Rheumatismus, zeigt aber zahlreiche Überschneidungen. Er ist weiter gefaßt und erstreckt sich in gleicher Weise auf entzündliche und degenerative Erkrankungen des gesamten Mesenchyms einschließlich der Gefäße. Wie weit diese Krankheitsgruppe sich definieren und abgrenzen läßt, sei dahingestellt. Sie verdankt ihre Deklarierung der gemeinsamen Rückbildungsfähigkeit unter Cortison- und ACTH-Einwirkung.

a) Vorkommen, Umweltfaktoren und Verbreitung.

Die Häufigkeit der *Polyarthritis acuta* variiert in verschiedenen Ländern und zu verschiedenen Zeiten erheblich. *Geographisch* beschränkt sich die Krankheit hauptsächlich auf die gemäßigten Zonen, während sie in tropischen Gegenden ebenso vermißt wird (Coburn) wie in den Polarzonen (Hegler). In den hochgelegenen Gebieten von Mittelamerika und Peru sind seltene Fälle von Polyarthritis acuta beobachtet worden (Getz), ebenso im subtropischen Klima. Einen auffallend milden Verlauf soll die Polyarthritis acuta in China und in den Südstaaten der USA nehmen (Meleney, Nichol und Longcope). In Miami beobachtete Nichol rheumatische Herzleiden wesentlich häufiger bei Weißen als bei Schwarzen, bei Zugezogenen als bei Ansässigen (vgl. Vaubel).

Diese geographischen Verschiedenheiten weisen auf *klimatische* Einflüsse hin. Feuchtigkeit und Kälte sind die beiden Faktoren, welchen die wesentliche begünstigende Wirkung zugeschrieben wird. In Europa stehen die skandinavischen Länder, England, sowie die an die Nordsee und Ostsee angrenzenden Länder im Vordergrund, während die Mittelmeerländer eine geringere Morbidität aufweisen. Für USA liegen entsprechende Beobachtungen vor (Coburn, Hirsch und Seegal u. a.). Coburn sandte schwerkranke Rheumatiker von New York nach Porto Rico mit gutem Erfolg und sah umgekehrt aus den Südstaaten kommende, bislang Gesunde in New York an Polyarthritis acuta erkranken. Der Gipfel der Erkrankung liegt in den Frühjahrsmonaten (Übergangszeit). Coburn fand, daß etwa $^1/_3$ der Fälle im März und April erkrankten, während im Oktober die niedrigste Zahl mit 8% erreicht wurde. In Schweden fand Edström die höchsten Erkrankungsziffern im Winter, während sie Bertram in Glasgow im Herbst beobachtete. Die Morbiditätskurven verlaufen also in den verschiedenen Ländern nicht gleichsinnig, doch liegt der Gipfel stets in der kalten Jahreszeit einschließlich der Übergangsmonate im Herbst und Frühjahr, welche besonders zu Erkältungen Veranlassung geben.

Bei den klimatischen Einflüssen tritt das Moment der *Erkältung* stark in den Vordergrund. Häufig ist es diese, welche den Rheumatismus hervorruft, wobei das Klima nur einen mittelbaren Faktor darstellt. Daher erklären sich offenbar auch die starken jahreszeitlichen Verschiedenheiten der Morbidität an verschiedenen Orten und zu verschiedenen Zeiten. Die Erkältungshäufigkeit hängt vom Klima ab, daneben spielt aber die *Exposition*, vor allem die Infektionsmöglichkeit eine maßgebliche Rolle. Trotzdem besteht kein Zweifel, daß das Klima auch von direktem Einfluß auf die Morbidität an Rheumatismus ist, vor allem für den Gelenk- und Muskelrheumatismus. Wie das Krankheitsbild des Rheumatismus selbst sind auch die äußeren Faktoren seiner Entstehung und Begünstigung recht komplexer Natur.

Die starken Schwankungen in der Häufigkeit des akuten Gelenkrheumatismus innerhalb verschiedener Jahre und Jahrzehnte im gleichen Beobachtungsgebiet haben aber andere als die genannten Ursachen. Edström verfolgte in Südschweden die Erkrankungszahlen an Polyarthritis acuta zwischen 1881 und 1938 und fand dabei starke Schwankungen zwischen den Gipfel- und Tiefpunkten. Er spricht von einer *endemischen Variation*. Aus vielen Ländern liegen Berichte vor, daß die Häufigkeit der Polyarthritis acuta seit einigen Jahrzehnten ein

Absinken erkennen lasse. Ebenso nimmt offenbar die *Schwere* des Krankheits-
verlaufs dauernd ab. SWIFT fand in der Zeit von 1900—1921 im Staate New York
einen Rückgang der Erkrankungen an Polyarthritis acuta bis zum 40. Lebensjahr
um 40% ; in 20 Jahren sank die Frequenz in der amerikanischen und britischen
Armee um 60—80%. Nach eigenen Erfahrungen trat im letzten Krieg vorübergehend eine Zunahme der Polyarthritis acuta bei jungen Kriegsteilnehmern ein,
der bald ein erneuter starker Rückgang gefolgt ist. Die schweren Formen,
besonders die schweren rheumatischen Karditiden, gehören im Vergleich zu
früher zu den Seltenheiten. Seit Kriegsende stehen dagegen die subakuten
bakteriellen Endokarditiden (Endocarditis lenta) an Zahl durchaus im Vordergrund. Es wird später zu erörtern sein, daß hierfür Änderungen der Reaktionsweise der Erkrankten die maßgebliche Ursache darzustellen scheinen, indem die
Bereitschaft zu akuten Entzündungen in dem Maße abgenommen hat, wie diejenige zur chronischen Entzündung der
Herzklappen mit Bakterienbefall gewachsen ist. Ob außerdem bei Annahme
eines spezifischen Erregers der Polyarthritis acuta durch Änderungen der
Infektiosität die starken Frequenz-
schwankungen der Morbidität an Polyarthritis acuta erklärt werden können,
oder ob diese sogar als Hinweis für
einen solchen spezifischen Erreger angesehen werden können, wird offenbleiben müssen.

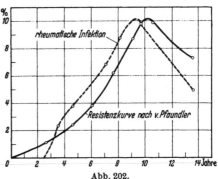

Abb. 202.
Vergleich der Altersverteilung der rheumatischen
Infektion mit dem Altersprofil der theoretischen
Resistenz. (Aus LEIBER.)

Eine enge Bindung besteht zwischen
der Erkrankungshäufigkeit und dem
Lebensalter. Die Polyarthritis acuta ist
eine Krankheit des späteren Kindes-
alters, etwa vom 3.—5. Jahre ab bis zum 40. Lebensjahr. Später ist sie ausgesprochen selten und von leichter, uncharakteristischer Verlaufsart. Unter
1633 Fällen fanden APPELMANN und Mitarbeiter nur einen über 60 Jahren, eine
65jährige Frau mit initialer Attacke von schwerer akuter Polyarthritis. Der
Höhepunkt der akuten Polyarthritis liegt zwischen dem 11. und 25. Lebensjahr.
Fälle vor dem 3. Lebensjahr sind sehr selten. Danach nimmt die Frequenz
langsam zu. In der Literatur finden sich zahlreiche Angaben über die Beziehungen des akuten Gelenkrheumatismus zum Alter. Sie kranken daran, daß
selten das Kindes- und Erwachsenenalter in gleicher Weise erfaßt ist. Eindeutige Geschlechtsunterschiede bestehen nicht, was im Gegensatz zu der ausgesprochenen Bevorzugung des weiblichen Geschlechts durch die primär-
chronische Polyarthritis, in geringerem Maße auch die Chorea (LEIBER) und des
männlichen durch die Spondylarthritis ankylopoetica bemerkenswert erscheint.
Die Rassen der gemäßigten Zone neigen in etwa gleicher Weise zur Polyarthritis
acuta. Die Neger in USA sollen seltener befallen werden als die weißen Amerikaner (NICHOL), unter welchen wiederum die Italiener, Inder und Iren stärker
beteiligt sind (COBURN). Daß diese Angaben sich verallgemeinern lassen, ist
unwahrscheinlich.

Bei der großen Schwankungsbreite der Erkrankungsziffern ist es wenig aufschlußreich, Zahlen über die Häufigkeit des Vorkommens der Polyarthritis acuta
zu geben. EDSTRÖM schätzte 2,5—3% der Einwohner von Göteborg und 10000
bis 12000 Fälle in Schweden jährlich, in USA waren die Schätzungen noch
höher. Lord HORDER berichtet, daß 1936 die Schulversäumnisse der Kinder im

Londoner Bezirk zu 26,7% wegen Rheuma erfolgten; 1937 wurden durch Einrichtung der systematischen Überwachung in den Schulen 2,6% aller Londoner Kinder als Rheumatiker in Kontrolle und Behandlung genommen. LEIBER gibt kürzlich die Zahlen der an Polyarthritis acuta erkrankten Kinder der Jenaer Kinderklinik mit 1,9% des Gesamtkrankengutes, jedoch bei den 3- bis 15jährigen mit 5,4% an, wobei das Maximum der Frequenz im 13. Lebensjahr mit 9% lag. Von den Todesfällen zwischen 8. und 10. Lebensjahr erfolgten 13,4% wegen Polyarthritis acuta. Die Letalität betrug 5,24% der Beobachtungsreihe, mit der stärksten Gefährdung im 3. Lebensjahr, Abnahme bis zum 10. Lebensjahr, danach wieder Zunahme. Der Häufigkeitsgipfel lag im 10. Lebensjahr, der 2. Gipfel im 2. Dezennium. Die Altersverteilung bedeutet eine grundlegende Gesetzlichkeit der rheumatischen Infektion (Polyarthritis acuta), welche damit als *Resistenzkrankheit* charakterisiert wird (s. S. 949ff.).

Unter den exogenen Faktoren der Polyarthritis acuta sind neben dem Klima und der geographischen Breite noch andere zu nennen. Ob Seeklima oder kontinentales Klima ungünstiger ist, wird in verschiedenen Ländern verschieden beurteilt. Auch der therapeutische Wert des tropischen Klimas ist umstritten. Dagegen scheint das Hochgebirge unbestritten für Rheumatiker günstig zu wirken. Die *geologischen* Bedingungen des Bodens, auf welchem die Häuser errichtet sind, sollen wichtig sein. Sand- und Kiesboden sind günstig, feuchtes Gelände ist schädlich. Wesentlich ist der *Zustand der Häuser* selbst: Feuchtigkeit, Zugluft, schlechte Ventilation und Heizungsmängel fördern den Rheumatismus. Die *Kleidung* ist ein weiterer Faktor, wobei das Zuviel ebenso schädlich ist wie das Zuwenig. Die Beschaffenheit der Unterkleidung vor allem ist entscheidend, ebenso Strümpfe und Schuhwerk. Die Funktionstüchtigkeit der Haut und der Hautgefäße darf durch die Kleidung nicht gestört werden. Die *Beschäftigung* kann ebenfalls ungünstig wirken, sofern sie plötzliche Abkühlungen, Schwitzen, Temperaturschwankungen mit sich bringt oder körperliche Mikrotraumen veranlaßt. BAADER hat diese Faktoren für den Bergmann gezeigt. Für die Polyarthritis acuta spielen sie weniger eine Rolle als für den chronischen Rheumatismus, da vor allem das Kindesalter gefährdet ist.

Über die Bedeutung der Erkältung und das Moment der Infektion wird bei der Pathogenese ausführlicher zu sprechen sein. Auch die hereditären und konstitutionellen Einflüsse werden noch an anderer Stelle gewürdigt. Der Begriff der „arthritischen Diathese" ist irreführend. Dagegen bedeutet die Hypertrophie des lymphatischen Gewebes in gewissem Sinne eine rheumatische Disposition. ROLLY fand in 1450 Fällen von Polyarthritis acuta 76mal = in 5,24% familiäres Vorkommen, indem 66mal ein weiterer Angehöriger, 10mal mehrere nächste Angehörige erkrankt waren. Die Erblichkeit der Polyarthritis acuta wird von anderen Autoren noch höher angegeben (SYERS 33,4%, PŘIBRAM 25%). HANGARTER, der mit modernen Methoden das Erbbild der rheumatischen Gelenkerkrankungen untersucht hat, sieht in der erblichen Veranlagung die entscheidende Voraussetzung. Der Gang der Vererbung ist unregelmäßig dominant. Die starke intrafamiliäre Variabilität wird durch die allergische Diathese, welche als Nebengen auf das arthritische Hauptgen einwirkt, von HANGARTER erklärt. Auf Grund von Zwillingsforschung fanden CLAUSEN und STEINER bei Homozygoten Konkordanz für akute Polyarthritis in 27%, bei Heterocygoten dagegen Null.

b) Symptomatologie.

α) Vorkrankheit.

Der akute Gelenkrheumatismus ist wie die Glomerulonephritis eine Zweitkrankheit, d. h. er schließt sich an einen vorausgehenden Erkältungsinfekt an.

Gewöhnlich handelt es sich um eine Angina mit Schwellung, Rötung und Eiter-
pfropfbildung der Tonsillen sowie schmerzhafter Schwellung der regionären
Drüsen im Kieferwinkel. Die Schwere der Angina steht in keiner Beziehung
zu der Häufigkeit des Auftretens und zum Verlauf eines Gelenkrheumatismus.
Auch leichte Formen, die kaum Schluckbeschwerden verursachen, können
einen schweren Gelenkrheumatismus zur Folge haben. Die Angina unterscheidet
sich durch nichts von dem üblichen Bild und ist anscheinend nicht durch einen
spezifischen Erreger — wie die französische Schule zeitweise annahm — hervorgerufen. An die Stelle der Angina kann aber auch eine Pharyngitis, Tracheo-
bronchitis, Laryngitis, selten jedoch ein gewöhnlicher Schnupfen, gelegentlich
auch ein Nebenhöhlen- oder Mittelohrkatarrh die Polyarthritis acuta einleiten.
Die Zähne spielen im Gegensatz zur chronischen Polyarthritis offenbar für die
akute Polyarthritis nur eine untergeordnetere Rolle, schon weil im jugendlichen
und Kindesalter dort selten Eiterherde zu finden sind. Sie kommen aber zweifellos ebenfalls als Ausgangsorte in Frage.

EDSTRÖM gibt eine lehrreiche Übersicht über die Anamnese von 850 Fällen von Polyarthritis acuta mit zusammen 1227 Ersterkrankungen und Rezidiven. In 524 Fällen war
die Vorkrankheit eine Angina, in 284 eine Erkältungskrankheit, in 15 ein Zahninfekt. In
36 waren Thrombophlebitis, Appendicitis, Gastroenteritis, Cholecystitis, Cystopyelitis und
Salpingitis, Abscesse, Dacryocystitis vorhergegangen. Diesen Fällen mit Vorkrankheit
stehen 356 ohne eine solche gegenüber. Auch in anderen Statistiken steht die Tonsillitis
mit etwa 40% im Vordergrund; die Zahl erhöht sich erheblich, wenn man die Infekte des
lymphatischen Rachenrings zusammenfaßt.

Die Häufigkeit der Polyarthritis acuta zeigt Beziehungen zur Häufigkeit
der Anginen. Treten sie epidemisch auf — wie es bei Zusammenziehung von
Jugendlichen in enger Wohngemeinschaft unter schlechten hygienischen Bedingungen bei naßkaltem Wetter vorkommt (z. B. in militärischen Übungsplätzen, Arbeitslagern) — so erweckt manchmal auch der akute Gelenkrheumatismus den Anschein eines *epidemischen* Auftretens. Dadurch wird jedoch die
Erfahrung, daß die Polyarthritis acuta keine ansteckende Krankheit ist, nicht
widerlegt. Denn daß die gewöhnliche Mandelentzündung übertragbar ist, bedarf
keines weiteren Beweises.

Somit ergibt sich in der Mehrzahl der Fälle ein nachweisbares *katarrhalisches
Vorstadium* der Polyarthritis acuta, meist in Form der Angina. Diese pflegt
nicht ein erstmaliges Ereignis zu sein, sondern in der Regel das Glied einer
größeren Reihe von Anginen, welche sich oft über lange Zeit zurückverfolgen
lassen. Diese Tatsache erscheint für die Pathogenese im Hinblick auf eine allmählich erfolgte Umstimmung in der Reaktionsweise des Organismus gegen
den Streptokokkeninfekt von Bedeutung. Natürlich wird in vielen Fällen die
Anamnese im Stiche lassen, weil die Erinnerung an frühere leichte Racheninfekte
nicht vorhanden ist.

In diesem Zusammenhang ist auch der *Fokalinfektion* zu gedenken, deren
Stellung zur Polyarthritis acuta umstritten ist. Sicher sind es in erster Linie
akute Infekte, welche als Vorkrankheit die Polyarthritis acuta nach sich ziehen.
Die Herdinfektion bedeutet aber eine subklinisch vorhandene chronische Entzündung, die bei Tonsillen und Zahnwurzeln ein häufiges Vorkommnis ist. Sie
kann den Boden für eine Exacerbation, für einen frischen Schub eines Infektes
abgeben und ist außerdem vielleicht geeignet, eine Umstimmung der Abwehrreaktion zu begünstigen. Die Bedeutung der Herdinfektion für die Unterhaltung
des chronischen Gelenkrheumatismus ist kaum umstritten. Auch für die Rezidive
des akuten Gelenkrheumatismus erscheint sie nicht unwichtig und daher beachtenswert. Jedoch kommt dem akuten Infekt die überwiegende Bedeutung als
Vorkrankheit der Polyarthritis acuta zu.

Das Problem der Herdinfektion ich wichtig und schwierig zugleich. Es sei hier auf seine Darstellung im Zusammenhang mit den rheumatischen Krankheiten verwiesen (S. 961).

β) Zweite Krankheit = akuter Gelenkrheumatismus.

Im direkten Anschluß, häufiger nach einem beschwerdefreien Intervall von etwa einer Woche nach Beginn der vorausgehenden Infektion (Angina), entstehen plötzlich die Symptome des beginnenden akuten Gelenkrheumatismus, der 2. Krankheit. Sie bestehen in Fieber und Schwellung, Rötung, starker Schmerzhaftigkeit und Bewegungsbehinderung zahlreicher Gelenke. Dabei ist das rasche, sprungartige Fortschreiten der Gelenkerkrankung auf andere, bisher unbeteiligte Gelenke, im ganzen die Flüchtigkeit der Gelenkerscheinungen, recht charakteristisch. Gleichzeitig besteht ein starkes Krankheitsgefühl mit Mattigkeit, Kopfschmerzen, Frösteln, Appetitlosigkeit als Zeichen der Allgemeinerkrankung. Durch die Schmerzen liegen die Kranken regungslos in mäßiger Beugestellung der großen Gelenke und vermeiden ängstlich jede, auch die kleinste Bewegung. Der Schmerz und die Angst davor bei Berührung prägt sich in ihrem Gesicht aus. Die Hautfarbe ist blaß, die Haut ist feucht, oft von großen Schweißperlen bedeckt, die Kranken haben oft einen charakteristischen säuerlichen Geruch. Der Puls ist entsprechend dem Fieber beschleunigt, ohne anfänglich sonstige Veränderungen zu zeigen. Als Begleiterscheinung der starken Schweißabsonderung kann ein Bläschenausschlag der Haut (Miliaria cristallina) auftreten, die Schleimhäute und die Zunge trocknen aus, der Kranke hat vermehrtes Durstgefühl. Uncharakteristische Exantheme begleiten häufig — besonders im Kindesalter — den Ausbruch der akuten Polyarthritis.

Nicht immer beginnt der akute Gelenkrheumatismus mit einem so eindrucksvollen Krankheitsbild. Der Beginn kann sich mehr schleichend gestalten. Die Gelenkerscheinungen und damit die Schmerzen, das Fieber können flüchtig sein und rasch verschwinden, so daß der Kranke nur kurze Zeit ans Bett gefesselt ist. Der Charakter als 2. Krankheit kann infolge Fehlens eines vorausgehenden klinisch in Erscheinung tretenden Infektes (Angina) völlig vermißt werden. Gerade in den letzten Jahren ist der atypische, abgeschwächte Beginn des akuten Gelenkrheumatismus entsprechend seiner größeren Seltenheit fast die Regel geworden. Die graduellen Unterschiede zwischen leichtestem und äußerst flüchtigem Verlauf einerseits und dem schweren, klassischen Verlauf andererseits sind sehr zahlreich.

Die *schwere* Verlaufsform kann sich über Wochen und Monate hinziehen. Das Fieber ist dabei starken Schwankungen je nach den begleitenden Organerkrankungen unterworfen. Darin und in den Gelenkerscheinungen macht sich oft ein schubweiser Verlauf schon im akuten Stadium bemerkbar. Die früher zu Unrecht als Komplikationen aufgefaßten Begleiterscheinungen des rheumatischen Fiebers treten allmählich mehr in den Vordergrund, in erster Linie die rheumatische Karditis, die rheumatische Polyserositis, die Beteiligung der Haut, der Augen, des Blutes, des Nervensystems und anderer Organe, welche bald mehr, bald weniger die Symptomatologie beherrschen. Die schwerstwiegende Organerkrankung ist dabei die rheumatische Karditis, welche gewöhnlich für den tödlichen Ausgang eines schweren Gelenkrheumatismus unmittelbar verantwortlich ist. Aber auch nach Abheilung des akuten Schubes wird der Schädigungsgrad des Herzens durch Klappenfehler und Herzmuskelschäden, manchmal durch schwielige Perikardobliteration die Lebenserwartung und Leistungsfähigkeit des „Genesenen" stark beeinträchtigen und ihn durch Rückfälle der Polyarthritis, Übergang in Endocarditis lenta u. a. ständig bedrohen.

Schon dieser Überblick zeigt die Vielseitigkeit und Folgenschwere der akuten Polyarthritis; diese wird noch betont durch das bevorzugte Auftreten im jugendlichen Alter vom frühen Kindesalter an. Im folgenden wird die Symptomatik im einzelnen besprochen, wobei aber stets die Zusammengehörigkeit der Einzelerscheinungen im Rahmen des Ganzen im Auge zu behalten ist.

Fieber. Das *Fieber* verläuft im ganzen recht unregelmäßig, so daß eine charakteristische Verlaufskurve nicht besteht. Der Beginn kann mit plötzlichem Temperaturanstieg, jedoch nur selten unter Schüttelfrost, einhergehen, wobei dann auch die schmerzhaften Gelenkschwellungen sich rasch einstellen. Es bleibt zunächst bei einer kurzdauernden Kontinua, die bald in einen remittierenden Typus übergeht. Auf die Dauer pflegt das Fieber einen schubweisen, intermittierenden Verlauf zu nehmen und mit neuem Gelenkbefall oder Beteiligung von Organen immer wieder anzusteigen. Lange vor Abklingen des akuten Gelenkrheumatismus wird die Temperatur subfebril oder sogar normal, so daß sie nicht als zuverlässiger Maßstab für die Aktivität der Erkrankung angesehen werden kann. Die heutige Erscheinungsform der Polyarthritis acuta neigt nicht zu hochfieberndem Verlauf. Es sind jedoch hyperpyretische Verlaufsarten durchaus bekannt, welche sehr selten sind. Sie gehören dem frühen Kindesalter hauptsächlich an und pflegen meist rasch letal zu enden. Dabei sind extrem hohe Temperaturen zwischen 41 und 43°, ja sogar 44° (SWIFT) beschrieben, welche als cerebrales Symptom gewertet wurden. Die Hyperpyrexie ist die Begleiterscheinung des *cerebralen Rheumatismus* und dadurch ein äußerst beunruhigendes Symptom.

Wichtig ist das *Prodromalfieber*, welches bis zu einer Woche dem Auftreten der Gelenkschwellungen vorausgehen kann (PŘIBRAM) und meist nicht hoch ist. Daneben bestehen Abgeschlagenheit und Unlustgefühle. Die Differentialdiagnose gegen Typhus abdominalis und andere Infektionskrankheiten kann in diesem Stadium Schwierigkeiten machen. Oft ist ein Racheninfekt die Ursache des Prodromalfiebers im Sinne der Vorkrankheit, ohne klinisch in den Vordergrund zu treten. Insofern erscheint heute das Prodromalfieber in anderem Lichte.

Die Unterscheidung des Temperaturverlaufs bei rheumatischem Fieber in mono- und polycyclische Formen, in Kontinua oder remittierende Kurvenbilder (SWIFT) zeigt nur die grundsätzlich vorkommenden Haupttypen je nach Schwere und Sprunghaftigkeit des Krankheitsgeschehens. Eine Regel läßt sich daraus in keiner Weise ableiten. Die Neigung zu Nachschüben und Remissionen ist in gewisser Weise charakteristisch für die Polyarthritis acuta, und somit gehört auch die Unregelmäßigkeit und Sprunghaftigkeit der Fieberkurve zu den typischen Erscheinungen. Die *klinische* Bedeutung des Fieberverlaufs liegt in dem Hinweis auf die noch bestehende Aktivität des rheumatischen Prozesses, solange die Temperatur erhöht ist, auf das Überspringen auf neue Gelenke oder Beteiligung weiterer Organe bei jedem neuen Fieberanstieg im weiteren Verlauf. Die Schwere der Gelenkerscheinungen geht einigermaßen mit dem Fieber parallel, jedoch nicht die Schwere der Karditis. Normalisierung der Temperatur ist kein zuverlässiger Maßstab für das Abklingen der Krankheit, welche auch dann noch lange, besonders am Herzen, aktiv bleiben kann.

Schließlich ist noch der überhaupt *ohne Fieber* verlaufenden Formen zu gedenken, welche dann auch keine stärkeren Gelenkerscheinungen aufweisen, wohl aber eine Endo-Myokarditis ohne wesentliche Beschwerden dabei durchmachen können. Der erst viel später entdeckte „rheumatische" Herzfehler entbehrt dann der Anamnese. Vielleicht werden mehrfache Anginen angegeben. Solche Fälle sind jedem Arzt geläufig. Bei Beobachtung im akuten Stadium

werden auch ohne Fieber andere Zeichen des Infektes dabei beobachtet werden
können. Der jetzt milde Verlauf der Polyarthritis acuta läßt es ratsam erscheinen,
solchen fieberlosen Formen besonderes Augenmerk zuzuwenden und dabei das
Herz genauestens zu beobachten.

Wird so das Fieber als Symptom etwas entwertet, so ist vor allem die Therapie mit
Salicyl- und Pyramidonpräparaten, also mit Antipyretica, eine *fiebersenkende* Maßnahme. Die
Temperatursenkung als ihr Erfolg bestätigt in gewisser Weise die Wirksamkeit der Behandlung,
deren eigentliches Ziel die Gelenkerscheinungen sind. Von einer typischen Fieberkurve kann
schon ohne, aber nun gar mit antipyretischer Behandlung keine Rede mehr sein.

Schweiße. Die *Schweiße* gehören wie das Fieber zum akuten Stadium der
Polyarthritis acuta. Sie sind sehr profus, so daß der Schweiß in dicken Tropfen
den Körper bedeckt. Die Bewegungslosigkeit der Kranken infolge der enormen
Empfindlichkeit der Gelenke macht dieses Schwitzen zu einem sehr lästigen
Symptom, da schon die Berührung zum Trockenwischen, geschweige der Wäschewechsel stärkste Schmerzen auslösen. Durch die antipyretischen Mittel wird
das Schwitzen bei Temperaturabfall noch verstärkt und läßt sie schwer ertragen.
Der Wasserverlust schwächt den Patienten und verursacht verstärkten Durst
sowie Trockenheit des Mundes. Der säuerliche Geruch des Schweißes ist typisch
für die akute Polyarthritis.

Gelenke. Die *Gelenkerkrankung* pflegt das akute erste Stadium zu beherrschen. Die Schwellung und Schmerzhaftigkeit ist dabei ebenso charakteristisch wie die Flüchtigkeit, das Überspringen auf noch nicht beteiligte Gelenke
und die günstige Rückbildung durch die Salicyl- und Pyramidonbehandlung
in entsprechend hoher Dosierung. Die Beteiligung der Gelenke weist große
Verschiedenheiten auf. Beim „polyarthritischen" Typ (Talalajew) stehen die
Gelenkerscheinungen im Vordergrund, beim „visceralen" Typ treten sie zurück
oder fehlen sogar ganz. Das Befallensein der verschiedenen Gelenke zeigt keine
Gesetzmäßigkeit. So fand Přibram in 423 Fällen der Prager Klinik in 30,2%
als ersterkranktes Gelenk das Knie, es folgten dann in abnehmender Häufigkeit
Sprunggelenk, Fuß- und Handgelenke und schließlich mit 8,3% das Schultergelenk. Die Häufigkeit der Erkrankung der einzelnen Gelenke im Verlauf der
Polyarthritis acuta ergab nach Eichhorst in 572 Fällen in 27,8% die Fußgelenke,
17,9% die Kniegelenke, 9,6% die Handgelenke, 4,1% die Hüftgelenke und die
übrigen Gelenke zwischen 3,7—0,8%. Die kleinen Finger- und Zehengelenke
werden selten, das Kiefergelenk nur vereinzelt befallen. Auch Rolly und
Edström fanden Knie- und Fußgelenke weitaus am häufigsten erkrankt. Meist
sind zahlreiche Gelenke gleichzeitig oder nacheinander beteiligt. Edström sah
in nur 1,5% der Fälle die Krankheit monartikulär ablaufen. In seltenen Fällen
sind die Wirbelsäulengelenke, vornehmlich der Halswirbel, und ganz ausnahmsweise die Gelenke am Kehlkopf und im Ohr befallen.

Vor nachweisbaren Gelenkveränderungen verspürt der Kranke Schmerz
und Steifigkeit in bestimmten Gelenken, sehr rasch treten dann die deutlichen
Zeichen der Entzündung mit Schwellung, Rötung, Hitze und heftigstem Schmerz
und Zwangshaltung hinzu. Der Schmerz erschwert eine eingehende Untersuchung. Sie ergibt eine Schwellung der periartikulären Weichteile mit Verlust
der feineren Konturen, in größeren Gelenken einen Erguß. Auch die Kapsel-
ansätze, die umgebenden Sehnen und Muskeln sind schmerzhaft. Bei längerem
Bestehen der Gelenkerkrankung tritt eine vorzeitige und rasch zunehmende
Atrophie der das Gelenk bewegenden Muskulatur ein, welche nicht allein durch
Inaktivität zu erklären ist.

Vaubel und McEwen haben wertvolle Erfahrungen über die Gelenkflüssigkeit und das endoskopische Bild des erkrankten Gelenkes mitgeteilt. Während
das normale Gelenkpunktat nur aus wenigen Tropfen einer klaren, fadenziehenden

Flüssigkeit besteht, welche im Kubikmillimeter 100—200 Zellen, nämlich etwa 30% neutrophile Leukocyten und 70% verschiedenartige einkernige Zellen, zum Teil Synovialendothelien (Synovioblasten, VAUBEL) enthält, war im entzündeten Gelenk eine erheblich vermehrte, leicht getrübte, gelbliche Flüssigkeit enthalten, in schweren Fällen mit feinsten Fibrinflöckchen. Die Zellzahl war stark erhöht bis maximal 80000 im Kubikmillimeter mit 95% Neutrophilen und 5% Gewebszellen. Im weiteren Verlauf gewinnen die Lymphocyten die Oberhand und betragen schließlich 90% (McEwen). Auch Eosinophile und Plasmazellen finden sich in wechselnder Zahl. Das chemische Verhalten der entzündlichen Gelenkflüssigkeit ist durch Anwesenheit von Blut, Eiweiß und Gewebsflüssigkeit und verminderten Schleimgehalt, herabgesetzte Viscosität durch Erhöhung der Hyaluronidase gegenüber der Hyaluronsäure gekennzeichnet. Enge Beziehungen zwischen Beschaffenheit der Synovia und Schwere der Gelenkerkrankung bestehen nicht, außer bei nichtrheumatischen eitrigen Ergüssen. Die Kulturen blieben stets steril (VAUBEL). Die elektrophoretische Untersuchung des Gelenkpunktats bei entzündlicher Genese ist durch Vermehrung des γ-Globulin gekennzeichnet; in frischen Fällen entspricht das Eiweißbild etwa dem des Serums, wobei jedoch das α_2-Globulin niedriger, das γ-Globulin höher als im Serum zu sein pflegt (SCHURCH und Mitarbeiter, sowie ROPES und BAUER[1]).

Endoskopisch sah VAUBEL im akuten Stadium eine hochgradige Rötung der Synovialis ohne erkennbare Gefäßzeichnung. Nach Pyramidonbehandlung fand sich einmal rasche Rückbildung, einmal völliges Verschwinden der Entzündung. Diese besteht offenbar im 1. Stadium nur in entzündlicher Hyperämie mit gesteigerter Durchlässigkeit der Gefäße und Exsudation ins Gelenk, nicht aber in Granulomen und Ulcerationen, ist also völlig rückbildungsfähig und spricht auf Pyramidon rasch an. Dadurch findet die Flüchtigkeit der Gelenksymptome ihre Erklärung.

Röntgenologisch zeigen die akut erkrankten Gelenke nichts, es sei denn bei stärkerem Erguß, einen etwas verbreiterten Gelenkspalt. Nach längerem Bestehen zeigt wie der Muskel auch der gelenknahe Knochen eine deutliche Atrophie durch Entkalkung, welche mit Wiedereintreten der Gelenkfunktion wieder verschwindet. Vereiterung der Gelenke kommt bei der Polyarthritis acuta nicht vor, nur bei septischen Arthritiden.

Die Atrophie der Muskeln und Knochen ist nicht durch Inaktivität allein, sondern durch koordinierte trophische Störungen zu erklären. Ein echter Muskelrheumatismus mit histologisch nachweisbaren rheumatischen Granulomen — die vereinzelt von KLINGE bei Polyarthritis acuta u. a. gefunden wurden — ist nicht von der Hand zu weisen. Doch ist ungewiß, ob diese Veränderungen regelmäßig und in größerem Umfang vorhanden sind. Mit dem sog. Muskelrheumatismus haben sie nichts zu tun (s. S. 897 ff.).

In seltenen Fällen sind Gelenke bei akuter Polyarthritis seziert worden. Der Befund zeigte eine verdickte, getrübte und injizierte Synovialis, fibrinöse Auflagerungen und dünnflüssige, trübe Gelenkergüsse. Das Bindegewebe in Nachbarschaft der Gelenkinnenhaut war serös durchtränkt, ebenso das gelenknahe subcutane und intramuskuläre Gewebe, die Sehnen und Schleimbeutel und das Periost. Im histologischen Bild sind im wesentlichen die kleineren Gefäße der Subsynovialis durch Wandnekrosen und Granulome in der Adventitia verändert, wodurch eine Vermehrung ihrer Durchlässigkeit mit Blutaustritt entsteht; im Gewebe lagert sich Fibrin ab. Die Synovialis selbst zeigt Verquellung der Grundsubstanz und fibrinoide Ablagerungen, die durch Zelleinwanderung und Fermentwirkung später organisiert und beseitigt werden. Das Stadium einer serösen Entzündung wird gewöhnlich nicht überschritten, weshalb keine Dauerveränderungen zurückbleiben. Finden sich solche, so bestehen sie in Sklerose der Synovial- und Kapselgefäße (VAUBEL). Schleimbeutel und Sehnenscheiden zeigen analoge Veränderungen.

[1] ROPES, M. W., u. W. BAUER, Synovial fluid changes in Ionit disease. Harv. Univ. Press 1953.

Der Übergang der akuten rheumatischen Gelenkentzündung in eine chronische Arthritis ist klinisch bestätigt, anatomisch jedoch nur in einzelnen Fällen bewiesen (Klinge). Auch klinisch ist die primär-chronische Polyarthritis rheumatica viel häufiger als die sekundär-chronische als Folge der akuten Polyarthritis, sofern ein strenger diagnostischer Maßstab an letztere angelegt wird.

Haut. Die *Haut* ist bei der Polyarthritis acuta in verschiedener Weise und in wechselndem Maße beteiligt. Allerdings ist umstritten, wie weit die Hauterscheinungen echt rheumatischer Natur sind. Es gehören dazu die Erytheme, nämlich das *Erythema nodosum, Erythema exsudativum multiforme* und *Erythema marginatum,* die Leinersche Form des *Erythema annulare* und die 1836 von Schönlein beschriebene *Peliosis rheumatica,* ferner gelegentlich Urticaria und die schon erwähnte Miliaris cristallina.

Herpes kann gelegentlich im Beginn der akuten Polyarthritis auftreten, spricht jedenfalls nicht gegen die Diagnose. Die charakteristische Hautver-

Abb. 203. Erythema annulare.

änderung ist das Erythema annulare Leiner; es wird von Wissler als nahezu pathognomonisch beschrieben. Es wird wegen seiner Unscheinbarkeit leicht übersehen und ist leicht wegzudrücken. Es besteht zu Beginn in schmalen, zartrosa oder blaß livide gefärbten Ringen von 1—3 mm Durchmesser. Die Ringe nehmen an Ausdehnung rasch zu, konfluieren und bilden so girlandenförmige Gebilde, so daß schließlich Bauch und Rücken mit kreisförmigen, im Hautniveau liegenden Figuren bedeckt sind (Lehndorff und Leiner). Es kommen auch Übergänge zu Urticaria vor. Die Gliedmaßen bleiben bis auf die Oberschenkel frei, ebenso das Gesicht. Das Erythema annulare (s. Abb. 203) ist sehr flüchtig. Da es oft übersehen wird, schwanken die Angaben über seine Häufigkeit erheblich. Die höchste Zahl sah Wissler mit 15% seiner Kinder mit Polyarthritis acuta einschließlich Chorea. Beim Erwachsenen wird es selten beobachtet. Es ist kein Frühzeichen der Polyarthritis acuta, sondern erscheint meist erst in der abklingenden Phase der Krankheit, wobei es dann manchmal lange bestehen bleibt.

Die *Urticaria rheumatica* besteht aus flachen, über das Hautniveau sich erhebenden flächenförmigen Rötungen und steht dem Leinerschen Erythem nahe (Grenet), mit welchem sie auch gleichzeitig vorkommen kann. Auch sie ist vielgestaltig und sehr flüchtig. Die französische Bezeichnung Besniers „Erythème marginé en plaques discoïdes" enthält zugleich eine treffende Beschreibung der Erscheinungsform.

Außer diesen typischen gibt es zahlreiche andere Erythemarten, welche gelegentlich die Polyarthritis acuta begleiten, kleinpapulöse, flächenhafte Erytheme, die zum Teil wohl als *Arzneiexanthme* nach Salicyl- und Pyramidonpräparaten aufzufassen sind.

Das *Erythema exsudativum multiforme* gehört nicht eigentlich zur Polyarthritis acuta, sondern kann gelegentlich als Komplikation auftreten. Das Auftreten von Rheumatoiden beim echten Erythema exsudativum multiforme erschwert die Beurteilung. Die neuerdings als Stevens-Johnson-*Syndrom* beschriebene Erkrankung ist in diesem Zusammenhang zu nennen, gleicht aber in ihren Allgemeinerscheinungen mehr einem septischen als rheumatischen Bild (Schulze). Dagegen sind engere Beziehungen zwischen *Erythema nodosum* und Polyarthritis acuta zweifellos vorhanden, obwohl die heutige Anschauung vor allem auf Grund skandinavischer Erfahrungen (Wallgren) in dem Erythema nodosum eine tuberkulös-allergische Erkrankung in den meisten Fällen annimmt. Dabei wird die Tuberkulose oft erst in der Folgezeit in Form von Hilusdrüsentuberkulose oder Pleuritis oder eines Lungeninfiltrates erkennbar, woraus sich der große diagnostische Wert des Erythema nodosum als Frühsymptom ergibt. Daneben gibt es zweifellos auch ein rheumatisch-allergisches Erythema nodosum, allerdings seltener. Dabei bleibt die Tuberkulinreaktion negativ. WALLGREN hat unter 800 Fällen von Erythema nodosum nur einmal ein Erythema nodosum beim akuten Gelenkrheumatismus einwandfrei beobachtet. HEGLER hielt die rheumatische Form für häufiger, betonte daneben aber das selbständige Erythema nodosum mit sekundärem Rheumatoid, wobei er an eine Virusinfektion dachte. Die heutige Auffassung sieht im Erythema nodosum eine allergisch bedingte Erscheinung, welche in bestimmten Phasen der Abwehrreaktion gegen Infektionen, am häufigsten bei Tuberkulose, auftritt.

Die Veränderungen beim Erythema nodosum sind leicht zu erkennen. Nach einer schmerzhaften Vorperiode mit Fieber treten an den Streckseiten der Beine, seltener an denen der Arme derbe, linsen- bis kirschgroße, oft einigermaßen symmetrisch auf beiden Seiten angeordnete Knoten auf, welche sich derb anfühlen und über die Haut hervorragen. Sie sehen anfangs rot, später bräunlich aus und sind unverschieblich. Sie heilen unter Pigmentation ohne Narbenbildung meist in einigen Tagen bis Wochen aus, manchmal gibt es verschiedene Schübe der Erkrankung. Das Erythema nodosum tritt im Beginn oder im Verlauf der Polyarthritis acuta auf, doch sei nochmals sein seltenes Vorkommen bei dieser Erkrankung betont. In der Altersverteilung entspricht das Erythema nodosum etwa der Polyarthritis acuta, jedoch wird das *weibliche* Geschlecht entschieden bevorzugt.

Eine seltene Komplikation stellt die *Nodosis rheumatica* der Haut dar (Nodosités rhumatismales), welche gelegentlich bei Kindern und Jugendlichen bei schwerem Gelenkrheumatismus mit Karditis beobachtet wird (GRENET). In der 3. Woche etwa treten hanfkorn- bis erbsengroße subcutane Knoten in der Umgebung der erkrankten Gelenke, an Sehnen und Periost, auch am Schädel auf, welche flüchtig sind und die Oberhaut intakt lassen. Die Erscheinung wurde zuerst 1875 von MEYNET beschrieben (Abbildung bei HEGLER, S. 170). Die Knötchen bestehen aus fibrösem Gewebe und stellen rheumatische Granulome (FAHR) dar, gekennzeichnet durch hochgradige fibrinoide Verquellung, gelegentlich Nekrosen (McEWEN). Davon sind die beim ersten Schub in 20% auftretenden subcutanen Knötchen (Rheumatismus nodosus) vor allem an der Streckseite oberhalb des Ellenbogengelenks zu unterscheiden (HANSEN). Bei Erwachsenen sind sie seltener.

Die *Purpura (Peliosis) rheumatica* (HENOCH) spielt sich in der Subcutis ab und ist an die Gefäße gebunden. Sie gehört zu der rein vasculären Form der Blutungsbereitschaft. Gerinnungsvorgang und Thrombocytenzahl und Funktion sind dabei intakt. Die Ursache der Blutungen ist die abnorme Gefäßdurchlässigkeit. Wie beim Erythema nodosum spielt der allergische Faktor dafür eine wesentliche Rolle. Die rheumatische ist nichts anderes als eine *anaphylaktoide* Purpura (GLANZMANN) und auf der gemeinsamen Voraussetzung der allergischen Reaktionslage eine Begleiterscheinung der Polyarthritis acuta. Daneben kommen aber auch rheumatoide Gelenkschwellungen im Verlauf der SCHÖNLEIN-HENOCHschen vasculären Pupura vor.

Die Blutflecken treten mit Glieder- und Gelenkschmerzen, Allgemeinerscheinungen, Fieber meist schubweise auf, bevorzugen die Unterschenkel und Füße, breiten sich aber auch auf die Oberschenkel, den Stamm und die Arme gelegentlich aus. Die Petechien sind stecknadelkopf- bis linsengroß, symmetrisch auf beiden Seiten angeordnet, oft von einem urticariellen Hof umgeben. Die Dauer der Erkrankung beträgt Tage bis zu wenigen Wochen, manchmal mit schubweisem Verlauf. Man wird nur dann von Purpura rheumatica sprechen dürfen, wenn sich die Blutungsbereitschaft im Verlauf eines rheumatischen Fiebers einstellt. Die Formen, welche primär entstehen und mit rheumatoiden Gelenkerscheinungen einhergehen, sind davon zu unterscheiden. Die Purpura rheumatica findet sich häufiger bei Kindern als bei Erwachsenen. Die Blutungs- und Gerinnungszeit ist dabei normal, das Rumpel-Leedesche Zeichen gewöhnlich negativ.

Herz. Die wichtigste Lokalisation der Polyarthritis acuta sind nicht die Gelenke, sondern das *Herz*. Die rheumatische *Karditis* bestimmt nicht nur die Prognose der akuten Erkrankung, sondern darüber hinaus das Lebensschicksal des Erkrankten auch nach Abheilung der akuten Erscheinungen. Die Häufigkeit der Beteiligung des Herzens am rheumatischen Geschehen der Polyarthritis acuta ist außerordentlich hoch, besonders im Kindesalter, wobei 80% der Fälle

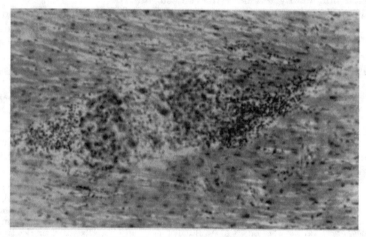

Abb. 204. Aschoffsches Knötchen im Herzmuskel bei akuter rheumatischer Polyarthritis.

an Karditis erkranken. Berühmt ist der Satz von Lasègue: „Le rhumatisme aigu lèche les jointures, la plèvre, les méninges même, mais il mord le coeur". Die überwältigende Mehrzahl der Herzklappenfehler — ausgenommen lediglich die luische Aorteninsuffizienz und die bakterielle Endokarditis — sind rheumatisch und entstehen zwischen dem 9. und 30. Lebensjahre. Im Durchschnitt beträgt die Zeit bis zum Beginn der Herzinsuffizienz, gerechnet vom ersten Auftreten des akuten Gelenkrheumatismus, 11 Jahre. $^3/_4$ der Herzfehlerträger wurden nicht über 45 Jahre alt (Grünbaum). Nahezu $^1/_4$ zeigt schon im 1. Jahre der Erkrankung eine Dekompensation des Herzens; von diesem Zeitpunkt ab beträgt die Lebenserwartung durchschnittlich noch 5 Jahre, bei der Hälfte wesentlich weniger. Diese wenigen Zahlen beleuchten die unheilvolle Bedeutung des rheumatischen Herzfehlers zur Genüge. Sie variieren natürlich in verschiedenen Statistiken, ebenso wie die Beteiligung der Klappen am rheumatischen Schaden. Am häufigsten ist weitaus der kombinierte Mitralfehler, Insuffizienz und Stenose. Die isolierten Mitralfehler sind bei genauer Analyse viel seltener, die reine Insuffizienz etwas häufiger als die reine Stenose, welche auch als nicht nachweisbares rheumatisches Vitium vorkommt. Unter den Aortenfehlern ist die reine Insuffizienz — auch abgesehen von Lues — häufiger als die Kombination mit Stenose, die als reine Form sehr selten ist. Häufiger sind kombinierte Aorten- und Mitralinsuffizienz, manchmal auch Mitralstenose. Rheumatische Klappenfehler des rechten Herzens sind sehr selten.

GRENET fand unter 364 Fällen von kindlichem akutem Gelenkrheumatismus 276mal eine rheumatische Herzerkrankung, d. h. in 80%. 231 Fälle = 66,8% behielten einen Herzfehler zurück. Beim Erwachsenen sinken die Zahlen der klinisch erkennbaren Herzbeteiligung stark ab, die mitgeteilten Zahlen differieren erheblich. Sie liegen meist etwas über 30% (v. CONTA). An den französischen Soldaten des 1. Weltkrieges mit Polyarthritis acuta fanden NOBÉCOURT und PEYRE im Alter von 19—22 Jahren in 40%, von 29—30 Jahren in 25% und von 31—32 Jahren in 13% eine rheumatische Karditis.

Auffallend ist der starke Abfall der Häufigkeit der Karditis um das 30. Lebensjahr. Der Eintritt der rheumatischen Karditis erfolgt in einem späteren Stadium als der Gelenkbefall, meist im Verlauf der 2. Woche nach Beginn der Polyarthritis acuta, ist aber auch später noch möglich. Sie entsteht bei der Ersterkrankung oder im 1. Rezidiv, fast niemals bei folgenden Rezidiven. Fortdauer des Fiebers nach Abklingen der Gelenkerscheinungen ist stets auf Herzbeteiligung verdächtig. Ihr Nachweis ist anfänglich schwierig und oft erst nach längerem Bestehen möglich. Während die Häufigkeit der rheumatischen Endo- und Myokarditis etwa die gleiche ist, findet sich die Pericarditis rheumatica nur in etwa $1/10$ der Fälle. Sie entgeht aber dem Nachweis, wenn sie nicht an der Vorderwand des Herzens sich abspielt und wird bei der Flüchtigkeit der Reibegeräusche leicht übersehen.

Die *Myocarditis rheumatica* kann durch wiederholte elektrokardiographische Untersuchungen frühzeitig erkannt werden. Solange sich bei bestehender Myokardbeteiligung das EKG noch ändert, darf der Prozeß als aktiv angesehen werden (VÖLKER). Erst das EKG hat die Häufigkeit der rheumatischen Myokarditis auch klinisch ins rechte Licht gestellt, nachdem sie seit ASCHOFFs bedeutender Entdeckung der rheumatischen Herzmuskelknötchen (1906) den Pathologen geläufig war. Die Herzmuskelschwielen als Nebenbefund bei Sektionen vor dem Arteriosklerosealter Stehender sind ein weiterer Hinweis dafür, daß die rheumatische Myokarditis häufig abläuft, ohne subjektive oder objektive Erscheinungen zu verursachen in Fällen, in welchen anamnestisch nichts bekannt ist. Trifft die rheumatische Schädigung das Reizleitungssystem, so läßt sich die Störung an Arrhythmien auch klinisch frühzeitig erfassen. TARAN stellte bei 140 Kindern enge Beziehungen zwischen Dauer des QT-Intervalls und Schwere des Herzschadens fest. Je schwerer und ausgebreiteter die Myokarditis ist, um so eher läßt sie sich am Abnehmen der Herzleistung erkennen oder vermuten: Tachykardie, Atemnot, Cyanose, Blutdrucksenkung können die Folgen sein; auch Sinusbradykardien wurden häufig bei Erwachsenen als günstiges Zeichen in den ersten 5 Wochen beobachtet (HIRSCH und FLETT). Die Herzerweiterung, die klinisch erfaßbar wird, ist ein schwerwiegendes Symptom einer fortgeschrittenen Myokarderkrankung.

Die Myocarditis rheumatica kann auch isoliert ohne Endokarditis auftreten oder diese — falls sie flüchtig ist — überdauern. Die Erkennung der *Endocarditis rheumatica* hängt hauptsächlich von den Herzgeräuschen ab, welche unter der Beobachtung entstehen und sich verändern oder wieder zurückbilden. Meist tritt die Endocarditis rheumatica im Verlauf der 1. Woche bis zum Ende der 3. Woche der Polyarthritis acuta auf, selten später. Sie steht nicht in Abhängigkeit von der Schwere der Allgemeinerkrankung oder der Gelenksymptome. Subjektiv empfindet der Kranke oft gar nichts, in anderen Fällen Stiche in der Herzgegend oder leichte Beklemmung oder Kurzluftigkeit und Herzklopfen, manchmal erfolgt mit Eintritt der Endokarditis ein neuer Fieberanstieg. Der Puls wird frequent und klein, manchmal unregelmäßig, Symptome, welche auf die begleitende Myokarditis hinweisen. Das Geräusch ist meist — wegen der Lokalisation an der Mitralklappe — zuerst an der Spitze zu hören, es klingt weich, blasend und ändert sich häufig während der Beobachtung. Die diastolischen oder präsystolischen Geräusche sind ohne weiteres als organisch bedingt zu erkennen; bei den viel häufigeren systolischen Geräuschen dagegen bleibt stets die Differentialdiagnose gegen akzidentelle Geräusche zu stellen. Diese kommen natürlich, zumal bei Kindern und Jugendlichen, mit Fieber und Anämie durchaus vor. Zeigen sich mit dem Auftreten des Geräusches subjektive oder objektive Zeichen (Fieberanstieg, Verschlechterung des Befundes), so wird stets die Endokarditis wahrscheinlich sein. In unklaren Fällen wird die weitere Beobachtung des Geräusches und der Herzfunktion die Entscheidung ermöglichen. Im ganzen ist die Endocarditis rheumatica immer naheliegend, wenn das Geräusch im Verlauf der Polyarthritis acuta zur bestimmten Zeit auftritt. Leichte Endokarditiden bilden sich ohne Herzfehler zurück. Das ereignet sich häufiger als gemeinhin angenommen wird. Noch viel öfter jedoch wird die Endocarditis rheumatica übersehen. Viele zweifellos rheumatische Herzfehler des späteren Lebensalters verdanken ihre Entstehung einer in der Jugend durchgemachten rheumatischen Endokarditis. Dies gilt besonders für die Fälle von Polyarthritis acuta, welche ohne deutliche Gelenksymptome verlaufen. Die ohne Ausbildung eines Klappenfehlers abheilende Endokarditis hinterläßt ihre Spuren in einer Verdickung der Klappenränder und Sehnenfäden, die einen häufigen Befund bei Autopsien darstellen. Der Pathologe ist sich über die sehr große Häufigkeit der rheumatischen Endokarditis und ihrer Folgen ebenso klar wie über die der rheumatischen Myokarditis.

Die Entwicklung eines *Klappenfehlers* aus den Anfängen der rheumatischen Endokarditis braucht längere Zeit, gewöhnlich eine Reihe von Wochen, selbst mehrere Monate. In der Reihenfolge tritt zuerst die Akzentuation des 2. Tones (meist P_2) auf, die Herzhypertrophie und als letztes die Dilatation und röntgenologisch nachweisbare typische Konfiguration je nach der Art des Vitiums. Der Verlauf kann, besonders bei Befall mehrerer Klappen, bei schwerer Myokardbeteiligung auch rascher gehen, wenn eine Herzinsuffizienz frühzeitig eintritt. Das sind die prognostisch ungünstigen Fälle mit kurzer Lebenserwartung. Rasche Todesfälle in den ersten Wochen der Polyarthritis acuta sind durch die schwere Pankarditis, nicht durch die Endokarditis allein zu erklären.

Die Eigenart der Polyarthritis acuta zu rezidivieren zeigt sich nicht allein an der Temperaturkurve und den Gelenken, sondern ebenso am Herzen in Form der *rekurrierenden* Endokarditis. Besteht bei einem Rheumatiker bereits ein Herzfehler, so darf bei jedem neuen Schub mit Wahrscheinlichkeit angenommen werden, daß auch am Endokard frische Veränderungen entstehen. Die Form der verrukösen Auflagerungen ändert sich dabei nicht, ein bakterieller Befund fehlt. Jedoch kann allmählich ein Übergang in die subakute bakterielle Endokarditis (Endocarditis lenta) stattfinden (vgl. S. 952 ff.). Jeder frische Schub der Endokarditis vermag den vorhandenen Klappenfehler zu verschlimmern, indem neue Klappen ergriffen oder Stenosen enger, Insuffizienzen vermehrt schlußunfähig werden. Neben der rekurrierenden Endokarditis läuft die Myokarditis einher, die weitgehend das Schicksal des Herzens bei Klappenfehlern bestimmt.

Die französische Klinik (Grenet) unterscheidet die rheumatische Endokarditis in mehreren Formen: der Typ Potain, die benigne plastische Endokarditis heilt mit Sklerose und Vernarbung der Klappen aus. Die rekurrierende Endokarditis (Typ Henoch) vermag ebenso zur Ausheilung oder zum Fortschreiten zu führen. Die maligne, fortschreitende (evolutive) Endokarditis (Typ Ribierre und Pichon) kann primär oder sekundär (2. Schub) entstehen und führt oft in relativ kurzer Zeit zu schwerer Herzinsuffizienz, herzfernen Komplikationen und zum Tod. Die perakute Form der kindlichen malignen Karditis verläuft in einigen Wochen tödlich (Joly und Grenet).

Die *rheumatische Perikarditis* kommt bei Kindern in 10—20%, bei Erwachsenen wesentlich seltener, etwa in 3% der Fälle von Polyarthritis acuta vor.

An der Carditis rheumatica — welche stets damit verbunden ist — beteiligt sich die Perikarditis in etwa 10% (HOCHREIN). Charakteristisch sind dafür Schmerzen in der Herzgegend, welche in die linke Schulter ausstrahlen können. Die Diagnose beruht auf den meist an der Basis zuerst hörbaren typischen Reibegeräuschen (Lokomotivgeräusch). Diesem Stadium der trockenen fibrinösen Perikarditis schließt sich mit längerem Bestehen oft das der exsudativen Perikarditis an, wobei sich ein seröses Exsudat bildet und die Perikardblätter auseinanderdrängt. Dadurch entsteht die dreiecksförmige Verbreiterung der absoluten Herzdämpfung, deren Grenzen ganz nahe an die relative Herzdämpfung heranrücken. Der Spitzenstoß, die fühlbare Pulsation über dem Herzen verschwindet, die Töne werden leise, die röntgenologisch sichtbare Pulsation der Herzränder wird schwächer. Im EKG tritt Potentialverlust und Außenschichtläsion auf, dazu erhöhter Abgang von ST. Die exsudative Perikarditis kann auch als Teilerscheinung der rheumatischen Polyserositis zu finden sein. Bei gleichzeitig schwergeschädigtem Herzen stellt sie bei großem Exsudat eine bedrohliche Mehrbelastung des Herzens dar. Die Ausheilungsform der schwieligen Perikardobliteration (Concretio pericardii) stellt ähnlich wie der Herzklappenfehler eine schwere Dauerschädigung des Herzens dar, welches umklammert wird, verbunden mit Einflußstauung aus dem oberen und unteren Hohlvenenbereich. Bezüglich aller Einzelheiten der Klinik und Therapie der rheumatischen Endo-, Myo- und Perikarditis und ihrer Folgezustände wird auf den Bd. VII (Herz) verwiesen. Die Besprechung an dieser Stelle soll nur die Bedeutung im Rahmen der Polyarthritis acuta andeuten. Die Carditis rheumatica ist in der Tat die wichtigste Lokalisation des akuten Gelenkrheumatismus und zugleich die folgenschwerste. Ihre große soziale Bedeutung liegt in dem jugendlichen Alter der Befallenen und der weitgehenden Einschränkung ihrer Leistungsfähigkeit, bei Kindern auch ihrer körperlichen Entwicklung, sowie der gesamten Lebenserwartung durch die bei der Ausheilung zurückbleibenden Dauerschäden und die Recidivneigung,

Seröse Häute. Die *serösen Häute* können sich sämtlich an der Polyarthritis acuta beteiligen. Isoliert kommt die *Pleuritis exsudativa* vor, meist einseitig. Ihr Vorkommen ist recht selten und wird sogar nicht allgemein anerkannt. Jedenfalls ist die tuberkulöse Pleuritis um ein vielfaches häufiger als die rheumatische, welche eigentlich nur im Rahmen einer akuten Polyarthritis und nicht in Form einer rudimentären monosymptomatischen Pleuritis als „rheumatisch" anerkannt werden darf. Auch die Perikarditis findet sich kaum isoliert, sondern — wie bereits besprochen — als Teilerscheinung der rheumatischen Karditis. Eine seröse rheumatische Peritonitis als isolierte Erkrankung ist zum mindesten eine große Seltenheit.

Dagegen besteht das Krankheitsbild der *Polyserositis rheumatica* sicher zu Recht, wenn es auch heute recht selten geworden ist. Man versteht darunter die gleichzeitige Erkrankung der drei serösen Häute Pleura, Perikard und Peritoneum mit Bildung seröser Exsudate, sei es isoliert oder meist in Verbindung mit Gelenkschmerzen und Karditis und anderen Teilerscheinungen der Polyarthritis acuta. Die Polyserositis findet sich fast nur im kindlichen und jugendlichen Alter. Die von MOSLER früher angegebene Häufigkeit von 10% der Fälle von Polyarthritis acuta ist für heute sicher zu hoch. Am ehesten findet sich — auch bei Erwachsenen — die Perikarditis als Folge der rheumatischen Karditis und von da erfolgt manchmal das Übergreifen auf die Pleura. Die Ergüsse sind stets serös; nur bei Sekundärinfektion kann sich ein Empyem entwickeln. Erreger werden in den Ergüssen sonst nicht gefunden. Die Symptomatologie stimmt mit derjenigen der tuberkulösen Serositis überein. Die Differentialdiagnose ist schwierig und wird meist eher zur tuberkulösen Ätiologie neigen, welche oft durch den Erregernachweis gesichert werden kann. Fieber, Schweiße, Beschleunigung der Blutsenkung finden sich in beiden Fällen. Die Rückbildung erfolgt unter Resorption der Ergüsse und Hinterlassung von fibrösen Adhäsionen und Schwartenbildung verschiedener Stärke. Die Prognose wird gewöhnlich durch die begleitende Karditis bestimmt. Neben Salicyl- oder Pyramidonbehandlung sind Punktionen der Ergüsse nach den auch bei tuberkulösen Ergüssen bewährten Regeln häufig erforderlich.

Die Ähnlichkeit der exsudativen Serositis rheumatischer und tuberkulöser Ursache scheint weniger am Erreger als an der Reaktionsbereitschaft des Organismus zu liegen. Die tuberkulöse Pleuritis als isolierte Erkrankung entspricht einer bestimmten Phase im Verlauf der Tuberkulose im Anschluß an die Primärtuberkulose. Eine ähnliche hyperergische Reaktionsweise liegt der akuten Polyarthritis zugrunde.

Lunge. Die *Lungen* beteiligen sich in Form von umschriebenen Kongestionen und flüchtigen Infiltrationen an der Symptomatologie der Polyarthritis acuta. Diese können solche Ausdehnung annehmen, daß sie akut bedrohlich werden. Während es sich oft um einfache entzündliche Reaktionen einer Bronchopneumonie handelt, finden sich daneben charakteristische rheumatische, fibrinoide Verquellungen und Nekrosen an den Rändern der Alveolen. Die französische Schule hat dem pulmonalen Rheumatismus besondere Aufmerksamkeit gewidmet (s. Lutembacher mit histologischen Bildern). Danach ist er eine häufige und klinisch wichtige Begleiterscheinung der akuten Polyarthritis. Allerdings ist klinisch kaum zu entscheiden, wie weit die Lungenerscheinungen in Form von Bronchopneumonien und flüchtigen Infiltraten durch sekundäre Infektion, also unspezifisch bedingt sind. Lutembacher unterscheidet lokalisierte Kongestionen, die an verschiedenen Stellen der Lungen sitzen können und generalisiertes perakutes Lungenödem, intraalveoläre Hämorrhagien und Hämoptysen und Pneumonien, die lobär oder herdförmig auftreten. Die Symptome wechseln nach Lokalisation und Ausdehnung, Raschheit des Auftretens, Beteiligung der Pleura und des Herzens, die häufig mitbefallen sind. Das generalisierte Lungenödem und die Pneumonie, die mehrere Lappen befällt, sind besonders schwerwiegende Ereignisse, welche den klinischen Verlauf und die Prognose bestimmen. Es empfiehlt sich, die klinische Beteiligung der Lunge an der akuten Polyarthritis mehr zu beachten. Klinge fand histologisch herdförmige hämorrhagische Lappenentzündung, aber keine spezifisch-rheumatischen Veränderungen etwa in Form ausgeprägter Knötchen. Neben der unspezifischen Entzündung ist auch durch die kardiale Stauung bei bestehender Karditis oder rheumatischem Mitralfehler wohl ein Teil der kongestiven Erscheinungen zu erklären.

Leber. Die *Leber* ist häufiger am akuten Gelenkrheumatismus beteiligt, als man früher annahm. Erst die letzte Zeit hat die Leber einer subtilen Diagnostik mit Funktionsproben und Biopsie zugänglich gemacht. Bei an akuter Polyarthritis Verstorbenen fanden sich hyaline und fibrinoide Nekrosen, teils knötchenartig, teils in größerer Ausdehnung. Sie bieten nicht das typische histologische Bild rheumatischer Granulome, sondern gleichen den infektiöstoxischen Schädigungen septischer Erkrankungen (Klinge).

Klinisch tritt gelegentlich die Leberschädigung durch Ikterus im Verlauf der akuten Polyarthritis hervor (Veil). Die nach einer Polyserositis sich als Spätfolge entwickelnde Picksche *Cirrhose* (Zuckergußleber) ist die Folge sowohl der rheumatischen Peritonitis wie der Leberschädigung, an welcher wiederum ein Mitralfehler oder die Perikardobliteration durch chronische Stauung beteiligt sein kann. Viel häufiger sind zweifellos diejenigen Leberschäden, welche klinisch nicht ins Auge fallen. Sie finden sich auch regelmäßig bei Scharlach. Die *rheumatische Hepatitis* ist Teilerscheinung des visceralen Rheumatismus; sie tritt manchmal erst im späteren Verlauf in Erscheinung. Dabei wird die Leber palpabel, es finden sich die charakteristischen humoralen Zeichen des Leberparenchymschadens, laparoskopisch sieht man Oberflächenveränderungen wie bei beginnender Lebercirrhose (SCHMENGLER). Im histologischen Bild überwiegt die Zelldegeneration, welche die periportalen Gebiete am längsten verschont. Die Zellen zeigen feintropfige Verfettung bis zur völligen Cytolyse. Dazu kommt die Hyperämie und die reticuloendotheliale Reaktion der KUPFFER-schen Sternzellen. Die Gefäße zeigen keine perivasculäre Entzündung, sondern lediglich intravasale Fibrin- und Leukocytenagglomerate (GRENET, LUTEMBACHER). Das funktionelle Frühsymptom der rheumatischen Hepatitis soll die Glykosurie bei Belastung mit 40 g Galaktose (LUTEMBACHER) sein, welche durch Salicylsäure und Pyramidon zum Verschwinden gebracht wird.

Pankreas. Das *Pankreas* ist neben der Leber häufig beteiligt, wenn es sich um schwere Fälle handelt. Ein Fall mit akuter rheumatischer Pankreatitis mit schwersten Leibschmerzen und Erbrechen, bei der Operation mit Fettgewebsnekrosen wurde von CLAVEL und GUICHARD beschrieben. Meist handelt es sich um degenerative Veränderungen ähnlich der Leber. In seltenen Fällen begleitet die akute Polyarthritis ein Diabetes mellitus, meist leichten Grades und oder eine nur vorübergehende Glykosurie. Ein dauernder Diabetes als Folge des Gelenkrheumatismus ist sicher eine Ausnahme.

Magen und Darm. Der *Magen-Darmkanal* beteiligt sich durch katarrhalische Erscheinungen an der akuten Polyarthritis. Besonders in alten Schilderungen sind Erbrechen und Durchfälle als Initialsymptome erwähnt (BAILLOU). GRENET gab an, daß in $1/3$ der Fälle vor den Gelenkschwellungen Durchfälle auftreten, welche mit dem Eintritt der Gelenksymptome nach einigen Tagen verschwinden. PETER hat sie als intestinale Schweiße bezeichnet. Spezifische rheumatische Veränderungen sind am Intestinaltrakt nicht bekannt.

Milz. Die *Milz* tritt im Bild der akuten Polyarthritis wenig oder gar nicht hervor. Dagegen ist sie bei subakuten und chronischen Formen stark vergrößert und in ihrer Funktion im Sinne der Hypersplenie verändert. Es handelt sich dann um das STILLsche Syndrom bei Kindern und um das FELTYsche Syndrom bei Erwachsenen. Während die Milzkapsel sich bei der Polyserositis beteiligt, finden sich in der Milz selbst bei akuter Polyarthritis fibrinoide Verquellungen an kleineren Arterien und Capillaren, wie sie bei verschiedenen Infektionen ubiquitär vorkommen.

Nieren. Die *Nieren* sind häufig erkrankt, entweder nur in Form einer begleitenden febrilen Albuminurie, die nach Abklingen des Fiebers sich zurückbildet und harmlos ist, oder in Form einer akuten Glomerulonephritis verschiedener Schweregrade. Die Nephritis hat mit der akuten Polyarthritis vieles gemeinsam. Beide sind Zweitkrankheiten nach einer vorausgehenden Angina oder anderen Infekten; beide haben eine ähnliche infektallergische Pathogenese (vgl. MASUGI-Nephritis). Die rheumatische Nephritis ist gewöhnlich wenig auffällig. Ödeme sind selten und nur in geringer Ausprägung nachweisbar, der Blutdruck ist wenig erhöht, die Albuminurie und Hämaturie gering. Urämische Symptome fehlen. Die leichten begleitenden Nierenentzündungen heilen mit dem Gelenkrheumatismus in der Regel aus. Schwere Nephritiden mit Übergang in Urämie oder chronisches Leiden sind selten. FAHR sieht auf Grund eigener Befunde mit rheumatischen Granulomen in der Adventitia von Nierenarteriolen den Gelenkrheumatismus als eine der Ursachen der malignen Sklerose an.

Klinge sah keine typischen rheumatischen Veränderungen in den Nieren. Jedoch gibt er zu, daß bei der Niere wie sonst im Körper Arteriolonekrose und Arteriolosklerose beim Gelenkrheumatismus vorkommen können, deren Endzustand die maligne Sklerose darstellt. Vom klinischen Standpunkt sind diese Zusammenhänge noch sehr undurchsichtig. Die symptomarme interstitielle Nephritis durch primäre Gefäßschäden dürfte pathogenetisch dem Rheumatismus am nächsten stehen.

Gefäße. Das *Gefäßsystem* steht als mesenchymales, ubiquitäres Gewebe im Mittelpunkt des rheumatischen Gewebsschadens. Dieser besteht nach dem Urteil Klinges nicht nur in rheumatischen Zellknötchen, sondern in Form von Quellungen der Bindesubstanzen mit oder ohne fibrinoidem Infiltrat und in verschiedenartigen zelligen Entzündungsherden. Faßt man den Begriff des rheumatischen Schadens so weit, dann ist das Gefäßsystem tatsächlich die *wichtigste Lokalisation* und umfaßt sowohl entzündliche wie arteriosklerotische Veränderungen an Gefäßen aller Kaliber. Der Bedeutung der Gefäßbeteiligung ist von zahlreichen Autoren schon seit langem Rechnung getragen worden, jedoch in sehr wechselndem Maße.

Die *Aorta* kann in ganzer Ausdehnung von den Aortenklappen an bis zur Verzweigung in die Iliacalarterien von rheumatischen Veränderungen befallen sein. In der Adventitia finden sich typische Knötchen anfangs als Fibrinknötchen, später als zellreiche Granulome mit Hyperämie und perivaskulärem Ödem. Die Media weist ein buntes Bild auf. Trotz der Vielseitigkeit der Veränderungen finden sich dort selten typische rheumatische Granulome, welche sehr zahlreich in der Adventitia vorkommen und bis dicht an die Mediagrenze heranreichen. In der Media findet man hauptsächlich unscharfe, streifenförmige Verquellungen der Faserbündel mit Vergrößerung und palisadenförmiger Aufreihung der Bindegewebszellen (Klinge). Fortgeschrittene Stadien zeigen Nekrose des Bindegewebes und der Muskelfasern. Zellige Entzündungsherde finden sich vor allem in den Vasa vasorum, meist aus kleineren lymphoiden Zellen bestehend. Da diese kleineren Gefäße tief in die Media eindringen, ergeben sie in seltenen Fällen Bilder ausgesprochener Mediazerstörung (Klinge). Die häufigeren leichten Veränderungen heilen mit zahlreichen kleinen Narben und Verlust elastischer Fasern ab. Neben den entzündlichen Veränderungen sieht man fleckige und streifige Herde gequollener Gewebe verschiedener Größe und Form, die später hyalin vernarben oder sogar verkalken können. Die rheumatischen Veränderungen der Adventitia führen oft zu perivaskulärer Schwielenbildung.

Die Aorta kann in ihrer ganzen Ausdehnung und in ihren 3 Schichten rheumatisch erkranken. Bevorzugte Abschnitte sind die Abgangsstellen der größeren Gefäße. Die abdominale Aorta erkrankt häufiger und schwerer als die thorakale.

Ähnliche rheumatische Schäden wie an der Aorta werden an den anderen Arterien gefunden. An der *Arteria pulmonalis* beschrieb Wätjen adventitielle Knötchen. Die Veränderungen sind grundsätzlich die gleichen wie an der Aorta in allen Schichten (Mesopulmonitis rheumatica, Chiari). Der Stamm und die großen Äste sind hauptsächlich befallen. Während die rheumatische Coronaritis schon im Zusammenhang mit der Myokarditis früh bekannt wurde, gilt das nicht für andere Gefäßgebiete. Tatsächlich fanden sich überall bald isolierte, bald generalisierte rheumatische Schäden. Bei den größeren Arterien — Carotis, Subclavia, Iliaca, Femoralis — stehen Entzündung und Verquellung der Media und Intima im Vordergrund, bei den kleineren die adventitiellen Knötchenbildungen. Die Vasa vasorum sind der Hauptsitz der Veränderungen. Auch an den größeren Venen wurden rheumatische Veränderungen gefunden (Hohlvene, Hals- und Beckenvenen), so daß man auch von einer Phlebitis rheumatica sprechen darf. Einen Sonderfall bildet vielleicht die *Endophlebitis hepatica* (THEILUM, TISCHENDORF). Beziehungen zur Endangiitis obliterans, der BÜRGER-WINNIWATERschen Krankheit, bestehen über das Gemeinsame der hyperergischen Entzündung. Im akuten Stadium der rheumatischen Arteriitis überwiegen Ödem und fibrinoide Verquellung, im subakuten die Zellwucherung und Knötchenbildung; im Narbenstadium führt die Schwielenbildung in allen 3 Schichten zur Sklerose.

Den ausgedehnten anatomischen Gefäßveränderungen entsprechen in der Klinik des akuten Gelenkrheumatismus *keine* ausgesprochenen Symptome. So sehr das Herz, die Carditis rheumatica, klinisch im Mittelpunkt steht, so wenig pflegt die Arteriitis hervorzutreten, wenn wir von der mit der Myokarditis eng verbundenen Coronaritis absehen. Es sind mehr die *Spätfolgen*, die unsere Aufmerksamkeit erwecken als die akuten Stadien: die nachfolgende Sklerose, Störungen im Pulmonal-, Nieren- und Coronarkreislauf, nicht zuletzt in der Gehirnstrombahn. Diese Spätschäden pflegen aber komplexer Natur zu sein, und es bleibt offen, wie groß der Anteil der rheumatischen Arteriitis an späterer Arterio- und Arteriolosklerose wirklich ist. Daß die rheumatischen Schäden an der Entwicklung der Arteriosklerose ursächlich beteiligt sind, kann nach den Arbeiten von KLINGE, HUECK u. a. nicht bezweifelt werden.

Nervensystem. Das *Nervensystem* tritt dagegen im klinischen Bild des Rheumatismus häufig in den Vordergrund. Das eindringlichste Beispiel ist die *Chorea minor*, der Veitstanz. Sie ist aber nicht die einzige Form des zentralnervösen Rheumatismus. Die peripheren Nerven beteiligen sich in der Form von Neuritis und Neuralgie, ferner von auffallenden trophischen Störungen der Haut und Muskulatur der befallenen Gelenke. Auch die theoretischen Beziehungen zwischen Allergie und Nervensystem sichern diesem eine besondere Bedeutung für die Pathogenese des Rheumasyndroms.

Die *Chorea minor* wurde früher als Ausdruck toxischer Wirkungen bei rheumatischer Infektion auf das Striatum angesehen. Doch fand schon ALZHEIMER (1911) dabei Zellknötchen im Corpus striatum und in der subthalamischen Region. Diese sind von Neurohistologen wie SPIELMEYER näher untersucht worden. LENZ hat besonders die Aufmerksamkeit auf die Veränderungen der Hirngefäße gelenkt, welche in vaskulären Knötchen mit lymphocytären Rundzelleninfiltrationen, Quellung und Wucherung der Endothelien, Hyalinisierung der Gefäßwand bestehen. KLINGE bestätigt diese Befunde, betont jedoch den Unterschied dieser Knötchen mit den oft gleichzeitig vorkommenden ASCHOFFschen Knötchen im Myokard. HERRERO beschrieb eine proliferierende Endangiitis in den geschädigten Gebieten.

Die von SYDENHAM (1688) beschriebene Chorea ist schon seit langem in den rheumatischen Formenkreis gerechnet worden. ROGER schreibt 1866, daß Gelenkrheumatismus, Chorea und Herzkrankheiten drei Bezeichnungen desselben pathologischen Geschehens seien (LUTEMBACHER). Doch trifft das nicht auf alle Fälle von Chorea zu. Immerhin ist die Häufigkeit der Endokarditis dabei sehr groß und reicht an diejenige beim akuten Gelenkrheumatismus im entsprechenden Alter durchaus heran, übertrifft sie sogar noch (90% der Fälle). Auch die Neigung zu Rezidiven haben beide Krankheiten gemeinsam. Die Chorea kann dem Auftreten der akuten Polyarthritis um Jahre vorhergehen oder ihr nachfolgen. Rheumatismus nodosus und Erythema annulare können gleichzeitig vorkommen. Die Häufigkeit ist im Alter von 6—12 Jahren am größten, wobei Mädchen doppelt so häufig erkranken als Knaben.

Die Chorea stellt eine Encephalitis im Bereich der Stammganglien, am konstantesten des Neostriatum dar. Daneben finden sich häufig andere Lokalisationen im Globus pallidus, Nucleus caudatus, sogar im Kleinhirn und im Cortex. Diese bestehen in Hyperämie, Ödem, punktförmigen Blutungen, Gefäßveränderungen und knötchenförmigen Zellinfiltraten wie erwähnt. Im geschädigten Neostriatum spielt sich die Chorea minor hauptsächlich ab, in den phylogenetisch gegenüber dem Pallidum jüngeren Kerngebieten, welche auf dieses hemmend wirken (O. Foerster). Das Pallidum wird als Sitz der Hyperkinese und Hypotonie angesehen, welche bei der Enthemmung durch die choreatische Erkrankung des Neostriatum hervortreten. Die Erkrankung des Pallidum selbst verursacht Hypokinese und Hypertonie.

Klinisch beginnt die Chorea meist nach einem Vorstadium psychischer Abartigkeit, unbestimmter Schmerzen, ungeschickter Bewegungen. Die charakteristische choreatische Hypermotilität besteht in unwillkürlichen Zwangbewegungen, die zwar koordiniert, aber zwecklos oder zweckwidrig sind und mit ständiger Unruhe der Gliedmaßen einhergehen. Die linke Seite ist bevorzugt (Hemichorea), die Arme sind stärker beteiligt als die Beine. Der Grad der Störung und ihre Ausdehnung wechseln erheblich. Hals, Rumpf, selbst die Pupillenmuskulatur sind bisweilen beteiligt. Schwere Fälle verlaufen mit hohem Fieber, extremer Hypermotilität, die nur im Schlaf kurze Unterbrechung findet; es folgen Erschöpfung, Adynamie, schließlich Delirien mit Übergang in tödliches Koma.

Catel charakterisiert die choreatischen Bewegungsstörungen durch drei Phänomene:

1. *Unkoordinierte Massenbewegungen* an Stelle intendierter Einzelbewegungen. Sie sind unökonomisch, ausfahrend und betreffen vorwiegend die großen Gelenke.

2. *Störung des Zusammenspieles von Agonist und Antagonist* (dysarthrische Sprachstörung).

3. *Hypotonie der Muskulatur*, in schweren Fällen Pseudoparalyse mit Unfähigkeit zum Sitzen, Stehen und Gehen. Die Zugehörigkeit des Veitstanzes zum rheumatischen Fieber hält Catel trotz Fehlens der typischen rheumatischen Granulome aus klinischen Gründen für gegeben, wobei mehr an eine toxische Schädigung der neostriären Kerngebiete gedacht wird. Das Fehlen der Senkungsbeschleunigung könnte im gleichen Sinne sprechen. Die Chorea kommt auch bei Scharlach oder nach Anginen vor, ferner als Chorea gravidarum. In manchen Familien tritt sie gehäuft auf.

Während die genaue Schilderung der Chorea an anderer Stelle erfolgt, sei hier noch auf die dabei so häufige Entwicklung einer rheumatischen Karditis eingegangen. Soweit Rhythmusstörungen dabei auftreten, hat man von „Chorea des Herzens" gesprochen. Tatsächlich handelt es sich um Endo- und Myokarditis, seltener Perikarditis mit nachfolgendem Herzfehler. Der Verlauf ist dazu hochfieberhaft mit Leukocytose und Senkungsbeschleunigung. Daß Arrhythmien und Extrasystolien, Überleitungsstörungen im Rahmen der Myokarditis vorkommen, ist verständlich. Die Kombination einer hochgradigen Hypermotilität verbunden mit erheblichen Dauerbelastungen des Kreislaufs und einer Endomyokarditis kann zu schwerem Herzversagen führen. Selbst akute Herztodesfälle sind beschrieben worden. Die Prognose der Chorea wird durch eine gleichzeitige Karditis sehr belastet. Ohne diese ist sie günstig. Heilung erfolgt innerhalb weniger Wochen oder Monate, wenn auch noch längere Zeit eine schreckhafte Unruhe und Erregbarkeit zurückbleibt.

Therapeutisch ist völlige Isolierung und Ruhigstellung notwendig, medikamentös sind Pyramidon oder Salicylsäure von geringem Wert, besser Sedativa, z. B. kleine Luminalgaben.

Der *hyperpyretische cerebrale Rheumatismus* steht am Anfang schwerer, auch manchmal leichterer Fälle akuter Polyarthritis als glücklicherweise seltene Komplikation. Nach Vorsymptomen wie Verstimmung, Kopfschmerzen, leichter

Benommenheit tritt unter sehr hohem Fieber von über 41⁰ ein schwerster Zustand mit psychischer und motorischer Erregung, Verwirrung, Delirien, Konvulsionen auf, begleitet von Herzjagen, Schweißen, Kollaps. Der Zustand dauert nur wenige Stunden, es kann aber auch akut im schweren Kollapszustand der Tod eintreten. Es liegt nahe, an einen schweren Intoxikationszustand bei hyperpyretischem Gelenkrheumatismus zu denken, um so mehr, als keine anatomischen Veränderungen, vor allem entzündlicher Art, sich im Gehirn finden lassen. Lediglich Hyperämie, beginnendes Hirnödem wurden beobachtet (OLLIVIER und RAVIER). In einem Fall WINKELMANNs handelte es sich um reichliche kleine Embolien. Die Hyperpyrexie ist kein obligates Begleitsymptom, so daß Fieberdelirien ebensowenig wie eine Intoxikation mit Salicylsäure ätiologisch in Frage kommen.

Die französische Klinik unterscheidet den *perakuten, akuten* und *subakuten* oder *chronischen* cerebralen Rheumatismus (BESNIER). Das Vorkommen ist vor allem im Kindesalter sehr selten und trifft meist mit neuropathischer Veranlagung zusammen. Vorher bestehende Gelenkschwellungen pflegen dabei zurückzugehen. Die perakute Form bricht plötzlich ohne Prodrome mit voller Vehemenz aus. TROUSSEAU beschreibt einen Fall eines maximalen deliranten Erregungszustandes mit Tod innerhalb 15 min. Die häufigste akute Form beginnt mit prodromalen Erscheinungen, Fieber, woran sich das schwere cerebrale Syndrom anschließt, welches in der Mehrzahl der Fälle zum Koma und Tod führt, jedoch auch allmählich in Heilung übergehen kann. Der Liquor ist dabei unverändert.

Die subakute oder chronische Form des cerebralen Rheumatismus entsteht langsam und kann jahrelang anhalten. Die Prognose ist meist günstig. Auch hier finden sich Halluzinationen und Delirien, Depression mit manischen Phasen. Der Zustand wird durch den Namen „folie rhumatismale" charakterisiert. Zur Behandlung des cerebralen Rheumatismus wird Salicylsäure intravenös neben Narkotica empfohlen. Es scheint, daß das Krankheitsbild im wesentlichen der Vergangenheit angehört, wenn wir die beschriebene ausgesprochene Form darunter verstehen. Leichte cerebrale Begleiterscheinungen des hochfiebernden akuten Gelenkrheumatismus fallen nicht unter diesen Begriff.

Rheumatische Meningitis ist in einigen Fällen beschrieben worden (ROLLY), ohne eine selbständige Bedeutung zu besitzen. Als Begleiterscheinung des cerebralen Rheumatismus wurde hämorrhagische Meningitis in mehreren Fällen mitgeteilt (s. GRENET). Das seltene Zusammentreffen arthritischer Erscheinungen mit Meningomyelitis wurde als *spinaler Rheumatismus* bezeichnet. In einem Teil der beschriebenen Fälle dürfte es sich nicht um echte Polyarthritis gehandelt haben, sondern um sekundäre infektiöse Rheumatoide. Über histologische Untersuchungen der Meningen bei rheumatischer Meningitis ist nichts bekannt. Meningismus ist als frühes Symptom schwerer Polyarthritis ebenfalls beobachtet worden.

Die *rheumatische Neuritis* kann als isolierte Neuritis oder Polyneuritis auftreten. Eine bevorzugte Lokalisation ist nicht gegeben. Die nervösen Störungen treten nur selten auf und beschränken sich auf das akute Stadium des Gelenkrheumatismus. Sie führen zu Neuralgien, Muskelatrophien und Lähmungen vorübergehender Art.

Histologisch fand KLINGE die peripheren Nerven oft von rheumatischer Entzündung befallen, welche von benachbarten Gefäßen auf das Perineurium übergegriffen hatte. Bei frischen Fällen zeigt der ganze Nerv ein starkes Ödem mit spärlichen Zellen, später tritt eine rundzellige Durchsetzung ein. Besonders stark sind die feinen Nervenverzweigungen rheumatisch erkrankt. Auch die Endorgane wie die VATER-PACCINIschen Körperchen fand KLINGE bei großen rheumatischen Knötchen mitbeteiligt. Neben solchen aus der Nachbarschaft in die rheumatische Entzündung einbezogenen Nerven gibt es auch eine selbständige rheumatische Neuritis, wie sie von KÖPPEN am N. ischiadicus bei akuter und subakuter Polyarthritis beschrieben wurde. Er fand fibrinoide Aufquellung des Perineuriums und der Gefäßwände, Rundzellenansammlungen in Herd- oder Streifenform in den Nerven und in deren Umgebung. Der ganze Stamm des Nerven war in seiner gesamten Ausdehnung von zahlreichen Rundzellenherden durchsetzt. Ähnliche Veränderungen fand JUNGHANS am Ganglion Gasseri. Dabei handelt es sich in beiden Fällen analog zur Chorea und dem cerebralen

Rheumatismus niemals um echte rheumatische Granulome; primär sind die Gefäßwände befallen. Erst von den versorgenden Gefäßen greift die rheumatische Entzündung auf das Nervengewebe über.

In der Klinik des akuten Gelenkrheumatismus ist die periphere Neuritis oder Neuralgie ungewöhnlich, aber sie kommt vor und repräsentiert ein echtes rheumatisches Geschehen. Anders liegt es mit den zahlreichen isolierten „rheumatischen" Nervenaffektionen, z. B. der sog. Ischias, der „rheumatischen" Facialislähmung, welche ihre Entstehung vielen verschiedenen Ursachen außerhalb des rheumatischen Formenkreises verdanken.

Neurovegetative Symptome begleiten das rheumatische Fieber von Anfang an. Die profusen Schweiße, die vasomotorischen Rötungen der Haut, die Sinusbradykardie, die Hypotonie sind frühe Symptome. Im weiteren Verlauf treten trophische Störungen an den gelenknahen Muskeln der befallenen Gelenke, an der Haut über den Gelenken auf. Bogaert und Mage nehmen eine Verminderung des Sympathicotonus auf dem Boden einer mesencephalen Störung an, ohne daß außer der Analogie zur Chorea Beweise vorliegen. Die Mitbeteiligung des vegetativen Systems bei dem akuten Gelenkrheumatismus und die Art und der Sitz der Veränderungen ist noch wenig erforscht, wenn diese auch zweifellos anzunehmen ist.

Augen. Ophthalmologische Begleiterscheinungen treten bei akutem Gelenkrheumatismus sehr selten auf, vor allem bei Vergleich mit chronischer Polyarthritis. Die *rheumatische Iritis* ist die wichtigste Lokalisation, gefürchtet durch ihre Schmerzhaftigkeit, das Auftreten von Synechien mit Exsudat in der vorderen Augenkammer und vor allem durch ihre große Rezidivneigung. Sie findet sich nur ausnahmsweise bei akuter Polyarthritis (Mylius), jedoch entsprechend ihrem langwierigen Verlauf häufiger bei subakutem und chronischem Gelenkrheumatismus oder bei Morbus Bechterew und bedarf spezialistischer Behandlung.

Initiale Conjunctivitis kann die Gelenkschwellungen der akuten Polyarthritis begleiten und mit ihnen verschwinden (Eckstein), sie findet sich aber selten. Auch Embolien der Zentralarterie der Netzhaut infolge Endokarditis, Neuritis optica, Episkleritis wurden gelegentlich beobachtet.

Einen mit Rötung und Schwellung der Schleimhaut, Tränen, Blutaustritten einhergehenden beidseitigen Bindehautkatarrh als Vorläufer einer wenige Tage darauf ausbrechenden fieberhaften Gelenkschwellung von raschem, gutartigem Verlauf beschrieb 1916 Wessely. Schon damals wurde als weiteres Symptom eine ebenso wie die Conjunctivitis abakterielle Urethritis beobachtet. Es handelt sich zweifellos um das später als Reiter*sches Syndrom* bezeichnete Krankheitsbild, welches mit dem echten Gelenkrheumatismus nichts zu tun hat und besonders häufig als Nachkrankheit nach bakterieller Ruhr gesehen wurde. Die Annahme Reiters, der einen spezifischen Erreger gefunden zu haben glaubte, hat sich nicht bestätigt. Schittenhelms *Polyarthritis enterica* umfaßt das gleiche Syndrom und wird von ihm von der akuten Polyarthritis wegen des protrahierten, subakuten Verlaufs und Fehlens von Herzbeteiligung abgegrenzt. Vieles spricht dafür, daß das Reitersche Syndrom keine selbständige Bedeutung besitzt und infekt-allergisch bedingt ist, ohne an einen speziellen Erreger gebunden zu sein. Am häufigsten besteht die Beziehung zur bakteriellen Dysenterie; doch gehört das Syndrom nicht ausschließlich zu den Ruhrrheumatoiden (s. S. 936).

Blut. Ein typisches Verhalten des morphologischen Blutbildes bei akuter Polyarthritis gibt es nicht. Das rote Blutbild zeigt eine anfangs geringgradige, mit Dauer und Schwere der Krankheit zunehmende *Anämie* von hypochromem

Charakter. Sie nimmt selten stärkere Formen an, die Blässe der Kranken kommt zwar regelmäßig vor, beruht jedoch auf der schlechten Durchblutung der Haut. Bei schwerer Karditis, zumal rekurrierenden Formen, Peliosis rheumatica, Übergang in septische Endokarditis (lenta) erreicht die Anämie höhere Grade und ist von gewisser prognostischer Bedeutung.

Die Zahl der Leukocyten ist zu Beginn der akuten Polyarthritis häufig erhöht, zumal bei Kindern; es kommen Zahlen bis etwa 15000 vor mit Neutrophilie bis 80%. Die Eosinophilen nehmen ab. Ihre spätere Zunahme ist ein günstiges Zeichen für die Rekonvaleszenz. Im ganzen sind die Veränderungen des weißen Blutbildes geringfügig und ohne wesentliche Bedeutung. Es kann auch vom Infektionsherd aus — z. B. durch rezidivierende Anginen — ein Verlauf der Polyarthritis acuta beeinflußt werden. Die Blutplättchen sind nicht verändert, die Purpura rheumatica entsteht rein vasculär. Im Knochenmark wurden unspezifische, reaktive Reticulosen als Begleitsymptom der akuten Polyarthritis von PETRIDES beobachtet.

Wichtiger als die morphologischen Blutveränderungen ist das Verhalten des *Plasmas*. Vor allem hat sich seit langem das Verhalten der *Blutkörperchensenkung* als zuverlässiger Maßstab für die Beurteilung der Aktivität des rheumatischen Geschehens bewährt, der allerdings völlig unspezifisch ist. Die Blutsenkung ist hauptsächlich von den Plasmaeiweißkörpern abhängig, wobei das Fibrinogen im Vordergrund steht. Dieses ist beim akuten Gelenkrheumatismus von Anfang an erhöht (HAYEM). Bei der Gerinnung des Blutes in vitro bildet sich ein sehr festes Gerinnsel, wie es sonst nur bei Pneumonie gefunden wird. Die Fibrinmenge im Plasma ist auf dem Höhepunkt der Krankheit aufs doppelte und mehr erhöht (bis 10 g je Liter, normal 3—4 g). Das Schwinden der Hyperfibrinose ist ein günstiges Zeichen der Rekonvaleszenz.

Die *Beschleunigung der Blutsenkung* erreicht bald nach Beginn der akuten Polyarthritis sehr hohe Werte, die oft nach WESTERGREN bereits in der ersten Stunde maximal sind. Die Höhe der Senkung geht im allgemeinen der Schwere der Erkrankung ungefähr parallel. Jedes Rezidiv, jede vorübergehende Verschlimmerung pflegt von erneuter Senkungszunahme begleitet, manchmal schon vorher angezeigt zu werden. In der Rekonvaleszenz nimmt die Blutsenkung kontinuierlich ab, kehrt aber erst bei völliger Wiederherstellung zur Norm zurück. Sie ist ein viel feineres Kriterium als das Fieber oder etwa das Blutbild. Erst nach ihrer Normalisierung ist der Kranke außer Gefahr eines Rückfalls und darf aus der Behandlung entlassen werden. Die Einfachheit der Prüfung macht die Blutsenkung zu einem überaus wertvollen Maßstab, der in regelmäßigen Abständen wiederholt den Verlauf der Krankheit kontrollieren läßt.

Neben der Zunahme des Fibrinogens sind noch andere Faktoren für die Erhöhung der Blutsenkung mitverantwortlich. Sie ist ein komplexes Symptom. Die Vermehrung der grobdispersen Eiweißkörper, speziell der mit akuter Entzündung zunehmenden Fraktionen der α- und β-Globuline ist von Einfluß. COSTE und JAYLE nehmen ein mit dem Haptoglobin identisches labiles Glykoprotoid in der Globulinfraktion als mitwirkend an. Auf die allgemeine Frage der Bedingungen der Blutsenkung kann hier nicht eingegangen werden.

Mit der relativen Zunahme der Globuline tritt eine Albuminabnahme im Plasma ein. Diese Bluteiweißveränderungen finden sich mehr oder weniger ausgesprochen bei vielen akuten Infekten. Erst die chronische Polyarthritis acuta nimmt durch die extreme Zunahme der γ-Globuline eine gewisse Sonderstellung ein. Mit den Eiweißverschiebungen gehen *immunbiologische Reaktionen* in großer Zahl einher, welche meist streptokokkenspezifisch sind und ein starkes Argument für die ätiologische Bedeutung β-hämolytischer Streptokokken der Gruppe A nach LANCEFIELD bei akuter Polyarthritis darstellen. Sie seien hier kurz genannt: 1. Streptolysine und Antistreptolysine, 2. Fibrolysin und Antifibrinolysin, 3. Hyaluronidasen und Antihyaluronidasen, 4. akutes Phasenprotein, 5. Anti-M-Präcipitine (vgl. H. Schmidt).

ad 1. Zwei *Streptolysine* sind zu unterscheiden, die labile O- (Oberflächen-) und die stabile S- (Geißel-) Form; erstere ist für A-Streptokokken spezifisch und entsteht durch Einwirkung auf ein ribosenucleinsäurehaltiges Substrat (Bernheimer). Für die Hämolyse ist das S-Lysin im wesentlichen verantwortlich. Dagegen erzeugt das O-Lysin überwiegend die Antistreptolysine. Die Anti-S-Lysine finden sich mehr bei chronischen Infektionen und sind keine echten Antikörper, sondern unspezifisch (Humphrey). Das O-Antistreptolysin gehört zum γ-Globulin.

Der praktische Nachweis des O-Antistreptolysin wurde von Kalbak für die Klinik eingeführt. Die Antistreptolysinreaktion ist nach den sehr ausgedehnten Kopenhagener Erfahrungen (Winblad) bei allen Infektionen durch β-hämolytische Streptokokken positiv. Die Höhe des Titers im Verlauf erlaubt vorsichtige prognostische Schlüsse. Bei der primär-chronischen Polyarthritis fehlt die Antistreptolysinreaktion im Gegensatz zu sekundär-chronischen Formen (Jarløv, Böni). Der Wert der Antistreptolysinreaktion wird dadurch beeinträchtigt, daß sie auch durch unspezifische Infektionen, z. B. durch Pneumokokken aktiviert werden kann. Bei Kenntnis des Krankheitsgeschehens ist sie aber ein gutes Kriterium für die Aktivität (Scheiffarth).

ad 2. Die *Fibrinolyse* wird durch zahlreiche Streptokokkenarten eingeleitet. Die Bildung von Antifibrinolysin als Hemmer der Fibrinolyse erfolgt nach Streptokokkeninfekten. Oft geht sie mit der Bildung des Antistreptolysin ziemlich parallel. Als *Streptokinase* ist das Fibrolysin therapeutisch vielfach von Nutzen, ähnlich der gleichzeitig von Streptokokken gebildeten *Streptodornase* (Desoxyribonuclease). Die Fibrinolyse wird vielleicht durch Aktivierung des im Plasma vorhandenen fibrinolytischen Fermentes *Plasmin* (s. S. 716) bewirkt (Halse).

ad 3. In der Kapsel der Streptokokken ist *Hyaluronsäure* enthalten, welche mit der Chondroitinschwefelsäure zu den wichtigsten Baustoffen der Gerüstsubstanzen des Bindegewebes gehört. In der Gelenkflüssigkeit, die ebenfalls Hyaluronsäure enthält, ist sie für die Viscosität bedeutungsvoll. A- und C-Streptokokken bilden *Hyaluronidase* (s. S. 706), ein hyaluronsäurelösendes Ferment, welches ihre Kapseln auflösen kann. Die Festigkeit des Bindegewebes wird durch Hyaluronidase vermindert, die Synovia verflüssigt. K. Meyer nimmt an, daß die Hyaluronidase ein wichtiger Faktor der rheumatischen Entzündung ist. Die Hyaluronidaseaktivität im Blute chronischer Polyarthritiker ist erhöht. Die Fähigkeit, Hyaluronsäure abzubauen, fanden Hartmann und Matijević dabei verdoppelt (unter Benutzung des elektrophoretischen Nachweises des Abbaues der Hyaluronsäurezacke). Die Bedeutung der Hyaluronidase sehen sie hauptsächlich in Steigerung der Gefäßpermeabilität mit der Folge des Austritts von Plasma in die Gewebe. Auch experimentell konnte Hartmann durch intravenöse Gabe an Kaninchen mit Hyaluronidase (1000 Schering-E.) Absinken der Serumalbumine und des kolloidosmotischen Druckes, Albumininfiltration des Gewebes (seröse Entzündung) und rheumaartige Veränderungen in verschiedenen Organen, vor allem am Endokard erzeugen.

Gegen die Hyaluronidase bilden sich beim Rheumatiker zwei Hemmstoffe: die *Antihyaluronidase*, welche bei akuter Polyarthritis bis zum 20fachen zunimmt, thermostabil und hochspezifisch ist und den γ-Globulinen zugehört. Der 2. Hemmstoff ist unspezifisch und wenig erforscht. Mit Abklingen der Aktivität der akuten Polyarthritis sinkt der Antihyaluronidasetiter ab (Good und Glick).

Neben der Hyaluronidase sind wahrscheinlich andere Hemmstoffe für die Hyaluronsäure von Bedeutung, z. B. Proteinkomplexe der Chondroitinschwefelsäure. H. SCHMIDT wendet sich gegen eine Überbewertung der Hyaluronidase im rheumatischen Geschehen. Wichtig ist, daß Salicylsäure die Hyaluronidaseaktivität herabsetzt, ebenso wie Glucuronsäure (vgl. SÜDHOF) und andere Stoffe.

ad 4. Als *akutes Phasenprotein* wird eine thermostabile, Ca-verbrauchende Substanz mit Antikörpereigenschaften im α- und β-Globulin von LÖFSTRÖM bezeichnet, welche mit dem C-Polysaccharid gewisser Pneumokokken präcipitiert. Sie wird deshalb auch als C-Protein oder C-reaktives Protein bezeichnet (HEDLUND). Bei akuter Polyarthritis ist das akute Phasenprotein lange Zeit erheblich vermehrt. HILL hält diese Zunahme für den empfindlichsten Test für die Aktivität der akuten Polyarthritis. Sie überdauert die Senkungsbeschleunigung und wird durch Salicyltherapie zum Rückgang gebracht. Der Nachweis erfolgt durch spezifisches Antiserum immunisierter Kaninchen (WOOD und MCCARTY). Andere Antikörper gegen Körperbestandteile der Streptokokken sind Anti-M-Präcipitine und CO-bindende Antikörper.

Die Vielzahl von immunbiologischen Reaktionen gegen Streptokokken der A-Gruppe, aus welchen großenteils spezifische Antigene hervorgehen, ist für die akute, zum Teil auch die chronische Polyarthritis charakteristisch und ein wichtiges Argument für die ätiologische Bedeutung der Streptokokken. Das Verhalten der Antistreptolysine und des Antifibrinolysins bei akuter Polyarthritis ist charakteristisch. Während bei einer Angina der Titer rasch zum Maximum ansteigt und längstens innerhalb 3 Wochen wieder abgesunken ist, nimmt er bei akuter Polyarthritis langsam weiter zu und bleibt hoch, solange der Prozeß aktiv ist (COBURN). Der Anti-M-Titer steigt bei akuter Polyarthritis noch langsamer an und erreicht erst nach langer Zeit sein Maximum. Die langsame Bildung der Antikörper wird auf das Vorhandensein eines Infektionsherdes (Focus) zurückgeführt, aus welchem die Streptokokkenantigene langsam stoßweise und in kleinen Mengen in den Kreislauf gelangen (A. F. COBURN und P. H. PAULI). Bei der akuten Polyarthritis ist auch die Antihyaluronidase und das akute Phasenprotein stark erhöht. Die mehrfache Bestimmung der verschiedenen Antikörper im Verlauf der akuten Polyarthritis ist für die klinische und prognostische Beurteilung von gewisser Bedeutung. Die früher stark betonte erhöhte *Reaktionsbereitschaft der Haut gegen Streptokokkenantigene* ist kein zuverlässiges Kriterium bei der akuten Polyarthritis, da die Reaktionen sich von den nach anderen „banalen" Streptokokkeninfektionen gefundenen nicht genügend unterscheiden. Die verstärkte Antikörperbildung gerade bei akuter Polyarthritis (und bei akuter Glomerulonephritis) kommt vor allem in den Antikörpern des Serums zum Ausdruck.

Eine besondere Gruppe stellen die *Autoantikörper* im Serum dar. Diese charakterisieren hauptsächlich den chronischen Gelenkrheumatismus. VORLÄNDER fand sie erst 1—3 Monate nach Beginn eines Schubes chronischer Polyarthritis, bei frischer Polyarthritis acuta oder ihren Rezidiven dagegen nicht. Es handelt sich nicht um rheumaspezifische Stoffe (s. S. 952 ff.).

Die Eigenart und Spezifität der Blutveränderungen bei der akuten Polyarthritis liegt demnach nicht in den Blutzellen, sondern in den Antikörpereigenschaften des Serums. Schon die bisherige Forschung hat eine Vielzahl von Substanzen mit Antikörpercharakter ergeben, welche die ätiologische Bedeutung von Streptokokken der A-Gruppe bestätigen. Wenn sie im einzelnen auch bei anderen Streptokokkeninfektionen und selbst bei ätiologisch verschiedenen Infektionen vorkommt, so sind sie in ihrer zeitlichen Entwicklung, zum Teil in dem hohen Titer, den sie erreichen, in ihrem Zusammentreffen, in gewisser Beziehung „rheumaspezifisch". Auf ihre Bedeutung für die Pathogenese ist später einzugehen.

c) Verlauf.

Die überaus bunte Symptomatologie des akuten Gelenkrheumatismus läßt einen sehr wechselvollen und vielseitigen Verlauf erwarten. Dieses ist in der Tat der Fall. Von leichten, fast abortiven Fällen bis zu schwersten, über Monate sich hinziehenden Verlaufsformen finden sich alle Zwischenstufen. Hervorstechend ist die Neigung zu Rezidiven, die schon bei der ersten Attacke hervortreten, aber meist mit jahrelangen Intervallen erfolgen und von der Kindheit bis ins mittlere Lebensalter anhalten können. Die Lokalisation der Gelenkbeteiligung wechselt erheblich; typisch ist die Flüchtigkeit und Sprunghaftigkeit der Entzündung, die über Nacht von einem zum anderen Gelenk wandern kann. Die Gelenkbeteiligung fehlt aber häufig völlig oder tritt so stark zurück, daß sie nicht beachtet und später nicht erinnert wird. Erst der später festgestellte rheumatische Klappenfehler oder auch die Endokarditis selbst klärt die Zusammenhänge. Manchmal geht die Krankheit vom polyartikulären in ein monoartikuläres Stadium von hartnäckigem Verlauf über. Es ist die Regel, daß die Gelenkentzündung völlig ausheilt, doch gerade bei protrahierter Arthritis resultiert eine chronische Verdickung der Kapsel, Bewegungseinschränkung, ja sogar Ankylose. Das Schicksal des Kranken wird jedoch hauptsächlich durch die Entwicklung der rheumatischen Karditis bestimmt.

Wassmann gebraucht die Bezeichnung „*palindromic*" *Rheumatismus* für eine rekurrierende Krankheitsform, die nicht allein an den Gelenken vorkommt, sondern auch zu peri- und paraartikulären Veränderungen führt. Klinisch sollen dabei akute Schwellungen und Rötungen in einem oder mehreren Gelenken mit mehr oder weniger deutlicher Schmerzhaftigkeit, aber ohne Fieber auftreten. Die Intervalle zwischen den einzelnen rheumatischen Anfällen können Stunden oder Tage betragen. Häufig ist während der Schmerzattacke die Haut über dem befallenen Gelenk und auch in gelenkferneren Bezirken geschwollen und gerötet. Der Allgemeinzustand des Kranken wird dadurch jedoch nur wenig beeinflußt. Die Blutsenkungsgeschwindigkeit ist meist nur gering erhöht, manchmal tritt eine Lymphocytose auf. Röntgenologisch zeigen sich keine Gelenkveränderungen. Es finden sich aber im Gelenkpunktat Leukocytenansammlungen. Gelegentlich soll Eosinophilie vorkommen. Die Krankheit kommt bei Männern und Frauen in gleicher Weise vor. Sie ist eine seltene milde Form der rheumatischen Infektion und wird nur in etwa 0,1% der rheumatisch Erkrankten gefunden. Wesentlich ist, daß Agglutinationsphänomene mit Blutserum der Kranken nicht ausgelöst werden können.

Die Herzklappenentzündung heilt häufig mit irreversiblen Klappenveränderungen aus. Dies bedeutet Insuffizienz oder Stenose an der Mitral- oder Aortenklappe, häufig beide Fehler gemeinsam. Je nach der Schwere der Klappendeformierung, je nach der Schwächung des Herzmuskels als Folge der begleitenden Myokarditis, je nach der Beanspruchung im täglichen Leben wird sich der Herzfehler verschieden auswirken und eine mehr oder weniger große Verminderung der Lebenserwartung zur Folge haben. Die Obliteration des Herzbeutels mit Verschwartung führt zur weiteren Erschwerung des Kreislaufs.

Die Prognose wird also durch die rheumatische Karditis erheblich belastet. Das Schlimmste dabei ist aber die Gefahr des *Rezidivs*. Sie ist bei Kindern im allgemeinen höher als bei Erwachsenen und wächst mit der Schwere und Dauer der Ersterkrankung und der Zahl der schon durchgemachten Rezidive. Von 142 an akuter Polyarthritis Erkrankten Jochmanns lagen in 60 Fällen Rezidive vor. Sind einmal Klappenveränderungen vorhanden, so stellen die Herzklappen eine bevorzugte Lokalisation frischer rheumatischer Schübe dar *(rekurrierende Endokarditis)*. Dies ist schon der Fall, wenn es noch nicht zu einem diagnostizierbaren Klappenfehler gekommen ist und lediglich eine Randverdickung der Klappen vorliegt. Die Ansiedlung von Bakterien wird ebenfalls durch alte Klappenveränderungen begünstigt, so daß schließlich aus der rekurrierenden Endokarditis sich die septische Endocarditis lenta entwickeln kann. Diese

Gefahr läßt es ratsam erscheinen, chronische Infektionsherde (Focus) rechtzeitig zu beseitigen und den dazu notwendigen Eingriff unter dem Schutz von
Penicillin vorzunehmen, da dabei bakterielle Streuungen ins Blut erfolgen
können. Der Übergang der rheumatischen in die septische Endokarditis ist
schwer festzustellen, wenn der Nachweis der Erreger, was oft der Fall ist,
mißlingt. Beide Formen haben enge Beziehungen zu einander (BOEHMIG,
SCHOEN). Jeder Rückfall der Klappenentzündung ist geeignet, den Herzfehler
zu verschlimmern. Die Gefahr von Embolien von den Klappen aus besteht
fast ausschließlich bei der septischen Thromboendocarditis lenta, sowohl in der
Form der großen Embolien im arteriellen Stromgebiet wie der Mikroembolien
(OSLERsche Knötchen) der Haut.

In den letzten Jahren ist der Verlauf der akuten Polyarthritis, zumal beim Erwachsenen,
ein auffallend milder; die Häufigkeit der Erkrankung hat offenbar abgenommen. Dies ist die
Erfahrung auch in den Nachbarländern. Es liegt nahe, diese Beobachtung auf Änderungen
der mesenchymalen Reaktionsbereitschaft zurückzuführen, da die „banalen" vorausgehenden Infekte sich nicht geändert haben dürften. Es ist vielleicht die gleiche Ursache,
welche das auffallend gehäufte Auftreten der Endocarditis lenta im gleichen Zeitraum begünstigt. Diese Veränderungen der Resistenz könnten mit der unzureichenden Eiweiß-
ernährung der Kriegs- und Nachkriegszeit in Verbindung stehen, da die Zeit nach dem 1. Weltkrieg ebenfalls diese Erscheinung der überhandnehmenden Endocarditis lenta in der Zeit
der Mangelernährung aufwies.

Bei Kindern ist das Vorkommen *abortiver Krankheitsformen* besonders
wichtig. Die Erscheinungen beschränken sich auf gelegentlich geklagte Schmerzen
in den Gliedern, die sehr flüchtig sind, vielleicht auch leichtes Fieber. Die
Klagen können sich nach einiger Zeit wiederholen, die Kinder sehen schlecht
aus, essen wenig und magern ab. Solche abortiven Verläufe werden oft verkannt
und als Wachstumsschmerz oder ähnliches gedeutet. Auch der viscerale Rheumatismus kann abortiv ohne jedes periphere Symptom bis zur Entstehung eines
Klappenfehlers verlaufen. Viele rheumatische Vitien des späteren Alters haben
daher keine Rheumaanamnese.

d) Diagnose und Differentialdiagnose.

Das typische Krankheitsbild ist nicht schwer zu erkennen, wenn es als
2. Krankheit nach einer Angina mit Fieber, Gelenkschwellungen, die schmerzhaft sind und in ihrer Lokalisation ständig wechseln, und mit Beteiligung des
Herzens, besonders als Endo-Myokarditis einhergeht. Die rheumatische Karditis
ist auch dann als Teilerscheinung der akuten Polyarthritis zu erkennen, wenn
das Gelenksyndrom fehlt, ein nicht seltenes Vorkommnis. Die Höhe des Fiebers,
die Stärke der Allgemeinreaktion und der Gelenkbeteiligung können in weiten
Grenzen schwanken, ebenso die Dauer. Leichteste Formen mit rasch vorübergehenden Gelenkschmerzen, die kaum bemerkt werden, stehen an einem Ende,
schwerster, an Sepsis erinnernder Verlauf mit Exanthemen, Purpura und cerebralen Störungen am anderen. Eine diagnostische Hilfe „ex juvantibus" kann
der prompte Rückgang des Fiebers und der Gelenkerscheinungen auf hohe
Salicyl- oder Pyramidondosen und die Wirkungslosigkeit von Sulfonamiden
und Antibiotica sein. Der Nachweis immunbiologischer Veränderungen des
Blutes — Zunahme der Antistreptolysine, des Antifibrinolysins und anderer Antikörper — ist zur Stellung der Diagnose kaum erforderlich und mehr zur Beurteilung des Verlaufs geeignet. Das gleiche gilt von der Blutsenkung und dem
Bluteiweißbild.

Die *Differentialdiagnose* der akuten Polyarthritis hat eine große Zahl infektiöser Krankheiten zu berücksichtigen, welche mit Gelenkschwellungen einhergehen. Diese symptomatischen Gelenkerscheinungen werden als *Rheumatoide*

bezeichnet (Gerhardt). Sie treten häufig im Verlauf der Ruhr auf, seltener bei anderen Infektionskrankheiten, wie Scharlach, Typhus, epidemischer Meningitis, Pneumonie, Lues und Tuberkulose. Die Ähnlichkeit der Gelenkerscheinungen bei der Serumkrankheit läßt vermuten, daß die Rheumatoide bei Infektionskrankheiten *anaphylaktischer* Natur sind, wodurch sie zugleich ihre grundsätzliche Verwandtschaft mit dem echten Gelenkrheumatismus bekunden. Zu den anaphylaktischen Rheumatoiden gehört auch der intermittierende Hydrops des Kniegelenks. Die Differentialdiagnose dieser verschiedenen Rheumatoide wird nicht durch das Gelenksyndrom, sondern gewöhnlich durch die Grundkrankheit möglich sein. Die Rheumatoide pflegen auf Salicylsäure nicht anzusprechen.

Der *Ruhrrheumatismus* (s. S. 812) tritt in der Rekonvaleszenz der Bacillenruhr auf, wobei die Temperatur ansteigt, eines oder mehrere Gelenke, vornehmlich der Beine, anschwellen und schmerzen. Der Verlauf kann ziemlich protrahiert sein, doch tritt schließlich Heilung ein. Der Ruhrrheumatismus wird bei den verschiedenen Erregern der Bacillenruhr gefunden, sehr selten bei Amöbenruhr. Daneben kommen andere anaphylaktoide — besonders cerebrale — Symptome (Hoff) zur Beobachtung. Eine Besonderheit stellt die als Reitersche Trias bekannte Kombination von Rheumatoid, eitriger abakterieller Urethritis und Conjunctivitis dar, welche am häufigsten nach Ruhr, manchmal auch im Rahmen einer unspezifischen Enteritis auftritt (Polyarthritis enterica, Schittenhelm). Auch das Reitersche Syndrom kann sehr hartnäckig verlaufen.

Das *Scharlachrheumatoid* tritt frühzeitig im Verlauf des Scharlachs als flüchtige, polyartikuläre Gelenkschwellung auf, am häufigsten zu Beginn der 2. Woche oder etwas später. Temperatursteigerung, Wechsel der befallenen Gelenke lassen dabei an echten Gelenkrheumatismus denken. Doch klingen in wenigen Tagen alle Erscheinungen ab, ohne daß das Herz beteiligt wird. Neben dem Rheumatoid tritt aber echte Polyarthritis acuta als Nachkrankheit des Scharlachs auf, manchmal in schwerer Form, wobei bald die Karditis das Krankheitsbild beherrscht. Beim septischen Scharlach wurden gelegentlich metastatische Gelenkentzündungen mit Streptokokkenempyem in Gelenken beobachtet.

Während bei zahlreichen Infektionskrankheiten gelegentlich Rheumatoide der beschriebenen Art vorkommen (Varicellen, Leptospirosen, Typhus, Hepatitis epidemica u. a.) ist der *Brucellosenrheumatismus* eine häufigere Erscheinung (s. S. 803). Im akuten fieberhaften Stadium dieser Erkrankungen, welche sehr symptomenarm zu verlaufen pflegen, können Gelenk- und Gliederschmerzen im Vordergrund stehen. Die dabei beobachteten akuten Gelenkschwellungen sind mono- oder multiartikulär und können bei Unkenntnis des Grundleidens als echte Polyarthritis acuta angesehen werden. Im afebrilen Stadium verschwinden die akuten Gelenkerscheinungen. Mit der Dauer der Krankheit treten chronische polyarthritische Veränderungen, besonders an Wirbelsäule und Hüftgelenken auf, welche schließlich im Verlauf von Jahren als deformierende Osteochondrosen der Wirbelsäule und Coxarthrosen erscheinen. Solche spätrheumatischen Veränderungen sind vor allem in Malta, Spanien und Südamerika beschrieben worden. Sie kommen sowohl beim Maltafieber wie beim Morbus Bang vor, bei diesem offenbar weniger häufig (Cirera-Volta, Pedro y Pons). In Mittel- und Nordeuropa werden sie nur selten beobachtet (Sylvest).

Die *tuberkulösen* Rheumatoide verlaufen ebenfalls unter verschiedenen Erscheinungsformen. Die *akute Form* geht ohne spezifisch tuberkulöse Veränderungen in den Gelenken einher und gehört dem allergischen Formenkreis der Rheumatoide bei akuten Infektionen an. Unter Temperatursteigerung treten schmerzhafte Schwellungen eines oder mehrerer Gelenke ein, die flüchtig sein, aoer auch in eine subakute und chronische Form übergehen können. Manchmal bilden sie Teilerscheinung einer *Polyserositis*. Die chronischen Formen bevorzugen die kleineren Gelenke der Hände und Füße und führen zu Deformierung und Versteifung. Die eigentlichen Gelenktuberkulosen (s. S. 809) verlaufen dagegen gewöhnlich monarthritisch unter dem Bild des Gelenkfungus mit charakteristischen Zeichen im Röntgenbild, wobei es sich um Gelenkmetastasen der Tuberkulose mit spezifischen tuberkulösen Gewebsschäden mit Nachweisbarkeit von Tuberkelbacillen im Gelenkpunktat handelt. Diese „chirurgischen" Gelenktuberkulosen sind von den nichtspezifischen tuberkulösen Rheumatoiden, dem sog. PONCET-*Rheumatismus* völlig abzutrennen. Dagegen können diese sowohl dem akuten wie chronischen Gelenkrheumatismus so weitgehend ähneln, daß häufig die tuberkulöse Natur der echten Polyarthritis, vor allem in der französischen und Wiener Schule, diskutiert worden ist. Der häufige Nachweis von Tuberkelbacillen im Blut bei echter Polyarthritis acuta von LÖWENSTEIN und REITTER ist von Nachuntersuchern nicht bestätigt worden. Die unspezifischen tuberkulösen Rheumatoide lassen sich im Rahmen der gleichartigen infektiösallergischen Reaktion gegenüber verschiedenen Antigenen tatsächlich grundsätzlich von der echten rheumatischen Polyarthritis acuta schwer trennen. Vielmehr erweist sich das Rheumasyndrom sozusagen als *Spezialfall* mit bestimmter Abwehrlage verbundener Reaktionsweise, welche durch die verschiedensten Erreger bekannter Infektionskrankheiten wie auch durch andere, nicht bakterielle Antigene — am Beispiel der Serumkrankheit am besten erfaßbar — hervorgerufen werden kann, wenn die Voraussetzung der vorherigen Sensibilisierung gegeben ist. Bei der echten Polyarthritis acuta, sei sie Folge von Streptokokkeninfekten oder einer unbekannten spezifischen Infektion, ist das Rheumasyndrom leitend, während es bei den „Rheumatoiden" als vorübergehende Episode gegenüber der Grundkrankheit in den Hintergrund tritt. So ist verständlich, daß die Zahl der Infektionskrankheiten, bei welchen „Rheumatoide" in bestimmten Phasen der Immunisierung gelegentlich beobachtet werden, sehr groß ist und nur diejenigen hier aufgeführt wurden, bei welchen solche häufiger vorkommen. Dazu gehört auch die *Lues*, mit deren 2. und 3. Stadium sowie dem Spätstadium der konnatalen Lues Gelenkerscheinungen verbunden sein können, aber nicht — bezeichnenderweise — mit dem Primärstadium. Die akute Polyarthritis luica ist eine meist mehrere Gelenke ergreifende schmerzhafte Gelenkschwellung, oft mit serösem Gelenkerguß und Fieber einhergehend. Die spezifischen Seroreaktionen sind dabei im Blut und im Gelenkpunktat meist positiv, andere klinische Zeichen, z. B. Exantheme, können gleichzeitig vorhanden sein. Die Gelenkerscheinungen sind flüchtig und salicylresistent, sprechen aber auf die antiluische Therapie an. Subakute und chronische Gelenkerkrankungen (Arthrolues tardiva) im Tertiärstadium sind weniger schmerzhaft, befallen häufig die Kniegelenke mit hartnäckigen Ergüssen. Die schweren deformierenden Arthrosen der Hüft- und Kniegelenke bei Tabes dorsalis gehören nicht in diese Gruppe.

Die *gonorrhoische Polyarthritis* (Tripperrheumatismus) ist als Rheumatoid ebenso wie bei anderen Infektionen von der *metastatischen gonorrhoischen Monarthritis*, gewöhnlich im Kniegelenk, seltener im Sprunggelenk oder Handgelenk zu unterscheiden. Diese ist durch ihre ungewöhnlich starke Schmerzhaftigkeit mit rasch eintretender Atrophie der beteiligten Muskulatur und des Knochens, durch fibrinöse Ergüsse und starke periartikuläre Entzündung gekennzeichnet. Sie neigt dementsprechend zur Versteifung. Im Gegensatz dazu ist die gonorrhoische Polyarthritis ein meist harmlos verlaufendes unspezifisches Rheumatoid, kann aber in die spezifische Monarthritis übergehen. Ein ähnliches Verhalten findet sich bei *Sepsis* durch verschiedene Erreger, wobei fließende Übergänge zwischen Rheumatoid und metastatischer Arthritis vorhanden sind. Die anfänglich unspezifische Polyarthritis ist vom echten Gelenkrheumatismus nach einem Streptokokkeninfekt verständlicherweise nicht abzugrenzen. Doch stellt dieser Zustand nur eine kurzdauernde Übergangsphase zur metastasierenden Sepsis mit bakteriellen pyämischen Gelenkmetastasen dar, welche eben die Änderungen der Abwehrlage gegenüber dem Infekt manifestieren, welche im Gegensatz zur hyperergischen „rheumatischen" die „septische" Phase der negativen Anergie kennzeichnet.

Die *Differentialdiagnose* dieser ätiologisch so vielseitigen Rheumatoide von der echten akuten Polyarthritis beruht in erster Linie auf dem Erkennen der Grundkrankheit, welche durch Anamnese, Symptomatologie und bakteriologische oder serologische Nachweise meist möglich ist, sofern daran gedacht wird. Typisch ist die Gebundenheit der Rheumatoide an bestimmte Phasen der Immunisierung, ihre Flüchtigkeit, ihre mangelnde Beeinflußbarkeit durch Salicyltherapie im Gegensatz zu einer jeweils spezifischen Behandlung der Grundkrankheit. Die niedrige Kurve des Blutspiegels bei intravenöser Belastung mit 2 g Natrium salicylicum und die verlängerte Ausscheidungsdauer sollen die echte akute Polyarthritis von den Rheumatoiden unterscheiden (Blumencron). Die Rheumatoide im Verlauf bestimmter spezifischer Infektionskrankheiten müssen ihrerseits wieder von metastatischen Arthritiden abgegrenzt werden. Die rein allergische Polyarthritis der Serumkrankheit bereitet differentialdiagnostisch keine Schwierigkeiten, da sie unmittelbar nach Reinjektion eines artfremden Serums als Schockfragment auftritt. Auf die Therapie dieser Rheumatoide einzugehen erübrigt sich, da sie nach der Ätiologie verschieden ist.

In gleicher Weise wie das Rheumatoid von der metastatischen Arthritis ist die akute Polyarthritis von der *Infektarthritis* zu unterscheiden. Dieser Begriff wird noch häufig im deutschen Schrifttum mißverständlich gebraucht. Er sollte für die metastatische Gelenkerkrankung in Abhängigkeit von einem chronischen Infektionsherd, welche meist monartikulär ist, beschränkt bleiben. Auch bei der abgeschwächten Virulenz der Keime in chronischen „Foci" kommen solche Absiedlungen vor, die bakteriologisch steril sein können. Die Übergänge zur sekundär chronischen Polyarthritis sind fließend.

In der Pädiatrie wird von Kleinschmidt die akute Polyarthritis als Rheumatismus infectiosus specificus als spezifische Infektionskrankheit mit unbekanntem Erreger von dem *Kokkenrheumatismus* abgetrennt. Dessen Verlauf ist weitgehend der gleiche, doch ist die Herzbeteiligung seltener, die Erholung erfolgt langsamer mit früher Rezidivneigung. Der *Fokalinfekt* ist von ursächlicher Bedeutung und erst seine Beseitigung bringt die definitive Heilung. Beim Kind ist der Kokkenrheumatismus viel seltener als die echte Polyarthritis acuta, beim Erwachsenen nimmt er an Bedeutung zu. Diese Auffassung sei erwähnt, weil sie zwischen den verschiedenen ätiologischen Auffassungen der akuten Polyarthritis eine vermittelnde Stellung einnimmt, welche von anderen Autoren nicht geteilt wird.

e) Prognose.

Die Prognose der Polyarthritis acuta selbst ist im ganzen günstig, die Gelenkerkrankung heilt fast immer aus, ebenso die Chorea. Die Prognose wird aber durch die Folgen der Karditis belastet, speziell der irreversiblen Klappenfehler. Außerdem ist die Rezidivgefahr nicht übersehbar, welche besonders beim kindlichen und jugendlichen Rheumatiker erheblich ist und wiederum in ihrer Auswirkung auf das Herz die Prognose unsicher gestaltet. Aus diesem Grund wird man sie um so mehr mit Vorbehalt stellen müssen, wenn bereits ein Herzfehler vorliegt, da die veränderte Herzklappe in hohem Maße rezidivgefährdet ist. Jeder Herzfehler verkürzt die Lebenserwartung, wobei die Lokalisation und der Grad der Klappenveränderungen, der Zustand des Herzmuskels, die im Leben gestellten Anforderungen an das Herz von wesentlicher Bedeutung sind. Als unvorhersehbare Gefahren sind neben dem Rezidiv mögliche Embolien in

Rechnung zu stellen. Je leichter die erste Attacke der Polyarthritis ist und je später im Leben sie erfolgt, um so günstiger wird man bei fehlendem Herzschaden die Prognose stellen dürfen. HEGLER gibt 1,3—3,6% Letalität der Polyarthritis acuta an. WILSON beobachtete von 1916—1947 1942 Kinder mit akuter Polyarthritis, wovon 226 starben. In 75,7% war die rheumatische Karditis, in 10,2% die Endocarditis lenta Todesursache. Die Mortalität war im 1. Krankheitsjahr am höchsten, vor allem im 10.—14. Lebensjahr (Pubertät). Die mittlere Lebensdauer betrug über 30 Jahre nach der Ersterkrankung. Jedoch sagen Zahlen in diesem Fall sehr wenig wegen der großen Schwankungen im Verlauf und der Rezidivneigung. Zudem dürfen wir feststellen, daß im ganzen die Häufigkeit und Schwere der Polyarthritis acuta seit Kriegsende in zahlreichen europäischen Ländern im Rückgang zu sein scheint.

Im Einzelfall ist für die Prognose der akuten Polyarthritis sehr wichtig, ob die Krankheit frühzeitig erkannt und behandelt wird. Denn die Beteiligung des Herzens kann in diesem Zeitpunkt noch mit gewisser Wahrscheinlichkeit verhindert werden. Da die Karditis auf die übliche Therapie nicht anspricht und mit ihren Folgen oft das Lebensschicksal bestimmt, ist die Frühbehandlung vor ihrem Auftreten von entscheidender Bedeutung. Der Verlauf der Krankheit wird nach Abklingen der klinischen Erscheinungen und des Fiebers zuverlässig durch die *humoralen* Veränderungen beurteilt. Am einfachsten ist die Kontrolle der *Blutsenkung*, deren völlige Normalisierung erst das Abklingen der Krankheit anzeigt. Feinere Maßstäbe für die Aktivität sind die Bluteiweißverschiebungen, der Titer der Antistrepto- und Fibrolysine u. a. Die Gefahr eines Rezidivs kann auf längere Sicht nicht beurteilt werden. Auch Beseitigung der Herdinfektion ist kein sicherer Schutz dagegen. Etwa 20% der Fälle von Polyarthritis acuta bleiben rezidivfrei (ASH).

f) Therapie.

Die Behandlung des akuten Gelenkrheumatismus war bis zur Einführung der Salicylsäure durch BUSS und STRICKER (1876) eine rein symptomatische. Während BOUILLAUD häufige Aderlässe, warme Packungen und Schwitzprozeduren anwandte, später Kalomel, Brechweinsteinsublimat (0,005 g intravenös), Kalium nitricum, Jod-Kalium, Colchicin, Veratrin, Aconit u. a. gebraucht wurden, setzte sich später das *Chinin* als geeignetes Mittel durch. Alle diese Mittel sind durch die Salicyltherapie rasch obsolet geworden.

Diese wurde, nachdem 1874 die chemische Darstellung der Salicylsäure durch KOLBE im großen möglich wurde, schon 2 Jahre später eingeführt und erwarb sich durch ihre Überlegenheit so allgemeine Anerkennung, daß man glaubte, ein *spezifisches* Heilmittel für die Krankheit in Händen zu haben. Obwohl sich diese Hoffnung nicht erfüllte, hat die Salicylsäure bis heute ihre dominierende Stellung in der Behandlung der Polyarthritis acuta bewahrt.

Die Salicylsäure wirkt nicht antiseptisch, wie es in vitro der Fall ist. Ihre antipyretische und analgetische Wirkung teilt sie mit vielen Mitteln, die sich nicht ebenso bei der akuten Polyarthritis bewährt haben. Die antirheumatische Wirkung muß also noch andere Angriffsorte haben. Sie erstreckt sich auf die Entfieberung unter enormer Schweißabsonderung, auf die Schmerzminderung, im wesentlichen aber auf die Abschwellung der Gelenke, also Schwinden der lokalen Gelenksymptome einschließlich der Schmerzen und Besserung der Beweglichkeit. Diese örtliche Wirkung beruht nach neuen Untersuchungen auf einer Hemmung der vermehrt gebildeten *Hyaluronidase*, deren Bedeutung für die rheumatische Entzündung im Rahmen des humoralen Rheumasyndroms bereits besprochen wurde. Doch dürfte dies nicht die einzige „spezifische"

Wirkung der Salicylsäure sein (H. Schmidt). Sie greift auch in die Biosynthese der Pantothensäure ein, welche ein Bakterienwuchsstoff ist (Ivanovícs). Ferner vermindert sie die CO_2-Spannung der entzündlichen Gewebe. Wichtig ist, daß die rheumatische Karditis und Serositis, die Chorea salicylrefraktär sind. Es werden offenbar nur die exsudativen Gelenkentzündungen entscheidend beeinflußt. Die Körperflüssigkeiten werden verlagert, die intracelluläre Flüssigkeit nimmt ab, das Plasmavolumen nimmt zu (Reid). Die Permeabilität der geschädigten Capillaren wird herabgesetzt (Swyer).

Die Wirkung auf das Gelenksyndrom ist überzeugend und bedeutet einen raschen Rückgang der starken subjektiven Beschwerden, des Fiebers, der Schmerzen, der Gelenkschwellung und Bewegungslosigkeit. Voraussetzung ist die geeignete hohe Dosierung von 10—12 g über 24 Std verteilt, bei Kindern entsprechend weniger. In vergleichenden Untersuchungen ließ sich die Überlegenheit massiver Dosen erweisen (Watkinson). Die Blutsenkung ging rascher zur Norm zurück, Rezidivhäufigkeit und kardiale Beteiligung blieben jedoch unbeeinflußt. Die erforderliche Dosis richtet sich nach dem zu erstrebenden Blutspiegel von mindestens 35 mg-%, wobei bereits Ohrensausen, Kopfschmerzen, Übelkeit auftreten können. Ernste, als toxisch anzusehende Symptome, welche zwingen, die Dosis herabzusetzen, sind Schläfrigkeit, Blutungen, Schwindel (Präkoma). Erst nach 10 g täglicher Gabe wird diese notwendige Plasmasalicylsäurekonzentration erreicht (Coburn). Ein Spiegel von 25 mg-% ist zur optimalen Wirkung nicht ausreichend. In 38 Fällen mit Dosierung von 10 g und darüber sah Coburn keine Herzbeteiligung, von 63 Fällen mit geringerer Dosierung hatten 21 eine rheumatische Karditis. Wenn diese selbst auch nach überwiegender Auffassung durch intensive Salicylbehandlung nicht merklich beeinflußt wird, so läßt sich ihr Eintritt anscheinend durch frühzeitiges Einsetzen dieser Behandlung mit Wahrscheinlichkeit verhindern.

Die Durchführung der Salicylbehandlung in so hoher Dosierung über längere Zeit stößt wegen der Nebenwirkungen häufig auf Schwierigkeiten, vor allem von seiten des Magens. Als Präparat ist das Natriumsalz der Salicylsäure am besten anwendbar, aus welchem durch die Magensäure die Salicylsäure abgespalten wird. Acidum acetylo-salicylicum (Aspirin) und Diplosal sind zwar besser bekömmlich, aber zur Erzielung des notwendigen Salicylspiegels im Blut nicht geeignet. Die Verträglichkeit der Natriumsalicylate kann durch Zugabe von Natriumbicarbonat in gleicher Dosis (Beschleunigung der Ausscheidung der Salicylsäure als Nachteil), durch Verabreichung in Oblaten oder in Lösungen mit Geschmackskorrigentien gebessert werden. Die rectale Zufuhr in Form von Mikroklysmen mit je 2 g/25 cm³ ist zwar gut verträglich, aber in ihrer Wirkung weniger zuverlässig. Sie tritt in ihr Recht, wenn die perorale Zuführung ganz oder teilweise sistieren muß. Die intravenöse Gabe von *Solusal* (Äthanolaminsalz der Salicylsäure) oder von *Attritin* (mit 17,5% Natrium salicyl., 2,5% Coffein) läßt ebenfalls keinen genügend hohen Salicylspiegel auf die Dauer im Blut erreichen. Am meisten ist demnach Natrium salicyl. in Einzeldosen von 1—2 g und in der Tagesdosis von 10—12 g über längere Zeit zu empfehlen. Die günstige Wirkung mit Temperatursenkung tritt gewöhnlich schon am 3.—4. Tag ein. Auf toxische Nebenwirkungen ist zu achten, ebenso auf allergische Symptome (Arzneiexanthem). Eine andere Salicylverbindung, die neuerdings empfohlen wird, ist *Salicylamid*, welches weniger toxisch und besser verträglich als salicylsaures Natrium ist. Die Dosierung ist entsprechend höher, 10mal 1—2 g täglich bei gleicher therapeutischer Wirkung (Holtz und Drebinger). Die Erfahrung hat bisher eine Überlegenheit des Salicylamids nicht bestätigt. Auch die Kombination von Acetylsalicylsäure mit Calciumsuccinat (Kannedy), welche in Dosen von 3 bzw. 2,25 g täglich gut wirksam ist, scheint wegen ihrer Nebenwirkungen sich nicht zu bewähren. Schließlich wurde die der Salicylsäure als Oxydationsprodukt verwandte *Gentisinsäure*, die in vitro ebenfalls ein Hyaluronidasehemmer ist, experimentell und klinisch erprobt, doch war der therapeutische Effekt nicht erheblich und vor allem nicht regelmäßig vorhanden, so daß das Mittel keinen Fortschritt bedeutet (ROSENBERG).

Ein der Salicyltherapie ebenbürtiges Mittel ist das *Pyramidon* (Aminopyrin, Dimethylamino-antipyrin), welches SCHOTTMÜLLER (1927) für die akute Polyarthritis empfohlen hat. Es stellt hauptsächlich in der Pädiatrie das Mittel der Wahl dar (KLEINSCHMIDT). Auch hier ist hohe Dosierung notwendig, welche beim Erwachsenen 4—6mal täglich 0,6 g, beim Kinde 0,3 g etwa betragen soll. Entfieberung, Nachlassen der Schmerzen und Gelenkerscheinungen treten schon nach 1—2 Tagen gewöhnlich ein.

Die Wirkung des Pyramidons ist eine cerebral-sedative, welche Schmerz und Fieber herabsetzt. EPPINGER hat experimentell die antiallergische, gefäßwandabdichtende, die seröse Entzündung hemmende Wirkung des Pyramidons erwiesen. So darf man eine günstige Kombination zentraler und peripherer Wirkungen als Grundlage des therapeutischen Nutzens bei Pyramidon annehmen. Die Durchführung der hochdosierten Behandlung viele Wochen hindurch ist mit Pyramidon leichter als mit Salicylsäure möglich, Nebenwirkungen drohen in geringerem Grade. Gefürchtet ist lediglich die *Agranulocytose*, welche vorkommt, aber verhältnismäßig selten und auch nach Salicyltherapie beschrieben ist. Ständige klinische und Leukocytenkontrolle ist immerhin während der Pyramidonbehandlung notwendig. Auch Arzneiexantheme kommen bei Überempfindlichkeit gegen Pyramidon vor.

Die rectale Gabe als Suppositorien oder die intravenöse Verabreichung (Aneuxol) sind zur Erreichung der wirksamen Konzentration und zur Dauertherapie nicht geeignet, ebensowenig Abkömmlinge des Pyramidons oder Kombinationen mit anderen Antipyretica wie Melubrin, Novalgin u. a. Sie vermögen wohl Schmerz und Fieber zu senken, aber keinen definitiven Rückgang der akuten Polyarthritis mit nachfolgendem Rückgang der Blutsenkungsgeschwindigkeit herbeizuführen. Bei Unverträglichkeit von Salicyl und Pyramidon ist z. B. *Novalgin* 3—4 g täglich zu empfehlen (BECKMANN). Als vorzügliches Mittel der Pyramidonreihe hat sich das *Irgapyrin*, eine Kombination von Dioxodiphenylbutylpyrazolidin mit Aminophenazon āā in 30% Lösung erwiesen. Die intramuskuläre Verabreichung von 2mal 2,5—5,0 cm³ täglich läßt die rheumatischen Gelenkerscheinungen, Fieber und Schmerzen rasch abklingen. Die Behandlung kann dann mit Dragées oder Suppositorien längere Zeit fortgesetzt werden. Beginn mit intravenöser Verabreichung in schweren Fällen ist möglich. Leider ist auch Irgapyrin nicht ohne Nebenwirkungen. Es hemmt die Diurese und fördert die Ödemneigung und führt gelegentlich zu Hämaturie, so daß besonders bei Kindern Vorsicht am Platz ist.

Das Lösungsmittel für Pyramidon in Irgapyrin *Butazolidin* ist selbst ein Pyrazolderivat und wirkt antirheumatisch (CURRIE). Doch ist die Wirkung nicht ohne unerwünschte Nebenwirkungen (Erythema, Schwindel, Nausea, Ödeme) (KUZELL). Neben Irgapyrin und Pyramidon scheint sich *Phenylbutazol* durchaus zu bewähren.

Schließlich ist noch die Phenylchinolincarbonsäure, das *Atophan*, zu nennen, welches sich vor allem wegen seiner die Harnsäureausscheidung fördernden Wirkung bei der *Gicht* bewährt hat. Die schmerzstillende und fiebersenkende Wirkung wird auch bei akuter Polyarthritis bemerkbar. Trotzdem ist es für die notwendige länger dauernde Behandlung der akuten Polyarthritis in Dosis von 4—6 g täglich ebensowenig wie seine bekömmlichere Methylverbindung *Novatophan* zu empfehlen, da schwere Leberschädigungen bis zur Leberdystrophie beobachtet wurden. Zur kurzfristigen Behandlung ist das injizierbare *Atophanyl* geeignet.

Für die medikamentöse Behandlung der akuten Polyarthritis ist demnach dem Natriumsalicylat oder dem Pyramidon in hoher Dosierung, bei Unverträglichkeit auch in wechselseitiger Anwendung unbedingt der Vorzug zu geben. Die Behandlung ist möglichst lang über das Verschwinden des Fiebers und der Gelenkerscheinungen hinaus bis zum deutlichen Abfall der Blutsenkung durchzuführen, was häufig nur mit Energie möglich ist. Gleichzeitig muß strenge Bettruhe mit Ruhigstellung der Glieder eingehalten werden, solange Schmerzen und Gelenkschwellung vorhanden sind. *Lokale* Maßnahmen sind im akuten Stadium von untergeordneter Bedeutung. Sie beschränken sich auf Watteeinpackung der schmerzhaften Gelenke unter möglichster Schonung und günstiger Lagerung. Die starken, sauer riechenden Schweiße machen häufige vorsichtige Abwaschungen, Wäschewechsel und Hautpflege, aber keine Bäder. erforderlich. Anwendung salicylhaltiger Salben ist im Stadium akuter Gelenkentzündung nicht zweckmäßig.

Trotz den oft ans Wunderbare grenzenden Erfolgen schützt die Salicyl- und Pyramidontherapie beim akuten Gelenkrheumatismus weder vor den Folgen der Karditis, noch vor Rezidiven. Dagegen kommt der frühzeitigen Behandlung mit hohen Dosen von Natriumsalicylat eine gewisse Schutzwirkung gegen die Karditis zu. McGregor und Wood zeigten bei der experimentell zuverlässig zu erzeugenden Serummyokarditis an Kaninchen z. B., daß die mit der ersten Serumgabe beginnende Behandlung die Herzveränderungen auf $1/_3$ reduzierte. Diese Erfahrungen sprechen für die intensive Frühbehandlung. Bei der Schwierigkeit der peroralen Dauerbehandlung in hoher Dosierung ist es oft nötig, das Mittel zu wechseln oder durch parenterale zusätzliche Gaben die perorale Dosis zu erniedrigen. Salicylrefraktäre Fälle sind gewöhnlich solche, die mit unterschwelligen Dosen behandelt wurden.

Ein wichtiger Fortschritt ist die Anwendung des *Cortison* und *ACTH* (adrenocorticotropes Hormon des Hypophysenvorderlappens) als Mittel gegen die akute und chronische rheumatische Entzündung. Die erste Mitteilung von P. Hench (1949) bezog sich im wesentlichen auf die chronische Polyarthritis. Was damals als unbegreifliche Wunderwirkung erschien, ist in den folgenden Jahren durch systematische experimentelle und klinische Untersuchungen, die in einem kaum mehr zu übersehenden Schrifttum niedergelegt sind, verständlich geworden. Die Möglichkeiten, Grenzen und Gefahren dieser Hormontherapie des Rheumatismus sind jetzt einigermaßen übersehbar und die Indikationen und Gegenanzeigen deutlich geworden.

Die akute Polyarthritis wird durch Cortison prompt und eindrucksvoll gebessert. Das Fieber fällt, die Gelenke schwellen ab und werden schmerzlos beweglich, die Tachykardie, Appetitlosigkeit, Anämie gehen zurück, das Gesamtbefinden wird verbessert, die toxischen Erscheinungen schwinden. Die Senkungsbeschleunigung des Blutes, die Dysproteinämie, die Vermehrung des akuten Phasenproteins gehen zurück und nähern sich allmählich der Norm. Der Erfolg der Behandlung ist bei entsprechender Dosierung frappierend und mag in schweren Fällen lebensrettend sein. Entscheidend beim Vergleich mit der Wirkung von Salicylaten und Pyramidon, die in günstigen Fällen auf Allgemeinzustand und Gelenke durchaus ähnlich wirken, ist die Beeinflussung der rheumatischen *Karditis* durch Cortison, da diese von den genannten Mitteln unbeeinflußt bleibt. Wenn auch ein definitives Urteil über das Ausmaß der Einwirkung in den verschiedenen Stadien noch nicht — aus zeitlichen Gründen — möglich ist, so besteht an der Tatsache, daß bestimmte Stadien der rheumatischen Karditis durch Cortison zur Rückbildung gebracht und am Weiterschreiten gehindert werden, kein Zweifel.

Die Wirkungsweise des Cortisons bzw. ACTH ist *unspezifisch*. Sie beruht lediglich in einer Hemmung entzündlicher und exsudativer Reaktionen des Mesenchyms, wobei die Proliferation der Fibroblasten und damit die nachfolgende Narbenbildung eingeschränkt wird (E. GOLDBERGER). Die empfindlichen Herzklappen werden weniger narbig deformiert werden und der Herzfehler wird, wenn nicht verhindert, so doch weniger ausgeprägt sein. Dies klinisch zu beurteilen, ist im Einzelfall schwierig.

Am deutlichsten wird die *rheumatische Perikarditis* beeinflußt. Sowohl die trockne, wie die feuchte Form bildet sich rasch innerhalb einer Woche unter Cortison zurück. Die *rheumatische Myokarditis* reagiert ebenfalls günstig. Elektrokardiographische Veränderungen können verschwinden, ebenso Rhythmusstörungen und Galopprhythmus. Die Pulsbeschleunigung geht zurück. Dagegen verschwinden die *endokarditischen* Veränderungen, sind sie erst deutlich ausgeprägt, nicht unter Cortison und auch die Herzerweiterung bleibt bestehen. Nach Absetzen der Behandlung erfolgen in 70% Rezidive.

Die bisherigen Veröffentlichungen über die Beeinflussung der *rheumatischen Endokarditis* sind zurückhaltend und umfassen noch keine genügende Zahl von Beobachtungen. WILSON und HELPER sahen in 11 Fällen bei Jugendlichen nach 7tägiger Behandlung mit 80—100 mg ACTH täglich in 4 intramuskulären Einzeldosen (3 Tage) und 40—60 mg für die ausschließenden 4 Tage Heilung der karditischen Symptome. Kontrolle nach 1 Jahr ergab Fehlen einer Dauerschädigung des Herzens. Auch CUSTE und OVRY sahen radikale Besserungen der rheumatischen Karditis. CHAMBERLAIN und Mitarbeiter konnten dagegen an 12 Jugendlichen in keinem Fall eine einwandfreie Besserung der karditischen Erscheinungen klinisch und elektrokardiographisch erzielen außer Verlangsamung der Herzfrequenz mit klinischer Besserung des Allgemeinzustandes. Die Dosierung lag zwischen 50—500 mg Cortison täglich. KUTTNER und Mitarbeiter sahen unter ACTH und Cortison in hohen Dosen von 12 Fällen frischer Karditis in 4 Fällen Sistieren, in den anderen Fortbestehen der Erscheinungen, bei 6 Fällen rekurrierender Endokarditis in keinem Fall eine sichere Einwirkung.

Die widersprechenden Ergebnisse sind wenig ermutigend. Lediglich eine sehr frühzeitig einsetzende Behandlung scheint die Karditis wirksam bessern und ihr Fortschreiten verhindern zu können. Ausgesprochene Herzfehler, länger dauernde Endokarditiden scheinen wenig oder nicht auf die Behandlung anzusprechen. Das insuffiziente Herz wird nicht beeinflußt. Immerhin ist das ACTH und Cortison das bisher *einzige* Mittel, welches überhaupt eine Einwirkung auf die Carditis rheumatica unter günstigen Voraussetzungen im Entwicklungsstadium besitzt. Dadurch wird es vor allem für von vornherein *schwere* Fälle von akuter Polyarthritis, zumal bei Kindern, die durch die begleitende Karditis erfahrungsgemäß hochgradig gefährdet werden, anzuwenden sein. Erst die Zukunft wird zeigen, ob es damit gelingt, die Ausbildung rheumatischer Herzfehler zu verhindern und ob es berechtigt ist, dafür die *Gefahren* der Cortisontherapie in Kauf zu nehmen.

Diese sind bei der akuten Polyarthritis wesentlich größer als bei der chronischen, weil die Unterdrückung der entzündlichen Reaktionen die *Abwehr gegen den Infekt* beeinträchtigt. Durch die Entfieberung verschleiert, kann sich die rheumatische in eine *septische Infektion* verwandeln. Solche Fälle sind bekannt geworden (BÖNI), besonders wenn bei schwerer Polyarthritis das Cortison sehr hoch dosiert wurde. Daneben sind die sonstigen Nebenwirkungen des Cortisons zu beachten, welche bei länger dauernder Behandlung auftreten können: die Symptome des Hyperadrenalismus (CUSHING-Syndrom) wie Gewichtszunahme, Ödembereitschaft, Hypertonie, Diabetes, Demineralisation des Skelets, peptische Ulcera und als wichtigstes psychische Depression, Erregungszustände. Diese psychischen Störungen zwingen zum brüsken Absetzen des Mittels, wodurch fast zwangsläufig ein Rückfall der rheumatischen Erscheinungen, oft schwerer als vor Behandlungsbeginn eintritt. Um dieses Risiko zu vermeiden, wird die

Behandlung mit Cortison so rasch wie möglich auf eine möglichst niedrig gelegene Erhaltungsdosis eingestellt werden müssen, die auch bei langdauernder Verabreichung nicht zu toxischen Erscheinungen führt. Die anfängliche *Euphorie* ist ein willkommenes, die Genesung förderndes Symptom.

Die praktische Durchführung der Cortisonbehandlung hat eine genaue klinische Beobachtung zur Voraussetzung. Blutdruck, Blutzucker, Elektrolyte werden zweckmäßig kontrolliert, um unliebsame Überraschungen zu vermeiden. Als Maßstab der therapeutischen Cortisonwirkung eignet sich vor allem die Kontrolle der Lymphocyten und Eosinophilen (Thorn-Test), deren Rückgang den Wirkungseintritt anzeigt. Man beginnt mit einer wirksamen Dosis von etwa 200 mg, verteilt auf 4 Gaben in 24 Std, da die Wirkung etwa 6 Std anhält. In sehr schweren Fällen kann noch höher bis zu 500 mg täglich ausnahmsweise dosiert werden. Die Anfangsdosis muß aber rasch nach wenigen Tagen (3) herabgesetzt werden, sobald eine deutliche Wirkung erreicht ist, mindestens auf 100 mg täglich. Auch diese Dosis darf nicht unbedenklich über Wochen weiter verabreicht werden, sondern es ist anzustreben, auf 75 oder 50 mg herabzukommen; als Erhaltungsdosis genügen manchmal sogar nur 25 mg (2mal 12,5 mg) täglich, doch ist dies die unterste sicher wirksame Menge. Die Verabreichung geschieht am Anfang am besten subcutan, später in Tablettenform peroral. Die Wirkung der Tabletten ist quantitativ nahezu die gleiche wie die der Injektion. Es ist wichtig, die Therapie bis zum Abklingen aller akuten Erscheinungen durchzuführen, da bei vorzeitigem Abbruch das Rezidiv unmittelbar folgt. Durch Zugabe von täglich 2—3 g Kalium, dazu salz- und flüssigkeitsarme Diät wird die bei länger dauernder Anwendung mögliche Hypokaliämie vermieden. In jedem Fall darf die Kur nicht brüsk abgebrochen werden, sondern soll langsam auslaufen (Einschieben cortisonfreier Tage), weil die Nebennierenrinde regressive Erscheinungen mit funktioneller Insuffizienz unter der Cortisontherapie aufweist.

Das ACTH des Hypophysenvorderlappens (Corticotropin, adrenocorticotropes Hormon) führt im Gegensatz zum Cortison zu einer Hypertrophie der Nebennierenrinde, weil es diese zur erhöhten Produktion und Abgabe von Cortison und Hydrocortison anregt. Dem steht der Nachteil gegenüber, daß es als Eiweißkörper injiziert werden muß und nur mittelbar wirkt, wodurch die Dosierbarkeit weniger exakt wird. Wenn Cortison verfügbar ist, wird man dieses, zumal in Tablettenform, auf die Dauer vorziehen. Zur Anregung der Nebenniere empfiehlt sich aber, die langdauernde Cortisonbehandlung mit einigen Injektionen von ACTH abzuschließen (Mach). Die Dosierung des ACTH bei der akuten Polyarthritis wird von anfänglich 100 mg auf 50 mg, als Erhaltungsdosis dann auf 25 mg gesenkt, wobei die Unterteilung in 4—5 fraktionierte Injektionen die Wirkung erhöht (1 mg = 1 E). Die Nebenwirkungen sind die gleichen wie bei Cortison.

Die Behandlung der akuten Polyarthritis mit Cortison (und ACTH) führt schon innerhalb von 24 Std zur subjektiven Besserung. Die Schmerzen und Gelenkschwellungen verschwinden in 3—6 Tagen, die Temperatur sinkt in der gleichen Zeit zur Norm, die Blutsenkung wird zwischen 5—21 Tagen langsamer (Massell und Warren). Es dauert aber wesentlich länger bis die Aktivität, der Erkrankung so weit abgesunken ist, daß der Abbruch der Therapie kein Rezidiv mehr hervorruft. Deshalb ist die Behandlung in möglichst kleiner Dosis so viele Wochen fortzuführen, wenigstens bis alle Blutveränderungen (Senkung, Fibrinogen- und Globulinvermehrung, akutes Phasenprotein u. a.) zur Norm zurückgekehrt sind. Trotzdem kann auch dann noch der Prozeß aktiv sein (Bunim). Die Möglichkeit der Beeinflussung der Carditis rheumatica durch

Cortison ist bezüglich der *Vorbeugung* durch frühzeitige Behandlung durchaus positiv, bezüglich der *Besserung* bereits vorhandener Erscheinungen als weniger sicher anzusehen. Perikarditis und vielleicht auch Myokarditis stellen sich dabei günstiger als die Endokarditis (Valvulitis), bei deren Abheilung Klappenfehler durch Narbenbildung oft nicht zu vermeiden sind. Immerhin bietet Cortison günstigere Chancen als bislang jedes andere Mittel.

Hydrocortison (Compound F KENDALLS) gleicht in seiner Wirkung dem Cortison, doch sind die Erfahrungen damit noch zu kurz zu einem abschließenden Urteil (BOLAND und HEADLEY). Seine Nebenwirkungen sollen geringer sein, insbesondere wird die Infektabwehr weniger herabgesetzt. Ferner ist es infolge geringerer Löslichkeit lokal besser als Cortison wirksam. Intraartikuläre Injektion von 25 mg wirkt entzündungshemmend am Gelenk mit Rückgang der Schwellung, Temperatur und Schmerzhaftigkeit (RYCKEWART, HOLLANDER). Der Versuch, durch Kalbshypophysenimplantation (EDSTRÖM, FELLINGER) eine ACTH- und Cortisontherapie durchzuführen, ist unsicher und ebenso wie die intraartikuläre Behandlung im akuten Stadium der Polyarthritis acuta entbehrlich und mehr für subakute und chronische Formen zu erwägen.

Der Versuch, das Cortison durch Desoxycorticosteronacetat (5 mg) (DCA) in Verbindung mit hohen Dosen von Vitamin C (1 g) zu ersetzen (LEWIN und WASSÉN), ist im ganzen als nicht geglückt anzusehen. Auch andere Produkte der Nebennierenrinde und Steroide wie Oestradiol, Methyltestosteron, Pregnyl und Pregnenandiol waren nicht wirksam (KERSLEY und JEFFREY). Die von HEILMEYER gefundene cortisonähnliche Wirkung hoher Dosen von *Conteben* besitzt leider kein praktisches Interesse. Antibiotica — Penicillin, Aureomycin — haben sich ebensowenig wie Sulfonamide als wirksam bei akuter Polyarthritis erwiesen, was mit der Auffassung von der ätiologischen Bedeutung von Streptokokken nicht im Widerspruch steht.

Die Indikation für die Salicyl- oder Pyramidontherapie auf der einen, für Cortison oder Corticotropin auf der anderen Seite ist nicht streng abzugrenzen. Als allgemeine Richtlinie möge dienen, daß die Hormontherapie vorzüglich bei frischen, schweren Fällen von Polyarthritis acuta mit beginnender Karditis indiziert ist, sowohl bei der ersten wie bei rekurrierenden Attacken. Die unkomplizierte akute Polyarthritis ohne Karditis bei leichtem und mittelschwerem Verlauf, Fälle mit ausgebildeten Klappenfehlern ohne frische entzündliche Erscheinungen oder mit langdauernder Karditis mit Klappenfehlern oder bereits dekompensierten Herzen werden kaum Vorteile von der Hormonbehandlung gewinnen und stellen die Domäne der Salicyl- und Pyramidontherapie dar. Die akut eingetretene Herzdekompensation ist jedoch keine Kontraindikation gegen Cortison (BUNIM und Mitarbeiter). Es ist wahrscheinlich, daß die Indikationen sich mit größeren Erfahrungen über längere Zeit noch schärfer abgrenzen werden. Die Literatur über Cortison und Corticotropin bei akuter Polyarthritis ist in wenigen Jahren so angeschwollen, daß nur wenige wichtige Arbeiten genannt werden können (GOSLINGS, RAGAN, SPIES und STONE).

Die Salicylsäurewirkung hat wahrscheinlich Beziehungen zum Hypophysen-Nebennierensystem, so daß sich die Wirkung hoher Dosen vielleicht zum Teil durch dessen Aktivierung erklärt. Die in vitro fehlende Hemmung der Hyaluronidase (GUERRA) kommt in vivo nur durch Mitwirkung des Hypophysennebennierensystems zustande und fällt nach Entfernung der Hypophyse oder der Nebennieren fort (MASS und PELLOJA). Ebenso verhält sich die Hemmung allergischer Reaktionen durch Salicylsäure (SCHUMACHER). HETZEL und HINE fanden Ascorbinsäureschwund auf hohe Salicylgaben in der Nebennierenrinde, welcher durch Cortisongabe gebremst werden konnte. Die 17-Ketosteroidausscheidung im Harn fand VAN CAUWENBERGHE bei Salicyltherapie erhöht.

Die *Aktivierung des Hypophysennebennierensystems* durch Salicylsäure ist nur ein Teil eines viel weiter gespannten Problems: der *Reiztherapie* überhaupt und ihrer Wirkung als „Stress" (Selye). Viele Reize vermögen die Abgabe von Corticotropin aus dem Hypophysenvorderlappen anzuregen, als „Stressoren" zu wirken. Dazu gehören Belastungen durch Anstrengung, Fieber, Kälte, Hitze, chemische (medikamentöse), physikalische, elektrische, mechanische Reize, Infekte, Allergien u. a. Auch die vielfach beschriebene Wirkung kleiner *Insulingaben* (3mal täglich 10 E) besteht in einer Aktivierung des Hypophysenvorderlappens und ist an die Funktionstüchtigkeit der Nebennierenrinde gebunden (Kersley). Die Anpassung an diese Reize wird von Selye als *Adaptationssyndrom* bezeichnet, welches zunächst zur Alarmreaktion, anschließend zum Resistenzstadium und bei Versagen der Anpassung zur Erschöpfung führt; es resultiert dann der *Anpassungsschaden* (Maladaptation). Zu der Gruppe der *Anpassungskrankheiten* rechnet Selye die rheumatischen Erkrankungen als Teil der Mesenchymkrankheiten (Kollagenosen, s. S. 757,958). Wenn gegen diese Schematisierung unter ätiologischem Aspekt auch viel einzuwenden ist, so kennzeichnet sie immerhin die Beziehungen zum Hypophysen-Nebennierensystem, welches ein determinierender Faktor für den Krankheitsablauf ist. Fast jede Rheumatherapie fällt in den Bereich der „Stressoren". Dabei ist häufig unsicher, ob der Reiz eine erhöhte Resistenz oder ein Versagen zur Folge hat. Beides ist möglich und die Erfahrung der *Reiztherapie* lehrt eindringlich, daß sie tatsächlich nur bei vorsichtiger Anwendung von Nutzen ist. Das Ziel der *Umstimmung* nach der Richtung der Resistenzsteigerung wird nur in der Hand des Erfahrenen und bei Anwendung im geeigneten Stadium der Krankheit erreicht, wenn nämlich bereits ein gewisses Gleichgewicht zwischen Virulenz und Resistenz erreicht ist (Schema von Albertini-Fanconi) (Abb. 205).

Diese Fragen sind für die chronische Polyarthritis von viel größerer Bedeutung als für den akuten Gelenkrheumatismus. Das Ziel seiner Behandlung ist die *Ausheilung*, mindestens wenn ein Herzfehler entstanden ist, die *Defektheilung*. Zur Anwendung einer Reiztherapie besteht dann kein Anlaß. Lediglich die verkappten Fälle von subakutem Verlauf, der Übergang in sekundär-chronische Polyarthritis sind Objekt einer *Reiztherapie*.

Diese kommt in vielerlei Art zur Anwendung: Wärmeapplikation (Schwitzprozeduren), lokale Behandlung der Gelenke mit feuchten Umschlägen, Schlamm- und Moorpackungen, Einreibungen mit hyperämisierenden oder salicylhaltigen Salben und Linimenten und schließlich eine systematische Nachbehandlung in einem Heilbad. Für die Schlammbadekur in Nenndorf haben Evers, Hartmann und Schroeder die normalisierende Wirkung auf die Dysproteinämie chronischer Rheumatiker nachgewiesen, wenn die Kur anschlug, während bei der „Bäderreaktion" das Umgekehrte eintrat. Die umstimmende Behandlung kann *diätetisch* durch eine eiweiß- und kochsalzarme, leicht verdauliche Kost unterstützt werden.

Sehr wichtig ist die Wiederherstellung der vollen Beweglichkeit der Gelenke und der rasch atrophisch werdenden Muskulatur. Dazu bedarf es einer sachkundig und vorsichtig durchgeführten *Bewegungstherapie*, sobald die entzündlichen Gelenkerscheinungen sich zurückgebildet haben und die Übungen schmerzfrei durchgeführt werden können. Sie wird zuerst passiv, später auch aktiv vorgenommen und muß so dosiert werden, daß keine unangenehmen Nachwirkungen, oder gar Temperatursteigerungen resultieren. Die Massage wird zweckmäßig in Form der Bindegewebsmassage nach Leube-Dike durchgeführt. Ultraschall wird zur Nachbehandlung der akuten Polyarthritis selten in Frage kommen. Bezüglich Einzelheiten der physikalischen Therapie s. S. 965ff. Sorgfältige Krankenpflege mit Lagerung der veränderten Gelenke in Mittelstellung, Vermeidung von Bewegungen ist im akuten Stadium sehr wichtig.

Die Pflege der *Haut* bedarf bei hohem Fieber, starken Schweißen und bei langdauerndem schwerem Verlauf der akuten Polyarthritis großer Sorgfalt, ebenso die *Ernährung*; strenge *Bettruhe* muß eingehalten werden, solange der Prozeß noch aktiv ist. Ihre genügend lange Durchführung ist besonders wichtig bei der Carditis rheumatica, um das Herz vor jeder vermeidbaren Belastung zu schützen. Bei dem seltenen Übergang der akuten Polyarthritis in subakute und chronische Verlaufsformen gelten die therapeutischen Regeln der chronischen Polyarthritis. Die kardiologische Behandlung der Karditisfolgen braucht hier nicht näher besprochen zu werden.

Eine grundlegende Entscheidung ist in allen Fällen von akuter Polyarthritis zu treffen, die Frage der *Herdinfektion*. Das Bestehen eines chronischen Infektionsherdes, der bei Kindern und Jugendlichen am häufigsten in den Tonsillen zu suchen ist, bei älteren Menschen auch an den Zähnen, ist in verschiedener Hinsicht von Bedeutung: Der Verlauf der Krankheit kann ungünstig beeinflußt werden, indem Fieber und Gelenkerscheinungen persistieren oder immer wieder aufflackern und der Infekt nicht schwindet. Besonders bei bestehender Karditis ist diese Verlaufsform bedenklich. In solchen Fällen wird man zur Fokalsanierung noch im aktiven Stadium raten müssen. Der Entschluß wird heute erleichtert durch die Möglichkeit, den Eingriff unter Schutz von Penicillin (3—5 Tage vorher und nachher etwa 2mal 200000 E Depotpenicillin täglich) durchzuführen, um bakterielle Streuungen unmittelbar aufzufangen. Man wird sich vor dem Eingriff natürlich überzeugt haben müssen, ob er wirklich notwendig erscheint und andere Mittel (z. B. Salicylbehandlung) nicht zum Abklingen des Infektes führen. Besser ist es, wenn man warten kann, bis alle akuten Erscheinungen abgeklungen sind. Völlige Inaktivität (mit Normalisierung der Blutsenkung) ist nicht erforderlich.

Die *Fokalsanierung* zur Abkürzung des Verlaufs der akuten Polyarthritis ist selten erforderlich und bedarf immer strenger Indikationsstellung. Viel leichter ist der Entschluß, nach Ablauf der Erkrankung im Intervall zu sanieren, um den Eintritt von Rezidiven zu erschweren. Leider gelingt dies nicht immer, da bei Sensibilisierten auch Infekte von anderer Stelle aus neue Schübe auslösen können. Besonders wichtig ist die Ausschaltung chronischer Infektionsherde bei rheumatischen Herzfehlern. Die veränderten Herzklappen neigen in erhöhtem Maße zur *rekurrierenden Endokarditis* und nach mehreren Schüben auch zur *Endocarditis lenta* (subakute bakterielle Endokarditis). Deshalb ist rechtzeitige Ausschaltung von gelegentlich als Quelle bakterieller Streuungen dienenden chronischen Infektionsherden unter Penicillinschutz angezeigt, da die Operation selbst häufig mit solchen Streuungen einhergeht (McEntegard). Die Frage, ob ein Herd als Focus von Bedeutung ist, zu entscheiden, ist trotz zahlreicher angegebener Methoden kaum mit Sicherheit zu beantworten, ehe der therapeutische Effekt der Sanierung beurteilt werden kann. Auch dieses Urteil bleibt gewöhnlich zweifelhaft. Wenn so auch ein stark subjektives Moment in die Lehre von der Herdinfektion hineingetragen wird und die Erfahrung lehrt, daß ihre Bewertung bisher erheblich geschwankt hat, so bleibt auch bei strenger Kritik kein Zweifel, daß sie bei Polyarthritis acuta einen Faktor darstellt, der sorgfältiger Berücksichtigung bedarf. Im Zweifelsfall wird man nach der Seite der größeren Gefahr sich entscheiden müssen: je mehr der Focus in den Vordergrund tritt und anamnestische Bedeutung hat, um so eher wird er zu entfernen sein. Voraussetzung muß die fachärztliche Beurteilung der objektiven Veränderungen am Herd sein. Abgelaufene Endokarditis sowie Rezidivneigung der akuten Polyarthritis sollten besonders zur Sanierung vorhandener Herde Veranlassung geben.

g) Prophylaxe.

Der Erkrankung an akuter Polyarthritis vorzubeugen, ist vor allem wegen der dabei entstehenden Herzklappenfehler von nicht hoch genug zu bewertender Bedeutung. Fast alle im Kindes- und jugendlichen Alter erworbenen Vitien sind rheumatisch. Ihre Folgen sind in allen Fällen Verkürzung der Lebenserwartung, häufig dauerndes Siechtum und frühzeitiger Tod. Die rheumatische Myokarditis und Perikarditis tritt dagegen an Bedeutung zurück, ebenso die seltenen Spätfolgen der sekundär-chronischen Polyarthritis, so bedeutsam sie im Einzelfall sein mögen. Am Anfang der Prophylaxe der akuten Polyarthritis steht die Vermeidung der vorausgehenden Racheninfektion, die als „Vorkrankheit" bezeichnet worden ist. Dazu gehört die Vermeidung von „Erkältung" durch entsprechend vernünftige Lebensweise, Vorsicht vor Durchnässung und Zugluft, Tragen entsprechender Kleidung, Abhärtung gegen Witterungseinflüsse, Wechseln der Unterwäsche bei starkem Schwitzen. Ebenso wichtig ist aber die Vermeidung der *Infektion.* Anginen sind ansteckend. Die Gefahr ist um so größer, je enger das Zusammenleben ist, besonders dann, wenn auf engem Raum unter ungünstigen äußeren Bedingungen junge Menschen zusammen wohnen, die aus verschiedenen Gegenden kommen und außerdem noch Anstrengungen und Witterungsschäden ausgesetzt werden. Solche Bedingungen sind in militärischen Lagern und Übungsplätzen, in Lagern von Jugendverbänden u. ä. verwirklicht. Dabei treten Anginen bei schlechtem Wetter oft außerordentlich gehäuft auf und die Gefahr der akuten Polyarthritis ist gesteigert. Es wird sogar von epidemieartigen Häufungen von akuter Polyarthritis bei solchen Gelegenheiten berichtet (v. Müller).

Bei der banalen Angina und Pharyngitis und Infektionen der Luftwege greift nun die moderne Prophylaxe der akuten Polyarthritis mit antibakteriellen Mitteln ein. Sowohl Sulfonamide wie Penicillin sind dafür verwendet worden. Freilich ist die Beurteilung prophylaktischer Maßnahmen noch schwieriger als die therapeutische und kann nur auf ein großes Untersuchungsgut im Vergleich mit Unbehandelten begründet werden. Versuche mit Sulfonamiden (0,5—1,0 g täglich) wurden bereits 1939 durch Thomas und Frame bei rheumatischen Kindern während des Winters durchgeführt und dabei Verminderung der Rückfälle beobachtet. Doch eignen sich Sulfonamide wegen der Gewöhnung der Bakterien an unterschwellige Dosen und der schwer kontrollierbaren Nebenwirkungen (Agranulocytose) wenig zu Prophylaxe in großem Stil und auf längere Zeit. Deshalb wurde später ausschließlich orales Penicillin in Form von Dragées, Bonbons oder Kaugummi zur Vorbeugung verwandt.

Gale und Mitarbeiter beobachteten 75 rheumatische Kinder, wovon 41 täglich 200000 E Penicillin mit 10% Glucose vor dem Frühstück erhielten, über 8 Monate. Die Rachenabstriche zeigten bei diesen sehr viel seltener A-Streptokokken als bei der Kontrollgruppe, von welcher 2 Kinder an Racheninfekten und rheumatischen Reziven erkrankten. Überzeugender sind Beobachtungen von Dessny bei der amerikanischen Luftwaffe: 798 mit Penicillin behandelte Soldaten erkrankten nicht, während bei 814 der Kontrollgruppe 17mal Streptokokkeninfekte der Mundhöhle und 2mal Gelenkrheumatismus auftraten. Die Bildung von Antistreptolysin O wurde durch die Prophylaxe verhindert (Massell). Evans sah bei 155 mit 100000 E Penicillin oral behandelten Kindern in einem Erholungsheim 1 Streptokokkeninfektion, bei 145 unbehandelten jedoch 7 Fälle. Auf Grund der mehrjährigen Erfahrungen der Ärzte einer Stadt von 85000 Einwohnern wurden von Smith und Mitarbeitern Schemen für die Rheumaprophylaxe aufgestellt für Personen mit inaktivem Gelenkrheumatismus (5 Tage lang täglich 3mal 100000 E Penicillin), Familienmitglieder mit Streptokokkeninfektion und alle anderen gleichzeitig 10 Tage lang 3mal 100000 E Penicillin. In der Stadt wurden sehr günstige Erfolge der Prophylaxe festgestellt.

Die Erfahrungen sind noch zu dürftig, um weitgehende Schlüsse über Nutzen und Durchführbarkeit der Penicillinprophylaxe zu ziehen, aber der Weg ist gezeigt, der weiter beschritten zu werden verdient. Sehr wichtig ist die Isolierung jeder Streptokokkenangina, jedes Scharlachs, die Fernhaltung vor allem vom Kontakt in Familie, Kindergärten, Schulen usw. mit Kindern und Jugendlichen. Diese Regel — zum Teil eine Frage der Selbstdisziplin — müßte viel strenger beachtet werden.

Die Bedingungen für die Empfänglichkeit gegenüber Gelenkrheumatismus sind *individuell* verschieden. Wie bei der Allergie ist der *Erblichkeitsfaktor* wichtig. Mitglieder von Rheumatikerfamilien bedürfen besonderer Vorsorge, da sie zusätzlich gefährdet sind. Deshalb ist die Familienanamnese wichtig, ebenso die Überwachung der Lebensverhältnisse gefährdeter Familien (BRADLEY).

Eine großzügige *Rheumafürsorge* ist in vielen Ländern bereits eingerichtet. Speziell für die jugendlichen Rheumatiker besteht im Stadtbezirk von London eine vorbildliche Einrichtung, welche auf regelmäßigen Untersuchungen aller Schulkinder beruht (HORDER). Alle anamnestisch belasteten oder verdächtigen Kinder werden Rheuma-Überwachungsstellen zur Beurteilung überwiesen. Zur Behandlung dienen Rheuma-Units auf dem Lande mit je 1000 Betten. Später nehmen besondere Schulen mit abgestimmtem Lehrplan die rheumatischen Kinder, meist solche mit Herzfehlern auf und sorgen auch für Unterbringung in geeigneten Berufen. Ferner wird nachgehende Fürsorge geübt und versucht, die häuslichen Verhältnisse der Rheumatiker zu bessern. Auch in Deutschland sind die durch den Krieg unterbrochenen so notwendigen Bestrebungen einer systematischen Erfassung und Betreuung der Rheumatiker erfolgversprechend wieder aufgenommen worden (FÄHNDRICH).

Zur Rheumaprophylaxe gehört in gewissem Grade auch die *Fokalsanierung*. Wie schon erwähnt, vermag sie Rezidive nach durchgemachter akuter Polyarthritis nicht zuverlässig zu verhindern; auch gegen die Ersterkrankung schützt Tonsillektomie nicht regelmäßig. Die große Statistik von KAISER an 48 000 Kindern von 5—8 Jahren, von welchen 20 000 tonsillektomiert wurden, ergab in 5jähriger Beobachtung bei der operierten Gruppe 1,19%, bei der Kontrollgruppe 3% akute Polyarthritis, bei Chorea keinen Unterschied. DA CONTA fand in Vergleichsreihen bei operierten und nichtoperierten Rheumatikern etwa gleichviele Rezidive.

Aus der fast unübersehbaren Literatur sei nur noch eine Beobachtungsserie von NETZSCH an 80 tonsillektomierten gegenüber 239 nichtoperierten rheumatischen Kindern mitgeteilt, wobei sich bezüglich Rezidivneigung kein Unterschied, bei Chorea erhöhte und bei Endokarditis geringere Gefährdung der Tonsillektomierten ergab. Die Schwere der Endokarditis, ihre Bedeutung als Letalfaktor war bei den operierten Kindern geringer. Von 65 tonsillektomierten Kindern mit Vitien nach akuter Polyarthritis blieben 50,7%, von 158 nichtoperierten nur 37,3% rezidivfrei. Die Statistiken lassen sich nicht verallgemeinern, aber bei aller Vorsicht der Bewertung zeigen sie den geringen Schutz der Herdsanierung gegen Rezidive der akuten Polyarthritis, während die Gefahr rekurrierender Endokarditis dadurch etwas verringert zu werden scheint.

So ist die Fokalsanierung keine allgemein durchführbare prophylaktische Maßnahme, sondern nur mit sorgfältiger Indikation im Einzelfall unter besonderer Berücksichtigung der Endokardläsion anzuwenden. Dann wird sie sich im gegebenen Rahmen oft nützlich, manchmal entscheidend wichtig erweisen können.

2. Definition des entzündlichen Rheumatismus.

a) Wesen der rheumatischen Entzündung und Pathogenese.

STUDER sagt mit Recht, daß bei der komplexen Genese des Rheumatismus der experimentelle Rheumatismus ein „Versprechen bedeutet, das nicht gehalten werden kann". Die Bewertung rheumaartiger Veränderungen im Tierexperiment ist deshalb, je nach Einstellung, verschieden. Die anatomischen Kriterien sind ziemlich eindeutig die verschiedenen Stadien des rheumatischen *Granuloms* (Klinge), welche von fibrinoider Degeneration des Bindegewebes über das zellreiche Knötchen zur Narbe führen. Dabei muß der Lubarschsche Satz, daß das gleiche morphologische Substrat nicht auf gleiche Ätiologie schließen lasse, beachtet werden. Es stehen sich die verschiedenen ätiologischen Auffassungen — die Theorie des unbekannten spezifischen Erregers (Aschoff, Graeff u. a.) und die hyperergisch-allergische unspezifische Theorie (Klinge, Rössle, Swift u. a.) schroff gegenüber, wobei als Erreger hämolytische Streptokokken der Gruppe A (Lancefield) wahrscheinlich sind. Die Möglichkeit, durch Allergisierung mit artfremdem Serum solche „rheumatische" Granulome überall am Gefäßbindegewebsapparat von Versuchstieren (Kaninchen) zu erzeugen, ist die wichtigste Grundlage der allergischen Theorie Klinges. Jedoch steht fest, daß fibrinoide Degeneration — der rheumatischen Frühschaden — Ausdruck einer Allergie sein kann, aber nicht sein muß (Klemperer). Aus dem histologischen Bild darf nur mit Vorsicht eine Umstimmung des Gewebes angenommen werden (Roulet), da der Organismus für verschiedene Ursachen nur über eine beschränkte Reaktionsmöglichkeit verfügt.

Die *allergisch-hyperergische Auffassung* der rheumatischen Entzündung wird heute weitgehend geteilt. Sie hat den Vorteil einer Zusammenfassung des entzündlichen Rheumatismus zu einer pathogenetischen *Einheit*. Trotzdem braucht eine einheitliche Ätiologie nicht zu bestehen. So wird die akute Polyarthritis vor allem von pädiatrischer Seite als spezifischer Rheumatismus verus (Fanconi, Kleinschmidt) abgetrennt, unter Anerkennung der gemeinsamen rheumatischen Reaktionsweise. Allerdings finden sich allergische Komponenten in bunter Vielfältigkeit bei allen Infektionskrankheiten. Die besondere Form bei entzündlichem Rheumatismus wird von v. Albertini und Grumbach nicht auf die Allergie, sondern auf die *natürliche Resistenz* und *spezifische Immunität* im Verhältnis zur *Virulenz* der Keime bezogen. Der Gelenkrheumatismus ist der Prototyp einer mit *Umstimmung der Reaktionslage des Mesenchyms* einhergehenden Krankheit. (Roulet). Daß Nahrungsmittelallergene diese Umstimmung bereiten, wie Gudzent meinte, wird heute abgelehnt. Dagegen steht die ätiologische Bedeutung der Streptokokken für diese Umstimmung im Vordergrund (vgl. S. 931 ff.). Dafür spricht der akute dem rheumatischen Schub und den Rezidiven vorangehende Streptokokkeninfekt der Rachenorgane oder die chronische, durch Streptokokken unterhaltene Herdinfektion, ferner in eindringlicher Weise die Bildung spezifischer Antikörper gegen A-Streptokokken. Gegen eine *direkte* ätiologische Bedeutung der Streptokokkeninfektion spricht die stets negative Blutkultur, das Fehlen von Erregern im Gelenkpunktat, die Unwirksamkeit von Sulfonamiden, Penicillin u. a. Antibiotica. Für die Prophylaxe dagegen sind diese Mittel, wenn sie die Racheninfekte verhindern, gut wirksam (s. S. 947). Diese Tatsachen sprechen zusammengenommen durchaus für die Annahme, daß der Streptokokkeninfekt den rheumatischen Schub *auslöst*, aber *nicht* im Sinne einer fortdauernden Bakterieninvasion *unterhält*. Es ist vielmehr die Eigenart der bei bestimmter erblicher Veranlagung durch vorhergehende Streptokokkeninfektion erworbenen Reaktionsweise des Mesenchyms mit rheumatischer Entzündung zu reagieren, die akut oder chronisch verlaufen kann. Dabei ist die Häufigkeit und Schwere der rheumatischen Schübe nicht proportional der vorausgehenden Streptokokkeninfektion, durch deren Ablauf unter Behandlung die Entwicklung und der Ablauf des nachfolgenden Rheumatismus nicht beeinflußt wird (Studer). Je chronischer dieser verläuft, um so mehr pflegen die Erscheinungen eines infektiösen Geschehens in den Hintergrund zu treten. Jedes Rezidiv betrachtet Swift als neuen Ausbruch der Krankheit infolge einer Neuinfektion mit einem frischen Typus der großen A-Streptokokkengruppe.

Die *allergisch-hyperergische Komponente* der rheumatischen Entzündung wird durch die Tierversuche mit Reinjektionen von artfremdem Serum bei vorher damit sensibilisierten Tieren (KLINGE) nicht bewiesen, aber im Modellversuch sozusagen vorgemacht. Die Ähnlichkeit der akuten Polyarthritis mit bestimmten Verlaufsarten der Serumkrankheit ist ein klinischer Hinweis, ebenso sind es die Rheumatoide in der Nachphase zahlreicher Infektionskrankheiten (s. S. 935 ff.). Die Begriffe der *Organdetermination* und der *elektiven Sensibilisierung*, ferner die Möglichkeit der Auslösung spezifisch-allergischer Reaktion durch *unspezifische* Einwirkung bei bestehender Reaktionsbereitschaft sind geeignet, den klassischen Allergiebegriff zu erweitern und vielleicht die Vielseitigkeit der Erscheinungen zu erklären. Die lokale hyperergische Entzündung stellt einen Abwehrversuch gegen das Eindringen freier Antikörper am Resorptionsort ins Gewebe dar (RÖSSLE). Sie besteht in Exsudation, fibrinoider Verquellung, Zellansammlung und Gefäßspasmen. Die in die Gefäßbahn Eingang findenden Antigensplitter erzeugen die hyperergische Arteriitis als weiteren Schutzwall gegen ihr Eindringen ins Gewebe.

Der *klinische* Nachweis des allergischen Anteils am rheumatischen Geschehen ist unsicher. Die allergiespezifischen Methoden = Cutireaktionen, passiver Anaphylaxieversuch, Expositionsversuch sind beim Rheuma ohne Bedeutung. Die Hinweise durch *immunbiologische Serumreaktionen* wie Komplementbindung (BUCHHOLZ und VEIL), Agglutination, Hämolyse, Phagocytose durch spezifische Antikörper (s. S. 931 ff.) dagegen sind gegeben. Sie sind *allergieverdächtig*, aber nicht sicher beweisend. Je weniger akut der Reaktionsablauf ist, um so schwerer ist die allergische Komponente zu erkennen. Die ausgesprochen chronischen Formen gehen nicht mit seröser Entzündung, sondern mit granulomatös-fibröser Gewebsreaktion einher, wie wir sie bei der chronischen Polyarthritis finden.

Beim entzündlichen Rheumatismus haben wir es mit *Endoallergenen aus Mikroben* zu tun. Die meisten Endoallergien entstehen bei Infektionskrankheiten, besonders bei häufigen Rezidiven und chronischem Verlauf, oder durch Sensibilisierung in der Inkubationszeit. Die Gefäßendothelien und die Gelenkinnenhaut besitzen eine besondere Affinität gegen bakterielle Antigene und Toxine (H. SCHMIDT). Wir sehen dabei enge Parallelen zwischen Tuberkulose und chronischer Polyarthritis. Neben dem für die Tuberkulose spezifischen Erreger sehen wir durch das Zusammenwirken von Immunitätslage (Allergie) im Verlauf der Infektion, Konstitution und Erbanlage ein klinisch ebenso wechselndes Bild wie beim Gelenkrheumatismus.

Die *Herdinfektion* ist neben dem akuten Racheninfekt von großer Wichtigkeit für die Rheumagenese speziell der *chronischen* Formen. Sie setzt einen mehrfachen oder langdauernden Kontakt mit den Infektionserregern voraus. Es handelt sich dabei um eine chronische Entzündung in einem nicht genügend Abwehrkräfte zur Abtötung der Erreger aufbringenden Gewebe (PÄSSLER). Die Allgemeinwirkung kommt entweder durch wiederholte Einstreuung von geringer Menge von Bakterien oder von Toxinen zustande, wodurch eine allmähliche *Umstimmung* (Allergisierung) der mesenchymalen Gewebe, Endothelien und der Gelenkinnenhaut, erfolgt. An der Herdinfektion sind Streptokokken maßgebend beteiligt (s. S. 961).

Diese Vorstellungen sind nicht exakt beweisbar. Dem entspricht die bekannte Schwierigkeit, klinisch die Bedeutung eines Focus im speziellen Fall zu beurteilen. Erst der eindeutige Erfolg der Sanierung ist der schlüssige Beweis für den echten Focus, was im Sinne der Allergielehre als *Karenzprobe* mit Vorsicht gedeutet werden könnte. Daß die Rezidivneigung des rheumatischen Prozesses auch nach Fokalsanierung weiterbesteht, wird durch die fortbestehende Umstimmung erklärt. Nur im Beginn rheumatischer Krankheiten darf von der Herdentfernung eine Dauerwirkung in günstigen Fällen erwartet werden. Die Rezidivneigung paßt sehr gut in den allergischen Formenkreis. Solange nicht Immunität erreicht ist, wird bei allergischer Reaktionsbereitschaft jeder geeignete Infekt den allergischen Mechanismus in seinen Fragmenten an den elektiven Schockorganen wieder in Gang setzen können.

Bei der akuten Polyarthritis finden sich eindeutige weitere allergische Symptome, nämlich das unspezifische Erythema nodosum und andere exsudative Erytheme (s. S. 918ff.), die Purpura rheumatica (Peliosis rheumatica), die „rheumatoiden" Gelenkschwellungen. Die Dysproteinämie — besonders ausgesprochen bei der chronischen Polyarthritis — paßt in den allergischen Kreis, ohne jedoch dafür beweisend zu sein. Schließlich ist ex juvantibus für die allergische Komponente des Rheumatismus zu nennen: die Cortison-(Corticotropin-)wirkung, welche ausgesprochen antiallergisch wirkt, und die Reiztherapie mit unspezifischen chemischen oder balneologisch-klimatischen Einwirkungen mit dem Ziel der Desensibilisierung, der Umstimmung.

Zusammenfassend ergibt sich, daß zahlreiche Beziehungen zwischen entzündlichem Rheumatismus und Allergie bestehen. Trotzdem entsteht noch kein klares Bild, da die allergische Komponente klinisch schwer abgrenzbar ist und nicht sicher beweisbar erfaßt werden kann. Die experimentell-pathologische Forschung spricht allerdings für die allergische Grundlage eines rheumaähnlichen Geschehens beim Tier. Es liegt zum mindesten sehr nahe, diese Vorstellungen auf den menschlichen Rheumatismus zu übertragen. Sicher ist, daß die Auffassung der rheumatischen Entzündung als Ausdruck einer allergisch-hyperergischen Reaktion des gegen Streptokokken (Herdinfektion) chronisch sensibilisierten Mesenchyms eine synthetische Rheumabetrachtung ermöglicht, welche für die klinische Ordnung des Rheumatismus sich als wohltuend und fruchtbar erwiesen und zu brauchbaren therapeutischen Konsequenzen geführt hat.

Die *experimentellen Versuche*, am Tier rheumaartige Veränderungen zu erzielen, gruppieren sich

1. in Versuche der einmaligen oder wiederholten Zufuhr von Streptokokken oder anderen Erregern oder von Bakterientoxinen, 2. in Versuche mit wiederholten Injektionen von artfremdem Eiweiß nach vorheriger Sensibilisierung und 3. in solche mit Nebennierenrindenhormonen und Corteotropin. Durch jede dieser Anordnungen gelingt es mehr oder weniger, rheumaartige Gewebsbilder, vor allem Granulome ähnlich den Aschoffschen Knötchen, im Gefäßbindegewebsapparat ausschließlich Endo- und Myokard und Gelenkkapseln zu erzeugen. Grundlegend sind die klassischen Versuche Klinges mit artfremdem Serum. Bezügliche Einzelheiten, soweit sie nicht bei der akuten Polyarthritis, deren Analogon experimentell erzeugt wurde, besprochen sind, sei auf die zusammenfassende Darstellung von Studer 1951 verwiesen.

b) Humorales Rheumasyndrom.

Im Mittelpunkt der humoralen Vorgänge beim Rheumatismus steht die *entzündliche Reaktion*. Der fibrinoiden Verquellung, ihrer 1. Phase, entspricht der Austritt eiweißreicher Flüssigkeit aus den Gefäßen mit seröser Durchtränkung der Gefäßwand ihrer Umgebung. Die nachfolgende Zellauswanderung führt zum rheumatischen Granulom. Die Durchlässigkeit der Capillarwand führt zuerst zum Austritt von Albumin, später von α-, β- und γ-Globulinen [Albuminurie ins

Gewebe, *seröse* Entzündung (EPPINGER)]. Tritt schließlich auch das groß-molekulare Fibrinogen durch, so ergibt sich die *fibrinöse* Entzündung.

Die Folge dieser Vorgänge ist die Veränderung der Bluteiweißkörper, die *Dysproteinämie.* Ihr unspezifischer komplexer Ausdruck ist die für aktiven Rheumatismus so wichtige *Blutsenkungsbeschleunigung.*

Der akute Gelenkrheumatismus ist durch α- und γ-Globulinvermehrungen ge-kennzeichnet, während die chronischen Formen, vorwiegend die primär-chronische Polyarthritis, mit γ-Globulinvermehrungen verbunden sind. Nach HARTMANN, HOHMANN und VOGES gehen die akuten Formen und frischen Schübe rheu-matischer Krankheiten mit Hypalbuminämie und Anstieg der α- sowie der γ-Globuline einher. Anscheinend gehören zu diesem Typ der entzündlichen

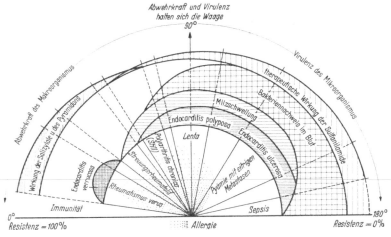

Abb. 205. Spektrum der bakteriämischen Erkrankungen nach FANCONI.

Eiweißveränderungen auch das FELTY-Syndrom und die Endocarditis lenta. Die chronischen Formen sind durch oft hochgradige γ-Globulinämie gekennzeichnet. Die α-Globuline sind dabei nicht vermehrt. Dieser Typ der Serumeiweißverände-rungen findet sich ebenfalls bei der Endocarditis lenta, aber bevorzugt bei der subakuten Form (Typ LIBMAN-SACKS), sowie bei Morbus Bechterew und bei der primär-chronischen Polyarthritis. Bei sehr chronischer Krankheit entwickelt sich schließlich als Vorläufer einer hinzutretenden Nephrose eine α- und β-Globulin-ämie. Bei den rheumatischen Krankheiten findet man zuweilen Übergänge der Dysproteinämie vom Typ der akuten Entzündung über den Typ der chronischen Entzündung in den Nephrosetyp.

Die Bedeutung der hauptsächlichen Eiweißfraktionen im Serum und die Aus-wirkungen der Dysproteinämien sind sehr verschieden. Dem Albumin als kleinst molekularem Eiweißkörper kommt die Aufgabe der Aufrechterhaltung des kolloidosmotischen Druckes zu. Bei jeder Dysproteinämie sinken die Albumin-werte und demzufolge der onkotische Druck (HARTMANN). Die Bedeutung der Globuline ist weniger bekannt. Am wenigsten klar ist die der α-Globuline, die bei akuten Infekten und Nephrosen vermehrt sind. Die β-Globuline sind die Träger der Blutlipoide und bei chronischen Infekten sowie bei Nephrosen parallel der Lipoidämie vermehrt. Die γ-Globuline sind zwar meist die Träger der Antikörper, aber es darf nicht eo ipso aus der γ-Globulinvermehrung auf einen Infekt geschlossen werden. In der Gelenkflüssigkeit kommt es zu einer

Vermehrung der γ-Globuline, welche, wie bereits erwähnt, daselbst abgelagert werden. Perlman und Kaufmann sprechen sogar von einer Eiweißthesaurismose im Gelenk.

Hartmann macht sich folgende Vorstellung über die Auswirkung der Dysproteinämie im rheumatischen Geschehen: Bei der akuten Polyarthritis steht abgesehen von den serösen Entzündungen (Gelenkergüssen und Nephritis) die Abwehr des Organismus mit Iso- und Autoantikörpern im Vordergrund. Es kommt infolge der Abwanderung der Albumine in die mesenchymalen Gewebe zu einem sekundären Albuminmangel, der bei der primär-chronischen Polyarthritis primär vorhanden und die Ursache der Permeabilitätsstörung ist. Die chronische Erniedrigung des onkotischen Druckes (langdauernde Hypoonkie) führt

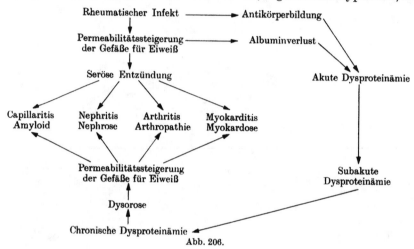

Abb. 206.

zu einer Schädigung der Membranen der Gelenke und zu einer Steigerung der Durchlässigkeit für Eiweißkörper, die sich wie beim Amyloid und beim Paramyloid in den Gelenkgebieten oder auch in der Niere (Nephrose) ablagern können. Die Arthropathie beim Plasmacytom ist ein gutes Beispiel.

Die Arthropathien im Verlaufe eines Plasmacytoms sind seltene Beobachtungen. Es handelt sich um Störungen, die sich vor allem an den größeren Gelenken abspielen (Weissenbach, Delbarre) und mit einer Anhäufung von Amyloid auch im artikulären Gewebe verbunden sind (Delbarre, Laake, Magnus Levy, Snapper, Stadler, Weissenbach). Die Arthropathie kann dabei das Ausmaß eines deformierenden Gelenkleidens annehmen. Die Ursache der Gelenkveränderungen wird in einer besonderen Durchlässigkeit des Gelenkgewebes für die pathologischen Eiweißkörper gesehen, die sie zu durchwandern vermögen. Die amyloiden Gewebsmassen können das artikuläre Gewebe tumorartig anwachsen lassen (Apitz, Hueter, Rosenblum und Kirschbaum, Stewart und Weber, Tarr und Ferris). Das artikuläre Gewebe reagiert auf die fremden Eiweißkörper mit der Bildung eines *histiocytären Granulationsgewebes*, mit Plasmazellvermehrung und mit Bildung von Riesenzellen, die Fremdkörperriesenzellen entsprechen (Lengh, Redaelli und Gianni). Schließlich kann eine völlige Fibrose der das Gelenk bildenden Gewebe eintreten (Teilum).

Gelegentlich sogar gehen Hautveränderungen im Gelenkbereich parallel. Haut und Unterhautgewebe sind verdickt, wie wir es bei der Osteoarthropathie hypertrophiante pneumique finden, die keineswegs allein die Folge eines allgemeinen oder lokalen Sauerstoffmangels ist, sondern meist mit Störungen in der Zusammensetzung der *Serumeiweißkörper* gekoppelt ist. Die Trommelschlegelfinger entwickeln sich bei chronischen Lungeneiterungen und hypoxämischen Zuständen, besonders stark beim angeborenen Morbus coeruleus. Cystische Lungenfibrosen (Wabenlunge) und Bronchiektasen kommen gemeinsam mit Arthritis mutilans, Sklerodermie oder Lupus erythematosus vor. Ebenso finden sie sich nach Church und Ellis auch bei Dermatomyositis und Polyarthritis (Periarthritis). In unserem von Naumann beschriebenen Fall von Arthritis mutilans hatten neben den schwer definierbaren Gelenkveränderungen auch chronische, mit Bronchiektasenbildungen gekoppelte Entzündungen in den Lungen über Jahre bestanden. Es steht außer Frage, daß bei chronischen Bronchiektasen, bei chronischem Lungenabsceß, bei subakuter bakterieller Endokarditis sowohl die Amyloidose, wie auch die Dysproteinämie krankheitseigentümliche Merkmale sind, die für die Trommelschlegelfingerbildung (s. Abb. 208) teilweise verantwortlich sind (Wuhrmann und Wunderly). Offensichtlich stellt die häufig schwere Störung der blutbildenden Parenchyme mit Reticulum- und Plasmazellvermehrung in Verbindung mit der γ-Globulin-Hyperproteinämie das für das Verständnis der Gelenk- und gelenknahen Weichteilveränderungen notwendige Bindeglied dar, ohne daß die mitwirkenden Faktoren bisher genügend bekannt geworden sind.

Zum *humoralen Rheumasyndrom* gehören neben der Dysproteinämie zahlreiche im Rahmen *immunbiologischer Vorgänge* auftretende Substanzen verschiedenster Art. Ein Teil, speziell die spezifischen gegen A-Streptokokken gerichteten Antikörper sind uns bereits bei der akuten Polyarthritis begegnet (s. S. 931). Bei den chronischen Formen treten sie teilweise zurück. Dafür finden sich Autoantikörper, welche bei der akuten Polyarthritis nicht vorkommen. Im ganzen bietet sich ein kompliziertes Bild, an dessen Aufklärung noch gearbeitet wird.

Das Streptolysin mit seinen O- und S-Antilysinen findet sich beim sekundär chronischen Gelenkrheumatismus, aber nicht bei der primär-chronischen Form (Böni). Das Antistreptolysin O ist ein spezifischer Antikörper (Humphrey) und mit der Aktivität des akuten rheumatischen Schubes verbunden, wobei die Agglutination hämolytischer Streptokokken bis zu 80% mit verbesserter Methodik von Kalbak positiv wird. Auch das *Fibrinolysin* (Streptokinase) und das *Antifibrinolysin* ist nur bei akuter Polyarthritis von Bedeutung, ebenso das *akute Phasen-(C-reaktives) Protein*. Die Anti-M-Präcipitine, welche erst im späteren Verlauf der akuten Polyarthritis entstehen, zeigen eine Abhängigkeit von der Herdinfektion (Coburn und Pauli). Der Anti-M-Titer wird hoch, wenn Streptokokkenantigene langsam und stoßweise in den Kreislauf gelangen. Ob er Rückschlüsse auf die Aktivität eines verdächtigen Focus erlaubt, bleibt noch zu untersuchen.

Die Vermehrung der *Hyaluronidase* und die Ausbildung von *Antihyaluronidasen* findet sich bei akuter und chronischer Polyarthritis (Hartmann und Matijewic). Es liegt nahe, die Hyaluronidase (s. S. 706 ff.) als Produkt der Kapseln zahlreicher Streptokokkenarten mit der ätiologischen Bedeutung von Streptokokken in Verbindung zu bringen. Dem steht entgegen, daß es sich nicht um ein streptokokkenspezifisches Ferment handelt. Die Fähigkeit der Hyaluronidase, bestimmte Anteile des Bindegewebes zu verflüssigen und so die Festigkeit des Mesenchyms herabzusetzen, die Viscosität der Gelenkflüssigkeit zu vermindern, wurde als wichtiger *pathogenetischer Faktor* für die rheumatischen Veränderungen angesehen, um so mehr als es gelingt, experimentell mit intravenösen Injektionen von Hyaluronidase bei Kaninchen eine Erhöhung der Gefäßpermeabilität mit Plasmaaustritt im Gewebe, Abnahme der Serumalbumine und rheumaartigen Veränderungen am Endokard und der Gelenksynovia zu erzeugen (Gibian, Hartmann und Berg). Im Gelenkpunktat bei chronischen Rheumatikern fanden Schürch, Viollier und Süllmann die Hyaluronidase absolut bei gleichem Prozentgehalt der Hyaluronsäure erhöht. Die Aktivität der Hyaluronidase, welche elektrophoretisch ermittelt wurde, war im Serum chronischer Rheumatiker etwa verdoppelt (Hartmann). Trotz dieser Befunde ist ein abschließendes Urteil über die aktive Rolle der Hyaluronidase und Antihyaluronidasen im rheumatischen Geschehen noch nicht möglich.

Eine für die chronische Polyarthritis charakteristische Bedeutung haben *pathologische Autoantikörper*. Vorlaender fand sie erst 1—3 Monate nach Beginn eines Schubes chronischer Polyarthritis, jedoch nicht bei akuter Polyarthritis oder ihren Rezidiven. Die Stoffe sind nicht rheumaspezifisch.

Pathologische Agglutinine sind bei verschiedenen Krankheiten pathogenetisch sehr bedeutsam (Tischendorf, Frank, Punin, vgl. Schoen und Tischendorf). Antigen-Antikörperreaktionen werden im Coombs-Test zur Differentialdiagnose erworbener und kongenitaler hämolytischer Anämien praktisch angewandt. So werden die Erythrocyten von Kranken mit erworbenen hämolytischen Anämien auf dem Boden abartiger serologischer Reaktionen durch ein Anti-Menschen-(Globulin)-Serum-Kaninchenserum unter bestimmten Voraussetzungen in vitro agglutiniert. Die Hanganatziu-Deichersche Reaktion zur Diagnose der infektiösen Mononucleose beruht auf dem Vorhandensein von Heteroagglutininen, die eine Agglutination von Hammelblutkörperchen herbeiführen. Auch der Antistreptolysin-O-(Oberflächenantigen)Test zur Diagnose der akuten Polyarthritis hat entsprechende Antigen-Antikörperreaktionen zur Voraussetzung.

Mit dem Blutserum von Kranken, die an primär-chronischer Polyarthritis leiden und Hypergammaglobulinämie aufweisen, gelingt es nicht, den einen oder anderen oben genannten Agglutinationstest zustande zu bringen. Rose, Ragan, Pearce und Lipman kamen auf Grund zufälliger Untersuchungen über einen Komplementfixationstest zu der Feststellung, daß das Serum von Kranken mit primär-chronischer Polyarthritis zwar nicht native, aber sensibilisierte Hammelblutkörperchen zu agglutinieren vermag. Diese *gegen sensibilisierte Hammelerythrocyten* gerichteten Agglutinine lassen sich nach Svartz und Schlossmann nicht durch gesunde rote Blutkörperchen des Schafes adsorbieren. Im Blutserum von Kranken mit primär-chronischer Polyarthritis, jedoch nicht im Serum von gesunden Menschen, ist ein Faktor vorhanden, welcher einen bestimmten Stoff, der sich mit Kochsalz aus verschiedenen mesenchymalen Geweben extrahieren läßt, zu präzipitieren vermag. Dieser Serumfaktor soll es nach Lansbury, Crosby und Bello sein, der die mesenchymalen Reaktionen bei primär-chronischer Polyarthritis und verwandten Kollagenkrankheiten verursacht. Eine Antigen-Antikörperreaktion kann nach serologischen Studien mittels Komplementfixations- und Präcipitationstest ausgeschlossen werden, da das untersuchte Bindegewebe nicht als Antigen wirkt. In einer umfassenden Arbeit befaßt sich neuerdings Ball mit den im Serum von Kranken mit primär-chronischer Polyarthritis vorhandenen Faktoren. Ball hat die serologischen Beziehungen näher aufgeklärt und kommt zu der Überzeugung, daß nicht ein gewöhnlicher, heterophiler Antikörper für die Agglutination der sensibilisierten Hammelblutkörperchen verantwortlich ist. Unter 895 untersuchten Seren verschiedener Kranker fand sich 153mal das Agglutinationsphänomen, darunter 140mal bei Kranken mit primär-chronischer Polyarthritis. In Einzelfällen wurden sensibilisierte Hammelblutkörperchen auch durch Serum von Lupus erythematosus und Dermatomyositis gebunden. Ball betont ausdrücklich, daß dieses Agglutinationsphänomen ausschließlich bei der Gruppe der Kollagenkrankheiten beobachtet werden kann. Lansbury hat sich experimentell mit diesen Agglutinationsphänomen befaßt. Er studierte die Antigenwirkung des Bindegewebes bei primärchronischer Polyarthritis und untersuchte Präcipitations- und Komplementbindungsteste. LANSBURY stellte die Vermehrung der γ-Globulinfraktion bei allen diesen Krankheiten in den Mittelpunkt der Agglutinationsphänomene.

Zur Methodik (SULKIN, PIKE, COGESHALL, JAWETZ und HOOK, HELLER, JACOBSON und KOLODNY, TISCHENDORF, FRANK und PUNIN) des Nachweises der gegen sensibilisierte Hammelerythrocyten gerichteter Agglutinine sei nur auf allgemeine Handhabungen und biologische Vorversuche hingewiesen, die im ganzen an die Reaktion im COOMBS-Test erinnern.

Um sensibilisierte Hammelblutkörperchen zu erhalten, wird ein Anti-Hammel-erythrocyten-Kaninchenserum gewonnen. Mit diesem Serum werden gesunde Hammelblutkörperchen sensibilisiert, indem sie für eine halbe Stunde in das Antiserum (Titer um 1:128, Wirkungsoptimum bei 37°) in den Brutschrank verbracht werden. Diese sensibilisierten Hammelblutkörperchen werden dem darauf zu untersuchenden Blutserum (Titer 0—1:512) hinzugefügt. Anscheinend ist es bedeutungslos, ob Nativserum oder inaktiviertes Serum von Kranken mit primär-chronischer Polyarthritis gebraucht wird. Die Versuchsseren werden gemeinsam mit den zugegebenen sensibilisierten Hammelblutkörperchen zunächst entweder 1 Std bei 37° im Brutschrank gehalten oder sofort bzw. im Anschluß an den Aufenthalt im Brutschrank über 4—12 Std bei 4° im Kühlschrank abgestellt.

Es zeigt sich, daß lediglich das Serum von Kranken mit primär-chronischer Polyarthritis die sensibilisierten Hammelblutkörperchen über einen Titer von 1:32 zu agglutinieren vermag. Daß Blutserum von Kranken mit Dermatomyositis und Lupus erythematosus die gleichen Ergebnisse zu erbringen vermag, geht aus Einzelbeobachtungen hervor, die deswegen allerdings keine Beweiskraft besitzen, aber im Rahmen der neueren Zusammenfassung mit der primär-chronischen Polyarthritis als Kollagenkrankheiten verständlich werden können.

Die *tabellarisch* zusammengefaßten Untersuchungsergebnisse ergeben einen Überblick.

Tabelle 4. (TISCHENDORF, FRANK und PUNIN.)

Diagnose	Agglutinationstiter								
	0	1:2	1:4	1:8	1:16	1:32	1:64	1:128	1:256
Primär-chronische Polyarthritis . .						2	3	4	1
Lupus erythematosus								1	
Dermatomyositis							1		
Akute Polyarthritis		1	2	1					
Lebercirrhose		2			1				
Sepsis lenta		1	1	1					
Hämoblastome:									
Myeloblastose		1	1			1			
Lymphadenose	2								
Chronische Myelose		1						1	
Retothelsarkom		1	1						
Lymphogranulom	1	1							
Panmyelophthise	1								
Verschiedene Carcinome	1	2	2						
Asthma bronchiale	1								
Nephrosklerose	1								
Nephrose				1					
Urämie	2								
Meningitis serosa	1								
Morbus Cushing		1							
Mitralvitium				1					
Hepatitis epidemica			1						
Lungentuberkulose	2	1							
Serumexanthem	1								
Metapneumonisches Empyem . . .	1								

Frank und Schimansky fanden bei weiteren Untersuchungen unter 87 Seren verschiedener Krankheitsbilder in 10—14 Fällen primär-chronischer Polyarthritis den Agglutinationstest von Rose positiv. Er fehlte bei sekundär-chronischer Polyarthritis und akuten Rheumaformen, jedoch ist er auch bei nicht rheumatischen Erkrankungen, z. B. Lebercirrhose, manchmal positiv. Eine Abhängigkeit von den Serumeiweißveränderungen, besonders der Höhe der γ-Globuline, ließ sich nicht nachweisen. Heller und Mitarbeiter gelang es, durch verschiedene Adsorptionsverfahren den Antikörper gegen sensibilisierte Hammelerythrocyten von dem gegen normale Hammelerythrocyten im menschlichen Blut abzutrennen. Dem Agglutinationstest sensibilisierter Hammelblutkörperchen bei primär-chronischer Polyarthritis kommt insofern theoretische Bedeutung zu, als er erlaubt, diese Krankheitsgruppe nach ihrem serologischen Verhalten ebenso wie nach ihren Auswirkungen auf den Eiweißstoffwechsel (γ-Globulinvermehrung) zu einer Einheit zusammenzufassen und dadurch von der akuten rheumatischen Polyarthritis zu trennen.

Eine wichtige Frage ist, ob die Entstehung von *Autoantikörpern* bei primär-chronischer Polyarthritis eine Beziehung zu bakteriellen Erregern, vor allem Streptokokken aufweist. Cavelti gewann Autoantikörper aus Organextrakten, welche bei unvorbehandelten Tieren gleicher Art rheumaartige Veränderungen erzeugten. Die Antikörper entstanden durch Digerieren von Organgewebe mit *Streptokokken*. Sie sind spezifisch für die normalen Organzellen artgleicher Tiere. Vorländer fand in neuen Untersuchungen, daß das Verhalten komplementbindender Antikörper bei chronischer Polyarthritis durch das Fehlen jeglicher Organspezifität — im Gegensatz zur Nephritis und Hepatitis, wo ebenfalls Autoantikörper vorkommen — charakterisiert ist. Symptomfreie Intervalle der Krankheit können mit Verschwinden der Antikörper einhergehen. Der Nachweis von Autoantikörpern braucht nicht mit allergischen Organschädigungen verbunden zu sein. Der optimale Nachweis der Antikörper gelingt beim Menschen durch Verwendung der rheumatisch erkrankten Organgewebe. Daraus erklärt sich das späte Auftreten der Autoantikörper im Krankheitsverlauf. Agglutinierende und komplementbindende Antikörper sind nicht identisch. Vorländer warnt davor, unter den Sammelbegriff der Autoimmunisierung serologisch verschiedenartige und klinisch differente Vorgänge zu verschmelzen. Eine obligate pathologische Bedeutung darf diesen serologischen Vorgängen nicht zugemessen werden. Dieses vorsichtige Urteil in der interessanten Frage der Autoantikörper bei chronischer Polyarthritis mahnt vorerst zu starker Zurückhaltung in der Bewertung dieser Phänomene für Entstehung und Ablauf dieser noch so wenig geklärten Erkrankung.

3. Rheumatismus als Anpassungsschaden, Kollagenosen.

Der noch nicht absehbare Impuls, welchen die Rheumaforschung durch die Entdeckung der antirheumatischen Wirkung des Cortison, Hydrocortison und Corticotropin (ACTH) erfahren hat, so umstritten die therapeutische Anwendung noch ist, hat heute schon die Auffassung vom Wesen des rheumatischen Schadens und der nosologischen Stellung zahlreicher rheumaartiger Krankheiten maßgebend verändert (vgl. Kapitel XI, S. 757). Der von H. Selye geschaffene Begriff des *Adaptationssyndroms* als Reaktion auf eine verschieden geartete Beanspruchung *(Stress)* ergab folgerichtig die Zusammenfassung von Schäden, welche bei mangelnder Adaptationsfähigkeit in der sog. Erschöpfungsphase entstehen, als *Adaptationskrankheiten.* Der Stress wirkt über eine Erregung des Nebennierenmarkes auf dem Weg der sympathischen Erregung (N. splanchnicus), wobei körperliche und seelische Belastung, chemische, mechanische, elektrische, thermische, infektiöse und andere Reize wirksam werden können. Die Abgabe von Adrenalin und Arterenol wirkt auf Hypothalamus und Hypophysenvorderlappen im Sinne der Abgabe von Corticotropin, welches die Nebennierenrinde zur Abgabe von Cortison und Hydrocortison anregt. Die Zunahme dieser Steroide im Blut hemmt ihrerseits die Abgabe von Corticotropin (ACTH).

Diese Auffassung vom Stress als *Förderer* antirheumatischer Wirkungen wird therapeutisch ausgenützt, wenn chemische oder physikalische *Reiztherapie* (z. B. Goldbehandlung, Bädertherapie) getrieben wird. Es handelt sich dabei um unspezifische Einwirkungen. Den Rheumatismus selbst erklärt SELYE als Folge der Maladaptation, der Unfähigkeit sich anzupassen, also als *Anpassungsschaden*. Infolge dauernder Reize und Belastungen tritt nach einem Resistenzstadium die Erschöpfung ein.

Die Auffassung beruht auf den antagonistischen Wirkungen der Rindenhormone auf die rheumatische Entzündung. Das Minneralcorticoid Desoxycorticeosteronacetat (DOCA) wirkt begünstigend, die Glucocorticoide Cortison und Hydrocortison hemmend. SELYE konnte dies am Modellversuch der Formalinarthritis an Ratten, die nichts mit Rheumatismus gemein hat, zeigen. Die Wirkung (S. 714) ist keine spezifisch antirheumatische, sondern gegen den Entzündungsvorgang in mesenchymalen Geweben ganz allgemein gerichtet. Es ist möglich, durch diese Hormone die *Reaktionsbereitschaft des Mesenchyms* gegen entzündliche, infekt-allergische Reize weitgehend zu *steigern* und *abzuschwächen*. Das Gemeinsame der *Adaptationskrankheiten* (Anpassungsschäden) ist ihre Beeinflußbarkeit durch die Steroidhormone der Nebennierenrinde, vor allem die günstige Wirkung von Cortison, da ihr pathologisches Substrat bei aller ätiologischen und morphologischen Verschiedenheit das *Mesenchym* ist. Die Klassifizierung heterogener Krankheiten nach einer gemeinsamen Eigenschaft ist natürlich zu einseitig. Beim Rheumatismus kennen wir sehr wesentliche endogene Voraussetzungen neben dem infekt-allergischen Geschehen: das konstitutionell-erbliche Moment, welches besonders bei der primär-chronischen Polyarthritis erheblich mitwirkt, die altersbedingten Änderungen der Kolloidstruktur (BÜRGER), der Elastizität, der Wasserbindung der Gewebe (JUNG und BÖNI) u. a. Es ist nicht zutreffend, das Hypophysen-Nebennierensystem derart in den Vordergrund zu stellen, wie es der Begriff Adaptationskrankheiten erfordert. Das zeigt auch die *Begrenztheit* der *therapeutischen* Wirkung des Corticotropins und Cortisons auf rheumatische Krankheiten, selbst wenn man sich auf die entzündlichen Formen beschränkt. Die Wirkung bleibt symptomatisch, sie umfaßt nicht alle Erscheinungen und ist an die Dauer der Verabreichung gebunden.

Ähnlich wie der Allergiebegriff KLINGEs eine einheitliche Ordnung des akuten und chronischen Rheumatismus ermöglicht und sich dadurch trotz seiner Umstrittenheit als nützlich erwiesen hat, ist die SELYEsche Auffassung der Anpassungsschäden ein *ordnendes Prinzip*, welches dem von KLEMPERER geprägten Namen der *Kollagenkrankheiten* entspricht. Ihr Gemeinsames ist die Schädigung des Bindegewebes, welches zum Teil aus Fibroblasten besteht. Diese bilden Mucopolysaccharide und Eiweiß. Bei Schädigung des Mesenchyms nehmen im Blute die Mucopolysaccharide, Globuline, das Fibrinogen und andere Stoffe zu, die Albumine ab. Das erste und wichtigste Kennzeichen der Bindegewebsschädigung ist die *γ-Globulinvermehrung*. Die darin enthaltenen Antikörper stammen zum Teil aus den Plasmazellen, welche bei allen Kollagenkrankheiten vermehrt sind. Pathologische Eiweißkörper (Amyloid, Paramyloid) können mit der Dauer der Krankheiten entstehen (EHRICH). Bindegewebskrankheiten, welchen die γ-Globulinämie fehlt, wie die maligne Sklerose oder die Endangiitis obliterans, sind keine Angehörigen dieser Gruppe. Die einseitige Gruppierung der Kollagenkrankheiten ist sehr schematisch und läßt viele Unklarheiten bestehen; ihr Vorteil ist, daß sie eine gewisse vorläufige Ordnung in das Chaos chronischer *Osteoarthromyopathien* (s. S. 970ff.) zu bringen vermag.

Die Kollagenkrankheiten beschränken sich nicht auf das kollagene Bindegewebe, sondern umfassen sämtliche Derivate des Mesenchyms: Bindegewebe, Reticulum, Knorpel und Muskeln. Da das Mesenchym als primitives Abwehrorgan aufgefaßt wird, wird gefolgert, daß eine gleiche Aktivität in der Abwehr alle Teile des Mesenchyms in gleicher Weise einbezieht. Es folgt daraus, daß sämtliche mesenchymalen Gewebe betroffen werden können, wenn der Abwehrmechanismus geändert wird. So wird die Tatsache der abnormen Antigenbeantwortung erklärt, die gleichzeitig an den Zellen des Reticulums und an dessen Produkt im Globulin in Erscheinung tritt. Die gleiche abnorme Antwort (Überempfindlichkeitsreaktion) bei diesen verwandten Gewebsarten führt zu der besonderen zelligen Reaktion, zu fibrinoider Degeneration, zu Zellwucherungen der Reticulumzellen. Die Abweichungen im klinischen Bild sind lediglich als Modifikationen einer besonderen Abwehrreaktion aufzufassen (Aegerter und Long). Die Nebennierenrindenhormone Desoxycorticosteron (DOCA) und Cortison (11-Oxysteroid) sind für die Mesenchymkrankheiten von besonderer Bedeutung (s. S. 914). Desoxycorticosteron aktiviert die Kernteilung der Zellen des Mesenchyms, während Cortison als Gegenspieler die Teilungstendenz der mesenchymalen Zellen bremst. Die rheumatischen Knötchen im Herzmuskel bei experimenteller Desoxycorticosteron-Intoxikation sind Ausdruck dieser Mesenchymhyperaktivität, die sich in überstürzter Bildung eines minderwertigen Bindegewebes demonstriert,

Klinische Erfahrungen hatten bereits die Wechselbeziehungen innerhalb der Sklerodermie, der Dermatomyositis, des Lupus erythematosus, der primärchronischen Polyarthritis und verschiedener Formen subakuter Endokarditis aufgedeckt. Das generalisierte Skleroderm (Rubin, Sellei) beginnt unter den verschiedensten klinischen Erscheinungen. Entweder stehen die Symptome einer Raynaudschen Gefäßstörung, einer Akrosklerose oder einer Akroosteolyse (siehe S. 970) im Vordergrund oder es beginnt ein akutes fieberhaftes Krankheitsbild mit allgemeinen Muskelbeschwerden und histologischen Veränderungen wie bei Dermatomyositis. Nicht selten sind bei diesen Krankheitszuständen cystische Lungenfibrosen und chronische Lungenentzündungen. Vielleicht stellt das Bindeglied aller dieser Krankheitserscheinungen an Lunge, Haut und Gelenken eine Gefäßkrankheit dar, die in die Gruppe der *Periarteriitis nodosa* gehört. Die Krankheitserscheinungen am Herzbindegewebe, am Gastrointestinaltrakt, an den Nieren und an den innersekretorischen Drüsen lassen sich im Sinne der progressiven systematisierten *Sklerose* (Goetz) durch die primäre Gefäßwandkrankheit erklären. Wainger und Lever nehmen sogar an, daß die Muskel- und Kollagendegeneration bei der Dermatomyositis das Primäre und die Entzündung das Sekundäre darstellt. Die Kollagendegeneration im Endokard, die fibrinoide Degeneration der Arteriolen in Leber, Milz und Lymphknoten sind der Ausdruck einer systematisierten Kollagendegeneration. Daß dabei Antigen-Antikörperreaktionen, wie es Fox für den Lupus erythematosus annimmt, eine ausschlaggebende Rolle spielen, ist in Anbetracht der erheblichen und grundsätzlichen Dysproteinämie zu vermuten. Das Vorhandensein unspezifischer, aber morphologisch faßbarer Lupus erythematosus-Zellen im Knochenmark (Dameshek, Sundberg und Hovde) und im Blut spricht in diesem Sinne. Es steht außer Zweifel, daß das Vorbild der im Verlaufe der Kollagenkrankheiten auftretenden Gewebsveränderungen physiologische Abnutzungs- und Alterungsvorgänge an den Blutgefäßen sind; sie sind mit der Arteriosklerose vergleichbar (Yardumian und Kleinerman). Es handelt sich letzten Endes um die Vorgänge beschleunigten Alterns, die auch im Morbus Cushing wieder erkennbar werden können.

Innerhalb dieser Krankheitsvorgänge nimmt das Knorpelgewebe insofern eine Sonderstellung ein, als der Knorpel nach Bürger zu den sog. bradytrophen

Geweben gehört und ein besonderes Altersschicksal hat, das im wesentlichen durch die mangelhafte Gefäßversorgung bestimmt wird. Es kommt im „Altersvorgang" (Arthrosis deformans) ebenso wie bei den Kollagenkrankheiten zu Wasserverarmung und Verdichtung der Gewebe zu Einlagerung von Schlackenstoffen und zur Ablagerung von Eiweißkörpern aus dem Stoffwechsel, wie sie in der Arthropathia alkaptonurica schon lange Zeit bekannt ist (vgl. Ochronose, S. 1005 und Amindiabetes, Cystinurie, FANCONI-Syndrom, S. 737).

So tragen sämtliche dysproteinämischen Osteoarthropathien (TISCHENDORF) gemeinsame Züge mit den Kollagenkrankheiten. Die fibrinoide (dysproteinämische) Verquellung der Kollagensubstanz (KLINGES Frühinfiltrat) ist der gemeinsame Nenner dieser Krankheiten, zu denen letzten Endes auch die akute und subakute rheumatische Polyarthritis gehört. Bei der akuten Polyarthritis liegt erhöhte Aktivität des Fermentes Hyaluronidase infolge der Infektion mit hämolytischen Streptokokken vom Typ A, die Hyaluronidase und Lysine bilden, vor. Bei chronischen Polyarthritiden im Sinne der primär-chronischen Polyarthritis liegt dagegen eine Kollagenkrankheit mit Überproduktion wenig differenzierter Bindegewebszellen vor. Die degenerativen Arthrosen beruhen offensichtlich zum Unterschied von beiden auf einer aus unbekannter Ursache entstandenen Schädigung des Chondroitin-Protein-Komplexes der knorpeligen Gelenkteile.

Die klinischen Beobachtungen bei primär-chronischer Polyarthritis, speziell beim STILLschen oder FELTYschen Syndrom lenken das Augenmerk auf die dabei vorkommenden primären Störungen im Eiweißstoffwechsel, die möglicherweise infolge der Ablagerung dieser Eiweißkörper in Gelenknähe die Gelenkveränderungen verursachen.

Auch bei Plasmocytomen und bei verschiedenen Amyloidosen einschließlich der Paramyloidose kommen Veränderungen des artikulären Gewebes zur Beobachtung. Die Ursache der Amyloidose bei der primär-chronischen Arthritis ist unbekannt, wenn auch die therapeutische Wirksamkeit von ACTH und Cortison auf diese und die Kollagenkrankheiten eine gewisse Bereicherung unserer Kenntnis mit sich gebracht hat. Die Untersuchungen von COLETTO und MAGISTRETTI sowie die elektrophoretischen Studien von FRITZE und v. ZEZSCHWITZ sowie von HARTMANN haben eindeutig die Alteration des Proteinstoffwechsels erwiesen und sowohl relative wie absolute Hyperglobulinämien festgelegt. Möglicherweise kommt der reaktiven Plasmazellvermehrung im Knochenmark analog der tumorartigen Plasmacytombildung eine Bedeutung als Ursache der Störung im Proteinstoffwechsel zu. HAYHOE und SMITH bestätigen nach systematischen Untersuchungen die Plasmacytose und Reticulose im Knochenmark der Kranken mit primär-chronischer Polyarthritis. Meist handelt es sich um Vermehrung der γ-Globuline, die entweder selbst die krankhaften Antikörper darstellen oder Träger derselben sind. Die Agglutination sensibilisierter Hammelblutkörperchen ausschließlich durch das Blutserum von Kranken mit primär-chronischer Polyarthritis sowie mit verschiedenen Kollagenkrankheiten (Dermatomyositis, Lupus erythematodes) jedoch nicht durch das Serum von Kranken mit akuter rheumatischer Polyarthritis (vgl. Anti-Streptolysin-O-Test, S. 956 ff.) läßt die primäre Dysproteinämie in besonderem Licht erscheinen (TISCHENDORF, FRANK und PUNIN). Zum Fragenkomplex der Gelenkpathologie bei dysproteinämischen Arthropathien gibt CHINI eine ausführliche Literaturzusammenstellung, die durch Kasuistik ergänzt ist.

4. Herdinfektion und Rheumatismus.

Die Herdinfektion ist schon mehrfach erwähnt worden (S. 947). Die grundsätzliche Frage, welche Bedeutung ihr für Entstehung und Unterhaltung rheumatischer Krankheiten zukommt, ist noch kurz zu erörtern. Der Begriff der Fokalinfektion stammt von GÜRICH (1904) und vor allem von PÄSSLER. Ihre Bewertung schwankte zwischen nahezu völliger Ablehnung (PICKERING) und Erhebung zum „biopathologischen Naturgesetz" (VEIL) von einer fast universellen Bedeutung für zahlreiche recht verschiedene Krankheitsgruppen, die einzeln aufzuzählen nicht möglich ist (vgl. BRÜCK). PÄSSLER definierte den Focus als bakteriellen Herd in einem „toten Raum", in welchem die Abwehrkräfte nicht zur Ausheilung wirksam werden. Es bildet sich ein labiler Gleichgewichtszustand zwischen Infektion und Resistenz aus, der durch Ausschwemmung von Bakterien und Toxinen in den Organismus häufig durchbrochen wird. Sitz solcher Foci sind bei Jugendlichen bevorzugt die Tonsillen, später die Zahnalveolen, wo sich Granulome, Periodontitis und Paradentosen ausbilden. In seltenen Fällen sind Foci in Nebenhöhlen und Mittelohr, in Prostata und Samenblasen, im Wurmfortsatz, in der Gallenblase, den Nierenbecken und anderen Organen vermutet worden. Die Tatsache, daß chronische Infektionsherde gefunden wurden, ist noch keineswegs ein Beweis, daß sie als Focus im Sinne der Fokalinfektion wirken. Dieser Beweis ist gewöhnlich nur durch die günstige — heilende — Wirkung der chirurgischen Entfernung des Focus auf das Grundleiden zu erbringen, vorausgesetzt, daß sorgfältig das „propter" gegen das „post hoc" abgewogen wird. Zahlreiche Methoden sind aufgegeben worden, um die Bedeutung (Aktivität) eines focusverdächtigen Herdes zu ermitteln, ohne daß jedoch eine Methode sich überzeugend durchgesetzt hätte. Die Häufigkeit chronischer Infektionsherde, die fast bei allen Menschen, zumindest des mittleren und höheren Lebensalters vorhanden sind, ist außer Zweifel. Dagegen steht ebenso fest, daß nur in einem Bruchteil dieser Fälle eine echte Fokalinfektion anzunehmen ist. Wie hoch dieser Bruchteil ist, darüber herrscht keine Übereinstimmung. In der Zeit der „Oral Sepsis" stand die Fokalinfektion, zumal in Amerika, hoch im Kurs, in der letzten Zeit wird sie — außer in Deutschland — sehr viel weniger bewertet. Die Zahl der „Sanierungen" geht dieser Einschätzung parallel. Übereinstimmung besteht darin, daß nur eine *radikale* Sanierung zweckentsprechend ist, wenn die Indikation dazu gestellt wird. Das bedeutet oft die Zerstörung eines vorher gut ausreichenden Gebisses durch zahlreiche Zahnextraktionen.

Auf dem Gebiet der Herdinfektion sind sehr viele *Hypothesen* aufgestellt worden. Slauck stellt mit Recht die Oralherde in den Vordergrund und unterscheidet zwischen *Fokalinfektion* und *Fokaltoxikose*, als deren neural fortgeleitete Einwirkung er die fibrillären Muskelzuckungen betrachtet. Auch von anderen Autoren werden die toxischen über die bakteriellen Fernwirkungen gestellt. Die geringe Abwehrreaktion gegen den Focus wird durch eine allmähliche *Umstimmung* (Allergisierung) des Organismus erklärt. Dadurch gewinnt die Lehre von der Herdinfektion eine besondere Beziehung zur rheumatischen Entzündung. Die Einschaltung des autonomen und zentralen Nervensystems im Sinne der Relationspathologie in die Fokallehre (Siegmund) gibt dieser eine zentrale Bedeutung für die Abwehrbereitschaft des Organismus im Rahmen neural pathologischer Ausdeutungen.

Den Theorien der Fokalinfektion liegt wenig Gesichertes zugrunde, weder die Fernwirkung der im Focus enthaltenen Bakterien, sofern sie nicht im Sinne der septischen Ausbreitung in die Blutbahn einbrechen, noch die Toxinwirkung ist eindeutig erwiesen. Niemand kann die Häufigkeit echter Fernwirkungen von Herden entscheiden (Kissling). Die Versager der Herdsanierung sind weit häufiger als ihre gesicherten Erfolge. Trotzdem bleibt auch bei strenger Kritik kein Zweifel, daß beim entzündlichen Rheumatismus und anderen in diesen Formenkreis gehörenden abakteriellen infekt-allergischen Erkrankungen (Endokarditis, Nephritis) in bestimmten Fällen chronische Infektionsherde eine krankheits- und rezidivbegünstigende Wirkung ausüben und daß sich ihre Entfernung für den Gesamtverlauf günstig erweist. Bei dieser vorsichtigen Formulierung läßt sich etwa folgende Indikation für die Herdsuche und Herdsanierung bei Rheumatismus stellen.

Die akute *Polyarthritis* ist nicht die Folge einer chronischen Herdinfektion, sondern eines akuten Racheninfektes, meist einer Angina. Das akute Rezidiv entsteht ebenfalls wieder nach einem neuen Infekt, und zwar wie die Erfahrung lehrt, kann auch nach Entfernung der Tonsillen irgendein beliebiger anderer

Infekt — eine Pharyngitis, Bronchitis, Parulis usw. — ein Rezidiv auslösen (s. S. 949). Der Wert der Fokalsanierung nach durchgemachter akuter Polyarthritis ist trotzdem nicht abzulehnen. Es ist nämlich wahrscheinlicher, daß akute Infekte an chronisch infizierten Tonsillen sich häufiger wiederholen als an intakten. So wird die Tonsillektomie um so eher zweckmäßig sein, je schwerer die Tonsillen verändert sind und je häufiger auf dem Boden der chronischen Entzündung akute Exacerbationen entstehen. Abgesehen davon ist die Operation unter Umständen auch als unspezifischer Reiz zur Umstimmung im Sinne eines „Stress" von günstiger Wirkung. Maßnahmen zur Prophylaxe werden durch die Herdsanierung nicht überflüssig.

Eine besondere Indikation zur Herdsanierung ist die *Endokarditis*, der rheumatische *Klappenfehler* (SCHOEN). Die Rezidivneigung an den geschädigten Herzklappen ist ungewöhnlich groß, ebenso die Gefahr der Entwicklung einer *Endocarditis lenta* (subakute bakterielle Endokarditis). Gegenüber solchen Gefahren ist die Herdsanierung ein geringfügiger Eingriff. Er darf aber nur unter ausreichendem *Penicillinschutz* wegen der Gefahr bakterieller Streuungen durch die Operation durchgeführt werden. Während einer akuten Endokarditis, wie jedes noch erheblich aktiven rheumatischen Prozesses, soll die Herdsanierung nicht vorgenommen werden. Entschließt man sich dazu ausnahmsweise, dann nur, wenn bereits ein subchronischer Zustand eingetreten ist und von dem Herd (Tonsillen) immer wieder akute Exacerbationen ihren Ausgang nehmen. Durch die antibiotische Therapie ist ein solcher Eingriff heute meist weniger gefährlich, wenn nicht ganz entbehrlich. Es handelt sich dann aber nicht um einen „chronischen" Herd im Sinne der Fokallehre.

Die *sekundär-chronische Polyarthritis* (Infektarthritis), welche sich aus Rezidiven der akuten Polyarthritis entwickelt, ist selten. Sie stellt eine wichtige Indikation zur Sanierung vorhandener Foci dar, um so mehr, je vollständiger die Gelenkveränderungen noch reversibel erscheinen. Hier scheint wirklich der fortwirkende oder chronisch rekurrierende Infekt am Eintrittsorgan ein bedeutsamer Faktor zu sein, dessen Ausschaltung nützlich sein kann, aber oft auch erfolglos bleibt. Angesichts des Ernstes der Prognose ist der Versuch sicher berechtigt, sofern die Voraussetzungen aus Herdbefund und Anamnese erfüllt sind.

Dagegen ist der *primär-chronische Gelenkrheumatismus* und die BECHTEREWsche Krankheit gewöhnlich durch Herdsanierung nicht zu beeinflussen, um so weniger, je fortgeschrittener der Krankheitsprozeß ist, je mehr irreversible Versteifungen vorhanden sind. Es ist dies eine Erfahrung, gegen welche in *unverständlichem Optimismus* oft verstoßen wird. Vor allem werden viele Gebisse in solchen Fällen durch radikale „Sanierung" unnötig zerstört. Nur wenn die Veränderungen des Herdes selbst seine Entfernung ratsam erscheinen lassen, sollte operiert werden. In früheren Stadien der Krankheit ist vielleicht durch Sanierung, besonders in Fällen mit schubweisem Verlauf, ein günstiger Einfluß zu erzielen. Die Beurteilung ist schwer, oft unmöglich, zumal das Urteil über vorbeugende Wirkungen, aber es ist sicher, daß die Forderung *radikaler Herdsanierung* in allen Fällen, wie sie oft erhoben wird, *übertrieben* ist. Nicht fortgeschrittene Fälle, die sich für Badekuren eignen, werden vorher mit Vorteil saniert werden, damit durch die Kur keine Verschlimmerungen eintreten.

Diese praktischen Erwägungen, die sich von allen Herdtheorien fernhalten, sind zurückhaltend. Ein uferloser Optimismus ist nur geeignet, die Lehre von der Herdinfektion zu diskreditieren, wie es bereits vielerorts geschehen ist. Gerade die Überzeugung, daß die Herdinfektion ein wichtiges Glied im rheumatischen Geschehen sein kann, sollte vor Verallgemeinerung und Mißbrauch des Fokalbegriffes schützen. Die Umstimmung des Organismus, an welcher die Herdinfektion der Theorie nach maßgeblich beteiligt ist, liegt bereits vor, wenn eine rheumatische Erkrankung manifest wird. Die dann erfolgende Herdsanierung wird sie häufig nicht mehr rückgängig machen, um so weniger, je fortgeschrittener die Krankheit ist. Sie kann allenfalls neue Schübe vom Herd aus verhindern. Herdsanierung ist also kein Allheilmittel, kein obligates Vorgehen, dessen Unterlassung einen Kunstfehler darstellt, sondern eine Maßnahme, die von Fall zu Fall sorgfältig unter Abschätzung aller Gefahren zu erwägen ist. Dann wird sie sich nützlich erweisen können.

5. Allgemeine Therapie des chronischen entzündlichen Rheumatismus.

Die *Einheitlichkeit* des entzündlichen Rheumatismus wird auch durch die Therapie nahegelegt, welche die gleichen allgemeinen Richtlinien verfolgt. Schon vor der Einführung des Cortisons war dies der Fall. Die gemeinsame Eigenschaft durch Cortison gebessert zu werden, läßt die noch größere Gruppe der Kollagenkrankheiten einschließlich des Rheumatismus als irgendwie zusammengehörig erkennen. Im Unterschied zum akuten Gelenkrheumatismus ist der chronische Gelenkrheumatismus und der M. Bechterew durch Salicylsäure und Pyramidon nicht beeinflußbar, sofern es sich nicht um einen akuten Schub der Krankheit handelt. Die symptomatische analgetische Wirkung ist allerdings vorhanden, jedoch keine elektive Wirkung auf das Gesamtbild; es bedarf dazu auch nur geringer Dosen. Für die symptomatische Schmerzstillung bei subakutem und sehr aktivem chronischem Gelenkrheumatismus hat sich die Injektionsbehandlung mit *Irgapyrin* (2—3mal täglich 2,5 cm³) recht gut bewährt. Ebenso kommen andere Antineuralgica allein oder in Gemischen (Pyrazolone, Phenacetin, Acetylosalicylsäure u. a.) vorteilhaft zur Verwendung.

Bei dem eminent chronischen Verlauf der Formen der chronischen Polyarthritis und des M. Bechterew muß ein Therapieplan auf *lange Sicht* aufgestellt werden, natürlich nicht in schematischer Form. Das Ziel ist neben der Schmerzbeseitigung die Erhaltung und möglichst Besserung der Beweglichkeit der Gelenke, die Verhütung der Ankylose, die irreversibel ist, die Pflege der Muskel- und Hautfunktionen, welche der Rückbildung anheimfallen und die Vermeidung der am Ende drohenden Kachexie. Die in Frage kommenden Mittel und Methoden sind sehr zahlreich und vielseitig. Ihr gemeinsamer Nenner ist die *Reiztherapie* als *Stressoren* mit dem Ziel der *Umstimmung* zu größerer Reaktions- und Abwehrbereitschaft.

Die medikamentöse unspezifische Reiztherapie bedient sich entweder der parenteralen Eiweißzufuhr in Form z. B. von Milcheiweiß (Caseosan u. a.) oder Bakterieneiweiß (Omnadın, Pyrifer), wobei fieberhafte, rasch ablaufende Allgemeinreaktionen Veränderungen im vegetativen Gleichgewicht und im Blut mit hervorrufen, welche gesetzmäßig verlaufen (Hoff). Für ausgesprochen chronische Verlaufsformen ist die Reiztherapie unter Vermeidung starker Reaktionen (cave: Agranulocytose und Panmyelophthise; die „Leukopenie" der primärchronischen Polyarthritis und des Felty-Syndroms ist allein keine Gegenindikation gegen die genannten Chemotherapeutica) besser durch Goldsalze (Aurodetoxin, Neosolganal-B, Ultrachrysin u. a.) oder durch kolloidalen Schwefel (Sufrogel, Sulfur praecipitat. in Ölsuspension) durchzuführen. Man beginnt mit unterschwelligen Dosen und injiziert in 3—4tägigen Intervallen bis zum Auftreten einer leicht fieberhaften Reaktion in steigenden Dosen. Tritt eine stärkere Reaktion ein, wird die Dosis so lange beibehalten, bis die Reaktion ausbleibt und dann vorsichtig gesteigert. Die Goldtherapie erweist sich als am wirksamsten bei richtiger Dosierung. Ihre Gefahren — allergische Ekzeme, Nierenschäden,

Agranulocytosen — müssen streng im Auge behalten werden. Als günstige Folge der medikamentösen Reiztherapie erwartet man Rückgang der Schmerzhaftigkeit und Schwellung der Gelenke, bessere Beweglichkeit, allmähliche Abnahme der Blutsenkung und der Anämie.

Die Kupfertherapie der primär-chronischen Polyarthritis hat sich als wenig nutzvoll, praktisch nutzlos erwiesen, besonders wenn man die spontanen Remissionen und den schubweisen Krankheitsverlauf berücksichtigt. TYSON, HOLMES und RAGAN konnten nur bei 2 von 27 mit Kupfer behandelten primär-chronischen Polyarthritiden eine temporäre Besserung der Beschwerden feststellen. 100—250 mg Kupfer in wöchentlichen Dosen erweisen sich als nur wenig toxisch, während mit Steigerung der Dosis auf 500 mg je Woche und Injektion unterschiedlich schwere Anämien auftreten.

JIMÉNEZ-DIAZ und Mitarbeiter berichten über erfolgreiche Behandlung beim primär-chronischen Rheumatismus (und beim Asthma) mit Stickstoff-Lost. Sie setzen die Hemmwirkung auf den entzündlichen Rheumatismus und auf die Dyspnoe beim Asthma bronchiale in Beziehung zur ACTH-Wirkung. Stickstoff-Lost soll ebenso wie ACTH Lympho- und Eosinopenie hervorrufen. KARNOVSKY will nachgewiesen haben, daß Stickstoff-Lost die Nebennierenrinde stimuliert und zur Hyperplasie der Nebenniere (autoptische Beobachtungen von LUDEVIG und CHANUTIN) und zu vermehrter Ausscheidung von 17-Ketosteroiden Veranlassung gibt. Nach MEIER soll auch die Formalinarthritis durch Stickstoff-Lost gehemmt werden.

Diese Therapie muß möglichst frühzeitig durch *Massage* und *Bewegungsübungen* unterstützt werden, auch gelegentliche indifferente Bäder sind nützlich. Die Frage der *Herdinfektion* und etwa erforderlichen Sanierung muß frühzeitig geklärt werden. Ist durch die durchgeführte Therapie eine Besserung eingetreten, ist der beste Zeitpunkt für die Sanierung gekommen, sofern sie nötig erscheint.

Bei der Neigung des chronischen Gelenkrheumatismus zum Fortschreiten oder neuen Schub müssen diese klinischen Kuren häufig mehrfach wiederholt werden, bald in kürzerem, bald in längerem Abstand. Es ist sehr wichtig, den Kranken nicht sich selbst zu überlassen, bis Kapselschrumpfungen, Subluxationen, Synarthrosen und hochgradige Muskelatrophie eingetreten sind. Die Frühbehandlung muß bis zum Erfolg, dem Stillstand des Leidens, ausgedehnt werden, wenn nötig als Dauertherapie über lange Zeit oder mit häufigen Wiederholungen bei dauernder Kontrolle. Dazu sind Organisationen erforderlich, wie sie in den meisten Kulturstaaten vorhanden sind (Rheumaberatungsstellen, Rheumakliniken, Heilstätten und Rheumabäder).

Die nächste Stufe der Therapie ist die *Badekur* in einem geeigneten Kurort. Die Auswahl dazu muß unter dem Gesichtspunkt der möglichen „Rehabilitation" geschehen. Fortgeschrittene Schäden, versteifte Gelenke, Endstadien der chronischen Polyarthritis und des M. Bechterew sind ungeeignet. Am lohnendsten sind die Kuren bei Frühfällen. Die Kurortbehandlung verbindet verschiedenes: die klimatische, balneologische und psychische Heilwirkung der Kur. Die Durchführung der Kur muß individuell abgestuft werden, damit keine unerwünschten Reizwirkungen eintreten. Der „Stress" darf nicht von der Phase der Resistenz in die der Erschöpfung führen. Gefürchtet sind die „Badereaktionen", welche mit Verstärkung der Beschwerden, schlechtem Allgemeinbefinden, aber auch mit ungünstigen Bluteiweißverschiebungen einhergehen (EVERS, HARTMANN und SCHROEDER). Um sie zu überwinden, muß die Kur unterbrochen oder sehr mild gestaltet werden.

Die Bäderwirkungen sind nach Dauer, Häufigkeit, Intensität abstufbar. Wichtiger ist die richtige *Auswahl des Bades*. Am mildesten wirken Thermal- und Solbäder (Wiesbaden, Baden-Baden), besonders als Bewegungsbäder in größeren Bassins zu längerem Aufenthalt. Für chronische Rheumatiker sind die

Schlamm- und Moorbäder (Nenndorf, Pyrmont u. a.) am wirksamsten. Je nach dem Zustand des Kranken, besonders seinem Kreislaufverhalten, ist das Vollbad durch Teilbäder oder Packungen zu ersetzen. Eine spezifisch-antirheumatische Wirkung haben Schwefelbäder (Aachen, Nenndorf). Die Bäderbehandlung muß stets eine *Kombinationstherapie* sein, da alle notwendigen Maßnahmen vereint werden müssen, besonders wichtig ist dabei die Bewegungsbehandlung und Massage (Bindegewebsmassage). Die wichtige Voraussetzung des Erfolges der Badekur ist die Leitung durch einen sachverständigen Arzt.

Andere Anwendungen der *physikalischen Therapie* außerhalb der Badekur sind zahlreich. Überwärmungsbäder, Unterwassermassage, Sauna können mit einer Krankenhausbehandlung verbunden oder ambulant verabreicht werden. Zur Strahlenbehandlung gehören Diathermie und Kurzwelle, vor allem aber ist die *Röntgentiefenbestrahlung* bei Arthrosen und beim Morbus Bechterew oft überraschend gut wirksam. Auch der *Ultraschall* erzielt dabei bemerkenswerte Erfolge, die wohl hauptsächlich Wärmewirkungen sind (Matthes). Die Dauerbeobachtung von 350 Bechterew-Kranken unter der Ultraschallbehandlung zeigt, daß vor allem frischere Fälle relativ günstig zu beeinflussen sind. Hinzelmann beschallt mit einem Gerät bei einer Frequenz von 800 kHz, maximal 3,7—4,0 Watt je Kubikzentimeter, Schallgeber von 24 mm im Durchmesser und 5 min Dauer je Sitzung. Zwischen 2 Behandlungen wird ein Ruhetag eingelegt.

Die *Hormontherapie* des entzündlichen Rheumatismus ist durch die Entdeckung des Cortisons und Hydrocortisons durch P. Hench in den Vordergrund des Interesses gehoben. Die früher geübte Anwendung von weiblichen Hormonen bei postklimakterischen Formen der chronischen Polyarthritis — Arthropathia ovaripriva (Menge), Periarthritis destruens (Umber), Polyarthritis sicca endocrina (Munk) — ist ebenso wie diese keine Sonderform der Polyarthritis darstellenden Bezeichnungen ziemlich obsolet geworden. Eindeutige Erfolge der Follikelhormone sind selten beobachtet worden und daher unsicher. Gleiches gilt von männlichen Sexualhormonen.

Die Anwendung des *Corticotropins* (ACTH) und *Cortisons* (Hydrocortison) bedeutet die *direkte* Beeinflussung der Reaktionsbereitschaft des Mesenchyms ohne Vermittlung eines „Stress". Für die Beurteilung des therapeutischen Wertes sind wir noch überwiegend auf Erfahrungen aus dem Ausland, vor allem USA, angewiesen. Dort wurden von P. Hench an der Mayo-Clinic die ersten Fälle behandelt, von dort ging der Ruhm des Cortisons als Rheumaheilmittel in die Welt. Auch die ersten Rückschläge nach Absetzen des Mittels wurden dort beobachtet, welche schwere Bedenken gegen diese Hormontherapie hervorrufen mußten. Heute wird die Cortisonbehandlung des chronisch-entzündlichen Rheumatismus als vorsichtige *Dauerbehandlung* mit möglichst niedriger *Dosierung* unter strenger Überwachung durchgeführt, wodurch sich unerwünschte Nebenwirkungen weitgehend vermeiden lassen. Grundsätzlich ist es möglich, mit Cortison (Hydrocortison) direkt oder indirekt mit ACTH zu behandeln, wodurch die Nebenniere zur Abgabe von Cortison angeregt wird. Solange die Nebennierenrinde funktionstüchtig ist, darf man die ACTH-Therapie als das mehr physiologische Verfahren ansehen, jedoch muß ACTH als Eiweißkörper injiziert werden. Cortison hat den Vorteil der exakteren Dosierbarkeit und oraler Wirkung, welche hinter der subcutanen nicht nennenswert zurücksteht. Das Cortison und Hydrocortison, welches gleiche antirheumatische Wirkung mit geringeren Gefahren zu verbinden scheint (Clark), wird um so mehr in den Vordergrund treten, je mehr durch billigere Herstellung der Preis gesenkt werden kann.

Die *Gefahren* der Hormontherapie sind die *Nebenwirkungen*, welche bei höherer Dosierung über 100 mg täglich in einigen Wochen auftreten. Es sind die Erscheinungen des Hyperadrenalismus (CUSHING-Syndrom) wie Rundung des Gesichts, Änderung der Fettverteilung, Acne, Störungen im Elektrolytgleichgewicht mit Hypokaliämie und Wasserretention, Glykosurie, Azotämie, Striaebildung, Osteoporose. Besonders zu beachten sind die psychischen Wirkungen. Nach anfänglichem Gefühl von Wohlbefinden und Zunahme der Aktivität — günstige Reaktion therapeutischer Dosen — folgt Schlaflosigkeit, Schwäche, psychische Verwirrung mit manischen, seltener depressiven Zügen bis zu schweren Psychosen. Die Notwendigkeit, die Behandlung abzubrechen, führt zu einem unvermeidlichen *Rückfall* der Polyarthritis. Die durch die „Wunderwirkung" verlorenen Schmerzen, die Steifigkeit, die Gelenkveränderungen kehren wieder, oft schlimmer als vor der Behandlung, und der Kranke wird durch diesen Rückschlag tief deprimiert und leidet mehr als zuvor. Das ist die Kehrseite der falsch dosierten Hormonbehandlung.

Eine weitere Gefahr bedeutet die Herabsetzung der *Infektresistenz* durch Cortison. Das Fieber verschwindet, Eosinophilie und Lymphocyten nehmen ab, die Antkörperbildung wird gehemmt. So können sich schleichende Infektionen entwickeln, die klinisch nicht deutlich werden, solange Cortison gegeben wird. Bei chronischen Rheumatikern ist diese Gefahr gering; bei akuter Polyarthritis, die wegen schwerer Karditis mit hohen Dosen Cortison behandelt wurde, trat nach Absetzen des Mittels in einem Fall BÖNIS eine therapieresistente tödliche Sepsis auf. Die Wundheilung wird durch Cortison verzögert, es entsteht kein Granulationsgewebe.

Durch längere Cortisonbehandlung wird die Nebennierenrinde *atrophisch*. ACTH jedoch bewirkt eine Hypertrophie derselben. Man darf deshalb die Cortisontherapie, zumal bei höheren Dosen, nicht plötzlich abbrechen, sondern sollte sich langsam mit kleinen Dosen „ausschleichen" oder auf eine abschließende ACTH-Behandlung übergehen. Die Behandlung darf nur unter klinischer Kontrolle durchgeführt werden, wobei Blutbild, Blutzucker, Rest-N, Elektrolyte zweckmäßig kontrolliert werden. Da dem Rheumatismus nun sicher kein Hormonmangel zugrunde liegt, muß das Cortison im Überschuß als Medikament gegeben werden, nicht als Ersatz (Substitution).

Zur Behandlung des chronisch entzündlichen Rheumatismus muß die niedrigste wirksame Dosis unter Verzicht auf eindrucksvolle Augenblickseffekte ermittelt werden. Es kommt dann in relativ kurzer Zeit, aber nicht brüsk eine deutliche Besserung der Beweglichkeit, Minderung der Schmerzen und eine psychische Belebung zustande, ohne daß stärkere Stoffwechselumstellungen eintreten. Diese vorsichtige Dosierung, am besten in peroraler Form, kann Monate hindurch ohne Nebenwirkungen durchgeführt werden. Man geht nach Beginn mit 100 mg und möglichst alle 3—7 Tage 25 mg täglich zurück. Cortison wirkt 6—12 Std, so daß die Teilung in 2—4 Gaben täglich (25 mg =2mal $\frac{1}{2}$ Tablette) zweckmäßig ist. Die Kur ist so lange fortzusetzen, bis der Erfolg stabilisiert ist (Rückgang der Blutsenkung!). Dabei wird man sich in der Dosierung Schwankungen des Verlaufs individuell anpassen. Fälle mit geringerer Aktivität und gleichmäßigem Verlauf lassen sich lange Zeit mit der Erhaltungsdosis von etwa 50—25 mg Cortison täglich behandeln. Daneben soll die physikalische Behandlung, besonders die systematische *Bewegungstherapie* einhergehen. Sie läßt den unter der Schutzwirkung des Cortisons erzielten Erfolg ausnutzen im Sinne einer dauernden Funktionsverbesserung. Cortison heilt die chronische Polyarthritis nicht, sondern *unterdrückt* sie nur. Diese Zeit muß für die funktionelle Therapie genutzt werden. Ist eine Besserung der Funktion infolge irreversibler anatomischer Veränderungen nicht zu erwarten, liegen Synarthrosen, Narbenkontrakturen, Kapselschrumpfungen vor, so bleibt auch die Cortisontherapie zwecklos. Im übrigen läßt sie sich bei allen Formen des

Tabelle 5. *Katakritisch überprüfte Ergebnisse klinischer Rheumatherapie* (W. H. Fähndrich).

	Diagnose		Primär-chronische Polyarthritis	Morbus Bechterew	Sekundär-chronische Polyarthritis	Arthrosen und Spondylosen	Periarthritis humeroscapularis	Ischias	Insgesamt	Mittelwerte in %
Arbeitsfähig wurden	voll	a)	32 = 35,6%	6 = 54,5%	132 = 56,9%	137 = 40,2%	25 = 58,1%	116 = 71,1%	448	448 = 51,3%
		b)	7 = 7,6%	3 = 18,8%	16 = 19,5%	19 = 14,1%	1 = 33,3%	1 = 8,3%	47	47 = 13,8%
		zusammen	39 = 22,3%	9 = 33,3%	148 = 47,1%	156 = 32,8%	26 = 56,5%	117 = 66,9%	495	495 = 40,8%
	einge-schränkt	a)	38 = 45,8%	2 = 18,4%	74 = 31,9%	177 = 51,9%	15 = 34,9%	41 = 25,2%	347	347 = 39,7%
		b)	40 = 43,5%	6 = 37,5%	38 = 46,3%	81 = 60,0%	2 = 66,7%	8 = 66,7%	175	175 = 51,4%
		zusammen	78 = 44,6%	8 = 29,6%	112 = 35,7%	258 = 54,2%	17 = 37,0%	49 = 28,0%	522	522 = 43,0%
	nicht	a)	13 = 15,6%	3 = 27,1%	26 = 11,2%	27 = 7,9%	3 = 7,0%	6 = 3,7%	78	78 = 8,9%
		b)	45 = 48,9%	7 = 43,7%	28 = 34,2%	35 = 25,9%	—	3 = 25,0%	118	118 = 34,7%
		zusammen	58 = 33,1%	10 = 37,1%	54 = 17,2%	62 = 13,0%	3 = 6,5%	9 = 5,1%	196	196 = 16,2%
	Gesamt	a)	83	11	232	341	43	163	873	873
		b)	92	16	82	135	3	12	340	340
		zusammen	175 = 100%	27 = 100%	314 = 100%	476 = 100%	46 = 100%	175 = 100%	1213	1213 = 100%
Gebessert blieben	anhaltend	a)	38 = 45,8%	4 = 36,4%	132 = 56,9%	159 = 46,7%	30 = 69,8%	122 = 74,9%	485	485 = 55,6%
		b)	18 = 19,6%	4 = 25,0%	28 = 34,1%	31 = 23,0%	1 = 33,3%	2 = 16,7%	84	84 = 24,7%
		zusammen	56 = 32,0%	8 = 29,6%	160 = 51,0%	190 = 39,9%	31 = 67,4%	124 = 70,8%	569	569 = 46,9%
	vorüber-gehend	a)	37 = 44,6%	3 = 27,2%	65 = 28,0%	127 = 37,2%	11 = 25,6%	31 = 19,0%	274	274 = 31,4%
		b)	50 = 54,4%	9 = 56,3%	35 = 42,8%	55 = 40,7%	2 = 66,7%	8 = 66,6%	159	159 = 46,8%
		zusammen	87 = 49,7%	12 = 44,4%	100 = 31,8%	182 = 38,2%	13 = 28,3%	39 = 22,3%	433	433 = 35,7%
	nicht	a)	8 = 9,6%	4 = 36,4%	35 = 15,1%	35 = 14,1%	2 = 4,6%	10 = 6,1%	114	114 = 13,0%
		b)	24 = 26,0%	3 = 18,7%	19 = 23,1%	49 = 36,3%	—	2 = 16,7%	97	97 = 28,5%
		zusammen	32 = 18,3%	7 = 26,0%	54 = 17,2%	104 = 24,9%	2 = 4,3%	12 = 6,9%	211	211 = 17,4%
	Gesamt	a)	83	11	232	341	43	163	873	873
		b)	92	16	82	135	3	12	340	340
		zusammen	175 = 100%	27 = 100%	314 = 100%	476 = 100%	46 = 100%	175 = 100%	1213	1213 = 100%

a) Patienten, die *rechtzeitig* zur Behandlung kamen.
b) Patienten, die *verspätet* zur Behandlung kamen.

chronisch entzündlichen Rheumatismus der Gelenke und Wirbelsäule mit Vorteil innerhalb gewisser Grenzen anwenden. Diese sind durch die Hormonbehandlung weiter hinausgeschoben wie bei jeder anderen Therapie, doch fehlen noch die abschließenden Erfahrungen auf weite Sicht. Intraartikuläre Anwendung von Cortison ist versucht worden (SCHMIDT), angeblich mit gutem Erfolg sehr kleiner Dosen. Schon heute ist die Cortisonbehandlung eine *therapeutische Realität*, die Möglichkeit, in unspezifischer Weise die Reaktionsweise des Mesenchyms zu beeinflussen. Darüber hinaus hat sich durch das Cortison eine neue fruchtbringende Behandlungsweise des rheumatischen Geschehens erschlossen, eine Entwicklung, die wohl noch lange nicht abgeschlossen sein wird.

Schließlich sei noch der *Diätetik* des chronischen Rheumatismus gedacht. Auch hier ist ein Schema nicht angebracht. Es gibt keine sichere Heilkost der chronischen Polyarthritis, wenn wir von der echten Gicht absehen. Weder die vegetarische, fleischfreie noch die salzarme Ernährung oder die Rohkost oder Heilfasten sind Allheilmittel. Sie mögen in bestimmten Fällen nützlich sein, besonders ist jede *radikale Umstellung* in der gewohnten Ernährung ein Reiz, der im Sinne des Stress eine Umstimmung erzeugen kann. So erklärt sich die kurzfristig angewandte Wirkung extremer Ernährungsweisen, z. B. der BIRCHER- BENNERschen Rohkostkur oder der FIETSCHERschen Schrotkur, welche besonders bei übergewichtigen Rheumatikern vorübergehend nützlich sind. Das Wesentliche in der Kost ist die *Individualisierung* (GÉRONNE). Allgemeingültige Regeln sind nicht aufzustellen. Unter Berücksichtigung von Konstitution und Körpergewicht, dessen Übermaß die gestörte Bewegungsfähigkeit erheblich verschlechtern kann, wird man den Rheumatiker auf sehr verschiedene Weise unter Wahrung seiner Gewohnheiten und seines Geschmacks und der gegebenen Möglichkeiten zweckmäßig ernähren können. Tabelle 5 zeigt die Ergebnisse der Therapie der FÄHNDRICHschen Klinik.

6. Chronisch-rheumatoide Krankheiten.

Unter chronischem *Gelenkrheumatismus* werden verschiedene Krankheitsbilder zusammengefaßt, die neben dem chronischen Verlauf mit entzündlichen Gelenkveränderungen nicht viel Gemeinsames haben. Es fällt unter diesen Sammelbegriff als Krankheit sui generis die *primär-chronische Polyarthritis*, das weitaus häufigste und folgenschwerste Leiden dieser Gruppe mit typischem Verlauf. Die *chronische Infektarthritis* ist weniger genau definierbar. Der chronische Infektionsherd als Ursache wird dabei in den Vordergrund gestellt, das infektiöse Moment tritt deutlich hervor. Die Gelenkveränderungen finden sich meist an den großen Gelenken, mono- oder polyartikulär. Die Beseitigung des Infektionsherdes gibt dem Verlauf mitunter eine günstige Wendung. Der Begriff der Infektarthritis deckt sich zum Teil mit der *sekundär-chronischen Arthritis*, welche sich aus einer in vielen Schüben verlaufenden a.P. entwickelt, die jüngeren Lebensalter bevorzugt und selten vorkommt. Wenig definierbar sind die Bezeichnungen der *allergischen Arthritis*, der *postklimakterischen Arthritis* (Periarthritis destruens von UMBER) oder überhaupt *hormonal* bedingter Arthritis (wobei nicht das Hypophysennebennierensystem gemeint ist). Die *Arthritis psoriatica* wird durch das Zusammentreffen von Psoriasis und chronischer Arthritis gekennzeichnet. Besondere Formen sind das FELTY- und SJÖGRENsche Syndrom und die STILLsche Krankheit. Wahrscheinlich handelt es sich bei allen diesen verschiedenen Begriffen um besondere Verlaufsarten der primär-chronischen Polyarthritis. Je nach dem Vorherrschen des konstitutionellen Moments, der Infektion, der allergisch-hyperergischen Reaktionsweise, des Lebensalters ergeben sich dabei verschiedene Varianten im Verlauf, die jedoch nicht die Bedeutung selbständiger Krankheitseinheiten besitzen. Eine Krankheit besonderer Art ist die *Spondylarthritis ankylopoetica*, deren Stellung im Rahmen des Rheumatismus nicht durchaus als Äquivalent der chronischen Polyarthritis anerkannt werden kann.

Schema der Dysproteinämischen Osteoarthropathien (Kollagenkrankheiten).

1. Primär-chronische Polyarthritis.
   a) Still-Syndrom,
   b) Felty-Syndrom,
   c) Rheumatismus nodosus.
2. Morbus Bechterew.
3. Sklerodermie.
4. Dermatomyositis.
5. Lupus erythematodes.
   a) Libman-Sacks-Endokarditis,
   b) Periarteriitis nodosa.
6. Dysproteinämische Osteopathien.
   a) Amyloidose,
   b) Paraproteinose (Plasmocytom),
   c) Osteoarthropathie hypertrophiante pneumique (Trommelschlegelfinger),
   d) Sjögren-Syndrom,
   e) Akroosteolysis,
   f) Arthritis (Arthrosis) mutilans.
7. Calcinosen.
8. (Arthritis urica).

a) Primär-chronische Polyarthritis (rheumatoide Arthritis).

α) Symptomatologie und Verlauf.

Die primär-chronische Polyarthritis (Polyarthrite chronique évolutive, Maladie de Charcot, rheumatoide Arthritis) entwickelt sich schleichend, ohne daß dem zu schweren Gelenkdeformierungen führenden Geschehen ein „akuter Rheumatismus" vorausgegangen ist. Am häufigsten werden zunächst die kleinen Gelenke, namentlich die Metacarpophalangeal- und Fingergelenke in charakteristischer Weise symmetrisch betroffen. Im weiteren schleichenden Krankheitsverlauf, oft erst nach jahrelangem Bestehen der ersten *Gelenkveränderungen* an den kleinen Gelenken werden auch die größeren Körpergelenke ergriffen. Im Beginn wird schon vor Auftreten objektiv erkennbarer Veränderungen über Parästhesien in Fingern und Händen und über das Gefühl der Spannung, Schwellung und Steifheit geklagt. Es können Erscheinungen vorausgehen, die denen bei Kausalgie und neurogenen Arthropathien (s. S. 763 ff.) ähnlich sind. Vielleicht spielen, wie es die Symmetrie und die typischen Stellungen der Finger bei hochgradig deformierenden Gelenkprozessen zeigen, zentrale Störungen eine Rolle, weil die laterale ulnare Abwicklung der Finger- und Zehenphalangen zu einem typischen Krankheitssyndrom degenerativer Stammganglienveränderungen gehört. Zuweilen ist auch eine leichte Schwellung in der Umgebung der Gelenke wahrnehmbar, jedoch keine nennenswerte Rötung und kein Erguß in das Gelenk. Die Gelenke sind trocken, wie es der enge Gelenkspalt auf dem Röntgenbild erschließen läßt. Am meisten fällt eine gewisse Steifheit und Unbeholfenheit in den Bewegungen auf, die allmählich immer stärkere Grade erreicht. Mit der Einschränkung des Gebrauchs entwickelt sich eine zunehmende Atrophie der Muskulatur, die manchmal an eine neurale Muskelatrophie denken läßt. Dann treten in den abgemagerten

Fingern die Gelenke, auch ohne daß Schwellungen bestehen, infolge der Verbreiterung der durch die Kapselschrumpfung aufeinandergepreßten Knochenenden als Verdickungen hervor. Oft kommen Subluxationen der Gelenke zustande.

In diesem Stadium ist die ulnare Abduktion der Finger und Zehen wohl immer sichtbar vorhanden. Daneben werden auch Pigmentationen und Pigmentverschiebungen der Haut beobachtet, auch trophische Störungen an den Nägeln sind bekannt, seltener Trommelschlegelfinger (Abb. 208) als Begleiter der Dysproteinämie.

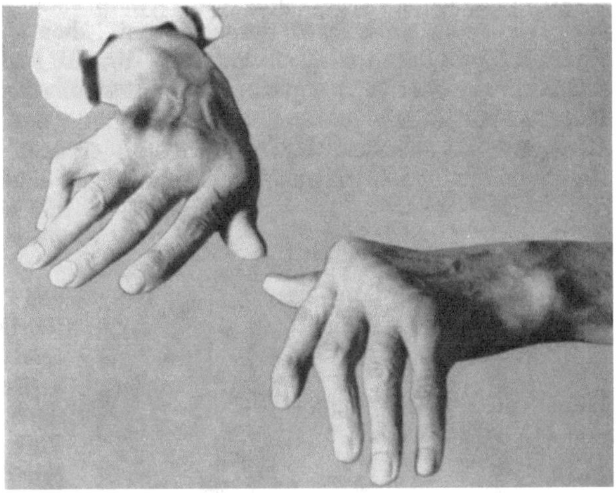

Von den größeren Gelenken werden am häufigsten Hand- und Fußgelenke, Knie- und Ellenbogengelenke und zuweilen auch die Hüft- und Schultergelenke ergriffen

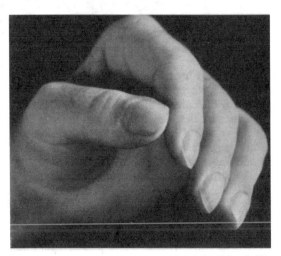

Abb. 207. Primär-chronische Polyarthritis (FELTY-Syndrom) mit Fingerdeformierung und lateraler Abwinkelung der Hände.

An den Knien bilden sich Beugekontrakturen heraus. Besonders starke Muskelatrophien werden dann am Oberschenkel im Musculus quadriceps und an der Schulter am Musculus deltoideus beobachtet.

In manchen Fällen sind auch die *Sehnenscheiden* beteiligt, an denen Schwellungen und Hygrombildungen meist in symmetrischer Anordnung auftreten (vgl. Hygromatosis rheumatica, S. 984). Sehnenschäden bei primär-chronischer Polyarthritis sind offensichtlich relativ häufige Befunde im Sinne der *Tendovaginitis* (KELLGREN und BALL). Die klinischen Erscheinungen sind recht wechselnd, da einmal nur das Symptom der schnappenden Finger (s. S. 654), zum anderen echte Entzündung auftreten kann. Häufig sind

Abb. 208. Nagelkrümmung bei primär-chronischer Polyarthritis.

Traumen für die Manifestation der Sehnenveränderungen bedeutsam. Meist sind es Mikrotraumen, wie z. B. dauerndes Klavierspielen. Histologisch finden sich die typischen Veränderungen einer chronischen Entzündung mit Plasmazellen und Lymphocyten, sowie fibroplastischer Proliferation und fibrinoider Degeneration (KLINGE).

Zuweilen sind Vergrößerungen der *Lymphknoten* (CHAUFFARD, FREUND, PETRY, PETRIDES) und eine leichte Vergrößerung der *Milz* festzustellen. Wenn gleichzeitig mit der chronischen Polyarthritis Milz- und Lymphknotenschwellungen sowie Granulocytopenie vorhanden sind, wird vom Felty-Syndrom gesprochen (s. Felty-Syndrom, S. 981).

Herzveränderungen im Sinne der Herzinnenhautentzündung, des Herzfehlers oder der Myokarditis bzw. deren Folgen gehören im allgemeinen nicht zum Bilde der primär-chronischen Polyarthritis. Das gilt für die klinische Untersuchung, weniger für den pathologisch-anatomischen Befund. Bradfield und Hejtmancik haben unter Berücksichtigung der pathologisch-anatomischen Häufigkeit organischer Herzklappenveränderungen bei Kranken mit primär-chronischer Polyarthritis auch klinisch sehr viel häufiger als bisher angenommen (35%) wurde, Herzveränderungen feststellen können.

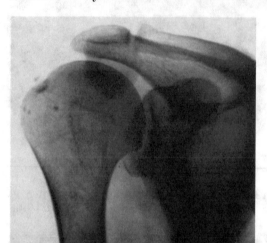

Abb. 209. Periarthritis humeroscapularis (fleckförmige Verkalkungen in der Gelenkkapsel).

Temperatursteigerungen pflegen zu fehlen, werden aber in subfebriler Form gelegentlich während der Schübe immer wiederkehrender Gelenkbeschwerden, die meist mit der progredienten Verschlechterung der Leiden innerhalb von Jahren und Jahrzehnten verbunden sind, festgestellt.

Am Ende steht ein völliges schweres *Siechtum mit Marasmus*, schwerer Anämie, Schwund des Fettgewebes und der Muskulatur, Atrophie der Haut, greisenhaftem Aussehen. Die verdickten Gelenke treten stark hervor gegenüber der Reduktion der Weichteile. Finger und Zehen zeigen die charakteristische Subluxation mit schweren Deformierungen, ulnarer Verziehung; die Immobilisierung durch ausgedehnte Gelenkversteifungen, Kontrakturen ist in diesem Stadium weit fortgeschritten. Der Kranke ist nicht nur an Bett oder Rollstuhl gefesselt, sondern oft sogar völlig hilflos und für das Essen und jede Handreichung auf fremde Hilfe angewiesen. Bei guter Pflege und Vermeidung von Decubitus und sekundären Infektionen können solche Menschen lange am Leben erhalten werden. Sie bedeuten eine enorme Belastung der Versicherungsträger. In diesem Stadium ist natürlich jede Therapie nahezu wirkungslos.

Die primär-chronische Polyarthritis beginnt meist im Alter zwischen 20 und 40 Jahren. Sie befällt Frauen 3mal häufiger als Männer. Im Kindesalter ist neben der Stillschen Krankheit (s. S. 980) die *Polyarthritis chronica infantilis* zu nennen, welche schon vor der eigentlichen Zeit der akuten Polyarthritis, nämlich vor dem 5. Lebensjahr bis hinab zum 1. Lebensjahr bereits beginnen kann (Catel).

Die *kindliche chronische Polyarthritis* nimmt einen sehr chronischen Verlauf. Nach unscheinbarem Beginn tritt allmählich eine Ausbreitung auf zahlreiche Gelenke ein. Auch hierbei überwiegt das weibliche Geschlecht. Die Krankheit beginnt wie beim Erwachsenen mit symmetrischen Schwellungen der kleinen Gelenke der Hand und greift im weiteren Verlauf erst aufsteigend auf die großen Gelenke über; auch die Wirbelsäule nimmt teil. Die Gelenke sind schmerzhaft und zeigen starke Kapselverdickungen mit fibröser Umwandlung, schließlich auch Beteiligung des Gelenkknorpels bis zu knöchernen Ankylosen. Entzündliche Begleiterscheinungen treten zurück. Nur anfänglich besteht Temperaturerhöhung, ebenso wenn neue Schübe eintreten. Milztumor, Anämie fehlen im Gegensatz zur STILLschen Krankheit, die Senkungsbeschleunigung ist weniger groß. Die Mitbeteiligung des Herzens (Endokarditis) wird nur zu 10% angegeben (IBRAHIM). Die Prognose ist günstig, falls rechtzeitig Bewegungstherapie einsetzt (HUSLER), doch muß mit Rezidiven gerechnet werden.

Symptomatisch zur chronischen Polyarthritis gehörige, oft in Schüben verlaufende Gelenkkrankheiten, die häufig mit Destruktion der knöchernen Gelenkenden einhergehen und zu Ankylosen führen, werden bei gleichzeitig vorhandener *Psoriasis vulgaris* der Haut überwiegend bei Männern beobachtet. Gelegent-

lich wurde ein zeitliches Zusammenfallen von Verschlimmerung des Gelenkleidens mit einer Zunahme der Hauterkrankung festgestellt. Die Psoriasis kann dabei so geringfügig (an den Nägeln allein) entwickelt sein, daß sie klinisch übersehen wird. Offensichtlich sind gemeinsame Stoffwechselstörungen die Ursache der Gelenk- und Hautveränderungen, wobei die beschriebenen Dysproteinämien (und Lipämien) besondere Beachtung verdienen. Psoriasis wird relativ häufig mit Gelenkveränderungen gleichzeitig beobachtet, ohne daß eine primär-chronische Polyarthritis von Anfang an vorliegt. COMROE stellt fest, daß 1—3% der Kranken mit primär-chronischer Polyarthritis Psoriasis aufweisen (NUNEMAKER und HORTMAN).

Die Arthritis psoriatica ist gelegentlich auch mit allergischem Asthma verbunden. Sie neigt zu schubartigem, verhältnismäßig gutartigem Ver-

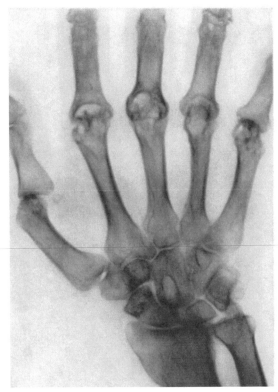

Abb. 210. Primär-chronische Polyarthritis mit cystischen Knochenerweichungen (Fingerskelet und Handwurzelknochen).

lauf und läßt sich durch Cortison gut beeinflussen. Dies gilt auch für die mit allergischem Ekzem verbundene chronische Polyarthritis.

Das *Röntgenbild* der primär-chronischen Polyarthritis zeigt in der Gegend der Gelenke eine freilich nur auf weichen Aufnahmen hervortretende, seitlich bogenförmig begrenzte Verschattung, welche die benachbarten Knochen miteinander verbindet und der verdickten Gelenkkapsel entspricht. Ferner wird meist eine Verschmälerung des Gelenkspaltes und oft eine Verbreiterung der knöchernen Gelenkenden, namentlich an den Fingergelenken gefunden. In Fällen von stärkerer Kapselschrumpfung können sich bei der primär-chronischen Form Verkrümmungen besonders der Finger entwickeln. Auch echte Ankylosen kommen vor. Das Zurücktreten der Ankylosen im Vergleich zur sekundär-chronischen Polyarthritis ist wohl darauf zurückzuführen, daß es bei diesem schleichenden Krankheitsprozeß nicht zu einer serofibrinösen Exsudation in das Gelenk kommt. Die Gelenke sind trocken. ZUPPINGER weist neben den charakteristischen Röntgenveränderungen besonders wegen der Atrophie der gelenknahen Knochen auf periostale Reaktionen am Metatarsale V, an der Tibia und an den Phalangen bei der primär-chronischen Polyarthritis hin. Mit der Knochenatrophie der gelenknahen Abschnitte ist ein ausgedehnter Knorpelschwund verbunden, wodurch es zu der charakteristischen Verschmälerung des Gelenkspaltes kommt.

Die *Beschleunigung der Blutsenkungsgeschwindigkeit*, die meist sehr schnell und bereits kurzfristig ihr Maximum erreicht, und die Herabsetzung der unteren Flockungsgrenze bei der Titration des Serums mit Hayemscher Lösung (Gros)

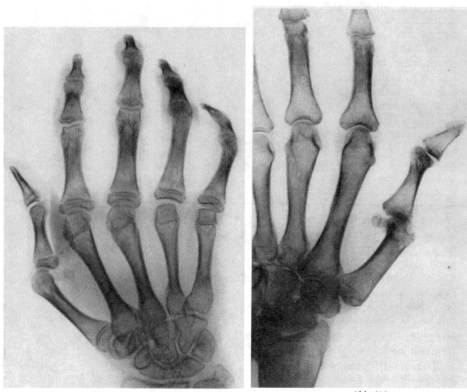

Abb. 211.   Abb. 212.

Deformierung des Handskeletes bei primär-chronischer Polyarthritis (Abb. 211) und bei Felty-Syndrom (Abb. 212).

lassen sich *im Lichte der primären Dysproteinämie* nicht mehr als „Entzündungs- und Infektionsmerkmale" schlechthin einordnen. Die Fibrinogen- und Gesamteiweißwerte fanden Fritze und v. Zezschwitz fast immer im Blutserum erhöht oder wenigstens hoch normal; das gilt auch für das Felty-Syndrom. Die Takata-Reaktion, die Cadmiumsulfatreaktion und die Formol-Gel-Probe zeigen in den meisten Fällen einen positiven Ausfall. Das Weltmannsche Koagulationsband war meist verkürzt, gelegentlich normal oder gering verbreitert. Diese Befunde weisen neben der Tendenz zu *Hyperproteinämie* und *Hyperfibrinogenämie* auf eine Vermehrung der Globuline hin. Die *Globulinvermehrung* bezieht sich nach Aussalzungskurven mit Ammoniumsulfat und nach Elektrophoresediagrammen auf den Euglobulinbereich. Sowohl β- wie γ-Globulinvermehrung bei gleichzeitiger Verminderung der α-Globuline und Hypalbuminämie kommen vor. Daraus erklärt sich das gelegentlich eigenartige Verhalten des Blutes bei Zimmertemperatur.

Im Falle FRITZE und v. ZEZSCHWITZ fiel bei der Blutentnahme aus der Vene auf, daß das Blut sofort nach der Entnahme eine eigenartige gallertige Beschaffenheit annahm; deswegen kam eine Blutkörpersenkung überhaupt nicht zustande. Die Erythrocyten konnten wegen Agglomeration in der Zählkammer nicht gezählt werden. Die Retraktion des Blutkuchens kam nicht zustande. Der eigentliche Gerinnungsvorgang wurde verhindert. Bei 37⁰ wurde das gallertige Serum wieder flüssig, um nach Abkühlung wieder zu gelatinieren. Kälteagglutinine waren nur in geringem Titer nachweisbar. Elektrophoretisch bestand eine starke Vermehrung der β-Globuline. Es handelte sich offensichtlich um einen Eiweißkörper, der sich bei der Ammoniumsulfatfällung wie Fibrinogen verhält und wie ein Euglobulin mit destilliertem Wasser ausfällt. Offensichtlich war es ein Makroglobulin (Molekulargewichte um Ultrazentrifugierung um 2000000) (WALDENSTRÖM, v. BONSDORF, PACKALEN, BING, PEDERSEN, TISCHENDORF und HARTMANN). Die Makroglobuline haben starke Tendenzen Wasser zu binden, wodurch sich ihre Viscosität erhöht. Die Viscosität ist temperaturabhängig, sie nimmt bei niederer Temperatur zu. Bei Bindung aller Wassermoleküle tritt der *Gelzustand* ein. Die WALDENSTRÖMsche Makroglobulinämie mit Purpura ohne Thrombopenie hat viele Beziehungen zu diesem bei primär-chronischer Polyarthritis beobachteten Zustand. Vielleicht bedeutet die dabei gelegentlich festgestellte Mastzellenvermehrung im Knochenmark (TISCHENDORF und HARTMANN, ROHR, BREMY) eine Gegenreaktion durch Hyperheparinämie (s. S. 849, Plasmocytom).

Extreme Verschiebungen in der *Zusammensetzung der Serumeiweißkörper* bei chronischer Polyarthritis sind von WALDENSTRÖM, ANDERSON, SAMUELSON, HOLMBERG und GRÖNWALL sowie BING und LENGH beschrieben, ohne daß die Möglichkeit einer Ablagerung des Paraproteins als Paramyloid in den Gelenken und Kapseln diskutiert worden wäre. WALDENSTRÖM erwägt in diesem Zusammenhang eine Virusinfektion, die ebenso wie die des Tabakmosaikvirus im Wirtsorganismus eine Umwandlung des Körpereiweißes in „Viruseiweiß" veranlaßt, so daß letzten Endes das pathologische Globulin mit dem Virus identisch wird. Manchmal ist die Wa.R. als Ausdruck einer unspezifischen Reaktion in enger Bindung an die Dysproteinämie positiv.

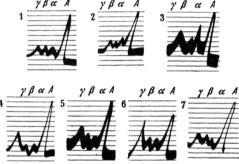

Abb. 213. Elektrophoresediagramme bei rheumatischen Krankheiten und dysproteinämischen Osteoarthropathien (Methode nach ANTWEILER)
1—3 akuter Gelenkrheumatismus; 4 primär-chronische Polyarthritis; 5 sekundär-chronische Polyarthritis; 6 FELTY-Syndrom; 7 Morbus Bechterew.
Gemeinsam ist den Kurven die γ-Globulinvermehrung, das FELTY-Syndrom weist eine geringe α-Globulinvermehrung, der Morbus Bechterew eine mäßige β-Globulinvermehrung auf.

Im Verlaufe der primär-chronischen Polyarthritis kann das Serumeiweißbild einer zunehmenden Änderung unterworfen sein. Die β- und γ-Globulinämie kann zunehmender γ-Globulinämie Platz machen und somit dem „nephrotischen Syndrom" ähnlich werden. Meist entsteht dann Amyloid, welches von GOLDTWAIT bei primär-chronischer Polyarthritis nachgewiesen, von FLETSCHER, LUSH und CHALMERS vermutet worden ist.

Die *Amyloidose* ist eine Folge langdauernder Bluteiweißverschiebungen mit Hyperglobulinämie. JENNINGS berichtet über Amyloidose mit Leber- und Milzvergrößerung bei primär-chronischer Polyarthritis. SCHALLOCK weist auf schwere Leberparenchymschädigung und Nephrose in Verbindung mit primär-chronischer Polyarthritis hin.

Die Beziehungen zwischen Dysproteinämie, Ablagerung von Paraproteinen im Reticuloendothel, im Gelenk- und Gelenkkapselgewebe und kolloidalen Zustandsänderungen des Gelenkmucins sowie des Hyaluronsäurestoffwechsels sind noch ungeklärt (COHEN, PRIMBS).

Sjögren-Syndrom, Felty-Syndrom und Waldenströmsche Makroglobulinämie gehören zweifellos zu dem übergeordneten Krankheitsbild der reaktiven
Reticulose, worauf in letzter Zeit auch Esser und Schmengler sowie Loogen
hinwiesen.

Ähnliche Beziehungen zwischen Eiweißstoffwechsel und Krankheiten des
mesenchymalen Bindegewebes bestehen außer beim Plasmocytom auch bei
Kala-Azar, bei der Favreschen Krankheit, bei der Endocarditis lenta, bei Lebercirrhose und Nephrose. Sämtliche Krankheiten dieser Gruppe einschließlich der
primär-chronischen Polyarthritis und des Felty-Syndroms sind durch charakteristische, aber unspezifische Veränderungen in der Zusammensetzung der
Knochenmarkzellen gekennzeichnet (Schoen und Tischendorf). Es finden sich
reticuläre Reaktionen mit großen Reticulumzellen und Nestern von plasmacellulären Reticulumzellen. Offensichtlich ist die *plasmacelluläre Reaktion* das
Wesentliche. Sie ist der Ausdruck der überstürzten Plasmaeiweißkörperbildung,
die bei den genannten Kollagenkrankheiten funktionelle Hyperplasie bedeutet
und beim Plasmocytom (s. S. 849) Geschwulstwachstum verkörpert.

Es ist heute sicher, daß der primär-chronische Rheumatismus durch die
schweren Störungen im Eiweißstoffwechsel gekennzeichnet ist. Die Dysproteinämie kann in einer Protein-Lipoidstoffwechselstörung mit Auftreten qualitativ
veränderter Eiweißkörper bestehen, die sich wie Globuline verhalten und Capillar-
wandschädigungen verursachen. Auf dem Boden dieser Capillarwandschädi-
gungen können hämorrhagische Diathesen, Amyloidosen und nephrotische
Symptomenkomplexe entstehen. Die anatomischen Veränderungen an den Gelenken sind möglicherweise Ausdruck einer örtlichen Stoffwechselstörung, die
von endokrinen Faktoren (Desoxycorticosteron, ACTH, Cortison) beeinflußt
wird.

Der *Serumeisenspiegel* ist bei der primär-chronischen Polyarthritis wie bei
der Infektanämie vermindert. Dieser Befund und die nach Böni in 23% der
Fälle nachweisbare Erhöhung des Antistreptolysintiters sowie die in 65% der
Fälle positive Streptokokkenagglutination veranlassen Böni, anzunehmen, daß
für die primär-chronische Polyarthritis auch der Streptokokkeninfekt bedeutsam ist.

Der *Verlauf* der primär-chronischen Polyarthritis ist im klassischen Fall
schleichend und afebril. Schübe treten zurück, wenn auch ein progredienter Verlauf mit zwischengeschalteten Stillständen erfolgt. Nur selten kann der Beginn
mit höherem Fieber einhergehen und leiten Schübe von akutem Charakter das
Fortschreiten jeweils ein. Charakteristisch ist stets der Beginn mit den kleinen
Fingergelenken mit allmählichem Fortschreiten auf die großen Gelenke. Bei dem
gewöhnlichen rein chronisch verlaufenden Typ tritt die Exsudation am Gelenk
gegenüber der fibrösen Verdickung zurück (trockene Form), während die mit
entzündlichen Schüben verlaufende Erkrankung zeitweise mehr exsudative
Gelenkveränderungen aufweist (*Polyarthritis chronica exsudativa*). Eine generelle
Trennung ist nicht durchführbar, beide Formen sind infektiöser Art. Die Munk-
sche Annahme, daß die trockene Form mit Hormonausfall im Klimakterium
zusammenhänge, trifft nicht zu.

Neben der durch entzündliche Kapselschrumpfung bedingten Deformierung
der Hände und Füße treten im Anschluß an fortgeschrittene chronische Gelenkentzündungen auch deformierende arthrotische Zerstörungen sekundär auf, welche
mit Knirschen, Bildung freier Gelenkkörper und hochgradigen äußeren Gestalt-
veränderungen einhergehen. So ist das Endstadium nicht nur durch Gelenkversteifung mit Bewegungsunfähigkeit, sondern auch mit Verkrüppelung verbunden. Die begleitende hochgradige Atrophie der Weichteile und der Haut

mit Pigmentverschiebungen und Starre, trophischen Nagelstörungen, die Kach-
exie der chronischen Infektion wirken nach jahrzehntelanger Dauer zu einem
Bild des vollendeten Jammers zusammen, den solche hilflosen Geschöpfe bieten.
Der Tod erfolgt meistens an interkurrenten Erkrankungen, nur im Falle des
Amyloids an den unimttelbaren Folgen der Krankheit.

β) Diagnose.

Das klinische Bild, der chronische Verlauf ohne vorhergehende akute Polyarthritis, der Beginn mit den kleinen Fingergelenken, der überwiegende Befall
von Frauen lassen die Diagnose leicht stellen. Als humorale Symptome treten
die stets erheblich beschleunigte Blutsenkung, die chronische Infektanämie, die
Albuminverminderung und -Globulinämie in den Vordergrund. Ferner ist der
Agglutinationstest auf hämolysierende Streptokokken in 60—70% positiv
(BÖNI). Auch das charakteristische Röntgenbild der Hände trägt zur Diagnose
bei. Differentialdiagnostisch kommt die sekundär-chronische Polyarthritis sowie
eine Polyarthritis nachweisbar infektiöser Ätiologie (Tuberkulose, Gonorrhoe,
Lues, Brucellosen) sowie die echte Gicht in Frage. Die Abgrenzung ist in allen
Fällen durch die nachweisbare Ätiologie, durch Symptomatologie und Verlauf
möglich. Nur Anfangsstadien sind schwer zu diagnostizieren. Die in den
Bereich des degenerativen Rheumatismus gehörigen HEBERDENschen Knoten
älterer Frauen dürfen nicht als beginnende primär-chronische Polyarthritis angesehen werden (normale Blutsenkung).

γ) Prognose und Therapie.

Die Prognose der primär-chronischen Polyarthritis ist mit der Therapie eng
verbunden. Rechtzeitige und immer wiederholte medikamentöse, physikalische
und Bewegungstherapie vermag die an sich durch die Progredienz quoad sana-
tionem ungünstige Prognose sehr erheblich zu verbessern. Die Prognose quoad vitam
ist fast in allen Fällen günstig. Darin beruht ja die enorme ziale Bedeutung der
primär-chronischen Polyarthritis wegen der langen Dauer der hervorgerufenen In-
validität und Pflegebedürftigkeit. Es muß alles daran gesetzt werden, die Krankheit
frühzeitig zu erfassen und der geeigneten Behandlung zuzuführen. Eine Prophylaxe
der primär-chronischen Polyarthritis ist nicht bekannt. Der Infekt tritt dabei gegenüber dem konstitutionellen Moment zurück, so sicher er beteiligt ist. Kälte- und
Nässeschäden sind nicht von so erheblicher Bedeutung, daß ihre Vermeidung
prophylaktischen Wert hätte. Nur bei vorhandener Erkrankung muß besonderes
Augenmerk darauf gerichtet werden, um neue Schübe tunlichst zu verhindern.

Die Therapie der primär-chronischen Polyarthritis deckt sich mit den Richtlinien des allgemeinen Teiles (S. 964), sowohl bezüglich der Reiztherapie, wie der
Cortisonbehandlung, die nur in klinischer Aufsicht und bei genügender Erfahrung
vertretbar ist. Sehr wichtig ist der frühzeitige und richtige Einsatz der physikalischen und Bewegungsbehandlung, welche mit Muskel- und Bindegewebsmassage, lokalen Wärmeanwendungen, passiven Bewegungsübungen schon während
der Bettruhe beginnt, dann auf aktive Bewegungsübungen und Bäder übergeht.
Diese sind als Solbäder am schonendsten, als Thermal- und Schwefelbäder stärker
reizend. Moorbäder sind am eingreifendsten und setzen voraus, daß frischere
entzündliche Erscheinungen fehlen. Die balneologische Behandlung in einem
geeigneten Heilbad pflegt am Schluß der Behandlung zu stehen. Häufige Wiederholungen der Badekur sind meist erforderlich, um einen Dauereffekt zu erreichen.
Die Sanierung der Herdinfekte wird (unter Penicillinschutz) in geeigneten Fällen
vor der Badekur zu empfehlen sein. Deren Zahl ist nicht allzu groß (s. S. 947).

Orthopädische Maßnahmen kommen in Endstadien mit Subluxationen und Kontrakturen manchmal in Erwägung.

δ) Pathogenese der primär-chronischen Polyarthritis.

Die Ätiologie ist noch nicht genügend geklärt. Wohl lassen sich wichtige Faktoren herausschälen, der Infekt auf der einen Seite, die rheumatische Reaktion auf der anderen, doch ist damit die Eigenart dieser schleichenden Erkrankung nicht genügend erfaßt. Die infekt-allergische Auffassung Klinges, die gemeinsame Bedeutung der A-Streptokokken und der damit zusammenhängenden immunbiologischen Serumbestandteile lassen die Zugehörigkeit zum echten Rheumatismus wahrscheinlich erscheinen. Das infektiöse Geschehen spielt sich aber sozusagen im Hintergrund ab und die eigenartige rheumatische Reaktionsweise tritt beherrschend hervor. Dabei überwiegt aber die fibrös-produktive gegenüber der exsudativen Entzündung der akuteren Formen der Polyarthritis. Es gibt *Familien* mit primär-chronischer Polyarthritis, das erbliche und konstitutionelle Moment ist zweifellos dabei wichtig (Hangarter). Das Hypophysennebennierensystem greift nach heutiger Auffassung zwar therapeutisch sehr eindrucksvoll in den Verlauf der primär-chronischen Polyarthritis ein, doch dürfen wir nicht die *hormonale* Störung als ätiologischen Faktor betrachten etwa im Sinne einer Unterproduktion von Cortison (Bauer, Clark und Dienes). Die aus therapeutischen Erfahrungen entstandene gegenteilige Ansicht von Hench, Slocumb und Polley ist von den Urhebern selbst aufgegeben worden. Der Rheumatismus ist keine endokrine Mangelkrankheit im engeren Sinne, noch geht er auf eine Überproduktion von Mineralocorticoid (Desoxycorticosteron) zurück, wie es aus den experimentellen Ergebnissen in unberechtigtem Analogieschluß hervorzugehen schien (Selye, Sylvester, Hall, Leblond Uehlinger, Pirozynski und Akert u. a.). Jedoch trägt die primär-chronische Polyarthritis manche charakteristischen Züge eines Adaptationsschadens im Sinne Selyes. Die Einordnung in eine bestimmte Phase des allgemeinen Adaptationssyndroms ist aber auf Grund der wechselvollen Befunde schwierig. Böni und Jung führten über längere Zeit fortlaufende Untersuchungen der Blutsenkung, des Blutbildes, des Serumeiweißverhaltens, Antistreptolysintiters, der Serumeisenwerte, des Wasser- und Mineralhaushaltes und der 17-Ketosteroidausscheidung durch und fanden danach teilweise eine Zuordnung der primär-chronischen Polyarthritis zum Resistenz-, teilweise zum Erschöpfungsstadium Selyes. Es handelt sich aber um mehr als um eine Störung der Adaptation. Der gesamte neurohumerale Regulationsmechanismus ist in die Störung einbegriffen, auch allergische Faktoren sind beteiligt.

Es sind danach zahlreiche Faktoren bekannt, welche zweifellos am Gesamtbild der primär-chronischen Polyarthritis mehr oder weniger mitwirken. Doch fehlt noch der letzte Schlüssel zur Erklärung dieser eigenartigen, in ihrer Neigung zum langsamen Fortschreiten unheimlichen Krankheit. Vielleicht wird einmal die genauere Kenntnis der durch V. Menkin unternommenen Aufklärung der chemischen Entzündungsstoffe den noch wenig umrissenen Vorstellungen von der eigenartigen rheumatischen Entzündung eine sicherere Grundlage geben können.

b) Sekundär-chronische Polyarthritis.

Die seltenere Form des chronischen Gelenkrheumatismus ist zweifellos die *sekundär*-chronische Polyarthritis, welche durch die vorausgehende akute Polyarthritis gekennzeichnet ist und von Jaccoud 1867 als *Rhumatisme fibreux* beschrieben wurde. Dieser kann über einen subakuten Verlauf oder nach zahlreichen frischen Schüben allmählich in die chronische Form übergehen. Von der primär-chronischen Polyarthritis unterscheidet sich die sekundär-chronische durch andere *Lokalisation* der Gelenkschäden. Es fehlt der obligatorische Beginn an den kleinen Fingergelenken. Sehr häufig werden zuerst große Gelenke, z. B. die Kniegelenke ergriffen, oft auch nur in Gestalt einer *Monarthritis* (KELLY). Die sog. *Infektarthritis* deckt sich oft mit der sekundär-chronischen Polyarthritis. Ihrem akuten Beginn entsprechend finden sich viel häufiger rheumatische Herzschäden des Endo- und Myokards, die für die Prognose von ausschlaggebender Wichtigkeit sind und bei der physikalischen Therapie in Rechnung gestellt werden müssen. Die chronische Gelenkentzündung führt häufig zu sekundär deformierenden Veränderungen und weniger zu Versteifung als die trockene primär-chronische Arthritis. Da das infektiöse Moment besonders bei den in vielen Schüben verlaufenden Formen stärker hervortritt, wird die Suche nach chronischen Infektionsherden wichtig sein und im gegebenen Falle die *Fokalsanierung* durchgeführt werden müssen. Wie die akute Polyarthritis bevorzugt auch die daraus hervorgehende sekundär-chronische Polyarthritis das kindliche und jugendliche Alter. Der Übergang von akuten Schüben des rheumatischen Fiebers zur chronischen Polyarthritis ist fließend. Die Entwicklung schwerer Dauerveränderungen der Gelenke geht häufig rascher als bei der primär-chronischen Polyarthritis. Ein schweres Endstadium wird schneller und in einer jüngeren Altersstufe erreicht. Die schweren Gelenkveränderungen mit Deformierung oder Ankylose stehen denen der primär-chronischen Polyarthritis nicht nach. Es können zahlreiche Gelenke einschließlich der kleinen Fingergelenke und der Wirbelsäulengelenke befallen werden. Die Atrophie der Weichteile, die trophischen Störungen an Haut und Nägeln mit Pigmentverschiebungen entsprechen sich durchaus bei beiden Krankheitsformen. Auch die Dysproteinämie mit γ-Globulinämie, schließlich Übergang in Amyloid und Kachexie sind beiden gemeinsam.

Trotzdem ist das Gesamtbild der sekundär-chronischen Polyarthritis günstiger, weil häufiger leichtere Verlaufsarten und sogar Stillstand der Krankheit vorkommen. Solche milde Formen zeigen nur zeitweise Fieber und Gelenkschwellungen, die spontan zurückgehen, um bei neuer „Erkältung" wiederzukehren. Manchmal sind die subjektiven Klagen der Steifigkeit eindrucksvoller als der geringe Gelenkbefund.

Die *Diagnose* der sekundär-chronischen Polyarthritis ist durch ihr Hervorgehen aus der akuten Polyarthritis einfach. Sie wird schwieriger, wenn diese anamnestisch durch ihren leichten Verlauf nicht zu erfassen ist, wenn es sich um sehr milde Verlaufsarten oder um fortgeschrittene Endstadien handelt, welche der primär-chronischen Polyarthritis gleichen. Bei Monarthritis wird die Differentialdiagnose gegen Tuberkulose und Gonorrhoe und andere Infektionen zu stellen sein. Eine wichtige Stütze der Diagnose ist ein rheumatisches Herzvitium. Die Lokalisation der Arthritis, ihr oft mehr exsudativer Charakter, der mehr schubweise Verlauf werden die Diagnose in den meisten Fällen ermöglichen.

Prognose und *Therapie* decken sich weitgehend mit der primär-chronischen Polyarthritis. Jedoch ist die Neigung zur Progredienz weniger ausgesprochen. Leichte Fälle können spontan zum Stillstand kommen. Durch rheumatische Herzschäden wird die Prognose entscheidend beeinflußt.

Die *Therapie* weicht nur insofern von der bei primär chronischer Polyarthritis geübten Behandlung ab, als ein Herzfehler bei der physikalischen Therapie in Rechnung gestellt werden muß, als stets die Herdsanierung anzustreben ist (außer in fortgeschrittenen Fällen) und der oft akutere Charakter mit Hervortreten der Infektion eingreifende Maßnahmen temporär verbietet. Irgapyrin, Pyramidon und Salicylate sind in solchen Phasen zweckmäßig und wohltuend.

Je früher die Behandlung einsetzt, um so größer ist die Erfolgsaussicht. Definitive Heilung ist häufiger zu erreichen als bei der primär-chronischen Polyarthritis.

c) Still-, Felty- und Sjögren-Syndrom sowie Whipplesche Krankheit.

Felty beschrieb 1924 eine „chronische Arthritis im Erwachsenenalter mit Splenomegalie und Leukopenie". Er zog dabei einen Vergleich dieses „ungewöhnlichen klinischen Syndroms" mit der Stillschen Krankheit der Kinder, während spätere Untersucher die beiden Krankheitsformen als identisch erklärten. Der englische Kinderarzt Still beschrieb bereits im Jahre 1896 als besondere Form der Gelenkkrankheiten im Kindesalter ein Syndrom, welches er als „chronische progressive Gelenkschwellung mit generalisierter Lymphknotenschwellung und Milzvergrößerung" bezeichnete.

In Frankreich wurde unabhängig das gleiche Syndrom von Chauffard und Ramon beschrieben.

α) Stillsche Krankheit.

Die chronische rheumatische Arthritis stellt sich bei Jugendlichen in verschiedenen Erscheinungsformen dar. Bereits Still unterschied 2 Gruppen: 1. Chronische progressive Arthritis, die völlig dem Krankheitsbild der Erwachsenen entspricht. 2. Chronische Polyarthritiden mit Vergrößerung der Milz und Lymphknoten und gelegentlich mit adhäsiver Perikarditis. Diese letztere Krankheitsform ist die Stillsche Krankheit, von der sich das sog. Felty-Syndrom lediglich durch die Hepatomegalie und die Leukopenie unterscheidet. Das Stillsche Syndrom kann akut mit schweren Krankheitserscheinungen, Gelenkschmerzen, Fieber, Exanthem, Leukocytose, Anämie, Perikarditis, Adenitis und Milzvergrößerung auftreten. Unter den 20 Beobachtungen Schlesingers manifestierte sich die Krankheit jedoch lediglich mit Arthralgien ohne Initialfieber. Manchmal steht die Perikarditis derart im Vordergrund, daß das Krankheitsbild fälschlicherweise als akutes rheumatisches Fieber aufgefaßt wird. Gelegentlich sind Pleuritis und Bronchopneumonie damit akut verbunden. Die Mortalität soll bei Kindern, die vor dem Schulalter erkranken, bei 30% liegen (Tho). Der Verlauf ist meist ungünstig. Von den 11 Fällen Catels waren nach 17 Jahren 6 gestorben, einer ans Bett gebunden, 3 gebessert und einer beschwerdefrei. Leukopenie und dadurch bedingte Abwehrschwäche begünstigen interkurrierende Infekte, manchmal kommt es zu Amyloidosis. Bereits Still hatte darauf hingewiesen, daß von den Gelenken sich die Krankheit am frühesten in Knie- und Handgelenken und den Gelenken der Halswirbelsäule manifestiert. Pathogenetisch werden periphere Gefäßkrankheiten, Virusinfektionen, Toxinschädigungen bei Fokalinfektion, Gewebsüberempfindlichkeit (v. Albertini) verantwortlich gemacht. Auf den endokrinen Faktor, der sich aus der Störung der Funktion der Nebennierenrinde ergibt, wies Selye hin.

Über die Gelenkveränderungen hinaus finden sich pathologisch-anatomisch Veränderungen in der Muskulatur, im subcutanen Bindegewebe, im Herzen und in den Lymphknoten. Lymphocyten und Plasmazellenansammlungen, Granulationsgewebe mit nekrotischen Zentren, Hyperplasie des lymphatischen Parenchyms in den Lymphknoten, schließlich Vermehrung des Bindegewebes sind typisch. Wenn der Gelenkknorpel zerstört ist, kann sich im Laufe der reaktiven Fibrose die Ankylose verschiedener Gelenke entwickeln, röntgenologisch steht die allgemeine Osteoporose in der Umgebung der gelenkbildenden Knochenteile im Vordergrund. Periostale Reaktionen kommen vor. Sie finden sich häufig im Bereiche der Metacarpalia und Metatarsalia. Die zur Periostverdickung führende Bindegewebsmasse kann verkalken und verknöchern. Eine allgemeine

Osteoporose entwickelt sich erst nach jahrelangem Krankheitsverlauf mit Fortschreiten der Gelenkveränderungen, von denen Subluxation, Ankylose und andere Deformierungen zu nennen sind. Die Veränderungen können zuerst mono-, später polyartikulär entwickelt sein.

Das Wachstum und die Entwicklung des Skelets wird bei Jugendlichen und Kindern durch die Stillsche Krankheit maßgeblich beeinflußt, indem durch Acceleration des epiphysären Wachstums vorzeitiger Epiphysenschluß und dadurch bedingte Minderung der Körpergröße auftreten (Middlemiss).

β) Felty-Syndrom.

Das Felty-*Syndrom* (1924) ist eine der Stillschen Krankheit der Kinder weitgehend gleichende Erkrankung der Erwachsenen.

Zahlreiche Untersucher haben kasuistische Beiträge zum Felty-Syndrom geliefert (Hanrahan, Miller, Singer, Craven, Levy, Price und Schönfeld, Breu und Fleischhacker, Büchler, Buser, Scheiffarth, Cremer, Petrides, Donner, Schmengler, Linke, Störmer, Petry, Fähndrich sowie Schoen und Tischendorf).

Das Felty-Syndrom weist eine charakteristische *Symptomatologie* auf. Im Vordergrund der Beschwerden stehen fast ausnahmslos Veränderungen an den Gelenken. Zunächst sind die kleinen Gelenke, meist symmetrisch schubweise befallen (Finger-, Hand-, Zehen- und Fußgelenke). Erst nach langer Zeit, oft in jahrelangen Abläufen erkranken auch die Knie- und Hüftgelenke. Sämtliche Schweregrade wie bei der primär-chronischen Polyarthritis können beobachtet werden. Geringe Schwellungen mit schmerzhafter Bewegungseinschränkung oder Versteifungen mit grotesker Deformierung der Gelenke, mit Subluxationen und ulnarer Abduktion kommen vor. Manchmal klagen die Kranken, fast ausnahmslos Frauen, über morgendliche Steifheit, die im Laufe des Tages verschwindet.

Der *Röntgenbefund* der Gelenke entspricht dem bei der primär-chronischen Polyarthritis. Die ulcerös-atrophischen Gelenkprozesse sind oft erst nach jahrelangem Bestehen der Krankheit röntgenologisch nachweisbar. Die Schwellungen der Weichteile um die kleinen Gelenke (Veränderungen der Weichteile, der Kapsel und Gefäße) werden nur auf weichen Röntgenaufnahmen sichtbar.

Pathologisch-anatomisch handelt es sich bei den Gelenkveränderungen um eine chronische Entzündung der Kapsel, wobei die Synovialmembran frei bleiben kann. Sekundär können pannusartige Granulationen und Knorpeldefekte auftreten, die in vereinzelten Fällen zu fibrösen und knorpeligen Ankylosen führen.

Ein besonderes Merkmal des Felty-Syndroms ist die *Milzschwellung*, die mit Veränderungen der Blutbildung und des Blutbildes gekoppelt ist. Milzvergrößerung geringfügiger Art kommt allerdings auch bei anderen chronischen Gelenkleiden vor. Es handelt sich beim Felty-Syndrom um Milzschwellungen, die langsam unbemerkt vom Kranken entstehen und nach ihrem Erscheinungsbild an Milzschwellungen nach Milzvenenthrombose erinnern. Die Milz weist cytologisch wie das Knochenmark eine „*Reticulose*" mit undifferenzierten Reticulumzellen und Nestern von plasmacellulären Reticulumzellen auf, wie sie anläßlich der Besprechung der Ursache der Dysproteinämien bei primär-chronischen Gelenkleiden bereits erwähnt wurde.

Entsprechend der *Panmyelopathie* mit Knochenmarkreticulose (das gesamte hämatopoetische Gewebe einschließlich der Milz ist gleichsinnig verändert) finden sich *Veränderungen des Blutbildes*. Anämie, Thrombopenie und vor allem Leuko- bzw. Granulocytopenie sind vorhanden. Immer besteht eine schwere Reifungshemmung der Granulocytopoese.

Das Differentialblutbild ist meist, abgesehen von der absoluten Granulocytopenie und von der relativen Lymphocytose uncharakteristisch. Cremer
hebt die Verminderung der Bluteosinophilen besonders hervor, während Petry
in letzter Zeit ein Felty-Syndrom mit 30% Eosinophilen beschreibt. Löffler
und Maier weisen besonders auf die Beobachtung einer cyclischen Agranulocytose im Verlaufe eines Felty-Syndroms hin. Generalisierte Lymphknotenschwellungen sind ebenfalls nicht selten, aber Spätsymptome.

Neben unregelmäßigen Fiebersteigerungen (vielleicht Ausdruck der Granulocytopenie, Sepsis ex neutropenia) sind fast regelmäßig auch Pigmentationen der
unbekleideten Körperpartien vorhanden. Auch Achylie und Ulcerationen der
Mundschleimhaut sind dabei beobachtet worden. Penicillinbehandlung ist dafür
erforderlich (Klausgraber).

Ob die bei den Kollagenkrankheiten häufig vorhandene Leukopenie mit mäßiger Anämie
und Thrombopenie Ausdruck einer *splenogenen Knochenmarkhemmung oder Folge der allgemeinen
gleichartigen Schädigung des Organsystems Knochenmark, Leber und Milz* (Tischendorf) ist, läßt
sich nicht sicher entscheiden. Die regelmäßige Beteiligung des Knochenmarks mit Reticulose
und Plasmazellenreaktion sowie mit granulocytärer Ausreifungshemmung spricht überzeugend für die Annahme einer gleichgerichteten direkten Knochenmarkschädigung, um so
mehr, als der erwartete Erfolg der Milzexstirpation oder Röntgenbestrahlung auszubleiben
pflegt. Schmengler und Petrides sehen die übergeordnete Ursache der Drosselungsvorgänge
nicht in der splenopathischen Hemmwirkung, sondern wie Schoen und Tischendorf in
einer generalisierten Mesenchymkrankheit infolge einer rheumatischen Schädigung, wobei
die Knochenmarkhemmung und die cyclische Leukopenie auf anaphylaktische Reaktionen
schließen läßt. Die allergische Reaktion des Knochenmarkes ist aber im Sinne des Schock-
fragmentes die Reifungshemmung bzw. die Agranulocytose oder Panmyelophthise. Für diese
Anschauung sprechen auch hämatologische Beobachtungen. Erfahrungsgemäß führt die
primäre splenogene Knochenmarkshemmung zu Panhämocytopenie und Reifungshemmung
sämtlicher Knochenmarkzellsysteme. Im Gegensatz zur primären splenogenen Panhämocytopenie kommt es bei der sekundären Form mit bekannter Ursache der Hypersplenie
(Linke) meist nur zur Hemmung eines Knochenmarkzellsystems, zu Granulocytopenie. Die
Beobachtung von Schmengler und Petrides weist sogar auf die hyperregeneratorische
(hämolytisch bedingte) Erythropoese bei gleichzeitiger Granulocytopenie im Verlaufe eines
Felty-Syndroms hin. Sekundäre Panhämocytopenien sind außerdem bei Milzvenenthrom-
bosen und deren Folgezustand, bei splenomegalen Lebercirrhosen, bei Lues, Kala-Azar, bei
Boeck-Schaumann-Besnierschem Sarkoid, beim Typhus abdominalis und bei erworbenen
hämolytischen Anämien bekannt.

Der *Verlauf* der Krankheit ist ungemein schleichend und chronisch. 10- bis
20jährige Beobachtungen sind wie bei primär-chronischem Rheumatismus
beschrieben. Die Milzexstirpation hat sich zweifellos als unwirksam erwiesen.
Layani, Gatellier, Aschkanasy und Hammard zeigen allerdings, daß nach
der *Splenektomie* beim Felty-Syndrom eine vorübergehende Besserung der
klinischen Erscheinungen an den Gelenken und am Blutbild beobachtet werden
kann. 6—8 Monate nach der Splenektomie entwickelte sich aus der reaktiven
Leukocytose vorübergehend ein normales weißes Blutbild, in dem die Eosinophilen nach und nach wieder zunahmen.

Es steht fest, daß die Reaktionsform des Felty-Syndroms beim chronischen
Gelenkrheumatismus nur selten in Erscheinung tritt. Ebensowenig wie die
Pathogenese der primär-chronischen Polyarthritis ist die des Felty-Syndroms
bzw. des Stillschen Syndroms aufgeklärt. Insbesondere ist es nicht mit Sicherheit gelungen, einen spezifischen Krankheitserreger nachzuweisen, relativ häufig
sind Streptokokken der Viridansgruppe gezüchtet worden (Singer und Levy,
Williams und Craven, Fleischhacker und Lachnit). Trotz der widersprechenden bakteriologischen Untersuchungsergebnisse stimmen die Mehrzahl
der Untersucher darin überein, daß letzten Endes eine infektiöse Genese der
Krankheit zugrunde liege. Virus- und Bakterieninfektionen werden ebenso
wie Toxinwirkungen und mikrobielle Endoallergien (Cremer) in Erwägung

gezogen. Robecchi vermutet, daß das Felty-Syndrom und die Still-Chauffardsche Krankheit nur verschiedene Krankheitsstadien einer einheitlichen Krankheitsursache darstellen. Buser faßt beide Krankheitsformen als Glieder einer einheitlichen Gruppe zwischen „Rheuma- und Lentasyndrom" auf.

Buser beobachtete bei einem typischen Krankheitsbild einer 20jährigen Frau die Entwicklung des Felty-Syndroms aus dem Stillschen Syndrom; gleichzeitig wies er eine chronische Serositis mit Ergüssen in den Herzbeutel, in Rippen- und Bauchraum nach, ferner eine Endocarditis verrucosa, die dem klinischen und anatomischen Bild der Herzinnenhautentzündung vom Typ Libman-Sacks entsprach.

Die Verwandtschaft dieser „Krankheitsbilder" mit dem Rheumasyndrom zwingt zur Zusammenfassung in einer einheitlichen Gruppe. Daugherty und Baggenstoss berichten in Erweiterung des Begriffes der Libman-Sacksschen Krankheit (verruköse Endokarditis mit Hautmanifestationen, Lupus erythematosus) über ein Syndrom, welches durch Arthritis und Periarthritis gekennzeichnet ist und sich langsam schleichend zu einer Allgemeinkrankheit mit Glomerulonephritis entwickelt. Im Mittelpunkt der Nierenaffektion steht ein *nephrotisches Syndrom*. Buser trennt diese Krankheitsbilder jedoch nach ihrer Immunitätslage. Er erkennt in dem fehlenden Nachweis von Erregern den positiven Ausdruck besonders hoher Immunitätslage, wie sie auch bei der subakuten abakteriellen Libman-Sacksschen Form der Endokarditis im Gegensatz zur Endocarditis lenta vorauszusetzen ist. Zweifellos vermögen auch allergische Reaktionen eine Rolle zu spielen. Buser weist auf die Wechselbeziehungen zwischen *mikrobieller Endoallergie mit chronischer Eosinophilie* und *Milztumor* sowie auf die sog. eosinophilen Leukämien hin (vgl. Schoen und Tiscehndorf), zumal nach seiner Beobachtung auch beim Felty-Syndrom hochgradige Eosinophilie entsteht. Wegen des regelmäßigen Nachweises der Hyperplasie und Proliferation von Reticuloendothelien in Milz und Lymphknoten schlägt Cremer vor, von Eosinophilie mit reticuloendothelialer Reaktion zu sprechen. Ätiologisch ist dieses Krankheitsbild ebensowenig geklärt; man vermutet ebenso wie beim Felty-Syndrom chronische toxische Reize. Büchner beobachtete sogar Myo- und Endokardveränderungen bei einer derartigen Krankheit. Möglicherweise bestehen auch fließende Übergänge zum sog. Banti-*Syndrom*.

γ) Sjögren-Syndrom.

Schwellung der Speicheldrüsen bei primär-chronischer Arthritis wird als Sjögren-*Syndrom* bezeichnet und in direkte Beziehung zu der Dysproteinämie der primär-chronischen Polyarthritis vom Typ Felty gebracht. Das gilt sowohl für die Hunger-Dys- und -Hypoproteinämie (Mellinghoff) als auch für die chronischen Gelenkkrankheiten. Das Sjögrensche Syndrom ist besonders gekennzeichnet durch Versiegen der Tränensekretion mit Keratoconjunctivitis sicca, Versiegen der Speichelsekretion, Rhinopharyngotracheitis und Parotisschwellung. Nach Sjögren kann daneben auch Achylia gastrica auftreten. Außerdem kann die Blutsenkung beschleunigt, der Eisenspiegel erniedrigt, die Takata-Reaktion positiv und eine hypochrome Anämie vorhanden sein, wie sie bei chronischen Entzündungen vorkommen. Beim Sjögren-Syndrom kommen Schädelveränderungen vor, vor allem die Hyperostosis frontalis interna. Fossati nimmt an, daß die bei diesen Kranken gleichzeitig eintretende Hypofunktion verschiedener exokriner Drüsen an die Möglichkeit einer *zentralen* Sekretionsstörung denken läßt. Im Gefolge einer chronischen rheumatischen Krankheit kann sich dieses Syndrom entwickeln. Bereits Stenstam hat auf diese Beziehung hingewiesen. Friese und Linke sehen ein sicheres Symptom rheumatischer Krankheit darin.

In einem Falle Linkes traf das Syndrom mit einem Feltyschen Krankheitsbild zusammen, im zweiten Falle mit einer Purpura rheumatica (Schoenlein-Henoch). Avitaminotische und hormonelle Faktoren sind nach Friese und Linke gegenüber dem rheumatischen Allgemeineffekt von untergeordneter Bedeutung.

δ) Whipplesche Krankheit.

Als Whipplesche Krankheit wurde 1907 erstmalig das gleichzeitige Vorkommen von schweren Ernährungsstörungen und chronischer Arthritis beschrieben. Peterson und Campmeier berichten unter Hinweis auf die in der amerikanischen Literatur zusammengestellten 22 Beobachtungen über 4 neue Krankheitsbilder, von denen folgendes hervorzuheben ist: rheumatische Beschwerden in Hüftgelenken, Knie-, Hand-, Fuß-, Finger- und Kreuzbeingelenken; schubweiser Verlauf der rheumatischen Erscheinungen, die auch durch Herdsanierungen nicht aufzuhalten sind; innerhalb von Jahren zunehmender Gewichtsverlust, leichte Fiebersteigerung, zunehmendes Erbrechen, Schmerzen im Oberbauch, Herzschmerzen, Nykturie; klinisch Cheilosis, Zungenatrophie, Blutdrucksenkung, leichte Anämie, Eosinophilie, Hypoproteinämie, normaler Phosphatasegehalt, normaler Cholesteringehalt, Wa.R. o. B., Achylia gastrica, zunehmende Ödeme, geringe Grundumsatzsteigerung, keine Darmblutungen; in Anbetracht der Anämie und der allgemeinen Kachexie sowie der Muskelermüdbarkeit Verdachtsdiagnose Morbus Addison.

Pathologisch-anatomisch: Allgemeine Atrophie der inneren Organe, besonders ausgesprochen allgemeine Sklerose und Coronarsklerose, petechiale Darmblutungen, Ödeme des Darmes, Pankreas, Nebennieren und Genitalorgane ohne Befund. Histologisch: Autolyse der Darmschleimhaut mit Nekrose, Ansammlung von lipoidhaltigen mononucleären Schaumzellen in der Lamina propria. Fibrinauflagerungen auf der Serosa des Darmes mit Leukocytenansammlungen sowie Rundzelleninfiltraten.

Der Krankheitsablauf erstreckt sich auf Monate bis Jahre. Die Durchfallsneigung bessert sich vorübergehend. Die letzte Phase wird klinisch durch zunehmenden Wechsel von Obstipation und Durchfall, durch Darmblutungen, Dyspnoe und zunehmende Unterschenkelödeme sowie durch Hypothermie infolge der allgemeinen Erschöpfung gekennzeichnet. Petersen und Campmeier ordnen das Syndrom als Lipogranulomatosis des Darmes und der Mesenterialknoten ein. Das Krankheitsbild wird in Beziehung zu Kollagenkrankheiten gesetzt, wobei besonders bemerkenswert die Entzündungsneigung im Bereich der Mesenterialgefäße ist.

Diätetische Behandlung mit proteinreicher Kost und hohen Kohlenhydratgaben und Vermeidung der Fettzufuhr wird angeraten.

d) Rheumatismus nodosus, Hygromatosis (Sehnenscheidenhygrome) und entzündliche Tendovaginitis.

Inwieweit die *rheumatischen Knötchen*, die Schmorlschen *Knorpelknötchen* oder die Bildungen der *Sehnenscheidenhygrome* zu diesen dysproteinämischen Gewebsreaktionen zugehörig sind, vermag nur vermutet werden. Sowohl in Verbindung mit dem akuten Gelenkrheumatismus als auch mit chronisch-rheumatischen Gelenkkrankheiten und auch ohne jeglichen Zusammenhang mit einem „Gelenkleiden" (die Gelenkmanifestation ist dann erst die sekundäre Folge einer Stoffwechselstörung im Verlaufe einer Allgemeinkrankheit) können knötchenförmige Verdickungen im Unterhautgewebe an Stellen, die den Knochen oder Sehnen anliegen, auftreten. Sie finden sich besonders an der Streckseite der Unterarme über der Ulna, oft in der Nähe des Olecranon (s. Abb. 214), ferner an der Galea aponeurotica des Schädels und anderen Stellen. Die Knötchen halten sich oft lange Zeit unverändert, insofern sie nicht mit starken Reizerscheinungen der Haut einhergehen. Sie können sich vollständig zurückbilden oder sind manchmal nur sehr flüchtig; meist weist aber die beschleunigte Blutsenkungsgeschwindigkeit im akuten Beginn zumindest auf Veränderungen in der Zusammensetzung der Serumeiweißkörper hin. Im akuten Stadium treten plötzlich schmerzhafte gerötete Schwellungen umschriebener knötchenartiger Form *(Rheumatismus nodosus)* auf, die entweder ebenso schnell verschwinden oder chronisch,

reizlos werden können. Die ersten Beschreibungen stammen von HILLIER, JAC-
COUD und MEYNET. Der Name Rheumatismus nodosus stammt von REHN.
Histologische Untersuchungen haben ergeben (WICK, GRÄFF, FAHR, FREUND,
WELZ), daß es sich um granulomartige Bindegewebsveränderungen im Sinne
fibrinoider Verquellung mit folgender ent-
zündlicher Zellwucherung und Neigung zu
zentralen Nekrobiosen handelt. Bakteriologische Untersuchungen fallen fast stets
negativ aus. Doch berichten CLAWSEN und
WETHERBY in Bestätigung früherer Befunde einzelner Autoren (LEICHTENTRITT,
POYNTON und PAINE, COSTA, IRISH, SWIFT,
BILLINGS, COLEMAN und HIBBS), daß sie
unter 17 Fällen von kulturell untersuchten
Rheumaknoten in der ungewöhnlich hohen
Zahl von 12 Fällen Streptokokken nachgewiesen haben. Von manchen Autoren
werden diese Knötchen trotz ihrer erheblichen Größe in Beziehung zu den ASCHOFF-
schen Knötchen im Myokard gesetzt.

KLINGE hält die Knoten für echt rheumatisch. Sie stellen seiner Ansicht nach
Entwicklungsstadien eines einheitlichen Geschehens dar, beginnend mit der fibrinoiden

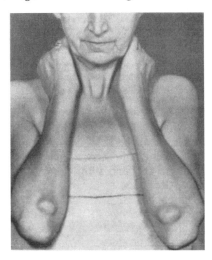

Abb. 214. Rheumatismus nodosus.

Verquellung des Mesenchyms. Die großen Knoten stellen Konglomerate kleiner
Knötchen dar. Es handelt sich um etwas durchaus Einheitliches mit mengen-
mäßigen Unterschieden. Ausgangsort ist das lockere feste Bindegewebe der
Gelenkkapseln, Sehnenscheiden und des
Periosts. Der Weg führt von der fibrinoiden
Verquellung über das Granulomstadium zur
Entquellung und damit zum Verschwinden
oder zur Narbenbildung oder zur Nekrose
mit krümelig-breiigem Zerfall.

Beim chronischen Rheumatismus kommen
selten *Hygrome* zur Beobachtung, die in
Einzelfällen in solcher Zahl vorhanden sein
können, daß man von einem gesonderten
Krankheitsbild, der Hygromatosis spricht.
Gonorrhoe und Lues wurde als Ursache der
Krankheit angesehen, später wurde eine
tuberkulöse Infektion als pathogenetisch bedeutsam vermutet, bis GÜNTHER in einer
kritischen Betrachtung der bisher bekannten
Krankheitsfälle den Begriff der *Hygromatosis
rheumatica* prägte und darunter ein Sym-

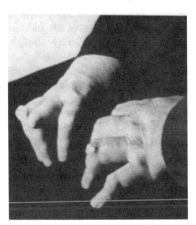

Abb. 215. HEBERDENsche Knoten.

ptomenbild verstanden wissen wollte, welches auf einer „rheumatischen Krankheit" der Sehnenscheiden und Schleimbeutel, weniger oder gar nicht der Gelenke
beruht. SCHLESINGER beschrieb wiederkehrende Sehnenscheidenschwellungen
der Fingerstrecker als akutes neurotisches Ödem. In einigen Fällen wurde die
Steigerung der Schwellungen während der Menstruation beschrieben (ALBERT,
SCHLESINGER, R. SCHMIDT, BAUER, COULSON), so daß an Beziehungen zu endokrinen Regulationen gedacht wurde.

J. Bauer beobachtete bei einer 42jährigen Frau, die schon länger über rheumatische Beschwerden in den Gelenken klagte, nach Sistieren eines Asthmas Hygrome der Sehnenscheiden. Holzweissig verfolgte die Krankheitsgeschichte einer 40jährigen Frau, die Jahre voraus unter einem rezidivierenden Gelenkrheumatismus gelitten hatte und bei der nach einer Peritonitis eine Polyserositis entstanden war, in deren Verlauf es ebenfalls zu Hygrombildungen kam. In letzter Zeit berichten Stübinger und H. J. Wolf über eine Beobachtung bei einem 42jährigen Kranken, der nie unter Rheumatismus gelitten hatte. Dieser Kranke bemerkte seit 2 Jahren allmählich zunehmende Schwellungen an den Finger- und Handgelenken, zum Teil mit Knötchenbildung. Die Schwellungen waren nicht schmerzhaft, hinderten den Kranken jedoch am Handschluß. Nach einer anstrengenden Arbeit beim Schlachten verschlechterte sich der Zustand und es traten ähnliche Schwellungen am Fußknöchelgebiet auf. Auch Parästhesien machten sich von Anfang an bemerkbar. Die Knötchen entsprachen teigigen Schwellungen des Unterhautgewebes, in denen tiefere Knotenbildungen im Bereich der Sehnenscheiden zu tasten waren. Entzündliche Allgemeinreaktionen werden nicht beobachtet, die Blutsenkung war nur mäßig beschleunigt.

Histologisch handelt es sich bei den excidierten Gewebsstücken der Sehnenscheiden um gefäßreiches Bindegewebe mit Rundzellen aller Art, zum Teil mit Lymphocyten. Dazwischen eingelagert sind Leukocyten und gelegentlich Hämosiderin. Oft sind fibrinoide Ablagerungen im Bindegewebe nachweisbar, manchmal fibrinoide Nekrosen, die durch einen Leukocytenwall abgegrenzt sind. Knötchenförmige Zellansammlungen nach Art der Rheumatismusknötchen sind nicht vorhanden.

Die Hygromatosis stellt aller Wahrscheinlichkeit nach eine Allgemeinkrankheit im Sinne einer rheumatoid-allergischen Krankheit dar. Nach den Erfahrungen der Literatur bringt die antirheumatische Behandlung keinen nennenswerten Erfolg, insbesondere bleibt die Anwendung von Salicylaten erfolglos. Stübinger und Wolf behandelten nach Unwirksamkeit von Pyramidon- und Salicylstößen mit Antistin. Darauf bildeten sich die objektiven und die subjektiven Krankheitserscheinungen weitgehend zurück. Vielleicht spielt die Tätigkeit als Fleischer in ihrem Fall eine Rolle.

Die Ätiologie der Hygromatosis ist sehr verschiedenartig. Neben Rheumatismus und Tuberkulose, die histologisch nachgewiesen wurden, sind allem Anschein nach auch unspezifische allergische Reaktionen dafür verantwortlich.

Neben den Sehnenscheidenhygromen sind *Sehnenscheidenentzündungen* infolge von anhaltender Überanstrengung und nach Quetschung mit Abscheidung eines fibrinreichen Transsudates zu erwähnen. Auch infolge bakterieller Infektionen durch Eitererreger, durch Gonokokken und Tuberkelbacillen kommen Sehnenscheidenentzündungen vor. Bei tertiärer Syphilis können sogar innerhalb der Sehnenscheiden Gummen auftreten. Verhältnismäßig selten sind typhöse Sehnenscheidenentzündungen. Diese nicht-rheumatischen Entzündungen treten im Gegensatz zu den Hygromen meist einseitig auf.

e) Arthritis (Arthrosis) mutilans (main et pied en lorgnette, Fernrohrfinger) und Akroosteolysis.

Während bei den akuten Erkrankungen der Gelenke die Entzündung der Synovia mit Exsudatbildung im Vordergrund steht, sind die chronischen Formen bei meist fehlendem Erguß durch das Hinzutreten sekundärer Veränderungen charakterisiert. Unter diesen spielen Knorpelzerstörungen und reaktive Knochenprozesse, Bindegewebswucherungen mit nachfolgender Schrumpfung, Subluxationen und Stellungsänderungen der Knochen sowie fibröse und knöcherne Ankylosen die Hauptrolle. Nennenswerte resorptive Knochenprozesse lassen sich dagegen im allgemeinen nicht beobachten. Es finden sich aber im Schrifttum einige wenige Fälle, bei denen es im Verlaufe einer rezidivierenden oder primärchronischen Arthritis bzw. Arthrosis zu einem hochgradigen Knochenabbau an

den peripheren Extremitätenabschnitten gekommen ist, welcher bis zum Verlust
ganzer Phalangen führen kann. Als charakteristische Folge dieser schweren
Zerstörungen, die mit einer Verkürzung des knöchernen Gerüstes der Finger
und Zehen einhergehen, schieben sich die darüberliegenden, nunmehr zu lang

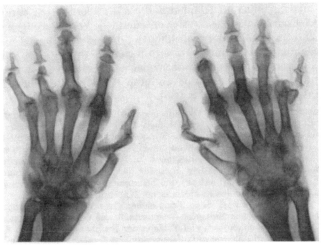

Abb. 216.

gewordenen Weichteile ähnlich den Zügen eines Fernglases ineinander, so daß
ein plumpes tatzenartiges Aussehen der Hände und Füße resultiert. Dieses sehr
typische Krankheitsbild wurde erstmalig 1913 von MARIE und LÉRI an Hand
eines autoptisch untersuchten
Falles beschrieben und unter der
Bezeichnung „la main en lorgnette"
publiziert, da sich bei ihm die genannten Veränderungen nur an
den oberen Extremitäten fanden.
Eine zweite Veröffentlichung
stammt von WEIGELDT (1929).
KARTAGENER hat dann 1936 einen
weiteren Fall gesehen, bei dem sich
die Prozesse an den Zehen ab-
spielten und dafür den Namen „le
pied en lorgnette" gewählt. Arthrosis mutilans kommt auch mit

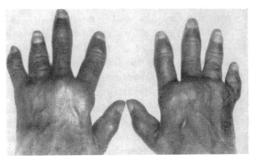

Abb. 217.
Abb. 216 und 217. Arthritis mutilans (Fernrohrfinger).

Psoriasis vergesellschaftet vor. Auch WERTHEMANN und NAUMANN berichten
über „Pied en Lorgnette". In der deutschen Literatur läuft das Krankheitsbild
als „MARIE-LÉRIEsche Erkrankung" oder als „Arthritis mutilans", wobei wir
der letzten Bezeichnung den Vorzug geben möchten, weil sie die schweren
Knochenzerstörungen und Weichteilverstümmelungen am treffendsten charakterisiert. Noch treffender würde sie „Arthrosis" genannt.

Überblickt man dieses Krankheitsbild in seiner Entwicklung, so ist das
hervorstechendste Merkmal, daß ganz verschiedene, voneinander völlig unabhängige
Organe und Organsysteme in das Krankheitsgeschehen einbezogen sind. Diese
Tatsache zwingt zu der Annahme, daß dem Ganzen eine einheitliche Noxe
zugrunde gelegen hat, welche über einen langen Zeitraum ihre deletäre

Wirkung entfaltet hat. Als erste Reaktion des Organismus kam es in unserem Falle (Naumann) zu einer akuten „Polyarthritis", welche erst unter Übergang an das subakute Stadium nach mehrjährigem Bestehen vorübergehend abklang. Es folgten Überempfindlichkeitserscheinungen an der Haut und am Auge mit Neigung zu spontaner Rückbildung, dann erneute Gelenkprozesse unter dem Bilde einer ausschließlich an Händen und Füßen lokalisierten chronischen Polyarthritis. Gleichzeitig entwickelten sich entzündliche Veränderungen an den oberen Luftwegen und im Bereich der Nebenhöhlen, die auf die Lungen übergriffen und hier zur Ausbildung von Bronchiektasen führten. Parallel gingen schließlich noch Drüsenvergrößerungen an den verschiedensten Körperstellen mit besonderer Beteiligung der Ohrspeicheldrüsen, wodurch ein Mikuliczsches Syndrom entstand (vgl. Sjögren-Syndrom, S. 983).

Die gemeinsame Ursache dieser Veränderungen dürfte zweifellos entzündlich infektiöser Natur sein. Beziehungen zwischen chronischen Infekten und Polyarthritis sind bekannt. Als wahrscheinliche Eintrittspforte und dauernder Ausschwemmungsort infektiöser Erreger müssen die entzündlich veränderten Nebenhöhlen betrachtet werden. Doch laufen derartige Prozesse an den Nebenhöhlen oft schleichend und unbemerkt ab. Entzündliche Nebenhöhlenveränderungen spielen außerdem auch für die Entstehung von Bronchiektasen eine bedeutsame Rolle. Kartagener hat auf das Zusammentreffen von Dextrokardie, Polyposis nasi und Bronchiektasen als charakteristische Häufung konstitutioneller Abweichungen hingewiesen. In dieser Form ist diese Trias sicher ein seltenes Vorkommen, während die Kombination von chronischer Sinusitis — eventuell auf dem Boden von Anomalien der Nebenhöhlen — und Bronchiektasen viel häufiger zur Beobachtung kommt. Ob die Bronchiektasen als angeborene Mißbildung aufzufassen sind, ist fraglich. Die rasche Weiterentwicklung spricht dafür, daß es sich um erworbene Veränderungen auf dem Boden chronischinfektiöser Prozesse handelt, welche von den entzündlichen Nebenhöhlen aus dauernd unterhalten werden. Daneben wird dem konstitutionellen Faktor sicher eine gewisse Bedeutung zukommen. Die zeitweilig vorhandenen Überempfindlichkeitserscheinungen — Urticaria, Ekzem, Iritis — können als hyperergische Reaktionen gegen bestimmte (infektiöse?) Schädlichkeiten aufgefaßt und damit wieder in Parallele gesetzt werden zu den dysproteinämischen Gelenkprozessen.

Was die Gelenk- und Knochenprozesse betrifft, so liegt ein akuter Beginn vor, dessen Weiterentwicklung über das subakute Stadium schließlich zur chronischen Polyarthritis führt. Dabei entsteht ein von der üblichen Form stark abweichendes Bild, das durch die geschilderten klinischen und röntgenologischen Merkmale charakterisiert ist. Die Arthritis mutilans ist außerordentlich selten, ihre spezielle Ätiologie konnte bei den bisher mitgeteilten Fällen nicht geklärt werden.

Die *primäre Akroosteolysis* hat als seltenes Krankheitsbild insofern mit der Fernrohrfingerbildung Ähnlichkeit, als es sich um hochgradige osteolytische Veränderungen dabei handelt. Sie sind vor allem an den Endphalangen (völliger Schwund) und weniger an den Mittelphalangen bei Erhaltenbleiben der Nagelendplatte gekennzeichnet. Man findet die Veränderungen an Zehen und Fingern. Auch die Alveolarfortsätze der Kiefer können weitgehend osteolytisch schwinden. Harnasch macht zentralnervöse Einflüsse für die symmetrischen Veränderungen verantwortlich. Da Jores bei der Insuffizienz des Hypophysenvorderlappens (Simmondssche Kachexie) den primären Schwund der Alveolarfortsätze mit sekundärem Zahnausfall als sehr wesentlich bezeichnet, nimmt Harnasch an, daß es sich bei der Akroosteolysis um eine Minderfunktion der eosinophilen Zellen der Hypophyse handelt, und daß das Krankheitsbild geradezu das Gegenstück zu der Akromegalie darstellt, obwohl nach dem morphologischen Erscheinungsbild mehr Beziehungen zur Knochenatrophie bei Sklerodermie bestehen. Thalmann weist ebenso auf innersekretorische Störungen im Hypophysenzwischenhirnsystem bei der Osteoarthropathie hypertrophiante pneumique hin (s. S. 815). In Ergänzung der Beobachtung Harnaschs berichtet Kleinsorge über akroosteolytische Erscheinungen der Osteomalacie, wobei aus einer ausgesprochenen Polydipsie, die mit der Heilung der osteomalacischen Veränderungen wieder verschwand, auf funktionelle Beziehungen zum Zwischenhirn geschlossen wurde. KLEINSORGE stimmt mit HARNASCH darin überein, daß eine Fehlleistung innersekretorischer Organe diskutiert werden muß, aber daß noch weitere Faktoren pathogenetisch bedeutsam sind. Als Folge der Sklerodermie ist die A. am besten verständlich.

f) BECHTEREW- STRÜMPELL - MARIESche Krankheit.

(Spondylitis ankylopoetica, rheumatoide Spondylitis, Spondylose rhizomélique.)

Der *Morbus Bechterew* stellt eine Systemerkrankung dar, die vorwiegend die Wirbelsäule betrifft und weitgehend auf das männliche Geschlecht beschränkt bleibt. Das Verhältnis von ♂ zu ♀ ist im allgemeinen 10 : 1. SIMPSON und STEVENSON fanden an Hand einer Übersicht von 200 Fällen verhältnismäßig häufig (21 %) die BECHTEREWsche Krankheit bei Frauen. Auf Grund der von SIMPSON und STEVENSON systematisch durchgeführten Untersuchungen wird eine Veränderung der Plasmaeiweißkörper abgelehnt — allerdings nach unseren Beobachtungen nicht zu Recht — so daß die ankylosierende Spondylitis aus der großen Gruppe der primär-chronischen Gelenkkrankheiten herausgetrennt wird. COSTE und BOISINIERE weisen auf die allgemeine in allen Ländern beobachtete Zunahme der ankylosierenden Spondylarthritis hin. Nach eingehenden anamnestischen und klinischen Studien wird angenommen, daß die Gonorrhoe, die Tuberkulose, Erkrankungen der Mundhöhle und des Respirationstraktes, akuter Gelenkrheumatismus, Dysenterie, Trauma, Hauterkrankungen, darunter besonders die Psoriasis pathogenetisch bedeutsam sein können. Die BECHTEREWsche Krankheit tritt meist

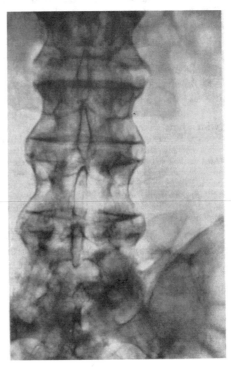

Abb. 218. Morbus Bechterew (Wirbelsäule mit Becken und fehlendem Sacroiliacalgelenk).

zwischen dem 20. und dem 40. Lebensjahr in Erscheinung und bevorzugt den leptosomen Konstitutionstypus. Berücksichtigt man die Tatsache der meist starken Beschleunigung der Blutsenkungsgeschwindigkeit, den Befund der Erhöhung des Serumeisenspiegels (was gegen eine entzündlich-infektiöse Genese spricht), den normalen bzw. gering erniedrigten Kupferspiegel und schließlich die Eiweißveränderungen im Blutserum allerdings nur fortgeschrittener Krankheitsfälle, so reiht sich auch der Morbus Bechterew noch in die große Gruppe der dysproteinämischen Osteoarthropathien ein. Die Serumeiweißwerte sollen bei der BECHTEREWschen Krankheit nach SIMPSON und STEVENSON im allgemeinen kaum von der Norm abweichen. Alkalische und saure Serumphosphatase verhalten sich uncharakteristisch.

SELYE hat nachgewiesen, daß beim Morbus Bechterew Veränderungen der Hypophyse, der Nebennierenrinde und der Geschlechtsdrüsen eine Rolle spielen. Böni, Hautmann sowie Selye zeigten außerdem, daß mit Hilfe von Cortison selbst schwere Fälle von Bechterewscher Krankheit günstig beeinflußt werden können. Die Tatsache, daß schlechte Umweltsbedingungen (englische und amerikanische Soldaten bei amphibischen Unternehmungen) das Krankheitsbild auslösen oder verschlimmern können, bestätigt, daß der sog. „Stress" (s. S. 758) die wesentliche Voraussetzung der Manifestation ist. Kälte, Abkühlung in Verbindung mit Übermüdung können das Krankheitsbild ungünstig beeinflussen, indem die innersekretorische Regulation aus dem Gleichgewicht gebracht wird.

Trotz aller neuen Untersuchungen und Feststellungen kann man nicht daran vorübergehen, daß bestimmte konstitutionelle Faktoren für den Morbus Bechterew bedeutsam sind. Böni und Hautmann geben einen zusammenfassenden Bericht über Konstitution und Vererbungsfragen. Unter den Bechterew-Kranken sind bestimmte Konstitutionstypen vorherrschend. Kranke mit leptosomem Habitus überwiegen (Hanhart und Hautmann) und weisen meist eine sehr ausgesprochene familiäre Krankheitsbereitschaft auf. Bei isolierten Fällen soll der pyknisch-athletische Habitus vorkommen. Dabei wird nicht die Bechterewsche Krankheit vererbt, sondern die Konstitution und das männliche Geschlecht bieten die günstige Voraussetzung für die Entstehung der Krankheit.

Familiäres Vorkommen von Bechterewscher Krankheit wurde häufig beschrieben (Geilinger, Kretschmer, Borchardt, Weidenreich, Weil und Allolio, Fischer und Vontz, Weitz). Es bezieht sich auf mehrfache Beobachtungen des Morbus Bechterew in einer Familie bei Brüdern und bei Kindern. Stauffer und Hoffet bringen eine Familientafel mit Morbus Bechterew bei Großvater, Vater und Sohn. Auch Böni berichtet über entsprechende Beobachtungen. Rogoff berichtet über familiäres Vorkommen in 9 und 13%. Nach Polly beträgt die Familienincidenz aber nur 0,4%. Natürlich werden einzelne Beobachtungen einen höheren Prozentsatz der Erkrankungen vermuten lassen. Neel berichtet z. B., daß eine Mutter mit Morbus Bechterew 13 Kinder geboren hatte, von denen 3 an Morbus Bechterew erkrankt sind.

Aus den Beobachtungen von Böni und Hautmann erscheint sehr wesentlich, daß sich die familiäre Krankheitsbereitschaft der Wirbelsäule und der Gelenke in sog. Bechterew-Familien nicht nur auf diese Krankheit, sondern auch auf die sog. Discushernie ausdehnt. Die Wirbelsäule stellt einen locus minoris resistentiae dar. Böni vertritt die Ansicht, daß das Ausbleiben familiärer Erkrankungen in der Heirat zwischen suszeptiblen leptosomen und entgegengesetzten Konstitutionstypen begründet ist, wodurch gewissermaßen der Erbfehler kompensiert wird.

Ätiologie und *Pathogenese* der Bechterewschen Krankheit der Wirbelsäule sind noch ungeklärt. Die bisherigen Bemühungen, eine einheitliche verantwortliche Ursache zu finden, führten zu keinem befriedigenden Ergebnis. Zweifellos spielen hormonale und fermentative Vorgänge für die eigentlichen Krankheitserscheinungen an den mesenchymalen Geweben eine sehr wesentliche Rolle. Die Hyaluronsäure, die nicht nur in der Synovialmembran, in der Synovia und im Gelenkknorpel sowie in den Zwischenwirbelscheiben neben Chondroitinschwefelsäure vorhanden ist, wird durch lokale Säuerung in unmittelbarer Nähe der Zellen in unlösliches Kollagen unter Faserbildung überführt, wodurch eine „Zementierung" des Zwischengewebes zustande kommt (s. S. 706ff.). Über die lokalen Gewebsveränderungen sind ausreichende Kenntnisse noch nicht gesammelt (Vaubel), obwohl sich viele Autoren (Güntz, Klinge, Krebs, Junghanns und Wurm, Hintzelmann, Slaugk) darum bemüht haben. Sicher ist, daß nicht eine Arthritis, sondern eine „degenerative" Veränderung im Bänder- und Kapselsystem im Sinne der Erstarrung und Verkalkung mit nachfolgender Ossifizierung vorhanden ist. Dabei werden nicht nur die Sacroiliacalgelenke, sondern auch die Wirbelgelenke fibrös-knöchern umgestaltet. Bechterew selbst vermutete einen

Zusammenhang mit luischer Infektion. Späterhin wurde vor allem von E. VOL-HARD die Gonokokkeninfektion als pathogenetisch bedeutsam vermutet.

Von PAYR wird die Verschiedenheit im Lymphabfluß der für eine chronische Infektion in Frage kommenden Genitalabschnitte bei Mann und Frau als Erklärung für die weitgehende Beschränkung des Morbus Bechterew auf das männliche Geschlecht betont. Nur chronische Infektionen derjenigen Körperabschnitte, deren Lymphabfluß über beide Iliosacralgelenke und die Lymphknoten des Promontoriums zur Wirbelsäule geht, führen nach E. VOLHARD zum Morbus Bechterew. Das ist lediglich für das Lymphabflußgebiet der Prostata und der Samenblasen bekannt, weswegen die chronische Gonorrhoe des Mannes die Ursache des Morbus Bechterew sein soll. Chronische Adnexentzündungen führen nicht zu Morbus Bechterew.

Auch eine besondere Art von Tuberkulose wurde erörtert. ASSMANN weist auf die Häufigkeit primärer Iridocyclitis hin.

Zieht man wiederum zwischen den Befunden beim Morbus Bechterew und anderen ähnlichen Kollagenkrankheiten eine Parallele, so zeigen sich die engen Beziehungen der dysproteinämischen Osteoarthropatien untereinander erneut. Finden sich doch auch bei Kranken mit Morbus Bechterew oft recht bedeutsame Verschiebungen in der Zusammensetzung der Serumeiweißkörper. Die γ-Globulinvermehrung kann wie bei allen „primär-chronischen" Gelenk- und Knochenkrankheiten sehr ausgesprochen sein. Die meist beim Morbus Bechterew ebenso wie bei primär-chronischer Polyarthritis sich entwickelnden Anämien (WEITZMANN) sind nicht Ausdruck eines „entzündlichen" Eisenmangels (der Eisenspiegel ist meist überhöht), sondern offensichtlich in nennenswertem Maße von der Dysproteinämie abhängig. Die Anämien tragen Merkmale regeneratorischer Reifungshemmung, wie sie bei Eiweißmangelanämien bekannt sind (VAUGHAN, vgl. SCHOEN und TISCHENDORF). Darin stimmen die mit Sklerodermie verbundenen Systemkrankheiten mit dem Morbus Bechterew ebenso überein wie mit Zuständen der Akroosteolyse und der Arthritis mutilans. Nach VAUBEL ist gerade der Morbus Bechterew häufiger mit Sklerodermie kombiniert, als allgemein angenommen zu werden pflegt. Die Sklerose des Bindegewebes steht im Mittelpunkt dieser Krankheiten. Bei hochgradiger Sklerodermie erstarrt nicht nur der gesamte Bewegungsapparat, werden nicht nur die Knochenteile der Fingerendglieder „akroosteolytisch" abgebaut, sondern wird neben der Haut (vgl. Parathormon und Haut, S.729) auch die Muskulatur fibrös umgebaut. Häufig treten diese Krankheitsmerkmale nur in System- und Teilsklerosen auf, wie VAUBEL diese Zustände bezeichnet. So wird bei der Dermatomyositis die Sklerose auf Haut und Muskulatur beschränkt, während bei den degenerativ-entzündlichen Gefäßleiden die Sklerose auf die Gefäßwände im allgemeinen lokalisiert bleibt. Wenn VAUBEL die gemeinsame Ursache dieser Fehlleistungen auf Schädigung im Zwischenhirngebiet im Sinne der neurogen-trophischen Knochen- und Gelenkkrankheiten (s S. 762) bzw. auf vegetative Dystrophien (HOFF, SPERMANSKI, RICKER) zurückführt, so bleibt er den Beweis schuldig. Vielleicht bringt die neurohumoral-hormonale Auffassung im Sinne der Adaptationskrankheiten SELYEs eine zwanglosere Erklärung.

Im allgemeinen findet sich beim Morbus Bechterew eine erhöhte 17-Ketosteroidausscheidung im Harn. DAVISON, KOETS und KUZELL stellten fest, daß unter der Röntgenbestrahlung vorübergehend eine relative Abnahme der Ausscheidungswerte der 17-Ketosteroide eintritt.

Pathologisch-anatomisch besteht eine chronische Gelenkentzündung, die sich in den Kapseln, im Knorpel, in Bändern, Knochen und Bandscheiben der Wirbelsäule äußert. Bänder und Gelenkkapseln sind in Spätfällen weitgehend verknöchert, Böni und Hautmann sprechen von ossifizierender Entzündung, die in der übrigen menschlichen Pathologie ungewöhnlich sei. Von den Gelenkkapseln greift die Ossifikation auf die Gelenkflächen über und führt ebenfalls zu knöcherner Ankylose. Auch dieser pathologisch-anatomische Befund läßt die Pathogenese der Krankheit weiterhin ungeklärt.

Das *klinische Erscheinungsbild* erklärt sich aus den Beschwerden von seiten des unterschiedlich befallenen Wirbelsäulen-Band- und -Gelenkapparates. Röntgenologisch findet sich eine diffuse Osteoporose der Wirbelkörper, vor dem aber als obligates *Frühsymptom* die Ankylose der Iliosacralgelenke, später der Intervertebral- und Rippenwirbelgelenke. Die Längsseitenbänder der Wirbelsäule verknöchern, so daß die Wirbelsäule im Röntgenbild wie ein Bambusstab (flämische Säule) erscheint.

Die Spondylarthritis (Spondylarthrosis) ankylopoetica erzeugt unbestimmte ziehende Schmerzen im Rücken wie in den Beinen. Später steht der Kreuzschmerz im Vordergrund. Ähnlich — häufig unter nächtlichen Schmerzexacerbationen — entwickelt sich die Versteifung der Lendenwirbelsäule. Schließlich führt die Krankheit zur völligen Versteifung der gesamten Wirbelsäule und zu Ankylosierungen der Rippen-Wirbelgelenke, was sich auf die Brustorgane (Neigung zu Tbc) ungünstig auswirkt.

Das Erscheinungsbild der Bechterewschen Krankheit zeigt demzufolge große Verschiedenheiten und wechselt im *Verlaufe der Krankheit*. Lange Zeit können die subjektiven Beschwerden recht wenig charakteristisch sein. Der Beginn der Erkrankung liegt wohl ausnahmslos in den Sacroiliacalgelenken, deren Verknöcherung nicht nur ein *Frühsymptom*, sondern eine nahezu obligate Voraussetzung für die Diagnose darstellt. Im übrigen aber kann die Wirbelsäule in verschiedenen Höhen im Frühstadium befallen werden, wodurch die Verschiedenheit der Beschwerden erklärt wird. Bald stehen Kreuz- und lumbagoartige Lendenschmerzen, die eine Ischias vortäuschen, wenn sie in die Beine ausstrahlen, bald Rücken-, Schulter- oder Nackenschmerzen im Vordergrund. Erschütterungen beim Fahren werden schlecht vertragen, Bücken wird schwierig und schließlich werden die Bewegungen der Wirbelsäule zunehmend eingeschränkt. Die Beteiligung der Halswirbelsäule macht sehr frühzeitig erhebliche Störungen der Orientierung, z. B. beim Gehen auf belebter Straße, beim Lenken eines Kraftwagens usw. In *fortgeschrittenen Stadien* ist die Starre der Wirbelsäule und des Thorax vollständig. In günstigen Fällen bleibt eine ausreichende Beweglichkeit der Halswirbelsäule erhalten; ist diese auch versteift, so pflegt der Kopf in Beugestellung fixiert zu sein, ein außerordentlich qualvoller Zustand, wobei die Augen nach oben gedreht werden, um geradeaus sehen zu können. Die Brustwirbelsäule wird kyphotisch, die Lendenwirbelsäule verliert ihre Lordose. Besonders schwierig wird das Einnehmen der Bauchlage, weil der Kopf nicht hoch genommen werden kann. Die ganze Hilflosigkeit des Kranken offenbart sich bei diesem einfachen Versuch. Die Starre des Thorax durch Verödung der Wirbel-Rippengelenke ist eine regelmäßige, oft früh auftretende Begleiterscheinung des Morbus Bechterew. Im Gegensatz zum Emphysem steht der Thorax dabei in Exspirationsstellung. Die Atmung geschieht rein abdominal. Besonders die Ventilation der Oberlappen und Spitzengebiete ist eingeschränkt. Das Zusammentreffen von Spitzentuberkulosen mit Morbus Bechterew ist zweifellos dadurch begünstigt. Auftretende Lungenkomplikationen jeder Art werden durch die Thoraxstarre ungünstig beeinflußt. Die Vitalkapazität ist stark erniedrigt.

Die Veränderungen der Hals- und oberen Brustwirbelsäule können zu Druckwirkungen auf die austretenden Wurzeln des Plexus brachialis führen. Neben

Schmerzen in Schultern und Armen mit Parästhesien finden sich manchmal Atrophien der Schultermuskulatur und sogar Lähmungen.

Eine häufige Komplikation der Spondylarthritis ankylopoetica sind rheumatische Augenstörungen, vor allem die Iridocyclitis. Diese findet sich, ebenso bei chronischer Polyarthritis, bei der STILLschen Krankheit, was als Ausdruck der Zusammengehörigkeit dieser Gruppe angesehen werden kann. Diese zeigen ebenso die Kombinationen der Wirbelsäulenerkrankung mit chronischer Arthritis der Hüftgelenke, gelegentlich auch der Knie- und anderer Extremitätengelenke. Dies ist die von P. MARIE ursprünglich beschriebene Form, während vorher STRÜMPELL (8 Jahre vor BECHTEREW) das auf die Wirbelsäule beschränkte Krankheitsbild beschrieben hatte. Die Unterscheidung zweier Formen ist unwesentlich, da sich im Spätstadium häufig (in 60% nach HOCHREIN und SCHLEICHER) periphere Gelenke beteiligen. Die zusätzliche Erkrankung der Hüftgelenke ist für Gehen und Rumpfbewegungen, welche allein noch durch die Bewegung des Bückens in den Hüftgelenken möglich waren, von größtem Nachteil. Der Kranke wird dadurch zum hilflosen Invaliden.

Wie die primär-chronische Polyarthritis verläuft die BECHTEREWsche Krankheit langsam fortschreitend über Jahre, selbst Jahrzehnte. Die vollständige Verknöcherung der Gelenke und Bänder der Wirbelsäule ist das Ende, sozusagen die „Heilung mit Defekt". Erst wenn die Wirbelsäule durchweg in einen starren Skeletteil verwandelt ist, steht der Prozeß still, falls nicht Extremitätengelenke mitbeteiligt werden. Schubweiser Verlauf erfolgt selten. Stillstand ohne Behandlung auf halbem Weg ist nicht zu erwarten. Die Aktivität des Prozesses, sein vorhandener infektiöser Charakter ergibt sich aus der Beschleunigung der Blutsenkung (Dysproteinämie) und der Anämie als Begleiterscheinungen.

Die *Therapie* ist ebensowenig aussichtsreich wie bei der chronischen Polyarthritis. *Herdsanierung* kommt allenfalls in früheren Stadien und in solchen mit schubweisem Verlauf in Frage. Im ganzen sind die Erfahrungen damit wenig überzeugend.

Die *Röntgentherapie* besteht in Tiefenbestrahlung der gesamten Wirbelsäule, die in mehreren Serien in entsprechendem Abstand wiederholt werden kann. FORSTER und GILLESPIE wiesen bei Nachuntersuchungen (100 Beobachtungen) 7 Jahre nach laufender Röntgenbestrahlung (3500 r verteilt auf $3^1/_2$ Serien innerhalb von 2 Jahren) nach, daß bei 6% der Kranken keine Besserung, bei 40% dagegen nachweisbare Besserungen erzielt werden konnten. Subjektiv gaben 64% wesentliche Besserung an, 19% fühlten sich unverändert oder verschlechtert nach der Bestrahlung. Aber 88% arbeiten voll, 9% halbtägig und nur 3% waren invalid.

Zur Behandlung der Gelenktuberkulose wurde von TROCH das *Peteosthor* angegeben, welches einem Thorium X-Präparat mit Platin und Eosin entspricht. Die Nachprüfung der Wirkung hat gezeigt, daß das Mittel eine günstige Wirkung weniger bei Knochentuberkulose als bei BECHTEREWscher Krankheit zu entfalten scheint (s. S. 810). BACHMANN, HARBERS und NEUMANN haben vom anatomischen Standpunkt aus autoradiographische Untersuchungen an Versuchstieren durchgeführt, indem sie unter Anwendung einer komplizierten histologischen Methodik die ionisierende Strahlung des Peteosthor in verschiedenen Geweben eine photochemische Wirkung in der Emulsion einer photographischen Platte erzeugen ließen. Es wurden auch Messungen im Geigerzählrohr vorgenommen. Es zeigte sich, daß Peteosthor tatsächlich im Wirbelgebiet abgelagert wird, im wesentlichen aber wohl in den unmittelbar der Zwischenwirbelscheibe anliegenden Abschnitten der Wirbelkörper. Die Bahnspuren der α-Strahlung konnten dabei besonders im Milzgewebe verfolgt werden. Anscheinend ist das Peteosthor streng differenziert im Milzgewebe abgelagert. In der reticulumreichen roten Pulpa liegt wesentlich mehr Thorium, als im Follikelgebiet. Die bevorzugte Ablagerung in der Milz ist nicht unbedenklich, weil die Strahleneinwirkungen heute noch nicht zu übersehen sind, zumal auch allgemeine Schädigungen der granulocytären Blutbildung dabei vorkommen. Das wirksame Agens ist Thoxicum X, welches mit geringerer Gefahr und größerem Nutzen allein angewendet wird (PITZEN).

Die *Ultraschalltherapie* der Wirbelsäule bei Morbus Bechterew wird ebenfalls empfohlen. Hinzelmann hat, gemessen an Vitalkapazität und Atembreite, soweit noch keine irreversiblen Verknöcherungen bestanden, an 300 Fällen gute Ergebnisse erzielt.

Sehr wichtig ist, diese Maßnahmen mit systematischen *Atem- und Bewegungsübungen* unter sachkundiger Anleitung, mit Wärmeapplikation, Massage und *Bäderbehandlung* ständig zu verbinden oder alternieren zu lassen. Thermalbäder, Schlamm- und Moorbäder oder -packungen, Schwefelbäder sind besonders geeignet. Gegen die oft erheblichen *Schmerzen* sind Injektionen von *Novocain* in die Nähe der schmerzenden Gelenke und Bänder empfohlen worden (Fenz). Die Behandlung mit *Cortison* und *Corticotropin* vermag auch beim Morbus Bechterew Schmerzfreiheit und bessere Beweglichkeit zu erzielen, sofern die anatomische Versteifung noch reversibel ist. Die Behandlung muß dann über lange Zeit mit großer Vorsicht und individueller Dosierung fortgeführt werden.

Schließlich ist noch die *chirurgische Korrektur* von Stellungsanomalien der versteiften Wirbelsäule zu erwähnen. Durch keilförmige Excision im Bereich der Wirbelkörper lassen sich günstige Stellungskorrekturen in Endstadien erzielen, welche die gebückte Zwangshaltung verbessern können.

Das lohnende Ziel jeder Behandlung des Morbus Bechterew ist die durch frühzeitige Diagnose ermöglichte Frühbehandlung, solange die Versteifung noch reversibel ist. Dieses vorausgesetzt, ist die Prognose nicht so ungünstig wie ihr Ruf. Die erbarmungswürdigen Endzustände völliger Versteifung der Wirbelsäule wenigstens sollten sich großenteils vermeiden lassen.

7. Kollagenkrankheiten (außer Rheumatismus).

a) Lupus erythematodes (erythematosus) acutus und Libman-Sacks-Syndrom.

Beim akuten Lupus erythematosus handelt es sich um eine Systemerkrankung, die in ungeklärten Beziehungen zur Dermatomyositis, zur Periarteriitis nodosa und zur rheumatischen Arthritis steht. Es ist wesentlich, daß sich bakterielle Endokarditis und Lupus ausschließen bzw. nur die subakute abakterielle Endokarditis mit dem Lupus erythematosus in Beziehung steht.

Der *Lupus erythematodes* kommt relativ häufig vor (O'Leary, Gottron, Schuermann). Er weist eine auffällige Geschlechtsbeziehung auf und befällt fast ausschließlich erwachsene Frauen (während die Dermatomyositis beide Geschlechter annähernd gleich häufig befällt). Anamnestisch werden besonders Gelenksymptome, Knochenschmerzen, Haarausfall und Lichtempfindlichkeit hervorgehoben. Klinisch besteht meist septisches Fieber, aber es kommen auch lange Zeiten subfebriler Temperatur vor. Meist besteht eine Purpura neben dem hochroten Erythem. Der Lupus erythematodes entwickelt sich besonders häufig am Ohr, an Hand- und Fußtellern, zwischen Fingern und Zehen. Milztumor und Lymphknotenschwellungen kommen vor. Auch Schleimhautveränderungen sind beobachtet. Die Stimme kann heiser werden und die Zungenschleimhaut Neigung zu Atrophie aufweisen. Meist besteht im Blut Lympho- und Monocytose. Der Lupus erythematodes führt neben den typischen Haut- und Schleimhautveränderungen auch zu Augenhintergrundsveränderungen, zu Pleuritis, Perikarditis und zu Endokarditis (subakute abakterielle Endokarditis vom Typ Libman-Sacks). Daneben finden sich regelmäßig Gelenkerscheinungen, die unter dem Bilde der schleichenden „Polyarthritis" verlaufen können. Auch nephrotische Syndrome treten auf. Erst von Dubois wurde auf die bisher unbekannte Kombination von erworbener hämolytischer Anämie (positiver Coombs-Test) und

Spätentwicklung von Lupus erythematodes disseminatus aufmerksam gemacht.
Die starke Beschleunigung der Blutsenkungsgeschwindigkeit läßt auf hochgradige Dysproteinämie schließen, die in
Anbetracht der Anämie und der Nephrose
zu vermuten ist und gelegentlich mit
ausgesprochener Hypalbuminämie und
γ-Globulinvermehrung einhergeht. Die
Kachexie schreitet unter schweren Dys-
pepsien und Decubitalgeschwüren sehr
schnell fort. Der Lupus erythematodes
weist 100%ige Letalität auf (SCHUERMANN
und DOEPFMER).

BERMAN, REBUCK und Mitarbeiter
wiesen nach, daß im Plasma von Kranken
mit akutem Lupus erythematodes ein
Faktor vorhanden ist, der der γ-Globulin-
fraktion angehört, und berichten über in
vitro-Versuche, die sich aus der Einwirkung der Proteinfraktion des Lupus
erythematodes-Plasmas auf Knochenmarkzellen ergeben. Im Knochenmark
treten beim Lupus erythematosus, aber

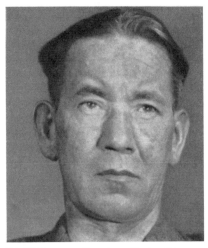

Abb. 219. Lupus erythematosus. Hautverdickungen
und Verfestigungen im Bereich der Stirn- und
Nasenwurzel und der Nasolabialfalten sowie des
Ohres.

auch bei Brucellose und infektiöser Mono-
nucleose, sogar bei einzelnen Lymphogranulomatosen lebhafte reticuläre Zellreaktionen auf. Außerdem finden sich an den granulocytären Zellelementen des
Markes und des Blutes eigenartige Plasmaverände-
rungen mit Einschlüssen (HARGRAVES, SUNDBERG,
HOVDE und SCHLEICHER, DAMESHEK, SCHUERMANN).
Diese Zellen werden jedoch nur gefunden, wenn das
Knochenmarkpunktat mit Heparin ungerinnbar gemacht, aufgearbeitet wird. HARGRAVES beschreibt die
eigenartigen Zellen besonders bei disseminiertem Lupus
erythematosus im Knochenmark und bezeichnet sie
als „L.E.-Zellen". Es handelt sich dabei um Leukocyten (Granulocyten), die große Massen amorphes

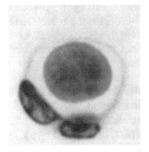

Abb. 220.

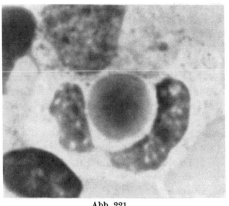

Abb. 221.

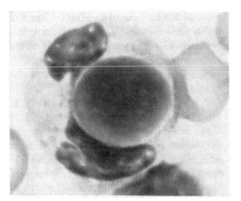

Abb. 222.

Abb. 220—222. Lupus erythematosus acutus. Lupus erythematosus-Zellen, „L.E."-Zellen. (Nach L. BERMAN.)
[AUS BERMAN, AXELROD, GOODMAN und McCLAUGHRY: Amer. J. Clin. Path. **20**, 403—418 (1950).]

Material enthalten. Die Einlagerungen täuschen einen zweiten Kern vor, färben sich purpurrot und geben positive Feulgen-Reaktion. Vielleicht stehen sie in Beziehung zu Ribonucleinsäuren. Diese „toxische" Granulation und Vacuolisierung des Plasmas der Granulocyten bei Lupus erythematosus wird als Überempfindlichkeitsphänomen infolge Antigen-Antikörperreaktionen aufgefaßt (Berman, Axelrod, Goodman und McGlaughry sowie Kartagener). Die Eigenart der Serumveränderungen, die zur Entwicklung der L.E.-Zellen Voraussetzung ist, läßt sich in vitro übertragen, was durch das Auftreten von Plasmaeinschlüssen in gesunden Leukocyten erwiesen ist.

Der Lupus erythematodes der Dermatologen und das Libman-Sacks-Syndrom des Internisten sind nur verschiedene Organmanifestationen der gleichen Krankheit (Franke und Wördehoff). Die Beteiligung der inneren Organe kann lange Zeit vor den Hautveränderungen auftreten. Im Vordergrund steht die abakterielle Endokarditis, welche eine Mittelstellung zwischen der rheumatischen verrucösen und der bakteriellen Thromboendokarditis der Lenta einnimmt (v. Albertini).

Bemerkenswert ist, daß der Lupus erythematosus acutus vorübergehend mit Cortison sowie ACTH in seinem Verlauf gehemmt werden kann, was durch antibiotische Stoffe wie Penicillin, Aureomycin und Streptomycin nicht gelingt (Schuermann und Doepfmer). Anscheinend wird auch die Dysproteinämie beeinflußt, insofern man aus der vorübergehenden Normalisierung der Blutsenkungsgeschwindigkeit und Verschwinden der L.E.-Zellen darauf schließen kann.

b) Sklerodermie.

Die Sklerodermie ist durch die derbfaserige Verdichtung des Bindegewebes im Hautorgan gekennzeichnet. Die verdichtete Faserstruktur ohne lockeres Bindegewebe reicht bis an Fascien und Periost manchmal heran, auch der Bänder- und Kapselapparat kann weitgehend einbezogen sein. Durch die Haut-, Skelet- und Muskelsklerose werden die Kranken mehr und mehr starr, bis sich die Haut- und Unterhautgewebe in einen straffen Panzer verwandelt haben, so daß die Kranken wie Mumien erscheinen. Die Veränderungen erstrecken sich auch auf die Schleimhäute des Verdauungstraktes, des Oesophagus und des Magens. Diese werden ebenso wie die Haut atrophisch, so daß die Ausbildung von Schluckstörungen oder von Anämien infolge Resorptionsstörung vorkommt (Jaeger, Hall und Schatzky). Sogar perniziöse Anämien sind dabei beschrieben. Lymphbahnen und Schweißdrüsen werden ebenfalls von der Sklerose betroffen. Die fortschreitende Abmagerung bis zur Kachexie gehört ebenfalls zum Bilde der generalisierten Sklerodermie. Auch Durchblutungsstörungen an den Extremitäten sind häufig (Völker, Ratschow), so daß in der Gefäßkrankheit sogar die primäre Ursache der Krankheit vermutet wurde. Häufig sind Raynaud-artige Erscheinungen, weswegen Hoff sowie Vaubel auf die gemeinsame Ursache aller Krankheitserscheinungen in einer vegetativen Dystrophie hinwiesen. Veränderungen an den Gefäßwänden sind selten (Ratschow), kommen aber vor. Neben der Intimawucherung scheint der sklerosierende Prozeß vorwiegend auf die Adventitia der arteriellen Gefäßwände überzugreifen. Nach Leriche enthält die Haut bei Sklerodermie 20—30mal mehr Calcium als normal, was mit den Tierversuchen Selyes insofern übereinstimmt, als nach Injektion von Parathormon sklerodermische Hauterscheinungen (s. S. 729) auftreten. Es wurde deswegen sogar die operative Entfernung der Nebenschilddrüsen empfohlen, die in einzelnen Fällen als günstig bezeichnet wurde (Leriche). Der Blutcalciumwert verhält sich jedoch völlig atypisch; neben normalen Calciumwerten finden sich sowohl Erhöhung wie Erniedrigung. Die Sklerodermie tritt häufig sekundär nach Raynaudscher

Krankheit auf. Fast alle Raynaud-Kranken bieten in irgendeiner Form das Bild der Sklerodermie. Pathogenetisch sollen nach EMMERICH und HORST MEYER, die bei RAYNAUDscher Krankheit häufig auftretenden pathologischen Eiweißkörper für die Hautveränderungen verantwortlich sein. Auch im interstitiellen Gewebe der Skeletmuskulatur finden sich gleichartige Veränderungen, so daß man von einer „Myositis interstitialis" spricht; gelegentlich kommt sogar Calcinosis der Subcutis bzw. der Cutis vor (THIELBIERGE, WEISENBACH, NÄGELI, LERICHE, BING). HARRIER und BONDUELLE berichten im Zusammenhang mit dem THIBIERGE-WEISSENBACH-Syndrom über Sklerodermie mit Sklerodaktylie sowie Leber- und Milzverkalkungen, die anscheinend lediglich in der Organkapsel ausgebildet sind und keine Störungen der Leber- und Milzfunktion verursachen. LIESMAN beschreibt Augenveränderungen bei der Sklerdermie, abgesehen von den äußeren Hautveränderungen und vom Ödem. Es wird Schwund des M. orbicularis occuli festgestellt. An den Conjunctiven finden sich Teleangiektasien. Am Augenhintergrund finden sich papillomatöse Verdickungen. Der Ausfall der Augenmuskeln beginnt mit Schielen und Doppeltsehen, Ptosis sowie Nystagmus.

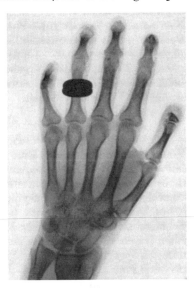

Häufig gehen der Sklerodermie rheumatische Beschwerden längere Zeit voraus, bevor sich auf dem Höhepunkt der Krankheit Veränderungen an den Geweben des Bewegungsapparates einstellen. Der Schwund des Knochens der Endphalangen an Fingern und Zehen ist röntgenologisch in Verbindung mit den infolge der Hautschrumpfung entstandenen Finger- bzw. Zehenhaltungsanomalien charakteristisch (s. Abb. 223). Die uni-

Abb. 223. Akroosteolysis bei Sklerodermie.

verselle Osteoporose ist sehr auffallend, ebenso typisch ist die Osteolyse bestimmter Skeletteile, der Endphalangen von Fingern und Zehen (LERICHE, GRASSET, TILLIER). Hochgradige Bewegungseinschränkungen der Gelenke können entstehen, wenn die fibrösen Gewebe dem Umbau (Kollagenbildung wie beim Morbus Bechterew) zum Opfer fallen. Gelenkkapseln, Bänder, Sehnen und Fascien können ebenso wie das Periost diesem Umbau unterworfen sein. Arthropathien sind bei der Sklerodermie ebenso häufig, wie bei der *Psoriasis vulgaris*. Stets handelt es sich um Gelenkveränderungen, die denen der primär-chronischen Polyarthritis entsprechen. Sie sind nicht für die Sklerodermie typisch, sondern lediglich ein führendes Merkmal der dysproteinämischen Osteoarthropathien. Selbst der Knochenschwund der Wirbelsäule kann bei Sklerodermie sehr ausgeprägt sein. Die Dysproteinämie zeigt sich in der Hypalbuminämie mit Hyperglobulinämie (β- und γ-Globulinvermehrung wie bei der Dermatomyositis (HARTMANN, METZ).

Für die pathogenetische Aufklärung bedeutsam sind die innersekretorischen Störungen, die sich mehr oder weniger ausgeprägt bei jeder Sklerodermie finden. Meist erkranken Frauen in jüngeren Lebensaltern (20.—40. Lebensjahr), die Störungen der Keimdrüsen aufweisen. Objektiv bestehen Hypogenitalismus und Atrophie der Geschlechtsorgane (sowohl bei Männern als auch bei Frauen). Gelegentlich finden sich gewisse Zeichen einer Hyperthyreose, die später in Myxödem übergehen können (LAMOTH und LITTLE). Zeichen von Nebennieren-

insuffizienz (Hauptpigmentierungen) können ebenfalls vorhanden sein. Die hoch-
gradige Abmagerung der Kranken läßt an schwere begleitende hypophysäre
Störungen denken; die Kranken erinnern manchmal an das Bild der Simmonds-
schen Kachexie. Es reihen sich somit Symptome von innersekretorischen
Störungen aneinander, wie sie als pluriglanduläre Insuffizienz bekannt sind
(Strümpell).

Für die Auffassung der zentralen Bedeutung der vegetativen Dystrophie
finden sich auch klinische Hinweise. Migräne und epileptiforme Anfälle (Gefäßkrankheit?) sollen bei Sklerodermie häufig sein. Veränderungen in parasympathischen Halsganglien, in den parasympathischen Zellen des Rückenmarks
sowie den hinteren Wurzeln und in den Hautnerven sind beschrieben (Stämmler,
Ken Kuré, Stöhr, Sunder-Plassmann, Jaeger). Hoff wies lokalisierte zentrale
Veränderungen — supracelluläre Cyste mit Störungen im Zwischenhirnhypo-
physensystem — nach. Lichtwitz sah Sklerodermie mit chronischer Encephalitis. Pathogenetisch ergeben sich demnach Gesichtspunkte, wie sie auch
beim Morbus Bechterew diskutiert worden sind (s. S. 989). Therapeutisch ist
manchmal Cortison nützlich.

c) Dermatomyositis.

Die erste ausführliche Beschreibung der Dermatomyositis erfolgte durch G. M.
Wagner im Jahre 1886. Eine der letzten kritischen Zusammenfassungen aller
Mitteilungen und Einzelbeobachtungen der Dermatomyositis bzw. der Polymyositis wurde von H. Günther gegeben. Die Dermatomyositis kann mit den
verschiedensten Krankheitssymptomen auftreten und als ein fieberhaft entzündliches, manchmal septisches Krankheitsbild erscheinen. Die Schwellung und
Schmerzhaftigkeit zahlreicher Muskelgruppen am Rumpf und an den Extremitäten lassen an entzündliche infektiöse Krankheitsvorgänge denken. Die Trichinose wird gelegentlich versehentlich diagnostiziert, zumal auch bei Dermatomyositis eine Bluteosinophilie bestehen kann.

Die klinischen Erscheinungen bestehen in Schmerzhaftigkeit und plötzlichen
Schwellungen einzelner Muskelgruppen. Auch Blutungen in die Muskeln können
erfolgen (Lorenz). Sehr früh entwickelt sich über den befallenen Muskelgruppen
ein Ödem des Unterhautzellgewebes. Es kann im Gesicht im Bereich der Augenlider sehr ausgesprochen sein. Die Hautveränderungen sind nicht einheitlich und
wenig charakteristisch. Entweder steht das pralle Hautödem im Vordergrund
oder es finden sich urtikarielle scharlachähnliche Exantheme, gelegentlich mit
Hautblutungen. Schildknecht berichtet über eine Dermatomyositis, bei der
die Krankheit einen typhusähnlichen Verlauf nahm.

Stenger schildert in einer zusammenfassenden Arbeit zur Pathogenese der Dermatomyositis eine eindrucksvolle Krankengeschichte eines Kindes, welches mit $1^1/_2$ Jahren an einem
uncharakteristischen Exanthem mit Pigmentationen an den Hautstellen, die der Besonnung
ausgesetzt waren, erkrankte. Die Haut war rauh und schuppig und leicht geschwollen.
Die Dermatologen sprechen von Lichenifikation. Diese Hautveränderungen waren nicht
schmerzhaft, lediglich in der Nasengegend war die Haut druckempfindlich. Im Laufe der
nächsten Monate trat die Berührungsempfindlichkeit der Haut mehr hervor, dem Kind
fiel das Treppensteigen schwer. Schließlich wurde das Sitzen unmöglich, weil die gleiche
Schmerzhaftigkeit auch in der Rückenmuskulatur vorhanden war. Auch die Nahrungsaufnahme wurde gestört, selbst flüssige Nahrungsmittel konnten kaum geschluckt werden,
obwohl das Kind hungrig war.

Der Befund, der von Stenger geschildert wird, ist charakteristisch. Die
Gesichtshaut des Kindes ist blaurot verfärbt, verdickt und berührungsempfind-
lich. An den Extremitäten steht das hochgradige Ödem im Vordergrund, während
die Ohren mit ihrem Ödem und ihrer Hautrötung sowie der peripheren Blässe
an eine Erfrierung ersten Grades erinnern. Über Fingern, Zehenspitzen und

den Fingergelenken ist die Haut atrophisch und blaßrosa. Nicht allein dadurch ist die Bewegungsfähigkeit der Extremitäten stark eingeschränkt. Es können auch aktive Bewegungen an den Fingern kaum mehr ausgeführt werden und die grobe Kraft ist dabei auf ein Minimum herabgesetzt. Sehr wesentlich ist, daß bei fehlenden krankhaften Organveränderungen, insbesondere bei Fehlen von Leber- und Milzschwellung, die Patellar-, Bauchdecken- und Achillessehnen-reflexe nicht auslösbar sind.

Gelegentlich fällt über den Unterarmen eine spindelige Auftreibung der Muskulatur auf, wobei die Gelenke selbst frei bleiben. Oft ist auch die Mund-schleimhaut und die Kaumuskulatur betroffen, so daß der Mund kaum geöffnet werden kann, zumal die Gingiva manchmal sehr geschwollen ist. Das Betroffen-sein der Zunge kann die Sprache sehr stören. Daß die schwere Störung in Mus-kulatur und Unterhautgewebe mit Veränderungen der elektrischen Erregbarkeit und Aufhebung der Reflexe einhergeht, wurde bereits angedeutet.

Manchmal findet man einen Milztumor, gelegentlich bestehen Veränderungen im Sinne einer Nierenentzündung. In ähnlichen Fällen wird nach dem Puls und dem EKG eine Myokarditis vorgetäuscht. Pleuraergüsse und Ascites kommen vor. Die Urinmenge kann während der Fieberperioden bis auf wenige 100 cm³ am Tage reduziert werden, wenn unter Zunahme der Hautödeme und gelegentlich bei gleichzeitigem Durchfall eine Wasserretention bzw. ein starker Wasserverlust einsetzt. Gewichtszunahmen infolge Wasserretention bis zu mehreren Kilo am Tage wurden beobachtet (FIEDLER, WEINBERGER).

Das Blutbild weist häufig, aber nicht regelmäßig eine Eosinophilie auf. In manchen Fällen besteht Leukocytose, in anderen Leukopenie.

Der *Verlauf* der Krankheit ist sehr verschieden. Er kann sich in Schüben über Wochen und Monate, in seltenen Einzelfällen selbst über Jahrzehnte (GROS) hinziehen. Nach Zeiten anscheinender Heilung können hochfieberhafte Rezidive auftreten, die sich in ihrem Verlauf in nichts von den geschilderten Krankheits-befunden unterscheiden. Daß sich mit der Zeit im Verlaufe der Verschlechterung, der allgemeinen Auszehrung und infolge der Störung der Nahrungsaufnahme Anämien entwickeln, ist nicht verwunderlich. Übergang einer Polyarthritis über Dermatomyositis in Periarteriitis nodosa in der Haut beschreibt ZWEYMÜLLER.

Histologisch bietet sich ein sehr eindrucksvolles Bild. Das Zwischengewebe der Muskulatur enthält reichlich Ödemflüssigkeit. Daneben sind im Zwischen-gewebe die Bindegewebsfasern verdichtet, verquollen und lassen einen Kern nicht mehr erkennen. Die Muskulatur atrophiert und zerfällt, so daß zwischen den Bindegewebselementen im Interstitium Reste von Muskelfasern eingestreut erscheinen. Einzelne Muskelzellen, die im allgemeinen kernlos sind oder nur eine sehr schwach angedeutete Kernfärbbarkeit aufweisen, sind zu dünnen Fäserchen atrophiert oder stark gequollen. Gelegentlich erinnern die restlichen Muskel-fasern mit ihren Kernen an Riesenzellen, die auch als Fremdkörperriesenzellen dazwischen vorhanden sind. Das Zwischengewebe der Muskulatur ist außerdem von einem Zellgemisch infiltriert, Lympho- und Leukocyten sind in Massen vor-handen. HASSIN und KAPLAN berichten über knotenförmige Dermatomyositis, wobei die Infiltrate mit der Sarkolemmproliferation in die Gruppe der infektiös-rheumatischen Krankheiten gerechnet werden. WAINGER und LEVER beob-achteten bei der Dermatomyositis ausgedehnte Ödembildung im Herzmuskel, die sich elektrokardiographisch als Myokarditis darstellte. So sind entzündliche Krankheitsmerkmale neben degenerativen Veränderungen vorhanden. Man nimmt neuerdings an, daß die Entzündung sich sekundär in dem degenerierten Muskelgewebe ausbreitet. Auch die Nerven sind in dem befallenen Muskelgewebe oft ödematös verändert. Im fortgeschrittenen Stadium, wenn die Muskulatur weich-teigig und zerreißlich geworden ist, findet sich auch an solchen Stellen, die nicht die entzündliche Reaktion aufweisen, eine wachsartige Degeneration der Muskelfasern. Bei chronischen Krankheitsbildern wuchert das interstitielle Gewebe, treten Fettzellen auf und drängen die restlichen Muskelfasern auseinander. Die Hautveränderungen entsprechen histologisch einem uncharakteristischen Ödem und einer Dermatitis. Die Ödemneigung kommt auch an der Schleimhaut des gesamten Verdauungskanals vor. (Gingivitis, Gastritis, Oesophagitis und Dickdarmentzündungen sind beschrieben.)

Schuermann fand, daß sich die ersten Veränderungen am Blutgefäßsystem zeigen. Das papilläre und das subpapilläre Gefäßsystem ist stark mit Blut überfüllt. Es soll eine durch Constrictorenlähmung bedingte peristatische Hyperämie bestehen. Dieser Hyperämie parallel läuft die Flüssigkeitszunahme der anliegenden Gewebe. Es findet sich ein zellreiches, aber auch eiweiß- und fibrinreiches Ödem. Das Exsudat dringt zwischen und in die Kollagenfasern unter Ablagerung einer amorphen mucoiden Substanz ein und findet sich besonders in Gefäßnähe. Danach stellt sich die Atrophie der epithelialen Gewebe mit ausgleichender Hyperkeratose sowie Pigmentinkontinenz ein. — Es handelt sich um eine Dysorose und seröse Entzündung (Eppinger). Die zeitliche und örtliche Unabhängigkeit der Hautveränderungen von den Muskelveränderungen beweist, daß beide verschiedene Lokalisationen darstellen.

Differentialdiagnostisch ist die Abgrenzung von Dermatomyositis und Sklerodermie notwendig. Die bei der Sklerodermie neben der ausgeprägten Verquellung der Bindegewebsfasern sich einstellenden, oft hochgradigen Gefäßveränderungen an den Arterien und kleinen Arteriolen sind ein wesentliches Unterscheidungsmerkmal. Es können sich histologisch Gefäßveränderungen entwickeln, die an die Endarteriitis obliterans erinnern. Dazu kommt die bei der Sklerodermie charakteristische Bindegewebsneubildung, die sich nicht nur in der Haut und im Unterhautgewebe, sondern auch in der Muskulatur und auf Grund der Akroosteolysis auch im Knochen einstellt.

Dermatomyositis und Lupus erythematodes acutus können klinisch und histologisch sich sehr ähnlich sein. Schuermann weist darauf hin, daß beim Lupus erythematodes die Gefäße der Haut meist maximal erweitert und mit Erythrocyten überfüllt sind; damit ist ein Ödem des Papillarkörpers verbunden. Der Gesichtsausdruck bei Kranken mit Dermatomyositis ist meist recht charakteristisch. Schon Kaposi wies darauf hin. Aber sehr ähnlich sind die Gesichtsveränderungen, die beim Lupus erythematodes gefunden werden. Das Gesicht erscheint im ganzen gedunsen, besonders im Bereich der Augenlider und des Nasenrückens. Beim Lupus erythematodes weisen die Schwellungen auch eine entzündliche Rötung auf, die bei der Dermatomyositis vermißt wird. Die Gesichtsfalten treten besonders stark hervor und geben dem Gesicht eine maskenartige Starre.

Die Ätiologie der Dermatomyositis ist nahezu ungeklärt. Die Zusammenordnung der Dermatomyositis mit den dysproteinämischen Mesenchymkrankheiten und den Kollagenkrankheiten erleichtert zwar das Verständnis, aber bringt die Erklärung nicht näher. In erster Linie sind bakterielle Infektionen für die Krankheit angeschuldigt worden. Streptokokken, Staphylokokken und Tuberkelbacillen wurden nachgewiesen (Langsteiner), so daß Assmann die Dermatomyositis als eine besondere Form der Sepsis auffaßt. Eine wesentliche Stütze dieser Auffassung ist, daß verschiedene „Infektionskrankheiten" der Dermatomyositis vorausgehen [Angina (Hepp, Wermer, Marinescu), Influenza (Prinzing, Streng), Gelenkrheumatismus (Leube, Gottstein, Weber), Masern (Fuckel, Jesser, Steiner, Peemöller), Keuchhusten (Schuller), Pferdebiß mit Infektion (Mery, Rohr, Fiedler), Dyspepsie (Keller)]. Gruber berichtete ebenso wie R. Schoen über eine Polymyositis bei einem Soldaten, bei dem ein chronischer Entzündungsprozeß nach einem Lungenstecksplitter im Anschluß an eine schwere körperliche Strapaze zur Dermatomyositis führte. Auch nach

Scharlach wurde Dermatomyositis beschrieben (SHELDON, PLANER-FRIEDRICH). GROS berichtet über eine seit 30 Jahren bestehende, cyclisch mit Fieberperioden, Ödembildung und Bluteosinophilie verlaufende Dermatomyositis, die er als Ausdruck einer allergisch-hyperergischen Krankheit im Sinne der Auffassung KLINGEs vom Wesen des Rheumatismus erklärt. Aus dem cyclischen Verlauf der Krankheit will GROS sogar auf eine maßgebliche Beteiligung des Zwischenhirn- und Hypophysensystems schließen.

Nicht nur bakterielle Infektionen, sondern auch Virus- und Pilzkrankheiten wurden als ätiologisch bedeutsam für die Dermatomyositis abgesehen. Sarkosporidieninfektionen wurden vermutet. Schließlich wurden auch Intoxikationen vor Ausbruch der Dermatomyositis beobachtet, Kohlenoxydvergiftungen, Kälteschädigungen und chemisch-toxische Überempfindlichkeitsreaktionen. Zwischen Tumoren und Dermatomyositis bestehen vielleicht auch Beziehungen (eigene Beobachtung: Magencarcinom und Dermatomyositis). In der Literatur wird immer wieder auf Wechselbeziehungen zwischen bösartigen Geschwulstbildungen und Dermatomyositis hingewiesen. Nach CURTIUS, BLAYLOCK und HARREL sind 27 derartige Beobachtungen in der Weltliteratur zusammengetragen. CURTIUS und Mitarbeiter fanden unter 45 Kranken mit Dermatomyositis bei 8 Kranken, d. h. bei 17,7% gleichzeitig bösartige Neubildungen (Tumoren der Ovarien, der Mammae, des Magens, von Gallenblase, Niere, Oesophagus, Lungen usw.). CURTIUS und Mitarbeiter stellen daher zur Pathogenese der Dermatomyositis zur Diskussion, daß endoallergische Reaktionen verantwortlich für die ,,Dermatomyositis-Reaktion" seien (toxisch-allergische Reaktion). Trotz der zahlreichen Beobachtungen ist die Pathogenese aber im speziellen kaum aufgeklärt worden. Man stimmt heute darin überein — das ist das Maßgebliche für die Auffassung als Kollagenkrankheit —, daß das Primäre die hyalinen Entartungsvorgänge in der Muskulatur und im Interstitium sind, auf die sich die entzündliche Reaktion infiltrativ aufpfropft.

Die Capillar- und Gefäßwandänderungen bei der Dermatomyositis spielen in dem Entstehungsmechanismus der degenerativen Vorgänge eine besondere Rolle, wobei aber zu bedenken ist, daß auch diese Ausdruck der Kollagenkrankheiten sein könnten. Im Capillarmikroskop beschreibt FRONTALI im Bereich der hyperämischen Hautstellen Erweiterung der Capillarschlingen mit Blutseen; KELLER beschreibt dabei extracapilläre Blutungen. Man ist heute geneigt, anzunehmen, daß die Veränderungen an Muskel und Haut über Zirkulationsstörungen zustande kommen, wobei vor allem Permeabilitätsänderungen wesentlich sind. Daß Permeabilitätsstörungen bei der Dermatomyositis vorliegen, ergibt sich aus den beschriebenen akuten Phasen der Wasserretention. Es kommt zu Exsudation einer eiweißhaltigen Flüssigkeit zwischen den Muskelfasern, die dissoziiert werden. Daß die so von der Ernährung abgeschnittenen Muskelfasern unzureichend ernährt werden, verfetten und degenerieren, ist verständlich. Erst sekundär entwickeln sich in den interstitiellen und subcutanen Geweben mit der fibrinoiden Verquellung die entzündlichen Zellbeimischungen.

STENGER versuchte, die geweblichen Vorgänge der Dermatomyositis tierexperimentell hervorzurufen. Mit Diphtherietoxin lassen sich zwar gewisse Verfettungen in der Skeletmuskulatur erzielen, aber die Veränderungen entsprechen nicht denen der Myositis.

Wie bei den beschriebenen dysproteinämischen Arthropathien sind auch der Dermatomyositis schwere Veränderungen in der Zusammensetzung der Serumeiweißkörper eigentümlich. Abgesehen davon kann die Dermatomyositis auch mit Gelenkstörungen vergesellschaftet sein. Elektrophoretisch wird die Vermehrung der γ-Globuline deutlich, die auch bei der Trichinose gleichzeitig mit der

Plasmazellreaktion im Knochenmark vorkommt. Der positive Ausfall der Serum-
eiweißflockungsreaktionen spricht im gleichen Sinne. Mit fortgeschrittener Krankheit macht sich bei gleichzeitig zunehmender Hyperglobulinämie eine hochgradige Hypalbumose bemerkbar, die bei gelegentlicher Albuminurie und der
Ödembereitschaft leichte nephrotische Züge hineinträgt. Die Blutsenkungsgeschwindigkeit ist gewöhnlich sehr stark beschleunigt.

Die Therapie der Dermatomyositis bleibt problematisch. Wenn nach Peni-
cillingaben und nach Aureomycin Besserungen und Heilungen in Einzelfällen
beschrieben sind, so spricht das nach der allgemeinen Erfahrung höchstens für
den symptomatischen Heilwert dieser Medikamente, wenn nicht für die Fehldiagnose. Die Dermatomyositis ist eine unter Umständen über Wochen und
Monate mit hohem Fieber einhergehende, durch Remissionen und Rezidive gekennzeichnete Kollagenkrankheit, die infolge der Beteiligung der Schleimhäute zu
Durchfällen und schwerer Unterernährung zu Eiweißmangel, zu finalen Bronchopneumonien und schließlich zum Tode führt. In einer eigenen Beobachtung
erwies sich ACTH als wirkungslos.

8. Arthropathien bei Stoffwechselkrankheiten.

a) Arthritis urica (Gicht).

Die echte Harnsäuregicht wird entsprechend ihrer Pathogenese bei den Stoffwechselkrankheiten besprochen. Es sollen daher hier nur die „schematischen“
Merkmale der Krankheit, insofern sie die Gelenkveränderungen und deren Beziehungen zum Problem der dysproteinämischen Osteoarthropathien bzw. des
Hypophysen-Nebennierenrindensystems betreffen, dargestellt werden.

Die Anschauungen über das Wesen der Harnsäuregicht wurden in den letzten
Jahren wesentlich durch die Entdeckung der Wirkung gewisser Hypophysen- und
Nebennierenrindenhormone auf den Harnsäurestoffwechsel ergänzt. Es kommt
bei der „Arthritis“ urica zur Ablagerung von primären Natriumuratkristallen
vor allem im Gelenkknorpel (Großzehenknorpel), im Knorpel der Ohrmuscheln
(Tophi), bisweilen auch in Sehnen, Muskelbindegewebe und Nieren. Der Inhalt
der Tophi erweist sich durch den positiven Ausfall der Murexidprobe als Harn-
säure (Eindampfen von Tophusmasse, die mit verdünnter Salpetersäure befeuchtet
ist; nach Trocknung und Zusatz einiger Tropfen Ammoniak Purpurrotfärbung).
Nach röntgenologischen Vergleichsuntersuchungen wiesen Brandenberger,
Wuervain und Schinz nach, daß die Ablagerungen des Gichttophus entsprechend
der mikroskopisch kristallographischen Untersuchung aus Mononatriumurat-
Monohydrat bestehen. Der Gichtanfall ist typisch und kann durch überreichliche
Purinkost oder durch hohen Anfall endogener Harnsäure (Lösung einer Pneu-
monie, Röntgenbestrahlung) ausgelöst werden. Auch eine seelische Erregung
oder eine allergische Reaktion reicht zur Manifestation des Anfalles aus. Offensichtlich spielen aber konstitutionelle Faktoren eine pathogenetisch wichtige
Rolle; die Disposition ist familiär verankert, kann gelegentlich auch durch eine
Primärkrankheit (Bleivergiftung) geschaffen werden. Daß gewisse Berufe bevorzugt erscheinen, läßt sich nicht verallgemeinern (Metzger, Alkoholabusus). Das
Charakteristische der Krankheit ist die konstante Erhöhung des Harnsäureblutspiegels (normal 3—5 mg-%), wobei die Übersteigerung desselben (10 mg-%
und mehr) den akuten Gichtanfall auslöst. Nach dem Anfall ist die hohe Ausscheidung von Harnsäure im Urin typisch. Über generalisierte Arthritis urica
mit Anämie (juvenile Poikilocytenanämie) berichten Nordmann und Höhne.

Die konstante Überhöhung des Harnsäureblutspiegels wurde als Folge einer
Störung des Harnsäureausscheidungsvermögens der Nieren angesehen (Thann-

HAUSER). Auch vegetativ-nervöse Regulationsstörungen wurden verantwortlich gemacht. Neuere Untersuchungen von ABDERHALDEN und BUADZE zeigten, daß der Abbau der Nucleinsäuren und Purine auch zum Kreatin führen kann. Bei Gicht soll dieser Weg zugunsten der Harnsäure blockiert sein, so daß in der Gicht eine echte Stoffwechselkrankheit mit Überproduktion an Harnsäure gesehen wird. Moderne Untersuchungen, ausgehend von der Wirkung von ACTH bzw. Cortison auf den Gichtanfall, besagen, daß die Nebennierenrinde einen Einfluß auf den Harnsäurestoffwechsel ausübt. Dieser Einfluß wirkt sich unterschiedlich aus, je nachdem, ob es sich um einen Gesunden oder einen gicht-kranken Menschen handelt. Die Gicht ist charakterisiert durch niedrige17-Ketosteroidausschei-dung im Urin (ROBINSON). WOLFSON und Mitarbeiter suchen das Wesen der Gicht in einem hypothetischen Gicht-androgen, welches in der Neben-nierenrinde gebildet werde. Spontane oder künstlich hervor-gerufene Zunahme der 11-Oxy-steroidbildung bedingt den akuten Gichtanfall. Die Harn-säureausscheidung steigt unter Cortison und ACTH zunächst stark an, um sich später wieder zu normalisieren. Darauf be-gründet sich der Erfolg der ACTH- oder Cortisongabe im Gichtanfall (30 mg Cortison bzw. 15 mg ACTH 3mal alle 6 Std); nach dem Gichtanfall muß sofort ACTH abgesetzt und Colchicin gegeben werden). ACTH vermag nur vorüber-gehend bei der Gicht zu helfen; es eignet sich nicht zur Prophylaxe,

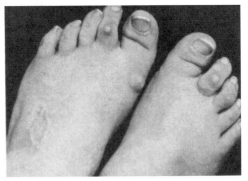

Abb. 224.

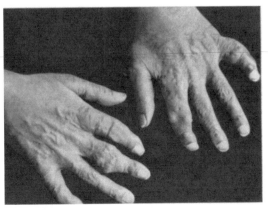

Abb. 225.

Abb. 224 und 225. Gichtgelenke.

vermag Rezidive nicht zu verhüten oder das Colchicin zu ersetzen. Nach GUTMAN und YÜ kann festgestellt werden, daß der ACTH-Effekt nicht auf eine hormonale Krankheitsursache der Gicht schließen lassen darf (vgl. Colchicin, Nebennieren-rindenhormone und Phosphatasen, S. 715). Colchicin sowie Atophan steigern die Harnsäureausscheidung. Colchicineffekt und Cortisonwirkung bei der Gicht werden möglicherweise durch den synergistischen Effekt der Nebennierenrinden-hormone und indirekt über die Hemmung der Phosphatase und der Zellteilung verständlich (vgl. LETTRÉ).

Der Gichtanfall ist klinisch durch Schwellung, Rötung, Hitze und Schmerz-haftigkeit der befallenen Gelenke ausgezeichnet. Diese Entzündungszeichen sind Ausdruck einer chemisch-toxischen aseptischen Entzündung (ASSMANN).

Die anatomischen Veränderungen sind nach den Untersuchungen von POMMER abhängig von der Synovitis, die zur Bildung synovialer Überwucherungsmembranen

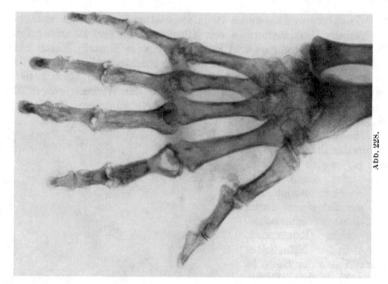

Abb. 228.

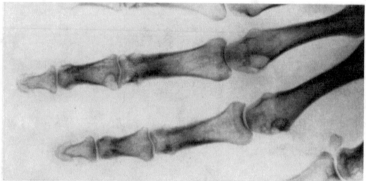

Abb. 227.

Abb. 226—228. Gicht (Arthritis urica).

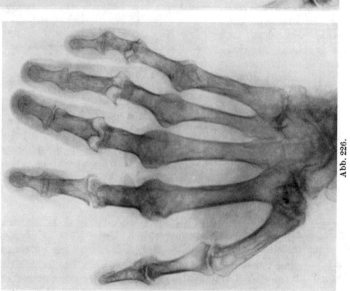

Abb. 226.

führen kann. Hierbei und durch die Ablagerung der Harnsäurekristalle wird der Knorpel arrodiert, es entstehen Uratablagerungen in der Gelenkkapsel wie im Knorpel. Dadurch werden die Gelenkflächen „rauh". Das Knirschen und Reiben ist für die chronischen Gichtgelenke ebenso typisch wie für die deformierende Arthrosis. Ankylosen und Spondylarthrosen kommen bei Gicht allerdings nicht vor. Harnsäure wird auch im Knochen in Form von Tophi abgelagert (ASSMANN).

Im Röntgenbild entstehen charakteristische Veränderungen, weil die Harnsäurekristalle infolge ihrer geringen Absorptionsfähigkeit für Röntgenstrahlen nicht dargestellt werden und infolgedessen als ausgestanzte Lochdefekte erscheinen. Diese sind kreisrund; wenn sie im Innern des Knochens gelegen sind, liegen sie am Rande; zur Gelenkoberfläche zu bilden sie Halbmonde oder geschlossene Kreisbildungen. Natürlich kommen ähnliche Lochdefekte auch bei anderen Osteoarthropathien vor, die zur Knochenresorption führen. Meist sind diese Resorptionsherde jedoch nicht so scharf ausgestanzt, wie bei der Gicht.

Durch die Zerstörungsprozesse an Knochen und Gelenken werden manchmal einzelne Knochenteile, besonders an den Fingern fast ganz eingeschmolzen, so daß erhebliche Deformierungen der Gelenkkapsel entstehen (s. Abb. 226—228). Durch Schrumpfung der Gelenkkapsel entstehen Luxationen und Subluxationen. Am Grundgelenk der Großzehe entsteht so der Hallux valgus der Gicht.

b) Ochronose (Alkaptonurie).

Die Alkaptonurie (Ochronose) ist eine Stoffwechselstörung, bei der bestimmte Aminosäuren, nämlich Phenylalanin und Tyrosin wohl noch oxydativ desaminiert, aber nicht mehr vollständig gespalten werden können. Die dadurch im intermediären Stoffwechsel entstehende Homogentisinsäure kommt im Harn zur Ausscheidung; die Homogentisinsäure ist ein stark reduzierender Körper, der unter Aufnahme von Sauerstoff aus der Luft zu einem dunkelbraunen Farbstoff oxydiert wird. Der Harn wird beim Stehen an der Luft tief-dunkelbraun. Als echter Phenolkörper ist die Homogentisinsäure arthrotrop und lagert sich in den knorpeligen Substanzen des Körpers ab. Die Ochronose (Dunkelfärbung der Knorpel) ist typisch (differentialdiagnostisch kommt nur die Ochronose nach chronischer Carbolwassermedikation in Frage); die klinischen Erscheinungen dieser familiären Stoffwechselanomalie sind arthrotische Gelenkbeschwerden. Ein ungewöhnliches Ereignis ist das Auftreten freier Gelenkkörper bei Alkaptonurie (LUTRO und ANDERSON). Interessant ist die therapeutische Wirkung von Cortison auf die alkaptonurische Stoffwechselstörung unter Rückbildung der Gelenkveränderungen (COPE und KASSANDER).

Literatur.

Anatomische und physiologische Vorbemerkungen,
Entwicklung und funktionelle Morphologie der Knochen, der Gelenke und der Muskeln.
Hereditäre und anlagemäßige Störungen (angeborene enchondrale Ossifikationsstörungen.
Dysostosis multiplex, lokale Skelet- und Knochenmißbildungen).

ALBRIGHT, F., and E. C. REIFENSTEIN: Parathyreoid glands and metabolic bone disease. Baltimore: Williams & Wilkins Company 1948. — ANDREESEN, N.: Osteochondritis dissecans. Zbl. Chir. **1939**, 1514. — ANDREESEN, R.: Kahnbeinmalacie. Fortschr. Röntgenstr. **60**, 253 (1939). — ANNERSTEN: Acta chir. scand. (Stockh.) 84, Suppl. 60 (1940). — ANTONINI, G.: Über Dysostosis cleidocranialis. Arch. Klaus-Stiftg 22, 1 (1947). — ASSMANN u. DORNER: Siehe H. ASSMANN. — ASSMANN, H.: Krankheiten der Knochen, Gelenke und Muskeln. In Handbuch der inneren Medizin, Bd. VI/1, S. 633. 1941.

BAUER, K. H.: Dtsch. Z. Chir. **160**, 289 (1920). — BERBLINGER: Handbuch der inneren Sekretion. Leipzig: Curt Kabitzsch 1932. — BÖCKER, K.: Zur Erblichkeit der Dysostosis multiplex. Z. Kinderheilk. **63**, 688 (1943). — BOENHEIM, F.: Zur Kenntnis der LAURENCE-MOONschen Krankheit. Endokrinol. 4, 263 (1929). — BOENHEIM, F., u. THOMAS HODGE McGAVACK:

Polyostotische fibröse Dysplasie. (Erscheint in Erg. inn. Med. und Dtsch. med. Wschr. 1952.) — Böttner, H.: Dystrophia ontogenetica. München: Urban & Schwarzenberg 1948. — Brailsford, J. C.: The radiology of bones nad joints. London: Goldstein 1945. — Bremy, P.: Die Gewebsmastzellen im menschlichen Knochenmark. Stuttgart: Georg Thieme 1950. — Brixey jr., A. M., and R. M. Burke: Arthro-onchodysplasia. Hereditary syndrome involving deformity of head of radius, absence of patellas, posterior iliac spurs, dystrophy of finger nails. Amer. J. Med. 8, 738—744 (1950). — Brocher, J. E. W.: Die Tomografie des Knochens. Z. Unfallmed. Zürich 40, 37 (1947). — Büchner, F. u. Mitarb.: Naturwiss. 1951, 142. — Burckhardt, A.: Über Entstehung der freien Gelenkkörper und über Mechanik des Kniegelenkes. Beitr. klin. Chir. 130 (1924).

Catel, W.: Osteogenesis imperfecta familiaris. Mschr. Kinderheilk. 49, 323 (1931). — Differentialdiagnostische Symptomatologie. Leipzig: Georg Thieme 1944. — Chambers, C.: Congenital anomalies of the tarsal navicular with particular reference to calcaneo-navicular coalition. Brit. J. Radiol. 23, 580 (1950). — Clausen, A.: Kniegelenksarthrographie. Fortschr. Röntgenstr. 65, 76 (1942). — Clemmesen: Acta radiol. (Stockh.) 17, 480 (1936). — Cocchi, U.: Polytope erbliche enchondrale Dysostosen. Fortschr. Röntgenstr. 72, 409 (1949/50). — Conradi, E.: Jb. Kinderheilk. 80, 86 (1914). — Curtius: Arch. Int. Med. 34, 801 (1924). — Dtsch. Arch. klin. Med. 147, 313 (1925).

Dorrance, Th. O.: Arachnodaktylie. J. Pediatry 31, 679 (1947). — Dünner, M.: Plasmocytom und Knochenamyloid. Schweiz. med. Wschr. 1946, 1109.

Engel, St.: Die Lunge des Kindes. Stuttgart: Georg Thieme 1950. — Engelmann: Z. orthop. Chir. 34; 35. — Ellis, R. W. B., W. Sheldon and N. P. Capon: Quart. J. Med. 5, 119 (1935/36). — Erlacher: Zit. nach F. Schmid. — Evans: Proc. Soc. Exper. Biol. a. Med. 30, 1370 (1933).

Fairbank, H. A. T.: J. Bone Surg. B 31, 115 (1949). — Brit. J. Surg. 15, 120 (1927). — Feil, Roland et Vanbockstael: Les hommes sans cou. Rev. d'Orthop. 1924, 281. — Fertiz, H.: Virchows Arch. 260, 308 (1926). — Fiedler, H.: Osteochondrosis dissecans am oberen Pfannenrand des Hüftgelenkes. Fortschr. Röntgenstr. 74, 207 (1951). — Frank, A.: Über Humero-Radialsynostose (Mikromelie). Beitr. path. Anat. 99, 2, 242 (1937).

Gerstel, G.: Über die Heilungsvorgänge bei angeborener Knochensyphilis. Virchows Arch. 309, 737 (1942). — Gerstenberger: Rachitis hepatica. Mschr. Kinderheilk. 56, 217 (1933). — Goldstein, D., u. P. N. Nikiforov: Fortschr. Röntgenstr. 43, 321 (1931). — Grazianki: Zit. nach H. Assmann. — Grebe, H.: Die Chondrodysplasie. Habil.schr. Frankfurt 1942. — Grebe, H., u. A. Windorfer: Beitrag zur erblichen und nicht-erblichen Mißbildungsätiologie. Dtsch. med. Wschr. 1953, 149. — Gross, D.: Lendenrippe, Querfortsatzbruch und ihre Bedeutung als Irritationszentrum. Dtsch. med. Wschr. 1951, 1389. — Gruber, G. B.: Morphologie der Mißbildungen, Bd. III. Jena 1937. — Chondrodystrophia congenitalis, Morphologie der Mißbildungen. Jena: Gustav Fischer 1937. — Gruber, W.: Über die sekundären Handwurzelknochen. Arch. Anat. phys. wiss. Med. 1866, 565.

Hackenbroch: Die Arthrosis deformans der Hüfte. Leipzig: Georg Thieme 1943. — Hanhart, E.: Erbbedingtheit der Glykogenosen und Diabetes mellitus. Schweiz. med. Wschr. 1947, 5, 163. — Hasse u. Dehner: Arch. Anat. 1893. — Hasselwander, A.: Über individuelle Häufung von Variationserscheinungen am Extremitätenskelett. Anat. Anz. (Erg.-H.) 54, 199 (1921). — Heidenhoffer, J.: Zur ursächlichen Stellung der Lunatummalacie im Rahmen der örtlichen Malacien. Fortschr. Röntgenstr. 71, 472 (1941). — Herdner, R.: Exploration tomographique du vachis. Rev. d'Orthop. 33, 241 (1947). — Herdner, R.: La tomografie osseuse. Semaine Hôp. 1947, 2303. — Herzog, W.: Beitrag zum Klippel-Feilschen Syndrom. Med. Klin. 1949, Nr 38, 1221. — Hess, W.: Das Krankheitsbild der Vertebra plana Calvé als Syndrom. Schweiz. med. Wschr. 1947, 737. — Hiyeda, K.: Kaschin-Becks Disease. Jap. J. Med. Sci. Path. 4, 2 (1937). — Hoen, H.: Über angeborene halbseitige Wachstumsstörungen. Mschr. Kinderheilk. 1950. — Hoffa: Lehrbuch für orthopädische Chirurgie. — Horvath, St. M., and J. L. Hollander: Intraarticular temperature. J. Clin. Invest. 28, 469 (1949). — Houet, R.: Le Syndrom Mauriac. Ann. paediatr. (Basel). 168, 3, 113 (1947). — Hueck, W.: Halbseitiger Riesenwuchs als Doppelbildungen. Sächs. Akad. Wiss., mathemat.-physik. Kl. 1931.

Idelberger, K. H.: Verh. Deutsch. Ges. Orthopäd. Hannover, 38. Kongr. 14—16. September 1951. — Münch. med. Wschr. 1951. Leitsymptom: Schulter-Arm-Schmerz. — Ingalls, Th.: Amer. J. Dis. Childr. 73, 279 (1947); 74, 147 (1947).

Jores, A.: Klinische Endokrinologie. Berlin: Springer 1949.

Kahler, O.: Beitrag zur Dysostosis cleidocranialis. Z. menschl. Vererbgs- u. Konstit. lehre 23, 216 (1939). — Kallio, K. E.: Arthrogryposis. Ann. chir. et gynaec. fenn. 37, 177 (1948). — Klein, H.: Pelger-Anomalie der Leukocyten. Ein Beitrag zum Formenkreis der fetalen Chondrodystrophie. Z. menschl. Vererbgs- u. Konstit.lehre 29, 551 (1949). —

Köhler, A.: Grenzen des Normalen und Anfänge des Pathologischen im Röntgenbilde (Klippel-Feil-Syndrom), S. 293. Leipzig: Georg Thieme 1939. — Krause, G. P.: Os naviculare pipartum beider Hände. Fortschr. Röntgenstr. 71, 359 (1949). — Krüger, P.: Über das Wesen des Skeletmuskeltonus. Klin. Wschr. 1951, 68. — Kwerch, H.: Zur Kenntnis der Sonderformen der Chondrodysplasia foetalis, im besonderen der Chondrodysplasia calcificans congenita. Österr. Z. Kinderheilk. 4, 165 (1950).

Landauer, W.: J. of exper. Zool. 1947, 105. — Landes, O.: Über den Status dysvascularis. Med. Klin. 1947, 581. — Langsteiner, Fr., u. G. B. Stiefler: Dtsch. Z. Nervenheilk. 138, 274 (1935). — Levander, G.: Zbl. Chir. 19,4. — Acta chir. scand. (Stockh.) 83 (1940). Lewin, W.: J. Bone Surg. 7, 630 (1925). — Lindemann, K.: Verh. dtsch. orthop. Ges. 1931; 1934. — Bandscheibenveränderungen unklarer Genese an jugendlichen Wirbelsäulen. Verh. dtsch. orthop. Ges. (26. Kongr.) 1931. — Rundrücken und Adolescentenkyphose. Z. orthop. Chir. 55 (1931). — Frühdiagnose der Coxa vara adolescentium. Zbl. Chir. 15 (1934). — Lindemann, K., u. H. Kuhlendahl: Die Erkrankungen der Wirbelsäule. Stuttgart: Ferdinand Enke 1953. — Loubat-Cloup-Fischer: Presse méd. 1927, 66. — Lucke, H.: Krankheiten aus physikalischen Ursachen. Handbuch der inneren Medizin, Bd. VI/1. Berlin: Springer 1941. — Pathologische Physiologie. Berlin: Springer 1942 u. 1946. — Ludwig, F., u. J. v. Ries: Über Wirkstoffe der glatten und quergestreiften Muskulatur. Schweiz. med. Wschr. 1946, 225. — Ludwig, W.: Das Rechts-Links-Problem. Berlin 1932.

Marquardt, W.: Die Klinik und Röntgenologie der angeborenen enchondralen Verknöcherungsstörungen. Fortschr. Röntgenstr. 71, 511 (1949). — Matheson, W. J.: Fibrocystic disease of the pancreas. Brit. Med. J. 1949, No 206, 4620. — Mauriac, A.: Hepatomegalie, nanisme et obésité dans le diabete juvenile. Thése, Bordeaux 1945. — May, E., et J. Robin: Les hydarthroses vasomotorices. Presse méd. 1947, 129. — Mellinghoff, K., u. E. Graser: Handwurzelentwicklung und Rachitis. Z. Kinderheilk. 60, 30 (1938). Meyer, H. v.: Virchows A ch. 35. — Moehlig, R. C.: Arachnodaktylie (Marfan-Syndrom). Amer. J. Roentgenol. 61, 797 (1949). — Möhlmann u. Madlener: Kontrastdarstellung des Kniegelenks. Fortschr. Röntgenstr. 65, 51 (1942). — Möllendorf, W. v.: Stöhrs Lehrbuch der Histologie. Jena: Gustav Fischer 1928. — Müller, K. A.: Os naviculare bipartum. Diss. Heidelberg 1939. — Müller, U.: Multiple angeborene Gelenkstarre. Schweiz. med. Wschr. 1950 II, 1269. — Müller, W.: Die angeborenen Fehlbildungen der menschlichen Hand. Leipzig: Georg Thieme 1937.

Nachtsheim, H.: The Pelger-Anomalie in man and rabbit. J. Hered. 61, 5, 131 (1950). — Neyroud, M.: Vertebra plana osteonecrótica. Schweiz. med. Wschr. 1947, 1000. — Nordmann, O.: Lunatumnekrose. Zbl. Chir. 1939, 834.

Oeynhausen, R. A. v.: Örtlicher Riesenwuchs und physiologische Asymmetrie. Arch. klin. Chir. 261, 206 (1949). — Ollier: Lyon méd. 93, 23 (1900).

Paas, H. R.: Kontrastdarstellung des Kniegelenks. Dtsch. Z. Chir. 52, 478 (1939). — Pagenstecher, E.: Dtsch. Z. Chir. 82, 519 (1906). — Partsch, F.: Arch. orthop. Chir. 24, 2 (1936). — Pesme, Verger et Montoux: Dysostose cranio-faciale avec ectopie du cristallin. Arch. franç. Pédiatr. 7, 358 (1950). — Pfaundler, M. v.: Hepatischer Infantilismus. Z. Kinderheilk. 41, 78 (1926). — Politzer: Beitr. path. Anat. 100, 273 (1938). — Pytel u. Schajewitsch: Röntgenprax. 1929, 19.

Rakofsky, M.: Die Luftdarstellung des Kniegelenks bei Kniebinnenverletzungen. Amer. J. Roentgenol. 63, 502 (1950). — Rlibbing: Acta radiol. (Stockh.) 1949, 183. — Rodesvenskij: Zit. nach Ludwig. — Rössle, R.: Verh. dtsch. path. Ges. 23, 289 (1928). — Roscher, H. L.: Soc. Anat. Chir. Bordeaux 1943. — Roston, J. E., and Haines: Cracking in the metacarpophalangeal joint. J. of Anat. 81, 165 (1947). — Roth, R.: Extraktversuche mit konserviertem Knochengewebe. Schweiz. med. Wschr. 1950, 39. — Rudder, B. de: Über die Phosphatiddiathese und ihr Verhältnis zur Dysostosis multiplex und Dysostosis Morquio. Z. Kinderheilk. 55, 470 (1933). — Rückensteiner, E.: Die normale Entwicklung des Knochensystems. Radiologische Praktika, Bd. XV. Leipzig: Georg Thieme 1931. — Rupprecht: Jber. Dtsch. Ges. für Natur- u. Heilk. Dresden 1884. — Russel-Brain, Q., and A. D. Wright: Compression neuritis of both median nerves in the carpal tunnel. Surgical decompression. Klippel-Feil deformity of neck. Sprengel shoulder. Proc. Roy. Soc. Med. 40, 81 (1946).

Schallock, G.: Osteochondritis dissecans. Mschr. Unfallheilk. 97 (1944). — Schanz, A.: Z. orthop. Chir. 5, 98 (1889). — Schede: Erg. Chir. 1. — Z. orthop. Chir. 43; 49. — Schinz, H. R.: Altes und Neues zur Beckenossifikation. Zugleich ein Beitrag zur Kenntnis des Os acetabuli. Fortschr. Röntgenstr. (1922/23). — Erbarzt 11, 142 (1943). — Arch. Klaus-Stiftg 19, H. 1 (1944). — Schinz, H. R., W. E. Baensch, E. Friedl u. E. Uehlinger: Lehrbuch der Röntgendiagnostik. Stuttgart: Georg Thieme 1951. — Schmid, F.: Die Handskeletossifikation als Indikator der Entwicklung. Erg. inn. Med. 1949, 176. — Schmid, F., u. L. Halden: Die postfetale Differenzierung und Größenentwicklung der Extremitätenknochenkerne. Fortschr. Röntgenstr. **71**, 975 (1949). — Schmidt, M. B.: Atrophie und Hypertrophie des Knochens einschließlich der Osteosklerose. In Henke-Lubarsch-Rössle. Handbuch der speziellen pathologischen Anatomie und Histologie. Bd. IX/3. Berlin: Springer 1937. — Schipatschoff: Kaschin-Becksche Krankheit. Dtsch. Arch. klin. Med. **170**, 133 (1931). — Schönenberg: Dtsch. med. Wschr. **1951**, 350. — Schuknecht, K. T.: Klinische Untersuchungen zur Pathogenese der Adolescentenskoliose. Med. Mschr. **1951**, 88. — Schwarze, K.: Klippel-Feilsche Krankheit. Arch. orthop. Chir. **41**, 47 (1941). — Selye, H.: Endocrinology. Montreal 1947. — Stress and the general adaptationsyndrome. Brit. Med. J. **1950**, No 1383, 17. — Siegert, F.: Atlas der normalen Ossifikation der Hand. Fortschr. Röntgenstr. (Erg.-Bd.) 47. — Der chondrodystrophische Zwergwuchs. Erg. inn. Med. **6**, 565 (1912). — Simeon, A.: Habituelle Luxationen der Patella. Rev. d'Orthop. **25**, 181 (1949). — Sobel, A., et P. Sobel: Ein Fall von doppelseitiger Kienböckscher Krankheit. J. Radiol. et Électrol. **31**, 13 (1950). — Staffe, A.: Zur Frage der Rassenzwerge bei Haustier und Mensch. Schweiz. Arch. Tierheilk. **89**, 443 (1947). — Steingräber, M.: Das Röntgenbild aseptischer Nekrosen an den Fingergelenken. Fortschr. Röntgenstr. **73**, 220 (1950). — Swoboda, W.: Chondrodystrophia calcificans congenita. Ann. paediatr. (Basel) **175**, 322 (1950).

Thelford, E. D., and S. Mottershead: The costoclavicular syndrome. Brit. Med. J. **1947**, No 4497, 325. — Tischendorf, W.: Partieller Riesenwuchs. Med. Ges. Göttingen. 1942.

Uehlinger, E.: Nieren, Skelet und Calciumstoffwechsel. Wien. klin. Wschr. **1949**. — Siehe Zellweger, H. — Ullrich, O.: Der Status Bonnevie-Ullrich im Rahmen anderer Dyscranio-Dysphalangien. Erg. inn. Med. **2**, 412 (1950). — Ulrich, O.: Neuere Einblicke in die Entwicklungsmechanik multipler Abartungen. Klin. Wschr. **1938**, 185. — Die Pfaundler-Hullersche Krankheit. Erg. inn. Med. **63**, 929 (1943).

Verschuer, O. v.: In Baur-Fischer-Lenz, 5. Aufl., Bd. 1. München: J. F. Lehmann 1940. — Vieten, H.: Naviculare bipartum oder alte, nicht erkannte, pseudoarthrotisch verheilte Navicularfraktur. Fortschr. Röntgenstr. **71**, 358 (1949). — Vogt, A.: Die generalisierte Hyperostose und ähnliche Systemkrankheiten der Knochen. Fortschr. Röntgenstr. **73**, 411 (1950).

Werthemann, A.: Spezielle Pathologie des Skelettes und seiner Teile. Die Entwicklungsstörungen der Extremitäten. In Handbuch der speziellen pathologischen Anatomie und Histologie, Bd. IX, Teil 6. Berlin: Springer 1952. — Wieland: Spezielle Pathologie des Bewegungsapparates im Kindesalter. In Brüning-Schwalbe, Handbuch der Pathologie des Kindesalters, Bd. 2. 1913. — Wolfromm, G., et L. Loiseleur: La phosphatasemie. Mém. Acad. Chir. **72**, 196 (1946).

Zellweger, H., K. Theiler u. F. Larcher: Über die Dysostosis cleidocranialis. Helvet. paediatr. Acta **5**, 264 (1950). — Zellweger, H., u. E. Uehlinger: Ein Fall von halbseitiger Knochenchondromatose (Ollier) mit Naevus ichthyoformis. Helvet. paediatr. Acta **3**, 153 (1948). — Zimmer: Melerheostose. Bruns' Beitr. **140**, 75 (1937). — Zondek: Die Krankheiten der endokrinen Drüsen. Berlin 1923; Basel 1952.

Osteoblasten und Osteoclasten, Phosphatasen, Cholinesterase und Anticholinesterase, Muskelstoffwechsel, Ektopische Ossifikation (Calcinosis usw.), Hyaluronidase und Grundsubstanz von Geweben, insbesondere von Gelenken.

Abderhalden, F., u. G. Effkemann: Biochem. Z. **268**, 461 (1934). — Aisenberg, M. F.: Calcinosis interstitialis. Fortschr. Röntgenstr. **39**, 443 (1929). — Albers, H.: Phosphatasen. Handbuch der Enzymologie (Nord-Weidenhagen), Bd. I, S. 408. Leipzig: Becker u. Erler 1940. — Albright, F., J. C. Aub and W. Bauer: J. Amer. Med. Assoc. **102**, 1776 (1934a). — Albright, F., u. E. C. Reifenstein: Parathyroid glands and metabolic bone disease. Baltimore: Williams & Wilkins Company 1948. — Allaben, G. R., and S. E. Owen: J. Amer. Med. Assoc. **112**, 933 (1939). — Annersten, S.: Acta chir. scand. (Stockh.) **84**, 1 (1940). — Arcuri, F., e S. Filippon: Ormoni **3**, 399 (1941). Zit. nach Ber. Physiol. **128**, 74 (1942). — Armstrong, A. R., and F. G. Banting: Canad. Med. Assoc. J. **33**, 243 (1935). — Ask-Upmark, E.: Einige Bemerkungen zur Pathogenese des Duplayschen Syndroms. Schweiz. med. Wschr. **1948**. — Askanazy, M.: Schweiz. med. Wschr. **1940** I, 1. — Assmann: Handbuch der inneren Medizin 1941. — Augustinson, K. B.: Acta physiol. scand. (Stockh.) **15**, Suppl. 52 (1948). — Axhausen u. Bergmann: Die Ernährungsunterbrechungen der Knochen. In Henke-Lubarsch' Handbuch der speziellen pathologischen Anatomie. Bd. 9, Teil 3, Knochen und Gelenke. Berlin: Springer 1937.

Bachmann: Siehe K. Neumann, Phosphatase. Dtsch. med. Wschr. **1950**, 520. — Bamann, E., u. M. Meisenheimer: Phosphatasen. Methoden der Fermentforschung (Bamann-Myrbäck), Bd. 3, S. 1605. Leipzig: Georg Thieme 1941. — Baur, H.: Tierische Phosphatasen. Z. Vitamin-, Hormon- u. Fermentforsch. **2**, H. 5/6 (1948). — Bergk: Myositis traumatica.

Chirurg 11, 374 (1939). — BERGSTRAND-OLIVECRONA-TÖNNIS: Gefäßmißbildungen und Gefäß-geschwülste. Leipzig: Georg Thieme 1936. — BEVELANDER, G., and P. L. JOHNSON: J. Cellul. a. Comp. Physiol. 26, 25 (1945). — BINKLEY, F., R. E. SHANK u. E. L. HOAGLAND: J. of Biol. Chem. 156, 253 (1944). — BLUM, G.: Lancet 1944 II, 75. — BODANSKY, A., u. H. L. JAFFÉ: Proc. Soc. Exper. Biol. a. Med. 29, 199 (1931). — BODANSKY, M.: Amer. J. Clin. Path. 9, 36 (1939). — BOLAM u. MASON: Calcinosis. With report of a case of calcinosis universalis. Brit. J. Dermat. 47, 340 (1935). — BORS, W. E.: Myositis ossificans occuring in polimyelitis (Report of a case). Arch. of Neur. 66, 606 (1951). — BOURNE, G. H.: Quart. J. Exper. Physiol. 32, 1 (1943). — BOVERI: Bericht der Gesellschaft für Morphologie und Physiologie München 1887. — BOYENS, H.: Das Hyaluronsäure-Hyaluronidase-System. Ther. Gegenw. 6, 169 (1950). — BRAND, T. V., F. HOLTZ u. H. VOGEL: Z. Parasitenkde 6, 308 (1933). — BRASS, K.: Die tuberöse Knochenbildung der Lungen. Klin. Wschr. 1949, Nr 37/38, 639. — BREEDIS, C., C. M. FLOREY and J. FURTH: Arch. of Path. 36, 402 (1943).

CADILLO, G.: Histochemische Untersuchungen über die Lokalisation der Phosphatasen bei der heterotopischen Ossifikation von Implantaten. Minerva chir. (Torino) 5, 12 (1950). — CALMETTES, DEODAT et GALLY: Augentoxoplasmose. Arch. d'Ophtalm. 10, 2, 165 (1950). — CALVÉ: Siehe AXHAUSEN u. BERGMANN in HENKE-LUBARSCH' Handbuch der speziellen pathologischen Anatomie. Berlin: Springer 1937. — CHAIN, E., u. E. S. DUTHIE: Nature (Lond.) 144 (1939). — Brit. J. Exper. Path. 21, 324 (1940). — COHN, u. FREYE: Ungewöhn-liche Kalkeinlagerung im Bindegewebe. Med. Klin. 1930 I, 1400. — COSENTINO, G.: Patho-logica (Genova) 32, 26 (1940). Ref. Chem. Zbl. 1940 I, 2333.

DAMESHEK, W., and E. B. MILLER: Blood 1946, 27. — DEAN, A. L., and H. Q. WOODARD: J. of Urol. 57, 172 (1947). — DEMPSEY, E. W., and G. B. WISLOCKI: Amer. J. Anat. 76, 277 (1945). — DETTMAR, H., u. F. ARNHOLDT: Untersuchungen über die Phosphataseclearance bei Prostata-Hypertrophie und Carcinom. Dtsch. med. Wschr. 1951, 608. — DI GUGLIELMO: Haematologica (Pavia) 6, 156 (1925). — DIETSCHY: Z. klin. Med. 64, 377 (1907). — DÜNNER, M.: Plasmocytom und Knochenamyloid. Schweiz. med. Wschr. 1946, 1109. — DURAN-REYNALS, F.: C. r. Soc. Biol. Paris 99, 6 (1928). — J. of Exper. Med. 50, 327 (1929). — Bacter. Rev. 6, 197 (1942). — DURHAM: Arch. Int. Med. 1928, 476.

ECKE: Siehe AXHAUSEN u. BERGMANN in HENKE-LUBARSCH, Knochen und Gelenke, Bd. 9, Teil 3. Berlin: Springer 1937. — EGGERS LURA, H. J.: Dent. Res. 26, 203 (1947). — ENGEL, M. B., and W. FURUTA: Proc. Soc. Exper. Biol. a. Med. 50, 5 (1942). — ERLACHER, P.: Hüftgelenkdysplasie. Wien. klin. Wschr. 1950, 367. — ESSER, M.: Helvet. med. Acta 12, 265 (1945).

FIRMENICH, M.: Calcinosis interstitialis universalis. Med. Mschr. 4, 618 (1950). — FISH-BEIN, J. G.: Northwest. Univ. Bull. 44, 13 (1943). — FLYNN, C. O.: Med. J. Austral. 37, 356 (1950). — FOLL: Arch. Sci. Nat. et Phys. 1891. — FRONDEL, C., and E. L. PRIEN: Science (Lancaster, Pa.) 103, 326 (1946).

GAISFORD, W., and D. G. EVANS: Lancet 1949 I, 505. — GIBIAN, H.: Dtsch. chem. Z. 2, H. 9/12 (1950). — GIRI, K. V.: Biochem. Z. 285, 306 (1936). — GLICK and MOORE: Arch. of Biochem. 19, 173 (1948). — GLOCK, G. M. MURRAY and P. PINCUS: Biochemic. J. 32, 2096 (1938). — GOMORI, G.: Amer. J. Path. 19, 197 (1943 b). — Endocrinology, 33, 297 (1943). — GOPAL-AYENGAR, A. R., and W. L. SIMPSON: Cancer Res. 7, 727, 841 (1947). — GOSSELIN: Bei MARION SIMS, Gebärmutterchirurgie. Erlangen 1870. — GOTO, S.: Arch. klin. Chir. 100, 730 (1913). — GROB, D., W. GARLICK, A. HARVEY and A. M. McGEHEE: Die toxische Wirkung des Anticholinesterase-Insektizids Parathion. Bull. Hopkins Hosp. 87, 2, 106 (1950). — GRUBER, GG. B.: Virchows Arch. 260, 457 (1926). — GUERRAS: Science (Lancaster, Pa.) 103, 668. — J. of Pharmacol. 87, 193 (1946). — GUTMAN, E. B., and A. B. GUTMAN: J. of Biol. Chem. 136, 201 (1940).

HAAGENSEN, C. D., and H. T. RANDALL: Arch. of Path. 33, 411 (1942). — HAAS: J. of Biol. Chem. 163, 63, 89, 101 (1946). — HAENISCH, F.: Fortschr. Röntgenstr. 71, 1005 (1949). HARRIS, D. J.: J. of Biol. Chem. 165, 541 (1946). — HARTMANN: Bei E. ALLEN, Sex and internal secretion, Kap. 9. London 1934. — HAUROWITZ, F.: Fortschritte der Biochemie. 1938—1947. Basel: S. Karger 1948. — HECHTER, O. u. Mitarb.: J. of Exper. Med. 85, 77 (1947). J. Pediatry 30, 645 (1947). — Proc. Soc. Exper. Biol. a. Med. 67, 343 (1948). — HECKER, v., u. K. THEWS: Vertebra plana. Röntgenprax. 11, 300 (1939). — HELLNER, H.: Dtsch. med. Wschr. 1947, 212. — HENCH, PH. S.: Der gegenwärtige Stand von ACTH und Cortison in der allgemeinen Medizin. Proc. Roy. Soc. Med. 43, 69 (1950). — HEPLER, O. E., J. P. SIMONDS and G. GURLEY: Proc. Soc. Exper. Biol. a. Med. 44, 221 (1940). — HERTWIG, O.: Jena. Z. Naturwiss. 17 (1890). — HIRSCH, F., u. A. LÖW-BEER: Myositis ossificans progressiva. Med. Klin. 1929 II, 1661. — HJORT, A. M., S. A. WORDEN and J. HOGLE: Histamin und Cholin-esterasen bei allergischen Krankheiten. Ann. Int. Med. 32, 217 (1950). — HOLLE, F.: Das Verhalten der Serumcholinesterase-Aktivität bei Entzündung und Röntgenbestrahlung. Z. exper. Med. 115, 107 (1949). — HOTTINGER, H., u. H. BLOCH: Z. Vitaminforsch. 13, 9 (1943).

Huggins, C. B.: Biochemic. J. 25, 728 (1931). — Huggins, C. B., and P. Talal ay: J. of Biol. Chem. 159, 399 (1945).

Ipponsugi, T.: Mitt. path. Inst. Univ. Sendai 3, 343, 425 (1927). — Israel, A.: Über Myositis ossificans neurotica. Fortschr. Röntgenstr. 27, 365 (1919/21).

Jaworski, A. A., and J. E. Farley: Amer. J. Dis. Childr. 79, 59 (1950). — Joel u. Eichenberger: Die Hyaluronidase, ein mucinspaltendes Ferment und deren Bedeutung für das menschliche Sperma. Schweiz. med. Wschr. 1945, 27. — Joel u. Pollak: Helvet. med. Acta 7, 70 (1940). — Joel, C. A.: Die Hyaluronidase. Ihre Bedeutung für die menschliche Sterilität. Schweiz. med. Wschr. 1948, 9. — Jones, Sherwood, E.: Hyaluronidase activity in the skin, rheumatic diesases and salicylates. Ann. Rheumat. Dis. 9, 137 (1950).

Katthagen, A.: Calcinosis segmentalis congenita. Z. Orthop. 78, 543 (1949). — Kay, H. D.: Biochemic. J. 20, 791 (1926); 22, 855 (1928). — Physiologic. Rev. 12, 384 (1932). — Kendall, E. C.: Cortison. Neue med. Welt 1, 1129 (1950). — King, E. I., and A. R. Armstrong: Canad. Med. Assoc. J. 31, 376 (1934). — Kirberger, E., u. G. A. Martini: Bestimmungsmethode und klinische Auswertung der Phosphataseaktivität im Blute. Dtsch. Arch. klin. Med. 197, 268 (1950). — Kirby, C. K., K. E. Eckenhoff and J. P. Looby: Surgery 25, 101 (1949). — Klecker, E.: Klinische Anwendbarkeit der Hyaluronidase. Ärztl. Wschr. 1950 II, 638. — Klemperer: Nach Bericht der 7. Internat. Rheumakongr. Mai 1949 New York, von H. Doebell, Z. Rheumaforsch. 1950. — Koch, G.: Sturge-Webersche Krankheit. Ärztl. Forsch. 1950 I, 652. — Köhler: Siehe Assmann, Handbuch der inneren Medizin 1941. — Koller, F., u. A. Zuppinger: Die alkalische Serumphosphatase in der Tumordiagnostik. Oncologia (Basel) 2 (1949). — Krause, P., u. M. Trappe: Fortschr. Röntgenstr. 11, 229 (1907). — Calcinosis interstitialis. Fortschr. Röntgenstr. 14, 165 (1909/10). Kutscher, W., u. H. Wolbergs: Z. physiol. Chem. 236, 237 (1935).

Lacroix, P.: Anat. Rec. 92, 433 (1945). — Läsker: Zit. nach H. Assmann, Krankheiten der Knochen, Gelenke und Muskeln. In Handbuch der inneren Medizin, Bd. VI, Teil 2. 1941. Lansbury, J., L. W. Smith, R. Wulzen and W. J. van Wagtendonk: Relation of the anti-stiffness factor to collagen disease and calcinosis. Ann. Rheumat. Dis. 9, 97 (1950). — Larmande, A. M.: La neuroangiomatose encephalo-faciale. (Syndrome hypothalamohypophysaire.) Paris: Masson & Cie. 1948. — Lauber, H. J.: Myositis ossificans. Bruns' Beitr. 173, 610 (1942). — Laux, F. J.: Myositis ossificans neurotica. Fortschr. Röntgenstr. 37, 876 (1928). — Laves, W.: Histologische Untersuchungen über die Wirkung der Hyaluronidase auf Knorpel. Klin. Wschr. 1948, Nr 33/34. — Legg: Siehe Axhausen u. Bergmann in Henke-Lubarsch' Handbuch der speziellen pathologischen Anatomie. Berlin: Springer 1937. — Leo, F. de: Soc. ital. Biol. sper. 16, 777 (1941). — Lettré, H.: Über Synergisten des Colchizins. Arzneimittel-Forsch. 1, 3 (1951) — Levander, G.: Surg. etc. 67, 705 (1938). — Lewy, B.: Kalkgicht. Med. Klin. 1930 I, 964. — Lichtwitz, A.: Presse méd. 1946, 654. — Loeb, Jacques: Untersuchungen über künstliche Parthenogenese und das Wesen des Befruchtungsvorganges. Leipzig 1906. — Looby, P., and K. Kirby: J. Amer. Dent. Assoc. 38, 1 (1949). — Looser, E.: Über pathologische Formen von Infektionen und Callusbildungen bei Rachitis, Osteomalacie und anderen Knochenerkrankungen. Zbl. Chir. 47, 1470 (1920).

MacLean, F. C.: Ann. Rev. Physiol. 5, 79 (1943). — Madinaveitia and Quibell: Biochemic. J. 35, 435 (1941). — Mägeli, O.: Handbuch der Haut- und Geschlechtskrankheiten (Jadassohn), S. 358. 1932. — Mallet-Guy, P., et S. Excoffier: Lyon méd. 167, 81; 168, 101 (1942). — Margolis, H. M., and P. S. Caplan: The use of curare in the treatment of muscle spasm in rheumatic disorders. Ann. Int. Med. 31, 615 (1949). — Markoff, N.: Erg. inn. Med. 61, 132 (1942). — Markwald: Wschr. Unfallheilk. 112 (1942). — Massart, L.: Acqu. Rec. dans le domaine de l'enzymol. Act. Biochim. No 6. Paris: Masson & Cie. 1946. — Maurer, H. J.: Ein Frühstadium der Osteochondritis deformans juvenilis coxae. Fortschr. Röntgenstr. 72, 739 (1949/50). — McClean, D.: Biochemic. J. 37, 169 (1943). — McClean, D., and F. Hale: Biochemic. J. 35, 159 (1941). — McClean, D., and Rowlands: Nature (Lond.) 154, 332 (1944). — Meer, P. van der: The phosphatase content of the serum in jaundice. Acta med. scand. (Stockh.) 126, 265 (1946). — Meyer u. Palmer: J. of Biol. Chem. 107, 629 (1934); 114, 689 (1936). — Meyer, K.: Hyaluronsäure und Hyaluronidase. Physiologic. Rev. 27, 335 (1947). — Meyer, K., R. Dubos and E. M. Smith: Proc. Soc. Exper. Biol. a. Med. 34, 816 (1936). — Meyer, K., G. L. Hobby, E. Chaffee, and M. K. Dawson: J. Exper. Med. 71, 137 (1940). — Meyer, K., E. M. Smith and M. H. Dawson: J. of Biol. Chem. 128, 319 (1939). — Milkmann, L. A.: Pseudofractures (Hunger-Osteopathie, late rickets, Osteomalacie): report of case. Amer. J. Roentgenol. 1930, 24. — Moog, F.: Anat. Rec. 96, 71 (1946a). — Moog, Fl.: Physiol. signif. of the phosphomonoesterases. Biol. Rev. Cambridge Philos. Soc. 21, 41 (1946). — Moore, D H., and T. N. Harris: Occurence of hyaluronidase inhibitors in fractions of electrophoretically separated serum. J. of Biol. Chem. 179, 377 (1949). — Morris, N., and O. D. Peden: Quart. J. Med. 30, 211 (1937). Mosbacher: Kalkeinlagerung in der Haut. Dtsch. Arch. klin. Med. 128, 107 (1919). —

MÜNCHMEYER: Z. ration. Med. 1869. — MURALT, A. v.: Zit. nach AUGUSTINSON, Lehrbücher und Monografien aus dem Gebiete der exakten Wissenschaften, Bd. 14, Reihe der experimentellen Biologie, Bd. 3, S. 354. Basel: Birkhäuser 19 0. NAUMANN, W.: Siehe TISCHENDORF u. NAUMANN. — NEUMANN, K.: Phosphatase. Dtsch. med. Wschr. 1950, 520. — NEUMANN, K. H.: Über histochemische quantitative Phosphatasebestimmungen. 48. Verslg der anat. Ges. zu Kiel 1950. — NOVAK, C. R., and W. MONTAGNA: Alkalische Phosphatase in Mastzellen angereichert. Anat. Rec. 96, 279 (1946).

OLESON, J., E. VAN DONK, E. C. BERNSTEIN, L. DORFMAN and Y. SUBBAROW: J. of Biol. Chem. 171, 1 (1947). — ORLANINI, I.: Myopathia lipofibrocalcaria. Giorn. Clin. med. 31, 1036 (1950).

PAGLIARI, M.: Serumcholinesterase in der Schwangerschaft. Ginaecologia (Basel) 15, 5, 203 (1949). — PANNEWITZ, G. v.: Myositis ossificans. Dtsch. Z. Chir. 254, 20 (1940). — PAUCKE, A.: Calcinosis interstitialis universalis. Fortschr. Röntgenstr. 51, 602 (1935). — PERTHES: Siehe AXHAUSEN u. BERGMANN, Die Ernährungsunterbrechungen der Knochen. In Handbuch der speziellen und pathologischen Anatomie (HENKE-LUBARSCH), Bd. 9, Teil 3, Knochen und Gelenke. Berlin: Springer 1937. — PETERS, J. H., R. H. HORN and L. GREENMAN: Idiopathic calcinosis universalis cutis without disability. Ann. Int. Med. 33, 138 (1950). PINCUS and ENZMANN: J. of Exper. Zool. 73, 195 (1936).

RAGAN, CH., and K. MEYER: The hyaluronic acid of synovial fluid in rheumatoid arthritis. J. Clin. Invest. 28, 56 (1949). — RAMSDELL, E.: Calcinosis universalis. N. J. Surg. etc. 43, 624 (1935). — RENNER, W.: Außergewöhnliches Bild einer generalisierten Kalkgicht. Ärztl. Wschr. 1949, Nr 1/2, 14. — RIEDEL: Siehe AXHAUSEN u. BERGMANN in HENKE-LUBARSCH' Handbuch der speziellen pathologischen Anatomie. — RIESSER, O.: Muskelpharmakologie und ihre Anwendung in der Therapie der Muskelkrankheiten. Bern: Hans Huber 1949. — RINDERMANN, I.: Myositis ossificans. Münch. med. Wschr. 1930 I, 856. — ROBERTS, W. M.: Brit. J. Exper. Path. 11, 90 (1930). — ROBISON, R., and A. H. ROSENHEIM: Biochemic. J. 28, 684 (1934). — ROCHE, J., u. E. BULLINGER: Enzymologia (Den Haag) 7, 278 (1939). — Ross, B. D.: J. of Parasitol. 45, 531 (1940). — ROTHBARD, SIDNEY: J. of Exper. Med. 88, 325 (1948).

SANELLA, L.: Yale J. Biol. a. Med. 12, 433 (1939/40). — SCHAEFFER, H.: Pflügers Arch. 249, 405 (1947). — Biochem. Z. 319, 420 (1949). — SCHEUERMANN: Siehe ASSMANN, Handbuch der inneren Medizin 1941. — SCHLATTER: Siehe ASSMANN, Handbuch der inneren Medizin 1941. — SCHMIDT, H. W.: Cholinesterase bei Krebskranken. Klin. Wschr. 1949, 818. — SCHMIDT, M. B.: Handbuch der allgemeinen Pathologie (KREHL-MARCHAND), Bd. III/2. 1921. — SCHMIDT, W.: Untersuchungen über die Cholinesterase bei Krebskranken und Tumormäusen. Schweiz. med. Wschr. 1947, 16. — SCHOEN, R., u. W. TISCHENDORF: Klinische Pathologie der Blutkrankheiten. Stuttgart: Georg Thieme 1950. — SCHÖNENBERG: Zur Kasuistik des Status Bonnevie-Ullrich. Med. Ges. Münster 1950. Dtsch. med. Wschr. 1951, 350. — SCHOETENSACK, W.: Beeinflussung von Phosphatasen durch Mitosegifte. Naturwiss. 35, 285 (1948). — Arch. exper. Path. u. Pharmakol. 208, 215 (1949). — SCHOGER, G. A.: Calcinosis interstitialis und Rheuma. Z. Rheumaforsch. 8, 316 (1949). — SCHRAM, W. R., and L. S. FOSDICK: J. Oral. Surg. 1, 191 (1943). — SCHREIER, K., u. H. WOLF: Serumphosphatasebestimmung und der Einfluß moderner Therapeutica auf die Phosphataseaktivität. Mschr. Kinderheilk. 98, 221 (1950). — SCHÜRCH, O., G. VIOLLIER u. H. SÜLLMANN: Elektrophoretische Untersuchungen von Kniegelenksergüssen. Schweiz. med. Wschr. 1950, 711. — SCHWARTZMANN, J. u. Mitarb.: J. of Pediatr. 33, 267 (1948); 34, 559 (1949). — SEIFTER, J. D. H., BAEDER and A. J. BREGANY: Influence of hyaluronidase and steroids on permeability of synovial membrane. Proc. Soc. Exper. Biol. a. Med. 72, 2, 277 (1949). — SEVERI, R.: Boll. Soc. ital. Biol. sper. 14, 456 (1939). — SHERLOCK, SH., u. V. WALSHE: Biochem. Z. 59, 615 (1947). — SIMON, N., and L. NARINS: Amer. J. Roentgenol. 61, 91 (1949). — SLESSOR, A., and G. M. WYBYRN: Lancet 1948 I, 212. — SMITH, J.: Arch. Dis. Childh. 8, 215 (1933). — SMITH, O. N., and J. M. MITCHELL: The serum phosphatase in osteogenesis imperfecta. Amer. J. Med. Sci. 190, 765 (1935). — SNAPPER, I. (Amsterdam): Aussprache, Verh. der Dtsch. Ges. für Inn. Med., 41. S. 183—184, 1929, Nederl. Tijdschr. Geneesk. 1929, 4758. — SOEUR, R.: Generalisierte Calcinose. Acta chir. belg. 49, 240 (1950). SOM, M. L. u. Mitarb.: Proc. Soc. Exper. Biol. a. Med. 70, 96 (1949). — SOMMER, F.: Beitrag zur STURGE-WEBERschen Krankheit. Fortschr. Röntgenstr. 73, H. 5 (1950). — SOMMER et DEMOULLIN: Paris méd. 49, 560 (1947). — STARKE, O.: Zur Kenntnis der Calcinosis universalis. Zbl. Path. 86, 268 (1950). — STEINITZ: Kalkgicht und Calcinosis universalis. Klin. Wschr. 1930 II, 1632. — STERREN, H. A. VON DER: Calcinosis interstitialis progressiva. Mschr. Kindergeneesk. 3, 396 (1934). — STÖTTER, G.: Myositis ossificans progressiva. Z. Rheumaforsch. 8, 297 (1949). — SULLIVAN, T. J., E. B. GUTMANN and A. B. GUTMANN: J. of Urol. 48, 426 (1942). — SURGER: Biochemic. J. 42, 28 (1948). — SWANSON, W. W., W. G. FORSTER and VIVIAN SOB: Calcinosis circumscripta. Amer. J. Dis. Childr. 45, 590 (1933). — SWYER: Biochemic. J. 42, 32 (1948).

Teutschländer, O.: Klin. Wschr. **1941**, 712; **1944**, 69. — Tischendorf, W.: Siehe Schoen, R., u. W. Tischendorf, Klinische Pathologie und Blutkrankheiten. Stuttgart: Georg Thieme 1950. — Tischendorf, W., u. F. Heckner: Der hämatologi che Nachweis von Osteoblasten und Osteoklasten und ihre Bedeutung für die normale Knochenbildung und für die Entstehung bösartiger Geschwülste im Skelettsystem. Klin. Wschr. **1950**, Nr 1/2, 21. — Tischendorf, W., u. W. Naumann: Funktionelle Beziehungen zwischen Knochenmark und Knochen. Dtsch. Arch. klin. Med. **1948**, 533. — Tollman, J. T., D. H. Drummond, A. R. McIntyre and J. D. Bisgard: Arch. Surg. **40**, 43 (1940). — Tuba, J., M. M. Cantor and H. Siemens: J. Labor. a. Clin. Med. **32**, 194 (1947).

Uehlinger, E.: Erg. med. Strahlenforsch. **7**, 175 (1936). — Siehe Schinz, H. R., W. E. Baensch, E. Friedl u. E. Uehlinger: Jahrbuch der Röntgendiagnostik. Stuttgart: Georg Thieme 1951. — Undritz, E.: Schweiz. med. Wschr. **1946**, 115, 333.

Vaughan, A. L., and F. W. Burton-Fanning: Lancet **1901** I, 849. — Verse: Über Calcinosi s universalis. Beitr. path. Anat. **53**, 212 (1913). — Verzar, F., u. L. Laszt: Biochem. Z. **270**, 24, 35 (1934). — Vogt, A.: Die erbliche Calcino is interstitialis. Fortschr. Röntgenstr. **71**, 98 (1949). — Voss, H.: Parostale und parartikuläre Knochenneubildungen bei organischen Nervenkrankheiten. Fortschr. Röntgenstr. **55**, 423 (1937).

Wachstein, M. Ü.: Arch. of Path. **38**, 297 (1944). — Wagtendonk, W. J. van: J. of Biol. Chem. **155**, 337 (1944). — Wallenfels, K.: Angew. Chem. **54**, 234 (1941). — Wantland, W. W.: J. of Parasitol. **24**, 267 (1938). — Watkinson, J. M., G. E. Delory, E. J. King and A. Haddow: Brit. Med. J. **1944** II, 492. — Weber, C.: Ann. Med. **22**, 106 (1927). — Weil, L.: J. of Biol. Chem. **138**, 375 (1941). — Welcker, R. E.: Experimentelle Erzeugung von heterotopen Knochen beim Menschen. Zbl. Chir. **75**, 765 (1950). — Weller, J. M., and I. M. Taylor: Kaliumstoffwechsel. Ann. Int. Med. **33**, 607 (1950). — Wihcher, C. H., and E. M. Watson: Endocrinology **33**, 83 (1943). — Wilkins, E., E. M. Regen and C. K. Carpenter: Amer. J. Dis. Childr. **49**, 1219 (1935). — Woodard, H. Q., and N. L. Higinbotham: J. Amer. Med. Assoc. **116**, 1621 (1941).

Yamane: Cytologia Tokyo **1**, 394 (1930). Ref. aus Ber. Physiol. **23**, 63 (1931). — Cytologia Tokyo **6**, 233 (1935). Ref. aus Ber. Physiol. **90**, 49 (1936).

Zander, H. A.: J. Dent. Res. **20**, 347 (1941).

Hormone und innersekretorisch bedingte Krankheiten des Skeletsystems und des kollagenen Gewebes. Calciprive Osteopathien (Osteomalacie und Osteoporose).

Aitken, R. S., F. N. Allot, J. M. Castleden and M. Walker: Clin. Sci. **3**, 47 (1937/38). — Albertini, A. v.: Über ein metastasierendes Epithelkörperchenadenom mit Osteodystrophia fibrosa generalisata von Recklinghausen. Schweiz. med. Wschr. **1950**, 2. — Albright, F., Ch. H. Burnett, W. Parson, E. C. Reifenstein and A. Ross: Medicine analytic reviews of general medicine. Neurology and Psychiatrics' **25**, 399. Baltimore: William & Wilkins Company 1946. — Albright, E., P. H. Smith and A. M. Richardson: J. Amer. Med. Assoc. **116**, 2465 (1941). — Allott, E. N.: and B. McArdle: Clin. Sci. **3**, 229 (1937). — Alwens, W.: Handbuch der inneren Medizin, Bd. VI/1. 1941. — Andreesen, R.: Querbrüche der Röhrenknochen. Zbl. Chir. **1939**, 1552. — Assmann, H.: Knochen, Gelenke und Muskeln. In Handbuch der inneren Medizin, Bd. VI/1, S. 652 ff. Berlin: Springer 1941.

Baastrup, Ch.: Fortschr. Röntgenstr. **48**, 430 (1933). — Bachmann: Ostitis fibrosa generalisata. Arch. klin. Chir. **202**, 524 (1941). — Barabas, M., u. J. Landvai: Lungenspitzengeschwulst. Pancoast-Syndrom. Radiol. clin. (Basel) **19**, 36 (1950). — Bartelheimer, H.: Erg. inn. Med. **59**, 595 (1940). — Wien. Arch. inn. Med. **38**, 17 (1944). — Kreislaufbesonderheiten bei der Akromegalie. Dtsch. med. Wschr. **1947**, 382. — Klin. Wschr. **1949**, 521. — Berl. med. Z. **19**, 641 (1950). — Batchelder, P., and R. Williams: Einkerbungen an den Rippen ohne Isthmusstenose der Aorta. Radiology **51**, 826 (1948). — Bauer, K. H.: Ostitis fibrosa generalisata. Zbl. Chir. I, **130** (1940). — Beiglböck, W.: Z. klin. Med. **133**, 36 (1937). Bertrand-Fontaine et P. Moulonguet: Ostéose parathyreoidenne par adenom malin. Semaine Hôp. **1950**, 55. — Biemond, A., and A. P. Daniels: Brain **57**, 91 (1934). — Bittorf: Berl. klin. Wschr. **1919**, 28, 652. — Münch. med. Wschr. **1923**, 419. — Briggs, A. P., J. Koechig, E. A. Doisy and C. J. Weber: J. of Biol. Chem. **58**, 721 (1923/24). — Brown, M., J. H. Currens, J. F. Marchand: J. Amer. Med. Assoc. **124**, 545 (1944). — Brugsch, J. u. J. Spitzner: Dtsch. Gesundheitswesen **2**, 115 (1947). — Buchtala: Chirurg **1950**, 143. — Bürger, M.: Handbuch der inneren Medizin, Bd. IV/2. Berlin: Springer 1944. — Bürger, M., u. A. Heinrich: Dtsch. Z. Verdgs- usw. Krkh. **6**, 153 (1946). — Burnett, Ch. H., R. R. Commons, F. Albright and J. F. Howard: Hypercalcaemia without hypercalcuria or hypophosphataemia, calcinosis and renalinsufficience. Asyndrom following prolonged intake of milk and alcali. New England Med. J. **240**, 787 (1949). — Burrows, H. I., and G. Graham: Ann. Rheumat. Dis. **6**, 129 (1947).

CAVARÉ: Gaz. méd. Toulouse **38** (1853). — CERNY, A., u. F. KATZENSTEIN: Paroxysmale Lähmungen. Schweiz. med. Wschr. **1951**, 192. — CHIARI: Über multiple Exostosenbildungen an der Wirbelsäule bei Akromegalie. Wien. klin. Wschr. **1950**, 473. — COCCHI, UMBERTO: Hepatogene Osteoporosen. Radiol. clin. (Basel) **20**, 362 (1951). — CRAWFORD, A. M., and D. P. CUTHBERSON: Quart. J. Med. **3**, 87 (1934). — CRIEP, L. H.: Collagen disease; its relation to hypersensitiveness. J. Allergy **20**, 116 (1949).

DRESKIN, E. A., and T. A. FOX: Renale Ostitis fibrosa eines Erwachsenen mit Kalkmetastasen und Hyperplasie einer Nebenschilddrüse. Arch. Int. Med. **86**, 533 (1950). — DRISCH, P.: Zur Symptomatologie und Therapie der Mangelosteopathien. Med. Klin. **1949**, 176. — DROESE, W.: Münch. med. Wschr. **1938**, 1199. — DRUEY, J., u. A. DELACHAUX: Z. exper. Med. **103**, 264 (1938).

ENGESET, A., O. IMERSLUND u. W. BLYSTAD: Skeletal changes resembling scurvy in infantile hypothyreosis before and after thyroid therapy. Acta radiol. (Stockh.) **36**, 1 (1951). ERDHEIM: Frankf. Z. Path. **7**, H. 2. — Über Wirbelsäulenveränderungen bei Akromegalie. Virchows Arch. **281**, 195 (1931). — ERNSTENE, A. C., and W. L. PROUDFIT: Differenzierung der Veränderungen des QT-Intervalls bei Hypocalcaemie und Hypokaliaemie. Amer. Heart J. **38**, 260 (1949).

FANCONI, G.: Der intestinale Infantilismus. Berlin 1928. — Über chronische Störungen des Kalzium- und Phosphatstoffwechsels im Kindesalter. Schweiz. med. Wschr. **1951**, 38, 908. — FEHRE, W., u. H. ESCHBACH: Zur alimentären Osteopathie. Z. inn. Med. **4**, 129 (1949). — FERREBEE, J. W., D. W. ATCHLEY and R. F. LOEB: J. Clin. Invest. **17**, 504 (1938). FINCH, C. A., and J. F. MARCHAND: Amer. J. Med. Sci. **206**, 507 (1943). — FRENKEL, M., J. GROEN and A. F. WILLEBRANDS: Arch. Int. Med. **80**, 728 (1947). — FREUDENBERG, E.: Cystinosis: Cystinkrankheit (LIGNACsche Krankheit) im Kindesalter. Adv. Pediatr. **4**, 265 (1950).

GEISSENDÖRFER, R.: Osteodystrophia fibrosa. Zbl. Chir. **1941**, III, 2258. — GEORGI, F.: Schweiz. med. Wschr. **1936**, 935. — GERLACH, W., u. R. MÜLLER: Virchows Arch. **294**, 210 (1943). — GIEBLER, G.: Ostitis fibrosa generalisata. Arch. orthop. Chir. **43**, 180 (1944). — GILMORE, J. H., and H. K. MAHAM: A case of acromegaly presenting specific roentgenographic changes Radiology **48**, 50 (1947). — GODLOWSKI, Z.: Anregung der Nebennieren in der Behandlung der rheumatoiden Arthritis. Ann. Rheumat. Dis. **8**, 4, 285 (1949). — GOLDFLAM, S.: Z. klin. Med. **19**, 240 (1891).

HADORN, W.: Osteomalacie mit paroxysmaler hypokaliämischer Muskellähmung. Schweiz. med. Wschr. **1948**, 51. — HADORN, W., u. G. RIVA: Die Störungen der Kaliaemie und ihre klinische Bedeutung. Schweiz. med. Wschr. **1951**, 761, 792. — HANSEN, K.: Vorstellung eines ungewöhnlich weit fortgeschrittenen Falles von Osteomalacie. Nervenarzt **21**, 269 (1950). — HANSEN, K., u. V. STAA: Die einheimische Sprue. Leipzig: Georg Thieme 1936. — HARRINGTON, M. S.: J. Amer. Med. Assoc. **108**, 1339 (1937). — HARROP jr., G. A., and E. M. BENEDICT: Proc. Soc. Exper. Biol. a. Med. **20**, 430 (1922/23). — J. of Biol. Chem. **59**, 583 (1924). — HEGGLIN, R.: Experientia (Basel) **1**, 4 (1945). — Bibliotheca cardiologica, Suppl. ad. Cardiologica. H. 2. Basel: Karger 1947. — HEIDENHOFFER, J.: Zur Ätiologie, Röntgenologie und Therapie der Umbauzonen. Fortschr. Röntgenstr. **1949**, 287. — HEILMANN, P.: Dtsch. Gesundheitswesen **1946**, 698. — HEILMEYER, L., J. FREY, L. WEISSBECKER, G. BUCHEGGER, H. KILCHLING u. BEGEMANN: Cortison und ACTH. Dtsch. med. Wschr. **1950**, 1125. — HEINRICH, A.: Alternsvorgänge im Röntgenbild. Leipzig: Georg Thieme 1941. — Dtsch. med. Wschr. **1946**, 246. — HELLNER, H.: Die Begrenzung der Ostitis fibrosa. Chirurg **1947**, 145. — Dtsch. med. Wschr. **1947**, 213. — Die Knochengeschwülste. Springer 1950. — HENI, F.: Das Morgagni-Turner-Syndrom. Klin. Wschr. **1951**, 75. — HEROLD, J.: Helvet. med. Acta, Ser. A **12**, 653 (1945). — HINDEMETH, H., u. H. REINWEIN: Wien. med. Wschr. **1950**, 139. — HODGES, M. R., N. S. McDONALD, R. NUSBAUM, R. STEARNS, F. EDSMIRLIAN, P. SPAIN and C. McARTHUR: J. of Biol. Chem. **185**, 519 (1951). — HOLLER, J. W.: J. Amer. Med. Assoc. **131**, 1186 (1946). — HONECKER, K.: Überlastungsschäden am Knochensystem. Dtsch. Mil.arzt **8**, 234 (1943).

JORES, A.: Endocrinologie. Berlin: Springer 1949. — JOSEPH, S.: Neue Deutsche Klinik, S. 503. 1931. — JÜPTNER, H.: Die Hungerosteopathien. Med. Klin. **1949**, 577. — JUNG, R., u. H. JANTZ: Verh. dtsch. Ges. Kreislaufforsch. **1939**, 217. — JUSTIN-BESANÇON, L.: Bull. Soc. méd. Hôp. Paris III, **58**, 328 (1942).

KAUFMANN, F.: Lehrbuch der speziellen pathologischen Anatomie, 8. Aufl., Bd. I, S. 833. 1928. — KEATING and COOCK: J. Amer. Med. Assoc. **58**, 328 (1942); **129**, 994 (1945). — KERR, S. E.: J. of Biol. Chem. **78**, 35 (1928). — KESSON, C. M., N. MORRIS and McCUTCHEON: Generalised Osteoporosis in old age. Ann. Rheumat. Dis. **6**, 146 (1947). — KIENBÖCK, R.: Fortschr. Röntgenstr. **62**, 159 (1940). — KLOTZBÜCHER, E., u. W. DALICHO: Zur Genese der alimentären Osteopathie. Klin. Wschr. **1948**, 684. — KÖHLER: Grenzgebiete des Normalen im Röntgenbild. Leipzig: Georg Thieme 1939. — KRAUSS, H.: Zur Diagnostik und Therapie der Osteodystrophia fibrosa generalisata. Dtsch. med. Wschr. **1950**, 741. — KREUZFUCHS: Wien. klin. Wschr. **1919**, 276.

Läuschli, P.: Hyperparathyreoidismus und Gastroduodenalulcus. Schweiz. med. Wschr. 1950, 1332. — Lessmann, F.: Ärztl. Wschr. 1947, 719. — Lichtwitz, A.: Physiopathologie des osteoporoses hormonales. Presse méd. 1947, 78. — Les osteoporoses catabolique. Presse méd. 1947, 162. — Lichtwitz, L.: Pathologie der Funktionen und Regulationen. Leyden 1946. — Lindemann, K.: Veränderungen des Knochensystems bei einheimischer Sprue. Z. Orthop. 70, 4 (1940). — Über Osteoporose der Wirbelsäule (Fischwirbelkrankheit). Arch. f. Orthop. 44, 403 (1951). — Lindemann, K., u. G. Grau: Renale Rachitis und Zwergwuchs. Z. Orthop. 76 (1944). — Linke, A.: Zur Hämatologie und Klinik der Hungerkrankheit. Med. Mschr. 1950, H. 4, 266 (Literatur). — Looser: Dtsch. Z. Chir. 152, 210 (1920).

Mamon, H., R. Cattan, R. Carasso et R. Cornillot: Osteoporose acromegalique. Semaine Hôp. 1951, 3439. — Marti, R. S.: Helvet. med. Acta 4, 423 (1937). — Maurer: Erg. Chir. 1940, 476. — Mayor, G.: Schweiz. med. Wschr. 1942, 1042. — Mellinghoff, K.: Magnesiumstoffwechselstörung bei Inanition. Verh. dtsch. Ges. inn. Med. (54. Kongr.) 1948, 475. — Mellinghoff, K.: Dtsch. Arch. klin. Med. 193, 333 (1948); 194, 285 (1949); 194, 277 (1949) (mit Literatur); 196, 52 (1949). — Meulengracht, E.: Lancet 1938 I, 774. — Wien. klin. Wschr. 1939, 725. — Mosebach, H.: Multiple Epiphysenstörungen als Ausdruck einer renalen Rachitis. Z. Orthop. 79, 571 (1950). — Müller, W.: Überanstrengungsschaden des Knochens. Leipzig: Johann Ambrosius Barth 1944. — Mussgnug, H.: Ermüdungsbrüche. Ther. Gegenw. 81, 248 (1940).

Nicholson, W. M., and W. St. Branning: J. Amer. Med. Assoc. 134, 1292 (1947). — Nithanson, L., and L. Losner: Ossifikation of auricles of external ears associated with acromegalie. Radiology 48, 66 (1947).

Petit, D. W., and R. L. Clark: Hyperparathyreoidismus and pregnancy. Amer. J. Surg. 74, 860 (1947). — Pokorna, L.: Das Röntgenbild der Osteoporse im KZ Auschwitz und Theresienstadt. Radiol. clin. (Basel) 18, 360 (1949). — Pudenz, H., J. F. McIntosh and D. McFachern: J. Amer. Med. Assoc. 111, 2253 (1938).

Redwitz, v.: Generalisierte Ostitis fibrosa. Zbl. Chir. 1942 I, 453. — Reischauer, F.: Die Recklinghausensche Krankheit. Klinische Fortbildung, Neue Deutsche Klinik, Erg.-H. 4. Wien u. Berlin: Urban & Schwarzenberg 1936. — Rieder: Kollateraler Knochenumbau. Arch. klin. Chir. 202, 141. — Rogers: J. Amer. Med. Assoc. 130, 22 (1946). — Rohr, K.: Familial panmyelophthisis Fanconi syndrome in adults. Blood 4, 130 (1949). — Root, H.: J. Clin. Endocrin. 5, 353 (1945). — Ruiz-Gijon: Biochem. Z. 308, 59 (1941).

Sarasin, Chr.: Gastroenterologia (Basel) 5, 66, 182. — Savage, O.: Speranski's method of spinale pumping in rheumatoid arthritis. Brit. Med. J. 1948, No 4549, 496. — Schlesinger, B., and O. P. Fischer: Accelerated skeletal development from thyreotoxicosis and thyreoid overdosage in childhood. Lancet 1951 II, 289. — Schmitt, G. H.: Symmetrische Umbauzonen (sog. Milkmansche Krankheit). Fortschr. Röntgenstr. 71, 304, 433 (1949). — Schmitt, H. G.: Über die Hungerosteopathie. Fortschr. Röntgenstr. 71, 328 (1949). — Schmorl, G., u. H. Junghanns: Die gesunde und kranke Wirbelsäule im Röntgenbild. Leipzig: Georg Thieme 1932. — Schönholzer, G.: Klin. Wschr. 1942, 540. — Ärztl. Mh. 1946, 957. — Schröder, F.: Ermüdungsbrüche. Zbl. Chir. 92 (1942). — Schröder, W.: Arch. orthop. Chir. 39, 532 (1939). Schipperkrankheit und Dornfortsatzfehlbildung. Röntgenprax. 14, 187 (1942). — Schüpbach, A. v.: Schweiz. med. Wschr. 1949, 49. — Schüpbach, A. v., u. B. Curvoisier: Existe un pseudohypoparathyreoidism? Schweiz. med. Wschr. 1949, 887. — Schultzer: Hosp.tid. (dän.) 1933, 417. — Sommer, F.: Recklinghausensche Krankheit. Röntgenprax. 13, 450 (1941). — Sommer, F., u. M. Demoullin: Über Recklinghausensche Knochenkrankheit. Med. Mschr. 3, 120 (1948). — Staffe, A.: Zur Frage der Rassenzwerge bei Haustieren und Menschen. Schweiz. Arch. Tierheilk. 89, 443 (1947). — Stewart, H. J., J. J. Smith and Ade T. Milherat: Amer. J. Med. Sci. 199, 789 (1940). — Sugimoto: Zit. nach Beiglböck. — Swoboda, W.: Anguläre dorsolumbale Kyphose als unbekanntes Skeletzeichen beim kongenitalen Myxödem. Fortschr. Röntgenstr. 73, 740 (1950).

Thorn, G., P. H. Forsham, P. F. Frawley, S. R. Hills, M. Roche, D. Staehelin and D. L. Wilson: Der klinische Wert von ACTH und Cortison. New England J. Med. 242, 783 (1950). — Thorn, G. W., S. S. Dorrance and E. Day: Ann. Int. Med. 16, 1053 (1942).

Uehlinger, E.: Untersuchungen über das Milkman-Syndrom. Schweiz. med. Wschr. 1943, 1310. — Uhlemann, J.: Klin. Wschr. 1950, 489.

Verzár, F.: Stoffwechselwirkungen des Nebennierenrindenhormons. Schweiz. med. Wschr. 1950, 468. — Voss, H.: Klin. Wschr. 1934, 777.

Warter, J., et R. Moise: Hyperostosis frontalis interna mit Hodenatrophie. Semaine Hôp. 1952, 123. — Wernly, Markus: Die Osteomalacie. Stuttgart: Georg Thieme 1952. — Wesselow, O. V. L. de, and H. E. de Vardener: Carcenoma of the parathyroid gland with hyperparathyreoidism. Lancet 1950 I, 820. — Westphal, C.: Paroxysmale Muskellähmungen. Berl. klin. Wschr. 1885, 489, 509. — Wilhelm: Schleichende Fraktur. Dtsch. Z. Chir. 254, 11 (1940). — Wolff-Eisner: Über Mangelerkrankungen. Würzburg: Lothar Sauer 1947.

YOUNG, J. H., and K. EMERSON: Parathyreoid carcinoma associated with acute para-thyreoid intoxication. Ann. Int. Med. **30**, 823 (1949).

ZELLWEGER, H., u. P. GIRARDET: Zur Problematik des Pseudohypoparathyreoidismus und des hypoparathyreoitischen Kretinismus. Helvet. paediatr. Acta **6**, 184 (1951). — ZIEGLER, D. K.: Periodische familiäre Lähmungen. Arch. Int. Med. **84**, 419 (1949). — ZIM-MERMANN, P. S.: Hyperparathyreoidism simulating Paget's disease. Ann. Int. Med. **30**, 675 (1949). — ZUR, G.: Osteoporotische Hustenfrakturen der Rippen. Fortschr. Röntgenstr. **72**, 144 (1949/50). — Umschriebene und generalisierte calciprive Osteopathien. Neue med. Welt **1950**, 1380.

Adaptationssyndrom (SELYE), Adaptationskrankheiten und ihre Beziehungen zu Knochen, Gelenken und Muskeln.

ABDERHALDEN: Hoppe-Seylers Z. **38**, 557 (1903). — AEGERTER, E., and J. H. LONG: The collagen diseases. Amer. J. Med. Sci. **218**, 324 (1949). — AKERT, A., W. PIROZYNSKI u. C. SANDRI: Wirkung von Desoxycorticosteronacetat auf das lymphatische Gewebe und die Leukocytenzahl. Acta haematol. (Basel) **12**. 4 (1950). — ALBRIGHT, F.: In CECILS Textbook of Medicine, 6. Aufl. Philadelphia: W. B. Saunders Company 1943. — ALBRIGHT, F., BAIRD, COPE and BLOOMBERG: Amer. J. Med. Sci. **187**, 49 (1934). — ALBRIGHT, F., C. H. BURNETT, P. H. SMITH and W. PARSON: Pseudohypoparathyreoidism. Endocrinology **30**, 922 (1942). — ALBRIGHT, F., DRAKE and SULKOWITSCH: Bull. Hopkins Hosp. **60**, 6 (1937). — Arch. Int. Med. **62**, 199 (1938). — ALBRIGHT, F., and E. C. REIFENSTEIN: Parathyroid glands and meta-bolic bone disease. Baltimore: Williams & Wilkins Company 1948. — APPEL, W.: Über die klinische Bedeutung des STEWART-MOREL-MORGAGNI-Syndroms. Dtsch. Arch. klin. Med. **194**, 363 (1949). — ASKANAZY, M.: Zit. nach E. UEHLINGER, E. SCHINZ u. BOTSZTEJN, Die hormonalen Knochenkrankheiten im Röntgenbild. Radiol. clin. **242**, 5 (1948).

BAILLEY: Siehe H. ASSMANN, Handbuch der inneren Medizin, Bd. VI/1. Berlin: Springer 1941. — BALZE, F. A. DE LA, E. C. REIFENSTEIN and F. ALBRIGHT: J. Clin. Endocrin. **6**, 312 (1946). — BARNES, H. D.: Partition Chromatographie of urinary amino acids. S. Afric. Med. J. **24**, 269—272, 272—274 (1950). — BARTELHEIMER, H.: Hyperostosen des Hirnschädels bei Regulationskrankheiten. Z. Fortschr. Röntgenstr. **71**, 118 (1949). — Erg. inn. Med. **59**, 595 (1940). — BEARD: Zit. nach ALBRIGHT u. REIFENSTEIN. — BECKS, H., M. E. SIMPSON, W. MARX, C. H. LI and H. M. EVANS: Antagonism of ACTH to the action of growth hormone on the osseous system of hypophysectomized rats. Endocrinology **34**, 311 (1944). — BERG-STRAND: Acta med. scand. (Stockh.) **53**, 644; **54**, 539 (1921). — BEUMER, H., u. W. WEPLER: Die Cystinkrankheit der ersten Lebenszeit. Klin. Wschr. **1937** I. — BLACKBURN, E. K., and J. B. BURKE: Cortison, DCA und Ascorbinsäure (Eosinopenie). Lancet **1950** I, 376. — BLAIR, J.: Lancet, **1899** I, 1172. — BODANSKY, A.: Phosphatase studies. J. of Biol. Chem. **101**, 93 (1933). — BODANSKY, A., and H. L. JAFFE: Phosphatase studies. Arch. Int. Med. **54**, 88 (1934). — BRAND, CAHILL and HARRIS: J. of Biol. Chem. **109**, 110 (1935). — BRANDEN-BERGER: Siehe SCHINZ, BAENSCH, FRIEDL u. UEHLINGER, Lehrbuch der Röntgendiagnostik. Stuttgart: Georg Thieme 1950. — BREMY, F.: Die Gewebsmastzellen im Knochenmark. Stuttgart: Georg Thieme 1950.

CASTEX, R. M., E. S. MAZZEI u. SCHAPOSNIK: Pachydermia plicata mit hypertrophischer Pachyperiostose (Pachyperiostiodermie). Schweiz. med. Wschr. **1950**. — COLLIP, J. B., L. I. PUGSLEY, H. SELYE and D. L. THOMSON: Mechanism of parathyroid hormon action. Brit. J. Exper. Path. **15**, 335 (1934). — COLLIP, J. P.: The extraction of a parathyroid hormon. J. of Biol. Chem. **63**, 395 (1925). — Amer. J. Physiol. **76**, 472 (1926). — COPE, O., and L. ROSENFELD: Ann. Rev. Physiol. **8**, 297 (1946). — Cortison, ACTH und Desoxycorton. Ref. Lancet **1950** I, 169. — Cortison. Ref. Roy. Soc. London 12. Okt. 1949. — CUSHING, H., and L. M. DAVIDOFF: The pathological findings in acromegaly. Arch. Int. Med. **39**, 673 (1927). Monogr. Rockefeller Inst. Med. Res. **22** (1927 a).

DAMESHEK, W., and M. L. BLOOM: Bone marrow examination (in lupus erythematosus) und LEF-cells. Blood **1950**, 101. — DENT, C. F.: Amino acids in urine. Lancet **1946** I, 637. — DIETRICH, H.: Röntgenologischer Beitrag zu den diffusen Hyperostosen des Schädels. Fortschr. Röntgenstr. **73**, 194 (1950). — DOEBELI, H.: Ref. 7. Internat. Rheumakongr. New York 30. Mai bis 3. Juni 1949. Ref. Z. Rheumaforsch. **1950**. — DOUGHTERY, T. F., and A. WHITE: J. Labor. a. Clin. Med. **32**, 584 (1947).

EDHOLM, D. G., S. HOWARTH and J. McMICHAEL: Heart failure and bone blood flow in osteitis deformans. Clin. Sci. **5**, 249 (1945). — ELLSWORTH, R., and P. H. FUTSCHER: Para-thyroid extract upon serum calcium of nephrectomized dogs. Bull. Hopkins Hosp. **57**, 91 (1935). — ELLSWORTH, R., and J. E. HOWARD: Parathyroid glands. Internat. Clin. **3**, 27 (1933). — ERDHEIM, J.: Zur normalen und pathologischen Histologie der Glandulae para-thyreoideae usw. Beitr. path. Anat. **33**, 158 (1903). — Tetania parathyreopriva. Grenzgeb. Med. u. Chir. **16**, 632 (1906). — Zur Kenntnis der parathyreopriven Dentin-Veränderung.

Frankf. Z. Path. **7**, 238 (1911). — Nanosomia pituitaris. Beitr. path. Anat. **62**, 302 (1916). Wirbelsäulenveränderungen bei Akromegalie. Virchows Arch. **281**, 197 (1931). — Evans, H. M.: Die Drüsen mit innerer Sekretion. Sammelwerk Amer. Med. Assoc. Wien u. Leipzig 1937. — Falta u. Högler: Wien Arch. inn. Med. **13**, 547 (1927). — Falta, W.: Die Erkrankungen der Blutdrüsen. Berlin: Springer 1913. — Fanconi, G.: Dtsch. med. Wschr. **1936**, 1169. — Der frühinfantile nephrotisch-glykosurische Zwergwuchs mit hypophosphataemischer Rachitis. Jb. Kinderheilk. **147**, 299 (1936). — Weitere Beiträge zur Cystinkrankheit (Amindiabetes). Helvet. paediatr. Acta **1**, 183 (1946). — Förster: Zit. nach H. Assmann, Handbuch der inneren Medizin, Bd. VI/1. Berlin: Springer 1941. — Freud, Ray u. Evans: Siehe H. Selye.
    Gigon, A.: Über Zwergwuchs und Riesenwuchs. Schweiz. Arch. Neur. **9**, 283. — Glitsch: Zit. nach H. Assmann, Handbuch der inneren Medizin, Bd. VI/1. Berlin: Springer 1941. — Greenwald: Zit. nach H. Selye: Endocronology. Textbook. Montreal 1947. — Gross: Zit. nach H. Seyle, Endocronology. Textbook. Montreal 1947. — Gutman, A. B., and E. B. Gutman: Phosphorylase in calcifying cartilage. Proc. Soc. Exper. Biol. a. Med. **48**, 687 (1941). — Gutman, A. B., T. L. Tyson and E. B. Gutman: Serum, calcium, inorganic phosphorus and phosphatase activity in hyperparathyroidism. Paget's disease multiple myeloma and neoplastic diseases of bones. Arch. Int. Med. **57**, 379 (1936).
    Hallberg: Methylenblau und Desoxycorton. Lancet **1950** II, 351. — Hanhart, E.: Über heredodegenerativen Zwergwuchs. Arch. Klaus-Stiftg **1**, 181 (1904). — Handbuch der Erbbiologie, Bd. IV/2. Berlin: Springer 1940. — Hansen, K., u. v. Staa: Die einheimische Sprue. Leipzig: Georg Thieme 1936. — Hanson, A. M.: The hydrochloric X sicca: A parathyroid preparation for intramuscular injection. Mil. Surgeon **52**, 280 (1923); **54**, 218 (1924). Harrison, H. E., and H. C. Harrison: The renal excretion of phosphorus in relation to the action of Vitamin D and parathyroid hormone. J. clin. invest. **20**, 47 (1941). — Harrison, R. G.: Lancet **1946** I, 815. — Heilmeyer, L., Frey, Weissbecker, Buchegger, Kilchling u. Begemann: Studien zur Wirkung des Cortisons und des ACTH. Dtsch. med. Wschr. **1950**, 1124. — Hench, P. S., E. C. Kendall, C. H. Slocumb and H. F. Polley: Proc. Staff Meet. Mayo Clin. **24**, 181 (1949). — Ann. Rheumat. Dis. **8**, 97 (1949). — Henschen: Morgagnis Syndrom. Jena 1937. — Hoff, F.: Knochendysplasie mit Pubertas praecox. Dtsch. med. Wschr. **1949**, Nr 19, 595. — Holtz, F.: Die Behandlung der postoperativen Tetanie. Arch. klin. Chir. **177**, 32 (1933). — Hottinger, A., O. Gsell, E. Uehlinger, C. Salzmann u. A. Labhart: Hungerkrankheit, Hungerödem, Hungertuberkulose. Basel: Benno Schwabe & Co. 1948.
    Jaffe, H. L.: Hyperparathyroidism. Arch. of Path. **16**, 63, 236 (1933). — Jaffe, H. L., and L. Lichtenstein: Non-Osteogenic fibroma of bone. Amer. J. Path. **18**, 205 (1942). — Arch. Surg. **44**, 1004 (1942). — Jensen, J.: Über die chemischen Beziehungen gewisser Steroide und ihre Bedeutung für den Körperhaushalt. Dtsch. med. Wschr. **1950**, 965 (Literatur).
    Kauffmann, E.: Chondrodystrophia fetalis. Berlin 1892. — Geschwülste der Knochen. In Handbuch der speziellen pathologischen Anatomie, Bd. 1, 1922. — Keating, F. R.: Zit. nach Albright u. Reifenstein. — Key, J. A.: Brittle bones and blue sclera. Arch. Surg. **13**, 523 (1926). — Klein, H.: Pelger-Anomalie der Leukocyten und die pathologische Anatomie der neugeborenen homocygoten Pelger-Kaninchen. Beitrag zum Formenkreis der fetalen Chondrodystrophie. Z. menschl. Vererbgs- u. Konstit.lehre **29**, 551 (1949). — Klemperer: Zit. nach H. Doebeli. — Koller, F.: Heredität der Ostitis deformans Paget. Helvet. med. Acta **13**, 389 (1946).
    Lewin, E., and E. Wassen: Lancet **1949** II, 993. — Li, C. H.: ACTH. Ref. Roy. Soc. London, 26. Jan. 1950. — Lichtenstein, L.: Polyostotic fibrous Dysplasia. Arch. Surg. **36**, 874 (1938). — Lichtenstein, L., and H. L. Jaffe: Fibrous dysplasia of bones. Arch. of Path. **33**, 777 (1942). — Lignac: Dtsch. Arch. klin. Med. **145**, 139 (1924). — Lloyds: Bull. Hopkins Hosp. **45**, 1 (1929). — Lohmeier, Hüsselmann, Bansi u. Fretwurst: Bedeutung und Anwendung des ACTH in der Klinik. Dtsch. Wschr. **1950**, 1129. — Looser, E.: Cystinspeicherung mit renalem Zwergwuchs und Rachitis. Ann. paediatr. (Basel) **163**, 251 (1944). — Spätrachitis und Osteomalacie. Dtsch. Z. Chir. **152**, 210 (1920). — Über pathologische Callusbildungen bei Rachitis und Osteomalacie. Zbl. Chir. **47**, 1470 (1920). — Ein Fall von Cystinspeicherung mit renalem Zwergwuchs. Ann. paediatr. (Basel) **1944**, H. 516, 251. — Lucke, H.: Nebennieren und Wachstum. Verh. dtsch. Ges. inn. Med. **1934**, 341. — Die Beziehungen der Nebennierenrinde zur Ca- und P-Bilanz des Körpers. Verh. dtsch. Ges. inn. Med. **1938**, 240.
    MacCallum: Zbl. Path. **1905**, 76, 385. — MacCune, D. J., and H. Bruch: Osteodystrophia fibrosa. Amer. J. Dis. Childr. **54**, 806 (1937). — MacFarlane, R. G., and R. Biggs: Fibrinolysis. Blood **3**, 1167 (1948). — Mach u. Rutishauser: Helvet. med. Acta **4**, 423 (1937). — Bull. Soc. méd. Hôp. Paris **11**, 1 (1938). — MacLachlan: Testosteron and Addison's disease. J. Clin. Invest. **22**, 583 (1943). — J. of Biol. Chem. **160**, 535 (1945). — Markoff, N.: Myelogene Osteopathien. Erg. inn. Med. **61**, 132 (1942). — Maxwell, J. P.: Modern con-

ception of osteomalacia and its importance to China. Chin. Med. J. **49**, 47 (1935). — MELLE, G. B. v. B., M. B. CH. F. R. C. S. EDIN and H. D. BARNES: A case of the Fanconi - de Toni syndrome (cystine disease). S. Afric. Med. J. **24**, 269—272, 272—274 (1950). — MEULEN-GRACHT, E.: Osteomalacis of the spinal column from deficient diet or from disease of the digestive tract. Acta med. scand. (Stockh.) **101**, 138, 157 (1939). — MILKMAN, L.: Pseudo-fractures (hunger osteopathy). Amer. J. Roentgenol. **24**, 29 (1930). — Symmetrical fractures. Amer. J. Roentgenol. **32**, 622 (1934). — MOORE: Amer. J. Roentgenol. **35**, 30 (1936). — MOREL: Schweiz. med. Wschr. **1937**, 1235. — MÜLLER, W.: Zit. nach H. ASSMANN, Handbuch der inneren Medizin, Bd. VI/1. Berlin: Springer 1941.

NEUFELD, A. H., and J. B. COLLIP: The primary action of the parathyroid hormone. Endocrinology **30**, 135 (1942).

OEHME: Zit. nach H. ASSMANN, Handbuch der inneren Medizin, Bd. VI/1. Berlin: Springer 1941.

PAGET, J.: On a form of chronic inflammazion of bones (osteitis deformans) Medico-chir. Trans. London **60**, 37 (1877). — PIERRE, M., P. DE BOISSEZON et C. LOMBARD: C. r. Soc. Biol. Paris **130**, 341 (1939). — PINCHER, CH.: Cortison und Gicht. Brit. Med. J. **1949**, 1414. — PIROZYNSKI, W., u. K. AKERT: Polyarthritid und Nebennierenrindenhormone. Schweiz. med. Wschr. **1949**, Nr 33, 745.

RECKLINGHAUSEN, F. D. v.: Die fibröse oder deformierende Osteitis, die Osteomalacie und die osteoplastische Carcinose. Festschr. RUDOLF.VIRCHOW. Berlin 1891. — REIFENSTEIN, E. C.: Siehe F. ALBRIGHT u. REIFENSTEIN, The parathyroid glands and metabolic bone disease. Baltimore 1949. — ROCHE, M., D. STAEHELIN and D. L. WILSON: ACTH and Corti-sone. New England J. Med. **242**, 783 (1950). Ref. Dtsch. med. Wschr. **1950**, 1539. — RÖSSLE, R.: Verh. dtsch. path. Ges. 31. Tagg **1938**, 133. — ROSE u. Mitarb.: J. of Biol. Chem. **114**, LXXXV (1936). — ROSSIER u. SEKRETAN: Schweiz. med. Wschr. **1940**, 994. — RUTIS-HAUSER, E.: Zit. nach E. UEHLINGER, E. SCHINZ u. BOTSZTEJN, Radiol. Clin. **242**, 5 (1948).

SAVAGE, O.: Cortisone and ACTH. Proc. Roy. Soc. Lond. **11**, 43 (1950). — SCHINZ, H. R., W. E. BAENSCH, E. FRIEDL u. E. UEHLINGER: Lehrbuch der Röntgendiagnostik. Stuttgart: Georg Thieme 1950. — SCHINZ, R., E. UEHLINGER and CH. BOTSZTEJN: Die hormonalen Knochenerkrankungen im Röntgenbild. Radiol. Clin. **242**, 5 (1948). — SCHMORL, G.: Osteitis deformans Paget. Virchows Arch. **283**, 694 (1932). — SELYE, H.: J. Clin. Endocrin. **6**, 117 (1946). — Textbook of Endocrinology, 1. Aufl. Montreal 1947. — Brit. Med. J. **1949**, 1129. — Physiology and pathology of exposure to stress. Med. Publ. Montreal 1950. — Stress and the general adaptation syndrom. Brit. Med. J. **1950**, 1383. — SELYE, H., O. SYLVESTER, C. E. HALL and C. P. LEBLOND: J. Amer. med. Assoc. **124**, 201 (1944). — SIEGERT, F.: Der chon-drodystrophische Zwergwuchs. Erg. inn. Med. 8, 64 (1912). — SMITH, O. N., and J. M. MITCHELL: Phosphatase in osteogenesis imperfecta. Amer. J. Med. Sci. **190**, 765 (1935). — SNAPPER, I.: Verh. dtsch. Ges. inn. Med. **41**, 183 (1929). — STEWART: J. of Neur. 8, 321 (1928). — STUDER, A.: Rheumatismus als Problem der experimentellen Pathologie. Med. Ges. Göt-tingen 11. Jan. 1951. — STURM, A.: Das neurovegetative Problem bei der Herdinfektion. Neue med. Welt **1950**, 1003.

TALBOT, N. B., A. H. SALTZMAN, R. L. WIXOM, TANDLER u. GROSS: Einfluß der Kastra-tion auf den Organismus. Wien. klin. Wschr. **1907**, 1596. — THORN, G. W., P. H. FORSHAM, T. F. FRAWLEY, S. R. M. ROCHE, D. STAEHELIN and D. L. WILSON: ACTH and Cortisone. New England J. Med. **242**, 783 (1950). Ref. Dtsch. med. Wschr. **1950**, 1539. — TISCHENDORF, W., u. F. HARTMANN: Makroglobulinaemie mit Mastzellenhyperplasie. Haematol. Acta **1950**. — TISCHENDORF. W., u. W. NAUMANN: Funktionelle Beziehungen zwischen Knochen-mark und Knochen. Dtsch. Arch. klin. Med. **193**, 533 (1948). — TODD, T. W.: Atlas of skeletal maturation. St. Louis: C. V. Mosby Comp. 1937.

UEHLINGER, E.: Nieren, Skelet und Kalziumstoffwechsel. Wien. klin. Wschr. **1949**. — UEHLINGER, E., K. AKERT u. W. PIROZYNSKI: Bull. schweiz. Akad. Med. Wiss. 6 (1950).

VERZÁR, F.: Schweiz. med. Wschr. **1940**, 1229. — VOGT, J. H.: Investigations of the bone chemistry in man. Acta med. scand. (Stockh.) **138**, Suppl. 239, 199 (1950).

WALLS, P. E., u. J. W. PAULLEY: J. of Anat. **1950**. — WALSH, F. B., and J. E. HOWARD: Conjunctival and cornea lesions in hypercalcemia. J. Clin. Endocrin. 7, 644 (1947).

ZELLER: Siehe H. DOEBELI. — ZIMMERMANN, W.: Hormonale Diagnose von Nebennieren-rindentumoren. Dtsch. med. Wschr. **1950**, 345.

Zentrales Nervensystem und Störungen der Verknöcherung (Sudek-Syndrom, artikulogene Muskelatrophie, neuropathische Knochen- und Gelenkkrankheiten, Osteofibrosis deformans juvenilis Uehlinger [polyostotische fibröse Dysplasie], Neurofibromatosis).

ADRIAN, C.: Bruns' Beitr. **31**, 1 (1901). — ALBRIGHT, F., A. M. BUTLER, A. O. HAMPTON and P. SMITH: New England J. Med. **216**, 727 (1937). — ALBRIGHT, F., and E. C. REIFEN-STEIN: Parathyroid glands and metabolic bone disease. Baltimore 1947. — ALSLEV, J.:

1018   R. Schoen und W. Tischendorf: Krankheiten der Knochen, Gelenke und Muskeln.

Akromegalie und Neurofibromatose. Ärztl. Wschr. 1951, 542. — Assmann, H.: Krankheiten der Knochen, Gelenke und Muskeln. In Handbuch der inneren Medizin. Berlin: Springer 1941.
    Badre: Canad. Med. Assoc. J. 58, 57 (1948). — Bamberger, E.: Über Knochenveränderungen bei chronischen Herz- und Lungenleiden. Z. klin. Med. 18, 193 (1891). — Barnetson, J.: Osseus changes in neural leprosy. Radiological findings. Acta radiol. (Stockh.) 34, 47 (1950). — Bartelheimer, H.: Ž. inn. Med. 2, 388 (1947). — Berndt: Dtsch. Gesundheitswesen 1, 144 (1946). — Bielschowsky, M., u. Gallus: Über tuberöse Sklerose. J. Psychol. u. Neur. 20, Erg.-H. 1 (1913). — Blumensaat: Fortschr. Röntgenstr. 70, 1 (1944). — Bodansky, A., and H. L. Jaffe: Arch. Int. Med. 45, 88 (1934). — Bogart, B., and A. E. Imler: Fibrous dysplasia of bones. Amer. J. Roentgenol. 58, 478 (1947). — Bohn, H., u. I. E. Brocher: Dtsch. Arch. klin. Med. 172, 551 (1932). — Borak, J., u. B. Doll: Wien. klin. Wschr. 1934 I, 540. — Borak, J., u. W. Goldschmidt: Arch. klin. Chir. 175, 78 (1933). — Borber, A.: Klinische und erbbiologische Studien zur tuberösen Sklerose und Neurofibromatose. Acta paediatr. (Stockh.) Suppl. 71, 2395 (1951). — Breitner u. Ruckensteiner: Alte Frostschäden. Zbl. Chir. 140 (1944).
    Charcot: Neue Vorlesungen über die Krankheiten des Nervensystems. Leipzig u. Wien: Toeplitz & Deuticke 1886. — Compere: Generalized hypertrophic pulmonary osteopathy. Surg. etc. 3, 312 (1935). — Cushing, H., and L. M. Davidoff: Rockefeller Med. Res. 1927, 31.
    Duensing u. Warnecke: Dtsch. Z. Nervenheilk. 159, 1 (1948).
    Engelien, H., u. F. Hoff: Zum Thema Knochendysplasie mit Pubertas praecox. Dtsch. med. Wschr. 1950, 517. — Ewald: Dtsch. med. Rdsch. 11 (1947).
    Foerster: Handbuch der Neurologie von Lewandowsky, Erg.-Bd. II/2. 1929. — Fraenkel, E.: Über Periostitis hyperplastica. Fortschr. Röntgenstr. 25, 506 (1923). — Francechetti, H. G., R. Gilbert, D. Klein u. P. Wettstein: Schweiz. med. Wschr. 1950, 1301. — Freund, E.: Arch. Surg. 28, 849 (1934). — Freund, E., and C. B. Meffert: Surg etc. 62, 541 (1936).
    Golé: Pachydermie plicaturée avec pachyperiose des extremites. Thèse, Paris 1935. — Goldhamer, K.: Fortschr. Röntgenstr. 49, 456 (1934).
    Haslhofer, L.: Rippenveränderungen bei Pleuraempyem. Schweiz. med. Wschr. 1950, 2. — Hellner, H.: Dtsch. med. Wschr. 1947, 17. — Herrbach, W.: Lebensbedrohende gutartige Tumoren. Münch. med. Wschr. 1951, 1067. — Hillenbrand, H. J.: Osteofibrosis deformans juvenilis. Zbl. Chir. 74, 52 (1949). — Hirsch, E.: Med. Klin. 1927, 983. — Hirschmann, J.: Die neurogene Form des Sudeckschen Syndroms. Arch. f. Psychiatr. u. Z. Neur. 180, 681 (1948). — Hopf, M.: Zur Kenntnis der polyostotischen fibrösen Dysplasie (Jaffe-Lichtenstein). Radiol. clin. (Basel) 18, 129 (1949). — Humperdink, K., u. B. Gauggel: Bemerkenswerte Gewerbsschädigung der Hand unter dem Bilde der Sudeckschen Knochenatrophie. Dtsch. Gesundheitswesen 4, 502 (1949).
    Jaffe, H., A. Bodansky and J. F. Blair: Arch. of Path. 12, 775 (1931). — Polyostotische fibröse Dysplasie Jaffe-Lichtenstein. Virchows Arch. 306, 255 (1940). — Jaffe, H. L.: Arch. of Path. 16, 63, 236 (1933). — Ann. Surg. 108 (1938).
    Kienböck, R.: Differentialdiagnose geschwulstartiger Knochenkrankheiten. Wien: Urban & Schwarzenberg 1933. — King: J. Bone Surg. B 31, 443 (1948). — Konschegg, Th.: Über Bambemgem-Mariesche Krankheit. Virchows Arch. 271, 164 (1929). — Krömer: Posttraumatischer Kalkschwund. Zbl. Chir. 1943, III, 1525.
    Lichtenstein, L.: Arch. Surg. 36, 874 (1938). — Lüdeke, H.: Über das gehäufte Vorkommen parostaler Knochenneubildungen bei Querschnittsgelähmten. Fortschr. Röntgenstr. 73, H. 5 (1950).
    MacCune and Bruch: Amer. J. Dis. Childr. 52, 745 (1936); 54, 806 (1937). — MacMahon: Siehe Albright u. Reifenstein. — Maliva: Med. Klin. 1917 I. — Marie, P.: Osteoarthropathie hypertrophiante. Rev. Méd. 1 (1890). — Mascher, L.: Zentrales Nervensystem und Sudecksches Syndrom. Nervenarzt 1950, 67. — Mascher, L., u. S. Hempel: Langenbecks Arch. u. Dtsch. Z. Chir. 263, 588 (1950). — Mau: Med. Klin. 1947, 529. — Maurer, G.: Dystrophie der Gliedmaßen. Erg. Chir. 33, 476 (1941). — Mayr: Sudecksche Knochendystrophie. Arch. Orthop. Chir. 42, 217 (1942). — Meiss, K.: Dtsch. Z. Nervenheilk. 131, 285 (1933).
    Nonne: Fortschr. Röntgenstr. 5, 293 (1901/02).
    Oehlecker: Zu der Bezeichnung Sudecksches Syndrom. Chirurg 19, 398 (1948). — Oehlecker, F.: Sudecksche Krankheit. Chirurg 14, 153 (1942). — Oehme, C.: Dtsch. med. Wschr. 1919, 207.
    Pasini, A.: Giorn. ital. Mal. vener. 54, 36 (1913). — Psenner, L., u. F. Heckermann: Fibröse Dysplasie. Fortschr. Röntgenstr. 74, 265 (1951).
    Remé: Med. Klin. 1940, 827. — Dtsch. Z. Chir. 257, 115 (1943). — Reznicек: Wien. klin. Wschr. 1915. — Ricker, G.: Pathologie als Naturwissenschaft. Berlin 1924. — Allgemeinpathologische Schriften. Stuttgart: Hippokrates-Verlag 1930. — Rieder: Dtsch. Z.

Chir. **248**, 269 (1937). — Arch. klin. Chir. **202**, 1 (1941). — Rösgen, M., u. G. Birk: Zur Behandlung der Neurofibromatose Recklinghausen mit Urethan. Dtsch. med. Wschr. **1952**, 304.
Schiff u. Zack: Wien. klin. Wschr. **1912**, 18. — Schmidt, M. B.: Knochen und Gelenke. In Handbuch der speziellen pathologischen Anatomie, Bd. VI/3. Berlin: Springer 1937. — Scott and Scardino: South. Med. J. **41**, 173 (1948). — Shen, R., u. S. Yamanouchi: Dermat. Wschr. **98**, 254 (1934). — Skoog, von Toord: „Dupuytrens contraction" with special reference to aetilogy and improved surgical treatment, its occurence in epileptics, note on knucklepads. Acta chir. scand. (Stockh.) **96**, Suppl. 139 (1948). In Schweiz. med. Wschr. **1949**, Nr 27. — Solovay, J., and H. U. Solovay: Paraplegische Neuroarthropathie. Amer. J. Roentgenol. **61**, 475 (1949). — Starck, H.: Dtsch. Arch. klin. Med. **162**, 68 (1928). — Steinberg: Med. Clin. N. Amer. **30**, 22 (1946). — Steinbrocker: Zit. nach H. Doebeli, Bericht Intern. Rheuma-Tagg, New York 1949. Z. Rheumaforsch. 1950. — Sternberg: Toxigene Periostitis ossificans. In Nothnagels Spezielle Pathologie und Therapie, **7**, 72 (1899). — Sturm, A.: Dtsch. med. Wschr. **1946**, 21. — Sudeck: Fortschr. Röntgenstr. **5**, H. 5 (1901/02). Dtsch. med. Wschr. **1902**, 336. — Arch. klin. Chir. **191**, 710 (1938). — Fortschr. Röntgenstr. **68**, 1 (1943). — Chirurg **14**, 449 (1949).

Tanner, Normann, C.: Proc. Roy. Soc. Med. **11** (1947). Sectional p. 1. — Theilkäs, E.: Eine seltene Rippenveränderung. (Monostotische fibröse Dysplasie.) Radiol. clin. (Basel) **18**, 82 (1949). — Thompson, G. R.: Brit. Med. J. **1949**, No 4641. — Tischendorf, W., u. W. Naumann: Funktionelle Beziehungen zwischen Knochenmark und Knochen. Dtsch. Arch. klin. Med. **193**, 533 (1948). — Tobler, H.: Osteoarthropathie hypertrophiante pneumique. Diss. Zürich 1939. — Trial, Ginestet, Rescanieres et Duranceau: Albrightsches Syndrom mit hemifacialer Anordnung. J. Radiol. et Électrol. **31**, 46 (1950). — Trosdorf, E.: Habil.schr. Göttingen 1949.

Uehlinger, E.: Osteofibrosis deformans juvenilis. Fortschr. Röntgenstr. **64**, 1. — Nachdruck zur 4. Auflage des Lehrbuches der Röntgendiagnostik von Schinz, Baensch, Friedl. Leipzig: Georg Thieme 1939. — Virchows Arch. **308**, 396 (1942).

Wachs, E.: Zur Kenntnis der polyostotischen Ostitis fibrosa. Chirurg **20**, 545 (1949). — Wells, P. O.: Fibrous dysplasia of bone (monostotic). Radiology **52**, 642 (1949). — Wild, H., u. E. Madlener: Gelenkerkrankungen bei amyotrophischer Lateralsklerose. Dtsch. med. Rdsch. **1949**, 245, 284. — Wolf, H. J., u. S. Becken: Zwei Fälle von Osteoarthropathie hypertrophiante ohne erkennbare Grundkrankheit. Dtsch. Arch. klin. Med. **187**, 117 (1941). Wuhrmann u. Wunderly: Die Bluteiweißkörper des Menschen. Basel 1947. — Wyatt and Randall: Monostotic fibrous dysplasia. Amer. J. Roentgenol. **61**, 354 (1949).

Zangerl, R.: Pachypleurosaurus. Schweiz. paläontol. Ges. **1935**, 56. Ser. Zool. 49.

Funktionelle Beziehungen zwischen Knochenmark und Knochen (Osteoporose und Osteosklerose, hämatische Dysplasie, myelogene Osteopathie und osteogene Myelopathie, Skeletveränderungen bei Blutkrankheiten, bei Zirkulationsstörungen [Knocheninfarkt], bei Osteomyelitis und bei toxischen Schädigungen, Osteoarthropathie hypertrophiante pneumique).

Achenbach, W.: Zur Frage der osteosklerotischen Blutkrankheiten. Dtsch. med. Wschr. **1949** I. — Adair, E. M., R. C. Mellors, J. H. Farrow u. Mitarb.: Männlich und weibliche Keimdrüsenhormone bei fortgeschrittenem Mammacarcinom. J. Amer. Med. Assoc. **140**, 1193 (1949). — Alajouanine et Milliez: Forme osseuse de la maladie de Bessnier-Boeck-Schaumann. Bull. Soc. méd. Hôp. Paris **63**, 439 (1947). — Albers-Schönberg: Eine bisher noch nicht beschriebene Allgemeinerkrankung des Skelettes im Röntgenbild. Fortschr. Röntgenstr. **11**, 261 (1907). — Albrecht, A., u. O. Geiser: Marmorknochenkrankheit. Ann. paediat. (Basel) **153**, 84 (1939). — Altschul: Fortschr. Röntgenstr. **1**, 904 (1898); **5**, 775 (1901). — Apitz, K.: Verh. dtsch. Ges. Path. **31**, 486 (1939). — Erg. Path. **35**, 1 (1940). Arneth, J.: Dtsch. Arch. klin. Med. **188**, 225 (1942). — Arzt, L.: Knochenveränderungen bei der kongentialen Frühlues. Z. Hautkrkh. **9**, 202 (1950). — Aschoff, J.: Pflügers Arch. **248**, 183 (1944); **249**, 148 (1947). — Askanazy, M.: Handbuch der speziellen pathologischen Anatomie und Histologie (Henke-Lubarsch). Berlin: Springer 1926/27. — Assmann, H.: Über osteosklerotische Anaemie. Beitr. path. Anat. **41** (1907). — Zur osteosklerotischen Anaemie. Schweiz. med. Wschr. **1935** I, 293; **1937**, 293. — Zur osteosklerotischen Anämie und Leukämie unter Hinweis auf die Arbeit von Tischendorf und Naumann. Dtsch. Arch. klin. Med. **149**, 265 (1949). — Die klinische Röntgendiagnostik innerer Krankheiten. Berlin: Springer 1950.

Baader, E. W.: Die chronische Kadmiumvergiftung. Dtsch. med. Wschr. **1951**, 484. — Bauer-Fischer-Lenz: Menschliche Erblichkeitslehre. München: J. F. Lehmann 1937. — Baumann-Schenker: Knochenlymphogranulomatose. Röntgenprax. **7**, 11 (1935). — Berner, A.: Les ostéodystrophies d'origine rénale. Helvet. med. Acta **7**, 741 (1944) (zusammenfassende Literatur). — Die Bedeutung einer gleichzeitig bestehenden Alkalose bei der experimentellen nephrogenen Osteodystrophie und bei der Bleiosteopathie. Schweiz. med. Wschr. 1947, 352. — Bétoulières, P., et Maleki: Röntgenologische Betrachtungen der osteo-artikulären Veränderungen bei Maltafieber. J. de Radiol. 29 (1948). — Boecker, W.: Melo-rheostose. Fortschr. Röntgenstr. 1951, 299. — Boros, J. v., u. A. Korényi: Megakaryo-cyten-Leukämie. Z. klin. Med. 118, 697 (1931). — Bousseret, J., et C. Savoie: Mißverkannte Häufigkeit von Osteosklerose im Verlaufe der chronischen Erythroblastose bei Erwachsenen. Sang 22 (1951). — Brailsford: Brit. J. Radiol. 244, 160 (1948). — Breinlinger, K.: Fremd-körpereinheilung mit osteoplastischer Wirkung. Schweiz. med. Wschr. 1947, Nr 45. — Buday: Klin. Wschr. 1930. — Bürgel, E., u. M. Meessen: Zur Diagnose und Therapie der Knochensporotrichose. Fortschr. Röntgenstr. 71, 832 (1949). — Buetti, C.: Die Behandlung des Mammacarcinoms im Rahmen der Krebsbekämpfung. Schweiz. med. Wschr. 1947, Nr 10. — Burkert: Zur osteosklerotischen Anämie. Z. inn. Med. 15/16 (1947).

Caffey, J.: Pediatric X-ray diagnosis. 1946. — Cooley's erythroblastic anaemia. Amer. J. Roengtenol. 65, 547 (1951). — Camp: Amer. J. Med. Sci. 193, 488 (1937). — Carrol, D. S.: Röntgenbefunde bei Sichelzellen-Anämie. Radiology 53, 834 (1949). — Cetingil, A. I., A. Ergani u. S. Gök: Klinische und pathologische Beobachtung eines Falles von Myelo-fibrose. Istanbul Contrib. Clin. Sci. 1, 235 (1951). — Chaudhuri, R. N., H. Chakravarti and M. N. Raichaudhri: Streptomycin in postdysenteric arthritis. Lancet 1951 I, 510. — Chevalier et Sée: Sang 7 (1933). — Chini, V., and C. Malaguzi Valeri: Mittelmeer-Anämie-Syndrom. Blood 1949, 989 (zusammenfassende Literatur). — Cocchi, U.: Sippentafel bei Marmorknochenerkrankung mit dominantem polyphänem Erbgang. Fortschr. Röntgenstr. 73, 1 (1950). — Cochez, P., J.-P. Glaumé et A. Durand: Tumeurs osseuses et leucose aiguë monocytaire. Paris méd. 40, 501 (1950). — Collins, V. P.: Cryptococcosis (Torulosis) der Knochen. Amer. J. Roentgenol. 63, 102 (1950). — Cooper, G.: Bleivergiftung durch Inhala-tion mit charakteristischen Skelettveränderungen bei Kindern. Amer. J. Roentgenol. 58, 129 (1947). — Cooper, T., and Ch. H. Watkins: An evaluation of sternal aspiration as an aid in diagnosis of the malignant lymphomata. Blood 4, 534 (1949). — Cope, Z. V.: Visceral Actinomycosis. Brit. Med. J. 1949, No 4640, 1311. — Culbertson, J. T.: Symposium on brucellosis. Science (Lancaster, Pa.) 110, 469, 485 (1949).

Dale jr., J. H.: Leucemia in childbood. J. Pediatry 34, 421 (1949). — Dameshek, W. u. Mitarb.: Ann. Int. Med. 11, 801 (1937). — Davison, T. G., and A. H. Letton: Androgene und Mammacarcinom. Int. Coll. Surg. 13, 215 (1950). — Diemson, S. B.: Albers-Schön-berg-Disease. Proc. Roy. Soc. Med. 42, 77 (1949). — DiRienzo: Die brucellöse Spondylitis. Fortschr. Röntgenstr. 73, 3 (1950). — D'Istria, A.: Radiol. med. 15, 473 (1928). — Dresner, E.: The bone and joint besions in acute leukemia and their response to folic acid antagonists. Quart. J. Med. 19, 339 (1950). — Dresser, R.: Lymphogranulomatose der Knochen. Strah-lenther. 1931. — Dubois-Ferrière, H., u. R. Della Santa: Splenomegalie erythroblastique et myelosclerose. Schweiz. med. Wschr. 1949, 830. — Duhamel, G.: Reiters Syndrom. Concours mèd. 73, 10, 879 (1951). — Dusi e Jacotti: Radioter. Radiobiol. e. Fis. med., II. N. s. 1, 34 (1934).

Eggert, W.: Opticusatrophie bei Marmorknochenkrankheit. Klin. Mbl. Augenheilk. 112, 66 (1947). — Engelien, H.: Zum Thema Knochendysplasie mit Pubertas praecox. Dtsch. med. Wschr. 1950, 517. — Essbach: Erg. Path. 36, 185 (1943).

Farreras Valenti, P.: Linfogranulomatosis maligna ossea. Rev. clin. españ. 20, 95 (1946). — Farreras Valenti, P., u. J. M. Vilasega Sabater: Etudes génerales sur la pathologie, la clinique et la radiologie des localisations osseuses et articulaires dans les maladies du sang. Acta haematol. (Basel) 2, 43 (1949). — Feingold, B. F., and J. T. Case: Amer. J. Roentgenol. 29, 194 (1933). — Ferguson, A., and J. Bornett: Calcifiet medullary defects in bone. J. Bone Surg. 29, 598 (1947). — Feuerhake, H.: Diss. Göttingen 1952. — Fleisch-ner: Lymphogranulomatose der Wirbelsäule. Fortschr. Röntgenstr. 48 (1933). — Frangen-heim: Die angeborenen Systemerkrankungen des Skelettes. Erg. Chir. 4 (1912). — Frank, E. S.: Marmorknochenkrankheit (Osteopetrosis). Nederl. Tijdschr. Geneesk. 75, 5794 (1931). — Frey, E.: Marmorknochenkrankheit. Nordwestdtsch. Chirurg.-Kongr. Göttingen 1950. — Füssmann: Osteopoikilie. Diss. Münster 1939. — Funstein, D. W.: Das Skelett bei Lympho-granulomatose. Leningrad 1940. Zit. Zbl. Radiol.

Gänsslen, M.: Hämatische Dysplasien. Verh. dtsch. Ges. inn. Med. 52, 238 (1940). — Geller, W., u. F. J. Laubenthal: Halbseitige Polyarthritis bei zentraler spastischer Läh-mung. Dtsch. Arch. klin. Med. 194, 134 (1949). — Geloria, F., y E. Grichener: Artritis a brucellas. Bol. Soc. Cir. Rosario 16, 229 (1949). — Gerstel, G.: Über die infantile Form der Marmorknochenkrankheit. Frankf. Z. Path. 51, 23 (1937). — Über die Heilungsvorgänge bei angeborener Knochensyphilis. Virchows Arch. 309, 737 (1942). — Glauner, W.: Ist die postinfektiöse Trias: Arthritis, Urethritis und Konjunktivitis eine Krankheit sui generis? Dtsch. med. Wschr. 1947, 552. — Goluboff, N.: Infantile cortical hyperostosis (Caffey-Smith-Syndrom). Canad. Med. Assoc. J. 62, 189 (1950). — Gonzague de Meyer, u. Ph. Sarasin: Un cas d'osteoarthropathie hypertrophiante pneumique associée à une cirrhose biliaire. Schweiz. med. Wschr. **1950**, 1230. — Grignolo, A.: Rezidivierende Hypopyoniritis polymorphes Erythema exsudativum und Spondylarthritis ankylopoetica. Ophthalmologica (Basel) **118**, 989 (1949). — Grigorjan, L. M.: Echinokokkenschädigung der Beckenknochen. Chirurgia (Milano) **2**, 79 (1949). — Gruber, Gg. B.: Kasuistik und Kritik der Periarteriitis nodosa. Zbl. Herzkrkh. **18**, H. 8—14 (1926). — Gvozdanovic, V.: Ein neuer Fall von Eggel-mannscher Krankheit. Fortschr. Röntgenstr. **73**, 1 (1950).

Haenisch: Naturforschung und Medizin in Deutschland, Bd. 84. S. 67. — Hänisch u. Querner: Knochenerkrankungen bei Leukämie. Z. klin. Med. **88**, 29 (1919). — Hässler u. Krauspe: Beobachtungen über generalisierte Knochenerkrankungen des Kindes. Virchows Arch. **290**, 193 (1933). — Harnapp, G. O.: Zum Bild der Marmorknochenkrankheit. Mschr. Kinderheilk. **69**, 1 (1937). — Hartweg, H.: Über die Boecksche Krankheit der Lungen. Z. Fortschr. Röntgenstr. **72**, 385 (1949/50). — Heider, K.: Knochenlymphogranulomatose. Z. klin. Med. **136**, 240 (1939). — Heilmeyer, L.: Hämatologie. In Handbuch der inneren Medizin, Bd. II, 1942. — Hellner, H.: Knochengeschwülste. Berlin: Springer 1949. — Henkin, W. A.: Kompressionsfraktur von Wirbeln bei Sichelzellenanämie. Amer. J. Roentgenol. **62**, 395 (1949). — Heuck, G.: Zwei Fälle von Leukämie und eigentümlichen Knochenmarks- bzw. Blutbefund. Virchows Arch. **78**, 475 (1879). — Higinbotham, N. L., and S. F. Alexander: Osteopetrosis; four cases in one family. Amer. J. Surg. **53**, 444 (1941). — Hirsch, W.: Diffuse Osteosklerose bei aleukämischer Myelose. Fortschr. Röntgenstr. **5**, 391 (1950). — Hittmair, A.: Klin. Wschr. **1944**, 71. — Höffken W., u. G. Hein: Melorheostose mit Sklerosierung der Knochen. Fortschr. Röntgenstr. **1951**, 289. — Hoff, F.: Klinische Physiologie und Pathologie. (Im Druck.) — Hornitzki, P.: Osteopoikilie. Arch. klin. Chir. **199**, 76 (1950). — Howald, R.: Ergebnisse der Follikelhormonbehandlung des Prostata-carcinoms. Schweiz. med. Wschr. **1945**, Nr 51. — Huwyler, J.: Die Streptomycinbehandlung der Knochen- und Gelenktuberkulose. Schweiz. med. Wschr. **1950**, 915.

Idelberger, K. H.: Knochenveränderungen bei Leukämien. Z. Orthop. **81**, 134 (1951). Jackson, H., and F. Parker: New England J. Med. **231**, 35 (1944). — Jaffe, H. L.: Osteoid-Osteoma of bone. Radiology **45**, 319 (1945). — Jakob, H.: Ein Beitrag zur Differentialdiagnose der enossalen Verkalkung, insbesondere des Knocheninfarktes. Fortschr. Röntgenstr. **77** (1951). — Janbon, M., L. Bertrand et J. Salvaing: La Spondylarthrite cervicale mélitensique. Presse méd. **1950**, 679. — Janus, W. L., and M. W. Dietz: Knochenveränderungen bei intrauteriner Erythroblastose. Radiology **53**, 59 (1949).

Kahlstrom, D. B.: Amer. J. Roentgenol. **47**, 405 (1942). — Kahlstrom, S. C., C. C. Burton and D. B. Phemister: Surg. etc. **68**, 129, 631 (1939). — Kahlstrom, S. C., and D. B. Phemister: Amer. J. Path. **22**, 947 (1946). — Karnowsky, D. A., and J. H. Burchenal: Present status of clinical cancer chemotherapy. Amer. J. Med. **1950**, 767. — Karossy, A.: Ein Fall von Rippen-Echinococcus. Radiol. clin. (Basel), **19**, 13 (1950). — Karpinski, F. E., and J. M. Martin: Skeletal lesions of leucemic children treated with aminopterin. J. Pediatry **37**, 208 (1950). — Kilborn, G. L., T. S. Outerbridge and Hay Peng Lei: Fluorosis. Canad. Med. Assoc. J. **62**, 135 (1950). — Klebanow, D., u. H. Hegnauer: Zur Frage der kausalen Genese von angeborenen Mißbildungen. Med. Klin. **1950**, Nr 38, 1198. — Klinghardt, G. W.: Chronische Phosphorvergiftung und Tetanie. Dtsch. Arch. klin. Med. **199**, 456 (1949). — Klopfer: Fortschr. Röntgenstr. **72**, 47 (1949). — Köhler, A.: Grenzen des normalen und Anfänge des Pathologischen im Röntgenbild. Stuttgart: Georg Thieme 1943. — Kohler, M. L., u. A. Laur: Osteosklerose bei Plasmocytom. Bericht über einen Fall. Fortschr. Röntgenstr. **72**, 714 (1949/50). — Korossy, A.: Ein Fall von Rippen-Echinococcus. Radiol. clin. (Basel), **19**, 13 (1950). — Kottlors, W.: Über Knochenveränderungen bei Lymphogranulomatose. Z. inn. Med. **1947**, 36. — Kramer, H.: Über die Marmorknochenkrankheit. Münch. med. Wschr. **1941** I, 132. — Kremser, K.: Knochenveränderungen bei Hodgkinscher Krankheit. Röntgenprax. **2** (1930). — Kudrjawtzewa, N.: Über Marmorknochenkrankheit. Arch. klin. Chir. **159**, 658 (1930). — Kuhlmann, K.: Zur Beeinflussung des Tumorwachstums (Prostatacarcinom) mit östrogenen Stoffen. Chirurg **20**, 276 (1949).

Lafferty, J. O., and E. P. Pendergrass: Karzinom des Hodens mit Knochenmetastasen. Amer. J. Roentgenol. **63**, 95 (1950). — Lamb, F. H., and R. L. Jacksen: Amer. J. Clin. Path. **8**, 255 (1938). — Lange: Zit. nach Röhling. — Langemann, Heinrich: Serumphosphatasen. Schweiz. med. Wschr. **1949**, 138. — Laurell u. Wallgren: Uppsala Läk.för. Förh. **25**, H. 5/6. — Lauterburg, W.: Schweiz. med. Wschr. **1928**, 677; **1936**, 441. — Legant and Ballrop: Sickle cell anemia in adults. Radiology **51**, 665 (1948). — Leitner, St.: Erythroleukämische Reaktion bei Knochenmarkskarzinose. Schweiz. med. Wschr. **1945**, 84. — Der Morbus Besnier-Boeck-Schaumann. Basel: Benno Schwabe 1949. — Leitner, St. J.: Die intravitale Knochenmarksuntersuchung. Die Hämatologie im Lichte der Sternalpunktion. Basel: Benno Schwabe 1947. — Levinson, S. A., and L. R. Limarzi: Amer. J. Clin. Path. **17**, 449 (1947). — Liechti, A.: Die Röntgendiagnostik der Wirbelsäule, S. 210. Berlin: Springer 1944. — Lindemann, K., u. F. W. Rathke: Peteosthor bei Knochenund Gelenktuberkulose. Z. Orthop. **82**, 2 (1952). — Löffler, W., u. D. L. Moroni: Die brucellären Ostitiden als Differentialdiagnose der sog. aseptischen Knochennekrosen. Schweiz. med. Wschr. 1951, 128. — Die Brucellose. In Handbuch der inneren Medizin, 4. Aufl., Bd. 1. Berlin: Springer 1952. — Lorey: Über eine sehr seltene Allgemeinerkrankung des Skelettes. II. Röntgenkongreß. — Lorey u. Reye: Über Marmorknochenkrankheit. Fortschr. Röntgenstr. 30, 35 (1922). — Lorimier, A. A. de: The Arthropathies. Chicago: The Year Book Publishers 1949.

Mancioli: Rass. Med. appl. Lav. industr. 11 (1940). — Markoff, N.: Hevet. med. Acta Suppl. 5, 3 (1938). — Myelogene Osteopathien. Erg. inn. Med. 61, 132 (1942). — Masch, R. S., u. E. Rutishauser: Helvet. med. Acta 4, 423 (1937). — Mazet, R.: Wirbelabsiedelungen maligner Lymphome, myeloischer Leukäimen und multipler Myelome. Surgery 29, 4, 545 (1951). — McPeak, C. N.: Osteopetrosis. Report of eight cases. Amer. J. Roentgenol. 36, 589 (1924). — Mendlowitz, M.: Clin. Sci. 3, 387 (1938). — Meves: Ostitis tuberculosa Jüngling. Dtsch. Z. Chir. 251, 553 (1931). — Miller, D., and J. W. Birsner: Coccidioidal granuloma of bone. Amer. J. Roentgenol. 62, 229 (1949). — Moeschlin, S.: Leucémies myeloides et pseudo-leucémies ostéoscléroses et myélofibroses. Rev. méd. Suisse rom. 69, 9 (1949). — Moeschlin, S., u. K. Rohr: Erg. inn. Med. 57, 723 (1939). — Moore, S.: J. Missouri Med. Assoc. 26, 561 (1929). — Müller-Alberti: Zbl. Chir. 1935, 1344. — Muntean, E.: Röntgenprax. 1948, 23.

Naegeli, O.: Blutkrankheiten. Berlin: Springer 1931. — Neuwerck u. Moritz: Atypische Leukämie mit Osteosklerose. Dtsch. Arch. klin. Med. 84, H. 5/6 (1905). — Nicaud, P., A. Lafitte, A. Gros et J. P. Gautier: Les lesions osseuses de l'intoxication chronique par le cadmium. Bull. Soc. méd. Hôp. Paris 58, 204 (1942). — Nikrotra: Fortschr. Röntgenstr. 6, 428 (1905).

Orel, H.: Die Marmorknochenkrankheit. Eugenik usw. 1, 243 (1931).

Pagenstecher, A.: Erblichkeit der Marmorknochenkrankheit. Röntgenprax. 7, 14 (1935). Papayannopoulos, G., u. A. Belesonis: Über einen Fall von Erythroblastenanaemie. Dtsch. med. Rdsch. 1950, 285. — Paul, K.: Die Behandlung der Knochenmetastasen des Brustkrebses mit Röntgenstrahlen. Chirurg 20, 367 (1949). — Péhu, Policard et Dufourt: L'Ostéopétrose ou maladie des os marmorens. Presse méd. 1931 II, 999. — Phemister, D. B.: Arch. Surg. 41, 436, 1455 (1940). — Phemister, D., P.: Infarctus unique ou multiple des os chez l'adulte. Presse méd. 1950, 1430. — Pick: Erg. inn. Med. 29, 564 (1926). — Pincus, J. V., I. F. Gittleman and B. Kramer: Juvenile Osteopetrosis, metabolic studies in 2 cases and further observations on composition of bones in this disease. Amer. J. Dis. Childr. 73, 458 (1947). — Pines, B., and M. Lederer: Osteopetrosis; Albers-Schönberg disease (marble-bones). Amer. J. Path. 23, 755 (1947). — Plum, Claus Munk: Extramedulläre Hämatopoese. Blood 142 (1949).

Ragan, C.: Effect of ACTH and cortisone on connective tissue. Bull. New York Acad. Med. 26, 251 (1950). — Ratkoczy, N.: Pathologie und Therapie der Lymphogranulomatose. Leipzig: Georg Thieme 1940. — Riberos, M., Q. C. Thompson and J. Boggino: Osteodystrophia polyostotica familiaris. Ortopedia y Traumat. 1, 77 (1950). — Rienzo, S. di: Die brucellöse Spondylitis. Fortschr. Röntgenstr. 73, 333 (1950). — Ritvo, Schauffer and Krosnick: Die klinischen und röntgenologischen Symptome der Erythroblastosis foetalis. Amer. J. Roentgenol. 61, 291 (1949). — Rocher, H. L.: La pléon-osteose (maladie de Léri). Rev. d'Orthop. 33, 24 (1947). — Röhlich, K.: Z. mikrosk.-anat. Forsch. 49, 425 (1941). — Röhling: Zbl. Path. 80, 353 (1943). — Rössle, R.: Verh. dtsch. path. Ges. 23, 289 (1928). — Rohlf, H.: Anaemia leucoerythroblastica mit Myelosklerose. Klin. Wschr. 1949 II, 641. — Rohr, K.: Funktionelle Knochenmarkspathologie. Schweiz. med. Wschr. 1945, 773. — Das menschliche Knochenmark. Stuttgart: Georg Thieme 1950. — Root, J. H.: Albers-Schönberg-Disease. Amer. J. Dis. Childr. 49, 964 (1935).

Schilling, V.: Lymphogranulomatose. Zbl. inn. Med. 1933, 929. — Schinz, H. R., u. Ch. Botsztejn: Der elektive Metastasierungstypus bei Malignomen. Oncologia (Basel) 2, 65 (1949). — Schinz, H. R., u. E. Uehlinger: Zur Differentialdiagnose des primären Knocheninfarktes. Radiol. clin. (Basel) 17, 2, 57 (1948). — Schmidt, M. B.: Beitr. path. Anat. 77, 158 (1927). — Handbuch Henke-Lubarsch, Bd. IX/3. S. 66. 1937. — Schmorl, G.: Leukämie mit Ausgang in Osteosklerose. Münch. med. Wschr. 1904 i, 537. — Schoen, R., u. W. Tischendorf: Klinische Pathologie der Blutkrankheiten. Stuttgart: Georg Thieme 1950. — Schuermann, H., u. W. Hauser: Reitersche Krankheit. Med. Klin. 1949, 1269. — Schumann, H. D.: Bedeutung und Diagnose typhöser Skeleterkrankungen. Zbl. Chir. 76, 474 (1951). — Schwab, M.: Dynamik des isolierten und des im Organismus schlagenden Herzens. Klin. Wschr. 1950, 764. — Schwarz: Ein Fall von Leukämie mit Riesenzellembolie und allgemeiner Osteosklerose. Z. Heilk. 22, Abt. path. Anat. 29. — Seigman, L. E., and W. L. Kilby: Osteopetrosis. Report of a case and review of recent literature. Amer. J. Roentgenol. 63, 865 (1950). — Shen, Sh. Ch., and F. Homburger: Anämien bei Krebskranken und ihre Beziehung zur Knochenmarksmetastasierung. J. Labor a. Clin. Med. 37, 182 (1951). — Sick: Über drei Fälle von Marmorknochenkrankheit. Festschr. z. 25jährigen

Bestehen des Eppendorfer Krankenhauses. Hamburg: Voss 1914. — SILVERMAN, F. N.: Skeletal lesions in leukemia. Amer. J. Roentgenol. 59, 819 (1948). — Treatmant of leukemia and allied disorders with folic acid antagonists. Radiology 54, 665 (1950). — SMITH, D. T.: Fungous infections in the United Staates. J. Amer. Med. Assoc. 141, 1223 (1949). (Literatur zu Sporotrichosis, Moniliasis, Cryptococcose, Coccidioidomycose.) — SPIRA, L.: Tetanoide Erscheinungen bei chronischer Fluorvergiftung. Dtsch. med. Wschr. 1951, 1558. — STEINER, P. L.: Arch. of Path. 36, 627 (1943). — STEPHENS: J. Ind. Hyg. 2 (1920). — STODTMEISTER, R., ST. SANDKÜHLER und A. LAUR: Osteosklerose und Knochenmarkfibrose. Stuttgart: Georg Thieme 1953. — SUGARBAKER, E. D., and L. F. CRAVER: J. Amer. Med. Assoc. 115, 17, 112 (1940). — SUSSMAN, M. L.: Myelosclerosis with leukoerythroblastic anemia. Amer. J. Roentgenol. 57, 313 (1947). — Sceletal changes associated with diseases of the blood. Bull. New York Acad. Med., II. Ser. 26, 763 (1950). — SWYER, A. J., J. S. BERGER, H. M. GORDON and D. LASZLO: Hypercalcaemia in osteolytic metastatic cancer of the breast. Amer. J. med. 1950, 724.

TERPLAN, K.: Lymphogranulomatose. Zbl. Tbk.forsch. 39 (1933). — THOMAS, S. F.: In discussion of paper by R. M. Harvey on Wilms tumor. Radiology 54, 699 (1950) and personal communication. — THORN, G. W. u. Mitarb.: Clinical usefulness of ACTH and cortisone. New England J. Med. 242, 783 (1950). — TISCHENDORF, W.: Siehe R. SCHOEN u. W. TISCHENDORF. — TISCHENDORF, W., u. F. HECKNER: Klin. Wschr. 1950 I, Nr 21. — TISCHENDORF, W., u. W. NAUMANN: Funktionelle Beziehungen zwischen Knochenmark und Knochen. Dtsch. Arch. klin. Med. 193, 533 (1948).

UEHLINGER, E.: Hyperostosis generalisata mit Pachydermie. Virchows Arch. 308, 396 (1942). — Der akute Knocheninfarkt. Schweiz. Z. Path. u. Bakter. 8, 1, 100 (1949). — Knochenlymphogranulomatose. In Lehrbuch der Röntgendiagnostik (SCHINZ, BAENSCH, FRIEDL, UEHLINGER).

VAUGHAN, J. M., and C. V. HARRISON: J. of Path. 42 (1936); 48, 339 (1939). — VIETA, J. O. u. Mitarb.: Radiology 39, 1 (1942). — VOGT, A.: Osteosklerose bei Blutkrankheiten. Fortschr. Röntgenstr. 71, 697 (1949). — Die generalisierte Hyperostose und ähnliche Systemerkrankungen der Knochen. Fortschr. Röntgenstr. 73, H. 4 (1950).

WAITZ et WARTER: Ann. Méd. 44 (1938). — WAKEFIELD, E. G., S. C. und J. D. DELLINGER u. B. WALTHARD: Zur Differentialdiagnose der Karzinommetastase im Knochen. Schweiz. med. Wschr. 1947 I, 6. — WEICKER, B., u. E. SCHMITZ-CLIEVER: Zur Klinik und Pathogenese der Marmorknochenkrankheit. Z. klin. Med. 146, 633 (1950). — WEIGH, R., and H. J. THOMPSON: Radiology 55, 553 (1950). — WEISS, F. H.: Fibrocystische Knochentuberkulose. Zbl. Chir. 1942, 1941. — WEPLER, W.: Skelettveränderungen bei Periarteriitis nodosa. Verh. Dtsch. Ges. Path., 32. Tagg. — WESTPHAL, L.: Arch. Kinderheilk. 123, I (1941). — WIEDEMANN, H. R.: Systematisierte sklerotische Hyperostose des Kindesalters mit Myopathie. (Systematisierte erbliche Osteosklerose). Med. Mschr. 1, 494 (1947). — WIENBECK, J.: Veröff. Konstit. u. Wehrpath. 48 (1942). — WIERSEMA, J. S.: Polyarthritis osteomyelitis variolosa. Arch. chir. neerl. 2, 140 (1950). — WILDBOLZ, E.: Die hormonale Behandlung des Prostatacarcinoms. Schweiz. med. Wschr. 1945 I, 20. — WILLIAMS, H. U.: Arch. of Path. 7, 839 (1929). — WILNER, D., and R. L. BRECKENRIDGE: Knochenmetastasen bei malignem Melanom. Amer. J. Roentgenol. 62, 388 (1949). — WINDHOLZ, F.: Osteosclerosis fragilis generalisata (mit periostaler Knochenbildung). Z. Kinderheilk. 51, 708 (1931). — WINDHOLZ, F., and S. F. FOSTER: Bone sclerosis in leukemia and non-leucemic myelosis. Amer. J. Roentgenol. 61, 61 (1949). — WINKLE, W. VAN: Die Wirkung von Steroid-Hormonen beim Mamma - Carcinom. Radiology 53, 530 (1949). — WINTROBE, M.: Clinical hematology. Philadelphia: Lea a. Febiger 1947. — WOOD, E. E., and C. T. ANDREWS: Subacute Myelosclerose. Lancet 1949 II, 739. — WYATT and RANDALL: Monostotic fibrous dysplasia. Amer. J. Roentgenol. 61, 354 (1949).

YOUNG, RH., and E. G. MCEWEN: Bacillari dysentery as the cause of Reiters' syndrome. J. Amer. Med. Assoc. 134, 1456 (1947).

ZAWISCH-OSSENITZ, CARLA: Marble-bone disease; study of osteogenesis. Arch. of Path. 43, 55 (1947). — ZEITLIN, A.: Fortschr. Röntgenstr. 37, 325 (1928). — ZWERG, H. G., u. W. LAUBMANN: Erg. Strahlenforsch. 7, 95 (1936).

Osteogenesis imperfecta congenita und tarda.

AXHAUSEN: Dtsch. Z. Chir. 92, 42 (1908).

BAUER, K. H.: Arch. klin. Chir. 1920, 60. — Dtsch. Z. Chir. 154, 166 (1920); 160, 289 (1920). — BAUER, K. H., u. W. BODE: Erbpathologie des Stützgewebes. In Handbuch der Erbbiologie des Menschen, Bd. III. Berlin 1940. — BEHR: Klin. Mbl. Augenheilk. 51, II, 281 (1913). — BLATT: Graefes Arch. 111, 54 (1923). — BLEGVAD-HAXTHAUSEN: Hosp.tid. (dän.) 64, I, 405 (1920). — BORNEBUSCH, K.: Heredität der Osteogenesis imperfecta. Dtsch. Z. Chir. 254, 115 (1940). — Wirbelsäulenveränderungen bei Osteogenesis imperfecta tarda. Arch. klin. Chir. 205, 518 (1944). — BRONSON: Brit. J. Ophthalm. 2 (1918).

CRONENTAL, R.: Über Osteopsatyrosis. Dtsch. Arch. klin. Med. **174**, 228 (1932). DAUBENSPECK: Osteopsathyrosis. Zbl. Chir. **1940**, I, 370. — DIETERLE, T.: Virchows Arch. **194**, 56 (1906). — DIETRICH, A.: Vergleichende Untersuchungen über Chondrodystrophie und Osteogenesis imperfecta. Festschr. Köln 1915. — DIGHTON: Brit. J. Ophthalm. **1912**, 282.
FRANKE: Klin. Mbl. Augenheilk. **23**, 119 (1924).
GEHENTGES: Blaue Skleren. Diss. Münster 1940. — GRUBER, G. B.: Zur Kenntnis und Kritik der Osteogenesis imperfecta congenita. Virchows Arch. **316**, 317 (1949). — GRUBER, G. B., u. G. MYLIUS: Angeborene Knochenbrüchigkeit. In Handbuch Morphologie der Mißbildungen. Bd. III. Jena 1937. — GUTZEIT: Klin. Mbl. Augenheilk. **68**, 771 (1922).
HAGENBACH, E.: Frankf. Z. Path. **6**, 398 (1911). — HARMAN: Brit. J. Ophthalm. **1910**, 559. HELLNER, H.: Arch. klin. Chir. **198**, 241; **200**, 527. — HIRSCHMANN, J.: Das Krankheitsbild der blauen Skleren. Z. klin. Med. **126**, 718 (1934).
KRAMER, S.: Osteogenesis imperfecta congenita et tarda. Erg. inn. Med. **56**, 516 (1939). — KROMPECHER: Die Knochenbildung. Jena: Gustav Fischer 1937.
LENZ, F.: In BAUER-FISCHER-LENZ, Menschliche Erblehre und Rassenhygiene. München 1936. — LINDEMANN, K., u. M. v. LUTTEROTTI: Bedeutung hypophysärer Störungen für die Entstehung der Osteogenesis imperfecta. Z. Orthop. **78**, 2 (1948). — LUTTEROTTI, M. v.: Über Stoffwechseluntersuchungen bei Osteogenesis imperfecta tarda. Z. inn. Med. **1949**, 236.
SCHNEE: Zbl. Ophthalm. **15**, 55 (1925). — SINGER: Z. klin. Med. **97**, 43 (1923). — STEINHÄUSER: Bruns' Beitr. **137**, 770 (1926). — STEPP-GYÖRGY: Avitaminosen. Berlin: Springer 1937.
TERRY: Arch. d'Ophthalm. **39**, 716 (1922).
UEHLINGER, E.: In SCHINZ-BAENSCH-FRIEDL-UEHLINGER, Lehrbuch der Röntgendiagnostik. Stuttgart: Georg Thieme 1950.
VOEGELIN, M.: Zur pathologischen Anatomie der Osteogenesis imperfecta Typus Lobstein. Diss. Zürich 1943.
WIRTH: Klin. Mbl. Augenheilk. **73**, 351 (1924).

Ostitis deformans Paget.

ALBERTINI, A. v.: Zit. aus Handbuch der speziellen pathologischen Anatomie von RÖSSLE, Bd. 9/5.
BEIGLBÖCK, W., u. R. CLOTTEN: Zur Therapie des Morbus Paget. Dtsch. med. Wschr. **1951**, 1630. — BIRD: Sarcome compliquant la maladie osseuse de Paget. 9 cas. Arch. Surg. **14**, 1187 (1927). — J. de Chir. **31**, 210 (1928). — BOGAERT, L. VAN: Z. Neur. **147**, 327 (1933). DUNLAP, K., and W. G. TURMAN: Merostic Paget's disease. U.S. Armed Force Med. J. **2**, 271 (1951).
ERDHEIM, J.: Über die Genese der Pagetschen Knochenerkrankung. Beitr. path. Anat. **96**, 1 (1935).
FLESCH-THEBESIUS u. H. G. WIEGMINK: Ostitis deformans cranii Paget nach Oberkiefersarkom. Fortschr. Röntgenstr. **71**, 828 (1949). — FRANGENHEIM, F.: Erg. Chir. **14**, 1 (1921). GAETANO, L. DE: Malattia ossea di paget. Nota prev. Riforma med. **1928** I, 183. — GERSTEL u. JANKER: Dtsch. Z. Chir. **238**, 577 (1933). — GIESEKING, H.: Die Frühform des Morbus Paget. Fortschr. Röntgenstr. **73**, H. 4 (1950). — GUTMAN, A. B., and H. KASABACH: Pagets disease. Amer. J. Med. Sci. **191**, 361 (1936).
HASLHOFER, L.: Die PAGETsche Knochenkrankheit. In HENKE-LUBARSCH' Handbuch der pathologischen Anatomie, Bd. 9, H. 3. — HELLNER, H.: Ostitis deformans Paget. In Neue deutsche Klinik, Ergebn.-Bd. 8. 1942. — Die Knochengeschwülste. Springer 1950. — HENSCHEN, C.: Lehrbuch der Chirurgie, Bd. 1. Basel: Benno Schwabe. — Schweiz. med. Wschr. **1940**, 945, 965, 989. — HIRSCH, W.: Ostitis deformans Paget. Leipzig: Georg Thieme 1952.
KIENBÖCK, R.: PAGETsche Knochenkrankheit. Berlin-Wien 1940. — KNAGGS, R. L.: On osteitis deformans (Paget's disease) and its relation to osteitis fibrosa and osteomalacia. Brit. J. Surg. **13**, 206 (1925).
LASCH, F.: Erfolgreiche Therapie des Morbus Paget. Med. Klin. **1951**, No 21, 622. — LAYANI, F., et L. DURUPT: La dégénérescence sarcomateuse dans la maladie osseuse de Paget. Semaine Hôp. **1950**, 3361. — LOOSER, E.: Über Ostitis deformans und mit ihr angeblich und wirklich verwandte Knochenerkrankungen. Schweiz. med. Wschr. **1926** I, 598. — LYON: Ref. aus Zbl. Chir. **1947**, 3.
MOEHLIG, R. C., and H. S. ABBOTT: Carbohydrate metabolism in Pagets diesease. J. Amer. Med. Assoc. **134**, 1521 (1947).
NEWMAN, F. B., and J. S. RECHTSCHAFFEN: Roentgenilogic visualisation of the semi-circular canals in a case of Paget's disease. Amer. J. Roentgenol. **63**, 210 (1950).
PAGET: On a forme of chronic inflammation of bones. Trans. Roy. Med. a. Chir. Soc. Lond. **1877**.

SCHINZ-BAENSCH-FRIEDL: Lehrbuch der Röntgendiagnostik. Leipzig: Georg Thieme 1939. — SCHMORL, G.: Fortschr. Röntgenstr. **43**, 202 (1931). — SCHNEIDER u. WIDMANN: Zit. aus ASSMANN, Lehrbuch der inneren Medizin. Berlin: Springer 1942. — SCHOEN, R.: Hirnnervenschädigung bei M. Paget. Münch. med. Wschr. **1924**. — SCHÜLLER, A.: Med. Klin. **1929**. 615. — Wien. klin. Wschr. **1931**, 1577. — SCHÜRCH, O., u. E. UEHLINGER: Le sarcome, complication nonexceptionelle de la maladie de Paget. Schweiz. med. Wschr. **1938**, No 21, 631. — SNAPPER, J.: La maladie de Paget. J. belge Radiol. **25**, 209 (1936). — Les maladies osseuses. Paris 1939. — SPEISER, F.: Arch. klin. Chir. **149**, 274 (1928). — STEMMERMANN, W.: Ostitis deformans Paget und ihre neurologisch-psychiatrische Symptomatik. Dtsch. med. Wschr. **1951**, 1647.

WETZEL, U., u. F. NORDMANN: Ostitis deformans Paget im Frühstadium. Fortschr. Röntgenstr. **1951**, 315.

Knochengeschwülste einschließlich Retothelsarkom und Plasmocytom.
Knochenschädigungen aus äußerer Ursache (Röntgenstrahlen, Ultraschall,
Arbeit mit Preßluftwerkzeugen, mechanische Knochenschädigungen).

ACKERMAN, A. J.: Multiples osteogenes Sarkom. Amer. J. Roentgenol. **60**, 623 (1948). — ALBERTINI, A. v.: Fortschr. Röntgenstr. **41**, 434 (1909). — Gutartige Riesenzellgeschwülste. Leipzig: Georg Thieme 1928. — Virchows Arch. **268**, 259 (1928). — Schweiz. med. Wschr. **1939**, 705. — ALBRIGHT, F.: The effects of hormones and osteogenesis in man. Recent Progr. in Hormone Res. **1**, 293 (1947). — APITZ, K.: Erg. Path. **35** (1940).

BAADER, E. W.: Gewerbekrankheiten. Berlin: Urban & Schwarzenberg 1931. — BADE, H.: Fortschr. Röntgenstr. **59**, 558 (1939). — BAENSCH, W.: Knochenschädigung nach Röntgenbestrahlung. Fortschr. Röntgenstr. **36**, 1245 (1927). — Über Spontanfrakturen des Schenkelhalses nach Röntgenbestrahlung. Röntgenprax. **4**, 716 (1932). — Strahlenther. **50**, 278 (1934). — BAKER, L. D.: Spontaneous fracture of the femoral neck following irradiation. Report of a case. J. Bone Surg. **23**, 354 (1932). — BARTH, C., u. H. A. BÜLOW: Zur Frage der Ultraschallschädigung jugendlicher Knochen. Strahlenther. **79**, 271 (1949). — BAUER, K. H.: Erbbiologie der Geschwülste des Menschen. In Handbuch der Erbbiologie des Menschen. Berlin: Springer 1940. — BECKER, J., u. E. WOLFERT: Beitrag zur Klinik des Retothelsarkoms. Z. klin. Med. **148**, 366 (1951). — BEINTKER: Arch. Gewerbepath. **1**, 374 (1930). — BENTZON: Acta radiol. (Stockh.) **3**, 89 (1924). — BERWOUTS, GUY: Granulome eosinophile. Acta chir. belg. **49**, 325 (1950). — BEUING: Diss. Frankfurt a. M. 1932. — BEYER, W.: Preßluftschaden. Arch. Orthop. u. Unfallchir. **42**, 568 (1943). — BEZOLD, K.: Ein Fall von ausgedehnter Knochenhämangiomatose. Fortschr. Röntgenstr. **75**, 636 (1951). — BIENERT: Diss. Kiel 1918. — BLOODGOOD, J. C.: J. Bone Surg. **1929**, 471, 727. — BOJESEN: Fortschr. Röntgenstr. **24**, 113 (1916/17). — BODANSKY, M., and O. BODANSKY: Biochemistry of disease. New York: Macmillan & Co. 1942. — BOPP, J.: Posttraumatischer Riesenzelltumor am 2. Halswirbeldornfortsatz. Fortschr. Röntgenstr. **73**, 240 (1950). — BORAK: Strahlenther. **33** (1929). — BRAILSFORD, J. F.: Radiology **33**, 476 (1939). — Die Diagnose von Knochentumoren. Lancet **1949 II**, No 6587, 973. — BROWNING, E.: Blood changes in luminizers using radioactive material. Brit. Med. J. **1949**, No 4601, 428. — BUCHTALA, V.: Strahlenther. **78**, 127 (1948). — Ärztl. Wschr. **1948**, 25, 321. — BUDINOVÁ-SMELÁ, J.: Über neurologische Symptome im Verlaufe der Entwicklung von Wirbelsäulenhämangiomen. Schweiz. med. Wschr. **1949**, 1084.

CASUCCIO: Osteopathie rare, Ediz. scient. Istituto Rizzoli, S. 145 ff. Bologna 1949. — CHRISTENSEN: Ann. Surg. **81**, 1074 (1925). — CLUZET: Action des rayons x sur le development du cal. Lyon méd. **114**, 22 (1910). — CODMAN, E. A.: Bone sarcoma. New York: Hoeber 1925. — COENEN, H.: Zbl. Chir. **1932**, 66. — COLEY, W. B.: Z.org. Chir. **38** (1927); **72** (1935); **81**, 327 (1937). — Amer. J. Surg. **27**, 7 (1935). — CONZETT, D. C.: Fracture of the neck of the femur following irradiation of carcinoma of the uterus. J. Iowa Med. Soc. **33**, 15 (1943). — COPELAND, M. M.: Siehe C. F. GESCHICKTER, Tumors of bone. Amer. J. Canc. **1936**. — CORYN: Z.org. Chir. **33**, 86 (1937).

DESGREZ, H., G. LEDOUX-LEBRAD, KIRSCH et ATRI: La maladie ostéogénique. J. de Radiol. **31**, 488 (1950). — DEUTSCHLANDER: Zbl. Chir. **1938**, 752. — DUTRA, F. R., E. J. LARGENT and J. L. ROTH: Osteogenes Sarkom nach Inhalation von Beryllium-Oxyd. Arch. of Path. **51**, 473 (1951).

ENGELBRECHT-HOLM: Leucemia in animals. London 1942. — EWING, J.: Radiation osteitis. Acta radiol. (Stockh.) **6**, 399 (1926). — Z.org. Chir. **71**, 564 (1935). — Neoplastic diseases. Kap. XIX u. XX. Philadelphia u. London: W. B. Saunders Company 1942. Siehe STONE. — EXNER, G.: Chondromatose, Dyschondroplasie, OLLIERsche Wachstumsstörung. Fortschr. Röntgenstr. **73**, 4 (1950).

FAINSINGER, M. H., and L. C. HARRIS: Generalised lipomatosis involving bone. Brit. J. Radiol. **23**, 274 (1950). — FAIRBANK: J. Bone Surg. **30**, 689 (1948). — FLOTOW: Z. orthop.

Chir. **51**, 505 (1929). — Förster, E.: Solitäre, cartilaginäre Exostose oder solitäres Osteochondrom mit seltener Lokalisation. Fortschr. Röntgenstr. **73**, H. 3 (1950). — Frangenheim: Erg. Chir. **4** (1912). — Neue Deutsche Chirurgie, Bd. X. 1913. — French, S. W.: Eosinophiles Granulom der Rippen. U.S. Armed Force Med. J. **2**, 1681 (1951).

Gäde: Z. Orthop. **67**, 321 (1938). — Gates, O.: Effects of the radiation on tissues. Warren, Sektion XII, effects on bone, cartilage and teeth. Arch. of Path. **35**, 323 (1943). — Gepts, W., et H. Vertruyen: Granuloma eosinophile. Acta clin. belg. **5**, 372 (1950). — Geschickter and Copeland: Tumors of bone. Amer. J. Canc. **1936**. N. Y. — Tumors of bone. New York 1938. — Tumors of bone. Philadelphia - London - Montreal 1949. — Geschickter, C. F.: Arch. Surg. **24**, 602 (1932). — Geschickter, C. F., and M. M. Copeland: Arch. Surg. **19**, 169 (1929). — Geschickter, C. F., and N. N. Copeland: Arch. Surg. **16**, 807 (1928). — Glauner: Röntgenprax. **1938**, 811. — Goldhamer: Strahlenther. **51**, 636 (1934). — Green, W. T., and S. Farber: Eosinophilic or solitary granuloma. J. Bone Surg. **24**, 499 (1942).

Hackenbroch: Arch. orthop. u. Unfallchir. **21**, 206 (1923). — Hagen, J.: Erkrankungen durch Preßluftwerkzeugarbeit. Leipzig: Johann Ambrosius Barth 1947. — Haslhofer, L.: Handbuch der speziellen pathologischen Anatomie (Henke-Lubarsch), Bd. VIII, S. 604. Berlin: Springer 1936. — Haslhofer, L., u. F. J. Lang: Beitr. path. Anat. **87**, 124 (1931). — Hellner, H.: Arch. klin. Chir. **169** (1932). — Bruns' Beitr. **163** (1936); **169**, 240 (1938). — Die Knochengeschwülste. Berlin 1938. — Die Chirurgie. In Kirschner-Nordmann, 2. Aufl., Bd. 2. 1940. — Die Skelettsystemerkrankungen. Arch. klin. Chir. **198**, 243 (1940). — Dtsch. med. Wschr. **1947**, 214. — Die Knochengeschwülste. Berlin: Springer 1950. — Herzog, A.: Die primären Knochengeschwülste. Beitrag in Rössle, Handbuch der speziellen pathologischen Anatomie und Histologie, Bd. 9, Teil 5. Berlin: Springer 1944. — Hildebrand, H.: Beitrag zur Strahlenschädigung des Knochens. Fortschr. Röntgenstr. **72**, 107 (1949/50).—Horvath, J.: Ärztl. Forsch. **1950**.

Jaffé, H. L., and L. Lichtenstein: Amer. J. Path. **18**, 205 (1942). — Jaffé-Lichtenstein: Amer. J. Path. **16**, 405, 479 (1949). — Jansen: Acta radiol. (Stockh.) **4** (1925). — Jeanneney: Z.org. Chir. **84**, 321 (1937). — Jüngling: Beitrag in Lazarus' Handbuch der gesamten Strahlenheilkunde. Strahlenther. **51**, 398 (1934).

Kaae, S., u. M. Glahn: Über einen Fall von Sarkom des bestrahlten Unterkiefers. Acta radiol. (Stockh.) **31**, 431 (1949). — Kaae, S., u. O. Petersen: Thyroid carcinome and radioaktive jodine. Acta radiol. (Stockh.) **33**, 539 (1950). — Kienböck, R.: Acta radiol. (Stockh.) **1926**, 7. — Röntgendiagnostik der Knochen- und Gelenkkrankheiten, Bd. 1, Knochenkrankheiten. Berlin u. Wien 1941. — Kolodny, A.: Arch. Surg. **9**, 636 (1924). — Konjetzny, F. G.: Arch. klin. Chir. **121**, 567 (1921); **176**, 335 (1933). — Die typischen Riesenzelltumoren der Knochen. Neue med. Welt. **1950**, 1327. — Kozdoba, u. Schwarz: Z.org. Chir. **101**, 118 (1941).

Lang, F. L.: Zbl. Chir. **1932**, 618. — Lawrence, E. A.: Osteoradionecrosis of the mandible. Amer. J. Roentgenol. **55**, 733 (1946). — Lehmann, J., u. R. Vorschütz: Strahlenther. **1950**, 82. — Leucutia, T., and J. C. Cook: Maligne Degeneration benigner Riesenzelltumoren des Knochens. Amer. J. Roentgenol. **62**, 685 (1949). — Lexer, E.: Zbl. Chir. **1931**, 2941. — Lichtenstein, L., and H. L. Jaffe: Amer. J. Path. **23**, 43 (1947). — Liechti, A.: Die Röntgendiagnostik der Wirbelsäule und ihre Grundlagen. Wien: Springer 1948. — Lob, M., E. Jequier-Doge u. A. Raimond: Schweiz. med. Wschr. **1947**, 500. — Locher: Diss. Bern 1951. — Looser, E.: Dtsch. Z. Chir. **224**, 319 (1930). — Lorenz, W.: Über die Beziehungen zwischen Retothelsarkom (Retikulosarkom) und Leukämien (Leukosen). Strahlenther. **82**, H. 2 (1950). — Lucke, H.: Krankheiten aus äußerer Ursache. In Handbuch der inneren Medizin, Bd. VI/1. Berlin: Springer 1941. — Lüdin, H.: Schweiz. med. Wschr. **1947**, 190.

Majno, G.: Strahlenther. **1950**, 81. — Markoff, N.: Myelogene Osteopathien. Erg. inn. Med. **61**, 132 (1942). — McCullough, N.: Eosinophilic granuloma with multiple osseus and soft-tissue lesions in an adult. Arch. Int. Med. **88**, 243 (1951). — Mignoli, E., u. U. Cocchi: Die Röntgendiagnostik und Strahlentherapie des Osteoklastoms. Fortschr. Röntgenstr. **73**, H. 4 (1950). — Moeschlin, S., u. K. Rohr: Erg. inn. Med. **57**, 723 (1939). — Moore, Sh.: Sammelstatistik der Knochenerkrankungen aus 37 Jahren. Amer. J. Roentgenol. **62**, 375 (1949). — Morvay, E.: Osteoporose und diffuse Plasmocytose. Fortschr. Röntgenstr. **73**, 3 (1950). — Müller, J.: Über den feineren Bau der Geschwülste, Berlin 1838. — Muntean, E.: Zur Abgrenzung der malignen Knochengeschwülste gegenüber entzündlichen Knochenerkrankungen. Röntgenprax. **17**, H. 1 (1948).

Nélaton, E.: Tumeurs benignes des os. Paris 1860. — Nida, S. v.: Ein Beitrag zum Corticalisosteoid. Chirurg **19**, 420 (1948).

Oberling, C., et C. Raileanu: Bull. Assoc. franç. Étude Canc. **17**, 259 (1928); **21**, 333 (1932). — Ollier: Bull. Soc. Chir. Lyon **3**, 23 (1899).

PHEMISTER, D. B.: Surg. etc. **50**, 216 (1930). — Changes in bones and joints resulting from interruption of circulation. Arch. Surg. **41**, 436, 1455 (1940). — PRETL, K.: Eosinophiles Granulom des Knochens und Beziehungen zur HAND-SCHÜLLER-CHRISTIANschen Krankheit. Wien. klin. Wschr. **1950**, 841. — PUOZ, J. DE, u. F. MILLER: Zur Diagnose von Knochengeschwülsten. Schweiz. med. Wschr. **1945**, Nr 7.

REHBOCK, D. J., and C. G. BARBER: Adamantinoma of tibia. J. Bone Surg. **20**, 3 (1938). RICHERI: Z.-org. Chir. **106**, 243 (1942). — ROHR, K.: Maligne Knochen- und Knochenmarksneoplasien. Schweiz. med. Wschr. **1947**, Nr 6, 207. — Das menschliche Knochenmark. Stuttgart: Georg Thieme 1950. — ROETZER, K.: Sarkomatöse Entartung bei Ostitis deformans. Med. Klin. **1949**, Nr 22, 700.

SCHINZ, H. R., u. E. UEHLINGER: Erg. med. Strahlenther. **5**, 424 (1931). — SCHINZ mit ZUPPINGER: Siebzehn Jahre Strahlentherapie der Krebse. Züricher Erfahrungen 1919 bis 1935. — SCHNEIDER: Zbl. Chir. **1938**, 2808. — SCHRÖDER, W.: Wirbelhämangioma. Dtsch. med. Wschr. **1943**, 485. — SCHÜRCH, O., u. E. UEHLINGER: Sarkomatöse Entartung bei Ostitis deformans Paget. Schweiz. med. Wschr. **1938**, Nr 21, 631. — Bestrahlungsversuche an experimentellen malignen Knochengeschwülsten. I. Schweiz. med. Wschr. **1947**, Nr 6; **1944**, 220. — SCHUMANN, G. u. FINSTERBUSCH: Gutartige Riesenzellgeschwülste. Arch. klin. Chir. **202**, 263 (1942). — SCHWINGENHEUER, J.: Über das Wirbelhämangiom. Ärztl. Wschr. **1950**, 695. — SEAR, H. R.: Osteogene Sarkome als Komplikation der Ostitis deformans (Paget). Brit. J. Radiol. **22**, 580. — SEIDLIN, S. M., I. ROSSMAN, E. OSHRY and E. SIEGEL: J. Clin. Endocrin. **9**, 1122 (1949). — SEVIER, CH. E.: J. Bone Surg. **12**, 929 (1930). SEYRING: Arch. Gewerbepath. **1**, 359 (1930). — SHACKMAN, R.: Malignant synovioma of the left elbow. Proc. Roy. Soc. Med. **40**, 27 (1946). — SHERMAN, R. S., and R. E. SNYDER: Amer. J. Roentgenol. **58**, 291 (1947). — SIEGMUND-WEBER: Pathologische Histologie der Mundhöhle. Leipzig: S. Hirzel 1926. — SMITHERS, D. W. and MCLAREN: Bone changes following irradiation. Modern trends in diagnostic radiology. London: Butterworth Medical Publications 1948. — SMITHERS, D. W., and R. D. S. RHYS-LEWIS: Bone destruction in cases of carcinoma of the uterus. Brit. J. Radiol. **18**, 359 (1945). — SOMMER, F.: Die schädigende Wirkung der Röntgenstrahlen auf das Knochenmark. Dtsch. med. Rdsch. **3**, 103 (1949). — SPEISER: Arch. klin. Chir. **149** (1928). — STADLER, H.: EWING-Sarkom. Med. Klin. **1949**, 1634. — STELZNER, F.: Eosinophiles Granulom des Knochens. Zbl. Chir. **75**, 846 (1950).

TAEGER, H.: Berufskrankheiten. Berlin: Springer 1941. — THEILKÄS, E.: Tomogramme bei Knochenerkrankungen. Acta radiol. (Stockh.) **31**, 398 (1949). — TISCHENDORF, W.: Zur extramedullären Entwicklung des Plasmocytoms. Dtsch. med. Wschr. **1947**, 693. — Cytodiagnostik des Lymphknotenpunktates. In Ergebnisse der inneren Medizin und Kinderheilkunde, Bd. II, S. 184. 1951. — TISCHENDORF, W., u. F. HARTMANN: Makroglobulinaemie Waldenstöm. Acta haematol. (Basel) **4**, 374 (1950). — Serumeiweißkörper. Acta haematol. (Basel) **6**, 140 (1951). — TURNELL, J. B., L. D. MARINELLI, B. J. DUFFY jr., R. HILL, W. PEACOCK and R. W. RAWSON: J. Clin. Endocrin. **9**, 1138 (1949).

UEHLINGER, E., C. H. BOTSZTEJN u. H. R. SCHINZ: EWING-Sarkom und Knochenretikulosarkom. Oncologia (Basel) **1**, 194 (1948). — UEHLINGER, E., u. O. SCHÜRCH: Z. Krebsforsch. **33**, 476 (1931); **45**, 240 (1937). — Schweiz. med. Wschr. **1934**, 664; **1938**, 860. — Arch. klin. Chir. **183**, 704 (1935). — Dtsch. Z. Chir. **251**, 12 (1938). — Bull. schweiz. Krebsbekpfg **1936**.

VALENTIN: Zbl. Chir. **57**, 2038 (1930).

WAGNER, W.: Das Wirbelhämangiom. Wien. med. Wschr. **1941**, 537. — WALTHARD u. ZUPPINGER: Das eosinophile Granulom. Schweiz. med. Wschr. **1949**. — WALTHER, H. E.: Z. Krebsforsch. **46**, 313 (1937). — WATSON, W. L., and J. E. SCARBOROUGH: Osteoradionecrosis in intraoral cancer. Amer. J. Roentgenol. **40**, 524 (1938). — WATSON-JONES, R.: A vascular necrosis in fractures, dislocations, Perthes's disease, congenital dislocation and monarticular osteoarthritis of the hip. Royal society of Medicine, London (Unpublished Paper read 16. January 1942). — WEBER, C. O.: Die Knochengeschwülste, Bd. I, S. 112. Bonn 1856. — WEISZ: Fortschr. Röntgenstr. **31**, 615 (1923/24). — WILLIES, R. A.: Amer. J. Path. **16**, 317 (1940). — Pathology of tumors. London: Butterworth 1948. — WOEBER, K. H.: Untersuchungen über die Wirkung des Ultraschalls auf Mäuse- und Rattentumoren. Strahlenther. **79**, 563 (1949). — WOODARD, H. CH., and N. L. HIGINBOTHAM: J. Amer. Med. Assoc. **1941**, 1621.

YOUNG: Z.org. Chir. **86**, 356 (1938).

ZETTEL: Z.org. Chir. **107**, 147 (1942). — ZÖLLNER, F.: Die Komplikationen der Röntgenbestrahlung von Kehlkopfkarzinomen durch Tumorperichondritis und Bestrahlungsperichondritis und über die Frage der Strahlenschädigung von Knochengewebe. Strahlenther. **70**, 193 (1941 a). — Osteoporose und Spontanfrakturen nach Röntgenbestrahlungen durch elektive Schädigung der Osteoblasten. Strahlenther. **70**, 537 (1941 b). — ZUPPINGER, A.: Zur Diagnostik und Therapie der Knochentumoren. Fortschr. Röntgenstr. **71**, 373 (1949).

Speicherungskrankheiten (Reticulosen, Lipoidosen und Xanthomatosen).

Ackermann, J.: Eosinophilic granuloma of bones associated with involvement of the lungs and diaphragm. Amer. J. Roentgenol. **58**, 733 (1947). — Adams, P., and J. F. Kraus: Eosinophiles Granulom: Arch. of Dermat. **61**, 957 (1950). — Alder, A.: Helvet. med. Acta **11**, 1/2 (1944). — Dtsch. Arch. klin. Med. **183**, 4 (1944). — Konstitutionelle Granulationsveränderung der Leukocyten und Knochenveränderungen. Schweiz. med. Wschr. **1950**, 1095. — Andreas, E.: Die Lipocalcinogranulomatose — eine neue Lipoidose. Med. Klin. **1949**, Nr 29, 913. — Arkin, A. M., and A. J. Schein: Aseptic necrosis in Gauchers disease. J. Bone Surg. A **30**, 631 (1948). — Arnold: Arch. Kinderheilk. **132**, 42 (1944).

Barnuth, v.: Über einen Fall von allgemeiner granulomatöser Xanthomatose. Arch. Kinderheilk. **100**, 115 (1933). — Bass, A.: Amer. J. Dis. Childr. **61**, 1254 (1941). — Beck, W.: Virchows Arch. **311**, 569 (1944). — Bréhmer, W., u. P. Lübbers: Generalisierte Xanthomatose mit Knochenbefall und diffuser Plasmazellwucherung im Knochenmark bei essentieller Hyperlipämie. Virchows Arch. **318**, 394 (1950). — Brugsch, H. R.: Die Reillysche Granulationsanomalie der Leukocyten. Z. inn. Med. **4**, 1 (1949). — Bürger, M.: Klinik der Lipoidosen. In Neue Deutsche Klinik, Handbuch der praktischen Medizin. Berlin: Urban & Schwarzenberg 1934. — Klin. Fortbildg **2**, 583 (1934). — Handbuch der inneren Medizin, Bd. VI/1. 1944. — Verdauungs- und Stoffwechselkrankheiten. Stuttgart: Ferdinand Enke 1951. Einführung in die Pathologische Physiologie. Leipzig: Georg Thieme 1952.

Cazal, P.: La réticulose histio-monocytaire. Paris: Masson & Cie. 1946. — Ceelen: Dtsch. med. Wschr. **1933**, 683. — Chester: Virchows Arch. **279**, 561 (1930). — Chiari, H.: Verh. dtsch. path. Ges. **1940**, 347. — Christian, H. A.: Defects in membranous bones, exophthalmus und diabetes insipidus etc. Med. Clin. N. Amer. **3**, 849 (1920).

Davis, F. W., A. Genecin and E. W. Smith: Gauchers disease with thrombocytopenia of selective hypersplenism. Bull. Hopkins Hosp. **84**, 176 (1949). — Dietrich: Virchows Arch. **212**, 119 (1913). — Dill, J. L.: Eosinophiles Granulom des Schläfenbeines mit Diabetes insipidus. Ann. of Otol. **57**, 531 (1948). — Dirscherl: Hoppe-Seylers Z. **262**, 34 (1940). — Donzelot, E., E. Strohl, M. Durand, C. Metianu u. Heim de Balzac: Deformierungen der Wirbelsäule bei angeborenen Kardiopathien. Semaine Hop. **27**, 51, 2216 (1951).

Frischknecht, W.: Das sogenannte „eosinophile Granulom" des Knochens. Helvet. paediatr. Acta **4**, 144 (1949). — Füllsack, H.: Ein Fall von paraartikulärer Knotenbildung mit Kalkablagerung. Fortschr. Röntgenstr. **1937**, 309, 340.

Gerstel, G.: Virchows Arch. **294**, 278 (1934). — Geschickter, Ch.: Lipoid tumors. Amer. Canc. **21**, 617 (1934). — Green and Faber: J. Bone Surg. **24**, 499 (1943). — Griffith, I. B.: Xanthoma tuberosum with early jaundice and diabetes insipidus. Arch. of Pediatr. **39**, 297 (1922).

Hadders, H. N.: Eosinophiel granuloom van het skelet. New York: Van Gorcum & Co. 1948. — Hamilton, J. B., Barner, P. C. Kennedy and Cort: Radiology **47**, 445 (1946). — Hand, A.: Defects of membranous bones and polyuria in childhood — Is it Dyspituitarism ? Amer. J. Med. Sci. **162**, 509 (1921). — Hansen, Poul Bjerre: Die Beziehungen zwischen Hand-Schüller-Christianscher Erkrankung, Letterer-Siwescher Krankheit und eosinophilem Granulom des Knochens. Acta radiol. (Stockh.) **32**, 2/3 (1949). — Henschen, O.: Schweiz. med. Wschr. **1943**, 1, 451. — Herrmann u. Nathan: Arch. f. Dermat. **152**, 575 (1926). Hotchkiss: Arch. of Biochem. **16**, 131 (1948).

Jordans, G. H. W.: Acta med. scand. (Stockh.) **128** (1947). — Junghagen, S.: Röntgenologische Skelettveränderungen bei Morbus Gaucher. Acta radiol. (Stockh.) **5**, 506 (1926).

Kartagener, M., u. H. Fischer: Lipoid- und Calciumstoffwechsel bei Christian-Schüllerscher Krankheit. Z. klin. Med. **119**, 421 (1934). — Kulowsky, J.: Gaucher's disease in bone. Amer. J. Roentgenol. **63**, 840 (1950). — Kutscher, W., u. V. Vrla: Über einen Fall von Christian-Schüller-Handscher Krankheit. Klin. Wschr. **1949**, 369.

Lefevre, J., J. Lerique u. E. Guy: Das Röntgenbild der Polydystrophie von Hurler. Arch. franç. Pédiatr. **7**, 1, 23 (1950). — Leger, L. Ducroquet, P. Gautier-Villars et S. Tschekoff: Le granulom eosinophile des os. Presse méd. **1947**, 648. — Letterer: Frankf. Z. Path. **30**, 377 (1924). — Letterer u. Sivé-Abt: Die Retikuloendotheliose. Z. Kinderheilk. **55**, 212 (1933). — Lichtenstein and Jaffe: Amer. J. Path. **16**, 595 (1940). — Loehr, W. H.: Amer. J. Roentgenol. **57**, 568 (1947). — Lubarsch: Dtsch. med. Wschr. **1918**, 484. — Lüdin, H.: Zur Zytologie des Morbus Gaucher. Schweiz. med. Wschr. **1950**, 1117.

McManus: Nature (Lond.) **128**, 202 (1946). — Mignon: Fortschr. Röntgenstr. **42**, 749 (1930). — Morrison, R. W., and M. H. Hack: Histochemical studies in Gaucher's disease. Amer. J. Path. **25**, 597 (1949).

Naumann, W., Christian-Schüller-Handsche Krankheit (Fall v. Barnuth). Med. Ges. Göttingen 1949. — Beitrag zur Christian-Schüller-Handschen Krankheit. Dtsch. med. Wschr. **1950**, 521. — Nuboer, J. F.: Eosinophiles Granulom des Knochensystems. Nederl. Tijdschr. Geneesk. **1947**, 1971.

Otani and Ehrlich: Amer. J. Path. **16**, 479 (1940).

PARKINSON, TH.: Eosinophilic granuloma with honeycom lungs. Brit. Med. J. 1949, 14, 1029. — PHEMISTER, D. B.: Changes in bones and joints resulting from interruption in circulation; nontraumatic lesions in adults with bone infarction; arthritis deformans. Arch. Surg. 41, 1455 (1940). — PICK, L.: Classification of diseases of lipod metabolism and Gaucher disease. Amer. J. Med. Sci. 186, 453 (1933). — PLATT and EISENBERG: J. Bone Surg. A 30, 3, 761 (1948). — POTTER, E. B., and C. C. MACRAE: Gaucher's disease. Report of two cases, with remission in one followind administration of liver extract. Amer. J. Med. Sci. 185, 92 (1933). — PRETL, K.: Eosinophiles Granulom und seine Beziehungen zur HAND-SCHÜLLER-CHRISTIANschen Krankheit. Wien. klin. Wschr. 1950, 44.

REILLY, W. A.: Amer. J. Dis. Childr. 62, 489 (1941). — ROWLAND: Arch. Int. Med. 42, 611 (1928).

SCHAFER, E. L.: Retikuloendotheliose Typus LETTERER-SIWE. Amer. J. Path. 25, 49 (1949). — SCHAIRER: Zbl. Path. 71, 113 (1938). — Dtsch. Z. Chir. 258, 637. — SCHEIBNER, H.: Das eosinophile Knochengranulom. Z. Orthop. 79, 731 (1950). — SCHEIN, A. J., and A. M. ARKIN: Hip-Joint involvement in Gaucher's disease. J. Bone Surg. 24, 396 (1942). — SCHNEIERSON, S. F., and L. SCHNEIDER: Lipoid granulomatosis with pulmonary fibrosis. Ann. Int. Med. 30, 842 (1949). — SCHÜLLER, A., u. H. CHIARI: Ein Fall von Xanthomatose. Wien. klin. Wschr. 1921 I, 510; 1930 I. — SIEGMUND: Münch. med. Wschr. 1938, 1617. — SIMON, R.: Beitrag zur HAND-SCHÜLLER-CHRISTIANschen Krankheit. Ärztl. Wschr. 1948, Nr 15/16.

TFUTSCHLÄNDER, O.: Die Lipido-Calcinosis oder Lipoidkalkgicht. Beitr. path. Anat. 110, 402 (1949). — THANNHAUSER, S. I.: Über Lipoidosen. Klin. Wschr. 1934 I, 161. — Eosinophilic granuloma of bone synonimus with Schüller-Christian-disease, lipid granuloma essential xanthomatosis and eosinophilic xanthomatous granuloma. Arch. Int. Med. 80, 383 (1947). — Ärztl. Forsch. 2, 295 (1948). — THEISS, E.: Die Lipoidcalcinogranulomatosis, eine Speicherungskrankheit. Diss. Göttingern 1951.

ULLRICH, O.: Erg. inn. Med. 63, 929 (1943).

WÄTJEN: Beitr. path. Anat. 96, 443 (1936). — WALTHARD, B., u. A. ZUPPINGER: Das eosinophile Granulom des Knochens. Schweiz. med. Wschr. 1949, 618. — WIEDEMANN, H. R.: Zur konstitutionellen Dysostosis enchondralis, insbesondere zur PFAUNDLER-HURLERschen und MORQUIOschen Krankheit. Z. Kinderheilk. 66, 391 (1949).

Osteoarthrosis deformans, Spondylosis deformans und Osteochondrosis der Wirbelsäule einschließlich der Bandscheibendegeneration und der Verletzungsfolgen.

BENETT, C. A.: Changes in the kneejoint at various ages etc. Commonwealth fund. New York 1942. — BOURGUESDON, J. M. DE: Bedeutung der venösen Stase für die Arthrosis des Kniegelenkes. Rev. Rhum. 18, 10, 520 (1951). — BRADFORD, F. A., and R. G. SPURLING: The intervert. Disc. Louisville: Ch. L. Thomas 1944. — BRADFORD, F. K., u. R. G. SPURLING: Die Bandscheibe. Stuttgart: Ferdinand Enke 1950. — BROCHER, I. E. W.: Compensation et decompensation vertebrale. Praxis (Bern) 1950, 711. — BROMLEY, L. L., J. D. CRAIG and A. W. L. KESSEL: Infected intervertebral disc after lumbar puncture. Brit. Med. J. 1949, No 4594, 132.

COCCHI, U.: Spondylosis deformans und Rheumatismus. Radiol. clin. (Basel) 19, 351 (1950).

DUUS, P.: Die Einengung der Foramina intervertebralia infolge degenerativer Wirbelsäulenprozesse als Ursache von neuralgischen Schmerzzuständen im Bereich des Schulter- und Beckengürtels sowie der Extremitäten. Nervenarzt 19, 489 (1948).

ERDHEIM, J.: Die Lebensvorgänge im normalen Knorpel usw. Bd. 3. Pathologie in Einzeldarstellungen. Berlin: Springer 1931. — ERNSTENE, A. C., and W. L. PROUDFIT: Amer. Heart J. 38, 260 (1949). — EVANS, H. M.: J. Amer. Med. Assoc. 117, 287 (1941).

FOGED, J.: Arthrosis temporo mandibularis. Lancet 1949 II, No 6592, 1209.

GRAY, CH.: Chondromalacia patellae. Brit. Med. J. 1948, No 4548, 427. — GUTZEIT, K.: Wirbelsäule als Krankheitsfaktor. Dtsch. med. Wschr. 1951, 44.

HILDEBRAND, A.: Kreuzschmerzen infolge Osteochondrosis der Wirbelsäule. Z. ärztl. Fortbildg 44, 129 (1950).

IDELBERGER, K. H.: Kreuzschmerz. Münch. med. Wschr. 1951, 12.

JUDET: J. Bone Surg. 33 (1950). — JUNGE, H.: Peridurographie. Dtsch. med. Wschr. 1949, Nr 21. — JUNGHANNS, H.: Handbuch der speziellen pathologischen Anatomie (HENKE-LUBARSCH), Bd. 9. Berlin u. Wien: Springer 1939.

KNIPPER, W.: Behandlung der posttyphösen Rippenknorpelnekrose. Dtsch. med. Wschr. 1950, 1035. — KRÖKER, P.: Sichtbare Rißbildungen in den Bandscheiben der Wirbelsäule. Fortschr. Röntgenstr. 72, 1 (1949). — KROLL, F. W., u. E. REISS: Der thorakale Bandscheibenprolaps. Dtsch. med. Wschr. 1951, 600.

Lange, M.: Unfallkongr. Bad Tölz. 1950. — Liévre, J. A.: Discushernien der Cervicalgegend. Presse méd. 57, 303 (1949). — Lindemann, K., u. H. Kuhlendahl: Die Erkrankungen der Wirbelsäule. (Im Druck). — Lucke, H., u. R. Hueckel: Arch. exper. Path. u. Pharmakol. 196, 290 (1933).

Martius, H.: Die Kreuzschmerzen der Frau. Stuttgart: Georg Thieme 1947. — McAusland, W. R.: Ersatz des Femurkopfes durch Prothese zur Wiederherstellung des Hüftgelenkes. Surg. etc. 92, 513 (1951). — Meyer-Burgdorf, H.: Untersuchungen über das Wirbelgleiten. Leipzig: Georg Thieme 1931. — Merckelbach, F. M.: Die Arthroplastik des Hüftgelenkes. Dtsch. med. Wschr. 1951, 670.

Neugebauer, F. L.: Arch. Gynäk. 35, 375 (1889).

Pemberton, R.: Ann. Int. Med. 19, 482 (1943). — Amer. J. Med. Sci. 209, 364 (1945). — Pemberton, R. u. Mitarb.: J. Labor. a. Clin. Med. 32, 1121 (1947).

Riddle, O.: Ann. Rev. Physiol. 3, 537 (1941). — Ritter, U.: Gefahren der Myelographie bei Bandscheibenvorfall. Fortschr. Röntgenstr. 75, 3, 339 (1951). — Rössle, R.: Erg. Path. 20, 369 (1922). — Rössle, R., u. F. Roulet: Maß und Zahl in der Pathologie. Berlin u. Wien: Springer 1932.

Scandalis, R., R. K. Chormley and M. B. Dockerty: Arthrokatadysis (Otto Palvis). Surgery 29, 255 (1951). — Schaal, K.: Nebennniereninsuffizienz und Gelenkveränderungen. Dtsch. med. Wschr. 1951, 609. — Scheller, H.: Kritische Bemerkungen zur Klinik des lumbalen Diskusprolapses und verwandter Krankheitsbilder. Dtsch. med. Wschr. 1950, 568. — Schmorl, G., u. H. Junghanns: Die gesunde und kranke Wirbelsäule im Röntgenbild. Leipzig: Georg Thieme 1932 und Stuttgart: Georg Thieme 1953. — Schulte: Dtsch. Gesundheitswesen 1947, 48, 243. — Serre, H., et J. Lirowze: Die Osteophytose der Wirbelsäule. Ann. Méd. 49, 545 (1948). — Silberberg, M., u. R. Silberberg: Die Rolle der Hormone im Wachstum und Altern des Skeletes und ihre Bedeutung für die Pathogenese der Arthritis deformans. Schweiz. med. Wschr. 1949, 127. — Arch. of Path. 36, 512 (1943).

Turner, H., u. Markellow: Acta chir. scand. (Stockh.) 57, 914 (1930).

Uhlemann, H. J.: Wurzelkompressionssyndrome bei Osteochondrose der Halswirbelsäule. Dtsch. med. Wschr. 1951, 37. — Unander Scharin, L.: Spondylolysthesis lumbalis acquisita. Acta orthop. scand. (Kobenh.) 19, 536 (1950).

Verhagen, A.: Seltene Röntgenbefunde am Iliosacralgelenk bei Kreuzschmerzen der Frau. Fortschr. Röntgenstr. 74, 212 (1951). — Vogl, A.: Z. Orthop. 78, 3, 375 (1948). — Vossschulte, K., u. G. Börger: Anatomische und funktionelle Untersuchungen über den Bandscheibenprolaps. Langenbecks Arch. u. Dtsch. Z. Chir. 265, 329 (1950).

Zuckschwerdt, L.: Konservative und operative Behandlung des Bandscheibenprolapses. Dtsch. med. Wschr. 1951, 413.

Krankheiten der Muskulatur.

Albright, F.: Cushing syndrome. Harvey Lect. 28, 123 (1942/43). — Alvensleben, K.: Elektrotechn. Z. 1915, 381. — 1941, 706.

Baez, S., B. W. Zweifach, A. Mazur, E. Shorr, S. Rosenfeld, D. Metz and V. Bergmann: Proc. Soc. Exper. Biol. a. Med. 64, 154 (1947). — Bauwens, Ph.: Symposium on electromyography. Proc. Roy. Soc. Med. 1951. — Bayer, H.: Das rheumatische Muskelsymptom. Dtsch. med. Wschr. 1949, 917. — Z. Rheumaforsch. 9, 910 (1950). — Beisch, K.: Die kryptogenen Myopathien als konstitutionell bedingte Stoffwechselkrankheiten. Frankf. Z. Path. 61, 286 (1949). — Bergstrand, H.: Acta med. scand. (Stockh.) 124, 309 (1946). — Berlin, R.: Haffkrankheit in Schweden. Acta med. scand. (Stockh.) 129, 560 (1948). — Besserer, G.: Über Osteogenesis imperfecta bei gleichzeitiger Myastenia gravis pseudoparalytica der Mutter. Z. Geburtsh. 130, 90 (1948). — Bingold, K.: Fol. haemat. (Lpz.) 1930, 42. — Z. klin. Med. 126, 233 (1934). — Bingold, K., u. W. Stich: Dtsch. med. Wschr. 1948, Nr 41/42, 501. — Boecker, W.: Röntgenologisch nachweisbare Muskelfiederung bei Dystrophia musculorum progressiva. Dtsch. med. Wschr. 1950, 938. — Böni, A., u. A. Jung: Die Ausscheidung von Harnsäure, Kreatin, Kreatinin und Chloriden bei der Therapie der primär-chronischen Polyarthritis mit Testosteron, Cortison und anderen Steroiden. Schweiz. med. Wschr. 1950, Nr 8, 188. — Borst, W.: Zit. nach S. Minami: Virchows Arch. 245, 247 (1923). — Untersuchungen über kongenitale Porphyrie. Verh. dtsch. Ges. Naturforsch. 1931, 1038. — Brass, K.: Frankf. Z. Path. 1944, 4, 58. — Bredauer: Diss. München 1920. Brudno, C.: Chronic relapsing febrile nodular nonsuppurative panniculitis. New England J. 243, 513 (1950). — Brunner, W.: Starkstromunfälle mit Schock, ausgedehnten Muskelnekrosen und tubulärer Schädigung der Nieren. Helvet. chir. Acta 16, 318 (1949). — Burgen, A. S., C. A. Keele and D. McAlpine: Lancet 1948 I, 519. — Bywaters: Brit. Med. J. 1941 I, 427. — Bywaters, Crook and Morris: Lancet 1943 II, 373. — Bywaters, Delory, Rimington and Smiles: Biochemic. J. 35, 1164 (1941).

CARTER, J. R.: Plasmazellhyperplasia and hyperglobulinaemia in trichinosis. Amer. J. Path. **25**, 309 (1949). — CHRISTIAN, H. A.: CHRISTIAN-WEBERsche Krankheit. Arch. Int. Med. **42**, 338 (1928). — CLAWSON, B., J. F. NOBLE and N. H. LUFKIN: Herdförmige Entzündung mit Knötchenbildung und Degeneration der Muskeln. Arch. of Path. **43**, 579 (1947). COHEN, A.: Physostigmin in der Therapie der Polyarthritis chronica. Referat, gehalten auf der Internat. Soc. of Medical Hydrology. Jverslg 1946. Schweiz. med. Wschr. **1947**, 15. — COPEMAN, W. S. C.: Das Fett-Bindegewebe und seine Beziehung zu rheumatischen Syndromen. Brit. Med. J. **1949**, 191. — *Coxsackie-Virus-Gruppe.* Herausgeberaufsatz. J. Amer. Med. Assoc. **145**, 7, 488 (1951).

DALLDORF: Bull. New York Acad. Med. **26**, 329 (1950). — DALLDORF and SICKLESS: Science (Lancaster, Pa.) **108**, 61 (1948). — DEBRUNNER, H.: Über das Versagen der mechanischen Gewebe. Schweiz. med. Wschr. **1947**, 617. — DEUTICKE, J. H.: Pflügers Arch. **224**, 1 (1930). Z. physiol. Chem. **210**, 97 (1932). — DHÉRÉ, CH.: In ABDERHALDENS Handbuch der biologischen Arbeitsmethoden, Abt. II, Teil 3. 1920. — DURAN-REYNALS, F.: WEBER-CHRISTIANsche Krankheit. Yale J. Biol. a. Med. **18**, 583 (1946).

EATON, L. M., O. T. CLAGEL, C. H. GOOD and J. R. McDONALD: Thymectomie intreatment of myasthenia gravis. Arch. of Neur. **61**, 467 (1949). — EATON, L. M., and O. THERON CLAGLETT: Die Behandlung der Myasthenia gravis durch Thymektomie. Ergebnisse bei 72 Fällen im Vergleich mit 142 Kontrollen. J. Amer. Med. Assoc. **142**, 963 (1950). — ECK, H.: Über Muskeltuberkulose als eigenartige Form der Polymyositis tuberculosa chronica. Z. inn. Med. **7**, 14, 634 (1952).

FINDLAY, G. M., and F. M. HOWARDS: Coxsackie-Virus und Bornholmsche Krankheit. Brit. Med. J. **1950**, No 4664, 1233. — FINN, WELLER, MORGAN, CURNEN, SHAW and MELNICK: J. Amer. Med. Assoc. **141**, 13 (1949). — FISCHER, HANS, u. P. H. ROSSIER: Starkstromunfälle mit schweren Muskelschädigungen und Myoglobinurie (Befunde, Pathologie, Prognose und Therapie.) Helvet. med. Acta Ser. A **14**, 3 (1947). — FRANKENTHAL, L.: Virchows Arch. **222**, 332 (1916). — FRÖHLICHER, R.: Helvet. physiol. Acta **3**, 231 (1945).

GÄRTNER, K.: Die Bornholmer Krankheit. Dtsch. med. Wschr. **1952**, 151. — GLATTKOWSKI, G.: Bornholmerkrankung im Kreise Oldenburg. Dtsch. med. Wschr. **1950**, 231. — GOOTNIK, A.: Arch. Int. Med. **71**, 555 (1943). — GROSSE-BROCKHOFF, u. E. WELTE: Dtsch. med. Wschr. **1950**, 698. — GSELL, O.: Meningitis myalgica. Schweiz. med. Wschr. **1949**, 241. GÜNTHER, H.: Virchows Arch. **251**, 141 (1924). — Hämatoporphyrie. In SCHITTENHELMS Handbuch der Krankheiten des Blutes, Bd. II. Berlin: Springer 1925.

HACKRADT, A.: Inaug.-Diss. München 1917. — HADORN, W.: Schweiz. med. Wschr. **1948**, 1238. — HARRIS, V. C. J.: Brit. Med. J. **1948**, No 4548, 447. — HARVEY, A. M.: Bull. New York Acad. Med. **24**, 505 (1948). — HAUBRICH, R.: Zur Röntgendiagnostik der Gasbildung im Gewebe. Fortschr. Röntgenstr. **71**, 475 (1949). — HEALD, C. B.: Behandlung der Fibrositis. Lancet **1951** II, No 6685, 659. — HEDINGER, C.: Schweiz. med. Wschr. **1948**, 145. Zur Pathologie der Skelettmuskulatur. 2. Mitt. Myalgien als führendes Symptom gewisser Fälle ADDISONscher Krankheit. Schweiz. med. Wschr. **1950**, 6. — HEGGLIN, R.: Experientia (Basel) **1**, 121 (1945). — Die Klinik der energetisch-dynamischen Herzinsuffizienz. Basel u. New York: S. Karger 1947. — HEINRICH, M. R., u. H. A. MATTILL: The creatine content of the liver in the muscular dystrophy of vitamin E. Deficiency. J. of Biol. Chem. **178**, 911 (1949). HERNANDO DE LARRAMENDI: La electromiografia clinica. Rev. clin. españ. **36**, 1 (1950). — HOLLER, J. W.: J. Amer. Med. Assoc. **131**, 1186 (1946). — HOPKINS, J. H. S.: Bornholm disease. Brit. Med. J. **1950**, No 4664, 1230. — HOWARD u. Mitarb.: J. Amer. Med. Assoc. **121**, 925 (1943).

IHLENFELD, G.: Über die Bedeutung des Muskelaktionsstromnachweis bei der spinalen Kinderlähmung. Dtsch. med. Wschr. **1952**, 206.

KAHLMETER, W.: Existe-t-il un rhumatism musculaire pure. Acta psychiatr. (København) **46**, 156 (1947). — KENDALL, E. C.: Proc. Staff Meet. Mayo Clin. **24**, 298 (1949). — KEPLER, E. J.: Diskussionsbemerkung zu F. ALBRIGHT, The effect of hormones on osteogenesis in man. G. PINCUS, Recent progress in hormone research (Proc. Laurentian Hormone Conference), Bd. 1, S. 293. New York: Academic Press 1947. — KEYNES, G.: Brit. Med. J. **1949**, 611. — KIRCHHOFF, J. K.: Zur Theorie und Klinik der fibrillären Zuckungen. Nervenarzt **18**, 50 (1947). — KLÖNE, W.: Untersuchungen über Antikörper gegen Coxsackie-Virus. Dtsch. med. Wschr. **1952**, 181. — KRATZENSTEIN, E.: Klin. Wschr. **1934** II, 1651. — KREUTZER, F. L., L. STRAIT und W. J. KERR: Paroxysmale spontane Myoglobinurie. Arch. Int. Med. **81**, 249 (1948). — KÜCHMEISTER, H.: Muskeltonus und Ernährung. Klin. Wschr. **1949**, 79. — KUHLMANN, D., D. RAGAN, J. W. FERREBY, D. W. ATCHLEY and R. F. LOEB: Science (Lancaster, Pa.) **90**, 496 (1939).

LAUCHE, A.: Zur Kenntnis der Geschwülste mit Synovialmembranartigem Bau (Synovialome). Frankf. Z. Path. **59**, 2 (1947). — LAURENT, L. P. E.: Brit. Med. J. **1949**, 814. — LEWIS, R. W.: Röntgendiagnosis of pigmented villonodular synovitis and synovial sarcoma.

Radiology 49, 26 (1945). — Lichtwitz, A.: Semaine Hôp. 25, 2398 (1949). — Loustalot, P.: Beitrag zur Frage des Crush-Syndromes. Schweiz. med. Wschr. 1950, Nr 39. — Lüders: Zbl. Path. 85, 229 (1949).

Marino, C.: Arch. „De Vecchi" 12, 185 (1949). — Markees: Internat. Z. Vitaminforsch. (im Druck). — McMenemey, W. H., and A. A. Cickers: Cysticercosis. Brit. J. Radiol. 22, 84 (1949). — Meesen, H.: Beitr. path. Anat. 102, 191 (1939). — Schweiz. med. Wschr. 1947, 1135. — Der Kollaps. Wiesbaden: Dietrich-Verlag 1948. — Klin. Wschr. 1948, 95. — Meurer, H.: Das Gasödem und seine Behandlung. Stuttgart: Ferdinand Enke 1944. — Die Behandlung der Erbschen progressiven Muskelatrophie durch Resektion der Carotissinusnerven. Dtsch. med. Wschr. 1950, 735. — Meyer, Betz, F.: Dtsch. Arch. klin. Med. 112, 476 (1913). — Moccetti, A.: Diss. Zürich 1946. — Muralt, A. v.: Dtsch. med. Wschr. 1941 II, 1337. — Schweiz. med. Wschr. 1942, 301. — Murphy, G. H., M. B. Dockerty and A. C. Broders: Myoblastom. Amer. J. Path. 25, 1157 (1949).

Nicholson, W. M., and W. S. Branning: J. Amer. med. Assoc. 134, 1292 (1947). — Nonnenbruch, W.: Verh. dtsch. Ges. inn. Med. 51, 341 (1939). — Dtsch. Arch. klin. Med. 187, 465 (1941).

Pal, J.: Zbl. inn. Med. 24, 601 (1903). — Paul, F.: Wien. Arch. klin. Med. 7, 532 (1924). Zur Frage der Haffkrankheit. Klin. Wschr. 1925 I, 166. — Pervès, J., P. Barge, H. Parneix et J. André: Mém. Acad. Chir. 71, 353 (1945). — Pfändler, U.: Eine einfach rezessive Form der Dystrophia musculorum progressiva mit einer Sippenstammtafel aus dem Emmental. Dtsch. med. Wschr. 1950, 1221. — Pfeiffer, V.: Über einen Fall von herdweiser Atrophie des subkutanen Fettgewebes. Dtsch. Arch. klin. Med. 50, 438 (1892). — Ponfick: Virchows Arch. 62, 237 (1875). — Prévost, J. L., und M. F. Batelli: J. Physiol. et Path. gén. 1899, 427.

Rider, J. A., and R. McDonald: Myasthenia gravis in a case of malignant thymoma resistent to neostigmine therapy. Amer. J. Med. Sci. 219, 71 (1950). — Reinhart, F.: Vom praktischen Wert der Beachtung des Muskelfibrillierens. Ärztl. Wschr. 1947, 1044. — Rouquès, L.: Thymektomie bei Myasthenie. Presse méd. 48 (1950). — Rumpf u. Schumm: Dtsch. Z. Nervenheilk. 20 (1925).

Samuel, E.: Röntgenology of parasitic calcification. Amer. J. Roentgenol. 63, 512 (1950). — Sargent, F.: Sympos. on electromyography. Proc. Roy. Soc. Med. 1951. — Scadding: Lancet 1946 I, 763. — Schliephake, E.: Anwendung von Ultraschall in der Medizin und Anwendung beim Gelenkrheumatismus. Strahlenther. 79, 613 (1949). — Schmid, C. R., and V. E. Chesky: Amer. J. Surg. 75, 772 (1948). — Schmidt, M. B.: Verh. dtsch. path. Ges. 1910, 218. — Schridde, H., u. Alvensleben: Die elektrische Verletzung. In F. König u. G. Magnus' Handbuch der gesamten Unfallkunde, Bd. 1, S. 94. Stuttgart: Ferdinand Enke 1932. — Schweitzer, A.: Z. exper. Med. 1947/48, H. 5/6, 264. — Selberg: Dtsch. med. Wschr. 1942, 562. — Shorr, E.: Bull. Hopkins Hosp. 81, 70 (1947). — Shorr, E., B. W. Zweifach and R. F. Furchgott: Ann. New York Acad. Sci. 49, 571 (1948). — Shuman, Ch. R.: Relapsing panniculitis (Weber-Christian-Disease). A. M. A. Arch. Int. Med. 87, 5, 669 (1951). — Sirolli: Arch. ital. Chir. 33, 333 (1932). — Steinberg: Ann. New York Acad. Sci. 52, 380 (1949). — Steinbrocker, O., Sh. Schwartz, S. Sverdlik u. B. M. Bernstein: Musculoskeletal inadequazy and failure in the aged. Geriatrics 5, 121 (1950). — Stone, C. T., and J. A. Rider: Treatment of myasthenia gravis. J. Amer. Med. Assoc. 141, 107 (1949).

Taylor, G. F., and P. N. Chhuttani: Myoedema. Brit. Med. J. 1949, No 4631, 784. — Theorell, H.: Kristallinisches Myoglobin. Biochem. Z. 268, 73 (1934). — Thevenard et Leger: Myasthenie und Unterbindung des Karotissinus. Presse méd. 97 (1947). — Thorn, G. W., S. S. Dorrance and E. Day: Ann. Int. Med. 16, 1053 (1942). — J. Mount Sinai Hosp. 8, 1177 (1942). — Thorn, G. W., and M. Clinton: J. Clin. Endocrin. 3, 335 (1943). — Thorn, G. W., and W. M. Firor: J. Amer. Med. Assoc. 114, 2517 (1940). — Torda, Cl., and H. A. Wolff: ACTH und neuromuskuläre Funktion bei Myasthenia gravis. J. Clin. Invest. 28, 1228 (1949). — Treatment of Myasthenia gravis. Leitartikel. Lancet 1947 I, 453. — Treatment of Myasthenia. Leitartikel. Lancet 1950 II, 293.

Uhlmann, Fr.: Münch. med. Wschr. 1916, 659.

Vannotti, A.: Klinik und Pathogenese der Porphyrien. Erg. inn. Med. 49, 337 (1935). — Cytochrome. Schweiz. med. Wschr. 1948. — Viets, H. R.: Thymektomie bei Myasthenia gravis. Brit. Med. J. 1950. No 4646, 139. — Vorderwinkler, K.: Zur Pathogenese der progressiven Muskeldystrophie. Dtsch. Z. Nervenheilk. 163, 12 (1949).

Waldenström, J.: Acta med. scand. (Stockh.) 83, 281 (1934). — Dtsch. Arch. klin. Med. 178, 38 (1935). — Walker, M. B.: Proc. Roy. Soc. Lond., Ser. B 31, 722 (1938). — Weber, F. P.: Further note on relapsing febrile nonsupparative panniculitis. Brit. J. Dermat. 47, 230 (1935). — Weiss, G.: Sur les effets physiologiques des courants électriques. Paris 1912. — Wiedemann, R. H.: Systematisierte sklerotische Hyperostose des Kindesalters mit Myopathie. Z. Kinderheilk. 65, 346 (1948). — Wilensky, A. O.: Arch. Surg. 38, 625 (1939). — Wilson: South. Med. J. 42, 387 (1949). — Wolf, A.: Arch. of Neur. 36, 382 (1936).

Rheumatische und rheumatoide Krankheiten. Der akute Gelenkrheumatismus.

Zusammenfassende Darstellungen.

BOUILLAUD: Traité clinique des maladies du cœur. 1835. — Traité clinique du Rhumatisme. 1840.

COBURN, A. F.: The factor of infection in the rheumatic state. Baltimore 1931.

EDSTRÖM, G.: Febris rheumatica. Lund 1935.

FANCONI u. WISSLER: Der Rheumatismus im Kindesalter. I. In Der Rheumatismus, Bd. 23. Dresden: Theodor Steinkopff 1943.

GLANZMANN, E.: Die rheumatische Infektion im Kindesalter. Leipzig 1935. — GRAEFF, S.: Pathologische Anatomie und Histologie des Rheumatismus infect osa. Rheumaprobleme. Leipzig 1929. — GRENET, H.: La maladie de Bouillaud. Paris: Vigot Frères 1949.

HANGARTER, W.: Das Erbbild der rheumatischen und chronischen Gelenkerkrankungen. In Der Rheumatismus, Bd. 13. Dresden: Theodor Steinkopff 1939. — HEGLER, C.: Der akute Gelenkrheumatismus. In Handbuch der inneren Medizin, 3. Aufl., Bd. I, S. 150. Berlin: Springer 1934. — HOCHREIN, M.: Rheumatische Erkrankungen, 2. Aufl. Stuttgart: Georg Thieme 1952. — HORDER, LORD: Rheumatism, a plan for national action. London 1947.

JOCHMANN-HEGLER: Lehrbuch der Infektionskrankheiten, 2. Aufl. Berlin: Springer 1924.

KERSLEY, G. O.: Rheumatic diseases. New York: Grune & Stratton 1950. — KLINGE, F.: Der Rheumatismus. Erg. Path. **27**, 1 (1933).

LEIBER, B.: Altersbiologie des akuten Rheumatismus. In Der Rheumatismus, Bd. 29. Dresden 1952. — LUTEMBACHER, R.: Rhumatisme articulaire aigu (Maladie de Bouillaud). Paris: Masson & Cie. 1947.

NEERGARD, K. V.: Die Katarrh-Infektion. Dresden 1939.

POYNTON and SCHLESINGER: Recent advances in the study of rheumatisme. London 1937. — PŘIBRAM: Der akute Gelenkrheumatismus. In NOTHNAGELS Handbuch der Pathologie und Therapie, Bd. 5. Berlin 1899.

ROLLY, F.: Der akute Gelenkrheumatismus. Berlin: Springer 1920.

SCHOTTMÜLLER, H.: Rheumaprobleme, Bd. 1 u. 2 (1929 u. 1931). Leipzig. — SELYE, H.: Stress. Montreal 1950. — SWIFT, H. F.: Rheumatic fever, Nelson Loose Leaf Living Medicine, Bd. 1, S. 401. 1931. — Rheumatic diseases, Philadelphia 1952.

VAUBEL, E.: Der akute Gelenkrheumatismus. In Der Rheumatismus, Bd. 11. Dresden: Theodor Steinkopff 1938. — Die Arthroskopie. In Der Rheumatismus, Bd. 9. Dresden: Theodor Steinkopff 1938. — VEIL, W. H.: Der Rheumatismus, die streptomykotische Symbiose. Stuttgart 1939.

WEINTRAUD: Der akute Gelenkrheumatismus. In KRAUS-BRUGSCH, Spezielle Pathologie und Therapie, Bd. 2. 1929. — WISSLER, H.: Der Rheumatismus im Kindesalter. II. In Der Rheumatismus, Bd. 24. Dresden: Theodor Steinkopff 1942.

Einzelarbeiten.

APPELMANN, D. H., M. S. FEIMAN and S. HARRIS: Acute rheumatic fever in the aged. Amer. Heart J. **37**, 982 (1949). — ASH, R.: Prognosis of rheumatic fever. Amer. J. Dis. Childr. **52**, 280 (1936). — ASCHOFF, L.: Das rheumatische Leiden im Lichte der deutschen Pathologie. Dtsch. med. Wschr. **1934**, 7.

BAADER, E. W.: Bergmann und Rheuma. Z. Rheumaforsch. **10**, 131 (1951). — BECKMANN, K.: Arzneitherapie innerer Krankheiten. Stuttgart: Ferdinand Enke 1949. — BELART: Irgapyrin als Antirheumaticum. Schweiz. med. Wschr. **1949**, 582. — BERNHEIMER, A. W.: J. of Exper. Med. **90**, 373 (1948); **92**, 129 (1950). — BERTRAM: Brit. Med. J. **1925**, 496. — BIELING: Herdinfektion und Immunität. Verh. dtsch. Ges. inn. Med. **1930**, 430. — BLUMENCRON, W.: Die Salicyltherapie in der täglichen Praxis. Schweiz. med. Wschr. **1952**, 814. — BLUMENCRON, W., u. E. BORKENSTEIN: Differentialdiagnostische Möglichkeiten der intravenösen und peroralen Salicylbelastung bei rheumatischen Erkrankungen. Z. Rheumaforsch. **10**, 146 (1951). — BOEHMIG, R.: Seröse Endokarditis bei Kleinkindern und Jugendlichen. Virchows Arch. **318**, 646 (1950). — BÖNI, A.: Beiträge zur Ätiologie der primär-chronischen Polyarthritis. Z. Rheumaforsch. **8**, 43 (1949). — BOGAERT, van, et I. MAGE: Ann. Méd. **27**, Nr 1 (1930). — BOLAND and HEADLEY: Compound Fused orally in patients with rheum. arthritis. J. Amer. Med. Assoc. **148**, 981 (1952). — BRADLEY, W. H.: Mechanism and prevention of the rheumatic state. Proc. Roy. Soc. Med. **1950**. 979. — BUNIM, J. J., A. G. KUTTNER, J. S. WALDWIN and C. McEWEN: Cortisone and Corticotropin in rheumatic fever and juvenile rheumatoid arthritis. J. Amer. Med. Assoc. **150**, 1273 (1952).

CATEL, W.: Der Rheumatismus im Kindesalter. Z. Rheumaforsch. **11**, 331 (1952). — CAUWENBERGHE, H. VON, and C. HENGHEM: Acetylsalicylic acid and the excretion of adrenal steroids in urine. Lancet **1951 II**, 771. — CHAMBERLAIN, E. M., J. D. HAY and D. M. FREEMAN: Cortisone in rheumatic carditis. Brit. Med. J. **1952 I**, 1145. — CHIARI: Über Mesopulmonitis rheumatica. Beitr. prakt. Anat. **88**, 1 (1933). — CIRERA-VOLTA, R.: Formes brucellaires primaires de l'appareil locomoteur. Verh. des Europ. Rheumatologie-Kongr. Barcelona (Communicat) 1951, S. 439. — Claussen u. Steiner: Verh. dtsch. Ges. inn. Med. 1938. — Coburn, A. F.: Lancet 1936 II, 1025. — Salicylate therapy in rheumat. fever. J. Amer. Med. Assoc. 138, 347 (1948). — Coburn, A. F., and P. H. Pauli: J. of Exper. Med. 56, 651 (1932). — Conta, G. v.: Klin. Wschr. 1930 II, 2140. — Coste, F., M. F. Jayle et F. Delabasse: L'indice d'haptoglobinémie dans les affections rhumatismales. Soc. méd. Hôp. 1948, 1221. — Coste, F., et M. Oury: Traitement de la maladie de Bouillaud par la cortisone et ACTH. Presse méd. 1951, 1493. — Currie, J. P.: Treatment of rheumat. arthritis with Butazolidin. Lancet 1952 II, 15.

Depleuch, V. A.: Histoire des maladies: la goutte et le rhumatisme. Paris 1900. — Dessny, Floyd W.: Prevention of rheumatic fever. J. Amer. Med. Assoc. 143, 151 (1950). — Edström, G.: Die Klinik des rheumatischen Fiebers. Erg. inn. Med. 52, 438 (1937). — Eppinger, H.: Permeabilitätspathologie als die Lehre vom Krankheitsbeginn. Wien: Springer 1948. — Evans, J., and A. Pitt: Proc. Roy. Soc. Med. 43, 195 (1950). — Evers, A., F. Hartmann u. H. R. Schroeder: Das Verhalten der Serumeiweißfraktionen bei Rheumatikern während der Badekur. Z. Rheumaforsch. 10, 338 (1951).

Fähndrich, W. H.: Die Organisation der Rheumabekämpfung. Z. Rheumaforsch. 10, 122 (1951). — Fahr: Virchows Arch. 232, 140 (1921). — Fellinger, K.: Wien. klin. Wschr. 1950, 1119.

Gale, Gillepsie, Perry: Oral Penicillin in the prophylaxis of streptococcal infection in rheumatic children. Lancet 1952 II, 61. — Géronne, A.: Fortschritte in der Beurteilung und Behandlung rheumatischer Krankheiten. Berlin u. Wien 1940. — Goldberger, E.: Zit. nach Mercks Report 60, Nr 4, 8 (1951). — Good, R. A., and D. Glick: J. Inf. Dis. 86, 48 (1950). — Goslings u. Mitarb.: Brit. Med. J. 1950 II, 1019. — Graeff, S.: Das Rheumaproblem und der Rheumat. infect. specif. als selbständige Infektionskrankheit. Dtsch. med. Wschr. 1932, Nr 31. — Grenet, H., et F. Joly: Rev. rhum. 1937, 200. — Gsell u. Müller: Irgapyrin. Schweiz. med. Wschr. 1950, 310. — Guerra, F.: J. of Pharmacol. 86, 38 (1950).

Halse, Th.: Streptocurare, Wirkungsmechanismus und Möglichkeiten einer klinischen Anwendung. Klin. Wschr. 1951, 406. — Hanhart: Handbuch der Erbbiologie des Menschen. G. Inst.-Bd. 1/II. Berlin 1940. — Hansen, A. E.: Importance of early diagnosis in acute rheum. fever. J. Amer. Med. Assoc. 148, 1481 (1952). — Hartmann, F.: Die Bedeutung humoraler Faktoren für den Verlauf des Rheumatismus. Z. Rheumaforsch. 11, 65 (1952). — Hartmann, F., u. G. Matijevic: Untersuchungen über den Hyaluronidase-Gehalt im Serum Gesunder und Rheumatiker. Z. Rheumaforsch. 11, 23 (1952). — Hedlund, P.: Acta med. scand. (Stockh.) Suppl. 196, 579 (1947). — Hedlund, P., u. G. Löfström: Acta med. scand. (Stockh.) 124, 6, 535 (1946). — Heilmeyer, L.: Hormonales System und Rheumatismus. Med. Welt 1951, 141. — Allgemeine klinische Bedeutung des Hypophysen-Nebennieren- systems. Klin. Wschr. 1952, 865. — Die Beeinflussung der Entzündungsbereitschaft und der Plasmakolloide durch das Thiosemicarbazonderivat TB I. Klin. Wschr. 1950, 254.—Hench, P., Kendall, Slocumb and Polley: Proc. Staff Meet. Mayo Clin. 24, 181 (1949). — Henoch: Vorlesungen über Kinderkrankheiten. Berlin: August Hirschwald 1903. — Herrero: Zit. n. Catel. — Hetzel and Hine: Effect of Salicylates on the Pituitary and Adrenals. Lancet 1951 II, 94. — Hill, A. G.: c-Reactive protein in rheum. fever. Lancet 1952 II, 558. — Hirsch, I. G., and D. M. Flett: Sinusbradycardia in rheumat. fever. Ann. Int. Med. 36, 146 (1952). — Hirsch u. Seegal: Handbuch historisch-geographischer Pathologie. Berlin 1886. — Hochrein, M.: Zur Frühdiagnose der rheumatischen Myokarditis und Perikarditisadhäsion. Klin. Wschr. 1931, 2161. — Hollander, Brown, Jessar and Brown: Hydrocortisone and Cortisone injected into arthritic joints. J. Amer. Med. Assoc. 147, 1629 (1951). — Holtz, F., u. I. Drebinger: Salicylamid. Schweiz. med. Wschr. 1950, 1175. — Hueck, W.: Morphologische Pathologie. Leipzig 1937. — Humphrey, J. H.: Brit. J. Exper. Path. 30, 345 (1949).

Ivánovics: Klin. Wschr. 1942, 343.

Jarløv, A.: Acta physiother. rheumatol. belg. 4, 25 (1949). — Jeffrey: Brit. Med. J. 1951 II, 578. — Jess, A.: Rheuma und Augenerkrankungen. In Hochrein, S. 369. — Junghanns: Das Ganglion Gasseri beim Rheumatismus. Virchows Arch. 289 (1938).

Kaiser, J.: J. Labor. a. Clin. Med. 21, 381 (1935). — Kalbak, K.: Experimentelle of kliniske undersogelser over O-Streptolysin og forekorusten af O-Antistreptolysin in serum. Kopenhagen 1942. — Kennedy, A. F.: The use of calciumsuccinate and acetylsalicylic acid in the treatment of rheumatic disease. Rheumatism 5, 86 (1949). — Kersley, G. v.: Brit. Med. J. 1950 II, 835. — Kersley and Jeffry: Lancet 1950 I, 703. — Kersely, Mandel, Taylor and Jeffry: Brit. Med. J. 1951 II, 578. — Kleinschmidt, H.: Die akuten Infektionskrankheiten. Im Lehrbuch der Kinderheilkunde von E. Feer, 7. Aufl. 1952. Jena: Gustav Fischer. — Klinge, F.: Der Rheumatismusbegriff in geschichtlicher Betrachtung. Jkurse ärztl. Fortbildg 1933. — Köppen, S.: Der Nervus ischiadicus beim Rheumatismus. Virchows Arch. 286, 303 (1932). — Küster, F.: Zur Epidemiologie und Ätiologie des akuten Rheumatismus. Z. klin. Med. 147, 1 (1950). — Z. Kinderheilk. 69, 161 (1951). — Kuttner,

BALDWIN, CURRIER, McEWEN, BUNIM, ZIFF and FORD: Effect of ACTH and Cortison on rheumatic carditis. J. Amer. Med. Assoc. 148, 628 (1952). — KUZELL, W. C., R. W. SCHAFFWRZICK, B. BROWN and E. A. MAULE: Phenylbutazon (Butazolidin) bei rheumatoider Arthritis und Gicht. J. Amer. Med. Assoc. 149, 729 (1952).

LEHNDORFF u. LEINER: Z. Kinderheilk. 1922, 32. — LEWIN, E., u. E. WASSÉN: Effect of combined injections of desoxycortoneacetat and ascorbic acid on rheumatoid arthritis. Lancet 1949 II, 993. — LÖFSTRÖM, G.: Brit. J. Exper. Path. 25, 21 (1944).

MACGREGOR, A. G., and D. R. WOOD: Die Schutzwirkung von Natriumsalicylat bei der Serummyokarditis des Kaninchens. Brit. J. Pharmacol. 51 (1950). — MACH, R. S.: Indications, Contraindications et dangers du traitement avec ACTH et cortisone. Schweiz. med. Wschr. 1951, 155. — MASS and PELLOJA: Zit. nach Lancet 1952 I, 233. — MASSELL, B. F. u. Mitarb.: Prevention of rheumatic fever by prompt Penicillin therapy of hemolytic streptococcic respiratory infections. J. Amer. med. Assoc. 146, 1461 (1951). — MASSELL, B. F., and J. E. WARREN: Effect of pituitary adrenocorticotropic hormone on rheumatic fever and rheumatic carditis. J. Amer. Med. Assoc. 144, 1335 (1950). — McCARTY, M.: J. of Exper. Med. 85, 491 (1947). — McENTEGARD, M. G., and J. S. PORTERFIELD: Bacteraemia following dental extractions. Lancet 1949 II, 596. — MELENEY u. KELLERS: Arch. Int. Med. 34, 455 (1924). — MEYER, K.: Physiologic. Rev. 27, 335 (1947). — MEYNET: Lyon méd. 20, 495 (1875). — MÜLLER, F. v.: Über Rheumatismus. Münch. med. Wschr. 1933, 49. — MYLIUS, K.: Rheumatismus und Augen. In Der Rheumatismus, Bd. 22. Dresden: Theodor Steinkopff 1942.

NETZSCH, H.: Katamnestische Beurteilung der Tonsillektomie beim kindlichen Rheumatismus. Münch. med. Wschr. 1952, 971. — NICHOL and LONGCOPE: Amer. Heart J. 9, 63 (1934).

OLLIVIER u. RANVIER: Siehe GRENET.

PAESSLER, H.: Klinische Grundlagen und Probleme der Herdinfektion. Verh. dtsch. Ges. inn. Med. 1930, 381. — PEDRO Y PONS, A.: Reumatismo brucellar. Verh. des Europ. Rheumatologie-Kongr. Barcelona (Ref.) 1951. — PETRIDES, P., u. F. E. SCHMENGLER: Hämatologische Besonderheiten bei einem komplexen chronisch-schematischen Krankheitsbild. Ärztl. Forsch. 1949, 314.

RAGAN u. Mitarb.: J. Amer. Med. Assoc. 142, 1386 (1950). — REID, J., R. D. WATSON and D. SPROULL: Quart. J. Med. 19, 1 (1950). — REITER: Dtsch. med. Wschr. 1916, Nr 50. — REITTER u. LÖWENSTEIN: Akuter Gelenkrheumatismus und Tuberkelbacillaemie. Münch. med. Wschr. 1930, 1522; 1931, 472. — RÖSSLE, R.: Klin. Wschr. 1936, 804. — ROPES, M., D. KAUFMAN and G. PERLMANN: Variations in the electrophoretic pattern of synovial fluid. J. Clin. Invest. 28, 807 (1949). — ROSENBERG, E. F., D. A. KREOSKY and B. M. KAGAN: Experimental and clinical results with sodiumgentisate in rheumatic diseases. Ann. Int. Med. 36, 1513 (1952). — ROSENOW: Herdinfektion und elektive Lokalisation. Verh. dtsch. Ges. inn. Med. 1930, 408. — RYCKEWART, A.: Wirkung von intraartikulärem Hydrocortison. Rev. rhum. 19, 380 (1952).

SCHEIFFARTH, F.: Klinische Erfahrungen mit der Antistreptolysinreaktion. Z. Rheumaforsch. 10, 173 (1951). — SCHITTENHELM u. SCHLECHT: Dtsch. Arch. klin. Med. 126, 329 (1918). — SCHMENGLER, F.: Über rheumatische Hepatopathien. Die Medizinische 1952, 1553. — SCHMIDT, H.: Die immunbiologische Bedeutung der Streptokokken für den Rheumatismus. Z. Rheumaforsch. 10, 338 (1951). — SCHOEN, R.: Erfahrungen über den Wert der Tonsillektomie bei inneren Krankheiten. Dtsch. Arch. klin. Med. 159, 316 (1928). — Die Beziehungen zwischen Endocarditis rheumatica und lenta. Z. Rheumaforsch. 10, 1 (1951). — Beitrag zur Pathogenese rheumatischer Syndrome. Dtsch. med. Wschr. 1952, 558. — SCHULER, B.: Studien zur Pathogenese der rheumatischen Erkrankungen. Z. klin. Med. 147, 1 (1950). — SCHUMACHER, H.: Experimentelle Untersuchungen über die Wirkungsweise der Salicylsäure. Z. Rheumaforsch. 1952 II, 105. — SCHURCH, O., G. VIOLLIER u. H. SULLMANN: Elektrophoretische Untersuchungen von Kniegelenksergüssen. Schweiz. med. Wschr. 1950, 711. SMITH, M. A., A. R. FRIED, E. M. MORRIS, L. C. ROBBINS and W. J. ZUKEL: Rheumatic fever prophylaxis. J. Amer. Med. Assoc. 149, 636 (1952). — SPIES, D. T., R. E. STONE: Pituitary ACTH as a tool of clinical and laboratory research. Lancet 1950 I, 11. — SWYER, S. J.: Biochemic. J. 12, 28 (1948). — SYLVERT, O.: Brucellar-Rheumatism in Copenhagen. Verh. des Europ. Rheumatologie-Kongr. Barcelone (Communicat.) 1951, S. 417.

TALALAJEW: Der akute Rheumatismus. Klin. Wschr. 1929, 124. — TARAN, L. M., and N. SZILAGYI: QT-Intervall in rheumatic children. Brit. Heart J. 13, 1 (1951). — THOMAS and FRAME: Prevention of rheumatic fever. Lancet 1950 II, 125. — TISCHENDORF, W.: Bedeutung atypischer Agglutinine für innere Krankheiten und hämatologische Syndrome. Dtsch. med. Wschr. 1949, 449. — Endophlebitis hepatica (Grenzen der Zytodiagnostik aus Gewebs- und Leberpunktaten). Dtsch. med. Wschr. 1951, 300.

VEIL, W. H.: Rheumatismus als Allgemeinerkrankung. Klin. Wschr. 1933, 1713. — VEIL u. BUCHHOLZ: Der Komplementschwund im Blut. Klin. Wschr. 32, 2019. — VÖLKER, R.:

Anfänge der rheumatischen Carditis. Z. Rheumaforsch. **3**, 376 (1940). — Vorländer, K.: Weitere Untersuchungen zur Frage der klinischen Bedeutung von Autoantikörpernachweisen beim Rheumatismus. Z. klin. Med. **120**, 9 (1952).

Wätjen: Ein besonderer Fall rheumatischer Myocarditis. Verh. dtsch. path. Ges. **1921**, 223. — Wallgren, A.: Rheumat. erythema nodosa. Amer. J. Dis. Childr. **55**, 897 (1938). — Wassmann, K.: Palindromic rheumatism. Acta med. scand. (Stockh.) **139**, 55 (1952). — Watkinson, G.: Massive salicylate Therapy in rheumatic fever. Ann. Rheumat. Dis. **8**, 120. Weissbecker u. L. Heilmeyer: Cortison, ACTH und Tb bei rheumatischen Krankheiten. Münch. med. Wschr. **1951**, 676. — Wessely, K.: Verslg Heidelb. Ophthalmolog., Bd. 40. 1916. Wilson, M. G., and H. N. Helper: Effect of ACTH in rheumatic fever. J. Amer. Med. Assoc. **145**, 133 (1951). — Wilson, M. G., and R. Lubschete: Longevity in rheumatic fever. J. Amer. Med. Assoc. **138**, 794 (1948). — Winblad, St.: Studies in haemolytic streptococcus, Fibrolysin, Antifibrolysin and Anti-Streptolysin. Kopenhagen 1941. — Winkelmann: Das Gehirn beim akuten fieberhaften Rheumatismus. Arch. f. Neur. **28**, 244 (1932).

Definition des entzündlichen Rheumatismus. Rheumatismus als Anpassungsschaden, Collagenosen. Herdinfektion und Rheumatismus. Allgemeine Therapie.

Albertini, A. v., u. A. Grumbach: Schweiz. med. Wschr. **1938**, 1309.

Böni, A.: Beiträge zur Ätiologie der primär-chronischen Polyarthritis. Z. Rheumaforsch. **8**, 43 (1949). — Buchholz u. Veil: Siehe S. 1033. — Brück, D.: Die Fokallehre. Heidelberg: Hüthig 1952. — Bürger, M.: Altern und Rheumatismus. Z. Rheumaforsch. **12**, 1 (1953).

Cavelti: Arch. of Path. **39**, 148 (1945). — Schweiz. med. Wschr. **1946**, 1082. — Clark, W. G., J. A. Blais and H. O. Tonning: Antirheumatic and metabolic effects and Hydrocortisone in rheumatoid arthritis. J. Clin. Invest. **31**, 621 (1952). — Coburn, A. F., and P. H. Pauli: J. of Exper. Med. **56**, 651 (1932). — Coste, F., J. Cayla et F. Delbarre: Cortisone et corticostimuline en rhumatologie. Paris: Masson & Cie. 1953.

Edström, G.: Prinzipien der Bewegungstherapie in der Rheumatologie. In Der Rheumatismus, Bd. 27. Dresden: Theodor Steinkopff 1943. — Ehrich, W. E.: Nature of collagen diseases. Amer. Heart J. **43**, 121 (1952). — Evers, A., F. Hartmann u. H. R. Schroeder: Z. Rheumaforsch. **10**, 338 (1951).

Fähndrich, W. A.: Ergebnisse der klinischen Behandlung rechtzeitig und verspätet eingewiesener Rheumatiker. Z. Rheumaforsch. **10**, 238 (1951). — Frank, A., u. H. Schimansky: Untersuchungen über die Agglutination sensibilisierter Hammelerythrocyten durch menschliches Blutserum bei primär-chronischer Polyarthritis. Z. Rheumaforsch. **12**, H. 1/2 (1953).

Géronne, A.: Fortschritte in der Beurteilung rheumatischer Krankheiten. Berlin u. Wien 1949. — Gibian: Angew. Chem. **63**, 105 (1952). — Gudzent, F.: Münch. med. Wschr. **1942**, 769. — Gürich: Münch. med. Wschr. **1904**, 2089. — Der Gelenkrheumatismus, sein tonsillärer Ursprung und seine tonsilläre Behandlung. Breslau 1905.

Hansen, K.: Allergie, 2. Aufl. Leipzig: Georg Thieme 1939. — Hartmann, F.: Die Bedeutung humoraler Faktoren für den Verlauf des Rheumatismus. Z. Rheumaforsch. **4**, 65 (1952). — Hartmann, F., u. D. Berg: Versuche über die Wirkung intravenös gegebener Hyaluronidase auf die Eiweißdurchlässigkeit der Gefäße. Z. Rheumaforsch. **11**, 195 (1952). — Hartmann, F., u. G. Matijewic: Untersuchungen über den Hyaluronidasegehalt im Serum Gesunder und Rheumatiker. Z. Rheumaforsch. **2**, 23 (1952). — Hinzelmann, U.: Das weitere Schicksal der mit Ultraschall behandelten Patienten mit Morbus Bechterew. Dtsch. med. Wschr. **1949**, 869. — Hoff, F.: Klinische Physiologie und Pathologie, 2. Aufl. Stuttgart: Georg Thieme 1952.

Jiménez-Diaz, C., A. Merchante, J. Perianes, F. Lopez et J. Puig: Le traitement des maladies de dysréaction (arthrite rhumatoide, asthme) par les moutardes azotées. Helvet. med. Acta, Ser. A **17**, 583 (1950). — Jung u. Böni: Ist die primär-chronische Polyarthritis eine Anpassungskrankheit im Sinne von Selye? Schweiz. med. Wschr. **1952**, 852.

Karnofsky, Graeff et Smith: Amer. J. Path. **24**, 275 (1948). — Kissling: Verh. dtsch. Ges. inn. Med. **1939**, 437.

Ludevig und Chanutin: Endocrinology **38**, 376 (1944).

Massel, B. F., and J. E. Warren: Effect of ACTH on rheumatic fever and carolitis. J. Amer. Med. Assoc. **144**, 1335 (1950). — Matthes, K.: Biologische Wirkungen und therapeutische Anwendung des Ultraschall. Verh. dtsch. Ges. inn. Med. **1951**, 398.

Paessler, H.: Klinische Grundlagen und Probleme der Herdinfektion. Verh. Ges. inn. Med. **1930**, 381. — Pickering, G. W.: Significance of the discovery of the effect of cortisone on rheumatoid arthritis. Lancet **1950 II**, 86.

Reichel, H.: Bäder- und Klimabehandlung rheumatischer Erkrankungen. In Der Rheumatismus, Bd. 19. Dresden: Theodor Steinkopff. — Roulet, F.: Schweiz. med. Wschr. **1938**, 1369.

SCHOEN, R.: Erfahrungen über den Wert der Tonsillektomie bei inneren Krankheiten. Dtsch. Arch. klin. Med. **159**, 316 (1928). — Allergie und Rheumatismus. Fortbildgs-Kurs Bad Salzuflen 1949, 4. — Die Beziehungen zwischen Endocarditis rheumatica und lenta. Z. Rheumaforsch. **10**, 1 (1951). — Rheumatismus und Organisation der Rheumabekämpfung. Therapiewoche **1951**, 11. Folge. — SCHURCH, VIOLLIER u. SULLMANN: Schweiz. med. Wschr. **1950**, 711. — SIEGMUND: Hippokrates **21**, 585 (1950). — SLAUCK: Vom Wesen der Herderkrankung, 3. Aufl. Berlin 1944. — STUDER, A.: Rheumatismus als Problem der experimentellen Pathologie. Z. Rheumaforsch. **10**, 65 (1951). — SWIFT, H. F.: Semaine Hôp. **1949**, 3330. Zit. nach STUDER.

TYSON, T. L., H. H. HOLMES u. CH. RAGAN: Copper therapy of rheumatoid arthritis. Amer. J. Med. Sci. **220**, 418 (1950).

VEIL, W. H.: Fokalinfektion und Bedeutung des Herdinfekts für die menschliche Pathologie. Jena 1942. — VORLÄNDER, K. O.: Klinische Bedeutung von Auto-antikörpernachweisen beim Rheumatismus. Z. klin. Med. **120**, 9 (1952). — Z. Immun.forsch. **107**, 288 (1950).

WASSMANN. K.: Palindromic rheumatism. Acta med. scand. (Stockh.) **139**, 55 (1950).

Chronisch-rheumatoide Krankheiten (primär-chronische Polyarthritis, sekundär-chronische Polyarthritis, STILL-, FELTY- und SJÖGREN-Syndrom, WHIPPLEsche Krankheit, Rheumatismus nodosus, Hygromatosis, Arthritis mutilans, BECHTEREWsche Krankheit). Kollagenkrankheiten (Lupus erythematodes, Sklerodermie, Dermatomyositis). Arthropathien bei Stoffwechselkrankheiten (Gicht, Ochronose).

AEGERTER, E., and J. H. LONG: The collagen diseases. Amer. J. Med. Sci. **218**, 324 (1948). — ALBERTINI, A. v.: LIBMAN-SACKS-Syndrom. Cardiologica (Basel) **12**, 133 (1947). — Schweiz. med. Wschr. **1947**, 670. — ANDERSSON, B., u. A. SAMUELSON: Acta med. scand. (Stockh.) **117**, 248 (1944). — APITZ, K.: Die Paraproteinosen. Über die Störung des Eiweißstoffwechsels bei Plasmocytom. Virchows Arch. **306**, 631 (1940). — Die Störungen des Eiweißstoffwechsels bei Plasmocytomträgern. Klin. Wschr. **1940**, 1058. — ARLET u. DOUGLAS: Rhumatologie **4**, 164 (1949). — ASSMANN: Handbuch der inneren Medizin, herausgeg. von G. v. BERGMANN u. R. STAEHELIN, 3. Aufl., Bd. VI/1. 1941. — AUFDERMAUER, M.: Schweiz. Z. Path. u. Bakter. **13**, 104 (1905).

BACHMANN, R., E. HARBERS u. K.-H. NEUMANN: Autoradiographische Untersuchungen von Thoriumpräparaten (Peteostor). Tagg Deutsch. Anatomen in Kiel, 1950. — BALL, J.: Serum factor in rheumatoid arthritis. Agglutinated sensitized sheep cells. Lancet **1950 II**, 520. — BAUER, J.: Tuberkulöser Rheumatismus. Klin. Wschr. **1932 II**, 1071. — BAUER, W., W. S. CLARK and L. DIENES: Zur Frage der Ätiologie der rheumatoiden Arthritis. Practitioner **166**, 991 (1951). — BECHTEREW, W. v.: Neur. Zbl. **1893**, 18. — BELART, W.: Schweiz. med. Wschr. **1948**, 56. — Praxis **12**, 213 (1948). — Z. Rheumaforsch. **8**, 278 (1949). — BERMAN, L., A. R. AXELROD, H. L. GOODMAN and R. I. McGLAUGHRY: So-called lupus erythematosus inclusion rhenomenon of bone marrow and blood. Amer. J. Clin. Path. **5**, 403 (1950). BING, J.: Acta med. scand. (Stockh.) **91**, 409 (1937). — BLÉCOURT, J. J.: Acta physiother. rheumatol. belg. **3**, 169 (1949). — Nederl. Tijdschr. Geneesk. **93**, 1814 (1949). — BLEULER, M.: Arch. Klaus-Stiftg **24**, 355 (1949). — BÖNI, A.: Beitrag zur Ätiologie der primär-chronischen Polyarthritis. Z. Rheumaforsch. **8**, 43 (1949). — Ärztl. Mh. **1947**, 77. — BÖNI, A., u. F. HAUTMANN: Familiäres Vorkommen von Morbus Bechterew. Z. Rheumaforsch. **1950**. — BOLAND, E. W., and A. PRESENT: Amer. J. Med. Assoc. **129**, 843 (1945). — BONSDORFF, B. v.: Fol. haemat. (Lpz.) **59**, 184 (1938). — BORCHARDT, L.: Erg. inn. Med. **21**, 498 (1922). — BORKENSTEIN, E., u. E. SCHWAB: Zum Problem des Erythematodes und LIBMAN-SACKSschen Syndroms. Z. Rheumaforsch. **11**, 344 (1952). — BRADFIELD, J., and M. R. HEJTMANCIK: Herzerkrankung und rheumatoide Arthritis. Arch. Int. Med. **86**, 1 (1950). — BRAHME, L.: Nord. Med. **39**, 1375 (1948). — BRANDENBERGER, B. F., DE QUERVAIN und H. R. SCHINZ: Zur Frage der Natur der Ablagerungen in Gichtknoten. Schweiz. med. Wschr. **1947**, 642. — BREU, W., u. H. FLEISCHHACKER: Wien. klin. Wschr. **1938 II**, 1081. — BROGLIE, M.: Krankheiten des Stütz- und Bewegungsapparates. In H. DENNIGS Lehrbuch der inneren Medizin, 2. Aufl., Bd. II, S. 379. Stuttgart: Georg Thieme 1952. — BÜCHLER, H.: Schweiz. med. Wschr. **1945**, 369. — BÜRGER, M.: Klinik der nicht entzündlichen Gelenkerkrankungen. In HOCHREIN, Rheumatische Erkrankungen. Dresden: Theodor Steinkopff 1942. — Alter und Krankheit. Leipzig: Georg Thieme 1947. — BUSER, M.: STILL- und FELTY-Syndrom. Dtsch. med. Wschr. **1950**, 819.

CAMPBELL, A. M. G.: Lancet **1947 I**, 406. — CARTER: Amer. J. Path. **25**, 309 (1949). — CATEL, W.: Rheumatische Erkrankungen im Kindesalter. In M. HOCHREIN, Rheumatische Erkrankungen, S. 259. Stuttgart: Georg Thieme 1952. — CHINI, V.: Boll. Ist. sieroter. milan. **12**, 657 (1933). — CHURCH, R. E., and A. R. ELLIS: Cystische Lungenfibrose bei generalisierten Skleroderm. Lancet **1950 I**, No 6601, 392. — CLARK, N. S.: Arch. Dis. Childh. **21**, 160 (1946). — CLARKE, O.: Arthritis mutilans associated with psoriasis. Lancet **1950 I**, 249. —

Clawson, W., and M. Wetherby: Amer. J. Path. 8, 283 (1932). — Cohen, A.: Ann. Rheumat. Dis. 31 (1949). — Coletto, R., u. F. Magistretti: L'emoplasmopatia della poliartrite cronica primaria. Haematologica (Pavia) 33, 529 (1949). — Coodley, E. L., and A. J. Greco: Clinical aspects of ochronosis. Amer. J. Med. 1950, 816. — Cope, C. B., and D. Kassander: Cortisone in ochronotic arthritis. J. Amer. Med. Assoc. 150, 997 (1952). — Coste, F., M. Mouzon and H. Boissière: Bull. Soc. méd. Hôp. Paris 63, 493 (1947). — Craven, J.: J. Amer. Med. Assoc. 102, 11 (1934). — Crefeld, Z. van: Z. Kinderheilk. 47, 74 (1929). — Cremer: Die Erkrankungen der Milz. Stuttgart: Ferdinand Enke 1948. — Cremer, J.: Dtsch. Arch. klin. Med. 187, 269 (1941). — Milzerkrankungen. Med. Klin. 1942, 697. — Curtius, A. C., H. C. Blaylock and E. R. Harrel: Malignant lessions associated with dermatomyositis. J. Amer. Med. Assoc. 150, 844 (1952).

Dameshek, W.: Editorial. Blood 1949. — Dameshek, W., and M. L. Bloom: Bone marrow examinations and the „L. E." cell. Blood 1950, 101. — Daugherty, G. W., and A. H. Baggenstoss: Syndrome characterized by glomerulonephritis and arthritis. Arch. Int. Med. 85, 900 (1950). — Davison, R. A., P. Koets and W. C. Kuzell: Effect of roentgentherapie on urinary 17-ketosteroid excretion in ankylosing spondylarthritis. J. Clin. Endocrin. 9, 79 (1949). — Dawson, M.: J. of Exper. Med. 1933. — Delbarre, F.: La maladie de Kahler. Rev. Rhumat. 16, 275 (1949). — Dole, V. P., S. Rothbard and K. Winfield: Electrophoretic changes in the serum of a patient with rheumatoid arthritis. J. Clin. Invest. 26, 87 (1947). — Donner, M.: Felty-Syndrom. Dtsch. med. Wschr. 1950, 1255. — Dubois, E. L.: Erworbene hämolytische Anämie als vorherrschendes Symptom des Lupus erythematodes disseminatus. J. Clin. Invest. 30, 636 (1951).

Emmerich, R., u. Horst-Meyer: Zur Pathogenese und Therapie der Sklerodermie. Z. klin. Med. 146, 178 (1950). — Eppinger: Die Leberkrankheiten. Wien: Springer 1937. — Eppinger, Kaunitz u. Popper: Die seröse Entzündung. Wien: Springer 1935. — Esser, H., u. F. E. Schmengler: Sjögren-Syndrom und reaktive Retikulose. Ärztl. Forsch. 1951 I, 313.

Felty, A. R.: Bull. Hopkins Hosp. 33, 701 (1924). — Fiedler: Münch. med. Wschr. 1931, 1176. — Fischer, A., u. O. Vontz: Mitt. Grenzgeb. Med. u. Chir. 42, 586 (1932). — Fleischhacker u. Lachnit: Wien. klin. Wschr. 1950 I, 189. — Fletcher, E. T. B.: Disorders of locomotor system. Edinburgh 1947. — Fletcher, E.: Lancet 1944 II, 750. — Forestier, J.: Rhumatologie 1949, Nr 4, 115. — Fossati, F.: Schädelveränderungen beim Sjögren-Syndrom. Alterazioni craniche nella sindrome die Sjoegren. Radiol. med. 36, 476 (1949). — Fox, R. A.: Arch. of Path. 36, 311 (1943). — Franke, H., u. H. Wördehoff: Libman-Sacks-Erkrankung. Z. klin. inn. Med. 148, 396 (1951). — Freund, R.: Rheumatische Knötchen. Wien. Arch. inn. Med. 16, 73 (1929). — Gelenkerkrankungen. Wien u. Leipzig: Urban & Schwarzenberg 1929. — Syphilis der Gelenke. Virchows Arch. 289, 275 (1933). — Edinburgh. Med. J. 49, 91 (1942). — Friedmann, J., and E. Por: Akute interstitial polymyositis treated with Penicillin. Brit. Med. J. 1947, No 4525, 494. — Friese u. Linke: Beitrag zur Atiologie des Sjögren-Syndroms. Dtsch. med. Wschr. 1950, Nr 29/30. — Friou, G. J., and H. A. Wenner: J. Inf. Dis. 80 (1947). — Fritz, D.: Balneologe 1937, 137. — Fritze, E., u. F. v. Zezschwitz: Bluteiweißkörper bei chronischer Arthritis. Z. Rheumaforsch. 235 (1949). — Frontali: Zit. nach R. Keller.

Gates, R. R.: Human Genetics 2, 799 (1946). — Geilinger, W.: Z. orthop. Chir. 38, 183 (1918). — Goetz, R. H.: Clin. Proc. Cape Town Postgrad. Med. Assoc. 1945, 4, 337. — Goldtwait, J. S.: New England J. Med. 223, 568 (1940). — Gottron, H.: Arch. f. Dermat. 166, 584 (1932). — Gräff: Rheumatismus. Erg. inn. Med. 20, 151 (1935). — Z. Rheumaforsch. 3 (1944). — Gros, H.: Beitrag zur Klinik und Pathogenese der Dermatomyositis. Dtsch. Arch. klin. Med. 198, 748 (1951). — Gruber, Gg. B.: Zbl. Path. 83, 62 (1945). — Günther, H.: Erg. inn. Med. 58, 331 (1940). — Gutman, A. B., and T. F. Yü: ACTH bei Gicht. Amer. J. Med. 9, 24 (1950).

Hall u. Schatzky: Zit. nach Sante, Principle of roentgenological interpretation. New York: Edwards 1947. — Hanhart, E.: Die Bechterewsche Krankheit. In Handbuch der Erbbiologie des Menschen von G. Just, S. 537. Berlin 1940. — Dtsch. med. Rdsch. 3, H. 1/2 (1949). — Hanrahan, E. M., u. T. R. Miller: J. Amer. Med. Assoc. 99, 15 (1932). — Hargraves, M., H. Richmond and R. Moton: Lupus erythematosus-Zellen. Proc. Staff Meet. Mayo Clin. 23, 25 (1948). — Harnasch, H.: Die Akroosteolysis, ein neues Krankheitsbild. Fortschr. Röntgenstr. 72 (1949/50). — Hart, D., A. Bogdanovitch and W. D. Nichol: Ann. Rheumat. Dis. 9, 116 (1950). — Hartmann, F.: Serum- und Urineiweiß beim Plasmocytom. Dtsch. Arch. klin. Med. 161, 196 (1949). — Vortr. auf der Tagg der Rheumages. Pyrmont 1950. — Hartmann, F., u. G. Hohmann: Das Serumeiweißbild bei inneren Erkrankungen. Dtsch. Arch. klin. Med. 194, 640 (1949). — Hartmann, F., u. G. Schumacher: Systematische und biologische Schwankungen bei elektrophoretischen Untersuchungen an Serumeiweißkörpern. Z. Naturforsch. 5b, 361 (1950). — Harvier, P., et M. Bonduelle: Sclerodermie progressive avec calcification hepatosplenique. Presse méd. 1947, 369. — Haserick and Lewis: Blood 8, 718 (1950). — Hassin, B. G., and N. L. Kaplan: Nodular

Dermatomyositis. J. of Neuropath. 8, 319 (1942). — HAYHOE, F. G., and D. R. SMITH: Plasmocytose im Knochenmark bei rheumatoider Arthritis. J. Clin. Path. 4, 47 (1951). — HELLER, G., A. S. JACOBSON and M. H. KOLODNY: A modification of the hemagglutination test for rheumatoid arthritis. Proc. Soc. Exper. Biol. a. Med. 72, 316 (1949). — HENCH, P. S., E. C. KENDALL, CH. SLOCOOMB and H. F. POLLEY: Proc. Staff Meet. Mayo Clin. 24, 181 (1949). — Ann. Rheumat. Dis. 8, 97 (1949). — HENOCH: Berl. klin. Wschr. 1874. — Purpura abdominalis. Kinderkrankheiten. Berlin: August Hirschwald 1897. — HINZELMANN, U.: Ultraschalltherapie rheumatischer Erkrankungen besonders des Morbus Bechterew. Strahlenther. 79, 607 (1949). — HOLLENGER, TH., u. A. GRÖNWALL: Hoppe-Seylers Z. 273, 199 (1942). HOTTINGER, A., O. GSELL, E. UEHLINGER, C. SALZMANN, A. LABHART: Hungerkrankheit, Hungerödem, Hungertuberkulose. Basel 1948. — HOVDE and R. D. SUNDBERG: Blood 1 (1950). — HUETER, C.: Ungewöhnliche Lokalisation der Amyloidsubstanz in einem Falle von multiplem Myelom. Beitr. path. Anat. 49, 100 (1910). — HUMPHREY, H. J.: The nature of Antistreptolysin-S in the sera. Brit. J. Exper. Path. 30, 345 (1949). — HUSLER: Krankheiten des Kindesalters. München: Urban & Schwarzenberg 1950.

JAEGER, E.: Zur Sklerodermie innerer Organe. Fortschr. Röntgenstr. 72 (1949/50). — JAWETZ, J. E., and E. V. HOOK: Differential sheep cell agglutinations test. Proc. Soc. Exper. Biol. a. Med. 70, 650 (1949). — JENNINGS, G. H.: Amyloidosis in rheumatic arthritis. Brit. Med. J. 1950, No 4656, 753. — JORES: Klinische Endocrinologie. 1942. — JUNG, A., u. A. BÖNI: Ist die primär-chronische Polyarthritis eine Anpassungskrankheit im Sinne von SELYE? Schweiz. med. Wschr. 1952, 852.

KAIJSER, K., u. K. MÖLLER: A case of dermatomyositis in a girl. Ann. paediatr. (Basel) 171, 23 (1948). — KALBACK, K.: Acta med. scand. (Stockh.) 130, 358 (1948). Ref. Schweiz. med. Wschr. 1948, 32. — KARTAGENER, M.: Morbus Buerger und Lupus erythematodes — eine chronische Form des LIBMAN-SACKS-Syndroms? Cardiologia 18, 225 (1951). — KAUFMANN-GRUBER: Lehrbuch der speziellen pathologischen Anatomie. Berlin: W. de Gruyter 1938. — KELLER, R.: Z. Kinderheilk. 58, 551 (1937). — KELLGREN, J. H., and J. BALL: Tendon lesions in rheumatoid arthritis. Ann. Rheumat. Dis. 9, 48 (1950). — KELLY, M.: Rheumatoid monoarthritis. Med. J. Austral. 39, 79 (1952). — KLAUSGRABER, F.: Zur Therapie des FELTYschen Syndroms. Wien. Z. inn. Med. 30, 276 (1949). — KLEINSORGE, H.: Akroosteolytische Erscheinungen der Osteomalacie. Fortschr. Röntgenstr. 73, 4 (1950). — KLINGE, F.: Rheumaprobleme. Erg. Path. 1933, 27. — Handbuch der speziellen Anatomie und Histologie, Bd. IX/2. Berlin: Springer 1934. — KLINGE, F., u. C. MCEVEN: Virchows Arch. 283, 425 (1932). — KLINGE, F., u. E. VAUBEL: Virchows Arch. 281, 701 (1931). — KREBS, W.: Zur Frage der Arthritiden. Münch. med. Wschr. 1925, 1375. — Dtsch. med. Wschr. 1930 I, 220. — KREBS, W., u. H. WURM: Der Rheumatismus, Bd. 3. Dresden u. Leipzig 1938. — KRETSCHMER, E.: Körperbau und Charakter. Berlin 1921.

LAAKE, H.: Myelomatosis. Examination of clinical material. Acta med. scand. (Stockh.) 132, 440 (1949). — LANSBURY, J., W. R. CROSBY and C. T. BELLO: Amer. J. Med. Sci. 220, 414 (1950). — LAYANI, R., A. BENGUI et Mme. V. MAY: Le serum cytotoxique dans le traitement des „Rhumatismes". Rev. Rhumat. 17, Nr 7 (1950). — LAYANI, F., J. GATELLIER, H. ASCHKANASY et G. HAMARD: FELTY-Syndrom vor und nach Milzexstirpation. Bull. Soc. méd. Hôp. Paris 63, 914 (1947). — LEICHTENTRII, R.: Rheumatische Infektionen im Kindesalter. Erg. inn. Med. 37, 1 (1930). — LENGH, F.: Zbl. Path. 69, 1 (1938). — Zur Kenntnis der Amyloidablagerungen in den Gelenken. Zbl. Path. 69, 1 (1937). — LIBMAN, E., and B. SACKS: Arch. Int. Med. 33, 701 (1924). — LICHTWITZ: Pathologie der Funktionen und Regulationen. Leyden 1936. — LIESMAN, J. V.: Dermatomyositis with retinopathy. Arch. of Ophthalm. 37, 155 (1947). — LÖFFLER u. MAIER: Cardiologica 12, 195 (1947). — LUSH, B., I. S. CHALMERS and E. FLETCHER: Ann. Rheumat. Dis. 1948, 225. — LUTRO, C. J., and W. E. ANDERSON: Alcaptone uric arthritis. Surgery 22, 120 (1947).

MAGNUS-LEVY, A.: Z. klin. Med. 116 (1931); 243 (1936). — Über die Myelomkrankheit. IV. Beitr. zur Klinik und Pathologie. Z. klin. Med. 121, 533 (1932). — MARCHUK, I. D.: Amer. Rev. Soviet Med. 1943, No 1. — MARIE, PIERRE et A. LÉRI: Bull. Soc. méd. Hôp. Paris 36, 3 (1913). — McEVEN, C.: First ACTH conference (Armour & Co. Chicago, Ill.). Bull. New York Acad. Med. 1950. — Diagnose und Behandlung des rheumatischen Fiebers. Dtsch. med. Wschr. 1950, 983. — McWHIRTER, R.: Beitr. Radiol. 18, 303 (1945). — MENKIN, V.: Die Homöostase bei Entzündungen. Schweiz. med. Wschr. 1952, 1164. — MEYENBURG, V.: Handbuch der speziellen pathologischen Anatomie und Histologie. Herausgeg. von F. HENKE und O. LUBARSCH, Bd. IX/1. Berlin: Springer 1928. — MEYER-BORSTEL, H.: Zystische Knochenmarkscarcinome. Röntgenprax. 2, 604 (1930). — MEYNET, P.: Rhumatism articulaire. Lyon 1874. — MIDDLEMISS, J. H.: STILLsche Krankheit (juvenile chronische Arthritis). Proc. Roy. Soc. Med. 44, 805 (1951). — MÜLLER, W.: Klin. Wschr. 1948, 177.

NAEGELI, O.: Different. Inn. Med. Leipzig: Georg Thieme 1937. — NAUMANN, W.: Das Krankheitsbild der Arthritis mutilans. Fortschr. Röntgenstr. 71, H. 3 (1949). — NEEL, J. V.: Rec. Genetic Soc. Amer. 17, 50 (1948). — NEERGARD, v. K.: Dynamische Reaktionspathologie.

Basel 1946. — Nilsson, F.: Anaemia problems in rheumatoid arthritis. Acta med. scand. (Stockh.) Suppl. 210 (1949). Übersichtsliteratur. — Nordmann, M., u. K. H. Höhne: Juvenile Poikilocytenanämie mit generalisierter Arthritis urica. Fol. haemat. (Lpz.) 71, 1, 98 (1951). — Nunemaker, J. C., and S. A. Hortman: Psoriatische Arthritis. Ann. Int. Med. 33, 1016 (1950).

Obergaard, K.: Acta radiol. (Stockh.) 26, 185 (1945). — O'Leary, P. A., and M. Weisman: Arch. of Dermat. 41, 1001 (1940). — Ostertag, Sander u. Spaich: Erbarzt 5, 39 (1938).

Packelen, Th.: Acta med. scand. (Stockh.) 100, 1 (1939). — Paier: Tuberkulose der Gelenke. In Wullstein und Wilms, Chirurgie. Jena 1912. — Pedersen. K., u. J. Waldenström: Ultracentrifugal studies. 1945. — Perlman, G. E., and D. Kaufman: Electrophoretic distribution of proteins in serum, plasma and synovial fluid of patients with rheumatoid arthritis. J. Clin. Invest. 1944. — Peterson, J. C., and R. H. Kampmeier: Whipple's intestinal lipodystrophie: its relationship to the rheumatic state. Amer. J. Med. Sci. 221, 543 (1951). — Petri, H.: Felty-Syndrom. Z. Rheumaforsch. 1950. — Petrides, P., u. F. E. Schmengler: Felty-Syndrom. Ärztl. Forsch. 1949, 314. — Pfleger, R.: Reitersche Krankheit. Med. Klin. 1937, 1, 465. — Pincher, Ch.: Brit. Med. J. 1949, 1414. — Pincus, P.: Proteinhydrolyse in Knorpel und Knochen. Brit. Med. J. 1948, No 4553, 687. Ref. in Schweiz. med. Wschr. 1948, 49. — Pirozynski, W., u. K. Akert: Polyarthritis und Nebennierenrindenhormone. Schweiz. med. Wschr. 1949, 749. — Pönitz u. Weidenmüller: Z. inn. Med. 1946, 156. — Polley, H. F., and C. H. Slocumb: Ann. Int. Med. 26, 340 (1947). — Pommer, G.: Salzablagerungen der Gicht. Wien. klin. Wschr. 1932, 1, 801. — Poncet, A., et R. Leriche: Le rhumatism tuberculeux. Paris 1909. — Price, A., and I. Schoenfeld: Ann. Int. Med. 7, 1230 (1934). — Primbs, M.: Beitr. path. Anat. 106, 359 (1942).

Randerath, E.: Virchows Arch. 314, 488 (1947). — In Becher, Die Nierenkrankheiten, Bd. 2. Jena 1947. — Pathologenkongr. Dortmund 1948. — Zur pathologischen Anatomie der sogenannten Amyloidnephrose. Zugleich ein Beitrag zur Frage der allgemeinen Amyloidose als Paraproteinose. Ref. Kongreßzbl. inn. Med. 122, 291 (1948). — Rauch, S.: Z. menschl. Vererb.- u. Konstit.lehre 29, 879 (1950). — Ray, M. B.: Proc. Roy. Soc. Med. 25, 325 (1932). — Rebuck, J. W., and L. Berman: Experimental produktion of the L. E. phenomenon in the skin of man. Proc. Soc. Exper. Biol. a. Med. 75, 259 (1950). — Redaelli, P., e A. Gianni: Basi morphologische di emoplasmopathie con particolare rilievo dei quadri di nefrosi e nefrotesaurosi. Biol. Lat. 1949, 1. — Reiter, H.: Dtsch. med. Wschr. 1917, 1, 302. — Ricker, G.: Das Zentralnervensystem und die rheumatisch genannte akute Polyarthritis. In Der Rheumatismus, Bd. 6. 1938. — Robecchi: Acta bal. Pol. 2, 4 (1938). — Robinson, W. D., Wolfson u. Mitarb.: Zit. nach Bericht 7. Internat. Rheumakongr. New York 1949 von H. Doebelin. Z. Rheumaforsch. 1950. — Rössle: Klin. Wschr. 1935, 769. — Zbl. Path. 83, 51 (1945). — Rogoff, B., and R. H. Freyberg: Ann. Rheumat. Dis. 8, 139 (1949). — Rohracher, T.: Beitrag zur Dermatomyositis im Kindesalter. Österr. Z. Kinderheilk. 1, 127 (1948). — Rose, H. M., Ch. Ragan, E. Pearce and M. C. Lipman: Differential agglutination of normal and sensitzed sheep erythrocytes by sera of patients with rheumatoid arthritis. Proc. Soc. Exper. Biol. a. Med. 68, 1 (1948). — Rosenberg, E. V.: Amer. J. Med. Assoc. 140, 759 (1949). — Rosenblum, A. H., and J. D. Kirschbaum: Multiple myelomas with tumor-like amyloidosis: clinical and pathological study. J. Amer. Med. Assoc. 106, 988 (1936).

Schallock: Tödlicher Leberschaden und Nephrose bei Polyarthritis. Verh. dtsch. path. Ges. 1950, 107. — Schauffard, A., et F. Ramond: Rev. Méd. 16, 345 (1896). — Scheifferth: Z. Rheumaforsch. 8 (1949). — Schildknecht, O.: Beitrag zur Klinik der Dermatomyositis. Schweiz. Z. Path. u. Bakter. 10, 132 (1947). — Schindler, R.: Diss. Tierärztl. Hochschule Hannover 1947. — Schinz, Baensch u. Friedl: Lehrbuch der Röntgen-Diagnostik, Bd. I. Stuttgart: Georg Thieme 1952. — Schittenhelm, W., u. H. Schlecht: Polyarthritis enterica. Arch. klin. Med. 126, 329 (1918). — Schlesinger: Surrev of chronic rheumatic diseases London. Brit. Med. J. 1912, 197, 201. — Schlesinger, H.: Spätsyphilis der Gelenke. Klin. Wschr. 1926 II, 1474. — Schmautzer: Med. Klin. 1914, 281. Schmengler, F. E., u. F. Loogen: Über die Endocarditis lenta als „reaktive Retikulose" mit besonderem Hinweis auf Veränderungen in der Leber. Dtsch. med. Wschr. 1952, 259. — Schmengler, F. E., and P. Petrides: Arch. Int. Med. 1949, 151. — Schmidt, M. B.: Handbuch der speziellen pathologischen Anatomie und Histologie, Bd. IX/3. Berlin: Springer 1937. — Schmorl, G., u. H. Junghanns: Die gesunde und kranke Wirbelsäule im Röntgenbild, S. 169. Leipzig 1932. — Schoen, R.: Soziale Balneologie. Vortr. April 1949. Ref. Dtsch. Gesundheitswesen 1949. — Die Beziehungen zwischen Endocarditis rheumatica und lenta. Tagg Österr. Rheuma-Ges. Bad Gastein 1950. — Schoen, R., C. Levaditi et F. R. Selbie: Les arthrides du rhumatism. C. r. Soc. Bull. Paris 103, 1193 (1930). — Schoen, R., u. W. Tischendorf: Klinische Pathologie der Blutkrankheiten. Stuttgart: Georg Thieme 1950. — Schönlein: Allgemeine und spezielle Pathologie und Therapie. Nach seinen Vor-

lesungen niedergeschrieben und herausgegeben. Bd. I, S. 261; Bd. II, S. 65 u. 276. Würz-
burg 1832. — Schuermann, H.: Arch. f. Dermat. 178, 414 (1939). — Zur Kenntnis der
Dermatomyositis. Arch. f. Dermat. 190, 284 (1950). — Schuermann, H., u. R. Doepfmer:
Lupus erythematodes. Hautarzt 1950, 421. — Schuller: Zbl. Kinderheilk. 58, 193 (1903). —
Schwiegk u. Schöttler: Klin. Wschr. 1948, 477. — Scott, S. G.: Adolescent spondylitis.
Oxford 1942. — Sellei, J.: Brit. J. Dermat. 56, 523 (1934). — Selye, H.: Textbook
of endocrinology. Montreal 1949. — Das allgemeine Adaptationssyndrom. Dtsch. med.
Wschr. 1951, 965. — Selye, H., O. Sylvester, C. E. Hall and C. B. Leblond: J. Med.
Assoc. 124, 201 (1944). — Sheldon, H. W.: The varièties of human physique. New York
1940. — Sick: Münch. med. Wschr. 1905, 1092. — Simpson, N. R. W., and C. J. Stevenson:
Analysis of 200 cases of ankylosing spondylitis. Brit. Med. J. 1949, No 4596, 214. — Singer
and Levy: Arch. Int. Med. 57, 576 (1936). — Sjögren: Acta ophthalm. 1933, Suppl. 2, 11;
13, 40 (1935); 16, 80 (1938); 18, 369 (1940). — Sjögren: Acta med. scand. (Stockh.) 130, 5
(1948). — Slauck, A.: Der Rheumatismus. Dresden: Theodor Steinkopff 1939. — Snapper:
Maladies osseuses. Paris: Masson & Cie. 1938. Zit. sec. Lucherini, S. 376. — Spiller, U.:
Multiples Myelom, Spondylarthritis deformans und Osteoporose der Wirbelsäule. Fortschr.
Röntgenstr. 42, 191 (1930). — Spühler, O., u. L. Morandi: Sklerodermie und Libman-
Sacks-Syndrom. Dermatomyositis und rheumatischer Infektionskreis. Helvet. med. Acta
16, 147, 194 (1949). — Stadler, L.: Ein Beitrag zum Bilde des multiplen Myelom mit Amy-
loidose. Fol. haemat. (Lpz.) 61, 535 (1939). — Stahel: Klin. Wschr. 1938, 1692. — Helvet.
med. Acta 5, 579 (1938). — Stauffer, J., and T. J. Hoffet: J. Hered. 37, 287 (1946). —
Stecher, R. M., and H. Hauser: Amer. J. Roentgenol. 56, 601 (1946). — Steinberg, Ch.:
Ann. Rheumat. Dis. 7, 209 (1948). — Stenger, K.: Mschr. Kinderheilk. 96, 355 (1948). —
Dermatomyositis. Klin. Wschr. 1950, 431; 1951 (Nachtrag). — Stenstam: Acta med. scand.
(Stockh.) 127, 130 (1947). — Stewart, A., and F. P. Weber: Myelomatosis. Quart. J. Med.
7, 211 (1938). — Still, G. F.: Med. Chir. Trans. 80, 47 (1897). — Störmer, A.: Das Felty-
Syndrom im Rahmen der chronischen Polyarthritis. Dtsch. med. Wschr. 1952, 161. — Stübin-
ger, H. G. und H. J. Wolf: Hygromatosis und Antistin. Rheuma-Z. 1950. — Nordwestdtsch.
Ges. Inn. Med., Lübeck 1950. — Sturm, A.: Stoffwechsel. Im Lehrbuch der speziellen Pathologie
und Physiologie. Jena: Gustav Fischer 1935. — Sulkin, E. S., M. R. Pike and H. C. Coggeshall:
Specifity of differential sheep cell agglutination test in rheumatoid arthritis. Proc. Soc.
Exper. Biol. a. Med. 70, 475 (1949). — Sundberg, K., and W. Spink: Blood 1947, 7. —
Svart, N.: Agglutinationsversuche mit Erythrocyten sensibilisierter Hammel. Kongr.
Internat. Ges. Inn. Med., Paris, September 1950. — Svartz, N., u. K. Schlossmann: Neue
serologische Reaktion bei chronischer Polyarthritis. Nord. Med. Tskr. 42, 34, 1390 (1949). —
Swaay, H. van: Spondylitis ancylopoetica. Leiden 1950. — Swift, H. F.: The streptococci.
In R. J. Dubos, Bacterial and myocotic infections of men. S. 237. Philadelphia: J. B.
Lippincot Company 1948.

Tarr, L., and H. W. Ferris: Multiple myeloma associated with nodular deposits of
amyloid in the muscles and joints and with Bence-Jones proteinuria. Arch. Int. Med. 64,
820 (1939). — Teilum, G.: Allergic hyperglobulinosis and hyalinosis (paramyloidosis) in the
reticulo-endothelial system in Boeck' sarcoid and other conditions. Amer. J. Path. 24, 389
(1948). — Hyperglobulinaemie, periarterial fibrosis of the spleen and the wireloop lesions in
disseminated Lupus erythematosus in relation to allergic pathogenesis. Amer. J. Path. 24,
409 (1948). — Tegner, W., and K. Lloyd: Lancet 1949, 196. — Thalmann, H.: Die innersekretorischen Störungen bei der Osteoarthropathie hypertrophiante pneumique. Med.
Mschr. 3, 833 (1949). — Thannhauser, S.: Endocrine Organe und Gelenkerkrankungen.
Z. Rheumaprobl. 2 (1931). — Tho, A.: Ann. paediatr. 1947, 169, 407. — Tischendorf, W.:
Zur extramedullären Entwicklung und Ausbreitung des Plasmacytoms. Dtsch. med. Wschr.
1947, 693. — Dysproteinämische Osteo-Arthromyopathien. Z. Rheumaforsch. 10, 302
(1951). — Siehe Schoen, R., u. W. Tischendorf. — Tischendorf, W., G. Ecklebe u.
E. Thofern: ACTH und experimentelle hämolytische Anämien. Verh. dtsch. Ges. inn. Med.
(57. Kongr.) 1951, 268. — Z. exper. Med. 118, 203 (1952). — Tischendorf, W., A. Frank u.
W. Punin: Zur Agglutination sensibilisierter Hammelblutkörperchen durch Blutserum bei
chronischer Polyarthritis. Tagg Rheuma-Ges. Pyrmont 1950. Z. Rheumaforsch. 10, 189
(1951). — Tischendorf, W., u. F. Hartmann: Makroglobulinämie (Waldenström) mit
gleichzeitiger Hyperplasie der Gewebsmastzellen. Acta haematol. (Basel) 4, 374 (1950). —
Dysproteinämie bei reaktiven und blastomatösen Blutkrankheiten. Acta haematol. (Basel)
6, 3, 140 (1951). — Todd, E. W.: Brit. J. Exper. Path. 13, 248 (1932). — J. of Exper. Med.
55, 267 (1932). — Troch, Ch. P.: Über die Anwendung von Peteosthor zur Heilung der
Tuberkulose. Dtsch. med. Rdsch. 1949, 1154.

Vaubel, E.: Morbus Bechterew, Sklerodermie, sklerodystrophische Systemerkrankungen.
Dtsch. med. Wschr. 1949, 321. — Fiat Rev. 75, 167. — Veil, W.: Der Rheumatismus. Stutt-
gart 1939. — Voges, W.: Dysproteinämien bei Endokarditis bei verschiedenen Formen des
Gelenkrheumatismus und bei Nierenkrankheiten. Diss. Göttingen 1950. — Volhard, E.:

Zur Entstehung und Verhütung des Morbus Bechterew. Z. Rheumaforsch. 1, 481 (1938). — Zbl. Chir. 72, 1089 (1947). — Bemerkungen zu dem Artikel von Prof. Payr: Warum ist die Bechterewsche Krankheit fast ausschließlich auf das männliche Geschlecht beschränkt? Zbl. Chir. 1947, H. 3; 72, 1089 (1947).

Waetzold: Z. Klin. Med. 22, 600 (1893). — Wainger, C. K., and W. F. Lever: Arch. of Dermat. 59, 196 (1949). — Waldenström: Acta med. scand. (Stockh.) 117, 216 (1949). — Weber, H., R. Wiesner u. F. Paul: Zbl. Path. 50, 127 (1931). — Weidenreich, F.: Rasse und Körperbau. Berlin 1927. — Weigeldt, W.: Münch. med. Wschr. 1929 II, 1270. — Weil, A. J., u. B. Allolio: Dtsch. med. Wschr. 1930 II, 2038. — Weinberger: Wien. med. Wschr. 1933, 100, 137, 162. — Weissenbach, R. J., et L. Faulong: Myeloma multiple ayant pris le masque d'un rhumatisme chronique progressif inflammatoire. Rev. Rhumat. 15, 189 (1938). — Weitz, W.: Die Vererbung innerer Krankheiten. Stuttgart 1936. — Werthemann, A.: Pied en lorgnette (Arthritis mutilans). Schweiz. med. Wschr. 1945, Nr 34. West, H. F.: Ann. Rheumat. Dis. 8, 143 (1949). — Wetz, W.: Die Vererbung innerer Krankheiten. Stuttgart 1936. — Wuhrmann u. Wunderly: Die Bluteiweißkörper des Menschen. Basel 1947.

Zieler: Lehrbuch und Atlas der Haut- und Geschlechtskrankheiten, 6. Aufl. Berlin u. Wien: Urban & Schwarzenberg 1942. — Zuppinger, A.: Röntgen- und Differentialdiagnose der chronischen Polyarthritis. Z. Rheumaforsch. 8, 67 (1949). — Zweymüller, E.: Schwere Haut- und Muskelerkrankung mit dem klinischen Erscheinungsbild einer Dermatomyositis mit Coxsackie-Virus-Befund. Dtsch. med. Wschr. 1953, 190.

Printed in the United States
By Bookmasters

Printed in the United States
By Bookmasters